Atlas de Dermatologia
Da Semiologia ao Diagnóstico

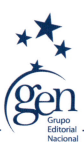

O GEN | Grupo Editorial Nacional – maior plataforma editorial brasileira no segmento científico, técnico e profissional – publica conteúdos nas áreas de ciências da saúde, exatas, humanas, jurídicas e sociais aplicadas, além de prover serviços direcionados à educação continuada e à preparação para concursos.

As editoras que integram o GEN, das mais respeitadas no mercado editorial, construíram catálogos inigualáveis, com obras decisivas para a formação acadêmica e o aperfeiçoamento de várias gerações de profissionais e estudantes, tendo se tornado sinônimo de qualidade e seriedade.

A missão do GEN e dos núcleos de conteúdo que o compõem é prover a melhor informação científica e distribuí-la de maneira flexível e conveniente, a preços justos, gerando benefícios e servindo a autores, docentes, livreiros, funcionários, colaboradores e acionistas.

Nosso comportamento ético incondicional e nossa responsabilidade social e ambiental são reforçados pela natureza educacional de nossa atividade e dão sustentabilidade ao crescimento contínuo e à rentabilidade do grupo.

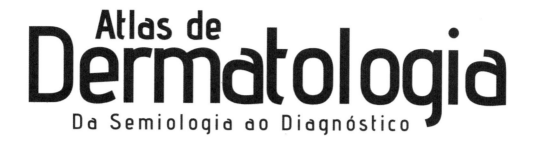

Atlas de Dermatologia
Da Semiologia ao Diagnóstico

Editores-Chefes

Luna Azulay-Abulafia

Especialista em Dermatologia pela Sociedade Brasileira de Dermatologia. Especialista em Hansenologia pela Sociedade Brasileira de Hansenologia. Professora Associada da Faculdade de Ciências Médicas da Universidade do Estado do Rio de Janeiro. Professora Titular de Dermatologia da Faculdade de Medicina da Universidade Gama Filho (2008-2014). Coordenadora do Curso de Dermatologia da Faculdade Estácio de Sá (2014-2016). Professora do Curso de Pós-Graduação em Dermatologia do Instituto de Dermatologia Prof. Rubem David Azulay da Santa Casa da Misericórdia do Rio de Janeiro. Mestre e Doutora em Dermatologia pela Universidade Federal do Rio de Janeiro.

Larissa Hanauer de Moura

Especialista em Dermatologia pela Sociedade Brasileira de Dermatologia. Especialista em Dermatologia pelo Instituto de Dermatologia Prof. Rubem David Azulay da Santa Casa da Misericórdia do Rio de Janeiro.

Fabiano Roberto Pereira de Carvalho Leal

Sócio Titular da Sociedade Brasileira de Dermatologia. Membro da American Academy of Dermatology. Professor Auxiliar de Dermatologia da Pontifícia Universidade Católica do Rio de Janeiro (PUC-Rio). Preceptor do Instituto de Dermatologia Prof. Rubem David Azulay da Santa Casa da Misericórdia do Rio de Janeiro. Professor do Serviço de Dermatologia do Hospital Naval Marcílio Dias, RJ.

David Rubem Azulay

Professor Titular do Curso de Pós-Graduação em Dermatologia da Pontifícia Universidade Católica do Rio de Janeiro (PUC-Rio). Chefe de Serviço do Instituto de Dermatologia Prof. Rubem David Azulay da Santa Casa da Misericórdia do Rio de Janeiro. Professor Adjunto de Dermatologia da Universidade Federal do Rio de Janeiro (UFRJ) e da Fundação Técnico-Educacional Souza Marques. Mestre e Doutor em Dermatologia pela UFRJ. Pós-Graduado no Serviço de Dermatologia (Prof. Raul Fleischmajer) do Mount Sinai Hospital, EUA, e no Serviço de Dermatologia (Prof. Jean Civatte) do Hospital Saint Louis, França.

Terceira edição

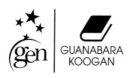

- Os autores deste livro e a editora empenharam seus melhores esforços para assegurar que as informações e os procedimentos apresentados no texto estejam em acordo com os padrões aceitos à época da publicação, *e todos os dados foram atualizados pelos autores até a data do fechamento do livro*. Entretanto, tendo em conta a evolução das ciências, as atualizações legislativas, as mudanças regulamentares governamentais e o constante fluxo de novas informações sobre os temas que constam do livro, recomendamos enfaticamente que os leitores consultem sempre outras fontes fidedignas, de modo a se certificarem de que as informações contidas no texto estão corretas e de que não houve alterações nas recomendações ou na legislação regulamentadora.

- Data do fechamento do livro: 04/06/2020

- Os autores e a editora se empenharam para citar adequadamente e dar o devido crédito a todos os detentores de direitos autorais de qualquer material utilizado neste livro, dispondo-se a possíveis acertos posteriores caso, inadvertida e involuntariamente, a identificação de algum deles tenha sido omitida.

- **Atendimento ao cliente: (11) 5080-0751 | faleconosco@grupogen.com.br**

- Direitos exclusivos para a língua portuguesa
  Copyright © 2020 by
  GEN | Grupo Editorial Nacional S.A.
  Publicado pelo selo Editora Guanabara Koogan Ltda.
  Travessa do Ouvidor, 11
  Rio de Janeiro – RJ – CEP 20040-040
  www.grupogen.com.br

- Reservados todos os direitos. É proibida a duplicação ou reprodução deste volume, no todo ou em parte, em quaisquer formas ou por quaisquer meios (eletrônico, mecânico, gravação, fotocópia, distribuição pela Internet ou outros), sem permissão, por escrito, do GEN | Grupo Editorial Nacional Participações S/A.

- Capa: Bruno Sales

- Editoração eletrônica: Anthares

- Ficha catalográfica

A891
3. ed.

Atlas de dermatologia : da semiologia ao diagnóstico / editores Luna Azulay-Abulafia ... [et al.]. - 3. ed. - Rio de Janeiro : GEN | Grupo Editorial Nacional S.A. Publicado pelo selo Editora Guanabara Koogan Ltda., 2020.
  : il. ; 28 cm.

  Inclui índice
  ISBN 978-85-9515-728-6

  1. Dermatologia - Atlas. 2. Pele - Doenças - Atlas. I. Azulay-Abulafia, Luna.

20-63298   CDD: 616.5
            CDU: 616.5

Meri Gleice Rodrigues de Souza - Bibliotecária CRB-7/6439

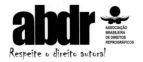

Editores-Associados

Aguinaldo Bonalumi Filho
Especialista em Dermatologia pela Sociedade Brasileira de Dermatologia. Professor Correspondente do Curso de Pós-Graduação do Instituto de Dermatologia Prof. Rubem David Azulay (IDPRDA) da Santa Casa da Misericórdia do Rio de Janeiro. Research Fellowship no Serviço de Neurologia do Massachusetts General Hospital pela Harvard Medical School, EUA. Pós-Graduado pelo IDPRDA.

Bernard Kawa Kac
Patologista Associado do Instituto de Dermatologia Prof. Rubem David Azulay da Santa Casa da Misericórdia do Rio de Janeiro. Ilustrador Médico.

Orietta Mata Jiménez
Professora do Curso de Dermatologia em Medicina da Universidad de Costa Rica. Dermatologista pelo Instituto de Dermatologia Prof. Rubem David Azulay da Santa Casa da Misericórdia do Rio de Janeiro.

Colaboradores

Adriana Lúcia Mendes
Professora Doutora de Endocrinologia do Departamento de Clínica Médica da Faculdade de Medicina de Botucatu da Universidade Estadual Paulista.

Adriana Vilarinho
Especialista em Dermatologia pela Sociedade Brasileira de Dermatologia.

Airton dos Santos Gon
Especialista em Dermatologia pela Sociedade Brasileira de Dermatologia e pela Comissão Nacional de Residência Médica. Professor Adjunto de Dermatologia da Universidade Estadual de Londrina. Doutor em Medicina e Ciências da Saúde. Mestre em Medicina Interna.

Alexandra Castro Goetze
Residente em Dermatologia pelo Hospital de Clínicas da Universidade Federal do Paraná.

Alexandre Carlos Gripp
Especialista em Dermatologia pela Sociedade Brasileira de Dermatologia. Professor Assistente de Dermatologia da Faculdade de Ciências Médicas da Universidade do Estado do Rio de Janeiro (UERJ). Chefe da Enfermaria de Dermatologia e do Ambulatório de Imunossupressores e Medicamentos Biológicos do Hospital Universitário Pedro Ernesto da UERJ. Mestre em Dermatologia pela Universidade Federal Fluminense.

Alice Mota Buçard
Especialista em Dermatologia pela Sociedade Brasileira de Dermatologia. Preceptora do Ambulatório de Dermatoscopia e Tumores Cutâneos do Instituto de Dermatologia Prof. Rubem David Azulay da Santa Casa da Misericórdia do Rio de Janeiro. Médica do Departamento de Dermatologia do Hospital Federal de Ipanema.

Aline Lopes Bressan
Especialista em Dermatologia pela Sociedade Brasileira de Dermatologia. Médica do Ambulatório de Imunobiológicos e Dermatite Atópica do Hospital Universitário Pedro Ernesto da Universidade do Estado do Rio de Janeiro (UERJ). Mestre em Ciências Médicas pela UERJ.

Aline Perdiz de Jesus Bilemjian
Especialista em Dermatologia pela Sociedade Brasileira de Dermatologia. Especialista em Dermatoscopia de Lesões Melanocíticas pela Escola Paulista de Medicina da Universidade Federal de São Paulo.

Aline Soares de Sousa
Especialista em Dermatologia e Membro da Sociedade Brasileira de Dermatologia e da Sociedade Brasileira de Cirurgia Dermatológica.

Allan Bernacchi
Especialista em Dermatologia. Membro da Sociedade Brasileira de Cirurgia Plástica. Membro Efetivo da Associação dos Ex-Alunos do Prof. Ivo Pitanguy. Cirurgião Plástico do Centro Nacional de Neurofibromatose. Diretor de Relações Externas da Associação de Proteção e Apoio ao Queimado.

Allen de Souza Pessoa
Médico Residente de Dermatologia do Hospital Universitário Pedro Ernesto da Universidade do Estado do Rio de Janeiro.

Amanda Braga Peixoto
Especialista em Dermatologia pela Sociedade Brasileira de Dermatologia. Pós-Graduanda em Dermatologia pelo Hospital Naval Marcílio Dias, RJ.

Amanda Hertz
Especialista em Dermatologia pela Sociedade Brasileira de Dermatologia. Especialista em Pediatria pela Sociedade Brasileira de Pediatria. Mestre em Medicina pela Universidade do Estado do Rio de Janeiro.

Ana Carolina Barbosa Leite
Especialista em Dermatologia e Membro da Sociedade Brasileira de Dermatologia.

Ana Carolina de Souza Machado Igreja
Sócia Titular da Sociedade Brasileira de Dermatologia e da Sociedade Brasileira de Cirurgia Dermatológica. Referência Técnica Distrital de Dermatologia da Secretaria de Estado de Saúde do Distrito Federal.

Ana Carolina Nascimento de Amaral
Especialista em Dermatologia pela Sociedade Brasileira de Dermatologia. Pós-Graduada em Dermatologia e Preceptora do Ambulatório de Cosmiatria do Instituto de Dermatologia Prof. Rubem David Azulay da Santa Casa da Misericórdia do Rio de Janeiro.

Ana Flávia Lemos da Cunha Moll
Especialista em Dermatologia pela Sociedade Brasileira de Dermatologia. Pós-Graduada pelo Instituto de

Dermatologia Prof. Rubem David Azulay da Santa Casa da Misericórdia do Rio de Janeiro.

Ana Kaminsky
Professora Titular de Dermatologia da Facultad de Medicina da Universidad de Buenos Aires, Argentina.

Ana Luisa Bittencourt Sampaio Jeunon Vargas
Sócia Titular da Sociedade Brasileira de Dermatologia. Mestre em Dermatologia pela Universidade Federal do Rio de Janeiro.

Ana Luiza Cotta de Alencar Araripe
Especialista em Dermatologia pela Sociedade Brasileira de Dermatologia. Dermatologista do Instituto Fernandes Figueira da Fundação Oswaldo Cruz.

Ana Maria Mósca de Cerqueira
Sócia Titular da Sociedade Brasileira de Dermatologia e da Sociedade Brasileira de Pediatria. Dermatologista Pediátrica e Preceptora em Pós-Graduação (Pediatria e Dermatologia) do Hospital Municipal Jesus, RJ.

Ana Paula de Sá Earp
Membro Titular da Sociedade Brasileira de Dermatologia. Professora do Serviço de Pós-Graduação em Dermatologia do Hospital Central do Exército. Fellowship em Dermatologia Clínica e Cosmiatria no Mount Sinai Hospital, EUA. Mestre em Dermatologia pela Universidade Federal do Rio de Janeiro.

André Ricardo Adriano
Especialista em Dermatologia e Membro da Sociedade Brasileira de Dermatologia e da Sociedade Brasileira de Cirurgia Dermatológica. Pós-Graduado em Dermatologia pelo Instituto de Dermatologia Prof. Rubem David Azulay da Santa Casa da Misericórdia do Rio de Janeiro.

André Vicente Esteves de Carvalho
Especialista em Dermatologia pela Sociedade Brasileira de Dermatologia. Mestre e Doutor em Patologia pela Universidade Federal de Ciências da Saúde de Porto Alegre. Conselheiro do International Psoriasis Council.

Andréa de Carvalho Petrosemolo
Especialista em Dermatologia pela Sociedade Brasileira de Dermatologia. Pós-Graduada em Dermatologia e Preceptora dos Ambulatórios de Cosmiatria e Dermatoscopia do Instituto de Dermatologia Prof. Rubem David Azulay da Santa Casa da Misericórdia do Rio de Janeiro.

Angela Beatriz Schwengber Gasparini
Preceptora do Ambulatório de Dermatologia do Instituto de Dermatologia Prof. Rubem David Azulay da Santa Casa da Misericórdia do Rio de Janeiro. Pós-Graduada em Dermatologia pela Pontifícia Universidade Católica do Rio de Janeiro.

Angela Fantin Ribeiro
Especialista em Dermatologia e Membro Titular da Sociedade Brasileira de Dermatologia.

Anna Beatriz Celano Novellino
Especialista em Dermatologia pela Sociedade Brasileira de Dermatologia. Preceptora dos Ambulatórios Geral e de Cirurgia Dermatológica do Instituto de Dermatologia Prof. Rubem David Azulay da Santa Casa da Misericórdia do Rio de Janeiro.

Antonio Carlos Francesconi do Valle
Doutor em Dermatologia pela Universidade Federal do Rio de Janeiro. Pesquisador Médico do Hospital Evandro Chagas da Fundação Oswaldo Cruz.

Antonio Macedo D'Acri
Professor Adjunto de Dermatologia da Universidade Federal do Estado do Rio de Janeiro. Doutor em Dermatologia pela Universidade Federal do Rio de Janeiro.

Arles Martins Brotas
Professor Adjunto da Universidade do Estado do Rio de Janeiro. Médico dos Programas de Hanseníase e Esporotricose do Município de Queimados, RJ. Diretor do Curso Atalhos em Dermatologia.

Belinda P. Simões
Professora Associada do Departamento de Clínica Médica e da Unidade de Transplante de Medula Óssea do Hospital das Clínicas da Faculdade de Medicina de Ribeirão Preto da Universidade de São Paulo.

Bianca De Franco Marques Ferreira
Membro da Sociedade Brasileira de Dermatologia. Especialista em Dermatologia pelo Hospital Universitário Pedro Ernesto da Universidade do Estado do Rio de Janeiro.

Bianca Passos Leite dos Santos
Pós-Graduanda em Dermatologia na Universidade do Estado do Rio de Janeiro.

Bruna Duque Estrada
Especialista em Dermatologia pela Sociedade Brasileira de Dermatologia. Preceptora do Centro de Estudos dos Cabelos do Instituto de Dermatologia Prof. Rubem David Azulay da Santa Casa da Misericórdia do Rio de Janeiro.

Bruna Lavinas Sayed Picciani
Professora Adjunta de Estomatologia da Faculdade de Odontologia de Nova Friburgo da Universidade Federal Fluminense (UFF). Professora Permanente do Programa de Pós-Graduação em Odontologia da Faculdade de Odontologia de Nova Friburgo da UFF. Professora Permanente do Programa de Pós-Graduação em Patologia da Faculdade de Medicina da UFF. Professora Colaboradora do Núcleo de Pacientes com Necessidades Especiais e Radiologia da

Policlínica Piquet Carneiro da Universidade do Estado do Rio de Janeiro (UERJ). Cirurgiã-Dentista Voluntária do Instituto Rir. Especialista em Estomatologia pela UERJ. Especialista em Odontologia para Pacientes com Necessidades Especiais pela Associação Brasileira de Odontologia do Rio de Janeiro. Mestre e Doutora em Patologia pela UFF. Habilitada em Laserterapia, Sedação Consciente com Óxido Nitroso e Odontologia Hospitalar.

Bruna Maggioni Busetti
Dermatologista pelo Instituto de Dermatologia Prof. Rubem David Azulay da Santa Casa da Misericórdia do Rio de Janeiro. Médica Internista pelo Hospital Nossa Senhora da Conceição de Porto Alegre. Médica pela Universidade Luterana do Brasil.

Bruna Souza Felix Bravo
Membro Titular da Sociedade Brasileira de Dermatologia e da Sociedade Brasileira de Cirurgia Dermatológica. Chefe do Ambulatório de Cosmiatria do Instituto de Dermatologia Prof. Rubem David Azulay da Santa Casa da Misericórdia do Rio de Janeiro e do Hospital Federal da Lagoa. Mestre em Medicina pela Universidade Federal do Rio de Janeiro.

Brunno Zeni de Lima
Especialista em Dermatologia pela Sociedade Brasileira de Dermatologia.

Caio Cesar Silva de Castro
Professor Auxiliar de Dermatologia da Pontifícia Universidade Católica do Paraná (PUCPR). Chefe do Ambulatório de Vitiligo da Santa Casa de Misericórdia de Curitiba. Doutor em Ciências da Saúde pela PUCPR.

Cândida Naira Lima e Lima Santana
Especialista em Dermatologia pela Sociedade Brasileira de Dermatologia. Dermatologista pela Universidade do Estado do Rio de Janeiro.

Carla Tamler
Especialista em Dermatologia pela Sociedade Brasileira de Dermatologia.

Carlos Baptista Barcaui
Professor Associado de Dermatologia da Faculdade de Ciências Médicas da Universidade do Estado do Rio de Janeiro. Doutor em Dermatologia pela Universidade de São Paulo.

Carlos Echevarria Escribens
Professor da Pós-Graduação em Dermatologia da Universidad Nacional Mayor de San Marcos, Peru.

Carlos Eduardo Setanni Grecco
Mestre pelo Departamento de Pediatria e Puericultura da Faculdade de Medicina de Ribeirão Preto da Universidade de São Paulo.

Carlota Emilia Cesar de Figueiredo
Especialista em Dermatologia pela Sociedade Brasileira de Dermatologia. Preceptora da Residência Médica e Responsável pelos Ambulatórios de Cosmiatria e Psoríase do Hospital Federal dos Servidores do Estado, RJ.

Carmelia Matos Reis
Membro Titular da Comissão de Ensino da Sociedade Brasileira de Dermatologia (2013-2020). Coordenadora do Programa de Residência Médica da Comissão de Residência Médica do Hospital Regional da Asa Norte (2013-2018). Chefe do Laboratório de Micologia Médica e Preceptora de Dermatologia do Hospital Universitário de Brasília da Universidade de Brasília. Professora Titular de Dermatologia da Escola Superior de Ciências da Saúde da Fundação de Ensino e Pesquisa em Ciências da Saúde (ESCS/FEPECS). Docente do Mestrado Profissional/Acadêmico da ESCS/FEPECS. Doutora em Dermatologia pela Universidade Federal do Rio de Janeiro. Mestre em Dermatologia pela Universidade Federal Fluminense.

Carolina de Mendonça Costa Ferrini
Especialista em Dermatologia pela Sociedade Brasileira de Dermatologia.

Carolina Santos de Oliveira
Residente de Dermatologia no Hospital Universitário Pedro Ernesto da Universidade do Estado do Rio de Janeiro.

Caroline Graça Cunha
Pós-Graduada em Dermatologia pelo Instituto de Dermatologia Prof. Rubem David Azulay da Santa Casa da Misericórdia do Rio de Janeiro.

Cassio Dib
Membro Titular da Sociedade Brasileira de Dermatologia. Preceptor de Dermatologia no Hospital Naval Marcílio Dias, RJ.

Celina Wakisaka Maruta
Professora Doutora do Departamento de Dermatologia da Faculdade de Medicina da Universidade de São Paulo.

Celso Tavares Sodré
Professor Auxiliar de Ensino da Universidade Federal do Rio de Janeiro. Professor Auxiliar do Instituto de Dermatologia Prof. Rubem David Azulay da Santa Casa da Misericórdia do Rio de Janeiro.

Chan I Thien
Especialista em Dermatologia pela Sociedade Brasileira de Dermatologia.

Clarice de Oliveira Martins Gomes
Sócia Efetiva da Sociedade Brasileira de Dermatologia. Mestre e Doutora em Dermatologia pela Universidade Federal do Rio de Janeiro.

Clarisse Zaitz
Ex-Presidente da Sociedade Brasileira de Dermatologia. Professora Adjunta da Faculdade de Ciências Médicas da Santa Casa de São Paulo. Mestre e Doutora em Medicina pela Universidade Federal de São Paulo.

Cláudia Carvalho Alcântara Gomes
Especialista em Dermatologia pela Sociedade Brasileira de Dermatologia e pela Comissão Nacional de Médicos Residentes. Médica Responsável pelo Setor de Dermatologia do Hospital Barra D'Or. Mestre em Dermatologia pela Universidade Federal do Rio de Janeiro.

Cláudia Soïdo Falcão do Amaral
Especialista em Alergia e Imunologia pela Associação Brasileira de Alergia e Imunologia (ASBAI). Chefe do Setor de Alergia e Imunologia Dermatológica do Instituto de Dermatologia Prof. Rubem David Azulay da Santa Casa da Misericórdia do Rio de Janeiro. Professora Assistente de Alergia e Imunologia do Curso de Pós-Graduação da Pontifícia Universidade Católica do Rio de Janeiro. Membro da Comissão de Alergia Dermatológica da ASBAI/RJ. Membro do Departamento Científico de Dermatite Atópica e Dermatite de Contato da ASBAI. Membro da Diretoria da ASBAI/RJ, biênios 2013/2014 e 2017/2018. Doutoranda pela Universidade do Estado do Rio de Janeiro. Mestre em Medicina pela Universidade Federal do Rio de Janeiro.

Daniel Fernandes Melo
Especialista em Dermatologia pela Sociedade Brasileira de Dermatologia. Preceptor Responsável pelo Ambulatório de Alopecias do Hospital Naval Marcílio Dias, RJ. Mestrando em Ciências Médicas pela Universidade do Estado do Rio de Janeiro.

Daniel Lago Obadia
Especialista em Dermatologia pela Sociedade Brasileira de Dermatologia. Professor Colaborador de Dermatopatologia da Universidade do Estado do Rio de Janeiro e do Hospital Central do Exército/Universidade do Grande Rio. Responsável pelo Setor de Dermatopatologia dos Laboratórios Branne e Eliel Figuerêdo. Diretor-Técnico da Clínica Dermatológica Obadia.

Daniela Alves Pereira Antelo
Membro Titular da Sociedade Brasileira de Dermatologia, da American Academy of Dermatology e da European Academy of Dermatology and Venereology. Chefe de Dermatologia Corretiva e Cosmiatria da Universidade do Estado do Rio de Janeiro (UERJ). Professora Adjunta de Dermatologia da UERJ. Dermatologista da Antelo & Sá Earp Dermatologia e do Centro de Tratamento do Vitiligo. Mestre e Doutora em Dermatologia pela Universidade Federal do Rio de Janeiro.

Daniella Rabelo Spinato
Especialista em Dermatologia pela Sociedade Brasileira de Dermatologia. Fellowship em Cirurgia Dermatológica, Laser e Cosmiatria pela University of Miami, EUA.

Danielle Santana Mello
Pós-Graduanda em Dermatologia pela Universidade do Estado do Rio de Janeiro. Médica pela Universidade Federal do Rio de Janeiro.

Débora Bergami Rosa Soares
Pós-Graduanda em Dermatologia pela Universidade do Estado do Rio de Janeiro. Especialista em Clínica Médica pelo Hospital Santa Isabel da Sociedade Divina Providência, SC. Médica pela Fundação Universidade Regional de Blumenau.

Deborah Brazuna Soares
Especialista em Dermatologia pela Sociedade Brasileira de Dermatologia. Especialista em Clínica Médica pelo Ministério da Educação e Cultura.

Denis Ricardo Miyashiro
Dermatologista do Instituto do Câncer do Estado de São Paulo.

Denise Durand Buse
Residente de Dermatologia na Clínica San Pablo, Peru.

Doris Hexsel
Diretora Médica das Clínicas Hexsel de Dermatologia, RS e RJ. Investigadora Principal do Centro Brasileiro de Estudos em Dermatologia.

Edgar Efren Ollague Cordova
Pós-Graduando de Dermatologia do Instituto de Dermatologia Prof. Rubem David Azulay da Santa Casa da Misericórdia do Rio de Janeiro.

Eduardo Bruno Giordano
Especialista em Ginecologia e Obstetrícia pela Federação Brasileira das Associações de Ginecologia e Obstetrícia. Médico do Hospital Federal dos Servidores do Estado, RJ. Médico do Hospital Central da Polícia Militar do Estado do Rio de Janeiro.

Eduardo de Oliveira Vieira
Residente de Dermatologia no Hospital Universitário Pedro Ernesto da Universidade do Estado do Rio de Janeiro.

Egon Luiz Rodrigues Daxbacher
Especialista em Dermatologia pela Sociedade Brasileira de Dermatologia. Especialista em Hansenologia pela Sociedade Brasileira de Hansenologia. Preceptor de Dermatologia do Hospital Federal de Bonsucesso. Dermatologista do Instituto Estadual de Endocrinologia e Diabetes Luiz Capriglione.

Elisa Fontenelle de Oliveira
Dermatologista Pediátrica do Instituto Fernandes Figueira da Fundação Oswaldo Cruz.

Enio Ribeiro Maynard Barreto
Especialista em Dermatologia pela Sociedade Brasileira de Dermatologia. Professor Titular de Dermatologia da Escola

Bahiana de Medicina e Saúde Pública. Mestre em Dermatologia pela Universidade Federal do Rio de Janeiro.

Érica Bertolace Slaibi
Membro Efetivo da Sociedade Brasileira de Dermatologia. Dermatologista pelo Instituto de Dermatologia Prof. Rubem David Azulay da Santa Casa da Misericórdia do Rio de Janeiro e pela Escola Médica de Pós-Graduação da Pontifícia Universidade Católica do Rio de Janeiro.

Eugênio Galdino de Mendonça Reis Filho
Especialista em Dermatologia pela Sociedade Brasileira de Dermatologia. Mohs Micrographic Surgery Fellowship pela DermSurgery Associates, EUA. Preceptor Assistente da Residência Médica de Dermatologia da Secretaria de Estado da Saúde do Distrito Federal.

Eurico Cleto Ribeiro de Campos
Membro Titular do Colégio Brasileiro de Cirurgiões. Professor Adjunto de Cirurgia Geral da Universidade Estadual de Ponta Grossa. Doutor em Oncologia pela Universidade de São Paulo. Mestre em Oncologia pela Fundação Antônio Prudente.

Evandro A. Rivitti
Professor Titular do Departamento de Dermatologia da Faculdade de Medicina da Universidade de São Paulo (FMUSP). Chefe da Divisão de Dermatologia do Hospital das Clínicas da FMUSP.

Evelyne Mara Costa
Especialista em Dermatologia pela Sociedade Brasileira de Dermatologia.

Fabiano Pieroni
Doutor em Clínica Médica pela Faculdade de Medicina de Ribeirão Preto da Universidade de São Paulo.

Fabio Francesconi
Professor Assistente e Preceptor da Residência Médica de Dermatologia da Universidade Federal do Amazonas. Preceptor da Residência Médica de Dermatologia da Fundação de Medicina Tropical Doutor Heitor Vieira Dourado (FMT-HVD). Mestre em Medicina Tropical pela FMT-HVD e pela Universidade do Estado do Amazonas.

Fabio Kamamoto
Especialista em Cirurgia Plástica pela Sociedade Brasileira de Cirurgia Plástica. Mestre e Doutor em Ciências da Saúde pela Faculdade de Medicina da Universidade de São Paulo.

Felipe Alberto da Costa Llanos
Pós-Graduando em Dermatologia pelo Instituto de Dermatologia Prof. Rubem David Azulay da Santa Casa da Misericórdia do Rio de Janeiro e pela Pontifícia Universidade Católica do Rio de Janeiro.

Felipe Ladeira de Oliveira
Médico pela Universidade Gama Filho.

Fernanda Aguirre Bottura
Especialista em Dermatologia pela Sociedade Brasileira de Dermatologia. Pós-Graduada pelo Instituto de Dermatologia Prof. Rubem David Azulay da Santa Casa da Misericórdia do Rio de Janeiro.

Fernanda Cristina Wroblevski Giublin
Pós-Graduanda em Dermatologia pelo Hospital de Clínicas da Universidade Federal do Paraná.

Fernanda Garcia Tassara
Especialista em Dermatologia pela Sociedade Brasileira de Dermatologia. Pós-Graduada pelo Instituto de Dermatologia Prof. Rubem David Azulay da Santa Casa da Misericórdia do Rio de Janeiro.

Fernanda Nomoto Fujii
Pós-Graduanda em Dermatologia pelo Hospital de Clínicas da Universidade Federal do Paraná.

Flávia Clarissa Bortolini Bolzani
Especialista em Dermatologia pela Sociedade Brasileira de Dermatologia.

Flávia Varella Franco
Especialista em Dermatologia pela Sociedade Brasileira de Dermatologia.

Flávia Wermelinger Perazio
Pós-Graduanda em Dermatologia pelo Hospital Universitário Pedro Ernesto da Universidade do Estado do Rio de Janeiro.

Flávio Barbosa Luz
Doutor em Dermatologia pela Universidade Federal do Rio de Janeiro.

Fred Bernardes Filho
Especialista em Dermatologia pela Sociedade Brasileira de Dermatologia. Especialista em Hansenologia pela Sociedade Brasileira de Hansenologia. Doutorando pela Faculdade de Medicina de Ribeirão Preto da Universidade de São Paulo.

Gabriela Lowy
Especialista em Dermatologia pela Sociedade Brasileira de Dermatologia. Doutora em Dermatologia pela Universidade Federal do Estado do Rio de Janeiro.

Geraldo de Oliveira Silva-Junior
Professor Adjunto do Departamento de Diagnóstico e Terapêutica da Universidade do Estado do Rio de Janeiro (UERJ). Doutor em Ciências e Mestre em Morfologia pela UERJ. Especialista em Estomatologia e Odontologia para Pacientes com Necessidades Especiais, Habilitação em Laserterapia, Sedação com Óxido Nitroso e Odontologia Hospitalar e Graduado em Odontologia pela Universidade Federal de Alagoas.

Gerson Oliveira Penna
Especialista em Dermatologia pela Sociedade Brasileira de Dermatologia. Doutor em Medicina Tropical pelo Núcleo de Medicina Tropical da Universidade de Brasília.

Gilvan Ferreira Alves
Especialista em Dermatologia pela Sociedade Brasileira de Dermatologia.

Giuliana Bottino Rangel
Especialista em Dermatologia pela Sociedade Brasileira de Dermatologia. Preceptora do Instituto de Dermatologia Prof. Rubem David Azulay da Santa Casa da Misericórdia do Rio de Janeiro. Residência Médica em Clínica Médica pela Santa Casa da Misericórdia do Rio de Janeiro.

Gláucia Francesconi do Valle Martins
Especialista em Dermatologia pela Sociedade Brasileira de Dermatologia. Mestre em Doenças Infecciosas pelo Instituto de Pesquisa Clínica Evandro Chagas da Fundação Oswaldo Cruz.

Gustavo Verardino
Especialista em Dermatologia pela Sociedade Brasileira de Dermatologia. Especialista em Patologia pela Sociedade Brasileira de Patologia. Mestre em Dermatologia pela Universidade Federal Fluminense. Patologista dos Laboratórios Microimagem e ID – Investigação em Dermatologia.

Hélio Amante Miot
Livre-Docente em Dermatologia.

Henry J. C. de Vries
Public Health Laboratory, Cluster for Infectious Diseases, Public Health Service of Amsterdam (GGD Amsterdam), Amsterdam, Netherlands. Department of Dermatology, Academic Medical Centre, University of Amsterdam, Netherlands. STI Outpatient Clinic, Cluster for Infectious Diseases, Public Health Service of Amsterdam (GGD Amsterdam), Amsterdam, Netherlands.

Hernando Daniel Vega Eljaiek
Dermatologista do Instituto de Dermatologia Prof. Rubem David Azulay da Santa Casa da Misericórdia do Rio de Janeiro. Patologista do Instituto de Patologia do Prof. João Lobato da Santa Casa da Misericórdia do Rio de Janeiro.

Hugo Guimarães Scotelaro Alves
Especialista em Dermatologia pela Sociedade Brasileira de Dermatologia. Mestre em Clínica Médica e Especialista em Dermatologia pela Universidade Federal do Rio de Janeiro.

Ida Duarte
Professora Adjunta da Faculdade de Ciências Médicas da Santa Casa de São Paulo.

Ignacio Obadia (in memoriam)
Especialista em Dermatologia pela Sociedade Brasileira de Dermatologia. Professor Aposentado Livre-Docente e Ex-Responsável pelo Setor de Dermatologia Pediátrica do Instituto de Puericultura e Pediatria Martagão Gesteira. Mestre e Doutor em Dermatologia pela Universidade Federal do Rio de Janeiro.

Isabel Cristina Brasil Succi
Mestre e Doutora em Dermatologia pela Universidade Federal do Rio de Janeiro.

Isabella Brasil Succi
Especialista em Dermatologia pela Sociedade Brasileira de Dermatologia. Mestre e Doutora em Medicina pela Universidade do Estado do Rio de Janeiro.

Itana Cirino Araújo Oliveira dos Santos
Especialista em Dermatologia pela Sociedade Brasileira de Dermatologia. Médica Voluntária do Serviço de Dermatologia da Escola Bahiana de Medicina e Saúde Pública.

Ivo Pitanguy (in memoriam)
Professor Titular do Departamento de Cirurgia Plástica da Pontifícia Universidade Católica do Rio de Janeiro e do Instituto de Pós-Graduação Médica Carlos Chagas. Fundador e Chefe do Serviço de Cirurgia Plástica da 38ª Enfermaria da Santa Casa da Misericórdia do Rio de Janeiro. Membro Titular da Academia Nacional de Medicina e do Colégio Brasileiro de Cirurgiões. Membro Benemérito da Sociedade Brasileira de Cirurgia Plástica. Membro Fundador da American Trauma Society e da Sociedade Brasileira de Mão. Membro Honorário do Colégio Internacional de Cirurgiões, da Associação Brasileira de Medicina, da Association of Plastic and Reconstructive Surgeons of South Africa, da Sociedade Brasileira de Mastologia, da Asociación Médica de Argentina e da Società Medica di Bologna.

João Carlos Regazzi Avelleira
Especialista em Dermatologia pela Sociedade Brasileira de Dermatologia. Doutor em Dermatologia pela Universidade Federal do Rio de Janeiro.

João Luiz Pereira Vaz
Professor Adjunto de Reumatologia do Hospital Universitário Gaffrée e Guinle da Universidade Federal do Estado do Rio de Janeiro. Doutor em Medicina pela Universidade do Estado do Rio de Janeiro.

João Manoel Cruz Nascimento
Membro da Sociedade Brasileira de Infectologia. Mestre em Doenças Infecciosas e Parasitárias pela Faculdade de Medicina da Universidade de São Paulo. Residência Médica em Doenças Infecciosas e Parasitárias pelo Instituto de Infectologia Emílio Ribas, SP. Diploma in Tropical Medicine and Hygiene pela London School of Hygiene and Tropical Medicine, Inglaterra. Formado pelo Gorgas Expert Course in Clinical Tropical Medicine na Universidad Peruana Cayetano Heredia, Peru, sob a coordenação da University of Alabama at Birmingham, EUA.

João Roberto Antonio
Membro Titular da Sociedade Brasileira de Dermatologia e da Sociedade Brasileira de Cirurgia Dermatológica. Professor Emérito e Chefe da Disciplina de Dermatologia da Faculdade de Medicina de São José do Rio Preto e do Serviço de Dermatologia do Hospital de Base de São José do Rio Preto. Maestro de la Dermatología del Colegio Ibero-Latinoamericano de Dermatología.

Joaquim J. T. Mesquita Filho
Presidente da Sociedade Brasileira de Cirurgia Dermatológica. Chefe do Setor de Cirurgia Dermatológica do Instituto de Dermatologia Prof. Rubem David Azulay da Santa Casa da Misericórdia do Rio de Janeiro. Cirurgião Dermatológico pela Fundação do ABC. Cirurgião Geral pelo Hospital Municipal Miguel Couto.

Joaquín Felipe Ramírez-Oliveros
Especialista em Dermatologia pelo Instituto de Dermatologia Prof. Rubem David Azulay da Santa Casa da Misericórdia do Rio de Janeiro.

John Verrinder Veasey
Responsável pelo Setor de Dermatoses Infecciosas da Clínica de Dermatologia da Santa Casa de São Paulo. Doutorando pela Faculdade de Ciências Médicas da Santa Casa de São Paulo.

José Antonio Sanches
Professor Titular da Faculdade de Medicina da Universidade de São Paulo.

José Augusto da Costa Nery
Chefe do Serviço de Dermatologia Sanitária do Instituto de Dermatologia Prof. Rubem David Azulay da Santa Casa da Misericórdia do Rio de Janeiro. Pesquisador Titular do Laboratório de Hanseníase do Ambulatório Souza-Araújo do Instituto Oswaldo Cruz.

Juan Piñeiro-Maceira
Professor Colaborador do Ambulatório de Dermatoscopia e Microscopia Confocal do Hospital Universitário Pedro Ernesto da Universidade do Estado do Rio de Janeiro. Pós-Doutorado em Dermatopatologia pelo Armed Forces Institute of Pathology, EUA.

Julia Ocampo
Especialista em Dermatologia pela Sociedade Brasileira de Dermatologia. Residência Médica em Dermatologia pelo Hospital Federal de Bonsucesso. Médica pela Universidade do Estado do Rio de Janeiro.

Juliana Carlos Gonçalves Rego
Membro Titular da Sociedade Brasileira de Dermatologia. Clínica Geral Concursada pela Secretaria de Saúde do Estado do Rio Grande do Norte.

Juliana de Jesus Soares
Residente de Dermatologia no Hospital Universitário Pedro Ernesto da Universidade do Estado do Rio de Janeiro.

Juliana Elmor Mainczyk
Endocrinologista Pediátrica do Serviço de Endocrinologia do Instituto Estadual de Diabetes e Endocrinologia Luiz Capriglione (IEDE). Endocrinologista Pediátrica do Serviço de Endocrinologia do Hospital Universitário Antônio Pedro da Universidade Federal Fluminense (HUAP-UFF). Residência Médica em Clínica Médica no Hospital Federal da Lagoa. Residência Médica em Endocrinologia e Metabologia no HUAP-UFF. Residência Médica em Endocrinologia Pediátrica no IEDE. Médica pela Fundação Técnico-Educacional Souza Marques.

Júlio C. Voltarelli (*in memoriam*)
Coordenador da Divisão de Imunologia Clínica e da Unidade de Transplante de Medula Óssea do Hospital das Clínicas da Faculdade de Medicina de Ribeirão Preto da Universidade de São Paulo.

Karin Krause Boneti
Especialista em Dermatologia pela Sociedade Brasileira de Dermatologia e pelo Instituto de Dermatologia Prof. Rubem David Azulay da Santa Casa da Misericórdia do Rio de Janeiro.

Karin Milleni Araujo
Membro Aspirante da Sociedade Brasileira de Dermatologia. Residente em Dermatologia na Universidade do Estado do Rio de Janeiro. Clínica Médica pela Universidade Estadual de Campinas.

Karina Lima Graff
Membro Titular da Sociedade Brasileira de Dermatologia. Pós-Graduada em Dermatologia pelo Instituto de Dermatologia Prof. Rubem David Azulay da Santa Casa da Misericórdia do Rio de Janeiro.

Karla Bianca Fernandes da Costa Fontes
Professora de Estomatologia, Estomatopatologia e Patologia Oral do Instituto de Saúde de Nova Friburgo da Universidade Federal Fluminense (UFF). Mestre e Doutora em Patologia Bucodental pela UFF. Especialista em Estomatologia pela Universidade do Grande Rio. Graduada em Odontologia pela UFF.

Karla Diniz Pacheco
Pós-Graduanda em Dermatologia pelo Instituto de Dermatologia Prof. Rubem David Azulay da Santa Casa da Misericórdia do Rio de Janeiro. Residência Médica em Clínica Médica pelo Hospital Federal de Bonsucesso. Médica pela Faculdade Pernambucana de Saúde.

Kleber Danilo Ollague Cordova
Pós-Graduando em Dermatologia pelo Instituto de Dermatologia Prof. Rubem David Azulay da Santa Casa da Misericórdia do Rio de Janeiro.

Kleiser Aparecida Pereira Mendes
Especialista em Alergia e Imunologia e Membro da Associação Brasileira de Alergia e Imunologia (ASBAI). Membro da

Comissão de Alergia Dermatológica da ASBAI/RJ. Membro da Comissão Especial de Assuntos Comunitários da ASBAI. Preceptora do Setor de Alergia e Imunologia Dermatológica do Instituto de Dermatologia Prof. Rubem David Azulay da Santa Casa da Misericórdia do Rio de Janeiro.

Laís Lopes Almeida Gomes
Residente do Serviço de Dermatologia da Universidade do Estado do Rio de Janeiro.

Larissa Araújo Lobato Nunes
Membro da Sociedade Brasileira de Dermatologia e da Sociedade Brasileira de Cirurgia Dermatológica. Residência Médica em Dermatologia pelo Hospital Universitário de Brasília da Universidade de Brasília.

Larissa Mitraud Alves Cardinali
Membro da Sociedade Brasileira de Dermatologia, da Sociedade Brasileira de Cirurgia Dermatológica e da Sociedade Latino-Americana de Ginecologia Estética e Funcional.

Larissa Saboya Barbosa de Azevedo
Membro da Sociedade Brasileira de Dermatologia.

Leandro Ourives Neves
Especialista em Dermatologia pela Sociedade Brasileira de Dermatologia. Coordenador do Ambulatório de Dermatoses Infecciosas e Preceptor do Programa de Residência Médica em Dermatologia do Hospital das Clínicas da Universidade Federal de Goiás. Mestre e Doutor em Medicina Tropical.

Leninha Valério do Nascimento
Pós-Doutorado pela Faculté de Médecine Lariboisière Saint-Louis, França.

Leonardo José Lora Barraza
Pós-Graduado em Dermatologia pelo Instituto de Dermatologia Prof. Rubem David Azulay da Santa Casa da Misericórdia do Rio de Janeiro.

Leonardo Quintella
Professor Adjunto de Anatomia Patológica da Faculdade de Ciências Médicas da Universidade do Estado do Rio de Janeiro. Chefe do Setor de Patologia do Instituto de Dermatologia Prof. Rubem David Azulay da Santa Casa da Misericórdia do Rio de Janeiro. Pesquisador Titular do Serviço de Anatomia Patológica no Instituto Nacional de Infectologia Evandro Chagas da Fundação Oswaldo Cruz (INI-Fiocruz). Doutor em Pesquisa Clínica em Doenças Infecciosas pelo INI-Fiocruz. Mestre em Anatomia Patológica pela Faculdade de Medicina da Universidade Federal do Rio de Janeiro.

Leonardo Spagnol Abraham
Especialista em Dermatologia pela Sociedade Brasileira de Dermatologia. Coordenador do Ambulatório de Tricologia do Hospital Regional da Asa Norte, DF. Mestre em Anatomia Patológica pela Universidade Federal do Rio de Janeiro.

Leonardo Zacharias Gonçalves
Membro da Sociedade Brasileira de Dermatologia.

Letícia Guedes Branco
Residência Médica em Dermatologia pelo Hospital Universitário Pedro Ernesto da Universidade do Estado do Rio de Janeiro.

Leticia Spinelli De Biase Martins
Membro Efetivo da Sociedade Brasileira de Dermatologia. Master of Administrative Science (Global Health and Human Services Administration) pela Fairleigh Dickinson University, Canadá.

Ligia Rangel Barboza Ruiz
Especialista em Dermatologia pela Sociedade Brasileira de Dermatologia. Mestre em Dermatologia pela Universidade de São Paulo.

Lincoln Fabricio
Membro Efetivo da Sociedade Brasileira de Dermatologia. Professor de Dermatologia. Pós-Graduado em Dermatologia pela Université d'Auvergne, Clermont-Ferrand, França.

Lívia Arroyo Trídico
Membro Titular da Sociedade Brasileira de Dermatologia. Professora Colaboradora no Serviço de Dermatologia do Hospital de Base da Faculdade de Medicina de São José do Rio Preto.

Loan Towersey
Especialista em Dermatologia pela Sociedade Brasileira de Dermatologia. Research Fellowship em Dermatologia pela University of California, EUA. Doutora em Dermatologia pela Universidade Federal do Rio de Janeiro, com coorientação pela University of London, Reino Unido. Mestre em Dermatologia pela Universidade Federal Fluminense. Médica Dermatologista do Ministério da Saúde e da Secretaria Estadual de Saúde cedida ao serviço de SIDA do Hospital Municipal Carlos Tortelly.

Lorena Guedes Assunção
Pós-Graduanda pelo Instituto de Dermatologia Prof. Rubem David Azulay da Santa Casa da Misericórdia do Rio de Janeiro. Residência Médica em Clínica Médica pela Universidade Federal do Triângulo Mineiro. Médica pela Universidade de Uberaba.

Lorivaldo Minelli
Professor Associado Aposentado do Serviço de Dermatologia do Centro de Ciências da Saúde da Universidade Estadual de Londrina.

Luana Souza de Aguiar Lourenço
Mestre em Medicina Tropical pela Fundação Oswaldo Cruz.

Lúcia Helena Fávaro de Arruda
Especialista em Dermatologia pela Sociedade Brasileira de Dermatologia. Chefe do Serviço de Dermatologia do Hospital e Maternidade Celso Pierro da Pontifícia Universidade Católica de Campinas.

Lúcia Maria Soares de Azevedo
Professora Associada de Dermatologia do Departamento de Clínica Médica da Universidade Federal do Rio de Janeiro (UFRJ). Coordenadora do Ambulatório de Dermatologia Genital do Hospital Universitário Clementino Fraga Filho da UFRJ.

Luciana de Abreu
Especialista em Dermatologia pela Sociedade Brasileira de Dermatologia. Preceptora dos Ambulatórios de Cosmiatria e Dermatoscopia do Instituto de Dermatologia Prof. Rubem David Azulay da Santa Casa da Misericórdia do Rio de Janeiro. Mestre pela Universidade Federal do Rio de Janeiro.

Luciana do Espírito Santo Saraiva
Membro da Sociedade Brasileira de Dermatologia e da Sociedade Brasileira de Cirurgia Dermatológica.

Luiz Guilherme Darrigo Junior
Doutor em Pediatria pela Faculdade de Medicina de Ribeirão Preto da Universidade de São Paulo (FMRP-USP). Médico Assistente do Serviço de Transplante de Medula Óssea da FMRP-USP.

Luiza Bertolace Marques
Membro Titular da Sociedade Brasileira de Dermatologia. Dermatologista pela Universidade Federal do Rio de Janeiro.

Lygia Maria Costa Soares Rego
Membro Titular da Sociedade Brasileira de Oncologia Clínica e da Sociedade Americana de Oncologia. Professora Efetiva do Departamento de Cirurgia da Universidade Federal do Rio Grande do Norte (UFRN). Mestre em Ensino na Saúde pela UFRN. Especialista em Oncologia Clínica pelo Instituto Nacional de Câncer.

Lyvia Salem
Especialista em Dermatologia pela Sociedade Brasileira de Dermatologia.

Marcela Duarte Benez Miller
Especialista em Dermatologia pela Sociedade Brasileira de Dermatologia. Especialista em Cirurgia Dermatológica pelo Hospital Geral de Bonsucesso. Dermatologista pelo Hospital Universitário Pedro Ernesto da Universidade do Estado do Rio de Janeiro. Clínica Médica pelo Hospital Central do Exército.

Marcelo Neira Avè
Especialista em Dermatologia pela Sociedade Brasileira de Dermatologia. Especialista em Cirurgia Dermatológica e Cirurgia Micrográfica de Mohs pela Faculdade de Medicina do ABC. Gerente Médico-Científico do Laboratório Galderma, Nestlé Skin Health.

Marcia Cristina Linhares da Silva
Membro Efetivo da Sociedade Brasileira de Dermatologia e da Sociedade Brasileira de Cirurgia Dermatológica. Membro da Sociedade Brasileira de Laser em Medicina e Cirurgia e da Associação Médica Brasileira de Oxidologia.

Marcio Soares Serra
Membro da Sociedade Brasileira de Dermatologia, da Sociedade Brasileira de Cirurgia Dermatológica e da American Academy of Dermatology. Membro da Câmara Técnica em DST/AIDS do Conselho Regional de Medicina do Estado do Rio de Janeiro. Professor Colaborador do Serviço de Dermatologia do Hospital Universitário Gaffrée e Guinle da Universidade Federal do Estado do Rio de Janeiro. Mestre em Dermatologia pela Universidade Federal do Rio de Janeiro.

Marcos Davi Gomes de Sousa
Professor do Curso de Medicina da Universidade Estácio de Sá, campus João Uchôa. Médico Infectologista no Instituto Nacional de Infectologia Evandro Chagas da Fundação Oswaldo Cruz (INI-Fiocruz). Mestrando em Pesquisa Clínica em Doenças Infecciosas pelo INI-Fiocruz.

Maria Auxiliadora Jeunon Sousa
Membro Titular da Sociedade Brasileira de Dermatologia. Professora Aposentada de Dermatologia da Faculdade de Ciências Médicas da Universidade do Estado do Rio de Janeiro. Diretora da ID – Investigação em Dermatologia.

Maria Cecilia da Matta Rivitti Machado
Professora de Dermatologia da Faculdade de Medicina da Universidade Metropolitana de Santos. Médica Supervisora da Divisão de Dermatologia do Hospital das Clínicas da Faculdade de Medicina da Universidade de São Paulo.

Maria Claudia Issa
Professora de Dermatologia da Universidade Federal Fluminense. Doutora em Dermatologia pela Universidade Federal do Rio de Janeiro.

Maria de Fátima Guimarães Scotelaro Alves
Coordenadora do Setor de Dermatopatologia do Hospital Universitário Pedro Ernesto da Universidade do Estado do Rio de Janeiro (UERJ). Professora Associada de Dermatologia da UERJ.

Maria de Fatima Santos Paim de Oliveira
Mestre e Doutora em Medicina e Saúde pela Faculdade de Medicina da Bahia da Universidade Federal da Bahia.

Maria Fernanda Reis Gavazzoni Dias
Professora Adjunta de Dermatologia da Universidade Federal Fluminense. Mestre e Doutora em Dermatologia pela Universidade Federal do Rio de Janeiro.

Maria Helena Lesqueves Sandoval
Especialista em Dermatologia pela Sociedade Brasileira de Dermatologia. Preceptora de Cosmiatria dos Residentes de Dermatologia do Hospital Cassiano Antônio de Moraes, ES. Dermatologista pela Universidade Federal do Espírito Santo.

Maria Leide W. Oliveira
Especialista em Dermatologia pela Sociedade Brasileira de Dermatologia. Doutora em Dermatologia pela Universidade Federal do Rio de Janeiro.

Maria Luiza Oliva Alonso
Especialista em Alergia e Imunologia pela Associação Brasileira de Alergia e Imunologia (ASBAI). Membro da Diretoria da ASBAI-RJ (2013-2014). Membro da Comissão de Imunodeficiências da ASBAI-RJ. Membro do Departamento Científico de Alergia na Infância e na Adolescência da ASBAI. Professora Assistente do Setor de Alergia e Imunologia Dermatológica do Instituto de Dermatologia Prof. Rubem David Azulay da Santa Casa da Misericórdia do Rio de Janeiro. Professora Assistente de Alergia e Imunologia do Curso de Pós-Graduação da Pontifícia Universidade Católica do Rio de Janeiro. Mestre em Medicina pela Universidade Federal do Rio de Janeiro (UFRJ). Médica do Serviço de Imunologia do Hospital Universitário Clementino Fraga Filho da UFRJ.

Maria Paula Tinoco
Especialista em Dermatologia e Membro da Sociedade Brasileira de Dermatologia.

Maria Victória Quaresma
Especialista em Dermatologia pela Sociedade Brasileira de Dermatologia. Doutoranda em Dermatologia pela Faculdade de Medicina da Universidade de São Paulo (FMUSP). Complementação Especializada em Dermatopatologia pela FMUSP. Pós-Graduada em Dermatologia pelo Instituto de Dermatologia Prof. Rubem David Azulay da Santa Casa da Misericórdia do Rio de Janeiro.

Mariana César Corrêa
Membro Titular da Sociedade Brasileira de Dermatologia. Especialista em Dermatologia pela Universidade do Estado do Rio de Janeiro. Residência Médica em Clínica Médica pela Santa Casa de Misericórdia de Belo Horizonte.

Mariana Rita de Novaes Fernandes
Residência Médica em Dermatologia pelo Hospital Universitário Pedro Ernesto da Universidade do Estado do Rio de Janeiro. Médica pela Universidade Federal do Estado do Rio de Janeiro.

Mariane Stefani
Especialista em Dermatologia pela Sociedade Brasileira de Dermatologia.

Marília Heffer Cantisano
Professora Associada do Departamento de Diagnóstico e Terapêutica da Universidade do Estado do Rio de Janeiro (UERJ). Coordenadora do Curso de Especialização em Estomatologia da UERJ. Doutora em Estomatologia pela Universidade Estadual Paulista, campus Araçatuba. Mestre em Diagnóstico Bucal pela Universidade de São Paulo, campus Bauru. Especialista em Estomatologia e Radiologia e Imaginologia Odontológica. Habilitação em Laserterapia e Graduada em Odontologia pela UERJ.

Marina Câmara de Oliveira
Dermatologista pela Universidade do Estado do Rio de Janeiro.

Mario Geller
Membro Titular da Academia de Medicina do Rio de Janeiro. Professor Visitante do Departamento de Alergia e Imunologia da Northwestern University, EUA. Master of the American College of Physicians.

Mercedes Prates Pockstaller
Preceptora do Instituto Prof. Rubem David Azulay da Santa Casa da Misericórdia do Rio de Janeiro. Mestre em Dermatologia pela Universidade Federal do Rio de Janeiro.

Miguel Angel Ceccarelli Calle
Pós-Graduando do Instituto de Dermatologia Prof. Rubem David Azulay da Santa Casa da Misericórdia do Rio de Janeiro.

Milton Nahon
Membro Titular da Sociedade Brasileira de Cirurgia Plástica. Membro da International Society of Plastic Surgery.

Mônica Manela Azulay
Membro Titular da Sociedade Brasileira de Dermatologia e da Sociedade Brasileira de Cirurgia Dermatológica. International Fellow da American Academy of Dermatology. Professora da Fundação Técnico-Educacional Souza Marques. Mestre e Doutora em Dermatologia pela Universidade Federal do Rio de Janeiro.

Monica Nunes de Souza Santos
Professora de Dermatologia da Universidade do Estado do Amazonas. Doutora em Medicina Tropical. Dermatologista da Fundação Alfredo da Matta, AM.

Monique Carolina Meira do Rosário de Souza
Especialista em Dermatologia pela Sociedade Brasileira de Dermatologia.

Nanashara Valgas
Especialista em Dermatologia pela Sociedade Brasileira de Dermatologia.

Nandara Cristina Paiva
Residente de Dermatologia no Hospital Universitário Pedro Ernesto da Universidade do Estado do Rio de Janeiro.

Nathalie Andrade Sousa
Pós-Graduanda em Dermatologia pelo Hospital Universitário Pedro Ernesto da Universidade do Estado do Rio de Janeiro.

Nathalie Mie Suzuki
Dermatologista Aperfeiçoanda do Setor de Alergia da Clínica de Dermatologia da Santa Casa de São Paulo.

Nelson Aguilar Aguilar
Chefe de Clínica do Serviço de Dermatologia do Hospital San Juan de Dios, Costa Rica. Professor de Dermatologia da Universidad de Costa Rica. Dermatologista pelo Instituto de Dermatologia Prof. Rubem David Azulay da Santa Casa da Misericórdia do Rio de Janeiro.

Norami de Moura Barros
Membro da Sociedade Brasileira de Dermatologia. Residente de Dermatologia no Hospital Universitário Pedro Ernesto da Universidade do Estado do Rio de Janeiro.

Osvania Maris Nogueira
Especialista em Dermatologia pela Sociedade Brasileira de Dermatologia. Professora Colaboradora de Dermatologia da Universidade Federal do Estado do Rio de Janeiro (Unirio). Professora do Curso de Pós-Graduação em Dermatologia do Hospital Naval Marcílio Dias, RJ. Biomédica e Bióloga pela Unirio.

Paola Cristina Vieira da Rosa Passos
Especialista em Dermatologia pela Sociedade Brasileira de Dermatologia. Médica do Ambulatório de Dermatologia do Hospital de Clínicas da Universidade Federal do Paraná.

Paolla Alves de Faria
Pós-Graduanda em Dermatologia pelo Hospital Universitário Pedro Ernesto da Universidade do Estado do Rio de Janeiro.

Patricia De Franco Marques Ferreira
Residente de Dermatologia no Hospital Universitário Antônio Pedro da Universidade Federal Fluminense. Médica pela Universidade Federal do Rio de Janeiro.

Patricia Ormiga Galvão Barbosa Serpa
Especialista em Dermatologia pela Sociedade Brasileira de Dermatologia. Mestre em Clínica Médica pela Universidade Federal do Rio de Janeiro.

Patricia Shu Kurizky
Especialista em Dermatologia pela Sociedade Brasileira de Dermatologia. Mestre em Ciências Médicas pela Universidade de Brasília.

Paula Figueiredo de Marsillac
Pós-Graduanda em Dermatologia pelo Hospital Universitário Pedro Ernesto da Universidade do Estado do Rio de Janeiro. Residência Médica em Clínica Médica no Hospital Federal de Bonsucesso.

Paulo Antonio Oldani Felix
Chefe do Serviço de Dermatologia do Hospital Federal dos Servidores do Estado, RJ. Responsável pelo Ambulatório de Psoríase do Hospital Federal dos Servidores do Estado e do Hospital Naval Marcílio Dias, RJ.

Paulo Luzio Marques Araujo
Responsável pelo Ambulatório de Vitiligo do Instituto de Dermatologia Prof. Rubem David Azulay da Santa Casa da Misericórdia do Rio de Janeiro.

Paulo Ricardo Criado
Livre-Docente em Dermatologia pela Faculdade de Medicina da Universidade de São Paulo. Pesquisador Pleno da Pós-Graduação da Faculdade de Medicina do ABC.

Paulo Ricardo Martins Souza
Professor Adjunto do Serviço de Dermatologia da Universidade Federal de Ciências da Saúde de Porto Alegre. Responsável pelo Ambulatório de Psicodermatoses do Serviço de Dermatologia da Santa Casa de Porto Alegre. Doutor em Saúde e Comportamento pela Universidade Católica de Pelotas. Mestre em Ciências Médicas pela Universidade Federal do Rio Grande do Sul.

Paulo Sergio Emerich Nogueira
Preceptor de Ensino do Serviço de Residência Médica em Dermatologia do Hospital Universitário Cassiano Antonio Moraes da Universidade Federal do Espírito Santo (HUCAM-UFES). Preceptor de Ensino de Dermatologia Pediátrica do Serviço de Residência Médica em Pediatria do HUCAM-UFES. Chefe do Ambulatório de Dermatologia Pediátrica do HUCAM-UFES. Preceptor de Ensino de Dermatologia Pediátrica e da Residência Médica em Infectologia Pediátrica do Hospital Estadual Infantil de Vitória. Chefe da Clínica Dermatológica do Hospital Estadual Infantil de Vitória. Preceptor de Ensino da Residência Médica em Pediatria da Unimed em Vitória, ES.

Priscilla Magalhães Parreira de Carvalho
Residente de Dermatologia no Hospital Universitário Pedro Ernesto da Universidade do Estado do Rio de Janeiro.

Rafaella Lacerda Maia
Dermatologista pela Universidade do Estado do Rio de Janeiro. Médica pela Universidade Potiguar.

Raquel Barbosa Leite
Médica pela Faculdade de Medicina de Barbacena.

Raquel Bissacotti Steglich
Especialista em Dermatologia pela Sociedade Brasileira de Dermatologia. Especialista em Clínica Médica pelo Conselho Federal de Medicina. Mestre em Saúde e Meio Ambiente pela Universidade da Região de Joinville.

Raquel de Almeida Boechat
Pós-Graduanda em Dermatologia pelo Instituto de Dermatologia Prof. Rubem David Azulay da Santa Casa da Misericórdia do Rio de Janeiro. Médica pela Universidade Federal do Rio de Janeiro.

Raúl Charlín Fernández
Pós-Graduado em Dermatologia pelo Instituto de Dermatologia Prof. Rubem David Azulay da Santa Casa da Misericórdia do Rio de Janeiro.

Regina Casz Schechtman
Coordenadora da Pós-Graduação em Dermatologia e Chefe do Setor de Micologia do Instituto de Dermatologia Prof. Rubem David Azulay da Santa Casa da Misericórdia do Rio de Janeiro. Doutora em Dermatologia e Micologia pela University of London, Reino Unido.

René Garrido Neves (*in memoriam*)
Ex-Professor Titular de Dermatologia da Universidade Federal Fluminense e da Universidade Federal do Rio do Janeiro.

Roberta Almada
Especialista em Dermatologia pela Sociedade Brasileira de Dermatologia.

Roberta Fachini Jardim Criado
Doutoranda pelo Centro Universitário Saúde ABC. Mestre em Medicina pelo Instituto de Assistência Médica ao Servidor Público Estadual de São Paulo. Médica Alergista da Disciplina de Dermatologia do Centro Universitário Saúde ABC.

Robertha Carvalho de Nakamura
Membro Efetivo da Sociedade Brasileira de Dermatologia e do Council for Nail Disorders. Mestre em Dermatologia pela Universidade Federal do Rio de Janeiro.

Roberto Bueno Filho
Professor Substituto da Divisão de Dermatologia da Faculdade de Medicina de Ribeirão Preto da Universidade de São Paulo (FMRP-USP). Doutor em Clínica Médica pela FMRP-USP.

Rodrigo Brêtas Emerich Nogueira
Graduando de Medicina na Faculdade de Medicina da Universidade de São Paulo.

Rodrigo Pirmez
Vice-Presidente e Membro Fundador da International Trichoscopy Society. Membro da European Hair Research Society e da American Hair Research Society. Preceptor do Ambulatório de Alopecias da Santa Casa da Misericórdia do Rio de Janeiro. Coordenador do Departamento de Cabelos da Sociedade Brasileira de Dermatologia do Rio de Janeiro. Coordenador do Curso Trichoscopy Online.

Roger Abramino Levy
Professor Adjunto de Reumatologia da Universidade do Estado do Rio Janeiro.

Rogério Nabor Kondo
Especialista em Clínica Médica pela Sociedade Brasileira de Clínica Médica. Especialista em Dermatologia pela Sociedade Brasileira de Dermatologia. Professor Auxiliar do Curso de Medicina da Universidade Estadual de Londrina.

Rosa Maria Rabello Fonseca
Especialista em Dermatologia pela Sociedade Brasileira de Dermatologia. Mestre em Dermatologia pela Universidade Federal do Rio de Janeiro.

Rosana Lazzarini
Responsável pelo Setor de Alergia da Clínica de Dermatologia da Santa Casa de São Paulo. Mestre em Dermatologia.

Rubem David Azulay (*in memoriam*)
Professor Titular das Faculdades de Medicina da Universidade Gama Filho e da Fundação Técnico-Educacional Souza Marques. Professor Emérito da Universidade Federal do Rio de Janeiro e da Universidade Federal Fluminense. Fundador do Instituto de Dermatologia Prof. Rubem David Azulay da Santa Casa da Misericórdia do Rio de Janeiro. Membro Honorário da American Association of Dermatology, da Deutsche Dermatologische Gesellschaft, da Societé Française de Dermatologie et de Syphiligraphie, e da British Society of Dermatology. Membro da Academia Nacional de Medicina. Ex-Presidente da Academia Nacional de Medicina.

Sabrina Kahler
Membro da Sociedade Brasileira de Dermatologia, da Sociedade Brasileira de Cirurgia Dermatológica e da American Academy of Dermatology.

Salmo Raskin
Especialista em Genética Médica pela Sociedade Brasileira de Genética Médica. Especialista em Pediatria pela Sociedade Brasileira de Pediatria. Doutor em Genética pela Universidade Federal do Paraná.

Samara Silva Kouzak
Especialista em Dermatologia pela Sociedade Brasileira de Dermatologia. Residência Médica em Dermatologia pela Universidade de Brasília.

Sandra Rivera Lima
Mestre em Nutrição Clínica. Médica e Engenheira Química.

Sebastião A. P. Sampaio (*in memoriam*)
Membro Honorário da Sociedade Brasileira de Dermatologia. Professor Emérito da Faculdade de Medicina da Universidade de São Paulo (FMUSP). Professor de Pós-Graduação em Dermatologia da FMUSP.

Silvia Assumpção Soutto Mayor
Especialista em Dermatologia pela Sociedade Brasileira de Dermatologia. Responsável pelo Setor de Dermatologia Pediátrica da Clínica de Dermatologia da Santa Casa de São Paulo. Mestre pela Faculdade de Ciências Médicas da Santa Casa de São Paulo.

Sílvia de Mello
Preceptora do Ambulatório de Dermatologia Sanitária da Santa Casa da Misericórdia do Rio de Janeiro. Dermatologista da Clínica Ivo Pitanguy (2001-2016). Dermatologista do Município do Rio de Janeiro, Posto Marcolino Candau (1997-2006).

Sofia Sales Martins
Especialista em Dermatologia pela Sociedade Brasileira de Dermatologia. Doutoranda em Ciências da Saúde pela Universidade de Brasília (UnB). Residência Médica em Dermatologia no Hospital Universitário de Brasília da UnB.

Solange Cardoso Maciel Costa Silva
Especialista em Dermatologia pela Sociedade Brasileira de Dermatologia. Professora Adjunta da Universidade do Estado do Rio de Janeiro (UERJ). Chefe da Cirurgia Dermatológica do Serviço de Dermatologia do Hospital Universitário Pedro Ernesto da UERJ. Doutora em Dermatologia pela Universidade Federal do Rio de Janeiro.

Sueli Carneiro
Especialista em Dermatologia pela Sociedade Brasileira de Dermatologia. Especialista em Reumatologia pela Sociedade Brasileira de Reumatologia. Professora Associada da Faculdade de Ciências Médicas da Universidade do Estado do Rio de Janeiro (FCM-UERJ). Professora dos Programas de Pós-Graduação em Ciências Médicas da FCM-UERJ e em Medicina da Faculdade de Medicina da Universidade Federal do Rio de Janeiro (UFRJ). Coordenadora da Residência Médica e da Pós-Graduação em Dermatologia do Hospital Universitário Pedro Ernesto da UERJ. Pós-Doutorado e Livre-Docência pela Universidade de São Paulo. Mestre e Doutora pela UFRJ.

Taciana Dal'Forno Dini
Especialista em Dermatologia pela Sociedade Brasileira de Dermatologia (SBD). Assessora do Departamento de Laser da SBD e Vice-Presidente da SBD, Regional Rio Grande do Sul. Coordenadora do Setor de Cosmiatria da Residência Médica de Dermatologia da Pontifícia Universidade Católica do Rio Grande do Sul. Investigadora do Centro Brasileiro de Estudos em Dermatologia. Doutora em Ciências Médicas pela Universidade Federal do Rio Grande do Sul.

Tainá Scalfoni Fracaroli
Especialista em Dermatologia pela Sociedade Brasileira de Dermatologia. Preceptora do Curso de Pós-Graduação em Dermatologia Tropical do Hospital Central do Exército, RJ. Mestre em Medicina pela Faculdade de Ciências Médicas da Universidade do Estado do Rio de Janeiro.

Thaís Reginatto Nietsche
Pós-Graduanda do Serviço de Dermatologia do Hospital Universitário Pedro Ernesto da Universidade do Estado do Rio de Janeiro. Especialista em Clínica Médica pelo Hospital Universitário de Santa Maria da Universidade Federal de Santa Maria.

Thalita Cristina de Mello Costa
Médica Hematologista. Especialista em Transplante de Medula Óssea pela Faculdade de Medicina de Ribeirão Preto da Universidade de São Paulo.

Thiago Jeunon de Sousa Vargas
Associado Titular da Sociedade Brasileira de Dermatologia. Especialista em Dermatopatologia pelo International Committee for Dermatopathology e pela International Society of Dermatopathology. Research Fellowship em Dermatopatologia na Ackerman Academy of Dermathopatology, EUA.

Valéria Maria de Souza Framil
Especialista em Dermatologia pela Sociedade Brasileira de Dermatologia. Doutora pela Faculdade de Ciências Médicas da Santa Casa de São Paulo. Mestre em Dermatologia pelo Instituto de Ciências Biomédicas da Universidade de São Paulo.

Valeska Albuquerque Francesconi
Professora Assistente de Dermatologia da Universidade do Estado do Amazonas. Supervisora e Preceptora da Residência Médica em Dermatologia da Fundação de Medicina Tropical Dr. Heitor Vieira Dourado (FMT-HVD). Mestre em Medicina Tropical pela FMT-HVD.

Vando Barbosa de Sousa
Especialista em Dermatologia pela Sociedade Brasileira de Dermatologia. Professor de Dermatologia do Curso de Medicina do Centro Universitário Inta. Mestrando em Ciências da Saúde pela Universidade Federal do Ceará. Residência Médica em Dermatologia pela Universidade do Estado do Rio de Janeiro.

Vanessa da Silva Lopes
Especialista em Dermatologia pela Sociedade Brasileira de Dermatologia.

Victor Bechara de Castro
Especialização em Laser pela Santa Casa da Misericórdia do Rio de Janeiro. Residência Médica pela Universidade do Estado do Rio de Janeiro.

Vidal Haddad Junior
Professor Adjunto Livre-Docente da Faculdade de Medicina de Botucatu da Universidade Estadual Paulista.

Vitor Azulay
Especialista em Dermatologia pela Sociedade Brasileira de Dermatologia.

Vivian Fichman Monteiro de Souza
Especialista em Dermatologia pela Sociedade Brasileira de Dermatologia.

Xilene Manga Nigro
Pós-Graduanda em Dermatologia pelo Instituto de Dermatologia Prof. Rubem David Azulay da Santa Casa da Misericórdia do Rio de Janeiro.

Yêdda de Fátima Barcelos Chagas
Médica Reumatologista do Hospital Universitário Gaffrée e Guinle da Universidade Federal do Estado do Rio de Janeiro.

Os colaboradores relacionados a seguir contribuíram para a 2ª edição desta obra:

Ademilson Teixeira Caldas, Ana Claudia Przytyk Kohn, Andrés Mauricio López Muñoz, Armando de Freitas Noguera, Beatriz Moritz Trope, Bruna Mara Ferreira Lessa, Carlos Daniel Quiroz, Carlos Gustavo Carneiro de Castro, Carlos Roberto Antonio, Elisabete Dobao, Emmanuel Rodrigues de França, Francisco Burnier Carlos Pereira, Jacob Levites, Jayne Serruya El-Mann, José Walter Vieira de Figueiredo, Lia Cândida Miranda de Castro, Lucia Martins Diniz, Maria Elisa R. Lenzi, Mauro Geller, Natalia Caballero Uribe, Neide Kalil Gaspar, Roberta Vasconcelos e Silva, Sarah Toyomi de Oliveira, Sergio Schrader Serpa, Simone de Abreu Neves Salles, Thiago Carlos Gonçalves Rego

Epígrafe

Da etiopatogenia ao diagnóstico e tratamento
Se eu pudesse ver e compreender o que me dizem as tuas chagas, que bom seria;
Se eu pudesse tão somente te diagnosticar, seria interessante, mas não bastaria;
Mas se eu pudesse te tratar, medicar e diminuir a tua dor, certamente me aliviaria.

Luna Azulay-Abulafia

Agradecimentos

Aos colaboradores, de todas as regiões do Brasil, cujo trabalho foi
imprescindível para a realização da terceira edição deste Atlas.
Aos pacientes e seus familiares.
Ao Professor Rubem David Azulay, nossa inspiração;
figura ética e admirável pelo compromisso com a
Dermatologia, exemplo a ser seguido.

Os Editores

Apresentação

Esta terceira edição do *Atlas de Dermatologia | Da Semiologia ao Diagnóstico*, agora publicada pelo grupo GEN, conta com novos capítulos sobre doenças emergentes, recentemente diagnosticadas no nosso meio, além de novas fotografias coloridas e em alta resolução. Todos os colaboradores, das mais diversas regiões do Brasil, salientam o aspecto morfológico das dermatoses, complementado pela referência às diferentes áreas do conhecimento médico. Além disso, o tratamento das afecções é apresentado em detalhes, o que reforça o valor deste livro como material de consulta prática para dermatologistas e médicos em geral, prestando grande auxílio para melhor diagnosticarmos e tratarmos nossos pacientes.

Os Editores

Prefácio

Em 1980, a *Folha Médica* publicava o *Atlas Dermatológico*, uma série de fascículos escritos por Rubem David Azulay, Alexandre Carlos Gripp e Milton Nahon. Seguindo essa ideia, propusemos a publicação do *Atlas de Dermatologia | Da Semiologia ao Diagnóstico*, atualmente sob a coordenação dos editores-chefes Luna Azulay-Abulafia, Larissa Hanauer de Moura, Fabiano Roberto Pereira de Carvalho Leal e David Rubem Azulay, além da colaboração dos editores-associados Aguinaldo Bonalumi Filho, Bernard Kawa Kac e Orietta Mata Jiménez. Nesta terceira edição, apresentamos de forma estruturada e resumida numerosas dermatoses frequentes ou raras, seguindo os tópicos Sinonímia, Epidemiologia, Etiologia, Clínica, Diagnóstico, Diagnóstico diferencial e Tratamento. Cada capítulo conta com fotografias acompanhadas de uma breve e esclarecedora legenda. A obra também aborda várias entidades nosológicas encontradas no Brasil, ajudando a divulgar doenças próprias da dermatologia nacional. Desejamos ressaltar, entretanto, que o diagnóstico morfológico nem sempre é suficiente. Muitas vezes é necessário lançar mão de outros recursos da medicina, como genética, imunologia, biologia molecular, anatomia patológica, micologia, bacteriologia e parasitologia, aplicados à dermatologia. É essa criteriosa metodologia que tornou esta obra uma importante referência para dermatologistas, estudantes de graduação e médicos de todas as especialidades.

Material Suplementar

Este livro conta com o seguinte material suplementar:

- Capítulo *Lipedema*
- Capítulo *Manifestações Cutâneas Associadas à COVID-19*
- Capítulo *Síndromes Disestésicas.*

O acesso ao material suplementar é gratuito. Basta que o leitor se cadastre e faça seu *login* em nosso site (www.grupogen.com.br), clicando em GEN-IO, no menu superior do lado direito.

O acesso ao material suplementar online fica disponível até seis meses após a edição do livro ser retirada do mercado.

Caso haja alguma mudança no sistema ou dificuldade de acesso, entre em contato conosco (gendigital@grupogen.com.br).

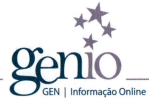

GEN-IO (GEN | Informação Online) é o ambiente virtual de aprendizagem do GEN | Grupo Editorial Nacional

Sumário

SEÇÃO 1 EXAME DERMATOLÓGICO, 1
Consulta dermatológica, 3
Semiologia dermatológica, 3
Da semiologia ao diagnóstico, 31

SEÇÃO 2 AFECÇÕES DERMATOLÓGICAS DE A A Z, 33

A

ACANTOMA DE CÉLULAS CLARAS, 35
Bianca De Franco Marques Ferreira • Aguinaldo Bonalumi Filho

ACANTOSE NIGRICANTE, 37
Paola Cristina Vieira da Rosa Passos • Fernanda Nomoto Fujii • Fernanda Cristina Wroblevski Giublin

ACNE, 39
Rosa Maria Rabello Fonseca • Maria Paula Tinoco • Luna Azulay-Abulafia

ACNE *AGMINATA*, 44
André Ricardo Adriano

ACROCERATODERMIA SIRÍNGEA AQUAGÊNICA, 45
Eduardo de Oliveira Vieira • Luna Azulay-Abulafia

ACROCERATOELASTOIDOSE, 46
Sofia Sales Martins • Loan Towersey

ACROCERATOSE VERRUCIFORME, 48
Nelson Aguilar Aguilar • Loan Towersey

ACRODERMATITE ENTEROPÁTICA, 49
Aline Soares de Sousa • Cassio Dib

AFECÇÕES DA CAVIDADE ORAL, 52
Bruna Lavinas Sayed Picciani • Geraldo de Oliveira Silva-Junior • Karla Bianca Fernandes da Costa Fontes • Marília Heffer Cantisano

Alterações do desenvolvimento e variações da normalidade, 56
   Grânulos de Fordyce, 57
   Leucoedema, 58
   Língua fissurada, 59
   Língua pilosa, 60
   Melanose fisiológica, 61
   Tórus mandibular e palatino, 62
   Varicosidades (varizes), 63

Distúrbios orais potencialmente malignos e carcinoma de células escamosas oral, 63
   Carcinoma de células escamosas oral, 64
   Eritroplasia, 66
   Leucoplasia, 67
   Queilite actínica, 69

Doenças infecciosas, 71
   Candidíase, 71
   Herpes-vírus simples, 72
   Paracoccidioidomicose, 73

Lesões dos tecidos mole e vascular, 74
   Fibroma ossificante periférico, 74
   Granuloma piogênico, 75
   Hiperplasia fibrosa focal, 76
   Hiperplasia fibrosa inflamatória, 77
   Malformação vascular | Hemangioma, 78

Lesões pigmentadas da mucosa oral (enegrecidas), 79
   Mácula melanótica oral, 79
   Nevo melanocítico adquirido, 80

Lesões por agentes químicos e físicos, 81
   Complicações orais do tratamento antineoplásico, 81
   Melanose do fumante, 82
   Morsicatio buccarum, 83
   Osteonecrose por medicamento, 84
   Queilite esfoliativa, 85
   Tatuagem por amálgama, 86
   Ulcerações traumáticas, 87

Manifestações orais de doenças dermatológicas, 88
   Eritema multiforme, 88
   Língua geográfica, 89

Líquen plano, 90
Lúpus eritematoso, 91
Pênfigo vulgar, 92
Penfigoide das membranas mucosas, 94

Sialodenopatias, 95

Alterações inflamatórias e infecciosas, 95
Parotidite epidêmica, 95
Sialometaplasia necrosante, 96
Alterações obstrutivas, 97
Fenômeno de extravasamento de muco, 97
Rânula, 98
Sialolitíase, 99
Doença imunologicamente mediada, 100
Síndrome de Sjögren, 100
Tumores das glândulas salivares, 101
Adenocarcinoma polimorfo de baixo grau, 101
Adenoma pleomórfico, 102

AFECÇÕES VASCULARES | MALFORMAÇÕES E TUMORES, 103

Victor Bechara de Castro • Chan I Thien • Luna Azulay-Abulafia • Elisa Fontenelle de Oliveira

Malformações vasculares, 104

Malformações vasculares simples, 104
Fístula arteriovenosa, 104
Malformação arterial, 104
Malformação arteriovenosa, 105
Malformações capilares, 106
Malformações linfáticas, 112
Malformações venosas, 116
Malformações vasculares combinadas, 117
Malformações de grandes vasos, 117
Malformações vasculares associadas a outras anomalias, 117
Síndrome de Klippel-Trenaunay, 118
Síndrome de Maffucci, 120
Síndrome de Parkes-Weber (alto fluxo), 120
Anomalias vasculares sem classificação definida, 120
Angioceratoma, 120
Hemangioma verrucoso, 123

Tumores vasculares, 124

Tumores vasculares benignos, 124
Angioma rubi, 124
Granuloma piogênico, 126
Hemangioma congênito, 128
Hemangioma da infância, 130
Hemangioma de células fusiformes, 132
Hemangioma em tufos, 133
Hemangioma epitelioide, 134
Tumores vasculares localmente agressivos ou *borderline*, 134
Angioendotelioma papilar intralinfático ou tumor de Dabska, 134
Hemangioendotelioma composto, 135
Hemangioendotelioma kaposiforme, 135
Hemangioendotelioma retiforme, 136
Sarcoma de Kaposi, 137
Tumores vasculares malignos, 138
Angiossarcoma cutâneo, 138
Hemangioendotelioma epitelioide, 140

AINHUM, 141

Enio Ribeiro Maynard Barreto • Itana Cirino Araújo Oliveira dos Santos

ALBINISMO, 143

Loan Towersey • Larissa Hanauer de Moura • Luna Azulay-Abulafia

ALOPECIAS, 145

Leonardo Spagnol Abraham • Bruna Duque Estrada • Rodrigo Pirmez • Daniel Fernandes Melo • Celso Tavares Sodré

Alopecias cicatriciais, 145

Linfocíticas, 145
Alopecia cicatricial central centrífuga, 145
Leonardo Spagnol Abraham • Bruna Duque Estrada • Larissa Araújo Lobato Nunes
Alopecia fibrosante frontal, 147
Daniel Fernandes Melo
Alopecia mucinosa, 150
Bruna Duque Estrada • Samara Silva Kouzak
Alopecia por tração, 151
Leonardo Spagnol Abraham • Samara Silva Kouzak
Líquen plano pilar, 153
Rodrigo Pirmez • Leonardo Spagnol Abraham
Lúpus eritematoso discoide, 155
Rodrigo Pirmez • Larissa Araújo Lobato Nunes
Pseudopelada de Brocq, 156
Carolina de Mendonça Costa Ferrini • Samara Silva Kouzak
Neutrofílicas, 157
Foliculite decalvante, 157
Carolina de Mendonça Costa Ferrini • Ana Carolina de Souza Machado Igreja • Leonardo Spagnol Abraham
Foliculite dissecante, 159
Rodrigo Pirmez • Ana Carolina de Souza Machado Igreja
Mistas, 160
Dermatose pustular erosiva, 160
Carolina de Mendonça Costa Ferrini • Leonardo Spagnol Abraham
Foliculite necrótica, 161
Carolina de Mendonça Costa Ferrini • Leonardo Spagnol Abraham
Foliculite queloidiana da nuca, 161
Carolina de Mendonça Costa Ferrini • Ana Carolina de Souza Machado Igreja

Alopecias não cicatriciais, 162

Alopecia androgenética, 162
Rodrigo Pirmez • Larissa Araújo Lobato Nunes • Leonardo Spagnol Abraham
Alopecia areata, 164
Rodrigo Pirmez • Leonardo Spagnol Abraham • Celso Tavares Sodré
Eflúvio anágeno, 167
Rodrigo Pirmez • Ana Carolina de Souza Machado Igreja
Eflúvio telógeno, 168
Carolina de Mendonça Costa Ferrini • Ana Carolina de Souza Machado Igreja

Síndrome dos anágenos curtos, 169
Rodrigo Pirmez • Leonardo Spagnol Abraham • Samara Silva Kouzak

Síndrome dos anágenos frouxos, 170
Leonardo Spagnol Abraham • Marcela Duarte Benez Miller • Rodrigo Pirmez

Tricotilomania, 172
Leonardo Spagnol Abraham • Luna Azulay-Abulafia • Rodrigo Pirmez

ALTERAÇÕES CUTÂNEAS ASSOCIADAS AO HTLV-1, 173
Maria de Fatima Santos Paim de Oliveira

ALTERAÇÕES CUTÂNEAS CAUSADAS PELAS MEDICAÇÕES NO TRATAMENTO DE CÂNCER, 177
Lygia Maria Costa Soares Rego • Luna Azulay-Abulafia

Alterações cutâneas causadas por quimioterapia, 177
Lygia Maria Costa Soares Rego • André Ricardo Adriano

Alterações cutâneas causadas por terapias-alvo e imunoterapia no tratamento do câncer, 182
Lygia Maria Costa Soares Rego

Terapias-alvo, 182
Imunoterapia, 189

ALTERAÇÕES CUTÂNEAS DA DOENÇA HEPÁTICA CRÔNICA, 191
Sofia Sales Martins • Leonardo Spagnol Abraham

ALTERAÇÕES CUTÂNEAS DA GRAVIDEZ, 194
Gilvan Ferreira Alves • Luna Azulay-Abulafia • Larissa Hanauer de Moura

Alterações fisiológicas da gravidez, 194
Dermatoses próprias da gravidez, 196
Eczema da gravidez, 196
Erupção polimorfa da gravidez, 198
Penfigoide gestacional, 199

Prurido colestático intra-hepático da gravidez, 200
Outras dermatoses da gravidez, 201
Foliculite pruriginosa da gestação, 201
Psoríase pustulosa da gestação, 202

ALTERAÇÕES CUTÂNEAS DO NEONATO, 203
Anna Beatriz Celano Novellino • Elisa Fontenelle de Oliveira • Ana Maria Mósca de Cerqueira

Acne neonatal, 203
Acropustulose da infância, 204
Anomalias do desenvolvimento, 205
Aplasia cutânea congênita, 206
Candidíase perineal no recém-nascido, 207
Céfalo-hematoma, 208
Cutis marmorata, 209
Dedos supranumerários rudimentares, 210
Dermatite das fraldas, 211
Dermatite seborreica do recém-nascido, 212
Descamação fisiológica do recém-nascido, 214
Disrafismo, 215
Eritema tóxico neonatal, 217
Escabiose neonatal, 218
Granuloma umbilical, 219
Hiperpigmentação da linha alba e da genitália externa, 220
Hiperplasia das glândulas sebáceas, 221
Hipertricose lanuginosa, 222
Hipertrofia das glândulas mamárias, 223
Icterícia do recém-nascido, 224
Mancha mongólica, 226
Melanose pustulosa transitória neonatal, 227
Miliária, 228
Milium, 229
Necrose gordurosa subcutânea do recém-nascido, 230
Pérola de Epstein e nódulo de Bohn, 231
Sífilis congênita, 232
Síndrome da banda amniótica, 234
Vernix caseosa, 235

ALTERAÇÕES CUTÂNEAS DOS PACIENTES RENAIS CRÔNICOS E DOS PACIENTES TRANSPLANTADOS RENAIS, 236
Allen de Souza Pessoa • Nathalie Andrade Sousa

ALTERAÇÕES CUTÂNEAS NO DIABETES MELITO, 238
Adriana Lúcia Mendes • Hélio Amante Miot • Vidal Haddad Junior

Acantose nigricante, 238
Bullosis diabeticorum, 239
Dermopatia diabética, 240
Escleredema de Buschke, 241
Granuloma anular, 242
Necrobiose lipoídica *diabeticorum*, 243
Pé diabético, 244
Xantomas eruptivos, 245
Miscelânea, 246

ALTERAÇÕES CUTÂNEAS NO HIV, 247
Marcio Soares Serra • Leonardo Zacharias Gonçalves

Afecções inflamatórias, 247
Infecções fúngicas sistêmicas, 247
Infecções fúngicas superficiais, 247

Infecções virais, 248
Reações adversas a fármacos e fotossensibilidade, 248
Tumores, 248

ALTERAÇÕES CUTÂNEAS NOS ACIDENTES POR ANIMAIS PEÇONHENTOS E VENENOSOS, 253
Vidal Haddad Junior

ALTERAÇÕES UNGUEAIS, 257
Robertha Carvalho de Nakamura • Luna Azulay-Abulafia • Larissa Hanauer de Moura

Sinais físicos da unha, 257
Configuração da unha, 257
Superfície da unha, 260
Lâmina e leito ungueal, 262
Consistência da unha, 264
Cor (cromoníquia), 264
Tecido periungueal, 268

Doenças do aparelho ungueal, 270
Líquen plano, 270
Psoríase ungueal, 272
Verruga subungueal e periungueal, 274

AMILOIDOSES, 276
David Rubem Azulay • Cassio Dib • Xilene Manga Nigro

ANETODERMIA, 280
Evelyne Mara Costa • Larissa Saboya Barbosa de Azevedo • Vitor Azulay • Rubem David Azulay

ANGIOFIBROMA, 283
Vando Barbosa de Sousa • Cândida Naira Lima e Lima Santana

ARBOVIROSES | DENGUE, ZIKA, CHIKUNGUNYA E FEBRE AMARELA, 285
Fred Bernardes Filho • Loan Towersey

ARSENICISMO, 289
Isabella Brasil Succi

ARTRITE REUMATOIDE E ARTRITE IDIOPÁTICA JUVENIL, 291
Sueli Carneiro

ATROFODERMIA DE PASINI E PIERINI, 293
Cândida Naira Lima e Lima Santana • Vando Barbosa de Sousa

ATROFODERMIA *VERMICULATA*, 294
Aguinaldo Bonalumi Filho • Brunno Zeni de Lima

B

BALANITE PLASMOCITÁRIA DE ZOON, 302
Raúl Charlín Fernández • Bernard Kawa Kac

BEBÊ COLÓDIO, 303
Paulo Sergio Emerich Nogueira • Deborah Brazuna Soares

BORRELIOSE DE LYME, 304
Leandro Ourives Neves • Monica Nunes de Souza Santos

BULLOSIS DIABETICORUM, 306
Raúl Charlín Fernández • Bernard Kawa Kac • Luna Azulay-Abulafia

C

CALCIFILAXIA, 309
Daniella Rabelo Spinato • Luna Azulay-Abulafia

CALCINOSIS CUTIS, 311
Karina Lima Graff • Cassio Dib

CALOSIDADES E *CLAVUS*, 313
Leticia Spinelli De Biase Martins • Luna Azulay-Abulafia

CARCINOMA BASOCELULAR, 315
Marcela Duarte Benez Miller • Joaquim J. T. Mesquita Filho • Maria Auxiliadora Jeunon Sousa

CARCINOMA DE CÉLULAS DE MERKEL, 319
Thiago Jeunon de Sousa Vargas • Julia Ocampo • René Garrido Neves

CARCINOMA ESPINOCELULAR, 322
Marcela Duarte Benez Miller • Joaquim J. T. Mesquita Filho

CELULITE EOSINOFÍLICA, 326
Aguinaldo Bonalumi Filho • Bernard Kawa Kac

CERATOACANTOMA, 327
Eurico Cleto Ribeiro de Campos • Aguinaldo Bonalumi Filho • Milton Nahon

CERATODERMIAS PALMOPLANTARES, 329
Daniel Lago Obadia • Ignacio Obadia • Edgar Efren Ollague Cordova • Luna Azulay-Abulafia

CERATÓLISE SULCADA, 335
Bianca De Franco Marques Ferreira • Patricia De Franco Marques Ferreira • Marcelo Neira Avè

CERATOSE ACTÍNICA, 337
Maria Claudia Issa • Luna Azulay-Abulafia • Raúl Charlín Fernández

CERATOSE FOLICULAR, 340
Luciana do Espírito Santo Saraiva • David Rubem Azulay

CERATOSE LIQUENOIDE, 341
Flávia Varella Franco

CERATOSE SEBORREICA, 342
Lorivaldo Minelli • Nelson Aguilar Aguilar

CILINDROMA E CILINDROMATOSE, 343
Rogério Nabor Kondo • Aguinaldo Bonalumi Filho

CIMIDÍASE, 345
Fred Bernardes Filho • Maria Victória Quaresma • Luna Azulay-Abulafia

CISTO MUCOSO, 348
Hugo Guimarães Scotelaro Alves • Maria de Fátima Guimarães Scotelaro Alves

CISTOS FOLICULARES, 349
Bernard Kawa Kac

CONDRODERMATITE NODULAR DA HÉLICE, 351
Bruna Maggioni Busetti • Edgar Efren Ollague Cordova • Kleber Danilo Ollague Cordova

CORNO CUTÂNEO, 352
Nelson Aguilar Aguilar

CRIPTOCOCOSE, 353
João Manoel Cruz Nascimento

CROMOMICOSE, 356
Carmelia Matos Reis • Eugênio Galdino de Mendonça Reis Filho

CUTIS LAXA, 359
Tainá Scalfoni Fracaroli • Luna Azulay-Abulafia

CUTIS VERTICIS GYRATA, 361
Mercedes Prates Pockstaller

D

DEMODECIDOSE, 366
Carlos Echevarria Escribens

DERMATITE ATÓPICA, 368
Cláudia Soïdo Falcão do Amaral • Maria Luiza Oliva Alonso • Evandro A. Rivitti

DERMATITE DE CONTATO, 372
Ida Duarte • Rosana Lazzarini • Nathalie Mie Suzuki

DERMATITE DE ESTASE, 374
Orietta Mata Jiménez • Nelson Aguilar Aguilar

DERMATITE HERPETIFORME, 375
Marina Câmara de Oliveira • Paolla Alves de Faria • Luna Azulay-Abulafia

DERMATITE PERIORAL, 377
Aguinaldo Bonalumi Filho • Bernard Kawa Kac

DERMATITE SEBORREICA, 378
Nelson Aguilar Aguilar • Raúl Charlín Fernández

DERMATOFIBROMA, 381
Felipe Alberto da Costa Llanos

DERMATOFIBROSSARCOMA *PROTUBERANS*, 383
Marcela Duarte Benez Miller • Solange Cardoso Maciel Costa Silva

DERMATOMIOSITE, 384
Sueli Carneiro

DERMATOPOROSE, 388
Larissa Hanauer de Moura • Luna Azulay-Abulafia

DERMATOSE PAPULOSA *NIGRA*, 392
Angela Beatriz Schwengber Gasparini • Nelson Aguilar Aguilar

DERMATOSE POR IgA LINEAR, 393
Danielle Santana Mello • Alexandre Carlos Gripp

DERMATOSES PARANEOPLÁSICAS E OUTROS SINAIS CUTÂNEOS INDICADORES DE MALIGNIDADE, 397
Larissa Hanauer de Moura • Luna Azulay-Abulafia • Lorivaldo Minelli
Acroceratose paraneoplásica, 398
Erythema gyratum repens, 400
Palmas em tripa, 401
Sinal de Leser-Trélat, 402
Tromboflebite migratória superficial, 403

DISCROMATOSE UNIVERSAL HEREDITÁRIA, 404
Amanda Braga Peixoto • Fabiano Roberto Pereira de Carvalho Leal

DISPLASIAS ECTODÉRMICAS, 405
Vivian Fichman Monteiro de Souza

DISVITAMINOSES, 409
Cassio Dib • Larissa Hanauer de Moura • Luna Azulay-Abulafia
Deficiência de vitamina B_{12}, 410
Deficiência de vitamina C, 411
Pelagra, 412

DOENÇA DA ARRANHADURA DO GATO, 414
Cassio Dib • Karina Lima Graff

DOENÇA DE BOWEN, 416
Eurico Cleto Ribeiro de Campos • Aguinaldo Bonalumi Filho

DOENÇA DE COWDEN, 418
Karin Krause Boneti • Aguinaldo Bonalumi Filho

DOENÇA DE DARIER, 420
Paola Cristina Vieira da Rosa Passos • Alexandra Castro Goetze • Aguinaldo Bonalumi Filho

DOENÇA DE DEGOS, 423
João Carlos Regazzi Avelleira • Luna Azulay-Abulafia

DOENÇA DE DOWLING-DEGOS, 425
Luna Azulay-Abulafia • Larissa Hanauer de Moura

DOENÇA DE FOX-FORDYCE, 427
Aguinaldo Bonalumi Filho • Rogério Nabor Kondo • Fabiano Roberto Pereira de Carvalho Leal

DOENÇA DE GROVER, 428
Fernanda Aguirre Bottura

DOENÇA DE HAILEY-HAILEY, 429
Aguinaldo Bonalumi Filho • Rubem David Azulay

DOENÇA DE KYRLE, 431
Lincoln Fabricio • Brunno Zeni de Lima

DOENÇA DE PAGET EXTRAMAMÁRIA, 432
Mariane Stefani • Maria Auxiliadora Jeunon Sousa

DOENÇA DE PAGET MAMÁRIA, 434
Mariane Stefani • Bernard Kawa Kac

DOENÇA DO ENXERTO CONTRA HOSPEDEIRO, 436
Luiz Guilherme Darrigo Junior • Fabiano Pieroni • Thalita Cristina de Mello Costa • Roberto Bueno Filho • Carlos Eduardo Setanni Grecco • Belinda P. Simões • Júlio C. Voltarelli

DOENÇA MISTA DO TECIDO CONJUNTIVO, 444
Sueli Carneiro • Clarice de Oliveira Martins Gomes

DOENÇAS EXANTEMÁTICAS, 446
Ana Maria Mósca de Cerqueira

Dengue, 446
Doença de Kawasaki, 448
Doença mão-pé-boca, 450
Eritema infeccioso, 452
Escarlatina, 454
Exantema súbito, 456
Mononucleose infecciosa, 457
Larissa Araújo Lobato Nunes • Leonardo Spagnol Abraham
Rubéola, 458
Sarampo, 460
Varicela, 461

DRESS | ERUPÇÃO POR DROGA COM EOSINOFILIA E SINTOMAS SISTÊMICOS, 464
Paulo Sergio Emerich Nogueira • Rodrigo Brêtas Emerich Nogueira

E

ECZEMA DISIDRÓTICO, 473
Fabiano Roberto Pereira de Carvalho Leal

ECZEMA NUMULAR, 475
Karina Lima Graff • Cassio Dib

ELAIOCONIOSE, 477
Nanashara Valgas • Larissa Hanauer de Moura

ELASTÓLISE DA DERME PAPILAR, 480
Gustavo Verardino • Luna Azulay-Abulafia

ENDOMETRIOSE CUTÂNEA, 481
Hernando Daniel Vega Eljaiek • David Rubem Azulay

EPIDERMODISPLASIA VERRUCIFORME, 482
Larissa Mitraud Alves Cardinali • Larissa Hanauer de Moura • Luna Azulay-Abulafia

EPIDERMÓLISE BOLHOSA ADQUIRIDA, 484
Deborah Brazuna Soares • Aguinaldo Bonalumi Filho

EPIDERMÓLISE BOLHOSA HEREDITÁRIA, 487
Silvia Assumpção Soutto Mayor • Amanda Hertz

ERITEMA AB IGNE, 492
Bruna Souza Felix Bravo

ERITEMA ANULAR CENTRÍFUGO, 493
Eduardo de Oliveira Vieira • David Rubem Azulay • Fabiano Roberto Pereira de Carvalho Leal • Juliana Carlos Gonçalves Rego

ERITEMA ELEVATUM DIUTINUM, 494
Egon Luiz Rodrigues Daxbacher • Luna Azulay-Abulafia

ERITEMA MULTIFORME, 495
Cláudia Soïdo Falcão do Amaral • Maria Luiza Oliva Alonso • Kleiser Aparecida Pereira Mendes

ERITEMA PIGMENTAR FIXO, 498
Caroline Graça Cunha • Lorena Guedes Assunção • Leonardo José Lora Barraza

ERITRASMA, 500
Aguinaldo Bonalumi Filho • Marcelo Neira Avè

ERITROCERATODERMIAS, 501
Daniel Lago Obadia • Ignacio Obadia

ERITRODERMIA ESFOLIATIVA, 504
Nelson Aguilar Aguilar • David Rubem Azulay

ERITROMELALGIA, 506
Edgar Efren Ollague Cordova • Luna Azulay-Abulafia • Fabiano Roberto Pereira de Carvalho Leal

ERITROPLASIA DE QUEYRAT, 507
Norami de Moura Barros • Rafaella Lacerda Maia • Luna Azulay-Abulafia

ERUPÇÃO LIQUENOIDE, 508
Sandra Rivera Lima • Fabiano Roberto Pereira de Carvalho Leal

ERUPÇÃO POLIMÓRFICA LUMÍNICA, 509
Angela Beatriz Schwengber Gasparini

ESCABIOSE, 510
Valeska Albuquerque Francesconi • Fabio Francesconi • Gláucia Francesconi do Valle Martins

ESCLERODERMIA CUTÂNEA LOCALIZADA, 514
Sueli Carneiro • Ana Paula de Sá Earp

ESCLEROSE SISTÊMICA, 517
Sueli Carneiro • Ana Paula de Sá Earp

ESCLEROSE TUBEROSA, 520
Salmo Raskin • Rubem David Azulay • Aguinaldo Bonalumi Filho

ESPOROTRICOSE, 523
Fabio Francesconi • Valeska Albuquerque Francesconi • Antonio Carlos Francesconi do Valle • Gláucia Francesconi do Valle Martins

ESTEATOCISTOMA, 526
Lorena Guedes Assunção • Raquel de Almeida Boechat • Fabiano Roberto Pereira de Carvalho Leal

ESTRIAS, 527
Doris Hexsel • Taciana Dal'Forno Dini

ESTUCOCERATOSE, 529
Nelson Aguilar Aguilar • Orietta Mata Jiménez

F

FASCIITE EOSINOFÍLICA, 534
Sueli Carneiro • Arles Martins Brotas

FEBRE MACULOSA, 537
João Manoel Cruz Nascimento

FEO-HIFOMICOSE, 540
John Verrinder Veasey • Clarisse Zaitz • Ligia Rangel Barboza Ruiz • Valéria Maria de Souza Framil

FIBROCERATOMA ACRAL DIGITAL ADQUIRIDO, 542
Carolina Santos de Oliveira • Letícia Guedes Branco • Érica Bertolace Slaibi • Bernard Kawa Kac

FIBROMATOSES, 544
Bianca Passos Leite dos Santos • Arles Martins Brotas

FITOFOTODERMATITE, 546
Aguinaldo Bonalumi Filho • Fabiano Roberto Pereira de Carvalho Leal

FOLICULITES EOSINOFÍLICAS, 547
Aline Perdiz de Jesus Bilemjian • Fabiano Roberto Pereira de Carvalho Leal

FOTOENVELHECIMENTO, 549
Daniela Alves Pereira Antelo • Mônica Manela Azulay

FOTOSSENSIBILIDADE, 553
Angela Beatriz Schwengber Gasparini • Aguinaldo Bonalumi Filho • David Rubem Azulay
Fotoalergia, 553
Fototoxicidade, 554

G

GNATOSTOMÍASE, 557
Thiago Jeunon de Sousa Vargas • Sabrina Kahler • Maria Auxiliadora Jeunon Sousa

GRANULOMA ANULAR, 559
Maria Helena Lesqueves Sandoval • Larissa Hanauer de Moura

GRANULOMA FACIAL, 561
Allen de Souza Pessoa • Juliana de Jesus Soares • David Rubem Azulay

GRANULOMA *FISSURATUM*, 562
Fabiano Roberto Pereira de Carvalho Leal

H

HANSENÍASE, 564
Maria Leide W. Oliveira • Gerson Oliveira Penna

HERPES SIMPLES, 571
Eduardo Bruno Giordano • Aguinaldo Bonalumi Filho

HERPES-ZÓSTER, 574
Aguinaldo Bonalumi Filho • Brunno Zeni de Lima

HIALO-HIFOMICOSE, 576
John Verrinder Veasey • Clarisse Zaitz • Valéria Maria de Souza Framil • Ligia Rangel Barboza Ruiz

HIDROA VACINIFORME, 578
Brunno Zeni de Lima • Lincoln Fabricio

HIDROCISTOMA, 579
Carla Tamler • Luna Azulay-Abulafia

HIPER-HIDROSE, 581
Lincoln Fabricio • Brunno Zeni de Lima

HIPERPLASIA ANGIOLINFOIDE COM EOSINOFILIA, 583
Andréa de Carvalho Petrosemolo • Bernard Kawa Kac • João Carlos Regazzi Avelleira

HIPERPLASIA SEBÁCEA, 585
Kleber Danilo Ollague Cordova

HIPOMELANOSE DE ITO, 587
Amanda Hertz • Silvia Assumpção Soutto Mayor

HIPOMELANOSE MACULAR PROGRESSIVA, 588
Robertha Carvalho de Nakamura • Miguel Angel Ceccarelli Calle

HIPOPLASIA DÉRMICA FOCAL, 590
Gabriela Lowy • Osvania Maris Nogueira

HISTIOCITOSES, 592
Patricia Shu Kurizky • Flávio Barbosa Luz
Doenças relacionadas às células de Langerhans, 592
  Histiocitose de células de Langerhans, 592
  Doença de Erdheim-Chester, 594

Doenças cutâneas e mucocutâneas, 594
  Histiocitose de células indeterminadas, 594
  Histiocitose de dendrócitos dérmicos, 595
  Retículo-histiocitoses, 596
Doença de Rosai-Dorfman, 598
Histiocitoses malignas, 599
  Histiocitose maligna (verdadeira), 599
  Leucemia histiocítica, 599
  Linfoma histiocítico, 600
HISTOPLASMOSE, 601
João Manoel Cruz Nascimento

I

ICTIOSES, 608
Maria Cecilia da Matta Rivitti Machado
Ictioses não sindrômicas, 608
  Ictiose vulgar, 608
  Ictiose recessiva ligada ao X, 609
  Ictioses congênitas autossômicas recessivas, 610
  Ictiose queratinopática, 613
  Síndrome da pele decídua, 614
  Eritroceratodermia, 615
Ictioses sindrômicas, 616
  Ictiose linear circunflexa, 616
INCONTINÊNCIA PIGMENTAR, 619
Osvania Maris Nogueira • Gabriela Lowy
INFECÇÕES SEXUALMENTE TRANSMISSÍVEIS, 622
José Augusto da Costa Nery • Felipe Ladeira de Oliveira • Leonardo José Lora Barraza • Henry J. C. de Vries
INFECÇÕES SEXUALMENTE TRANSMISSÍVEIS EM PACIENTES HIV-POSITIVOS, 628
Leonardo José Lora Barraza • Miguel Angel Ceccarelli Calle • Marcos Davi Gomes de Sousa • Henry J. C. de Vries • José Augusto da Costa Nery
INFILTRADO LINFOCÍTICO DE JESSNER, 635
Flávia Clarissa Bortolini Bolzani • Luna Azulay-Abulafia

LAGO VENOSO, 638
Sofia Sales Martins • Fabiano Roberto Pereira de Carvalho Leal
LARVA MIGRANS CUTÂNEA, 640
Fabio Francesconi • Valeska Albuquerque Francesconi
LEIOMIOMA, 643
Rosa Maria Rabello Fonseca

LEISHMANIOSE TEGUMENTAR AMERICANA, 645
Valeska Albuquerque Francesconi
LENTIGO SIMPLES, 650
Giuliana Bottino Rangel
LEUCODERMIA GUTTATA, 652
Fernanda Garcia Tassara
LINFOMAS CUTÂNEOS PRIMÁRIOS, 653
Denis Ricardo Miyashiro • José Antonio Sanches
Linfomas cutâneos primários de células T, 653
  Micose fungoide, 653
  Síndrome de Sézary, 659
  Desordens linfoproliferativas cutâneas primárias CD-30 positivas (papulose linfomatoide, linfoma anaplásico de grandes células T CD30+ cutâneo primário, borderline), 661
  Leucemia/linfoma de células T do adulto, 663
  Linfoma de células T subcutâneo paniculite-símile, 664
  Linfoma de células NK/T extranodal, tipo nasal, 664
  Desordem linfoproliferativa cutânea primária de pequenas e médias células T pleomórficas CD4+, 664
  Linfoma cutâneo primário agressivo de células T CD8+ epidermotrópicas, 664
  Linfoma cutâneo primário acral CD8+, 664
  Linfoma cutâneo de células T γδ, 665
  Linfoma cutâneo primário de células T periféricas, não especificado, 665
Linfomas cutâneos primários de células B, 665
  Linfoma cutâneo primário centrofolicular, 666
  Linfoma cutâneo primário de zona marginal, 667
  Linfoma cutâneo primário difuso de grandes células B, tipo perna, 668
LIPODISTROFIA, 669
Isabel Cristina Brasil Succi
LIPODISTROFIA GINOIDE, 673
Doris Hexsel • Taciana Dal'Forno Dini
LIPOIDOPROTEINOSE, 677
Cassio Dib • Aguinaldo Bonalumi Filho
LIPOMAS E LIPOMATOSES, 679
Marcelo Neira Avè • Patricia De Franco Marques Ferreira • Bianca De Franco Marques Ferreira
LIPOMATOSE SIMÉTRICA BENIGNA, 681
Karin Krause Boneti • Luna Azulay-Abulafia
LÍQUEN ESCLEROSO, 683
Lúcia Maria Soares de Azevedo • Cláudia Carvalho Alcântara Gomes

LÍQUEN ESPINULOSO, 686
David Rubem Azulay • Larissa Hanauer de Moura

LÍQUEN ESTRIADO, 687
Airton dos Santos Gon • Lorivaldo Minelli

LÍQUEN NÍTIDO, 688
Airton dos Santos Gon • Lorivaldo Minelli

LÍQUEN PLANO, 689
Lorivaldo Minelli • Airton dos Santos Gon

LÍQUEN SIMPLES CRÔNICO, 693
Priscilla Magalhães Parreira de Carvalho • Maria Auxiliadora Jeunon Sousa

LIVEDO RETICULAR E LIVEDO RACEMOSO, 695
Orietta Mata Jiménez • Nelson Aguilar Aguilar

LOBOMICOSE, 697
Fabio Francesconi • Valeska Albuquerque Francesconi

LÚPUS ERITEMATOSO, 699
Ana Luisa Bittencourt Sampaio Jeunon Vargas

M

MAL PERFURANTE PLANTAR, 710
Mariana César Corrêa • Bernard Kawa Kac

MASTOCITOSE, 711
Gabriela Lowy • Osvania Maris Nogueira

MELANOMA, 714
Carlos Baptista Barcaui • Alice Mota Buçard

MELASMA, 721
Adriana Vilarinho • Larissa Hanauer de Moura • Joaquín Felipe Ramírez-Oliveros

METÁSTASE CUTÂNEA, 725
Marcela Duarte Benez Miller • Solange Cardoso Maciel Costa Silva

MICETOMA, 729
Carmelia Matos Reis • Eugênio Galdino de Mendonça Reis Filho

MICOBACTERIOSES NÃO TUBERCULOSAS, 734
Leninha Valério do Nascimento • Larissa Hanauer de Moura

MICOSES SUPERFICIAIS, 737
Regina Casz Schechtman • Marcelo Neira Avè • Miguel Angel Ceccarelli Calle • Leonardo José Lora Barraza

Candidíases, 737
Ceratofitoses, 740
   Piedra, 740
   Pitiríase versicolor, 742
   Tinha negra, 744

Dermatofitoses, 745
   Tinha da barba, 745
   Tinha do corpo e da face, 746
   Tinha do couro cabeludo, 748
   Tinha do pé, 751
   Tinha inguinocrural, 753
Onicomicoses, 754
   Onicomicose por fungos dermatófitos e *Candida*, 754
   Onicomicose por fungos filamentosos não dermatófitos, 755

MIÍASE, 758
Fabio Francesconi • Valeska Albuquerque Francesconi

MOLUSCO CONTAGIOSO, 760
Ana Carolina Barbosa Leite • Raquel Barbosa Leite

MUCINOSES CUTÂNEAS PRIMÁRIAS, 762
Maria de Fátima Guimarães Scotelaro Alves • Hugo Guimarães Scotelaro Alves

Mucinoses dérmicas, 762
   Mucinoses associadas à disfunção tireoidiana, 762
   Mixedema generalizado, 762
   Mixedema pré-tibial, 763
   Mucinoses não associadas à disfunção tireoidiana, 764
   Escleredema, 764
   Líquen mixedematoso, 765
   Mucinose cutânea focal, 766
   Mucinose cutânea autolimitada, 767
   Mucinose eritematosa reticulada, 767
   Mucinose papulonodular associada ao lúpus eritematoso, 768

N

NECROBIOSE LIPOÍDICA, 772
Nandara Cristina Paiva • Paula Figueiredo de Marsillac • Larissa Hanauer de Moura

NEUROFIBROMATOSE, 774
Aguinaldo Bonalumi Filho • Lívia Arroyo Trídico • João Roberto Antonio

NEVO AZUL, 779
Larissa Mitraud Alves Cardinali • Bernard Kawa Kac

NEVO COMEDÔNICO, 781
Angela Beatriz Schwengber Gasparini

NEVO DE ITO, 782
Rubem David Azulay • Fabiano Roberto Pereira de Carvalho Leal

NEVO DE OTA, 783
Sofia Sales Martins • Leonardo Spagnol Abraham • Rubem David Azulay

NEVO EPIDÉRMICO VERRUCOSO, 785
Orietta Mata Jiménez • Larissa Hanauer de Moura

NEVO INTRADÉRMICO CEREBRIFORME, 787
Larissa Hanauer de Moura • Aguinaldo Bonalumi Filho

NEVO LIPOMATOSO SUPERFICIAL, 788
Angela Beatriz Schwengber Gasparini •
Larissa Mitraud Alves Cardinali

NEVO MELANOCÍTICO ADQUIRIDO, 789
Giuliana Bottino Rangel

NEVO MELANOCÍTICO ATÍPICO, 791
Marcela Duarte Benez Miller • Juan Piñeiro-Maceira

NEVO MELANOCÍTICO CONGÊNITO, 796
Luciana de Abreu • Ivo Pitanguy • Sílvia de Mello

NEVO SEBÁCEO, 801
Angela Beatriz Schwengber Gasparini

NEVO *SPILUS*, 803
Giuliana Bottino Rangel

NÓDULO DOS ORDENHADORES, 805
Patricia Ormiga Galvão Barbosa Serpa • André Ricardo Adriano

O

OCRONOSE EXÓGENA, 809
Raúl Charlín Fernández • Luna Azulay-Abulafia

P

PANICULITES, 811
Hernando Daniel Vega Eljaiek • Luna Azulay-Abulafia •
Larissa Hanauer de Moura

Paniculite lobular com vasculite, 811
  Vasculite nodular, 811

Paniculite lobular sem vasculite, 813
  Adiponecrose subcutânea neonatal, 813
  Esclerema neonatal, 813
  Paniculite citofágica histiocítica, 814
  Paniculite factícia, 814
  Paniculite química, 815
  Paniculite lobular idiopática, 816
  Paniculite lúpica, 816
  Paniculite pancreática, 818
  Paniculite pelo frio, 819
  Necrose gordurosa traumática, 819
  Paniculite pós-corticoterapia, 820

Paniculite septal e lobular, 820
  Paniculite por deficiência de α_1-antitripsina, 820
  Lipodermatoesclerose, 821

Paniculite septal sem vasculite, 822
  Eritema nodoso, 822
  Paniculite da esclerodermia, 823

PAPILOMATOSE CONFLUENTE E RETICULADA, 824
Nelson Aguilar Aguilar

PÁPULAS PIEZOGÊNICAS, 826
Vanessa da Silva Lopes • Victor Bechara de Castro

PAQUIDERMOPERIOSTOSE, 827
Brunno Zeni de Lima • Lincoln Fabricio

PARACOCCIDIOIDOMICOSE, 829
Fabio Francesconi • Gláucia Francesconi do Valle Martins •
Antonio Carlos Francesconi do Valle

PEDICULOSE DE COURO CABELUDO, 832
Fabio Francesconi • Valeska Albuquerque Francesconi

PENFIGOIDE BOLHOSO, 834
Eugênio Galdino de Mendonça Reis Filho

PENFIGOIDE DE MEMBRANAS MUCOSAS, 836
Eugênio Galdino de Mendonça Reis Filho • Luna Azulay-Abulafia •
Mariana Rita de Novaes Fernandes

PÊNFIGOS, 839
Danielle Santana Mello • Alexandre Carlos Gripp •
Sebastião A. P. Sampaio

Pênfigo vulgar, 839
  Pênfigo vegetante, 842
Pênfigo foliáceo, 843
Outras variantes de pênfigo, 845
  Pênfigo herpetiforme, 845
  Pênfigo paraneoplásico, 846
  Pênfigo induzido por fármacos, 847
  Pênfigo por IgA, 847

PIEBALDISMO, 849
Chan I Thien • David Rubem Azulay

PILOMATRICOMA, 851
Edgar Efren Ollague Cordova • Loan Towersey

PIODERMA GANGRENOSO, 853
Débora Bergami Rosa Soares • Luna Azulay-Abulafia

PIODERMITES | INFECÇÕES BACTERIANAS DA PELE, 856
Felipe Ladeira de Oliveira • Luna Azulay-Abulafia

Carbúnculo, 856
Celulite, 857
Dactilite bolhosa distal, 860
Ectima, 861
Erisipela, 862

Foliculite bacteriana, 864
Furúnculo, 867
Impetigo, 868

PIOESTOMATITE VEGETANTE, 870
Norami de Moura Barros • Rafaella Lacerda Maia • Luna Azulay-Abulafia • David Rubem Azulay

PITIRÍASE ALBA, 871
Robertha Carvalho de Nakamura

PITIRÍASE AMIANTÁCEA, 873
Gustavo Verardino • Luna Azulay-Abulafia

PITIRÍASE LIQUENOIDE, 874
Orietta Mata Jiménez • Aguinaldo Bonalumi Filho

PITIRÍASE RÓSEA, 876
Nelson Aguilar Aguilar • Orietta Mata Jiménez

PITIRÍASE ROTUNDA, 878
Lúcia Helena Fávaro de Arruda

PITIRÍASE RUBRA PILAR, 879
Fabiano Roberto Pereira de Carvalho Leal • Raúl Charlín Fernández • Luna Azulay-Abulafia

POLICONDRITE RECORRENTE, 882
Sueli Carneiro

PORFIRIAS, 884
Flávia Clarissa Bortolini Bolzani • Thiago Jeunon de Sousa Vargas

POROCERATOSES, 889
Deborah Brazuna Soares • Aguinaldo Bonalumi Filho • Rogério Nabor Kondo

POROMA, 892
Carla Tamler • Fabiano Roberto Pereira de Carvalho Leal

PROTOTECOSE, 894
Thiago Jeunon de Sousa Vargas • Angela Fantin Ribeiro

PRURIGO NODULAR, 896
Raquel Bissacotti Steglich • Paulo Ricardo Martins Souza

PSEUDOFOLICULITE DA BARBA E DA REGIÃO PUBIANA E INGUINAL, 897
Flávia Wermelinger Perazio • Priscilla Magalhães Parreira de Carvalho • Luna Azulay-Abulafia • Fabiano Roberto Pereira de Carvalho Leal

PSEUDOXANTOMA ELÁSTICO, 898
Leticia Spinelli De Biase Martins

PSICODERMATOSES, 900
Paulo Ricardo Martins Souza • Raquel Bissacotti Steglich

PSORÍASE, 909
Paulo Antonio Oldani Felix • André Vicente Esteves de Carvalho • Aline Lopes Bressan • Luna Azulay-Abulafia

PÚRPURA PIGMENTOSA CRÔNICA, 914
Karin Milleni Araujo • Laís Lopes Almeida Gomes • Luna Azulay-Abulafia

PUSTULOSE EXANTEMÁTICA AGUDA GENERALIZADA, 917
Aline Perdiz de Jesus Bilemjian • Luna Azulay-Abulafia

Q

QUEIMADURAS, 924
Allan Bernacchi • Sílvia de Mello • Ivo Pitanguy

QUELOIDE, 926
Leticia Spinelli De Biase Martins

R

RADIODERMITES, 929
Fabio Francesconi

REAÇÃO A CORPO ESTRANHO, 933
Karla Diniz Pacheco • David Rubem Azulay

ROSÁCEA, 937
Ana Kaminsky • Luna Azulay-Abulafia • Flávia Clarissa Bortolini Bolzani • Larissa Hanauer de Moura

S

SARCOIDOSE, 941
Isabella Brasil Succi • Isabel Cristina Brasil Succi

SARCOMA DE KAPOSI, 945
João Carlos Regazzi Avelleira

SARCOMA EPITELIOIDE, 947
Ana Flávia Lemos da Cunha Moll

SÍFILIS, 948
Maria Fernanda Reis Gavazzoni Dias • José Augusto da Costa Nery • Leonardo José Lora Barraza • Caroline Graça Cunha

SÍNDROME DA PELE ESCALDADA ESTAFILOCÓCICA, 955
Paulo Sergio Emerich Nogueira • Rodrigo Brêtas Emerich Nogueira

SÍNDROME DE BART, 958
Sofia Sales Martins • Leonardo Spagnol Abraham • Bernard Kawa Kac

SÍNDROME DE BEHÇET, 959
Cassio Dib • Aline Perdiz de Jesus Bilemjian • Raúl Charlín Fernández

SÍNDROME DE BIRT-HOGG-DUBÉ, 962
Aguinaldo Bonalumi Filho • Paola Cristina Vieira da Rosa Passos • Monique Carolina Meira do Rosário de Souza

SÍNDROME DE BROOKE-SPIEGLER, 964
Luana Souza de Aguiar Lourenço • Thiago Jeunon de Sousa Vargas • Leonardo Quintella

SÍNDROME DE CUSHING, 966
Juliana Elmor Mainczyk

SÍNDROME DE EHLERS-DANLOS, 969
Leticia Spinelli De Biase Martins • Luna Azulay-Abulafia

SÍNDROME DE GARDNER-DIAMOND, 971
Ana Luisa Bittencourt Sampaio Jeunon Vargas • Alexandre Carlos Gripp

SÍNDROME DE GIANOTTI-CROSTI, 972
Maria Victória Quaresma • David Rubem Azulay

SÍNDROME DE GRAHAM-LITTLE, 973
Thaís Reginatto Nietsche • Luna Azulay-Abulafia

SÍNDROME DE LOUIS-BAR, 975
Salmo Raskin • Mario Geller • Ana Luiza Cotta de Alencar Araripe

SÍNDROME DE MARFAN, 977
Lygia Maria Costa Soares Rego

SÍNDROME DE MELKERSSON-ROSENTHAL, 979
Ana Carolina Nascimento de Amaral

SÍNDROME DE PAPILLON-LEFÈVRE, 981
Karina Lima Graff • Cassio Dib

SÍNDROME DE PEUTZ-JEGHERS, 983
Eurico Cleto Ribeiro de Campos • Aguinaldo Bonalumi Filho

SÍNDROME DE REITER | ARTRITE REATIVA, 986
Aguinaldo Bonalumi Filho

SÍNDROME DE SJÖGREN, 988
Sueli Carneiro

SÍNDROME DE STEVENS-JOHNSON E NECRÓLISE EPIDÉRMICA TÓXICA, 991
Paulo Ricardo Criado • Roberta Fachini Jardim Criado • Celina Wakisaka Maruta

SÍNDROME DE SWEET, 998
Aline Perdiz de Jesus Bilemjian • Bernard Kawa Kac

SÍNDROME DE WAARDENBURG, 1000
André Ricardo Adriano • David Rubem Azulay

SÍNDROME DE WISKOTT-ALDRICH, 1001
Lygia Maria Costa Soares Rego

SÍNDROME DO ANTICORPO ANTIFOSFOLIPÍDIO, 1004
João Luiz Pereira Vaz • Yêdda de Fátima Barcelos Chagas • Luna Azulay-Abulafia • Roger Abramino Levy

SÍNDROME DO NEVO BASOCELULAR, 1008
Eurico Cleto Ribeiro de Campos • Aguinaldo Bonalumi Filho • Fabiano Roberto Pereira de Carvalho Leal

SÍNDROME HIPEREOSINOFÍLICA, 1010
Alexandre Carlos Gripp • Ana Luisa Bittencourt Sampaio Jeunon Vargas

SIRINGOCISTOADENOMA PAPILÍFERO, 1012
Gustavo Verardino • Joaquim J. T. Mesquita Filho • Maria Auxiliadora Jeunon Sousa

SIRINGOMA, 1013
Carla Tamler

T

TATUAGEM, 1020
Marcia Cristina Linhares da Silva • Carlota Emilia Cesar de Figueiredo • Larissa Hanauer de Moura

TÉTRADE DE OCLUSÃO FOLICULAR, 1024
Maria Paula Tinoco • Luna Azulay-Abulafia
Hidradenite supurativa, 1024
Foliculite dissecante, 1025
Cisto pilonidal, 1026

TRICOEPITELIOMA, 1027
Letícia Guedes Branco • Carolina Santos de Oliveira

TRICOMICOSE, 1029
Regina Casz Schechtman • Miguel Angel Ceccarelli Calle

TUBERCULOSE CUTÂNEA, 1030
Leninha Valério do Nascimento • Egon Luiz Rodrigues Daxbacher

TUMOR DE ABRIKOSSOFF, 1034
Nanashara Valgas • Luiza Bertolace Marques

TUMOR DE PINKUS, 1035
Bernard Kawa Kac

TUMOR GLÔMICO, 1036
Antonio Macedo D'Acri • Robertha Carvalho de Nakamura

TUNGÍASE, 1038
Fabio Francesconi • Valeska Albuquerque Francesconi

U

ÚLCERA ANGIODÉRMICA, 1042
Orietta Mata Jiménez • Nelson Aguilar Aguilar

URTICÁRIA E ANGIOEDEMA, 1044
Celina Wakisaka Maruta • Roberta Fachini Jardim Criado • Paulo Ricardo Criado

V

VASCULITES, 1048
*Ana Luisa Bittencourt Sampaio Jeunon Vargas •
Alexandre Carlos Gripp*

VASCULOPATIA LIVEDOIDE, 1057
*Paula Figueiredo de Marsillac • Nandara Cristina Paiva •
Luna Azulay-Abulafia*

VERRUGA, 1060
*Aguinaldo Bonalumi Filho • Brunno Zeni de Lima •
David Rubem Azulay*

VERRUGA PERUANA, 1066
Denise Durand Buse • Carlos Echevarria Escribens

VITILIGO, 1068
*Caio Cesar Silva de Castro • Paulo Luzio Marques Araujo •
Luna Azulay-Abulafia*

X

XANTOGRANULOMA JUVENIL, 1073
Cassio Dib • Karina Lima Graff

XANTOMAS, 1075
Karina Lima Graff • Cassio Dib

XERODERMA PIGMENTOSO, 1078
Aguinaldo Bonalumi Filho • Eurico Cleto Ribeiro de Campos

Z

ZIGOMICOSE | MUCORMICOSE E ENTOMOFTOROMICOSE, 1081
*John Verrinder Veasey • Clarisse Zaitz • Ligia Rangel Barboza Ruiz •
Valéria Maria de Souza Framil*

Índice Alfabético, 1085

SEÇÃO 1

Exame Dermatológico

CONSULTA DERMATOLÓGICA

O exame dermatológico parece simples, pois as lesões são facilmente identificadas. Entretanto, uma inspeção apressada pode levar a erros de diagnóstico; portanto, deve-se seguir um método sistemático.

Iniciamos com a anamnese dirigida, interrogando o paciente sobre a evolução da doença (quando e por onde começou) e sintomas relacionados. Idade, sexo e raça são elementos importantes nessa história inicial; eventualmente, a procedência também auxilia no esclarecimento do caso. A importância da doença, o quanto ela afeta a vida da pessoa, deve ser valorizada (impacto sobre a qualidade de vida). A história familial e social (ocupação, hábitos) deve ser investigada. Outras doenças e o uso de medicamentos, mesmo os considerados naturais ou alternativos, devem ser relacionados.

Depois dessa abordagem inicial, o paciente deve ser colocado em local bem iluminado, de frente para a luz, e ser examinado da cabeça aos pés, inspecionando-se cabelos, mucosas, unhas e gânglios, com a delicadeza e o respeito exigidos pela nossa atividade. Em geral, a inspeção é direta; entretanto, lupa, luz de Wood e dermatoscópio a cada dia são mais usados. Este último é especialmente empregado para a avaliação de lesões melanocíticas e das alterações tanto do couro cabeludo como das hastes dos cabelos. A palpação de nervos e a avaliação do comprometimento articular fazem parte da nossa investigação em determinadas situações. Muitas vezes necessitamos da interconsulta com outros profissionais da saúde, bem como de exames complementares, que devem ser criteriosamente escolhidos.

Não se deve invadir a privacidade da pessoa desnecessariamente. Dados da história pessoal podem ser colhidos em futuras consultas, depois de estabelecido um bom vínculo entre o médico e o paciente. É nesse momento que devemos ser cuidadosos para não nos colocarmos em oposição a crenças e tabus do paciente, deixando esclarecimentos para o futuro.

A comunicação que o doente estabelece conosco não reside apenas na fala; o corpo tem a sua linguagem, que nos traz informações tanto da subjetividade quanto do estado patológico físico. A consulta inicia-se no momento em que o paciente entra na sua sala, sozinho ou acompanhado. Familiares ou acompanhantes podem relatar situações relevantes e esclarecedoras para o caso.

A iatrogenia com as palavras deve ser evitada no ato médico, desde o pedido intempestivo de exames à comunicação de resultados ou comentários sobre a doença em curso.

Eventualmente, até o odor pode nos informar sobre a doença (pênfigo, bromidrose, infecções por anaeróbios, distúrbios olfatórios, sensações subjetivas, entre outros). Tocar o paciente em muitas circunstâncias é importante, para que ele perceba que não desperta nojo e que não tememos o contato. Esclareça o caráter da doença, informando sobre a sua transmissibilidade.

Às vezes, somente o acompanhamento ao longo do tempo poderá elucidar o diagnóstico. A consulta em si pode ser extremamente terapêutica, por oferecer o conforto e a segurança que o paciente procura.

SEMIOLOGIA DERMATOLÓGICA

Lesões elementares e outras alterações observadas na pele e nas mucosas

São padrões de alteração cujo reconhecimento permite a construção de hipóteses diagnósticas. Em algumas situações, deve ser considerado não apenas o aspecto morfológico clínico, mas também o processo patológico subjacente.

Classificação das lesões elementares

▶ Lesões por alteração da cor

Ver Quadro 1.1.

Mácula ou mancha

Lesões por alteração da cor da pele, geralmente circunscritas, são denominadas máculas ou manchas. As variações de cor na superfície cutânea dependem do tipo e da profundidade do pigmento envolvido (Figura 1.1). Esse pigmento pode ser endógeno ou exógeno. Os pigmentos endógenos podem ser da pele propriamente ou não; no primeiro caso, por exemplo, a melanina, e, no segundo caso, a bilirrubina. Entre os pigmentos exógenos, temos: caroteno, alcaptona, corantes e medicamentos orais (clofazimina, amiodarona) ou tópicos (nitrato de prata). Considerando-se a melanina, a tonalidade da lesão pode variar de castanho a cinza-azulado; isso dependerá da localização do pigmento (Figuras 1.2 a 1.12). Quando a alteração da cor depende de hemoglobina, existem duas situações distintas: por alteração vascular (hemoglobina dentro do vaso) ou por extravasamento. Dentro de vasos, se o mecanismo ocorre por dilatação transitória de capilares ou vênulas, a representação clínica será de eritema

(Figuras 1.13 a 1.15). As lesões purpúricas ocorrem por extravasamento de hemácias (Figuras 1.16 e 1.17). Quando, além de alteração da cor, existe proliferação vascular propriamente, como nos hemangiomas, já não se trata de lesão maculosa. As telangiectasias e hemangiomas estão detalhados na Seção 2, capítulo *Afecções Vasculares*.

Em algumas circunstâncias, a cor da pele e das mucosas fica alterada, sem limites precisos; é o que ocorre, por exemplo, na icterícia, na hipercarotenemia ou na alcaptonúria.

A alteração de cor pode estar acompanhada de alteração da textura; nesse caso, a lesão maculosa passa a receber um adjetivo complementar. Por exemplo, a micose fungoide pode se apresentar como mácula acastanhada com superfície apergaminhada, e a pitiríase versicolor pode ser vista como mácula hipocrômica com descamação furfurácea.

Quadro 1.1 Lesões por alteração da cor.

	Alteração	Aspecto da lesão	Exemplos
Melanina	Aumento	Hipercrômica (castanho-clara, escura, cinza, preta)	Mancha café com leite, melasma, nevo melanocítico juncional
	Diminuição	Hipocrômica	Pitiríase alba, hanseníase indeterminada
	Ausência	Acrômica	Vitiligo, nevo acrômico
Bilirrubina	Aumento	Amarela	Icterícia
Caroteno	Aumento	Alaranjada	Palmas alaranjadas por hipercarotenemia
Alcaptona	Aumento	Acinzentada	Alcaptonúria
Corantes e medicamentos	Depósito	Cores variadas	Tatuagem, depósito de ferro (injeção)
Hemoglobina e produtos da sua degradação	Extravasamento (púrpura)	Vermelha, violácea, amarelo-esverdeada	Petéquias, equimose, víbice
		Acastanhada	Púrpura pigmentosa crônica
Por alteração vascular	Vasodilatação (temporária)	Vermelha	Eritema (pele), exantema (mucosa)
	Proliferação vascular (permanente)		Telangiectasia, angioma plano

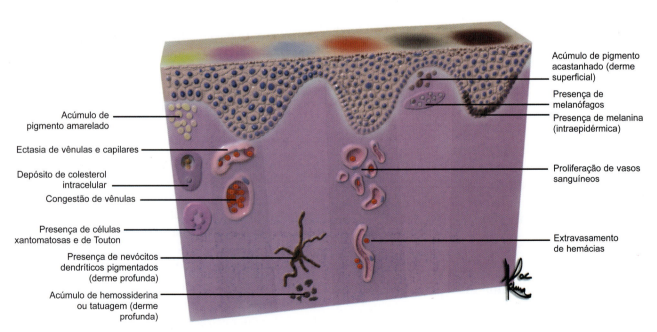

FIGURA 1.1 Ilustração esquemática. Diferentes cores na superfície cutânea representam diferentes pigmentos em diferentes profundidades.

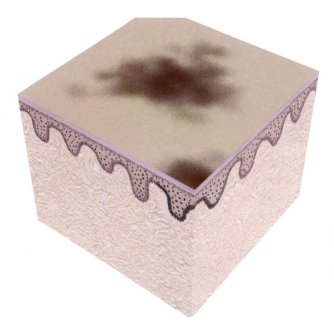

FIGURA 1.2 Mácula hipercrômica. Ilustração esquemática. Aumento da pigmentação melânica na camada basal da epiderme.

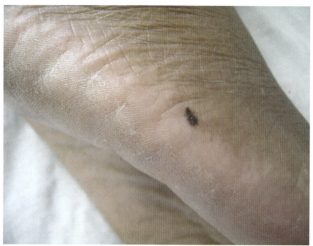

FIGURA 1.4 Mancha. Nevo juncional. Lesão plana hipercrômica, de natureza melanocítica.

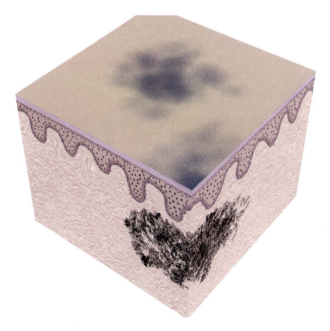

FIGURA 1.3 Mancha hipercrômica de tonalidade cinza-azulada. Ilustração esquemática. A pigmentação melânica dérmica pode ocorrer por causa da proliferação de melanócitos ou pela presença de melanina, livre ou dentro de melanófagos.

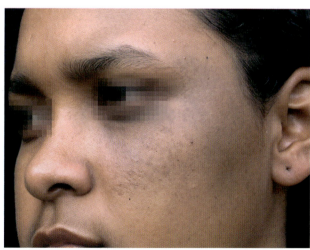

FIGURA 1.5 Mancha. Nevo de Ota. Lesão de cor negro-azulada com limites imprecisos, seguindo o trajeto do nervo trigêmeo.

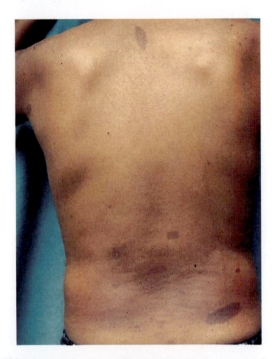

FIGURA 1.6 Mancha. Neurofibromatose. Lesões acastanhadas ovaladas de tamanhos variados; quando em número maior do que seis, deve-se pesquisar neurofibromatose (manchas café com leite).

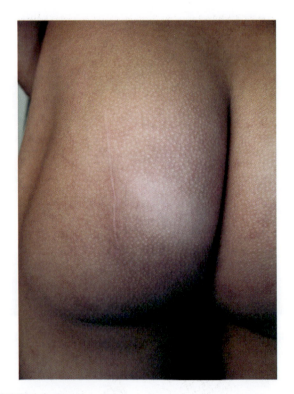

FIGURA 1.7 Mancha. Pitiríase alba. Lesão hipocrômica, caracterizada pela diminuição da pigmentação, podendo exibir discreta descamação na superfície, centralizada ao redor dos folículos pilossebáceos (ceratose folicular), sem alteração da sensibilidade.

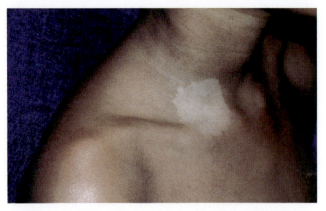

FIGURA 1.8 Mancha. Nevo acrômico (*nevus despigmentosus*). Lesão arredondada, existente desde o nascimento, com limites bem definidos.

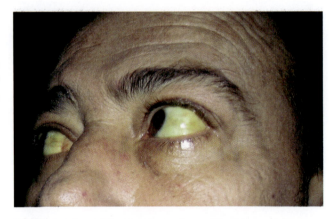

FIGURA 1.9 Icterícia. Alteração de cor da pele e da mucosa pela impregnação de pigmento amarelado endógeno.

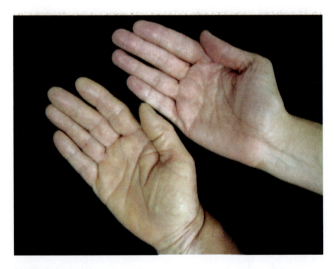

FIGURA 1.10 Hipercarotenemia. Mãos de duas diferentes pessoas, para comparação. A tonalidade amarelada da mão à esquerda ocorre por alimentação rica em betacaroteno (p. ex., cenoura).

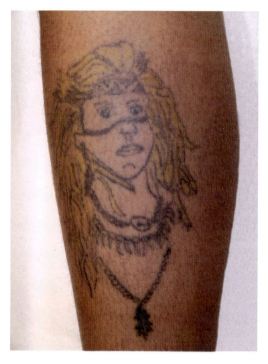

FIGURA 1.11 Tatuagem. Mancha por pigmento exógeno.

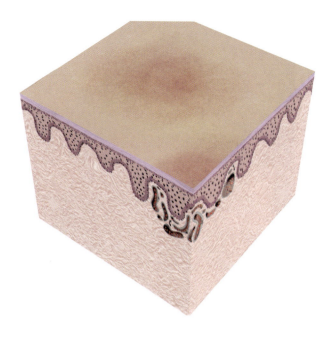

FIGURA 1.13 Eritema. Ilustração esquemática. Dilatação transitória de capilares e vênulas pós-capilares.

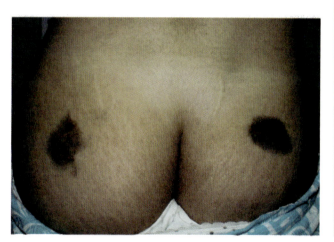

FIGURA 1.12 Mancha por depósito. Lesões castanho-azuladas por injeção intramuscular de ferro. (Cortesia do Dr. Sergio Serpa.)

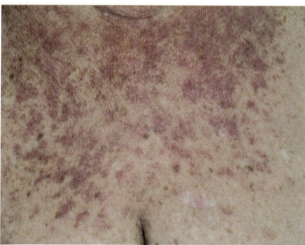

FIGURA 1.14 Eritema. O uso de 5-fluoruracila, medicamento tópico usado em ceratoses actínicas, pode provocar eritema na região tratada.

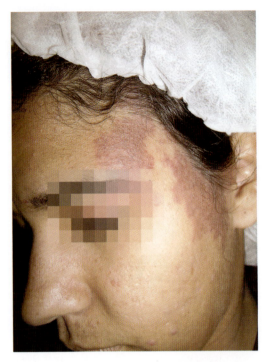

FIGURA 1.15 Mancha vinho do Porto (angioma plano). Lesão vascular permanente por malformação capilar.

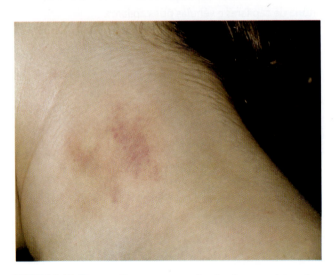

FIGURA 1.16 Traumatismo por sucção. Lesão purpúrica tipo equimose na região cervical.

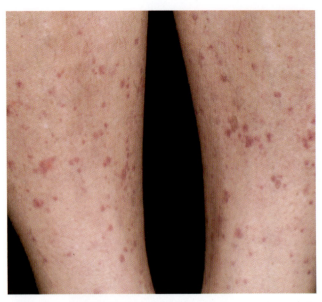

FIGURA 1.17 Púrpura de Waldeström. Lesões purpúricas milimétricas nos membros inferiores.

▶ Lesões de conteúdo sólido

Pápula

Lesão elevada medindo até 1 cm de altura e diâmetro. Pode variar em número, cor e arranjo. O processo patológico pode estar na epiderme, mostrando-se clinicamente com limites precisos; quando na derme, mostra limites menos definidos (Quadro 1.2 e Figuras 1.18 a 1.25).

Tubérculo

O termo *tubérculo* foi gradativamente abandonado na literatura. Ainda é utilizado na prática diária para descrever algumas lesões cutâneas de doenças granulomatosas (hanseníase, sarcoidose). Faz referência a uma lesão sólida que mede de 1 a 3 cm.

Quadro 1.2 Pápula.

Origem do processo patológico	Cor	Arranjo	Exemplos
Epidérmica	Marrom	Isolado	Ceratose seborreica, verruga plana
	Cor da pele	Isolado ou linear	
Dérmica	Amarelo-alaranjada	Isolado ou em placa	Xantoma eruptivo
	Eritematoacastanhada	Isolado, anular, em placa	Sarcoidose, hanseníase
Mista	Violácea	Isolado, linear ou em placa	Líquen plano
	Eritematovioácea	Isolado ou em placa	Angioceratoma

Seção 1 | Exame Dermatológico

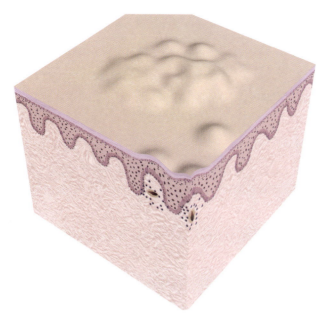

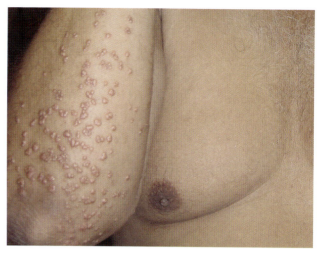

FIGURA 1.21 Pápula. Xantoma eruptivo. Lesões papulosas de cor róseo-amarelada em paciente com dislipidemia.

FIGURA 1.18 Pápula/placa. Ilustração esquemática. Proliferação de constituintes epidérmicos ou dérmicos medindo menos de 1 cm; podem coalescer e formar placa.

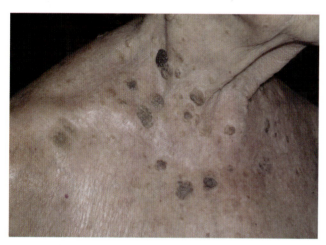

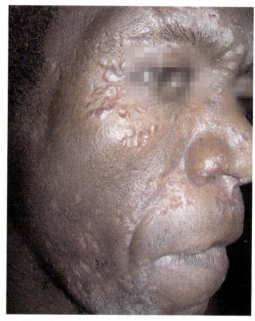

FIGURA 1.19 Pápula. Ceratoses seborreicas. Numerosas pápulas acastanhadas de superfície graxenta com tonalidades que variam do castanho ao negro.

FIGURA 1.22 Pápula. Sarcoidose. Placa formada por lesões papulosas agrupadas na face de paciente melanodérmico.

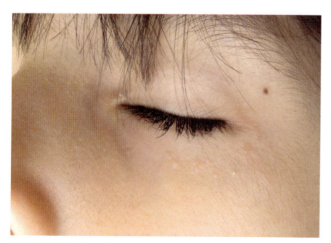

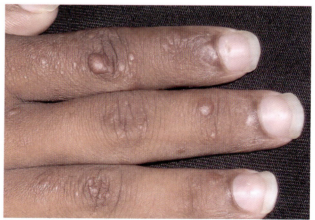

FIGURA 1.20 Pápula. Verruga plana. Pápulas milimétricas, achatadas, da cor da pele, localizadas na face.

FIGURA 1.23 Pápula. Hanseníase virchowiana com lesões papulosas da cor da pele sobre os quirodáctilos.

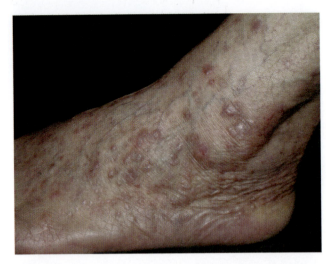

FIGURA 1.24 Pápula. Líquen plano. Múltiplas pápulas violáceas poligonais e achatadas disseminadas.

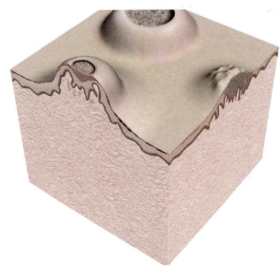

FIGURA 1.26 Nódulo/nodosidade epidérmico(a). Ilustração esquemática. Lesão por proliferação de constituintes epidérmicos.

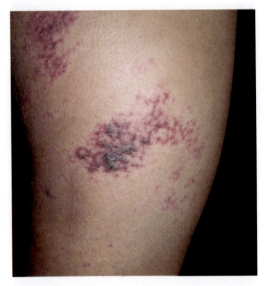

FIGURA 1.25 Pápula. Angioceratoma circunscrito. Pápulas de superfície ceratósica, de cor violácea, isoladas e agrupadas em placas.

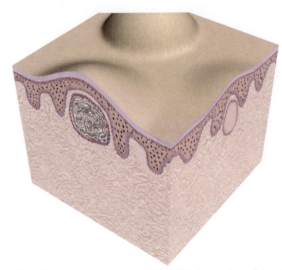

FIGURA 1.27 Nódulo/nodosidade dérmico(a) ou hipodérmico(a). Ilustração esquemática. Lesão por proliferação de constituintes dérmicos ou hipodérmicos.

Nódulo

Corresponde a lesão sólida que mede de 1 a 3 cm de diâmetro. Pode variar na localização do processo patológico, que pode estar na epiderme (p. ex., ceratoacantoma) (Figura 1.26), na derme (p. ex., neurofibroma, xantoma tuberoso, furúnculo, hansenoma, metástase cutânea) ou na hipoderme (p. ex., eritema nodoso) (Figura 1.27), ou pode ter uma localização mista dermo-hipodérmica (p. ex., eritema nodoso hansênico). O nódulo de componentes epidérmico e dérmico pode ser facilmente identificado pela simples observação, já o hipodérmico pode requerer a palpação em sua avaliação. Neste último caso, costuma-se dizer que a lesão é mais palpável do que visível (Figuras 1.28 a 1.36).

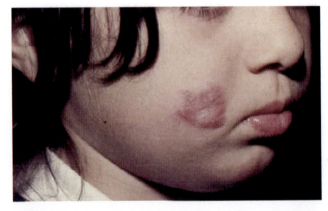

FIGURA 1.28 Hanseníase tuberculoide na infância ("nodular infantil"). Lesão sólida, que mede aproximadamente 3 cm de diâmetro, localizada na face de criança. A denominação nodular está em desuso, já que a lesão não corresponde à definição de nódulo.

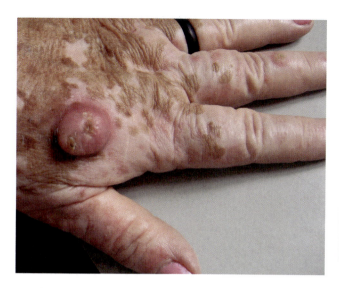

FIGURA 1.29 Nódulo epidérmico. Ceratoacantoma. Lesão firme, cupuliforme, com cratera central preenchida por queratina, de crescimento rápido. Em geral, é solitário, porém pode ocorrer de forma múltipla. Paciente apresenta máculas acrômicas de vitiligo.

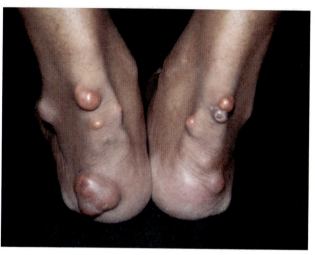

FIGURA 1.31 Nódulo. Xantoma tuberoso. Nas dislipidemias podem surgir nódulos representados pelos xantomas tuberosos e tendinosos. Histopatologicamente, representam depósito de lipídios extracelular ou intracelular, fagocitados por histiócitos.

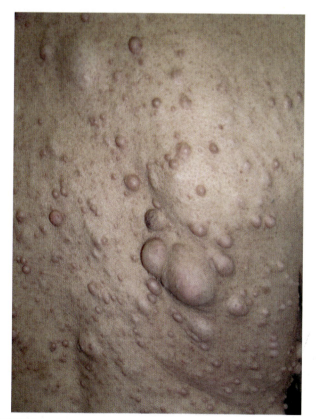

FIGURA 1.30 Nódulo. Neurofibroma cutâneo. Nódulo macio, séssil ou pedunculado, da cor da pele ou levemente acastanhado, indolor. Caracteristicamente, quando comprimido, sofre invaginação; compara-se a um botão entrando na sua casa.

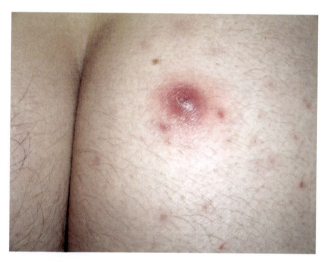

FIGURA 1.32 Nódulo. Furúnculo. Nódulo de natureza infecciosa, devido ao acometimento da unidade pilossebácea pelo *Staphylococcus aureus*. É lesão nodular eritematosa, dolorosa, de evolução aguda, com tendência à supuração central (carnegão).

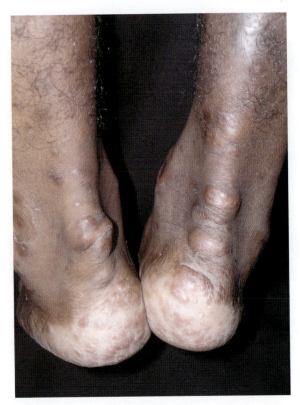

FIGURA 1.33 Nódulo. Hansenoma. Pode ser nodular, ocorrendo na hanseníase virchowiana.

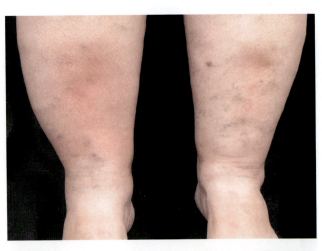

FIGURA 1.35 Nódulo. Eritema nodoso idiopático. Diagnóstico sindrômico. As lesões nodulares, em geral, estão localizadas na região anterior das pernas. O nódulo, neste caso hipodérmico, é mais palpável do que visível. Sua superfície é eritematosa e, em geral, é doloroso. A imagem corresponde a eritema nodoso.

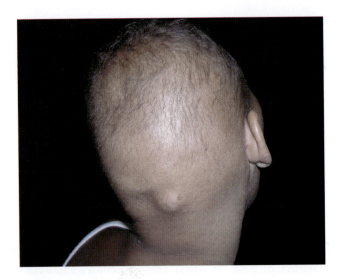

FIGURA 1.34 Nódulo. Metástase cutânea. Lesão nodular, cor da pele, localizada no couro cabeludo; metástase de fibrossarcoma.

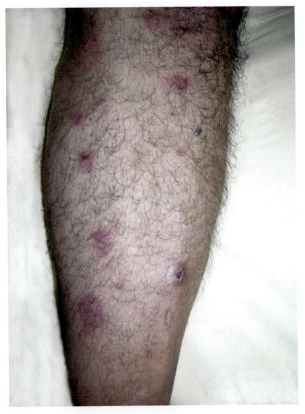

FIGURA 1.36 Nódulo. Eritema nodoso hansênico. Nódulos eritematosos dolorosos, em geral acompanhados de sintomas sistêmicos; alguns sofrem ulceração.

Placa

As pápulas ou nódulos, quando agrupados, formam *placas*, assumindo aspecto de meseta (Figura 1.37).

Nodosidade | Tumoração

Denominação dada à lesão nodular de grandes dimensões, isto é, quando mede mais de 3 cm. O termo *tumoração* pode ser usado como sinônimo de nodosidade, porém pode sugerir processo neoplásico. Por esse motivo, nodosidade é o termo mais adequado, mesmo quando ocorre um processo neoplásico maligno. Lipoma, neurofibroma, xantoma tendinoso e xantoma tuberoso podem ser exemplos de nodosidades (Figuras 1.38 a 1.41).

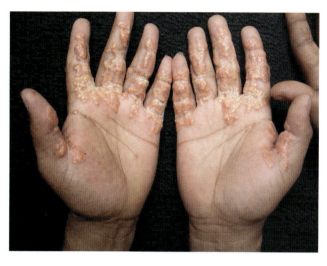

FIGURA 1.37 Placa. Xantoma. Coalescência de lesões papulosas amareladas, por depósito de lipídio (xantoma palmar). Apesar da localização, essas lesões são diferentes do xantoma plano do tipo estriado palmar.

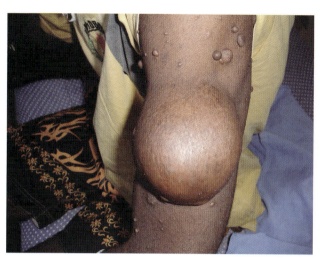

FIGURA 1.39 Nodosidade. Neurofibroma. Nodosidade em paciente com neurofibromatose tipo 1.

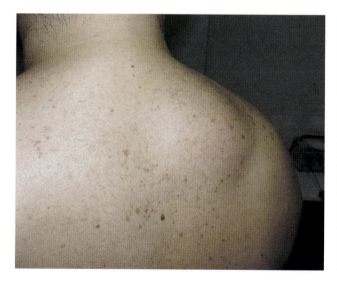

FIGURA 1.38 Nodosidade. Lipoma. Tumor de consistência macia, que não apresenta aderência à superfície da pele; de natureza benigna, é constituído por adipócitos maduros circundados por uma fina cápsula conjuntiva. Seu tamanho varia desde um nódulo a uma nodosidade.

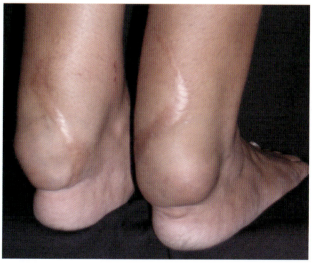

FIGURA 1.40 Nodosidade. Xantoma tendinoso. Lesão sobre o tendão calcâneo, que se apresenta como nodosidade.

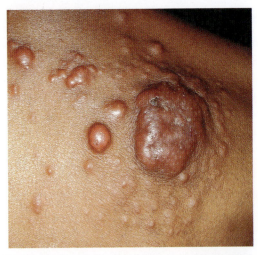

FIGURA 1.41 Nodosidade. Metástase cutânea. Múltiplos nódulos e nodosidade, cuja histopatologia revelou metástase de neoplasia interna.

Goma

Denominação dada a um tipo de nódulo que sofre evolução particular: amolecimento (fase de necrose), eliminação (esvaziamento do material gomoso) e reparação (fase da cicatrização). São exemplos: esporotricose e sífilis terciária (Figura 1.42).

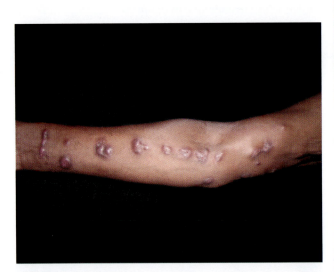

FIGURA 1.42 Goma. Esporotricose cutaneolinfática. Lesões nodulares e gomosas ascendendo por trajeto linfático, a partir do ponto de inoculação, causadas pelo *Sporothrix schenckii*.

Vegetação

Lesão exofítica causada por hipertrofia das papilas dérmicas (papilomatose) e dos cones interpapilares, de dimensões variáveis. Pode ser:

- *Verrucosa*: quando sua superfície é seca, podendo haver aumento da camada córnea (Figuras 1.43 a 1.49)

- *Condilomatosa*: quando sua superfície é úmida (lesão condilomatosa). Um exemplo desta é o condiloma acuminado de pequenas dimensões. Entretanto, o condiloma acuminado de grandes dimensões pode assumir o aspecto seco das vegetações verrucosas. Na sífilis secundária encontramos a lesão denominada condiloma plano (ver capítulo *Sífilis*).

Doenças infecciosas como paracoccidioidomicose, leishmaniose, esporotricose, cromomicose e tuberculose (PLECT) podem se apresentar como lesões verrucosas.

Outras dermatoses podem apresentar lesões vegetantes, como, por exemplo, doenças autoimunes (pênfigo vegetante), dermatoses congênitas (nevo verrucoso) e neoplasias (carcinoma espinocelular).

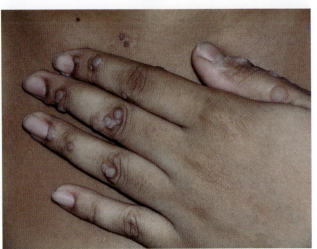

FIGURA 1.43 Vegetação. Verruga vulgar. Lesões vegetantes isoladas e agrupadas no dorso da mão.

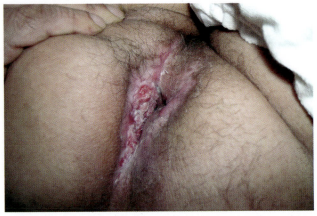

FIGURA 1.44 Vegetação. Condiloma acuminado. Lesão vegetante recidivando sobre cicatriz de lesão tratada anteriormente, invadindo o canal anal.

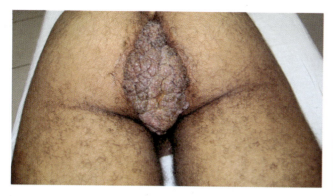

FIGURA 1.45 Vegetação. Condiloma de Buschke-Lowenstein. Condiloma acuminado de grandes dimensões. Lesão vegetante na região perianal.

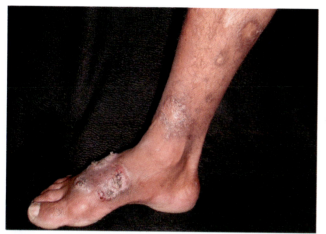

FIGURA 1.46 Vegetação. Esporotricose verrucosa. Placa verrucosa no dorso do pé e lesões cicatriciais na região tibial, após longo tempo do uso de itraconazol oral.

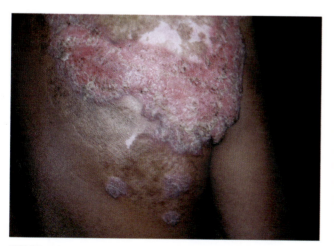

FIGURA 1.47 Vegetação. Cromomicose. Grande placa verrucosa cujo diagnóstico histopatológico e micológico foi de cromomicose.

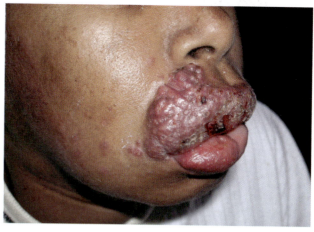

FIGURA 1.48 Vegetação. Paracoccidioidomicose. Lesão vegetante, de superfície mamilonada e verrucosa, diagnosticada como paracoccidioidomicose por exame micológico.

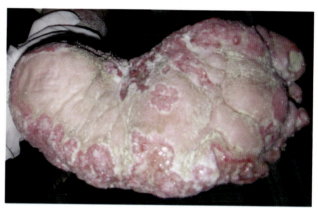

FIGURA 1.49 Vegetação. Carcinoma espinocelular. Placa vegetante evoluindo sobre úlcera crônica do membro inferior, envolvendo praticamente todo o pé.

Liquenificação

Clinicamente, é uma área de espessamento da pele caracterizada pela acentuação dos seus sulcos naturais, decorrente de atrito ou prurido prolongado (Figuras 1.50 a 1.52). Nesse caso, a pele pode assumir aspecto quadriculado, em rede, de coloração geralmente acastanhada. Nos eczemas crônicos, independentemente da sua natureza, é frequente a observação de liquenificação pelo ato da coçadura. Outros exemplos de dermatoses que apresentam lesões liquenificadas são neurodermite e prurigo simples crônico.

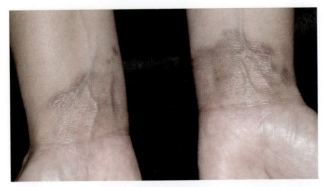

FIGURA 1.50 Liquenificação. Eczema de contato crônico. Prurido persistente na face de flexão dos punhos por dermatite de contato com níquel.

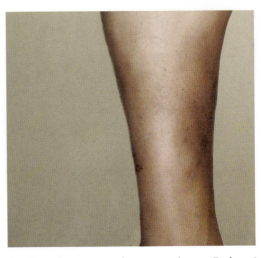

FIGURA 1.53 Esclerose. Lipodermatoesclerose. Endurecimento de áreas dos membros inferiores, que resulta em aspecto de garrafa invertida decorrente de processo de hipodermite, predominantemente dos lóbulos.

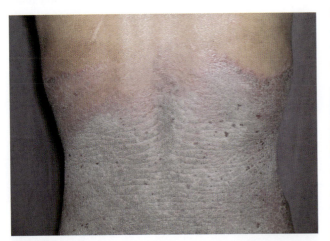

FIGURA 1.51 Liquenificação. Psoríase. Grande placa de psoríase liquenificada pelo prurido intenso, dando aspecto de couraça.

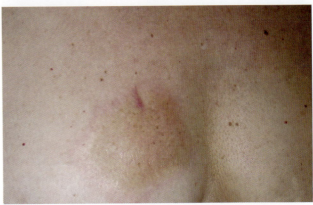

FIGURA 1.54 Esclerose. Esclerodermia em placa. Lesão endurecida de tom amarelado, localizada na mama, de evolução tórpida.

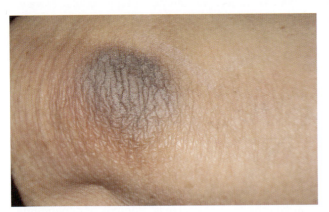

FIGURA 1.52 Liquenificação. Atrito contínuo devido à atividade profissional do paciente, que trabalha usando os cotovelos como apoio.

Esclerose

Área de endurecimento da pele que impede a manobra de pregueamento da região acometida. A pele pode apresentar-se com alteração de cor e varia de hipocrômica a hipercrômica (Figuras 1.53 a 1.55). Ocorre na lipodermatoesclerose e em doenças como a esclerodermia.

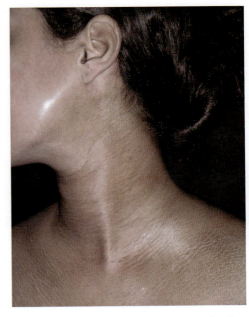

FIGURA 1.55 Esclerose. Esclerodermia sistêmica. A pele acometida apresenta-se endurecida, com brilho e alteração pigmentar.

Urtica

Lesão elevada, resultante de edema, que ocorre por extravasamento de plasma. Apresenta-se em tamanhos e formas variáveis, e sua cor varia do rosado ao vermelho-vivo, comumente com palidez central (Figuras 1.56 a 1.58). Essa lesão é acompanhada de prurido e tem duração efêmera, não deixando sequelas. É a lesão que caracteriza a urticária. A urticária vasculite apresenta-se também como urtica, porém não é efêmera e deixa hiperpigmentação residual, podendo ser dolorosa. O termo *ponfo* (que tem origem grega e significa lesão de conteúdo líquido visível à palpação) foi abandonado para definir a lesão da urticária, uma vez que à inspeção e à palpação a urtica é sólida, apesar de haver edema (líquido não circunscrito) no substrato anatomopatológico. Lesões urticariformes são lesões eritematosas, discretamente elevadas, clinicamente semelhantes à urticária, porém com etiopatogenia diferente. A hanseníase dimorfa em reação pode apresentar lesões urticariformes.

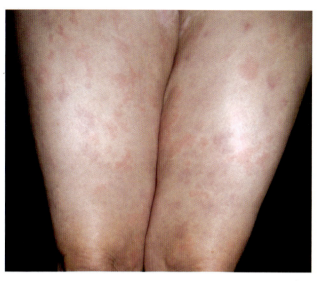

FIGURA 1.57 Lesões urticariformes. Urticária vasculite. Lesões eritematoedematosas que deixam hipercromia residual.

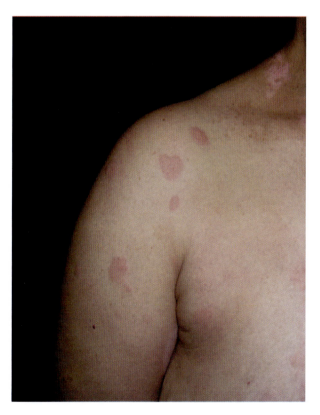

FIGURA 1.56 Urtica. Urticária por psoraleno devido a tratamento de vitiligo com fotoquimioterapia com UVA (PUVA).

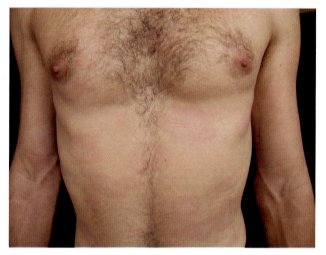

FIGURA 1.58 Lesões urticariformes. Hanseníase dimorfa. Quadro clínico de reação tipo I (ver capítulo *Hanseníase*).

▶ *Lesões circunscritas de conteúdo líquido*

Vesícula

Lesão de conteúdo líquido, de caráter seroso ou citrino, com menos de 0,5 cm; tem localização epidérmica ou subepidérmica (Figuras 1.59 e 1.60).

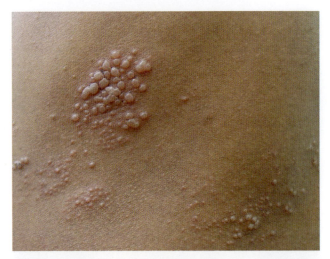

FIGURA 1.59 **Vesícula.** Herpes-zóster. Vesículas agrupadas sobre base eritematosa na parede torácica, em trajeto de nervo.

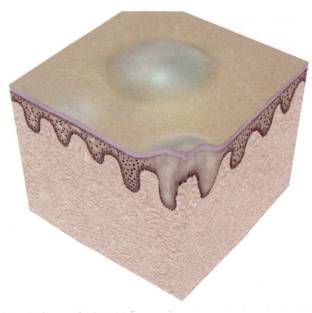

FIGURA 1.61 **Bolha intraepidérmica.** Ilustração esquemática. Bolha flácida formada a partir de acantólise ou acentuada espongiose com posterior coalescência.

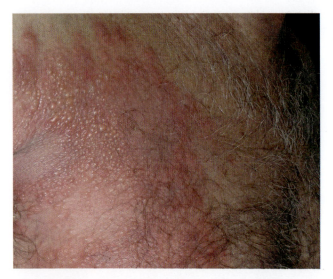

FIGURA 1.60 **Vesícula.** Dermatite de contato. Vesículas e eritema causados por medicamento tópico.

Bolha

Lesão de conteúdo líquido de caráter seroso, citrino ou sanguinolento, com mais de 0,5 cm. Quando intraepidérmicas, as lesões são efêmeras, e, quando subepidérmicas, são mais tensas e duradouras, podendo atingir tamanhos maiores (Figuras 1.61 a 1.64).

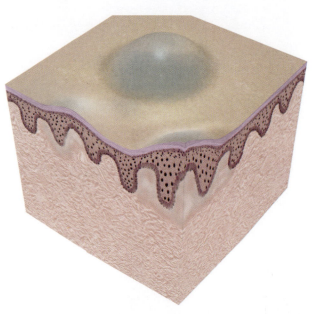

FIGURA 1.62 **Bolha subepidérmica.** Ilustração esquemática. Bolha tensa formada a partir de descolamento da zona da membrana basal ou edema da derme papilar e reticular superior.

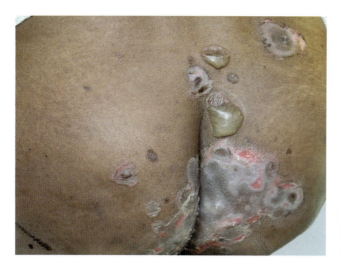

FIGURA 1.63 Bolha. Pênfigo vulgar. Bolhas flácidas na região sacra de conteúdo ligeiramente turvo, além de lesões erosadas sangrantes.

Pústula

Lesão de conteúdo líquido amarelado, o pus, que representa restos celulares. Suas dimensões e formas são variáveis (Figuras 1.65 e 1.66). Pode localizar-se no óstio folicular (p. ex., foliculite estafilocócica) ou nos espaços interfoliculares (p. ex., psoríase pustulosa). As pústulas podem ser estéreis, como no caso da pustulose exantemática aguda generalizada, ou de natureza infecciosa (impetigo estafilocócico).

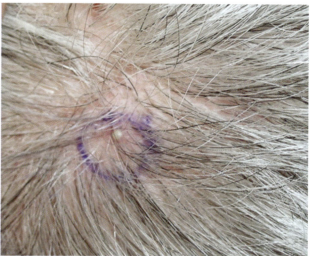

FIGURA 1.65 Pústula. Foliculite bacteriana. Pústula localizada no couro cabeludo.

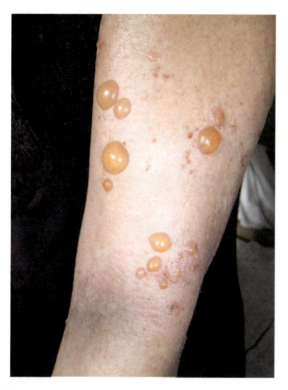

FIGURA 1.64 Bolha. Penfigoide bolhoso. Bolhas subepidérmicas tensas, localizadas no membro superior.

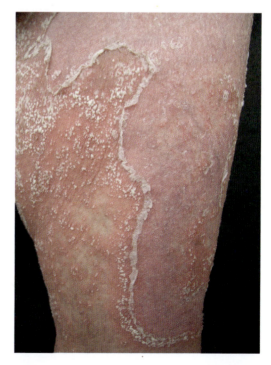

FIGURA 1.66 Pústula. Psoríase pustulosa generalizada. Pústulas pequenas, flácidas, estéreis, sobre pele eritematosa.

▶ Lesões por solução de continuidade

Erosão

Solução de continuidade por mecanismo patológico que compromete apenas a epiderme. Escoriação seria uma erosão consequente a mecanismo traumático (Figuras 1.67 e 1.68).

Exulceração

O processo patológico atinge a derme papilar, provocando solução de continuidade superficial na epiderme (Figuras 1.69 e 1.70).

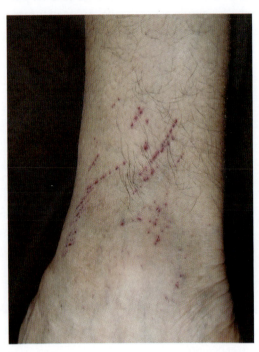

FIGURA 1.67 Erosão. Escoriação traumática. Lesões lineares que comprometem apenas a camada superficial da epiderme.

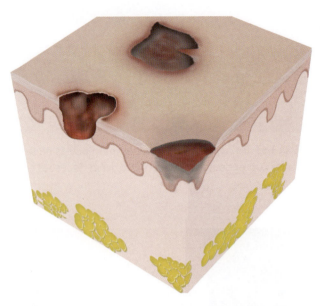

FIGURA 1.69 Exulceração e ulceração. Ilustração esquemática. Perda de tecido com consequente solução de continuidade, que pode ser superficial (exulceração) ou profunda (ulceração).

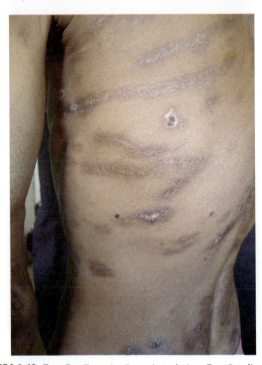

FIGURA 1.68 Erosão. Escoriação psicogênica. Erosões lineares por escoriação devido a prurido intenso, com hiperpigmentação pós-inflamatória.

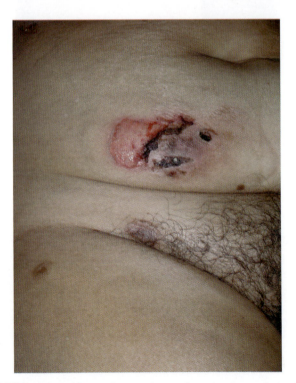

FIGURA 1.70 Exulceração. Pênfigo vulgar. Lesão exulcerada em paciente portador de pênfigo vulgar, acompanhada por crosta hemática. A crosta é lesão caduca secundária (no caso, às bolhas da doença autoimune pênfigo).

Ulceração | Úlcera

A ulceração pode atingir toda a derme, hipoderme e músculo, e mesmo chegar ao nível ósseo. Quando tende à cronicidade, denomina-se úlcera (Figuras 1.71 e 1.72).

Fissura ou rágade

Solução de continuidade linear e estreita (Figura 1.73), que admite diferentes mecanismos etiopatogênicos. São exemplos: fissura por micose interdigital, eczema crônico, entre outros.

Fístula

Conexão entre uma cavidade, um órgão ou vaso com outra estrutura similar ou com o meio externo (Figura 1.74).

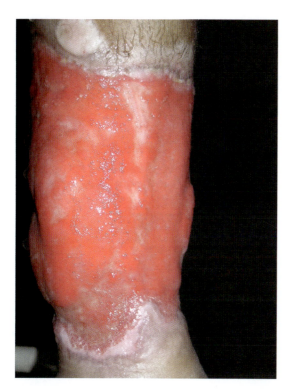

FIGURA 1.71 Úlcera venosa. Lesão ulcerada de longa duração, por trombose venosa, em paciente com insuficiência vascular periférica.

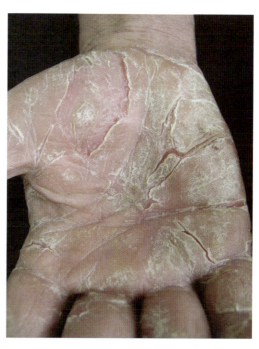

FIGURA 1.73 Fissura. Eczema crônico. Dermatite de contato causada por luvas de látex, resultando em fissuras e descamação nas mãos.

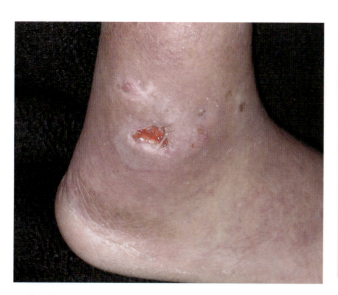

FIGURA 1.72 Ulceração pós-infecciosa. Ulceração na região maleolar após erisipela.

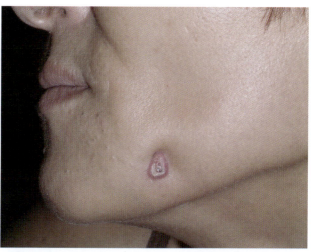

FIGURA 1.74 Fístula. Abscesso dentário deu origem a lesão fistulosa na área que conecta a cavidade oral à superfície cutânea.

▶ Lesões caducas

Caducar quer dizer cair; as lesões caducas são as que caem ou se destacam por si sós da superfície da pele. São elas: escama, crosta e escara.

Escama

São pequenas lâminas secas, originárias do estrato córneo, que se desprendem, e variam de tamanho e cor (Figura 1.75). Quando pequenas, parecem farelos e são chamadas de furfuráceas; quando maiores, são denominadas lamelares. Histopatologicamente, resultam de paraceratose ou hiperceratose. As escamas são consideradas lesões caducas primárias porque fazem parte do próprio processo patológico (Figuras 1.76 a 1.78). Quando escamas e eritema ocupam 80 a 90% do tegumento, temos o diagnóstico sindrômico de eritrodermia esfoliativa (Figura 1.79) ou simplesmente eritrodermia (ver capítulo *Eritrodermia*).

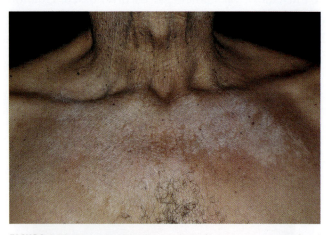

FIGURA 1.77 Escama. Pitiríase versicolor. Micose superficial causada pelo fungo do gênero *Malassezia*.

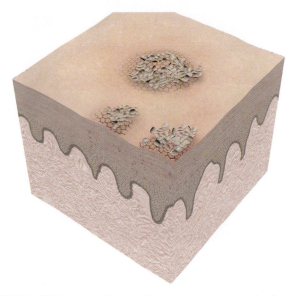

FIGURA 1.75 Escama. Ilustração esquemática. Perda de ceratinócitos paraceratósicos eliminados espontaneamente. Também pode ocorrer por hiperceratose.

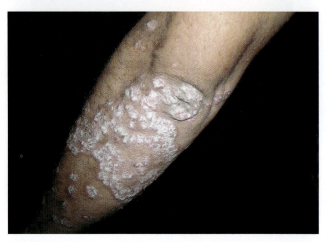

FIGURA 1.78 Escama. Psoríase. Doença eritematopapuloescamosa, de natureza imunoinflamatória com grande prevalência, que acomete, além da pele, as articulações, as unhas e o couro cabeludo.

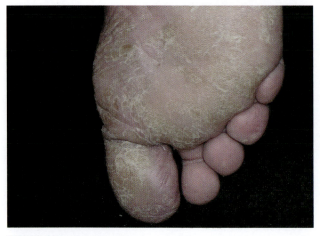

FIGURA 1.76 Escama. Psoríase. Lesões escamosas na região plantar.

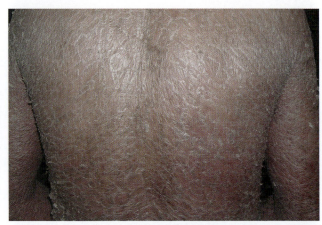

FIGURA 1.79 Escama. Psoríase. Eritrodermia esfoliativa é diagnóstico sindrômico; as causas mais frequentes são psoríase, farmacodermia e eczemas.

Crosta

São lesões caducas resultantes do dessecamento de lesões de conteúdo líquido, que pode ser seroso, seropurulento, purulento (crosta amarelada ou melicérica) ou hemático (crosta hemática) (Figuras 1.80 a 1.82). Por esse motivo, são consideradas lesões secundárias.

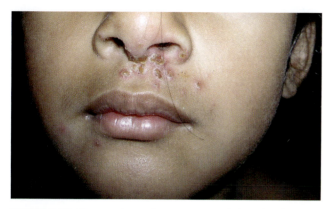

FIGURA 1.80 Crosta. Impetigo estreptocócico. Piodermite causada por *Streptococcus* beta-hemolítico, com pústulas efêmeras e crosta melicérica espessa (cor de mel) causada por dessecamento da lesão purulenta.

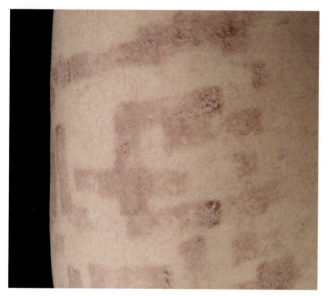

FIGURA 1.81 Crosta. Queimadura. Pequenas crostas causadas por luz intensa pulsada, usada no procedimento para epilação na coxa.

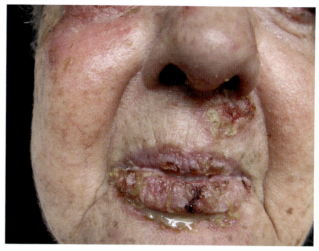

FIGURA 1.82 Crosta. Pênfigo vulgar. Crostas hemáticas e amareladas localizadas na pele e na semimucosa.

Escara

É resultante da anoxia do tecido; a área afetada evolui do eritema até a necrose, podendo atingir as camadas mais profundas da pele e chegar até o osso (Figuras 1.83 e 1.84). Para o tratamento da ferida resultante, o tecido de aspecto enegrecido e seco deve ser removido. Vários são os processos que podem conduzir à formação da escara, sendo o mais observado pelos dermatologistas a escara resultante da pressão no leito dos pacientes acamados por longo tempo.

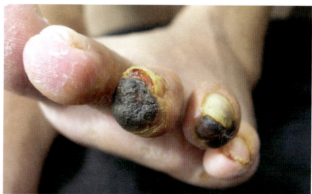

FIGURA 1.83 Escara. Tromboangiite obliterante. Doença vascular que provoca anoxia tecidual e deixa escara enegrecida, em processo de desprendimento.

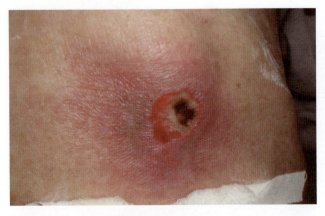

FIGURA 1.84 Escara. Lesão ulcerada sobre eminência óssea, com tecido enegrecido aderido.

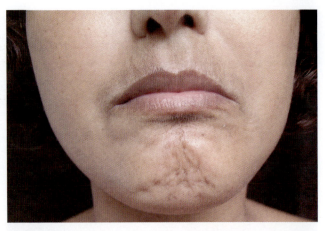

FIGURA 1.86 Atrofia. Síndrome de Parry-Romberg. Atrofia da região mentoniana e da hemiface esquerda.

▶ Sequelas

Lesões anatômicas ou funcionais, que permanecem após a resolução de um processo patológico. Classicamente, nos livros-textos aparecem atrofia e cicatriz, porém hiper e hipopigmentação residuais também poderiam ser entendidas como sequelas.

Atrofia

Diminuição da espessura da pele causada por uma diminuição do número de células no nível de qualquer uma das suas camadas (Figuras 1.85 a 1.88).

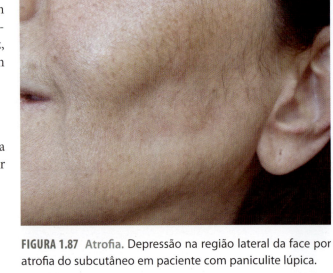

FIGURA 1.87 Atrofia. Depressão na região lateral da face por atrofia do subcutâneo em paciente com paniculite lúpica.

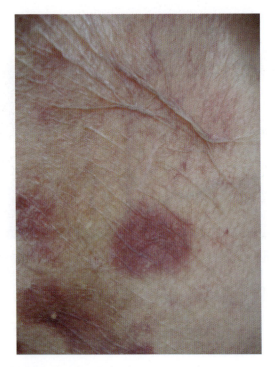

FIGURA 1.85 Atrofia. Colo de paciente idosa com extrema atrofia da epiderme por uso de corticosteroide tópico, além de lesões purpúricas.

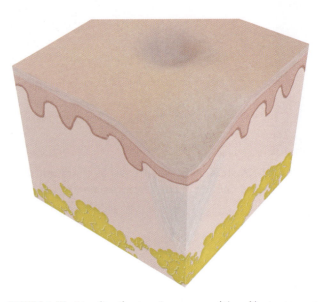

FIGURA 1.88 Atrofia. Ilustração esquemática. Neste caso, a lesão ocorreu por diminuição da espessura da epiderme.

Cicatriz

Sequela decorrente da proliferação de tecido fibroso por reparação no local em que a pele perdeu suas características originais. Pode ser atrófica, hipertrófica ou queloidiana (Figuras 1.89 a 1.91).

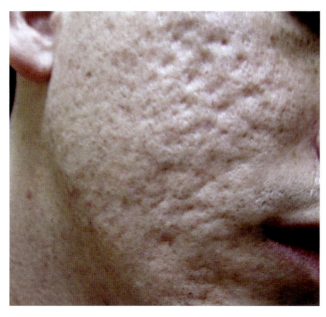

FIGURA 1.89 Cicatrizes atróficas. Lesões deprimidas causadas por acne.

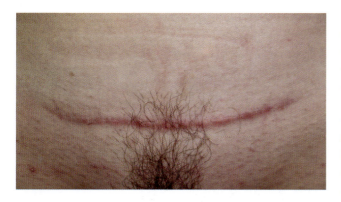

FIGURA 1.90 Cicatriz hipertrófica. O processo de reparação respeita o local da lesão; no caso, cicatriz hipertrófica no local de incisão de cirurgia.

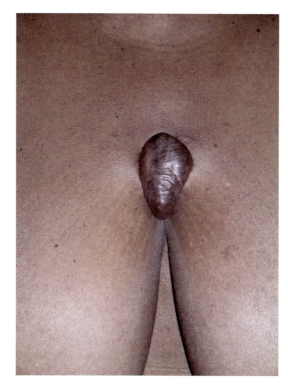

FIGURA 1.91 Queloide. Localizado na região pré-esternal pós-cirurgia para exérese de nevo melanocítico. Não respeita o limite da incisão cirúrgica.

▶ Outras alterações cutâneas

Algumas alterações observadas no exame físico de um paciente não podem ser incluídas estritamente na categoria de lesão elementar. É o caso da *infiltração*, que, apesar de ser termo empregado em patologia, é amplamente usado em descrições clínicas para fazer referência a um aumento difuso de volume e sem limites precisos. Pode ocorrer devido à presença de plasma, linfa, células ou depósito de substâncias estranhas ao tecido. Desse modo, edema e linfedema podem ser considerados variantes de infiltração. Outras alterações na superfície da pele são descritas como sulcos e giros, como no nevo cerebriforme e na *Cutis verticis gyrata* (Figuras 1.92 e 1.93).

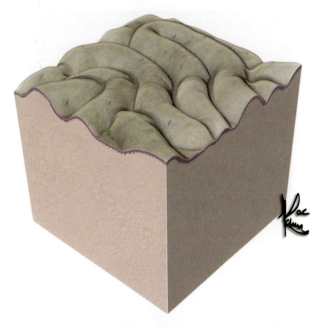

FIGURA 1.92 Sulcos e giros. Ilustração esquemática. Alteração na superfície cutânea do couro cabeludo e da região frontal.

▶ *Morfologia*

Arredondada | Ovalada

- *Anular* (em anel): líquen plano, granuloma anular, eritema figurado, sífilis terciária, psoríase, dermatite seborreica, dermatofitose (Figura 1.94)
- *Em gota*: psoríase (Figura 1.95)
- *Em íris* (centro eritematovioláceo, circundado por halo mais claro e bordas externas mais eritematosas): eritema multiforme (Figura 1.96)
- *Numular* (forma de moeda): eczema numular (Figura 1.97).

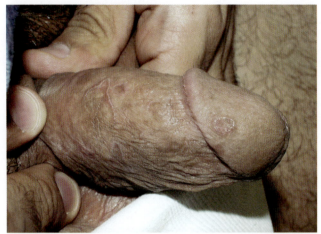

FIGURA 1.94 Líquen plano. Lesões anulares localizadas no corpo do pênis e na glande. (Cortesia do Dr. Sergio Serpa.)

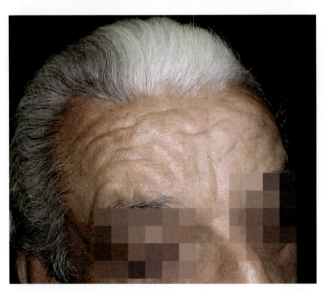

FIGURA 1.93 *Cutis verticis gyrata*. Sulcos e giros iniciando-se na região frontal e continuando pelo couro cabeludo, sem outras alterações no exame físico.

Morfologia, arranjo e fenômenos na Dermatologia

As lesões elementares podem apresentar formas e agrupamentos peculiares que sugerem o possível diagnóstico.

A morfologia corresponde à forma que algumas lesões assumem, enquanto o arranjo é a maneira como elas se dispõem. Todas essas formas, arranjos e fenômenos serão vistos nos capítulos correspondentes às doenças aqui citadas. A seguir, citamos alguns exemplos.

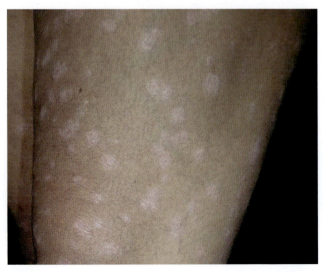

FIGURA 1.95 Psoríase em gota. Erupção monomórfica de lesões eritematopapuloescamosas arredondadas disseminadas.

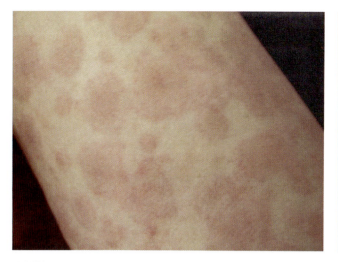

FIGURA 1.96 Eritema polimorfo. Lesão em íris ou em alvo, representada por círculos concêntricos de diferentes tons de eritema.

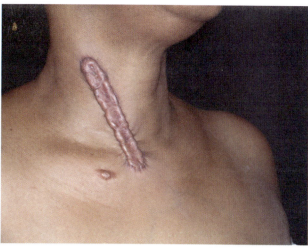

FIGURA 1.98 Queloide. Lesão linear acompanhada de prurido localizada na região cervical.

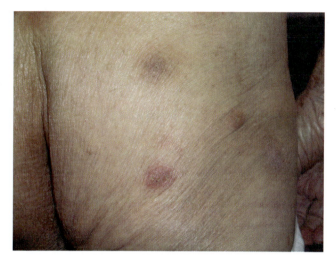

FIGURA 1.97 Eczema numular. Lesões numulares (formato de moeda) na região glútea.

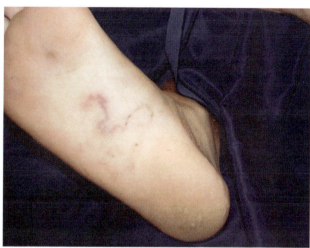

FIGURA 1.99 Larva *migrans*. Trajeto serpiginoso na região plantar de uma criança provocado pelo avanço do helminto.

Linear

- *Retilínea*: queloide; assumiu configuração linear (Figura 1.98)
- *Serpiginosa*: larva *migrans* (Figura 1.99).

Poligonal

Lesões de desenho angulado, que em geral ocorrem no líquen plano (Figura 1.100).

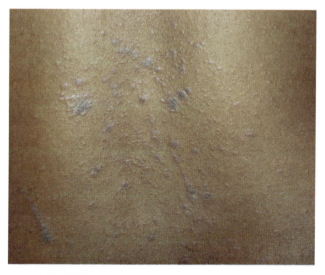

FIGURA 1.100 Líquen plano. Numerosas pápulas planas poligonais violáceas acompanhadas de prurido.

▶ Arranjo

Arredondado

- *Arciforme*: sífilis terciária, cromomicose (Figura 1.101)
- *Herpetiforme*: herpes simples, dermatite herpetiforme (Figura 1.102)
- *Policíclico* (confluência de vários círculos): psoríase, dermatofitose (Figura 1.103).

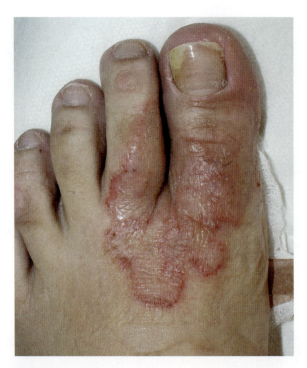

FIGURA 1.103 Tinha do pé. Arranjo policíclico (vários arcos de círculo) acompanhado de prurido intenso. Presença de onicomicose no hálux.

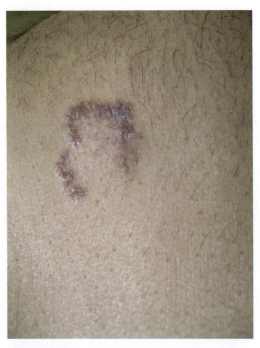

FIGURA 1.101 Cromomicose. Em arranjo arciforme.

Linear

- *Pápulas*: nevo epidérmico, esporotricose (Figura 1.104)
- *Nódulos*: esporotricose, poliarterite nodosa (Figura 1.105)
- *Esclerose*: esclerodermia em golpe de sabre (Figura 1.106)
- *Vesículas e bolhas*: herpes-zóster (Figura 1.107).

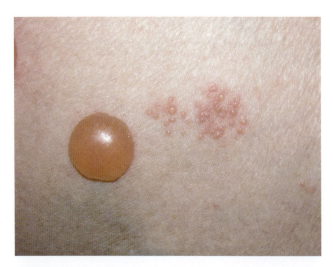

FIGURA 1.102 Dermatite herpetiforme. Arranjo herpetiforme de lesões vesiculares tensas sobre base eritematosa de conteúdo claro. Lesão bolhosa tensa próxima ao arranjo herpetiforme. (Cortesia do Dr. Sergio Serpa.)

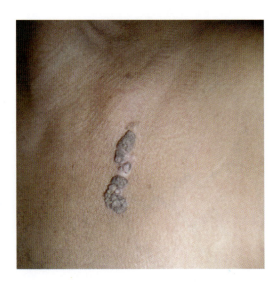

FIGURA 1.104 Nevo epidérmico verrucoso. Pápulas com disposição linear localizadas no colo, observadas pouco depois do nascimento.

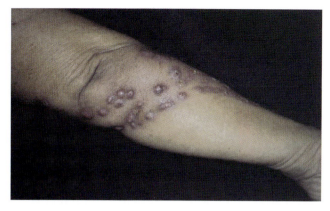

FIGURA 1.105 **Esporotricose.** Lesões papulonodulares e gomosas em arranjo linear seguindo trajeto linfático.

Linhas de Blaschko

Blaschko descreveu um sistema de linhas que corresponde a um arranjo característico, obedecendo a um padrão de crescimento e desenvolvimento natural da pele que ficou conhecido como *linhas de Blaschko*. Não está relacionado com estrutura vascular, linfática ou nervosa. Algumas dermatoses podem se apresentar com esse arranjo, provavelmente resultando de mosaicismo decorrente de mutações de células cutâneas. São exemplos: nevo epidérmico, nevo comedônico, telangiectasia nevoide, líquen estriado e incontinência pigmentar, entre outras (Figuras 1.108 e 1.109).

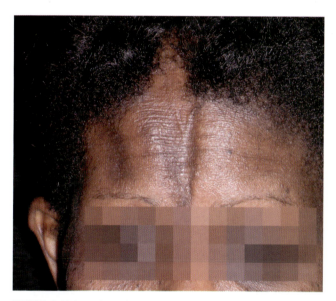

FIGURA 1.106 **Esclerodermia em golpe de sabre.** Forma de esclerodermia linear.

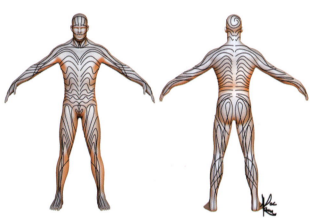

FIGURA 1.108 Linhas de Blaschko. Ilustração esquemática.

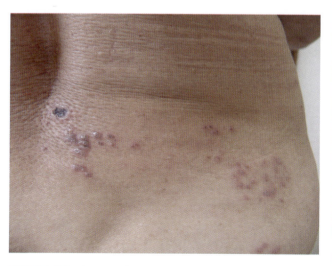

FIGURA 1.107 **Herpes-zóster.** Lesões vesiculares, algumas crostas, em arranjo linear, ocupando um dermátomo.

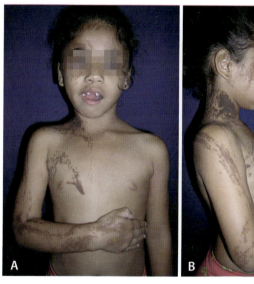

FIGURA 1.109 **Nevo epidérmico. A.** Lesões papulosas acastanhadas seguindo linhas de Blaschko em criança com diagnóstico de nevo epidérmico. **B.** Visão lateral da mesma criança.

Reticulado

Livedo reticular, *cutis marmorata*, eritema *ab igne* (Figuras 1.110 e 1.111).

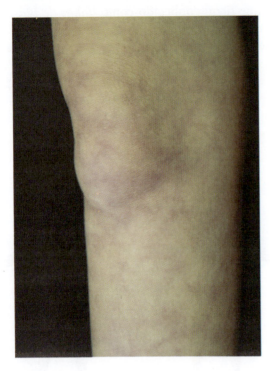

FIGURA 1.110 Livedo reticular. Aspecto rendilhado no membro inferior.

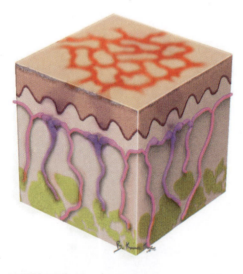

FIGURA 1.111 Livedo. Ilustração esquemática.

▶ Fenômenos | Manifestações peculiares de algumas dermatoses

Por definição, fenômenos são eventos não explicados até o momento, considerando-se os fatores que os desencadeiam. Nas doenças dermatológicas existem alguns desses eventos bem caracterizados. São eles:

- *Fenômeno de Koebner ou fenômeno isomórfico*: ocorre a reprodução das lesões da doença exatamente no local do trauma (ultravioleta, atrito, pressão). O fenômeno de Koebner ocorre, por exemplo, em vitiligo, psoríase e líquen plano, entre outras (Figura 1.112)
- *Fenômeno de Koebner reverso*: ocorre a regressão da lesão inicial da doença após um trauma (Figura 1.113). A regressão do granuloma anular após a biopsia é um exemplo clássico desse fenômeno

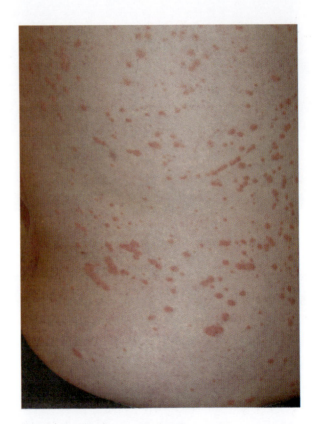

FIGURA 1.112 Fenômeno de Koebner. Lesões papulosas de tonalidade violácea dispostas de forma linear, pelo ato da coçadura, em paciente com líquen plano.

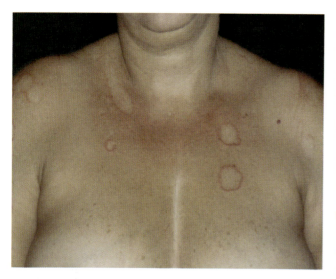

FIGURA 1.113 Fenômeno de Koebner reverso. Lesão de granuloma anular em regressão, na região supraclavicular direita, após uso de nitrogênio líquido para terapêutica do granuloma anular disseminado desta paciente.

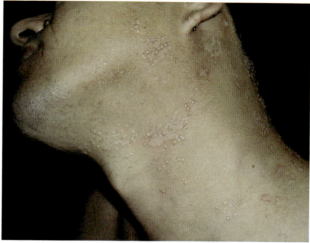

FIGURA 1.115 Fenômeno isotópico. Mucinose sobre cicatriz de herpes-zóster. (Cortesia do Dr. Thiago Jeunon Sousa.)

- *Fenômeno isotópico ou fenômeno de Wolf*: desenvolvimento de uma nova doença no local onde houve lesão anterior já resolvida (Figura 1.115), por exemplo, surgimento de sarcoidose sobre cicatriz cirúrgica, verrugas sobre cicatriz de herpes-zóster.

DA SEMIOLOGIA AO DIAGNÓSTICO

O exame físico em Dermatologia baseia-se na inspeção e na palpação das lesões de pele e mucosas. Por meio da inspeção, investiga-se a superfície corporal e observam-se as lesões e suas características: coloração, morfologia, arranjo, extensão e localização. A palpação suplementa o exame, possibilitando estimar textura, espessura, sensibilidade, consistência e profundidade da lesão. Os exames complementares podem auxiliar na confirmação do diagnóstico e, por isso, devem ser solicitados quando necessário.

A Seção 1 deste Atlas foi dedicada à definição das lesões elementares, base do raciocínio clínico e da formulação das hipóteses diagnósticas em Dermatologia.

Na Seção 2, encontramos as afecções dermatológicas apresentadas em ordem alfabética.

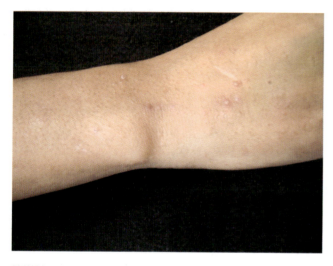

FIGURA 1.114 Fenômeno de patergia. Lesões pustulosas no dorso da mão e no antebraço em local de punctura para acesso venoso em paciente com doença de Behçet.

- *Fenômeno de patergia*: desenvolvimento de pústulas ao mínimo trauma provocado, como, por exemplo, no local de punctura para administração intravenosa de medicação. Ocorre em pioderma gangrenoso, doença de Behçet (Figura 1.114) e síndrome de Sweet

SEÇÃO 2

Afecções Dermatológicas de A a Z

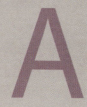

ACANTOMA DE CÉLULAS CLARAS

Bianca De Franco Marques Ferreira • Aguinaldo Bonalumi Filho

	Sinonímia	Acantoma de células pálidas, acantoma de Degos, acantoma de células claras de Degos e Civatte.
	Epidemiologia	Lesão benigna, pouco frequente, com crescimento lento, geralmente ao longo de 2 a 10 anos, que acomete indivíduos de meia-idade, sem predileção por sexo. Há associação com outras entidades como psoríase, dermatite de estase, veias varicosas, ictiose, xerose, dermatite atópica, ceratose seborreica e picada de insetos.
	Etiologia	Descrito como um tumor epidérmico benigno por Degos et al., atualmente postula-se que seja na verdade uma dermatose inflamatória reativa com padrão psoriasiforme. Estudos demonstraram imuno-histoquímica com imunorreatividade suprabasal para AE1 (citoqueratinas 10, 14-16 e 19), casos de ocorrência sobre placas de psoríase, sobre enxerto cutâneo e sobre nevo epidérmico, além de relatos com regressão espontânea, dados que corroboram a hipótese vigente.
	Clínica	Pápula ou nódulo, em domo, bem delimitado, eritematoso a acastanhado, com superfície com escama fina ou colarete periférico ou, ainda, pequena placa rósea a salmão (Figura 1). Geralmente se apresenta como lesão solitária, medindo entre 0,3 e 2 cm, assintomática e preferencialmente nos membros inferiores. Pode surgir sobre placa de psoríase (Figura 2). Variantes clínicas: solitário ou múltiplos; polipoide; cístico; atípico; pigmentado; gigante se maior que 4 cm; eruptivo nos casos múltiplos acima de 20 a 30 lesões.
	Diagnóstico	Baseado nas características clínicas, dermatoscópicas e histopatológicas. A dermatoscopia evidencia vasos globulares ou puntiformes em disposição linear ou serpiginosa, assemelhando-se a um "colar de pérolas", com colarete translúcido de escamas periféricas (Figura 3). Na histologia encontramos acantose psoriasiforme de ceratinócitos pálidos ("claros") com demarcação nítida com a epiderme normal (Figura 4). As células pálidas são ricas em glicogênio intracelular, coram-se positivamente por ácido periódico de Schiff (PAS) e são sensíveis à diástase. Espongiose e exocitose de neutrófilos, por vezes formando microabscessos intraepidérmicos. A derme papilar apresenta edema e dilatação vascular. A histoquímica revela que a enzima fosforilase, responsável pela degradação de glicogênio, está ausente nos ceratinócitos da lesão.
	Diagnóstico diferencial	Depende da variante clínica. Ceratose seborreica, ceratose actínica, granuloma piogênico, dermatofibroma, verruga viral, carcinoma basocelular, carcinoma espinocelular, melanoma amelanótico, psoríase, hemangioma traumatizado, poroma écrino, hidroadenoma de células claras.
	Tratamento	Deve ser baseado no número, no tamanho e na localização das lesões. Conduta expectante é uma opção, e recorrências são raras. Entre as opções terapêuticas descritas na literatura encontram-se: exérese cirúrgica, curetagem com eletrocauterização, *laser* ablativo e criocirurgia. Relato de remissão com uso de calcipotriol tópico.

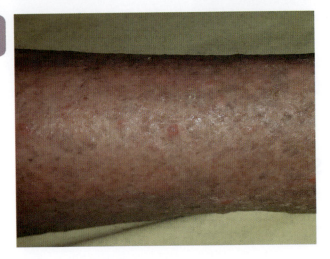

FIGURA 1 Acantoma de células claras. Lesão papulosa, eritematosa, em domo, no membro inferior.

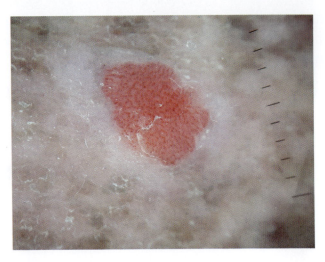

FIGURA 3 Acantoma de células claras. Dermatoscopia da lesão com vasos globulares dispostos linearmente, formando o aspecto em colar de pérolas.

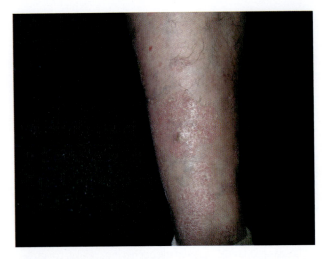

FIGURA 2 Acantoma de células claras. Lesão papulosa, com crosta, no centro da placa de psoríase na perna de paciente do sexo masculino.

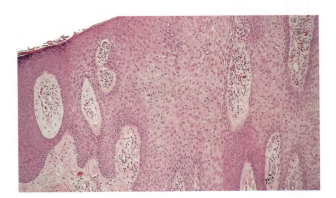

FIGURA 4 Acantoma de células claras. Acantose com ceratinócitos pálidos e nítida demarcação entre a epiderme normal adjacente e a lesão. Presença de dilatação vascular e infiltrado inflamatório neutrofílico na derme papilar. (Hematoxilina-eosina 200×.)

ACANTOSE NIGRICANTE

Paola Cristina Vieira da Rosa Passos • Fernanda Nomoto Fujii • Fernanda Cristina Wroblevski Giublin

=	**Sinonímia**	*Acanthosis nigricans*.
📈	**Epidemiologia**	Comum na população em geral, com maior incidência em obesos, diabéticos e afrodescendentes, além de associação com hipotireoidismo, acromegalia, síndrome dos ovários policísticos, resistência insulínica, síndrome de Cushing e doença de Addison. A acantose nigricante acompanhada de malignidade é bastante rara.
❓	**Etiologia**	Existem vários fatores causais relacionados com a acantose nigricante (AN). Pode ser de natureza hereditária (autossômica recessiva), idiopática ou estar associada a síndromes e doenças (Quadro 1) ou ao uso de algumas medicações, como corticosteroides, testosterona, estrógenos, ácido nicotínico e ácido fusídico. A patogênese da AN ainda não está completamente esclarecida, porém alguns mecanismos estão relacionados e explicam a hiperplasia epidérmica. Em alguns casos, a possível causa da acantose é uma estimulação à proliferação de ceratinócitos e fibroblastos pela hiperinsulinemia secundária à resistência periférica dos tecidos à insulina, o que leva a insulina a ligar-se não somente aos seus receptores clássicos, mas também a receptores para o fator de crescimento insulino-símile, com consequente aparecimento das lesões características (ver capítulo *Alterações Cutâneas no Diabetes Melito*). A AN pode ser paraneoplásica, estando mais frequentemente relacionada a adenocarcinomas, principalmente abdominais, em particular adenocarcinoma gástrico (60%) e, em menor porcentagem (30%), aos abdominais não gástricos (pâncreas, vesícula biliar, cólon, reto, ovários, bexiga, próstata). Menos frequentemente (10%), a AN está vinculada às neoplasias extra-abdominais: pulmonares, esofágicas ou mamárias. A produção de fatores de crescimento tecidual pelas células tumorais estaria implicada nesses casos.
💡	**Clínica**	Caracteriza-se por placas de aspecto aveludado, castanho-escuras, ceratósicas, vegetantes ou liquenificadas, inicialmente com aparência de "sujeira", localizadas simetricamente nas flexuras: região cervical (Figuras 1 a 3), axilas (Figura 4), regiões inguinocrural, antecubital e poplítea, além de regiões umbilical, genital e perianal. Nos casos de AN paraneoplásica, as manifestações clínicas são de instalação súbita e muito mais exuberantes, chegando a atingir inclusive as mucosas. Podem-se observar lesões associadas de acrocórdons, hiperceratose palmoplantar, papilomatose reticulada e confluente de Gougerot-Carteaud e exagero das impressões digitais palmoplantares (paquidermatoglifia ou *tripe palm*). Nesses casos, a AN pode aparecer antes, ao mesmo tempo ou depois do diagnóstico da neoplasia primária.
🔍	**Diagnóstico**	O diagnóstico é clínico, devendo ser confirmado histologicamente, já que os achados são característicos. Hiperceratose, acantose discreta, papilomatose e aumento de pigmento na camada basal, devendo-se a cor castanha mais à hiperceratose do que ao aumento de melanina. Exames complementares devem ser orientados na busca das causas endócrinas: dosagem da glicemia, curva de tolerância à glicose, insulinemia e perfil hormonal de acordo com manifestações clínicas de alguma endocrinopatia. Outros exames específicos para a procura de neoplasia interna (ultrassonografia, exames radiológicos, tomografia computadorizada e endoscopia), orientados pela história clínica e pelo exame físico, devem ser solicitados.
≠	**Diagnóstico diferencial**	Papilomatose confluente e reticulada de Gougerot-Carteaud, doença de Dowling-Degos, doença de Darier, pênfigo vegetante. Para as lesões orais: lipoidoproteinose, doença de Cowden e disceratose congênita.
💊	**Tratamento**	O tratamento deve enfocar a causa subjacente; assim, o controle glicêmico, hormonal e a perda de peso são importantíssimos. Além disso, agentes que atuam melhorando a sensibilidade à insulina e promovendo a redução de peso, como a metformina, em conjunto com as mudanças no estilo de vida, podem provocar melhora nas lesões. A combinação de metformina e tiazolidinedionas aumenta a sensibilidade à insulina nos músculos periféricos e apresenta bom resultado. No caso de malignidade, a acantose pode diminuir com a cura da neoplasia. Tratamentos tópicos com ureia, ácido salicílico, ácido retinoico e calcipotriol são válidos. O *laser* de alexandrita pode ser empregado, sendo capaz de destruir a melanina contida nos ceratinócitos. Dentre os agentes tópicos, o *peeling* de ATA 15% provoca destruição da epiderme com reepitelização, melhorando a hiperceratose e a hiperpigmentação. A isotretinoína oral também se apresenta como alternativa; atua normalizando o crescimento e a diferenciação epitelial, necessitando de curso longo e com risco de recidiva. A crioterapia é outro método de tratamento possível; a eficácia depende da profundidade da lesão, da duração e do número de ciclos de congelamento. Curetagem, excisão simples, eletrocoagulação e dermoabrasão são outras modalidades terapêuticas possíveis.

Quadro 1 Afecções associadas à acantose nigricante.

Síndromes hereditárias	Endocrinopatias adquiridas
• Síndrome de Berardinelli-Seip • Síndrome de Bloom • Síndrome de Miescher • Síndrome de Crouzon • Síndrome de Prader-Willi • Síndrome de Donohue	• Diabetes melito • Doenças tireoidianas • Síndrome de Cushing • Síndrome dos ovários policísticos • Adenoma de hipófise, ovário, suprarrenal • Estados de insulinorresistência • Hiperandrogenismo • Doença de Addison • Acromegalia

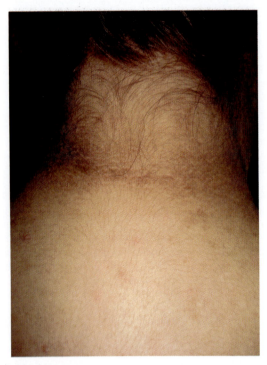

FIGURA 1 Acantose nigricante. Aspecto aveludado acompanhado de hipercromia na região cervical.

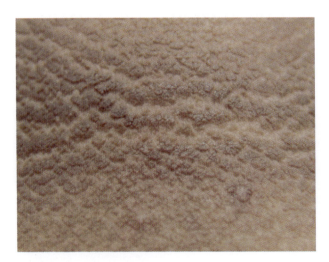

FIGURA 2 Acantose nigricante. Detalhe da lesão da região cervical, revelando o aspecto aveludado da AN.

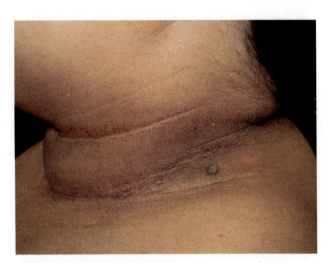

FIGURA 3 Acantose nigricante. Lesões castanho-escuras com aparência de sujeira, localizadas na dobra do pescoço de paciente obesa. Observar acrocórdon frequentemente associado a AN.

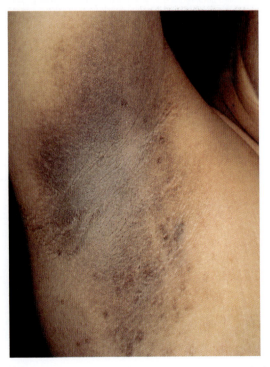

FIGURA 4 Acantose nigricante. Lesões de aspecto aveludado e hipercrômico, desde a adolescência, localizadas na axila.

ACNE

Rosa Maria Rabello Fonseca • Maria Paula Tinoco • Luna Azulay-Abulafia

	Sinonímia	Acne vulgar.
	Epidemiologia	É a doença dermatológica mais comum entre os adolescentes, afetando aproximadamente 80% dos jovens após a puberdade. Predomina no sexo masculino, principalmente nas formas mais graves, no entanto pode se estender além da adolescência, especialmente no sexo feminino.
	Etiologia	A etiologia da acne vulgar é multifatorial. Fatores genéticos e ambientais estão envolvidos. Alguns genes como o citocromo P-450 1A1 e o esteroide 21-hidroxilase já foram documentados. Além disso, observa-se maior ocorrência familiar, incluindo a alta prevalência em gêmeos monozigóticos. Os fatores ambientais têm recebido destaque na última década, quando estudos confirmaram o aumento da incidência de acne em pacientes com dieta hiperglicêmica e rica em leite e derivados. Isso ocorre pelo aumento do fator de crescimento insulino-símile (IGF-1). O estresse também tem sido apontado como um fator agravante da acne. A acne é uma patologia multifatorial que tem origem na unidade pilossebácea. Os principais fatores envolvidos na fisiopatogenia da acne, que levam a uma resposta inflamatória, incluem: a hiperqueratinização folicular por hiperproliferação e diferenciação anômala dos queratinócitos na parte superior do folículo, levando à formação do comedo; a hipersecreção sebácea com alteração na quantidade e na qualidade do sebo; e a colonização bacteriana. Recentemente, a análise genômica demonstrou adaptação e modificação genética do *Propionibacterium* existente na pele. Com isso, uma nova classificação taxonômica foi proposta, com o estabelecimento de um novo gênero: *Cutibacterium*. Assim, o *Cutibacterium acnes* atua como um importante fator de proteção e equilíbrio da microbiota cutânea saudável, e sua ação patogênica na acne como fator inflamatório continua a ser estudada.
	Clínica	Existem algumas classificações para a acne. O Grupo Brasileiro de Acne (GBA) a classifica segundo a lesão clínica predominante: • Comedoniana: leve, moderada e intensa/grave (Figura 1) • Papulopustulosa: leve, moderada e intensa/grave (Figura 2) • Nodulocística: leve, moderada e intensa/grave (Figura 3). A acne *conglobata* é uma forma grave da acne nodulocística, em que as lesões se intercomunicam, formando fístulas (Figura 4). A acne *fulminans* (Figura 5) é conhecida como a forma mais grave da acne cística e é caracterizada pelo início abrupto de acne nodular e supurativa associada a quadro sistêmico variável em que ocorre necrose de extensas áreas, acompanhada de comprometimento sistêmico. Afeta principalmente adolescentes do sexo masculino entre 13 e 16 anos. Esta última pode ser a forma de apresentação da acne ou pode ocorrer logo após o início do tratamento com isotretinoína oral. Outra forma especial de acne, denominada acne hormonal, ocorre por excesso de hormônios andrógenos ou hipersensibilidade da unidade pilossebácea a níveis normais de andrógenos. A acne da mulher adulta é o exemplo mais frequente, geralmente associada à síndrome de ovários policísticos. As lesões situam-se caracteristicamente abaixo da mandíbula (Figura 6). Outros sintomas relacionados são: ciclos menstruais irregulares, hirsutismo, alopecia androgenética, obesidade, resistência à insulina, acantose nigricante e redução da fertilidade. As erupções acneiformes apresentam quadro clínico semelhante ao da acne vulgar, porém sua etiopatogenia é distinta. São em geral monomórficas, podendo faltar o comedão, que, no entanto, se presente, não afasta o diagnóstico. Sua localização pode fugir das áreas típicas. Tais erupções acneiformes recebem denominações especiais, conservando ainda o termo acne: • Acne exógena devida ao uso de cosméticos (Figura 7) • Acne exógena ocupacional (antes denominada elaioconiose) por contato com óleos minerais, graxas e coaltar, observada em mecânicos (Figura 8). Ver capítulo *Elaioconiose* • Acne medicamentosa/erupção acneiforme pode ocorrer pelo uso de corticoterapia sistêmica, isoniazida, anticonvulsivantes, vitaminas do complexo B, suplementos alimentares para ganho de massa muscular associados a exercício físico, lítio, anabolizantes (p. ex., danazol e testosterona), brometos, iodetos, PUVA, azatioprina, ciclosporina, fenitoína, propiltiouracila, quinidina e dissulfiram (Figura 9) • Acne mecânica: atritos repetidos e obstrução da saída pilossebácea. Há formação de comedão. Exemplos: fricção pelo capacete e pescoço do violinista • Acne *excoriée des jeunes filles*: ocorre em mulheres jovens. Comedões e pápulas inflamatórias são escoriadas neuroticamente, deixando erosões crostosas (Figura 10) • Acne neonatal: ocorre em mais de 20% dos recém-nascidos saudáveis. As lesões aparecem 2 semanas após o nascimento e podem permanecer por até 3 meses. São pápulas inflamatórias nas regiões malares e dorso nasal.
	Diagnóstico	Exame clínico e anamnese criteriosa abordando história familiar, fatores agravantes da acne, impacto da dieta na piora das lesões, uso de suplementos, complexos polivitamínicos, medicamentos, cosméticos tópicos e distúrbios metabólicos e endócrinos.

Diagnóstico diferencial Erupção acneiforme, rosácea, foliculite por gram-negativo (efeito adverso pelo uso de antibioticoterapia prolongada) (Figura 11).

 Tratamento A acne vulgar, além de interferir no relacionamento interpessoal, pode ser, em alguns casos, desfigurante. Seu impacto psicossocial não está necessariamente relacionado à gravidade da doença.
O objetivo terapêutico é reduzir a atividade da glândula sebácea, diminuir a população bacteriana, normalizar a ceratinização do folículo e reduzir a inflamação.

- Tratamento tópico
    - Retinoides: tretinoína, isotretinoína, adapaleno. A tretinoína atua por meio da normalização da ceratinização folicular e da propriedade anti-inflamatória. O adapaleno tem propriedades comedolíticas e irritação mais leves do que a tretinoína. O adapaleno é estável à luz e resistente à oxidação por peróxido de benzoíla
    - Peróxido de benzoíla: atividade bactericida. Em contraste com antibióticos, a resistência microbiana não foi relatada
    - Antibióticos: clindamicina, eritromicina (atenção à possibilidade de perda de eficácia pela resistência bacteriana induzida pelo seu uso prolongado)
    - Ácido azelaico: especialmente indicado nos melanodérmicos, pois, além do efeito antibacteriano contra o *C. acnes*, funciona como anti-inflamatório e tem ação despigmentante, reduzindo a hipercromia pós-inflamatória comum nesses pacientes
    - Formulações magistrais contendo ácido salicílico, resorcina
    - Terapia fotodinâmica com o uso do ácido aminolevulínico (ALA) ou com ácido metilaminolevulínico (MAL)
    - Fototerapia (luz azul, luz azul associada à luz vermelha)
- Tratamento sistêmico
    - Antibióticos: as tetraciclinas, como a limeciclina, a minociclina ou a doxiciclina, são os antibióticos de escolha, seguidos pelo uso do macrolídio azitromicina em pulso; na gravidez, o estearato de eritromicina pode ser empregado; sulfametoxazol-trimetoprima e outras sulfonamidas, como dapsona, também
    - Isotretinoína oral: é a única medicação que atua em todos os fatores etiopatogênicos da acne. Age nos ceratinócitos, normalizando sua maturação e diminuindo a coesão entre eles, o que resulta na redução da formação de comedões. Promove a redução do tamanho da glândula sebácea, o que diminui a produção e a excreção do sebo. Além disso, reduz a população de *Cutibacterium acnes* e bacilos gram-negativos na superfície cutânea; inibe diretamente a quimiotaxia de neutrófilos
    - Terapia hormonal: espironolactona (receptor de androgênio, inibidor da 5α-redutase), acetato de ciproterona (ação supressiva com recidiva após suspensão da medicação). As indicações são: acne extensa, resistente, com evidências de hiperandrogenismo e ausência de outras doenças endócrinas
    - Corticosteroide sistêmico ou anti-inflamatórios não esteroides, em casos graves de acne nodulocística, *conglobata* e *fulminans*. A infiltração intralesional com corticosteroide (triancinolona) é empregada nas lesões nodulares inflamatórias para acelerar a sua resolução e evitar a formação de cicatrizes
    - As cicatrizes de acne necessitam de tratamento individualizado, de acordo com o seu tipo: cicatriz em ponte (Figura 12), cicatriz atrófica (Figura 13), cicatriz *ice pick* e crateriforme (Figura 14)
- Tratamento cirúrgico: algumas modalidades são a dermoabrasão, *lasers* (fracionados ablativos ou não), *peelings* químicos, ácido tricloroacético (como *peeling* ou nas cicatrizes de forma individualizada), preenchimento e *subcision* das cicatrizes. As indicações são variáveis, de acordo com o tipo de cicatriz e o fototipo do paciente.

Seção 2 | Afecções Dermatológicas de A a Z   41

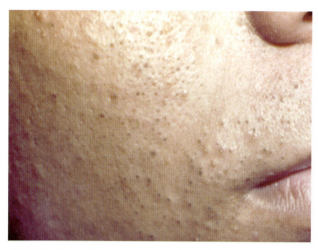

FIGURA 1 Acne. Numerosos comedões abertos (pápulas com ponto negro central) e comedões fechados (pápulas milimétricas da cor da pele). (Cortesia do Dr. Roberto Maués.)

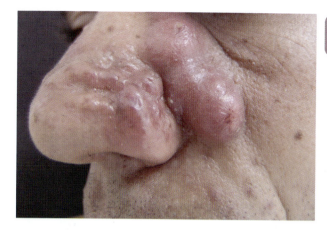

FIGURA 4 Acne *conglobata*. Lesões nodulares coalescentes, com intercomunicação entre si.

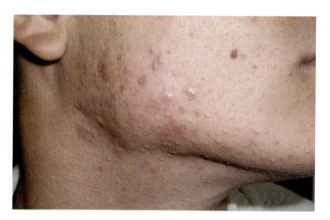

FIGURA 2 Acne. Comedões fechados, pápulas inflamatórias e cicatrizes.

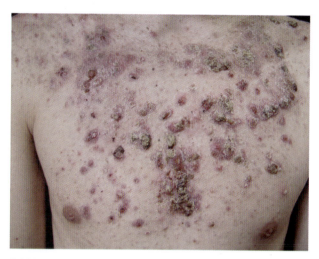

FIGURA 5 Acne *fulminans*. Lesões necróticas, crostosas e pustulosas, de surgimento súbito, em paciente com acne grave, em tratamento com isotretinoína oral.

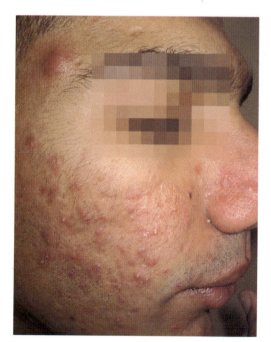

FIGURA 3 Acne. Lesões papulopustulosas e lesão nodular na região temporal direita.

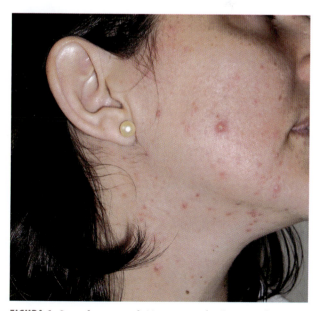

FIGURA 6 Acne hormonal. Numerosas lesões papulopustulosas na face e abaixo da linha da mandíbula.

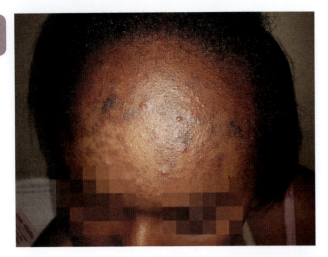

FIGURA 7 Acne cosmética. Na região frontal, quadro comum entre adolescentes negras, por uso de produtos oleosos nos cabelos, além de escoriações por manipulação.

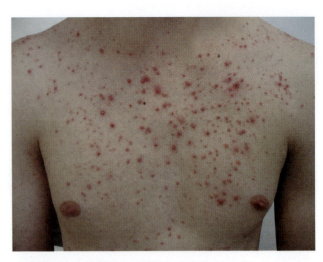

FIGURA 9 Acne medicamentosa/erupção acneiforme. Provocada pelo uso de corticoterapia sistêmica em paciente com psoríase grave.

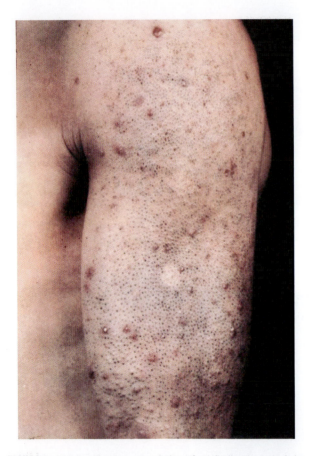

FIGURA 8 Acne exógena ocupacional. Trabalhador que lidava com graxas e óleos. (Cortesia do Dr. João Carlos Macedo Fonseca, Arquivo HUPE-UERJ.)

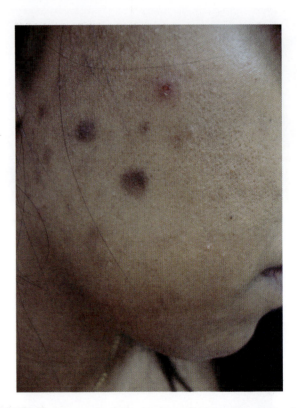

FIGURA 10 Acne escoriada. Paciente fotótipo VI escoriando lesões de acne e deixando hiperpigmentação pós-inflamatória.

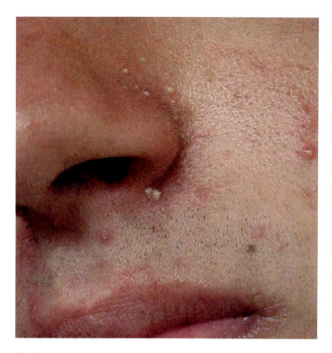

FIGURA 11 Foliculite por gram-negativo. Pústulas flácidas ao redor das fossas nasais em adolescente em uso crônico de tetraciclina.

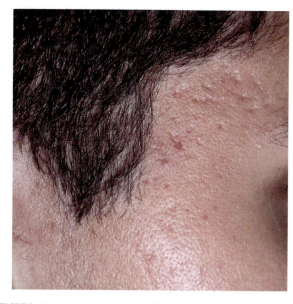

FIGURA 13 Acne. Cicatrizes atróficas na região temporal, sem doença ativa.

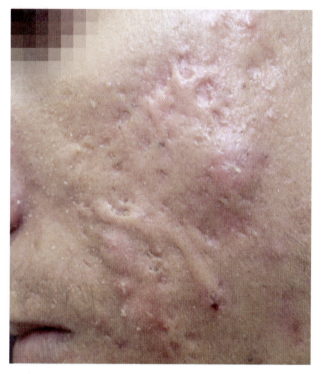

FIGURA 12 Acne. Cicatrizes em ponte, com nódulos inflamatórios, lesões pustulosas e comedões abertos.

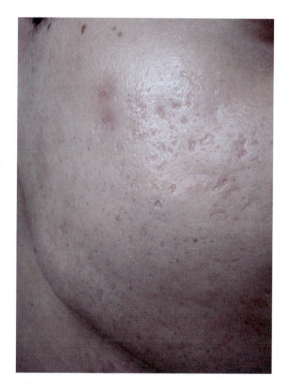

FIGURA 14 Acne. Cicatrizes *ice pick* e crateriformes.

ACNE *AGMINATA*
André Ricardo Adriano

=	Sinonímia	Lúpus miliar disseminado da face, doença granulomatosa crônica da face. *Agminata*, em latim, quer dizer agrupada; esse termo refere-se ao agrupamento das lesões.
	Epidemiologia	Doença incomum, que ocorre em adolescentes e adultos jovens. Acomete ambos os sexos, com predomínio no masculino.
	Etiologia	Desconhecida. Anteriormente era considerada uma forma de tubercúlide e alguns autores a consideram uma variante clínica da rosácea granulomatosa. Ainda faltam evidências para esclarecer a etiologia dessa doença.
	Clínica	É caracterizada por pápulas de 1 a 3 mm, eritematoacastanhadas, com centro amarelado, geralmente assintomáticas. As lesões podem evoluir com crostas, pústulas ou nódulos e são distribuídas de forma agrupada, simetricamente, na região centrofacial, como bochechas, fronte, glabela, mento, pálpebras e pavilhões auriculares (Figuras 1 e 2). Eventualmente as lesões podem se disseminar para ombros, braços, tronco e axilas. Resolução espontânea acontece em 6 a 24 meses, deixando como resultado cicatrizes atróficas e puntiformes na sua maioria.
	Diagnóstico	Com a diascopia das pápulas ou nódulos, pode-se observar o aspecto de geleia de maçã característico das lesões granulomatosas. Exames para afastar tuberculose e sarcoidose são geralmente negativos. A histopatologia demonstra granulomas dérmicos tuberculoides ou sarcoídicos, com ou sem necrose caseosa acometendo folículos pilosos. Coloração para micobactérias é negativa.
≠	Diagnóstico diferencial	Acne vulgar, lúpus vulgar, rosácea granulomatosa, sarcoidose.
	Tratamento	Diversos tratamentos são relatados na literatura, mas não existem diretrizes de tratamento específicas – o que se justifica pela raridade do quadro e pela tendência à resolução espontânea. Os medicamentos mais utilizados são os inibidores da calcineurina tópicos, corticosteroides intralesionais (não tópicos), uso oral de isotretinoína, tetraciclinas, dapsona, isoniazida. Esses medicamentos geralmente são utilizados combinados, com resposta variável e nunca definitiva, porém limitando o número de lesões residuais. Alguns autores consideram que o uso de prednisolona oral, quando realizado no início do curso da doença, preveniria as cicatrizes. Também existem relatos de uso de *laser* fracionado e de diodos de 1.450 nm.

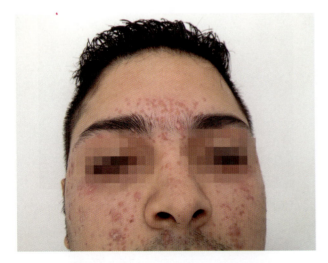

FIGURA 1 Acne *agminata*. Pápulas eritematoamareladas com distribuição de predomínio centrofacial, com acometimento das pálpebras. (Cortesia do Dr. André Ricardo Adriano.)

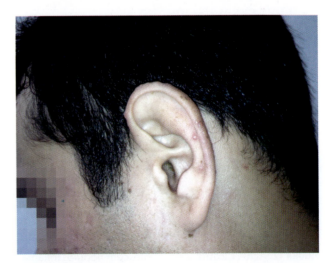

FIGURA 2 Acne *agminata*. Pápulas normocrômicas no pavilhão auricular. (Cortesia do Dr. André Ricardo Adriano.)

ACROCERATODERMIA SIRÍNGEA AQUAGÊNICA

Eduardo de Oliveira Vieira • Luna Azulay-Abulafia

=	**Sinonímia**	Acroceratodermia siríngea aquagênica palmoplantar adquirida; ceratodermia aquagênica palmar e plantar (*aquagenic palmoplantar keratoderma*), ceratodermia aquagênica; rugas aquagênicas das palmas e plantas; acroceratodermia papulotranslúcida palmoplantar.
	Epidemiologia	Em sua maioria, os casos são adquiridos e ocorrem em adolescentes do sexo feminino e adultos jovens; há relatos de acometimento familial, e é conhecida a associação com fibrose cística.
	Etiologia	Não totalmente elucidada; sabe-se que a hiperceratose favorece a dilatação e o edema das glândulas écrinas quando há contato com a água. Há ainda relato de associação com hiperidrose e ingestão de fármacos, especialmente inibidores da ciclo-oxigenase 2 (COX-2); ambas aumentariam a concentração de sais intracelulares com consequente retenção de líquido e edema.
	Clínica	Na acroceratodermia siríngea aquagênica surgem pápulas esbranquiçadas e/ou translúcidas que podem coalescer e formar placas de localização palmoplantar após imersão por poucos minutos na água, com desaparecimento após retirada do fator desencadeador. Há relatos de lesões no dorso das mãos e dos pés. Podem ocorrer dor, ardência e prurido associado.
	Diagnóstico	Eminentemente clínico: aparecimento das lesões após contato com a água, chamado de "sinal de mão no balde", é considerado patognomônico. Na dermatoscopia observa-se ceratose ao redor dos óstios das glândulas écrinas (Figura 1) ou dilatação dos poros (Figura 2). A histopatologia raramente é realizada, mostrando orto-hiperceratose, dilatação e tortuosidade dos ductos e óstios écrinos.
≠	**Diagnóstico diferencial**	Hidrocistoma écrino, hidroadenoma de células claras, siringocistoadenoma papilífero e poroma écrino.
	Tratamento	Cloreto de alumínio hexa-hidratado, ácido salicílico e toxina botulínica.

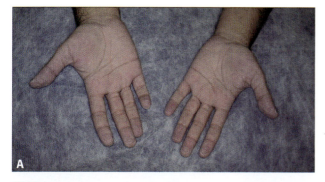 

FIGURA 1 Acroceratodermia siríngea aquagênica. **A.** Após contato com a água, a superfície volar dos dígitos apresenta-se com formação de pápulas translúcidas. **B.** A dermatoscopia dos dígitos revela ceratose ao redor dos óstios das glândulas écrinas nos dermatóglifos.

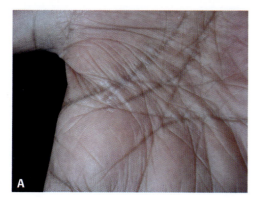 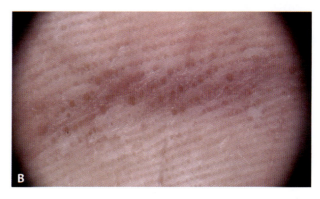

FIGURA 2 Acroceratodermia siríngea aquagênica. **A.** Pápulas translúcidas que coalescem, formando uma placa esbranquiçada na concavidade palmar. **B.** Na dermatoscopia os poros apresentam-se dilatados.

ACROCERATOELASTOIDOSE

Sofia Sales Martins • Loan Towersey

	Sinonímia	Acroceratose papulosa inversa, ceratodermia palmoplantar plurifocal tipo Oswaldo Costa (1953), acroceratoelastoidose liquenoide.
	Epidemiologia	Ocorre mais em mulheres. As lesões se iniciam na infância e progridem lentamente.
	Etiologia	Ceratodermia palmoplantar de caráter autossômico dominante (genodermatose). Também foram observadas formas esporádicas e algumas formas recessivas. A acroceratoelastoidose unilateral pode correlacionar-se com mosaicismo. Uma hipótese para a formação das lesões clínicas é a de produção exagerada e acúmulo de filagrina. Recentemente a acroceratoelastoidose foi classificada como uma ceratodermia palmoplantar *punctata*.
	Clínica	As lesões aparecem, gradualmente, na infância ou na puberdade. Caracterizam-se por pápulas ceratósicas, translúcidas, de 2 a 5 mm de diâmetro, por vezes umbilicadas, isoladas ou agrupadas na borda externa de mãos, pés e dedos, bilateralmente, com disposição linear (Figuras 1 a 5), podendo raramente ser violáceas. Podem ser transgressivas, com ceratodermia palmoplantar (Figura 6). Ocorre espessamento cutâneo sobre as articulações metacarpo e metatarsofalangianas e interfalangianas proximais. As lesões são frequentemente assintomáticas, porém acompanhadas, eventualmente, de hiperidrose palmoplantar. A dermatoscopia mostra coloração amarelada, sem estruturas e com áreas lineares.
	Diagnóstico	O exame clínico inicial pode ser reforçado pelos achados histopatológicos que demonstram hiperceratose, fragmentação e diminuição de fibras elásticas e hialinização de feixes colágenos. A elastorrexe dérmica é uma das características mais importantes dentre os achados histopatológicos. A microscopia eletrônica de transmissão mostra diminuição na espessura e fragmentação das fibras elásticas, com feixes colágenos normais. A microscopia eletrônica de varredura mostra fibras elásticas com aspecto de crista de galo.
	Diagnóstico diferencial	Hiperceratose acral focal, ceratodermia marginal de Ramos e Silva, acroceratose verruciforme de Hopf, xantoma, verruga plana, *milium* coloide, ceratólise plantar sulcada (ceratodermia pontuada palmoplantar), ocronose endógena com lesões acroceratoelastoidose-símiles, pápulas piezogênicas podais.
	Tratamento	Fórmulas emolientes com ácido salicílico, enxofre, ureia, calcipotriol e tretinoína tópica geralmente apresentam resultados não satisfatórios. Como medicação sistêmica, a acitretina tem algum grau de eficácia, mas há recidiva quando o medicamento é interrompido. Terapêuticas cirúrgicas podem ser empregadas, como a criocirurgia com nitrogênio líquido (crioterapia); *laser* érbio também já foi empregado. O tratamento só deve ser tentado nos casos em que o paciente sentir que a afecção afeta a sua qualidade de vida e se houver sintomas. Se houver hiperidrose acentuada, pode-se tentar iontoforese ou uso de toxina botulínica, ambas as modalidades com efeito transitório.

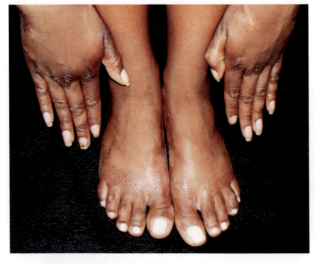

FIGURA 1 Acroceratoelastoidose de Oswaldo Costa. Pápulas ceratósicas de distribuição linear, simétricas, ao longo da margem lateral de mãos e pés.

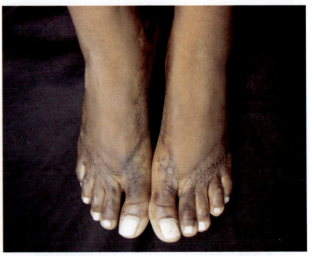

FIGURA 2 Acroceratoelastoidose de Oswaldo Costa. Pápulas ceratósicas no dorso dos pés.

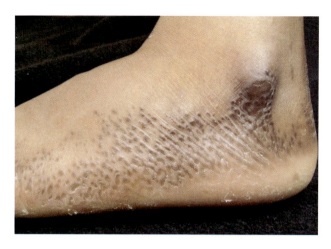

FIGURA 3 Acroceratoelastoidose de Oswaldo Costa. Pápulas acastanhadas, umbilicadas, não confluentes, na margem lateral do pé.

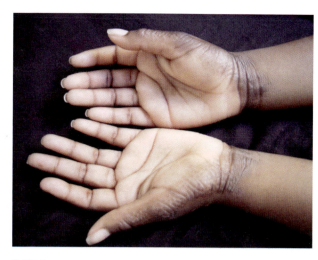

FIGURA 5 Acroceratoelastoidose de Oswaldo Costa. Lesões características na face de flexão dos punhos e na borda externa das mãos. Ceratodermia palmar discreta de tonalidade amarelada.

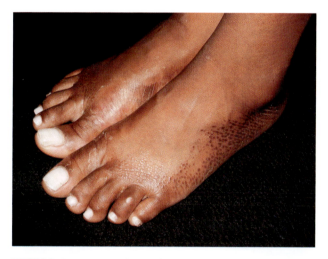

FIGURA 4 Acroceratoelastoidose de Oswaldo Costa. Pápulas ceratósicas de distribuição linear, simétricas, ao longo da margem lateral dos pés.

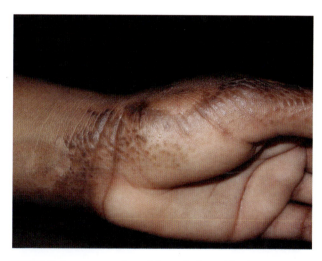

FIGURA 6 Acroceratoelastoidose de Oswaldo Costa. Lesões papulosas, acastanhadas e simétricas ao longo da margem lateral da mão.

ACROCERATOSE VERRUCIFORME

Nelson Aguilar Aguilar • Loan Towersey

=	Sinonímia	Acroceratose verruciforme de Hopf, doença de Darier acral.
	Epidemiologia	Doença rara, descrita por Hopf em 1931. Surge ao nascimento, na infância ou na idade adulta, muitas vezes associada à doença de Darier.
	Etiologia	De herança autossômica dominante, causada pela mutação heterozigota P602L no gene *ATP2A2*, com a perda da capacidade de transporte de cálcio do retículo sarcoendoplasmático, semelhante à doença de Darier, o que faz pensar que ambas as doenças sejam transtornos alélicos.
	Clínica	São pápulas planas com superfície verrucosa, de cor acastanhada ou cor da pele. Localizam-se no dorso das mãos e dos pés (Figuras 1 e 2) e, algumas vezes, nos joelhos e cotovelos. Pode estar acompanhada de alterações ungueais e ceratodermia pontuada nas palmas. Pode ocorrer isoladamente ou acompanhando a doença de Darier.
	Diagnóstico	A histopatologia mostra hiperceratose, com aumento da camada granulosa e proliferação de células epidérmicas sem disceratose. Ocorre alongamento das cristas epidérmicas e papilomatose em "torre de igreja". Na dermatoscopia podem-se observar áreas brancas homogêneas irregulares, zonas com rede branca e aparência empedrada.
≠	Diagnóstico diferencial	Doença de Darier, verruga plana, epidermodisplasia verruciforme, líquen nítido, líquen plano e nevo epidérmico.
	Tratamento	Criocirurgia, retinoides sistêmicos (acicretina), retirada por *shaving* ou curetagem e ablação com *laser* são tratamentos utilizados.

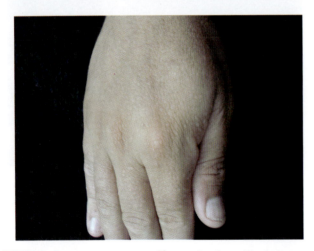
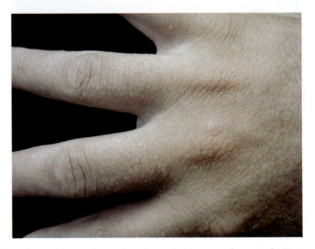

FIGURA 1 Acroceratose verruciforme. Lesões milimétricas, cor da pele, no dorso das mãos de paciente com doença de Darier.

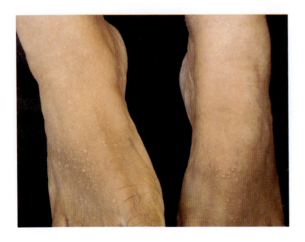

FIGURA 2 Acroceratose verruciforme. Lesões papulosas no dorso dos pés, cujo exame histopatológico revelou "torres de igreja".

ACRODERMATITE ENTEROPÁTICA

Aline Soares de Sousa • Cassio Dib

	Sinonímia	Deficiência de zinco hereditária.
	Epidemiologia	Doença rara, sem preferência por etnia ou gênero. A prevalência mundial é de 1/500.000 habitantes.
	Etiologia	Doença hereditária autossômica recessiva devida à mutação no gene *SCL39A4*, no *locus* cromossômico 8q24.3, que codifica o transportador de zinco Zip 4, resultando em menor capacidade de absorção intestinal de zinco. Estima-se que, em um adulto normal, 27 a 65% do zinco ingerido sejam absorvidos, enquanto nesses pacientes a taxa seria de apenas 2 a 3%.
	Clínica	O quadro geralmente se inicia após o desmame ou antes disso, no caso de prematuridade. Caracteriza-se pela tríade composta por dermatite periacral e periorificial, alopecia e diarreia, porém vale ressaltar que apenas 20% dos casos são compostos pela tríade composta. As lesões podem ser vesicobolhosas, evoluindo com crostas e erosões (Figuras 1 a 3), ou podem ter aspecto psoriasiforme (Figuras 4 a 7). Localizam-se preferentemente nas áreas periorificiais (perioral, ao redor do nariz, olhos e genitália), mãos e pés, bem como sobre eminências ósseas. Pode haver alterações nos pelos (como alopecia de couro cabeludo, sobrancelhas e cílios), mucosas (queilite angular) e alterações ungueais como paroníquia ou distrofia. As lesões cutâneas apresentam dificuldade de cicatrização. Associados ao quadro, podemos encontrar diarreia, fotofobia, mudança de comportamento, retardo de crescimento, perda de peso e quadros recorrentes de infecções bacterianas e fúngicas. Quadro semelhante pode ter início na idade adulta, em situações de carência alimentar ou quadros disabsortivos. Nos adultos, por interrupção da reposição de zinco, podem surgir quadros de dermatite seborreica e erupção acneiforme (Figura 8).
	Diagnóstico	Dosagem de zinco e de fosfatase alcalina séricos evidenciando valores diminuídos, e dosagem sérica de cobre elevada. Prova terapêutica com zinco oral ou parenteral, devendo ocorrer melhora clínica em 1 a 2 semanas, sendo que a diarreia cessa geralmente em 24 h. Em caso de dúvida, testes de absorção de zinco usando radioisótopos (Zn^{65} ou Zn^{69m}) ou pesquisa do gene mutado podem ser realizados.
	Diagnóstico diferencial	Deficiência de zinco adquirida, histiocitose de células de Langerhans, leucinose (doença do xarope de bordo), eczema seborreico, dermatite atópica, dermatite das fraldas, psoríase, glucagonoma, acrodermatite acidêmica, deficiência de arginina, deficiência de biotina, pelagra, epidermólise bolhosa, fibrose cística, candidíase generalizada, doença celíaca e raras genodermatoses.
	Tratamento	Reposição de zinco elementar 1 a 2 mg/kg/dia, que pode ser na forma de gliconato de zinco, monometionina de zinco (zinco quelado), óxido de zinco e citrato de zinco. Em média um indivíduo adulto saudável necessita de 15 mg/dia de zinco elementar que pode ser adquirido por uma alimentação balanceada rica em proteínas animais. Paciente com acrodermatite enteropática necessita de suplementação de 70 mg de zinco elementar, além de dieta rica em proteínas animais. A biodisponibilidade de zinco mediante gliconato de zinco e zinco quelado é melhor, porém o sulfato de zinco é a via preconizada pela literatura, apesar de provocar maior irritabilidade gastrintestinal. A suplementação de zinco pode ser administrada por via oral ou parenteral como sulfato de zinco (22,5 mg de zinco elementar/100 mg), acetato de zinco (30 mg de zinco elementar/100 mg), óxido de zinco (80 mg de zinco elementar/100 mg), zinco quelado (21 mg de zinco elementar/100 mg). O gliconato de zinco é categoria B na gravidez, e sulfato de zinco é categoria C. O tratamento deve ser diário e pelo resto da vida, e o acompanhamento deve ser feito mediante exames laboratoriais a cada 3 a 6 meses de zinco sérico, cobre e fosfatase alcalina.

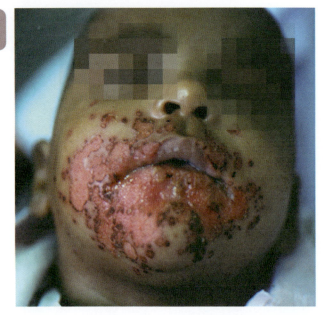

FIGURA 1 Acrodermatite enteropática. Erosões e crostas periorais em um lactente. (Cortesia da Dra. Ana Mósca.)

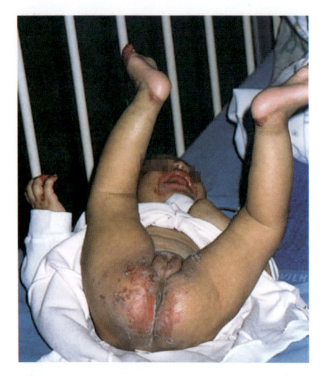

FIGURA 2 Acrodermatite enteropática. Erosões e crostas perianais, periorais (periorificial), sobre a eminência óssea do calcâneo, além de lesões nos quirodáctilos e pododáctilos em lactente. (Cortesia da Dra. Ana Mósca.)

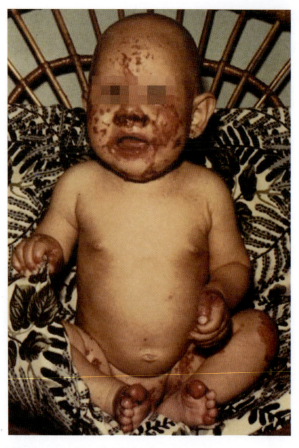

FIGURA 3 Acrodermatite enteropática. Criança com lesões eritematocrostosas em face, área das fraldas e extremidades antes da reposição de zinco.

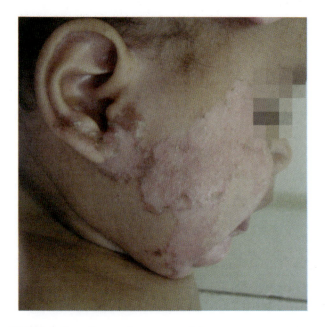

FIGURA 4 Acrodermatite enteropática. Lesões eritematodescamativas na face de lactente.

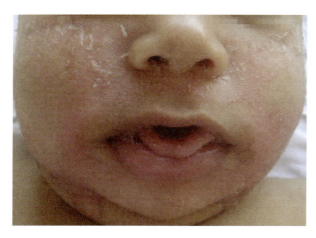

FIGURA 5 Acrodermatite enteropática. Lesões eritemato-descamativas extensas na face, ao redor de boca e nariz, estendendo-se até o pescoço.

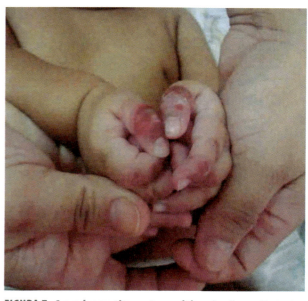

FIGURA 7 Acrodermatite enteropática. Lesões eritemato-descamativas nas mãos, acompanhando lesões similares nos pés e na face.

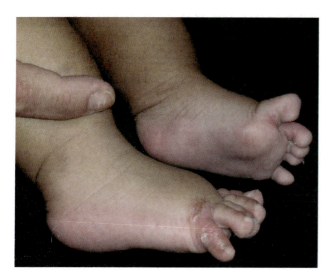

FIGURA 6 Acrodermatite enteropática. Lesões eritemato-descamativas nos pés.

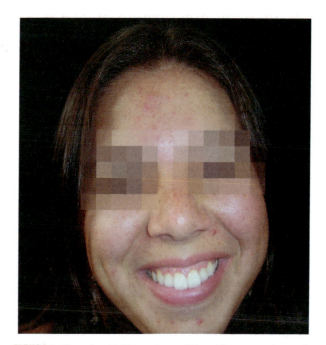

FIGURA 8 Acrodermatite enteropática. Mesma paciente da Figura 3, na fase adulta, com quadro de dermatite seborreica e erupção acneiforme por interrupção temporária do uso de zinco.

AFECÇÕES DA CAVIDADE ORAL

Bruna Lavinas Sayed Picciani • Geraldo de Oliveira Silva-Junior • Karla Bianca Fernandes da Costa Fontes • Marília Heffer Cantisano

Introdução

A mucosa oral pode ser acometida por diversas lesões, podendo representar alterações locais ou as primeiras manifestações de doenças sistêmicas; portanto, é imprescindível para o dermatologista o conhecimento dessas alterações para um diagnóstico correto e precoce.

Na odontologia, o especialista em estomatologia é responsável por prevenção, diagnóstico, prognóstico e tratamento das doenças próprias da boca e suas estruturas anexas e das manifestações bucais de doenças sistêmicas, bem como por diagnóstico e prevenção de doenças sistêmicas (Figura 1). Como a dermatologia, a odontologia é uma especialidade dinâmica e em constante aprimoramento, que exige do profissional conhecimento diversificado e atualizado, principalmente, para o manejo adequado das lesões orais.

Dentro deste contexto, abordaremos, neste capítulo, as lesões orais mais frequentes na clínica diária, próprias da mucosa oral ou as que representam manifestações de doenças sistêmicas, destacando a importância do exame físico minucioso e as características diagnósticas e terapêuticas. As lesões abordadas neste capítulo estão apresentadas da seguinte maneira:

- Alterações do desenvolvimento e variações da normalidade
  - Grânulos de Fordyce
  - Leucoedema
  - Língua fissurada
  - Língua pilosa
  - Melanose fisiológica
  - Tórus mandibular e palatino
  - Varicosidades (varizes)
- Distúrbios orais potencialmente malignos e carcinoma de células escamosas oral
  - Carcinoma de células escamosas oral
  - Eritroplasia
  - Leucoplasia
  - Queilite actínica
- Doenças infecciosas
  - Candidíase
  - Herpes-vírus simples
  - Paracoccidioidomicose
- Lesões dos tecidos mole e vascular
  - Fibroma ossificante periférico
  - Granuloma piogênico
  - Hiperplasia fibrosa focal
  - Hiperplasia fibrosa inflamatória
  - Malformação vascular | Hemangioma
- Lesões pigmentadas da mucosa oral (enegrecidas)
  - Mácula melanótica oral
  - Nevo melanocítico adquirido
- Lesões por agentes químicos e físicos
  - Complicações orais do tratamento antineoplásico
  - Melanose do fumante
  - *Morsicatio buccarum*
  - Osteonecrose por medicamento
  - Queilite esfoliativa
  - Tatuagem por amálgama
  - Ulcerações traumáticas
- Manifestações orais de doenças dermatológicas
  - Eritema multiforme
  - Língua geográfica
  - Líquen plano
  - Lúpus eritematoso
  - Pênfigo vulgar
  - Penfigoide das membranas mucosas
- Sialodenopatias
  - Alterações inflamatórias e infecciosas
    - Parotidite epidêmica
    - Sialometaplasia necrosante
  - Alterações obstrutivas
    - Fenômeno de extravasamento de muco
    - Rânula
    - Sialolitíase
  - Doença imunologicamente mediada
    - Síndrome de Sjögren
  - Tumores das glândulas salivares
    - Adenocarcinoma polimorfo de baixo grau
    - Adenoma pleomórfico.

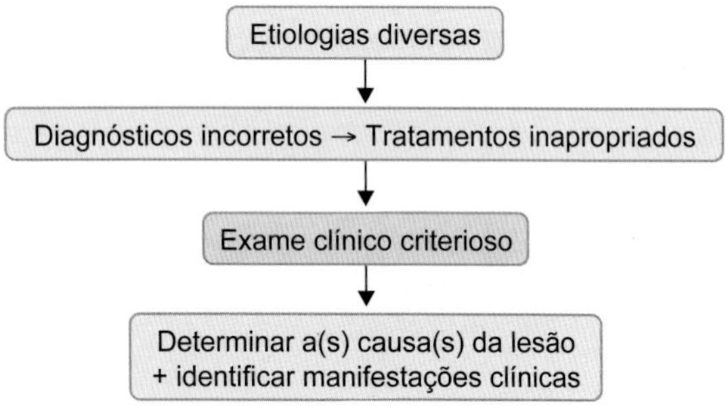

Exame físico

O exame físico é parte fundamental do exame clínico, visto que complementa a anamnese e contribui para a obtenção do diagnóstico e para o estabelecimento do tratamento e do prognóstico do paciente. De maneira geral, é importante que todas as suas etapas sejam sistematizadas com o intuito de que nenhuma região ou estrutura deixe de ser avaliada e que o profissional lance mão de todos os recursos semiotécnicos possíveis (inspeção, palpação, auscultação, percussão e olfação) para que nenhuma alteração, por menor que seja, passe despercebida. Assim, divide-se o exame físico em geral e locorregional, e este subdivide-se em intraoral e extraoral.

Exame físico geral

No contexto do atendimento odontológico de pacientes com doenças dermatológicas, torna-se imperativo um minucioso exame geral, visto que as alterações em pele e sistêmicas podem estar intimamente relacionadas com sua principal queixa oral.

No exame geral o profissional, por meio de ectoscopia ou avaliação global do paciente, pode observar alguns parâmetros

FIGURA 1 Diagrama. Importância de um exame clínico minucioso para o diagnóstico correto das afecções da cavidade oral.

```
Etiologias diversas
        ↓
Diagnósticos incorretos → Tratamentos inapropriados
        ↓
Exame clínico criterioso
        ↓
Determinar a(s) causa(s) da lesão
+ identificar manifestações clínicas
```

essenciais, como sexo, estado geral de saúde, postura, deambulação, fácies, alterações na pele e em anexos cutâneos, fala e nível de consciência no primeiro contato com o indivíduo. Em um segundo momento, dados antropométricos como peso e altura podem ser obtidos, além dos sinais vitais (frequência cardíaca, frequência respiratória, pressão arterial e temperatura).

Exame físico locorregional extraoral

Durante a realização do exame físico extraoral (Figura 2), todas as estruturas na região de cabeça e pescoço devem ser examinadas, pois alterações nestes locais podem estar intimamente relacionadas com a condição oral do paciente. Portanto, face, olhos, articulação temporomandibular (ATM) e músculos da mastigação, glândulas salivares, pescoço e cadeias linfáticas craniocervicais, além da função dos nervos cranianos, devem ser avaliados (Figura 3), conforme descrito a seguir.

▶ Face

O aspecto geral do rosto do paciente pode ser indicativo de determinadas doenças ou condições clínicas; dito isto, toda a pele da fronte, pálpebras, ponte nasal e asas do nariz, região malar, perioral, auricular, palpebral, submentoniana e cervical devem ser inspecionadas. Além disso, alterações em pelos e de formato da cabeça devem ser registradas.

▶ Olhos

Após eversão das pálpebras, tanto suas superfícies mucosas internas como o globo ocular podem ser examinados. A presença de fendas nas pálpebras (colobomas) é sugestiva da síndrome de Treacher-Collins, por exemplo, assim como os simbléfaros (cicatrizes entre as conjuntivas palpebral e bulbar) são indicativos de doenças dermatomucosas, como o penfigoide das membranas

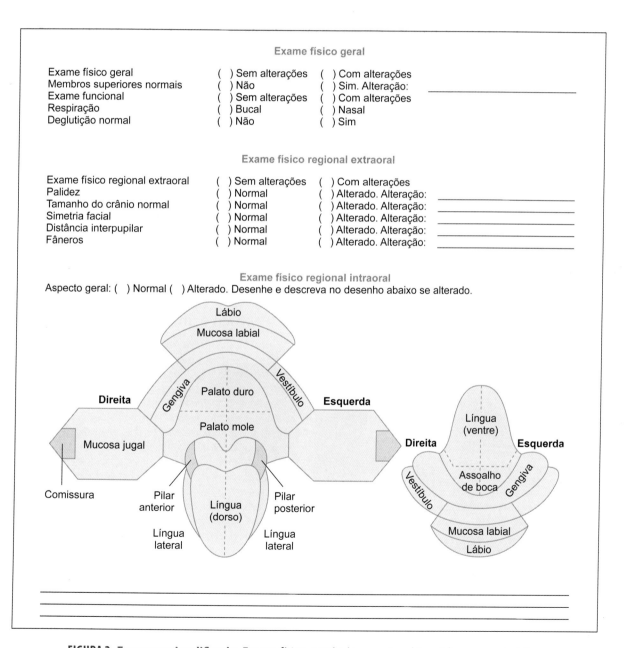

FIGURA 2 Esquema simplificado. Exame físico geral e locorregional inserido em prontuário.

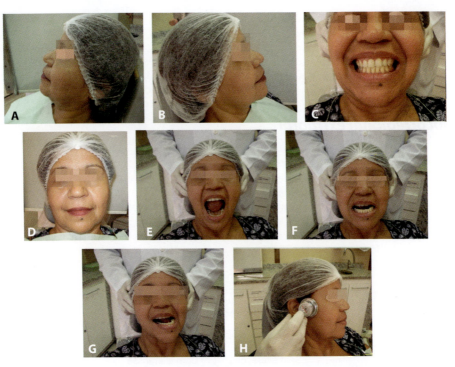

FIGURA 3 Metodologia do exame físico extraoral. Avalia as estruturas da cabeça e do pescoço. **A** e **B.** Demonstração de inspeção de cabeça, face e pescoço bilateralmente. **C.** Avaliação inicial da articulação temporomandibular (ATM) com a paciente em máxima intercuspidação habitual (mordida profunda), enquanto o examinador realiza a palpação da ATM. **D.** Examinador verifica as condições da ATM em posição de repouso. **E.** Avaliação da ATM com os movimentos em abertura máxima da cavidade oral. **F** e **G.** Avaliação com movimentos de lateralidade esquerda e direita, respectivamente. **H.** Posicionamento do estetoscópio na área da cápsula articular da ATM para auscultá-la.

mucosas. Ademais, alterações de coloração da esclera, como em pacientes ictéricos, são indicativas de alterações hepáticas.

▶ ATM e músculos da mastigação

A ATM e os músculos da mastigação devem ser inspecionados e palpados sempre bilateralmente em busca de possíveis disfunções. Inicia-se a avaliação da ATM mediante aferição da abertura máxima interincisal. Além disso, o padrão de abertura e fechamento e os movimentos excursivos devem ser avaliados, observando-se a presença de ruídos e desvios. Os côndilos e os músculos da mastigação (masseter, temporal, pterigóideos medial e lateral) devem ser palpados em busca de alterações. A inspeção e a palpação do masseter, por exemplo, pode demonstrar sua hipertrofia, o que sugere bruxismo.

▶ Glândulas salivares

As glândulas salivares são examinadas mediante inspeção e palpação em busca de tumefações, nódulos e alterações quantitativas e qualitativas do fluxo salivar. Deve-se proceder à secagem dos orifícios de todos os ductos das glândulas antes da realização da palpação. A parótida pode ser palpada por meio da pressão digital da glândula, posicionando-se os dedos à frente do pavilhão auricular e, com a outra mão, pressionando-a contra o ramo mandibular. Já o ducto de Stensen é mais bem palpado com a boca fechada, observando-se o volume do fluxo salivar e possíveis alterações em sua coloração e viscosidade. As glândulas submandibulares e sublinguais são palpadas bimanualmente, posicionando-se uma das mãos nas regiões submandibular e submentoniana, respectivamente, e pressionando-as com os dedos da mão oposta através do assoalho de boca. Alterações de forma e volume das glândulas salivares podem estar presentes em processos infecciosos, neoplasias benignas ou malignas ou em processos obstrutivos dos ductos (sialolitíase); já as alterações de fluxo e características salivares podem ocorrer em condições como a síndrome de Sjögren.

▶ Pescoço e linfonodos craniocervicais

O pescoço deve ser examinado inicialmente por meio da observação do paciente de frente, em busca de assimetrias e tumefações. Posteriormente as cadeias cervicais da cabeça e do pescoço devem ser levemente palpadas, com o profissional posicionando-se pela frente ou, preferencialmente, por trás do paciente, mediante pressão digital dos linfonodos com os dedos indicador e médio contra as estruturas mais rígidas adjacentes (Figura 4). Geralmente, os linfonodos examinados são os submentonianos, submandibulares, parotídeos, pré-auriculares, mastóideos e occipitais, além dos linfonodos cervicais superficiais, jugulodigástricos. Deve-se ter em mente que os objetivos do exame das cadeias linfáticas são a identificação e a descrição das características dos linfonodos palpáveis com vistas à diferenciação entre linfonodomegalias inflamatórias e neoplásicas (Quadro 1).

▶ Nervos cranianos

Alterações da sensibilidade geral e da mobilidade facial são indicativas de lesões nos nervos periféricos ou nos gânglios e núcleos do sistema nervoso central (SNC); portanto, a avaliação dos nervos trigêmeo e facial deve ser realizada, visto que as alterações podem estar associadas a inúmeras doenças neoplásicas, inflamatórias ou processos degenerativos do SNC. A simetria facial, o movimento

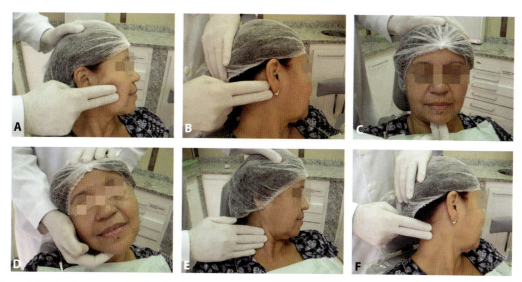

FIGURA 4 **Metodologia de palpação dos linfonodos. A.** Linfonodos parotídeos. **B.** Linfonodos auriculares. **C.** Linfonodos submentonianos. **D.** Linfonodos submandibulares. **E.** Linfonodos cervicais. **F.** Linfonodos occipitais.

Quadro 1 Características dos linfonodos inflamatórios e neoplásicos.

Característica	Volume	Consistência	Mobilidade	Dor
Inflamatório	Aumentado	Firme	Móvel	Presente
Neoplásico	Aumentado	Pétreo	Fixo	Ausente

das pálpebras e a mobilidade da boca do paciente ao falar, por exemplo, devem ser observados, com o intuito de identificar possíveis alterações de função do nervo facial. A sensibilidade geral pode ser avaliada por meio de um leve toque com um objeto, como uma pluma, nas regiões inervadas pelos ramos no nervo trigêmeo.

Exame físico locorregional intraoral

O exame físico intraoral (ver Figura 2) deve ser sistematizado, de maneira que nenhuma região anatômica da cavidade oral deixe de ser examinada. De maneira geral, deve-se solicitar ao paciente que remova as próteses ou qualquer outro dispositivo que esteja na cavidade oral em uso, e que uma boa fonte de iluminação esteja disponível para auxiliar a detecção de qualquer alteração. A seguir serão apresentadas as estruturas que devem ser inspecionadas (Figura 5).

▶ Lábios, mucosa labial e vestíbulo bucal

Ainda com a boca fechada, observam-se forma, coloração, textura, contorno e simetria dos lábios. Posteriormente solicita-se ao

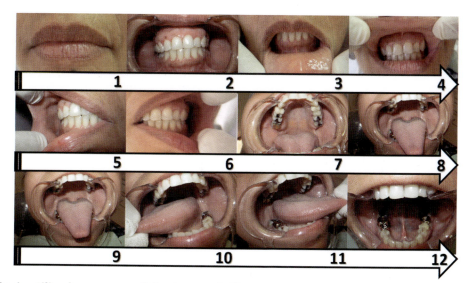

FIGURA 5 **Sequência utilizada no exame físico intraoral.** Observar que a utilização da numeração é uma sugestão para acompanhamento da inspeção de toda a mucosa oral.

paciente que abra ligeiramente a boca e everte-se cada um dos lábios para exame da mucosa labial. Em seguida, com uma das mãos apreende-se o lábio do paciente, e com o indicador da outra mão, palpa-se todo o fundo de vestíbulo (superior e inferior) em busca de possíveis alterações.

▶ Mucosa jugal

Solicita-se ao paciente que abra a boca aproximadamente até a metade da abertura máxima. Inspecionam-se a coloração e a integridade da mucosa. Localiza-se o ducto de Stensen (na altura dos primeiros molares superiores) e examinam-se sua forma e volume, realizando-se posteriormente a palpação do mesmo em busca de alguma alteração em sua consistência ou presença de sialólitos.

▶ Rebordos alveolares e gengivas

Com o paciente com os dentes em oclusão, afasta-se a mucosa jugal com o auxílio de uma espátula de madeira, e inspeciona-se e palpa-se a região em busca de alterações de volume e forma, como no caso das exostoses, por exemplo. As gengivas são avaliadas quanto a cor, volume e presença ou não de sangramento, pois certas classes de medicamentos, como imunossupressores, determinados anti-hipertensivos e anticonvulsivantes, podem induzir à hiperplasia gengival medicamentosa.

▶ Língua e assoalho de boca

Com o auxílio de uma gaze, traciona-se a língua pelo seu ápice e, expondo o seu dorso, observam-se as formas e a quantidade de papilas filiformes e fungiformes nos dois terços anteriores e das papilas circunvaladas no terço posterior, pois a despapilação da língua pode estar associada a deficiências nutricionais. Posteriormente, traciona-se a língua para um dos lados para inspeção das bordas laterais, em que se observa a presença das papilas foliáceas na região posterior, que são por vezes confundidas com lesões neoplásicas. Finalmente, traciona-se a língua para cima, evidenciando-se seu dorso, no qual podem ser detectadas varicosidades em pacientes mais idosos. Ainda com a língua nesta posição, inspeciona-se e palpa-se bidigitalmente todo o assoalho de boca, avaliando-se o freio lingual e as carúnculas sublinguais.

▶ Palato duro, palato mole, istmo das fauces e trígono retromolar

Com o paciente com a boca próximo à abertura máxima e a cabeça levemente inclinada para trás, inspeciona-se e palpa-se todo o palato duro, avaliando sua coloração, forma e textura. No seu terço anterior, observam-se as rugosidades palatinas; e na linha mediana, a rafe palatina, além do tórus palatino em alguns indivíduos. Segue-se examinando a região posterior, identificando-se o limite entre palato duro e palato mole, mediante solicitação da emissão da vogal "a" pelo paciente. Identifica-se a úvula, que em alguns casos pode apresentar-se bífida, e segue-se a inspeção do istmo das fauces (pilares anterior e posterior) e do trígono retromolar.

▶ Dentes

Por fim, avaliam-se os dentes quanto às possíveis alterações de número (comum em diversas síndromes), forma, tamanho e estrutura, além de possíveis lesões cariosas.

Considerações gerais

Apesar das inúmeras regiões e estruturas que existem para serem avaliadas durante o exame físico, é fundamental que cada uma delas seja metodicamente examinada, pois informações fundamentais para diagnóstico, elaboração do plano de tratamento e prognóstico são obtidas nesta fase e, em conjunto com os dados da anamnese, estabelecem as diretrizes para todo o manejo odontológico do paciente.

Alterações do desenvolvimento e variações da normalidade

A cavidade oral, na maioria das vezes, pode apresentar variações de forma, cor ou consistência que não significam necessariamente alguma alteração de ordem patológica. Entretanto, o exame físico minucioso da cavidade oral irá descartar se tal alteração se faz presente meramente como alteração morfológica sem haver necessariamente perda da função. Apresentaremos a seguir as variações de normalidade mais frequentes na cavidade oral.

Grânulos de Fordyce

=	**Sinonímia**	Glândulas sebáceas ectópicas.
📈	**Epidemiologia**	Ocorrem em 70 a 80% da população, sendo mais comuns em adultos do que em crianças.
❓	**Etiologia**	São glândulas sebáceas ectópicas encontradas na mucosa oral, mais comuns em adultos que em crianças, provavelmente como resultado de fatores hormonais; a puberdade parece estimular o seu desenvolvimento.
👁	**Clínica**	Clinicamente apresentam-se como pápulas de coloração amarelada e de pequeno diâmetro (1 mm, aproximadamente). Os grânulos apresentam-se distribuídos principalmente em mucosa jugal (Figura 6) e vermelhão do lábio superior.
🔍	**Diagnóstico**	O diagnóstico é clínico e, por serem assintomáticos, em geral seu aspecto clínico é característico, não sendo necessário biopsia para o diagnóstico.
≠	**Diagnóstico diferencial**	Cisto linfoepitelial oral e lipoma oral. Ocasionalmente, os grânulos de Fordyce podem se hiperplasiar ou formar pseudocistos preenchidos por queratina. Os tumores que se originam destas glândulas são extremamente raros.
💊	**Tratamento**	Representam uma variação anatômica normal e, por serem assintomáticos, não é indicado nenhum tratamento.

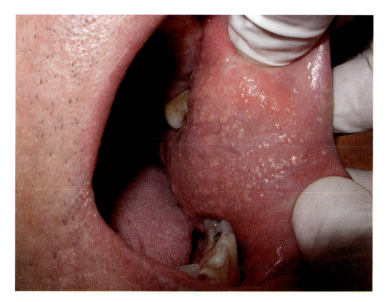

FIGURA 6 Grânulos de Fordyce. Visualização em toda a mucosa jugal.

Leucoedema

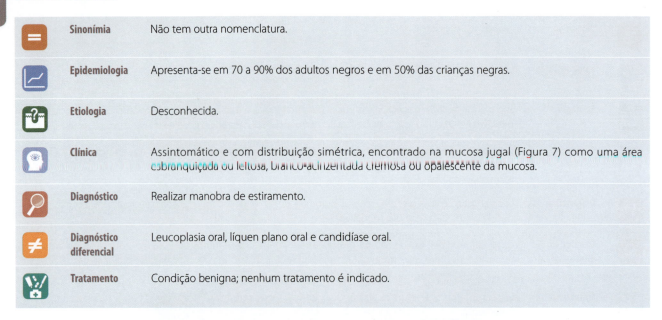

=	Sinonímia	Não tem outra nomenclatura.
	Epidemiologia	Apresenta-se em 70 a 90% dos adultos negros e em 50% das crianças negras.
	Etiologia	Desconhecida.
	Clínica	Assintomático e com distribuição simétrica, encontrado na mucosa jugal (Figura 7) como uma área esbranquiçada ou leitosa, branco-acinzentada cremosa ou opalescente da mucosa.
	Diagnóstico	Realizar manobra de estiramento.
≠	Diagnóstico diferencial	Leucoplasia oral, líquen plano oral e candidíase oral.
	Tratamento	Condição benigna; nenhum tratamento é indicado.

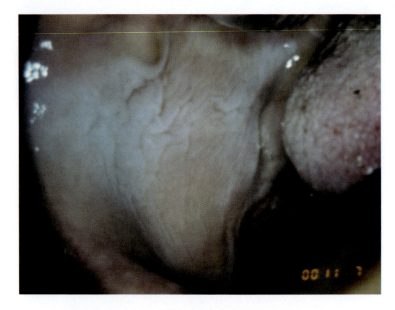

FIGURA 7 Leucoedema. Ocorrência em mucosa jugal.

Língua fissurada

=	**Sinonímia**	Língua escrotal e língua plicata.
📈	**Epidemiologia**	Condição comum em adultos, afeta ambos os sexos, com prevalência relatada de 5 a 30%. Em crianças menores de 10 anos, apresenta frequência de 2%.
❓	**Etiologia**	A etiologia ainda é incerta, porém a hereditariedade parece ter um papel significativo. Evidências apontam que esta condição pode ter tanto caráter poligênico quanto autossômico dominante com penetrância incompleta. Fatores ambientais e idade também podem contribuir para seu desenvolvimento.
👁	**Clínica**	Caracteriza-se por sulcos profundos ou fissuras nas superfícies dorsal e lateral da língua (Figura 8), frequentemente assintomática. Várias condições têm sido relatadas e associadas à língua fissurada, incluindo psoríase, anemia perniciosa, níveis séricos baixos de vitamina A, diabetes melito, síndrome de Melkersson-Rosenthal, língua geográfica e algumas doenças imunologicamente mediadas.
🔍	**Diagnóstico**	O diagnóstico em geral é clínico, sendo necessário investigar se existe associação com alguma doença sistêmica.
≠	**Diagnóstico diferencial**	Língua geográfica, candidíase.
💊	**Tratamento**	O paciente deve ser orientado a escovar a língua, pois os restos alimentares podem atuar como fonte de irritação. Em caso de ardência, deve ser investigada a presença de candidíase; se detectada, instituir terapia antifúngica tópica. Caso não haja infecção associada, e o paciente relate sintoma, pode ser utilizada a laserterapia de baixa potência, infravermelho (808 nm), potência de 100 mW, 4J de energia e tamanho do *spot* de 0,028 cm^2.

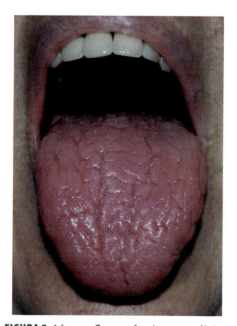

FIGURA 8 Língua fissurada. Aspecto clínico.

Língua pilosa

=	Sinonímia	Língua pilosa negra, língua saburrosa.
	Epidemiologia	A língua pilosa é encontrada em cerca de 0,5% dos adultos. Ainda que a causa seja discutível, muitas pessoas afetadas são fumantes inveterados.
	Etiologia	Esta condição representa aumento na produção de queratina ou decréscimo na descamação normal de queratina. Outros possíveis fatores associados incluem: terapêutica com antibióticos, higiene oral deficiente, debilitação geral, radioterapia, uso de bochechos com antiácidos ou oxidantes, proliferação de bactérias ou fungos.
	Clínica	A língua pilosa é caracterizada por acentuado acúmulo de queratina nas papilas filiformes da superfície dorsal da língua (Figura 9), resultando em uma aparência semelhante a cabelos. A língua pilosa afeta mais comumente a parte mediana anterior às papilas circunvaladas, espalhando-se para as bordas laterais e anteriores. As papilas alongadas comumente são castanhas, amarelas ou negras, como resultado do crescimento de bactérias cromogênicas, pigmentos do tabaco ou alimentos. Algumas vezes, grande parte do dorso da língua pode estar envolvida.
	Diagnóstico	Como o diagnóstico pode ser facilmente feito pela aparência clínica, a biopsia é desnecessária, na maioria dos casos.
≠	Diagnóstico diferencial	Candidíase atrófica papilar central, candidíase pseudomembranosa.
	Tratamento	Não existe um tratamento específico; a correta higienização da língua pode ajudar na eliminação de restos alimentares e pigmentos que se acumulam por entre as papilas, além de ajudar na descamação da queratina.

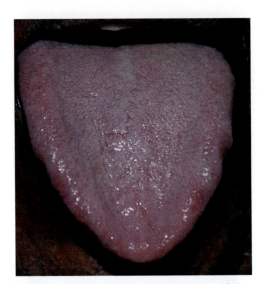

FIGURA 9 Língua pilosa. Aspecto característico.

Melanose fisiológica

=	**Sinonímia**	Melanose racial, pigmentação melânica racial, pigmentação melânica fisiológica, melanoplaquia.
	Epidemiologia	Alteração de cor, sem predileção por sexo, encontrada com maior prevalência em indivíduos negros, mas pode acometer orientais e indivíduos turcos e espanhóis, por exemplo.
	Etiologia	Esta pigmentação é adquirida geneticamente. A quantidade e a distribuição dos grânulos de melanina são determinadas por vários genes. Fatores físicos, químicos e hormonais podem aumentar a quantidade de melanina.
	Clínica	Mancha enegrecida na mucosa oral, sendo geralmente simétrica e com limites bem definidos. A gengiva inserida (Figura 10) é a região anatômica com maior prevalência; contudo, essa alteração pode ocorrer em qualquer região de mucosa da cavidade oral, como lábio, língua, palato etc.
	Diagnóstico	O diagnóstico é clínico.
≠	**Diagnóstico diferencial**	Melanose do fumante, pigmentação da mucosa oral relacionada a drogas, pigmentação associada a síndromes (síndrome de Peutz-Jeghers e doença de Addison)
	Tratamento	Não há necessidade de tratamento; em alguns pacientes, por motivos estéticos, pode ser realizada sua remoção.

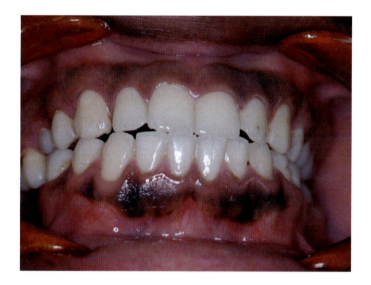

FIGURA 10 **Melanose fisiológica.** Distribuição em toda a área de gengiva vestibular inserida.

Tórus mandibular e palatino

=	Sinonímia	Exostoses mandibular e palatina.
	Epidemiologia	Uma pequena predileção pelo sexo masculino tem sido notada. Estudos indicam que o tórus palatino é mais comum que o mandibular, variando entre 9 e 60%.
	Etiologia	Multifatorial, podendo ser um traço autossômico dominante, ou fatores ambientais, como estresse mastigatório.
	Clínica	Clinicamente se caracterizam por massa óssea revestida por mucosa normal. • Tórus palatino: exostose comum que ocorre na linha média do palato duro, medindo menos de 2 cm de diâmetro (Figura 11 A) • Tórus mandibular: exostose comum que se desenvolve ao logo da superfície lingual da mandíbula (Figura 11 B).
	Diagnóstico	O aspecto clínico é característico, não sendo a biopsia necessária para o diagnóstico.
≠	Diagnóstico diferencial	Exostoses vestibulares, exostoses palatinas (tubérculos palatinos), exostose subpôntica reacional.
	Tratamento	Em pacientes edêntulos, a remoção cirúrgica pode ser necessária para acomodar a prótese ou em caso de ulcerações recorrentes que interfiram na função oral.

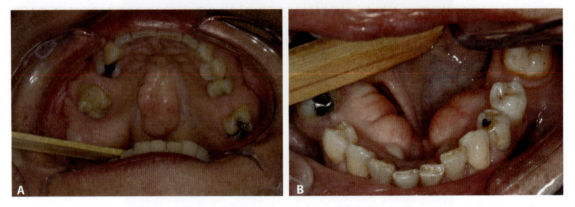

FIGURA 11 Tórus mandibular e palatino. Principais alterações de desenvolvimento da mucosa oral. **A.** Tórus palatino. **B.** Tórus mandibular multilobulado.

Varicosidades (varizes)

=	Sinonímia	Varicosidades linguais, variculosidades linguais, varicosidades sublinguais.
📈	Epidemiologia	Constituem uma condição comum em indivíduos com mais de 60 anos de idade.
❓	Etiologia	Degeneração relacionada à idade, ocorrendo perda do tônus do tecido conjuntivo que suporta os vasos.
👁	Clínica	Observam-se vasos de pequeno e médio calibres, de coloração azul-violácea, múltiplos, sendo que a presença de vasos isolados é uma condição rara, podendo estar distribuídos pela mucosa oral, mas muito mais frequentes em assoalho oral e ventre de língua (Figura 12). Não apresentam qualquer sintoma e geralmente são achados ocasionais em exames de rotina.
🔍	Diagnóstico	O diagnóstico é clínico, devendo ser consideradas idade do paciente, manifestações sistêmicas e varicosidades em outras regiões do corpo, como a presença de varizes nos membros inferiores.
≠	Diagnóstico diferencial	Artéria de calibre persistente.
💊	Tratamento	Não há necessidade de tratamento.

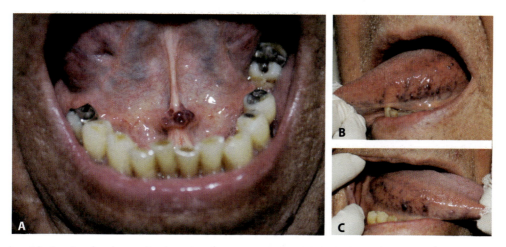

FIGURA 12 Varicosidades (varizes). Localização variada em cavidade oral. **A.** Papilas sublinguais. **B** e **C.** No ventre e na borda lateral da língua.

Distúrbios orais potencialmente malignos e carcinoma de células escamosas oral

Os distúrbios orais potencialmente malignos merecem importante destaque, uma vez que são lesões que apresentam risco de desenvolvimento de carcinoma de células escamosas oral (CCEO) em uma área de lesão precursora clinicamente definida ou em mucosa oral clinicamente normal. Por isso é fundamental um minucioso exame clínico, a fim de identificar o perfil do paciente, as etiologias associadas e a evolução da lesão para que se possam realizar o manejo adequado e os corretos diagnóstico e tratamento.

Nesse contexto, a realização de biopsia em pacientes com esses distúrbios pode ser fundamental para avaliar a possibilidade de se tratar de um CCEO já instalado ou identificar a presença e a gradação histopatológica da displasia epitelial para nortear o tratamento. Diante disso, vale ressaltar que, quando há lesão extensa que apresente variação clínica, pode-se optar por realizar a biopsia em mais de uma área, no intuito de maior abrangência e/ou mapeamento da lesão. Ainda assim, é fundamental que o profissional remova uma ou mais partes representativas da lesão, em boa profundidade, para viabilizar o diagnóstico, incluindo amostra de tecido adjacente clinicamente saudável.

Segundo a Organização Mundial da Saúde (2017), os distúrbios orais potencialmente malignos são: leucoplasia, eritroplasia, eritroleucoplasia, fibrose submucosa oral, disceratose congênita, ceratose do tabaco sem fumaça, lesão palatina associada ao fumo invertido, candidíase crônica, líquen plano, lúpus eritematoso discoide, glossite sifilítica e queilite actínica. Levando-se em consideração o perfil da população brasileira e a prevalência na rotina clínica, serão abordadas leucoplasia, eritroplasia e queilite actínica, além do carcinoma de células escamosas oral.

Levando-se em consideração a importância dos distúrbios orais potencialmente malignos e do CCEO, um diagnóstico correto e rápido deve ser realizado para, então, iniciar o tratamento a fim de não comprometer o prognóstico e a sobrevida do paciente.

Carcinoma de células escamosas oral

Sinonímia Carcinoma espinocelular, carcinoma epidermoide.

Epidemiologia Neoplasia maligna epitelial mais comum da boca. Estimam-se 14.700 casos novos de câncer de boca, sendo 11.200 em homens e 3.500 em mulheres, correspondendo, respectivamente, à 5ª e à 12ª posição (sem considerar as neoplasias malignas de pele não melanoma) para cada ano do biênio 2018-2019.
O câncer de boca é uma denominação que inclui todas as neoplasias malignas que acometem os lábios e a cavidade oral e, dentre estas, o carcinoma de células escamosas (CCE) representa aproximadamente 90 a 94%.
Acomete, principalmente, homens a partir dos 50 anos de idade. No entanto, tem-se observado aumento na incidência em pacientes mais jovens, com idade inferior a 40 anos. Nesse contexto, acredita-se que o CCE em adultos jovens pode apresentar etiologia e comportamento distintos.
O perfil dos pacientes com CCE de lábio é semelhante ao da queilite actínica (QA) e a afecção geralmente é diagnosticada em estágio precoce, apresentando índice de cura maior que 80%.

Etiologia O CCE intraoral apresenta etiologia multifatorial, exibindo ação conjunta de fatores extrínsecos e intrínsecos. Diante disso, os principais agentes etiológicos são: tabaco nas suas diversas apresentações (cigarro, charuto, cachimbo, fumo de rolo, tabaco sem fumaça e, atualmente, o narguilé), sachê de betel, maconha (controverso), bebidas alcoólicas e colutórios contendo álcool, exposição aos agentes fenólicos, deficiência de ferro (especialmente, grave e crônica), deficiência de vitamina A, sífilis (estágio terciário), infecção por *Candida*, infecção por vírus oncogênicos (papilomavírus humano) e imunossupressão.
Além destes fatores, ressalta-se a associação com a deficiência nutricional com uma dieta pobre em alimentos antioxidantes, proteínas, vitaminas e minerais e rica em gorduras.
Outro fator a ser discutido é o *status* bucal, uma vez que alguns microrganismos bucais em indivíduos com higiene bucal deficiente possuem a capacidade de metabolizar álcool em acetaldeído, aumentando o risco de desenvolvimento de CCE.
A predisposição e a suscetibilidade genética possuem papel importante, e estudos têm revelado numerosas alterações moleculares, incluindo ativação de oncogenes e inativação de genes supressores tumorais.
Já o CCE de lábio apresenta a exposição crônica à radiação ultravioleta como o principal agente etiológico.

Clínica O quadro clínico pode variar apresentando aspecto exofítico (Figura 13), endofítico (Figura 14), leucoplásico, eritroplásico e eritroleucoplásico (Figura 15). Nesse contexto, vários carcinomas de células escamosas orais têm sido precedidos por distúrbios potencialmente malignos.
O padrão exofítico pode apresentar superfície irregular, lobular, vegetante, fungiforme, papilar ou verrucosa. No endofítico, o principal padrão de crescimento é caracterizado por uma área central ulcerada, irregular, com borda elevada e mal delimitada.
A palpação endurecida e a fixação da lesão aos tecidos subjacentes com perda da mobilidade normal são sinais sugestivos de malignidade. Outras características podem ser a ausência de cicatrização do alvéolo dentário após exodontia ou da mucosa, mobilidade dentária sem causa aparente, parestesia sem causa aparente, disfagia e linfadenomegalia.
A dor não é um indicador confiável, uma vez que as lesões iniciais são, geralmente, assintomáticas.
Quando acomete o osso subjacente, caracteriza-se como uma imagem radiotransparente com aspecto de "roído de traça", com margens irregulares e mal delimitadas.
O CCEO se dissemina por meio da drenagem linfática para os linfonodos do pescoço, o que demonstra a importância da palpação das cadeias ganglionares bilateralmente, principalmente da região do pescoço, a fim de identificar linfadenomegalia firme, fixa e indolor.
O CCE labial está geralmente associado à QA, assim como também pode se localizar em área de apoio do cigarro, charuto ou cachimbo. Clinicamente, apresenta-se como uma úlcera indolor, de superfície crostosa e com bordas endurecidas (Figura 16).

Diagnóstico Na presença de lesão suspeita de CCEO, a biopsia deve ser imediatamente realizada. Exames complementares podem auxiliar, juntamente ao exame físico, na seleção da área de biopsia como: teste do azul de toluidina, cromoscopia com solução de lugol, videoroscopia, testes ópticos, testes de quimiluminescência e técnica de banda estreita com filtros ópticos.
Dependendo do local anatômico, exames por imagem (radiografia, tomografia computadorizada e ressonância magnética) ajudam a delinear a extensão do tumor.
Após a confirmação histopatológica de CCEO, faz-se necessário realizar o estadiamento pelo sistema tumor-linfonodos-metástase (TNM).
Alguns pesquisadores acreditam que a citopatologia pode ser utilizada como método diagnóstico de rotina de malignidade e de CCEO, pois apresenta boa concordância diagnóstica com o exame histopatológico.

Diagnóstico diferencial — Dependendo da apresentação clínica do CCE intraoral, vários diagnósticos diferenciais podem ser considerados, como: doenças fúngicas profundas (paracoccidioidomicose, histoplasmose), doenças bacterianas (tuberculose e sífilis), lesões traumáticas, outras neoplasias malignas (adenocarcinomas, sarcomas e linfomas), sialometaplasia necrosante e granulomatose de Wegener.
Quanto ao CCE de lábio, a QA e o ceratoacantoma constituem os principais diagnósticos diferenciais.

 Tratamento — Dependendo do estadiamento TNM e da localização da lesão, o tratamento do CCE intraoral pode ser mediante excisão cirúrgica ampla, radioterapia e quimioterapia isoladas ou em associação.
Já o CCE de lábio apresenta comportamento biológico menos agressivo e, geralmente, o tratamento é realizado por excisão cirúrgica, tipicamente uma ressecção em cunha com margem de segurança.
Pesquisas recentes têm utilizado a terapia fotodinâmica para tratamento de CCE superficialmente invasor. Além disso, os pacientes precisam ser orientados quanto à necessidade de interrupção dos hábitos viciosos que possam ser fatores de risco.
O acompanhamento periódico do paciente é fundamental para avaliar recidiva ou outros tumores primários.

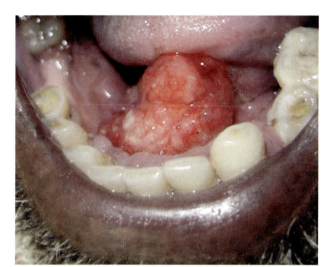

FIGURA 13 Carcinoma de células escamosas oral. Nódulo séssil, de superfície lobular, vermelho, sangrante, assintomático no assoalho da boca.

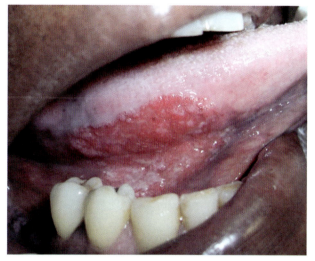

FIGURA 15 Carcinoma de células escamosas oral. Lesão eritroleucoplásica que exibe úlcera rasa com superfície granular, vermelha, entremeada por placas brancas, mal delimitada em borda lateral, ventre de língua e assoalho da boca do lado direito.

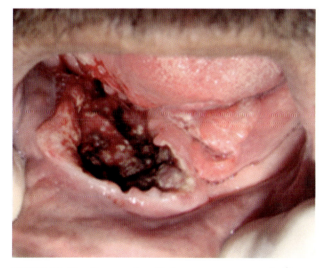

FIGURA 14 Carcinoma de células escamosas oral. Úlcera profunda, irregular, vermelha, sangrante, exibindo áreas de necrose, com bordas elevadas e endurecidas, mal delimitada, sintomática na mucosa do rebordo alveolar, estendendo-se para o assoalho da boca.

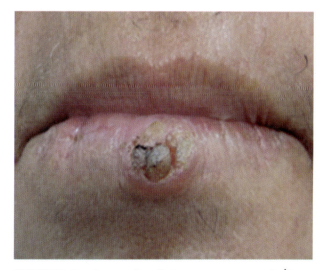

FIGURA 16 Carcinoma de células escamosas oral. Úlcera de superfície crostosa, indolor e com bordas endurecidas no limite dermatomucoso do lábio inferior.

Eritroplasia

=	Sinonímia	Eritroplasia de Queyrat.
	Epidemiologia	É uma lesão incomum com prevalência entre 0,02 e 0,83%. Acomete preferencialmente homens entre a 6ª e a 7ª década de vida. Apresenta elevado potencial de transformação maligna e, na verdade, cerca de 90% das eritroplasias já apresentam displasia epitelial grave, carcinoma *in situ* ou CCEO.
	Etiologia	Sua etiologia ainda é bem discutida, mas parece ser semelhante à etiologia do CCEO, apresentando forte associação com tabaco e álcool.
	Clínica	Mácula eritematosa plana ou levemente deprimida, ou placa eritematosa, brilhante, bem delimitada, geralmente exibindo superfície lisa. No entanto, a superfície também pode ser irregular, granular (Figura 17) e entremeada com áreas brancas de leucoplasia, denominada eritroleucoplasia (Figura 18). Geralmente, é assintomática, porém pode apresentar ardência e queimação.
	Diagnóstico	O diagnóstico é clínico mediante exclusão de outras lesões vermelhas, e a biopsia é mandatória. Da mesma forma que na leucoplasia, a videoroscopia, os testes ópticos e de quimiluminescência associados ou não ao teste de azul de toluidina podem ser utilizados, tanto para auxiliar no diagnóstico clínico quanto para orientação da área mais intensamente alterada para a biopsia. É também um diagnóstico de exclusão de outras lesões que se apresentem clinicamente eritematosas e/ou histopatologicamente com ausência de queratina e com atrofia epitelial (frequentemente) sem nenhuma outra característica específica. Alguns autores consideram a eritroplasia um carcinoma *in situ*. Trabalhos evidenciaram que a técnica de banda estreita com filtros ópticos avaliou a microvascularização e forneceu informações complementares para identificação de displasia epitelial de alto grau, carcinoma *in situ* e CCEO em lesões orais eritroplásicas.
≠	Diagnóstico diferencial	CCEO, candidíase eritematosa, eritema/erosão/úlcera traumática, líquen plano (erosivo e atrófico), lesão de origem vascular (hemangioma, malformação vascular ou variz), estomatite aftosa recorrente, queimadura, lúpus eritematoso, estomatite protética (quando presente na mucosa em íntimo contato com próteses removíveis), reações alérgicas da mucosa à administração sistêmica de fármacos, estomatite alérgica de contato e sarcoma de Kaposi.
	Tratamento	Levando-se em consideração que a grande maioria das eritroplasias apresenta displasia epitelial, pode-se optar por excisão cirúrgica, ablação a *laser*, eletrocirurgia e criocirurgia, com atenção para a margem de segurança. A terapia fotodinâmica tem demonstrado bons resultados. A lesão apresenta elevada taxa de recidiva, necessitando de acompanhamento periódico por longo período após tratamento.

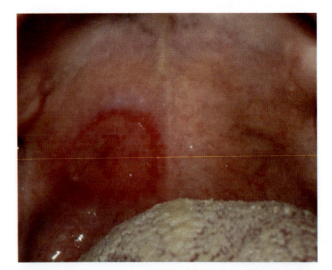

FIGURA 17 Eritroplasia. Mácula vermelha, bem circunscrita, brilhante, de superfície granular, bem delimitada, assintomática, na mucosa do palato mole.

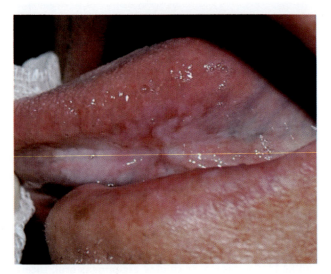

FIGURA 18 Eritroleucoplasia. Lesão mista de formato irregular, difusa, mal delimitada, exibindo mácula e placa branca entremeadas com áreas vermelhas no lado esquerdo do ventre da língua.

Leucoplasia

=	**Sinonímia**	Leucoceratose.
📈	**Epidemiologia**	Representa cerca de 85% dos distúrbios orais potencialmente malignos, com taxa de transformação maligna global de 1 a 2%. Apresenta maior predileção por homens acima de 40 anos, exibindo aumento da prevalência com a idade.
	Etiologia	Vários fatores etiológicos podem estar associados, como: tabaco; álcool (controverso); erva sanguinária; radiação ultravioleta (leucoplasia da semimucosa labial) e microrganismos como *Treponema pallidum* (sífilis), *Candida albicans* (candidíase – incerto) e papilomavírus humano (sua relação direta ainda permanece incerta).
	Clínica	Mancha ou placa branca, não destacável, geralmente assintomática, homogênea ou não, podendo apresentar os seguintes aspectos: leve ou delgada (Figura 19); espessa (Figura 20); nodular ou granular (Figura 21); verruciforme ou verrucosa (Figura 22).
🔍	**Diagnóstico**	O aspecto clínico é fundamental para esse diagnóstico, devendo-se identificar os agentes etiológicos durante a anamnese e descartar possíveis agentes irritantes crônicos. Após os procedimentos para descartar os possíveis diagnósticos clínicos diferenciais, a biopsia é realizada na tentativa de descartar outros diagnósticos histopatológicos diferenciais e avaliar a presença e a graduação histopatológica de displasia epitelial. Como exames complementares, pode-se recorrer a outros métodos para auxiliar no diagnóstico e/ou na escolha do local clinicamente mais alterado para a biopsia, como a videoroscopia, os testes ópticos que avaliam a autofluorescência tecidual e a quimiluminescência.
≠	**Diagnóstico diferencial**	Como a leucoplasia é um termo clínico, faz-se necessário pensar nos possíveis diagnósticos clínicos de uma mancha ou placa branca e realizar manobras para descartar tais hipóteses. Os principais diagnósticos diferenciais podem variar de acordo com a localização da lesão e podem ser: ceratose traumática/friccional, candidíase pseudomembranosa, *morsicatio* (se estiver localizada em área de mordiscamento crônico), candidíase crônica hiperplásica (existe controvérsia se esta lesão pode, na verdade, ser uma candidíase superposta a uma leucoplasia preexistente), líquen plano oral (reticular, papular ou em placa), lesão liquenoide, carcinoma verrucoso e CCEO.
	Tratamento	Várias terapias têm sido propostas para tratamento da leucoplasia, entre elas: excisão cirúrgica, ablação a *laser*, eletrocirurgia, criocirurgia, administração de derivados de ácidos retinoicos e terapia fotodinâmica. Vale ressaltar que uma adequada orientação do paciente para interrupção de agentes etiológicos, como o tabaco, deve ser exaustivamente enfatizada. Substâncias como retinol, vitamina A, vitamina C, betacaroteno e licopeno têm sido sugeridas como estratégia para reduzir ou até mesmo evitar a progressão da leucoplasia, porém a eficácia dessa quimioprevenção ainda permanece questionável. Após o tratamento da leucoplasia, torna-se fundamental o acompanhamento trimestral, uma vez que a taxa global de recidiva da lesão após tratamento varia de 10 a 35%.

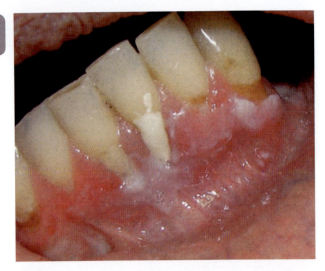

FIGURA 19 Leucoplasia delgada. Placas brancas, de superfície lisa, formato irregular, não destacáveis, assintomáticas, na gengiva vestibular anterior.

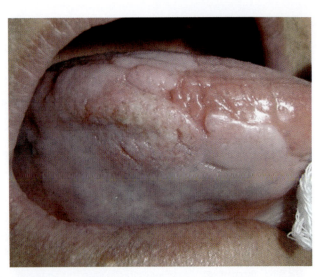

FIGURA 20 Leucoplasia espessa. Placa branca homogênea, bem circunscrita, de superfície corrugada, bem delimitada, assintomática, na borda lateral direita da língua.

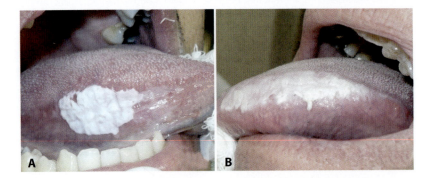

FIGURA 21 Leucoplasia granular. A. Placa branca difusa, de formato irregular, exibindo superfície lisa e com superfície granular central, bem delimitada, assintomática, em borda lateral, ventre e dorso do lado direito da língua. **B.** Placa branca extensa, exibindo ora superfície lisa, ora superfície corrugada, assintomática, na borda lateral esquerda da língua.

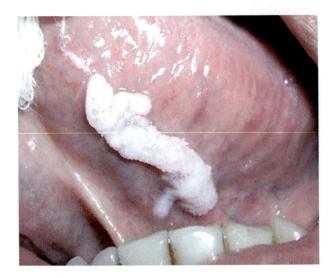

FIGURA 22 Leucoplasia verrucosa. Placa branca extensa, irregular, de superfície verrucosa, bem delimitada, assintomática, no lado esquerdo do ventre da língua.

Queilite actínica

A queilite actínica (QA) pode apresentar as formas aguda ou crônica. Em virtude de comportamentos distintos, este capítulo abordará a forma crônica.

=	**Sinonímia**	Queilite solar, queilose actínica, queilose solar.
	Epidemiologia	Lesão comum, com perfil bastante característico, acometendo preferencialmente homens de pele clara (fotótipos I e II de Fitzpatrick), acima de 45 anos e, principalmente, com exposição solar crônica em virtude de atividade laboral ao ar livre. Os sinais clínicos são mais observados a partir da 5ª década de vida; no entanto, cada vez mais crianças e adultos jovens que se expõem cronicamente ao sol vêm exibindo QA precocemente. Geralmente, o paciente apresenta histórico de exposição ao sol sem proteção por mais de 10 anos, muitas vezes associada ao tipo de atuação profissional em ambiente externo. Considerando que a latitude geográfica determina a intensidade da radiação ultravioleta que o local recebe, em algumas regiões a QA é o distúrbio oral potencialmente maligno mais prevalente. Apresenta potencial de transformação para carcinoma de células escamosas de 6 a 10%.
	Etiologia	Exposição crônica e excessiva à radiação ultravioleta da luz solar em indivíduos com ocupações ou atividades ao ar livre. Fatores como condição socioeconômica, condições sistêmicas predisponentes, estilo de vida e tabagismo também podem influenciar o desenvolvimento da lesão.
	Clínica	Refere-se, essencialmente, a uma ceratose actínica que acomete a semimucosa labial, preferencialmente a inferior, decorrente da exposição prolongada e crônica à radiação ultravioleta do sol. De modo geral, as lesões se desenvolvem de forma sutil, lenta e insidiosa. Diante disso, muitos pacientes negligenciam a condição, atribuindo as alterações ao envelhecimento. A QA pode ser localizada ou difusa, acometendo toda a extensão da semimucosa labial, preferencialmente a inferior. Possui aspecto bastante heterogêneo e apresentação clínica variável, podendo exibir ressecamento, descamação, atrofia, edema intermitente e áreas hipocrômicas ou acinzentadas e máculas castanhas. Casos mais acentuados podem exibir fissuras, crostas, máculas ou placas brancas, áreas eritematosas, erosão, úlcera, sangramento e apagamento do limite dermatomucoso (Figura 23). Lesões ulceradas, nodulares, em crostas ou endurecidas à palpação persistentes podem ser indicativas de carcinoma de células escamosas. Quanto aos sintomas, a QA geralmente é assintomática, mas pode haver sensação de secura, queimação, prurido e dor. Existem classificações clínicas da QA, e uma classificação proposta por Miranda & Dias sugere a seguinte categorização: • Inicial: ressecamento, descamação, aumento difuso do volume dos lábios, mancha acastanhada e eritema • Estabelecida: alterações anteriores além de fissura, lesão branca, erosão, crosta, apagamento focal do limite dermatomucoso e perda da elasticidade • Avançada: úlcera, apagamento difuso do limite dermatomucoso, endurecimento e aumento focal do volume dos lábios. O mapeamento da semimucosa labial por meio de um diagrama que divide o lábio em áreas bem definidas é importante para localizar precisamente as alterações clínicas e comparar a evolução durante o acompanhamento do paciente.
	Diagnóstico	Existem divergências acerca da forma de estabelecimento do diagnóstico, uma vez que alguns profissionais consideram apenas as características clínicas, e outros requerem também a presença de alterações histopatológicas características da QA. A QA, por ser uma lesão insidiosa, muitas vezes não apresenta correspondência entre as apresentações clínica e histopatológica. Nesse contexto, a biopsia torna-se fundamental para avaliar a presença e a gradação da displasia epitelial ou até mesmo a presença de um CCEO já instalado. Diante disso, alguns exames complementares podem ser utilizados para auxiliar na avaliação da gravidade da lesão, assim como na identificação da melhor área para biopsia, como a videoroscopia, testes ópticos que avaliam a autofluorescência tecidual (Figura 24 B) e o microscópio confocal.
≠	**Diagnóstico diferencial**	Visto que a QA pode exibir características clínicas variadas e muitas vezes inespecíficas, pode haver semelhança e diagnóstico diferencial com outras alterações clínicas labiais, como carcinoma de células escamosas, ressecamento labial, queimaduras térmicas, prurigo actínico, líquen plano e outros tipos de queilite, incluindo a esfoliativa, por lúpus, glandular, granulomatosa e de contato.

Tratamento

O tratamento varia de acordo com a gravidade da lesão, e têm sido descritas diversas terapias, sendo as principais: excisão cirúrgica (vermelhectomia), eletrocirurgia, criocirurgia, ablação a *laser* de CO_2, *laser* Er:YAG, terapia fotodinâmica (Figura 24 A e C), dermoabrasão e aplicações tópicas de 5-fluoruracila, imiquimode, diclofenaco 3% em gel e *peeling* com ácido tricloroacético a 50%.

Independentemente do tratamento, uma vez diagnosticada a QA, o paciente deve ser imediatamente orientado a adotar rigoroso cuidado quanto ao melhor horário de exposição solar, evitando o intervalo entre 10 e 16 horas (fator de difícil controle quando relacionado à atividade laboral), além de usar diariamente protetores solares cutâneo e labial (priorizar com FPS de no mínimo 30 e com vitamina E) e bonés ou chapéus de aba longa.

Vale ressaltar que, em razão do caráter difuso da QA e da possibilidade de transformação maligna, é fundamental o acompanhamento clínico periódico do paciente.

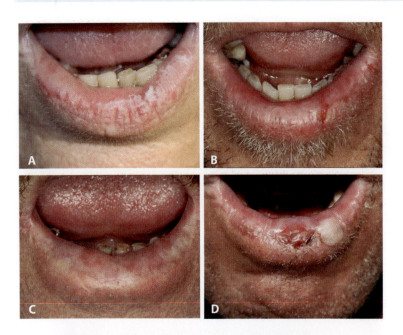

FIGURA 23 Queilite actínica. **A.** Semimucosa labial inferior levemente heterogênea, exibindo placa branca extensa e áreas eritematosas. **B.** Semimucosa labial inferior heterogênea, exibindo descamação, áreas hipocrômicas, fissuras, erosões, crosta e perda do limite dermatomucoso. **C.** Semimucosa labial inferior heterogênea, exibindo atrofia, áreas hipocrômicas e eritematosas e perda do limite dermatomucoso. **D.** Semimucosa labial inferior heterogênea, exibindo atrofia, descamação, edema, placa branca, úlcera, crosta e perda do limite dermatomucoso.

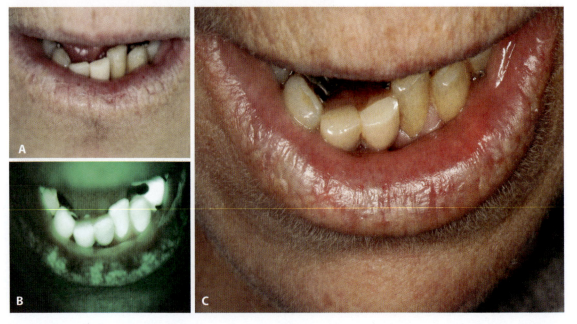

FIGURA 24 Queilite actínica. **A.** Queilite actínica antes da terapia fotodinâmica. Semimucosa labial inferior atrófica, heterogênea, com áreas hipocrômicas e eritematosas e perda do limite dermatomucoso. O exame histopatológico revelou displasia epitelial grave. **B.** Autofluorescência tecidual por meio do sistema de fluorescência óptica por imagem de campo amplo. Semimucosa labial inferior exibindo padrão heterogêneo de perda e aumento da fluorescência. **C.** Semimucosa labial inferior após duas sessões de terapia fotodinâmica com metilaminolevulinato, exibindo semimucosa menos heterogênea e mais lubrificada. O exame histopatológico revelou remissão completa da displasia epitelial.

Doenças infecciosas
Candidíase

	Sinonímia	Candidose e moniliáse.
	Epidemiologia	Infecção fúngica oral mais comum em humanos, sendo a *Candida albicans* a espécie mais encontrada nesta lesão. Anteriormente era considerada uma infecção que afetava apenas pacientes imunocomprometidos; entretanto, atualmente diversos fatores podem desencadear o desenvolvimento dessas doenças em pacientes clinicamente imunocompetentes.
	Etiologia	Aproximadamente 50% dos indivíduos abrigam *Candida* na microflora oral normal, residindo como comensais. A transição do estado comensal para patogênico está associada a fatores de virulência do microrganismo, ambiente da cavidade oral e fatores predisponentes/sistema imunológico do hospedeiro. Diversos fatores podem predispor à candidíase, como: diabetes melito, antibióticos de amplo espectro, imunossupressores, imunodepressão, má higiene de prótese oral e hipossalivação
	Clínica	A candidíase oral pode apresentar apenas um único tipo ou mais de uma forma. As formas clínicas da candidíase oral (Figura 25) são: • Pseudomembranosa (sapinho): placas brancas destacáveis, sintomáticas, comuns em mucosa jugal, língua e palato. Forma associada a crianças, imunossupressão e antibioticoterapia • Eritematosa: mancha vermelha comum no dorso da língua, com sensação de ardência. Forma relacionada com antibioticoterapia, hipossalivação e imunossupressão • Glossite romboidal mediana (atrofia papilar central): mancha vermelha na linha média, região posterior do dorso da língua, assintomática • Queilite angular: fissuras e eritema na comissura labial. Associada à perda da dimensão vertical, que pode ocorrer em idosos, em que há acúmulo de saliva na região. Em 20% dos casos, representa uma infecção bacteriana, estando associada apenas ao *Staphylococcus aureus* • Multifocal crônica: manchas vermelhas podendo apresentar placas brancas destacáveis em região posterior do palato e dorso da língua • Estomatite protética: eritema e petéquias no palato na área de contato com a prótese removível, geralmente assintomática • Hiperplásica: placas brancas não removíveis à raspagem, assintomáticas, frequentemente na região anterior da mucosa jugal • Mucocutânea: grupo de distúrbios raros, em que há infecção mucocutânea crônica por *Candida*, relacionada com algum distúrbio imunológico. Caracteriza-se por placas brancas não destacáveis.
	Diagnóstico	O diagnóstico em geral é feito com base na história e nas características clínicas da doença. Em casos atípicos, pode ser necessária a coleta de material para cultura, exame citopatológico ou exame histopatológico.
	Diagnóstico diferencial	Língua geográfica, líquen plano, eritroplasia, lúpus eritematoso, lesões traumáticas e deficiência de vitamina B_{12}.
	Tratamento	O tratamento pode ser realizado por meio da utilização de antifúngicos tópicos ou sistêmicos. A história médica e a forma/intensidade da lesão oral definem o fármaco a ser utilizado. A nistatina solução é o fármaco mais empregado no tratamento da candidíase oral; entretanto, a suspensão contém açúcar, devendo ser utilizada com cautela em pacientes com hipossalivação devido ao risco do desenvolvimento de cáries, e é relativamente contraindicada para pacientes diabéticos. Somado a isso, sabe-se que a suspensão é relativamente ineficaz devido ao curto tempo de contato com a mucosa oral. Deste modo, o miconazol na forma de gel 20 mg/mℓ vem sendo empregado. Quando necessário empregar o tratamento sistêmico, pode-se utilizar um comprimido de fluconazol 150 mg/dia durante 5 a 10 dias. A terapia fotodinâmica com solução de azul de metileno 0,01% associada a *laser* de baixa potência (*laser* de InGaAlP, 660 nm, 4 J, 142 J/cm^2, 100 mW, 40 s, *spot* 0,028 cm^2/ponto) vem sendo utilizada, principalmente, nos casos de estomatite protética.

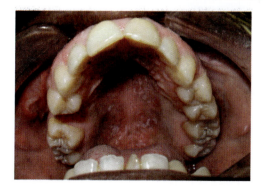

FIGURA 25 Candidíase. Múltiplas áreas brancas removíveis à raspagem associadas a áreas vermelhas localizadas no palato; quadro característico de infecção por *Candida* sp.

Herpes-vírus simples

=	**Sinonímia**	Não tem outra nomenclatura.
	Epidemiologia	As lesões orais são decorrentes de infecção pelo herpes-vírus simples, principalmente do tipo 1 (HSV-1) ou herpes-vírus humano 1 (HHV-1). A prevalência varia de 20 a 33% da população, aumentando gradualmente desde a infância, chegando a 70% em adultos. Em 90% dos casos, a inoculação inicial provoca infecção assintomática.
	Etiologia	Causado por dois vírus da família herpes-vírus humano, o HSV-1 e o HSV-2. O HSV-1 é frequentemente transmitido durante a infância, enquanto o HSV-2 é transmitido em idades mais avançadas, pelo contato sexual. Geralmente o HSV-1 é mais encontrado nas lesões orais e periorais, e o HSV-2, nas lesões genitais. Os seres humanos são os únicos reservatórios naturais para esses vírus.
	Clínica	A primoinfecção herpética, também denominada gengivoestomatite herpética primária, frequentemente ocorre entre 6 meses e 5 anos de idade, iniciando-se por mal-estar geral, febre, irritabilidade, perda de apetite e linfadenopatia. Após este quadro, surgem vesículas por toda a mucosa oral, que se rompem e formam úlceras recobertas por pseudomembrana. A gengiva apresenta-se edemaciada e eritematosa. Em 5 a 14 dias, espera-se regressão do quadro. Após esta infecção, o herpes-vírus simples permanece latente nos gânglios sensoriais e pode reativar de acordo com as alterações imunológicas e outros fatores desencadeantes. O herpes simples recidivante geralmente surge na adolescência, ocorrendo declínio dos surtos após os 25 anos. Em mais de 50% dos casos, as lesões são precedidas por um período de 6 a 24 h de pródromo, em que o paciente relata prurido, ardência e formigamento no local em que surgirão as vesículas (Figura 26). Estas lesões, sintomáticas, tendem a coalescer e romper rapidamente, formando úlceras, que cicatrizam cobertas por uma crosta dentro de 2 dias. O local mais acometido é o lábio; entretanto, pode acometer a mucosa ceratinizada, como gengiva inserida e palato duro.
	Diagnóstico	O diagnóstico em geral é feito com base na história e nas características clínicas da doença. Em casos atípicos, pode ser necessária a coleta de material para exame citopatológico ou histopatológico.
≠	**Diagnóstico diferencial**	Eritema multiforme, estomatite aftosa recorrente, herpes-zóster.
	Tratamento	O tratamento na maioria dos casos é paliativo, com alívio dos sintomas. Em alguns casos, principalmente na fase prodrômica, podem ser utilizados os medicamentos antivirais, como o aciclovir 5% creme. Em casos graves, o aciclovir 200 mg comprimido, 5 vezes/dia, por 5 a 7 dias, pode ser ministrado. Devido à maior biodisponibilidade do valaciclovir em relação ao aciclovir, alguns autores recomendam o uso deste fármaco, sendo prescrito 1 comprimido de 500 mg a cada 12 h durante 5 dias. Os outros fármacos antivirais para administração sistêmica (fanciclovir, ganciclovir, valganciclovir e foscarnete) são reservados para pacientes imunossuprimidos. A terapia fotodinâmica com solução de azul de metileno 0,01% associada a *laser* de baixa potência é uma opção eficaz. Entretanto, as vesículas devem ser drenadas antes da aplicação do corante e do *laser*; pois a aplicação do *laser* nas vesículas pode aumentar a proliferação viral, agravando o quadro.

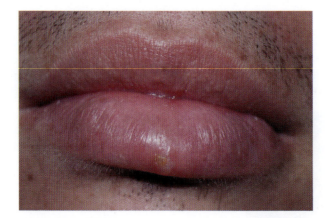

FIGURA 26 Herpes-vírus simples. Vesículas localizadas no vermelhão do lábio inferior, características de infecção por herpes simples tipo 1.

Paracoccidioidomicose

=	Sinonímia	Blastomicose sul-americana e micose de Lutz.
📈	Epidemiologia	Infecção fúngica profunda comum na América do Sul, com predileção por homens de meia-idade e com atividade rural.
❓	Etiologia	Causada pelo fungo *Paracoccidioides brasiliensis*, que, ao ser inalado, provoca infecção pulmonar, que pode se espalhar por via hematogênica ou linfática.
💭	Clínica	As lesões orais ocorrem em 80% dos casos, podendo constituir o primeiro sinal da doença. Caracteriza-se por úlceras moriformes com aspecto granuloso e pontos hemorrágicos, frequentemente em gengiva, lábio, palato e língua (Figura 27).
🔍	Diagnóstico	O diagnóstico é realizado com base na história, nas características clínicas da doença e no exame histopatológico. A citopatologia oral também pode ser utilizada para o diagnóstico.
≠	Diagnóstico diferencial	Doença periodontal, carcinoma de células escamosas, blastomicose.
💊	Tratamento	O tratamento depende da gravidade, incluindo o uso de fármacos antifúngicos, como fluconazol, cetoconazol, itraconazol e anfotericina B, e deve ser sempre realizado pelo médico do paciente.

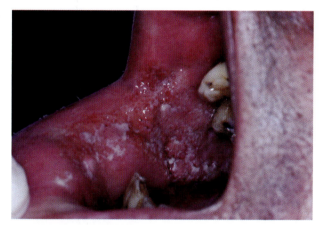

FIGURA 27 Paracoccidioidomicose. Úlcera com pontos avermelhados de aspecto semelhante ao de amora, localizada na mucosa jugal, de evolução lenta e assintomática.

Lesões dos tecidos mole e vascular
Fibroma ossificante periférico

=	**Sinonímia**	Fibroma cemento-ossificante periférico.
	Epidemiologia	Lesão comum, que ocorre frequentemente em adolescentes e adultos jovens, com predileção pelo sexo feminino.
	Etiologia	Representa uma lesão reacional em resposta a fatores irritantes locais. Alguns autores relatam que algumas dessas lesões representam a evolução do granuloma piogênico e que sofrem maturação fibrosa e mineralização.
	Clínica	Ocorre exclusivamente na gengiva e caracteriza-se por nódulo de superfície lisa, coloração que varia de rosa a vermelho, frequentemente originando-se da papila interdental (Figura 28).
	Diagnóstico	O diagnóstico em geral é feito com base nas características clínicas e histopatológicas da doença. No exame radiográfico periapical, podem ser observados pontos radiopacos de calcificação.
≠	**Diagnóstico diferencial**	Hiperplasia fibrosa focal, granuloma periférico de células gigantes, granuloma piogênico.
	Tratamento	O tratamento consiste na incisão cirúrgica, e o profissional deve identificar e remover o fator de irritação. A taxa de recidiva é de 8 a 16%.

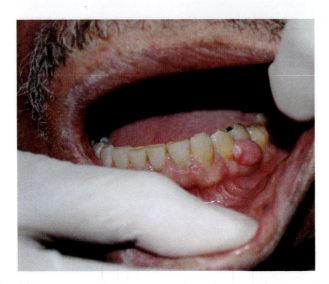

FIGURA 28 Fibroma ossificante periférico. Nódulo exofítico na gengiva.

Granuloma piogênico

=	**Sinonímia**	Hemangioma capilar lobular (termo reservado para tumores vasculares verdadeiros).
	Epidemiologia	Lesão comum, que ocorre frequentemente em crianças e adultos jovens, com predileção pelo sexo feminino. Este fato pode ser justificado pelos hormônios femininos que causam efeitos vasculares.
	Etiologia	Representa um processo proliferativo não neoplásico, altamente vascularizado, em resposta a fatores irritantes locais (biofilme, traumatismo, hormônios). Durante a gravidez, há aumento na frequência, possivelmente devido à elevação dos níveis de estrogênio, situação em que é chamado de granuloma ou tumor gravídico.
	Clínica	Caracteriza-se por nódulo de superfície lisa ou lobulada, eritematosa, com base pediculada, indolor, mas sangrante ao toque (Figura 29). Algumas lesões podem apresentar a superfície ulcerada recoberta por pseudomembrana. Em 75% dos casos, acomete a gengiva, em geral a gengiva superior e anterior. Outras localizações comuns são língua, mucosa jugal e mucosa labial.
	Diagnóstico	O diagnóstico em geral é feito com base nas características clínicas e histopatológicas da doença.
≠	**Diagnóstico diferencial**	Hiperplasia fibrosa focal, fibroma ossificante periférico, lipoma.
	Tratamento	O tratamento consiste na incisão cirúrgica, apresentando rara recidiva. O profissional deve identificar e remover o fator de irritação. A taxa de recidiva é alta durante a gravidez, e alguns casos podem regredir espontaneamente após o parto; então, sugere-se definir o tratamento após o parto.

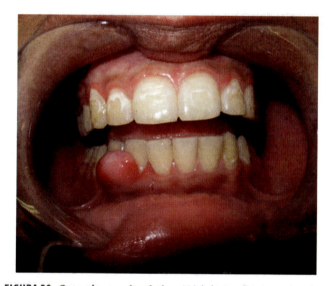

FIGURA 29 **Granuloma piogênico.** Nódulo exofítico na gengiva.

Hiperplasia fibrosa focal

=	Sinonímia	Fibroma traumático, fibroma de irritação, pólipo fibroepitelial, nódulo fibroso.
	Epidemiologia	É a lesão oral mais comum, sem predileção por sexo, e ocorre frequentemente entre a 4ª e a 6ª década de vida.
	Etiologia	Representa uma hiperplasia reacional do tecido conjuntivo em resposta a traumatismo local. Alguns autores ainda utilizam o termo fibroma; entretanto, verdadeiros fibromas são raros na mucosa oral.
	Clínica	Caracteriza-se por nódulo de superfície lisa, com base séssil, normocrômico, em média com 2 cm de diâmetro (Figura 30). As localizações mais comuns são mucosa jugal, gengiva, língua e mucosa labial. Frequentemente, são lesões assintomáticas; entretanto, a superfície pode ulcerar, causando dor e incômodo ao paciente.
	Diagnóstico	O diagnóstico em geral é feito com base nas características clínicas e histopatológicas da doença, sendo necessário identificar e remover o fator de irritação.
≠	Diagnóstico diferencial	Neurofibroma, lipoma, granuloma piogênico, fibroma ossificante periférico.
	Tratamento	O tratamento consiste na incisão cirúrgica, apresentando rara recidiva. O *laser* de diodo de alta potência vem sendo utilizado com sucesso nestes casos, mostrando um excelente pós-operatório. O paciente deve ser incentivado a cessar o hábito que atua como fonte de irritação.

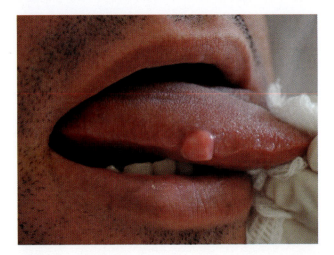

FIGURA 30 Hiperplasia fibrosa focal. Nódulo exofítico na borda lateral da língua.

Hiperplasia fibrosa inflamatória

=	**Sinonímia**	Epúlide fissurada e epúlide por dentadura.
📈	**Epidemiologia**	Lesão oral comum que ocorre entre a 4ª e a 6ª década de vida, aumentando a frequência de acordo com o tempo de uso da prótese. Alguns estudos mostram prevalência aumentada em mulheres; entretanto, este fato está relacionado a maior preocupação estética e procura por tratamento.
	Etiologia	Representa uma hiperplasia reacional do tecido conjuntivo em resposta ao traumatismo ocasionado por uma prótese total ou parcial mal-adaptada.
	Clínica	Caracteriza-se por projeções lineares normocrômicas, únicas ou múltiplas, no rebordo alveolar. Frequentemente, são lesões assintomáticas; entretanto, a superfície pode ulcerar, causando dor e incômodo ao paciente. Em alguns casos, pode ocorrer uma hiperplasia fibrosa semelhante a folha no palato duro, abaixo de uma prótese superior (Figura 31).
🔍	**Diagnóstico**	O diagnóstico em geral é feito com base nas características clínicas e histopatológicas da doença.
≠	**Diagnóstico diferencial**	Lipoma, hiperplasia fibrosa focal, granuloma piogênico, fibroma ossificante periférico, hiperplasia gengival.
	Tratamento	O tratamento consiste na incisão cirúrgica. O *laser* de diodo de alta potência também pode ser utilizado nestes casos. O paciente deve ser incentivado a reembasar ou confeccionar nova prótese.

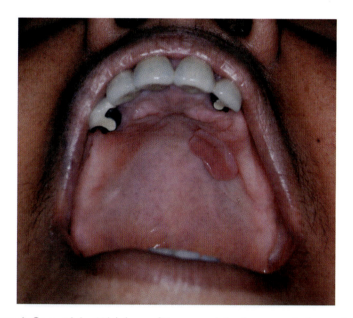

FIGURA 31 Hiperplasia fibrosa inflamatória. Nódulo exofítico no palato duro associado a prótese parcialmente removível mal-adaptada.

Malformação vascular | Hemangioma

=	**Sinonímia**	Não tem outra nomenclatura.
	Epidemiologia	As malformações vasculares são comuns e ocorrem em 50% dos casos na região de cabeça e pescoço. Os hemangiomas constituem os tumores mais comuns da infância, atingindo 5 a 10% das crianças.
	Etiologia	A malformação vascular é uma anomalia estrutural do vaso, que aparece no nascimento e aumenta ao longo dos anos. Os hemangiomas constituem neoplasias vasculares, que geralmente são congênitas e regridem com o crescimento do indivíduo. Clinicamente, é difícil distinguir essas lesões, sendo definido por alguns autores que as lesões que persistem após 2 anos de idade são consideradas malformações vasculares.
	Clínica	Caracteriza-se por lesões com coloração que variam de vermelho a azul, podendo ser planas ou nodulares, comumente em lábio, língua e mucosa jugal (Figura 32).
	Diagnóstico	O diagnóstico em geral é feito com base na história e nas características clínicas. A diascopia ou vitropressão é uma manobra semiotécnica que auxilia no diagnóstico; após a compressão da lesão, ocorre desaparecimento momentâneo.
≠	**Diagnóstico diferencial**	Varicosidades, mucocele, sarcoma de Kaposi e granuloma piogênico.
	Tratamento	Várias terapêuticas têm sido descritas, como cirurgia, corticosteroide intralesional e sistêmico, *laser* de alta potência, crioterapia e escleroterapia. A escleroterapia com oleato de etanolamina 5% é utilizada com sucesso, iniciando-se com diluição de 1:3 em anestésico, aumentando a concentração gradualmente em cada sessão, com intervalo mínimo de 7 dias. A aplicação é realizada com agulha de insulina, 0,2 mℓ por ponto, não ultrapassando 2 mℓ por sessão.

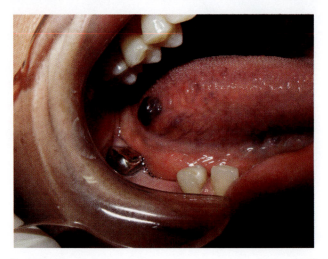

FIGURA 32 Malformação vascular | Hemangioma. Lesão de coloração arroxeada e superfície papular localizada na borda lateral da língua.

Lesões pigmentadas da mucosa oral (enegrecidas)
Mácula melanótica oral

=	Sinonímia	Melanose focal.
	Epidemiologia	Ocorre em qualquer idade, tanto em homens quanto em mulheres; entretanto, amostras de biopsia mostram predileção pelo sexo feminino em razão de 2:1. A idade média dos pacientes é de 43 anos à época do diagnóstico. A zona do vermelhão do lábio inferior é o local mais comum de ocorrência (33%), seguida por mucosa jugal, gengiva e palato.
	Etiologia	É uma lesão plana, de coloração marrom, produzida pelo aumento local de deposição de melanina e, possivelmente, um concomitante aumento do número de melanócitos. Esta lesão não depende da exposição solar.
	Clínica	É caracterizada por um depósito bem circunscrito de melanina e, na grande maioria das vezes, a lesão é única, com diâmetro que pode chegar a 7 mm (Figura 33).
	Diagnóstico	A mácula melanótica intraoral não tem potencial de transformação maligna, mas um melanoma em estágio inicial pode ter aparência clínica semelhante. Por essa razão, as lesões maculares pigmentadas orais de início recente, tamanho grande, pigmentação irregular, duração desconhecida ou aumento de tamanho recente devem ser excisadas e examinadas histopatologicamente.
≠	Diagnóstico diferencial	Melanoma de mucosa, nevo melanocítico adquirido, tatuagem por amálgama, pigmentação da mucosa oral relacionada a drogas, pigmentação associada a síndromes (síndrome de Peutz-Jeghers e doença de Addison).
	Tratamento	Não necessita de nenhum tipo de terapia; entretanto, como o melanoma precoce apresenta características clínicas semelhantes, uma biopsia excisional pode ser requerida para o diagnóstico diferencial.

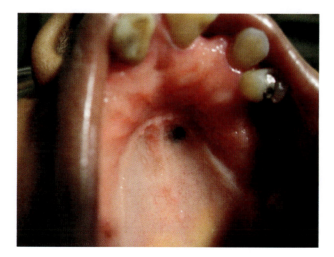

FIGURA 33 Mácula melanótica oral. Mácula de colocação enegrecida localizada no palato duro.

Nevo melanocítico adquirido

=	Sinonímia	Nevo nevocelular.
📈	Epidemiologia	Aproximadamente dois terços das lesões são encontrados em mulheres, cuja média de idade está em torno de 35 anos. Diferenças raciais são verificadas. Os brancos têm mais nevos que os asiáticos ou negros. As lesões intraorais ocorrem, mas não são comuns.
❓	Etiologia	É uma lesão congênita pigmentada composta de células névicas. Essas células, que diferem dos melanócitos pela tendência de formar "ninhos", podem ser encontradas em tecido epitelial, conjuntivo de sustentação ou em ambos. A origem não é bem compreendida, mas supõe-se que sejam células derivadas da migração da crista neural do epitélio do córion.
👁	Clínica	Nevos intraorais são lesões raras que se apresentam como pápulas elevadas, às vezes não pigmentadas, no palato duro (Figura 34). São menos frequentes na mucosa jugal, labial, na gengiva, na crista alveolar e no vermelhão dos lábios.
🔍	Diagnóstico	De modo geral, o risco de um nevo melanocítico adquirido, em particular, se transformar em melanoma é de aproximadamente 1 em 1 milhão. Entretanto, como os nevos melanocíticos orais podem imitar clinicamente um melanoma em estágio inicial, é normalmente aconselhável que se faça a biopsia nas lesões pigmentadas intraorais, especialmente por causa do prognóstico extremamente sombrio do melanoma oral.
≠	Diagnóstico diferencial	Melanoma de mucosa, mácula melanótica oral, tatuagem por amálgama.
💊	Tratamento	Nenhum tratamento é indicado; entretanto, como os nevos melanocíticos orais podem imitar clinicamente um melanoma em estágio inicial, é normalmente aconselhável que se faça a biopsia seguida de análise histopatológica devido ao fato de seu principal diagnóstico diferencial ser melanoma oral.

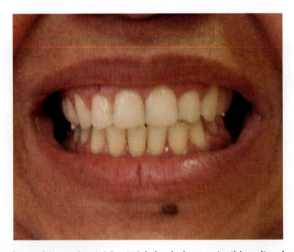

FIGURA 34 Nevo melanocítico adquirido. Nódulo de base séssil localizado na região perioral.

Lesões por agentes químicos e físicos
Complicações orais do tratamento antineoplásico

=	**Sinonímia**	Complicações orais não infecciosas da terapia antineoplásica.
📈	**Epidemiologia**	O câncer de cabeça e pescoço, que em nível mundial representa cerca de 10% dos tumores malignos, envolve vários locais, sendo que aproximadamente 40% dos casos ocorrem na cavidade oral, 25% na laringe, 15% na faringe, 7% nas glândulas salivares e 13% nos demais locais.
❓	**Etiologia**	A maioria das medicações utilizadas na quimioterapia e a totalização da radiação efetuada pela radioterapia antineoplásica afetam, de algum modo, o mecanismo celular, o que acarreta danos à função e à proliferação celular. No entanto, os fármacos não atuam exclusivamente sobre as células tumorais, atingindo também estruturas normais, principalmente aquelas que se renovam constantemente.
👁	**Clínica**	É comum, em pacientes oncológicos submetidos à terapia antineoplásica, o desenvolvimento de complicações orais agudas ou tardias. Esses distúrbios na integridade e na função dos tecidos da cavidade oral se devem ao fato de que a radioterapia e a quimioterapia não são capazes de destruir as células tumorais sem lesionar células normais. Entre as complicações orais encontram-se mucosite (Figura 35), xerostomia, disgeusia, infecções fúngicas, bacterianas e virais, cáries de radiação, doença do enxerto contra o hospedeiro (DECH), trismo, osteorradionecrose, neurotoxicidade e, em pacientes pediátricos, comprometimento da formação óssea, muscular e dentária.
🔍	**Diagnóstico**	Monitoramento constante em face do tipo de terapêutica empregado pelo estadiamento clínico. Portanto, é importante avaliação prévia por parte da equipe multiprofissional, incluindo cirurgião-dentista, a fim de realizar todos os procedimentos possíveis para que o paciente possa receber a terapia antineoplásica sem apresentar suas complicações decorrentes.
≠	**Diagnóstico diferencial**	Mucosite, xerostomia, disgeusia, infecções fúngicas, bacterianas e virais, cáries de radiação, DECH, trismo, osteorradionecrose, neurotoxicidade.
💊	**Tratamento**	Inclui diversos manejos, desde o preventivo (como o tratamento odontológico prévio a fim de retirar as condições que no futuro tragam problemas e complicações) e laserterapia profilática até o manejo durante o curso do tratamento, quando os pacientes apresentam mucosite. Associação de fármacos para melhora da saúde oral, como corticosteroides, vitaminas A e E, protetores de mucosa, saliva artificial, flúor e clorexidina. As possibilidades de tratamento são amplas e requerem avaliação individual para ser apontada a melhor estratégia terapêutica, porém esta avaliação deve ocorrer antes, no decorrer e depois da terapia antineoplásica.

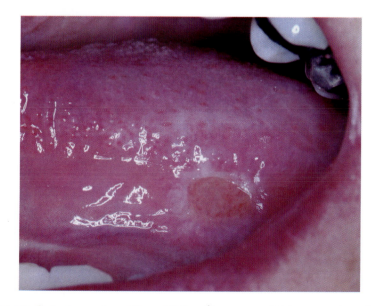

FIGURA 35 Complicações orais do tratamento antineoplásico. Úlcera superficial que surgiu após tratamento de quimioterapia, característica de mucosite grau I.

Melanose do fumante

=	Sinonímia	Melanose induzida pelo tabaco.
📈	Epidemiologia	Existe predileção pelo sexo feminino, provavelmente pela presença dos hormônios femininos. Tradições e hábitos variam em diferentes sociedades, como na Índia e no Paquistão, onde se cultiva o hábito de mastigar ervas, diferentemente dos latino-americanos, que fazem uso do cigarro comum.
❓	Etiologia	Está relacionada aos componentes do tabaco que estimulam a produção de melanina.
👁	Clínica	Embora qualquer superfície da cavidade oral possa ser acometida, existe predileção pelo tecido gengival vestibular da bateria labial anterior (Figura 36). As áreas de pigmentação aumentam com a intensificação do consumo de tabaco.
🔍	Diagnóstico	Faz-se mediante correlação da história de tabagismo associada a apresentação clínica e história médica
≠	Diagnóstico diferencial	Melanose fisiológica, pigmentação associada a síndromes (síndrome de Peutz-Jeghers), distúrbios endócrinos (doença de Addison), pigmentação da mucosa oral relacionada a drogas, doença pulmonar crônica, hemocromatose.
💊	Tratamento	Os indivíduos devem ser encorajados a parar de consumir tabaco. A remoção desta pigmentação não é indicada caso o paciente não cesse completamente o hábito de fumar.

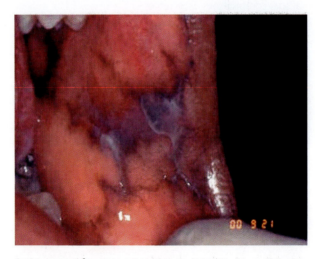

FIGURA 36 Melanose do fumante. Áreas enegrecidas de localização multifocal em paciente tabagista.

Morsicatio buccarum

=	Sinonímia	Mastigação crônica da bochecha.
📈	Epidemiologia	Não existe predileção por sexo ou faixa etária; entretanto, encontra-se maior prevalência em pessoas sob estresse ou que exibem alterações psicológicas.
❓	Etiologia	Alterações semelhantes têm sido observadas como resultado de sucção e em sopradores de vidro, cuja técnica produz irritação crônica na mucosa jugal. A maioria dos pacientes é ciente dos seus hábitos, embora muitos neguem a lesão ou realizem o ato inconscientemente.
💭	Clínica	O quadro clínico se caracteriza por áreas espessas e fragmentadas de lesões esbranquiçadas (Figura 37), sendo que algumas se destacam mais devido às sucessivas mordidas. Ocorre em vários locais da mucosa, porém mais frequentemente em mucosa jugal (bilateralmente), mucosa labial (*morsicatio labiorum*) e borda lateral da língua (*morsicatio linguarum*).
🔍	Diagnóstico	O diagnóstico geralmente é feito apenas pela aparência clínica, e a biopsia geralmente não é indicada.
≠	Diagnóstico diferencial	Lesão factícia da mucosa oral, linha branca alba.
💊	Tratamento	Não é necessário tratamento das lesões orais, e nenhuma complicação origina-se pela presença de alterações na mucosa. Para pacientes que desejam tratamento, uma proteção acrílica ou de silicone que cubra as superfícies vestibulares dos dentes pode ser confeccionada com o objetivo de eliminar lesões, restringindo-se o acesso mastigatório à mucosa jugal e labial.

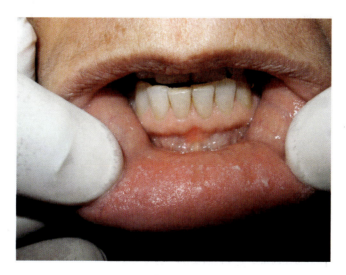

FIGURA 37 *Morsicatio buccarum*. Área descamada na região da mucosa labial inferior associada ao hábito de mordiscar a área constantemente.

Osteonecrose por medicamento

=	Sinonímia	Osteonecrose dos maxilares associada ao uso de medicamentos.
	Epidemiologia	Não existem estudos retrospectivos para caracterização da epidemiologia da condição.
	Etiologia	É uma entidade clínica que advém do uso de fármacos antirreabsortivos, como os bifosfonatos e o denosumabe, bem como de fármacos antiangiogênicos; assim, a etiologia dessa doença permanece indefinida.
	Clínica	Exposição óssea (Figura 38) acompanhada de dor, podendo às vezes ser assintomática. Presença de edema e secreções purulentas. Fístulas cutâneas, fístulas mucosas e exposição óssea através da pele (Figura 39).
	Diagnóstico	O diagnóstico é essencialmente clínico. Exames complementares, como análise sanguínea do telopeptídio C-terminal sérico e fosfatase alcalina óssea, têm sido utilizados para determinar a evolução da condição. Os exames de imagem, como radiografias panorâmicas, tomografia computadorizada, ressonância magnética e cintilografia óssea, são utilizados rotineiramente.
≠	Diagnóstico diferencial	Osteomielite, osteossarcoma, osteorradionecrose.
	Tratamento	A variedade de sinais e sintomas clínicos, as medidas preventivas, os efeitos da interrupção do uso dos medicamentos causadores, bem como os indicadores de prognóstico dificultam a caracterização da eficiência do tratamento.

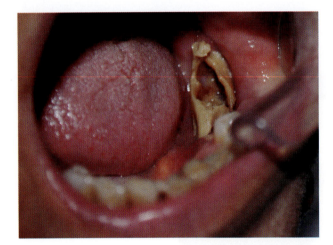

FIGURA 38 Osteonecrose por medicamento. Exposição óssea mandibular com tempo de evolução de 5 meses após exodontia.

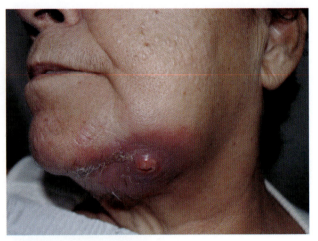

FIGURA 39 Osteonecrose por medicamento. Fístula extraoral com áreas de celulite facial decorrente de osteomielite grave após exodontia.

Queilite esfoliativa

=	**Sinonímia**	Não tem outra nomenclatura.
📈	**Epidemiologia**	É predominante em meninas e mulheres jovens, e a maioria tem algum tipo de transtorno de personalidade.
❓	**Etiologia**	Pode ser um processo autônomo ou decorrente de diversos fatores, como disfunção tireoidiana, familial ou, ainda, ser um eczema idiopático. No entanto, apesar de a etiologia permanecer desconhecida, é, em geral, atribuída ao hábito repetido de morder os lábios.
🧠	**Clínica**	Os casos leves caracterizam-se por secura crônica, descamação e fissuras da borda do vermelhão dos lábios (Figura 40). Com a progressão, o vermelhão pode tornar-se coberto por uma crosta hiperceratótica amarelada e espessa, que pode ser hemorrágica ou exibir fissura extensa. A pele perioral pode ser envolvida e exibir áreas de eritema com crosta (dermatite circum-oral); quando a condição for identificada como exclusiva do hábito de morder, será chamada de queilite facticial.
🔍	**Diagnóstico**	O diagnóstico é clínico e, em alguns casos, faz-se necessário biopsia para exclusão de outras condições, como queilite actínica, prurigo actínico e queilite glandular.
≠	**Diagnóstico diferencial**	Queilite actínica, prurigo actínico, queilite glandular, atopia, infecção por candidíase crônica, hipervitaminose, AIDS e fotossensibilidade.
💊	**Tratamento**	Eliminação do traumatismo e prescrição, em alguns casos, de corticosteroides tópicos, imunomoduladores, tranquilizantes e psicoterapia. A crioterapia ou a excisão com ou sem zetaplastia têm sido utilizadas com sucesso.

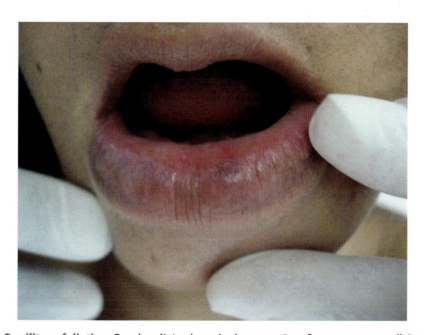

FIGURA 40 Queilite esfoliativa. Quadro clínico leve de descamação e fissuras em vermelhão dos lábios.

Tatuagem por amálgama

=	**Sinonímia**	Argirose focal, pigmentações exógenas localizadas.
📈	**Epidemiologia**	É um tipo de pigmentação exógena geralmente localizada próxima a áreas em que foram realizadas restaurações em amálgama.
❓	**Etiologia**	O amálgama pode ser incorporado, de diversas maneiras, ao interior da mucosa oral. Áreas prévias de abrasão da mucosa podem ser contaminadas por pó de amálgama no interior dos líquidos orais. Pedaços de amálgama quebrados podem cair dentro dos locais de extração. Se o fio dental se contaminar com partículas de amálgama de uma restauração colocada recentemente, áreas lineares de pigmentação poderão ser criadas nos tecidos gengivais, como resultado de procedimentos de higiene. O amálgama dos procedimentos de retrobturação endodôntica pode ser deixado no interior dos tecidos moles no local cirúrgico. Finalmente, partículas metálicas finais podem ser conduzidas através da mucosa oral, pela pressão das brocas das turbinas de alta rotação.
👁	**Clínica**	Áreas de coloração azulada ou acinzentada na mucosa oral geralmente na região de gengiva, mucosa alveolar e mucosa jugal (Figura 41). Tem tamanho variável, sendo geralmente assintomática. Radiograficamente, só será observada se as partículas forem de tamanho suficiente para gerar imagem radiográfica.
🔍	**Diagnóstico**	Radiografias da região pigmentada podem ser importantes no diagnóstico da lesão, em conjunto com o exame clínico.
≠	**Diagnóstico diferencial**	Melanose do tabaco, melanose racial, melanoma, mácula melanótica.
💊	**Tratamento**	Uma vez diagnosticada como tatuagem de amálgama, não há necessidade de tratamento. Entretanto, se houver dúvida quanto ao diagnóstico, uma biopsia pode ser indicada.

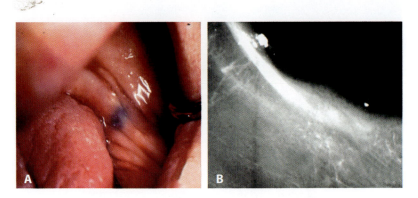

FIGURA 41 Tatuagem por amálgama. A. Mácula de coloração azulada localizada na região mandibular. **B.** Após exame radiográfico, conclusão diagnóstica de argirose focal.

Ulcerações traumáticas

=	**Sinonímia**	Ulceração eosinofílica, granuloma eosinofílico, úlcera de Riga-Fede.
	Epidemiologia	Não existe predileção por sexo.
	Etiologia	Traumatismo crônico em mucosa oral causado por dentes, escovação e outras fontes de irritação.
	Clínica	Ocorrem mais frequentemente na língua, nos lábios e na mucosa jugal, os quais podem ser lesionados pela dentição (Figura 42). Podem ocorrer lesões em gengiva, palato e fundo de sulco vestibular por outras fontes de irritação, como pela escovação excessiva. Geralmente são lesões individuais com uma área eritematosa que circunda uma membrana removível, central, amarela, fibrinopurulenta. A lesão pode desenvolver um halo esbranquiçado hiperceratótico, adjacente à área de ulceração. As ulcerações traumáticas crônicas da mucosa oral podem ser denominadas ulceração eosinofílica. Em lactentes esta condição pode aparecer na mucosa na região sublingual pelo traumatismo dos dentes decíduos anteriores, sendo denominada úlcera de Riga-Fede.
	Diagnóstico	Diagnóstico clínico e realização de biopsia para confirmação diagnóstica nos casos em que a causa provável tenha sido controlada e não haja resposta ao tratamento.
≠	**Diagnóstico diferencial**	Distúrbio linfoproliferativo CD30+ cutâneo primário, cancro sifilítico, carcinoma de células escamosas, queimaduras da mucosa oral.
	Tratamento	Para ulcerações traumáticas que tenham uma óbvia fonte de lesão, a causa deve ser removida. O tratamento pode ser sintomático e, nestes casos, pode-se lançar mão de corticosteroides, anestésicos locais e laserterapia de baixa potência. Se a causa não for óbvia ou se o paciente não responder ao tratamento, é indicada a biopsia.

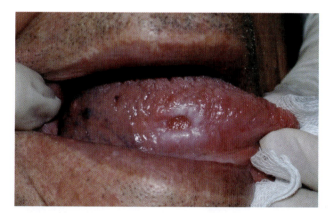

FIGURA 42 Ulcerações traumáticas. Úlcera localizada na borda lateral da língua após traumatismo local.

Manifestações orais de doenças dermatológicas
Eritema multiforme

=	**Sinonímia**	Não tem outra nomenclatura.
	Epidemiologia	Doença incomum, que ocorre mais em homens entre 20 e 40 anos de idade.
	Etiologia	Condição mucocutânea, imunomediada e aguda, caracterizada por uma reação de hipersensibilidade, em que linfócitos T citotóxicos induzem a morte celular dos ceratinócitos. A etiologia ainda é desconhecida; entretanto, sabe-se que muitos casos ocorrem após quadro infeccioso por herpes simples ou *Mycoplasma pneumoniae*, exposição a medicamentos, vacinas, alimentos, cosméticos, entre outros.
	Clínica	O eritema pode apresentar diversas manifestações, dependendo da gravidade da doença. Na forma menor, tipo mais brando, frequentemente há acometimento da mucosa oral e pele, com duração aproximada de 4 semanas. Inicialmente, ocorrem manchas eritematosas e erosões, evoluindo para úlceras sangrantes e dolorosas, comumente em lábio (Figura 43), mucosa jugal, língua e palato mole. As lesões cutâneas são mais características e ocorrem como anéis eritematosos e circulares que lembram um alvo ou olho de boi. Na forma maior, também chamada de síndrome de Stevens-Johnson, além de as lesões ocorrerem na mucosa oral e na pele, acometem outras mucosas, como genital, ocular, laríngea e esofágica. A forma mais grave, a necrólise epidérmica tóxica, também pode apresentar acometimento difuso por toda a mucosa oral.
	Diagnóstico	O diagnóstico em geral é feito com base na história e nas características clínicas e histopatológicas da doença.
≠	**Diagnóstico diferencial**	Reação liquenoide, pênfigo vulgar, penfigoide das membranas mucosas, líquen plano.
	Tratamento	A investigação e a identificação do fator precipitante, bem como o tratamento ou remoção do mesmo, são indispensáveis. A terapia de suporte e controle da dor com anestésicos tópicos é uma medida importante para a alimentação e a hidratação do paciente. Administração tópica e/ou sistêmica de corticosteroide nas formas mais graves pode ser utilizada. Quando usado como medicação tópica, o corticosteroide está disponível principalmente nas formas líquida (betametasona 0,5 mg/5 mℓ) e de gel composto de hidrocortisona a 1% e lidocaína a 0,5%. Em casos mais graves, pode ser utilizado um corticosteroide tópico de alta potência.

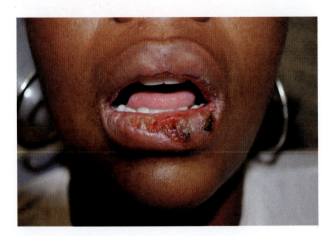

FIGURA 43 Eritema multiforme. Presença de crostas e úlceras na mucosa do vermelhão do lábio inferior.

Língua geográfica

=	**Sinonímia**	Glossite migratória benigna, eritema migratório, exantema viajante da língua.
	Epidemiologia	Afeta 0,6 a 3% da população mundial, ocorrendo mais em adultos jovens, com leve predileção pelo sexo feminino, tendo sua frequência reduzida com a idade.
	Etiologia	Lesão oral crônica, inflamatória, imunologicamente mediada e de etiologia desconhecida. Várias associações já foram descritas entre língua geográfica e diabetes melito, gravidez e atopia. Entretanto, a condição que apresenta maior associação é a psoríase. A língua geográfica, além de apresentar prevalência aumentada na psoríase, exibe semelhanças histopatológicas e imunogenéticas com a psoríase.
	Clínica	É caracterizada clinicamente pela presença de lesões eritematosas (devido à perda das papilas filiformes) irregulares, frequentemente com bordas esbranquiçadas elevadas (Figura 44). As lesões tendem a mudar de localização, padrão e tamanho ao longo do tempo, acometendo principalmente o dorso e as bordas laterais da língua. Essa migração é evidenciada pela descamação epitelial em um local e uma proliferação simultânea em outro, apresentando períodos de exacerbação e remissão. Na maioria dos casos, é assintomática; entretanto, alguns pacientes podem relatar dor ou ardência, principalmente durante a ingestão de alimentos picantes ou ácidos. Geralmente está associada à língua fissurada e pode acometer outras regiões da mucosa oral.
	Diagnóstico	O diagnóstico é baseado na história e no exame físico, excetuando-se casos atípicos nos quais se faça necessário o exame histopatológico.
≠	**Diagnóstico diferencial**	Candidíase, líquen plano, eritroplasia, lúpus eritematoso, lesões traumáticas e deficiência de vitamina B_{12}.
	Tratamento	O tratamento sintomático baseia-se no uso de enxaguantes orais que contenham anestésicos, corticosteroides tópicos, vitamina A, anti-histamínicos e suplementos de zinco. O paciente deve ser orientado em relação à dieta, evitando alimentos ácidos e condimentados. Além disso, deve ser orientado a manter sempre uma boa higiene oral. Caso o paciente relate sintoma, pode ser utilizada a laserterapia de baixa potência, com infravermelho (808 nm), potência de 100 mW, 4 J de energia e tamanho do *spot* de 0,028 cm^2.

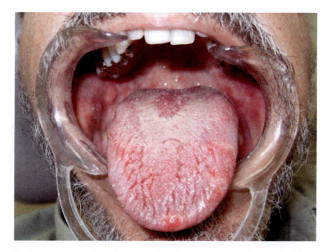

FIGURA 44 Língua geográfica. Paciente com distribuição de alterações no dorso da língua: língua saburrosa, candidíase atrófica central e língua geográfica.

Líquen plano

=	**Sinonímia**	Não tem outra nomenclatura.
	Epidemiologia	Estima-se que a prevalência seja de 0,5 a 2,0% na população mundial; entretanto, na mucosa oral, sua frequência é de 0,1 a 4,0%, acometendo adultos de meia-idade, principalmente do sexo feminino. As lesões orais ocorrem em 70% dos pacientes com líquen plano, e 30% podem apresentar somente acometimento oral.
	Etiologia	Condição inflamatória crônica mucocutânea, mediada por células T, de etiologia incerta.
	Clínica	As lesões orais do líquen plano são expressas por meio de formas clínicas variadas: reticular, atrófica, placa, erosiva/ulcerativa, bolhosa ou papular. Estas distintas formas clínicas podem ocorrer simultaneamente e variar de acordo com a evolução da doença. As lesões reticulares e erosivas são as mais comuns. O padrão reticular apresenta estrias brancas simétricas (estrias de Wickham) com padrão arboriforme ou pápulas desta mesma cor, preferencialmente na mucosa jugal, geralmente bilateral. No dorso de língua, apresenta-se com placas ceratóticas, isoladas ou confluentes, com atrofia de papilas e áreas erosivas. A forma erosiva apresenta áreas eritematosas, atróficas, formação de úlceras, sintomáticas, com estrias brancas irradiadas na periferia das lesões (Figura 45). O acometimento gengival pode levar ao quadro de gengivite descamativa*. No entanto, já foi descrito que o aspecto clínico pode ser modificado na presença de candidíase.
	Diagnóstico	O diagnóstico em geral é feito com base nas características clínicas e histopatológicas da doença. Se necessário, também pode ser utilizada a imunofluorescência direta.
≠	**Diagnóstico diferencial**	Reação liquenoide, eritema multiforme, pênfigo vulgar, penfigoide das membranas mucosas, estomatite ulcerativa crônica, lúpus eritematoso discoide, carcinoma de células escamosas e candidíase crônica.
	Tratamento	Administração tópica e/ou sistêmica de corticosteroide nas formas sintomáticas pode ser utilizada. Quando usado como medicação tópica, o corticosteroide está disponível principalmente nas formas líquida (betametasona, 0,5 mg/5 mℓ) e de gel composto de hidrocortisona a 1% e lidocaína a 0,5%. Em casos mais graves, pode ser utilizado um corticosteroide tópico de alta potência. Os inibidores tópicos da calcineurina, tacrolimo e pimecrolimo vêm sendo utilizados; entretanto, alguns autores relatam que estes medicamentos potencializam o risco da transformação maligna, uma vez que atuam diretamente sobre as células e sobre o sistema imunológico. Apesar do controle medicamentoso, a saúde oral adequada é essencial para o controle das lesões orais. A presença de candidíase pode exacerbar a resposta imune e dificultar a remissão das lesões orais. Deste modo, antes da escolha terapêutica, os pacientes devem ser orientados quanto à necessidade de higiene oral adequada, e o tratamento antifúngico pode ser instituído. Devido ao possível potencial de transformação maligna das lesões erosivas de líquen plano, a laserterapia de baixa potência não é indicada.

*A gengivite descamativa pode estar presente em casos de pênfigo vulgar, penfigoide das membranas mucosas e líquen plano.

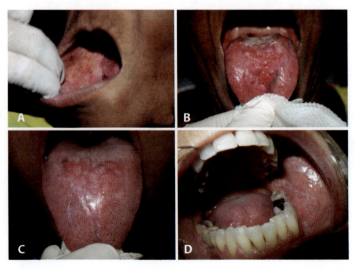

FIGURA 45 Líquen plano. **A.** Forma atrófica. **B.** Forma bolhosa. **C.** Forma papular. **D.** Forma reticular.

Lúpus eritematoso

=	**Sinonímia**	Não tem outra nomenclatura.
📈	**Epidemiologia**	Estima-se que a prevalência no Brasil seja de 4 a 250 casos por 100 mil habitantes, acometendo mais mulheres em idade fértil, com média de 31 anos de idade. A frequência das lesões orais varia de 9 a 45% no lúpus eritematoso sistêmico (LES) e de 0,01 a 25% no lúpus eritematoso cutâneo crônico (LECC).
❓	**Etiologia**	Condição autoimune, caracterizada pela produção de autoanticorpos, formação de complexos imunes que reagem com os componentes celulares, como o DNA. Deste modo, há produção de citocinas, estimulando a inflamação e danos em órgãos e tecidos.
💡	**Clínica**	O paciente pode apresentar lesões orais do lúpus e manifestações orais associadas à doença, como atrofia das papilas, hipossalivação, candidíase, cárie e doença periodontal. No LES, a apresentação clínica das lesões orais é bem diversificada, podendo-se observar úlceras, áreas liquenoides, pápulas e enantema, em palato, mucosa jugal e gengiva. O vermelhão do lábio pode ser acometido, condição denominada queilite lúpica (Figura 46 A). No LECC, o quadro clínico típico é de uma lesão bem demarcada, em placa ou botão com centro atrófico ou ulcerado com estrias brancas irradiando na periferia (Figura 46 B).
🔍	**Diagnóstico**	O diagnóstico em geral é feito com base nas características clínicas e histopatológicas da doença. Se necessário, também pode ser utilizada a imunofluorescência direta.
≠	**Diagnóstico diferencial**	Reação liquenoide, eritema multiforme, pênfigo vulgar, penfigoide das membranas mucosas, líquen plano.
💊	**Tratamento**	Administração tópica e/ou sistêmica de corticosteroide nas formas sintomáticas pode ser utilizada. Quando usado como medicação tópica, o corticosteroide está disponível principalmente nas formas líquida (betametasona, 0,5 mg/5 mℓ) e de gel composto de hidrocortisona a 1% e lidocaína a 0,5%. Em casos mais graves, pode ser utilizado um corticosteroide tópico de alta potência. Apesar do controle medicamentoso, a saúde oral adequada é essencial para o controle das lesões orais. A presença de candidíase pode exacerbar a resposta imune e dificultar a remissão das lesões orais. Deste modo, antes da escolha terapêutica, os pacientes devem ser orientados quanto à necessidade de higiene oral adequada, e o tratamento antifúngico pode ser instituído. Para a queilite lúpica, os pacientes devem ser orientados a evitar exposição solar, sempre utilizando protetor solar e realizando hidratação labial.

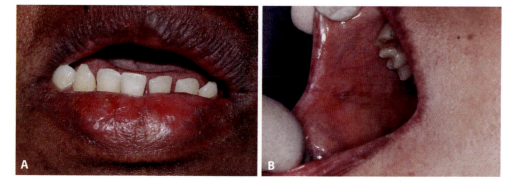

FIGURA 46 Lúpus eritematoso. A. Lesão em vermelhão do lábio, condição denominada queilite lúpica. **B.** Quadro clínico típico de uma lesão bem demarcada, em placa ou botão, com centro atrófico ou ulcerado, com estrias brancas irradiando na periferia.

Pênfigo vulgar

=	**Sinonímia**	Não tem outra nomenclatura.
📈	**Epidemiologia**	Condição relativamente rara, ocorrendo frequentemente na 5ª década de vida, em judeus e povos de origem mediterrânea. Há leve predileção pelo sexo feminino. O pênfigo vulgar é a forma de pênfigo mais comum, em que 50% dos casos apresentam as manifestações iniciais na mucosa oral.
❓	**Etiologia**	A etiologia ainda é desconhecida, porém a patogenia vem sendo descrita. Ocorre exagerada produção de autoanticorpos contra glicoproteínas da superfície das células epiteliais, desmogleína 3 e desmogleína 1. As desmogleínas são componentes dos desmossomos, e os autoanticorpos se unem a essas estruturas demossomais, inibindo a interação molecular que é responsável pela aderência, provocando uma separação intraepitelial e formando a bolha. A desmogleína 3 é expressa na camada suprabasal da epiderme e do epitélio oral, ao passo que a desmogleína 1, essencialmente, é distribuída ao longo das camadas granulosas e espinhosas da epiderme. Desta forma, dependendo do tipo de desmogleína acometida, tem-se as variações quanto à localização das lesões.
🧠	**Clínica**	Caracteriza-se por erosões e úlceras por toda a mucosa, associadas a dor intensa, halitose, dificuldade de fonação, mastigação e deglutição. Os pacientes podem relatar a formação de bolhas ou vesículas, mas raramente são vistas no exame físico intraoral, devido à ruptura precoce do teto fino. As lesões ocorrem principalmente em palato, mucosa labial, ventre de língua e gengiva (Figura 47).
🔍	**Diagnóstico**	O diagnóstico em geral é feito com base nas características clínicas e histopatológicas da doença. Uma manobra semiotécnica, que pode ser utilizada como meio auxiliar no diagnóstico de pênfigo vulgar, é a fricção de uma área da mucosa, aparentemente normal, com a polpa digital ou espátula de madeira, provocando no local uma reação da mucosa, que é o aparecimento de uma bolha conhecida como sinal de Nikolsky (Figura 48). Alguns autores consideram que esse sinal não é um achado patognomônico do pênfigo vulgar; entretanto, pode ajudar a distinguir o pênfigo vulgar de outras lesões bolhosas. Em alguns casos, dependendo da área de biopsia, o exame histopatológico não é suficiente para fechar o diagnóstico, sendo necessária a confirmação pelo exame de imunofluorescência direta do tecido perilesional. Com esse procedimento, anticorpos (imunoglobulina G ou M) podem ser demonstrados nos espaços intercelulares entre as células epiteliais. Outro método bastante antigo, embora pouco utilizado para o diagnóstico de pênfigo vulgar, seria o exame citopatológico, que permite o diagnóstico seguro por meio das alterações inflamatórias e citopáticas presentes nesta doença.
≠	**Diagnóstico diferencial**	Pênfigo paraneoplásico, penfigoide cicatricial, doença de Darier, eritema multiforme e estomatite aftosa recorrente acometendo diversas regiões.
💊	**Tratamento**	Administração tópica e/ou sistêmica de corticosteroide. Quando usado como medicação tópica, o corticosteroide está disponível principalmente nas formas líquida (betametasona, 0,5 mg/5 mℓ) e de gel composto de hidrocortisona a 1% e lidocaína a 0,5% (Figura 49). Além da administração de corticosteroide, alguns fármacos imunossupressores podem ser associados, como azatioprina e micofenolato. Apesar do controle medicamentoso, a saúde oral adequada é essencial para controle das lesões orais (Figura 50). A presença de placa bacteriana pode exacerbar a resposta imune e dificultar a remissão das lesões orais. Outros fatores, como forças da mastigação, próteses e/ou restaurações mal-adaptadas, podem agravar as lesões. Deste modo, antes da escolha terapêutica, os pacientes devem ser orientados quanto à necessidade da higiene oral adequada e de tratamento odontológico periódico. As lesões orais do pênfigo vulgar têm se mostrado mais difíceis de se resolver com o tratamento, o que levou a serem descritas como "as primeiras a chegarem e as últimas a saírem". Para alívio da dor e cicatrização mais rápida, pode-se utilizar a laserterapia de baixa potência, com comprimentos de onda infravermelho (808 nm) e vermelho (660 nm).

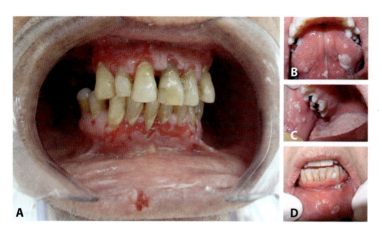

FIGURA 47 Pênfigo vulgar. A. Característica da gengivite descamativa. **B.** No ventre da língua. **C.** Na mucosa jugal. **D.** Na mucosa labial inferior.

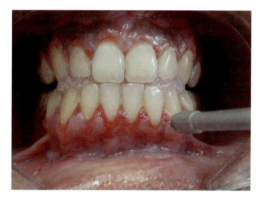

FIGURA 48 Pênfigo vulgar. Manobra semiológica para execução do sinal de Nikolsky. Notar que, ao utilizar seringa tríplice com jato de ar, ocorrem imediatamente a formação de bolhas e seu total destacamento da mucosa aderida.

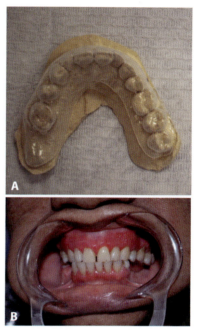

FIGURA 49 Pênfigo vulgar. Estratégia utilizada para tratamento da gengivite descamativa. **A.** Modelo em gesso com moldeira de silicone. **B.** Fixação da moldeira para tratamento tópico com medicamentos.

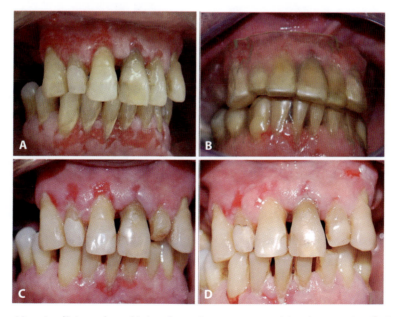

FIGURA 50 Pênfigo vulgar. Manejo clínico odontológico do paciente com gengivite descamativa. **A.** O paciente na fase inicial da condição. **B.** Prova de moldeira de silicone para uso de medicamento. **C.** Após 1 semana de tratamento com medicação oclusiva na gengiva por 30 min, 3 vezes/dia, seguido de raspagem e polimento coronário supragengival e controle de biofilme oral. **D.** Fase clínica após 15 dias do tratamento proposto.

Penfigoide das membranas mucosas

=	**Sinonímia**	Penfigoide cicatricial e penfigoide benigno das membranas mucosas.
	Epidemiologia	Condição rara, ocorrendo frequentemente em adultos entre 50 e 80 anos de idade, com leve predileção pelo sexo feminino. A maioria dos pacientes apresenta lesões orais, sendo a gengivite descamativa o quadro mais prevalente.
	Etiologia	A etiologia ainda é desconhecida, entretanto já foi descrito que há exagerada produção de autoanticorpos que são dirigidos aos componentes da lâmina lúcida da membrana basal.
	Clínica	Caracteriza-se pela presença de bolhas subepiteliais que ocasionalmente podem ser identificadas, seguidas por erosões e úlceras, associadas a dor intensa (Figura 51). As lesões ocorrem principalmente em gengiva, palato e mucosa jugal. Em 25% dos casos com lesões orais, há envolvimento ocular.
	Diagnóstico	O diagnóstico em geral é feito com base nas características clínicas e histopatológicas da doença. O sinal de Nikolsky é positivo. Pode ser utilizado também o exame de imunofluorescência direta do tecido perilesional. Com esse procedimento, anticorpos (IgG e C3) podem ser demonstrados como uma banda linear na membrana basal.
≠	**Diagnóstico diferencial**	Pênfigo paraneoplásico, pênfigo vulgar, eritema multiforme, angina bolhosa hemorrágica e estomatite aftosa recorrente.
	Tratamento	Administração tópica e/ou sistêmica de corticosteroide. Quando usado como medicação tópica, o corticosteroide está disponível principalmente nas formas líquida (betametasona, 0,5 mg/5 m*l*) e de gel composto de hidrocortisona a 1% e lidocaína a 0,5%. Além da administração do corticosteroide, alguns fármacos imunossupressores podem ser associados, como azatioprina e micofenolato. Apesar do controle medicamentoso, a saúde oral adequada é essencial para controle das lesões orais. A presença de placa bacteriana pode exacerbar a resposta imune e dificultar a remissão das lesões orais. Outros fatores, como forças da mastigação, próteses e/ou restaurações mal-adaptadas, podem agravar as lesões. Deste modo, antes da escolha terapêutica, os pacientes devem ser orientados quanto à necessidade de higiene oral adequada e de tratamento odontológico periódico. Para alívio da dor e cicatrização mais rápida, pode-se utilizar a laserterapia de baixa potência, com comprimento de onda infravermelho (808 nm) e vermelho (660 nm).

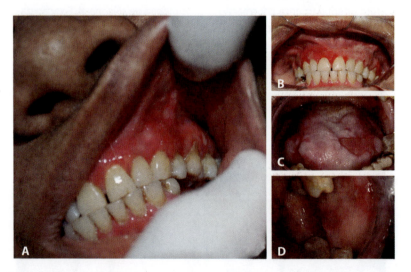

FIGURA 51 Penfigoide das membranas mucosas. **A.** No fundo do vestíbulo oral. **B.** Na gengiva inserida e livre. **C.** No dorso da língua. **D.** Na mucosa jugal.

Sialodenopatias
Alterações inflamatórias e infecciosas
Parotidite epidêmica

=	**Sinonímia**	Caxumba, parotidite infecciosa.
	Epidemiologia	Apresenta distribuição universal endêmico-epidêmica, com variação sazonal e predomínio de casos no inverno e na primavera. Surtos podem ocorrer em qualquer época do ano. Estima-se que, na ausência de imunização, 85% dos adultos sejam acometidos de parotidite infecciosa, e um terço dos infectados não apresente sintomas. A doença é mais grave no adulto. Após a introdução da vacina, a maioria dos casos de caxumba ocorre em adolescentes, adultos jovens e estudantes universitários. No Brasil, a caxumba não é doença de notificação compulsória. Os surtos devem ser notificados. De acordo com o Ministério da Saúde, a vacina para caxumba começou a ser aplicada em junho de 1992.
	Etiologia	Doença viral aguda, causada por um vírus RNA, da família Paramyxoviridae.
	Clínica	Doença sistêmica, caracterizada pelo edema de uma ou mais glândulas salivares, em geral a parótida (ocorre em torno de 30% das pessoas infectadas). O aumento da glândula ocorre dentro de 2 dias após o começo dos sintomas e pode apresentar-se como dor no ouvido ou sensibilidade à palpação no ângulo da mandíbula. Os sintomas em geral diminuem em 1 semana e, geralmente, a resolução do quadro clínico ocorre em 10 dias (Figura 52). Os sintomas são inespecíficos, com duração de 3 a 4 dias, e incluem febre baixa, mal-estar, mialgia, anorexia e cefaleia. Aproximadamente 20% das pessoas infectadas são assintomáticas (subclínica), ou a caxumba pode manifestar-se como infecção do trato respiratório. A orquite é a complicação mais comum pós-puberdade.
	Diagnóstico	O diagnóstico da doença é basicamente clínico-epidemiológico. A confirmação laboratorial compreende o isolamento viral ou reação da cadeia de polimerase em tempo real (RT-PCR) de amostras de *swab* bucal, saliva e liquor, além de sorologia (IgG e IgM). Outros exames complementares têm sido utilizados, como ultrassonografia e ressonância magnética.
≠	**Diagnóstico diferencial**	A inflamação das glândulas salivares não é patognomônica de caxumba, pois outras infecções também podem acometer as glândulas salivares, tais como: citomegalovírus, parainfluenza tipos 1 e 3, influenza A, Coxsackie A, vírus ECHO, vírus da coriomeningite linfocítica e HIV, e *S. aureus* e outras bactérias. Causas não infecciosas de inflamação das glândulas salivares incluem obstrução de ductos das glândulas salivares, substâncias (iodetos, fenilbutazona, tiouracila), tumores, doenças metabólicas (diabetes, cirrose e desnutrição) e doenças imunológicas.
	Tratamento	Como se trata de uma virose, não há tratamento específico para a caxumba. Não é indicado o uso de imunização passiva com imunoglobulina. São prescritos medicamentos para aliviar a febre e a dor. O paciente deve ser orientado quanto à possibilidade de aparecimento de complicações. No caso de orquite (inflamação nos testículos), o repouso e o uso de suspensório escrotal são fundamentais para o alívio da dor.

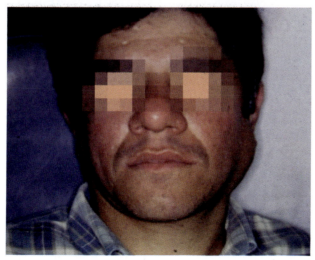

FIGURA 52 Parotidite epidêmica. Paciente com tumefação unilateral sintomática em região parotídea esquerda.

Sialometaplasia necrosante

=	**Sinonímia**	Sialometaplasia necrotizante.
📈	**Epidemiologia**	É um distúrbio inflamatório incomum de glândulas salivares menores, descrito pela primeira vez em 1973.
❓	**Etiologia**	Não apresenta etiologia conhecida, embora alguns autores relacionem o acometimento e a necrose das glândulas salivares menores a eventos que possam provocar isquemia, como traumatismo local, anestesias locais, tabagismo, etilismo, alterações gástricas, infecções e até mesmo neoplasias.
💭	**Clínica**	Inicialmente se apresenta como um aumento de volume dolorido e de crescimento rápido em palato duro (maior parte dos casos). Em seguida, forma-se uma área de úlcera central, medindo entre 1 e 5 cm de diâmetro, normalmente indolor, e de cicatrização bastante lenta, com cerca de 3 a 12 semanas de duração (Figura 53). Em geral, apresenta-se unilateralmente, embora em alguns casos possa ser bilateral ou estar localizada em linha média.
🔍	**Diagnóstico**	Realizado com a associação das características clínicas e histopatológicas. A destruição do osso adjacente é rara e é bem mais evidenciada em exames como tomografia computadorizada e ressonância magnética.
≠	**Diagnóstico diferencial**	Carcinoma de células escamosas, carcinoma mucoepidermoide, carcinoma adenoide cístico, linfoma de células NK/T, sífilis terciária, histoplasmose e granulomatose de Wegener.
💊	**Tratamento**	Por ser autolimitada e desaparecer espontaneamente entre 3 e 12 semanas, alguns medicamentos de suporte podem ser prescritos para alívio da sintomatologia do paciente ou cuidados de orientação da higienização, bem como confecção de moldeiras para aplicação de medicamentos, como clorexidina a 0,2%.

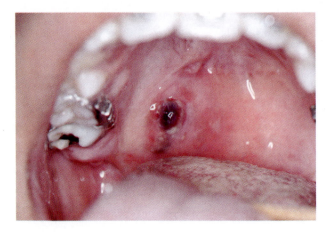

FIGURA 53 Sialometaplasia necrosante. Área hemorrágica com coágulo presente e aspecto sintomático e evolução rápida. Paciente relata que lesão apareceu após anestesia odontológica.

Alterações obstrutivas
Fenômeno de extravasamento de muco

=	**Sinonímia**	Mucocele, reação ao escape de muco.
	Epidemiologia	É pouco mais comum no sexo masculino, e sua localização preferencial é no lábio inferior, seguindo-se de bochecha, língua, assoalho bucal e palato.
	Etiologia	As diversas teorias que procuram explicar a etiopatogenia da lesão podem ser agrupadas em duas hipóteses fundamentais. Uma equaciona o processo como resultado da obstrução do ducto salivar excretor. A outra postula que a lesão é resultado de traumatismo sobre o ducto excretor, e sua ruptura é consequente à saída da secreção para os tecidos subjacentes.
	Clínica	A apresentação clínica é aumento de volume (em média 5 mm de diâmetro), indolor, flutuante e, conforme a profundidade, à superfície, bolhoso e translúcido (superficial) ou nodular e firme (mais profundo) (Figura 54).
	Diagnóstico	Clínico com exame anatomopatológico.
≠	**Diagnóstico diferencial**	Cisto do ducto salivar.
	Tratamento	A terapêutica recomendada para a lesão é a remoção cirúrgica, incluindo a glândula salivar associada ao processo. Nos casos envolvendo a glândula submandibular, na porção terminal do ducto de Wharton, a lesão tem sido tratada por marsupialização cirúrgica. O prognóstico é bom, lembrando-se sempre de que nos casos de mucocele pode haver recidiva, principalmente se não for afastado o agente traumático.

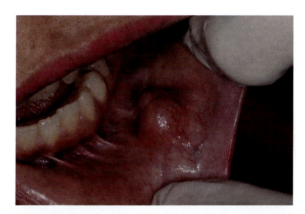

FIGURA 54 Fenômeno de extravasamento de muco. Nódulo submerso associado a traumatismo local.

Rânula

=	**Sinonímia**	Rânula oral ou superficial, rânula mergulhante ou cervical.
	Epidemiologia	Lesão cística localizada no assoalho bucal unilateralmente, que não apresenta preferência por idade e sexo.
	Etiologia	Fenômenos gerados por ruptura no ducto de glândulas condutoras de saliva, principalmente a glândula sublingual, a qual geralmente é causada por traumatismo local. Em relação às teorias modernas, concluiu-se que a glândula sublingual é a mais acometida pela rânula e que a formação da mesma é procedente de inflamação crônica da glândula, causando proliferação do tecido conjuntivo, com consequente compressão dos ácinos glandulares e ductos excretores menores.
	Clínica	O termo rânula é exclusivamente clínico e aplica-se ao fenômeno de extravasamento de muco que ocorre no assoalho bucal ou na porção ventral da língua, com aspecto de bolha. As rânulas bilaterais são raras. Duas variedades de rânula já foram descritas: a rânula oral ou superficial e a rânula mergulhante ou cervical (Figura 55).
	Diagnóstico	Clínico, com exame anatomopatológico. Atualmente o exame de ressonância magnética tem sido muito utilizado em casos de suspeita de rânula mergulhante.
≠	**Diagnóstico diferencial**	Cisto do ducto salivar, cisto dermoide, higromas císticos, cisto da fenda branquial, cisto epidermoide, laringocele, malformação arteriovenosa e lipomas.
	Tratamento	As formas de tratamento para as rânulas incluem marsupialização, excisão da lesão, excisão da glândula sublingual ou combinação de excisão da lesão e da glândula sublingual. Tratamentos que não incluem remoção da glândula envolvida, como incisão e drenagem, excisão apenas da rânula e marsupialização, parecem apresentar altos índices de recorrência.

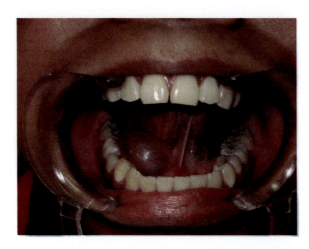

FIGURA 55 Rânula. Bolha localizada no assoalho da cavidade oral.

Sialolitíase

=	**Sinonímia**	Cálculo salivar, pedras salivares.
📈	**Epidemiologia**	É mais comum na glândula submandibular, aproximadamente em 80% dos casos, ocorrendo na parótida em cerca de 20% e na sublingual em menos de 1%. Embora raro, o cálculo salivar também ocorre nas glândulas salivares menores. Pode ocorrer em qualquer faixa etária, porém acomete mais comumente adultos jovens e de meia-idade.
❓	**Etiologia**	A composição dos cálculos salivares consiste principalmente em fosfato de cálcio, na forma de hidroxiapatita, e em matriz orgânica de carboidratos e aminoácidos. Como a saliva é supersaturada em fosfato de cálcio, a diminuição do fluxo por causas várias faz concentrar a solução e predispõe à precipitação e à formação do cálculo. A ocorrência maior na glândula submandibular pode ser, portanto, resultante da diminuição do fluxo salivar no interior do ducto, que é o mais longo, tortuoso e tem o seu orifício excretor acima do nível da glândula.
🧠	**Clínica**	A característica clínica básica pode expressar um aumento de volume da glândula afetada, em geral durante a alimentação (maior fluxo salivar), associada a desconforto ou discreta sintomatologia dolorosa. Após algumas horas a glândula, geralmente, volta à normalidade. A permanência do cálculo pode acarretar o aparecimento de patologia infecciosa (infecção secundária). O quadro inflamatório irá dominar o quadro clínico, podendo haver inclusive drenagem purulenta através do ducto (Figura 56).
🔍	**Diagnóstico**	O diagnóstico é clínico, com confirmação em exame complementar como radiografias, ultrassonografia, tomografia computadorizada e ressonância magnética.
≠	**Diagnóstico diferencial**	Linfonodos parotídeos calcificados na tuberculose, ateromas em carótida externa.
🛠	**Tratamento**	O tratamento varia com a localização. Quando localizado nas glândulas salivares menores, é removido cirurgicamente em conjunto com a própria glândula. Nas glândulas maiores, o tratamento cirúrgico dependerá da localização, variando de remoção somente do cálculo até a remoção de toda a glândula.

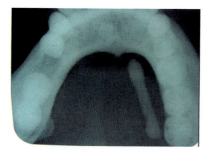

FIGURA 56 Sialolitíase. Aspecto radiográfico de cálculo salivar de grande proporção.

Doença imunologicamente mediada
Síndrome de Sjögren

=	**Sinonímia**	Síndrome *sicca*.
📈	**Epidemiologia**	Quanto a sua prevalência, pode variar de 0,03 a 2,7% da população mundial, sendo que a maioria dos pacientes diagnosticados são mulheres, em uma razão de 9:1, normalmente na fase da menopausa ou em idade mais avançada. No entanto, esta síndrome pode ocorrer também em crianças, adolescentes e adultos jovens.
❓	**Etiologia**	Apresenta etiologia desconhecida, sendo que fatores imunológicos, neurológicos, genéticos, virais, hormonais e ambientais parecem intervir para causar a doença e marcar seu curso clínico. Pode existir a participação do vírus Epstein-Barr (EBV), do herpes-vírus simples (HSV) ou do vírus linfotrópico de células T humano (HTLV-I).
👁	**Clínica**	Caracteriza-se pela diminuição ou perda total da função das glândulas salivares e lacrimais. Com redução da sua secreção, ocorre alteração na qualidade e composição da saliva (xerostomia e/ou hipossalivação) e da lágrima (xeroftalmia), assim como presença de infiltração linfocitária das mesmas. Entretanto, o processo inflamatório pode afetar qualquer órgão. Outras glândulas exócrinas também podem ser acometidas, como pâncreas, glândulas sudoríparas e glândulas mucosas dos sistemas respiratório, gastrintestinal e urogenital. Além disso, manifestações extraglandulares (p. ex., fadiga), musculoesqueléticas, neurológicas e cutâneas também podem ser encontradas. As manifestações orais incluem: lábios ressecados (Figura 57), xerostomia/hipossalivação, aftas, úlceras, cáries cervicais, doença periodontal, língua fissurada, atrofia papilar, candidíase, queilite angular, halitose, disgeusia, tumefação difusa e bilateral das glândulas salivares, sialadenite bacteriana retrógrada.
🔍	**Diagnóstico**	São classificados* com o diagnóstico de síndrome de Sjögren pacientes com, pelo menos, 2 entre os 3 seguintes critérios objetivos a seguir: • Presença de anti-SSA-Ro e/ou anti-SSB-La ou fator reumatoide positivo e anticorpo antinuclear (ANA) título ≥ 1:320 • Sialadenite linfocítica focal com presença de *focus/score* ≥ 1 *focus*/4 mm² • Ceratoconjuntivite seca com escore de coloração ocular (OSS) ≥ 3 (válido para pacientes que não estejam em uso de colírio para glaucoma e não tenham sido submetidos à cirurgia em córnea ou estética de pálpebras nos últimos 5 anos).
≠	**Diagnóstico diferencial**	Estresse e condições sistêmicas (artrite reumatoide, menopausa, diabetes melito), sialolitíase, sarcoidose, doença do enxerto contra o hospedeiro, infecção pelo HIV, radioterapia de cabeça e pescoço, amiloidose, uso de medicação inibidora da salivação, infecção pelo vírus da hepatite C, linfoma e síndrome da hiper-IgG4.
💊	**Tratamento**	Até o momento não há nenhum tratamento capaz de modificar a evolução da síndrome de Sjögren, que é uma condição debilitante que pode comprometer significativamente a vida social e profissional do paciente. Entretanto, o tipo do tratamento dependerá dos sintomas (que podem ser bastante variados) e da sua gravidade. No caso de o paciente somente apresentar secura em olhos e boca, eventualmente, poderão ser utilizados como tratamento somente lágrimas artificiais e substitutos de saliva. Anti-inflamatórios, corticosteroides e/ou imunossupressores poderão ser utilizados quando houver manifestações mais graves, objetivando melhora da inflamação e evitando sequelas.

*Critérios de Classificação Diagnóstica da Síndrome de Sjögren propostos pelo American College of Rheumatology em 2012.

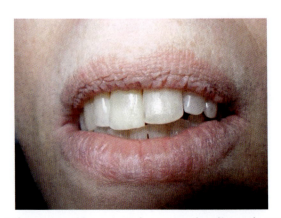

FIGURA 57 Síndrome de Sjögren. Lábios ressacados associados ao quadro clínico de xerostomia, xeroftalmia e rouquidão.

Tumores das glândulas salivares
Adenocarcinoma polimorfo de baixo grau

=	**Sinonímia**	Carcinoma lobular, carcinoma do ducto terminal.
	Epidemiologia	Neoplasia de origem glandular salivar maligna de baixa frequência, ocorrendo em 2,2 a 7% dos casos em glândulas salivares menores. Apresenta prevalência em indivíduos do sexo feminino, com faixa etária entre a 6ª e a 7ª década de vida, e o palato é a sua localização mais frequente.
	Etiologia	Não se conhecem precisamente as causas dos adenocarcinomas, como de nenhuma outra neoplasia maligna.
	Clínica	É descrita como lesão de crescimento lento, assintomática e de baixa agressividade que, ocasionalmente, pode estar associada a dor e ulceração (Figura 58). Apresenta baixo potencial para metástases; porém, há possibilidade de recidivas após períodos prolongados.
	Diagnóstico	Realizado por exame anatomopatológico.
≠	**Diagnóstico diferencial**	Adenoma pleomórfico, carcinoma adenoide cístico e carcinoma mucoepidermoide.
	Tratamento	O tratamento de escolha preconizado é a remoção total com margem de segurança, sendo realizada radioterapia nos casos mais graves.

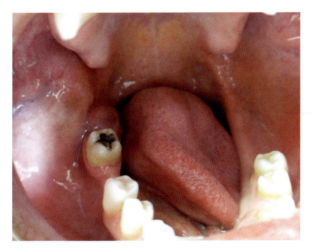

FIGURA 58 **Adenocarcinoma polimorfo de baixo grau.** Nódulo localizado em trígono retromolar com evolução rápida e assintomático. Diagnóstico após exame anatomopatológico.

Adenoma pleomórfico

=	**Sinonímia**	Tumor misto benigno.
	Epidemiologia	O tumor é mais frequente no sexo feminino, acima dos 50 anos de idade, sendo responsável por 40 a 70% de todos os tumores que acometem essas estruturas. Ocorre com maior frequência em glândulas salivares maiores (62,1%) do que em glândulas salivares menores (37,9%), sendo a glândula parótida a mais comumente afetada.
	Etiologia	A etiologia ainda é controversa, porém se acredita que se desenvolva a partir da mistura de elementos ductais e células mioepiteliais.
	Clínica	Nas glândulas maiores, o tumor pode alcançar grandes dimensões; porém, nas menores, em geral não ultrapassa 2 cm de diâmetro. Sua localização mais comum é no palato duro (Figura 59), próximo ao palato mole e no interior da glândula parótida. De evolução lenta, provoca nódulos firmes à palpação, é indolor e algumas vezes autolimitado, principalmente quando se localiza na parótida.
	Diagnóstico	Para auxiliar o diagnóstico, utilizam-se a tomografia computadorizada e a ultrassonografia. Biopsia e exame anatomopatológico são recomendados.
≠	**Diagnóstico diferencial**	Carcinoma mucoepidermoide, adenocarcinoma polimorfo de baixo grau, assim como neoplasias mesenquimais.
	Tratamento	A excisão cirúrgica é o tratamento de escolha.

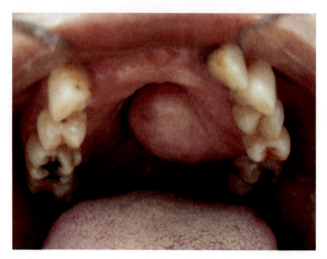

FIGURA 59 Adenoma pleomórfico. Tumor com crescimento lento localizado no palato duro de paciente jovem. Diagnóstico após exame anatomopatológico.

AFECÇÕES VASCULARES | MALFORMAÇÕES E TUMORES

Victor Bechara de Castro • Chan I Thien • Luna Azulay-Abulafia • Elisa Fontenelle de Oliveira

As afecções vasculares representam um amplo espectro de doenças, de classificação difícil e que ainda representa certo desafio diagnóstico para os médicos. A avaliação correta de uma lesão vascular é fundamental para adequar a abordagem clínica e o tratamento. A International Society for the Study of Vascular Anomalies (ISSVA) classifica as lesões vasculares em **malformações** e **tumores vasculares**. Periodicamente são feitas revisões dessa classificação.

Malformações vasculares são decorrentes de defeitos na morfogênese, devido a disfunções em vias de regulação da formação dos vasos durante o período embrionário. Alguma atividade proliferativa pode ocorrer nas malformações vasculares, visto que, com o decorrer do tempo, certas lesões podem se tornar mais elevadas ou até mesmo sofrer expansão. No entanto, em geral, as malformações vasculares não apresentam grande expressão de marcadores de proliferação endotelial (p. ex., tumores como os hemangiomas infantis).

Este capítulo se fundamenta na nova revisão da ISSVA, realizada em abril de 2014, a fim de classificar as alterações vasculares de acordo com as novas descobertas de cunho genético e diante de novas lesões vasculares descritas. Entende-se que essa classificação pode sofrer alterações de acordo com o avanço no conhecimento sobre o tema.

Existem anomalias vasculares sem classificação definida, visto que ainda não está estabelecido se configuram malformações ou tumores vasculares, e mesmo suas características clinicopatológicas não foram totalmente elucidadas. Podem-se citar: hemangioma verrucoso, angioqueratoma, hamartoma do tipo fosfatase e tensina (PTEN), "angiomatose" de partes moles, linfangioendoteliomatose multifocal com trombocitopenia, linfangiomatose kaposiforme. A trombocitopenia deve ser identificada nas duas últimas.

Malformações vasculares podem se associar a outras anomalias: ósseas, de partes moles ou viscerais. Grande parte dessas associações configura síndromes já consagradas, que serão apresentadas neste capítulo de acordo com a malformação vascular predominante (p. ex., síndromes de Klippel-Trenaunay, Parkes-Weber, Sturge-Weber, Proteus, entre outras).

A presença de comprometimento sistêmico, particularmente trombocitopenia, deve ser pesquisada quando se realiza o diagnóstico de algumas dessas malformações.

O capítulo está organizado didaticamente quanto aos tipos de malformações e tumores vasculares (Quadro 1).

Quadro 1 Classificação de malformações e tumores vasculares.

Malformações vasculares

Simples
- Fístula arteriovenosa
- Malformação arterial
- Malformação arteriovenosa
- Malformações capilares
  - Mancha salmão
  - Mancha vinho do Porto
  - Telangiectasias e síndromes associadas
- Malformações linfáticas*
  - Linfedema primário
  - Malformações linfáticas comuns (císticas)
    - Malformação linfática macrocística ou higroma cístico
    - Malformação linfática microcística ou linfangioma
    - Malformações linfáticas combinadas (macro e microcística)
- Malformações venosas
  - Malformação glomovenosa
  - Malformação venosa comum
  - Malformação venosa cutaneomucosa familial
  - Síndrome de Bean (*blue rubber bleb nevus*)

Combinadas

Diferentes combinações de duas ou mais malformações vasculares simples (malformação capilar/venosa, capilar/linfática, entre outras)

De grandes vasos

Linfáticos, artérias e veias

Associadas a outras anomalias
- Síndrome de Klippel-Trenaunay (baixo fluxo)
- Síndrome de Maffucci
- Síndrome de Parkes-Weber (alto fluxo)

Sem classificação definida
- Angioceratoma
- Hemangioma verrucoso

Tumores vasculares

Benignos
- Angioma rubi
- Granuloma piogênico
- Hemangioma congênito
- Hemangioma da infância
- Hemangioma de células fusiformes
- Hemangioma em tufos
- Hemangioma epitelioide

Localmente agressivos ou *borderline*
- Angioendotelioma papilar intralinfático ou tumor de Dabska
- Hemangioendotelioma composto
- Hemangioendotelioma kaposiforme
- Hemangioendotelioma retiforme
- Sarcoma de Kaposi

Malignos
- Angiossarcoma cutâneo
- Hemangioendotelioma epitelioide

*As demais anomalias linfáticas (AL), como AL generalizada, doença de Gorham-Stout (osteólise maciça idiopática) e malformação linfática *channel type*, não apresentam manifestações dermatológicas, portanto não há justificativa para abordagem neste capítulo.
Adaptado de ISSVA, 2018.

Malformações vasculares
Malformações vasculares simples

São compostas por um tipo principal de vaso (capilar, linfático ou veia), com exceção da malformação arteriovenosa e fístula arteriovenosa, que contêm artérias, veias e capilares, mas ainda assim são consideradas malformações vasculares simples. Devem ser diferenciadas das malformações vasculares combinadas, que incluem capilares, vasos linfáticos e malformações arteriovenosas.

Fístula arteriovenosa

=	Sinonímia	Não tem outra nomenclatura.
	Epidemiologia	Variável conforme a etiologia.
	Etiologia	Pode ser congênita ou adquirida.
	Clínica	A pele sobre a fístula é mais quente, com aumento do crescimento capilar, alterações resultantes de estase e, em alguns casos, presença de frêmito, podendo haver nódulos ou placas arroxeadas. Na pele, na maioria das vezes, as fístulas são resultantes de traumatismo, diferentemente de quando ocorrem no sistema nervoso central.
	Diagnóstico	Ultrassonografia com Doppler, tomografia computadorizada contrastada, ressonância magnética, saturação de oxigênio no sangue venoso, angiorressonância e/ou arteriografia.
≠	Diagnóstico diferencial	Sarcoma de Kaposi, outras anomalias vasculares.
	Tratamento	Excisão (curativa); escleroterapia com polidocanol guiada por Doppler.

Malformação arterial

=	Sinonímia	Não tem outra nomenclatura.
	Epidemiologia	Raramente ocorre isoladamente na pele com lesões sintomáticas.
	Etiologia	Variável de acordo com o tipo de malformação.
	Clínica	Aneurismas, estenoses, aplasias e ectasias arteriais.
	Diagnóstico	Ultrassonografia com Doppler, angiorressonância, arteriografia, ressonância magnética, tomografia computadorizada contrastada.
≠	Diagnóstico diferencial	Outras malformações vasculares.
	Tratamento	Orientado para o tipo específico de malformação arterial.

Malformação arteriovenosa

=	**Sinonímia**	Não tem outra nomenclatura.
	Epidemiologia	Sem predileção por etnia ou sexo. Pode acometer qualquer área do corpo (preferencialmente cabeça e pescoço), ser localizada ou difusa e ainda fazer parte de síndromes. Em geral, a lesão está presente ao nascimento ou se torna aparente na infância, quando pode permanecer em estado estacionário. A alteração tende a permanecer por toda a vida, com crescimento proporcional ao indivíduo. A puberdade, a gestação e os traumatismos estimulam a expansão da lesão.
	Etiologia	Defeito na morfogênese sem proliferação de células endoteliais. É composta por artéria nutridora, fístulas e veias alargadas, sem leito capilar entre artéria e veia.
	Clínica	Na infância, lesão maculosa, rósea ou avermelhada, semelhante à mancha vinho do Porto ou a um hemangioma, constituindo o chamado estágio "de latência"; depois, no estágio "de expansão", há aumento de volume, calor local, frêmito, pulsação e veias de drenagem tortuosas. Pode haver ulceração ou hemorragia.
	Diagnóstico	Ultrassonografia com Doppler, tomografia computadorizada contrastada, ressonância magnética, angiorressonância e, por vezes, arteriografia.
≠	**Diagnóstico diferencial**	Mancha vinho do Porto, hemangiomas, outras malformações vasculares.
	Tratamento	Excisão parcial, ligação de artérias nutridoras ou embolização são controversas, pois podem desencadear a expansão da lesão. O manejo é multidisciplinar, e a intervenção deve ser indicada nos casos de complicações locais ou cardíacas. Compressão elástica pode útil. **Síndromes que cursam com malformação arteriovenosa** • Síndrome de Bonnet-Dechaume-Blanc ou Wyburn-Mason ou Brégeat: consiste em malformações arteriovenosas localizadas nas regiões centrofacial ou hemifacial, com comprometimento oftálmico e do sistema nervoso central • Síndrome de Cobb ou angiomatose cutaneomeningospinal: consiste em malformação arteriovenosa cutânea (geralmente de tórax posterior) e da medula espinal da região e das proximidades, levando a complicações neurológicas.

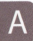

Malformações capilares

▶ Mancha salmão

=	Sinonímia	*Naevus simplex*, *naevus flammeus simplex*, eritema da nuca, "beijo do anjo", "beijo da cegonha", nevo de Unna (para a lesão persistente na nuca).
	Epidemiologia	Ocorre em 20 a 60% da população de crianças de todas as etnias, com aparente maior incidência em recém-nascidos brancos. Ambos os sexos são igualmente afetados. É a lesão vascular mais comum da infância, com tendência genética definida e provável herança autossômica dominante.
	Etiologia	Defeito na morfogênese, com vasos ectasiados que talvez representem persistência da circulação fetal na pele.
	Clínica	Ao nascimento há mancha rósea, irregular, com contornos nítidos, frequentemente apresentando finas telangiectasias. Localizada em geral na porção mediana do corpo, não acompanha os dermátomos, tendo como áreas de eleição nuca, glabela, pálpebras e região nasolabial. As lesões da face involuem rapidamente e, dentro de 1 a 2 anos, praticamente já desapareceram, mas podem ficar mais evidentes durante episódios febris ou choro. Entretanto, as lesões da nuca podem ser persistentes (Figuras 1 e 2). Raramente se associa a anomalias internas, exceto no caso de lesões localizadas na região sacral, porém está associada a disrafismo oculto. Lesões proeminentes localizadas na glabela podem estar associadas a síndrome de Beckwith-Wiedemann e síndrome alcoólica fetal.
	Diagnóstico	História e exame clínico.
≠	Diagnóstico diferencial	*Nevus flammeus*, hemangiomas, malformação capilar medial frontofacial e outras anomalias vasculares.
	Tratamento	Não é necessário. Quando solicitado, indica-se terapia com *laser* (*pulsed dye laser, ND Yag 1064 long pulse*).

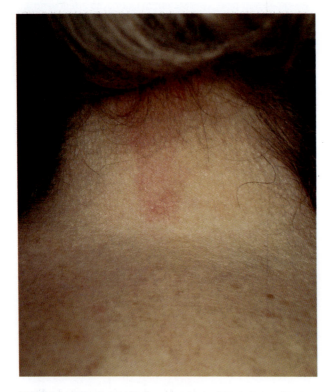

FIGURA 1 Mancha salmão. Mancha eritematosa, de contornos nítidos, presente desde o nascimento, na nuca de paciente do sexo masculino.

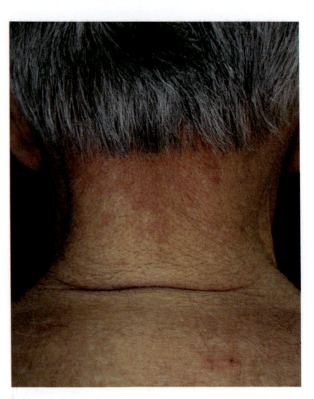

FIGURA 2 Mancha salmão. Mancha rosada, localizada na nuca, persistente na idade adulta.

▶ Mancha vinho do Porto

=	**Sinonímia**	*Nevus flammeus*.
📈	**Epidemiologia**	Ocorre em 0,1 a 2% dos recém-nascidos, e a face é o local mais acometido.
❓	**Etiologia**	Defeito na morfogênese com ectasia de capilares dérmicos superficiais.
🧠	**Clínica**	Lesão congênita que persiste por toda a vida. Sua cor varia do róseo ao vermelho-vivo e púrpura. Pode ser localizada, extensa ou segmentar, porém não acompanha as linhas de Blaschko. Na face, geralmente é unilateral, respeitando a linha média, e segue o dermátomo do nervo trigêmeo, tendendo a apresentar alterações hiperplásicas com o passar dos anos e granulomas piogênicos sobrepostos (Figuras 3 e 4). Alterações ósseas e de partes moles podem estar associadas, como aumento maxilar, gengival e labial.
🔍	**Diagnóstico**	História e exame clínico. Ultrassonografia com Doppler. Ao exame histopatológico, o endotélio tem aparência normal, assim como o número de vasos sanguíneos na derme; há vasos ectasiados na derme papilar e reticular superior e grande diminuição da quantidade de nervos perivasculares no plexo vascular superficial.
≠	**Diagnóstico diferencial**	Mancha salmão, hemangiomas, malformação arteriovenosa, outras anomalias vasculares.
💊	**Tratamento**	*Laser* de argônio e o *pulsed-dye*, camuflagem e cuidados dentários, se houver envolvimento gengival. O *pulsed-dye laser* continua sendo o padrão-ouro para tratamento de lesões vasculares, sendo a púrpura transitória o efeito colateral mais comum. O risco de hiper ou hipopigmentação é pequeno e mais frequente em fotótipos altos (o que não o contraindica). A intervenção terapêutica é aconselhada precocemente para evitar agravamento do quadro e consequências psicológicas.

Síndromes que cursam com mancha vinho do Porto

- Síndrome de Sturge-Weber ou angiomatose encefalotrigeminal: combina malformações capilares faciais segmentares (mais comumente, no local inervado pelo primeiro ramo do nervo trigêmeo), oculares (coróidea) e leptomeníngea (Figuras 5 e 6). O acometimento cutâneo pode ser uni ou bilateral. Pode cursar com complicações oftalmológicas (glaucoma) e neurológicas (epilepsia, hemiplegia, atraso cognitivo e motor). Pode haver formas parciais. Exames de imagem (como ressonância magnética) e avaliação oftalmológica são fundamentais na abordagem destes casos
- Facomatose pigmentovascular: deve-se à associação de malformação capilar cutânea extensa (MVP) com lesões melanocíticas ou epidérmicas (manchas mongólicas aberrantes, *nevus spillus*, nevo epidérmico verrucoso), com ou sem acometimento sistêmico (Figuras 7 e 8)
- Disrafismo espinal oculto e malformação capilar da linha média: a malformação capilar localizada na região lombossacra pode estar associada a disrafismo oculto, principalmente quando outros sinais cutâneos de disrafismo estão presentes. Nesses pacientes, a investigação com ultrassonografia (idade < 2 a 4 meses) e, com maior acurácia, ressonância magnética ajudam na investigação.

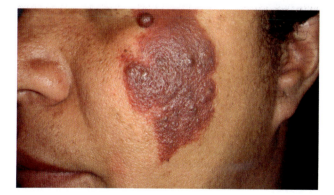

FIGURA 3 Mancha vinho do Porto. Mácula de cor vinhosa, localizada unilateralmente na face, com as alterações hiperplásicas ocorridas com a idade adulta. (Cortesia da Dra. Mercedes Prates Pockstaller.)

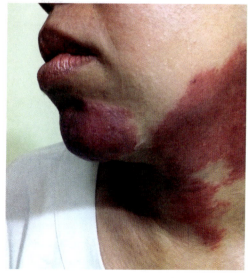

FIGURA 4 Mancha vinho do Porto. Lesão nas regiões mentoniana e cervical, respeitando a linha média.

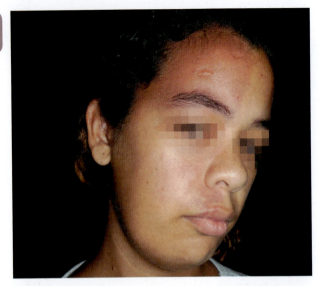

FIGURA 5 Síndrome de Sturge-Weber. Paciente apresenta mancha vinho do Porto na topografia da inervação do trigêmeo associada a angioma cerebral.

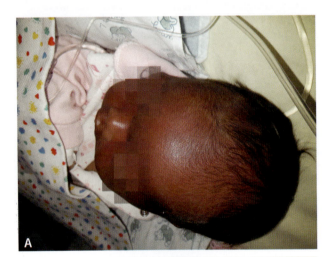

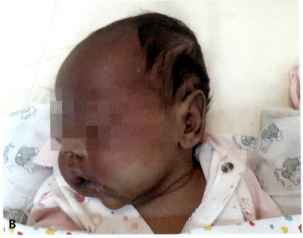

FIGURA 6 Síndrome de Sturge-Weber. **A.** Malformação capilar bilateral poupando o nariz, acompanhada de angioma da leptomeninge ipsilateral, glaucoma e convulsões. **B.** Visão lateral mostrando a malformação capilar na área do trigêmeo.

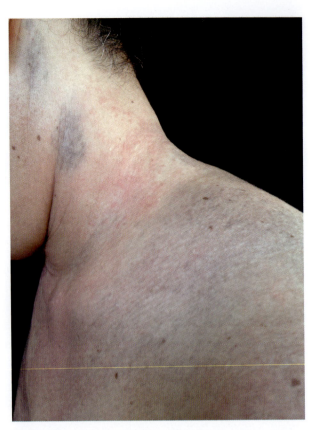

FIGURA 7 Facomatose pigmentovascular. Associação de mancha vinho do Porto com lesões pigmentares observadas simultaneamente. (Arquivo do Instituto de Dermatologia Prof. R.D. Azulay.)

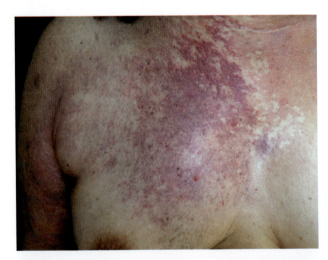

FIGURA 8 Facomatose pigmentovascular. Mesma paciente da Figura 7 exibindo extensa mancha vinho do Porto e nevo anêmico. (Arquivo do Instituto de Dermatologia Prof. R.D. Azulay.)

▶ Telangiectasia e síndromes associadas

=	**Sinonímia**	*Nevus araneus*, aranhas vasculares.
	Epidemiologia	Ocorre predominantemente no sexo feminino.
	Etiologia	Pode ser primária ou secundária (estímulo estrogênico, hepatopatia, rosácea, dano actínico, colagenose, mastocitose, uso prolongado de esteroides). Há dilatação crônica dos capilares e pequenas vênulas.
	Clínica	Pequenos vasos dilatados, irregulares, por vezes com halo pálido. As telangiectasias primárias não cursam com alterações viscerais e podem ser divididas da seguinte maneira: • *Nevus araneus*: lesões puntiformes com centro arteriolar do qual partem capilares irregulares (Figura 9) • Telangiectasia benigna hereditária: acomete a pele e os lábios, é autossômica dominante, predomina em mulheres, acomete especialmente a face, os braços e o tórax. Progride lentamente • Telangiectasia essencial generalizada: lesão incomum que atinge esporadicamente mulheres adultas, tem início nos membros inferiores e é ascendente e progressiva • Telangiectasia nevoide unilateral: a forma congênita acomete mais o sexo masculino e a adquirida, o sexo feminino. A forma congênita é mais rara e apresenta lesões nos dermátomos trigeminal, de C3 e C4, unilateralmente. A forma adquirida tem provável relação com estrogênio, é mais esperado que surja após a puberdade e piora com a gestação (Figura 10) • *Angioma serpiginoso*: lesão rara, mais prevalente no sexo feminino, inicia-se na infância com pontos purpúricos que surgem em grupos que formam placas. Lesões similares vão surgindo na periferia, o que leva a uma configuração serpiginosa. É mais comum nos membros inferiores, podendo ocorrer também nos membros superiores e glúteos (Figura 11).
	Diagnóstico	História e exame físico.
≠	**Diagnóstico diferencial**	Telangiectasia macular eruptiva *perstans*, lúpus eritematoso neonatal, síndrome POEMS (polineuropatia, organomegalia, endocrinopatia, aumento de proteína M, alterações cutâneas).
	Tratamento	Escleroterapia, eletrocauterização, luz intensa pulsada e *laser* (ver os utilizados nas manchas vinho do Porto). **Síndromes que cursam com telangiectasias** • Síndrome de Van Lohuizen ou *cutis marmorata* telangiectásica congênita, ou flebectasia generalizada congênita: padrão reticulado livedoide purpúrico com telangiectasias, às vezes com ulceração, atrofia e cicatrizes. Localizada ou difusa, com hipo ou hipertrofia do membro afetado. Ao contrário da *cutis marmorata*, nesse distúrbio a lesão permanece mesmo após aquecimento do recém-nascido. Há relato de outras anormalidades concomitantes, como cerebrais, cardiovasculares, geniturinárias e craniofaciais. É comum atenuar-se com o passar dos anos • Síndrome de Adams-Oliver: autossômica dominante, consiste em *cutis marmorata*, *aplasia cutis* do couro cabeludo com ou sem alteração óssea subjacente e defeito dos membros • Síndrome de Louis-Bar ou ataxia-telangiectasia: autossômica recessiva; é um distúrbio neurovascular complexo. Aparecem telangiectasias na infância (em conjuntiva do olho, face, pescoço, dorso das mãos e pés), fotoenvelhecimento prematuro, ataxia cerebelar, comprometimento da inteligência. Há aumento da incidência de neoplasias (ver capítulo *Síndrome de Louis-Bar*). Deficiência de imunoglobulinas (IgA, IgG) e diminuição da imunidade celular podem ocorrer e levar a quadro de infecções respiratórias recorrentes • Síndrome de Dirvy-Van Bogaert: rara, familial ou esporádica, mais preponderante no sexo masculino; a maioria tem *cutis marmorata* na infância, há angiomatose leptomeníngea não calcificada com alterações neurológicas e, na adolescência, ocorrência de ataques isquêmicos transitórios e convulsões que levam a demência, sintomas extrapiramidais e pseudobulbares • Síndrome de Rendu-Osler-Weber ou telangiectasia hemorrágica hereditária: autossômica dominante; é constituída pela tríade telangiectasias cutaneomucosas (Figuras 12 a 14), epistaxe e história familial positiva. Epistaxe é a primeira manifestação, em geral na infância ou adolescência, e as telangiectasias tendem a aparecer durante a puberdade. Face, lábio, língua, palmas e quirodáctilos (incluindo região periungueal e leito ungueal) são os locais mais acometidos. Podem existir malformações arteriovenosas em vários órgãos, como pulmões, sistema nervoso central, fígado, podendo acarretar disfunções desses órgãos. Existem algumas variantes em função de diferentes genes identificados.

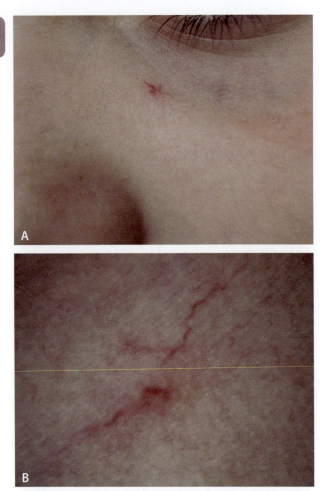

FIGURA 9 Telangiectasia. A. Pequena lesão que, quando deprimida, esmaece, exibindo forma que justifica o nome "aranha vascular". **B.** Imagem dermatoscópica aumentada 10 vezes.

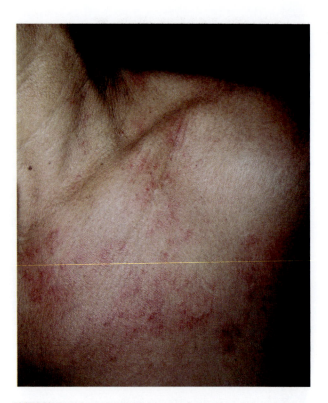

FIGURA 10 Telangiectasia nevoide unilateral. Telangiectasias dispostas unilateralmente comprometendo região cervical e porção superior do tronco.

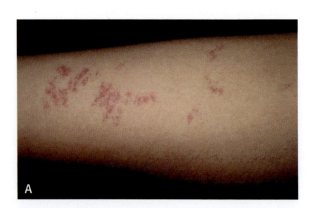

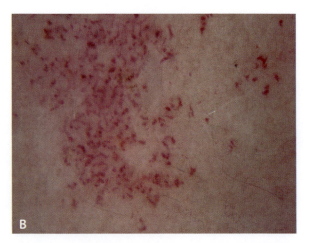

FIGURA 11 Angioma serpiginoso. A. Lesões angiomatosas puntiformes, agrupadas, esboçando figuras serpiginosas. **B.** Aspecto dermatoscópico, aumento de 10 vezes, mostrando a dilatação de capilares.

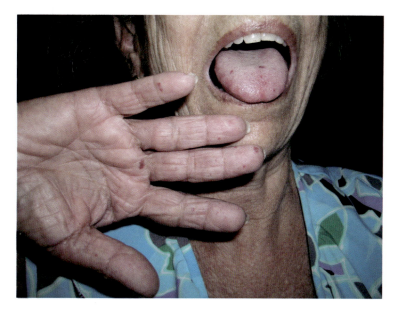

FIGURA 12 Telangiectasia hemorrágica hereditária (síndrome de Rendu-Osler-Weber). Lesões telangiectásicas características nos quirodáctilos e na língua de paciente portadora desta doença.

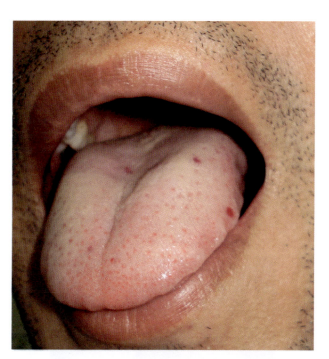

FIGURA 13 Telangiectasia hemorrágica hereditária (síndrome de Rendu-Osler-Weber). Telangiectasias em dorso da língua e palato em paciente com lesões similares nas pontas dos dígitos e lábios, merecendo estudo endoscópico.

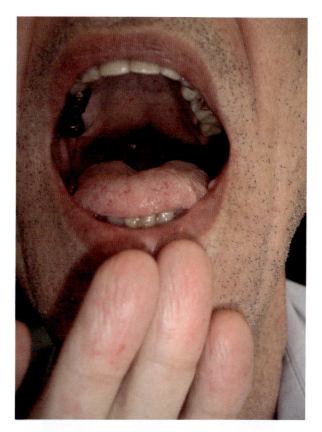

FIGURA 14 Telangiectasia hemorrágica hereditária (síndrome de Rendu-Osler-Weber). Telangiectasias em palato, língua e superfície volar dos quirodáctilos. O exame endoscópico também revelou a presença de telangiectasias.

Malformações linfáticas

▶ Linfedema primário

=	**Sinonímia**	Não tem outra nomenclatura.
📈	**Epidemiologia**	O linfedema primário predomina no sexo feminino. Cerca de 20% dos casos são familiais e autossômicos dominantes. O linfedema secundário é raro na infância. Ocorre após infecções recidivantes, linfangite, neoplasias, fibrose ou cirurgias.
❓	**Etiologia**	Decorre da alteração da drenagem linfática de uma extremidade, o que eleva o conteúdo proteico extravascular, provocando retenção hídrica tissular. O excesso de proteínas leva à proliferação de fibroblastos, conferindo aspecto firme e endurecido nos casos crônicos, que podem ser acompanhados de lesões verrucosas.
👁	**Clínica**	Aumento de volume do membro devido à retenção de linfa por drenagem linfática inadequada. **Linfedema primário** • Linfedema congênito ou linfedema hereditário tipo I, ou doença de Milroy – forma familial com acometimento distal nos membros inferiores. Nesses casos há inativação do gene *VEGFR-3* • Linfedema precoce (*lymphoedema praecox*) ou linfedema hereditário tipo II, ou doença de Meige – forma com grande variação fenotípica e maior prevalência no sexo feminino. O edema ocorre entre 9 e 35 anos de idade, é geralmente bilateral, podendo também ser unilateral (Figuras 15 a 19) • Linfedema tardio: surge após os 35 anos de idade. **Linfedema secundário** • Após infecções recorrentes, linfangite, neoplasias, fibroses ou cirurgias (Figura 20). Observar no linfedema pós-mastectomia o surgimento de tumor vascular do tipo angiossarcoma.
🔍	**Diagnóstico**	História e exame físico, ultrassonografia com Doppler, linfografia.
≠	**Diagnóstico diferencial**	Elefantíase, insuficiência venosa.
💊	**Tratamento**	Deve ser precoce, com compressão elástica e massagens centrípetas. O emprego de diuréticos pode auxiliar. **Síndromes que cursam com linfedema primário** • Doença de Hennekam: autossômica recessiva, combina linfedema com anomalias faciais, enteropatia perdedora de proteínas por linfangiectasia intestinal, retardo mental e anormalidades cerebrais • Síndrome linfedema-distriquíase: associa linfedema ao crescimento anormal dos cílios • Síndrome de Aagenaes ou colestase hereditária com linfedema: autossômica recessiva. Cursa com má absorção, retardo de crescimento, colestase, hepatomegalia e prurido por volta dos 6 meses de vida. Desenvolvimento de linfedema durante a vida escolar.

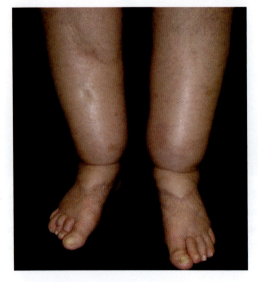

FIGURA 15 Linfedema primário tipo Meige. Aumento de partes moles, bilateral, nos membros inferiores, de paciente do sexo feminino, surgido na adolescência.

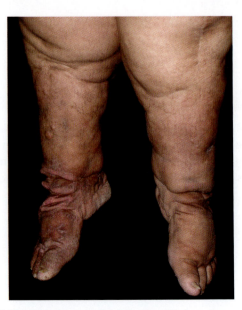

FIGURA 16 Linfedema primário tipo Meige. Aumento de partes moles bilateral, complicado por erisipela de repetição

Seção 2 | Afecções Dermatológicas de A a Z

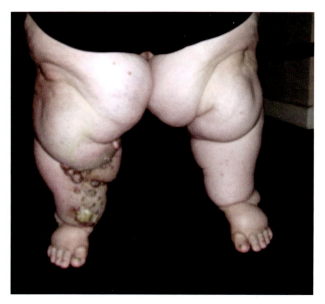

FIGURA 17 Linfedema primário tipo Meige. Caso de grave insuficiência linfática, levando a grande aumento localizado, com formação de massas pendulares. Algumas lesões vegetantes unilateralmente surgiram como complicação de infecção de repetição, lembrando tumores e necessitando de exame complementar para afastar possível natureza maligna.

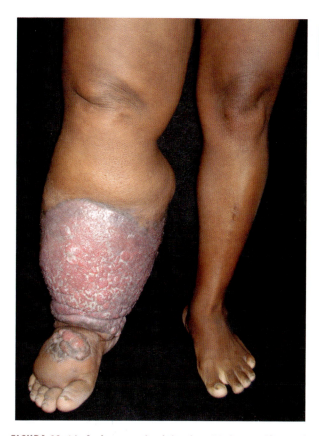

FIGURA 19 Linfedema primário tipo Meige unilateral. Surgimento na adolescência, com erisipela de repetição no membro inferior direito, comprometido pelo linfedema primário; a superfície cutânea apresenta aspecto vegetante.

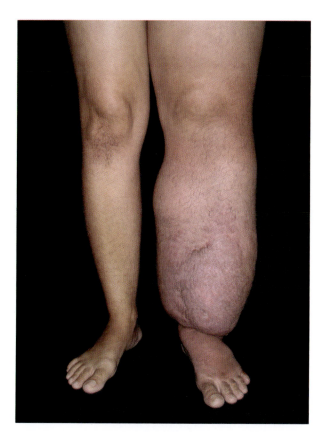

FIGURA 18 Linfedema primário tipo Meige unilateral. Paciente do sexo feminino, com desenvolvimento do aumento do volume da perna esquerda a partir da adolescência.

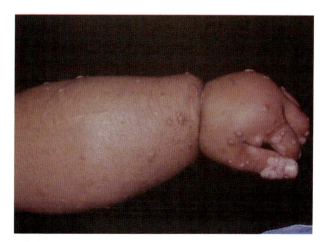

FIGURA 20 Linfedema secundário. Pós-mastectomia com esvaziamento ganglionar. Aumento difuso das partes moles sem sinais flogísticos. Há algumas pápulas isoladas, normo e hipercrômicas, de superfície lisa, além de lesões de verruga vulgar nas extremidades digitais.

▶ Malformações linfáticas comuns (císticas)

Anomalia linfática generalizada e osteólise maciça idiopática ou doença de Gorham-Stout não apresentam manifestações cutâneas e, portanto, não serão apresentadas neste livro.

Malformação linfática macrocística

=	**Sinonímia**	Higroma cístico.
	Epidemiologia	Lesão incomum, sem predileção por raça ou sexo.
	Etiologia	Defeito na morfogênese.
	Clínica	Apresenta-se como grandes cistos, únicos ou múltiplos, ao nascimento ou de surgimento até os 2 anos de idade. Mais comumente localizada no pescoço, na axila, na região inguinal ou na parede torácica. Pode aumentar com o tempo. Pode estar associada a diferentes síndromes (síndromes de Down, Noonan e Turner). São complicações potenciais: sangramento, infecção e compressão de tecidos adjacentes.
	Diagnóstico	História e exame clínico; confirma-se a hipótese por meio de ultrassonografia com Doppler (demonstra baixo fluxo), tomografia computadorizada contrastada e ressonância magnética.
≠	**Diagnóstico diferencial**	Tumores de partes moles, outras anomalias vasculares.
	Tratamento	Escleroterapia percutânea (picibanil/OK-432; solução alcoólica de Zein, etanol, doxiciclina e bleomicina) provoca resposta inflamatória e, subsequentemente, fibrose e retração das cavidades císticas. Corticosteroide intralesional pode ser utilizado. Intervenção cirúrgica é uma alternativa em caso de falha à escleroterapia. Antibioticoterapia em caso de infecção bacteriana.

Malformação linfática microcística

=	**Sinonímia**	Linfangioma circunscrito.
	Epidemiologia	Subtipo mais comum. Poucos relatos na literatura de aparecimento tardio, sendo geralmente de etiologia traumática.
	Etiologia	Defeito desconhecido na morfogênese, mas há relatos de proliferação reativa a traumatismos.
	Clínica	Aparece ao nascimento ou na infância. Pode afetar qualquer local, com predomínio de axila, ombro, pescoço, região proximal dos membros, períneo, língua e assoalho da boca. Consiste em múltiplas diminutas vesículas de conteúdo claro (Figuras 21 e 22) ou hemorrágico (hemolinfangioma). Em alguns casos, há franco predomínio do conteúdo sanguinolento (Figuras 23 e 24). As crostas na superfície podem ser claras ou hemáticas, e eventualmente o aspecto pode ser quase verrucoso. Quase sempre apresenta componente profundo, sentido à palpação.
	Diagnóstico	Clínico e por ultrassonografia com Doppler (demonstra baixo fluxo), tomografia computadorizada contrastada e ressonância magnética.
≠	**Diagnóstico diferencial**	Verruga viral, herpes simples, molusco contagioso.
	Tratamento	Excisão cirúrgica apresenta alta taxa de recorrência. Outras opções são rapamicina (sirolimo) tópica, *laser* de CO_2, diodo, Nd-YAG, radiofrequência e crioablação. Lesões localizadas na língua e no assoalho da boca são mais difíceis de tratar, e higiene local é essencial a fim de evitar infecções bacterianas.

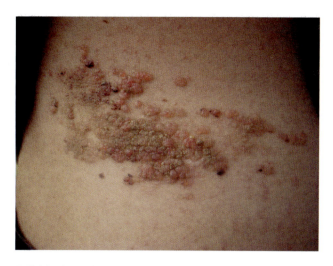

FIGURA 21 Malformação linfática microcística. Lesões vesiculares agrupadas, de conteúdo translúcido, algumas com crosta na superfície, outras com sinais de sangramento, localizadas na parede torácica.

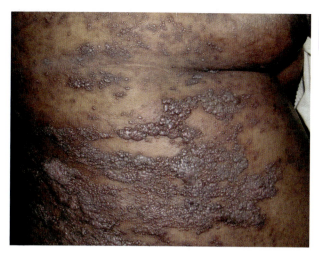

FIGURA 23 Malformação linfática microcística (hemolinfangioma). Lesões vesiculares de conteúdo sanguinolento na lateral do tronco.

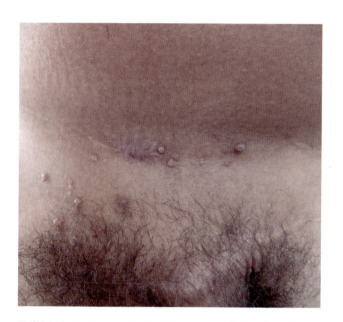

FIGURA 22 Malformação linfática microcística. Detalhe de lesões vesiculares de conteúdo translúcido na região pubiana. Observar cicatrizes de exérese cirúrgica, com recorrência nas mesmas localizações.

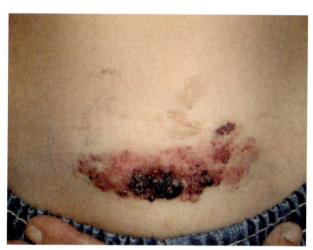

FIGURA 24 Malformação linfática microcística (hemolinfangioma). Lesões vesiculares de conteúdo translúcido e hemático agrupadas. (Cortesia da Dra. Daniella Spinato.)

Malformações linfáticas combinadas (macro e microcística)

Mais comuns em locais abaixo da cabeça e do pescoço, são compostas tanto por formações macrocísticas como microcísticas.

A região cervicofacial é classicamente acometida, podendo levar a aumento importante da região mandibular e prognatismo.

O envolvimento intraoral também é descrito, com hemorragias intraorais espontâneas e processos inflamatórios que podem levar a expansão da lesão e, subsequentemente, obstrução de via respiratória, sepse, entre outras consequências.

O envolvimento orbital é classicamente descrito e ocorre devido ao acometimento subconjuntival e de partes moles circunjacentes, muitas vezes com infiltração de limites indefinidos, o que torna a excisão cirúrgica um desafio terapêutico. Complicações comuns são: edema, proptose ocular, hemorragia, blefaroptose, celulite e até mesmo amaurose.

Atenção deve ser dada a pacientes com malformações linfáticas combinadas extensas e envolvimento venoso, visto que são mais propensos à coagulopatia intravascular localizada.

Malformações venosas

▶ Malformação glomovenosa

Anteriormente denominada *glomangiomatose* ou *glomangioma*. É malformação venosa com células glômicas ao redor. Podem ser nódulos ou placas com aspecto de pedras de calçamento. Raramente pode acometer mucosa. Essas lesões costumam ser dolorosas à palpação. Padrão de herança autossômica recessiva, de penetrância incompleta, com envolvimento do gene glomulin (*GLMN*). O tumor glômico é de natureza diferente, portanto não é incluído pela ISSVA na sua classificação.

▶ Malformação venosa comum

=	Sinonímia	Não tem outra nomenclatura.
📈	Epidemiologia	Sem predileção por raça ou sexo. Raros casos são familiais. A cabeça e o pescoço são as localizações mais comuns, mas também acomete as extremidades (Figuras 25 e 26). Podem ser localizadas ou extensas, únicas ou múltiplas.
❓	Etiologia	Defeito na morfogênese envolvendo o lado coletor da rede vascular.
👁	Clínica	As lesões já estão presentes ao nascimento ou se tornam aparentes mais tarde. Devido ao baixo fluxo, é comum a presença de trombose e calcificações (flebólitos); têm cor azulada devido aos vasos dilatados na derme, e seu volume aumenta com exercício, manobra de Valsalva, choro e gravidade. A deformidade dos tecidos adjacentes piora lentamente. Nas lesões grandes, pode haver coagulação intravascular crônica. Não apresentam frêmito nem pulsação, e a temperatura cutânea é normal.
🔍	Diagnóstico	Radiografia simples (flebólitos), ultrassonografia com Doppler, tomografia computadorizada contrastada e ressonância magnética. Na histopatologia, observa-se presença de vasos ectasiados permeando e dissecando tecidos normais.
≠	Diagnóstico diferencial	Nevo de Ota, nevo de Ito, veia dilatada na base do nariz e *sinus pericranii* (anormalidade da drenagem cerebral por meio de um defeito ósseo).
💊	Tratamento	A escleroterapia intralesional percutânea parece a melhor opção, podendo ser associada à cirurgia. A compressão elástica é útil e, nos casos de trombose dolorosa, o uso de heparina de baixo peso molecular em baixas doses e/ou ácido acetilsalicílico estão indicados.

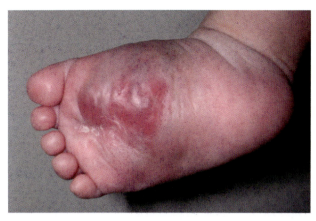

FIGURA 25 Malformação venosa comum. Aumento de tecidos moles exibindo coloração vermelho-azulada e tortuosidade de vasos, provocando deformidade da região plantar. (Cortesia da Dra. Ana Mósca.)

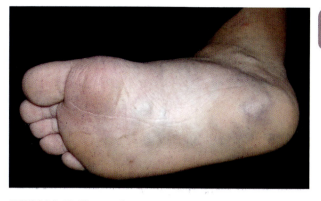

FIGURA 26 Malformação venosa comum. Comprometimento da região plantar, semelhante ao da Figura 25. A criança queixava-se de dor à deambulação.

▶ Malformação venosa cutaneomucosa familial

Síndrome autossômica dominante (mutação do gene *TIE2*), com múltiplas malformações venosas, envolvendo pele, partes moles e músculo. Pode envolver pulmão, intestino e sistema nervoso central. Malformações cardíacas são descritas em alguns casos familiares.

▶ Síndrome de Bean (*blue rubber bleb nevus*)

Combina malformações venosas cutâneas e viscerais, principalmente do sistema digestório. Complicação comum é o sangramento.

Malformações vasculares combinadas

Associação de duas ou mais malformações vasculares em uma lesão. Essas lesões podem ser constituídas por associação de malformações simples, malformações de grandes vasos ou pela combinação de ambos os tipos. Por exemplo, malformações combinadas do tipo capilar-venosa, capilar-linfática, entre outras.

Malformações de grandes vasos

Essas malformações afetam veias, artérias ou linfáticos de maior calibre. Consistem em anomalias em origem, curso, quantidade, comprimento ou diâmetro (aplasia, hipoplasia, ectasia/aneurisma) valvular, além de anomalias de comunicação ou persistência de veias embrionárias. As fístulas arteriovenosas congênitas e o remanescente de vasos embrionários fazem parte desse grupo.

Malformações vasculares associadas a outras anomalias

As principais malformações vasculares sindrômicas, com seus respectivos vasos acometidos, achados clínicos e mutações genéticas (quando identificadas), são apresentadas no Quadro 2. As síndromes de Klippel-Trenaunay, Servelle-Martorell e Maffucci estão incluídas neste grupo, porém ainda não têm seu gene identificado.

Quadro 2 Malformações vasculares associadas a outras anomalias com identificação genética.

Síndromes	Alterações vasculares e manifestações clínicas	Gene
Síndrome de Parkes-Weber	Malformação capilar + fístula arteriovenosa + crescimento do membro	*RASA1*
Síndrome de Sturge-Weber	Malformação capilar (facial +/− leptomeníngea) + alterações oftalmológicas +/− hipertrofia óssea e/ou de partes moles	*GNAQ*
Macrocefalia e malformação capilar (M-MC/MCAP)	Macrocefalia + malformação capilar	*PIK3CA*
Microcefalia e malformação capilar (MICCAP)	Microcefalia + malformação capilar	*STAMBP*
Síndrome CLOVES*	Malformação linfática + malformação venosa + malformação capilar +/− malformação arteriovenosa + hipercrescimento lipomatoso	*PIK3CA*
Síndrome Proteus	Malformação capilar, malformação venosa e/ou malformação linfática + crescimento somático assimétrico	*AKT1*
Síndrome de Bannayan-Riley-Ruvalcaba	Malformação arteriovenosa + malformação venosa + macrocefalia, hipercrescimento lipomatoso	*PTEN*

*CLOVES é acrônimo da língua inglesa (*congenital, lipomatous, overgrowth, vascular malformations, epidermal nevi and spinal/skeletal anomalies and/or scoliosis*).
Adaptado de ISSVA, 2014.

Síndrome de Klippel-Trenaunay

=	Sinonímia	Ângio-ósteo-hipertrofia, síndrome do nevo verrucoso ósteo-hipertrófico, nevo verrucoso hipertrófico, hemangiectasia hipertrófica.
📈	Epidemiologia	Há relatos de ocorrência familial, sugerindo herança autossômica dominante. Há predomínio de malformação venosa. É o exemplo mais representativo da malformação vascular complexa.
❓	Etiologia	Causa desconhecida, mas pode refletir um remodelamento defeituoso da árvore vascular fetal no período embrionário. É uma malformação capilar venosa e capilar venosa linfática.
🧠	Clínica	Caracteriza-se pela tríade mancha vinho do Porto no membro afetado, flebectasia e hipertrofia do local afetado, não ocorrendo fístula arteriovenosa (Figuras 27 a 30). Quando duas dessas características são encontradas, o diagnóstico pode ser feito. As lesões, em geral, estão limitadas a um membro, mas podem ocorrer de forma bilateral ou até nos quatro membros. É comum haver linfedema, podendo ocorrer trombose venosa profunda, embolia pulmonar, tromboflebite, sangramento, celulite recorrente e escoliose compensatória, além de alterações do trato geniturinário e intestinos quando há comprometimento de membros inferiores.
🔍	Diagnóstico	História e exame físico, auxiliado por exames de imagem, como ultrassonografia com Doppler, tomografia computadorizada contrastada, ressonância magnética e arteriografia.
≠	Diagnóstico diferencial	Síndrome de Parkes-Weber, síndrome Proteus, mancha do vinho do Porto isolada, hemangiomas e outras malformações vasculares.
💊	Tratamento	Compressão elástica, medidas para evitar trombose venosa, correção de discrepância dos membros, esclerose guiada por ultrassom, *laser* para mancha vinho do Porto. Por vezes é realizada a ligadura de veias varicosas superficiais, mas pode haver necessidade de amputação nos casos de deformidade grave.

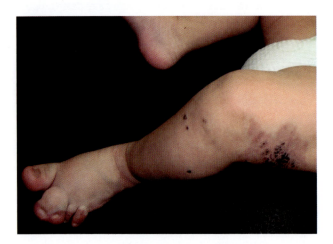

FIGURA 27 Síndrome de Klippel-Trenaunay. Membro inferior exibindo mancha violácea (mancha vinho do Porto, correspondente à malformação capilar sobre a qual existem vesículas de conteúdo hemorrágico de um linfangioma). O lactente apresenta aumento do volume do membro afetado com macrodactilia e sindactilia.

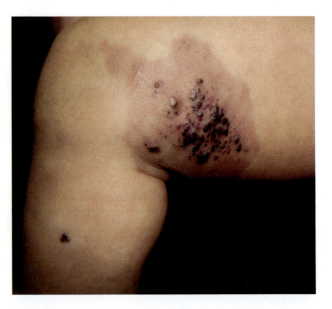

FIGURA 28 Síndrome de Klippel-Trenaunay. Detalhe da mancha vinho do Porto com o linfangioma do paciente da Figura 27.

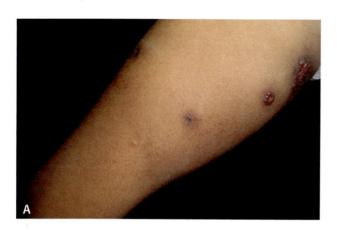
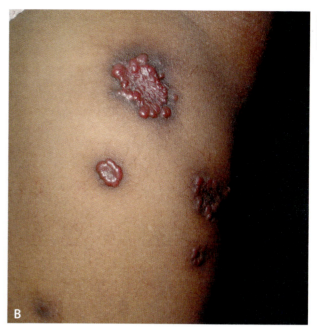

FIGURA 29 Síndrome de Klippel-Trenaunay. A. Criança do sexo feminino com aumento do membro inferior direito, com linfangioma próximo à raiz da coxa. **B.** Detalhe do linfangioma (hemolinfangioma).

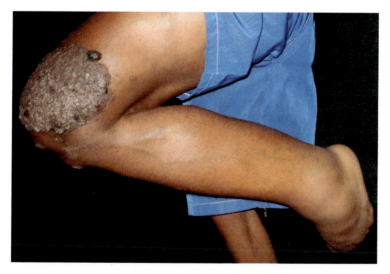

FIGURA 30 Síndrome de Klippel-Trenaunay. Diferença nítida do diâmetro dos membros inferiores, com linfangioma apresentando-se como placa de superfície pseudoverrucosa e vasos ectasiados. A criança assumiu posição viciosa, impedindo estender o membro comprometido.

Síndrome de Maffucci

Associa malformações venosas cutâneas (localizadas ou disseminadas, pequenas ou grandes) a encondromas (massas radiolucentes bem demarcadas, resultado de crescimento anormal de cartilagem dentro do osso). Há maior incidência de malignidades (condrossarcoma, angiossarcoma, fibrossarcoma).

Síndrome de Parkes-Weber (alto fluxo)

	Sinonímia	Não tem outra nomenclatura.
	Epidemiologia	Malformação congênita rara.
	Etiologia	Defeito na morfogênese – malformação vascular complexa. Malformação arteriovenosa capilar e arteriovenosa capilar linfática.
	Clínica	Numerosas fístulas arteriovenosas especialmente próximas às articulações, podendo ser escutado um sopro contínuo. Há assimetria do membro acometido, com predileção pelos membros superiores. Nesta síndrome as manchas vinho do Porto são menos comuns e mais pálidas. Há risco de insuficiência cardíaca de alto débito. A aplicação de um torniquete desacelera o pulso no membro afetado (sinal de Branham).
	Diagnóstico	História e exame físico, auxiliado por exames de imagem, como ultrassonografia com Doppler, tomografia computadorizada contrastada, ressonância magnética e arteriografia.
	Diagnóstico diferencial	Síndrome de Klippel-Trenaunay, síndrome Proteus, mancha vinho do Porto isolada, hemangiomas e outras malformações vasculares.
	Tratamento	Compressão elástica, medidas para evitar trombose venosa, correção de discrepância dos membros, *laser* para mancha vinho do Porto e compensação cardíaca, se necessário.

Anomalias vasculares sem classificação definida

Constituem lesões vasculares focais ou multifocais, associadas ou não a anomalias de tecido mole ou órgãos internos, com características ainda mal definidas. Apresentam características tanto de malformações quanto de tumores vasculares.

De todas as anomalias vasculares sem classificação, as mais frequentes para os dermatologistas são os angioceratomas. O hemangioma verrucoso é também considerado, particularmente porque tem diagnóstico diferencial clínico difícil com relação aos angioceratomas.

Angioceratoma

	Sinonímia	Angioqueratoma.
	Epidemiologia	Variável de acordo com o tipo de angioceratoma.
	Etiologia	Ectasia capilar com hiperceratose da pele sobrejacente.
	Clínica	Os angioceratomas podem ocorrer de forma localizada ou difusa. **Angioceratomas localizados** • Angioceratoma solitário: pápula verrucosa vermelho-azulada ou enegrecida, mais frequente nas extremidades inferiores. Pode suceder de traumatismos que lesionam a parede de vênulas da derme papilar • Angioceratoma de Mibelli: doença hereditária autossômica dominante mais frequente em mulheres, com surgimento na adolescência, caracterizada por pápulas verrucosas, angiomatosas, vermelho-escuras, em torno de 3 mm, dispostas nas faces de extensão dos dedos e joelhos (Figura 31)

- Angioceratoma de Fordyce: localizado no escroto e raramente nos grandes lábios de idosos. São lesões vermelho-escuras angiomatosas de 1 a 5 mm, macias e compressíveis, de paredes finas, que sangram espontaneamente ou durante a relação sexual (Figura 32)
- Angioceratoma circunscrito: placas de aspecto verrucoso e coloração violácea, dispondo-se linearmente ao longo de extremidades ou no tronco, em geral unilaterais. Pode participar da síndrome de Klippel-Trenaunay (Figura 33).

Angioceratomas difusos
- *Angiokeratoma corporis diffusum*: alteração devido a depósito nos lisossomos, por um erro no catabolismo dos glicoesfingolipídios que se acumulam na túnica média dos vasos e nos pericitos do sistema reticuloendotelial, alterando a resistência da parede do vaso. É doença metabólica de herança recessiva ligada ao cromossomo X (Xq22). Ocorrem inúmeras pápulas eritematosas escuras, angiomatosas, que se tornam ceratósicas com o tempo. A forma mais conhecida é a do *angioceratoma difuso de Fabry* (Figura 34). Os pequenos angiomas localizam-se com maior densidade entre a região umbilical e os joelhos, com tendência à simetria bilateral. Na doença de Fabry ocorrem crises de dor intensa após alteração de temperatura, exercício ou estresse emocional; também há febre, parestesia de mãos e pés e opacidade corneana altamente característica.

	Diagnóstico	• Exame clínico: ectoscopia de toda a superfície corpórea • Exame histopatológico: caracteriza-se por vasos sanguíneos dérmicos dilatados, encobertos por uma epiderme afinada com discreta hiperceratose • Exames laboratoriais: bioquímico e enzimático, conforme a suspeita clínica. Cariotipagem.
	Diagnóstico diferencial	É feito com os angioceratomas entre si e com outros angiomas.
	Tratamento	Curetagem e cauterização, ablação por *laser* de argônio, diatermia e crioterapia. Reposição de α-galactosidase A humana recombinante intravenosa para os indivíduos com *angiokeratoma corporis diffusum*.

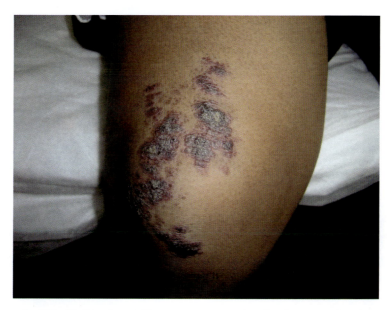

FIGURA 31 Angioceratoma de Mibelli. Pápulas violáceas e verrucosas localizadas no joelho direito de paciente do sexo feminino.

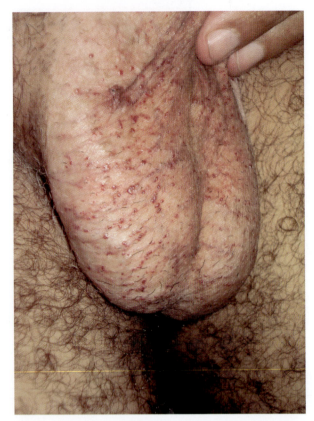

FIGURA 32 Angioceratoma de Fordyce. Pápulas angiomatosas, algumas de superfície lisa e outras com aspecto ceratósico, localizadas na bolsa escrotal de paciente idoso.

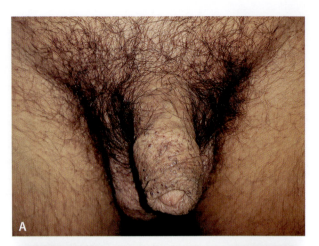

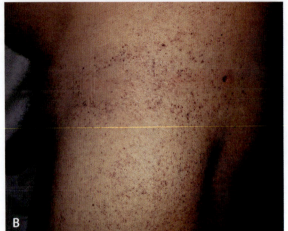

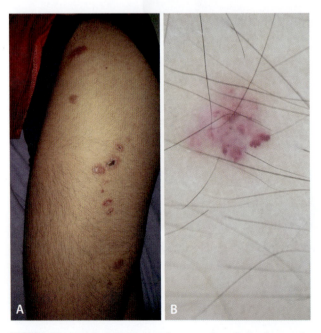

FIGURA 33 Angioceratoma circunscrito. A. Paciente do sexo masculino com pápulas angiomatosas com ceratose na superfície e algumas cicatrizes por tentativas cirúrgicas de retirada das lesões, algumas com recidivas a seguir. **B.** Na dermatoscopia, a confirmação da natureza vascular das lesões, localizadas na coxa.

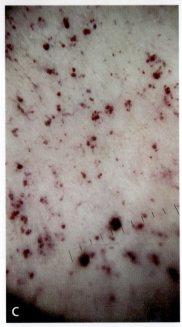

FIGURA 34 Angioceratoma de Fabry. A. Diminutas pápulas vinhosas, no corpo do pênis, em paciente jovem, com episódios febris e queixa de crises de dor paroxística. As lesões cutâneas são indistinguíveis das do angioceratoma de Fordyce. **B.** Centenas de pápulas milimétricas em paciente com doença de Fabry avançada em hemodiálise. **C.** Dermatoscopia das lesões milimétricas mostrando a natureza vascular, porém sem ceratose, na superfície.

Hemangioma verrucoso

=	Sinonímia	Não tem outra nomenclatura.
	Epidemiologia	Mais comum na infância, inclusive ao nascimento. Caracteristicamente, não tende à involução como o hemangioma da infância.
	Etiologia	A sua classificação ainda é incerta, pois apresenta tanto características de tumor (expressa WT1 e GLUT-1) quanto de malformação vascular.
	Clínica	A lesão apresenta-se, inicialmente, como uma mácula azulada que se torna eritematoviolácea, como resultado de traumatismo ou infecções secundárias, e progride como placa/nódulo de superfície verrucosa. O local mais acometido são os membros inferiores (região distal) (Figuras 35 e 36), porém há relatos de acometimento de região cefálica, tronco e região proximal de membros inferiores.
	Diagnóstico	O diagnóstico é baseado na relação clinicopatológica. Sua histopatologia assemelha-se à do angioceratoma, com hiperceratose, acantose irregular, papilomatose e proliferação vascular na derme papilar, reticular e tecido subcutâneo. Exames de imagem, como ressonância magnética, podem ser utilizados para avaliar infiltração local.
≠	Diagnóstico diferencial	Angioceratoma, linfangioma circunscrito, hemangioma infantil, verruga vulgar.
	Tratamento	O tratamento precoce em pacientes corretamente selecionados é essencial para melhor resultado estético. Cirurgia, escleroterapia, *laser* e uma combinação de técnicas podem ser realizados. A excisão cirúrgica deve ser ampla o suficiente para garantir margens livres, visto que a lesão tende a apresentar componente dérmico e subcutâneo.

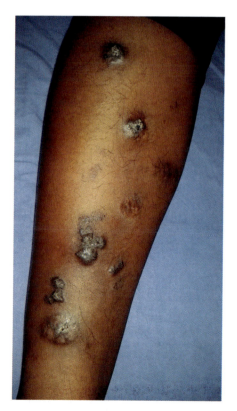

FIGURA 35 Hemangioma verrucoso. Paciente do sexo feminino, com lesões distribuídas ao longo do membro inferior, com sangramentos e dor ocasional. No exame anatomopatológico, a profundidade do comprometimento sugeriu tratar-se de hemangioma verrucoso.

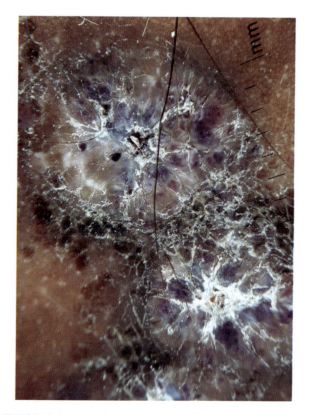

FIGURA 36 Hemangioma verrucoso. Dermatoscopia da lesão evidenciando a escama espessa sobre áreas vermelhas e azuladas enoveladas sugerindo um componente vascular.

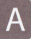

Tumores vasculares

Os tumores vasculares foram classificados em benignos, localmente agressivos ou *borderline* e malignos. As lesões proliferativas reativas foram incluídas no grupo de tumores vasculares benignos. A classificação entre a natureza reativa ou tumoral de algumas lesões não é clara e, ainda, é discutida para diversas lesões (granuloma piogênico, hemangioma epitelioide, hemangioma do tipo de células fusiformes etc.).

Tumores vasculares benignos

Angioma rubi

=	**Sinonímia**	Angioma senil, angioma em cereja, angioma puntiforme e mancha de Campbell e Morgan.
	Epidemiologia	Ocorre em todas as raças e sexos e é a proliferação vascular cutânea mais comum. Começa a surgir no início da fase adulta e aumenta em número com o passar dos anos. Pode ocorrer em qualquer parte da pele, porém os sítios de preferência são o tronco e os membros superiores.
	Etiologia	Algumas vezes os angiomas rubis aparecem durante a gestação e desaparecem após o parto, sugerindo participação hormonal, pelo menos em alguns casos.
	Clínica	Lesões vermelhas brilhantes (Figuras 37 e 38) em grande número, que variam de um ponto dificilmente visível a uma lesão em domo de vários milímetros de diâmetro até uma pápula polipoide. Pode sofrer mudança de cor, assumindo tonalidade escura, por trombose. A dermatoscopia atualmente é empregada nos casos de dúvida diagnóstica (Figuras 39 e 40).
	Diagnóstico	• Exame clínico: ectoscopia de toda a superfície corpórea • Exame histopatológico: numerosos capilares neoformados, com lúmen estreitado e células endoteliais proeminentes arranjadas em lóbulos na região suprapapilar • O uso do dermatoscópio é necessário quando o angioma sofre trombose.
≠	**Diagnóstico diferencial**	Petéquias, hemangiomas glomeruloides e granuloma piogênico. O angioma rubi trombosado faz diagnóstico diferencial com melanoma.
	Tratamento	O tratamento se faz por questões estéticas ou naqueles angiomas que são cronicamente traumatizados. Excisão por *shaving*, eletrodissecção e ablação a *laser*.

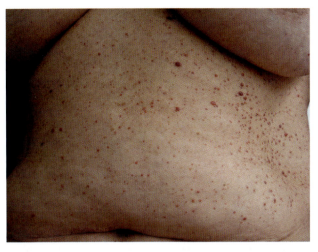

FIGURA 37 Angioma rubi. Pápulas cor de cereja múltiplas no tronco. (Cortesia da Dra. Mercedes Prates Pockstaller.)

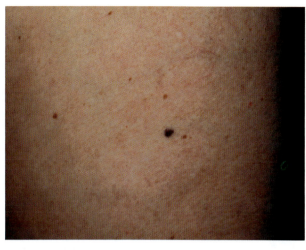

FIGURA 39 Angioma rubi trombosado. Pápula hiperpigmentada na coxa observada recentemente pela paciente; diagnóstico diferencial com melanoma.

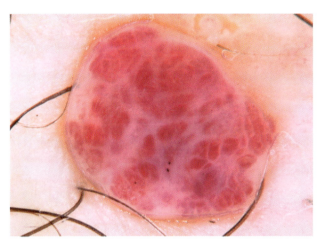

FIGURA 38 Angioma rubi. A dermatoscopia é um exame complementar que auxilia no diagnóstico em caso de dúvida. No aumento de 40 vezes, observa-se padrão globular, formando lagos avermelhados regulares. (Videodermatoscopia com aumento de 40× – Cortesia da Dra. Marcela Benez – Iderj.)

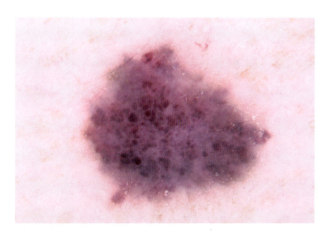

FIGURA 40 Angioma rubi trombosado. A videodermatoscopia do caso anterior confirmou ser lesão benigna de um angioma rubi trombosado. (Videodermatoscopia com aumento de 40× – Cortesia da Dra. Marcela Benez – Iderj.)

Granuloma piogênico

=	**Sinonímia**	Hemangioma capilar lobular, granuloma telangiectásico.
📈	**Epidemiologia**	É comum e afeta ambos os sexos, com predileção por mulheres, ocorrendo em qualquer idade.
❓	**Etiologia**	Desconhecida. Pode surgir desencadeado por traumatismo ou sobre lesões de malformação capilar. O uso de retinoides sistêmicos (isotretinoína oral e acitretina), bem como de indinavir, favorece o seu surgimento.
👁	**Clínica**	Trata-se de massa de tecido de granulação que se projeta acima da pele circundante, com colarete periférico, em geral em local de traumatismo recente. É geralmente pequena, única, séssil ou pedunculada, tendendo a formar lóbulos individualizados de crescimento rápido (Figuras 41 a 45). Esse tipo de lesão, em geral, é indolor, podendo apresentar sangramentos espontâneos. As regiões mais comumente afetadas são as áreas expostas nas quais ocorrem traumatismos, como mãos, antebraços, face, pés, lábios e mucosas. No caso de granuloma piogênico em vigência de retinoide oral, como a isotretinoína, o seu surgimento pode ocorrer tanto sobre lesão de acne (Figura 46) como periungueais. O *granuloma gravidarum* é uma variante do granuloma piogênico que se apresenta na cavidade oral durante a gestação.
🔍	**Diagnóstico**	Clínico, com confirmação histopatológica para observar a proliferação lobular de capilares em um tecido frouxo.
≠	**Diagnóstico diferencial**	Sarcoma de Kaposi, angiomatose bacilar, melanoma nodular, metástase cutânea, tumor glômico, poroma écrino e outros tumores vasculares.
💊	**Tratamento**	Ácido tricloracético a 90%, mas também pode ser realizado com *shaving* e eletrocauterização das lesões pedunculadas, ou retirada em fuso e sutura de lesões mais profundas.

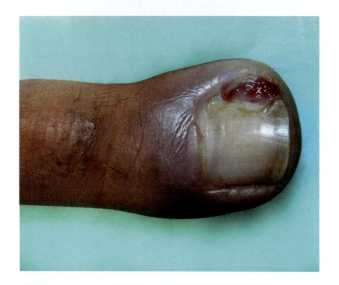

FIGURA 41 Granuloma piogênico. Lesão papulosa eritematosa e sangrante, no canto da unha, desencadeada por traumatismo por alicate de manicure.

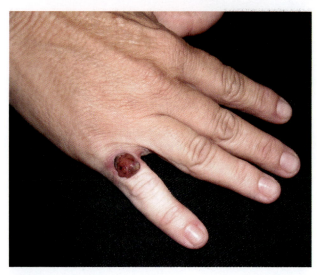

FIGURA 42 Granuloma piogênico. Lesão lobulada eritematovinhosa desencadeada por traumatismo. O diagnóstico diferencial deve ser feito com melanoma amelanótico.

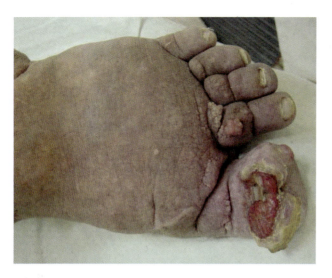

FIGURA 43 Granuloma piogênico. Lesões nos cantos da unha do hálux de paciente com elefantíase.

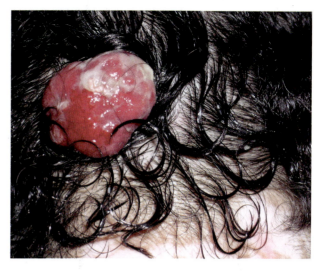

FIGURA 45 Granuloma piogênico. Tumoração indolor apresentando crescimento rápido e sangramentos espontâneos no couro cabeludo.

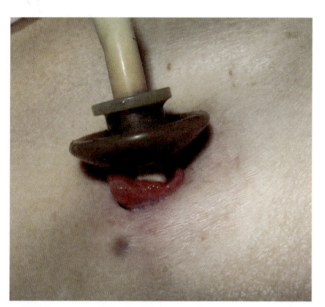

FIGURA 44 Granuloma piogênico. Lesão avermelhada, friável, com sangramento fácil, surgindo ao redor de estoma pelo atrito com a sonda usada para alimentação.

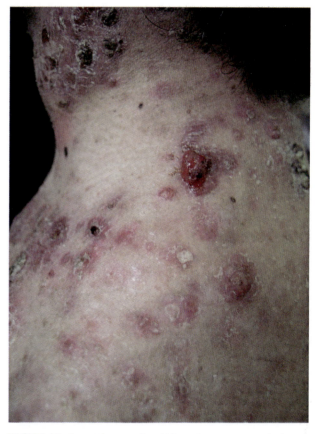

FIGURA 46 Granuloma piogênico. Surgimento de lesão nodular sangrante em paciente com acne em uso de isotretinoína oral.

Hemangioma congênito

=	Sinonímia	RICH (do inglês, *rapid involuting congenital haemangioma*) ou hemangioma congênito rapidamente involutivo; PICH (*partially involuting congenital haemangioma*) ou hemangioma congênito parcialmente involutivo; e NICH (*non-involuting congenital haemangioma*) ou hemangioma congênito não involutivo.
	Epidemiologia	São raros.
	Etiologia	Desconhecida.
	Clínica	São lesões completamente desenvolvidas ao nascimento. Seu aspecto pode variar, podendo ser uma placa, exofítico (Figuras 47 e 48), nodular, de cor rósea ou violácea, com telangiectasias na superfície. Pode haver palidez central ou na periferia, onde existe um ou mais vasos de drenagem. São macios e quentes à palpação. Sua distribuição é semelhante entre os sexos. Geralmente são solitários. Localizam-se preferencialmente em cabeça, pescoço, membros ou próximo a articulações. O RICH caracteriza-se pela involução nos primeiros meses de vida, diferentemente do NICH (Figura 49), que nunca involui. O PICH tem involução parcial.
	Diagnóstico	Clínico, auxiliado por ultrassonografia com Doppler, ressonância magnética e tomografia computadorizada. Em caso de dúvida, pode ser feita biopsia da lesão. Não há marcadores GLUT-1 e antígeno Lewis Y do hemangioma da infância.
≠	Diagnóstico diferencial	Malformações vasculares, outros tumores vasculares.
	Tratamento	Desnecessário para o RICH e cirúrgico para o NICH.

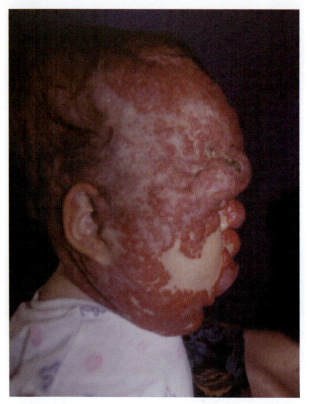

FIGURA 47 Hemangioma congênito. Tumoração eritematovinhosa comprometendo o lado esquerdo e parte do lado direito da cabeça, incluindo olhos e nariz. Observa-se ulceração na região supraorbital direita. (Cortesia da Dra. Ana Mósca.)

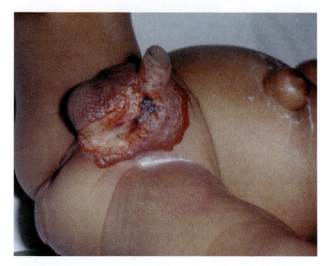

FIGURA 48 Hemangioma congênito. Lesão tuberosa com área ulcerada na região da bolsa escrotal. (Cortesia da Dra. Ana Mósca.)

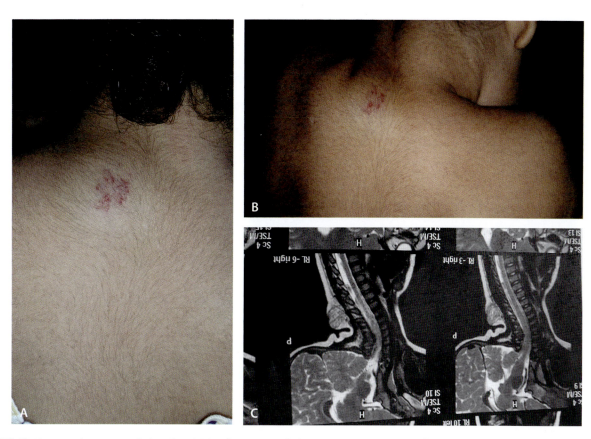

FIGURA 49 **Hemangioma congênito tipo NICH. A.** Lesão azulada, com componente profundo, desde o nascimento. **B.** Mesmo padrão da lesão sem diminuição de volume meses após a primeira consulta. **C.** Ressonância magnética realizada sob sedação, usando contraste. Revelou lesão nodular com intensa impregnação do contraste no plano subcutâneo da região cervical posterior.

Hemangioma da infância

=	Sinonímia	Hemangioma tipo morango.
📈	Epidemiologia	É o tumor benigno mais comum da infância. Predomina no sexo feminino. Atinge mais prematuros e crianças cujas mães tenham sido submetidas a coletas de amostras de vilo coriônico.
❓	Etiologia	Resulta da proliferação de células endoteliais, talvez em decorrência de desequilíbrio na angiogênese. A etiopatogenia é desconhecida.
💭	Clínica	O hemangioma da infância pode ser subclassificado de acordo com sua morfologia como *focal*, *multifocal*, *segmentar*. Há ainda uma quarta categoria, a dos *indeterminados*. Grande parte surge como uma lesão precursora (área de equimose, telangiectasias, palidez ou ulceração). Os hemangiomas da infância, geralmente, tendem a crescer no primeiro ano, permanecendo estáveis por meses, e depois involuem lentamente. De acordo com a profundidade da proliferação endotelial, o hemangioma ainda pode ser caracterizado como *superficial*, *profundo* ou *misto*, se acomete pele e/ou hipoderme. A tumoração pode ser vermelho-viva (Figura 50), no caso de lesão superficial, ou uma sobrelevação de tonalidade azulada, no caso de lesão profunda, e as duas características podem estar presentes nas lesões mistas. As lesões podem ser múltiplas (Figura 51) ou únicas. Podem aparecer em qualquer local do corpo, mas têm predileção por cabeça e pescoço. Há possibilidade de ulceração, principalmente se localizado nos lábios ou nas dobras (Figura 52). As dimensões do hemangioma podem variar desde poucos milímetros a grandes massas que sangram com facilidade (Figura 53). Os de maiores dimensões e com disposição segmentar, localizados no polo cefálico (síndrome PHACES) ou na coluna lombossacra (síndrome LUMBAR ou SACRAL), podem cursar com outras malformações.
🔍	Diagnóstico	História e exame físico normalmente são suficientes, mas podem ser úteis ultrassonografia com Doppler (massa homogênea com alto fluxo), ressonância magnética e tomografia computadorizada com contraste. Se persistirem dúvidas, deve-se realizar biopsia e imuno-histoquímica – presença dos marcadores GLUT-1 e Lewis-Y.
≠	Diagnóstico diferencial	Malformações vasculares, outros tumores vasculares, hemangiomas congênitos.
💊	Tratamento	A maioria não requer tratamento, apenas orientação detalhada e acompanhamento regular. Intervenção poderá ser necessária em casos cuja localização possa interferir nas funções vitais e cause danos oftalmológicos, auditivos, desfiguração ou lesão ulcerada. A primeira escolha de tratamento tem sido o propranolol (Figura 54) por via oral na dose de 2 mg/kg/dia (podendo variar entre 1 e 3 mg/kg/dia). Pode-se iniciar com 0,5 mg/kg/dia dose total dividida em 2 ou 3 vezes, após a mamada ou refeição. São outras opções: atenolol, corticosteroide (tópico, sistêmico ou intralesional), betabloqueador (tópico), interferona alfa-2a e 2b, vincristina, ciclofosfamida, imiquimode, crioterapia, *laser* (Nd:Yag e *pulsed dye laser*), curativo bioclusivo e cirurgia para os casos não responsivos.

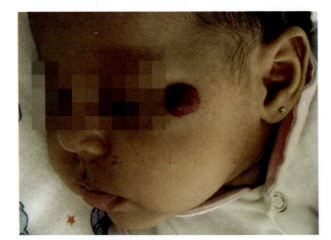

FIGURA 50 Hemangioma da infância. Lesão papulosa de cor vinhosa, de localização superficial.

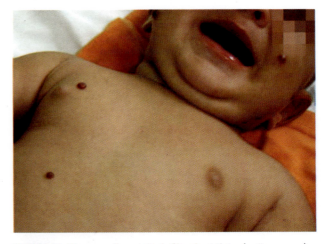

FIGURA 51 Hemangioma da infância. Várias lesões papulosas vinhosas na face e no tronco.

Seção 2 | Afecções Dermatológicas de A a Z

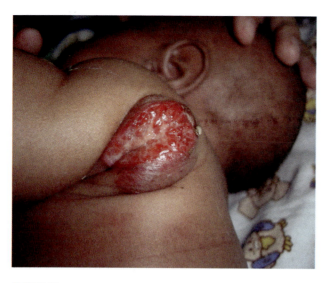

FIGURA 52 Hemangioma da infância. Localizado na região axilar, com ulceração extensa sobre a lesão.

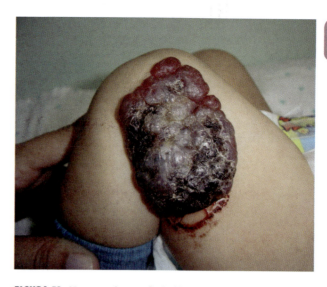

FIGURA 53 Hemangioma da infância. Lesão vegetante, de grandes dimensões e de cor vinhosa, exibindo sangramento com crostas hemáticas na sua superfície.

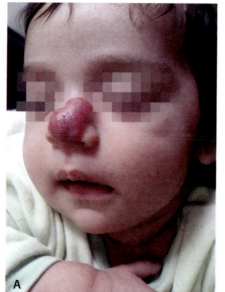

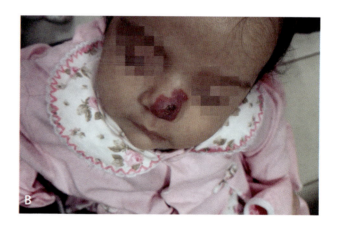

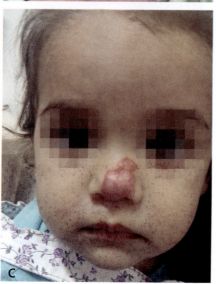

FIGURA 54 Hemangioma da infância. A. Lesão na ponta nasal com crescimento rápido antes do uso de propranolol por via oral. **B.** Ulceração da lesão com sangramento. **C.** Após 1 ano do uso de propranolol com acompanhamento do cardiopediatra.

Hemangioma de células fusiformes

=	Sinonímia	Hemangioendotelioma de células fusiformes.
📈	Epidemiologia	Homens e mulheres são igualmente afetados, com faixa etária média de 34 anos (em média, 8 a 78 anos).
❓	Etiologia	Ainda incerta. Inicialmente, foi classificado como tumor vascular de baixo grau de malignidade ou angiossarcoma de baixo grau; no entanto, hoje é classificado como tumor benigno. Alterações de fluxo sanguíneo local e traumatismos são possíveis fatores desencadeantes.
👁	Clínica	Caracteriza-se por lesão tumoral, indolente, infiltrativa, uni ou multifocal, dérmica ou subcutânea, privilegiando extremidades e, mais raramente, cabeça, pescoço, tórax e abdome. Em alguns casos, nota-se leve eritema cutâneo na área sobrejacente ao tumor. Trata-se de lesão vascular benigna, sem características metastáticas, porém com recorrência em cerca de 60% dos casos. Há relatos de casos intraósseos.
🔍	Diagnóstico	Clínica e epidemiologia colaboram no diagnóstico, além de avaliação histopatológica, com proliferação de células endoteliais fusiformes, periócitos e fibroblastos, entre vasos dilatados. Células endoteliais apresentam imunorreatividade para CD34, CD31, vimentina e antígeno relacionado ao fator VIII.
≠	Diagnóstico diferencial	Sarcoma de Kaposi, granuloma piogênico, hemangioma cavernoso, hemangioma epitelioide, hemangioendotelioma kaposiforme.
💊	Tratamento	Excisão cirúrgica, corticosteroide intralesional, radioterapia, *laser* (argônio, CO_2, Nd:YAG), crioterapia e retinoide oral. Regressão espontânea é descrita em alguns casos. Recorrência é comum, em torno de 70% dos casos.

Hemangioma em tufos

=	**Sinonímia**	Angioblastoma de Nakagawa, angioma em tufos, hemangioma progressivo capilar, angioma em tufos adquirido.
	Epidemiologia	Lesões são esporádicas, podem ser congênitas, surgir na infância ou na idade adulta, havendo raros relatos de casos familiais. Pode haver associação com o fenômeno de Kasabach-Merritt.
?	**Etiologia**	Neoplasia benigna com proliferação de células endoteliais CD34+ com poucas células positivas para actina indicando componente de pericitos; tipicamente, apresenta lóbulos de capilares na derme, no tecido subcutâneo e na hipoderme, com o aspecto denominado "bola de canhão".
	Clínica	Mácula de tonalidade vinhosa mosqueada ou placa constituída por diminutas pápulas agrupadas e confluentes. Localiza-se preferencialmente em pescoço, ombros e tronco (Figuras 55 e 56). No início, as lesões simulam mancha vinho do Porto, podendo ocorrer hiperidrose e hipertricose suprajacente. O crescimento é lento e pode haver dor local intensa.
	Diagnóstico	Essencialmente histopatológico: tufos angiomatosos e lóbulos circunscritos espalhados na derme em um padrão conhecido como bola de canhão.
≠	**Diagnóstico diferencial**	Outros tumores vasculares, especialmente hemangiomas da infância; malformações vasculares.
	Tratamento	Excisão cirúrgica, doses altas de corticosteroides, interferona alfa-2b e *pulsed dye laser*.

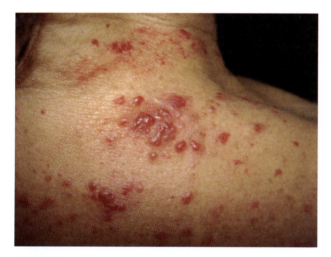

FIGURA 55 Hemangioma em tufos (angioma em tufos). Lesões papulosas e vinhosas agrupadas em localização característica na região cervical e no ombro.

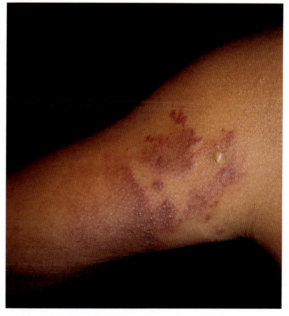

FIGURA 56 Hemangioma em tufos (angioma em tufos). Lesões papulosas eritematovinhosas formando placas, entremeadas de pele sã, localizadas na região deltóidea esquerda, acompanhadas de dor.

Hemangioma epitelioide

=	Sinonímia	Hiperplasia angiolinfoide com eosinofilia.
	Epidemiologia	Afeta indivíduos entre 20 e 50 anos de idade, sem predileção por sexo, embora os primeiros estudos relatem maior incidência no sexo feminino.
	Etiologia	Desconhecida. Alguns estudos recentes mostram alterações ligadas à família dos genes *FOS* (cromossomo 14q24.3), *FOSB* (cromossomo 19q13.32), *FOSL1* e *FOSL2*.
	Clínica	Caracteriza-se por pápula ou placa, eritematosa ou violácea, com cerca de 1 cm de diâmetro, em geral assintomática, porém prurido e dor são descritos. Quando múltiplas, tendem a se organizar em padrão zosteriforme. Acomete pele, subcutâneo, órgãos internos, olhos e pênis.
	Diagnóstico	Clinico e epidemiológico, com histopatologia evidenciando proliferação lobular subcutânea bem circunscrita formada por vasos com células endoteliais proeminentes, com citoplasma amplo eosinofílico e infiltrado inflamatório composto de eosinófilos, histiócitos, mastócitos e linfócitos. Casos são descritos em pacientes HIV-positivos.
≠	Diagnóstico diferencial	Hemangioendotelioma epitelioide, hemangioendotelioma pseudomiogênico e angiossarcoma epitelioide.
	Tratamento	Excisão cirúrgica, corticosteroide intralesional, radioterapia, *laser* (argônio, CO_2, Nd:YAG), crioterapia e retinoide oral. Regressão espontânea é descrita em alguns casos. Recorrência é comum, em torno de 70% dos casos.

Tumores vasculares localmente agressivos ou *borderline*

Angioendotelioma papilar intralinfático ou tumor de Dabska

=	Sinonímia	Tumor de Dabska, angioendotelioma endovascular papilar, angioendotelioma maligno endovascular, hemangioendotelioma em forma de tachão.
	Epidemiologia	Ocorre em crianças, adultos e idosos, sem predileção por sexo.
	Etiologia	Tumor vascular maligno derivado do endotélio vascular e linfático.
	Clínica	Caracterizado por edema, tumoração difusa ou placas, podendo adquirir coloração azul ou rósea, localizado na derme e subcutâneo de extremidades, e mais raramente em tronco, cabeça e pescoço. Poucos casos descritos em baço, osso, língua e testículos.
	Diagnóstico	Clínico e epidemiológico, com histopatologia, infiltração de células fusiformes levemente atípica, formando capilares interconectados, com aspecto cavernoso, e projeções papilares para o interior do lúmen, semelhante a "cabeça de palito de fósforo" ou "tacha de sapato". Pode expressar, por imuno-histoquímica e fator VIII, CD31, CD34, VEGF-3, vimentina e D2-40.
≠	Diagnóstico diferencial	Hemangioendotelioma retiforme e hiperplasia endotelial papilar (hemangioma de Masson), hemangioma hemossiderótico-alvo e angiossarcoma bem diferenciado.
	Tratamento	Excisão cirúrgica com ou sem radioterapia. O uso de fármacos antiangiogênicos está descrito, como interferona, talidomida e celecoxibe. Linfonodos regionais devem ser avaliados, visto que são locais comuns de metástase.

Hemangioendotelioma composto

=	**Sinonímia**	Não tem outra nomenclatura.
📈	**Epidemiologia**	Predominante em adultos, com raros casos em crianças. Discreta predominância no sexo feminino.
❓	**Etiologia**	Tumor vascular derivado do endotélio vascular, caracterizado por um conjunto complexo de lesões vasculares benignas, de baixo grau de malignidade e malignas.
👁	**Clínica**	Apresenta-se como pápula, placa, nódulo, único ou múltiplo, com diâmetro variando de 0,7 a 30 cm, de coloração eritematosa a purpúrica, podendo apresentar descamação e focos de hemorragia. Pode simular outros tumores vasculares tanto clínica quanto histopatologicamente. Envolve pele e partes moles, sobretudo extremidades, com poucos casos com envolvimento linfonodal, baço e rins. Alguns casos associados à síndrome de Maffucci, após irradiação e linfedema. De prognóstico favorável, com alto risco de recorrência (50%) e baixa taxa de metástases linfonodal (6%) e a distância (1%).
🔍	**Diagnóstico**	Clínico e epidemiológico. Diagnóstico histopatológico requer a presença de, pelo menos, duas variantes de hemangioendoteliomas. Variantes epitelioide e retiforme são as mais comuns e com prognóstico mais favorável que os hemangiomas de células fusiformes e angiossarcoma-*like*. Exames de imagem (US, TC ou RM) são úteis para avaliação de comprometimento linfonodal.
≠	**Diagnóstico diferencial**	Angiossarcoma, hemangioendotelioma kaposiforme, hemangioendotelioma epitelioide.
💊	**Tratamento**	Cirurgia com margens amplas deve ser realizada, devido à alta taxa de recorrência. Quimioterapia e radioterapia adjuvantes são possibilidades.

Hemangioendotelioma kaposiforme

=	**Sinonímia**	Hemangioendotelioma infantil kaposiforme.
📈	**Epidemiologia**	Tumor agressivo raro. É congênito ou surge durante a infância, infrequente no adulto.
❓	**Etiologia**	Desconhecida. Raramente, pode surgir no local de malformação linfática.
👁	**Clínica**	Lesão endurada, eritematoviolácea, de crescimento rápido. Acomete pele, tecidos moles, retroperitônio e ossos. Pode aparecer como doença multifocal. Localizações preferenciais são pescoço, ombros, tórax e extremidades. Pode se associar ao fenômeno de Kasabach-Merritt.
🔍	**Diagnóstico**	Histopatológico: apresenta uma combinação de características do hemangioma infantil e do sarcoma de Kaposi.
≠	**Diagnóstico diferencial**	Outros tumores vasculares, malformações vasculares.
💊	**Tratamento**	Pequenas lesões podem ser excisadas. A prednisona pode reduzir o tamanho do tumor ou limitar sua expansão.

Hemangioendotelioma retiforme

=	**Sinonímia**	Hemangioendotelioma tipo *hobnail*.
📈	**Epidemiologia**	Jovens e indivíduos de meia-idade (6 a 78 anos), com predominância no sexo feminino (2:1).
❓	**Etiologia**	Ainda incerta, embora haja hipóteses de relação com HHV-8, linfedema, radioterapia, substâncias esclerosantes (picibanil, OK-432).
👁	**Clínica**	Neoplasia vascular envolvendo pele e tecido subcutâneo; apresenta-se como nódulos ou placas solitárias, com tamanho variável (1 a 30 cm), acometendo tórax e extremidades, com curso indolente, embora recorrência seja frequente. Raros casos de metástase foram relatados.
🔍	**Diagnóstico**	Clínico e epidemiológico, com histopatologia evidenciando vasos alongados e arboriformes, com células endoteliais monomórficas e núcleo proeminente apical, semelhante a "cabeça de palito de fósforo" ou "tacha de sapato". Infiltrado linfocítico perivascular pode ser evidenciado. Imuno-histoquímica positiva para CD31, CD34, antígeno relacionado ao fator VIII, vimentina e, raramente, D2-40 e VEGFR-3.
≠	**Diagnóstico diferencial**	Angiossarcoma, angiomatose bacilar, sarcoma de Kaposi, dermatofibrossarcoma *protuberans* e linfoma.
💊	**Tratamento**	Indicação de cirurgia micrográfica de Mohs. Radioterapia adjuvante é indicada em casos de tumores extensos, recorrência local e metástase linfonodal. Quimioterapia adjuvante com interferona alfa recombinante e baixas doses de cisplatina foi descrita.

Sarcoma de Kaposi

=	**Sinonímia**	Não tem outra nomenclatura.
📈	**Epidemiologia**	Composto por 4 subtipos principais: *clássico*, *endêmico*, *iatrogênico* e *epidêmico*. O subtipo clássico é mais comum em homens idosos; o endêmico predomina em homens do continente africano; o iatrogênico, em pacientes sob terapia imunossupressora e transplantados; e o epidêmico, em pacientes masculinos que mantêm relação com parceiros do mesmo sexo, sendo um sinalizador da AIDS.
❓	**Etiologia**	Infecção pelo vírus HHV-8, presente em todos os subtipos. Há ainda indefinição sobre sua natureza hiperplásica ou neoplásica.

👁	**Clínica**	• Clássico: mácula, placa ou nódulo de coloração eritematoviolácea nas extremidades de membros inferiores, normalmente, unilateral
		• Endêmico:
		   ▪ Nodular: semelhante clinicamente à forma clássica
		   ▪ Florido: comportamento agressivo
		   ▪ Infiltrativo: comportamento agressivo
		   ▪ Linfadenopático: afeta crianças, com predomínio de linfonodos, com prognóstico reservado
		• Iatrogênico: semelhante à forma clássica, com melhora do quadro após retirada do agente imunossupressor
		• Epidêmico: relacionado à infecção pelo HIV, sobretudo indivíduos com contagem de CD4 < 500. Apresenta-se como lesão única ou disseminada. Lesões variam de mácula, pápula e placas a nódulos e tumores, de coloração eritematosa ou purpúrica.

🔍	**Diagnóstico**	Clínico e epidemiológico; a histopatologia varia com o estágio da lesão. Nas lesões em estágio de mácula, observam-se espaços vasculares em forma de fenda na derme, revestidos por células endoteliais fusiformes. Na lesões mais avançadas predominam vasos sanguíneos calibrosos e áreas sólidas de células fusiformes. Em alguns casos há sinal do promontório (um pequeno vaso e estroma projetam-se para o interior de outro vaso).
≠	**Diagnóstico diferencial**	Angiossarcoma, malformação capilar, hemangioma microvenular, hemangioendotelioma retiforme e hemangioendotelioma kaposiforme.
💊	**Tratamento**	A conduta terapêutica é diversa e depende do número e da extensão das lesões, do envolvimento de órgãos internos, do subtipo do tumor, entre outros fatores. Crioterapia, *laser*, terapia fotodinâmica, terapia intralesional (vincristina, vimblastina), quimioterapia (doxorrubicina, vincristina, etoposídeo e bleomicina isolados ou em combinação), radioterapia, talidomida (Figura 57). Ver capítulo *Sarcoma de Kaposi*.

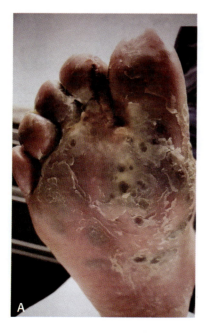
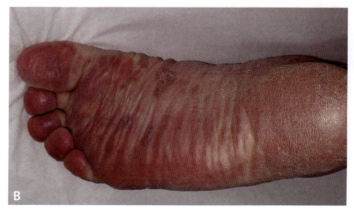

FIGURA 57 Sarcoma de Kaposi clássico. **A.** Pré-tratamento com talidomida. **B.** Em tratamento com talidomida, além de sessões de radioterapia.

Tumores vasculares malignos

Angiossarcoma cutâneo

=	**Sinonímia**	Hemangiossarcoma, linfangiossarcoma.
	Epidemiologia	É tumor raro; acomete preferencialmente idosos e também portadores de linfedema, em especial, mulheres mastectomizadas. Corresponde a aproximadamente 1% dos tumores de tecidos moles. Pode surgir em qualquer parte do corpo; 60% ocorrem na pele e nos tecidos superficiais e 50% localizam-se na cabeça e no pescoço.
	Etiologia	Tumor vascular maligno derivado do endotélio vascular e linfático.
	Clínica	Surge de forma insidiosa e com aspecto inocente, o que retarda o diagnóstico. Apresenta três formas clínicas. A primeira surge na face e no couro cabeludo dos idosos (Figuras 58 a 63), como uma área eritematosa, purpúrica a princípio, evoluindo para placa ou nódulo com ou sem aumento de volume da face. A segunda aparece em áreas de linfedema crônico, principalmente no braço, secundário à mastectomia radical, conhecido como síndrome de Stewart-Treves (Figuras 64 e 65). Por último, um terceiro tipo pode surgir em áreas submetidas à radioterapia. São muito agressivos, apresentando rápida disseminação local. As metástases ocorrem por via linfática ou hematogênica. Os locais mais comumente afetados por metástases são linfonodos, pulmões e fígado. O prognóstico é ruim, com sobrevida de 5 anos em 12 a 20% dos casos.
	Diagnóstico	O diagnóstico é histopatológico e caracterizado por espaços vasculares irregularmente anastomosados, acometendo derme e hipoderme, cujas células apresentam graus variados de diferenciação e atipia celular. Os marcadores imuno-histoquímicos CD31, CD34 e fator de von Willebrand são de grande valia para o diagnóstico.
≠	**Diagnóstico diferencial**	Celulite, erisipela, rosácea, hematoma e angioedema.
	Tratamento	Na maioria dos casos o prognóstico é ruim, em razão da natureza do tumor, da apresentação tardia e do diagnóstico difícil. É recomendada exérese cirúrgica seguida de radioterapia. Nos casos em que a cirurgia não pode ser realizada, a radioterapia é uma opção. Nesses casos, a quimioterapia com um agente antiangiogênico, como o paclitaxel, usado semanalmente, mostra algum benefício. Talidomida também pode ser usada.

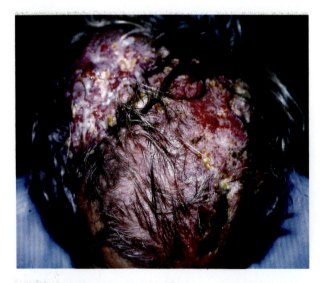

FIGURA 58 Angiossarcoma cutâneo. Lesão vegetante com áreas discretas de exsudato purulento, aspecto sangrante, ocupando quase toda a superfície do couro cabeludo de pessoa idosa.

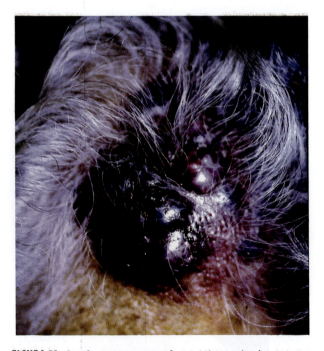

FIGURA 59 Angiossarcoma cutâneo. Várias pápulas agrupadas de cor vinhosa, localizadas na região frontal.

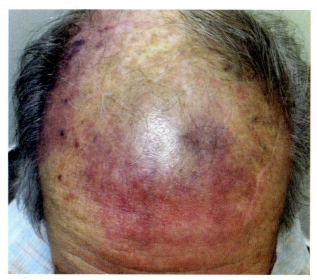

FIGURA 60 Angiossarcoma cutâneo. Lesões purpúricas de limites mal definidos nas regiões parietais direita, esquerda e frontal. (Cortesia da Dra. Mariana Marteleto Godinho.)

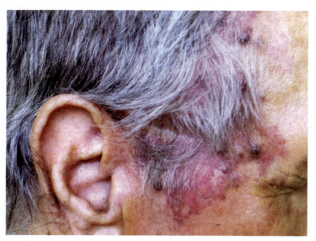

FIGURA 61 Angiossarcoma cutâneo. Lesão eritematovio-lácea na região parietal, temporal direita e pré-auricular direita, com presença de pápulas violáceas isoladas, além de algumas áreas exibindo infiltração. (Cortesia da Dra. Mariana Marteleto Godinho.)

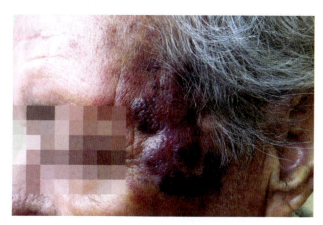

FIGURA 62 Angiossarcoma cutâneo. Placa vinhosa na face, invadindo o couro cabeludo de paciente idoso.

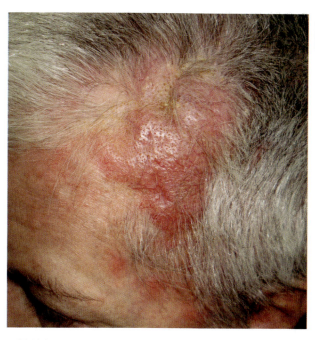

FIGURA 63 Angiossarcoma cutâneo. Lesão tumoral no couro cabeludo de paciente idoso do sexo masculino.

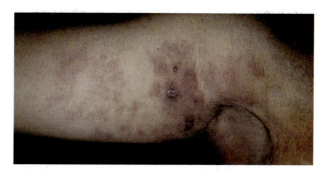

FIGURA 64 Angiossarcoma sobre linfedema pós-mastectomia (síndrome de Stewart-Treves). Paciente mastectomizada, com esvaziamento ganglionar. Observaram-se recentemente lesões papulosas sobre placa vinhosa no membro superior homolateral.

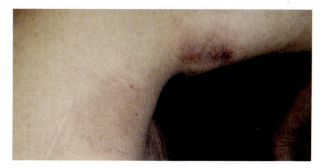

FIGURA 65 Angiossarcoma sobre linfedema pós-mastectomia (síndrome de Stewart-Treves). Aspecto posterior do comprometimento do angiossarcoma da mesma paciente da Figura 64, com lesões maculosas de aspecto sugestivo de natureza vascular.

Hemangioendotelioma epitelioide

=	**Sinonímia**	Não tem outra nomenclatura.
	Epidemiologia	Mais comum em adultos, sem predileção por sexo.
	Etiologia	Proliferação clonal neoplásica de células endoteliais com baixo a intermediário risco para metastatizar. Translocações cromossômicas já foram relatadas.
	Clínica	Tumor solitário, levemente doloroso, com envolvimento de partes moles e ósseo, acometendo, sobretudo, as extremidades. Oclusão do vaso pode provocar sintomas como edema e tromboflebite. Em média, 30% dos pacientes desenvolvem doença metastática (linfonodo, pulmão, fígado ou ossos).
	Diagnóstico	Clínico-epidemiológico, com histopatologia, evidenciando infiltração de células epitelioides com citoplasma eosinofílico, formando padrão de ninhos e cordas entremeados por estroma mucinoso. As células endoteliais possuem vacúolos intracitoplasmáticos com hemácias.
≠	**Diagnóstico diferencial**	Sarcoma epitelioide, angiossarcoma epitelioide, carcinoma metastático e melanoma.
	Tratamento	Excisão cirúrgica. Avaliação linfonodal deve ser realizada e estabilização com uso de fármacos antiangiogênicos (celecoxibe, interferona e talidomida).

AINHUM

Enio Ribeiro Maynard Barreto • Itana Cirino Araújo Oliveira dos Santos

	Sinonímia	Dactilólise espontânea, gangrena seca dos negros.
	Epidemiologia	Predominância em negros. Acomete mais os homens a partir dos 30 anos, com redução da frequência após os 50 anos de idade. História familiar é comum.
	Etiologia	Desconhecida; a lesão pode ser iniciada por traumatismo, formando cicatriz e anel constritivo, que leva à anormalidade do suprimento sanguíneo e, consequentemente, às alterações clínicas.
	Clínica	Predomina na base do quinto pododáctilo e é mais frequentemente bilateral. A duração da lesão é variável. Costuma ser inicialmente uma fissura na base do quinto pododáctilo, sem maior sintomatologia (Figuras 1 e 2). Com a evolução do anel fibroso, a lesão se torna dolorosa, e a dor vai se tornando mais intensa à medida que o anel fibroso vai se tornando constritivo, agravando a isquemia. A pele se torna "rugosa", o dedo fica globoso e ocorre a sua eversão. Pode envolver apenas a pele, mas também pode ser mais profunda, atingindo fáscia ou osso, podendo levar a necrose do pododáctilo e amputação espontânea.
	Diagnóstico	Clínico, uma vez que as características epidemiológicas e clínicas são típicas.
	Diagnóstico diferencial	Pseudoainhum: quadro clínico semelhante ao do ainhum, podendo ser dividido em congênito e adquirido. O pseudoainhum congênito pode ser devido à banda amniótica ou a adesões intraútero do dígito, membro ou tronco. É importante diferenciar de aplasia do membro com dígitos rudimentares, acromegalia e hipoplasia. O pseudoainhum adquirido está associado a lesão pelo frio, neuropatia, esclerodermia, fenômeno de Raynaud, diabetes, hanseníase, ceratodermias (Figuras 3 e 4), ceratodermia mutilante de Vohwinkel, protoporfiria eritropoética e síndrome de Olmsted. Pseudoainhum factício está associado ao uso de torniquete.
	Tratamento	Controlar a infecção secundária e protegê-la de traumatismos é a medida inicial. Cirurgia com zetaplastia pode ser realizada quando o diagnóstico for precoce. Nos casos avançados, a amputação é a melhor escolha, aliviando a dor e melhorando a qualidade de vida do indivíduo.

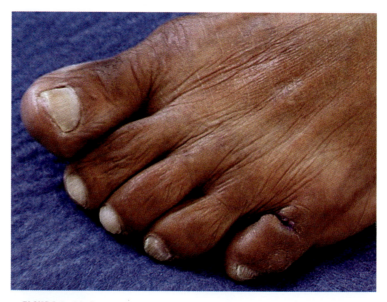

FIGURA 1 Ainhum. Faixa constritiva na base do quinto pododáctilo.

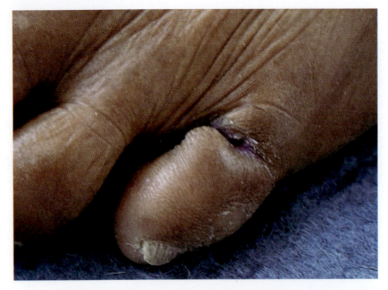

FIGURA 2 Ainhum. Detalhe ampliado da figura anterior.

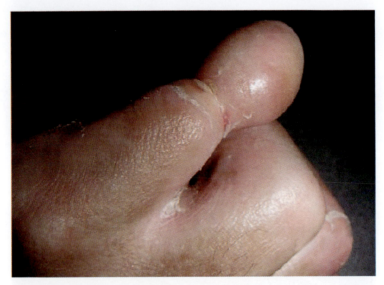

FIGURA 3 Pseudoainhum. Constrição no quinto dedo da mão esquerda em paciente com ceratodermia palmar.

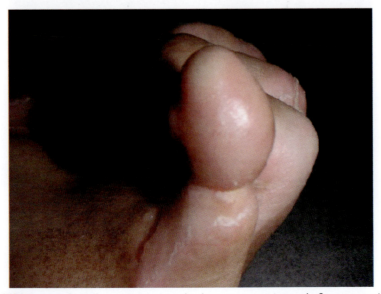

FIGURA 4 Pseudoainhum. Outro ângulo do mesmo paciente da figura anterior.

ALBINISMO

Loan Towersey • Larissa Hanauer de Moura • Luna Azulay-Abulafia

=	**Sinonímia**	Albinismo cutâneo-ocular (ACO); albinismo oculocutâneo; *albinismus completus universalis*; *albinismus partialis*.
	Epidemiologia	O albinismo corresponde a um grupo de doenças caracterizado por hipomelanose difusa, que ocorre em 1:20.000 indivíduos na maioria das populações. Os tipos mais frequentes de albinismo são ACO 1 (tirosinase-negativo), correspondendo a 40% dos casos, e ACO 2 (tirosinase-positivo), acometendo aproximadamente 50% dos pacientes. Uma variante rara do ACO 1 é o albinismo amarelo, que incide em 1:100.000.
	Etiologia	O albinismo cutâneo-ocular (ACO) é doença autossômica recessiva. Há pelo menos 10 tipos com características genéticas, bioquímicas e clínicas diferentes entre si. Quando limitado somente aos olhos, é chamado albinismo ocular. No ACO 1 ocorre mutação no gene que codifica a enzima tirosinase, levando à ausência (ACO 1A) ou à redução (ACO 1B) da sua atividade. No ACO 2 há mutação no gene *P* que regula o pH do melanossoma e o acúmulo da glutationa. O ACO 3 é causado por mutação na proteína 1 associada à tirosinase (TRP-1), localizada no cromossomo 9.
	Clínica	Acromia cutânea, redução ou ausência da melanina nos cabelos e olhos (Figura 1) são as manifestações clínicas do ACO. O ACO 1A é a forma mais grave. A pele é mais fina do que o normal, apresentando coloração ebúrnea ou rósea, sendo os pelos brancos. Com a idade, a pele continua branca; os nevos, amelanóticos; e os cabelos podem se tornar levemente amarelados por desnaturação da queratina do fio. Fotofobia e nistagmo são frequentes. Há diminuição da acuidade visual, íris pálida, translúcida, fundo de olho hipopigmentado e fóvea hipoplásica. Com os anos, os pacientes acometidos pelo ACO 1B podem apresentar repigmentação de pele, pelos e olhos. Assim, podem surgir nevos melanocíticos pigmentados. O ACO 1B, subtipo amarelo, apresenta cabelos amarelos devido à formação de feomelanina, que necessita de menor atividade da tirosinase para sua formação. Nos casos ACO 2, podem ocorrer desde pigmentação quase normal até pigmentação virtualmente ausente. Na sua evolução podem surgir nevos pigmentados e lentigos em áreas de exposição solar (Figura 2). Os casos ACO3 são descritos apenas nos fotótipos III a V, sendo caracterizados por pelos castanho-claros, pele morena-clara, íris azul ou marrom, nistagmo e baixa acuidade visual. Os albinos são extremamente sensíveis à exposição solar devido à falta de melanina. Exposições solares curtas provocam queimadura solar. A ação cumulativa de exposições solares mínimas leva ao fotoenvelhecimento precoce, com elastose, telangiectasias e ceratoses. Há elevada incidência de ceratoses actínicas (Figura 3) e câncer de pele (Figura 4), que são as principais complicações da doença. Várias síndromes associam-se ao albinismo, entre elas síndrome de Chédiak-Higashi, síndrome Hermansky-Pudlak, síndrome Griscelli, síndrome Cross-McKusick-Breen e síndrome de Waardenburg. O albinismo ocular apresenta despigmentação apenas dos olhos. Pseudoalbinismo pode ocorrer na deficiência de selênio.
	Diagnóstico	O aspecto é normal à microscopia óptica, e a detecção da tirosinase é feita pela incubação em levodopa para distinguir tirosinases negativa e positiva. Podem ocorrer casos com tirosinase negativa na epiderme e positiva em bulbo piloso. A microscopia eletrônica permite identificar e classificar os melanossomas, dado este de importância na classificação dos tipos de ACO.
≠	**Diagnóstico diferencial**	Piebaldismo, vitiligo, paciente de pele tipo I da classificação de Fitzpatrick.
	Tratamento	O tratamento é dirigido às complicações da exposição aguda ou crônica à radiação solar. A orientação dos pacientes deve ser relacionada à fotoproteção, incluindo cuidados com a vestimenta, limitação no horário para exposição solar, uso de filtros solares com FPS superior a 30 e de amplo espectro para UVA-UVB. Os pacientes devem estar atentos e buscar atendimento precoce, pois ceratoses actínicas e câncer cutâneo são complicações frequentes. O tratamento pode ser clínico, com o uso de 5-fluoruracila, imiquimode; ou cirúrgico, com eletrocoagulação e curetagem, criocirurgia, terapia fotodinâmica ou excisão cirúrgica convencional, dependendo do caso. Uso de ácido retinoico para tratamento das alterações de fotoenvelhecimento.

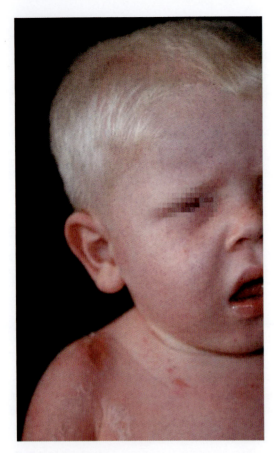

FIGURA 1 Albinismo. Criança albina (ACO 1) com despigmentação cutânea e de fâneros com queimaduras solares em áreas fotoexpostas.

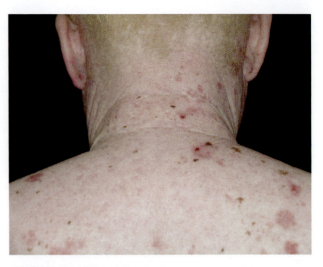

FIGURA 3 Albinismo. Múltiplas ceratoses actínicas em paciente albina, com máculas hipercrômicas irregulares.

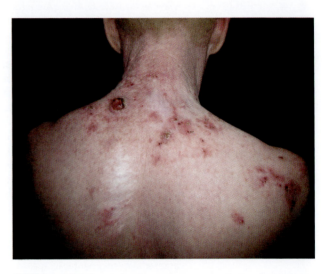

FIGURA 4 Albinismo. Lesão vegetante no dorso de paciente albino cujo laudo histopatológico foi de carcinoma basocelular. Várias outras lesões de ceratose actínica e basocelular superficial, além de cicatrizes de procedimentos anteriores.

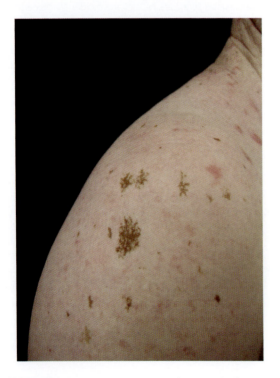

FIGURA 2 Albinismo. Lentigos surgindo em pele de paciente albino ACO 2.

ALOPECIAS

Leonardo Spagnol Abraham • Bruna Duque Estrada • Rodrigo Pirmez • Daniel Fernandes Melo • Celso Tavares Sodré

Existem diversas entidades que são caracterizadas por alterações no folículo piloso, levando à sua redução.

Classicamente, são divididas em **cicatriciais** e **não cicatriciais**, levando em conta se há ou não dano irreversível ao folículo, comprometendo a capacidade de repilação.

As alopecias cicatriciais podem ser divididas em linfocíticas, neutrofílicas e mistas.

Entretanto, mesmo as alopecias não cicatriciais, quando presentes e atuantes por longo tempo, podem comprometer a possibilidade de repilação.

Este capítulo aborda individualmente cada uma das alopecias cicatriciais e não cicatriciais apresentadas a seguir:

- Alopecias cicatriciais
  - Linfocíticas
    - Alopecia cicatricial central centrífuga
    - Alopecia fibrosante frontal
    - Alopecia mucinosa
    - Alopecia por tração
    - Líquen plano pilar
    - Lúpus eritematoso discoide
    - Pseudopelada de Brocq
  - Neutrofílicas
    - Foliculite decalvante
    - Foliculite dissecante
  - Mistas
    - Dermatose pustular erosiva
    - Foliculite necrótica
    - Foliculite queloidiana da nuca
- Alopecias não cicatriciais
  - Alopecia androgenética
  - Alopecia areata
  - Eflúvio anágeno
  - Eflúvio telógeno
  - Síndrome dos anágenos curtos
  - Síndrome dos anágenos frouxos
  - Tricotilomania.

Alopecias cicatriciais

Linfocíticas

Alopecia cicatricial central centrífuga

Leonardo Spagnol Abraham • Bruna Duque Estrada • Larissa Araújo Lobato Nunes

=	**Sinonímia**	Não tem outra nomenclatura.
📈	**Epidemiologia**	Maior prevalência em mulheres jovens, e é descrito somente em afrodescendentes.
❓	**Etiologia**	Desconhecida. Novos estudos têm demonstrado herança familiar autossômica dominante. Certamente, algumas práticas capilares como o alisamento (térmico e químico) funcionam com um fator desencadeador da doença. Embora também ocorra em homens negros, os hábitos capilares nas mulheres podem explicar a preponderância nas pacientes do sexo feminino. Talvez seja subdiagnosticada nos homens pela dificuldade de diferenciar da alopecia androgenética no vértex.
👁	**Clínica**	Classicamente, é alopecia cicatricial que começa na região do vértex de forma arredondada com progressão lenta, simétrica e centrífuga (Figura 1 A). Poupa a linha frontal de implantação capilar. Com o passar do tempo a área de alopecia adquire aspecto brilhante, notando-se diminuição ou ausência de óstios foliculares à macroscopia (Figura 1 B) e, especialmente, ao exame tricoscópico. É comum haver prurido, dor e alteração da sensibilidade no local. Ocasionalmente, há pústulas e uma borda inflamatória nos estágios iniciais.

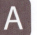

	Diagnóstico	Aspectos clínicos e tricoscópicos associados à história de tratamentos capilares agressivos podem ajudar na definição diagnóstica. Muitas vezes, é necessário o emprego da análise histopatológica. A tricoscopia é peça fundamental no diagnóstico diferencial e escolha do melhor local para a biopsia. Nos estágios iniciais e na periferia da área acometida da doença, é possível observar pela tricoscopia eritema e descamação perifolicular, com perda de alguns óstios foliculares (Figura 2 A). Com a progressão da doença, este aspecto "inflamado" dá lugar à diminuição dos sinais perifoliculares com formação de um halo branco-acinzentado ao redor dos folículos, aumento dos óstios vazios (estrutura branca e estrelada e entre os folículos) e melhor identificação das aberturas dos ductos écrinos (pontos brancos em "cabeça de alfinete") (Figura 2 B). Outros sinais tricoscópicos podem ser vistos, como: cabelos quebrados (pontos pretos), variabilidade do diâmetro dos fios, rede pigmentada irregular e áreas marrons estreladas (áreas de reforço da pigmentação da rede irregular). Em área central de franca alopecia, a biopsia pode evidenciar apenas fibrose, porém amostras da região periférica, preferível, tendem a evidenciar áreas inflamatórias. O infiltrado linfocítico se estende desde porções mais profundas do folículo piloso terminal até a porção superior do istmo. Com a persistência da agressão linfocitária, há destruição da unidade foliculossebácea, por comprometer a região do *bulge*, e não há possibilidade de renovação do pelo, sendo a área substituída por fibrose.
	Diagnóstico diferencial	Alopecia por tração, alopecia androgenética feminina, alopecia areata, eflúvio telógeno, líquen plano pilar.
	Tratamento	O tratamento precoce e a interrupção dos processos químicos e físicos são fundamentais para o controle da doença. Deve-se lembrar de que, uma vez substituído o aparato folicular por fibrose, não há chance de recuperação daquele folículo. Fármacos que podem controlar a atividade inflamatória com resposta variável incluem: corticosteroide tópico de alta potência ou intralesional, inibidores da calcineurina, antibióticos orais (doxiciclina, tetraciclina), hidroxicloroquina, agentes imunossupressores em casos mais graves (micofenolato de mofetila, ciclosporina). Em casos estáveis por mais de 1 ano, pode-se tentar transplante.

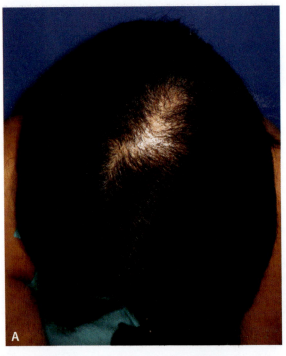
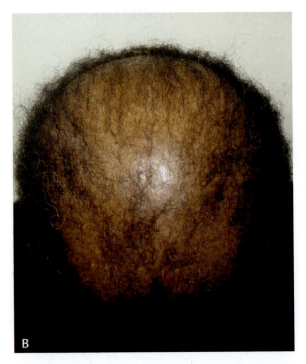

FIGURA 1 Alopecia cicatricial central centrífuga. Área de alopecia centrífuga de início no vértex (**A**) e avançando para acometimento de quase todo o couro cabeludo (**B**).

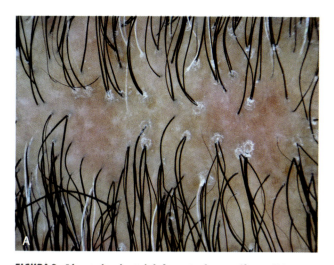 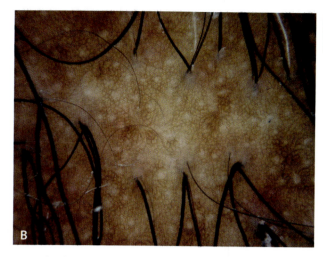

FIGURA 2 **Alopecia cicatricial central centrífuga.** Tricoscopia mostrando descamação e eritema perifolicular inicial (**A**), e na doença avançada (**B**) halo branco-acinzentado ao redor dos folículos e aumento dos óstios vazios (estrelados).

Alopecia fibrosante frontal

Daniel Fernandes Melo

	Sinonímia	Não tem outra nomenclatura.
	Epidemiologia	A alopecia fibrosante frontal (AFF) foi descrita pela 1ª vez por Kossard em 1994 e é considerada por muitos autores como uma variante do líquen plano pilar. Trata-se de uma alopecia cicatricial linfocítica primária que se caracteriza pela retração progressiva da linha de implantação capilar frontotemporal (Figura 3). Inicialmente, foi associada a mulheres no período pós-menopausa, mas a ocorrência em pacientes na menacme vem crescendo, e os homens, mais raramente, também podem ser afetados. Apesar do aumento do número de casos nos últimos anos, sua incidência ainda permanece incerta. Estudos apontam para o predomínio em caucasianas, porém os autores acreditam que as pacientes afrodescendentes podem ser subdiagnosticadas pela alta incidência de alopecia de tração nessa população.
	Etiologia	A fisiopatogenia da AFF ainda não foi completamente elucidada, embora pareça ter etiologia multifatorial complexa com participação de componentes genéticos, imunes e hormonais. Já foram relatados casos familiares, assim como associação com líquen plano pilar clássico (LPP), hipertensão arterial, hipotireoidismo, vitiligo, síndrome de Sjögren e lúpus cutâneo crônico. Foi aventado também que o surgimento da doença possa ocorrer após cirurgia de *lifting* facial e transplante capilar. A associação com líquen plano cutâneo, mucoso ou ungueal é rara (Figura 4).
	Clínica	Clinicamente, a retração progressiva bilateral e simétrica da linha de implantação frontotemporal sugere o diagnóstico (Figura 5). No entanto, as regiões parietais, margens auriculares e occipital também podem estar afetadas. Perda parcial ou completa das sobrancelhas está presente na maioria dos pacientes e pode preceder o acometimento do couro cabeludo em meses a anos. Rarefação de cílios, pelos corporais, axilares, pubianos também pode ocorrer. Outras características clínicas observadas nos portadores de AFF são: pápulas faciais, pelos solitários, presença do "pseudossinal da franja" (Figura 6), hipopigmentação da área afetada (Figura 7) e presença de veias frontais mais evidentes (Figura 8). As pápulas faciais, normocrômicas e monomórficas representam o envolvimento do pelo *vellus* facial e são mais bem observadas nas têmporas. Histopatologicamente, correspondem à proeminência dos lobos sebáceos associada à diminuição da rede de fibras elásticas. Sua presença, assim como a perda dos cílios e pelos corporais, parece se relacionar às formas mais graves da doença. Pelos solitários são a denominação dos fios terminais isolados remanescentes nas regiões devastadas pela AFF. O "pseudossinal da franja" pode estar presente em algumas pacientes e clinicamente pode ser confundido com o "sinal da franja" descrito na alopecia por tração. No pseudossinal, os pelos *vellus* podem ainda ser observados, e a inflamação perifolicular clássica inicia-se logo atrás da linha de implantação. A pele afetada pela AFF pode apresentar coloração pálida e com perda das aberturas foliculares. Essa hipopigmentação corresponde histopatologicamente ao decréscimo de melanócitos na epiderme e pode ser mais bem observada à lâmpada de Wood. Além disso, em virtude da atrofia local, veias, sobretudo da região frontal, ficam mais evidentes e podem passar a ser palpadas como verdadeiras depressões localizadas. Muitos pacientes são assintomáticos, mas prurido, dor e queimação no couro

cabeludo podem estar presentes e têm correlação com a atividade inflamatória da doença. O curso da AFF é crônico e imprevisível, podendo variar desde remissão espontânea até rápida progressão do quadro. Pacientes que compartilham de características clínicas similares, como extensão e tempo de evolução da doença, podem evoluir com prognósticos completamente diferentes. Segundo recente classificação clínica da AFF, pacientes com padrão linear (tipo I), mais comum, apresentam progressão bilateral e simétrica em faixa da linha de implantação capilar e possuem o prognóstico intermediário. O padrão difuso (tipo II) cursa com linha de implantação em "zigue-zague" e tem o pior prognóstico, e o padrão de "pseudossinal da franja" (tipo II) tende a progredir mais lentamente e com menor envolvimento das sobrancelhas, possuindo melhor evolução.

Diagnóstico

A tricoscopia pode ser de grande valor diagnóstico e auxiliar no acompanhamento dos pacientes com AFF. Escamas perifoliculares tubulares, eritema perifolicular, pontos vermelhos, pontos pretos, *pilitorti*, perda das aberturas foliculares e perda seletiva dos pelos *vellus* e intermediários na orla de implantação são alguns dos achados tricoscópicos que podem contribuir para o diagnóstico clínico correto e preferencialmente precoce (Figura 9). Por se tratar de uma alopecia cicatricial, com potencial dano irreversível, a execução de biopsia, com confirmação histopatológica por meio de cortes transversais e longitudinais, deve ser estimulada. Os achados histopatológicos da AFF são semelhantes aos encontrados no LPP. Em ambos, é possível observar um infiltrado inflamatório perifolicular liquenoide na altura de istmo e infundíbulo, com fibrose perifolicular e lamelar concêntrica. Na AFF, a reação liquenoide é menos intensa, a epiderme interfolicular não apresenta alteração e a apoptose é mais proeminente, se comparada ao LPP. A imunofluorescência direta é negativa, diferentemente do LPP, que apresenta depósito de IgG na membrana basal e no epitélio folicular.

Diagnóstico diferencial

Os principais diagnósticos diferenciais de AFF são: LPP clássico, lúpus eritematoso cutâneo crônico, alopecia de tração, síndrome de Graham-Little, alopecia areata, alopecia de padrão feminino e implantação capilar alta constitucional.

Tratamento

Não há, até a presente data, diretriz terapêutica específica para AFF baseada em evidência. No entanto, inibidores da 5α-redutase como finasterida e dutasterida, hidroxicloroquina e infiltrações intralesionais parecem ser as terapias mais promissoras conforme os estudos no tema. Isotretinoína oral, minoxidil, corticosteroides tópicos, tacrolimo e pimecrolimo apresentam resultados variáveis segundo os autores e podem ser utilizados como coadjuvantes no arsenal terapêutico da AFF.

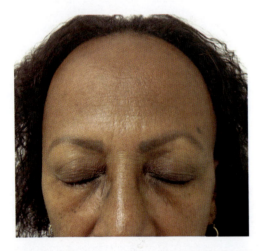

FIGURA 3 Alopecia fibrosante frontal. Retração da linha de implantação capilar frontotemporal, perda das sobrancelhas, substituídas por pigmentação definitiva e rarefação dos cílios.

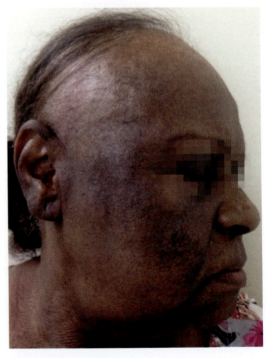

FIGURA 4 Alopecia fibrosante frontal. Líquen plano pigmentoso associado à AFF.

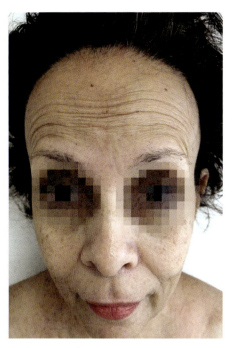

FIGURA 5 Alopecia fibrosante frontal. Contração do músculo frontal mostrando a nítida demarcação entre a área de retração capilar e a fronte.

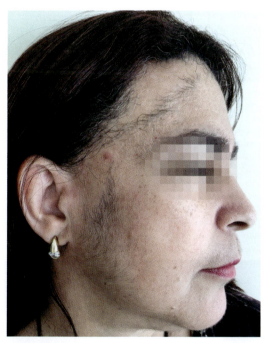

FIGURA 6 Alopecia fibrosante frontal. "Pseudossinal da franja" e alguns pelos solitários.

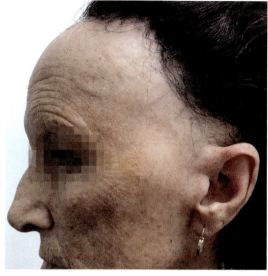

FIGURA 7 Alopecia fibrosante frontal. Hipopigmentação na orla de implantação capilar.

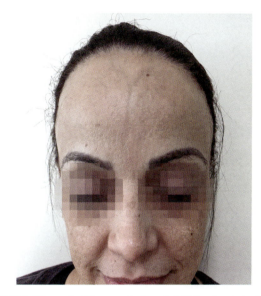

FIGURA 8 Alopecia fibrosante frontal. Veias frontais deprimidas e mais evidentes em função da atrofia local. Pápulas faciais na glabela.

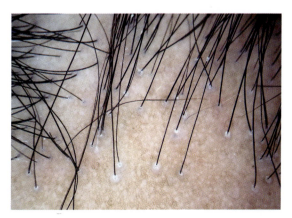

FIGURA 9 Alopecia fibrosante frontal. Tricoscopia da AFF mostrando a perda dos pelos *vellus*, escama perifolicular, eritema perifolicular e *pilitorti*.

Alopecia mucinosa

Bruna Duque Estrada • Samara Silva Kouzak

	Sinonímia	Mucinose folicular.
	Epidemiologia	Faz parte das mucinoses cutâneas e caracteriza-se pelo acúmulo de mucina na unidade pilossebácea. Alguns autores relatam a ocorrência de três subtipos da doença: idiopática ou primária de curta evolução, idiopática de curso prolongado e secundária a doenças benignas ou malignas, em especial a micose fungoide. Ocorre em todas as etnias e faixas etárias, sem predileção por sexo.
	Etiologia	A etiologia permanece ainda desconhecida, porém é uma doença inflamatória benigna em que há acúmulo de mucina nos folículos pilossebáceos. A forma primária ou idiopática de curso curto é a mais comum e acomete crianças e adultos jovens. A forma idiopática de curso prolongado costuma ter lesões mais disseminadas. As formas secundárias podem decorrer de várias doenças inflamatórias e infecciosas, como lúpus eritematoso sistêmico, líquen simples crônico, hiperplasia angiolinfoide, HIV e até leishmaniose. Entretanto, podem ser secundárias também a neoplasias, especialmente linfomas de células T, incluindo micose fungoide e síndrome de Sézary. Há ainda relatos de transformação de formas idiopáticas em linfomas.
	Clínica	Há várias apresentações clínicas: a descrição clássica inclui placas eritematodescamativas infiltradas e enduradas com orifícios pilosos proeminentes e dilatados em áreas de alopecia. A forma primária ou idiopática de curso curto é a mais comum, benigna, e acomete crianças e adultos jovens. Caracteriza-se por uma a duas lesões limitadas à cabeça e à região cervical, que podem evoluir com cura definitiva espontânea em 2 meses a 2 anos. Quando acomete o couro cabeludo, costuma provocar extensas áreas de alopecia. Na forma idiopática de curso prolongado, as lesões são mais disseminadas, podendo ocorrer também em extremidades. A despeito do curso crônico com recidivas, costuma ter prognóstico benigno. Outras manifestações incluem pápulas foliculares agrupadas ou localizadas, lesões acneiformes e lesões com prurido intenso. Apesar de ocorrer como entidade isolada (Figura 10), pode estar associada a micose fungoide (Figura 11) em 9,4 a 32% dos casos. Existe também associação com síndrome de Sézary, linfoma de Hodgkin, leucemia linfocítica crônica, leucemia mieloide crônica, linfoma de células B, entre outros. O diagnóstico da malignidade pode preceder, coincidir ou ocorrer após o surgimento das lesões.
	Diagnóstico	O diagnóstico é clínico, confirmado pela histopatologia. O achado histopatológico típico consiste em degeneração mucinosa no epitélio folicular (especialmente bainha externa do pelo) e nos sebócitos. Na forma primária, há infiltrado inflamatório perivascular e perifolicular de intensidade variável, constituído por linfócitos, histiócitos e eosinófilos. Deve-se sempre investigar linfoma cutâneo de células T; porém, até os dias atuais, não existem critérios exatos para realizar a diferenciação histopatológica entre essas duas entidades, sendo um desafio constante. Estima-se que 15 a 40% dos adultos com alopecia mucinosa desenvolverão linfoma.
	Diagnóstico diferencial	Alopecia areata, alopecia androgenética, eflúvio telógeno.
	Tratamento	Corticoterapia tópica ou intralesional, corticoterapia sistêmica, dapsona, fototerapia com PUVA nos casos extensos, interferona, ciclofosfamida, radioterapia superficial e minociclina. Nas formas secundárias, deve-se tratar a doença de base.

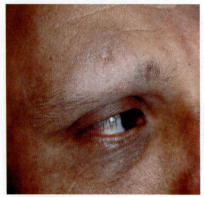

FIGURA 10 Alopecia mucinosa. Placa alopécica na sobrancelha direita com óstios foliculares dilatados com diagnóstico histopatológico confirmatório.

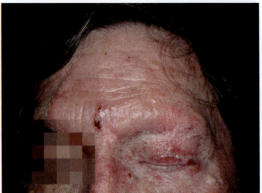

FIGURA 11 Alopecia mucinosa. Paciente com micose fungoide evoluiu com alopecia na sobrancelha, cuja biopsia revelou a presença de degeneração mucinosa de folículos.

Alopecia por tração
Leonardo Spagnol Abraham • Samara Silva Kouzak

=	**Sinonímia**	Não tem outra nomenclatura.
	Epidemiologia	Ocorre mais comumente em mulheres negras e asiáticas jovens com hábitos de penteados apertados e rentes ao couro cabeludo, ou de ornamentar os cabelos com objetos que produzam tração (p. ex., *dreadlocks*, grampos, presilhas, elásticos, rabos de cavalo tensionados, coques). Entretanto, como depende dos hábitos de manuseio dos cabelos, pode ocorrer em qualquer grupo étnico.
	Etiologia	A alopecia por tração é causada por tensão prolongada ou repetitiva, causando um traumatismo mecânico sobre os folículos pilosos. Isso resulta em inflamação leve, provocando inicialmente eritema perifolicular com pústulas e/ou pápulas nas áreas de tração. Porém, a agressão contínua pode evoluir para alopecia cicatricial. Atualmente, sabe-se que cabelos quimicamente processados têm menor resistência à tração do que os naturais. Acredita-se que alterações na papila dérmica e conversão para a fase telógena devido ao traumatismo possam ser mecanismos patogênicos importantes.
	Clínica	Caracteriza-se mais comumente por áreas com diminuição da densidade capilar ou placas nas áreas de tração, em geral nas margens do couro cabeludo, predominantemente na região frontotemporal (Figuras 12 e 13). Porém, de acordo com o hábito de prender os cabelos, pode ocorrer em outros locais, como nas regiões occipital e temporal em mulheres que usam coques tensionados. Inicialmente, a tração provoca eritema perifolicular que pode progredir para foliculite, com formação de pústulas e/ou pápulas foliculares. Durante a evolução, a manutenção do traumatismo faz com que o folículo passe a produzir progressivamente pelos menores e mais finos, além de redução da densidade. Finalmente, pode resultar em um tipo não inflamatório cicatricial de alopecia. Os pelos *vellus* costumam ser preservados por não serem tracionados e, quando sobram na linha de implantação do cabelo, são denominados parte do "sinal da franja" (Figura 14).
	Diagnóstico	O diagnóstico é sugerido por história clínica e exame físico. No contexto clínico de alopecia por tração, a tricoscopia pode ajudar no diagnóstico e no acompanhamento. *Haircasts* (cilindros de queratina envolvendo a porção proximal do fio), eritema perifolicular, que acontece em decorrência ao dano da tração, cabelos quebrados em várias alturas incluindo pontos pretos (simulando uma tricotilomania) são sinais de tração aguda e tendem a desaparecer quando o hábito de tração é abandonado. Porém, se o hábito não for abandonado, a tricoscopia revela menor densidade de cabelos terminais com aumento dos pelos *vellus* e, nas pacientes com fotótipo mais alto, pigmentação perifolicular em alvo. O exame histopatológico pode ser de grande valor em casos de difícil diagnóstico. Nos casos recentes, há aumento do número de pelos telógenos e catágenos. Com a evolução, comumente há redução e perda dos pelos terminais, com preservação dos pelos *vellus* e glândulas sebáceas. São característicos os cilindros de pigmento melânico e estruturas foliculares de morfologia tortuosa. É importante lembrar que, nas fases mais avançadas, os pelos terminais são substituídos por fibrose cicatricial, provocando alopecia permanente. Pode haver ainda leve infiltrado perivascular e perifolicular linfocítico.
≠	**Diagnóstico diferencial**	Alopecia fibrosante frontal, tricotilomania, alopecia areata, alopecia androgenética e eflúvio telógeno.
	Tratamento	O tratamento baseia-se na orientação para descontinuar as práticas que produzam tração no cabelo, evitar o uso de substâncias químicas e calor. No estágio inicial, as perdas podem ser revertidas com essa mudança de comportamento. Tem-se relatado, ainda, o uso de corticoterapia tópica ou intralesional na periferia das placas e o uso de minoxidil a 5%. Na doença avançada cicatricial, pode-se realizar transplante capilar ou, ainda, retalhos de rotação.

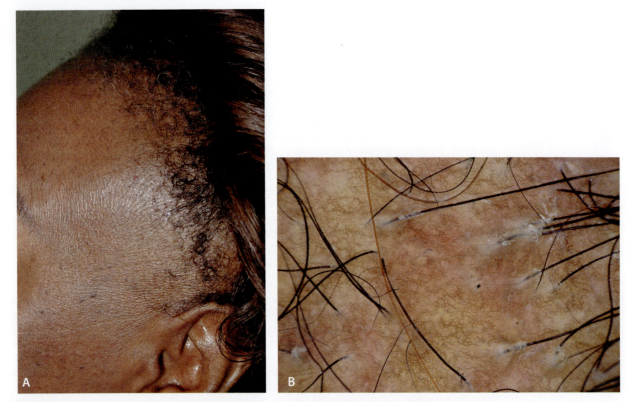

FIGURA 12 Alopecia por tração aguda. A. Presença de alopecia marginal pela tração da prótese da paciente. **B.** Tricoscopia com eritema e descamação perifolicular e formação dos cilindros de queratina envolvendo porção proximal do fio, cabelos fraturados e pontos pretos.

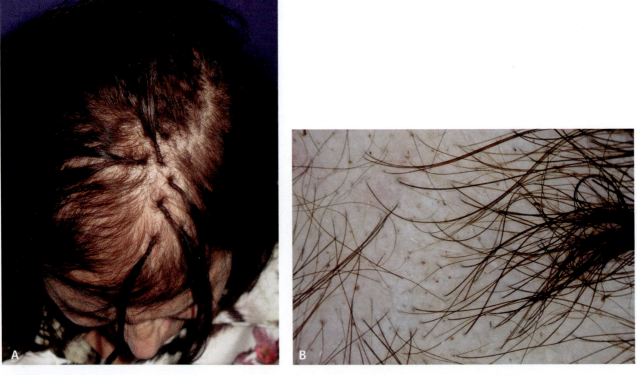

FIGURA 13 Alopecia por tração. A. Uso de extensão capilar em área androgênio-dependente. **B.** Tricoscopia mostrando o aumento de pelos *vellus* na extensão capilar, eritema perifolicular leve, cabelos quebrados e pontos pretos.

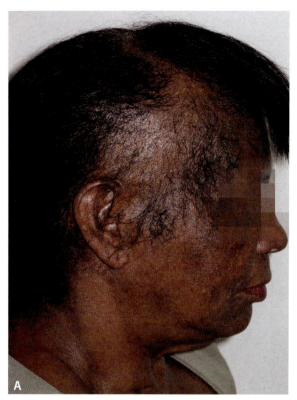
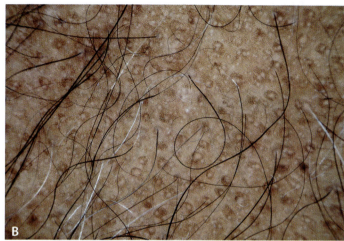

FIGURA 14 Alopecia por tração crônica. **A.** Área de alopecia permanente e com preservação dos pelos *vellus* não tracionados ("sinal da franja"). **B.** Tricoscopia revelando menor densidade de cabelos terminais com aumento dos pelos *vellus* e pigmentação perifolicular em alvo.

Líquen plano pilar

Rodrigo Pirmez • Leonardo Spagnol Abraham

=	**Sinonímia**	Não tem outra nomenclatura.
	Epidemiologia	Mais comum em mulheres entre 40 e 70 anos.
	Etiologia	Desconhecida.
	Clínica	O número de lesões pode variar. A lesão clássica inicial é constituída por placa de alopecia com eritema e descamação perifoliculares que progride para atrofia hipocrômica, com aspecto brilhante e ausência de óstios foliculares. Frequentemente, o processo se inicia no vértex, mas qualquer outra área pode ser acometida (Figura 15). Não só o couro cabeludo pode estar comprometido, como também os pelos axilares e pubianos. Concomitantemente à alopecia, podem se manifestar lesões de líquen plano em outras regiões do corpo, assim como líquen plano oral e ungueal. A alopecia fibrosante em padrão de alopecia androgenética (FAPD; do inglês, *fibrosing alopecia in a pattern distribution*) é um subtipo descrito em 1994 por Kossard que geralmente se apresenta como uma alopecia androgenética de padrão de Ludwig com piora recente, podendo apresentar prurido intenso e/ou queimação e descamação no couro cabeludo (Figura 16).
	Diagnóstico	Apresentação clínica e dermatoscópica associada à histopatologia. A dermatoscopia, além de contribuir para o monitoramento da atividade da doença, pode ajudar também no diagnóstico, revelando descamação, eritema perifolicular (Figura 17) e cabelos retorcidos (*pilitorti*-símile). Na fase ativa pode ainda apresentar pontos pretos, desaparecendo quando não houver inflamação. No couro cabeludo negro, pontos cinza-azulados com padrão de distribuição em alvo refletem a incontinência pigmentar observada na histopatologia. Nesta população também é mais bem observado o ponto branco em cabeça de alfinete (abertura dos acrossiríngeos) e áreas brancas, que representam a cicatriz folicular.

A histopatologia mostra infiltrado linfocítico agredindo o aparato folicular. Quando se destrói a região do *bulge*, instaura-se um quadro irreversível, ocorrendo substituição do folículo piloso por fibrose.

A tricoscopia da alopecia fibrosante em padrão de alopecia androgenética apresenta características de uma alopecia androgenética com descamação perifolicular, que muitas vezes pode ser confundida com a dermatite seborreica (Figura 18). A histopatologia é essencial para o diagnóstico correto da doença e se apresenta como um infiltrado linfo-histiocítico em torno do istmo e do infundíbulo do folículo piloso, fibrose lamelar concêntrica perifolicular, perda das glândulas sebáceas e dermatite de interface linfocítica com destruição dos ceratinócitos basais.

Diagnóstico diferencial Lúpus eritematoso discoide, pseudopelada de Brocq, alopecia cicatricial central centrífuga, dermatite seborreica.

Tratamento Como em outras alopecias cicatriciais, deve-se iniciar o mais precocemente possível a terapia anti-inflamatória na tentativa de conter a destruição definitiva de folículos pilosos. Podem-se utilizar corticosteroides tópicos de alta potência, de forma intralesional ou por via sistêmica (poucos meses), hidroxicloroquina, doxiciclina, ciclosporina e micofenolato de mofetila.

A pioglitazona, um agonista do receptor ativado por proliferadores de peroxissoma-gama (PPAR-gama), surgiu como fármaco promissor. No entanto, em nossa experiência, os resultados foram insatisfatórios. Esse receptor é implicado na regulação do metabolismo lipídico na glândula sebácea e na regulação da resposta inflamatória local. Deve ser utilizado com cautela devido a seus efeitos colaterais significativos.

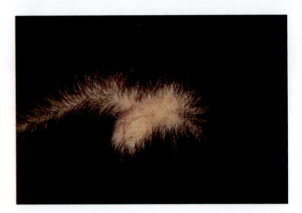

FIGURA 15 Líquen plano pilar. Placa irregular de alopecia cicatricial com pelo terminal residual no interior da placa.

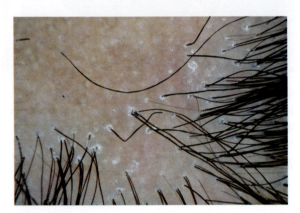

FIGURA 17 Líquen plano pilar. Dermatoscopia mostrando descamação e eritema perifolicular, cabelos distróficos (*pilitorti* e ponto preto) e cilindros de queratina ao redor do pelo (*hair casts*).

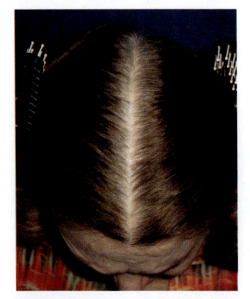

FIGURA 16 Alopecia fibrosante em padrão de alopecia androgenética (FAPD). Paciente com pequenas áreas de atriquia e descamação no couro cabeludo.

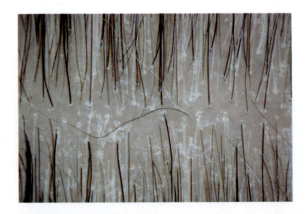

FIGURA 18 Alopecia fibrosante em padrão de alopecia androgenética (FAPD). Dermatoscopia mostrando intensa descamação perifolicular e alguns cabelos retorcidos (*pilitorti*), característicos do líquen plano pilar, que são pistas diagnósticas e locais para biopsia dessa doença.

Lúpus eritematoso discoide

Rodrigo Pirmez • Larissa Araújo Lobato Nunes

=	**Sinonímia**	Não tem outra nomenclatura.
	Epidemiologia	Prevalência maior em mulheres entre 20 e 40 anos de idade.
	Etiologia	Autoimune, parece ter componente genético (casos familiais, gemelares univitelinos).
	Clínica	Inicialmente há lesões eritematoedematosas de aspectos discoide ou arredondado, sem localização preferencial no couro cabeludo. Evoluem com atrofia central e discromia (áreas hipercrômicas, especialmente nas bordas, e acrômicas, principalmente no centro), com escamas finas e aderentes (Figuras 19 e 20). Apresentam crescimento centrífugo. Quando em atividade, observam-se eritema e descamação mais espessa. O *plug* ceratótico folicular é considerado sua marca característica. Outros locais podem estar acometidos, como face, pavilhão auricular, região torácica anterior e porção superior dos braços.
	Diagnóstico	Apresentação clínica associada aos achados dermatoscópicos e/ou histopatológicos. Achados dermatoscópicos consistem em pontos vermelhos, tampões córneos, perda das aberturas foliculares, vasos arboriformes, perda do padrão de rede pigmentada em favo de mel, pontos azul-acinzentados em padrão salpicado e descamação. A presença de pontos vermelhos é definida como marcador de atividade recente, sugerindo ainda que há possibilidade de crescimento de pelo naquela área, pois não houve a instalação de um processo cicatricial irreversível. Em contrapartida, a ausência de óstios foliculares sinaliza que já houve destruição do folículo de maneira definitiva. No histopatológico, há hiperceratose com tamponamento folicular associada a atrofia da camada espinhosa, degeneração da camada basal, infiltrado predominantemente linfocítico disposto ao longo da junção dermoepidérmica, perianexial e também em derme mais profunda.
≠	**Diagnóstico diferencial**	Líquen plano pilar, pseudopelada de Brocq, tinha *capitis*.
	Tratamento	Fotoproteção química e física é essencial. Nos casos em que há poucas lesões, o emprego de corticosteroides tópicos de alta potência ou intralesionais e inibidores da calcineurina pode ser suficiente. Porém, quando há um número maior de lesões, utilizam-se medicamentos sistêmicos: antimaláricos (hidroxicloroquina), talidomida, clofazimina, dapsona e, eventualmente, corticosteroides.

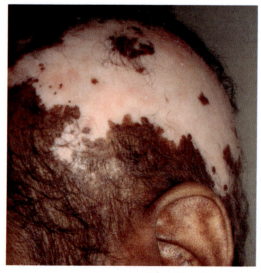

FIGURA 19 Lúpus eritematoso discoide. O paciente apresenta extensa área acrômica, com atrofia cicatricial e hiperpigmentação na borda e de permeio.

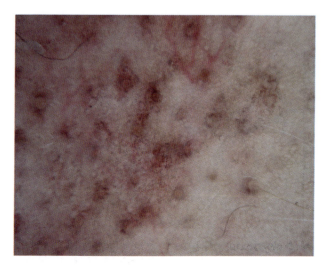

FIGURA 20 Lúpus eritematoso discoide. Dermatoscopia com aumento de 40 vezes exibindo pontos amarelos largos, redução do número de óstios foliculares e vasos arboriformes.

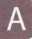

Pseudopelada de Brocq

Carolina de Mendonça Costa Ferrini • Samara Silva Kouzak

=	**Sinonímia**	Não tem outra nomenclatura.
	Epidemiologia	É um distúrbio raro, idiopático e lentamente progressivo que resulta em alopecia cicatricial. Ocorre principalmente em mulheres adultas, da 2ª à 4ª década de vida. Estudos são controversos quanto à frequência da doença entre as alopecias cicatriciais, variando entre 10 e 40,6% dos casos. Na nossa prática há um número ainda menor de pseudopelada de Brocq. Acomete preferencialmente indivíduos caucasianos.
	Etiologia	É ainda desconhecida. Trata-se de uma alopecia crônica linfocítica primária. Postula-se que o infiltrado inflamatório localizado ao redor do *bulge* ou protuberância do pelo provoque lesão nas células pluripotentes localizadas nessa área, assim como da glândula sebácea, havendo então alopecia cicatricial. Acredita-se ainda que a destruição da glândula sebácea possa dificultar a saída do pelo da unidade pilossebácea. Alguns fatores suspeitos na etiologia da doença incluem: autoimunidade adquirida, infecção por *Borrelia burgdorferi* e envelhecimento do reservatório de células-tronco foliculares. Existem raros relatos de casos familiares. A doença pode ser reconhecida como idiopática primária, na qual um processo autoimune se instala destruindo as células-tronco, ou secundária, quando é resultado final de outras alopecias cicatriciais, como LPP, lúpus eritematoso discoide (LED), foliculite decalvante e morfeia.
	Clínica	Clinicamente, caracteriza-se por múltiplas áreas de alopecia, pequenas, lisas, brilhantes, normocrômicas, de evolução progressiva (Figuras 21 e 22) e, geralmente, sem sinais inflamatórios. Vértex é o local mais comum para a lesão inicial. Há eritema perifolicular leve no estágio inicial e atrofia moderada no estágio tardio. Tem curso longo imprevisível (> 2 anos), com resolução espontânea. A clássica descrição de "pegadas na neve" refere-se a áreas de depressão causadas por atrofia dérmica moderada com a distribuição em um padrão reticulado. Pode acometer também barba e sobrancelhas, provocando madarose.
	Diagnóstico	O diagnóstico é clínico e histopatológico. O teste de tração suave na periferia da placa é positivo, mostrando pelos anágenos com a bainha radicular externa espessada ("sinal de Sampaio"). O tricograma é normal. Achados dermatoscópicos não são específicos e incluem perda de óstios foliculares e áreas branco-marfim; ocasionalmente cabelos distróficos podem ser vistos na periferia da lesão. O histopatológico não é muito característico, não havendo lesões de interface. Nas lesões recentes pode haver infiltrado linfocítico leve a moderado, perivascular e perifolicular. O estágio final mostra perda completa da unidade pilossebácea, com formação de trajetos fibrosos no local. O diagnóstico clínico e tricoscópico é de exclusão.
≠	**Diagnóstico diferencial**	Líquen plano pilar, lúpus discoide, alopecia areata, alopecia cicatricial central centrífuga, morfeia, sífilis secundária, aplasia cutânea congênita e tinha *capitis*.
	Tratamento	Não há tratamento padrão para pseudopelada de Brocq. Corticosteroide tópico, intralesional, minipulso de prednisona, hidroxicloroquina, isotretinoína e micofenolato de mofetila são alguns dos tratamentos descritos, porém com resultados quase nulos. Quando na fase avançada, depois de 2 anos sem evolução do quadro, podem-se tentar técnicas de correção cirúrgica, implante ou redução.

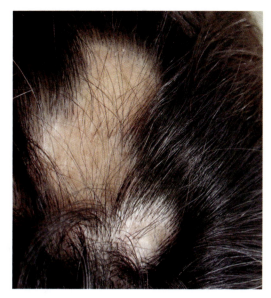

FIGURA 21 Pseudopelada de Brocq. Placas atróficas de alopecia cicatricial sem evidência de inflamação ou qualquer outro processo patológico. Esta paciente inicialmente teve o diagnóstico de líquen plano pilar, que evoluiu posteriormente com este padrão tipo pseudopelada.

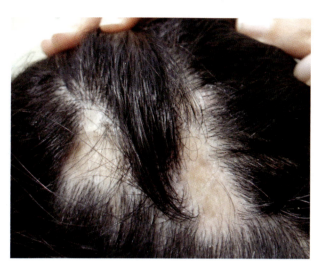

FIGURA 22 Pseudopelada de Brocq. Área de alopecia cicatricial. Alguns autores a consideram como etapa final de líquen plano pilar.

Neutrofílicas

Foliculite decalvante

Carolina de Mendonça Costa Ferrini • Ana Carolina de Souza Machado Igreja • Leonardo Spagnol Abraham

	Sinonímia	Não tem outra nomenclatura.
	Epidemiologia	Alopecia neutrofílica cicatricial, responsável por cerca de 11% dos casos de alopecias cicatriciais primárias. Maior incidência em adultos jovens e de meia-idade, com predomínio no sexo masculino. Acomete principalmente os afrodescendentes.
	Etiologia	Foliculite crônica supurativa de etiologia incerta que resulta em placas de alopecia com cabelos em tufos. Postula-se resposta inflamatória excessiva a antígenos do *Staphylococcus aureus*. A colonização por *S. aureus* ocorre na quase totalidade dos casos e, associada a alterações na resposta imunitária, é o provável determinante do desenvolvimento da afecção. Traumatismos no couro cabeludo e seborreia são fatores predisponentes.
	Clínica	Acomete predominantemente vértex e região occipital. Inicialmente, aparecem pústulas eritematosas foliculares (Figuras 23 e 24). Posteriormente, surgem obliteração dos óstios foliculares, tufos foliculares, crostas hemáticas e melicéricas, exulcerações e hiperceratose folicular. À medida que a doença progride, desenvolvem-se placas atróficas alopécicas cicatriciais. Alopecia cicatricial e pústulas foliculares são características da foliculite decalvante. Outros sinais e sintomas podem incluir crostas hemorrágicas, erosões, prurido, hiperestesia e tricodinia. Outras regiões como barba e outros pelos do corpo (pescoço, axilas, região pubiana) podem ocasionalmente ser afetados. Eventualmente, pode ser observada descarga purulenta à pressão local. Associação com acne queloidiana da nuca e foliculite em tufos é comum.

Diagnóstico Clínico e histopatológico. À histologia, lesões recentes apresentam infiltrado inflamatório predominantemente neutrofílico que, em lesões tardias, associa-se a linfócitos e plasmócitos. A alopecia cicatricial desenvolve-se com aumento da inflamação e fibrose.
A dermatoscopia pode auxiliar o diagnóstico, evidenciando eritema e descamação perifolicular, hiperceratose folicular, óstios foliculares obliterados, cabelos em tufos (politriquia – vários cabelos saindo do mesmo óstio folicular) e áreas brancas vermelho-leitosas; também é utilizada para seguimento durante e após o tratamento.
Cultura para bactérias e fungos deve sempre ser solicitada.

Diagnóstico diferencial O diagnóstico diferencial inclui foliculite bacteriana, tinha *capitis*, tricofitose profunda, foliculite abscedante, dermatose pustular erosiva do couro cabeludo, líquen plano pilar e alopecia cicatricial central centrífuga.

Tratamento Difícil e prolongado. Voltado ao controle do processo inflamatório e erradicação de *S. aureus*. Tetraciclinas, macrolídios, sulfamídicos, quinolonas e lincosaminas por via sistêmica são opções terapêuticas, sendo a escolha do antimicrobiano direcionada por cultura e antibiograma. Rifampicina, 300 mg, 2 vezes/dia associada a clindamicina, 300 mg, 2 vezes/dia durante 10 a 12 semanas tem mostrado bons resultados, induzindo remissão prolongada na ausência de outros tratamentos. A despeito de sua ação antiestafilocócica, o uso isolado da rifampicina é contraindicado pelo elevado risco de indução de resistência bacteriana. No Brasil, constitui parte do esquema padrão de tratamento de micobacterioses endêmicas (tuberculose e hanseníase), sendo mandatório seu uso cauteloso. Claritromicina, ciprofloxacino ou tetraciclina podem substituir a clindamicina no citado esquema. Antimicrobianos tópicos (ácido fusídico, mupirocina) e agentes antissépticos em xampu devem ser associados, e também podem ser utilizados em monoterapia para casos leves. Corticosteroides orais, tópicos e intralesionais podem ser associados à antibioticoterapia tópica/sistêmica em casos de rápida progressão e/ou de sintomatologia intensa. Retinoides orais e dapsona também podem ser empregados, mas se mostraram menos efetivos. Recidivas são comuns após a suspensão da antibioticoterapia. Adornos para o couro cabeludo devem ser evitados e, quando utilizados, higienizados com antissépticos. Descolonização nasal de *S. aureus* está indicada. Redução cirúrgica do escalpo e transplante capilar apenas para pacientes sem evidências clínicas de atividade da doença após anos sem tratamento.

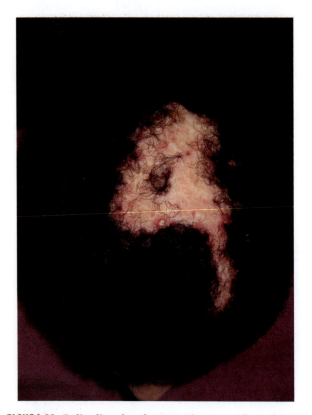

FIGURA 23 Foliculite decalvante. Placas atróficas de alopecia com bordas bem definidas, presença de eritema na borda da lesão e pústulas foliculares.

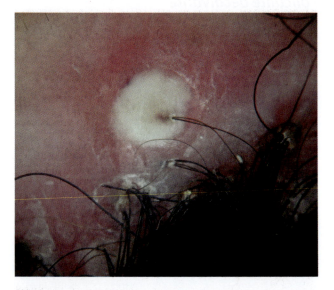

FIGURA 24 Foliculite decalvante. Dermatoscopia de pústula folicular, crostas hemáticas perifoliculares, assim como cabelos em tufos.

Foliculite dissecante

Rodrigo Pirmez • Ana Carolina de Souza Machado Igreja

=	**Sinonímia**	*Folliculitis et perifolliculitis capitis abscedens et suffodiens.*
📈	**Epidemiologia**	Alopecia neutrofílica primária rara. Predomínio em afrodescendentes do sexo masculino. Maior incidência em adultos jovens, entre 20 e 40 anos de idade.
❓	**Etiologia**	Desconhecida. O evento desencadeante principal é o distúrbio da ceratinização com subsequente obstrução folicular. O acúmulo de queratina e a ruptura do folículo concorrem para o desencadeamento do processo inflamatório exuberante. Superinfecção por *Staphylococcus aureus* e *epidermidis* habitualmente está presente.
👁	**Clínica**	Processo supurativo mais comum no vértex, mas que pode acometer qualquer região do escalpo, levando a áreas de alopecia cicatricial e, eventualmente, cicatrizes hipertróficas. Caracterizada por pápulas eritematosas foliculares, nódulos firmes e flutuantes dolorosos e abscessos interligados por fístulas apresentando drenagem de secreção purulenta ou piossanguinolenta (Figuras 25 e 26). Curso crônico com períodos de exacerbação. Após resolução do processo inflamatório, são observadas áreas alopécicas cicatriciais atróficas, hipertróficas e/ou queloidianas. Foi relatada progressão para carcinoma epidermoide em áreas de alopecia cicatricial. Em conjunto com acne *conglobata*, hidrosadenite supurativa e cisto pilonidal, compõe a tétrade de oclusão folicular. A associação com acne vulgar é observada em cerca de 30% dos casos.
🔍	**Diagnóstico**	Dermatoscopia em estágios iniciais, por apresentar quadro similar à alopecia areata, com pontos pretos, pelos quebrados e, mesmo, pelos em ponto de exclamação. Com a intensificação da inflamação, eritema, pústulas e pelos distróficos predominam. Em casos avançados, observam-se áreas branco-leitosas com perda das aberturas foliculares, compatíveis com alopecia cicatricial. À microscopia dos estágios iniciais observa-se infiltrado inflamatório neutrofílico, que na doença bem estabelecida é substituído por infiltrado granulomatoso. Deve ser realizada cultura para bactérias com fins diagnósticos e orientação da terapêutica. Exame micológico deve ser realizado para excluir etiologia fúngica, a qual pode mimetizar o quadro.
≠	**Diagnóstico diferencial**	Foliculite decalvante, acne queloidiana da nuca, tinha *capitis*.
💊	**Tratamento**	Em nossa experiência, a isotretinoína oral é a melhor opção terapêutica. Deve ser utilizada na dose de 1 mg/kg/dia até controle dos sinais inflamatórios, e apenas nesse momento a dose pode ser reduzida e desmamada ao longo de vários meses, a fim de se evitar recidiva. A isotretinoína pode ser usada em monoterapia ou em associação com corticosteroides, antimicrobianos, dapsona e sulfato de zinco. Drenagem de abscessos seguida por infiltração intralesional com corticosteroides são métodos complementares. Epilação por *laser* e radioterapia em casos refratários ao tratamento clínico. O uso de imunobiológicos em quadros resistentes tem mostrado alguns resultados favoráveis. Casos tratados precocemente podem apresentar repilação parcial ou até próximo ao total. Em casos mais avançados, o paciente deve ser esclarecido quanto ao caráter irreversível da alopecia, a despeito do tratamento adequado para o processo patológico primário.

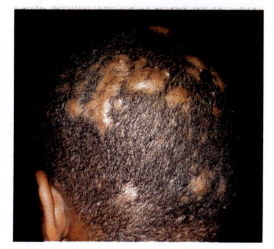

FIGURA 25 **Foliculite dissecante.** Nódulos intercomunicantes com drenagem de material piossanguinolento.

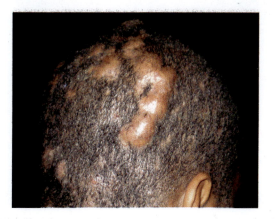

FIGURA 26 **Foliculite dissecante.** Houve crescimento de *Escherichia coli* obtido a partir de aspiração do material purulento de um dos nódulos flutuantes, definindo o tratamento segundo antibiograma.

Mistas
Dermatose pustular erosiva
Carolina de Mendonça Costa Ferrini • Leonardo Spagnol Abraham

=	**Sinonímia**	Não tem outra nomenclatura.
	Epidemiologia	Acomete caracteristicamente idosos.
	Etiologia	Desconhecida. Alguns autores sugerem que seja uma resposta autoimune dirigida aos folículos induzida pelo traumatismo com subsequente inflamação crônica e cicatriz. Essa teoria é apoiada pela grande associação da dermatose pustular erosiva (DPE) com outras doenças autoimunes (Figura 27). Há também relatos de surgimento após tratamento com procedimentos cirúrgicos, como enxerto de pele, transplante capilar ou procedimentos físicos e químicos como crioterapia, radioterapia, *laser*, retinoide tópico, imiquimode, mebutato de ingenol e terapia fotodinâmica.
	Clínica	Erosões ou placas crostosas, localizadas mais comumente na região parietal, que evoluem para áreas cicatriciais e podem acometer áreas adjacentes.
	Diagnóstico	Achados dermatológicos incluem atrofia da epiderme com visualização de crostas e erosões e óstios foliculares vazios. Pela atrofia epidérmica, é possível a visualização de vasos tortuosos dérmicos (Figura 28) e até mesmo do bulbo anágeno quando há folículos remanescentes. A tricoscopia ajuda no diagnóstico diferencial com outras alopecias cicatriciais. Na histopatologia, podem-se observar atrofia da epiderme e infiltrado inflamatório crônico, composto de neutrófilos, linfócitos e, ocasionalmente, células gigantes.
≠	**Diagnóstico diferencial**	Foliculite decalvante e dissecante, dermatite seborreica.
	Tratamento	Corticosteroide tópico de alta potência ou os inibidores da calcineurina (tacrolimo e pimecrolimo). Como o curso é crônico, recomenda-se tratamento de manutenção. Deve-se ficar atento ao uso prolongado do corticosteroide tópico, que pode piorar a atrofia. Outra opção de tratamento inclui o calcipotriol.

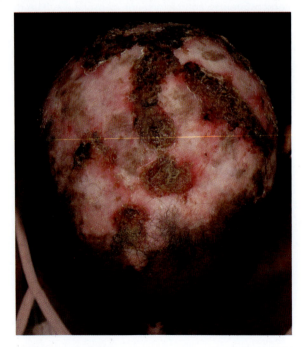

FIGURA 27 Dermatose pustular erosiva. Paciente com lúpus discoide, apresentando crostas, atrofia e erosão da epiderme em grande extensão do couro cabeludo.

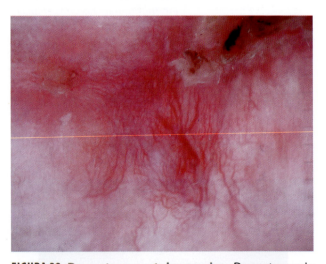

FIGURA 28 Dermatose pustular erosiva. Dermatoscopia mostrando a crosta e os vasos da derme pela atrofia epidérmica.

Foliculite necrótica

Carolina de Mendonça Costa Ferrini • Leonardo Spagnol Abraham

=	**Sinonímia**	Acne necrótica.
📈	**Epidemiologia**	Condição rara e recidivante que afeta a linha de implantação capilar frontal, áreas seborreicas de face e tronco.
❓	**Etiologia**	Desconhecida, mas suspeita-se de uma reação de hipersensibilidade ao *Cutibacterium acnes* e/ou *Staphylococcus aureus*.
💡	**Clínica**	A variante varioliforme cursa com erupção crônica de pápulas e pústulas foliculares dolorosas com tendência a necrose central, na região frontal do couro cabeludo e da fronte, que potencialmente evoluem com cicatrizes varioliformes. Na variante miliar, a erupção caracteriza-se por vesicopústulas muito pruriginosas no couro cabeludo. Exacerbações no verão são relatadas.
🔍	**Diagnóstico**	Clínico. Exame bacteriológico das lesões e antibiograma são indicados.
≠	**Diagnóstico diferencial**	Foliculite, molusco contagioso, herpes-zóster, eczema herpético, escoriações neuróticas e acne necrótica miliária.
💊	**Tratamento**	Antibióticos orais (tetraciclina, 1 g/dia) e tópicos (mupirocina). Alguns casos podem se beneficiar de isotretinoína oral (30 mg/dia) por 1 a 2 meses.

Foliculite queloidiana da nuca

Carolina de Mendonça Costa Ferrini • Ana Carolina de Souza Machado Igreja

=	**Sinonímia**	Acne queloidiana da nuca, líquen queloidiano da nuca.
📈	**Epidemiologia**	Acomete predominantemente homens jovens, caracteristicamente após a puberdade. Prevalente entre afrodescendentes e portadores de cabelos ulotríquios, porém caucasianos podem ser afetados. Prevalece em homens na proporção de 35:1. Rara antes da puberdade e após os 50 anos.
❓	**Etiologia**	Foliculite cicatricial relacionada a não exteriorização de cabelos ulotríquios, levando a áreas cicatriciais hipertróficas e alopécicas. Acredita-se que seja de origem multifatorial, com frequente infecção secundária. Entretanto, o mecanismo etiopatogênico pelo qual se desenvolve permanece desconhecido. Traumatismos locais, cortes de cabelo rentes ao couro cabeludo, irritação crônica, seborreia e excesso de andrógenos podem agravar a condição. Não se sabe ao certo se cortes de cabelo rentes ao couro cabeludo são considerados um fator de risco ou se isso torna o diagnóstico mais fácil. A condição já foi descrita em pacientes caucasianos com o uso da ciclosporina, possivelmente pela ação pró-fibrótica do fármaco.
💡	**Clínica**	Inicialmente surgem pápulas e pústulas foliculares que confluem formando placas de dimensões variáveis e nódulos, habitualmente limitados à região occipital (Figuras 29 e 30). Não há cabelos encravados. Vértex e região posterior do pescoço podem ser acometidos. As lesões inflamatórias iniciais dão origem a nódulos e placas queloidianas alopécicas cicatriciais. Embora habitualmente assintomática, dor e prurido local podem estar presentes.
🔍	**Diagnóstico**	Essencialmente clínico, sendo típicas a localização e as características das lesões. À histopatologia, lesões recentes exibem dilatação e ruptura folicular com infiltrado peri-infundibular misto, fibroplasia, granulomas de corpo estranho e ausência de glândulas sebáceas. Em estágios avançados, predominam achados cicatriciais. Não há achados específicos à dermatoscopia.
≠	**Diagnóstico diferencial**	Foliculite decalvante, foliculite dissecante, furúnculos, tinha *capitis*, queloide e sarcoidose.

| Tratamento | Deve ser guiado pelo estágio clínico. Em fases precoces, visa primordialmente controlar o processo inflamatório e eliminar a infecção secundária, por meio de corticosteroides tópicos e intralesionais, antibioticoterapia tópica e sistêmica (eventualmente guiada por antibiograma), crioterapia, retinoide oral (isotretinoína) e imunomoduladores tópicos, isoladamente ou em combinação. Em fases tardias, empregam-se corticosteroides intralesionais, exérese cirúrgica, *lasers* ablativos e crioterapia. Deve-se orientar o paciente quanto à irreversibilidade da alopecia nas áreas cicatriciais. A excisão cirúrgica da área afetada com betaterapia no pós-operatório imediato parece ser a melhor abordagem para casos graves, preferencialmente após o controle do processo inflamatório. |

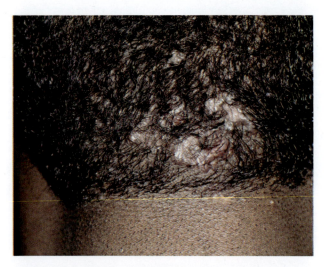

FIGURA 29 Foliculite queloidiana. Pápulas foliculares que progressivamente evoluem para nódulos queloidianos restritos à região occipital.

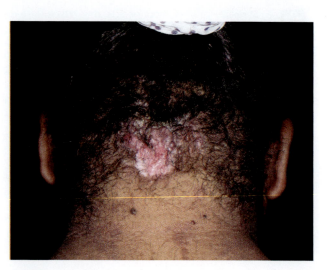

FIGURA 30 Foliculite queloidiana. Placa queloidiana na região occipital.

Alopecias não cicatriciais

Alopecia androgenética

Rodrigo Pirmez • Larissa Araújo Lobato Nunes • Leonardo Spagnol Abraham

Sinonímia	Não tem outra nomenclatura.
Epidemiologia	Aproximadamente 80% dos homens e 42% das mulheres caucasianos, com mais de 70 anos de idade, apresentam algum grau de alopecia androgenética (AAG). Menos frequente em negros, asiáticos e índios. As mulheres têm dois picos de incidência: durante a adolescência e após a menopausa.
Etiologia	Alopecia não cicatricial de origem multifatorial e poligênica. A di-hidrotestosterona é fator etiológico em homens, corroborado pela ausência de AAG em pacientes com deficiência da enzima de conversão da testosterona em di-hidrotestosterona (5α-redutase) e em pacientes emasculados. Os folículos pilosos se tornam suscetíveis à di-hidrotestosterona, levando ao encurtamento da fase anágena e à miniaturização do pelo terminal. É preponderantemente hereditária. Alterações no gene do cromossomo 20p11 estão relacionadas ao desenvolvimento de AAG em homens. A etiologia em mulheres não está bem estabelecida. Não só os hormônios androgenéticos, mas outros fatores, até o momento desconhecidos, provavelmente contribuem para gênese de AAG feminina. AAG de início precoce e a tardia na mulher possivelmente têm fatores genéticos distintos.
Clínica	Homens geralmente apresentam graus variados do padrão Hamilton-Norwood, sendo característica a presença de recessão da linha frontal de implantação de cabelos, rarefação capilar em formato triangular, progredindo para vértex (Figuras 31 e 32). Pode ser visto também em mulheres. Em mulheres, o principal padrão de alopecia é o de Ludwig, com rarefação difusa em região centroparietal, com manutenção da linha de implantação capilar (Figura 33).

	Diagnóstico	Clínico, por meio da inspeção das hastes e do couro cabeludo. À dermatoscopia, visualiza-se variação do diâmetro da haste capilar em mais de 20% dos pelos, sendo sua característica mais marcante, porém não patognomônica (Figura 34). Outros achados: aumento da proporção de unidades foliculares com apenas uma haste, pontos amarelos, sinal peripilar e pigmentação em favo de mel do couro cabeludo secundária à fotoexposição.
	Diagnóstico diferencial	Eflúvio telógeno, alopecia areata difusa.
	Tratamento	Para mulheres em idade fértil, apenas o tratamento tópico com minoxidil a 2 a 5% é aprovado. Em mulheres, alguns estudos mostraram bons resultados com o uso da finasterida, 2,5 a 5 mg/dia. Outros antiandrogênicos como a espironolactona podem ser considerados. O uso de finasterida e espironolactona é *off-label*, e anticoncepção em mulheres em idade fértil deve ser assegurada. O transplante capilar da região occipital em mulheres pode ser considerado. Para homens, as evidências científicas dão suporte para o uso de finasterida, 1 mg/dia, associado também ao uso de minoxidil a 5% tópico. A associação com transplante capilar pode trazer bons resultados. A dutasterida apresenta maior inibição da enzima 5α-redutase tipo II quando comparada à finasterida, porém seu uso ainda não está liberado para o tratamento da alopecia androgenética no Brasil. Recentemente, foi descrito o sucesso em mulheres do uso combinado de minoxidil oral em baixas doses e espirolactona. Porém, novos estudos são necessários para garantir a segurança e a dose ideal. Terapias de luz de baixa potência vêm sendo estudas e podem ser consideradas como adjuvantes ao tratamento padrão-ouro.

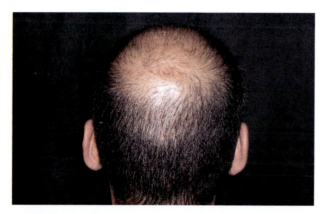

FIGURA 31 Alopecia androgenética tipo Hamilton-Norwood. Rarefação e miniaturização de folículos, principalmente na região do vértex.

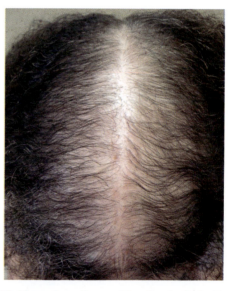

FIGURA 33 Alopecia androgenética tipo Ludwig. Rarefação importante na região centroparietal.

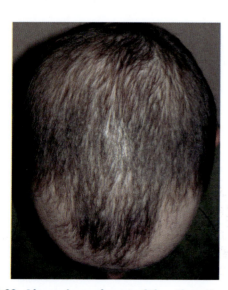

FIGURA 32 Alopecia androgenética tipo Hamilton-Norwood. Recesso bitemporal pronunciado e rarefação difusa na região do vértex.

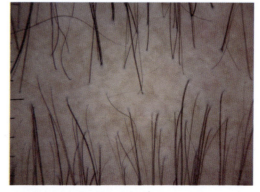

FIGURA 34 Dermatoscopia na alopecia androgenética tipo Ludwig. Acentuação da rede pigmentada, rarefação dos pelos e grande variação de diâmetro dos fios. (Cortesia da Dra. Marcela Benez – Iderj.)

Alopecia areata

Rodrigo Pirmez • Leonardo Spagnol Abraham • Celso Tavares Sodré

	Sinonímia	Não tem outra nomenclatura.
	Epidemiologia	A prevalência mundial de alopecia areata está em torno de 0,1 a 0,2% da população. Não há predileção por etnia nem sexo. A doença se manifesta em qualquer faixa etária. Já foram relatados casos congênitos de alopecia areata (AA). Geralmente, os casos mais extensos têm início na infância. As implicações psicossociais, muitas vezes, são graves.
	Etiologia	Doença genética autoimune. O estresse emocional pode estar presente como fator desencadeante em aproximadamente 40% dos casos.
	Clínica	O aspecto característico é o de placas alopécicas lisas e da cor da pele. Na dermatoscopia o achado de pelos em ponto de exclamação (pelos cuja extremidade distal é mais espessa do que a proximal) é muito característico (Figura 35), sendo raramente encontrado em outras condições. Pelo com formato de ponto de exclamação e teste da tração francamente positivo, especialmente na borda da placa alopécica, são sinais de atividade. Embora mais comum no couro cabeludo, pode ocorrer em qualquer região do corpo. • Alopecia areata em placas: é a mais frequente, caracterizada por uma ou mais placas alopécicas (Figura 36), de pele aparentemente normal, arredondadas, de crescimento centrífugo. Pode ocorrer em outras áreas, como na barba e sobrancelha (Figura 37) • Alopecia areata ofiásica: compromete a região occipital, estendendo-se pela orla do couro cabeludo em direção à região temporal (Figura 38). Alguns acreditam que seja mais resistente à repilação. Existe um padrão inverso ao da alopecia ofiásica, ocorrendo perda dos pelos em todo o couro cabeludo, poupando as regiões occipital e temporal • Alopecia areata *acisaifo* (do inglês, *sisaipho*): o nome vem de ofiásica (do inglês, *ophiasis*), lido de trás para a frente. O acometimento do couro cabeludo é também ao contrário da ofiásica; isto é, acomete as regiões frontal e centroparietal • Alopecia areata *totalis* (AT): compromete todo o couro cabeludo (Figura 39) • Alopecia areata *universalis* (AU): compromete todos os pelos do corpo (Figuras 40 a 42) • Alopecia areata difusa: é o acometimento difuso, sem a formação de placas tão características, mas com todos os comemorativos dermatoscópicos do tipo em placa • Alopecia areata incógnita: também não forma as placas, porém a dermatoscopia é pobre, sendo encontrados somente os pontos amarelos e os cabelos curtos de repilação. Clinicamente, há queda muito importante dos cabelos de início agudo, com o teste da tração marcadamente positivo. A alopecia areata também apresenta alterações ungueais em 7 a 50% dos pacientes, ocorrendo mais frequentemente nas formas mais graves. O *pitting* ungueal é o achado mais comum, entretanto ocorrem outras alterações, como traquioníquia, linhas de Beau, onicorrexe, onicomadese, coiloníquia, leuconíquia e lúnulas vermelhas. São fatores de mau prognóstico: idade de início precoce da alopecia, tempo de evolução, formas extensas (AU/AT), acometimento ungueal, história de atopia, história familiar positiva.
	Diagnóstico	Em geral, o diagnóstico é feito apenas clinicamente. Porém, a dermatoscopia do couro cabeludo pode ajudar em alguns casos. Serve também para o acompanhamento do tratamento do paciente. Podem-se observar melhor os cabelos em "pontos de exclamação", cabelos cadavéricos (pontos pretos) e outros tipos de cabelos distróficos que sugerem atividade da doença. Quando esses sinais desaparecem, o tratamento pode ser interrompido. A biopsia pode ser útil em casos duvidosos.
	Diagnóstico diferencial	Alopecia androgenética, pseudopelada de Brocq, alopecia em clareira da sífilis, tinha *capitis*, eflúvio telógeno, tricotilomania.
	Tratamento	O tratamento depende do tipo de alopecia areata. Para os casos de AA em placas, o tratamento mais efetivo é a corticoterapia intralesional, que inclusive pode ser usada nas sobrancelhas. Atualmente, concentrações mais baixas de triancinolona são preferidas: 2,5 a 5,0 mg/mℓ no couro cabeludo e 2,5 mg/mℓ ou menor para outras áreas. A corticoterapia tópica, de preferência de alta potência, pode ser tentada entre as aplicações. Para os casos mais extensos, as respostas terapêuticas não ultrapassam 60% de eficácia. Utiliza-se a imunoterapia com difenciprona (DPCP), antralina e corticosteroides tópicos em oclusão. Casos extensos e/ou de rápida evolução podem ser tratados com imunossupressores sistêmicos (corticoterapia, ciclosporina, metotrexato). Eventualmente, a fototerapia pode ser usada, em particular PUVA, sobretudo na modalidade turbante. O minoxidil a 2 a 5% pode ser usado como adjuvante em todos os tipos. O cabelo pode apresentar repilação com pelos brancos, que tendem a escurecer posteriormente. Também pode haver mudança da qualidade do cabelo.

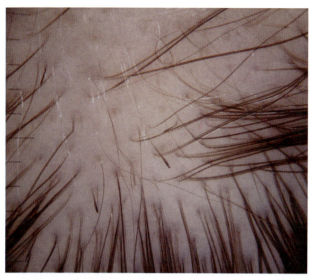

FIGURA 35 Alopecia areata. Dermatoscopia exibindo ponto de exclamação cuja extremidade distal é mais espessa que a proximal.

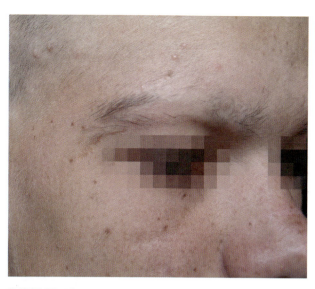

FIGURA 37 Alopecia areata. Ausência de pelos na sobrancelha.

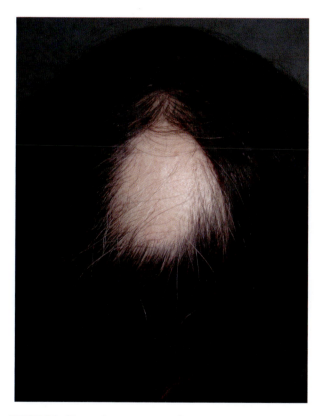

FIGURA 36 Alopecia areata em placa. Placa alopécica arredondada localizada no couro cabeludo. Observar a presença de alguns fios brancos depois da repilação.

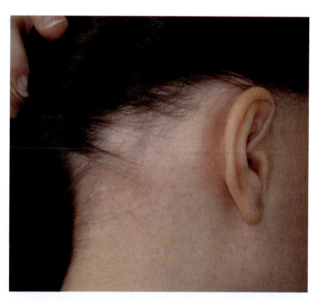

FIGURA 38 Alopecia areata ofiásica. Alopecia na região occipital, estendendo-se em direção à região temporal, bordejando inferiormente o couro cabeludo.

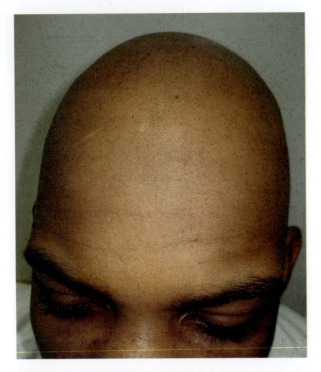

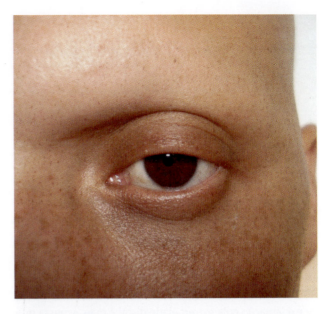

FIGURA 41 Alopecia areata *universalis*. Perda dos pelos, inclusive sobrancelhas.

FIGURA 39 Alopecia areata *totalis*. Ausência de pelos no couro cabeludo, mantendo as demais áreas com pelos, como pode ser observado nas sobrancelhas.

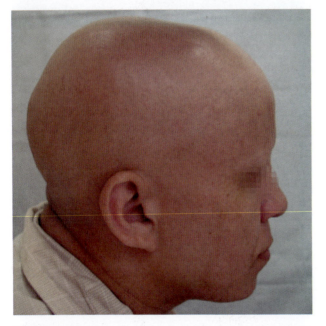

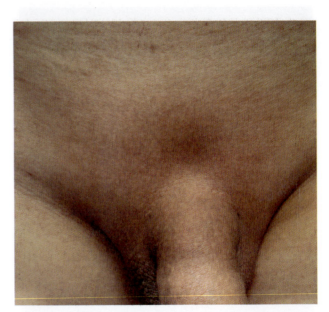

FIGURA 42 Alopecia areata *universalis*. Perda dos pelos da região pubiana.

FIGURA 40 Alopecia areata *universalis*. Ausência de todos os pelos do corpo.

Eflúvio anágeno

Rodrigo Pirmez • Ana Carolina de Souza Machado Igreja

=	**Sinonímia**	Não tem outra nomenclatura.
	Epidemiologia	Acomete tipicamente pacientes de qualquer faixa etária submetidos a tratamentos antineoplásicos e intoxicações. Não há predileção por sexo.
	Etiologia	As causas mais comuns do eflúvio anágeno são quimioterapia sistêmica, especialmente por agentes alquilantes, e radioterapia do crânio. Intoxicações por agentes mercuriais, arsênico, vitamina A, ácido bórico e tálio, bem como desnutrição proteica grave e doenças endócrino-metabólicas, também são implicadas na etiopatogênese do eflúvio anágeno. Doenças infecciosas, genéticas, tumores e linfomas também podem ser responsáveis pelo quadro. No eflúvio anágeno, há perda capilar por interrupção abrupta da atividade mitótica da matriz folicular, culminando na falta de produção dos fios ou afinamento e consequente fragilidade capilar. A alopecia ocorre por desprendimento dos fios durante a fase anágena, além de quebra das hastes.
	Clínica	A perda dos cabelos é mais difusa e acentuada (Figura 43) do que no eflúvio telógeno, frequentemente levando à alopecia total do couro cabeludo. Os agentes antineoplásicos são os principais determinantes, provocando perda capilar abrupta e difusa, iniciada em 1 a 2 semanas após o início do tratamento. Dose-dependente, torna-se mais acentuada em 1 a 2 meses após a quimioterapia antineoplásica. O teste de tração é positivo. O exame direto dos cabelos extraídos revela deformações do bulbo e haste pilosa, que frequentemente é fraturada. Não há alterações pigmentares do bulbo piloso. O quadro de alopecia permanente pós-quimioterapia foi mais recentemente descrito, sendo caracterizado por alopecia persistente mesmo após interrupção da medicação e associado a alguns neoplásicos, como os taxanos.
	Diagnóstico	Anamnese detalhada, exame clínico minucioso e inspeção das hastes capilares obtidas pelo teste de tração. Diante de suspeita de causas sistêmicas não iatrogênicas, exames complementares devem ser realizados. A dermatoscopia do couro cabeludo é semelhante à da alopecia areata, sendo observados pontos pretos, pelos em ponto de exclamação, *coudability hairs* e constrições ao longo das hastes. Avaliação histopatológica não é indicada.
≠	**Diagnóstico diferencial**	Alopecia areata *totalis* e *universalis*.
	Tratamento	A retomada ao ciclo normal ocorre habitualmente pouco após o término da terapia antineoplásica. Entretanto, pode ocorrer dano irreversível ao folículo piloso com determinados quimioterápicos (como taxanos, bussulfano e ciclofosfamida), levando à alopecia permanente. Eventualmente, a repilação é feita por cabelos de cor e textura alteradas. A ocorrência de alopecia cicatricial após radioterapia varia em conformidade com a dose acumulada, o tipo e a profundidade da radiação. As alterações inflamatórias secundárias à radiação persistem por longo período após sua suspensão, podendo levar à alopecia cicatricial progressiva. Em casos não associados ao uso de quimioterápicos, deve-se tratar a doença de base. O resfriamento do couro cabeludo durante a quimioterapia pode reduzir a intensidade da alopecia. O uso tópico de minoxidil a 2 a 5% pode ser benéfico, reduzindo a duração da alopecia.

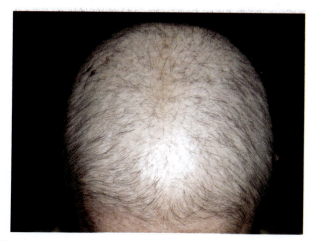
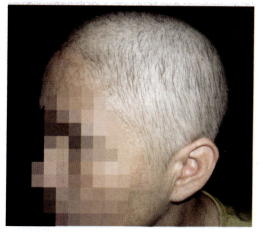

FIGURA 43 Eflúvio anágeno. Esta paciente, após ingestão de veneno de rato, apresentou queda abrupta dos pelos do couro cabeludo e da região pubiana. Na ocasião das fotos, já se encontrava em fase de recuperação.

Eflúvio telógeno
Carolina de Mendonça Costa Ferrini • Ana Carolina de Souza Machado Igreja

	Sinonímia	Não tem outra nomenclatura.
	Epidemiologia	É a causa mais comum de queda difusa de cabelos em quadros agudos, não há predileção por sexo, faixa etária ou etnia. O eflúvio telógeno crônico ocorre predominantemente em mulheres entre 30 e 50 anos de idade. A despeito da cronicidade, mulheres parecem apresentar essa queixa com maior frequência.
	Etiologia	É uma alopecia não cicatricial, caracterizada pela queda excessiva do cabelo de maneira difusa no couro cabeludo. O padrão anágeno habitual é substituído por padrão telógeno precocemente em porcentagem maior dos fios. Representa um padrão reativo a diversos estressores físicos e/ou psíquicos. Vários fatores causais são apontados; geralmente começa 8 a 12 semanas após um evento desencadeante e é resolvido em 3 a 6 meses quando agudo, entretanto o mecanismo pelo qual a perda capilar difusa se desenvolve permanece incerto. O *eflúvio telógeno agudo* tem causas variadas e inclui doenças sistêmicas, febre (dengue, Zika ou chikungunya valem ser lembrados no Brasil), fármacos, estresse, perda ponderal, puerpério, deficiência de ferro e vitamina D, interrupção do uso de contraceptivos orais ou modulação hormonal. Em cerca de 30% dos casos agudos, a etiologia não pode ser inferida. Estresse emocional parece ser um importante fator neste quadro. O *eflúvio telógeno crônico* poder ser primário ou ser secundário a alopecia androgenética, disfunções hormonais (especialmente tireoidianas), anemia ferropriva, desnutrição, deficiência de zinco, distúrbios metabólicos, autoimunidades e fármacos. Nos quadros crônicos, majoritariamente, a causa não é determinada. O eflúvio telógeno primário não é um precursor de alopecia androgenética.
	Clínica	Tipicamente, há perda de mais de 150 fios telógenos diariamente (Figura 44), podendo atingir 400 a 500 fios. A perda dos cabelos é difusa no escalpo e pode ocorrer rarefação dos cabelos, porém nunca leva à alopecia de mais de 50% dos fios. Há aumento na reentrância bitemporal. Não há alterações do couro cabeludo. O teste de tração suave obtém cerca de 4 a 5 fios, sendo notadamente positivo nos casos de eflúvio telógeno agudo. A perda dos cabelos é reversível, não havendo destruição do folículo piloso, observando-se pelos curtos indicando crescimento (Figura 45). O quadro é dito agudo quando de duração inferior a 6 meses e crônico quando ultrapassa esse período. Habitualmente, o quadro agudo não determina alopecia visível. O eflúvio telógeno crônico tem curso prolongado e flutuante. Axilas e região pubiana podem ser acometidas.
	Diagnóstico	Anamnese detalhada e exame clínico criterioso. A dermatoscopia do couro cabeludo não apresenta achados característicos, com cabelos curtos por repilação e presença de folículos pilosos vazios e ausência de achados característicos de alopecia areata e alopecia androgenética, sendo útil para a exclusão destas. A contagem da queda dos cabelos durante 24 h pode ser útil para o diagnóstico e para o acompanhamento da melhora. Tricograma e anatomopatológico podem ser necessários em casos duvidosos. No tricograma, encontram-se mais de 20% de fios telógenos na doença aguda, enquanto o normal é até 20%. A contagem diária dos fios e o teste da lavagem podem auxiliar o diagnóstico e o acompanhamento da melhora. À histopatologia não há alterações morfológicas significativas, exceto pela maior proporção de fios telógenos. Quando necessário, a investigação de causas sistêmicas deve ser realizada, incluindo a avaliação de cinética do ferro, hormônios tireoidianos, zinco e vitamina D.
	Diagnóstico diferencial	Alopecia androgenética, alopecia areata difusa e incógnita.
	Tratamento	O tratamento baseia-se na identificação e no tratamento da causa de base. A forma aguda é autolimitada e não requer intervenções. É fundamental a orientação ao paciente, transmitindo-lhe segurança quanto à natureza reversível do processo. Pode-se administrar minoxidil a 2 a 5%, especialmente na forma crônica. Há também relatos do uso de minoxidil oral na dose de 0,25 a 2,5 mg/dia para a forma crônica. Cabe ressaltar que tal fármaco pode induzir a queda imediata inicial de fios telógenos e deve ser usado com cautela na forma aguda. A densidade capilar é recuperada em 6 a 12 meses após a resolução do fator precipitante, porém pode levar mais tempo se o cabelo for muito comprido.

Seção 2 | Afecções Dermatológicas de A a Z

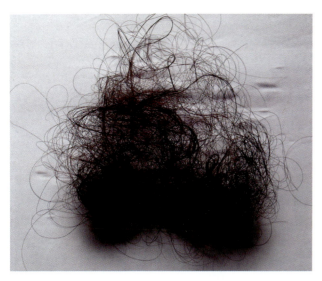

FIGURA 44 Eflúvio telógeno. Queda intensa dos cabelos há algumas semanas. Foi solicitado à paciente que recolhesse o total de fios durante 24 h.

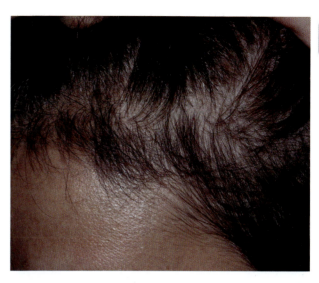

FIGURA 45 Eflúvio telógeno. Fios curtos característicos da repilação de um eflúvio telógeno recente.

Síndrome dos anágenos curtos

Rodrigo Pirmez • Leonardo Spagnol Abraham • Samara Silva Kouzak

	Sinonímia	Não tem outra nomenclatura.
	Epidemiologia	Doença rara, descrita pela primeira vez em 1999 e provavelmente subdiagnosticada, havendo poucos relatos na literatura. A maioria dos casos descritos ocorre em crianças com fototipos baixos, porém há relato em paciente negro. Em geral, não se associa a fragilidade, alterações de textura ou densidade capilares.
	Etiologia	É causada por encurtamento idiopático da fase anágena do ciclo de crescimento dos folículos pilosos. A duração normal dessa fase é de 2 a 6 anos, porém na síndrome dos anágenos curtos a fase anágena costuma durar apenas poucos meses. Isso determina o aumento no número de pelos telógenos, com consequente acentuação na queda e redução do comprimento final dos pelos. A maioria dos casos é esporádica, embora já tenha havido relato de acometimento familiar, sugerindo herança autossômica dominante.
	Clínica	A queixa característica é a de que o cabelo não cresce ou, ainda, que nunca houve necessidade de cortar o cabelo. Geralmente, essa alteração de crescimento dos cabelos é notada desde o nascimento. As hastes tipicamente exibem comprimento máximo e diâmetro menores do que o normal, porém não é comum haver alterações em sua densidade, brilho, textura ou resistência. Também não há alterações nos pelos nas demais áreas do corpo ou outros achados clínicos.
	Diagnóstico	Clinicamente, caracteriza-se por pelos finos com comprimento máximo pequeno, medido em poucos centímetros (comumente com menos de 10 cm) (Figuras 46 e 47). Tipicamente o teste de tração é positivo, exibindo pelos telógenos. A análise das hastes pilosas evidencia que todos os pelos telógenos têm ponta afilada, o que permite constatar que eles nunca foram cortados ou rompidos devido à fragilidade. O tricograma revela razão entre pelos anágenos e telógenos reduzida devido ao maior número de pelos telógenos. Na dermatoscopia a densidade costuma estar preservada, porém o diâmetro das hastes apresenta-se reduzido e variável, aproximando-se do diâmetro dos pelos *velus* (cerca de 30 µm). A velocidade de crescimento dos pelos é normal. A análise histopatológica costuma ser inespecífica, por vezes exibindo infiltrado linfocítico perifolicular. Nos cortes horizontais pode-se verificar a redução na proporção anágeno/telógeno. A microscopia eletrônica evidencia hastes de forma normal, porém com menor calibre. Portanto, por serem inespecíficos, não se recomenda a realização de rotina desses dois últimos exames durante a investigação.

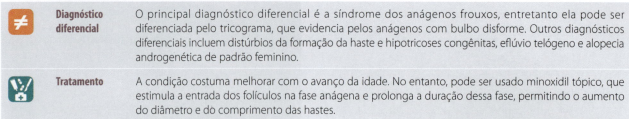

	Diagnóstico diferencial	O principal diagnóstico diferencial é a síndrome dos anágenos frouxos, entretanto ela pode ser diferenciada pelo tricograma, que evidencia pelos anágenos com bulbo disforme. Outros diagnósticos diferenciais incluem distúrbios da formação da haste e hipotricoses congênitas, eflúvio telógeno e alopecia androgenética de padrão feminino.
	Tratamento	A condição costuma melhorar com o avanço da idade. No entanto, pode ser usado minoxidil tópico, que estimula a entrada dos folículos na fase anágena e prolonga a duração dessa fase, permitindo o aumento do diâmetro e do comprimento das hastes.

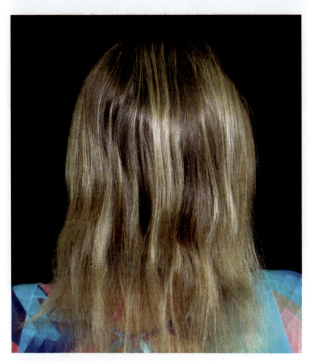

FIGURA 46 Síndrome dos anágenos curtos. Cabelos finos, de pequeno comprimento; quando realizado o teste de tração, ele resulta positivo.

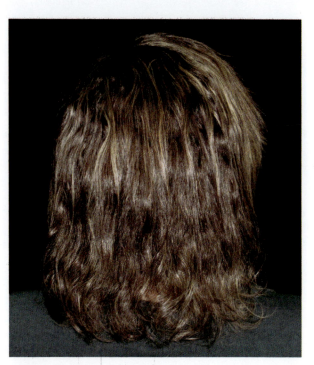

FIGURA 47 Síndrome dos anágenos curtos. Paciente relatava nunca ter tido necessidade de cortar os cabelos.

Síndrome dos anágenos frouxos

Leonardo Spagnol Abraham • Marcela Duarte Benez Miller • Rodrigo Pirmez

	Sinonímia	Não tem outra nomenclatura.
	Epidemiologia	É uma doença esporádica ou autossômica dominante com expressividade variável que afeta principalmente as crianças, podendo ocorrer em adultos. Meninas caucasianas entre 2 e 6 anos de idade são a população mais afetada. Nos meninos pode ser subdiagnosticada, pois eles costumam usar o cabelo curto.
	Etiologia	É uma alteração na ancoragem dos cabelos anágenos. A maioria dos autores acredita que a síndrome seja resultado de ceratinização prematura na bainha interna do pelo, o que produz adesão deficiente entre a cutícula da bainha interna e a cutícula do cabelo.
	Clínica	A queixa típica é de que o cabelo da criança não tem brilho e não cresce. A tração suave dos cabelos resulta na remoção indolor de fios anágenos de tamanhos variáveis e sem brilho. A área mais acometida geralmente é a região occipital, área de atrito à noite. A apresentação clínica é heterogênea.

Caracteristicamente, são cabelos finos, esparsos, com qualidade normal ou aumento da queda do cabelo, e há pacientes cujos cabelos não crescem e/ou têm textura alterada: crespa, "incontrolável" e "rebelde" (Figuras 48 e 49). Portanto, a síndrome pode ser classificada em três fenótipos diferentes:
- Tipo A: caracterizado pela densidade diminuída do cabelo
- Tipo B: caracterizado por cabelos com alteração da textura
- Tipo C: caracterizado por cabelos com a aparência normal e queda excessiva de cabelos anágenos.

Os tipos A e B ocorrem mais em crianças, já o tipo C é encontrado mais frequentemente em crianças a partir dos 8 anos de idade e adultos.

Diagnóstico

Caracteristicamente, o teste da tração revela mais de 3 e frequentemente mais de 10 fios anágenos no exame, que são destacados sem dor. Pode ser encontrada no tricograma a característica cutícula enrugada, referida como em aparência de meia frouxa (do inglês, *floppy sock*); bulbo anágeno disforme e longo, e com o cabelo retorcido e/ou bulbo em ângulo agudo, para os autores americanos lembrando cauda de rato (do inglês, *mouse-tail*), entretanto consideramos mais semelhante a um taco de golfe. Existem poucos relatos sobre as características tricoscópicas, mas estruturas retangulares granulares pretas parecem ser específicas da síndrome. Os achados característicos da histopatologia são fendas proeminentes na bainha interna, entre as bainhas interna e externa, e entre bainha externa e bainha fibrosa com ausência de infiltrado inflamatório. Esses achados podem ser encontrados na alopecia areata, porém nesta última com rico infiltrado inflamatório associado.

Diagnóstico diferencial

Alopecia areata, principalmente a forma difusa. Outras condições a serem lembradas são: tricotilomania, eflúvio telógeno e eflúvio anágeno.

Tratamento

Na maioria dos casos a resolução é espontânea. Em casos mais graves, foi relatado benefício com uso de minoxidil. Em nossa experiência, a biotina em altas doses pode ajudar no processo.

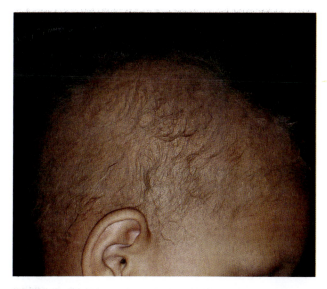

FIGURA 48 Síndrome dos anágenos frouxos. O cabelo da paciente não crescia e tinha textura alterada. (Cortesia da Dra. Luna Azulay – Dermatopediatria, UERJ.)

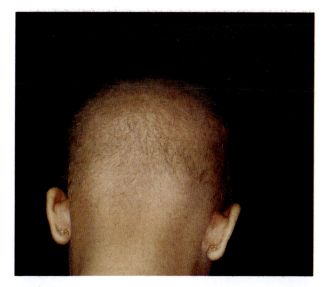

FIGURA 49 Síndrome dos anágenos frouxos. Paciente do sexo feminino com cabelos rarefeitos e facilmente destacáveis à tração. (Cortesia da Dra. Luna Azulay – Dermatopediatria, UERJ.)

Tricotilomania

Leonardo Spagnol Abraham • Luna Azulay-Abulafia • Rodrigo Pirmez

=	**Sinonímia**	Não tem outra nomenclatura.
	Epidemiologia	Acomete mais frequentemente crianças e adolescentes do sexo feminino, os quais normalmente negam o seu hábito. Crianças com menos de 5 anos de idade têm melhor prognóstico.
	Etiologia	Trata-se de uma síndrome psiquiátrica que varia desde um hábito repetitivo benigno até quadros psicóticos mais graves. Nesta condição, o paciente remove os pelos do couro cabeludo de maneira traumática com as mãos. Inicialmente é não cicatricial, a não ser que o processo seja mantido.
	Clínica	As lesões individualmente são placas de alopecia incompletas e de bordas geométricas, muitas vezes com formatos bizarros (Figura 50), em geral da região parietal e vértex. São encontrados pelos de diversos comprimentos.
	Diagnóstico	É essencialmente clínico. O exame histopatológico pode ajudar em algumas ocasiões, revelando cilindros de pigmento peribulbar e excluindo diagnósticos diferenciais. A dermatoscopia revela pontos pretos, hastes quebradas em diferentes alturas com as pontas em "vassoura" ou "escova" e em "bailarina" ou "V" (tricoptilose). Pelos semelhantes a "pontos de exclamação" podem estar presentes. Pelos em chama, em bobina e pó de cabelo são outros achados. Colocado o fio de cabelo sob microscópio óptico, pode ser evidenciada fratura na haste (Figura 51).
≠	**Diagnóstico diferencial**	Alopecia areata e tinha *capitis*.
	Tratamento	Terapias cognitivas e comportamentais, aconselhamento, grupos de apoio, hipnose, medicamentos e abordagens combinadas. A N-acetilcisteína tem sido estudada como opção eficaz em adultos.

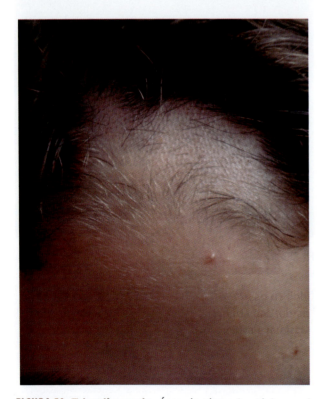

FIGURA 50 Tricotilomania. Área de alopecia atípica, assimétrica.

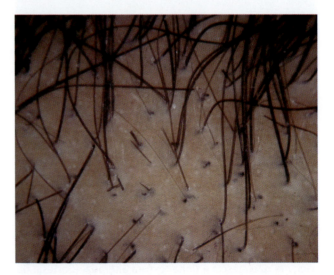

FIGURA 51 Tricotilomania. À dermatoscopia, observam-se pelos em diferentes tamanhos, alguns cadavéricos, por arrancamento do pelo.

ALTERAÇÕES CUTÂNEAS ASSOCIADAS AO HTLV-1

Maria de Fatima Santos Paim de Oliveira

Sinonímia — Não tem outra nomenclatura.

Epidemiologia — O HTLV-1 pertence ao grupo dos retrovírus, da subfamília dos oncovírus, e foi identificado em 1980, isolado de células derivadas de paciente com linfoma cutâneo. Pouco depois, foi relacionado a leucemia/linfoma de células T do adulto (ATL; do inglês, *adult T-cell leukemia/lymphoma*). O HTLV-1 possui um tropismo especial pelas células T CD4+, contudo pode infectar diversos tipos celulares, como linfócitos T, linfócitos B, fibroblastos e monócitos.

O HTLV-1 é endêmico, principalmente, no sudoeste do Japão, nas ilhas do Caribe, na África Central e na América Central. Estima-se que haja no mundo cerca de 15 a 20 milhões de portadores. No Brasil, a soroprevalência média, obtida por meio de dados dos bancos de sangue, é de 0,45%, com distribuição bastante irregular. No Rio de Janeiro é de 0,8%. Em Salvador, estudo de soroprevalência na população em geral mostrou taxa de 1,8%. O vírus transmite-se por via vertical, principalmente, pela amamentação, mediante relação sexual com transmissão mais expressiva do homem para a mulher, e por via parenteral, via transfusão sanguínea ou pelo uso compartilhado de perfurocortantes contaminados. O método diagnóstico de rotina mais usado para detecção de anticorpos anti-HTLV-1 no soro é o imunoenzimático (ELISA; do inglês, *enzyme-linked immunosorbent assay*), devendo ser confirmado pelo *Western blot*, que permite a diferenciação entre os tipos 1 e 2 do HTLV. Em casos em que não seja possível confirmar a infecção por essa técnica, deve ser usada a reação da cadeia de polimerase, que detecta o DNA proviral.

Etiologia — Infecção pelo vírus linfotrópico para células T humanas tipo 1 (HTLV-1; do inglês, *human T-cell lymphotropic virus*).

Clínica — O HTLV-1 está associado à gênese de leucemia/linfoma de células T do adulto (*LLTA*), à paraparesia espástica tropical/mielopatia associada ao HTLV-1 (*PET/MAH*) e à dermatite infecciosa associada ao HTLV-1 (DIH). Além das doenças já citadas, várias patologias têm sido relacionadas a essa infecção: uveíte, polimiosite, artropatia, alveolite linfocitária, síndrome de Sjögren, tireoidite, doença de Behçet e síndrome da boca seca (xerostomia). Os portadores do HTLV-1 apresentam, com maior frequência do que pessoas não infectadas, dermatomicoses, escabiose, inclusive escabiose crostosa (sarna norueguesa) (Figura 1), estrongiloidíase, tuberculose, infecções bacterianas da pele e verrugas vulgares. Gonçalves et al. (2003), avaliando dermatologicamente candidatos à doação de sangue, verificaram que as lesões mais frequentes nos portadores do HTLV-1 em relação aos não portadores foram dermatofitoses, dermatite seborreica e ictiose adquirida (Figura 2). Lesões eritematosas das palmas e da face já foram descritas como achado frequente no PET/MAH. Lenzi et al. (2003) observaram que candidíase cutânea, xerose e eritema palmar foram significantemente associados à mielopatia.

Leucemia/linfoma de células T do adulto (LLTA). Ocorre em cerca de 5% dos indivíduos infectados, manifestando-se, geralmente, após longo período de latência. Apresenta quatro formas clínicas: aguda, linfomatosa, crônica e indolente (*smoldering*). Manifesta-se na pele sob a forma de eritrodermia (Figura 3), placas infiltradas, pápulas, nódulos, tumores e/ou máculas. Os critérios diagnósticos da LTTA são: (1) presença de anticorpos séricos para o HTLV-1; (2) comprovação citológica ou histopatológica de leucemia e/ou linfoma de células T maduras com antígenos de superfície CD4+/CD25+; (3) presença de linfócitos T anormais em sangue periférico e nos tipos agudo e crônico das células "em flor", que são consideradas como características de ATL; (4) demonstração da integração monoclonal do HTLV-1, se possível.

Paraparesia espástica tropical ou mielopatia associada ao HTLV-1 (PET/MAH). É uma mielopatia grave e incapacitante, mais frequente no sexo feminino, sendo 46 anos a média de idade de início da doença. É geralmente considerada resultante de infecção adquirida na vida adulta, por transfusão de sangue ou por via sexual. A paraparesia espástica progressiva acomete principalmente os membros inferiores e está associada a hiperreflexia, distúrbios sensitivos e alterações esfincterianas.

Dermatite infecciosa associada ao HTLV-1 (DIH). Em 1966 foi descrita, pela primeira vez, uma forma particular de eczema infectado, crônico e recidivante, em crianças jamaicanas, denominada por Sweet (1966) como dermatite infecciosa, caracterizada por exsudação e crostas em torno das narinas (Figura 4), com envolvimento predominante dos pavilhões e do couro cabeludo (Figuras 5 e 6). Em 1990, pela demonstração de sua relação com o HTLV-1, passou a denominar-se dermatite infecciosa associada ao HTLV-1 (DIH), e em 1998 foram estabelecidos critérios diagnósticos para essa enfermidade. Na DIH as lesões são eritematodescamativas, crostosas, exsudativas e infectadas na maioria dos casos. Na Bahia, as lesões estão localizadas, em todos os casos, no couro cabeludo e nas regiões retroauriculares. Na região cervical as lesões são vistas em 88% dos casos (Figura 7). Outras áreas do corpo podem ser afetadas, como axilas (Figura 8) e região inguinal (Figura 9 e Quadro 1). A blefaroconjuntivite esteve presente em 57,1% dos casos observados na Bahia (Figura 10). A DIH pode se iniciar na vida adulta com características semelhantes às da DIH infantojuvenil (Figura 11).

	Diagnóstico	Dos cinco critérios para o diagnóstico da DIH, quatro devem ser cumpridos e, destes, obrigatoriamente os números 1, 3 e 5. Para o preenchimento do critério 1, pelo menos três locais devem ser envolvidos, incluindo o couro cabeludo e as regiões retroauriculares. **Critérios para o diagnóstico da DIH** 1. Eczema do couro cabeludo, axilas, virilhas, conduto auditivo externo, regiões retroauriculares, pálpebras, pele paranasal e/ou pescoço 2. Rinorreia crônica e/ou lesões crostosas na porção anterior das fossas nasais 3. Dermatite crônica recidivante com resposta e imediata à antibioticoterapia com recidiva após suspensão 4. Início precoce na infância 5. Diagnóstico da infecção pelo HTLV-1 (sorologia ou biologia molecular). (Modificado de La Grenade et al., 1998.)
	Diagnóstico diferencial da DIH	Dermatite seborreica, dermatite atópica e eritrodermias por outras causas.
	Tratamento e evolução da DIH	A história natural da DIH é de uma dermatite crônica recidivante que parece diminuir de gravidade e/ou desaparecer na adolescência e que pode ser controlada com o uso prolongado de antibióticos. Os pacientes de DIH podem ser medicados com antibióticos tópicos e/ou sistêmicos, corticosteroides tópicos e xampus ceratolíticos. No ambulatório de Dermatologia do Hospital Universitário Professor Edgard Santos, da Universidade Federal da Bahia, os pacientes de DIH com atividade da doença são tratados, inicialmente, com cefalexina, 50 a 80 mg/kg/dia, ou eritromicina 40 a 50 mg/kg/dia durante 8 dias, seguidos do uso da associação sulfametoxazol + trimetoprima durante 15 dias, de 12 em 12 h, na dose de 40 mg/kg da sulfa e, posteriormente, metade dessa dose, por no mínimo 3 meses, para reduzir as recidivas e controlar a DIH. Há relato de que 30% dos casos de DIH evoluíram para a forma infantojuvenil da PET/MAH, e um deles também para LLTA, ainda na infância e adolescência. Portanto, a DIH é doença muito grave, pois, além de causar problemas dermatológicos e neurológicos, pode representar fator de risco para o surgimento mais precoce de ATL e de PET/MAH ainda na infância e/ou adolescência, sendo de extrema importância a identificação dos casos dessa patologia por parte dos dermatologistas e pediatras.

Quadro 1 Localização das lesões dermatológicas em pacientes com DIH.

Localização	n (%)
Couro cabeludo	42 (100)
Região retroauricular	42 (100)
Pescoço	37 (88)
Axilas	35 (83,3)
Região inguinal	33 (78,6)
Região perinasal	30 (71,4)
Pavilhão auricular	30 (71,4)
Tronco	27 (64,3)
Abdome	26 (62)
Fossas antecubitais e poplíteas	24 (57,1)
Região frontal	23 (54,8)
Região peribucal	21 (50)
Umbigo	17 (40,8)
Membros	15 (35,7)
Genitália	14 (33,3)
Glúteos	7 (16,6)

Fonte: Oliveira et al., 2012.

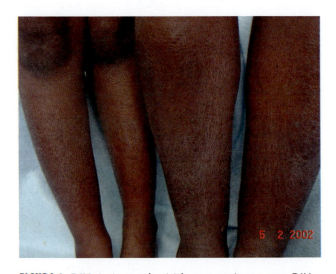

FIGURA 1 DIH. Ictiose adquirida em paciente com DIH e genitora HTLV-1[+].

Seção 2 | Afecções Dermatológicas de A a Z 175

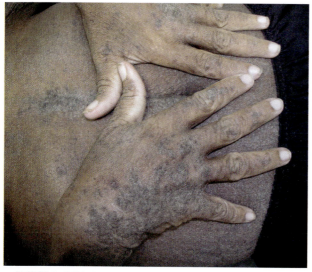

FIGURA 2 DIH. Sarna norueguesa em paciente HTLV-1⁺.

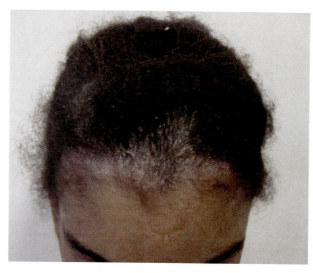

FIGURA 5 DIH. Lesões eritematodescamativas e crostas melicéricas na região frontal e no couro cabeludo.

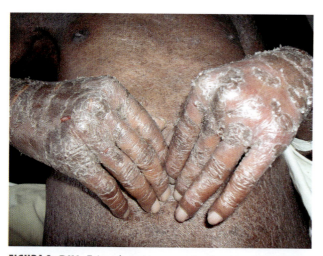

FIGURA 3 DIH. Eritrodermia em paciente com LLTA, forma aguda e PET/MAH.

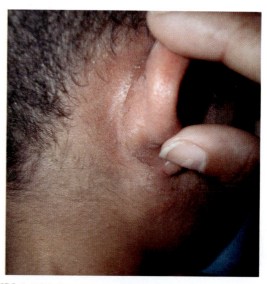

FIGURA 6 DIH. Eczema exsudativo na região retroauricular. Observar fissura e linfadenopatia cervical.

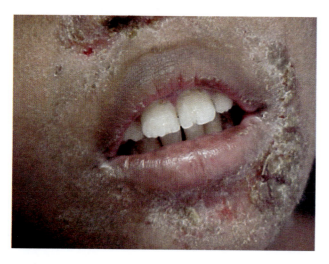

FIGURA 4 DIH. Lesões crostosas infectadas na região perioral. Observar crostas melicéricas e erosão na narina direita.

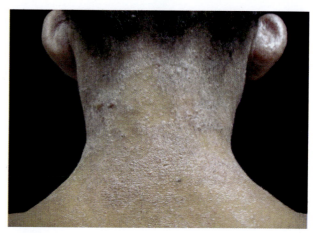

FIGURA 7 DIH. Lesões eritematodescamativas, crostosas e liquenificadas na região cervical e envolvimento com edema dos pavilhões auriculares.

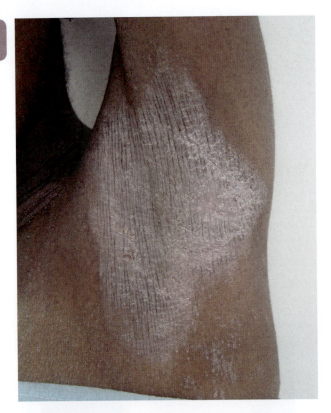

FIGURA 8 DIH. Lesões descamativas e liquenificadas na região da axila.

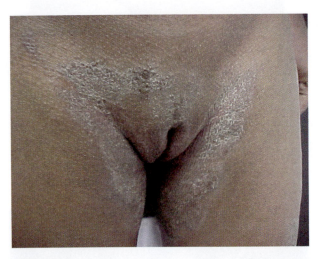

FIGURA 9 DIH. Lesões descamativas e crostosas nas regiões inguinocrurais e genital. Observar *rash* fino papuloso.

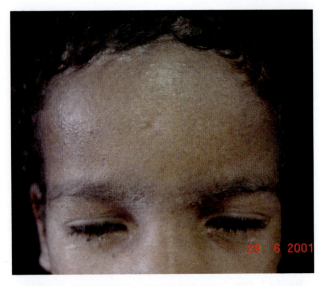

FIGURA 10 DIH. Blefaroconjuntivite em paciente com DIH.

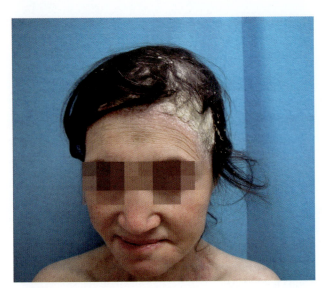

FIGURA 11 DIH. Lesões crostosas e infectadas no couro cabeludo em paciente com DIH do adulto.

ALTERAÇÕES CUTÂNEAS CAUSADAS PELAS MEDICAÇÕES NO TRATAMENTO DE CÂNCER

Lygia Maria Costa Soares Rego • Luna Azulay-Abulafia

Atualmente existe uma grande diversidade de tratamentos propostos aos pacientes oncológicos. É cada vez maior o número de manifestações dermatológicas relacionadas à própria doença ou ao tratamento a ela proposto. Quimioterapia, também chamada de terapia antineoplásica ou antiblástica, é um método que utiliza compostos químicos (agentes citotóxicos) no tratamento contra o câncer. Esses agentes afetam tanto as células normais como as neoplásicas, porém acarretam maior dano às células malignas do que às dos tecidos normais, devido às diferenças quantitativas entre os processos metabólicos dessas duas populações celulares. As estruturas normais que se renovam constantemente, como medula óssea, pelos, mucosa do tubo digestivo e pele, são também atingidas pela ação dos quimioterápicos. No entanto, como as células normais apresentam um tempo de recuperação previsível, ao contrário das células neoplásicas, é possível que a quimioterapia seja aplicada repetidamente, desde que observado o intervalo de tempo necessário para a recuperação das células normais. Por isso, as células tumorais são mais afetadas do que as sadias, e a quimioterapia é aplicada em ciclos periódicos.

As medicações mais novas no tratamento oncológico são as chamadas terapias-alvo, que compreendem as substâncias que agem destruindo células tumorais por meio de moléculas específicas envolvidas no crescimento da célula cancerosa. Diversos alvos moleculares foram encontrados e incorporados na terapêutica do câncer. Tanto os agentes citotóxicos quanto as terapias-alvo podem induzir alterações em pele, fâneros e mucosas que podem ser generalizadas ou localizadas. As reações cutâneas variam quanto a local acometido, instalação, gravidade e duração, dependendo do agente antineoplásico empregado

Este capítulo aborda individualmente:
- Alterações cutâneas causadas por quimioterapia
- Alterações cutâneas causadas por terapias-alvo e imunoterapia no tratamento do câncer.

Alterações cutâneas causadas por quimioterapia

Lygia Maria Costa Soares Rego • André Ricardo Adriano

	Sinonímia	Não tem outra nomenclatura.
	Epidemiologia	São alterações frequentes em pele, mucosa, cabelo e unhas causadas pelo tratamento com quimioterapia.
	Etiologia	*Agentes citotóxicos* representam o grupo mais antigo de quimioterapia. Esses agentes interferem na replicação do DNA tanto nas células benignas quanto malignas, resultando em toxicidade que afeta comumente medula óssea, pele e mucosa intestinal.
	Clínica	As reações cutâneas mais comuns com o uso dos agentes antineoplásicos são: **Alopecia | Tricomegalia.** A alopecia induzida por quimioterapia é uma das sequelas emocionalmente mais desgastantes para os pacientes de oncologia. Como os folículos terminais do couro cabeludo têm renovação celular mais rápida, são mais afetados em comparação com os pelos das sobrancelhas, dos cílios, da barba ou das regiões pubiana e axilar. A forma mais comum ocorre por eflúvio anágeno com evolução para alopecia universal, mas pode haver também eflúvio telógeno. A perda dos cabelos começa, geralmente, em 2 a 4 semanas após administração do agente antineoplásico, e o novo crescimento só ocorre 3 a 5 meses após o término do tratamento. Clinicamente, manifesta-se por cabelos ralos e aumento da fragilidade (Figura 1). Embora tipicamente reversível após a retirada do agente agressor, os cabelos crescem muitas vezes com mudança na cor ou no formato. Dentre os quimioterápicos que causam alopecia, destacam-se alquilantes, inibidores da topoisomerase como os antraciclínicos, taxanos e bleomicina (não enquadrada em nenhuma das classes do Quadro 1). Na literatura existem também relatos de alopecia permanente com alguns agentes com os alquilantes, como bussulfano e ciclofosfamida. Pode ocorrer também alteração na coloração e na forma do cabelo. Tricomegalia também pode ocorrer apesar de não ser um efeito comum no tratamento com quimioterapia (Figura 2).

Alterações ungueais. As alterações ungueais mais comumente causadas pelos antineoplásicos são fragilidade, formação de bandas brancas transversais e hiperpigmentação. São alterações temporárias e resolvem-se com a interrupção do tratamento. A hiperpigmentação da unha (Figura 3) é decorrente de deposição de melanina na placa ungueal. A descoloração azul da placa também já foi observada após a administração de 5-fluoruracila e doxorrubicina. A formação de múltiplas linhas brancas horizontais ao longo da unha também foi descrita. Outra anormalidade consiste na formação de sulcos transversais na placa ungueal, chamada de linhas de Beau; este achado tem sido associado ao uso de bleomicina, cisplatina, docetaxel, doxorrubicina, melfalana e vincristina. Onicólise já foi observada com a utilização de 5-fluoruracila, doxorrubicina e bleomicina, e afeta mais frequentemente as unhas dos pododáctilos (Figura 4). O mecanismo de lesão não é claro, embora a hipótese seja de uma consequência do efeito direto da quimioterapia citotóxica contra um fenômeno secundário ao efeito antiangiogênico da quimioterapia. Antraciclina e taxanoquimioterapia são os agressores mais comuns, embora a terapia tópica com 5-FU também seja relatada como causa de onicólise. Docetaxel, mitoxantrona, combinação terapêutica com antraciclinas e taxanos, e administração de paclitaxel semanal prolongada são particularmente problemáticos. Fotoproteção, hidratação e antifúngicos têm sido usados como tratamento. Em geral, o tipo de alteração correlaciona-se com a quantidade de fármaco administrada e não existem medidas preventivas eficazes. Pode ser necessário o uso de antibióticos e/ou corticosteroides tópicos, além do ácido tricloroacético no granuloma.

Eritema acral | Síndrome mão-pé | Eritrodisestesia palmoplantar. É uma erupção eritematosa e intensamente dolorosa da região palmoplantar (Figura 5) que ocasionalmente progride com formação de bolhas e descamação das lesões. Acredita-se que a patogênese possa estar relacionada com a concentração dos agentes quimioterápicos no suor, o que explicaria a concentração dos sintomas nas palmas e plantas devido ao maior número de glândulas écrinas nas extremidades. Outra teoria é a de que a síndrome mão-pé possa ser resultado do efeito indireto da inibição da proangiogênese pelo quimioterápico, explicando a piora do quadro quando há aumento de atividade e fricção. As reações iniciais ocorrem 2 a 3 semanas após a administração de quimioterapia e incluem sensação de queimação, edema, parestesias e eritema bem demarcado acometendo essas regiões. Os pacientes queixam-se de parestesia nas mãos e nos pés, progredindo para dor intensa ao pegar objetos e ao andar. Com a progressão, as lesões evoluem para placas eritematoacastanhadas envoltas por halo eritematoso. São autolimitadas, com duração de 1 a 2 semanas, e os sinais e sintomas desaparecem com a descontinuação do agente agressor. O fármaco mais implicado é a citarabina em altas doses, embora outros agentes também possam levar a essa síndrome (metotrexato, 5-fluoruracila, hidroxiureia, capecitabina e etoposídeo). O tratamento varia de acordo com a gravidade e inclui o uso de hidratantes, compressas frias, corticosteroides tópicos, elevação das extremidades e administração de analgésicos. Para minimizar o risco de recorrência, pode-se reduzir a dose do quimioterápico ou aumentar o intervalo entre os ciclos. Há relatos do uso de piridoxina como terapia de prevenção, além da orientação de evitar atividades traumáticas e exposição das palmas e plantas a água quente, além de procurar não utilizar sapatos fechados.

Fotossensibilidade. O aumento da sensibilidade à exposição solar pode ser representado por eritema, hiperpigmentação em áreas fotoexpostas e até graves erupções com necrose da epiderme. Ocorre nos agentes citotóxicos que apresentam propriedades radiossensibilizantes. As reações cutâneas acontecem por um mecanismo fototóxico envolvendo os raios UVB. Manifestam-se como queimadura solar exagerada (Figura 6), podendo ser acompanhadas de urticária e formigamento. Geralmente resolvem-se espontaneamente. Dentre os agentes neoplásicos que causam mais fotossensibilidade, destacam-se os antimetabólitos. Geralmente, o tratamento é realizado com corticosteroides tópicos, e a prevenção é a melhor estratégia utilizada.

Hiperpigmentação. Hiperpigmentação cutânea (Figura 7) associada a quimioterápicos pode acometer pele, dentes, unhas, cabelos, mucosas e ser localizada ou generalizada. A patogênese das alterações pigmentares é pouco conhecida. Acredita-se que seja decorrente de um desvio da quantidade e da distribuição da melanina e da estimulação direta dos melanócitos. Existe uma incidência aumentada de hiperpigmentação nos indivíduos de pele mais escura. A hiperpigmentação habitualmente desaparece após meses ou anos da descontinuidade do fármaco desencadeante, sendo raramente permanente. Uma das complicações cutâneas mais comumente associadas à 5-fluoruracila (também foi relatada após a administração de agentes alquilantes, antibióticos, agentes antimicrotúbulos) é o desenvolvimento de listras hiperpigmentadas e serpiginosas, no trajeto das veias empregadas na sua administração, na ausência de sinais usuais de flebite, com aparência clínica bem característica (Figura 8). Epidemiologicamente, esse tipo de hiperpigmentação afeta homens 9 vezes mais frequentemente do que mulheres e ocorre mais comumente nos não caucasianos. A patogênese permanece desconhecida. Etiologias propostas incluem a pigmentação pós-inflamatória da pele que recobre a veia na qual foi infundido o medicamento, a flebite subclínica e a estimulação direta da síntese de melanina. Outro medicamento com reação de hiperpigmentação bem característica é a bleomicina, que leva ao desenvolvimento de pigmentação linear em faixas com aspecto de chicotada (dermatite flagelada), distribuídas em locais de traumatismo do tronco e porção proximal das extremidades (Figura 9). Geralmente, ocorre 1 mês após o tratamento e deixa hiperpigmentação residual. A causa ainda é investigada; alguns autores consideram que existe aumento na estimulação dos melanócitos pelos hormônios adrenocorticotróficos, e outros pensam que o prurido inicial levaria à coçadura (fenômeno de Köebner). Entretanto, a bleomicina também pode apresentar outros padrões de hiperpigmentação, como bronzeamento difuso em áreas expostas ao sol, pigmentação reticulada disseminada e máculas pigmentadas localizadas.

Hipersensibilidade. São comuns os quadros de reação de hipersensibilidade aos agentes antineoplásicos, que podem ser causados por uma sensibilidade do composto original em si, dos seus metabólitos ou do veículo/solvente usado para preparar o medicamento. Em sua maioria, as reações são do tipo I (IgE-mediadas), e geralmente o quadro é leve com placas eritematosas, urticária e prurido, mas podem ocorrer reações com angioedema e anafilaxia e reações anafilactoides. Em geral, acontece após múltiplos ciclos medicamento, e os mais envolvidos são: taxanos, platinas, anticorpos monoclonais quiméricos (rituximabe e cetuximabe). O uso de anti-histamínicos e corticosteroides como medicação no preparo antes de iniciar a infusão do fármaco, além da infusão lenta do quimioterápico, tem diminuído a incidência dessas reações a 2 a 4%. Também pode haver formação de erupções do tipo eritema multiforme e vasculite por reações de hipersensibilidade do tipo III, formação complexo antígeno-anticorpo (com o uso de L-asparaginase, procarbazina, metotrexato, rituximabe) e quadros de hipersensibilidade do tipo IV, mediadas pelas células T, mostarda nitrogenada levando a quadro de dermatite de contato alérgica, além de reações graves como síndrome de Stevens-Johnson e necrólise epidérmica tóxica e erupções exantemáticas (bleomicina, citarabina, 5-fluoruracila, entre outros).

Alterações cutâneas locais devido ao extravasamento de quimioterápico. O extravasamento de quimioterápicos do leito vascular aos tecidos circunjacentes, pela ruptura vascular ou infiltração direta, pode levar a eritema, dor e até necrose da área afetada, dependendo do tipo de agente quimioterápico empregado, da sua quantidade e da sua concentração (Figura 10). Os agentes citotóxicos são classificados em *irritantes*, quando causam reações caracterizadas por eritema, edema e dor, de curta duração, sem necrose e sem sequelas. São exemplos os compostos de platina, taxanos (considerados por alguns como vesicantes leves) e inibidores da topoisomerase. São denominados *vesicantes* quando provocam bolhas, levando a ulceração, destruição progressiva do tecido e necrose. Esse quadro é de lenta resolução, podendo deixar sequelas graves com o envolvimento de tendões, nervos e vasos. Antraciclinas, alcaloides da vinca e mostardas de nitrogênio atuam como vesicantes. No caso de extravasamento, as infusões devem ser imediatamente interrompidas sem a remoção da cânula; tentativas de aspiração do fármaco extravasado devem ser realizadas através da cânula. Resfriamento intermitente pode ser suficiente para o tratamento de compostos não vesicantes. No caso dos alcaloides da vinca, as compressas devem ser quentes e secas, e o antídoto a ser utilizado é a hialuronidase. Para agentes vesicantes, deverão ser realizadas tentativas de localizar e neutralizar o agente com antídotos específicos. Existem alguns antídotos utilizados no extravasamento de agentes vesicantes, como dexrazoxano, dimetilsulfóxido (DMSO), hialuronidase e tiossulfato. Outros autores orientam para casos em que ocorra extravasamento: deve-se interromper imediatamente a infusão, remover o dispositivo de punção e elevar o membro acometido. Aplica-se gelo a cada 30 min e, quando indicado, utiliza-se o antídoto específico para o fármaco em questão. Deve-se evitar o uso de corticosteroide intralesional e de bicarbonato de sódio. Pode haver necessidade de procedimento cirúrgico.

Mucosite. A mucosite é caracterizada por dor, eritema e queimação, podendo evoluir para erosões e ulcerações (Figura 11) e acometer todo o sistema digestório. Pode ser consequência de toxicidade direta, infecções e redução de polimorfonucleares ou de plaquetas. Inicia-se entre 7 e 10 dias depois da quimioterapia e dura 7 a 14 dias, afetando 10 a 40% dos pacientes que estejam recebendo quimioterapia citotóxica. Essas aftas podem ser funcionalmente limitantes, dificultando a ingestão de alimentos sólidos e líquidos. Apesar de não existir padrão de cuidado no tratamento de mucosite relacionada à quimioterapia, sabe-se que a higiene bucal, o tratamento com *laser* de baixa intensidade na mucosa oral, a crioterapia e antifúngicos como nistatina são usados no arsenal terapêutico dessa toxicidade.

Xerose. A pele seca é achado frequente nos pacientes em vigência de quimioterapia. É caracterizada por ressecamento difuso e descamação fina, associada a prurido em um terço dos casos. Pode também levar a ressecamento vaginal e perineal, além de provocar fissuras nas mãos e nos calcanhares. O quadro pode ser agravado, com surgimento de eczema e complicação com impetiginização secundária por *Staphylococcus aureus* ou herpes simples. A prevenção e o tratamento consistem no uso de hidratantes diários e uso de sabonetes suaves, fazendo-se o uso associado de corticosteroides tópicos e anti-histamínicos quando necessário. No quadro de superinfecção, o eczema deve ser tratado com antibiótico oral ou uso de antiviral.

Inflamação de ceratoses actínicas e seborreicas preexistentes. O uso de alguns agentes quimioterápicos pode levar a um quadro de inflamação de ceratoses preexistentes. Nos casos das *ceratoses actínicas*, o quadro é mais frequente pelo uso de 5-fluoruracila, além de capecitabina, doxorrubicina, vincristina, entre outros medicamentos. Já as *ceratoses seborreicas* podem inflamar com a utilização da citarabina, e o emprego de fludarabina pode levar ao desenvolvimento de carcinomas espinocelulares. A fisiopatogenia do mecanismo de formação das lesões permanece desconhecida; interroga-se se haveria maior sensibilidade dos ceratinócitos displásicos aos agentes citotóxicos em implicação da radiação ultravioleta. Clinicamente, as lesões ficam inflamadas, eritematosas e pruriginosas somente nas áreas fotoexpostas, logo na primeira semana da quimioterapia. No tratamento podem ser empregados corticosteroides tópicos, e a reação tende a ser autolimitada (1 a 4 semanas).

	Diagnóstico	O diagnóstico deve ser feito com base na anamnese, no exame físico e, quando necessário, devem ser realizados exames complementares, como micológico, bacteriológico e histopatológico.
	Diagnóstico diferencial	Distúrbios nutricionais, farmacodermia devido a outras medicações, exacerbações de uma condição preexistente, infecção, envolvimento metastático do tumor, fenômeno paraneoplásico, doença enxerto *versus* hospedeiro.
	Tratamento	Em geral, a toxicidade cutânea é transitória e resolve-se espontaneamente, devido à rápida regeneração epidérmica. Os cuidados e o tratamento específico para cada alteração foram abordados anteriormente.

Quadro 1 Principais agentes antineoplásicos que causam alterações cutâneas.

Classe	Mecanismo de ação	Principais fármacos
Agentes	Ligação direta ao DNA	Mostarda nitrogenada, ciclofosfamida, melfalana, ifosfamida, clorambucila, bussulfano, temozolomida/dacarbazina
Platinas	Ligação direta ao DNA	Compostos de platinas (cisplatina, carboplatina, oxaliplatina)
Antimetabólitos	Inibem a formação do DNA, pois competem com os produtos que formam o DNA, como os análogos do ácido fólico e dos nucleotídios (purinas, pirimidinas)	Mercaptopurina, citarabina, gencitabina, fludarabina, capecitabina, 5-fluoruracila, metotrexato, pemetrexato
Inibidores da topoisomerase	As topoisomerases I e II são enzimas responsáveis pelo controle da estrutura tridimensional do DNA durante sua replicação e transcrição	Antraciclínicos (doxorrubicina/epirrubicina) Irinotecano/topotecana Mitoxantrona Etoposídeo/tenoposídeo
Ação nos microtúbulos	Atuam nos microtúbulos, interferindo na divisão celular	Taxanos (paclitaxel/docetaxel) Alcaloides da vinca (vincristina/vimblastina/vindesina)

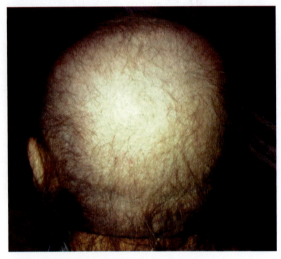

FIGURA 1 Alopecia causada por quimioterapia. Medicação: taxano. Observam-se cabelos ralos e frágeis.

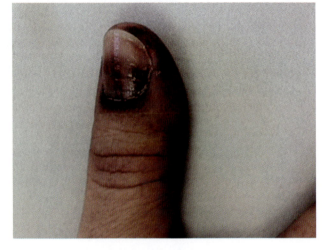

FIGURA 3 Hiperpigmentação da unha causada por quimioterapia. Secundária ao uso de 5-fluoruracila.

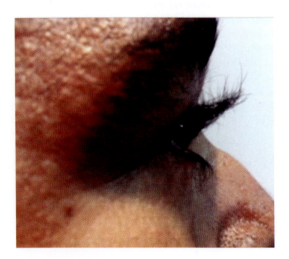

FIGURA 2 Tricomegalia causada por quimioterapia. Medicação: Folfox (oxaliplatina e fluoruracila/leucovorina).

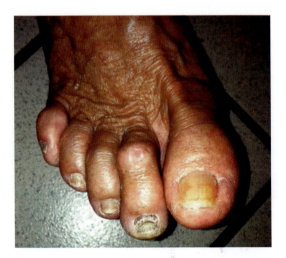

FIGURA 4 Onicólise causada por quimioterapia. Acometimento em unha dos pododáctilos de paciente em uso de taxano.

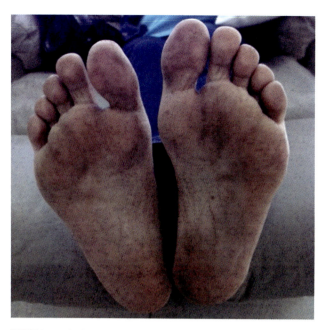

FIGURA 5 Síndrome mão-pé causada por quimioterapia. Grau 1 em paciente em uso de 5-fluoruracila. Observar áreas hiperpigmentadas na região plantar.

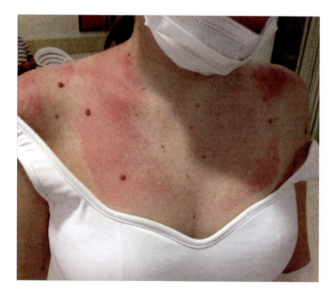

FIGURA 6 Fotossensibilidade causada por quimioterapia. Eritema, hiperpigmentação em áreas fotoexpostas em paciente tratada com poliquimioterapia ABVD (bleomicina, doxorrubicina, vimblastina, dacarbazina). (Cortesia da Enfermeira Fernanda Cristine.)

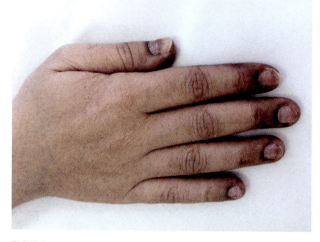

FIGURA 7 Hiperpigmentação causada por quimioterapia. Falanges distais dos quirodáctilos em paciente em uso de 5-fluoruracila.

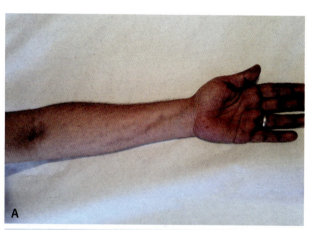

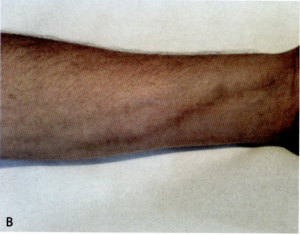

FIGURA 8 Hiperpigmentação causada por quimioterapia. **A.** Hiperpigmentação serpiginosa em paciente fazendo uso de 5-fluoruracila. **B.** A lesão hiperpigmentada segue o trajeto da veia na qual o medicamento foi infundido. (Cortesia da Enfermeira Fernanda Cristine.)

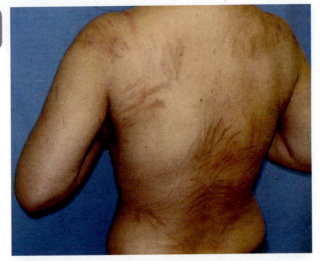

FIGURA 9 **Hiperpigmentação causada por quimioterapia.** Hiperpigmentação linear em faixas com aspecto de chicotada da dermatite flagelada. (Cortesia da Enfermeira Fernanda Cristine.)

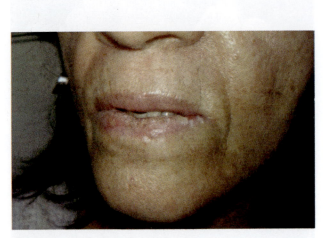

FIGURA 11 **Mucosite causada por quimioterapia.** Lesões ulceradas em lábio inferior de paciente em uso de 5-fluoruracila/leucovorina.

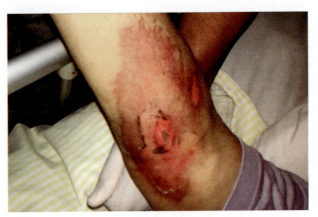

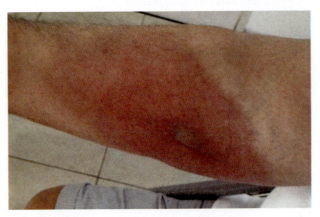

FIGURA 10 **Extravasamento de quimioterápico.** Quimioterapia com base em 5-fluoruracila. (Cortesia da Enfermeira Fernanda Cristine.)

Alterações cutâneas causadas por terapias-alvo e imunoterapia no tratamento do câncer

Lygia Maria Costa Soares Rego

Terapias-alvo

O início do século XXI trouxe uma nova classe de medicamentos com ação sobre os mecanismos que controlam o crescimento, a divisão, a migração e a morte das células, frequentemente alterados no câncer. A terapia que usa esse grupo de agentes é denominada *terapia-alvo* e age de maneira bastante seletiva sobre processos diretamente relacionados à formação e ao crescimento dos tumores. Por isso, tem conseguido se mostrar eficaz, determinando pouca toxicidade no tratamento do câncer. São diversos medicamentos que agem de diferentes maneiras, podendo ser empregados isoladamente ou associados à quimioterapia no tratamento de várias doenças. Boa parte deles interfere nas vias de sinalização da célula – um complexo sistema de comunicação que coordena todo o comportamento celular (crescimento, movimento, divisão, resposta aos estímulos externos e morte). Os agentes são: cetuximabe, panitumumabe, necitumumabe, gefitinibe, erlotinibe, afatinibe, lapatinibe e osimertinibe.

Seção 2 | Afecções Dermatológicas de A a Z 183

 Sinonímia Não tem outra nomenclatura.

 Epidemiologia Reações cutâneas a essa terapia-alvo são muito comuns porque o alvo molecular também está presente na pele. Mais de 80% dos pacientes vão apresentar alterações dermatológicas, e aproximadamente 15% dessas reações serão graves.

 Etiologia Os mais comumente empregados são os *inibidores do receptor do fator de crescimento epidérmico* (EGFR) bloqueando o sinal de transdução necessário para proliferação celular, migração e angiogênese das células tumorais. Incluem três anticorpos monoclonais terapêuticos (cetuximabe, panitumumabe, necitumumabe), que reconhecem a porção extracelular do receptor, com subsequente inibição das vias de sinalização, e cinco inibidores EGFR de moléculas pequenas orais (gefitinibe, erlotinibe, lapatinibe, afatinibe e osimertinibe), que atuam por meio da ligação intracelular a esta porção do EGFR. Existem outras terapias-alvo, como:
- Vismodegibe: inibidor da via Hedgehog (tratamento de câncer basocelular irressecável ou metastático)
- Bortezomibe: inibidor indutor de apoptose (tratamento do mieloma múltiplo)
- Vemurafenibe, dabrafenibe: inibidores da serina-treonina quinase (tratamento de melanoma)
- Rabetinibe, cobimetinibe: inibidores das enzimas MEK1 e MEK2 (tratamento de melanoma).

As reações cutâneas variam quanto a local acometido, instalação, gravidade e duração, dependendo do agente antineoplásico empregado (Quadros 2 e 3).

 Clínica **Erupção papulopustulosa (*rash* acneiforme).** Nos últimos anos, as terapias-alvo foram incorporadas ao tratamento de diversas neoplasias, e seu uso tem sido crescente. O EGFR (receptor do fator de crescimento epidérmico) surgiu como um alvo importante no tratamento de alguns tumores sólidos (principalmente câncer de cabeça e pescoço, pulmão, cólon e pâncreas) que apresentam sua expressão. Normalmente, o EGFR é também expresso na epiderme, no folículo pilossebáceo e nas glândulas écrinas, fazendo da pele o órgão mais suscetível aos efeitos colaterais relacionados ao bloqueio do receptor. Na pele, seu bloqueio altera o balanço dos mediadores inflamatórios, como a interleucina 1, que estimula a inflamação, a apoptose e a descamação, além de alterar a barreira epidérmica para infecção. Grande parte dos pacientes que são tratados com esse medicamento apresenta reações do tipo acneiforme, xerose cutânea, prurido, paroníquia, alterações ungueais, capilares e de mucosas. Denomina-se síndrome PRIDE o conjunto de alterações como erupção papulopustular e/ou paroníquia, modificação do crescimento no cabelo, prurido e secura observados nos pacientes tratados com essa medicação. A erupção papulopustulosa (Figuras 12 a 16) causada pelos bloqueadores do EGFR é fisiopatologicamente diferente da acne, pois é pustular e não apresenta comedões. Aproximadamente 90% dos pacientes apresentam quadro desde assintomático e autolimitado até altamente pruriginoso, acometendo habitualmente face, pescoço, ombros e parte superior do tórax (áreas seborreicas e, principalmente, expostas à luz solar). Com frequência, o *rash* acneiforme se desenvolve nas seguintes fases: eritema e edema (semanas 0 a 1), erupção papulopustular (semanas 1 a 3), formação de crostas (semanas 3 a 5), evoluindo com eritema e telangiectasias (semanas 5 a 8). As lesões são estéreis, mas pode haver infecção secundária. Essas reações tendem a reduzir com a continuidade do tratamento, e casos mais graves são reversíveis com a suspensão do medicamento. Existem algumas evidências de que a presença e a gravidade do quadro seriam indicadores da resposta ao tratamento e do aumento da sobrevida do paciente. O substrato histopatológico do quadro é uma foliculite neutrofílica, com infiltrado inflamatório à custa de neutrófilos, linfócitos e células gigantes multinucleadas com destruição do folículo poupando a glândula sebácea (o que difere da acne vulgar).

Paroníquia. A inflamação das pregas proximal e/ou lateral das unhas ocorre tardiamente, 20 dias a 6 meses, em menos de 15% dos doentes, causando dor, eritema e, em alguns casos, abscessos e neoformações friáveis, clínica e histopatologicamente compatíveis com granulomas piogênicos (Figuras 17 a 19). Envolve, geralmente, múltiplos dedos e frequentemente o hálux, podendo impedir a locomoção, devido à pressão do calçado, ou a realização de tarefas que exijam manipulação motora fina.

Xerose. A xerose é um efeito tardio da medicação, sobretudo em tronco e extremidades, e ocorre em aproximadamente 4 a 35% dos pacientes. Pode ser grave e originar grande incômodo, com fissuras dolorosas nas polpas dos dedos e "eczema craquelé". Os pacientes com antecedentes de eczema atópico, sujeitos a quimioterapia convencional prévia ou mais idosos, são os mais suscetíveis.

Anormalidades no cabelo. Outro efeito tardio, que ocorre em até 20% dos pacientes, é a alteração do crescimento e da textura do cabelo. Este pode tornar-se fino, quebradiço ou ondulado; pode ainda haver alentecimento do crescimento, alopecia frontal e hipertricose. Tricomegalia e aumento acentuado no comprimento das sobrancelhas também podem acontecer. Contudo, esses efeitos são reversíveis; ocorre resolução em 1 mês após a interrupção do tratamento.

Toxicidade ocular. A toxicidade ocular pode ocorrer em cerca de 1/3 dos pacientes, manifestando-se por blefarite, tricomegalia (o efeito ocular mais documentado), triquíase, disfunção lacrimal e conjuntivite.

Mucosite. No decorrer dessa terapia, em 2 a 36% dos pacientes, ainda podem surgir mucosites (Figura 20) ou estomatites leves a moderadas, que, ao contrário do *rash* acneiforme, não são dose-dependentes.

	Diagnóstico	O diagnóstico deve ser feito com base na anamnese e no exame físico; quando necessário, devem ser realizados exames complementares, como micológico, bacteriológico e histopatológico.
	Diagnóstico diferencial	Distúrbios nutricionais, farmacodermia devido a outras medicações, exacerbações de condição preexistente, infecção, envolvimento metastático do tumor, fenômeno paraneoplásico, doença do enxerto contra hospedeiro.
	Tratamento	O tratamento varia de acordo com a localização e a gravidade do caso. No *rash* acneiforme leve ou assintomático, o tratamento baseia-se nos agentes tópicos com propriedades anti-inflamatórias que diminuem também o risco de infecção secundária (metronidazol, clindamicina e peróxido de benzoíla). Os corticosteroides tópicos (hidrocortisona ou aceponato de metilprednisolona creme) podem ser bastante eficazes, mas não devem ser usados por mais de 14 dias porque podem aumentar o risco de infecção secundária. O uso de retinoides tópicos (tretinoína, adapaleno), apesar de considerado útil por alguns autores, tem sido questionado pela possibilidade de irritação e agravamento da xerose. O uso de imunomoduladores tópicos (pimecrolimo, tacrolimo) é também controverso. Nos *rashes* mais extensos e sintomáticos, o tratamento tópico deve ser associado a tetraciclina oral (minociclina ou doxiciclina, 50 a 100 mg/dia). A duração do tratamento deve ser no mínimo de 4 semanas, e a prolongar enquanto a erupção for sintomática. Os corticosteroides orais podem ser benéficos no tratamento das toxicidades mais graves. Os anti-histamínicos orais poderão ajudar a combater o prurido. Todos os pacientes devem ser orientados a evitar exposição solar e usar protetores solares diariamente, como também chapéu, óculos e roupas com proteção. Evitar banho muito quente e uso de bucha e esfoliantes. Usar hidratantes após banho. Para paroniquia, as opções de tratamento incluem antibióticos tópicos, corticosteroides tópicos e/ou eletrodissecação para lesões maiores.

Quadro 2 Terapias-alvo anti-EGFR.

Classe e fármaco	Alvo molecular	Alterações cutâneas mais comuns	Tratamento
Inibidor de multiquinase (tratamento da leucemia mieloide crônica e do GIST) Imatinibe Dasatinibe Nilotinibe	*Bcr-abl*, *c-kit*, PDGFRs, família de tirosina quinase Src	**Imatinibe:** edema tipicamente periorbitário, mas pode ocorrer nas extremidades, erupção papulosa, *rash* cutâneo ou exantema, alteração de pigmentação na pele e no couro cabeludo, fotossensibilidade, exacerbação da psoríase, prurido, xerose, síndrome de Stevens-Johnson **Dasatinibe:** erupção cutânea, eritema generalizado e localizado, hiperidrose, alopecia, acne, urticária, estomatite **Nilotinibe:** erupção cutânea, prurido, xerose	Depende do grau de toxicidade. As erupções cutâneas geralmente se resolvem espontaneamente. Reações graves requerem interrupção do tratamento e corticosteroide oral
Inibidor de multiquinase (tratamento do GIST) Regorafenibe	VEGFR 1, 2 e 3, além de RET, KIT, PDGFR alfa e beta, FGFR 1 e 2	*Rash*, síndrome mão-pé, descamação	A maioria das reações cutâneas é leve e necessita apenas de cuidados locais. Interrupção do fármaco apenas se efeito colateral grave; nesses casos é necessário associar corticosteroide sistêmico
Inibidor do receptor do fator de crescimento endotelial vascular (tratamento de câncer renal metastático) Axitinibe	Inibe a via VEGFR 1, 2 e 3	Síndrome mão-pé (mais comum), *rash*, pele seca, prurido, eritema, alopecia	Grande parte dessas reações é limitada e não precisa de tratamento sistêmico nem interrupção de dose

Quadro 2 Terapias-alvo anti-EGFR. (continuação)

Classe e fármaco	Alvo molecular	Alterações cutâneas mais comuns	Tratamento
Inibidor do indutor de angiogênese (tratamento de câncer renal, hepatocarcinoma e câncer de tireoide) Sorafenibe	Raf, *c-kit*, PDGFR-beta, VEGFRs 2 e 3, FMS-*like tyrosine kinase* 3 (Flt-3) e RET receptor tirosina quinase	Estão presentes em 74% dos pacientes. As mais comuns são erupção cutânea, síndrome mão-pé (presente em 10 a 62% dos casos), eritema, prurido, pele seca, alopecia, mucosite, ceratoacantoma/carcinoma de células escamosas da pele, dermatite esfoliativa, acne, descamação cutânea, hiperceratose	Acompanhamento de perto, creme à base de ureia; podem ser necessários redução da dose e corticosteroide sistêmico nos casos mais graves
Inibidor do indutor de angiogênese (tratamento de câncer renal e GIST) Sunitinibe	VEGFR 1-3, PDGF-alfa, *c-kit*, Flt-3, fator estimulante de colônia 1 e receptor do fator neurotrófico derivado da linha celular glial	Reações cutâneas estão presentes em 85% dos casos. Alteração da cor da pele (amarela), despigmentação dos cabelos, síndrome mão-pé, secura, edema, eritema periungueal, alopecia (raro). Podem ocorrer dermatose bolhosa e síndrome de Steven-Johnson. Mucosite é a segunda alteração mais comum; aparece no início do tratamento e correlaciona-se diretamente com a gravidade da síndrome mão-pé	Orientação ao paciente em relação aos efeitos cutâneos comuns. Cremes à base de ureia, ajuste/interrupção de dose do sunitinibe podem ser necessários. Nas reações graves, o fármaco deve ser interrompido permanentemente. Corticosteroides tópicos e sistêmicos, além de anti-histamínicos, podem ser necessários. Para a mucosite, recomendam-se higiene bucal, esteroides tópicos, anestésicos locais, antibióticos. Avaliar tratamento com *laser* na mucosa oral
Inibidor da quinase de vários receptores celulares (tratamento do carcinoma medular de tireoide) Vandetanibe	RET-tirosina quinase, VEGFR, EGFR	*Rash*, acne, pele seca, dermatite, prurido, fotossensibilidade, síndrome mão-pé	Precaução com a exposição solar, devendo ser utilizada roupa protetora e/ou creme protetor solar devido ao risco potencial de reações cutâneas. A maioria das reações é controlada com tratamento sintomático ou com a redução da dose; a suspensão do tratamento é necessária apenas nas reações graves

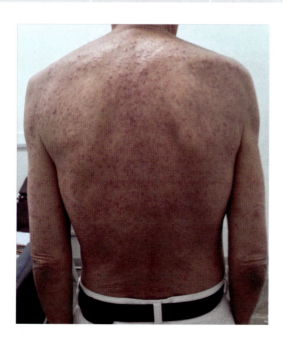

FIGURA 12 Erupção papulopustulosa causada por terapia-alvo. Lesão extensa no dorso de paciente em uso do inibidor do EGFR. (Cortesia do Dr. Carlos Eduardo Pires.)

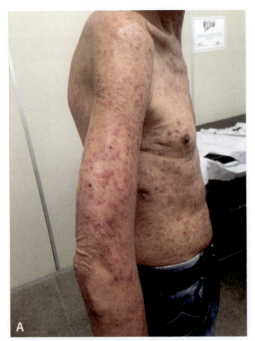
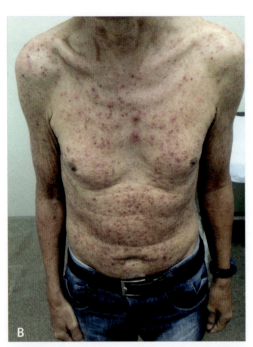

FIGURA 13 Erupção papulopustulosa causada por terapia-alvo. Lesões nos membros superiores (A) e no tronco (B) de paciente em uso do inibidor do EGFR. (Cortesia do Dr. Carlos Eduardo Pires.)

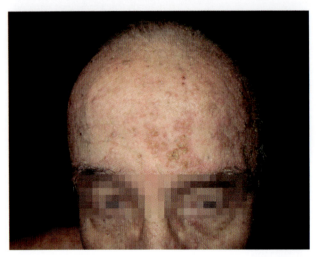

FIGURA 14 Erupção papulopustulosa causada por terapia-alvo. Lesão em face de paciente em uso de cetuximabe.

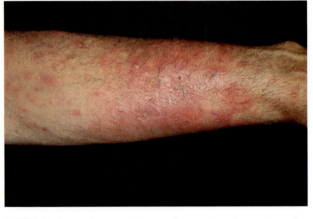

FIGURA 16 Erupção papulopustulosa causada por terapia-alvo. Lesões no dorso do braço de paciente em uso de erlotinibe para neoplasia de pulmão.

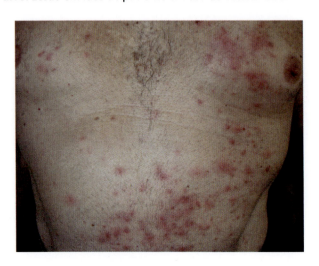

FIGURA 15 Erupção papulopustulosa causada por terapia-alvo. Lesões em região torácica anterior de paciente em uso de erlotinibe.

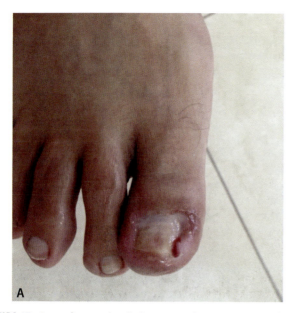
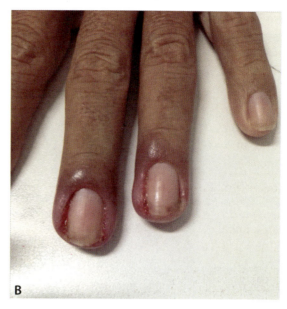

FIGURA 17 Granuloma piogênico causado por terapia-alvo. Lesões no pé (A) e na mão (B) de paciente em uso do inibidor do EGFR erlotinibe. (Cortesia do Dr. Carlos Eduardo Pires.)

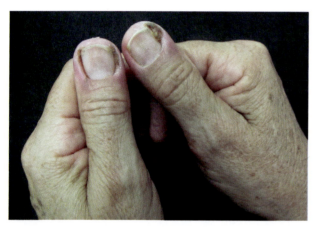

FIGURA 18 Granuloma piogênico causado por terapia-alvo. Lesões nos primeiros quirodáctilos em paciente em tratamento com erlotinibe.

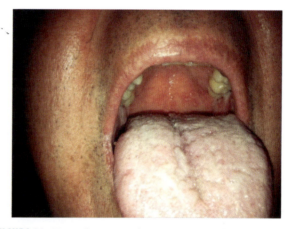

FIGURA 20 Mucosite causada por terapia-alvo. Lesões ulceradas em palato de paciente em uso do inibidor do EGFR cetuximabe.

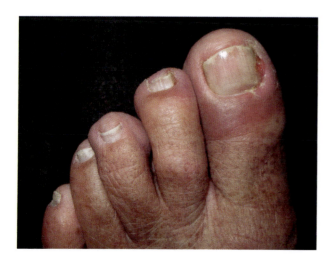

FIGURA 19 Granuloma piogênico causado por terapia-alvo. Lesão no hálux de paciente em uso de erlotinibe.

Quadro 3 Outras terapias-alvo.

Classe e fármaco	Alvo molecular	Alterações cutâneas mais comuns	Tratamento
Inibidor da via Hedgehog (tratamento de câncer basocelular irressecável ou metastático) Vismodegibe	Inibição da via de sinalização celular Hedgehog	Alopecia, madarose, espasmos musculares	Geralmente não é necessário tratamento adicional
Inibidor indutor de apoptose (tratamento do mieloma múltiplo) Bortezomibe	Inibe a degradação da proteína kappa B e evita a ativação do NF-kappa B	Reações cutâneas ocorrem em 10 a 24% dos pacientes. Erupção cutânea, *rash* com pápulas e nódulos, dermatite perivascular, vasculite leucocitoclástica, urticária. Reação no local da injeção ocorre em 51 a 57%	Aparecem geralmente após o 3º ciclo de tratamento e se resolvem espontaneamente após 7 dias da última dose. Tratamento com anti-histamínico e prednisona pode ser necessário
Inibidores da serina-treonina quinase (tratamento de melanoma) Vemurafenibe Dabrafenibe	Inibidor de quinase em mutantes BRAF	Erupção maculopapulosa (Figura 21), fotossensibilidade (Figura 22), carcinoma de célula escamosa (CEC) (Figura 23), ceratoacantoma, pele seca, alopecia, prurido, hiperceratose plantar	Proteção solar, corticosteroides e antibióticos tópicos nas toxicidades leves. Nos casos graves, prednisona oral, tetraciclina sistêmica e suspensão do fármaco. No caso de surgimento de CEC e/ou ceratoacantoma, retirada da lesão
Inibidores das enzimas MEK1 e MEK2 (tratamento de melanoma) Trabetinibe Cobimetinibe	Inibe as enzimas MEK1 e MEK2 de proteína quinase ativada pela via do MAPK	Exantema, carcinoma epidermoide, erupção acneiforme, erupção maculopapulosa, erupção papulopustulosa (Figura 24), fotossensibilidade, xerose, prurido	Evitar exposição solar, corticosteroides e antibióticos tópicos nas toxicidades leves. Nos casos graves, suspensão do fármaco, corticosteroide oral, antibioticoterapia sistêmica. No caso de surgimento de CEC e/ou ceratoacantoma, retirada da lesão

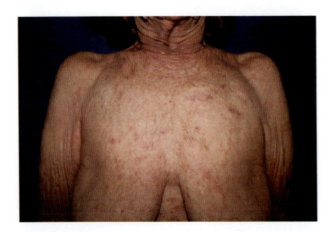

FIGURA 21 Erupção maculopapulosa causada por terapia-alvo. Paciente em uso de vemurafenibe (iBRAF). (Cortesia da Dra. Luiza Kassuga.)

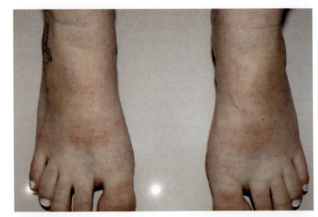

FIGURA 22 Fotossensibilidade causada por terapia-alvo. Paciente em uso de vemurafenibe (iBRAF). (Cortesia da Dra. Luiza Kassuga.)

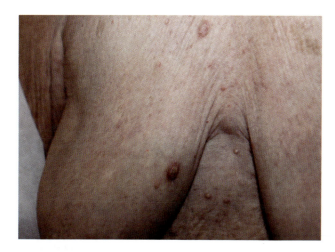

FIGURA 23 Carcinoma epidermoide causado por terapia-alvo. Paciente em uso de vemurafenibe (iBRAF). (Cortesia da Dra. Luiza Kassuga.)

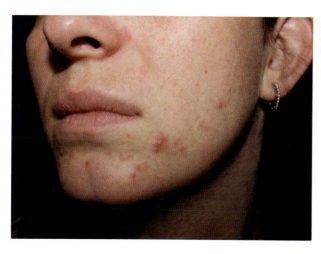

FIGURA 24 Erupção papulopustulosa causada por terapia-alvo. Paciente em uso de cobimetinibe (iMEK). (Cortesia da Dra. Luiza Kassuga.)

Imunoterapia

Há muito tempo se reconhece a relação entre competência imunológica e evolução favorável da doença maligna. Imunoterapia é o tratamento do câncer que promove a estimulação do sistema imunológico, por meio do uso de substâncias modificadoras da resposta biológica. As reações imunológicas podem ser resultado da interação antígeno-anticorpo ou dos mecanismos envolvidos na imunidade mediada por células. A produção de anticorpos está relacionada com os linfócitos B, ao passo que a imunidade mediada por células se relaciona com os linfócitos T. Os monócitos e os macrófagos também são células efetoras de imunidade e facilitam a atividade dos linfócitos T e de modificadores da resposta biológica, como as interleucinas. Os agentes são: ipilimumabe, nivolumabe, pembrolizumabe, atezolizumabe, avelumabe, durvalumabe.

	Sinonímia	Não tem outra nomenclatura.
	Epidemiologia	Aproximadamente 50% dos pacientes tratados com ipilimumabe e 30 a 40% dos pacientes tratados com nivolumabe ou pembrolizumabe terão complicações dermatológicas.
	Etiologia	São fármacos que estimulam o sistema imunológico a combater as células neoplásicas. Ipilimumabe é um anticorpo anti-CTLA-4; nivolumabe e pembrolizumabe, anti-PD-1; e atezolizumabe, avelumabe e durvalumabe, anti-PDL-1.
	Clínica	**Alteração cutânea.** Toxicidade mais comum da imunoterapia, geralmente é a primeira relatada, e ocorre em média 3 a 6 semanas após o início do tratamento. Em geral, consiste em erupção reticular, maculopapulosa, eritematosa no tronco ou nas extremidades (Figuras 25 e 26). Vitiligo (Figura 27), prurido e descamação também são alterações comuns. Reações graves como síndrome de Steven-Johnson/necrólise epidérmica são eventos raros. **Alopecia.** Evento raro que pode ocorrer em 1 a 2% dos casos. **Mucosite.** Mucosite oral e xerostomia também são relatadas.
	Diagnóstico	O diagnóstico deve ser feito com base na anamnese e no exame físico; quando necessário, devem ser realizados exames complementares, como micológico, bacteriológico e histopatológico.
	Diagnóstico diferencial	Distúrbios nutricionais, farmacodermia devido a outras medicações, exacerbações de condição preexistente, infecção.
	Tratamento	Os cuidados e o tratamento devem ser específicos para cada alteração.

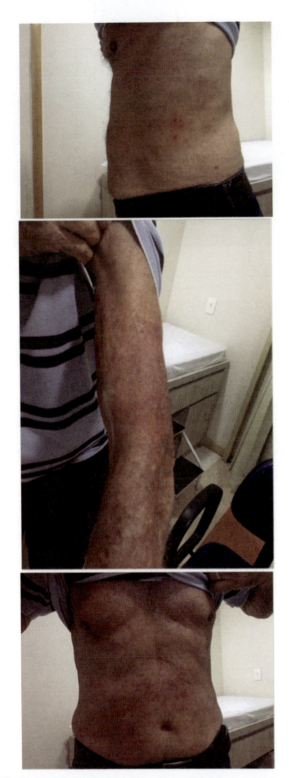

FIGURA 25 Erupção reticular, maculopapulosa e eritematosa causada por imunoterapia. Paciente em tratamento com nivolumabe. (Cortesia da Dra. Danielli Matias.)

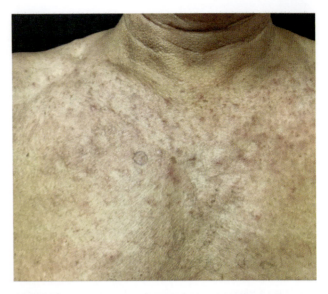

FIGURA 26 Erupção maculopapulosa causada por imunoterapia. Paciente em tratamento com atezolizumabe para câncer de pulmão. (Cortesia da Dra. Luiza Kassuga.)

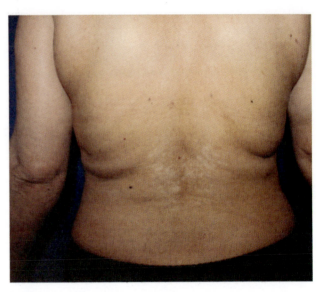

FIGURA 27 Vitiligo causado por imunoterapia. Paciente em tratamento com atezolizumabe para melanoma. (Cortesia da Dra. Luiza Kassuga.)

ALTERAÇÕES CUTÂNEAS DA DOENÇA HEPÁTICA CRÔNICA

Sofia Sales Martins • Leonardo Spagnol Abraham

	Sinonímia	Não tem outra nomenclatura.
	Epidemiologia	Varia de acordo com a causa. Hepatite C e etilismo representam, no Brasil, 80% de todas as causas de doença hepática crônica que levam à cirrose.
	Etiologia	As causas que levam à doença hepática crônica são distribuídas em sete grandes grupos: vírus hepatotrópicos (hepatites B, C e B + D), etilismo, consumo de substâncias (metildopa, amiodarona, metotrexato, isoniazida, fenitoína e outras), hepatopatias autoimunes (tipos I e II, cirrose biliar primária, colangiopatia autoimune), doenças metabólicas (hemocromatose, doença de Wilson, deficiência de α1-antitripsina, esteato-hepatite não alcoólica), hepatopatias colestáticas (obstrução biliar benigna, colangite esclerosante) e doenças da infância (fibrose cística, tirosinemia, galactosemia, atresia biliar e do cisto colédoco).
	Clínica	O *hiperestrogenismo* que ocorre na cirrose hepática é responsável pelas alterações vasculares cutâneas, como telangiectasias e eritema palmar. As telangiectasias ou aranhas vasculares (Figuras 1 e 2) são encontradas no pescoço, na porção superior do tronco e dos membros superiores. O eritema palmar (Figura 3) é decorrente de vasodilatação cutânea principalmente nas regiões tenar e hipotenar, podendo ocorrer na região plantar ou mesmo na face (pletora facial).
		O *hipoandrogenismo* é responsável por queda da libido, atrofia testicular, disfunção erétil, atrofia dos interósseos e rarefação dos pelos (distribuição feminilizada). A ginecomastia é decorrente tanto do hiperestrogenismo quanto do hipoandrogenismo (Figura 4).
		Podem ocorrer ainda baqueteamento digital (hipocratismo) (Figura 5), ascite (Figura 6), circulação colateral visível no abdome (Figura 7), icterícia (Figura 8), prurido, edema de membros inferiores, *flapping*, equimoses, xantelasmas, aumento das parótidas, contratura palmar de Dupuytren e neuropatia; estas três últimas e a pancreatite crônica associada sugerem etiologia alcoólica.
		O prurido é o sintoma da pele mais encontrado na doença hepática, podendo preceder a icterícia de qualquer causa. É mais proeminente na cirrose biliar primária, na colangite esclerosante ou em qualquer outra doença que curse com obstrução do trato biliar ou colestase. Os sintomas são mais intensos no período noturno, nas regiões acral e de contato com as roupas.
		A alteração de cor da pele mais comum é a icterícia. Ela ocorre devido à hiperbilirrubinemia, sendo primeiramente visível na esclera e no palato mole. A carotenemia pode provocar aspecto semelhante à icterícia, porém não há envolvimento de mucosas.
		Além do baqueteamento digital, que não é exclusivo da cirrose hepática, podem ocorrer outras alterações nas unhas, como unha branca, com a lúnula "invisível"; unha de Terry (coloração proximal branca e distal rósea); bandas de Muehrcke (bandas brancas). A lúnula pode estar avermelhada na cirrose hepática ou azulada na degeneração hepatolenticular do fígado (doença de Wilson). No caso das hepatites crônicas por doenças autoimunes, pode haver ainda manifestações cutâneas de outras doenças autoimunes comumente associadas, como vitiligo, alopecia areata e psoríase. No caso das hepatites crônicas causadas pelo vírus C, pode haver associação com manifestações cutâneas de porfiria cutânea tarda, líquen plano, crioglobulinemia mista e eritema necrolítico acral.
	Diagnóstico	Baseia-se em boa anamnese, exame físico e exames laboratoriais. A dosagem no sangue da aspartato aminotransferase (AST) e da alanina aminotransferase (ALT) estará alterada. Na doença hepática alcoólica e na cirrose, AST > ALT, ao contrário do que ocorre na hepatite crônica ativa. A fosfatase alcalina (FA) e a gamaglutamiltranspeptidase (γ-GT) estão elevadas nas colestases. As bilirrubinas, quando aumentadas na cirrose hepática, indicam mau prognóstico. A albumina, quando diminuída, denota insuficiência crônica de síntese hepatocelular ou má nutrição do etilista. Tempo de protrombina e atividade de protrombina, quando respectivamente alargado e diminuída, significam redução de hepatócitos funcionantes, com tendência a hemorragia. O fígado é o principal sintetizador de fatores de coagulação vitamina K-dependentes (fatores II, VII, IX e X). Hipergamaglobulinemia à custa de IgA ocorre na doença hepática crônica de causa alcoólica, à custa de IgM na cirrose biliar primária e de IgG na hepatite autoimune. Na fibrose estabelecida e na cirrose, há aumento policlonal de imunoglobulinas, pancitopenia decorrente de hiperesplenismo e presença de marcadores séricos indiretos de fibrose avançada e cirrose hepática (laminina, peptídio pró-colágeno tipo III, ácido hialurônico).
		O diagnóstico deve ser complementado por exames de imagem, como ultrassonografia (US) abdominal, US com Doppler; tomografia computadorizada, ressonância magnética, angiorressonância magnética e arteriografia com ou sem marcador. Esses exames servem para caracterizar a morfologia da doença, avaliar a vascularização, detectar e estimar o grau de hipertensão porta e identificar tumores hepáticos. Por último, quando necessária, deve ser realizada biopsia hepática para estabelecer o diagnóstico definitivo.

	Diagnóstico diferencial	Devem-se diferenciar todas as causas de cirrose hepática para estabelecer o adequado controle do paciente.
	Tratamento	A terapia é baseada no manejo das complicações, pois a cirrose hepática não é uma condição reversível. Deve-se fundamentar em cinco pontos: terapia antifibrótica, terapia nutricional, tratamento específico segundo a etiologia, tratamento das complicações da cirrose e, por fim, transplante hepático. No caso das hepatites crônicas pelo vírus C, o tratamento com novos fármacos orais antivirais tem se mostrado eficaz contra as manifestações cutâneas associadas.

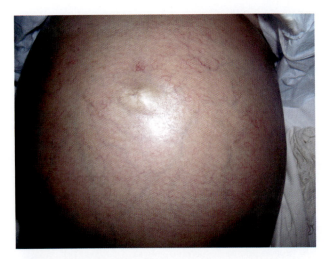

FIGURA 1 Telangiectasias ou aranhas vasculares. Observadas em grande número sobre a parede abdominal, além da circulação colateral devido à hipertensão porta.

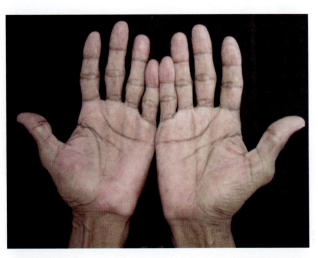

FIGURA 3 Eritema palmar. Decorrente da metabolização insuficiente de estrogênio pelo fígado.

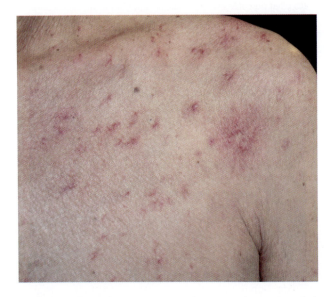

FIGURA 2 Telangiectasias ou aranhas vasculares. Manifestação frequente de doença hepática crônica.

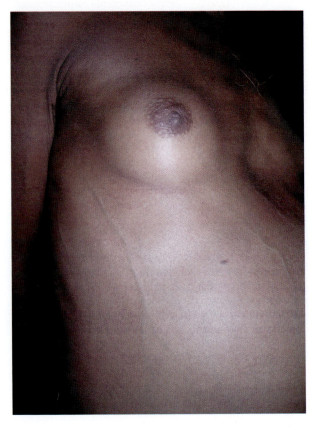

FIGURA 4 Ginecomastia. Observar circulação colateral associada.

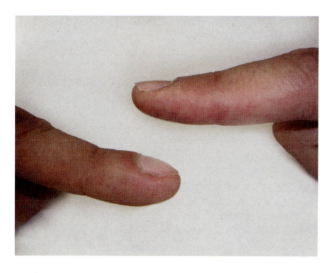

FIGURA 5 Baqueteamento digital. A comparação com o dedo normal permite observar o baqueteamento digital de paciente hepatopata crônico.

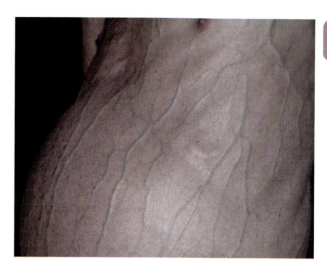

FIGURA 7 Circulação colateral. Manifestação de doença hepática crônica avançada.

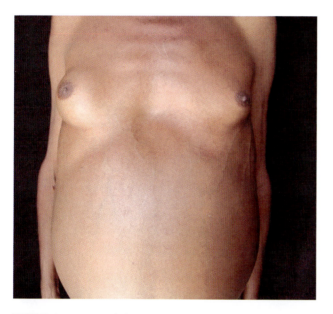

FIGURA 6 Ascite. Abdome globoso e tenso exibindo circulação colateral. Presença de ginecomastia bilateral em paciente com cirrose alcoólica.

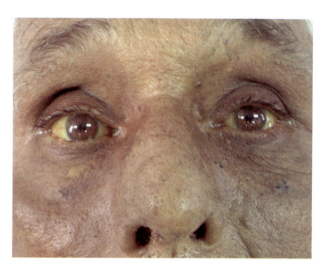

FIGURA 8 Icterícia. Coloração amarelada da pele e escleróticas. A observação de coloração amarelada na esclerótica de pacientes melanodérmicos, como dado isolado, pode ser um aspecto racial dentro da normalidade.

ALTERAÇÕES CUTÂNEAS DA GRAVIDEZ

Gilvan Ferreira Alves • Luna Azulay-Abulafia • Larissa Hanauer de Moura

Introdução

A gravidez apresenta inúmeras alterações endócrino-metabólicas que se refletem em diferentes órgãos, inclusive na pele. É importante reconhecer as alterações dermatológicas desse período para tratar adequadamente a gestante e, assim, tranquilizá-la. Dessas alterações, algumas são consideradas fisiológicas, outras dermatoses são próprias da gestação e há ainda um grupo de doenças que são influenciadas pela gestação, podendo melhorar e/ou piorar. Lúpus eritematoso sistêmico e porfiria cutânea tarda podem sofrer agravamento. Um quarto das pacientes com psoríase em placas pode manter a doença inalterada, outra quarta parte pode sofrer deterioração dessa condição, enquanto aproximadamente metade das gestantes tende a melhorar da sua doença.

As alterações cutâneas da gravidez são classificadas da seguinte maneira:
- Alterações fisiológicas da gravidez
- Dermatoses próprias da gravidez
  - Eczema da gravidez
  - Erupção polimorfa da gravidez
  - Penfigoide gestacional
  - Prurido colestático intra-hepático da gravidez
- Outras dermatoses da gravidez
  - Foliculite pruriginosa da gestação
  - Psoríase pustulosa da gestação.

Alterações fisiológicas da gravidez

Hiperpigmentação. Ocorre em até 90% das gestantes e decorre de estímulo hormonal. Surge preferencialmente em aréolas mamárias (Figura 1), vulva, face interna das coxas, axilas e linha alba, que passa a se chamar linha *nigra* (Figura 2); o termo melasma ou cloasma é utilizado para a hiperpigmentação facial que surge ou é agravada pela gestação (Figura 3), podendo ocorrer em até 50 a 70% das mulheres nesta fase.

Alterações dos pelos. Hipertricose é frequente. Durante a gestação, os cabelos permanecem por longo período na fase anágena, ocorrendo o espessamento de todas as hastes pilosas. O eflúvio telógeno, que se inicia 2 a 6 meses após o parto, decorre provavelmente do estresse do parto e do desequilíbrio hormonal nesta fase. Pode durar de 3 meses a 1 ano.

Alterações ungueais. Onicólise distal, hiperceratose subungueal, estrias transversais.

Alterações vasculares. Eritema palmar, aranhas vasculares, angiomas, granuloma piogênico (Figura 4), varicosidades (Figura 5) e hemorroidas. Pode surgir no 2º ou 3º trimestre de gestação um tipo especial de granuloma piogênico que se localiza na gengiva ou mucosa oral e que pode regredir no pós-parto, denominado granuloma *gravidarum* (Figura 6).

Alterações glandulares cutâneas. Hiperatividade écrina e hipoatividade apócrina (melhora da hidrosadenite e da doença de Fox-Fordyce). Há controvérsias com relação às glândulas sebáceas, que podem tender à hiperatividade, com piora da acne em até 40% das gestantes.

Alterações do tecido conjuntivo. As estrias ocorrem na grande maioria das gestantes e se localizam geralmente no abdome, nas mamas e nas nádegas, surgindo mais comumente no 3º trimestre.

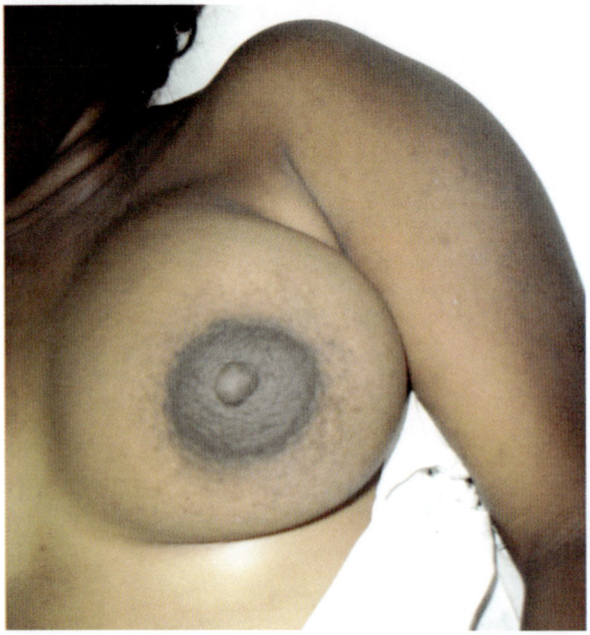

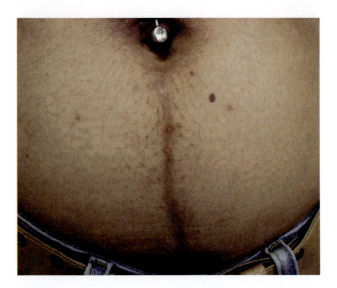

FIGURA 2 Linha *nigra*. Hipercromia fisiológica da linha alba na gestante.

FIGURA 1 Alterações fisiológicas da gravidez. Hipercromia das aréolas mamárias acompanhando a hiperpigmentação em outras áreas. (Cortesia da Dra. Maria Helena da Silva Ferreira.)

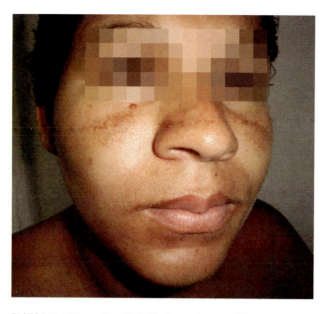

FIGURA 3 **Alterações fisiológicas da gravidez.** Melasma caracterizado por lesões hipercrômicas nas regiões malares e supralabial surgidas durante a gestação.

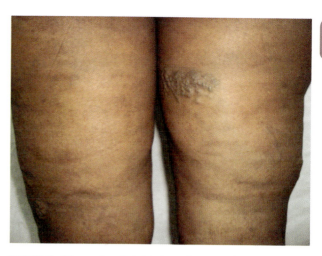

FIGURA 5 **Alterações fisiológicas da gravidez.** Varicosidades são alterações vasculares frequentes, aumentando em intensidade ao final da gestação. (Cortesia da Dra. Maria Helena da Silva Ferreira.)

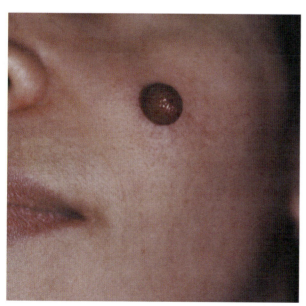

FIGURA 4 **Granuloma piogênico.** Lesão nodular de coloração eritematovinhosa na face de gestante.

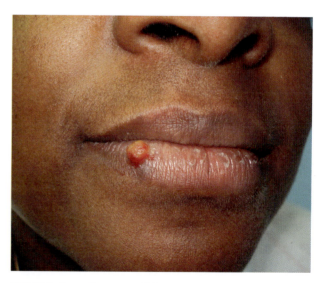

FIGURA 6 **Granuloma *gravidarum*.** Lesão friável na semimucosa labial de gestante (variante do granuloma piogênico).

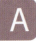

Dermatoses próprias da gravidez

Eczema da gravidez

=	**Sinonímia**	Erupção atópica da gestação, prurigo da gestação, prurigo de Besnier, dermatite papulosa de Spangler.
📈	**Epidemiologia**	É o distúrbio pruriginoso mais frequente na gestação, responsável por cerca de 50% das dermatoses da gravidez. Tem início precoce, antes do 3º trimestre, em cerca de 75% dos casos. Tende a recorrer em gestações posteriores, dado o contexto de atopia. Na nova classificação das dermatoses da gravidez, prurigo da gestação, prurigo de Besnier e dermatite papulosa de Spangler foram incluídos como eczema da gravidez.
❓	**Etiologia**	Acredita-se que essa dermatose seja desencadeada pelas alterações imunológicas da gestação: a diminuição da imunidade celular e da produção de citocinas Th1 (IL-2, interferona gama, IL-12), que contrasta com o domínio da imunidade humoral, e aumento da secreção de citocinas Th2 (IL-4, IL-10). Este fato favorece uma resposta TH2 dominante, que altera o equilíbrio da maioria dos pacientes atópicos, facilitando o surgimento da erupção atópica da gestação.
👁	**Clínica**	A apresentação clínica é variável. Por volta de 20% das pacientes sofrem de uma exacerbação da dermatite atópica preexistente com um quadro clínico típico. As 80% restantes apresentam manifestações atópicas primárias ou reativação após longa remissão (p. ex., desde a infância). Destas, dois terços apresentam manifestações generalizadas eczematosas, muitas vezes afetando locais típicos de atopia como face, pescoço e superfícies flexoras dos membros (Figuras 7 e 8). Um terço das pacientes apresenta lesões papulosas que variam de pequenas pápulas eritematosas disseminadas no tronco e membros a nódulos pruriginosos típicos, a maioria localizada nas pernas e nos braços, configurando o quadro de prurigo (Figuras 9 e 10). O prognóstico materno é bom; mesmo em casos extensos, a recorrência em gestações subsequentes é comum. Ausência de risco fetal.
🔍	**Diagnóstico**	Na histopatologia observa-se infiltrado mononuclear perivascular sem eosinófilos ou vasculite. IgE sérica pode estar elevada, e não é infrequente história pessoal ou familiar de atopia.
≠	**Diagnóstico diferencial**	Foliculite bacteriana, colestase intra-hepática da gestação, foliculite pruriginosa da gestação.
💊	**Tratamento**	O tratamento tópico básico utilizado são os emolientes e aditivos antipruriginosos como mentol e polidocanol, que são considerados seguros na gravidez. O uso controlado de corticosteroides tópicos pode ser indicado. O uso de anti-histamínicos também pode ser necessário para controle dos sintomas. A irradiação de UVB é muito útil e segura para casos graves. Quando o tratamento com corticosteroides sistêmicos é necessário, a prednisolona é o corticosteroide de escolha durante a gravidez. A dose inicial habitual é de 0,5 a 2 mg/kg/dia.

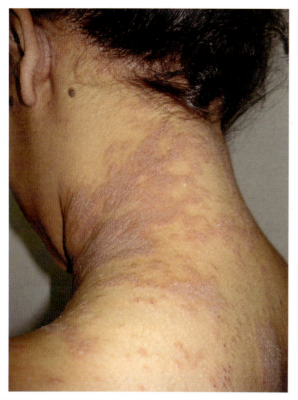

FIGURA 7 Eczema da gravidez. Paciente com lesões de eczema nas dobras da região cervical.

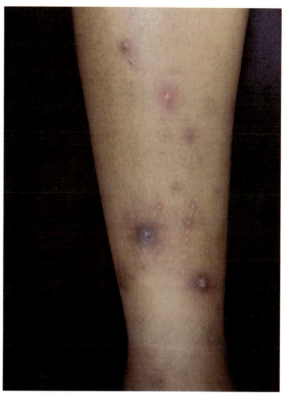

FIGURA 9 Eczema da gravidez. Lesões papulosas encimadas por crostas, pruriginosas, nos membros inferiores.

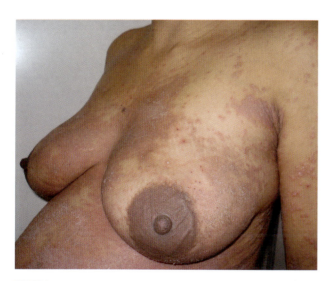

FIGURA 8 Eczema da gravidez. Mesma paciente da Figura 7 com placas eritematosas, pruriginosas e persistentes.

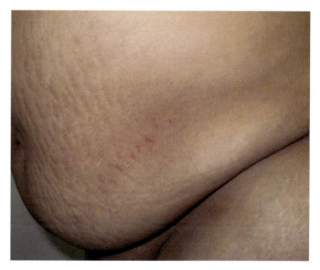

FIGURA 10 Eczema da gravidez. Mesma paciente da Figura 9, com apenas uma lesão no abdome.

Erupção polimorfa da gravidez

=	Sinonímia	Placas e pápulas urticariformes pruriginosas da gravidez, *rash* toxêmico da gravidez.
	Epidemiologia	Ocorre geralmente no final do 3º trimestre e é quase exclusiva das primíparas; não afeta o concepto. A incidência é de 1/160 a 1/300 gestações.
	Etiologia	É desconhecida. Para alguns, gravidez gemelar, excesso de peso e hormônios poderiam favorecer o aparecimento da doença.
	Clínica	Pápulas urticariformes, intensamente pruriginosas, que tendem a confluir. As lesões surgem inicialmente no abdome inferior sobre estrias, poupam o umbigo (Figuras 11 e 12) e se estendem para braços, nádegas e coxas, atingindo raramente pernas, face, palmas e plantas. Vesículas são raras.
	Diagnóstico	Baseia-se no quadro clínico e no exame histopatológico. Este mostra epiderme normal, edema da derme com infiltrado linfo-histiocitário na sua porção superior e média e número variável de eosinófilos.
≠	Diagnóstico diferencial	Penfigoide gestacional, dermatite de contato, picadas de inseto, erupção medicamentosa.
	Tratamento	Corticosteroides e antipruriginosos tópicos; raramente necessita de terapêutica sistêmica.

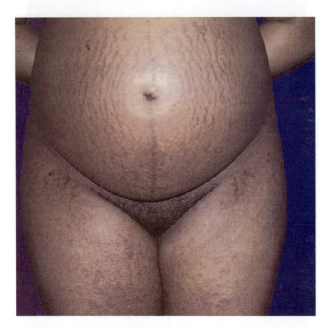

FIGURA 11 Erupção polimorfa da gravidez. As lesões pruriginosas ocorrem principalmente sobre as estrias e caracteristicamente poupam a região do umbigo.

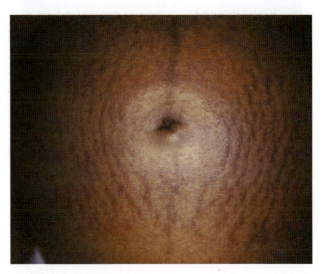

FIGURA 12 Erupção polimorfa da gravidez. Detalhe do abdome gravídico da Figura 11.

Penfigoide gestacional

=	**Sinonímia**	Herpes gestacional.
📈	**Epidemiologia**	Doença rara. Ocorre em 1:50.000 gestantes. Pode reaparecer nas gestações seguintes em 50% dos casos.
❓	**Etiologia**	Doença autoimune que ocorre em mulheres multíparas na 3ª ou 4ª década de vida, entre a 28ª e a 32ª semana de gestação ou no pós-parto imediato. A associação com HLA DR3 ocorre em 60 a 80% dos casos, e com HLA DR4, em até 50% dos casos.
👁	**Clínica**	O sintoma inicial é o prurido intenso, seguido por pápulas eritematosas confluentes que evoluem com vesículas e bolhas (Figura 13) predominantes na região periumbilical, mas que progridem para extremidades, mamas e nádegas (Figura 14). Em geral as lesões regridem em até 6 semanas após o parto, mas há relatos de pacientes que apresentam novas lesões até 10 anos após a gestação. Em regra, ocorre remissão do quadro no final da gravidez, seguido de agudização no período pós-parto, em 75% dos casos. No puerpério, é comum a recrudescência do penfigoide gestacional. Após a aparente resolução do quadro, podem ocorrer exacerbações na menstruação ou com o uso de pílulas anticoncepcionais. O prognóstico materno é bom. Pode ocasionar recém-nascidos de baixo peso e parto prematuro.
🔍	**Diagnóstico**	A histopatologia revela bolha subepidérmica com eosinófilos, com necrose esparsa de ceratinócitos. A imunofluorescência direta mostra depósito linear de C3 na membrana basal. No plasma encontra-se IgG circulante contra antígeno hemidesmossômico (PB180).
≠	**Diagnóstico diferencial**	Erupção polimorfa da gestação, penfigoide bolhoso, farmacodermia, lúpus bolhoso.
💊	**Tratamento**	O tratamento do PG deve inicialmente ser realizado com anti-histamínicos orais e corticosteroides tópicos. Não havendo resposta, iniciar com os corticosteroides orais em doses de até 0,5 a 1 mg/kg/dia, podendo chegar a doses maiores, preferencialmente prednisona ou prednisolona. Assim que a formação de bolhas novas tiver sido suprimida, deve haver lenta redução das doses de prednisona. Entretanto, doses elevadas de corticosteroide podem aumentar o risco de ruptura prematura de membranas, parto pré-termo, atraso de crescimento intraútero e efeitos colaterais maternos. Em casos extremos, a plasmaférese pode ser opção.

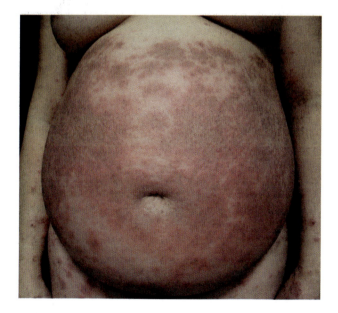

FIGURA 13 Penfigoide gestacional. Lesões intensamente pruriginosas envolvendo todo o abdome, inclusive a cicatriz umbilical. Também lesões isoladas nos membros superiores. Não havia franca vesiculação. (Cortesia da Dra. Maria Otília Abalí.)

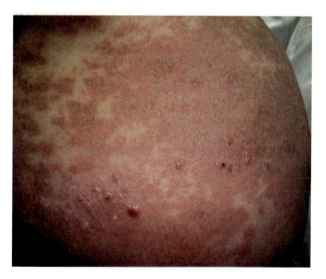

FIGURA 14 Penfigoide gestacional. Mesma paciente da Figura 13, 3 dias depois, já com lesões francamente bolhosas. (Cortesia da Dra. Maria Otília Abalí.)

Prurido colestático intra-hepático da gravidez

=	**Sinonímia**	*Pruritus gravidarum*, colestase intra-hepática da gravidez.
	Epidemiologia	A incidência varia entre 0,02 e 2,4% das gestações, ocorrendo no final do 2º ou no 3º trimestre da gravidez. Ocorre icterícia em 1:1.500 gestações, com incidência maior em gravidez gemelar. História familial é positiva em 50% dos casos.
	Etiologia	Fatores hormonais estão provavelmente envolvidos. A predisposição genética é sugerida pela presença de mutação no gene *3* e *1712 delT*, bem como na associação aos HLA A31 e B8.
	Clínica	Início súbito de prurido grave que pode começar nas palmas das mãos e plantas dos pés, mas rapidamente se torna generalizado. Ele é persistente e pode ser muito intenso. O prurido permanece até o parto, resolvendo-se em questão de dias; casos persistentes são raros. A icterícia é incomum, ocorre em cerca de 10% das pacientes, normalmente após 2 a 4 semanas do início da doença. Não há lesões cutâneas primárias. As lesões ocorrem pela coçadura (Figuras 15 e 16). Serão mais graves quanto maior for a duração do prurido. Surge, em geral, no 3º trimestre, resolvendo-se no pós-parto. A recorrência é frequente nas gestações seguintes. Os exames bioquímicos do sangue podem ser normais ou compatíveis com colestase intra-hepática. Há aumento sérico dos níveis de ácidos biliares; as transaminases podem não sofrer alteração nos seus valores de referência. O prurido colestático intra-hepático da gravidez implica risco fetal (nascimentos prematuros, natimorto). É necessário acompanhamento rigoroso com o obstetra.
	Diagnóstico	Clínico e laboratorial.
≠	**Diagnóstico diferencial**	Hepatite, hepatotoxicidade por medicamentos, outras causas de icterícia.
	Tratamento	Antipruriginosos tópicos e emolientes; em casos graves, é preconizado o ácido ursodesoxicólico. Já foi usada a colestiramina.

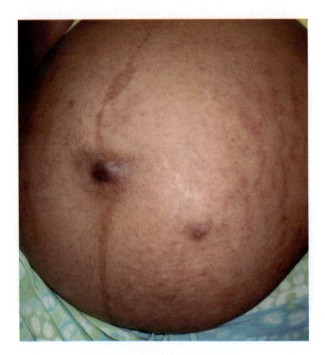

FIGURA 15 Prurido colestático intra-hepático da gravidez. Paciente com sinais cutâneos de escoriação pelo prurido. As lesões cutâneas são secundárias à coçadura.

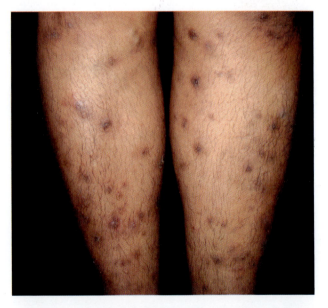

FIGURA 16 Prurido colestático intra-hepático da gravidez. Lesão em saca-bocado, outras crostosas, nas pernas de paciente com gestação gemelar. Como complicador, na rotina de exames laboratoriais foi identificada hepatite C.

Outras dermatoses da gravidez
Foliculite pruriginosa da gestação

=	Sinonímia	Não tem outra nomenclatura.
	Epidemiologia	Dermatose rara que ocorre entre o 4º e o 9º mês de gestação, tanto em multíparas quanto em primíparas; regride 2 semanas após o parto.
	Etiologia	Não há alteração imunológica ou hormonal. Admite-se a possibilidade de ser uma forma de acne induzida pela gestação.
	Clínica	Caracteriza-se por pápulas de distribuição folicular acompanhadas de prurido (Figuras 17 e 18). Não ocorre prejuízo ao feto.
	Diagnóstico	O diagnóstico em geral é clínico. O exame histopatológico mostra foliculite inespecífica. Em princípio, é uma foliculite estéril, podendo haver infecção secundária.
≠	Diagnóstico diferencial	Erupção polimórfica da gravidez, foliculite infecciosa, penfigoide gestacional, prurigo da gravidez.
	Tratamento	Fototerapia com NB-UVB (*narrow band* UVB), corticosteroide tópico, peróxido de benzoíla. Nos casos de infecção secundária, é necessário o uso de antibiótico oral.

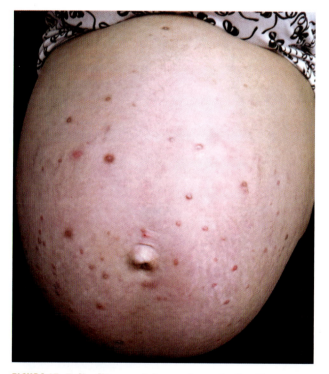

FIGURA 17 Foliculite pruriginosa da gestação. Numerosas lesões eritematopapulosas, algumas encimadas por crostas, com sinais de escoriação, sobre o abdome gravídico. (Cortesia da Dra. Luciana Abreu.)

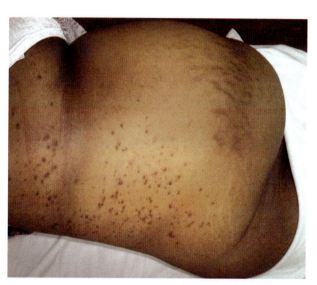

FIGURA 18 Foliculite pruriginosa da gestação. Pápulas de distribuição folicular surgidas no último trimestre da gravidez.

Psoríase pustulosa da gestação

=	Sinonímia	Impetigo herpetiforme.
📈	Epidemiologia	Doença rara, potencialmente fatal, que geralmente ocorre no 3º trimestre da gravidez e pode persistir no pós-parto.
❓	Etiologia	Atualmente considera-se a psoríase pustulosa da gestação uma variante da psoríase pustulosa generalizada, deflagrada pelas alterações hormonais da gestação. Alguns autores sugerem a associação com hipoparatireoidismo e hipocalcemia. Outras hipóteses relacionam sua patogenia ao estresse, à variação sazonal e à contracepção hormonal.
👁	Clínica	As lesões são pústulas estéreis sobre placas eritematosas, iniciando-se geralmente nas áreas de dobras. Disseminam-se centrifugamente pelo corpo, mas raramente comprometem a face e as regiões palmoplantares (Figuras 19 e 20). Acompanham-se de queda do estado geral, febre e desidratação, podendo levar a delírio e convulsões. Os exames laboratoriais mostram leucocitose, anemia e aumento da velocidade de hemossedimentação, podendo haver redução nos níveis de cálcio, vitamina D e albumina.
🔍	Diagnóstico	É dado pelos achados clínicos somados aos exames laboratoriais alterados, sendo confirmado pelo exame histopatológico. Neste, observa-se infiltrado inflamatório neutrofílico, acantose epidérmica com papilomatose e paraceratose focal. Não há depósito de imunoglobulinas ou complemento na imunofluorescência direta.
≠	Diagnóstico diferencial	Dermatite herpetiforme, pustulose subcórnea, penfigoide da gestação, eritema multiforme e pênfigo vulgar.
💊	Tratamento	Os fluidos e eletrólitos devem ser monitorados e normalizados; corticosteroide sistêmico (prednisona, 60 mg/dia) ou ciclosporina oral (5 mg/kg/dia). Foi relatado o uso de corticosteroide tópico associado a UVB com sucesso. O uso de cefalosporina sistêmica deve ser feito quando houver suspeita de infecção estafilocócica secundária.

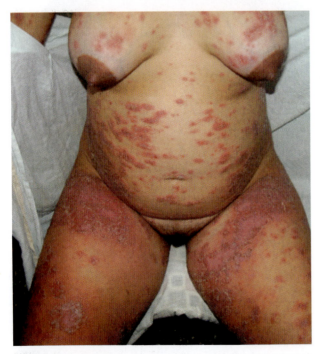

FIGURA 19 Psoríase pustulosa da gestação. Numerosas pústulas sobre base eritematosa, surgidas na gestação de paciente com história anterior que sugeria psoríase, porém sem diagnóstico ou tratamento.

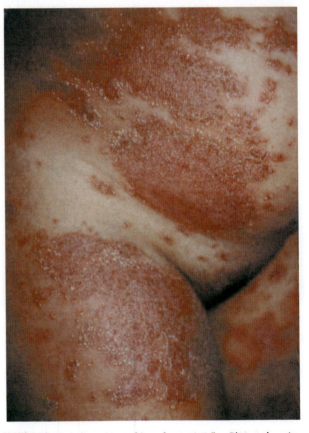

FIGURA 20 Psoríase pustulosa da gestação. Placas de eritema intenso sobre as quais se observam numerosas pústulas estéreis.

ALTERAÇÕES CUTÂNEAS DO NEONATO

Anna Beatriz Celano Novellino • Elisa Fontenelle de Oliveira • Ana Maria Mósca de Cerqueira

Este capítulo apresenta as seguintes alterações cutâneas do recém-nascido:
- Acne neonatal
- Acropustulose da infância
- Anomalias do desenvolvimento
- Aplasia cutânea congênita
- Candidíase perineal no recém-nascido
- Céfalo-hematoma
- *Cutis marmorata*
- Dedos supranumerários rudimentares
- Dermatite das fraldas
- Dermatite seborreica do recém-nascido
- Descamação fisiológica do recém-nascido
- Disrafismo
- Eritema tóxico neonatal
- Escabiose neonatal
- Granuloma umbilical
- Hiperpigmentação da linha alba e da genitália externa
- Hiperplasia das glândulas sebáceas
- Hipertricose lanuginosa
- Hipertrofia das glândulas mamárias
- Icterícia do recém-nascido
- Mancha mongólica
- Melanose pustulosa transitória neonatal
- Miliária
- *Milium*
- Necrose gordurosa subcutânea do recém-nascido
- Pérola de Epstein e nódulo de Bohn
- Sífilis congênita
- Síndrome da banda amniótica
- *Vernix caseosa*.

Acne neonatal

=	**Sinonímia**	Não tem outra nomenclatura.
	Epidemiologia	Ocorre em cerca de 20% dos recém-nascidos (RN) sadios. Os RN do sexo masculino são mais acometidos do que os do sexo feminino (4 a 5:1).
	Etiologia	Provavelmente é desencadeada pelos andrógenos maternos e do RN.
	Clínica	As lesões podem estar presentes ao nascimento ou aparecer nas primeiras 2 semanas de vida. Há predomínio de comedões fechados, mas comedões abertos, pápulas, pústulas e, mais raramente, cistos também podem ocorrer. As regiões mais acometidas são face, pescoço, face anterior do tórax e dorso (Figuras 1 e 2). Não há aumento do risco de acne na adolescência.
	Diagnóstico	Clínico. Avaliação para hiperandrogenismo e hiperplasia congênita de suprarrenal deve ser realizada nos casos graves ou persistentes.
≠	**Diagnóstico diferencial**	Miliária, hiperplasia sebácea neonatal, eritema tóxico, melanose pustulosa transitória neonatal, erupções acneiformes pelo uso de substâncias como lítio e fenitoína pela mãe durante a gestação. Deve ser distinguida da pustulose cefálica neonatal, quadro associado a *Malassezia furfur* e *M. sympodialis*.
	Tratamento	Não é necessário. Há involução espontânea do quadro em 1 a 3 meses. Nos casos mais graves, usar medicações tópicas como peróxido de benzoíla a 2,5%, cetoconazol a 2% em creme e ácido retinoico em baixas concentrações.

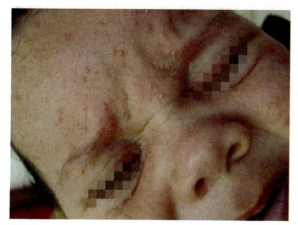

FIGURA 1 Acne neonatal. Numerosos comedões fechados na face de recém-nascido. (Cortesia do Dr. Arles Brotas.)

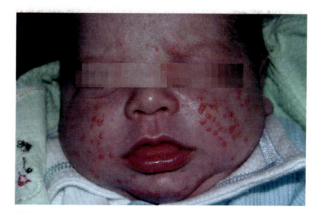

FIGURA 2 Acne neonatal. Lesões papulopustulosas localizadas na face de recém-nascido a termo. (Cortesia do Dr. Paulo Sergio Emerich.)

Acropustulose da infância

=	**Sinonímia**	Acropustulose infantil.
	Epidemiologia	Ocorre em ambos os sexos e em todas as etnias, contudo é mais frequente em meninos negros.
	Etiologia	Desconhecida. Teorias sugerem um padrão de reação em indivíduos predispostos a infecção ou infestação.
	Clínica	Pode estar presente ao nascimento, mas seu início é mais frequente nas primeiras semanas ou meses de vida, podendo persistir na infância. Tem caráter crônico e recorrente, e caracteriza-se por vesículas e pústulas sem eritema circundante, muito pruriginosas, de 1 a 2 mm, localizadas em palmas, plantas, dorso das mãos e pés e região lateral dos dedos (Figuras 3 e 4). Acomete com menor frequência tornozelos, punhos e tronco. As lesões evoluem em ciclos de 2 a 4 semanas, com duração de 3 a 7 dias, e a resolução do quadro ocorre entre 2 e 3 anos de idade. História de escabiose pode preceder a doença, embora a relação entre as duas doenças não esteja esclarecida.
	Diagnóstico	Pode haver eosinofilia no sangue periférico. A coloração de Gram do conteúdo das pústulas evidencia neutrófilos, ocasionalmente eosinófilos e ausência de bactérias. A biopsia revela pústulas intraepidérmicas ou subcórneas, com neutrófilos e eosinófilos. Degeneração de ceratinócitos pode ser observada.
≠	**Diagnóstico diferencial**	Escabiose, pustulose eosinofílica, candidíase, eritema tóxico, melanose pustular transitória neonatal, herpes simples, pústulas bacterianas, eczema desidrótico, psoríase pustulosa palmoplantar.
	Tratamento	Anti-histamínicos. Corticosteroides tópicos de alta potência no controle das recidivas. A dapsona (1 a 2 mg/kg/dia) acelera a resolução das pústulas, sendo usada como terapia intermitente durante as fases pustulares e devendo ser reservada para os casos mais graves e não responsivos aos corticosteroides. A dosagem de G6PD deve ser realizada antes, além do controle do hemograma e plaquetas. Observar quaisquer sinais de metemoglobinemia, febre, icterícia e púrpura.

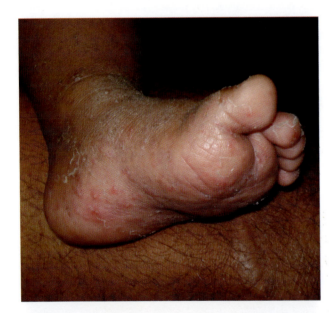

FIGURA 3 Acropustulose da infância. Planta do pé apresenta lesões eritematopapulosas, descamação e pústulas.

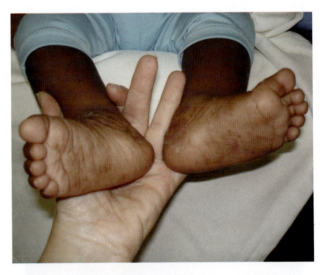

FIGURA 4 Acropustulose da infância. Lesões pustulosas, descamativas e hiperpigmentação pós-inflamatória.

Anomalias do desenvolvimento

=	Sinonímia	As lesões estão denominadas a seguir.
	Epidemiologia	Variável de acordo com o tipo de lesão apresentada.
	Etiologia	São resultantes do fechamento ou da fusão anormal dos arcos e fendas branquiais, entre a 4ª e a 8ª semana de vida embrionária. Ocorrem por agressões vasculares, mecânicas ou tóxicas. A maior parte das fístulas completas e dos *sinus* externos é diagnosticada durante o período neonatal, porém em alguns casos serão descobertos mais tarde, apesar de presentes já ao nascimento.
	Clínica	• Depressões e fístulas pré-auriculares: resultam da fusão imperfeita dos tubérculos dos dois primeiros arcos branquiais, dos quais o trágus e o pavilhão auricular são derivados. Podem ser uni ou bilaterais e, ocasionalmente, são associados a outras anomalias de orelha e face. Em alguns casos ocorre infecção, podendo haver cistos de retenção com drenagem intermitente. Localizam-se na região pré-auricular ou na porção anterossuperior do pescoço • Trágus acessório: é a anomalia mais comumente encontrada na região pré-auricular. Deriva da porção dorsal do primeiro arco branquial. Pode ser uni ou bilateral (10% dos casos), único ou múltiplo, séssil ou pedunculado. Apresenta consistência elástica, podendo ser rígido na presença de cartilagem, e é recoberto por pelos *vellus*. Localiza-se na região pré-auricular (Figura 5), mas pode ser encontrado também na região mandibular ou na face anterior do pescoço junto à borda anterior do músculo esternocleidomastóideo • Cistos e fístulas da fenda branquial: resultam da fusão imperfeita da 1ª e 2ª fendas branquiais. Podem ser uni ou bilaterais, com abertura para a superfície cutânea ou drenagem para a faringe. Localizam-se no terço superior do pescoço, na borda anterior do músculo esternocleidomastóideo • Cisto do ducto tireoglosso: resulta da falha no fechamento do ducto tireoglosso embrionário e é a massa cervical benigna mais comum. Surge geralmente antes dos 5 anos de idade. Localiza-se na linha média, sobre o osso hioide, com cerca de 1 a 3 cm, e tem consistência amolecida. Apresenta movimentação vertical à protrusão da língua e deglutição. Pode ocorrer drenagem para a cavidade oral (Figura 6).
	Diagnóstico	Radiografia da região cervical, fistulografia, endoscopia, tomografia computadorizada e ressonância magnética são exames utilizados como auxiliares na delimitação e na localização das lesões.
≠	Diagnóstico diferencial	Essas lesões podem fazer parte de diversas síndromes que cursam com alterações do desenvolvimento dos arcos branquiais: síndrome de Treacher-Collins, síndrome de Goldenhar, síndrome de Hallermann-Streiff.
	Tratamento	Excisão cirúrgica.

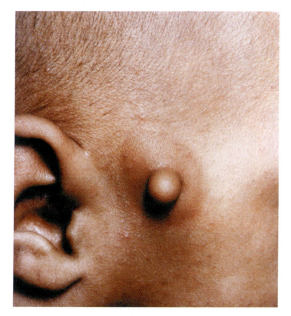

FIGURA 5 Trágus acessório. Lesão nodular séssil da cor da pele, localizada na região pré-auricular. (Cortesia da Dra. Ana Mósca.)

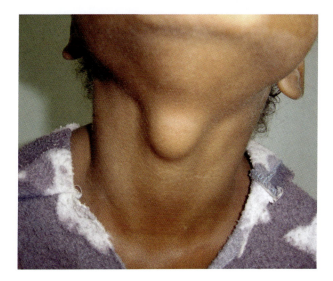

FIGURA 6 Cisto do ducto tireoglosso. Lesão nodular na linha média do pescoço que se move com a deglutição. (Cortesia da Dra. Elisa Fontenelle.)

Aplasia cutânea congênita

=	**Sinonímia**	Aplasia *cutis*.
	Epidemiologia	Ocorre em 1:10.000 nascimentos.
?	**Etiologia**	É incerta e heterogênea. Os casos com lesões de linha média sugerem fechamento incompleto do tubo neural, e as lesões laterais sugerem fechamento incompleto embrionário das linhas de fusão. Também estão implicados: adesão da membrana amniótica, infecções intrauterinas e agentes teratogênicos.
	Clínica	Caracteriza-se pela ausência congênita e focal da pele. O tipo mais comum é a aplasia membranosa *cutis*, que se manifesta como lesão oval, pequena e bem definida, com superfície atrófica. Parece ser coberta por uma fina membrana e é raramente bolhosa. Pode ocorrer a formação de colar periférico com pelos hipertróficos e envolvimento do subcutâneo e estruturas ósseas subjacentes. O aspecto de cicatriz ocorre nas crianças mais velhas, e as lesões podem ser únicas ou múltiplas. A localização mais frequente é no couro cabeludo, na linha média do vértex (Figuras 7 e 8), mas pode ocorrer na região parietal com extensão até a sobrancelha. A localização na face é rara, sendo denominada hipoplasia dérmica focal facial. Outro tipo de aplasia cutânea caracteriza-se por um defeito de tamanho maior, com bordas irregulares e estreladas no couro cabeludo, também localizado na linha média. Pode estar associada a defeitos significativos do crânio, anomalias vasculares e está presente em várias síndromes genéticas, como síndrome de Adams-Oliver, síndrome de Bart e outras.
	Diagnóstico	É predominantemente clínico.
≠	**Diagnóstico diferencial**	Lesões causadas por traumatismo obstétrico, síndrome da varicela congênita, hipoplasia dérmica focal, epidermólise bolhosa.
	Tratamento	Cicatrização ocorre na maior parte dos casos. As ulcerações superficiais cicatrizam em meses, e pequenos defeitos ósseos têm correção espontânea em 5 a 7 meses. Traumatismos e infecções secundárias devem ser evitados. Enxertos cutâneos e ósseos podem ser necessários nos defeitos maiores.

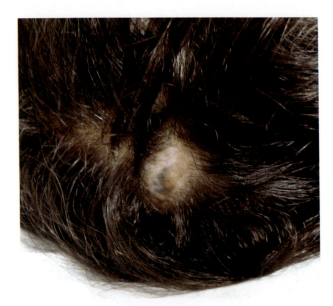

FIGURA 7 Aplasia cutânea congênita. Lesão arredondada no couro cabeludo, recoberta por pele de aspecto atrófico e sem pelos, localizada na região do vértex.

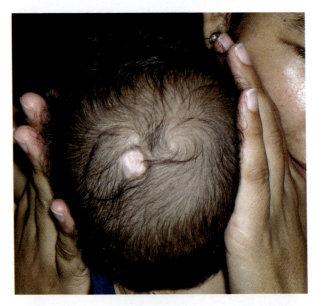

FIGURA 8 Aplasia cutânea congênita. Lesão atrófica no vértex, evoluindo satisfatoriamente algumas semanas após o diagnóstico inicial. (Cortesia da Dra. Ana Mósca.)

Candidíase perineal no recém-nascido

=	Sinonímia	Candidíase da área das fraldas.
	Epidemiologia	Acomete tanto recém-nascidos quanto lactentes. Sua incidência aumentou possivelmente pelo uso cada vez maior de antibióticos, levando ao desequilíbrio da flora bacteriana intestinal com subsequente diarreia.
	Etiologia	*Candida albicans*.
	Clínica	Há duas apresentações: placa eritematosa difusa com extensão para toda a genitália, com borda periférica descamativa e pústulas satélites eritematosas; ou pápulas eritematosas com pequenas escamas ao centro, coalescentes em algumas áreas. As regiões perineal anterior, perianal e inguinal estão envolvidas (Figura 9).
	Diagnóstico	Clínico.
≠	Diagnóstico diferencial	Dermatite das fraldas.
	Tratamento	Antifúngicos tópicos, como nistatina ou derivados imidazólicos (clotrimazol e cetoconazol), 2 a 3 vezes/dia, por 2 semanas.

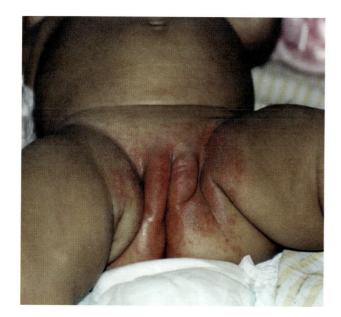 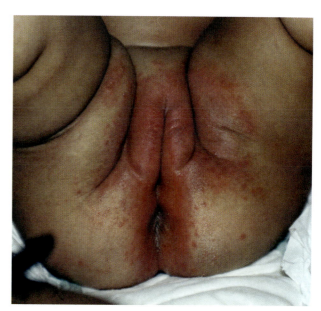

FIGURA 9 Candidíase perineal. A lesão acomete as regiões perineal anterior, inguinal e perianal.

Céfalo-hematoma

=	Sinonímia	Não tem outra nomenclatura.
	Epidemiologia	Variável, dependendo do tipo de parto.
	Etiologia	Ocorre pela ruptura das veias diploicas do crânio e está associado a trabalhos de parto prolongados, com extração demorada, principalmente nos partos com uso de extratores a vácuo.
	Clínica	Hemorragia subperióstea que se manifesta com edema no couro cabeludo (Figura 10). É delimitada pela margem óssea, sendo geralmente unilateral. Nos casos bilaterais, as regiões ficam separadas por uma depressão correspondente à linha de sutura. Essas lesões ocorrem horas a dias após o parto, porque o sangramento subperiosteal é lento. Não são observadas equimoses ou outras alterações da coloração. Raramente ocorrem infecção bacteriana secundária ou celulite como complicação. A reabsorção pode causar hiperbilirrubinemia, e após meses é frequente a presença de calcificações à radiografia de crânio, que podem persistir por anos.
	Diagnóstico	Clínico.
≠	Diagnóstico diferencial	Bossa serossanguínea (*caput succedaneum*) caracterizada por edema ou hemorragia subcutânea, pouco demarcada e geralmente localizada no vértex (Figura 11). É resultado da pressão das paredes uterina e vaginal na cabeça durante o trabalho de parto. A pele que recobre a região pode apresentar petéquias, equimoses ou abrasões. A resolução das lesões ocorre em poucos dias.
	Tratamento	Não é necessário, exceto nos casos de hiperbilirrubinemia. A reabsorção ocorre em semanas a meses.

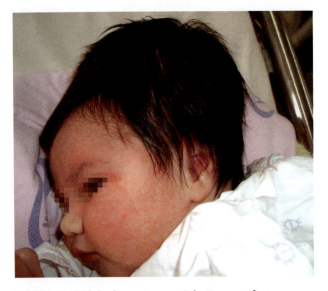

FIGURA 10 Céfalo-hematoma. A lesão manifesta-se por abaulamento na região cefálica, sendo mais bem identificada à palpação do que à inspeção.

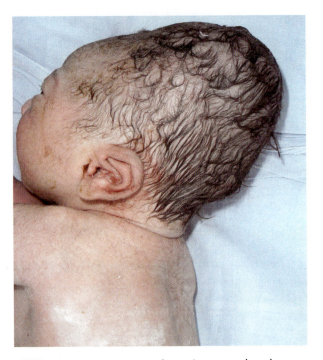

FIGURA 11 Bossa serossanguínea. Aumento de volume no vértex, observado imediatamente após o parto. Faz diagnóstico diferencial com céfalo-hematoma. (Cortesia do Dr. Armando de Freitas Noguera – Hospital Estadual Rocha Faria.)

Cutis marmorata

=	**Sinonímia**	Existem duas variantes: *cutis marmorata* fisiológica (livedo reticular fisiológico) e *cutis marmorata* telangiectásica congênita.
	Epidemiologia	A *cutis marmorata* fisiológica é frequente e ocorre em recém-nascidos (RN) de qualquer idade gestacional. A *cutis marmorata* telangiectásica congênita é condição rara. As duas condições acometem igualmente ambos os sexos.
	Etiologia	Alteração vasomotora.
	Clínica	• *Cutis marmorata* fisiológica: trata-se de alteração transitória e benigna da coloração da pele, que adquire aspecto reticulado e moteado envolvendo tronco e extremidades (Figura 12). Pode durar de minutos a horas • *Cutis marmorata* telangiectásica congênita (Figura 13): apresenta, além do padrão reticulado, telangiectasia, flebectasia, ulceração ocasional e atrofia. É mais frequentemente unilateral, com predileção pelos membros. Em dois terços dos casos há anormalidades associadas, como *nevus flammeus*, macrocefalia, sindactilia, hidrocefalia, assimetria corporal, atresia anal, hipoacusia, anormalidade cardiovascular, estrabismo, hipotireoidismo, nevo anêmico, mancha café com leite, lipoma e hipospadia. A síndrome de Adams-Oliver apresenta, além de *cutis marmorata*, aplasia cutânea congênita e hipoplasia do membro • *Cutis marmorata* que persiste além do período neonatal pode estar associada a síndrome de Down, trissomia do cromossomo 18, hipotireoidismo e síndrome de Cornelia de Lange.
	Diagnóstico	É eminentemente clínico. A histopatologia só revela dilatação de capilares e vênulas na derme superficial, e ocasionalmente proliferação vascular.
≠	**Diagnóstico diferencial**	Lúpus eritematoso neonatal.
	Tratamento	A *cutis marmorata* fisiológica tende a melhorar com a idade; somente raros casos podem persistir. O reaquecimento do RN normaliza o aspecto da pele. As lesões mais graves da *cutis marmorata* telangiectásica congênita não têm terapêutica eficaz.

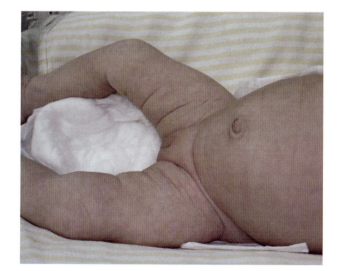

FIGURA 12 *Cutis marmorata* **fisiológica.** Pele com aspecto reticulado devido a hipotermia.

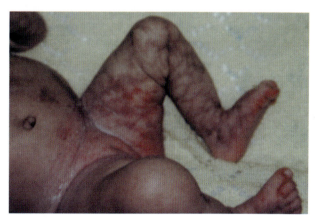

FIGURA 13 *Cutis marmorata* **telangiectásica congênita.** Lesões fixas localizadas em abdome e membro inferior de recém-nascido. (Cortesia da Dra. Ana Mósca.)

Dedos supranumerários rudimentares

=	Sinonímia	Polidactilia rudimentar.
	Epidemiologia	Ocorre em 0,5 a 1 para cada 1.000 nascidos na população branca, e 3 a 10 para cada 1.000 nascidos vivos na população negra.
	Etiologia	Desconhecida; a lesão pode ser iniciada por traumatismo, formando cicatriz e anel constritivo, que leva à anormalidade do suprimento sanguíneo e, consequentemente, às alterações clínicas.
	Clínica	São estruturas rudimentares localizadas na face ulnar do quinto quirodáctilo. Geralmente são bilaterais e estão presentes desde o nascimento. A apresentação varia de pápulas a lesões pedunculadas (Figuras 14 e 15), e pode haver cartilagem ou vestígios das unhas. Estruturas ósseas estão ausentes.
	Diagnóstico	Clínico. A histopatologia revela bandas de nervos periféricos que se dispõem em várias direções e são nitidamente marcados por tecido conjuntivo.
≠	Diagnóstico diferencial	Unhas ectópicas congênitas.
	Tratamento	Excisão cirúrgica.

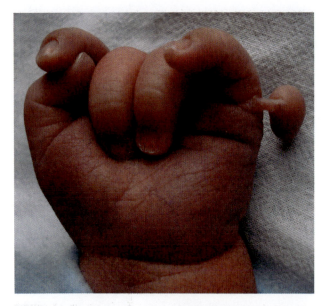

FIGURA 14 Dedo supranumerário rudimentar. Lesão pedunculada localizada na face ulnar do quinto quirodáctilo.

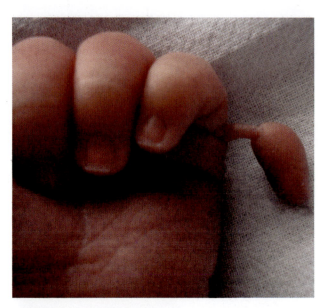

FIGURA 15 Dedo supranumerário rudimentar. Pedículo da Figura 14 em maior detalhe.

Dermatite das fraldas

=	**Sinonímia**	Dermatite amoniacal.
	Epidemiologia	Acomete recém-nascidos, lactentes e crianças geralmente até os 2 anos de idade.
	Etiologia	Vários fatores são envolvidos: oclusão constante da região, aumento da hidratação pela urina, fricção pela fralda, contato com fezes (lipases e proteases fecais) quebram a barreira de proteção cutânea, tornando a pele mais suscetível aos irritantes presentes na urina, fezes, sabões, talcos e loções de limpeza. Trata-se de uma dermatite de contato por irritante primário.
	Clínica	As lesões acometem as regiões convexas, poupando tipicamente as regiões das dobras (Figuras 16 e 17). A pele apresenta eritema, descamação, vesículas, erosões e exulcerações. Em alguns casos, ocorrem erosões e ulcerações arredondadas denominadas dermatite erosiva de Jacquet. Infecções secundárias por *Candida albicans* e bactérias podem ocorrer.
	Diagnóstico	Clínico.
≠	**Diagnóstico diferencial**	Candidíase perineal, dermatite seborreica, psoríase, dermatite de contato alérgica, acrodermatite enteropática, histiocitose de células de Langerhans.
	Tratamento	Emolientes espessos agem como barreira, protegendo a pele da urina e das fezes; preparações à base de óxido de zinco têm ação anti-inflamatória; devem-se tratar as infecções secundárias com antibióticos ou antifúngicos.

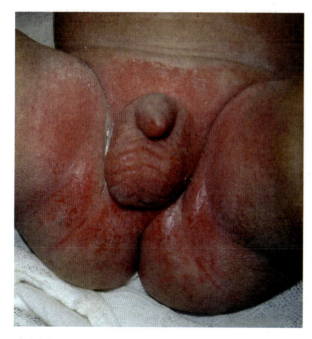

FIGURA 16 Dermatite das fraldas. Eritema acentuado e descamação mais evidente nas regiões convexas.

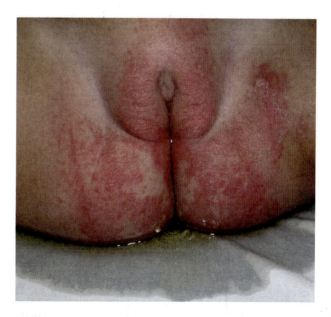

FIGURA 17 Dermatite das fraldas. Lesões eritematodescamativas poupando as dobras, que não entram em contato íntimo com as fraldas.

Dermatite seborreica do recém-nascido

=	**Sinonímia**	Seborreia e crosta láctea.
	Epidemiologia	Acomete RN e lactentes, geralmente, entre 3 e 12 semanas de idade, sendo incomum após os 6 meses. Pode já se manifestar nos primeiros dias de vida.
	Etiologia	Desconhecida. *Pityrosporum ovale* tem sido implicado na etiologia, mas seu papel ainda não foi comprovado.
	Clínica	As crianças geralmente apresentam bom estado geral, sem evidências de prurido. A primeira região envolvida é o couro cabeludo, com lesões difusas formando crostas amareladas e untuosas ("crosta láctea") (Figuras 18 e 19). Não há alopecia, e o eritema é variável. As lesões podem acometer a face na linha de implantação do cabelo e as sobrancelhas, onde as escamas são amareladas sobre base eritematosa. Regiões intertriginosas são envolvidas nos casos mais graves, com descamação e eritema na área de fraldas, axilas, regiões retroauriculares e pescoço (Figuras 20 a 23). Essas áreas se tornam maceradas, crostosas e infectadas por *Candida albicans*. O prognóstico é bom, e não há evidências de que os lactentes que apresentam dermatite seborreica sejam mais propensos a apresentar a forma adulta da doença.
	Diagnóstico	Clínico. O exame histopatológico não é necessário, mas revela dermatite subaguda.
≠	**Diagnóstico diferencial**	Dermatite atópica (ocasionalmente há superposição das duas doenças), psoríase, histiocitose de Langerhans, candidíase perineal, dermatite de fraldas.
	Tratamento	Xampu derivado de coaltar. Corticosteroides tópicos de baixa potência. Xampu de cetoconazol a 2%.

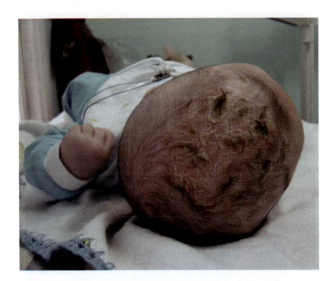

FIGURA 18 Dermatite seborreica do recém-nascido. Presença de eritema e descamação, com crostas amareladas espessas no couro cabeludo de recém-nascido – "crosta láctea".

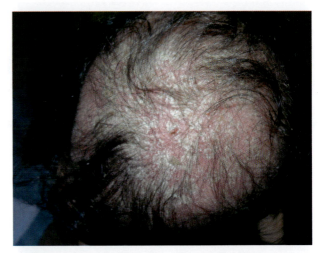

FIGURA 19 Dermatite seborreica do recém-nascido. Crostas amareladas sobre área de eritema com provável diminuição dos cabelos.

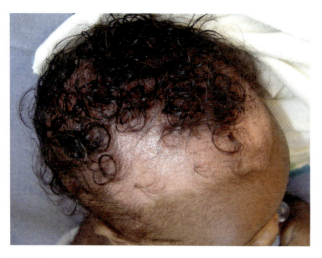

FIGURA 20 Dermatite seborreica do recém-nascido. Hipocromia pós-inflamatória reversível na fronte. Ocorre geralmente em pessoas negras.

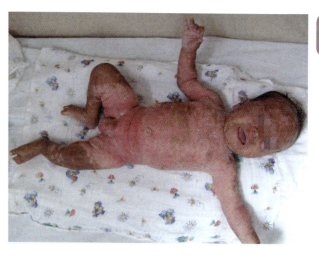

FIGURA 22 Dermatite seborreica do recém-nascido. Lesões eritematodescamativas generalizadas em recém-nascido sem sintomatologia sistêmica.

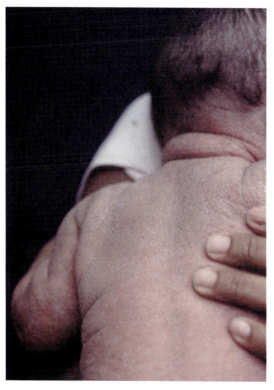

FIGURA 21 Dermatite seborreica do recém-nascido. Descamação extensa envolvendo couro cabeludo, face, tronco e membros superiores. (Cortesia da Dra. Ana Mósca.)

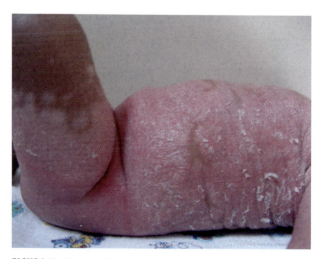

FIGURA 23 Dermatite seborreica do recém-nascido. Detalhe das lesões do mesmo paciente da Figura 22.

Descamação fisiológica do recém-nascido

=	Sinonímia	Não tem outra nomenclatura.
	Epidemiologia	Está presente na maioria dos recém-nascidos (RN) a termo nas primeiras semanas de vida. É mais intensa nos RN pós-termo (40 a 42 semanas de idade gestacional) e nos RN pequenos para a idade gestacional, nos quais pode ser observada logo após o nascimento.
	Etiologia	Ainda não está definido o seu mecanismo.
	Clínica	A descamação é fina, não aderente e mais acentuada nas mãos, nos pés e na parte inferior do tronco (Figuras 24 e 25).
	Diagnóstico	Clínico.
≠	Diagnóstico diferencial	Ictiose vulgar, ictiose ligada ao X, ictiose lamelar, eritrodermia congênita ictiosiforme, síndrome da descamação cutânea contínua, sífilis congênita, doença de Refsum, doença de Rud, erros inatos do metabolismo.
	Tratamento	Resolução espontânea nas primeiras semanas de vida.

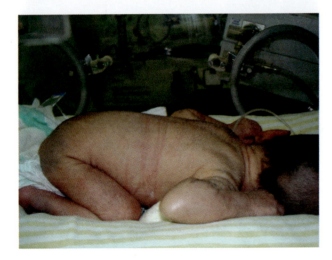

FIGURA 24 Descamação fisiológica do recém-nascido. Recém-nascido a termo com descamação difusa no tronco e nos membros.

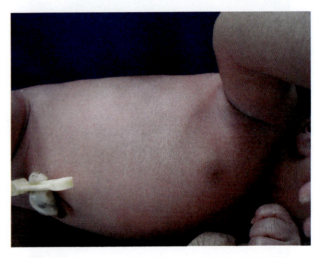

FIGURA 25 Descamação fisiológica do recém-nascido. Descamação fina na região anterior e porção lateral do tronco. (Cortesia do Dr. Armando Noguera.)

Disrafismo

=	**Sinonímia**	Disrafismo da coluna vertebral.
📈	**Epidemiologia**	Variável, de acordo com o tipo de lesão apresentado.
❓	**Etiologia**	É um grupo de malformações congênitas das estruturas da linha média posterior que ocorre por atraso ou alteração na sequência do fechamento, pela reabertura ou pela regressão incompleta da porção distal do tubo neural. Resulta de fatores nutricionais, teratogênicos e pode estar associado a síndromes genéticas.
👁	**Clínica**	Os estigmas cutâneos do disrafismo estão localizados na linha média posterior, na maior parte das vezes na região lombossacra. Existem lesões indicativas de disrafismo oculto ou fechado, e outras são manifestações de disrafismo espinal aberto. As lesões que sugerem disrafismo fechado (oculto) são: • Depressões cutâneas: geralmente são de ocorrência isolada, mas podem indicar doenças neurológicas subjacentes, principalmente quando são profundas e largas e se localizam acima da prega glútea, representando aderência da pele a estruturas ósseas e fibrosas (Figura 26) • Fístulas dérmicas: estão frequentemente associadas a cistos dermoides e epidermoides, e podem comunicar a pele diretamente à medula, aumentando o risco de infecções como meningites, abscessos epidurais e subdurais. Cistos de tamanhos maiores podem causar compressão local com comprometimento neurológico. Quando a fístula se localiza acima da fáscia do sacro e tem pelos, é denominada cisto pilonidal, raramente ocorrendo danos neurológicos • Aplasia cutânea: raramente localiza-se na região lombossacra, tem aspecto cicatricial. Em alguns casos, doenças subjacentes foram relatadas • Placa pilosa: é o sinal cutâneo mais comum do disrafismo, indicando anomalias do esqueleto em qualquer nível da medula. Pode apresentar aspecto de placa larga com longos pelos terminais, placa localizada na linha média com pelos *vellus* ou lanugem e hipertricose localizada (placa de pelos com aspecto normal) sobre a região mais inferior da linha média (Figuras 27 e 28) • Lipomas congênitos: manifestam-se como lesões de volume aumentado e consistência amolecida, e são constituídos de tecido adiposo não encapsulado. As localizações mais comuns são: final da coluna cervical, início da coluna torácica e região lombar, regiões que correspondem a locais de fechamento do arco neural. A pele que os recobre tem aspecto normal ou pode apresentar depressões, pelos anormais e lesões vasculares. Podem ser localizados superficialmente ou penetrar no espaço intramedular, e são ligados à dura-máter por uma faixa fibrosa. Os lipomas localizados lateralmente à linha média são associados à meningocele (lipomielomeningocele) • Caudas humanas: são apêndices localizados na região sacrococcígea ou lombar representados pelas caudas verdadeiras e pseudocaudas (estas podem ser causadas por vértebras anômalas, lipomas, teratomas e condrodistrofia) • Lesões vasculares (hemangiomas sacrais): geralmente medem mais de 4 cm, localizam-se sobre a linha média e podem apresentar ulceração central. Malformações capilares raramente estão associadas ao disrafismo, mas há relato de alguns casos • Outras lesões associadas ao disrafismo são: máculas pigmentadas, nevos melanocíticos congênitos, hamartomas e neurofibromas. As lesões reveladoras de disrafismo aberto são meningoceles e mielomeningoceles, representadas pela protrusão da medula e/ou meninges sem a cobertura da pele (Figura 29).
🔍	**Diagnóstico**	A investigação do paciente deve ser realizada antes de qualquer procedimento, por meio de ultrassonografia, tomografia computadorizada ou ressonância magnética. Mielografia deve ser solicitada nos casos mais complexos. Biopsia cutânea expõe ao risco de infecção no canal medular.
≠	**Diagnóstico diferencial**	O diagnóstico diferencial deve ser feito entre as várias lesões cutâneas que fazem parte do disrafismo.
💊	**Tratamento**	Os pacientes com lesões suspeitas devem ser encaminhados à neurocirurgia para avaliação e tratamento.

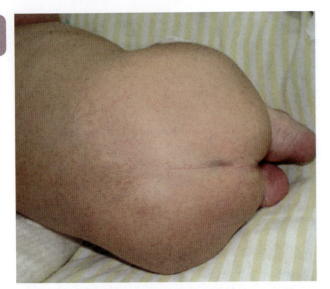

FIGURA 26 Disrafismo. Depressão cutânea na linha média da região sacra sugestiva de disrafismo oculto.

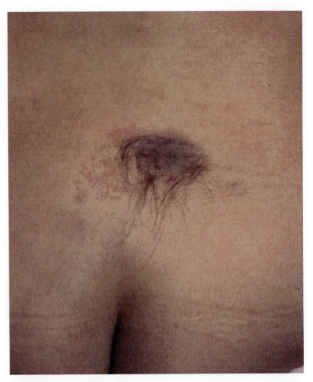

FIGURA 28 Disrafismo. Placa pilosa sobre lesão cinza-azulada presente desde o nascimento.

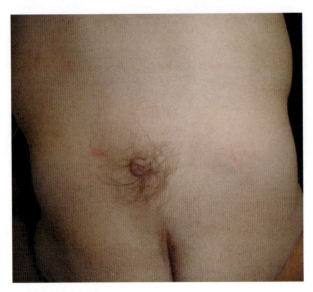

FIGURA 27 Disrafismo. Placa pilosa com lesão nodular central localizada na região sacra.

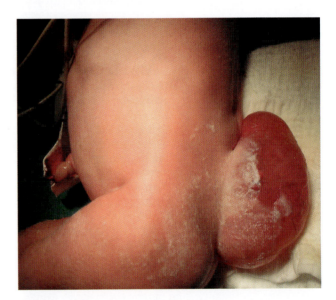

FIGURA 29 Disrafismo. Lesão globosa, de aspecto translúcido, localizada na linha média, com diagnóstico de mielomeningocele. É manifestação de disrafismo aberto. (Cortesia da Dra. Patrícia Azevedo.)

Eritema tóxico neonatal

=	**Sinonímia**	Eritema tóxico do recém-nascido.
	Epidemiologia	O eritema tóxico é o *rash* pustular mais comum nos recém-nascidos (RN). Ocorre em cerca de 50% dos RN a termo, em ambos os sexos e todas as etnias, sendo mais raro nos prematuros e RN pequenos para a idade gestacional.
	Etiologia	Embora a etiologia ainda seja considerada desconhecida, alguns estudos mostram ativação de resposta imune nas lesões, sugerindo que seu início corresponda a uma reação inflamatória da pele à colonização microbiológica que ocorre ao nascimento. Mediadores inflamatórios, como interleucina (IL)-1α, IL-1β, IL-8, eotaxina, aquaporinas 1 e 3, psoriasina, óxido nítrico sintetases 1, 2 e 3, têm sido associados à imuno-histoquímica das lesões.
	Clínica	As lesões aparecem entre o 2º e o 3º dia de vida, havendo relatos de ocorrência na 2ª e 3ª semanas de idade. Geralmente têm início com máculas e pápulas de 2 a 3 mm de diâmetro, eritematosas, que podem evoluir para pústulas ou eritemas, dando o aspecto de picada de inseto. Acometem qualquer região do corpo (Figuras 30 e 31) e são mais raras nas palmas e plantas. As localizações preferenciais são: face, tronco, braços e nádegas. As lesões variam de poucas a numerosas, o que é mais comum. Podem ser recorrentes por várias semanas. O RN é assintomático, e o eritema tóxico pode coexistir com outras doenças neonatais.
	Diagnóstico	O esfregaço mostra um grande número de eosinófilos. Eosinofilia é observada em alguns casos (15 a 20%). A biopsia normalmente é desnecessária, mas revela acúmulo perivascular de eosinófilos na derme superior nas lesões maculoeritematosas; eosinófilos na derme superior nas lesões papulosas; e pústulas eosinofílicas subcórneas e intrafoliculares nas lesões pustulosas.
≠	**Diagnóstico diferencial**	Melanose pustular transitória neonatal, miliária, escabiose, candidíase congênita, infecção por herpes simples, incontinência pigmentar, foliculite pustular eosinofílica, acropustulose da infância.
	Tratamento	O tratamento não é necessário, pois a doença é autolimitada.

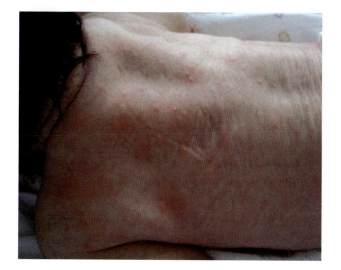

FIGURA 30 **Eritema tóxico neonatal.** Erupção maculopapulosa, eritematosa em recém-nascido a termo. Algumas pústulas são observadas.

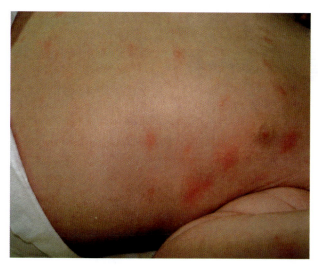

FIGURA 31 **Eritema tóxico neonatal.** Erupção de lesões eritematopapulosas no tronco de recém-nascido, lembrando picada de inseto.

Escabiose neonatal

=	Sinonímia	Escabiose, sarna.
	Epidemiologia	Afeta os recém-nascidos (RN) se a contaminação ocorrer logo após o nascimento.
	Etiologia	Infestação cutânea causada pelo *Sarcoptes scabiei*.
	Clínica	As lesões podem estar presentes em qualquer local do corpo. Apresentam-se como vesículas, pápulas, pústulas, escoriações e sulcos com saliência linear com pápula em uma das extremidades (eminência acarina), onde a fêmea do *Sarcoptes scabiei* é encontrada. Palmas e plantas são localizações muito comuns nas crianças (Figura 32). Os recém-nascidos e lactentes frequentemente apresentam lesões na face e no couro cabeludo, o que não ocorre em crianças mais velhas e adultos. Lesões nodulares também são comuns (Figura 33). Bolhas com coloração amarelada indicam infecção secundária.
	Diagnóstico	Clínico, pela morfologia e distribuição das lesões, confirmado também pela história familiar de prurido. Pesquisa para *Sarcoptes scabiei*: pela escarificação da vesícula, pústula ou túneis onde são encontrados os ácaros. O exame histopatológico revela dermatite espongiótica e não é específico, a menos que ovos, ácaros ou fezes sejam encontrados.
≠	Diagnóstico diferencial	Sífilis congênita, impetigo neonatal, acropustulose da infância, eritema tóxico, miliária, infecção por herpes simples, candidíase congênita e epidermólise bolhosa.
	Tratamento	Enxofre precipitado a 5 a 10% é o tratamento de escolha para RN nas primeiras semanas e RN de baixo peso. Permetrina a 5% pode ser utilizada a partir de 2 meses de idade.

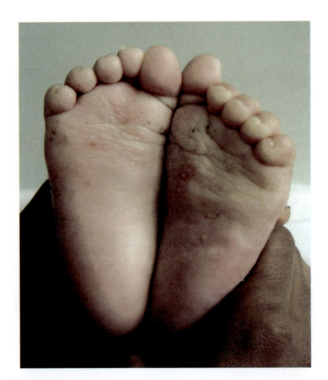

FIGURA 32 Escabiose neonatal. Lesões papulosas de localização plantar.

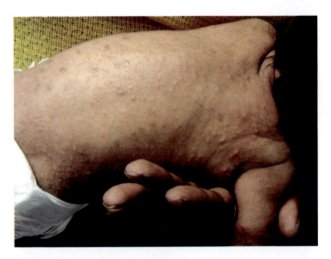

FIGURA 33 Escabiose neonatal. Recém-nascido apresentando nódulos escabióticos no dorso.

Granuloma umbilical

=	**Sinonímia**	Granuloma do coto umbilical.
	Epidemiologia	Ocorre nas primeiras semanas de vida após a queda do coto umbilical (geralmente em torno do 7º dia de vida). Acomete recém-nascidos (RN) de qualquer idade gestacional, independentemente do sexo.
	Etiologia	Umidade do coto umbilical ou infecções localizadas podem resultar no crescimento exuberante de tecido de granulação, levando à formação do granuloma umbilical.
	Clínica	A superfície do coto umbilical normalmente cicatriza entre 1 e 2 semanas após a queda. Quando ocorre a formação do granuloma, observa-se lesão nodular de coloração vermelha e brilhante, semelhante ao granuloma piogênico, localizada no umbigo (Figuras 34 e 35). Pode ocorrer infecção secundária com evolução para onfalite.
	Diagnóstico	Clínico.
≠	**Diagnóstico diferencial**	Pólipo mesentérico e ducto onfalomesentérico.
	Tratamento	Aplicação de bastão de nitrato de prata no granuloma produz rápida regressão do mesmo. Antibioticoterapia sistêmica nos casos de onfalite.

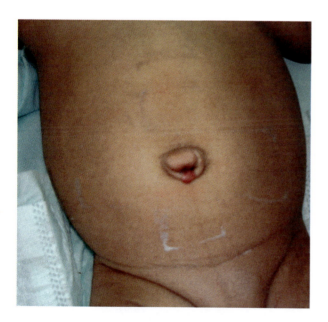

FIGURA 34 Granuloma umbilical. Nódulo de coloração vermelha, brilhante e de consistência friável no centro do coto umbilical.

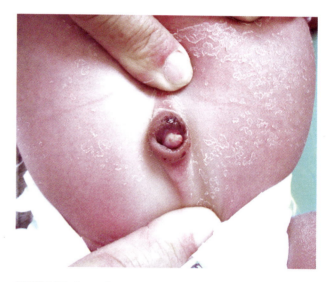

FIGURA 35 Granuloma umbilical. Lesão papulosa friável encimada por crosta hemática. (Cortesia da Dra. Angélica Barcelos Svaiter – Hospital Estadual Rocha Faria.)

Hiperpigmentação da linha alba e da genitália externa

=	Sinonímia	Não tem outra nomenclatura.
	Epidemiologia	Mais frequente em recém-nascidos negros.
	Etiologia	Acredita-se que seja resultado de influências hormonais maternas e placentárias.
	Clínica	Presença de hiperpigmentação da linha alba e da genitália externa (Figuras 36 e 37), que pode permanecer por 2 a 3 meses.
	Diagnóstico	Clínico.
≠	Diagnóstico diferencial	Não há.
	Tratamento	Resolução espontânea.

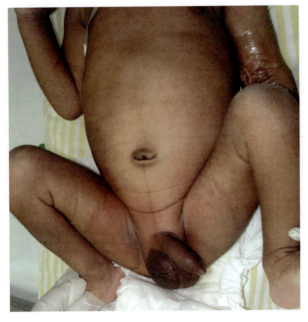

FIGURA 36 Hiperpigmentação da linha alba e da genitália externa. Mais frequente em recém-nascidos negros.

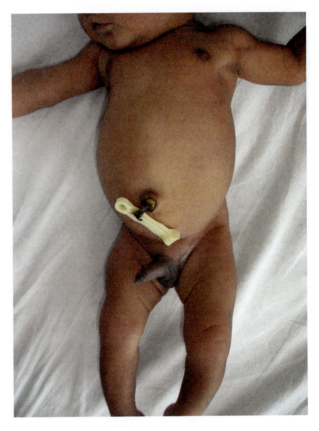

FIGURA 37 Hiperpigmentação da linha alba e da genitália externa. Hipercromia transitória da bolsa escrotal e de pênis em recém-nascido saudável. (Cortesia do Dr. Armando Noguera.)

Hiperplasia das glândulas sebáceas

=	Sinonímia	Não tem outra nomenclatura.
📈	Epidemiologia	Ocorre em mais de 50% dos recém-nascidos (RN) a termo, sendo menos comum nos prematuros.
?	Etiologia	Resulta do estímulo androgênico (principalmente a desidroepiandrosterona materno sobre os folículos pilossebáceos no final da gestação, determinando aumento do número e do tamanho das glândulas sebáceas.
👁	Clínica	Caracteriza-se por múltiplas pápulas amareladas de cerca de 1 a 2 mm de diâmetro, localizadas na abertura dos folículos pilossebáceos de nariz (Figuras 38 e 39), queixo, região supralabial e fronte. Em 50% dos RN acometidos, há presença de *milia*.
🔍	Diagnóstico	A biopsia é desnecessária, porém demonstra glândulas sebáceas aumentadas e células secretoras proeminentes que cercam os folículos pilossebáceos.
≠	Diagnóstico diferencial	*Milia*.
💊	Tratamento	Regressão espontânea em 4 a 6 meses.

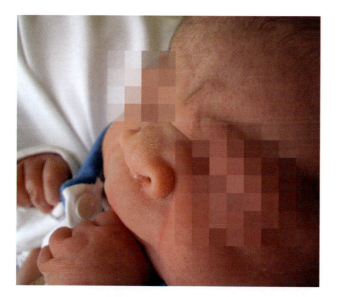

FIGURA 38 Hiperplasia das glândulas sebáceas. Observam-se pápulas amareladas agrupadas no dorso do nariz.

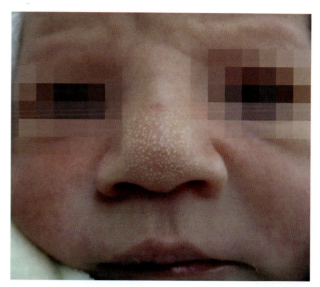

FIGURA 39 Hiperplasia das glândulas sebáceas. Pápulas amareladas com diâmetro de 1 mm localizadas no dorso do nariz. (Cortesia do Dr. Leonardo Spagnol Abraham.)

Hipertricose lanuginosa

=	Sinonímia	Lanugem.
📈	Epidemiologia	Mais acentuada em recém-nascidos pré-termo.
❓	Etiologia	São pelos que aparecem durante o último trimestre da gestação. Sua queda ocorre ainda no útero, e podem ser sucedidos por outra lanugem que também será perdida no período perinatal.
👁	Clínica	Os locais de maior ocorrência são os ombros, a porção posterior do tronco e a face, principalmente nas regiões laterais (Figuras 40 e 41). As extremidades apresentam menos pelos.
🔍	Diagnóstico	Clínico.
≠	Diagnóstico diferencial	Hipertricose lanuginosa congênita – doença autossômica dominante caracterizada por lanugem excessiva, que pode estar presente ao nascimento ou ter início durante o primeiro ano de vida. Os pelos são mais proeminentes na face, mas podem ser generalizados. Anomalias de pavilhão auricular, dentes, hiperplasia ou fibromatose gengival podem estar associadas.
💊	Tratamento	São substituídos por pelos *vellus* nos primeiros meses de vida.

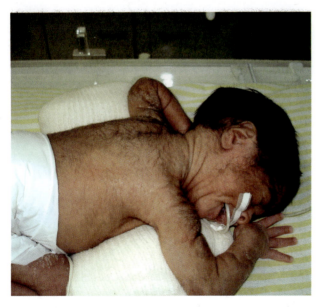

FIGURA 40 Hipertricose lanuginosa. Recém-nascido prematuro apresenta pelos finos mais evidentes na face, no dorso e nos braços.

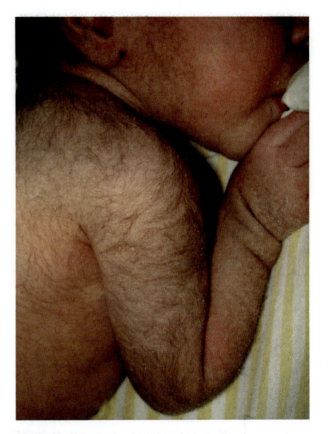

FIGURA 41 Hipertricose lanuginosa. Pelos numerosos, localizados no dorso, nos membros superiores e na região lateral da face. Observar a descamação fisiológica nas extremidades.

Hipertrofia das glândulas mamárias

=	**Sinonímia**	Ingurgitamento mamário.
📈	**Epidemiologia**	Ocorre nos recém-nascidos a termo, em ambos os sexos.
❓	**Etiologia**	Resulta da influência de hormônios placentários e maternos.
👁	**Clínica**	Ocorre hipertrofia do tecido mamário (Figura 42), que fica mais palpável e pode secretar substância semelhante ao colostro, denominada "leite das bruxas" (Figura 43). Normalmente o quadro tem início durante a 1ª semana de vida, com resolução ao final do 1º mês. A manipulação indevida (expressão) pode resultar em infecção secundária, cujo agente etiológico mais comum é o *Staphylococcus aureus*, levando a um quadro de mastite ou formação de abscesso que se manifesta por calor local, dor, eritema e flutuação. Febre e sintomas gerais podem estar presentes.
🔍	**Diagnóstico**	Clínico.
≠	**Diagnóstico diferencial**	Mastite neonatal.
🩺	**Tratamento**	Orientações quanto à não manipulação da mama ingurgitada. Antibioticoterapia sistêmica e drenagem do abscesso, se necessários.

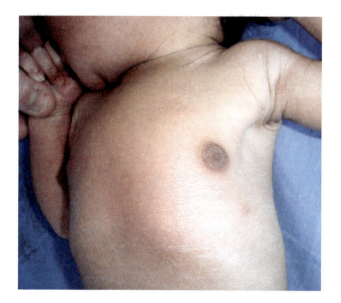

FIGURA 42 Hipertrofia das glândulas mamárias. Grau leve do aumento das mamas na primeira semana de vida. (Cortesia da Dra. Dóris Augusta Caldas Rebello – Hospital Estadual Rocha Faria.)

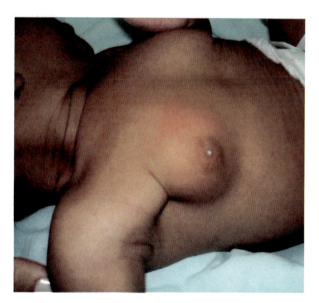

FIGURA 43 Hipertrofia das glândulas mamárias. Ingurgitamento glandular bilateral (nódulo/nodosidade) com saída de secreção esbranquiçada semelhante ao colostro ("leite das bruxas").

Icterícia do recém-nascido

=	**Sinonímia**	Hiperbilirrubinemia do recém-nascido.
	Epidemiologia	Ocorre tanto nos recém-nascidos (RN) saudáveis (a termo ou prematuros) quanto nos doentes. Cerca de 60% dos RN a termo e 80% dos RN prematuros desenvolvem icterícia fisiológica.
	Etiologia	Resulta do aumento da bilirrubina não conjugada ou indireta (BbI) e/ou conjugada ou direta (BbD). Considera-se hiperbilirrubinemia a concentração sérica de Bb maior que 1,5 mg%; porém, esta se torna clinicamente visível quando o valor ultrapassa 5 mg% nos RN. A hiperbilirrubinemia não conjugada pode ser dividida em: • Hemolítica: incompatibilidade ABO e Rh; sepse; defeitos enzimáticos (deficiência de G6PD, piruvato quinase); defeitos nas membranas (esferocitose); hemoglobinopatias (talassemias, anemia falciforme) • Não hemolítica: icterícia fisiológica; icterícia do leite materno; policitemia; por reabsorção de coleções extravasculares de sangue (bossa serossanguínea, céfalo-hematoma, equimoses); íleo meconial; estenose pilórica; hipotireoidismo; RN de mães diabéticas; síndrome de Crigler-Najjar (deficiência da enzima glicuronil-transferase); síndrome de Gilbert. A hiperbilirrubinemia conjugada tem como principais etiologias: sepse; infecções intrauterinas por citomegalovírus, rubéola, sífilis, herpes simples, toxoplasmose, hepatite; erros inatos do metabolismo; fibrose cística do pâncreas; síndrome de Dubin-Johnson; síndrome de Rotor.
	Clínica	A icterícia pode estar presente ao nascimento ou ter início em qualquer período da fase neonatal. Quando é resultante da deposição de BbI na pele, a coloração tende a ser amarelo-clara ou laranja, e, quando é resultante do aumento de BbD, a coloração se mostra amarelo-esverdeada (Figura 44). Essa diferença é mais evidente nos casos mais graves. É considerada patológica se estiver presente no 1º dia de vida, geralmente devido a incompatibilidades sanguíneas, infecções intrauterinas e perdas sanguíneas. A icterícia fisiológica é muito comum nos RN, sendo um diagnóstico de exclusão (Figuras 45 e 46). Tem início por volta do 3º dia de vida, atingindo níveis de BbI em torno de 12 mg/dℓ nos RN a termo e 15 mg/dℓ nos RN prematuros. O início na 2ª semana de vida sugere icterícia do leite materno, não há hemólise e os níveis de bilirrubina raramente estão acima de 20 mg/dℓ. A impregnação da bilirrubina nos núcleos da base do cérebro (*kernicterus*) ocorre quando há níveis muito elevados de BbI (acima de 20 mg/dℓ) associados a outras condições patológicas. A icterícia por aumento de BbD não representa risco de *kernicterus* para o RN, mas reflete doença subjacente grave, envolvendo colestase ou lesão hepatocelular.
	Diagnóstico	Nas icterícias de início precoce: dosagens de bilirrubina total e frações, grupos sanguíneos e fator Rh, Coombs direto e indireto, hemograma completo e reticulócitos. Nas icterícias por aumento de BbD: além dos exames anteriores, solicitar provas de função hepática, culturas bacterianas, sorologias para hepatite, toxoplasmose, rubéola, citomegalovírus (Figura 47) e sífilis, testes de triagem metabólica, testes de cloreto de sódio no suor, ultrassonografia hepática e biopsia hepática.
≠	**Diagnóstico diferencial**	Hepatite, toxoplasmose, rubéola, citomegalovirose e sífilis, entre outros.
	Tratamento	Depende dos níveis de Bb atingidos, variando de exposição solar à fototerapia. A exsanguinotransfusão é reservada para os casos com níveis elevados e com risco de *kernicterus*, e para as icterícias hemolíticas graves. A fototerapia deverá ser mantida após o procedimento. Nos casos de icterícia por aleitamento materno, este deverá ser suspenso por 1 ou 2 dias. O tratamento das doenças que se manifestam com aumento de BbD é específico para cada uma delas, já que elas não respondem à fototerapia ou à exsanguinotransfusão.

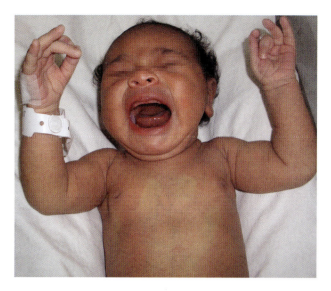

FIGURA 44 Icterícia do recém-nascido. Coloração amarelada da pele, mais evidente à digitopressão.

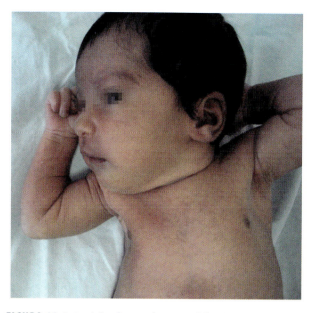

FIGURA 46 Icterícia do recém-nascido. A impregnação pela bilirrubina inicia-se pelo polo cefálico. (Cortesia da Dra. Angélica Barcelos Svaiter – Hospital Estadual Rocha Faria.)

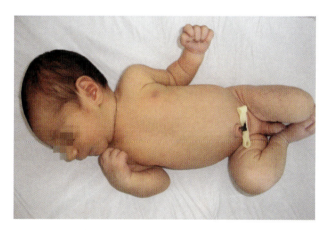

FIGURA 45 Icterícia do recém-nascido. Causa fisiológica por elevação transitória das bilirrubinas. (Cortesia da Dra. Angélica Barcelos Svaiter – Hospital Estadual Rocha Faria.)

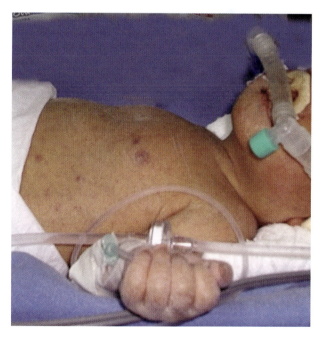

FIGURA 47 Icterícia do recém-nascido. Decorrente de citomegalovirose. (Cortesia da Dra. Eliane Araújo – Hospital Estadual Rocha Faria.)

Mancha mongólica

=	**Sinonímia**	Melanocitose dérmica congênita.
	Epidemiologia	É a mais comum das manchas cutâneas ao nascimento. Está presente em 91% dos asiáticos, em 80% dos negros, 46% dos descendentes hispânicos e pode ocorrer em até 10% dos recém-nascidos brancos.
	Etiologia	Desconhecida.
	Clínica	A região mais comumente acometida é a lombossacra, mas pode estar presente na região dorsal, nas extremidades e no couro cabeludo. A mancha mongólica tem coloração cinza-azulada ou acastanhada, é mal delimitada e varia de milímetros a 20 centímetros de diâmetro (Figuras 48 e 49). Geralmente desaparece na infância, mas em alguns casos persiste até os 5 anos de idade.
	Diagnóstico	Não é necessário realizar exame histopatológico, mas este revela melanócitos alongados na derme, o que explica a coloração azulada.
≠	**Diagnóstico diferencial**	Manchas mongólicas extensas e atípicas podem ser vistas na gangliosidose GM1 (deficiência da atividade da β-galactosidase). Essa doença de depósito caracteriza-se por fraqueza muscular, deformidades ósseas e manifestações neurológicas. Podem estar associadas a malformações capilares, como em algumas facomatoses, ou a *cutis marmorata* telangiectásica congênita.
	Tratamento	Há regressão espontânea.

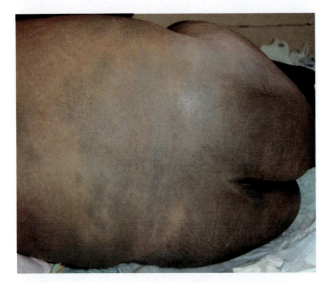

FIGURA 48 Mancha mongólica. Mancha de coloração cinza-azulada localizada na região lombossacra e nos glúteos.

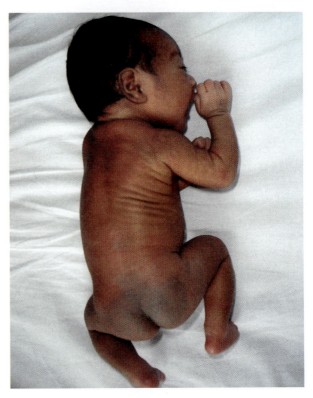

FIGURA 49 Mancha mongólica. Mancha cinza-azulada na região sacra estendendo-se para os glúteos. (Cortesia do Dr. Armando Noguera.)

Melanose pustulosa transitória neonatal

=	**Sinonímia**	Dermatose pustular transitória neonatal; melanose pustular transitória neonatal.
	Epidemiologia	Ocorre em 0,2 a 16% dos recém-nascidos (RN) a termo, sendo mais comum nos negros, em ambos os sexos.
	Etiologia	Desconhecida.
	Clínica	As lesões estão presentes ao nascimento e se apresentam como vesículas ou pústulas estéreis de 1 a 5 mm, sem eritema, localizadas em fronte, queixo, pescoço, porção superior do tronco, região sacra, abdome e coxas. Após alguns dias as lesões evoluem com crosta central que descama, resultando em máculas hiperpigmentadas com um colarete fino e descamativo (Figuras 50 e 51). As lesões podem estar presentes em estágios diferentes de evolução, sugerindo formação e evolução intrauterina. As máculas têm resolução espontânea de semanas a meses.
	Diagnóstico	O esfregaço do material pustular revela neutrófilos e, às vezes, eosinófilos. Microrganismos não são identificados. A biopsia apresenta pústulas intracórneas ou subcórneas com neutrófilos. Pode ocorrer infiltrado neutrofílico na derme. A biopsia das máculas pigmentadas mostra aumento dos melanócitos basais.
≠	**Diagnóstico diferencial**	Eritema tóxico neonatal, infecções virais, impetigo, miliária, acropustulose da infância.
	Tratamento	Não é necessário.

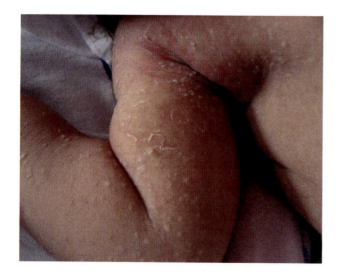

FIGURA 50 Melanose pustulosa transitória neonatal. Observar o colarete descamativo após ruptura de algumas pústulas.

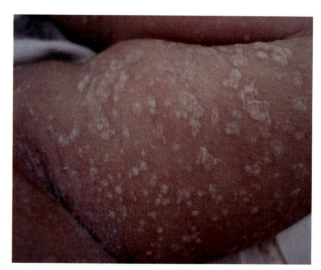

FIGURA 51 Melanose pustulosa transitória neonatal. As mesmas lesões da Figura 50 em detalhe.

Miliária

	Sinonímia	Sudâmina.
	Epidemiologia	Ocorre devido à obstrução dos ductos das glândulas sudoríparas écrinas, que são rompidos, com extravasamento do suor para dentro da pele. O nível de obstrução determina as manifestações clínicas.
	Etiologia	Acomete cerca de 15% dos recém-nascidos (RN), geralmente nos locais de clima quente e sem refrigeração e nos RN febris.
	Clínica	No período neonatal, o tipo de miliária mais comum é a cristalina, que se manifesta por vesículas de 1 a 2 mm, frágeis, claras, sem reação inflamatória e assintomáticas (Figura 52). Refletem a obstrução superficial dos ductos écrinos no nível do estrato córneo. Rompem-se com pequenas pressões e são mais comuns na fronte e no tronco. A miliária rubra (Figura 53) ocorre pela obstrução do ducto écrino no nível intraepidérmico, com extravasamento do suor ao redor dos ductos, seguido de reação inflamatória secundária no local, responsável pelo eritema associado a pápulas e vesículas. As lesões se apresentam como pápulas eritematosas não foliculares de 1 a 3 mm, vesículas ou pústulas. São mais comuns na face, no pescoço e no tronco. Ocorre mais tardiamente do que a miliária cristalina, em geral após a 1ª ou 2ª semana de vida. A miliária profunda é rara nos RN e manifesta-se como erupção papulopustular sem eritema, sendo mais frequente no tronco e nas extremidades, e é também denominada periporite. Ocorre pela obstrução do ducto écrino no nível da junção dermoepidérmica.
	Diagnóstico	O exame histopatológico da miliária cristalina mostra vesículas subcórneas adjacentes aos ductos écrinos, frequentemente com rolhas ceratóticas; na miliária rubra ocorrem vesículas intraepidérmicas adjacentes ao ducto, com infiltrado inflamatório intravesicular ou dérmico. Cocos gram-positivos podem ser vistos embaixo da rolha ceratótica nas miliárias rubra e profunda.
	Diagnóstico diferencial	Eritema tóxico, melanose pustulosa transitória neonatal, candidíase, infecção pelo herpes simples, acne neonatal, pustulose cefálica neonatal transitória e foliculites bacterianas.
	Tratamento	Banhos mais frios e frequentes, redução da temperatura ambiente e uso de roupas mais leves. Podem ser utilizadas emulsões à base de óxido de zinco e, ocasionalmente, corticosteroides de baixa potência.

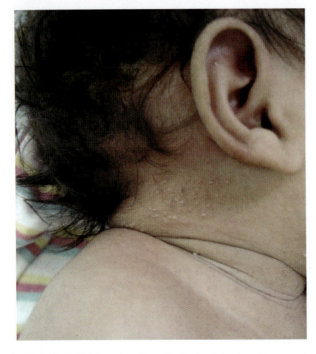

FIGURA 52 Miliária cristalina. Vesículas frágeis e de conteúdo transparente localizadas na região cervical.

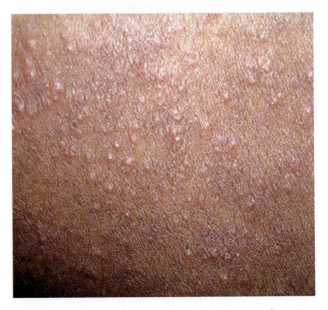

FIGURA 53 Miliária rubra. Detalhe das lesões papulovesiculosas e eritematosas de recém-nascido com miliária rubra.

Milium

=	**Sinonímia**	*Milia* (plural).
📈	**Epidemiologia**	Ocorre em 40 a 50% dos recém-nascidos (RN) a termo.
❓	**Etiologia**	Tem origem no sistema pilossebáceo do pelo *vellus* e contém lâminas de queratina concêntricas em quantidades aumentadas.
👁	**Clínica**	*Milia* são pequenos cistos de inclusão, geralmente encontrados no couro cabeludo e na face dos RN. São brancos, têm aspecto de pérola de 1 a 2 mm, com consistência firme. O número varia de poucos a centenas (Figuras 54 e 55). Lesões maiores e solitárias podem ser vistas em aréolas, bolsa escrotal e grandes lábios. Podem estar presentes ao nascimento ou logo após, e têm resolução espontânea. *Milia* secundários surgem após traumatismos e se originam de outras estruturas epiteliais, como ductos sudoríparos, sebáceos ou folículos pilosos. São numerosos e persistentes e ocorrem em várias doenças, como epidermólise bolhosa distrófica, síndrome orofacial-digital tipo 1, tricodisplasia hereditária, paquioníquia congênita e porfiria cutânea.
🔍	**Diagnóstico**	Clínico. A biopsia não é necessária.
≠	**Diagnóstico diferencial**	*Milia* secundários e molusco contagioso.
💊	**Tratamento**	Resolução espontânea em semanas ou meses.

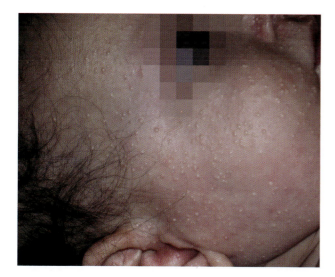

FIGURA 54 *Milium.* Numerosas pápulas brancacentas disseminadas na face e no pavilhão auricular de um recém-nascido. (Cortesia da Dra. Ana Mósca.)

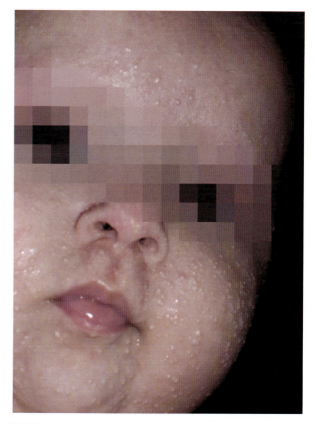

FIGURA 55 *Milium.* Pápulas milimétricas, brancas e múltiplas, na face de recém-nascido. (Cortesia da Dra. Ana Mósca.)

Necrose gordurosa subcutânea do recém-nascido

=	**Sinonímia**	Adiponecrose do recém-nascido.
	Epidemiologia	Geralmente ocorre nos recém-nascidos (RN) sadios, a termo ou pós-termo. Entretanto, pode ocorrer após episódios de asfixia perinatal, aspiração de mecônio, hipotermia e traumatismo obstétrico.
	Etiologia	Idiopática.
	Clínica	São placas ou nódulos subcutâneos firmes, mais frequentes em nádegas, região malar, região posterior do tronco, braços e pernas. As regiões acometidas podem se apresentar pálidas, eritematosas ou hemorrágicas e são dolorosas à palpação (Figuras 56 e 57). As lesões têm início logo após o nascimento ou até a 2ª semana de vida e se resolvem em meses, podendo evoluir com calcificações. Na fase de resolução, os RN podem apresentar hipercalcemia que pode ocorrer entre a 3ª e a 16ª semana de vida, com manifestações clínicas como vômito, irritabilidade, convulsões e apneia. Essas alterações metabólicas costumam ocorrer nos RN que apresentaram falência respiratória, sepse e asfixia. Trombocitopenia transitória também foi relatada.
	Diagnóstico	Nas fases iniciais da lesão, o exame histopatológico revela infiltrado inflamatório perivascular e edema de células endoteliais. Posteriormente, verificam-se necrose da gordura e infiltrado granulomatoso com células gigantes multinucleadas e depósitos de cristais que lembram colesterol. Os níveis de cálcio sérico devem ser monitorados.
≠	**Diagnóstico diferencial**	Esclerema neonatal, lipogranulomatose (doença de Farber), infecções subcutâneas, paniculite nodular.
	Tratamento	Observação clínica. Aspiração de áreas flutuantes. Hidratação, furosemida, hidrocortisona e dieta controlada nos casos de hipercalcemia.

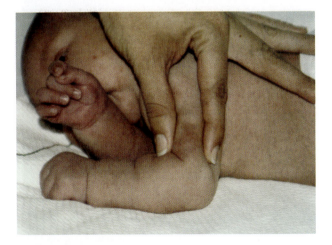

FIGURA 56 Necrose gordurosa subcutânea do recém-nascido. Nódulo eritematovioláceo localizado no braço de um recém-nascido a termo.

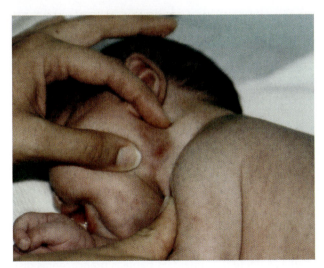

FIGURA 57 Necrose gordurosa subcutânea do recém-nascido. A mesma criança da Figura 56 apresenta outra lesão localizada na região cervical.

Pérola de Epstein e nódulo de Bohn

=	**Sinonímia**	Não há.
	Epidemiologia	Ocorre em 60 a 85% dos recém-nascidos.
?	**Etiologia**	Pérolas de Epstein são cistos de inclusão intraepidérmicos que ocorrem durante a fusão dos palatos mole e duro no período embrionário. Nódulos de Bohn são originados do epitélio das glândulas salivares e da lâmina dental.
	Clínica	As pérolas de Epstein podem variar de uma a múltiplas e medem de 1 a 3 mm. Têm coloração branco-amarelada e se localizam na rafe palatina mediana (Figura 58). Os nódulos de Bohn são estruturas císticas, múltiplas, pequenas, encontradas nas superfícies alveolares e no palato.
	Diagnóstico	Clínico.
≠	**Diagnóstico diferencial**	Cistos odontogênicos.
	Tratamento	A ruptura espontânea ocorre na maior parte dos casos nas primeiras semanas de vida.

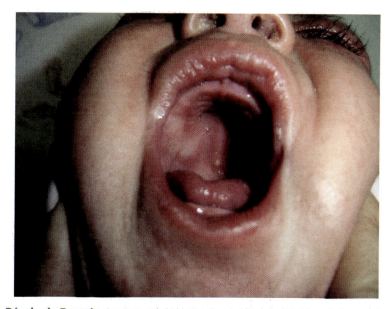

FIGURA 58 Pérola de Epstein. Lesão nodular esbranquiçada localizada na linha média do palato.

Sífilis congênita

Sinonímia Lues congênita.

Epidemiologia Conforme dados do Ministério da Saúde, cerca de 1,1% da população brasileira contrai sífilis anualmente. Apesar da subnotificação, estima-se que aproximadamente 1,6% das gestantes sejam portadoras da infecção, 80% delas fizeram pré-natal e 56,5% foram diagnosticadas na gravidez. A transmissão para o recém-nascido (RN) ocorre em 70% dos casos devido ao tratamento inadequado. É doença de notificação compulsória.

Etiologia Infecção causada pela transmissão vertical do *Treponema pallidum* por via transplacentária em qualquer época da gestação.

Clínica As manifestações clínicas dependem da época da infecção, variando entre abortamentos, prematuridade e RN normais com início da doença não necessariamente nas primeiras semanas de vida.
A sífilis congênita se divide em:
- Recente: o início da doença ocorre até os 2 anos de idade e equivale ao estágio secundário da sífilis adquirida, apresentando as seguintes manifestações:
  - Lesões cutaneomucosas: ocorrem em 40% dos RN com sífilis congênita. As localizações mais características são face, regiões anogenital e palmoplantar. As lesões são morfologicamente variadas, podendo ser eritematomaculopapulosas (sifílides), fissuras periorais, descamação, vesículas, bolhas, pústulas, petéquias, pápulas de superfície úmida (condiloma plano-símile de localização periorificial ou flexural), placas mucosas (em lábios, língua, palato e genitália), paroníquia e alopecia (Figuras 59 a 61)
  - Outras manifestações: rinite sero-hemorrágica (Figura 62), baixo peso ao nascimento, icterícia, hidropisia fetal, linfonodomegalia, hepatoesplenomegalia, glomerulonefrite, síndrome nefrótica, pneumonia, miocardite e meningite. O comprometimento ósseo inclui: dor e imobilidade dos membros (pseudoparalisia de Parrot), edema articular, periostite, osteocondrite e osteomielite
- Tardia: o início da doença ocorre após os 2 anos de idade e equivale ao estágio terciário da sífilis adquirida. Apresenta as seguintes manifestações: tríade de Hutchinson (alterações dentárias nos incisivos superiores, ceratite intersticial e surdez), alterações mandibulares, molares moriformes (múltiplas cúspides), bossa frontal, nariz em sela (sequela da rinite sifilítica), tíbia em sabre, articulação de Clutton (derrame articular e restrição de movimentos), retardo mental e paralisia de outros pares de nervos cranianos.

Diagnóstico Os seguintes exames laboratoriais deverão ser solicitados nos casos de sífilis congênita:
- Sorologias:
  - Não treponêmicas *Venereal Disease Research Laboratory* [VDRL] e reagina plasmática rápida [RPR]: são indicadas para diagnóstico e acompanhamento após o tratamento. Os RN podem apresentar anticorpos maternos transferidos por via transplacentária, e nesses casos o teste será positivo nos primeiros 6 meses de vida. O VDRL é considerado positivo nos RN se os títulos forem 4 vezes maiores que os títulos maternos. As sorologias devem ser realizadas no sangue do RN e não no sangue do cordão, a fim de evitar mistura com o sangue materno
  - Treponêmicas (teste de absorção de anticorpo treponêmico fluorescente [FTA-ABS], ensaio de hemaglutinação de *Treponema pallidum* [TPHA] e ensaio imunossorvente ligado à enzima [ELISA]): são testes mais específicos, úteis para excluir resultados falso-positivos. Nos casos de sífilis congênita, o FTA-ABS IgM é o teste mais útil, por ser a mais precoce de todas as reações e pelo fato de os anticorpos IgM não atravessarem a barreira placentária
- Liquor ou líquido cefalorraquidiano (LCR): a punção lombar deverá ser realizada em todos os RN que se enquadrem na definição de sífilis congênita. Os casos com neurossífilis apresentam pleocitose (mais de 25 leucócitos/mm^3) e proteína elevada (mais de 100 mg/dℓ) e VDRL positivo no exame do LCR
- Radiografia de ossos longos: apresenta anormalidades metafisárias patognomônicas (bandas translúcidas) em 70 a 80% dos casos. Osteíte, osteocondrite e periostite são achados comuns.

Diagnóstico diferencial Toxoplasmose congênita, rubéola, citomegalovirose, herpes neonatal, sepse bacteriana, candidíase congênita, escabiose, acropustulose da infância, epidermólise bolhosa.

Tratamento
- Nos casos com LCR normal: penicilina cristalina (50.000 U/kg/dose) por 10 dias:
  - 12/12 h em RN com menos de 7 dias de vida
  - 8/8 h em RN com mais de 7 dias de vida
  - Ou penicilina procaína (50.000 U/kg/dia) intramuscular por 10 dias
- Nos casos com LCR alterado: penicilina cristalina (50.000 U/kg/dose) por 14 dias:
  - 12/12 h em RN com menos de 7 dias de vida
  - 8/8 h em RN com mais de 7 dias de vida.

Seção 2 | Afecções Dermatológicas de A a Z   233

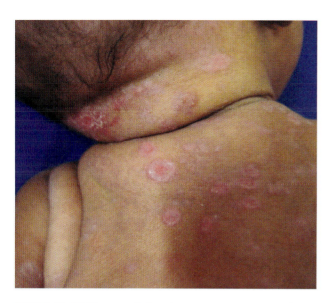

FIGURA 59 Sífilis congênita. Lesões eritematopapulosas anulares localizadas em dorso de recém-nascido.

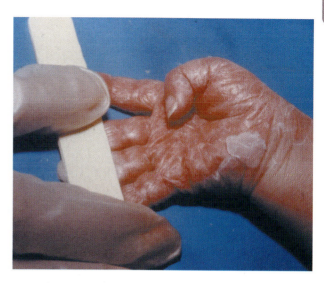

FIGURA 61 Sífilis congênita. Eritema e descamação. (Cortesia da Dra. Ana Mósca.)

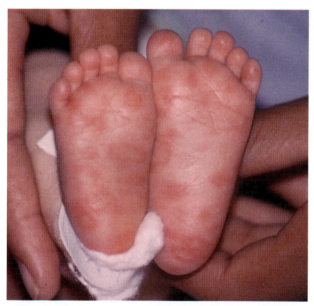

FIGURA 60 Sífilis congênita. Lesões eritematomaculosas em região plantar bilateral. Essa localização é bastante característica de sífilis. (Cortesia do Dr. Paulo Sérgio Emerich.)

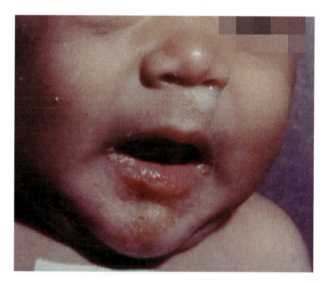

FIGURA 62 Sífilis congênita. Rinite sero-hemorrágica. (Cortesia da Dra. Ana Mósca.)

Síndrome da banda amniótica

=	Sinonímia	Brida amniótica.
	Epidemiologia	A incidência é de 1:10.000 nascimentos. Geralmente é esporádica, mas há relatos de casos familiais. Os fatores de risco maternofetais mais envolvidos são: traumatismo abdominal, doença do tecido conjuntivo, epidermólise bolhosa, malformações uterinas, primeira gestação e amniocentese.
	Etiologia	Ocorre presumivelmente pelo envolvimento do feto por faixas do saco amniótico roto precocemente.
	Clínica	A banda amniótica deriva da ruptura precoce do âmnio, que leva ao extravasamento do líquido e à introdução do feto na cavidade coriônica. O córion reabsorve o líquido, estimulando a proliferação de faixas mesodérmicas que envolvem e comprimem as estruturas fetais, levando a malformações de gravidade variável, dependendo da idade gestacional. Assim, as malformações do fechamento da parede abdominal e craniofaciais seriam consequentes à ruptura precoce do saco amniótico, e as malformações das extremidades, consequentes à ruptura mais tardia. Os achados mais comuns são bandas de constrição das extremidades distais, geralmente em circunferência, o que pode levar a linfedema ou até mesmo a amputação, sindactilia e pseudossindactilia (Figuras 63 e 64). Outras malformações que podem ser encontradas são aplasia cutânea de morfologia estrelada, padrões irregulares de alopecia e anomalia das mãos.
	Diagnóstico	É clínico, mas exames complementares devem ser solicitados para avaliar comprometimento de outros órgãos.
≠	Diagnóstico diferencial	Aplasia cutânea, linfedema.
	Tratamento	Correção cirúrgica das deformidades. Mais recentemente, cirurgias fetais têm sido utilizadas no tratamento das bandas para evitar amputação ou grave disfunção dos membros.

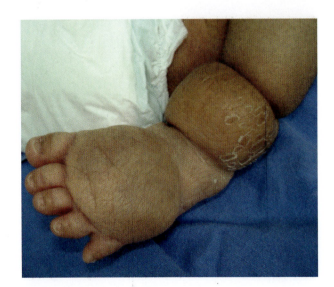

FIGURA 63 Síndrome da banda amniótica. Recém-nascido apresentando banda de constrição com circunferência completa na perna.

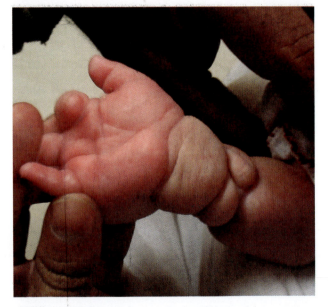

FIGURA 64 Síndrome da banda amniótica. Faixas constritivas em membro superior de recém-nascido. (Cortesia da Dra. Patrícia Mesquita.)

Vernix caseosa

=	**Sinonímia**	Verniz caseoso.
📈	**Epidemiologia**	Apresenta-se em pouca quantidade nos recém-nascidos (RN) pré-termo, é mais espessa nos RN a termo e desaparece nos RN pós-termo.
❓	**Etiologia**	É o produto fisiológico da descamação das células epidérmicas associadas à secreção sebácea.
💡	**Clínica**	Ao nascimento, a pele é recoberta por um material branco e graxento cuja função é de termorregulação, lubrificação e proteção devido à sua ação antibacteriana (Figuras 65 e 66). A alteração de sua coloração habitual (branca) pode demonstrar distúrbios intrauterinos; a coloração castanho-amarelada, por exemplo, é vista nos RN que eliminaram mecônio em virtude do sofrimento fetal, ou nas doenças hemolíticas.
🔍	**Diagnóstico**	Clínico.
≠	**Diagnóstico diferencial**	Não há.
💊	**Tratamento**	Não deve ser removido nas primeiras 24 h; o desaparecimento é espontâneo. Nos casos de RN de mães HIV-positivas ou com líquido amniótico fétido, a remoção deverá ser precoce para diminuir o risco de contaminação e colonização bacteriana.

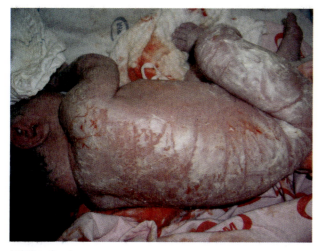

FIGURA 65 *Vernix caseosa*. É espesso em um recém-nascido a termo.

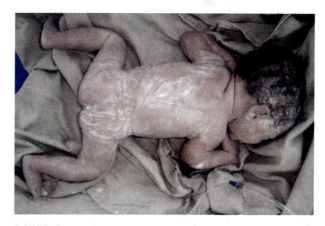

FIGURA 66 *Vernix caseosa*. Material brancacento e graxento em menor quantidade em recém-nascido pré-termo. (Cortesia do Dr. Armando Noguera.)

ALTERAÇÕES CUTÂNEAS DOS PACIENTES RENAIS CRÔNICOS E DOS PACIENTES TRANSPLANTADOS RENAIS

Allen de Souza Pessoa • Nathalie Andrade Sousa

	Sinonímia	Não tem outra nomenclatura.
	Epidemiologia	O prurido renal não tem predileção por raça ou sexo e também não está associado ao tempo de diálise ou etiologia da doença. A sua prevalência tem diminuído significativamente com as melhores técnicas de diálise.
	Etiologia	• Pacientes com doença renal crônica (DRC): ocorrem metabolismo alterado da vitamina A, trocas volumétricas de fluido da diálise, anemia, acúmulo de pigmentos carotenoides e urocromos na derme, aumento nos níveis da histamina sérica e de mastócitos, hiperparatireoidismo, aumento de cálcio, fósforo, magnésio, alumínio e β_2-microglobulina, calcificação metastática vascular, polineuropatia urêmica periférica • Pacientes transplantados renais: fármacos imunossupressores são responsáveis por induzir ou aumentar a suscetibilidade do paciente à grande maioria das manifestações dermatológicas pós-transplante. As neoplasias cutâneas e as doenças infecciosas são as mais comuns e tendem, devido à imunossupressão, a surgir de forma mais precoce e com comportamento mais agressivo.
	Clínica	O paciente com DRC (principalmente no estágio 5) e o paciente que realiza hemodiálise apresentam algumas manifestações cutâneas características. O sinal cutâneo mais comum é a xerodermia, ocorrendo em até 80% dos pacientes. O sintoma mais comum é o prurido, que pode ser localizado ou generalizado, acometendo principalmente as costas, podendo resultar em lesões cutâneas como escoriações, líquen simples crônico, prurigo nodular e pápulas ceratósicas. Alterações da coloração da pele também podem ser vistas, como palidez (devido à anemia), hiperpigmentação melanocítica (por diminuição da excreção renal do hormônio estimulador de melanócitos) e cor amarelo-acinzentada (acúmulo de carotenoides e urocromos). Podem ser observadas as unhas meio a meio, que são unhas de coloração alterada cuja metade proximal do comprimento tem cor branca e a metade distal tem cor normal (Figura 1). Outras manifestações dermatológicas que podem acometer o paciente com doença renal são alopecia difusa não cicatricial (principalmente por eflúvio telógeno), geada ou neve urêmica, xerostomia, macroglossia, porfiria cutânea tarda e pseudoporfiria (ver capítulo *Porfirias*), livedo reticular, gangrena, calcifilaxia, calcinose, fragilidade capilar com hematomas e equimoses; púrpuras e petéquias; maior incidência de infecções e tumores, dermatoses perfurantes adquiridas, dermopatia fibrosante nefrogênica e fenômeno de Raynaud. Com a realização do transplante renal, o paciente pode ou não ter a resolução das lesões citadas anteriormente. No entanto, após o transplante surgem novas lesões, principalmente relacionadas aos fármacos imunossupressores indispensáveis para evitar a rejeição do órgão. Com frequência lesões cutâneas de diferentes tipos são vistas simultaneamente em um mesmo paciente. Após o transplante, geralmente há melhora da xerodermia e do prurido, além de diminuição do fenômeno de Raynaud. A elastose actínica com actinossenescência precoce não melhora com o transplante, e pode haver início de dermatite seborreica. São manifestações relacionadas aos fármacos imunossupressores, em ordem decrescente de prevalência: hipertricose, telangiectasias, fácies em lua cheia, eritema facial, hiperplasia gengival, acne, dermatite seborreica, púrpura, ceratose folicular, estrias, hiperplasia sebácea, ginecomastia, úlceras orais, cabelo quebradiço, lúnula vermelha, estomatite, rosácea e alopecia. As dermatoses infecciosas são comuns nos transplantados e podem ser de etiologia fúngica, bacteriana ou viral, apresentando curso mais grave, com rápida e intensa progressão das lesões, muitas vezes com quadros atípicos. As infecções fúngicas são as mais frequentes, e se apresentam como candidíase mucocutânea, dermatofitose, onicomicose, pitiríase versicolor e foliculite pitirospórica. As infecções virais são as segundas mais comuns e parecem ter relação com o uso de azatioprina. São provocadas principalmente por vírus do grupo papilomavírus humano e do grupo herpes, causando verrugas não genitais, condilomas genitais, além de infecções herpéticas genitais e não genitais. Podem-se observar ainda nesses pacientes lesões de molusco contagioso e herpes-zóster. As infecções bacterianas mais comuns são foliculite, abscesso, furúnculo, impetigo, ectima, erisipela e celulite causadas por estreptococos e estafilococos. Alguns estudos apontam que a infecção herpética e a pitiríase versicolor são comuns no primeiro ano pós-transplante, enquanto as verrugas vulgares têm estabelecimento mais tardio. O risco de neoplasias cutâneas está aumentado nos pacientes transplantados renais, sendo o câncer de pele não melanoma 20 a 65 vezes mais comum nesses doentes. Tais neoplasias são mais frequentes no sexo masculino, surgem mais precocemente do que na população geral e aumentam sua incidência quanto maior a duração da terapia imunossupressora. O local de acometimento dessas lesões são preferencialmente couro cabeludo, face e membros superiores. O carcinoma espinocelular (CEC) é a neoplasia cutânea mais comum nesses pacientes, sendo o tipo invasivo o mais frequente. Em segundo lugar, está o carcinoma basocelular, diferentemente da população geral, em que esta neoplasia é a mais comum (Figuras 2 a 4). É importante salientar que os cânceres de pele não melanoma em transplantados renais são mais agressivos, têm maior risco de metástase e maior risco de recorrência após o tratamento, devendo ser precocemente identificados e adequadamente tratados. Lesões pré-malignas como ceratoses actínicas também são observadas nesses pacientes e devem ser tratadas pelo maior risco de transformação em CEC em comparação com a população geral. A incidência de sarcoma de Kaposi também está aumentada nesses pacientes, e, quando há metástase avançada, é recomendada a suspensão da terapia imunossupressora. As dermatoses inflamatórias também são encontradas nos pacientes transplantados, sendo a dermatite seborreica a mais comum. A baixa incidência de psoríase e eczemas pode ser explicada devido à interação dos fármacos imunossupressores que são muitas vezes utilizados para o tratamento dessas condições.

	Diagnóstico	O diagnóstico deve ser feito de acordo com a lesão apresentada no exame clínico, incluindo anamnese adequada, exame físico cuidadoso e, se necessário, métodos complementares como dermatoscopia, exames laboratoriais, micológico, bacteriológico e histopatológico.
	**Diagnóstico diferencial**	Em relação ao prurido, outras causas devem ser investigadas, entre elas metabólicas (hipotireoidismo), neoplásicas (linfoma) ou infecciosas (HIV).
	Tratamento	O principal objetivo do tratamento nos casos de prurido renal é aliviar o sintoma e melhorar a qualidade de vida do paciente, sendo o transplante renal o tratamento definitivo para o prurido e para diversas outras manifestações cutâneas presentes na DRC. É importante mencionar que os anti-histamínicos não são eficazes e a maioria dos tratamentos disponíveis é apenas empírica e carece de evidências fortes. Evitar xerose, transpiração e calor. Eritropoetina, hidratantes contendo ácido gamalinolênico, glicerol e parafina, creme de capsaicina 0,025%, loção de pramoxina, gabapentina, granisetrona, fototerapia com UVB *narrow band* e paratireoidectomia mostraram benefício no alívio do prurido. Os pacientes com doença renal devem ter acompanhamento dermatológico adequado e regular tanto no período pré-transplante quanto no período pós-transplante para que as lesões sejam detectadas e tratadas precocemente. A imunossupressão prolongada e a exposição cumulativa à radiação ultravioleta são os principais fatores que levam ao surgimento de lesões pré-malignas e malignas. Deve-se estabelecer um acompanhamento dermatológico regular para esses pacientes, com o intuito de reforçar orientações quanto à fotoproteção adequada, além de detectar de forma precoce tais lesões. O tratamento das dermatoses verrucosas, ceratoses actínicas, carcinomas espinocelular e basocelular pode ser feito com excisão cirúrgica, eletrocirurgia, criocirurgia, curetagem, 5-fluoruracila tópica, imiquimode a 5% creme, terapia fotodinâmica, terapia com *laser* de dióxido de carbono ou retinoides sistêmicos, dependendo do grau de acometimento cutâneo. Alguns estudos indicam que a troca da terapia imunossupressora por outras medicações menos oncogênicas, como os inibidores da mTOR, parece retardar o desenvolvimento das lesões pré-malignas ou até mesmo induzir a regressão daquelas preexistentes, além de diminuir a incidência de novos cânceres de pele não melanoma. O tratamento das dermatoses infecciosas ou inflamatórias deve ser feito conforme descrito no capítulo específico de cada doença.

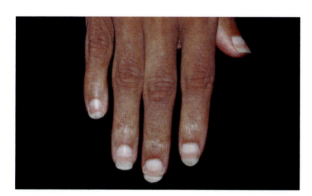

FIGURA 1 Unhas meio a meio. Porção proximal de unha de cor branca e porção distal de cor normal em paciente com doença renal crônica.

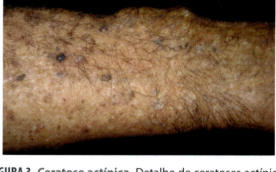

FIGURA 3 Ceratose actínica. Detalhe de ceratoses actínicas hipertróficas (lesões pré-cancerosas).

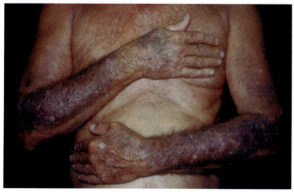

FIGURA 2 Ceratose actínica e carcinoma espinocelular. Múltiplas lesões de carcinoma espinocelular e ceratose actínica nas áreas fotoexpostas de paciente submetido a transplante renal sobre pele hiperpigmentada.

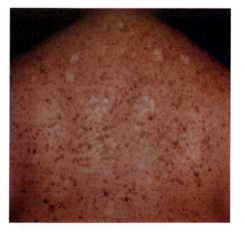

FIGURA 4 Ceratose actínica e carcinoma espinocelular. Múltiplas lesões de ceratose actínica e carcinoma espinocelular no dorso de mulher submetida a transplante renal.

ALTERAÇÕES CUTÂNEAS NO DIABETES MELITO

Adriana Lúcia Mendes • Hélio Amante Miot • Vidal Haddad Junior

O diabetes melito (DM) é uma epidemia dos tempos modernos e afeta mais de 8% dos adultos do mundo, com aproximadamente metade dos casos subdiagnosticada. A epidemia está relacionada à dieta e a pouca atividade física, o que provoca obesidade e favorece o aparecimento de DM. Como fator complicador, alterações graves podem surgir em rins, vasos e olhos. A pele pode também apresentar várias alterações direta ou indiretamente relacionadas ao DM, as quais, quando identificadas, ajudam o dermatologista a reconhecer precocemente a doença. Isso é fundamental para melhorar o controle e o prognóstico do DM.

As alterações cutâneas mais importantes serão discutidas a seguir:
- Acantose nigricante
- *Bullosis diabeticorum*
- Dermopatia diabética
- Escleredema de Buschke
- Granuloma anular
- Necrobiose lipoídica *diabeticorum*
- Pé diabético
- Xantomas eruptivos
- Miscelânea.

Acantose nigricante

=	Sinonímia	*Acanthosis nigricans.*
📈	Epidemiologia	A incidência de acantose nigricante (AN) é desconhecida, porém se sabe que é mais comum em adultos negros (13,3%), seguidos de latinos (5,5%) e brancos (1%). Existe forte associação com obesidade, sendo um importante marcador de resistência insulínica (RI), mas acromegalia, síndrome dos ovários policísticos, diabetes tipo 2 e síndrome de Cushing podem estar associados. A AN também pode se associar a doenças genéticas raras e malignidade.
❓	Etiologia	A hiperinsulinemia, principalmente associada a RI, tem um papel primordial. Doenças ou fármacos (ácido nicotínico, glicocorticoide e injeções de hormônio do crescimento [GH]) que promovam a RI podem cursar com AN, uma vez que a hiperinsulinemia estimula o crescimento de ceratinócitos e fibroblastos dérmicos. Nos adenocarcinomas gastrintestinais e geniturinários, a AN resulta do aumento da expressão de fator de crescimento transformador-alfa (TGF-α) e fator de crescimento epidérmico.
👁	Clínica	A AN se manifesta por placas hipercrômicas de cor preta ou castanho-escura e aspecto aveludado em axilas (Figura 1), região inguinal e região cervical posterior, podendo acometer ainda aréolas mamárias, cicatriz umbilical e cotovelos. Pode haver prurido e associações como os acrocórdons, ceratoses seborreicas e papilomatose acral. A AN ligada a processos benignos difere da associada à malignidade, uma vez que a segunda tem início rápido e frequentemente se associa a prurido intenso (ver capítulo *Acantose Nigricante*).
🔍	Diagnóstico	O diagnóstico é clínico.
≠	Diagnóstico diferencial	A pseudoacantose nigricante manifesta-se por manchas e placas hipercrômicas nas dobras de pescoço ou axilas desencadeadas por sobrepeso, mas sem as associações da AN verdadeira.
💊	Tratamento	É necessário que a RI seja controlada. A metformina pode ser utilizada (para aumentar a sensibilidade à insulina), mas as únicas medidas eficazes são perda de peso, prática de exercícios físicos e educação alimentar, que revertem os distúrbios metabólicos que causam as manifestações cutâneas. O uso de despigmentantes, como hidroquinona 4%, a fórmula de branqueamento de Kligman e ceratolíticos, pode levar a melhora em casos leves. Outras formas de tratamentos cosméticos incluem *laser* de alexandrita de pulso longo, dermoabrasão, *peelings* químicos e psoraleno mais UVA (PUVA). A AN da malignidade pode desaparecer se o tumor for removido com sucesso (cirurgia ou quimioterapia).

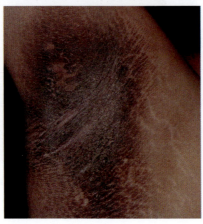

FIGURA 1 Acantose nigricante. Observar o espessamento e a hipercromia da pele em uma área típica da doença. (Departamento de Dermatologia da Faculdade de Medicina de Botucatu – Universidade Estadual Paulista [Unesp].)

Bullosis diabeticorum

=	**Sinonímia**	Doença bolhosa do DM, *diabetic bulla*.
📈	**Epidemiologia**	Enfermidade rara, ocorrendo em pacientes de 17 a 80 anos de idade, mais frequente em homens (2:1). Ocorre em aproximadamente 0,5% dos portadores de diabetes e é considerada um marcador do DM. Manifesta-se em pacientes com muitos anos de evolução da doença ou naqueles com múltiplas complicações, como nefropatia, neuropatia e mau controle metabólico.
❓	**Etiologia**	A *bullosis diabeticorum* (BD) vinha sendo descrita em estreita correlação com traumatismos locais anteriores, mas existem teorias relacionadas com exposição à luz ultravioleta ou diabéticos com microangiopatia (alteração do fornecimento vascular e aumento da pressão venosa que levaria à divisão da junção dermoepidérmica em nível da lâmina lúcida).
👁	**Clínica**	O aparecimento é espontâneo e súbito de grandes bolhas únicas ou múltiplas (0,5 a 5 cm), tensas, nas regiões acrais, que se rompem e provocam exulcerações recobertas por crostas (Figura 2). Estas podem ser bilaterais, apresentam base pouco inflamatória e são preenchidas com líquido seroso claro e estéril, raramente tendo conteúdo hemorrágico. Outros locais afetados são dorso e laterais das mãos e antebraços. Essas bolhas são geralmente indolores, não pruriginosas e desaparecem espontaneamente em 2 a 5 semanas (ver capítulo *Bullosis Diabeticorum*).
🔍	**Diagnóstico**	O diagnóstico é clínico. Deve ser lembrado quando houver grandes bolhas sem inflamação aparente em pacientes com diabetes de longa data ou naqueles com complicações crônicas da doença. A histologia mostra clivagem dermoepidérmica e imunofluorescência direta (IFD) negativa para C3, IgM, IgA e IgG.
≠	**Diagnóstico diferencial**	O diagnóstico diferencial inclui pênfigos, penfigoide bolhoso, dermatite de contato, picadas de insetos, epidermólise bolhosa, queimaduras, erisipela bolhosa, bolhas por traumatismo, farmacodermias bolhosas e porfiria cutânea tarda.
💊	**Tratamento**	As bolhas diabéticas tendem a curar-se espontaneamente, na ausência de medidas terapêuticas, e a maioria dos pacientes não procura atendimento médico. A cura espontânea em 2 a 6 semanas pode representar uma possível razão para esta entidade ser subdiagnosticada e não relatada.

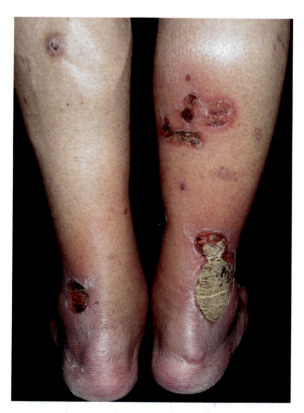

FIGURA 2 *Bullosis diabeticorum*. Observar a pequena inflamação circundante nas bolhas da *bullosis diabeticorum*. (Departamento de Dermatologia da Faculdade de Medicina de Botucatu – Unesp.)

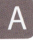

Dermopatia diabética

=	Sinonímia	Não tem outra nomenclatura.
📈	Epidemiologia	Sua incidência pode variar de 7 a 70% em diabéticos com mais de 50 anos e naqueles que apresentam longo tempo de doença. É mais comum em homens (2:1) e pode acontecer em não diabéticos.
❓	Etiologia	A dermopatia diabética (DD) é possivelmente associada a microangiopatias (nefropatia, retinopatia e neuropatias) e macroangiopatia, em particular doença arterial coronariana (DAC). A degeneração dos nervos subcutâneos por microangiopatia aumenta a incidência de DD em 52 a 81%.
💡	Clínica	A DD consiste em pequenas depressões superficiais acastanhadas, atróficas, semelhantes a pequenas cicatrizes arredondadas (menores que 1,0 cm de diâmetro, mas que podem chegar a 2,5 cm) (Figura 3). Não provocam dor ou prurido e são assimétricas e localizadas bilateralmente nas proeminências ósseas da região pré-tibial. Mais raramente, a DD pode ocorrer nas coxas, no tronco e na face inferior do abdome. A doença pode ter início insidioso e ser confundida com cicatrizes traumáticas, sendo subnotificada. As lesões mais antigas desaparecem e novas se formam continuamente.
🔍	Diagnóstico	O diagnóstico é clínico. Anamnese e exame físico confirmam o diagnóstico de DD. A presença de quatro ou mais lesões típicas em diabéticos é característica da DD. A histologia é inespecífica.
≠	Diagnóstico diferencial	As típicas depressões atróficas acastanhadas podem necessitar de diferenciação da doença de Schamberg (dermatite purpúrica pigmentada progressiva), púrpura *annularis* telangiectásica, dermatite liquenoide purpúrica pigmentada, dermatite de estase, angioma *serpiginosum* de Hutchinson, tubercúlides papulonecróticas e escoriações factícias.
💊	Tratamento	O tratamento da DD não é recomendado ou mesmo efetivo. Por outro lado, as condições associadas a DD requerem atenção. Uma vez confirmado o diabetes, a atenção deve ser focada em prevenção, detecção e controle das complicações associadas.

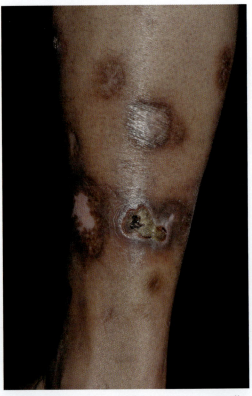

FIGURA 3 Dermopatia diabética. As pequenas depressões acastanhadas se assemelham a cicatrizes. (Departamento de Dermatologia da Faculdade de Medicina de Botucatu – Unesp.)

Escleredema de Buschke

=	**Sinonímia**	*Scleredema adultorum, scleredema diabeticorum.*
📈	**Epidemiologia**	É mais frequente em homens de meia-idade. O diabetes melito está associado em cerca de 50% dos casos, e sua prevalência varia entre 2,5 e 14% nos portadores de diabetes.
❓	**Etiologia**	O escleredema de Buschke (EB) pertence ao grupo das mucinoses e pode estar associado a infecções bacterianas, virais, alterações hematológicas, diabetes melito e outras doenças endócrinas. Três variantes de escleredema estão descritas classicamente, sendo o tipo 3 associado a diabetes e sobrepreso.
💭	**Clínica**	O EB é caracterizado por espessamento simétrico e difuso com endurecimento da pele, acometendo principalmente face, tronco, pescoço e membros superiores (Figura 4). O EB tem início insidioso, assintomático, com perda progressiva das marcas da pele. Nos casos mais graves, pode ocasionar desconforto no pescoço e dor nas costas. Devido ao espessamento, a mobilidade está reduzida e pode surgir síndrome respiratória restritiva. O acometimento visceral é raro, podendo ocorrer em olhos, língua, faringe, esôfago, tecido musculoesquelético, articulações, coração (derrame pericárdico e pleural) e fígado (hepatoesplenomegalia) (ver capítulo *Mucinoses Cutâneas Primárias*).
🔍	**Diagnóstico**	É clínico, mas a ressonância magnética pode ajudar a avaliar a extensão ou a atividade da doença. A biopsia incisional é geralmente recomendada para confirmar o diagnóstico. A histopatologia mostra espessamento da derme reticular (2 a 3 vezes) com feixes de colágeno calibrosos separados por faixas de depósito hialino de mucina ou de ácido hialurônico.
≠	**Diagnóstico diferencial**	O diagnóstico diferencial deve ser estabelecido com esclerodermia e escleromixedema.
💊	**Tratamento**	Embora decepcionantes, diversas modalidades terapêuticas podem ser usadas: imunossupressores (como ciclosporina e metotrexato), pentoxifilina, prostaglandina E1, imunoglobulina intravenosa, penicilamina, antibioticoterapia, corticosteroide sistêmico e intralesional, fator XIII, aminobenzoato, colchicina, radioterapia com dimetilsulfóxido (DMSO) gel, fotoquimioterapia com psoraleno e ultravioleta A (PUVA), e recentemente tamoxifeno e irradiação com feixe de elétrons. A fototerapia parece ser mais eficaz, provavelmente pela hiper-regulação da síntese de colagenase pelos fibroblastos e a subsequente degradação das fibras de colágeno.

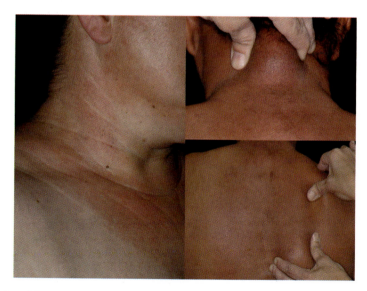

FIGURA 4 Escleredema de Buschke. O espessamento difuso e simétrico da pele é sua principal característica. (Departamento de Dermatologia da Faculdade de Medicina de Botucatu – Unesp.)

Granuloma anular

=	**Sinonímia**	Não tem outra nomenclatura.
📈	**Epidemiologia**	O granuloma anular (GA) tem incidência de 0,1 a 0,4% e afeta todos os grupos etários, porém é mais comum em pessoas com menos de 30 anos de idade e em mulheres, na proporção de 6:1.
	Etiologia	Parece haver uma reação de hipersensibilidade mediada por células. Associações envolvem reação a infecções, tais como HIV, hepatites B e C, tuberculose, agentes tóxicos, doenças tireoidianas, anormalidades lipídicas e malignidade. A associação de GA com diabetes melito é controversa.
	Clínica	É uma dermatite benigna, assintomática e autolimitada. As lesões começam como pápulas firmes dérmicas, eritematoacastanhadas, que se expandem centrifugamente. O formato é anular com hiperpigmentação central. A forma localizada é a mais comum e afeta principalmente crianças e jovens não diabéticos, mas em adultos diabéticos pode ocorrer uma forma disseminada em cerca de 0,5 a 10% desses pacientes (Figura 5). Muitas lesões regridem espontaneamente em cerca de 2 anos, sem sequelas, ao passo que outras podem durar muitos anos. As lesões que desaparecem têm cerca de 40% de chance de reaparecerem (ver capítulo *Granuloma Anular*).
🔍	**Diagnóstico**	O diagnóstico é clínico, e a falta de descamação, vesículas e prurido ajuda a diferenciar de tinha *corporis*, pitiríase rósea, psoríase ou eritema anular. Histologicamente, o GA mostra deposição de mucina e um infiltrado histiocítico e células gigantes multinucleadas dispostas em cerca/paliçada. Embora a histologia seja muito semelhante à observada na necrobiose lipoídica *diabeticorum* (NLD), os abundantes depósitos de mucina no GA ajudam a distinguir o GA da NLD.
≠	**Diagnóstico diferencial**	O diagnóstico diferencial se faz com NLD e outras doenças granulomatosas, em particular a sarcoidose.
	Tratamento	O GA apresenta fraca resposta terapêutica. Os corticosteroides tópicos são geralmente considerados terapia de primeira linha (corticosteroides de alta potência com ou sem oclusão ou até mesmo injeção intralesional de corticosteroides). A criocirurgia, em um ciclo de 10 a 60 s, é bem tolerada e tem boa resposta. Para lesões generalizadas, pode-se tentar a fotodinâmica terapêutica (PDT) associada a aminolevulinato de metila ou isotretinoína oral na dose de 0,5 a 1 mg/kg/dia (boa resposta). Outras modalidades terapêuticas são PUVA, niacinamida, infliximabe, cloroquina, metotrexato, dapsona e inibidores tópicos da calcineurina.

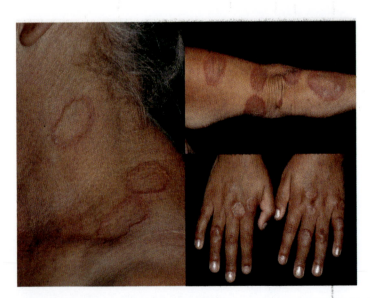

FIGURA 5 Granuloma anular. Caracteriza-se por pápulas eritematosas com hiperpigmentação central e bordas elevadas. (Departamento de Dermatologia da Faculdade de Medicina de Botucatu – Unesp.)

Necrobiose lipoídica *diabeticorum*

=	**Sinonímia**	Não tem outra nomenclatura.
📈	**Epidemiologia**	Até um terço dos casos ocorre em indivíduos sem diabetes, mas ao longo dos anos até 90% das pessoas com necrobiose lipoídica *diabeticorum* (NLD) podem desenvolver algum grau de intolerância à glicose ou apresentar história familiar positiva para diabetes. Entre os portadores, sua incidência varia de 0,3 a 1,6% (principalmente do tipo 1). Existem outras condições associadas a NLD, como distúrbios da tireoide, doença de Crohn, colite ulcerativa, artrite reumatoide e sarcoidose. A NLD predomina em mulheres brancas entre 40 e 60 anos de idade (80% dos casos).
	Etiologia	A NLD é uma dermatose granulomatosa idiopática rara, que ocorre principalmente em pacientes com DM. Há varias teorias que envolvem comprometimento vascular (microangiopatia) e imunológico (alteração da migração de neutrófilos), resultando em degeneração do colágeno e/ou anormalidades na sua produção.
	Clínica	O curso clínico é imprevisível, havendo desde cronicidade até resolução espontânea em 10 a 20% dos casos. As lesões se localizam nas extremidades inferiores bilateralmente, especialmente na superfície pré-tibial, mas podem surgir em coxas, regiões poplíteas e pés e mesmo em abdome, membros superiores (especialmente mãos e antebraços) e couro cabeludo, onde pode causar atrofia e alopecia. Na face, pode acometer as pálpebras e o nariz. Em casos raros, foram observadas lesões no calcanhar e no pênis. A doença começa como pápulas e nódulos assintomáticos que, gradualmente, se ampliam e se agrupam, formando placas amarelo-acastanhadas bem delimitadas com bordas violáceas que, muitas vezes, são elevadas com um centro atrófico que corresponde à atrofia dérmica associada a telangiectasias superficiais (Figura 6). Sua forma é elíptica, com margens serpiginosas. A pele adjacente é eritematovinhosa, enquanto o centro é amarelado, indicando acúmulo de lipídios. O tamanho da lesão pode variar desde alguns milímetros até vários centímetros. Quando as lesões se tornam crônicas, a esclerose é bem marcada com aspecto porcelanado. A ulceração está presente em até um terço dos pacientes com NLD. Essas lesões têm capacidade de apresentar fenômeno de Koebner se sofrerem traumatismos e surgirem em cicatrizes pós-traumatismo, lesões antigas de esclerodermia e cicatrizes da vacina BCG. O paciente, ocasionalmente, tem sensação de prurido ou ardor em áreas antes assintomáticas, surgindo dor após ulceração. Alguns pacientes relatam anestesia parcial ou completa em locais afetados por provável disfunção neurológica local. Mais da metade dos pacientes com diabetes e NLD têm neuropatia ou microangiopatia. Aproximadamente 35% das lesões progridem para ulceração. O curso da doença é mais grave em homens, pois têm maior probabilidade de ulceração em suas lesões. O controle metabólico parece não ter efeito comprovado no curso da doença, embora haja relato de que o controle glicêmico rigoroso reduza a incidência de necrobiose lipoídica (ver capítulo *Necrobiose Lipoídica*).
🔍	**Diagnóstico**	O diagnóstico é clínico. O exame histopatológico mostra desorganização e degeneração do colágeno com espessamento da membrana basal e processo inflamatório do tecido adiposo subcutâneo subjacente. A causa primária da degeneração de colágeno parece ser vasculite autoimune. Outros estudos sugerem que a necrobiose lipoídica seja, principalmente, uma doença do colágeno com inflamação secundária, sendo que a presença de fibrina nas lesões, associada a histiócitos em paliçada, sugere reação de hipersensibilidade tardia. Os exames laboratoriais devem incluir glicose sérica de jejum e/ou hemoglobina glicada para rastrear diabetes ou avaliar o controle glicêmico. Caso não haja confirmação, repetir o exame anualmente, pois a NLD pode ser a primeira manifestação de diabetes.
≠	**Diagnóstico diferencial**	A NLD pode ser confundida com sarcoidose, granuloma anular, líquen escleroso atrófico, úlceras crônicas de estase venosa, eritema nodoso e xantogranuloma necrobiótico. Quando há lesões ulceradas, pode assemelhar-se a pioderma gangrenoso, sífilis terciária e micobacterioses cutâneas.
	Tratamento	Na ausência de ulceração ou sintomas, é razoável não tratar NLD, dado que até 20% das lesões podem regredir espontaneamente, mas com sequelas. A cessação do tabagismo e a prevenção de traumatismos locais são úteis. O tratamento medicamentoso deve ser reservado para alívio sintomático. Os medicamentos utilizados com eficácia variável são: corticosteroides em injeções intralesionais, por via oral ou tópico sob oclusão, clofazimina, ácido acetilsalicílico, dipiridamol, pentoxifilina e cloroquina. O papel do controle glicêmico rigoroso permanece controverso na melhoria da NLD, mas a otimização de glicose deve ser um objetivo em conjunto com outros tratamentos. Infecções podem necessitar de terapia antimicrobiana sistêmica. Mesmo quando a NLD se cura, a hiperpigmentação pós-inflamatória e a atrofia remanescentes demorarão a regredir completamente. Diferentes curativos têm sido usados com sucesso em relatos de casos, incluindo colágeno bovino, produtos moduladores de protease e matriz de pele de ovelha.

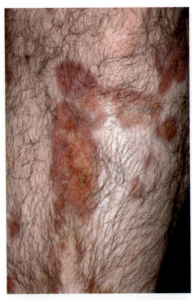

FIGURA 6 Necrobiose lipoídica *diabeticorum*. A enfermidade se inicia nas regiões pré-tibiais com pápulas amareladas que se agrupam em placas. (Departamento de Dermatologia da Faculdade de Medicina de Botucatu – Unesp.)

Pé diabético

=	**Sinonímia**	Não tem outra nomenclatura.
	Epidemiologia	O pé diabético representa uma das complicações mais graves do DM, uma vez que pode evoluir para amputação. É considerado um problema de saúde pública, pois sua presença está associada a piora na qualidade de vida devido a tratamento prolongado, licenças médicas, aposentadoria precoce e elevada mortalidade. Estima-se que a ocorrência de úlceras na população diabética seja de 1,4 a 11,9%. A amputação representa 14 a 20%, e as ulcerações precedem 85% desses procedimentos.
	Etiologia	A etiologia está apoiada em componentes neurológicos (alteração da sensibilidade periférica e alteração motora) e vasculares. A perda da proteção sensorial e motora favorece deformidades do pé. A anidrose causa ressecamento da pele e fissuras. Pequenos traumatismos insensíveis, desencadeados por caminhadas ou calçados inadequados, causam as úlceras, em geral na região plantar. Essas úlceras se infectam com frequência, aumentando o risco de amputação. Adicionalmente, a doença arterial periférica participa da etiologia em 50% das úlceras, e os pacientes que apresentam doença arterial periférica (DAP) grave podem necessitar de amputações em 70% dos casos.
	Clínica	As úlceras surgem após traumatismo, mesmo de pequena intensidade. Predominam nas faces lateral e medial dos pés e nas extremidades dos dedos. Frequentemente são dolorosas e se acompanham de necroses (Figura 7). Atualmente, sugere-se que haja atenção nas fases precoces das alterações, evitando lesões mais graves e de maior risco para amputação.
	Diagnóstico	Em relatos publicados, apenas 12% dos médicos examinam os pés dos pacientes assintomáticos, quando a sensibilidade deve ser pesquisada pelo menos anualmente. A ausência de sintomas não exclui o risco para ulceração e suas complicações. A avaliação neurológica básica visa avaliar a integridade dos pés e é realizada com monofilamentos.
≠	**Diagnóstico diferencial**	Úlceras crônicas nos pés. No Brasil, deve-se considerar a hipótese de hanseníase, tanto por sua frequência quanto por ser também causa comum do mal perfurante plantar.
	Tratamento	Estima-se que a ação de uma equipe multiprofissional e interdisciplinar que atue sobre prevenção e tratamento precoce do pé diabético possa reduzir complicações e amputações em mais de 85%. Se os pulsos forem palpáveis, medidas terapêuticas como desbridamento e curativos geralmente curam a úlcera em poucas semanas. Se houver isquemia, a revascularização cirúrgica é crucial para o tratamento. As infecções secundárias e a osteomielite são fatores que complicam a abordagem. Antibióticos sistêmicos devem ser avaliados em todos os casos. A aplicação local de iodopovidona, água oxigenada e permanganato de potássio destrói fibroblastos e causa ressecamento tecidual, não sendo indicada. As principais recomendações para o cuidado das lesões neuropáticas consistem no alívio da pressão por meio do uso de muletas, bengalas e gesso, além do abandono dos calçados que tenham originado o traumatismo.

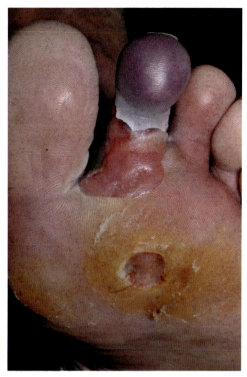

FIGURA 7 Pé diabético. Trata-se de grave complicação isquêmica/neurológica que pode causar amputação. (Departamento de Dermatologia da Faculdade de Medicina de Botucatu – Unesp.)

Xantomas eruptivos

=	Sinonímia	Não tem outra nomenclatura.
	Epidemiologia	O xantoma eruptivo (XE), por ter várias causas, tem prevalência pouco esclarecida. Quando associado a dislipidemia familiar heterozigótica, pode ter frequência de 1:250 indivíduos; contudo, se for homozigótica, 1:500.000.
	Etiologia	Acredita-se que sua patogênese seja devida a hipertrigliceridemia e quilomicronemia. Causas secundárias de hipertrigliceridemia, como obesidade, DM tipo 2 descontrolado, ingestão alcoólica e tratamentos com estrogênios ou retinoides orais, podem manifestar-se com XE. DM tipo 2 e outras enfermidades que cursam com resistência insulínica e síndrome metabólica podem causar deficiência da lipase lipoproteica e, assim, formar xantomas eruptivos (ver capítulo *Xantomas*).
	Clínica	Os xantomas eruptivos são caracterizados por pápulas amareladas de 1 a 4 mm de largura, rodeadas por um halo eritematoso, isoladas ou confluentes, que se manifestam em superfícies extensoras, região glútea, região lombar, cotovelos e parte posterior das coxas. Elas podem ser pruriginosas e até mesmo dolorosas. A erupção geralmente começa até 3 semanas após aumento exagerado de triglicerídeos.
	Diagnóstico	O diagnóstico é clínico. O valor de triglicerídeos séricos pode ultrapassar 700 mg/dℓ.
≠	Diagnóstico diferencial	Pápulas eruptivas como na hanseníase virchowiana e outras.
	Tratamento	Os xantomas eruptivos devem ser considerados uma condição grave e potencialmente fatal, pois podem acompanhar-se de pancreatite aguda. O tratamento e a prevenção dessa enfermidade podem ser feitos com correção adequada de hipertrigliceridemia, por meio de alimentação adequada, prática de exercícios físicos e medicações específicas para redução dos triglicerídeos, como fibratos (bezafibrato 400 mg, fenofibrato 200 mg, ciprofibrato 100 mg e genfibrozila 600 mg), ácido nicotínico e alguns tipos de estatinas (rosuvastatina e atorvastatina). Esses pacientes devem ser cuidadosamente avaliados para síndrome metabólica, DM e risco de doença cardiovascular com início de terapia apropriada.

Miscelânea

Um estado ictiosiforme decorrente das alterações cutâneas do DM surge com frequência em indivíduos jovens com DM insulinodependente, o que parece relacionado à microangiopatia e à duração da doença. A ceratose pilar também pode ser observada e parece associada à xerose cutânea vista nestes pacientes.

Rubeosis faciei é eritema da face e região cervical, presente em até 60% dos pacientes com DM, provavelmente relacionado à perda do tônus vasoconstritor. Normalmente, reflete o mau controle glicêmico e está associado a neuropatia periférica. Nesses pacientes, a hiperglicemia pode conduzir à alteração na microcirculação, que se torna clinicamente evidente pela dilatação venosa facial. *Rubeosis* é expressão de microangiopatia, sendo prudente investigar outras manifestações vasculares, como retinopatia e nefropatia. O controle glicêmico rigoroso é o pilar do tratamento para essa condição. A pele amarelada ou carotenodermia também está relacionada ao controle inadequado da glicemia, o que ocorre tanto por carotenemia quanto pelo aumento da glicosilação das proteínas de colágeno e dérmicas. Não existe tratamento para esse distúrbio.

O DM causa várias alterações no sistema imunológico, mas, especialmente, diminuição da quimiotaxia dos leucócitos e fagocitose. Além disso, a ação sobre a vasculatura leva a deficiência significativa da resposta imunitária, o que favorece infecções e retarda sua resolução. A infecção fúngica mais comum no DM é a candidíase, especialmente a vulvovaginal, a balanoprepucial e a estomatite angular. Esta pode ser a primeira evidência indireta de DM. A vulvovaginite por *Candida* é quase universal entre mulheres diabéticas de longo prazo, sendo causa comum de prurido vulvar durante os períodos de glicosúria. Cursa com eritema vulvar e corrimento, às vezes esbranquiçado. O tratamento consiste no controle glicêmico, além do tratamento tópico ou sistêmico da infecção fúngica. Outras micoses superficiais comuns em diabéticos são pitiríase versicolor e dermatofitoses extensas, como a tinha *corporis*, que estão associadas a microangiopatia e mau controle glicêmico.

Várias infecções por fungos oportunistas são descritas em diabéticos com controle glicêmico inadequado. Uma condição muito grave, porém rara, é a mucormicose, causada por zigomicetos, da ordem Mucorales, que causa necrose tecidual geralmente no centro da face com rápida progressão e alta taxa de mortalidade. A identificação precoce é essencial para a sobrevivência. As infecções bacterianas podem ser variadas e graves como aquelas causadas por *Staphylococcus* sp. ou *Pseudomonas* sp. A infecção pode ser leve ou grave e pode se manifestar como furúnculos, abscessos ou antraz. Também pode haver erisipela recorrente. A erisipela necrosante/bolhosa é mais comum entre os diabéticos. A otite externa por *Pseudomonas* também é uma condição grave em diabéticos e pode levar a mastoidite, osteomielite do osso temporal e danos aos nervos e meninges, com elevada taxa de mortalidade. As infecções em diabéticos devem ser cuidadosamente consideradas e necessitam de hospitalização devido ao grave comprometimento da resposta imune.

A psoríase afeta 23% da população caucasiana, igualmente em ambos os sexos, pode ocorrer em qualquer idade, embora ocorra de forma bimodal, com picos de incidência na 2ª e 5ª décadas. Quando ocorre em jovens, está associada a maior comprometimento cutâneo e história familiar positiva. Vários estudos têm evidenciado a associação da psoríase a doenças cardiovasculares e componentes da síndrome metabólica (hipertensão, obesidade, disglicemia ou DM tipo 2, dislipidemia e esteatose hepática) e doença renal crônica. Acredita-se que o vitiligo esteja ligado à herança autossômica e que surja entre 1 e 7% de todos os pacientes diabéticos e apenas entre 0,2 e 1% da população geral. Como as doenças autoimunes estão associadas entre si, o DM, especialmente o do tipo 1, pode ser associado a lúpus eritematoso, alopecia areata e nevo halo. O líquen plano também é descrito como doença associada ao DM, mas a alta prevalência do DM e de ambas as doenças pode levar à sobreposição.

ALTERAÇÕES CUTÂNEAS NO HIV

Marcio Soares Serra • Leonardo Zacharias Gonçalves

Introdução

A pele é um dos órgãos mais afetados na infecção pelo HIV, e as manifestações dermatológicas estão presentes em todas as fases da doença. As lesões cutâneas podem servir como marcadores para diagnóstico e/ou progressão da doença. No início, na infecção aguda, pode-se observar um *rash* na parte superior do tronco durante a instalação da imunodeficiência. Na progressão da doença, podem-se observar casos de dermatite seborreica, herpes-zóster, prurigo e outras doenças. Nos estágios mais avançados, as manifestações dermatológicas podem ser definidoras de AIDS, como no caso de candidíase orofaríngea, micobacterioses e sarcoma de Kaposi. No Brasil, as manifestações dermatológicas continuam sendo importantes, desde que se passou a ter um grande aumento no número de novos casos de infecção pelo HIV, além de uma mudança na epidemiologia, com a doença afetando um maior número de mulheres, indivíduos com mais de 50 anos e avançando para o interior do País, e atingindo uma classe mais pobre, com menos acesso aos serviços de saúde. Nos últimos 5 anos, voltou-se a ter uma mudança no perfil epidemiológico da doença, com o ressurgimento do aumento no número de novos casos de homens que fazem sexo com homens, adultos jovens, infectados pelo HIV, junto com o aumento dos casos de outras doenças sexualmente transmissíveis, principalmente a sífilis. Em 1996, com o advento da terapia antirretroviral combinada altamente eficaz (HAART), algumas afecções tiveram sua frequência diminuída, mas em alguns casos os pacientes passaram a apresentar, nas primeiras 6 semanas de tratamento, uma exacerbação de algumas dermatoses (entre elas: herpes, verrugas, prurigo), constituindo a *síndrome inflamatória de reconstituição imunológica* (IRIS). A IRIS ocorre com maior frequência em pacientes virgens de tratamento que iniciam terapia antirretroviral logo após o diagnóstico de uma infecção oportunista e em pacientes com contagem de CD4 menor que 50 células/mm^3 e que apresentam queda abrupta da carga viral em resposta ao início do tratamento. Com o uso prolongado e contínuo dos antirretrovirais, passou-se a observar uma alteração da distribuição da gordura corporal bastante característica, acompanhada ou não de alterações metabólicas, denominada lipodistrofia ou síndrome lipodistrófica.

Durante o curso da infecção, o indivíduo infectado pelo HIV pode apresentar infecções na pele causadas por fungos, vírus e bactérias, afecções cutâneas de caráter inflamatório ou alérgico, e tumores. Este capítulo descreve os mais frequentes.

As afecções cutâneas mais comuns em pacientes com HIV/AIDS, em ordem alfabética, são:
- Afecções inflamatórias
  - Dermatite seborreica
  - Prurigo
  - Psoríase
- Infecções fúngicas sistêmicas
  - Histoplasmose, criptococose e esporotricose
- Infecções fúngicas superficiais
  - Candidíase mucocutânea
  - Dermatofitoses de pele glabra e unhas
- Infecções virais
  - Herpes simples
  - Herpes-zóster
  - Leucoplasia pilosa oral
  - Molusco contagioso
  - Verruga vulgar e condiloma acuminado
- Reações adversas a fármacos e fotossensibilidade
- Tumores
  - Sarcoma de Kaposi.

Afecções inflamatórias

Dermatite seborreica. Nos pacientes com AIDS, adquire um caráter mais grave. Seu aparecimento normalmente é abrupto, concentrando-se mais na face; é mais rebelde ao tratamento, recidiva com grande frequência e raramente os pacientes relatam história prévia de dermatite seborreica (Figura 1).

Prurigo. Caracteriza-se por pápulas avermelhadas ou da cor da pele, normalmente escarificadas e com crostas hemáticas na superfície (Figura 2) devido ao prurido intenso, que deixam máculas acastanhadas como cicatriz. Cursam com períodos de piora e acalmia, não têm causa aparente e são de difícil tratamento. Podem voltar a se exacerbar durante a recuperação imunológica (IRIS). O diagnóstico diferencial é feito com foliculite eosinofílica (ver capítulo *Foliculites Eosinofílicas*).

Psoríase. No paciente com HIV, encontra-se com maior frequência que na população geral, e é mais comum encontrarem-se quadros de psoríase invertida, atingindo as dobras (Figura 3). Assim como na dermatite seborreica, pode ter aparecimento abrupto, e é comum o aparecimento de lesões gutatas. Não raramente evoluem para a forma eritrodérmica.

Infecções fúngicas sistêmicas

Histoplasmose, criptococose e esporotricose. Não há uma lesão característica dessas infecções, podendo-se apresentar como pequenas pápulas, semelhantes às do molusco contagioso, ou como lesões ulceradas de tamanhos e formatos diversos (Figura 4). Normalmente acometem pacientes com maior grau de imunodeficiência e, em geral, estão acompanhadas de sintomas sistêmicos, como febre e emagrecimento. Como as lesões são inespecíficas, faz-se necessária a biopsia de uma ou mais lesões, seguida de exame histopatológico, para melhor definição do diagnóstico. Os pacientes com HIV/AIDS apresentam esporotricose disseminada com maior frequência e mais letal em comparação com a população em geral.

Infecções fúngicas superficiais

Candidíase mucocutânea. É causada principalmente por *Candida albicans*, mas nos pacientes portadores de HIV/AIDS é comum a associação da infecção por outras espécies mais raras e mais aderentes à mucosa, o que justifica, por vezes, a dificuldade no tratamento ou a resistência à terapia convencional. Dependendo do grau de imunodeficiência, podem-se observar desde candidíase eritematosa ou pseudomembranosa (Figura 5) até casos de candidíase hipertrófica nos pacientes com imunodeficiência grave.

Dermatofitoses de pele glabra e unhas. As dermatofitoses, em geral, são recidivantes e resistentes durante a infecção pelo HIV. Quando ocorre o comprometimento das unhas, principalmente nos pacientes mais imunodeprimidos, pode afetar as 20 unhas. A leuconiquia proximal é uma apresentação quase patognomônica de infecção pelo HIV e se caracteriza por coloração esbranquiçada da lâmina ungueal, localizada próximo à matriz da unha, chamada onicomicose algodonosa superficial, cujo agente é o *Trichophyton rubrum* (Figura 6).

Infecções virais

Herpes simples. Nos pacientes portadores de HIV/AIDS, as úlceras herpéticas podem durar mais de 21 dias (Figura 7), não curar, caso não haja tratamento adequado, ou então atingir grandes dimensões, principalmente na região perianal (Figura 8). Pode haver primoinfecção exuberante (Figuras 9 e 10), recidivas frequentes ou aparecimento de múltiplas lesões. Nos estágios mais avançados de AIDS, podem-se encontrar lesões recobertas por crostas hiperceratóticas, hipertróficas e/ou vegetantes. Pode ocorrer, também, disseminação da doença por todo o tegumento, e, nesses casos, aumenta a possibilidade de se encontrarem cepas virais resistentes à terapia habitual (sobretudo em indivíduos com CD4 < 100), principalmente ao aciclovir.

Herpes-zóster. Na infecção pelo HIV, as lesões podem ser mais extensas, acometendo mais de um dermátomo. Podem ser hemorrágicas e recidivar. É importante o tratamento sistêmico para aliviar a dor, acelerar a cicatrização das lesões e evitar sequelas. Caso afete a retina, pode causar danos irreversíveis, inclusive cegueira. Ao atingir o cérebro, causa encefalite e pode levar a óbito. Assim como no herpes simples, pode haver reativação do herpes-zóster nas 4 a 6 primeiras semanas após o início da HAART.

Leucoplasia pilosa oral. Caracteriza-se por placa esbranquiçada (Figura 11), normalmente unilateral e localizada na borda lateral da língua. Ao contrário da candidíase oral, não pode ser retirada com espátula. Está relacionada ao vírus Epstein-Barr.

Molusco contagioso. As lesões costumam ser maiores, múltiplas, profundas, e podem se agrupar e formar grandes placas (Figura 12). Apesar do tratamento, recidivam com grande frequência. Existem relatos de regressão completa após o início da HAART, mas há também relatos de exacerbação dessas lesões na IRIS. Em homens, pode acometer toda a região de implantação da barba por traumatismo local.

Verruga vulgar e condiloma acuminado. Quando na infecção pelo HIV, as lesões podem ser maiores, mais numerosas, resistentes ao tratamento ou altamente recidivantes. Lesões localizadas no colo de útero, no pênis (Figura 13) e no canal anal podem facilitar a transformação de uma célula displásica infectada pelo HPV em uma célula cancerígena. Nos pacientes em uso de antirretrovirais, é comum o aparecimento de lesões na cavidade oral, e podem também estar exacerbadas na IRIS.

Reações adversas a fármacos e fotossensibilidade

São eventos comuns durante o tratamento dos pacientes com HIV/AIDS.

Várias medicações causam alergia com frequência, normalmente em forma de *rash* cutâneo ou lesões urticariformes e, em geral, muito pruriginosas.

A medicação mais comumente utilizada e que causa esse tipo de reação é sulfametoxazol + trimetoprima. Entre os antirretrovirais, os não nucleosídios inibidores da transcriptase reversa (nevirapina e efavirenz) são os que causam esse tipo de efeito adverso com maior frequência, exigindo, na maior parte das vezes, a suspensão do fármaco. Devido a sua meia-vida muito longa, nos pacientes em uso de efavirenz, essas reações podem se agravar mesmo após a suspensão do medicamento, necessitando de monitoramento maior do paciente. Os inibidores de protease, principalmente o indinavir, causam aparecimento de granuloma piogênico nas unhas dos pés, ressecamento da pele e lesões semelhantes à dermatite atópica. O atazanavir pode causar icterícia em 10% dos pacientes, mas raramente há a necessidade de suspender a medicação; isso ocorre com maior frequência devido ao aspecto inestético.

Os antirretrovirais também têm sido relacionados com a síndrome lipodistrófica, caracterizada por redistribuição da gordura corporal (atrofia da gordura periférica e acúmulo da gordura central) e alterações metabólicas, como dislipidemia e resistência à insulina. Em geral, a lipoatrofia é mais observada nos pacientes em uso de inibidores da transcriptase reversa análogos de nucleosídio, principalmente a estavudina, e a lipo-hipertrofia naqueles em uso dos inibidores da protease (ver capítulo *Lipodistrofia*).

Tumores

Sarcoma de Kaposi. As lesões caracterizam-se por pápulas eritemato-violáceas (Figura 14 A) que podem se localizar em qualquer parte do tegumento e das mucosas. A lesão inicial pode ser única ou múltipla (Figura 14 B) e, com a evolução, se agrupar e formar placas de tamanhos e formatos variados (Figura 14 C). Nos casos mais graves, algumas dessas placas podem se tornar vegetantes (ver Figura 14) ou ulcerar.

O sarcoma de Kaposi (SK) não causa sintomatologia alguma, a não ser que passe a comprimir algum tecido adjacente ou atinja um órgão nobre. A cavidade oral deve ser sempre examinada, pois pode ser indicativa de lesões internas.

O diagnóstico diferencial deve ser feito com a angiomatose bacilar (Figuras 15 e 16), que, na realidade, é uma infecção causada por bactérias do gênero *Bartonella* e que leva ao aparecimento de manifestações com proliferação vascular semelhantes às do SK, sendo mister o exame histopatológico para confirmação diagnóstica, embora atualmente sua ocorrência seja rara.

Normalmente, a terapia antirretroviral leva à regressão das lesões de SK após 3 a 6 meses de tratamento, e isso fez com que diminuísse sua incidência por um longo período, mas nos últimos anos, com o aumento no número de novos casos e com pacientes com resistência aos antirretrovirais, sua frequência vem aumentando.

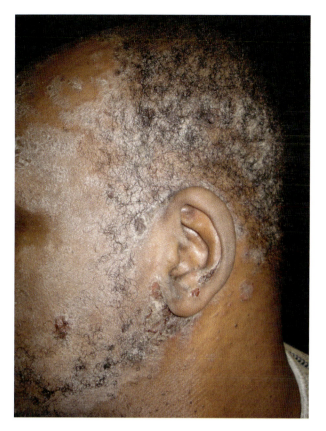

FIGURA 1 Dermatite seborreica. Descamação intensa no couro cabeludo, na face e na região retroauricular. A escama em geral é graxenta, neste caso com áreas erosadas.

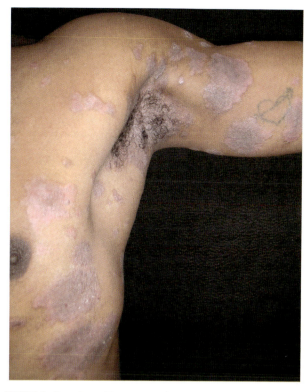

FIGURA 3 Psoríase. Numerosas lesões eritematoescamosas típicas no tronco e na axila (psoríase invertida).

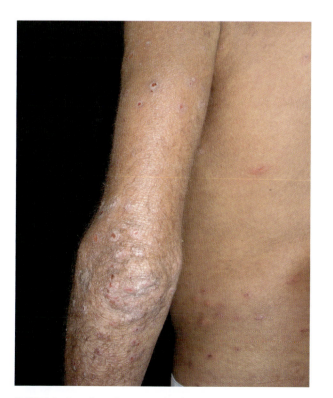

FIGURA 2 Prurigo do HIV. Pápulas eritematoedematosas, isoladas, escoriadas, com pequena crosta hemática sobrejacente, devido ao prurido.

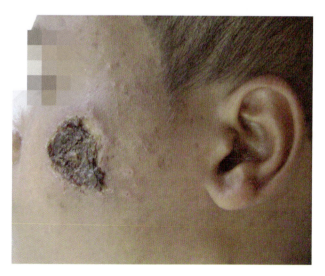

FIGURA 4 Histoplasmose. Lesão ulcerada de contornos regulares, limites bem definidos e bordas discretamente elevadas localizada na face, com outras pápulas menores umbilicadas, lembrando o molusco contagioso, ao redor. (Cortesia da Dra. Nanashara Diane Valgas da Silva.)

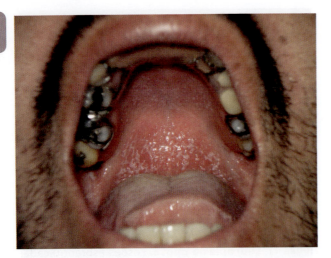

FIGURA 5 Candidíase mucocutânea. Placas esbranquiçadas na cavidade oral, frequentemente observadas, sendo indispensável o exame da cavidade oral.

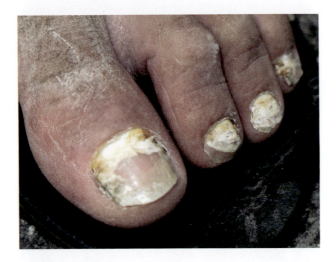

FIGURA 6 Onicomicose. Alteração da cor da lâmina ungueal, acometendo várias unhas simultaneamente, causada por *Trichophyton rubrum*.

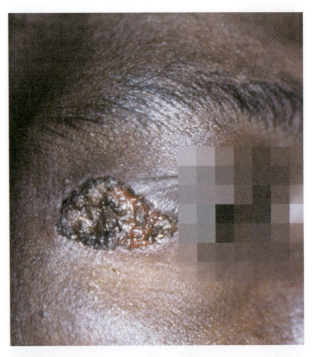

FIGURA 7 Herpes simples crônico. Úlcera bem delimitada, rasa, pouco exsudativa e com crosta hemática sobrejacente de localização periocular.

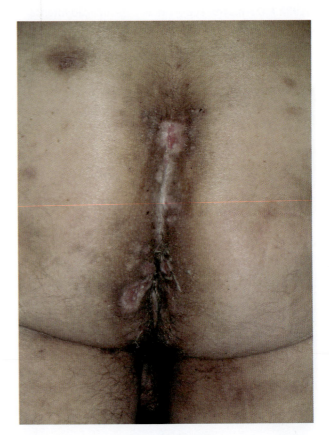

FIGURA 8 Herpes simples crônico. Úlceras arredondadas, rasas, bem delimitadas, pouco exsudativas e com bordas hipercrômicas localizadas na região perianal.

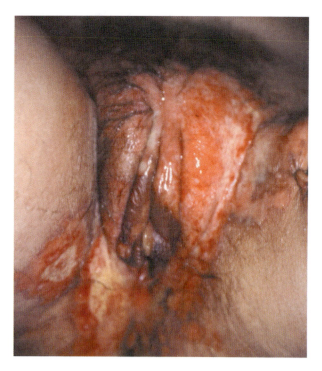

FIGURA 9 **Primoinfecção herpética.** Lesões exulceradas de localização perianal e sulco interglúteo.

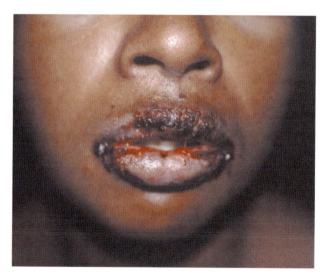

FIGURA 10 **Primoinfecção herpética.** Múltiplas erosões confluentes sobre mucosa e semimucosa orais recobertas com crostas hemáticas.

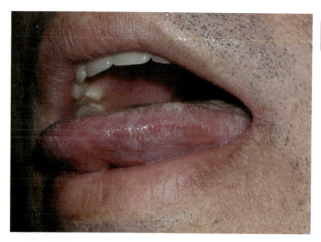

FIGURA 11 **Leucoplasia pilosa.** Lesões esbranquiçadas distribuídas ao longo da borda lateral da língua não passíveis de remoção. O diagnóstico diferencial é feito com a candidíase.

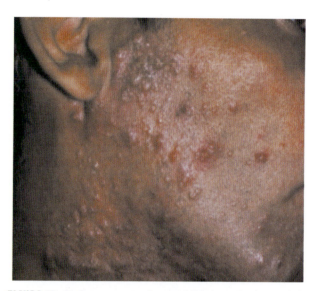

FIGURA 12 **Molusco contagioso.** Múltiplas pápulas umbilicadas de tamanhos variados, algumas eritematosas e outras com coloração normal.

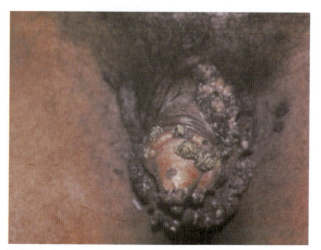

FIGURA 13 **Condiloma acuminado.** Múltiplas lesões vegetantes verrucosas, hipercrômicas, confluentes, distribuídas sobre o pênis.

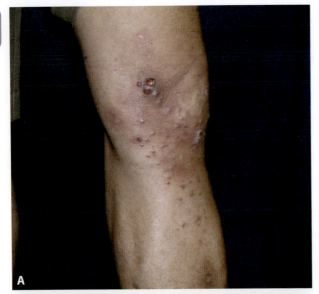
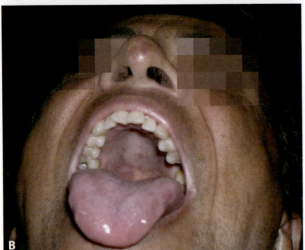
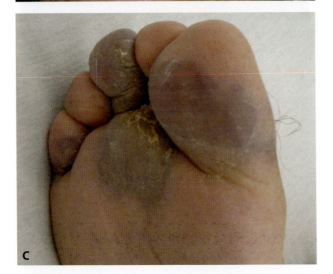

FIGURA 14 Sarcoma de Kaposi. A. Múltiplas lesões papulonodulares de cor vinhosa, cujo diagnóstico diferencial é a angiomatose bacilar. **B.** Lesões de tonalidade violácea no palato e na ponta nasal, locais frequentemente acometidos pelo sarcoma de Kaposi. **C.** Lesões violáceas acometendo região plantar e pododáctilos.

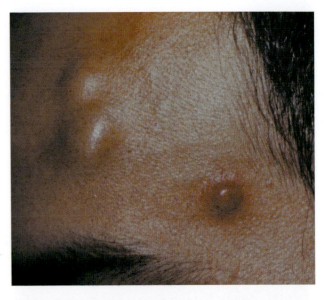

FIGURA 15 Angiomatose bacilar. Nódulos subcutâneos, na cor da pele, e pápula eritematovinhosa com superfície lisa, limites regulares e bem definidos.

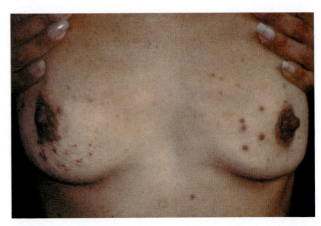

FIGURA 16 Angiomatose bacilar. Múltiplas pápulas eritematovinhosas, bem delimitadas, não confluentes, localizadas na região anterior do tronco.

ALTERAÇÕES CUTÂNEAS NOS ACIDENTES POR ANIMAIS PEÇONHENTOS E VENENOSOS

Vidal Haddad Junior

=	**Sinonímia**	Não tem outra nomenclatura.
📈	**Epidemiologia**	Não há um perfil epidemiológico característico, uma vez que a etiologia é múltipla. Todo ser humano está sujeito a contatos com animais peçonhentos, em ambientes selvagens ou domiciliares, como ocorre com aranhas e escorpiões. Além de animais como serpentes, aranhas e escorpiões, existem outros organismos tão distintos como lagartas de mariposas, águas-vivas e caravelas, peixes, mamíferos e até aves que podem produzir ou armazenar toxinas e usá-las como meios de defesa e ataque.
	Etiologia	Animais venenosos e peçonhentos apresentam toxinas capazes de provocar alterações na pele e outros órgãos humanos. Os animais venenosos portam toxinas corporais que não podem ser inoculadas, como acontece com besouros vesicantes como o potó. Outros animais com estas características são os "piolhos-de-cobra" (gongolos ou embuás) e as "marias-fedidas" ou "fedes-fedes". Os animais peçonhentos podem injetar toxinas por meio de um aparato inoculador. Animais peçonhentos típicos são as serpentes e aranhas, mas esse tipo de acidente pode ser provocado por uma série de animais.
👁	**Clínica**	As lesões cutâneas provocadas por animais venenosos são decorrentes do esmagamento de algumas espécies de invertebrados contra o tegumento. As lesões observadas em envenenamentos por besouros do gênero *Paederus* (Figura 1), os potós, são causas comuns da procura por dermatologista. No acidente por contato, as manifestações clínicas são placas eritematosas, apresentando vesículas em sua superfície (que posteriormente evoluem para pústulas). As placas se acompanham de ardência local e prurido. Apesar de serem lesões desencadeadas por toxinas, o aspecto é muito semelhante ao de um quadro eczematoso agudo (Figura 2). Isso ocorre também quando há contato com "marias-fedidas" (Pentatomidae) (Figuras 3 e 4). Outros animais venenosos, como os piolhos-de-cobra (diplópode), provocam quadro eczema-símile inicial que depois evolui para intensa hipercromia (Figura 5). As lesões por inoculação são causadas por animais peçonhentos. Ocorrem quando o veneno penetra profundamente na derme e até no tecido subcutâneo, podendo causar eritema, edema, bolhas de conteúdo hemorrágico e necrose cutânea de graus variáveis, desde quadros superficiais, como eritema e edema superficiais observados nas lesões causadas por cnidários (águas-vivas e caravelas), lagartas, baratas-d'água, abelhas e vespas (Figuras 6 a 9), até comprometimento profundo e grave, como nos envenenamentos causados por serpentes, arraias e aranhas-marrons (*Loxosceles* sp.) (Figuras 10 a 12). Algumas lagartas podem causar síndromes hemorrágicas, assim como serpentes do gênero *Bothrops*. As lesões na pele são equimoses e sufusões hemorrágicas (Figuras 13 e 14). A dor é constante e de intensidade variável. As lesões por inoculação apresentam infecções bacterianas com frequência, que são complicações potencialmente fatais. Isso ocorre especialmente nas picadas de serpentes, mas pode acontecer nas picadas de aranha-marrom, de formigas-lava-pés (Figura 15) e outras nas quais exista necrose cutânea, como os acidentes por bagres, arraias e outros peixes peçonhentos (Figuras 16 e 17).
🔍	**Diagnóstico**	O diagnóstico dos acidentes é fundamentalmente clínico. Não existem exames capazes de detectar as toxinas. O conhecimento sobre os aspectos clínicos apresentados nos diversos acidentes é fundamental para a suspeita.
≠	**Diagnóstico diferencial**	É muito variado: para lesões de contato, é necessário o descarte dos eczemas de contato, fitofotodermatoses e outras. As necroses e úlceras decorrentes de inoculação de peçonha devem ser diferenciadas de úlceras de etiologia infecciosa, como esporotricose, paracoccidioidomicose e leishmaniose cutânea. O pioderma gangrenoso e a úlcera tropical podem ser semelhantes a uma picada de serpente ou aranha ou ainda ferroadas de arraias em fases tardias. É muito importante conhecer as variadas manifestações causadas por venenos e peçonhas, pois, se a dor leva o paciente a atendimentos de emergência, as lesões cutâneas posteriores certamente serão vistas por dermatologistas.
	Tratamento	Não existe um tratamento padrão para os acidentes. Apesar do grande número de animais que apresentam peçonha, somente existe soro antiveneno para alguns poucos, como serpentes, aranhas e escorpiões. O tratamento desses acidentes deve ser feito em hospitais, pois existe o soro antiveneno fornecido pelo Governo Federal na maioria deles. Acidentes sem manifestações sistêmicas são medicados por meio de medidas sintomáticas, como bloqueio anestésico troncular para o controle da dor nas picadas de aranhas, escorpiões, lagartas e cnidários. Os envenenamentos por águas-vivas e caravelas empregam imersão do local em água do mar gelada (água doce dispara células peçonhentas aderidas na pele) e banhos de vinagre. Os acidentes por peixes (principalmente arraias fluviais e marinhas) são altamente capazes de causar necrose e não há soro, mas a dor intensa pode ser aliviada com a imersão do membro atingido em água quente, mas tolerável, por 30 a 90 min.

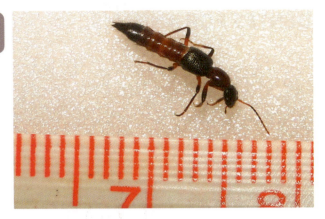

FIGURA 1 Besouro vesicante (*Paederus*). Conhecidos como potós na região Nordeste, esses animais estão presentes em todo o Brasil, mas são mais frequentes em áreas quentes, onde chegam a causar epidemias de acidentes.

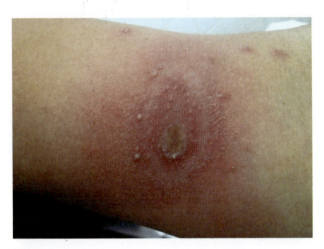

FIGURA 2 Acidente por besouro (*Paederus*). Placa eritematosa típica, com vesiculação superficial, pústulas e crostas. A lesão surgiu em área exposta, onde o besouro foi esmagado.

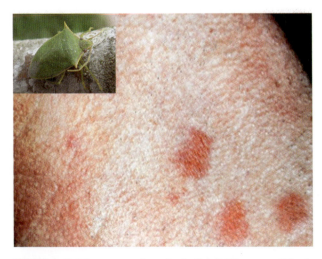

FIGURA 3 Acidente por "maria-fedida" (Pentatomidae). São artrópodes comuns que podem causar lesões cutâneas semelhantes às observadas em acidentes por *Paederus*.

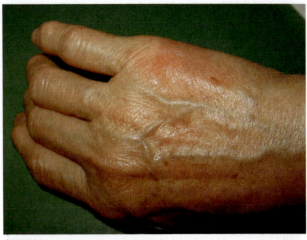

FIGURA 4 Acidente por "maria-fedida" (Pentatomidae). Eritema e edema, característicos de acidentes de toxinas por contato (neste caso, contato com "maria-fedida").

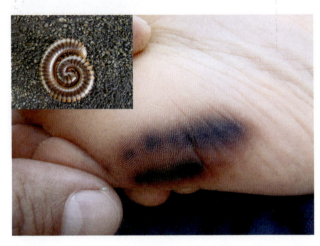

FIGURA 5 Acidente por "piolho-de-cobra" (diplópode). Mácula hipercrômica residual da fase inflamatória. Estas lesões acontecem nas extremidades inferiores no momento de calçar sapatos.

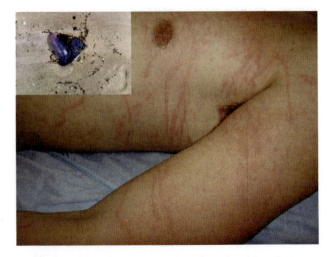

FIGURA 6 Acidente por caravela (*Physalia physalis*). Eritema linear reproduzindo o contato com seus tentáculos. Este envenenamento é comum na região Nordeste.

Seção 2 | Afecções Dermatológicas de A a Z 255

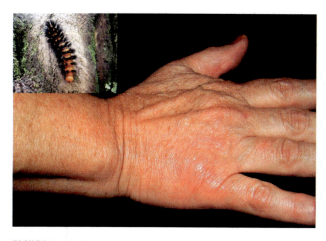

FIGURA 7 Acidente por lagarta (Lepidoptera). Eritema pálido e localizado apresentado após contato com o inseto. Contatos com lagartas são os mais comuns acidentes por animais peçonhentos e ocorrem quase sempre em crianças.

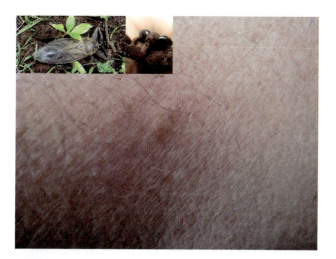

FIGURA 8 Acidente por baratas-d'água (Belastomatidae). São grandes artrópodes que apresentam saliva tóxica e podem causar dor intensa, eritema e edema na vítima.

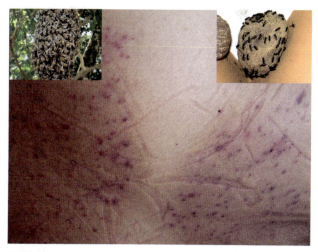

FIGURA 9 Acidente por abelhas e vespas. Picadas de abelhas causam eritema e edema e mantêm os ferrões. Isso não acontece com as vespas. Os efeitos podem ser tóxicos ou alérgicos.

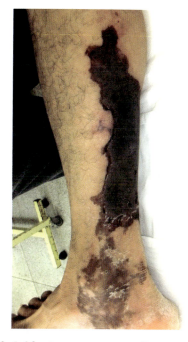

FIGURA 10 Acidente por serpente. Grave necrose causada por inoculação de toxinas em planos profundos da pele após picada de serpente. Esta evolução também é observada em acidentes por outros animais peçonhentos, especialmente peixes, como as arraias.

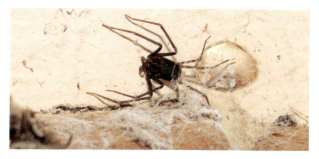

FIGURA 11 Aranha-marrom (*Loxosceles* sp.). Vive em áreas selvagens e também em ambientes domiciliares.

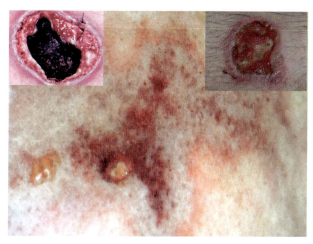

FIGURA 12 Acidente por aranha-marrom (*Loxosceles* sp.). Evolução da picada, com placa marmórea, escara e úlcera crônica resultante.

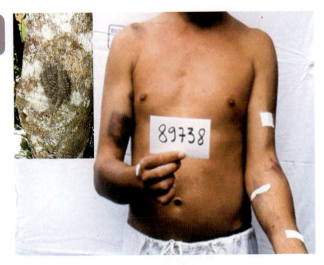

FIGURA 13 Acidente por lagarta (*Lonomia*). Equimoses surgidas após contato com o inseto. Existe soro antiveneno contra essas toxinas.

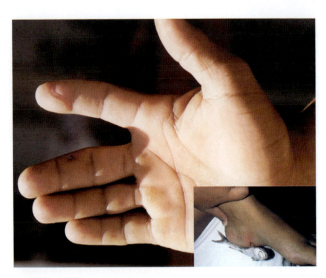

FIGURA 16 Acidentes por bagre marinho. Em destaque, acidente com necrose cutânea (2º quirodáctilo). As infecções bacterianas são comuns.

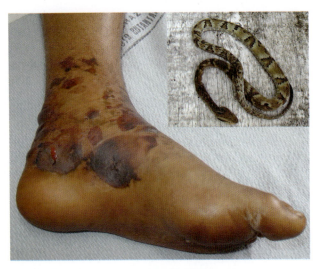

FIGURA 14 Acidente por serpente *Bothrops jararaca*. Seu envenenamento causa inflamação intensa, necrose da pele e hemorragias.

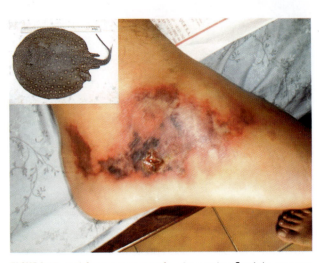

FIGURA 17 Acidente por arraia. As arraias fluviais causam acidentes graves, com extensas necroses locais.

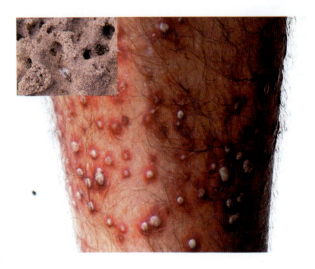

FIGURA 15 Acidente por formigas-lava-pés (*Solenopsis* sp). Pústulas que se apresentaram 24 horas após picadas desses insetos.

ALTERAÇÕES UNGUEAIS

Robertha Carvalho de Nakamura • Luna Azulay-Abulafia • Larissa Hanauer de Moura

Introdução

O exame das unhas fornece informações valiosas que retratam tanto doenças dermatológicas quanto sistêmicas.

Alterações ungueais são queixa frequente no consultório dermatológico. Assim, a descrição dos sinais ungueais e o correto diagnóstico são indispensáveis ao manejo desses pacientes. Este capítulo permite ao observador:
- Usar terminologia médica apropriada para classificar nominalmente e descrever os sinais físicos característicos mais comuns das doenças do aparelho ungueal
- Observar uma imagem de unha doente, identificar o sinal físico característico mais provavelmente envolvido em um tipo particular de doença e estabelecer seu diagnóstico
- Obter o conhecimento geral sobre as doenças ungueais mais comumente vistas.

O capítulo divide-se da seguinte maneira:
- Sinais físicos da unha
  - Configuração da unha
  - Superfície da unha
  - Lâmina e leito ungueal
  - Consistência da unha
  - Cor (cromoníquia)
  - Tecido periungueal
- Doenças do aparelho ungueal
  - Líquen plano
  - Psoríase ungueal
  - Verruga subungueal e periungueal.

Sinais físicos da unha

Configuração da unha

Unhas hipocráticas, *clubbing* ou baqueteamento. Aumento da curvatura transversal e longitudinal da unha. Há hipertrofia do tecido mole com edema, infiltração da polpa e hiperplasia do tecido fibrovascular dérmico (Figura 1).
- *Fisiopatologia*: aumento do fluxo sanguíneo ungueal devido a vasodilatação, microinfartos e alteração do tônus vagal com o objetivo de regular a microcirculação digital
- *Causas*: distúrbios torácicos (80% associados a hipoxia); doenças pulmonares neoplásicas (p. ex., carcinoma broncogênico, tumor pleural) e não neoplásicas (p. ex., fibrose cística, asbestose, sarcoidose); doença cardiovascular associada a cianose (p. ex., alterações congênitas, síndrome de Osler, mixoma atrial, doenças de Maffucci e Raynaud); doenças gastrintestinais (p. ex., tumores, Crohn, colite, Gardner, amebíase, doenças hepáticas); tumor da tireoide; policitemia; osteoartropatia hipertrófica; unilateral e limitado a poucos dígitos: aneurismas, fístulas arteriovenosas e gota; formas unidigitais: traumatismo, linfangite, idiopática, malformação venosa de membros, verruga da dobra proximal; formas transitórias, fisiológica do recém-nascido, achado isolado sem causa definida.

Coiloníquia. Reversão da curvatura, dando aspecto côncavo ao dorso da unha (unha em colher) (Figura 2). Todas as unhas podem estar envolvidas. Os tecidos ao redor são normais ou há ceratose subungueal, visível na margem.
- *Fisiopatologia*: alterações de partes moles: atrofia do leito por hipoxia ou redução do fluxo sanguíneo, ceratose do leito ou pressão local
- *Causas*: psoríase, onicomicose, líquen plano, anemia ferropriva ou doença ocupacional; síndrome de Plummer-Vinson, hemocromatose, hipertireoidismo, desnutrição, origem familiar quando presente ao nascimento, em crianças desaparece espontaneamente (fisiológico).

Hipercurvatura transversa. Morfologicamente, existem três tipos clínicos: a unha em pinça propriamente dita (forma de trompete), a unha em forma de telha e a unha plicada.

Unha em pinça (Figura 3) é o tipo de alteração da curvatura mais frequentemente visto. A curvatura aumenta ao longo do eixo vindo da região proximal em direção à distal. A margem lateral da placa ungueal se desenvolve para dentro do tecido mole, muitas vezes adquirindo a forma de um tubo que pode eventualmente agredir a epiderme e a derme, produzindo tecido de granulação que mimetiza a onicocriptose. O leito ungueal se torna pinçado, levantando-se distalmente por uma tração contínua exercida pelo tufo dorsal distal.

A unha em telha (Figura 4) é caracterizada por apresentar uma curvatura transversa na borda lateral da placa ungueal, com a unha permanecendo paralela ao eixo (sem desvio ou afinamento da porção distal da placa ungueal). Esse tipo é menos intenso e não causa sintomas sérios, sendo frequentemente visto em pessoas jovens que possuem a síndrome ungueal *"incarnatus"* (jovem de alta estatura, hiperidrose das mãos e pés) ou supercurvatura do dedo da mão.

A unha plicada (Figura 5) apresenta moderada convexidade de uma ou ambas as bordas laterais da placa subungueal, onde bruscamente há uma curvatura de forma vertical da borda da lâmina pressionando para dentro da borda lateral da unha.

Causas mais frequentes de hipercurvatura transversa adquirida são as deformidades dos pés, que causam desvio das falanges como resultado do uso de sapatos apertados. Dermatoses como psoríase (condição frequente), tumores do aparato ungueal (exostose, osteófito, cisto, pseudocisto mixoide) e onicomicoses também causam hipercurvatura. Esta é reversível após o tratamento da causa de base. Pode ocorrer após formação de fístula arteriovenosa do antebraço.

Doliconíquia. Unhas longas e estreitas. Condição que pode ser vista nas síndromes de Ehlers-Danlos e Marfan, e em pacientes idosos com hipopituitarismo.

Braquioníquia. Também denominada unha em raquete. A largura do leito e da lâmina é maior que o seu comprimento; é mais comum nos polegares (Figura 6). Herança autossômica dominante. O fechamento prematuro das epífises ósseas pode estar associado à forma hereditária. Associações: retardo mental, tumor de Spiegler, artropatia psoriásica.

Unhas em bico de papagaio. Excessiva curvatura da margem livre da lâmina ungueal, simulando um bico. Pode ser idiopática, congênita ou uma alteração adquirida como traumatismo com perda do suporte ósseo, na esclerose sistêmica, ou em pacientes em uso de *crack* ou cocaína.

Unha em garra. Uma ou várias unhas dos pododáctilos crescem em forma curvada como garra. Ocorre em virtude de salto alto e sapatos apertados, associada a ceratose e calosidade nos pés.

Micro e macroníquia. A área do leito e da matriz está aumentada ou diminuída em tamanho. Afeta um ou mais dígitos. As macroníquias podem apresentar-se isoladas ou em associação com megadactilias, como na doença de von Recklinghausen, esclerose tuberosa, síndrome Proteus, doença de Maffucci e de Klippel-Trenaunay-Weber. A duplicação da falange distal acompanha alargamento digital, unha bipartida ou fissurada. A microníquia pode estar em associação com a síndrome de Turner.

Unhas em usura. São unhas gastas; seus portadores são arranhadores ou coçadores crônicos. Observa-se uma unha brilhosa com a borda livre gasta. Associação: atópicos, eritrodermia crônica ou em doenças ocupacionais, distúrbio obsessivo-compulsivo e traumatismo.

Onicoatrofia. Redução do tamanho e da espessura da unha por distúrbio adquirido (líquen plano) ou congênito, geralmente acompanhada de fragmentação do dorso da lâmina, fissuras e fendas ungueais.

Anoníquia. Ausência da unha ou parte dela. O acometimento pode ser único ou múltiplo, congênito ou adquirido. Quando congênita, pode estar associada a síndrome unha-patela, epidermólise bolhosa, displasia ectodérmica. Quando adquirida, pode ocorrer com uso de etretinato, displasia ectodérmica adquirida, líquen plano, esclerodermia e traumatismo da matriz ungueal (Figura 7).

Paquioníquia. A área do leito e da matriz está aumentada ou diminuída em tamanho. Afeta um ou mais dígitos. As paquioníquias e a onicogrifose são condições que causam a hipertrofia da lâmina ou do leito ungueal.

Paquioníquia é o espessamento das unhas e tecidos ungueais hiperplásicos (hiponíquio), alterando a consistência da lâmina ungueal, que se torna dura (paquioníquia congênita) (Figura 8) ou mole (psoríase, pitiríase rubra pilar, eczemas e onicomicoses).

Na onicogrifose as lâminas são opacas, espessadas, e o leito torna-se hiperplásico. Acomete mais frequentemente o hálux, tem coloração amarronzada, apresenta a lâmina em forma de chifre de carneiro e em sua superfície há estrias transversais. Suas causas são diversas: ictiose, pênfigos, psoríase, onicomicose, sífilis, traumatismo, uso de sapatos apertados, elefantíase, senilidade e demência.

Onicogrifose. Espessamento, alongamento, distorção/lateralização da placa ungueal, com ceratose e espessamento de leito subungueal distal. Adquire forma de "chifre de carneiro" (quando cresce para cima) e "ostra-símile" (quando cresce para baixo). É comum em idosos e ocorre principalmente no hálux. É rara e compromete a qualidade de vida dos pacientes, apesar de não haver letalidade associada. Sua fisiopatogenia não é totalmente esclarecida. Traumatismo recorrente e negligência estão entre as principais causas, porém é relatada em alteração da circulação periférica, ictiose, psoríase, pé diabético, onicomicose, sapatos apertados, indivíduos acamados, idosos e demência (Figura 9).

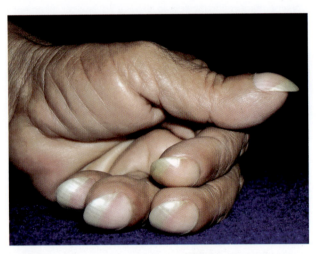

FIGURA 1 Unhas hipocráticas (*clubbing*). Baqueteamento digital em paciente com *situs inversus totalis*.

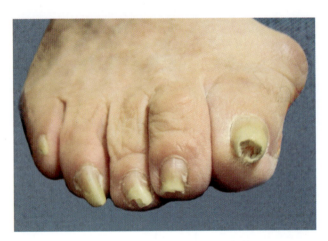

FIGURA 3 Unha em pinça. Hipercurvatura da lâmina ungueal em forma de tubo.

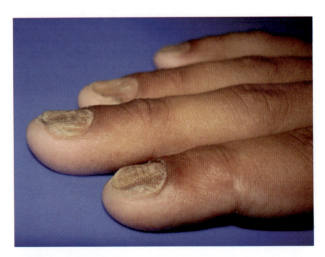

FIGURA 2 Coiloníquia. Aspecto côncavo do dorso de todas as unhas, acompanhado de traquioníquia em paciente com psoríase ungueal.

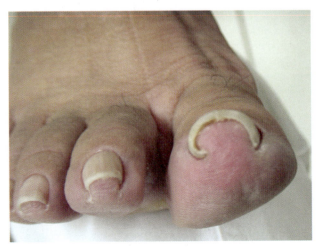

FIGURA 4 Unha em telha. Curvatura transversa com a unha permanecendo paralela ao eixo longitudinal.

Seção 2 | Afecções Dermatológicas de A a Z 259

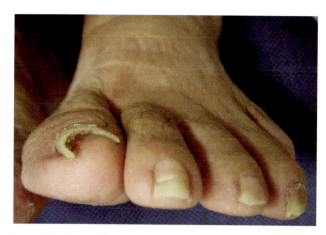

FIGURA 5 Unha plicada. Brusca curvatura vertical da borda da lâmina ungueal.

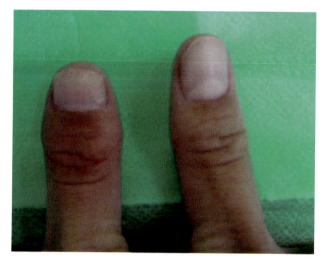

FIGURA 6 Braquioníquia ou unha em raquete. A largura da lâmina ungueal é maior do que o seu comprimento.

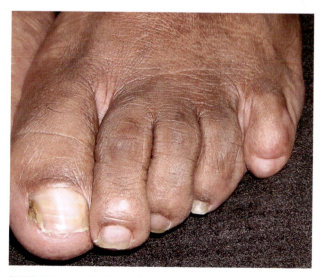

FIGURA 7 Anoníquia. Ausência de lâmina ungueal desde o nascimento.

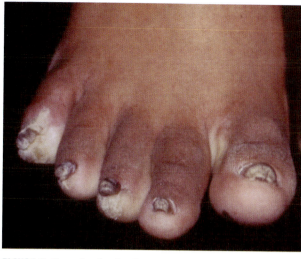

FIGURA 8 Paquioníquia. Espessamento das unhas de paciente portador de paquioníquia congênita.

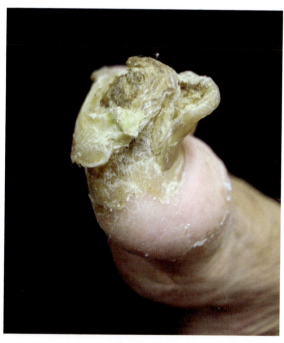

FIGURA 9 Onicogrifose. Paciente idoso com unhas em forma "ostra-símile".

Superfície da unha

Sulcos longitudinais

Onicorrexe primária. São sulcos que formam estrias ungueais múltiplas, longitudinais e paralelas. Condição fisiológica que piora com a idade; faz parte da síndrome das unhas frágeis (onicorrexe, onicosquizia, onicólise, fenda longitudinal, ausência da lúnula) ou é geneticamente determinada por alteração de tamanho e função matricial (Figura 10).

Onicorrexe secundária. Sulcos paralelos estreitos e longitudinais (Figura 11). A aparência da superfície da placa é áspera e ela pode se tornar depósito de resíduos. Pode haver divisão da borda livre e pode estar presente em algumas doenças, como líquen plano ungueal, doença de Darier e hipotireoidismo.

Tumores. Alguns tumores localizados na dobra ungueal proximal ou na dobra lateral causam sulco longitudinal único. Podem exercer pressão na matriz e/ou no leito ungueal, produzindo um canal longitudinal fundo e largo, que desaparece quando a causa é removida. Tumor glômico (Figura 12), cisto mixoide (Figura 13), fibromas, doença de Bowen e carcinoma espinocelular são exemplos.

Distrofia mediana da unha. Defeito longitudinal central nos polegares, com início na cutícula e se estendendo até a borda livre. Pode estar associada a uma alteração na forma da lúnula e na superfície do dorso da lâmina que pode ser interrompida a intervalos regulares, dando aspecto de contas. As causas comuns são traumatismo, pterígios, doença de Raynaud, fármacos (p. ex., ritonavir). Quando associada a traumatismo, é denominada distrofia canalicular de Heller.

Sulcos transversais

Sulcos de Beau. São sulcos transversais superficiais e marcantes no meio da unha. Refletem redução temporária na função da matriz (Figura 14). A distância entre o sulco e a dobra representa a exata duração da doença. Quando a depressão é abrupta, indica súbito ataque da doença. Polegares e hálux são mais acometidos. São causas doenças agudas, hipocalcemia, síndrome do túnel do carpo, paroníquia crônica, eczema, traumatismo, malária, deficiência de zinco, retinoides e hábito compulsivo de puxar a cutícula para trás.

Pitting ungueal ou unha *punctata*. Defeito da porção proximal da matriz que forma a placa ungueal coberta por pequenas depressões *punctatas* que variam em forma, tamanho e profundidade. O comprimento da superfície ungueal com *pittings* reflete a duração do dano na matriz. Pode lembrar um dedal. Causas: psoríase, líquen plano, alopecia areata e dermatite eczematosa.

Traquioníquia (unhas rugosas). Rugosidade e opacidade acinzentada na superfície ungueal, que se torna quebradiça e fragmentada (forma opaca), ou se apresenta de modo uniforme, cor leitosa e brilhante com *pits* (forma brilhante). Afeta crianças e adultos. Causas: dermatológicas, idiopáticas, congênitas, familiares e ações químicas externas. Pode haver o acometimento das vinte unhas, "distrofia das vinte unhas", que ocorre quando há má maturação da matriz ungueal. Há associação com alopecia areata e *universalis*, líquen plano, psoríase, ictiose vulgar, vitiligo, dermatite atópica, pênfigo vulgar, doença de Darier, displasia ectodérmica, anemia hemolítica, amiloidose, sarcoidose, síndrome de Down, deficiência de IgA (Figura 15).

Distrofia ungueal pseudomicótica. Todas as unhas estão envolvidas simultaneamente. Achados: estrias longitudinais, fissuras, fragmentação do dorso da lâmina e descoloração amarelo-amarronzada. Já foi descrita em associação com alopecia areata e vitiligo.

Onicosquizia ou unha lamelar. Separação lamelar horizontal das camadas da porção distal da placa da unha. Há diminuição da aderência entre as células das camadas, com dissolução secundária do cimento intercelular. Acomete em média 30% das mulheres adultas. Associação: traumatismo repetido, trabalhadores domésticos que se submetem a umidade constante, detergentes, solventes, líquen plano, hipotireoidismo, menopausa, uso de etretinato e idosos (Figura 16).

Euconixis. Ponto erosado na placa ungueal proximal atingindo a lúnula que, com o crescimento normal da lâmina, move-se distalmente (Figura 17). Causas: sífilis secundária, psoríase, doença de Reiter, traumatismo e uso de etretinato.

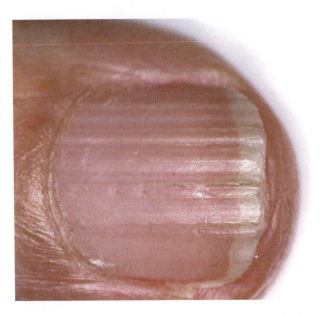

FIGURA 10 Onicorrexe. Sulcos ou estrias ungueais múltiplas, longitudinais e paralelas.

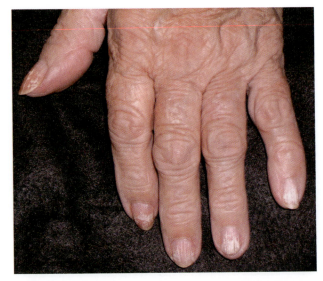

FIGURA 11 Onicorrexe e leuconíquia. Ondulações longitudinais e coloração branca da lâmina ungueal.

Seção 2 | Afecções Dermatológicas de A a Z 261

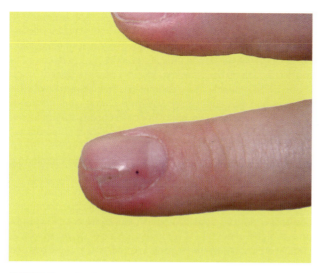

FIGURA 12 Sulco longitudinal por tumor glômico. O ponto escuro sobre a lâmina ungueal marca o local de dor ao se comprimir com a ponta da agulha a área onde está o tumor.

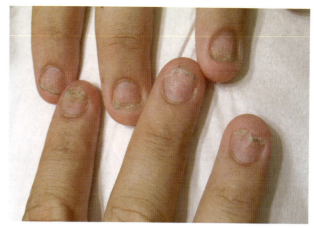

FIGURA 15 Traquioníquia. Unhas rugosas e opacas em criança.

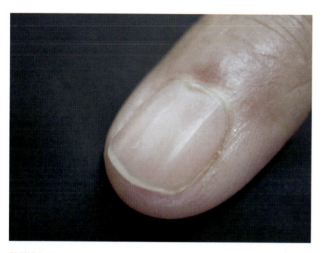

FIGURA 13 Sulco longitudinal. A presença de cisto mixoide provocou a formação de uma depressão longitudinal na unha.

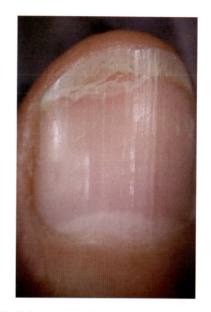

FIGURA 16 Onicosquizia. Descamação lamelar e horizontal da região distal da placa ungueal.

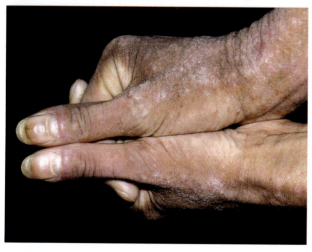

FIGURA 14 Sulco de Beau. Sulco transversal por alteração temporária da atividade da matriz.

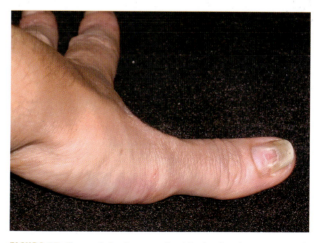

FIGURA 17 *Euconixis*. Descontinuidade da placa ungueal, como se fosse uma janela.

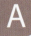

Lâmina e leito ungueal

Pterígio. O termo pterígio (forma de asa) define um crescimento anormal da placa ungueal. O pterígio dorsal, em que a alteração é a fibrose local, desenvolve-se com a fusão da matriz e, subsequentemente, do leito. A banda fibrótica leva à divisão da unha em dois fragmentos. Causas: traumatismo, líquen plano, radiodermatite, penfigoide cicatricial, doença do enxerto contra hospedeiro, necrólise epidérmica tóxica, pênfigo foliáceo, vasculopatia diabética (Figuras 18 e 19).

O pterígio ventral representa o mesmo processo, estendendo-se do hiponíquio, abaixo da placa ungueal, com subsequente obliteração da borda distal (Figura 20). *Pterygium inversum unguis* pode ser congênito ou adquirido, associado a condições como doenças do tecido conjuntivo, particularmente esclerose sistêmica progressiva, lúpus eritematoso e hanseníase.

Onicomadese. Separação da placa ungueal em sua região matricial, persistente descolamento do leito e eventual desprendimento total da unha (Figura 21). A clivagem inicia-se abaixo da dobra proximal da unha, ocorrendo o desaparecimento da porção justamatricial na superfície da unha. Caracteriza-se como o sulco de Beau que se tornou profundo e alterou o leito ungueal. Pode ser reflexo de uma doença local ou sistêmica e, neste caso, pode acarretar a queda temporária das unhas. Há associação com dermatoses bolhosas (p. ex., pênfigo vulgar), alopecia areata, síndrome de Stevens-Johnson, doença de Kawasaki, micose fungoide, doença pé-mão-boca, quimioterapia, medicações antiepilépticas, paroníquia aguda, radioterapia, traumatismo, e ainda pode ser hereditária ou idiopática.

Onicólise. Separação da placa do leito ungueal (Figura 22). Inicia-se distal ou lateralmente; quando chega à matriz, a onicólise está completa. A onicólise cria um espaço subungueal onde se acumulam sujeira e *debris* de queratina e apresenta coloração esbranquiçada ou amarelada (ar, detritos, descamação e exsudato de glicoproteínas). Quando úmida, cria ambiente para a colonização secundária de bactérias e fungos. Na psoríase podem surgir ilhotas isoladas de onicólise denominadas "mancha em óleo", vista também no lúpus eritematoso sistêmico. Outras causas incluem irritantes químicos (ácido hidrofluórico e tioglicolato), onicomicoses, eczema, traumatismo, fármacos (bleomicina, 5-fluoruracila, retinoides, tetraciclinas, indometacina, captopril, anticoncepcionais, psoralênicos, clorpromazina, cloranfenicol, benoxaprofeno e diuréticos tiazídicos).

Ceratose subungueal. Pode ocorrer em razão de hiperplasia congênita do leito ungueal ou hiperplasia epitelial do tecido subungueal devido a condições adquiridas, inflamatórias crônicas, envolvendo esta área (Figura 23). Há aglomeração de células escamosas. É comum em psoríase, pitiríase rubra pilar, eczema crônico, verruga viral, onicomicose, líquen plano, doença de Reiter, síndrome de Sézary, doença de Darier e sarna norueguesa.

Estilhas hemorrágicas. São hemorragias lineares assintomáticas, pequenas, de coloração que varia do castanho-avermelhado ao preto, em forma de raias longitudinais de 1 a 3 mm de comprimento que aparecem sob a placa ungueal. Podem ocorrer por atrito excessivo e traumatismo, em algumas dermatoses (p. ex., psoríase ungueal e líquen plano), doença do tecido conjuntivo, vasculites, reações medicamentosas (p. ex., sunitinibe, sorafenibe), doenças infecciosas, insuficiência renal e causas diversas (p. ex., onicomatricoma, esclerose tuberosa, fibromas, unhas frágeis) e idiopáticas (Figura 24).

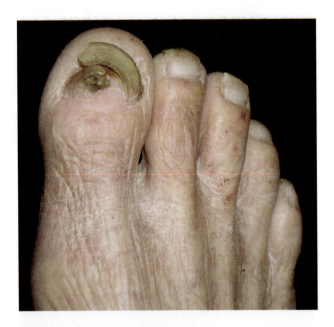

FIGURA 18 Pterígio dorsal. Paciente relatou história de traumatismo no hálux, resultando na deformidade ungueal.

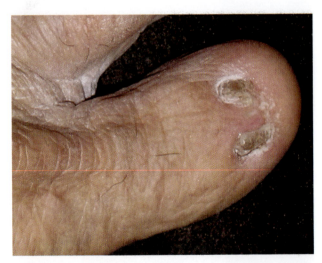

FIGURA 19 Pterígio dorsal. O líquen plano, quando acomete as unhas, pode levar a pterígio em vários dedos.

Seção 2 | Afecções Dermatológicas de A a Z

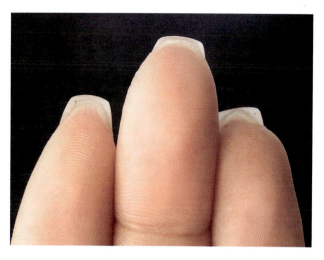

FIGURA 20 *Pterygium inversum unguis* **ou pterígio ventral.** O hiponíquio fica aderido à face ventral da lâmina ungueal.

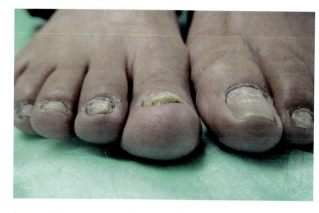

FIGURA 23 Ceratose subungueal. São comuns a tonalidade amarelada e o descolamento da lâmina ungueal.

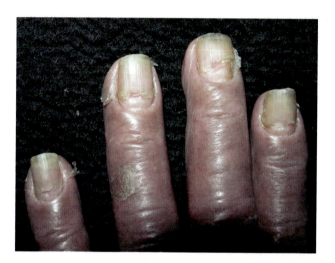

FIGURA 21 Onicomadese. Descolamento completo da unha a partir da matriz.

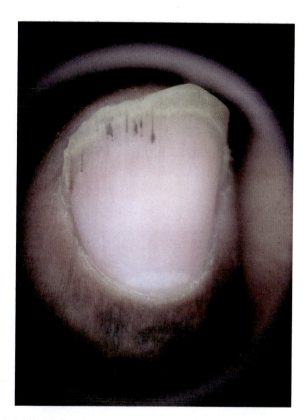

FIGURA 24 Estilhas hemorrágicas. Hemorragias lineares devido a traumatismo de unha frágil.

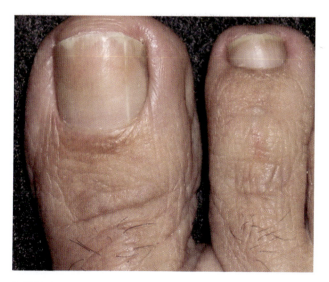

FIGURA 22 Onicólise distal. Descolamento da porção distal da lâmina ungueal.

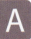

Consistência da unha

Alterações na consistência da unha incluem variação de elementos como água e queratina.

Avaliam-se a força (resistência da placa ungueal à quebra), a dureza (como facilmente a placa é arranhada), a flexibilidade (o quanto a placa é dobrável – umidade), a fragilidade (o quanto é fácil a unha se quebrar) e a resistência (combinação de força e flexibilidade). Unhas duras são frequentemente vistas nas unhas dos pés do paciente idoso, condição na qual a placa ungueal caminha mais lentamente retendo em sua superfície maior quantidade de onicócitos. Ao contrário, unhas finas demais podem ser vistas também nos idosos, nas mãos. São frágeis e ocorrem por diminuição da função e do tamanho da matriz, que passa a produzir uma placa ungueal fina em sua espessura. É a síndrome das unhas frágeis e consiste em seis achados físicos, descritos a seguir.

Onicorrexis. Estrias, sulcos ou rugas rasas, paralelas na camada superficial da unha.

Fenda única longitudinal. Ruptura na borda livre e distal da placa ungueal. Pode envolver toda a placa ungueal (Figura 25).

Múltiplas fendas denteadas. Semelhantes às torres de um castelo, podem se abrir até a borda livre.

Fendas lamelares. Camadas finas na borda livre da unha.

Fenda transversa. A unha se quebra na borda lateral, próximo à margem distal (Figura 26).

Unhas friáveis. Unhas fracas com alterações da espessura da placa ungueal.

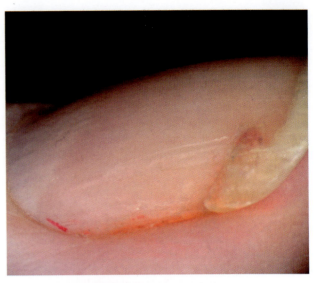

FIGURA 26 Fenda transversa.

Cor (cromoníquia)

As alterações da cor podem ocorrer na superfície dorsal (raspado da unha), na superfície inferior (*Pseudomonas*), no corpo da unha (melanina produzida por melanócitos da matriz, pele negra, fármacos como antimaláricos e fenotiazinas) e no leito ungueal (tumores, hemorragia, traumatismo).

Exame semiológico para avaliar a diferença entre alteração da cor na placa e leito ungueal: branqueamento da placa por digitopressão, transiluminação contra a polpa digital. O uso do dermatoscópio é de grande validade. Seu uso permite visualizar com maior acurácia a alteração subungueal e, ao se observar a borda livre da unha, sugere o local de origem da melanoníquia.

As causas são descritas a seguir.

Exógenas

- Contato com agentes ocupacionais
- Aplicação tópica de agentes terapêuticos (antralina, anfotericina B, eosina, fucsina, 5-fluoruracila, bicloreto de mercúrio, azul de metileno, resorcina, tartrazina e iodo)
- Traumatismo (hematoma, melanoníquia longitudinal, melanoníquia friccional) (Figuras 27 e 28)
- Outras (fumantes crônicos, *henna*, inseticida, ferro)
- Cromoníquia por fungo e bactéria
    - Branca: *T. mentagrophytes, Fusarium, Aspergillus, Acremonium*
    - Preta: *T. rubrum, Scytalidium dimidiatum, Proteus mirabilis*
    - Amarela e marrom: *T. mentagrophytes, S. brevicaulis*
    - Preto-esverdeada: *A. nigrum, Fusarium oxysporum, Candida, Pseudomonas* (Figura 29).

Fármacos sistêmicos

Psoralenos (cor marrom na unha e/ou leito), antimaláricos (cloroquina – azulado no leito), quimioterápicos, antirreumáticos (D-penicilamina, amarelo na unha; e benoxaprofeno, branco no leito).

Condições dermatológicas

Alopecia areata (leuconíquia, amarelo, marrom), angioma e lúpus eritematoso (avermelhado), fogo-selvagem (amarelado), nevo melanocítico (marrom).

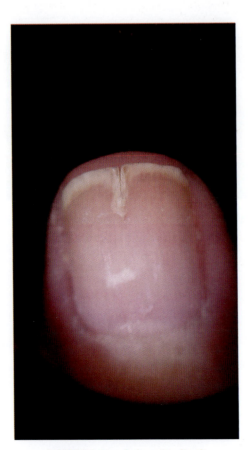

FIGURA 25 Fenda longitudinal.

Infecções sistêmicas

Icterícia (amarelo no leito), hanseníase (branco no leito), pneumonia (leuconíquia), malária (hemorragia subungueal).

Condições sistêmicas não infecciosas

Cirrose (branco no leito – unhas de Terry), hiperbilirrubinemia (branca), insuficiência cardíaca (vermelha, lúnula), anemia (leito pálido), onicopatia urêmica (leito branco e unha distal vermelha ou marrom), transplante ou falência renal (leuconíquia transversa), Cushing (unha marrom), diabetes (unha amarela), melanoma (unha e leito enegrecido), envelhecimento (unha amarela), má nutrição (unha marrom), deficiência de zinco (leuconíquia transversa).

Causas de melanoníquia longitudinal

- Faixa simples:
    - Não neoplásica: síndrome do túnel do carpo, irradiação local, traumatismo, hiperpigmentação pós-inflamatória
    - Neoplásica:
        - Melanocítica: nevo melanocítico adquirido (Figura 30) e congênito, melanoma (Figura 31)
        - Não melanocítica: carcinoma basocelular, doença de Bowen, cisto, verruga vulgar, histiocitoma fibroso
- Múltiplas faixas: líquen plano e estriado, fármacos (roxitromicina, antimaláricos, bleomicina, metotrexato, hidroxiureia, psoralênicos, tetraciclina), irradiação, variação racial (africano, índio), doença de Addison, hemossiderose, gravidez.

Leuconíquia (unhas brancas)

- Leuconíquia verdadeira (Figura 32): disfunção da matriz:
    - Forma hereditária rara: leuconíquia total
    - Leuconíquia subtotal: 2/3 proximais, retardo na maturação da queratina
    - Leuconíquia transversa (*linea* Mees): sistêmico (quimioterapia), traumatismo, altera a função da matriz
    - Leuconíquia puntiforme: manchas de 1 a 3 mm devido a traumatismo na matriz (manicure) (Figura 33) ou na alopecia areata
    - Leuconíquia longitudinal: foco paraceratótico na matriz, observado na doença de Darier e em tumores
- Leuconíquia aparente: envolvimento subungueal. Há alteração na cor à digitopressão
    - Unha de Terry: branca proximal, observada na cirrose, insuficiência cardíaca congestiva e diabetes melito (Figura 34)
    - Unhas meio a meio: branca proximal/parda distal, observada na insuficiência renal crônica
    - Faixas de Muehrcke: faixas rosadas paralelas à lúnula devido à hipoalbumina
- Pseudoleuconíquia: onicomicose, psoríase, anemia, hanseníase e desidrose.

Outras

- Síndrome das unhas amarelas (Figura 35): em decorrência do espessamento ungueal, a lúnula se torna escura e as unhas, amareladas. Há aumento da curvatura e perda da cutícula, principalmente em adultos. Acompanha linfedema e doença respiratória, como derrame pleural, bronquite crônica, alterações linfáticas, doenças malignas, D-penicilamina, síndrome nefrótica, AIDS e hipotireoidismo
- Lúnulas vermelhas: desaparecem sob pressão do corpo ungueal e têm patogênese incerta. Acompanham alopecia areata, urticária crônica, líquen escleroso e atrófico, psoríase, vitiligo, angina, diabetes, hipertireoidismo, anemia, cirrose, uso abusivo de álcool e tabaco, má nutrição, doença de Hodgkin, policitemia vera, acidente vascular cerebral, bronquite crônica, enfisema, proteinúria, dermatomiosite, lúpus eritematoso sistêmico, traumatismo.

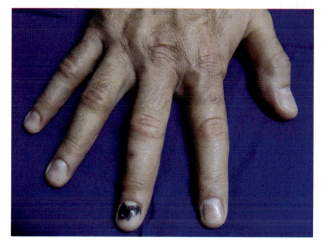

FIGURA 27 Cromoníquia. Hematoma subungueal.

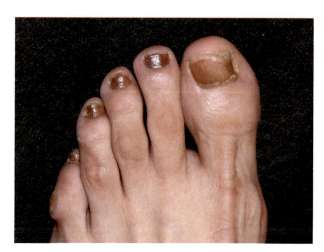

FIGURA 28 Cromoníquia. Neste caso, devido a traumatismo.

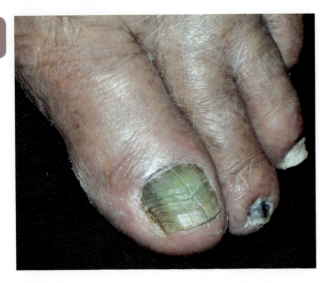

FIGURA 29 Cromoníquia. Unhas esverdeadas devido ao acometimento por *Pseudomonas aeruginosa*.

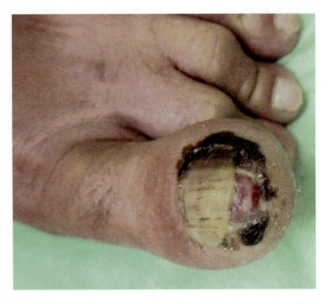

FIGURA 31 Melanoma subungueal. Lesão papulosa de superfície sangrante, de localização subungueal, fazendo diagnóstico diferencial com granuloma piogênico. O derrame de pigmento ao redor da unha é altamente sugestivo do diagnóstico de melanoma (sinal de Hutchinson).

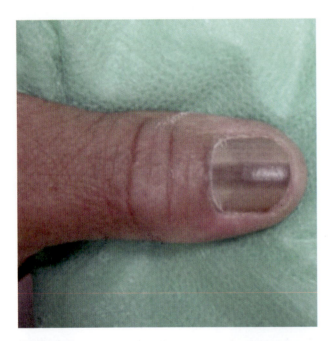

FIGURA 30 Cromoníquia. Alteração da cor da unha, que assumiu tom acastanhado pelo desenvolvimento de nevo melanocítico adquirido. A dermatoscopia auxilia o diagnóstico diferencial com melanoma, além dos critérios clínicos.

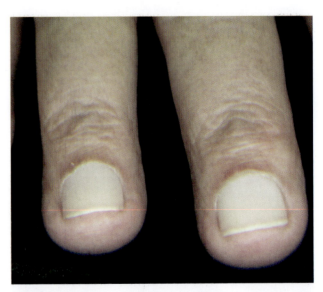

FIGURA 32 Leuconíquia verdadeira. Coloração brancacenta de toda a lâmina ungueal acometendo todas as unhas.

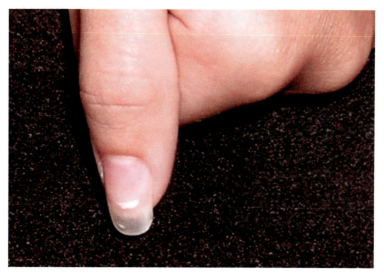

FIGURA 33 Leuconíquia puntiforme. Alteração circunscrita da cor da unha, causada por traumatismo, em geral por manicure ou por tiques.

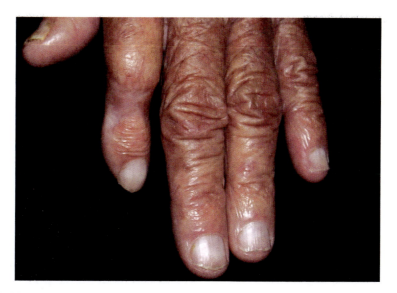

FIGURA 34 Unhas de Terry. Observam-se leuconíquia proximal e extremidade rosada.

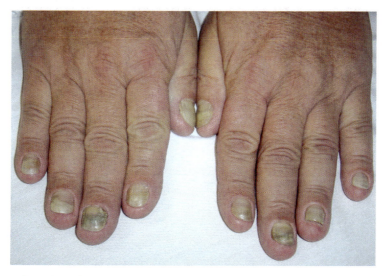

FIGURA 35 Síndrome das unhas amarelas. Acometimento de todas as unhas, que assumem tonalidade amarelada, além do espessamento da lâmina ungueal.

Tecido periungueal
Paroníquia

Sinonímia		Inflamação das partes moles periungueais.
Epidemiologia		Acomete mais mulheres adultas. Principais locais de acometimento são os 1º, 2º e 3º quirodáctilos.
Etiologia		• Fungos: *Candida* sp. é o principal fungo causador da paroníquia, geralmente associado à onicomicose e à onicólise (Figura 36). Fungos não dermatófitos, como o *Fusarium*, podem causar paroníquia, especialmente em imunocomprometidos. O *Scopulariopsis brevicaulis* e o *Aspergillus niger* também são agentes causadores. Excepcionalmente, são descritas paroníquias por esporotricose, cromomicose, coccidioidomicose, paracoccidioidomicose, blastomicose e micetoma • Bactérias: podem ser causa única do desenvolvimento de paroníquia ou estar associadas a *Candida* sp. O principal agente é o *Staphylococcus aureus* (Figura 37). A infecção por *Pseudomonas* também é comum • Dermatite atópica e de contato alérgica (p. ex., pelo uso de esmalte nas unhas e produtos químicos) • Granuloma piogênico (hemangioma capilar lobular) e outros tumores podem ser causas de paroníquia (Figura 38) • Outras causas: parasitas, vírus, atividade laboral, manejo de alimentos que contenham carboidratos, maceração ("mão de lavadeira"), oclusão, hiperidrose, acrocianose, sucção dos dedos (no caso de crianças), diabetes melito, distúrbios hormonais, fármacos (acitretina, cefalexina, corticosteroides, metotrexato, sulfonamidas, ciclosporina, indinavir), doença de Darier, eritema multiforme, psoríase, líquen plano, radiodermatite, dermatomiosite, unha encravada e traumatismo (Figura 39).
Clínica		A paroníquia pode ser: • Aguda (duração < 6 semanas): apresenta-se com eritema, edema, calor local, dor local latejante na dobra ungueal e frequentemente saída de exsudato purulento. Pode haver prurido e onicodistrofia. As causas mais frequentes são: dermatite de contato, fungos e bactérias. Quando ocasionada por *Pseudomonas*, há onicodistrofia com presença de linhas transversas esverdeadas • Crônica (duração > 6 semanas): apresenta-se com edema, eritema pouco intenso, fibrose periungueal, ausência de cutícula no local acometido, onicodistrofia (cristas longitudinais e transversais, onicólise e cromoníquia). Infecção e reinfecção pelo *Staphylococcus aureus* está associada à paroníquia crônica em pacientes com eczema.
Diagnóstico		Anamnese e identificação dos agentes causadores por meio de exame micológico direto, Gram e cultura.
Diagnóstico diferencial		Eczema ungueal, traumatismo local, líquen plano ungueal da borda proximal.
Tratamento		• Conservador: fase aguda, corticosteroide local, antifúngico local e/ou sistêmico, antibiótico local e/ou sistêmico • Invasivo: fase crônica, quando não há resposta ao tratamento conservador e episódios de recorrência da inflamação. Infiltração intralesional de corticosteroide, procedimento cirúrgico usando a técnica de marsupialização ou técnica do retalho quadrilátero, com a retirada da fibrose local.

Seção 2 | Afecções Dermatológicas de A a Z 269

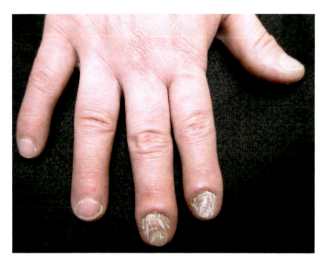

FIGURA 36 Paroníquia. A localização na dobra proximal da unha geralmente é de causa micótica.

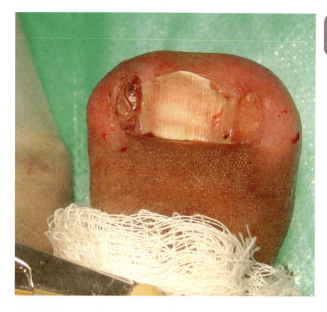

FIGURA 38 Paroníquia e granuloma piogênico.

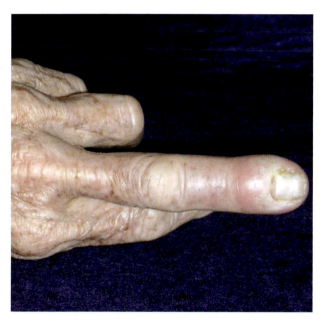

FIGURA 37 Paroníquia. Acentuado edema e rubor periungueal no terceiro quirodáctilo, por infecção bacteriana.

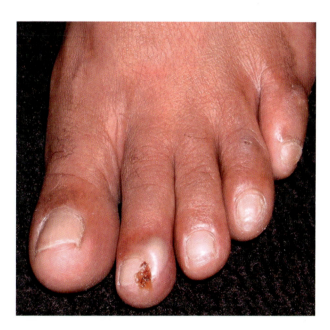

FIGURA 39 Paroníquia. Aumento de partes moles, com eritema e pústula acometendo o segundo pododáctilo com granuloma piogênico, devido a traumatismo.

Doenças do aparelho ungueal
Líquen plano

	Sinonímia	Líquen plano ungueal (LPU).
	Epidemiologia	Condição inflamatória crônica que envolve um ou todos os componentes ungueais. Ocorre em 10% dos pacientes com líquen plano, e a distrofia total das unhas ocorre em 4% desses pacientes. O envolvimento ungueal pode apresentar-se como primeira manifestação da doença. Condição mais comum na idade adulta, com menor frequência na criança, fase em que pode se apresentar como traquioníquia. As unhas das mãos são mais comumente envolvidas que as unhas dos pés.
	Etiologia	A etiologia permanece incerta. Há evidências que apontam para suscetibilidade genética com aumento da frequência de HLA-B7 e HLA-DR1. Outra hipótese sugere distúrbio imunológico com apresentação anormal do antígeno à célula de Langerhans, resultando em recrutamento de linfócitos T e ataque à epiderme.
	Clínica	O acometimento da dobra proximal ungueal pode apresentar-se com coloração azulada ou avermelhada, o que indica comprometimento da matriz ungueal levando a mudanças na placa ungueal decorrentes desta alteração. O acometimento da matriz no LPU pode apresentar-se como uma linha vermelha longitudinal (eritroníquia) (Figura 40), indicando afinamento da placa ungueal, fragmentação e fendas distais, chegando à divisão da placa (Figura 41). Linhas convergentes em diagonal apontando para o centro sugerem líquen plano. A evolução da doença leva à atrofia da matriz ungueal, que tem como consequência a presença de pterígio ungueal (Figuras 40 a 42). Estrias ou sulcos longitudinais e *pitting* são manifestações clínicas que sugerem envolvimento da matriz. Pode haver melanoníquia longitudinal, que é transitória. O envolvimento do leito ungueal leva a ceratose subungueal e onicólise. O LPU pode afetar algumas ou todas as unhas, podendo levar à distrofia ungueal (Figura 43), que é progressiva, levando a consequências inestéticas que podem ser permanentes.
	Diagnóstico	O diagnóstico é baseado no julgamento clínico ou histológico de biopsia longitudinal da unha. A dermatoscopia pode ser útil, demonstrando acentuação dos sulcos longitudinais e visualização do seu direcionamento ao centro do leito ungueal (sinal de progressão da doença). A biopsia deve ser feita precocemente, a fim de evitar lesões irreversíveis.
	Diagnóstico diferencial	Psoríase ungueal, distrofia ou onicoatrofia após síndrome de Stevens-Johnson, circulação periférica prejudicada, traumatismo mecânico e síndrome das unhas amarelas.
	Tratamento	Corticosteroide potente tópico massageado no dígito e na borda proximal. Infiltração de acetonido de triancinolona, 0,5 mℓ, com 0,25 mℓ de lidocaína a 1% mensalmente por 6 meses. As contraindicações devem ser consideradas, visto que pode haver atrofia local. Corticoterapia sistêmica em dose baixa (20 mg/dia por via oral) ou acetonido de triancinolona por via intramuscular na dose de 0,5 mg/kg mensalmente por 4 a 6 meses. O tempo de tratamento depende da melhora clínica. Devem ser considerados os efeitos adversos sistêmicos. Retinoides (acitretina) e dapsona podem dar bons resultados, mas efeitos adversos limitam seu uso. Recentemente o uso de alentretinoína em adultos na dose de 30 mg/dia tem sido relatado com boa resposta.

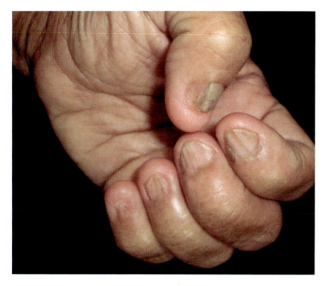

FIGURA 40 Líquen plano. Eritroníquia no segundo quirodáctilo, além de pterígio no quarto e quinto quirodáctilos.

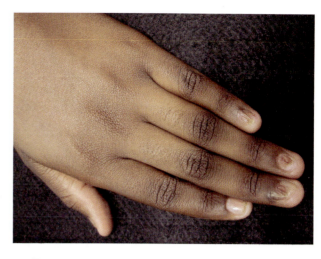

FIGURA 42 Líquen plano ungueal. Comprometimento da matriz levando à distrofia da placa ungueal com formação de pterígio.

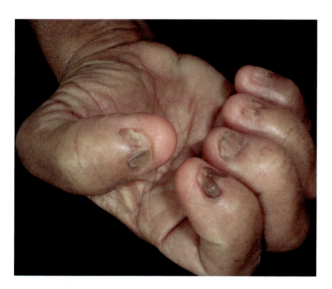

FIGURA 41 Líquen plano ungueal. Fendas nas unhas do primeiro e segundo quirodáctilos, causadas pelo acometimento da matriz ungueal, além do pterígio no quarto e quinto dedos.

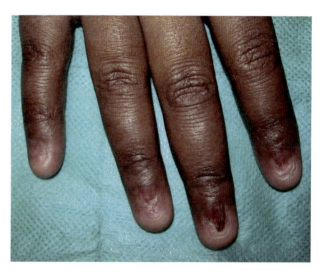

FIGURA 43 Líquen plano ungueal. Distrofia das unhas dos primeiros pododáctilos.

Psoríase ungueal

	Sinonímia	Psoríase das unhas.
	Epidemiologia	Estima-se que 80 a 90% dos psoriáticos apresentarão alterações ungueais no decorrer da doença. O acometimento intenso das unhas não implica acometimento extenso da pele. No entanto, até 70% dos pacientes com artrite psoriática possuem psoríase ungueal, sendo o acometimento ungueal considerado pela reumatologia um dos critérios para predizer o acometimento articular (critério de CASPAR [do inglês, *ClASsification for Psoriatic ARthritis*]). Tem taxa de morbidade significativa e é de grande impacto psicossocial, afetando a qualidade de vida do paciente.
	Etiologia	Ver capítulo *Psoríase*.
	Clínica	Os sinais clínicos são correlatos ao local de desenvolvimento da lesão: matriz ou leito ungueal. O comprometimento ungueal na psoríase pode ser avaliado por diferentes índices NAPSI (*Nail Psoriasis Severity Index*). Como existem vários NAPSI, optamos por agregar o nome do autor. NAPSI-Rich e NAPSI-Baran são os mais usados. **Matriz** - *Pitting* ou *pits*: depressões puntiformes, pequenas, superficiais e múltiplas, variando em tamanho e forma, de distribuição irregular, originadas de um dano focal da matriz proximal (Figura 44). A traquioníquia pode ser considerada uma forma intensa do *pitting* - Leuconíquia: descoloração da placa ungueal de tonalidade brancacenta devido à presença de células paraceratóticas em matriz distal, resultando na opacidade da lâmina - Sulco de Beau: sulco transversal na unha, devido a alteração inflamatória na matriz proximal ou intermediária (Figura 45) - Pontos vermelhos na lúnula (*red spots*), devido a vasodilatação local do processo inflamatório. **Leito ungueal** - Onicólise: quando o processo inflamatório ocorre no leito ungueal ou no hiponíquio, pode levar ao descolamento da placa ungueal (Figura 46). A borda da onicólise avermelhada é um sinal mais específico da doença - Mancha avermelhada (mancha salmão) ou amarelada (mancha em óleo) podem se apresentar isoladamente, acompanhar a onicólise ou surgir no meio da placa ungueal (em ilha) - Ceratose subungueal: espessamento do leito ungueal por aumento das escamas e dos *debris* inflamatórios - Hemorragia em estilha ou estilhas hemorrágicas (Figura 47): alteração do plexo capilar do leito ungueal, proliferação, dilatação e fragilidade dos vasos na fase ativa da doença, que se rompem de acordo com a projeção da placa ungueal. Uma forma agressiva de psoríase é a pustulosa acral, chamada acrodermatite contínua de Hallopeau, que pode ocorrer até mesmo em um único dedo da mão ou do pé. Pústulas estéreis surgem na região subungueal ou ao redor das dobras ungueais, coalescem e formam lagos de pus. As unhas são gradualmente perdidas ou sofrem onicólise com eritema e edema periungueal. Há períodos de acalmia e exacerbação.
	Diagnóstico	É sobretudo clínico e apoiado por outras manifestações da psoríase. A dermatoscopia pode ser útil para melhor apreciar as características físicas da unha com psoríase. Pode ser confirmado pela patologia e pelo *clipping* da placa ungueal; deve-se excluir infecção fúngica. Em caso de artrite, avaliar a região interfalangiana distal por meio de radiografia e ressonância magnética.
	Diagnóstico diferencial	Líquen plano, onicomicose, síndrome das 20 unhas, alopecia areata, eczema, pitiríase rubra pilar, doença de Darier e traumatismo.
	Tratamento	- Terapia local: corticosteroide local potente sob oclusão ou em veículo esmalte (clobetasol a 1 e 8%). Corticosteroide combinado com ácido retinoico a 0,1% em creme. Dipropionato de betametasona com 3% de ácido salicílico reduz a ceratose. Calcipotriol, calcipotriol associado à betametasona, 5-fluoruracila a 1% em solução de propilenoglicol (*pitting* e hipertrofia) e tazaroteno - Terapia intralesional: acetonido de triancinolona (2,5 a 10 mg/mℓ) aplicado em leito (dobras laterais) e matriz (dobra proximal) ungueais - Fotoquimioterapia e *laser*: oral/tópico, psoraleno com UVA (PUVA), *pulsed dye laser* - Terapia por radiação: radioterapia superficial, terapia por *eletron beam* e terapia com raios *Grenz* - Terapia sistêmica: em caso de falta de resposta ao tratamento local e associação com outros locais da doença, é indicado o uso de retinoides, ciclosporina e metotrexato. Ver capítulo *Psoríase* - Biológicos: inibidores do fator de necrose tumoral (infliximabe, adalimumabe, etanercepte); terapias específicas de células T (alefacepte, ustequinumabe). A acrodermatite contínua de Hallopeau é de difícil tratamento. A medicação de escolha é a acitretina por via oral, em baixas doses (10 a 25 mg/dia), associada a calcipotriol topicamente.

Seção 2 | Afecções Dermatológicas de A a Z 273

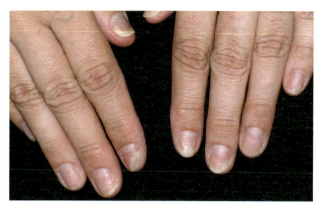

FIGURA 44 Psoríase ungueal. Depressões puntiformes. Unha em dedal devido a defeito na porção proximal da matriz. Observar também a onicólise por alteração de psoríase no leito ungueal.

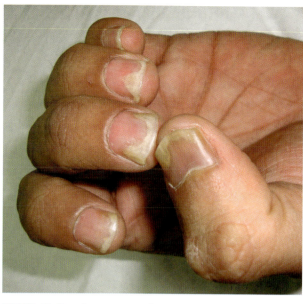

FIGURA 46 Psoríase ungueal. Onicólise e mancha salmão indicando psoríase no leito ungueal.

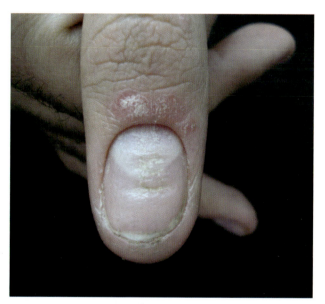

FIGURA 45 Psoríase ungueal. Sulco transversal na lâmina ungueal (sulco de Beau).

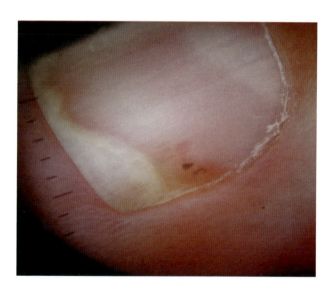

FIGURA 47 Psoríase ungueal. Hemorragia em estilha observada pela dermatoscopia. Simultaneamente, presença de mancha salmão e onicólise.

Verruga subungueal e periungueal

=	**Sinonímia**	Verruga vulgar, verruga benigna, verruga *canthi* (periungueal).
	Epidemiologia	Ainda permanece controversa. Qualquer faixa etária pode ser acometida, porém é muito mais frequente em crianças e adolescentes. Estima-se que 3 a 20% das crianças em idade escolar tenham verruga. É comum o aumento da incidência em imunocomprometidos.
	Etiologia	Verrugas comuns são causadas pelo papilomavírus humano (DNA-vírus). Os subtipos mais frequentes são 1, 2, 4 e, mais raramente, 27.
	Clínica	Mais frequentemente encontrada na dobra lateral e proximal da unha, podendo invadir a região subungueal (Figura 48). A verruga inicialmente subungueal acomete o hipôníquio, tem crescimento lento e pode elevar a placa ungueal. Em geral, as verrugas periungueais são assintomáticas e as subungueais ocasionam dor local. Apresentam-se como pápula, que pode ser única ou múltipla (mais comum), de superfície ceratósica, com pontos enegrecidos (capilares trombosados), localizados mais comumente em hipôníquio e leito ungueal, e podendo evoluir para onicodistrofia. Quando localizadas na dobra ungueal proximal, produzem ceratose periungueal simulando uma cutícula hiperceratótica. A disseminação se dá por autoinoculação.
	Diagnóstico	O diagnóstico é feito pelo exame físico. A dermatoscopia é um auxílio para o diagnóstico, já que evidencia os pontos pretos da superfície da lesão, causados pela trombose dos vasos (Figura 49). As verrugas embaixo da unha deveriam ser expostas para avaliação. Elas podem refletir uma exostose óssea subjacente, que pode ser revelada por radiografia. A confirmação laboratorial inclui exame histopatológico, detecção de partículas virais pela microscopia eletrônica, imuno-histoquímica, detecção do DNA do HPV. Uma verruga com progressão atípica pode ser carcinoma de células escamosas e deve, neste caso, ser realizada biopsia no local.
≠	**Diagnóstico diferencial**	Fibroma periungueal, tuberculose cutânea verrucosa, nevo epidérmico verrucoso, carcinoma de células escamosas, calosidade.
	Tratamento	Verrugas podem desaparecer sem tratamento ou persistir por longo tempo. O tratamento dessas verrugas é frequentemente frustrante. Os tratamentos disponíveis para verruga ungueal e periungueal podem ser divididos em primeira, segunda e terceira linhas. Primeira linha: ácido salicílico, glutaraldeído (10 a 20%), formalina, 5-fluoruracila, cáusticos (ácido monocloroacético, ácido tricloroacético, nitrato de prata, cantaridina, fenol, ácido fórmico, ácido nítrico fumegante), ácido retinoico e análogos da vitamina D (maxacalcitol). Segunda linha: crioterapia, *laser* (*dye laser*, CO_2 e érbio), hipertermia, cirurgia e terapia fotodinâmica. Terceira linha: podofilina e podofilotoxina, imiquimode, imunoterapia tópica, imunoterapia intralesional, interferona, antagonista do receptor H2, zinco, retinoide oral, bleomicina intralesional, cidofovir e psicoterapia. Especificando algumas formas de tratamento: • Ácido salicílico a 40%: usado apenas na lesão, protegendo a pele circunvizinha. É essencial fazer a abrasão da lesão utilizando lixa de unha antes de uma nova reaplicação, que deve ser diária até que a lesão seja totalmente removida. Quando subungueal, o tratamento é desapontador • Crioterapia: este é um tratamento doloroso, porém mais efetivo do que o uso de ácido salicílico. Um a dois jatos de 5 s são administrados. O tratamento pode ser repetido em 3 semanas e é otimizado se, nesse tempo, houver o uso de ácido salicílico associado • Bleomicina: é ocasionalmente usada em hospitais, limitando-se assim seu uso prático pelos pacientes. É um medicamento citotóxico e causa dor local quando injetado diretamente na lesão. É reservada para lesões resistentes e imunossuprimidos • Cantaridina a 0,7%: aplicada nas lesões e coberta por plástico por 2 h. Fazem-se abrasão com lixa e nova aplicação a intervalos de 2 semanas. Pode ser encontrada em formulação com ácido salicílico e podofilina • Tratamento invasivo: deve ser avaliado, pois a lesão na dobra proximal tem risco de comprometimento matricial, cicatriz atrófica e consequente distrofia da placa ungueal ou até formação de pterígio. Lesão subungueal ou da dobra lateral pode responder com sucesso. A destruição é feita usando-se a técnica de curetagem e eletrodissecação • Terapia fotodinâmica (PDT ou TFD) é uma técnica não invasiva, na qual se aplica um agente fotossensibilizante que se acumula no tecido-alvo, e após poucas horas (2 a 3 h), irradia-se à região com uma luz azul (405 a 420 nm) ou vermelha (635 nm), para ativar a substância fotossensibilizadora, e com isso ocorre a produção do oxigênio reativado ou oxigênio *singlet*, levando a um efeito citotóxico e causando destruição do tecido-alvo

- Imiquimode: inibe a replicação viral, ativa a imunidade celular, há migração dos linfócitos ativados ao local infectado e destruição das células. O creme é utilizado localmente 1 vez/dia por até 12 semanas
- Imunoterapia intralesional com *Candida*, vacina MMR (caxumba, sarampo e rubéola) e *Propionibacterium parvum* têm sido utilizados para induzir a depuração de verrugas por meio da estimulação antigênica do sistema imunitário mediado por células hospedeiras
- Outros tratamentos complementares: reposição oral de zinco (sulfato de zinco, usado topicamente em solução aquosa a 10% e por via oral na dose de 10 mg/kg/dia; dose máx. 600 mg/dia), cimetidina 30 a 40 mg/kg/dia por 3 a 4 meses (máximo 1.200 mg/dia), e psicoterapia.

O tratamento de escolha depende do número de lesões, da duração da doença, da idade, do estado imunológico e de condição econômica do paciente, do local contaminado (penetração na região subungueal) e da experiência do médico.

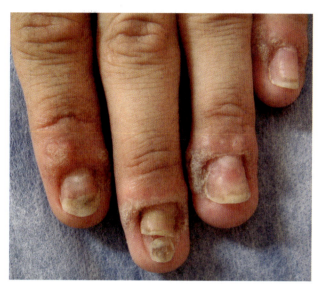

FIGURA 48 Verruga periungueal. Lesão verrucosa, com pontos enegrecidos na sua superfície, deformando a lâmina ungueal e provavelmente penetrando sob ela.

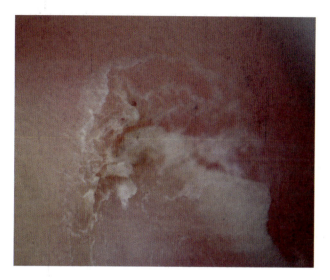

FIGURA 49 Verruga periungueal. Exame dermatoscópico realizado em lesão periungueal revelando pontos negros que correspondem à trombose de vasos.

AMILOIDOSES

David Rubem Azulay • Cassio Dib • Xilene Manga Nigro

Sinonímia		Não tem outra nomenclatura.
Epidemiologia		Há várias formas de se classificar a amiloidose, mas a mais simples é sua divisão em amiloidose localizada e amiloidose sistêmica. A amiloidose localizada pode estar limitada a um órgão, como cérebro, glândulas como tireoide ou na pele. Em sua maioria, os casos de amiloidose cutânea primária não são notificados. A amiloidose sistêmica pode decorrer de um grupo heterogêneo de doenças. A incidência de amiloidose sistêmica primária nos EUA é de aproximadamente 2.800 novos casos por ano. Ela ocorre em 10% dos pacientes com mieloma múltiplo. A amiloidose sistêmica secundária ocorre em 8% dos pacientes com artrite reumatoide. Há ainda a recente descrição de amiloidose em algumas doenças autoinflamatórias.
Etiologia		As amiloidoses são decorrentes do depósito de agregados de fibrilas insolúveis originadas de proteínas que apresentam dobramento anômalo. Essas proteínas, em sua maioria, inicialmente solúveis e com configuração em alfa-hélice, assumem a forma beta pregueada por meio do fenômeno de dobradura incorreta. Embora haja tipos distintos de amiloidose, em todos os casos, as proteínas dobradas incorretamente, chamadas amiloides (com significado de "semelhante a amido"), assumem um formato particular que torna difícil a decomposição pelo corpo. Devido a esse dobramento incorreto, as proteínas amiloides se interligam para formar fibras rígidas, lineares (ou fibrilas) que se acumulam nos órgãos e tecidos do corpo. Esses agregados apresentam a característica de se corarem pelo vermelho congo, adquirindo uma tonalidade descrita como "maçã-verde" à luz polarizada. Pela alteração do órgão comprometido, determina inúmeras disfunções de curso muitas vezes irreversível, progressivo e indolente.
Clínica		Este capítulo enfoca as manifestações dermatológicas das formas cutâneas localizadas e das formas sistêmicas com manifestações cutâneas.

Amiloidose localizada

- Primária
    - Amiloidose maculosa: máculas hipercrômicas de 2 a 3 mm, agrupadas com arranjo linear e reticulado, assumindo configuração global ovalada e, geralmente, localizada na região inter ou infraescapular (Figura 1). Frequentemente se associa a prurido e acredita-se que resulte da fricção local recorrente. É bem conhecida sua associação com a notalgia parestésica
    - Amiloidose papulosa ou líquen amiloidótico: pápulas hipercrômicas e ceratósicas localizadas mais frequentemente nos membros inferiores (porção tibial) e associadas a prurido local (Figuras 2 e 3). Muitas vezes se observa a presença simultânea de amiloidose maculosa (amiloidose bifásica), levando à hipótese de corresponderem a manifestações distintas de um mesmo distúrbio cutâneo, provavelmente relacionado ao ato frequente de coçar a mesma região. Estão descritos raros casos de ocorrência familial (Figura 4)
    - Amiloidose nodular: quadro muito raro, mais comum em idosos e caracterizado por nódulos ou placas infiltradas, com ou sem sufusões hemorrágicas sobrejacentes, localizadas mais frequentemente nos membros inferiores. Decorre da presença de um plasmocitoma extramedular localizado na pele, tumor produtor de cadeias leves de imunoglobulina, como aquelas observadas na amiloidose sistêmica primária
- Secundária: considerada um fenômeno sem real implicação clínica. O depósito amiloide, clinicamente inaparente e até mesmo de pouca exuberância histológica ao exame sob a coloração de rotina (hematoxilina e eosina), pode ser identificado em diversos tumores cutâneos malignos e benignos, como ceratoses seborreicas, ceratoses actínicas e carcinomas basocelulares.

Amiloidose sistêmica

- Não hereditária
    - Amiloidose sistêmica primária AL (*light chains*): decorre do acúmulo de cadeias leves monoclonais de imunoglobulina, associado a doenças subjacentes como mieloma múltiplo, doença de Waldenström, plasmocitoma de Bence-Jones, doença da cadeia pesada, linfomas malignos e outros. Alterações cutaneomucosas podem ser observadas em 30 a 50% dos pacientes. A manifestação cutânea é caracterizada por petéquias e equimoses nas áreas palpebrais, periorbitárias (olhos de guaxinim) (Figura 5) e nas áreas intertriginosas. São descritas também pápulas de superfície lisa e coloração mais clara que a pele ou com tonalidade levemente amarela. Estas geralmente coalescem em placas e localizam-se mais frequentemente na porção cefálica. Se o acometimento for grave, pode evoluir para ulceração e alopecia cicatricial. São descritas também variantes bolhosas e escleróticas (*scleroderma amyloidosum*). As mucosas oral e retal são as mais afetadas, podendo gerar macroglossia (Figura 6) e lesões perianais que podem ser confundidas com condilomas acuminados

- Amiloidose sistêmica secundária (amiloidose AA): esse tipo de amiloidose raramente apresenta manifestações mucocutâneas específicas. Caracteriza-se pela presença de uma doença subjacente que desencadeia a deposição de substância amiloide nos tecidos, determinando assim o precursor amiloide e, portanto, o tipo de amiloidose. A amiloidose AA está associada a neoplasias e doenças inflamatórias ou infecciosas crônicas, como psoríase grave, artrite reumatoide, doença inflamatória intestinal, hanseníase virchowiana, osteomielite, hidrosadenite, que podem levar a produção aumentada de amiloide sérico A (uma proteína de fase aguda). Outra variante de amiloidose sistêmica secundária ocorre em pacientes em hemodiálise nos quais o precursor é a β_2-microglobulina; o acometimento cutâneo é raro, representado por nódulos
- Hereditária: inclui as formas causadas por mutações em genes que codificam várias proteínas normalmente presentes no corpo que se tornam formadoras de substância amiloide. O tipo mais comum é a polineuropatia amiloide familiar. Algumas doenças genéticas, como as autoinflamatórias, podem apresentar depósito de amiloide em diferentes órgãos, como a febre familiar do Mediterrâneo (FFM) e a síndrome de Muckle-Wells. A primeira, com manifestações erisipela-símiles, vasculites e lesões purpúricas, pode ter a amiloidose como complicação. Na segunda, as lesões são de aspecto urticariforme acompanhadas por febre, ocorrendo nefropatia por amiloide como na FFM. É amiloide do tipo AA.

 Diagnóstico Baseia-se na associação dos achados clínicos, histopatológicos e laboratoriais. Destacam-se os critérios histológicos: depósito hialino, eosinofílico e homogêneo à coloração HE, metacromasia ao cristal violeta, coloração pelo vermelho congo alcalino, birrefringência esverdeada (*apple-green*) à luz polarizada após coloração pelo vermelho congo, estrutura fibrilar vista à microscopia eletrônica, marcação por anticorpos anticomponente P amiloide, fluorescência ao ultravioleta após coloração com tioflavina T e marcação com anticorpos contra precursores específicos (como a queratina no casos das amiloidoses cutâneas primárias maculosa e papulosa).

 Diagnóstico diferencial
- Da amiloidose sistêmica: púrpura actínica, púrpura trombocitopênica, escorbuto, uso de medicações que interfiram na hemostasia (p. ex., ácido acetilsalicílico, varfarina), notalgia parestésica
- Da amiloidose cutânea localizada primária: hipercromia pós-inflamatória, hiperpigmentação induzida por fármaco, eritema pigmentar fixo.

 Tratamento Deve-se tratar a doença de base, quando possível. Nenhuma modalidade terapêutica se mostrou capaz de curar de maneira regular as amiloidoses cutâneas primárias maculosa e papulosa. Seu tratamento deve ser focado na causa da pruridermia subjacente a estes quadros. A amiloidose nodular pode ser tratada por diferentes métodos cirúrgicos. Alguns casos extensos de líquen amiloide podem ser tratados com o uso sistêmico da acitretina.

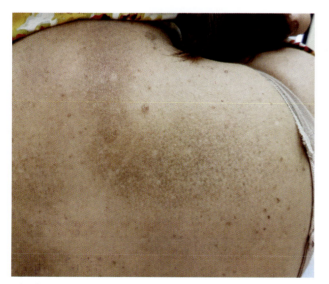

FIGURA 1 Amiloidose cutânea primária tipo maculosa.

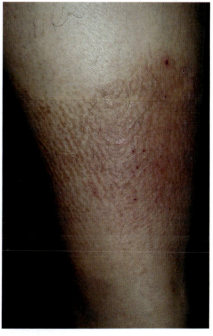

FIGURA 2 Amiloidose cutânea primária tipo líquen amiloide ou liquenoide.

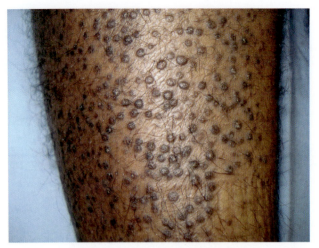

FIGURA 3 **Amiloidose cutânea primária tipo liquenoide ou líquen amiloidótico.** Exuberância das lesões localizadas nos membros inferiores, acompanhadas de prurido intenso. (Cortesia do Dr. Cassio Dib.)

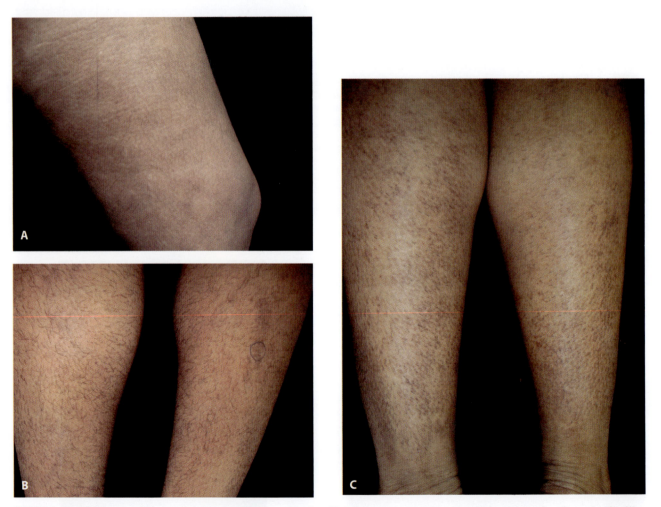

FIGURA 4 **Amiloidose cutânea primária tipo liquenoide familial.** Raramente podem ocorrer casos na família: mãe (**A**), filho (**B**) e filha (**C**).

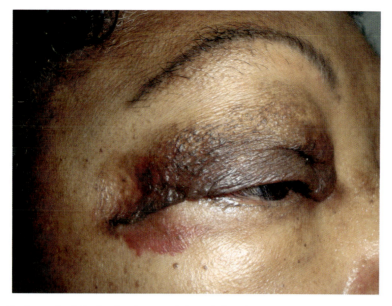

FIGURA 5 Amiloidose sistêmica primária. Lesões hemorrágicas de localização característica em paciente com mieloma múltiplo e depósito de amiloide na pálpebra.

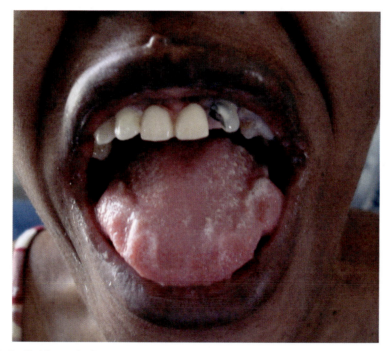

FIGURA 6 Amiloidose sistêmica primária. Macroglossia em paciente com mieloma múltiplo.

ANETODERMIA

Evelyne Mara Costa • Larissa Saboya Barbosa de Azevedo • Vitor Azulay • Rubem David Azulay

	Sinonímia	Atrofia maculosa.
	Epidemiologia	É um distúrbio raro que ocorre com maior frequência nas mulheres entre a 2ª e a 4ª década de vida.
	Etiologia	É de etiologia desconhecida. Anetodermia é uma condição benigna em que ocorre perda focal de tecido elástico dérmico, resultando em áreas localizadas de pele flácida ou herniadas, semelhante a um saco. Possíveis explicações para a perda de tecido elástico incluem síntese defeituosa de elastina, desequilíbrio entre a produção de metaloproteinases de matriz e seus inibidores, elastofagocitose ou degeneração de fibras elásticas secundária à isquemia local induzida por microtromboses em vasos dérmicos. Pode-se classificá-la como: • Primária (inflamatória de Jadassohn e não inflamatória de Schweninger-Buzzi): alguns pacientes exibem as duas formas, inflamatória e não inflamatória • Secundária: surge como consequência de processo inflamatório (acne, sarcoidose, entre outros), processo infeccioso (sífilis em especial, hanseníase, HIV, molusco contagioso, entre outros), medicamentos (como a penicilamina), processo autoimune (lúpus, síndrome do anticorpo antifosfolipídio, síndrome de Sjögren, tireoidites), processo iatrogênico (recém-nascidos prematuros) e alguns tumores (linfoma cutâneo de células B, micose fungoide, pilomatricoma). Alguns casos foram relatados em prematuros no local de adesivos para monitoramento. Na maioria dos casos, a anetodermia é de ocorrência esporádica. Raramente é familial, pode haver transmissão genética autossômica dominante ou recessiva.
	Clínica	As lesões podem ser maculosas, arredondadas, pequenas, deprimidas (Figuras 1 e 2) ou algo protrusas (Figuras 3 e 4). À compressão digital ocorre invaginação da lesão. A pele que recobre a lesão pode ser apergaminhada e hipo/normocrômica; a localização preferencial é o tronco, podendo acometer braços, coxas e, menos comumente, pescoço, face e, raramente, as extremidades distais. Nas anetodermias secundárias, as lesões surgem no local onde houve alguma dermatose anteriormente, infecciosa como sífilis (Figura 5), hanseníase (Figuras 6 e 7) ou inflamatória como sarcoidose (Figura 8).
	Diagnóstico	É fundamentalmente clínico e confirmado por meio da patologia, que, usando colorações especiais, permite identificar a perda das fibras elásticas, identificando-se fibras elásticas fragmentadas (coloração por orceína, fucsina-resorcina, hematoxilina férrica, entre outras). A biopsia deve abranger a pele sadia contígua, pois facilitará a comparação entre a quantidade de fibras elásticas da pele lesional e da perilesional. Para classificá-la como secundária, é preciso afastar possíveis condições desencadeadoras por meio de exames laboratoriais. Alguns autores consideram o surgimento de anetodermia um preditor cutâneo de autoimunidade. Recomenda-se rastreio laboratorial para doenças autoimunes, especialmente autoanticorpos tiroidianos e anticorpos antifosfolipídios em todos os pacientes que apresentem anetodermia primária.
	Diagnóstico diferencial	O principal diagnóstico diferencial se faz com cicatrizes pós-traumáticas e elastorrexe papulosa. Nesta, as lesões são firmes e não compressíveis. Outras hipóteses a serem afastadas incluem elastólise da derme média e atrofodermias.
	Tratamento	Até o momento, nenhum tratamento efetivo está disponível. Algumas opções terapêuticas foram tentadas, como esteroides intralesionais, ácido acetilsalicílico, fenitoína, dapsona, vitamina E e niacina, entretanto não mostraram resultados consistentes. Relatos de casos descreveram o uso tópico de ácido épsilon aminocaproico (antifibrinolítico) e colchicina oral como tratamentos potenciais para prevenir o desenvolvimento de novas lesões, como também melhora das lesões de anetodermia com o *laser* de CO_2 fracionado, ablação por radiofraquência e *laser* fracionado não ablativo, indicando possíveis opções terapêuticas no futuro. Preenchimento ou exérese cirúrgica podem ser considerados no caso de lesões pouco numerosas, avaliando-se o real benefício do procedimento, devido à possibilidade de deixar cicatrizes.

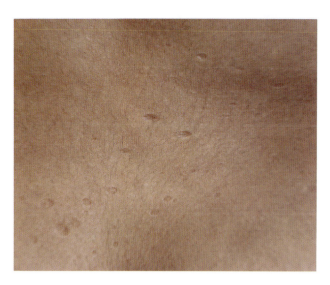

FIGURA 1 Anetodermia primária. Paciente do sexo feminino buscou consulta por ter observado depressões na pele sem ter tido qualquer lesão anterior.

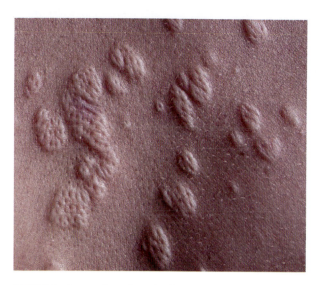

FIGURA 3 Anetodermia primária. Lesões papulosas protrusas, normocrômicas, isoladas e compressíveis; algumas confluem e formam placas. (Cortesia do Dr. Enio Maynard Barreto.)

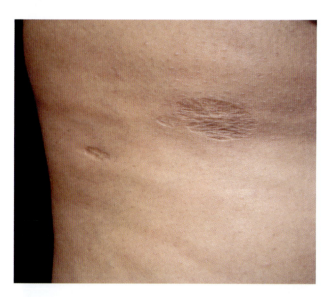

FIGURA 2 Anetodermia primária. Mesma paciente da Figura 1 com lesões na coxa, sem que houvesse processo patológico prévio naquele local.

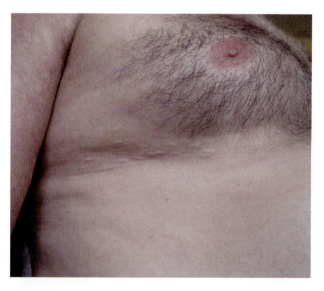

FIGURA 4 Anetodermia primária. Lesões protrusas em tronco de paciente do sexo masculino.

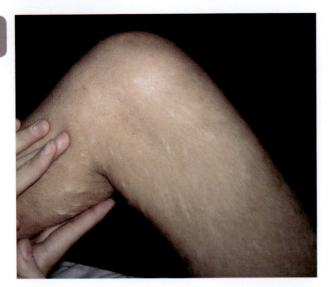

FIGURA 5 Anetodermia secundária. Paciente do sexo feminino, internada em enfermaria de hospital geral. Foi solicitado parecer da Dermatologia pelas lesões atróficas localizadas no membro inferior de aspecto apergaminhado, consequente a sífilis (anetodermia secundária).

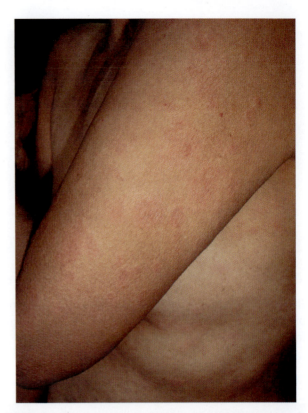

FIGURA 7 Anetodermia secundária. Solicitado parecer da Dermatologia para diagnóstico de lesões apergaminhadas no tegumento, após tratamento para hanseníase.

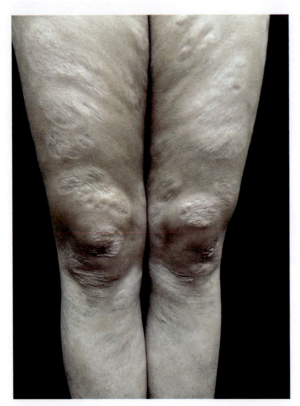

FIGURA 6 Anetodermia secundária. Após tratamento para hanseníase, a paciente apresentou lesões apergaminhadas e deprimidas nos membros inferiores.

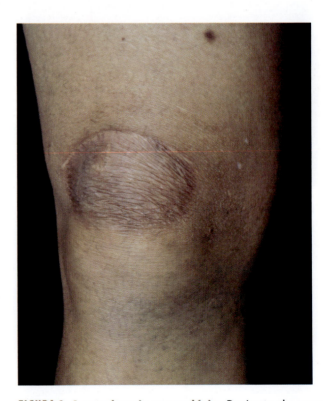

FIGURA 8 Anetodermia secundária. Paciente do sexo masculino portador de sarcoidose, exibindo anetodermia após resolução da lesão, localizada no joelho. A retificação no limite superior ocorreu pela realização de biopsia cutânea.

ANGIOFIBROMA

Vando Barbosa de Sousa • Cândida Naira Lima e Lima Santana

=	**Sinonímia**	Tumores de Pringle, adenoma sebáceo (sinonímias em desuso), pápula fibrosa, pápulas perláceas do pênis.
	Epidemiologia	Angiofibroma cutâneo é um termo descritivo para um grupo de lesões com diferentes apresentações clínicas e implicações, mas com achados histológicos similares. Podem ocorrer de forma isolada, geralmente na face de adultos, recebendo a denominação de pápula fibrosa (Figura 1); como múltiplas lesões na glande, pápulas perláceas do pênis (Figura 2) ou múltiplos angiofibromas faciais, encontrados na esclerose tuberosa (Figuras 3 e 4), síndrome de Birt-Hogg-Dubé e na neoplasia endócrina múltipla tipo I. Na esclerose tuberosa, as lesões raramente estão presentes ao nascimento. O mais usual é aparecerem entre 3 e 10 anos de idade, por vezes mais tarde. Tornam-se mais extensas na puberdade e, então, permanecem inalteradas. Pápulas perláceas do pênis são encontradas em mais de 30% dos adultos jovens.
	Etiologia	Proliferação hamartomatosa fibrovascular, benigna. A esclerose tuberosa é doença hereditária autossômica dominante por mutação do gene supressor tumoral *TSCS1* ou *TSCS2*.
	Clínica	• Pápula fibrosa: são pápulas solitárias, normocrômicas, brilhantes, cupuliformes, localizadas na face de adultos, mais comumente no nariz • Pápulas perláceas do pênis: são peroladas, brancas, cupuliformes, intimamente agregadas como pequenas pápulas localizadas na glande do pênis, comumente circundando a coroa peniana em camadas múltiplas • Angiofibromas faciais múltiplos: lesões múltiplas na face, especialmente nas laterais do nariz e na região malar e no couro cabeludo de adultos. São pequenas pápulas com menos de 0,5 cm de diâmetro, sésseis ou pedunculadas, de coloração avermelhada, acastanhada ou da cor da pele, firmes e brilhantes.
	Diagnóstico	• Exame clínico: ectoscopia de toda a superfície corpórea, avaliando-se a possibilidade de síndromes relacionadas • Exame histopatológico: lesões mais fibromatosas que angioides; há proliferação do colágeno denso, que fica disposto perpendicularmente à superfície do epitélio ao redor dos apêndices. A derme papilar é notavelmente ausente, e as colorações para elastina são negativas. O tumor de Köenen corresponde a angiofibromas periungueais e ocorre caracteristicamente na esclerose tuberosa.
≠	**Diagnóstico diferencial**	Tricoepitelioma múltiplo, tricodiscoma, dermatofibrossarcoma protuberante, linfoma não Hodgkin, pseudolinfoma, granuloma facial, nevo melanocítico intradérmico, carcinoma basocelular.
	Tratamento	Exérese cirúrgica por *shaving* em lesões solitárias. Nas lesões múltiplas, modalidades terapêuticas incluem criocirurgia, curetagem, dermoabrasão, *peeling* químico, excisão e *laser*. Independentemente do método de tratamento utilizado, há uma taxa de recorrência variável. A repetição do tratamento é muitas vezes a norma. Dados recentes sugerem que o uso de sirolimo tópico pode ter grande benefício para angiofibromas múltiplos na esclerose tuberosa, sendo uma terapia promissora.

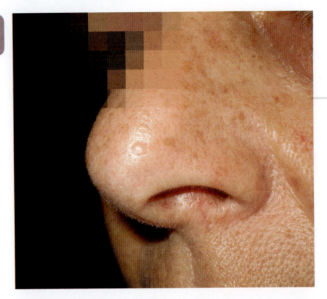

FIGURA 1 Pápula fibrótica do nariz. Lesão normocrômica, assintomática, na ponta nasal.

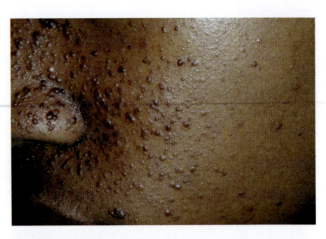

FIGURA 3 Angiofibroma na esclerose tuberosa. Lesões papulosas, numerosas, de diferentes tamanhos, localizadas no sulco nasogeniano e na região malar de paciente com esclerose tuberosa.

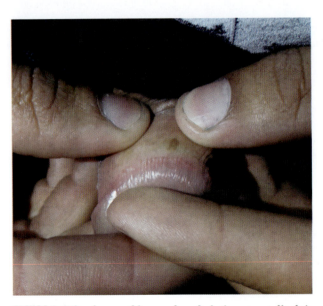

FIGURA 2 Pápulas perláceas do pênis (coroa radiada). Pequenas lesões papulosas ao redor da glande.

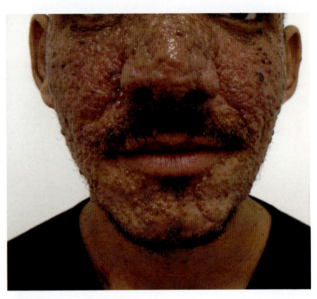

FIGURA 4 Angiofibroma na esclerose tuberosa. Além das lesões na face, o paciente apresentava outras lesões características de esclerose tuberosa. (Arquivo Instituto de Dermatologia Prof. R. D. Azulay.)

ARBOVIROSES | DENGUE, ZIKA, CHIKUNGUNYA E FEBRE AMARELA

Fred Bernardes Filho • Loan Towersey

	Sinonímia	Doenças causadas por arbovírus.
	Epidemiologia	Entre as 545 espécies de arbovírus conhecidos, cerca de 150 causam doenças em humanos. Em 2017, no Brasil, foram registrados 252.054 casos prováveis de dengue, com uma incidência de 122,3 casos/100.000 habitantes; 185.737 casos prováveis de febre de chikungunya, com uma incidência de 90,1 casos/100.000 habitantes; 17.452 casos prováveis de febre pelo vírus Zika, com uma incidência de 8,5 casos/100.000 habitantes. Em 2017, foram confirmados 2.590 casos de dengue com sinais de alarme, 271 casos de dengue grave e 141 óbitos por dengue. Também em 2017, 173 óbitos por chikungunya foram confirmados laboratorialmente. A queda do número de casos de infecção por vírus Zika deve-se ao fato de que grande parte da população já estaria imunizada naturalmente. Entretanto, há a possibilidade de o vírus Zika sofrer mutações e novas epidemias ocorrerem no futuro. A febre amarela urbana não ocorreu no Brasil, tendo sido registrados apenas casos de febre amarela silvestre. Entre julho de 2017 e abril de 2018, ocorreram 1.157 registros desta virose, causando 342 óbitos em áreas silvestres e periurbanas. No ano anterior, considerando o mesmo período de monitoramento (julho/2016 a abril/2017), foram 691 casos e 220 óbitos confirmados.
	Etiologia	Arbovírus (*arthropod-borne virus*) são vírus cuja parte de seu ciclo de replicação ocorre nos insetos, podendo ser transmitidos aos seres humanos e outros animais pela picada do mosquito-fêmea. Neste capítulo serão abordadas as doenças causadas pelo vírus da dengue, Zika, febre chikungunya e febre amarela. O *Aedes aegypti* é o principal vetor na área urbana. Os vírus da dengue, da Zika, da febre amarela e da chikungunya são vírus RNA, sendo os três primeiros da família Flaviviridae, gênero *Flavivirus*, e o último pertencente ao gênero *Alphavirus*, da família Togaviridae. O vírus da dengue inclui quatro tipos imunológicos: DEN-1, DEN-2, DEN-3 e DEN-4.
	Clínica	As manifestações clínicas de infecção por arbovírus podem variar desde doença febril leve e indiferenciada a síndromes febris neurológicas, articulares e hemorrágicas. **Dengue.** O espectro clínico da dengue varia desde formas oligossintomáticas até quadros graves, podendo evoluir para óbito. Três fases clínicas podem ocorrer: febril, crítica e de recuperação. • Fase febril: febre, geralmente alta (39°C a 40°C), tem início abrupto e duração média de 2 a 7 dias, associada a cefaleia intensa, dor retro-orbitária, adinamia, mialgias, artralgias, anorexia, náuseas e vômito. O exantema petequial ou maculopapular (Figuras 1 a 3) está presente em metade dos casos e frequentemente surge com o desaparecimento da febre • Fase crítica: tem início com a defervescência, entre o 3º e o 7º dia do início da doença, acompanhada do surgimento de sinais de alarme, tais como: dor abdominal intensa, vômitos persistentes, serosites (ascite, derrame pleural e/ou derrame pericárdico), hipotensão postural e/ou lipotimia, hepatomegalia maior do que 2 cm abaixo do rebordo costal, sangramento de mucosa, letargia e/ou irritabilidade, aumento progressivo do hematócrito • Fase de recuperação: há melhora clínica gradual e normalização do débito urinário. **Zika.** Os sintomas clássicos incluem febre baixa (em geral até 38,5°C), cefaleia, artralgia de pequenas articulações (não tão intensa e sem a cronicidade como ocorre em chikungunya), exantema maculopapular pruriginoso (Figura 4), edema de membros inferiores (Figura 5) e hiperemia conjuntival não purulenta. Com menor frequência, podem ser observados dor retro-orbital, anorexia, vômitos, diarreia ou dor abdominal. Geralmente os sintomas desaparecem em 7 dias. Após a emergência do vírus Zika no Brasil e restante das Américas, a infecção foi associada a síndrome de Guillain-Barré, encefalites fatais em adultos, óbitos fetais, microcefalia e outras malformações fetais (síndrome do Zika congênito). **Chikungunya.** A infecção sintomática da doença divide-se em três fases: aguda, subaguda e crônica. • Fase aguda (3 a 10 dias): caracteriza-se principalmente por febre de início súbito, surgimento de intensa poliartralgia (90%), geralmente acompanhada de dorsalgia, cefaleia e fadiga, exantema macular ou maculopapular (50% dos casos) (Figura 6) no 2º ao 5º dia após o início da febre. Outras manifestações cutâneas nesta fase incluem dermatite esfoliativa, lesões vesicobolhosas, hiperpigmentação, fotossensibilidade, lesões simulando eritema nodoso e úlceras orais • Fase subaguda (10 a 90 dias): a febre normalmente desaparece, há persistência ou agravamento da artralgia, incluindo poliartrite distal, exacerbação da dor articular nas regiões previamente acometidas (Figura 7) e tenossinovite hipertrófica subaguda nos punhos e tornozelos

- Fase crônica (90 dias até 3 a 5 anos): o sintoma mais comum é o acometimento articular persistente ou recidivante nas mesmas articulações atingidas durante a fase aguda, caracterizado por dor com ou sem edema, limitação de movimento, deformidade e ausência de eritema. Normalmente, o acometimento é poliarticular e simétrico, mas pode ser assimétrico e monoarticular. Alguns pacientes poderão evoluir com artropatia destrutiva semelhante à artrite psoriática ou reumatoide.

Febre amarela. O quadro clínico clássico caracteriza-se pelo surgimento súbito de febre alta associada a cefaleia intensa e duradoura, inapetência, náuseas e mialgia. O sinal de Faget (bradicardia acompanhando febre alta) pode estar presente. Nas formas leves e moderadas (20 a 30% dos casos), os sintomas duram cerca de 2 a 4 dias. As formas graves evoluem para óbito entre 20 e 50% dos casos. Os casos de evolução maligna podem apresentar um período de remissão dos sintomas de 6 a 48 h entre o 3º e o 5º dia de doença, seguido de aumento da febre, diarreia e reaparecimento de vômitos, instalação de insuficiência hepática e renal, icterícia, manifestações hemorrágicas, comprometimento do sensório (obnubilação mental e torpor) com evolução para coma.

Diagnóstico

Dengue. O método de escolha para diagnóstico de rotina da dengue é a sorologia. Anticorpos da classe IgM podem ser detectados a partir do 6º dia do início dos sintomas, embora em infecções secundárias (situação em que já houve uma infecção por outro sorotipo anteriormente) sua detecção possa ocorrer a partir do 2º ou 3º dia, permanecendo em média por 90 dias. Anticorpos da classe IgG podem ser detectados a partir do 9º dia na infecção primária e já estar detectáveis desde o 1º dia nas infecções secundárias. O teste rápido para detecção do antígeno viral NS1, proteína não estrutural importante para a replicação viral, é positivo no período inicial da infecção. Deve ser realizado preferencialmente nos primeiros 3 dias do início dos sintomas. A presença do antígeno NS1 é um indicativo de doença aguda e ativa, porém um resultado negativo, diante de um quadro suspeito de dengue, não exclui o diagnóstico.

Zika. Na fase aguda da doença (do 1º até o 5º dia), o diagnóstico poderá ser feito por detecção de RNA viral a partir de soro por meio de técnicas de biologia molecular (RTPCR). O teste sorológico específico (ELISA ou neutralização) para detectar IgM ou IgG contra vírus Zika poderá ser positivo a partir do 6º dia, após o estabelecimento do quadro clínico.

Chikungunya. São três os tipos de testes capazes de detectar chikungunya: sorologia, reação em cadeia da polimerase (PCR) em tempo real (RT-PCR) e isolamento viral.

Febre amarela. Os métodos diagnósticos utilizados compreendem isolamento viral, testes para a demonstração de antígenos virais e detecção de RNA viral por PCR. O isolamento viral pode ser feito dentro dos 6 primeiros dias de infecção, em amostras de sangue ou tecido hepático. A busca de antígenos virais pode ser feita por imuno-histoquímica no tecido hepático e por métodos sorológicos como inibição da hemaglutinação, fixação de complemento, neutralização e ELISA. A detecção do RNA viral por meio da técnica da PCR pode ser utilizada para diagnóstico dentro do período de viremia.

Diagnóstico diferencial

Em casos de Zika, chikungunya e formas leves ou moderadas de dengue e febre amarela:
- Síndrome febril: enteroviroses, influenza e outras viroses respiratórias, hepatites virais, malária e oropouche (arbovirose)
- Síndrome exantemática febril: rubéola, sarampo, escarlatina, eritema infeccioso, exantema súbito, enteroviroses, mononucleose infecciosa, parvovirose, citomegalovirose, mayaro (arbovirose), farmacodermias etc.

Em formas graves de dengue e febre amarela:
- Síndrome hemorrágica febril: hantavirose, leptospirose, malária e riquetsioses
- Síndrome dolorosa abdominal: apendicite, obstrução intestinal, abscesso hepático, abdome agudo etc.
- Síndrome do choque: meningococcemia, septicemia, meningite por influenza tipo B, síndrome do choque tóxico e choque cardiogênico
- Síndrome meníngea: meningites virais, meningite bacteriana e encefalite.

Tratamento

O tratamento dos casos sintomáticos é baseado no uso de paracetamol ou dipirona para controle da febre e manejo da dor. No entanto, é desaconselhável o uso ou indicação de ácido acetilsalicílico, anti-inflamatórios não esteroides, bem como as medicações com potencial hemorrágico. Manter a hidratação durante todo o período febril e por até 24 a 48 h após a defervescência da febre. No caso de erupções pruriginosas, os anti-histamínicos podem ser considerados.

A vacina da dengue é recomendada para quem já teve dengue alguma vez na vida e tenha entre 9 e 45 anos de idade. A recomendação é que a vacina não seja tomada por pessoas que nunca tiveram contato com o vírus da dengue, pois, nos indivíduos que não foram infectados previamente, foi observado maior risco de desenvolvimento das formas graves da doença. A vacina é aplicada em três doses, com intervalos a cada 6 meses. A vacina da dengue não pode ser aplicada em pessoas imunossuprimidas, grávidas, lactantes e pessoas com doença aguda ou doença febril moderada ou grave em curso, por ser uma vacina com vírus atenuados. A vacinação contra febre amarela é a medida mais importante e eficaz para prevenção e controle da doença. A vacina usada no Brasil consiste em vírus vivos atenuados da subcepa 17DD.

Não há vacina contra os vírus Zika e Chikungunya.

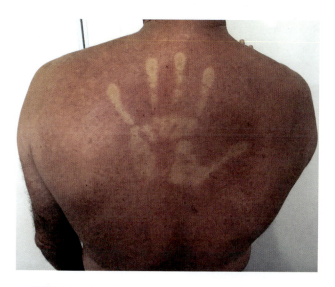

FIGURA 1 Arboviroses. Exantema da dengue clássica.

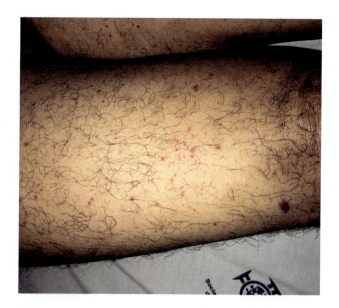

FIGURA 2 Arboviroses. Exantema petequial da dengue clássica.

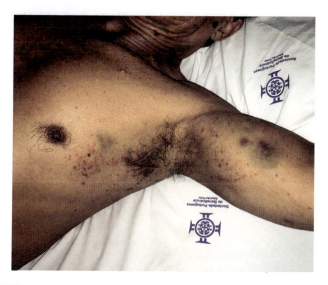

FIGURA 3 Arboviroses. Petéquias e equimoses na dengue clássica.

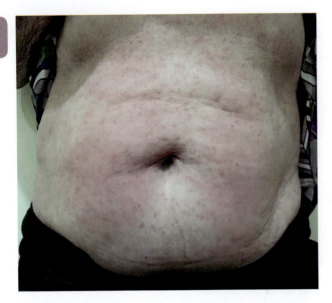

FIGURA 4 Arboviroses. Exantema maculopapular na infecção por vírus Zika.

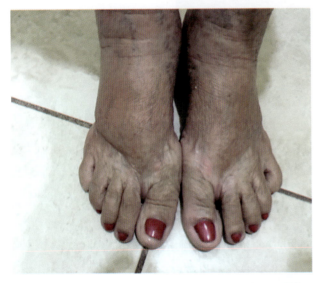

FIGURA 5 Arboviroses. Edema de pés e tornozelos na infecção por vírus Zika.

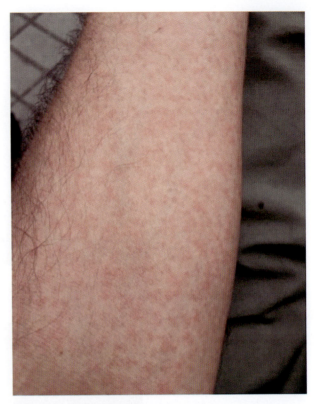

FIGURA 6 Arboviroses. Exantema da infecção por chikungunya.

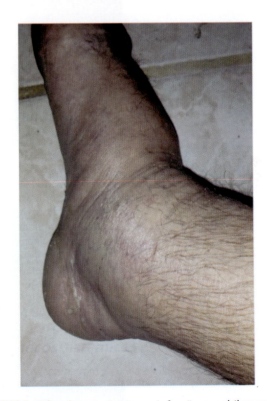

FIGURA 7 Arboviroses. Artrite na infecção por chikungunya.

ARSENICISMO
Isabella Brasil Succi

Sinonímia	Intoxicação por arsênio.
Epidemiologia	Atinge ambos os sexos (com discreto predomínio nos homens) e todas as etnias. Predomina na idade adulta devido ao período de latência, que varia de anos a décadas, necessário para o surgimento das primeiras manifestações cutâneas.
Etiologia	Ocorre pela ingestão de arsênio por água contaminada (de acordo com a Organização Mundial da Saúde, os níveis permitidos encontram-se abaixo de 0,01 mg/ℓ), por medicamentos em desuso que continham essa substância (licor de Fowler, Eparseno®, Salvarsan®, entre outros) ou por exposição ocupacional (uso de pesticidas, mineradores e fabricantes de vidro). Acredita-se que o SNP (*single nucleotide polymorphism*) A1052E do gene *NALP2* exerça efeito protetor contra as lesões cutâneas, assim como alguns polimorfismos no gene *XRCC*.
Clínica	As manifestações cutâneas da intoxicação arsenical aguda incluem pápulas/pústulas eritematosas generalizadas e/ou erupções bolhosas, as quais podem evoluir para dermatite esfoliativa ou eritema multiforme bolhoso. Hiperidrose das palmas e plantas e alopecia difusa também podem estar presentes. A manifestação mais frequente do arsenicismo crônico é a hiperpigmentação, com áreas de despigmentação "em gotas" que acometem mais frequentemente nádegas, axilas, virilha e outras áreas de pressão. Embora tipicamente descrita nas palmas e plantas, as ceratoses arsenicais, que são geralmente múltiplas e puntiformes, também podem ser encontradas em qualquer local do tronco e das extremidades. As linhas de Mee (estrias brancas transversais nas unhas das mãos) podem estar presentes na intoxicação arsenical aguda ou crônica. O arsênio tem sido reconhecido como fator de risco para câncer da pele, especialmente doença de Bowen, carcinoma espinocelular e carcinoma basocelular (Figuras 1 a 6). A doença de Bowen é a forma mais comum de câncer cutâneo induzido pela exposição ao arsênio. O carcinoma espinocelular por intoxicação arsenical parece ter evolução mais agressiva do que o causado por exposição solar. As neoplasias malignas cutâneas podem se desenvolver em áreas não fotoexpostas. Alta incidência de malignidade interna tem sido observada principalmente em pulmão, fígado, rins e bexiga, mas os tumores cutâneos são as neoplasias mais relacionadas ao arsenicismo.
Diagnóstico	O diagnóstico de intoxicação por arsênio se baseia na associação de múltiplos tumores cutâneos e na frequência com que se apresentam em locais não habituais. Não existem aspectos histológicos que possam distinguir a ceratose arsenical do seu equivalente solar. Da mesma maneira, doença de Bowen, CBC e CEC relacionados ao arsênio não apresentam característica histológica própria.
Diagnóstico diferencial	Ceratodermia palmoplantar *puntacta* focal, verruga palmoplantar, ceratose actínica.
Tratamento	A conduta terapêutica depende da lesão cutânea presente. As principais opções terapêuticas para as ceratoses arsenicais são semelhantes às da ceratose actínica: quimioterapia tópica, curetagem, eletrodissecção, criocirurgia, cirurgia excisional e retinoides sistêmicos. O acompanhamento periódico para verificar o surgimento de lesões malignas cutâneas ou de outros órgãos é fundamental. É recomendável evitar exposição solar e tabagismo.

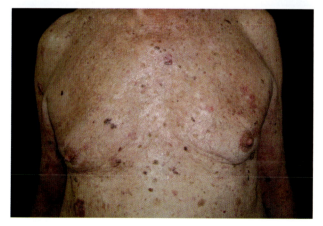

FIGURA 1 Arsenicismo. Múltiplas lesões de ceratose seborreica, ceratose actínica, doença de Bowen e carcinoma basocelular no tronco de paciente que fez uso de Aradan® (arsênico) para tratamento de psoríase.

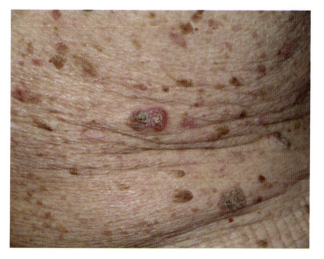

FIGURA 2 Arsenicismo. Ceratose seborreica, ceratose actínica e doença de Bowen no mesmo paciente da Figura 1.

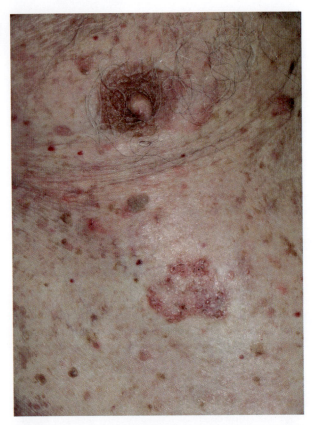

FIGURA 3 Arsenicismo. Carcinoma basocelular exibindo bordas peroladas no tronco (tipo superficial).

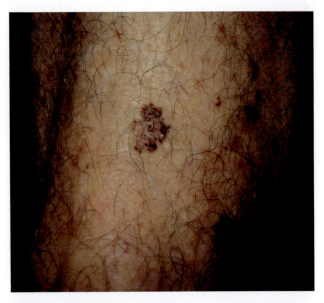

FIGURA 5 Arsenicismo. Carcinoma basocelular pigmentado no mesmo paciente portador de arsenicismo crônico. Surgimento de lesão pigmentada no membro inferior, cujo diagnóstico foi facilitado pela dermatoscopia.

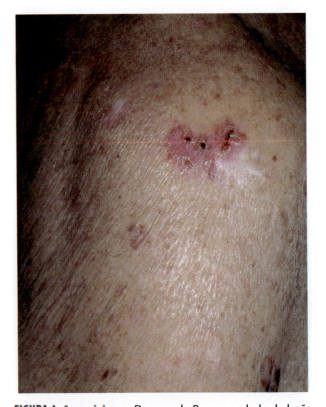

FIGURA 4 Arsenicismo. Doença de Bowen ao lado de lesão acrômica resultante de criocirurgia.

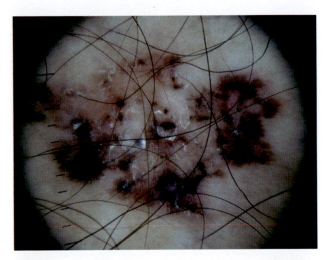

FIGURA 6 Arsenicismo. Dermatoscopia da lesão pigmentada, diagnóstica de carcinoma basocelular pigmentado, com as estruturas em folhas de bordo e glóbulos cinza-azulados.

ARTRITE REUMATOIDE E ARTRITE IDIOPÁTICA JUVENIL

Sueli Carneiro

Sinonímia — Doença reumatoide e artrite crônica juvenil, doença de Still.

Epidemiologia — A artrite reumatoide (AR) é a doença autoimune mais comum que afeta as articulações. Aproximadamente 1% da população mundial é afetada, com prevalência elevada nos indivíduos com ascendência europeia ou asiática.

Ela pode aparecer em qualquer idade, com pico por volta dos 55 anos. A prevalência aumenta consideravelmente com a idade, afetando aproximadamente 6% da população caucasoide maior de 65 anos. Nos EUA, o risco de desenvolver a AR é 3,6% para as mulheres e 1,7% para os homens. Há indícios de que o risco de desenvolver AR tenha aumentado discretamente nos últimos anos, principalmente nas mulheres.

A incidência e a prevalência da artrite idiopática juvenil (AIJ) variam grandemente nas publicações, o que pode ser explicado pelos métodos e pela classificação usados. É a mais comum artropatia crônica da infância e afeta centenas a milhares de crianças nos EUA e ao redor do mundo, mais as meninas que os meninos. A oligoartrite é a forma mais frequente. A maioria das crianças com AIJ continua a ter a doença ativa por anos, persistindo na idade adulta.

Etiologia — Evidências recentes sugerem que a suscetibilidade e a gravidade da AR sejam controladas diferentemente. A suscetibilidade à doença encontra-se relacionada a um epítopo compartilhado na cadeia beta da terceira região hipervariável da molécula de HLA classe II. Tem sido demonstrado que, além da herança, vários fatores ambientais contribuem para a etiologia da AR. Fatores epigenéticos reagem aos estímulos externos e constroem pontes entre o ambiente e a informação genética e estão implicados na interpretação final da informação genética pela regulação da expressão do gene, de tal forma que o seu perfil influencia a atividade do sistema imune. Os mecanismos epigenéticos aumentam a complexidade da AR por aumentar a suscetibilidade à doença.

A AIJ é uma doença genética complexa que tem fatores genéticos predisponentes e desencadeantes ambientais. Estudos de genotipagem encontraram *loci* de suscetibilidade dentro e fora do HLA. Vários polimorfismos (HLA classe II, PTPN22, STAT4) são compartilhados com outras doenças autoimunes, ao mesmo tempo que novos polimorfismos são identificados. Tem sido descrita forte associação entre HLA DRB1:11:03/04 e DRB1:08:01, além de um efeito protetor do DRB1:15:01.

Clínica — Os achados clínicos da AR incluem poliartrite simétrica com edema das articulações, principalmente das mãos e dos pés, ainda que as articulações apendiculares possam ser envolvidas (Figura 1). A rigidez matinal dura 1 h ou mais. O envolvimento da coluna lombar e torácica na AR é excepcional. O envolvimento da coluna cervical é de particular preocupação. As manifestações extra-articulares, marcadoras de gravidade da doença, incluem nódulos subcutâneos, doença intersticial pulmonar, vasculite e inflamação do olho.

A AIJ não é uma única doença, e o termo compreende todas as formas de artrite (artrite sistêmica, poliartrite fator reumatoide positivo, poliartrite fator reumatoide negativo, artrite relacionada a entesite e artrite indiferenciada) que começam antes dos 16 anos e persistem por mais de 6 semanas.

O modo mais comum de início é o insidioso; no entanto, também pode ocorrer início explosivo, agudo e poliarticular. O padrão de desenvolvimento do acometimento articular é muito sugestivo do diagnóstico, com preservação das articulações interfalangianas distais das mãos.

A AIJ de início sistêmico caracteriza-se por febre acima de 39,5°C, em 1 ou 2 picos diários, e que em 95% dos casos se acompanha de *rash* evanescente, não progressivo, de cor róseo-salmão, que dura de minutos a horas e não deixa sequelas. As lesões distribuem-se principalmente no tronco e na porção proximal dos membros, mas também podem acometer a face, o pescoço e até palmas e plantas (Figura 2). O grau de eritema é variável, intensificando-se nos períodos febris ou após exposição ao calor, banho quente, estresse psicológico ou fricção da pele. Apenas 5% dos casos se acompanham de prurido discreto.

Nódulos reumatoides característicos ocorrem em 20 a 30% dos pacientes com AR ou AIJ. O fator reumatoide é invariavelmente encontrado com os nódulos. Esses nódulos tendem a ocorrer nas fases ativas da doença e se formam subcutaneamente, nas bursas e ao longo das bainhas tendíneas, nos olécranos, na face extensora dos antebraços e nos tendões calcâneos. A vasculite reumatoide, rara na forma juvenil, é tipicamente de pequenos e médios vasos, com neuropatia periférica associada (muito frequentemente motora), gangrena digital, infartos de leito ungueal e púrpura palpável. O exame histológico mostra vasculite leucocitoclástica com infiltração neutrofílica das paredes dos vasos, necrose fibrinoide e hemorragia. Alguns pacientes podem ter telangiectasias nos leitos ungueais, com diminutas ulcerações digitais ou petéquias e pápulas nas polpas digitais (lesões de Bywater), que são consideradas manifestações discretas de vasculite leucocitoclástica, sem sinais sistêmicos.

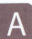

Diferem dos nódulos reumatoides por não apresentarem o aspecto de granuloma em paliçada.
Há frequência aumentada de pioderma gangrenoso. Lesões que lembram necrobiose lipoídica *diabeticorum* têm sido chamadas de *necrobiose reumatoide ulcerante superficial*. São em geral simétricas, nas extremidades inferiores, e ocorrem como múltiplas úlceras amarelo-avermelhadas, bem circunscritas e que não se tornam confluentes. Telangiectasias, bem como atrofia local, também podem ocorrer. Com frequência, as lesões são confundidas com úlceras de estase. A dermatose neutrofílica reumatoide é uma manifestação cutânea muito rara, crônica, com placas e pápulas eritematosas tipo urticária. Pode ser difícil diferenciar a dermatose neutrofílica da dermatose febril aguda (síndrome de Sweet).

Diagnóstico
Poliartrite crônica simétrica persistente das articulações periféricas de mãos e punhos, com fator reumatoide positivo ou não. Na infância há três modos de início, e devem-se observar esses detalhes (sistêmico, com febre alta e sintomas gerais; poliarticular, que é semelhante à forma do adulto; e pauciarticular, que pode lembrar a leucemia e a hanseníase).

Diagnóstico diferencial
Artrite crônica de qualquer etiologia, lúpus eritematoso, esclerodermia, infecções, sarcoidose, doença inflamatória intestinal.

Tratamento
Muitos medicamentos, frequentemente em combinação, são usados para tratar a doença. A última década trouxe grandes avanços no conhecimento, manejo e tratamento da AR e da AIJ. Os novos critérios de classificação, as melhores definições dos alvos do tratamento e da remissão e a introdução das medicações imunobiológicas modificadoras da doença utilizadas para inibir o processo inflamatório têm alterado em muito a abordagem e o manejo da doença. O tratamento mais intenso da doença desde o início e durante todo o curso tem resultado em melhora da função e da qualidade de vida do paciente, com redução das comorbidades e aumento da sobrevida.

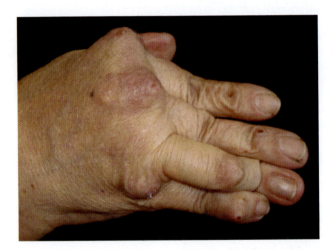

FIGURA 1 **Artrite reumatoide.** Deformidade acentuada comprometendo a função articular na mão, que exibe dedo telescopado.

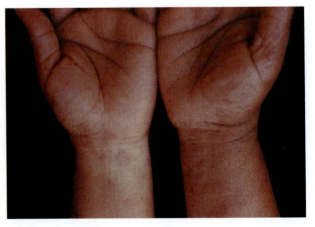
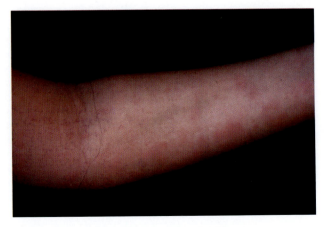

FIGURA 2 **Artrite idiopática juvenil.** Múltiplas lesões eritematopapulosas de aspecto urticariforme.

ATROFODERMIA DE PASINI E PIERINI

Cândida Naira Lima e Lima Santana • Vando Barbosa de Sousa

=	**Sinonímia**	Atrophia naevoides in placibus, sclerodema atrophique d'emblée.
	Epidemiologia	Rara. Predomina em mulheres, surgindo por volta dos 20 a 30 anos de idade. Porém, pode aparecer em crianças, com relatos de formas congênitas, e em idosos.
	Etiologia	A patogênese não está completamente esclarecida, havendo alteração nas células de Langerhans epidérmicas e nos linfócitos T dérmicos. O gatilho para essa alteração imune é desconhecido, mas há associação descrita com infecção por *Borrelia burgdorferi*. É considerada uma variante da morfeia por alguns autores.
	Clínica	Compõe-se por áreas ovaladas deprimidas com bordas bem demarcadas com alterações pigmentares, em geral hipercrômicas. As lesões variam de milímetros a centímetros e podem coalescer. Predominam no tronco, especialmente na região lombossacra, e nas extremidades. Há uma forma de pequenas lesões difusas chamada de atrofodermia de Pasini e Pierini (APP) lenticular generalizada. São assintomáticas e danos funcionais não são esperados (Figuras 1 e 2).
	Diagnóstico	O diagnóstico é clínico, mas pode ser necessário o histopatológico da lesão. Recomenda-se que a biopsia abranja pele afetada e sã. Em estágios precoces as alterações podem ser inespecíficas. Há redução da espessura do tecido conjuntivo na derme e algum infiltrado linfocítico perivascular e perifolicular. Sorologia para *Borrelia burgdorferi* pode ser útil para indicar coexistência com infecção. A ultrassonografia pode mostrar o grau de atrofia dérmica, mas não é feita de forma rotineira.
≠	**Diagnóstico diferencial**	Morfeia, atrofodermia de Moulin, atrofias subcutâneas por uso de corticosteroide ou insulina, paniculites e algumas doenças com hipercromia, como líquen plano pigmentado, *erythema dyscromicum perstans* e fitofotodermatose.
	Tratamento	Conservador. Em geral não são eficazes. Há possibilidade de melhora com corticosteroide tópico, inibidores de calcineurina, hidroxicloroquina e antibiótico oral (penicilina e ciclina). Pacientes com surgimento recente de APP e sorologia IgM positiva para borreliose se beneficiam com o tratamento oral com tetraciclina 1,5 g/dia, 2 semanas ou doxiciclina 200 mg/dia, 3 semanas. Existem relatos de melhora da hiperpigmentação com *laser Q-switched* de alexandrita (755 nm). Indica-se também o uso cosmético de maquiagem para camuflagem em alguns casos. Importante acompanhar o quadro pelo menos anualmente pela possibilidade de associação com morfeia.

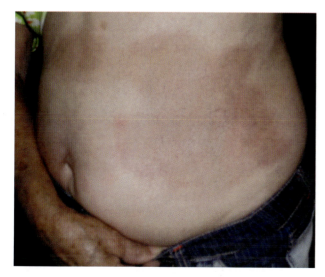

FIGURA 1 Atrofodermia de Pasini e Pierini. Placas acastanhadas discretamente deprimidas resultantes de lesões coalescentes.

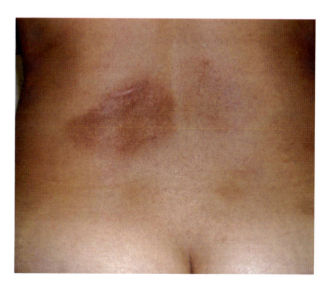

FIGURA 2 Atrofodermia de Pasini e Pierini. Lesão acastanhada e deprimida na região lombossacra de mulher jovem.

ATROFODERMIA *VERMICULATA*

Aguinaldo Bonalumi Filho • Brunno Zeni de Lima

	Sinonímia	Acne *vermiculata*, foliculite uleritematosa *reticulata*, acne vermoulante, atrofia em favo de mel, atrofoderma *vermiculatum*.
	Epidemiologia	Doença rara, sem predileção por sexo, com início na infância ou, mais raramente, na puberdade. É comum que apresente curso lentamente progressivo.
	Etiologia	Genodermatose herdada de forma autossômica dominante ou esporádica (mais comum). Considerada uma variante da atrofodermia folicular que ocorre na face. O defeito primário está na ceratinização dentro e ao redor dos folículos pilossebáceos circundados por atrofia dérmica. Juntamente com o *ulerythema ophryogenes* e a ceratose folicular espinulosa decalvante, forma as ceratoses pilares atróficas (clínica, patogenia e histologia semelhantes).
	Clínica	As lesões iniciam-se na infância, raramente na adolescência, com múltiplas pápulas inflamatórias que evoluem para lesões de cicatrizes vermiculadas (atróficas, depressivas, puntiformes). A maioria é simétrica, acometendo região malar, dorso nasal, fronte, pré-auricular e, mais raramente, lábio superior e orelhas. A progressão das lesões leva a um aspecto de "cicatrizes vermiformes" ou "em favo de mel" (Figuras 1 e 2). Pode haver ceratose pilar associada. Geralmente não se relaciona com doenças sistêmicas. Quando associada, as doenças relatadas foram: leucoceratose oral, neurofibromatose, bloqueio cardíaco congênito, síndrome de Rombo (*milia*, telengiectasia, carcinoma basocelular (CBC), hipotricose, cianose acral, tricoepiteliomas), síndrome de Noonan, síndrome de Nicolau-Balus (siringoma e *milia*), síndrome de Tuzun (língua geográfica) e síndrome de Braun-Falco-Marghescu (hiperceratose palmoplantar e ceratose pilar).
	Diagnóstico	História clínica e histologia. Nesta há *plugs* córneos foliculares, folículos pilosos atróficos, esclerose do colágeno dérmico e graus variados de inflamação perivascular e perifolicular.
	Diagnóstico diferencial	Cicatrizes de acne atróficas, principalmente as tipo *ice picks*; lesões atróficas por lúpus e varicela.
	Tratamento	Como se trata de doença estética e a maioria dos tratamentos é inefetiva, pode levar a retraimento social, e o tratamento deve ser realizado. Nos casos iniciais pode ser feito tratamento tópico com ceratolíticos, tretinoína, corticosteroides tópicos e intralesionais. Há casos descritos de uso de isotretinoína oral em altas doses e por tempo prolongado, com o intuito de parar a progressão da doença e talvez promover remissão. Após estabelecidas as lesões, há as seguintes opções: dermoabrasão, preenchedores (ácido hialurônico e gordura autóloga), *laser* de CO_2 fracionado e Er:YAG.

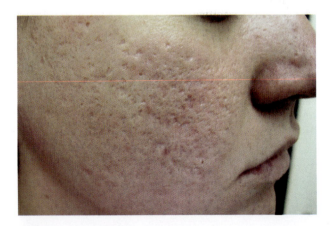

FIGURA 1 Atrofodermia *vermiculata*. Depressões puntiformes e crateriformes sobre uma base discretamente eritematosa na região malar à direita.

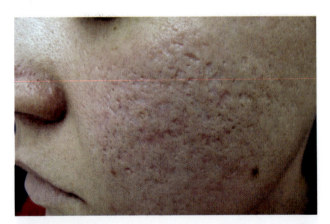

FIGURA 2 Atrofodermia *vermiculata*. Múltiplas depressões irregulares, crateriformes, com padrão reticulado na região malar à esquerda. A paciente apresentava lesões exclusivamente localizadas na face, sem associação com qualquer genodermatose.

BIBLIOGRAFIA

Acantoma de Células Claras

Degos R, Delort J, Civatte J et al. Epidermal tumor with an unusual appearance: clear cell acanthoma. Ann Dermatol Syphiligr (Paris). 1962; 89:361-71.

Finch TM, Tan CY. Clear cell acanthoma developing on a psoriatic plaque: further evidence of an inflammatory aetiology? Br J Dermatol. 2000; 142(4):842-4.

García-Gavín J, González-Vilas D, Montero I et al. Disseminated eruptive clear cell acanthoma with spontaneous regression: further evidence of an inflammatory origin? Am J Dermatopathol. 2011; 33(6):599-602.

Hatakeyama M, Oka M, Fukunaga A et al. A case of multiple facial clear cell acanthomas successfully treated by cryotherapy. Indian J Dermatol. 2013; 58(2):162.

Lyons G, Chamberlain AJ, Kelly JW. Dermoscopic features of clear cell acanthoma: five new cases and a review of existing published cases. Australas J Dermatol. 2015; 56(3):206-11.

Ohnishi T, Watanabe S. Immunohistochemical characterization of keratin expression in clear cell acanthoma. Br J Dermatol. 1995; 133:186-93.

Scanni G, Pellacani G. Topical calcipotriol as a new therapeutic option for the treatment of clear cell acanthoma. An Bras Dermatol. 2014; 89(5):803-5.

Tempark T, Shwayder T. Clear cell acanthoma. Clin Exp Dermatol. 2012; 37(8):831-7.

Wang SH, Chi CC. Clear cell acanthoma occurring in a split-thickness skin graft. Plast Reconstr Surg. 2005; 116:146-9.

Yamasaki K, Hatamochi A, Shinkai H et al. Clear cell acanthoma developing in epidermal nevus. J Dermatol. 1997; 24:601-5.

Zedek DC, Langel DJ, White WL. Clear-cell acanthoma versus acanthosis: a psoriasiform reaction pattern lacking tricholemmal differentiation. Am J Dermatopathol. 2007; 29(4):378-84.

Acantose Nigricante

Barbato MT, Criado PR, Silva AK et al. Association of acanthosis nigricans and skin tags with insulin resistance. An Bras Dermatol. 2012; 87(1).

Ehsani A, Noormohammadpour P, Goodarzi A et al. Comparison of long-pulsed alexandrite laser and topical tretinoin-ammonium lactate in axillary acanthosis nigricans: a case series of patients in a before-after trial. Caspian J Intern Med. 2016; 7(4):290-3.

Giri D, Alsaffar H, Ramakrishnan R. Acanthosis nigricans and its response to metformin. Pediatr Dermatol. 2017; 34(5):e281-2.

Gossman WG, Bhimji SS. Acanthosis nigricans. StatPearls [Internet]. Treasure Island (FL): StatPearls Publishing; 2018-2017.

Phiske MM. An approach to achantosis nigricans. Indian Dermatol Online J. 2014; 5(3):239-49.

Acne

Dréno B, Pécastaings S, Corvec S et al. Cutibacterium acnes (Propionibacterium acnes) and acne vulgaris: a brief look at the latest updates. J Eur Acad Dermatol Venereol. 2018; 32(Suppl 2):5-14.

Faghihi G, Mokhtari F, Fard NM et al. Comparing the efficacy of low dose and conventional dose of oral isotretinoin in treatment of moderate and severe acne vulgaris. J Res Pharm Pract. 2017; 6(4):233-38.

Gollnick HP. From new findings in acne pathogenesis to new approaches in treatment. J Eur Acad Dermatol Venereol. 2015; 29(Suppl 5):1-7.

Leyden J, Stein-Gold L, Weiss J. Why topical retinoids are mainstay of therapy for acne. Dermatol Ther. 2017; 7(3):293-304.

Tolaymat L, Pellegrini MV. Adapalene. Treasure Island (Fl): Stat Pearls Publishing; 2018.

Williams HC, Dellavalle RP, Garner S. Acne vulgaris. Lancet. 2012; 379:361-72.

Acne Agminata

Al-Mutairi N. Nosology and therapeutic options for lupus miliaris disseminatus faciei. J Dermatol. 2011; 38:864-73.

Cymerman R, Rosenstein R, Shvartsbeyn M. Lupus miliaris disseminatus faciei. Dermatol Online J. 2015; 21(12):18.

Nemer KM, McGirt LY. Extrafacial lupus miliaris disseminatus. JAAD Case Rep. 2016; 2(5):363-5.

Pruitt LG, Fowler CO, Page RN et al. Extrafacial nuchal lupus miliaris disseminatus faciei. JAAD Case Rep. 2017; 3(4):319-21.

Acroceratodermia Siríngea Aquagênica

Baldwin BT, Prakash A, Fenske NA et al. Aquagenic syringeal acrokeratoderma: report of a case with histologic findings. J Am Acad Dermatol. 2006; 54:899-902.

Dhawan AK, Bisherwal K, Gandhi V et al. Aquagenic syringeal acrokeratoderma. Indian Dermatol Online J. 2016; 7:327-9.

Erturk-Ozdemir E, Ozcan D, Seckin D. Acquired aquagenic syringeal acrokeratoderma: a case series of 10 patients. Australas J Dermatol. 2015; 56:e43-5.

Fernández-Crehuet P, Ruiz-Villaverde R. Dermoscopic features of aquagenic syringeal acrokeratoderma. Int J Dermatol. 2016; 55:e407-8.

Sezer E, Erkek E, Duman D et al. Dermatoscopy as adjunctive diagnostic tool in aquagenic syringeal acrokeratoderma. Dermatology. 2012; 225:97-9.

Acroceratoelastoidose

Costa OG. Acrokeratoelastoidosis: a hitherto undescribed skin disease. Dermatologica. 1953; 170:164-8.

Hussain A, Jenkins A, Feneran A et al. New-onset acrokeratoelastoidosis in an immunosuppressed patient. JAAD Case Rep. 2017; 4(1):75-6.

Lopes JF, de Almeida HL Jr, da Cunha Filho RR et al. Ultrastructure of acrokeratoelastoidosis. J Eur Acad Dermatol Venereol. 2018; 32(5):e165-7.

Mu EW, Mir A, Meehan SA et al. Acrokeratoelastoidosis. Dermatol Online J. 2015; 21(12).

Sakiyama T, Kubo A. Hereditary palmoplantar keratoderma "clinical and genetic differential diagnosis". J Dermatol. 2016; 43:264-74.

Shiiya C, Hata H, Inamura Y et al. Acrokeratoelastoidosis successfully treated with 10% salicylic acid ointment. J Dermatol. 2017; 44(3):e46-7.

Uribe P, Ortiz E, Wortsman X, Gonzalez S. Acrokeratoelastoidosis of the foot with clinical, dermoscopic, ultrasonographic, and histopathologic correlation. J Am Podiatr Med Assoc. 2018; 108(2):178-81.

Acroceratose Verruciforme

Andrade TC, Silva GV, Silva TM et al. Acrokeratosis verruciformis of Hopf – case report. An Bras Dermatol. 2016; 91(5):639-41.

Azulay RD, Azulay DR, Azulay-Abulafia L. Dermatologia. 7. ed. Rio de Janeiro: Guanabara Koogan; 2017.

Behera B, Prabhakaran N, Naveed S et al. Dermoscopy of acrokeratosis verruciformis of Hopf. J Am Acad Dermatol. 2017; 77(2):e33-5.

Dhitavat J, Macfarlane S, Dode L et al. Acrokeratosis verruciformis of Hopf is caused by mutation in ATP2A2: evidence that it is allelic to Darier's disease. J Invest Dermatol. 2003; 120:229-32.

Acrodermatite Enteropática

Gupta M, Mahajan VK, Mehta KS et al. Zinc therapy in dermatology: a review. Dermatol Res Pract. 2014; 2014:709152.

Jagadeesan S, Kaliyadan F. Acrodermatitis enteropathica. Stat Pearls. Treasure Island (FL): StatPearls Publising; 2017.

Kambe T, Fukue K, Ishida R et al. Overview of inherited zinc deficiency in infants and children. J Nutr Sci Vitaminol (Tokyo). 2015; 61(Suppl):S44-6.

Küry S, Kharfi M, Blouin E et al. Clinical utility gene card for: acrodermatitis enteropathica – updatate 2015. Eur J Hum Genet. 2016; 24(5).

Martínez-Bustamante ME, Peña-Vélez R, Almanza-Miranda E et al. Acrodermatitis enteropathica. Bol Med Hosp Infant Mex. 2017; 74(4):295-300.

Afecções da Cavidade Oral

Arruda JA, Silva P, Amaral MB et al. Erythema multiforme induced by alendronate sodium in a geriatric patient: A case report and review of the literature. J Clin Exp Dent. 2017; 9(7):e929-33.

Babu B, Hallikeri K. Reactive lesions of oral cavity: a retrospective study of 659 cases. J Indian Soc Periodontol. 2017; 21(4):258-63.

Bagan J, Jiménez Y, Murillo J et al. Oral mucous membrane pemphigoid: a clinical study of 100 low-risk cases. Oral Dis. 2018; 24(1-2):132-4.

Boccellino M, Di Stasio D, Romano A et al. Lichen planus: molecular pathway and clinical implications in oral disorders. J Biol Regul Homeost Agents. 2018; 32(2 Suppl 1):135-8.

da Silva NR, Ribeiro DG, Issa JPM et al. Preclinical study of a cost-effective photodynamic therapy protocol for treating oral candidoses.Lasers MedSci. 2017; 32(6):1253-60.

Dutra LM, Silva THM, Falqueto A et al. Oral paracoccidioidomycosis in a single-center retrospective analysis from a Brazilian southeastern population. J Infect Public Health. 2018; 11(4):5.

El-Naggar AK, Chan JKC, Grandis JR et al. (Eds.). WHO Classification of head and neck tumours. 4. ed. Lyon: IARC; 2017.

Feil ND, Filippi A. Frequency of fissured tongue (lingua plicata) as a function of age. Swiss Dent J. 2016; 126(10):886-97.

Fernandes DT, Elias RA, Santos-Silva AR et al. Benign oral vascular lesions treated by sclerotherapy with ethanolamine oleate: a retrospective study of 43 patients. Med Oral Patol Oral Cir Bucal. 2018; 23(2):e180-7.

Ferrazzo KL, Martins-Neto M, dos Santos E et al. Differential expression of galectin-3, β-catenin, and cyclinD1 in adenoid cystic carcinoma and polymorphous low-grade adenocarcinoma of salivary glands. J Oral Pathol Med. 2009; 38:701-7.

Hassona Y, Cirillo N, Taimeh D et al. Diagnostic patterns and delays in autoimmune blistering diseases of the mouth; a cross-sectional study. Oral Dis. 2018; 24(5):802-8.

Instituto Nacional de Câncer José Alencar Gomes da Silva. Coordenação de Prevenção e Vigilância. Estimativa 2018: incidência de câncer no Brasil. Rio de Janeiro: INCA; 2017.

Kragelund C, Kieffer-Kristensen L, Reibel J et al. Oral candidosis in lichen planus: the diagnostic approach is of major therapeutic importance. Clin Oral Investig. 2013; 17(3):957-65.

Leite TC. Queilite actínica: comparação da eficácia de diferentes protocolos de terapia fotodinâmica através de avaliações clínica, citopatológica e histopatológica. [Dissertação.] Niterói: Universidade Federal Fluminense; 2015.

Marcucci G. Fundamentos de odontologia: estomatologia. 2. ed. São Paulo: Santos; 2005.

Meira HC, de Oliveira BM, Pereira IF et al. Oral candidiasis: a retrospective study of 276 Brazilian patients. J Oral Maxillofac Pathol. 2017; 21(3):351-5.

Miranda AMO. Avaliação da implantação de um protocolo de investigação clínico-laboratorial no diagnóstico e acompanhamento de pacientes com queilite actínica. [Tese.] Niterói: Universidade Federal Fluminense; 2014.

Neville BW, Damm DD, Allen CM et al. Patologia epitelial. In: Neville BW, Damm DD, Allen CM et al. Patologia oral & maxilofacial. 4. ed. Rio de Janeiro: Elsevier; 2016. pp. 331-421.

Nico MM, Vilela MA, Rivitti EA et al. Oral lesions in lupus erythematosus: correlation with cutaneous lesions. Eur J Dermatol. 2008; 18(4):376-81.

Oliveira GMR, Pereira HSC, Silva Junior GO et al. Use of occlusive corticosteroid for the treatment of desquamative gingivitis: an effective option. Rev Bras Odontol. 2013; 70(1):89-92.

Panwar H, Joshi D, Goel G et al. Diagnostic utility and pitfalls of Tzanck smear cytology in diagnosis of various cutaneous lesions. J Cytol. 2017; 34(4):179-82.

Patil B, Hegde S, Naik S et al. Oral blistering – report of two cases of erythema multiforme & literature review. J Clin Diagn Res. 2013; 7(9):2080-3.

Perales-Garza RV, Sierra-Garcia GD, Nájera RI et al. Management of traumatic fibroma in a patient with cerebral palsy using 810 nm diode laser. J Clin Diagn Res. 2017; 11(2):ZD01-2.

Picciani B, Santos VC, Teixeira-Souza T et al. Investigation of the clinical features of geographic tongue: unveiling its relationship with oral psoriasis. Int J Dermatol. 2017; 56(4):421-7.

Picciani BL, Souza TT, Santos VC et al. Geographic tongue and fissured tongue in 348 patients with psoriasis: correlation with disease severity. ScientificWorldJournal. 2015; 2015:564326.

Picciani BLS, Teixeira-Souza T, Pessôa TM et al. Fissured tongue in patients with psoriasis. J Am Acad Dermatol. 2018; 78(2):413-4.

Ramalho KM, Rocha RG, Correa-Aranha AC et al. Treatment of herpes simplex labialis in macule and vesicle phases with photodynamic therapy: Report of two cases. Photodiagnosis Photodyn Ther. 2015; 12(2):321-3.

Ribeiro MC, Grossmann SMC, do Amaral MBF et al. Effectiveness and safety of foam sclerotherapy with 5% ethanolamine oleate in the treatment of low-flow venous malformations in the head and neck region: a case series. Int J Oral Maxillofac Surg. 2018; 47(7):900-7.

Rodsaward P, Prueksrisakul T, Deekajorndech T et al. Oral ulcers in juvenile-onset systemic lupus erythematosus: a review of the literature. Am J Clin Dermatol. 2017; 18(6):755-62.

Sangle VA, Pooja VK, Holani A et al. Reactive hyperplastic lesions of the oral cavity: a retrospective survey study and literature review. Indian J Dent Res. 2018; 29(1):61-6.

Scully C. Medicina oral e maxilofacial: bases do diagnóstico e tratamento. 2. ed. Rio de Janeiro: Elsevier; 2008.

Silverman S, Eversole L, Truelove E. Fundamentos de medicina oral. 2. ed. Rio de Janeiro: Guanabara Koogan; 2004.

Stefani SD, Barros E. Clínica médica: consulta rápida. 3. ed. Porto Alegre: Artmed; 2008.

Takahama Junior A, Kurachi C, Cosci A et al. Usefulness of tissue autofluorescence imaging in actinic cheilitis diagnosis. J Biomed Opt. 2013; 18(7):76023.

Thete SG, Kulkarni M, Nikam AP et al. Oral Manifestation in Patients diagnosed with dermatological diseases. J Contemp Dent Pract. 2017; 18(12):1153-8.

Tian Z, Li L, Wang L et al. Salivary gland neoplasms in oral and maxillofacial regions: a 23-year retrospective study of 6982 cases in a eastern chinese population. Int J Oral Maxillofac Surg. 2010; 39(3):235-42.

Afecções Vasculares | Malformações e Tumores

Adams D, Frieden IJ. Tufted angioma, kaposiform hemangioendothelioma, and the Kassabach-Merritt phenomenon. UpToDate; 2018. Disponível em: www.uptodate.com/contents/tufted-angioma-kaposiform-hemangioendothelioma-and-the-kasabach-merritt-phenomenon.

Ajami G, Alvasabi F, Edraki M et al. Generalized lymphatic anomaly presenting as rhinorrhea and chylous pericardial effusion. Pediatr Blood Cancer. 2018; 65(7):e27021.

Al-Muharraqi MA, Faqi MK, Uddin F et al. Angiolymphoid hyperplasia with eosinophilia (epithelioid hemangioma) of the face: an unusual presentation. Int J Surg Case Rep. 2011; 28:258-60.

Amoolya B, Vijaya C. Composite hemangioendothelioma: report of a rare case. J Clin Diagn Res. 2016; 10(10):ED01-3.

Boscolo E, Limaye N, Huang L et al. Rapamycin improves TIE2-mutated venous malformation in murine model and human subjects. J Clin Invest. 2015; 125(9):3491-504.

Diaz LZ. Vascular lesions in the newborn. UpToDate; 2018. Disponível em: www.uptodate.com/contents/vascular-lesions-in-the-newborn.

Elluru RG, Balakrishnan K, Padua HM. Microcystic lymphatic malformation successfully treated with rapimicin. Lymphatic malformations: diagnosis and management. Semin Pediatr Surg. 2014; 23(4):178-85.

Escuderoa AG, Sancheza JS, Bustosa GN et al. Retiform hemangioendothelioma: a report of two cases and literature review. Actas Dermosifiliogr. 2003; 94:102-5.

Gambarotti M, Righi A, Sbaraglia M et al. Intraosseous papillary intralymphatic angioendothelioma (PILA): one new case and review of the literature. Clin Sarcoma Res. 2018; 8:1.

Horbach SER, Jolink F, van der Horst CM. Oral sildenafil as a treatment option for lymphatic malformations in PIK3CA-related tissue overgrowth syndromes. Dermatologic Therapy. 2016; 29:466-9.

International Society for the Study of Vascular Anomalies (ISSVA). Classification of Vascular Anomalies 2018. Disponível em: issva.org/classification. Acesso em: 02/2019.

Leen SL, Clarke PM, Chapman J et al. Composite hemangioendothelioma of the submandibular region. Head Neck Pathol. 2015; 9(4):519-24.

Leung AK, Barankin B, Hon KL. Persistent salmon patch on the forehead and glabellum in a chinese adult. Case Rep Med. 2014; 2014:139174.

Mahmoudizad R, Samrao A, Bentow JJ et al. Composite hemangioendothelioma: an unusual presentation of a rare vascular tumor. Am J Clin Pathol. 2014; 141(5):732-6.

Metry DW. Infantile hemangioma: management. UpToDate; 2018. Disponível em: www.uptodate.com/contents/infantile-hemangiomas-management.

Neves RI, Stevenson J, Hancey MJ et al. Endovascular papillary angioendothelioma (Dabska tumor): underrecognized malignant tumor in childhood. J Pediatr Surg. 2011; 46(1):e25-8.

Odile E. Classification and management of the various superficial vascular anomalies: hemangiomas and vascular malformations. J Dermatol. 1997; 24:701-10.

Ortins-Pina A, Llamas-Velasco M, Turpin S et al. FOSB immunoreactivity in endothelia of epithelioid hemangioma (angiolymphoid hyperplasia with eosinophilia). J Cutan Pathol. 2018; 45(6):395-402.

Ranga M, Kuchangi CN, Shankar SV et al. Retiform hemangioendothelioma: an uncommon pediatric vascular neoplasm swaroop. Indian J Dermatol. 2014; 59(6):633.

Ainhum

Barreto ERM. Ainhum. Estudo de sete casos. An Bras Dermatol. 1984; 59(3):143-6.

Mendes P. Ainhum. [Tese.] Faculdade de Medicina da Universidade Federal da Bahia; 1880.

Prabhu R, Kannan NS, Vinoth S et al. Ainhum – a rare case report. J Clin Diagn Res. 2016; 10(4):PD17-8.

Pucci R. Ainhum. Review. Arch Ital Sci Med Trop. 1969; 50:121-42.

Silva LJF. Ainhum, moléstia ainda não descripta, peculiar à raça ethiopicae affectando os dedos mínimos dos pés. Gaz Med da Bahia. 1867; 1:146.

Albinismo

Grønskov K, Ek J, Brondum-Nielsen K. Oculocutaneous albinism. Orphanet J Rare Dis. 2007; 2:43.

Horner ME, Abramson AK, Warren RB et al. The spectrum of oculocutaneous disease: Part I. Infectious, inflammatory, and genetic causes of oculocutaneous disease. J Am Acad Dermatol. 2014; 70(5):795.e1-25.

Kamaraj B, Purohit R. Mutational analysis of oculocutaneous albinism: a compact review. Biomed Res Int. 2014; 2014:905472.

Lekalakala PT, Khammissa RA, Kramer B et al. oculocutaneous albinism and squamous cell carcinoma of the skin of the head and neck in Sub-Saharan Africa. J Skin Cancer. 2015; 2015:167847.

Oetting WS, Fryer JP, Shriram S et al. Oculocutaneous albinism type 1: the last 100 years. Pigment Cell Res. 2003; 16(3):307-11.

Alopecias

Alopecias cicatriciais

Banka N, Mubki T, Bunagan MJ et al. Frontal fibrosing alopecia: a retrospective clinical review of 62 patients with treatment outcome and long-term follow-up. Int J Dermatol. 2014; 53:1324-30.

Billero V, Miteva M. Traction alopecia: the root of the problem. Clin Cosmet Investig Dermatol. 2018; 11:149-59.

Bolduc C, Sperling LC, Shapiro J. Primary cicatricial alopecia: other lymphocytic primary cicatricial alopecias and neutrophilic and mixed primary cicatricial alopecias. J Am Acad Dermatol. 2016; 75(6):1101-17.

Chew AL, Bashir SJ, Wain EM et al. Expanding the spectrum of frontal fibrosing alopecia: a unifying concept. J Am Acad Dermatol. 2010; 63:653-60.

Diwan N, Gohil S, Nair PA. Primary idiopathic pseudopelade of Brocq: five case reports. Int J Trichology. 2014; 6(1):27-30.

Dlova NC, Jordaan FH, Sarig O et al. Autosomal dominant inheritance of central centrifugal cicatricial alopecia in black South Africans. J Am Acad Dermatol. 2014; 70(4):679-82.e1.

East-Innis ADC, Stylianou K, Paolino A et al. Acne keloidalis nuchae: risk factors and associated disorders – a retrospective study. Int J Dermatol. 2017; 56(8):828-32.

Heppt MV, Letulé V, Laniauskaite I et al. Frontal fibrosing alopecia: a retrospective analysis of 72 patients from a German Academic Center. Facial Plast Surg. 2018; 34(1):88-94.

Herskovitz I, Miteva M. Central centrifugal cicatricial alopecia: challenges and solutions. Clin Cosmet Investig Dermatol. 2016; 9:175-81.

Kanti V, Röwert-Huber J, Vogt A et al. Cicatricial alopecia. J Dtsch Dermatol Ges. 2018; 16(4):435-61.

Kossard S. Postmenopausal frontal fibrosing alopecia. Scarring alopecia in a pattern distribution. Arch Dermatol. 1994; 130(6):770-4. Erratum in: Arch Dermatol. 1994; 130(11):1407.

Miteva M, Tosti A. Dermatoscopic features of central centrifugal cicatricial alopecia. J Am Acad Dermatol. 2014; 71(3):443-9.

Moreno-Arrones OM, Saceda-Corralo D, Fonda-Pascual P et al. Frontal fibrosing alopecia: clinical and prognostic classification. J Eur Acad Dermatol Venereol. 2017; 31:1739-45.

Moreno-Ramírez D, Ferrándiz L, Camacho FM. Diagnostic and therapeutic assessment of frontal fibrosing alopecia. Actas Dermosifiliogr. 2007; 98:594-602.

Nair PA, Singhal R, Pariath K. Primary idiopathic pseudopelade of brocq in a young child. Int J Trichol. 2017; 9:113-5.

Olsen EA. Female pattern hair loss and its relationship to permanent/cicatricial alopecia: a new perspective. J Investig Dermatol Symp Proc. 2005; 10(3):217-21.

Pirmez R, Barreto T, Duque-Estrada B et al. Facial papules in frontal fibrosing alopecia: beyond vellus hair follicle involvement. Skin Appendage Disord. 2018; 4(3):145-9.

Rakowska A, Slowinska M, Kowalska-Oledzka E et al. Trichoscopy of cicatricial alopecia. J Drugs Dermatol. 2012; 11(6):753-8.

Rongioletti F, Chinazzo C, Javor S. Erosive pustular dermatosis of the scalp induced by ingenol mebutate. J Eur Acad Dermatol Venereol. 2016; 30(11):e110-1.

Segurado-Miravalles G, Camacho-Martinez F, Arias-Santiago S et al. Trichoscopy of dissecting cellulitis of the scalp: exclamation mark hairs and white dots as markers of disease chronicity. J Am Acad Dermatol. 2016; 75(6):1267-8.

Starace M, Loi C, Bruni F et al. Erosive pustular dermatosis of the scalp: clinical, trichoscopic, and histopathologic features of 20 cases. J Am Acad Dermatol. 2017; 76(6):1109-14.e2.

Vañó-Galván S, Molina-Ruiz AM, Serrano-Falcón C et al. Frontal fibrosing alopecia: a multicenter review of 355 patients. J Am Acad Dermatol. 2014; 70:670-8.

Alopecias não cicatriciais

Chu TW, AlJasser M, Alharbi A et al. Benefit of different concentrations of intralesional triamcinolone acetonide in alopecia areata: an intrasubject pilot study. J Am Acad Dermatol. 2015; 73(2):338-40.

Grant JE, Odlaug BL, Kim SW. N-acetylcysteine, a glutamate modulator, in the treatment of trichotillomania: a double-blind, placebo-controlled study. Arch Gen Psychiatry. 2009; 66(7):756-63.

Gupta AK, Foley KA. A critical assessment of the evidence for low-level laser therapy in the treatment of hair loss. Dermatol Surg. 2017; 43(2):188-97.

Malkud S. Telogen effluvium: a review. J Clin Diagn Res. 2015; 9(9):WE01-3.

Miteva M, Misciali C, Fanti PA et al. Permanent alopecia after systemic chemotherapy: a clinicopathological study of 10 cases. Am J Dermatopathol. 2011; 33(4):345-50.

Perera E, Sinclair R. Treatment of chronic telogen effluvium with oral minoxidil: a retrospective study. F1000Res. 2017; 6:1650.

Pirmez R, Abraham LS, Duque-Estrada B et al. Trichoscopy of steroid-induced atrophy. Skin Appendage Disord. 2017; 3(4):171-4.

Pirmez R, Piñeiro-Maceira J, Sodré CT. Exclamation marks and other trichoscopic signs of chemotherapy-induced alopecia. Australas J Dermatol. 2013; 54(2):129-32.

Rakowska A, Zadurska M, Czuwara J et al. Trichoscopy findings in loose anagen hair syndrome: rectangular granular structures and solitary yellow dots. J Dermatol Case Rep. 2015; 9(1):1-5.

Sinclair RD. Female pattern hair loss: a pilot study investigating combination therapy with low-dose oral minoxidil and spironolactone. Int J Dermatol. 2018; 57(1):104-9.

Alterações Cutâneas Associadas ao HTLV-1

Bittencourt AL, de Oliveira MF. Cutaneous manifestations associated with HTLV-1 infection. Int J Dermatol. 2010; 49:1099-110.

Bittencourt AL, Farre L. Leucemia/linfoma de células T do adulto. An Bras Dermatol. 2008; 83: 351-9.

Gonçalves DU, Guedes AC, Carneiro Proietti AB et al.; Interdisciplinary HTLV-1/2 Research Group. Dermatologic lesions in asymptomatic blood donors seropositive for human T cell lymphotropic virus type-1. Am J Trop Med Hyg. 2003; 68:562-5.

Lenzi ME, Cuzzi-Maya T, Oliveira AL et al. Dermatological findings of human T lymphotropic virus type 1 (HTLV-1) associated myelopathy/tropical spastic paraparesis. Clin Infect Dis. 2003; 36:507-13.

Oliveira MFSP, Fatal PL, Primo JR et al. Infective dermatitis associated with human T-cell lymphotropic virus type 1: evaluation of 42 cases observed in Bahia, Brazil. Clin Infect Dis. 2012; 54:1714-9.

Alterações Cutâneas Causadas pelas Medicações no Tratamento de Câncer

Alterações cutâneas causadas por quimioterapia

Heidary N, Naik H, Burgin S. Chemotherapeutic agents and the skin: an update. J Am Acad Dermatol. 2008; 58:545.

Miller KK, Gorcey L, McLellan BN. Chemotherapy-induced hand-foot syndrome and nail changes: a review of clinical presentation, etiology, pathogenesis, and management. J Am Acad Dermatol. 2014; 71:787.

Reyes-Habito CM, Roh EK. Cutaneous reactions to chemotherapeutic drugs and targeted therapies for cancer: part I. Conventional chemotherapeutic drugs. J Am Acad Dermatol. 2014; 71:203.e1.

Robert C, Sibaud V, Mateus C et al. Nail toxicities induced by systemic anticancer treatments. Lancet Oncol. 2015; 16:e181.

Rosen AC, Balagula Y, Raisch DW et al. Life-threatening dermatologic adverse events in oncology. Anticancer Drugs. 2014; 25:225.

Shi VJ, Levy LL, Choi JN. Cutaneous manifestations of nontargeted and targeted chemotherapies. Semin Oncol. 2016; 43:419.

Sibaud V, Lebœuf NR, Roche H et al. Dermatological adverse events with taxane chemotherapy. Eur J Dermatol. 2016; 26:427.

van Doorn L, Veelenturf S, Binkhorst L et al. Capecitabine and the risk of fingerprint loss. JAMA Oncol. 2017; 3:122.

Alterações cutâneas causadas por terapias-alvo e imunoterapia no tratamento do câncer

American Cancer Society. Targeted therapy. Disponível em: www.cancer.org/acs/groups/cid/documents/webcontent/003024-pdf. Acesso em 01/03/18.

Amitay-Laish I, Stemmer SM, Lacouture ME. Adverse cutaneous reactions secondary to tyrosine kinase inhibitors including imatinib mesylate, nilotinib, and dasatinib. Dermatol Ther. 2011; 24:386-95.

Lacouture ME, Anadkat MJ, Bensadoun RJ et al. Clinical practice guidelines for the prevention and treatment of EGFR inhibitor-associated dermatologic toxicities. Support Care Cancer. 2011; 19:1079-95.

National Cancer Institute. Targeted cancer therapies. Disponível em: www.cancer.gov/cancertopics/factsheet/Therapy/targeted. Acesso em: 01/03/18.

Tan EH, Chan A. Evidence-based treatment options for the management of skin toxicities associated with epidermal growth factor receptor inhibitors. Ann Pharmacother. 2009; 43:1658-66.

Alterações Cutâneas da Doença Hepática Crônica

Alhmada Y, Selimovic D, Murad F et al. Hepatitis C virus-associated pruritus: etiopathogenesis and therapeutic strategies.World J Gastroenterol. 2017; 23(5):743-50.

Beretta-Piccoli BT, Invernizzi P, Gershwin ME et al. Skin manifestations associated with autoimmune liver diseases: a systematic review. Clin Rev Allergy Immunol. 2017; 53(3):394-412.

Godara SK, Thappa DM, Pottakkatt B et al. Cutaneous manifestations in disorders of hepatobiliary system. Indian Dermatol Online J. 2017; 8(1):9-15.

Morgado-Carrasco D, Fustà-Novell X, Podlipnik S– et al. Are the new direct-acting antiviral agents effective for treating the cutaneous manifestations of hepatitis C? Actas Dermosifiliogr. 2017; 108(4):365-6.

Wiznia LE, Laird ME, Franks AG Jr. Hepatitis C virus and its cutaneous manifestations: treatment in the direct-acting antiviral era. J Eur Acad Dermatol Venereol. 2017; 31(8):1260-70.

Alterações Cutâneas da Gravidez

Alves GF, Nogueira LSC, Varella TCN. Dermatologia e gestação. An Bras Dermatol. 2005; 80(2):179-86.

Ambros-Rudolph CM, Mullegger RR, Vaughan-Jones AS et al. The specific dermatoses of pregnancy revisited and reclassified: results of a retrospective two-center study on 505 pregnancy patient. J Am Acad Dermatol. 2006; 54:395-404.

Roth MM, Cristodor P, Kroumpouzos G. Prurigo, pruritic folliculitis, and atopic eruption of pregnancy: facts and controversies. Clin Dermatol. 2016; 34(3):392-400.

Semkova K, Black MM. Pemphigoid gestacionais: Current insights into pathogenesis and treatment. Eur J obst Gynecol Reprod Biol. 2009; 145:138-44.

Teixeira V, Coutinho I, Gameiro R et al. Dermatoses específicas da gravidez. Acta Med Port. 2013; 26(5):593-600.

Alterações Cutâneas do Neonato

Bellet JS. Developmental anomalies of the skin. Semin Perinatol. 2013; 37(1):20-5.

Eichenfield LF, Frieden IJ, Zaeglein AL et al. Neonatal and infant dermatology. 3. ed. Philadelphia: Elsevier; 2015.

Reginatto FP, De Villa D, Cestari TF. Benign skin diseases with pustules in the newborn. An Bras Dermatol. 2016; 91(2):124-34.

Sewell MJ, Pharm D, Chiu YE et al. Neural tube dysraphism: review of cutaneous markers and imaging. Pediatr Dermatol. 2015; 32(2):161-70.

Wobser M, Ernestus K, Hamm H. Pediatric dermatohistopathology- histopathology of skin diseases in newborns and infants. J Dtsch Dermatol Ges. 2015; 13(6):535-48.

Alterações Cutâneas dos Pacientes Renais Crônicos e dos Pacientes Transplantados Renais

Garrido PMC, Borges-Costa J. Dermatoses em doentes transplantados renais: um estudo retrospectivo. An Bras Dermtol. 2017; 92(5):638-42.

Moloney FJ, Comber H, O'Lorcain P et al. A population-based study of skin cancer incidence and prevalence in renal transplant recipients. Br J Dermatol. 2006; 154:498-504.

Rashpa RS, Mahajan VK, Kumar P et al. Mucocutaneous manifestations in patients with chronic kidney disease: a cross-sectional study. Indian Dermatol Online J. 2018; 9:20-6.

Robles-Mendez JC, Vazquez-Martinez O, Ocampo-Candiani J. Skin manifestations of chronic kidney disease. Actas Dermosifiliogr. 2015; 106(8):609-22.

Ulrich C, Arnold R, Frei U et al. Skin changes following organ transplantation. Dtsch ArzteblInt. 2014; 111(11):188-94.

Alterações Cutâneas no Diabetes Melito

Callen JP, Jorizzo JL, Bolognia JL et al. (Eds.). Dermatological signs of internal disease. 4. ed. Philadelphia: Saunders Elsevier; 2009.

Carvalho JC, Costa TN, De Moura HH et al. Scleredema adultorum of Buschke. Skinmed. 2014; 12:337-40.

Mendes AL, Haddad Jr V. Caso para diagnóstico. Bullosis diabeticorum. An Bras Dermatol. 2007; 82:94-6.

Mendes AL, Miot HA, Haddad Jr V. Diabetes mellitus and skin. An Bras Dermatol. 2017; 92(1):8-19.

Paron NG, Lambert PW. Cutaneous manifestations of diabetes mellitus. Prim Care. 2000; 27:371-83.

Alterações Cutâneas no HIV

Ameen M. Cutaneous markers of HIV infection and progression. Curr HIV Res. 2010; 8(6):450-5.

Bernstein WB, Little RF, Wilson WH et al. Acquired immunodeficiency syndrome-related malignancies in the era of highly active antiretroviral therapy. Int J Hematol. 2006; 84(1):3-11.

Coates SJ, Leslie KS. What's new in HIV dermatology?. F1000Res. 2019; 8. pii: F1000 Faculty Rev-980.

Navarrete-Dechent C, Ortega R, Fich F et al. Dermatologic manifestations associated with HIV/AIDS. Rev Chilena Infectol. 2015; 32(Suppl 1):S57-71.

Rodgers S, Leslie KS. Skin infections in HIV-infected individuals in the era of HAART. Curr Opin Infect Dis. 2011; 24(2):124-9.

Alterações Cutâneas nos Acidentes por Animais Peçonhentos e Venenosos

Cardoso JLC, França FOS, Hui FW et al. Animais peçonhentos no Brasil: biologia, clínica e terapêutica. 2. ed. São Paulo: Sarvier; 2009.

Haddad Jr V. Animais aquáticos potencialmente perigosos do Brasil: guia médico e biológico. São Paulo: Roca; 2008.

Haddad Jr V. Medical emergencies caused by aquatic animals: a medical and biological guide. Switzerland: Springer Publishers; 2016.

Haddad Jr V, Cardoso JLC, Moraes RHP. Skin lesions caused by insects of the order Hemiptera (Pentatomidae): first report of accidents in humans. Wilderness Environ Med. 2002; 13:48-50.

Haddad Jr V, Schwartz EF, Schwartz CA et al. Bites caused by giant water bugs belonging to Belostomatidae family (Hemiptera, Heteroptera) in humans: a report of seven cases. Wilderness Environ Med. 2010; (2):130-3.

Alterações Ungueais

Borges-Costa J, Marques MS. Median nail dystrophy associated with ritonavir. Internat Journ of Dermatol. 2013; 52:1567-624.

Chen SX, Cohen PR. Parrot Beak nails revisited: case series and comprehensive review. Dermatol Ther (Heidelb). 2018; 8:147-55.

Haber JS, Chairatchaneeboon M, Rubin AI. Trachyonychia: review and update on clinical aspects, histology, and therapy. Skin Appendage Disord. 2016; 2:109-15.

Haber R, Khoury R, Kechichian E et al. Splinter hemorrhages of the nails: a systematic review of clinical features and associated conditions. Int J Dermatol. 2016; 55:1304-10.

Hardin J, Haber RM. Onychomadesis: literature review. Brit Journ of Dermatol. 2015; 172:592-6.

Luis Uva L, Lopes L, Filipe P. Onychogryphosis. Acta Med Port. 2014; 27(4):531.

Marie I, Gremain V, Nassermadji K et al. Nail involvement in systemic sclerosis. 2017; 76:1115-23.

Narvaez-Moreno B, Bernabeu-Wittel J, Fernandez-Pineda I. Unilateral clubbing as a clinical manifestation of lower limb venous malformation. Intern J Dermatol. 2014; 53:e367-88.

Spicknall KE, Zirwas MJ, English JC. Clubbing: an update on diagnosis, differential diagnosis, pathophysiology, and clinical relevance. J Am Acad Dermatol. 2005; 52:1020-8.

Walker J, Baran R, Velez N et al. Koilonychia: an update on pathophysiology, differential diagnosis and clinical relevance. J Europ Acad Dermatol Venereol. 2016; 30:1985-91.

Amiloidoses

Breathnach SM. Amyloid and amyloidosis. J Am Acad Dermatol. 1988; 18:1-16.

Buxbaum J. The amyloidoses. Mt Sinai J Med. 1996; 63:16-23.

Glenner GG. Amyloid deposits and amyloidosis. The beta-fibrilloses (first of two parts). N Engl J Med. 1980; 302:1283-92.

Hirschfield GM, Hawkins PN. Amyloidosis: new strategies for treatment. Int J Biochem Cell Biol. 2003; 35:1608-13.

Rosenzweig M, Landau H. Light chain (AL) amyloidosis: update on diagnosis and management. J Hematol Oncol. 2011; 4(1):47.

Schreml S. Cutaneous amyloidoses and systemic amyloidoses with cutaneous involvement. Eur J Dermatol. 2010; 20(2):152-60.

Tey HL, Cao T, Nattkemper LA et al. Pathophysiology of pruritus in primary localized cutaneous amyloidosis. Br J Dermatol. 2016; 174:1345-50.

Anetodermia

Braun RP, Borradori L, Chavaz P et al. Treatment of primary anetoderma with colchicine. J Am Acad Dermatol. 1998; 38(6 Pt 1):1002-3.

Davey J, Biswas A. Follicular induction in a case of molluscum contagiosum: possible link with secondary anetoderma-like changes? Am J Dermatopathol. 2014; 36(2):e19-21.

Karademir F, Kerstan A, Hamm H. Anetodermic pilomatricoma. Uncommon variant of a common childhood adnexal tumor. Hautarzt. 2014; 65(1):59-62.

Kim JE, Sohn KM, Woo YJ et al. A clinicoimmunohistopathologic study of anetoderma: is protruding type more advanced in stage than indented type? J Immunol Res. 2016; 2016:4325463.

Lee SM, Kim YJ, Chang SE. Pinhole carbon dioxide laser treatment of secondary anetoderma associated with juvenile xanthogranuloma. Dermatol Surg. 2012; 38(10):1741-3.

Maffeis L, Pugni L, Pietrasanta C et al. Iatrogenic anetoderma of prematurity: a case report and review of the literature. Case Rep Dermatol Med. 2014; 2014:781493.

Uchiyama A, Motegi S, Okada E et al. Cutaneous marginal zone B-cell lymphoma evolving into anetoderma: a role of matrix metalloproteinases? Acta Derm Venereol. 2015; 95(4):499-500.

Vilanova Mateu A et al. Anetodermia primaria. Med Cutan Iber Lat Am. 2006; 34(6):283-6.

Wang K, Ross NA, Saedi N. Anetoderma treated with combined 595-nm pulsed-dye laser and 1550-nm non-ablative fractionated laser. J Cosmet Laser Ther. 2016; 18(1):38-40.

Weinstein S, Piette W. Cutaneous manifestations of antiphospholipid antibody syndrome. Hematol Oncol Clin North Am. 2008; 22(1):67-77.

Yélamos O, Barnadas MA, Díaz C et al. Primary anetoderma associated with primary Sjögren syndrome and anticardiolipin antibodies. Actas Dermosifiliogr. 2014; 105(1):99-101.

Angiofibroma

Correa M, Nardelli R, Azulay-Abulafia L et al. Topical sirolimus with satisfactory response in facial angiofibromas of tuberous sclerosis – Two case reports. J Am Acad Dermatol. 2017; 76(6 Suppl 1):AB262.

Irvine A, Mellerio J. Hamartoneoplastic syndromes. In: Griffith C, Barker J, Bleiker T et al. (Eds.). Rook's textbook of dermatology. 9. ed. Oxford: Wiley-Blackwell; 2016. p. 80.

Kutzner H, Kamino H, Reddy VB et al. Fibrous and fibrohistiocytic proliferations of the skin and tendons. In: Bolognia JL, Schaffer JV, Cerroni L (Eds.). Dermatology. 4. ed. New York: Elsevier Saunders; 2018. pp. 2068-9.

Schwartz RA, Fernandez G, Kotulska K et al. Tuberous sclerosis complex: advances in diagnosis, genetics, and management. J Am Acad Dermatol. 2007; 57:189-202.

Wataya-Kaneda M, Ohno Y, Fujita Y et al. Sirolimus gel treatment vs placebo for facial angiofibromas in patients with tuberous sclerosis complex: a randomized clinical trial. JAMA Dermatol. 2018; 154(7):781-8.

Arboviroses | Dengue, Zika, Chikungunya e Febre Amarela

Bernardes F Filho, Machado CC, Alves AO. Dengue fever with thrombocytopenia and gingival bleeding. Rev Soc Bras Med Trop. 2017; 50(5):741-2.

Brasil. Ministério da Saúde. Secretaria de Atenção à Saúde. Febre amarela: guia para profissionais de saúde. Brasília: Ministério da Saúde; 2018.

Faria NR, Quick J, Claro IM et al. Establishment and cryptic transmission of Zika virus in Brazil and the Americas. Nature. 2017; 546(7658):406-10.

Magalhaes T, Braga C, Cordeiro MT et al. Zika virus displacement by a chikungunya outbreak in Recife, Brazil. PLoS Negl Trop Dis. 2017; 11(11):e0006055.

Wilder-Smith A, Gubler DJ, Weaver SC et al. Epidemic arboviral diseases: priorities for research and public health. Lancet Infect Dis. 2017; 17(3):e101-6.

Arsenicismo

Bhattacharjee P, Das N, Chatterjee D, Banerjee A et al. Association of NALP2 polymorphism with arsenic induced skin lesions and other health effects. Mutat Res. 2013; 755(1):1-5.

Chen Chih-Shan J, Siegel DM. Arsenical keratosis. Medscape. 2016. Disponível em: https://emedicine.medscape.com/article/1099882-overview.

Elmariah SB, Anolik R, Walters RF et al. Invasive squamous-cell carcinoma and arsenical keratoses. Dermatol Online J. 2008; 14(10):24.

Succi IB, Bravo BF, Pereira FB. Chronic arsenicismo: association with melanoma and non-melanoma skin cancer. Skin Cancer. 2009; 24:7-10.

Surdu S, Fitzgerald EF, Bloom MS et al. Polymorphisms in DNA repair genes XRCC1 and XRCC3, occupational exposure to arsenic and sunlight, and the risk of non-melanoma skin cancer in a European case-control study. Environ Res. 2014; 134:382-9.

Artrite Reumatoide e Artrite Idiopática Juvenil

Barut K, Adrovic A, Şahin S et al. Juvenile idiopathic arthritis. Balkan Med J. 2017; 34(2):90-101.

Crowson CS, Matteson EL, Myasoedova E. The lifetime risk of adult-onset rheumatoid arthritis and other inflammatory autoimmune rheumatic diseases. Arthritis Rheum. 2011; 63(3):633-9.

Davis JM 3rd, Matteson EL; American College of Rheumatology; European League Against Rheumatism. My treatment approach to rheumatoid arthritis. Mayo Clin Proc. 2012; 87(7):659-73.

Glant TT, Mikecz K, Rauch TA. Epigenetics in the pathogenesis of rheumatoid arthritis. BMC Medicine. 2014; 12:35.

Hersh AO, Prahalad S. Immunogenetics of juvenile idiopathic arthritis: a comprehensive review. Autoimmun. 2015; 64:113-24.

Thierry S, Fautrel B, Lemelle I et al. Prevalence and incidence of juvenile idiopathic arthritis: a systematic review. Joint Bone Spine. 2014; 81(2):112-7.

Atrofodermia de Pasini e Pierini

Arpey CJ, Patel DS, Stone MS et al. Treatment of atrofoderma of Pasini and Pierini-associated hyperpigmentation with the Q-switched alexandrite laser: a clinical, histologic, and ultrastructural appraisal. Lasers Surg Med. 2000; 27:206.

Avancini J, Valente NY, Romiti R. Generalized lenticular atrophoderma of Pasini and Pierini. Pediatr Dermatol. 2015; 32:389-462.

Buechner SA, Rufli T. Atrophoderma of Pasini and Pierini. Clinical and histopathologic findings and antibodies to Borrelia burgdorferi in thirty-four patients. J Am Acad Dermatol. 1994; 30:441.

Carter JD, Valeriano J, Vasey FB. Hydroxychloroquine as a treatment for atrophoderma of Pasini and Pierini. Int J Dermatol. 2006; 45:1255.

Lee Y, Oh Y, Ahn SY et al. A case of atrophoderma of Pasini and Pierini associated with Borrelia burgdorferi infection successfully treated with oral doxycycline. Ann Dermatol. 2011; 23:352.

Salsberg JM, Weinstein M, Shear N et al. Impact of cosmetic camouflage on the quality of life of children with skin disease and their families. J Cutan Med Surg. 2016; 20:211.

Atrofodermia Vermiculata

Das A, Podder I. Atrophoderma vermiculatum. Indian Pediatr. 2014; 51(8):679.

Frosch PJ, Brumage MR, Schuster-Pavlovic C et al. Atrophoderma vermiculatum. Case reports and review. J Am Acad Dermatol. 1988; 18(3):538-42.

Lee YC, Son SJ, Han TY et al. A case of atrophoderma vermiculatum showing a good response to topical tretinoin. Ann Dermatol. 2018; 30(1):116-8.

BALANITE PLASMOCITÁRIA DE ZOON

Raúl Charlín Fernández • Bernard Kawa Kac

=	**Sinonímia**	Balanite de Zoon, eritroplasia de Zoon, balanite de células plasmáticas, mucosite de células plasmáticas, dermatite-mucosite linfoplasmocitária idiopática, *balanitis circumscripta plasmacellularis*.
	Epidemiologia	Ocorre no sexo masculino, em pacientes não circuncidados, na idade adulta. Descrito em 1952, o termo foi estendido para lesões na genitália feminina denominadas *Zoon-símiles*, bem como para sua ocorrência na epiglote.
?	**Etiologia**	Embora a etiologia exata seja desconhecida, acredita-se que se trate de uma inflamação reativa à irritação crônica local. Ela seria secundária à fricção repetida entre a glande e o prepúcio e ao acúmulo de urina e resíduos, bem como ao aumento da flora comensal nessa área devido à má higiene.
	Clínica	Apresenta-se em forma de placa eritematosa, úmida, brilhante e bem definida, localizada na glande, no sulco balanoprepucial ou no prepúcio (Figuras 1 e 2). Pode-se encontrar um pontilhado vermelho-escuro dentro da lesão ("*cayenne pepper spots*"). É característica a presença de lesões em espelho. Normalmente é assintomática, podendo apresentar prurido ou disúria. Lesões similares podem ocorrer na vulva.
	Diagnóstico	O diagnóstico é clínico, devendo ser confirmado pela histopatologia. Nesta, o mais característico é haver infiltrado liquenoide na derme alta e média, com abundância de plasmócitos. Pode haver extravasação de eritrócitos e hemossiderina, que corresponderiam clinicamente ao pontilhado vermelho-escuro. Na dermatoscopia, é característica a presença de vasos curvos agrupados em focos e áreas desestruturadas de cor marrom-alaranjada.
≠	**Diagnóstico diferencial**	Eritroplasia de Queyrat, balanite por *Candida* crônica, líquen plano erosivo, psoríase, dermatite de contato, dermatite seborreica, penfigoide cicatricial e reação medicamentosa fixa, entre outros.
	Tratamento	Consegue-se melhora parcial com higiene adequada, uso de corticosteroides tópicos, tacrolimo/pimecrolimo e antibióticos tópicos, como mupirocina e ácido fusídico. *Laser* de érbio:Yag e terapia fotodinâmica têm sido eficazes. A cura definitiva costuma ser alcançada com a circuncisão.

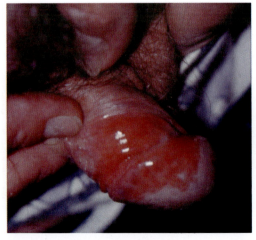

FIGURA 1 Balanite plasmocitária de Zoon. Lesão eritematosa, brilhante, no folheto interno do prepúcio.

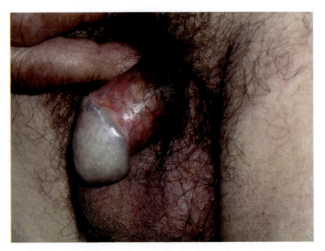

FIGURA 2 Balanite plasmocitária de Zoon. Eritema brilhante de longa duração em tratamento tópico com pimecrolimo.

BEBÊ COLÓDIO

Paulo Sergio Emerich Nogueira • Deborah Brazuna Soares

=	**Sinonímia**	Bebê colódio de Hallopeau, esfoliação lamelar do recém-nascido.
	Epidemiologia	A maioria dos casos é de herança autossômica recessiva, ocorrendo em 1:50.000 a 100.000 nascimentos. Geralmente os bebês nascem prematuros. Não há predileção por sexo ou etnia. A mortalidade está em torno de 5 a 10% logo nas primeiras semanas de vida. Na literatura existem menos de 300 casos relatados.
	Etiologia	Doença congênita rara, de heterogeneidade genética, atualmente entendida como alteração no processo de cornificação, tanto na constituição do envelope da célula (hemostasia das proteínas) quanto distúrbios dos lipídios epidérmicos. Neste caso, pode ocorrer por alteração da biossíntese ou do transporte dos lipídios. Fenótipo comum a diferentes tipos de ictioses, sindrômicas e não sindrômicas (ver capítulo *Ictioses*). Evolui para eritrodermia ictiosiforme congênita não bolhosa (43% dos casos), ictiose lamelar (19%), ictiose vulgar (12%), como também para recuperação sem sequelas (25%). Faz parte de diversas síndromes, como Sjögren-Larsson, Netherton, Conradi, Chanarin-Dorfman, doença de Gaucher tipo 2, hipotireoidismo, entre outras.
	Clínica	A criança nasce coberta por uma membrana grossa, aderente e brilhante, parecendo envolta em papel-celofane, a qual cobre toda a superfície corpórea. Pode haver prejuízo da respiração, da sucção e do controle da temperatura corporal. Podem ser notados ectrópio, eclábio ("boca de peixe") (Figura 1), achatamento de orelhas e nariz, dedos "em salsicha", atrofia ungueal e ausência de cabelos. Nas primeiras 2 a 4 semanas de vida, ocorre desprendimento gradual da membrana, quando então surgem escamas lamelares distribuídas por face, tronco, membros superiores e inferiores, além de fissuras nas áreas flexurais e palmoplantares, propiciando infecções e desequilíbrio hidreletrolítico. Esse processo pode perdurar por 3 meses, evoluindo para as diversas formas de ictiose ou para a normalidade (Figura 2).
	Diagnóstico	A clínica é bastante sugestiva, e a evolução irá sugerir o diagnóstico da doença subjacente. A análise genética pode ajudar no diagnóstico das ictioses futuras; mutações em 11 genes já foram reconhecidas por causar ictioses em humanos, e 60% dos bebês colódios evoluem para diversas formas de ictiose.
≠	**Diagnóstico diferencial**	O principal diagnóstico diferencial se faz com o bebê arlequim, praticamente incompatível com a vida por defeito no transporte dos lipídios no processo de diferenciação epidérmica. Dificilmente poderia ser confundido com a síndrome da pele escaldada.
	Tratamento	Nos casos mais graves, são necessárias hidratação venosa, incubação umidificada e antibioticoterapia sistêmica. Nos casos mais leves, cuidados gerais como hidratação cutânea, aplicação de emolientes, evitando-se desbridamento manual e agentes queratinolíticos, pela toxicidade sistêmica. Para o ectrópio: compressas de soro fisiológico e lágrima artificial, além da observação clínica mensal do lactente. Podem também ser usados retinoides orais (isotretinoína ou acitretina) nos casos mais graves. O uso de hidratantes na pele ainda é discutido; alguns estudos têm mostrado aumento do risco de infecções e intoxicações pela ureia.

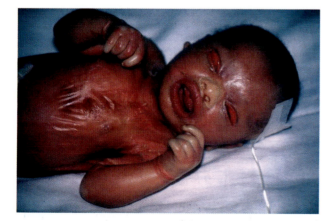

FIGURA 1 Bebê colódio. Observar a eversão das pálpebras (ectrópio) e dos lábios (eclábio).

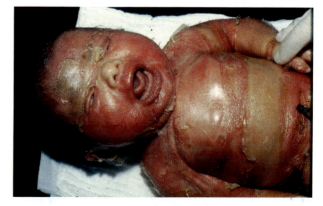

FIGURA 2 Bebê colódio. Fase de desprendimento da membrana, ainda mantendo discreto ectrópio e eclábio, ambos também em involução; ainda não é possível prever a evolução final.

BORRELIOSE DE LYME

Leandro Ourives Neves • Monica Nunes de Souza Santos

	Sinonímia	Doença de Lyme.
	Epidemiologia	A borreliose de Lyme (BL) apresenta distribuição universal, já tendo sido diagnosticada em todos os continentes. Endêmica em alguns países da Europa e nos EUA, em áreas com animais silvestres, carrapatos e florestas. As pessoas que trabalham em áreas de madeira, construção e parques têm mais chances de adquirir a doença. No Brasil, os primeiros casos de eritema migratório (EM) foram relatados em 1987 por Talhari et al., em pacientes da região metropolitana de Manaus/AM. Posteriormente, outros casos de EM, com achados histológicos sugestivos e sorologia positiva para *Borrelia* sp., foram identificados em outras regiões do Brasil, como Rio de Janeiro, São Paulo e Mato Grosso. Em 1992, foram relatados os primeiros casos brasileiros de manifestações articulares associadas à infecção por *B. burgdorferi*. No Brasil, devido à dificuldade de identificação do agente etiológico, esses casos foram denominados, durante muito tempo, "borreliose-símiles". Entretanto, em 2010, em Manaus, foi demonstrada a presença de *B. burgdorferi* em pacientes com EM, utilizando imuno-histoquímica com anticorpo policlonal anti-*Borrelia* e visualização pela técnica de focagem flutuante. Aproximadamente 30 mil casos são notificados anualmente nos EUA, mas o número real pode ser estimado em cerca de 300 mil casos/ano.
	Etiologia	A borreliose é doença infecciosa, não contagiosa, bacteriana, sistêmica, causada pelo espiroqueta *Borrelia burgdorferi sensu lato*, cujo complexo engloba vinte espécies, sendo seis relacionadas com doença em humanos: *Borrelia burgdorferi sensu stricto, B. garinii, B. afzelii, Borrelia spielmanii, B. mayonii* e *B. bavariensis*. Os principais vetores da *B. burgdorferi* são carrapatos do gênero *Ixodes* (*I. dammini, I. scapularis* e *I. pacifus*). Esses carrapatos infectam-se durante o repasto sanguíneo em animais portadores da *B. burgdorferi*, chamados de reservatórios. O carrapato pode acometer humanos, animais silvestres e domésticos. O principal modo de transmissão da doença é por picadas de carrapatos infectados por *B. burgdorferi*. O ser humano, na maioria das vezes, adquire a doença pelas picadas das ninfas, que são indolores. Para que ocorra a infecção por *B. burgdorferi*, estima-se que o carrapato necessite ficar aderido à pele, em média, por um período superior a 12 h.
	Clínica	A infecção por *B. burgdorferi* pode evoluir para a cura espontânea ou para manifestações dos estágios iniciais da doença e/ou quadros tardios, com distúrbios neurológicos, cardíacos, oftalmológicos, articulares e cutâneos. Didaticamente, o quadro clínico da doença é dividido em três estágios: primeiro estágio ou fase aguda, com lesões predominantemente cutâneas; segundo e terceiro estágios, com manifestações articulares, neurológicas, cardíacas e cutâneas. A principal manifestação do primeiro estágio é o eritema migratório, com presença de placa eritematosa, única ou múltiplas, e com crescimento centrífugo, podendo atingir grandes diâmetros (Figuras 1 e 2). A lesão localiza-se principalmente nos membros inferiores e superiores, sendo geralmente assintomática. Na fase aguda podem ocorrer também manifestações sistêmicas, como astenia, artralgia, mialgia, exantema, adenopatia, esplenomegalia ou febre baixa. Todas essas manifestações podem desaparecer espontaneamente, mesmo sem tratamento. Meses ou anos depois, podem aparecer as manifestações do 2º e do 3º estágio. As alterações articulares são mais comuns nos EUA, caracterizadas por quadro de oligoartrite soronegativa, principalmente nas grandes articulações. Tardiamente, podem ser observadas artrites crônicas e erosivas, com destruição de cartilagem e osso. O comprometimento cardíaco é mais frequente na Europa, com quadros de bloqueios atrioventriculares, distúrbios da repolarização ventricular, miopericardite e disfunção ventricular esquerda. O envolvimento neurológico também ocorre mais comumente na Europa, podendo ocorrer encefalite, paralisia de nervos cranianos, meningite e mielite. A paralisia facial, por comprometimento do VII par craniano, é a manifestação mais frequente da neuroborreliose em crianças e adolescentes. Em casos crônicos pode ser observada doença desmielinizante, similar a esclerose múltipla e encefalomielite crônica. Ainda na fase tardia da BL pode ocorrer uma alteração dermatológica característica, denominada acrodermatite crônica atrófica (ACA), que se apresenta, inicialmente, com placa eritematosa, que evolui com atrofia cutânea, deixando os vasos sanguíneos proeminentes, localizada principalmente nos membros inferiores. Alguns pacientes, mesmo após esquemas terapêuticos adequados, podem desenvolver uma série de sintomas (dores musculoesqueléticas crônicas, cefaleia, sonolência, irritabilidade e distúrbios cognitivos), denominados síndrome pós-Lyme ou BL crônica. Além das lesões de eritema migratório e ACA, a infecção por *B. burgdorferi* pode estar associada a outras doenças dermatológicas, como esclerodermia em placa, líquen escleroso e atrofodermia de Pasini e Pierini. Foi demonstrada, em Manaus, a presença de *B. burgdorferi* em pacientes com esclerodermia em placas, utilizando-se imuno-histoquímica com anticorpo policlonal anti-*B. burgdorferi*.

Diagnóstico No diagnóstico da doença devem ser considerados os aspectos epidemiológicos, clínicos e laboratoriais. Os testes sorológicos mais usados são ELISA e imunofluorescência indireta (IFI), com detecção de anticorpos IgM ou IgG anti-*B. burgdorferi*. Como podem ocorrer resultados falso-positivos, esses exames devem ser confirmados com teste sorológico específico, como o *Western-blot*. A histologia não é específica, podendo evidenciar infiltrado inflamatório perivascular, superficial e profundo, com linfócitos, histiócitos e eosinófilos. Alguns trabalhos demonstram a presença de *B. burgdorferi* utilizando a coloração pela prata. Mais recentemente, foi relatada uma técnica de imuno-histoquímica específica para a detecção de *B. burgdorferi*, com altas sensibilidade e especificidade. Pode ser usada, ainda, a reação em cadeia da polimerase (PCR), com alta especificidade, mas sensibilidade variando de 20 a 94%, dependendo da técnica e do tipo de amostra utilizadas. A cultura, com o meio BSK (Barbour, Stroenery, Kelly) ou suas variações, apresenta especificidade de 100%, mas sensibilidade relativamente baixa.

 Diagnóstico diferencial O quadro de EM deve ser distinguido de reações locais exageradas a artrópodes, erisipela, celulite, dermatite de contato alérgica, eritema anular, granuloma anular e eritema pigmentar fixo.

 Tratamento A terapêutica da BL é realizada de acordo com o estágio da doença. O tratamento do eritema migratório e das outras manifestações iniciais é feito com doxiciclina, na dose de 100 mg, de 12 em 12 h, por via oral (VO), por 14 dias. Para crianças com menos de 12 anos, amoxicilina, 500 mg, VO, de 8 em 8 h, ou azitromicina, 20 mg/kg/dia, VO, em dose única diária, por 14 dias. Em gestantes, pode ser usada a eritromicina, 500 mg, de 6 em 6 h, VO, por 14 dias. O tratamento das manifestações neurológicas, cardíacas e oftalmológicas deve ser feito, preferencialmente, com ceftriaxona, 2 g/dia, por via intravenosa (IV), durante 21 a 28 dias. As manifestações articulares são tratadas com doxiciclina, 100 mg, de 12 em 12 h, VO, por, no mínimo, 28 dias.

Prevenção. Alguns cuidados que podem ser tomados quando se visita uma área endêmica:
- Usar camisas de mangas compridas e calças. Se possível, prender a calça dentro das meias e usar roupas de cores claras, que facilitam a visualização do carrapato
- Caminhar no centro das trilhas e evitar as margens
- Aplicar repelentes de insetos à base de DEET (dietiltoluamida), icaridina ou IR3535 (*insect repellent* 3535) sobre a pele e roupas ou repelente à base de permetrina sobre as roupas
- Verificar diariamente se há carrapatos. Os lugares prediletos por eles são pernas, virilhas, axilas, linhas do cabelo e dentro ou atrás das orelhas
- Remover os carrapatos imediatamente usando pinça de ponta fina. Não se deve espremer nem torcer o carrapato
- Examinar calçados, casacos e animais de estimação
- Conhecer os sintomas da BL. Se estiver em algum local onde esses carrapatos sejam comuns e aparecerem quaisquer sintomas da doença, especialmente erupção na pele, consultar um médico imediatamente.

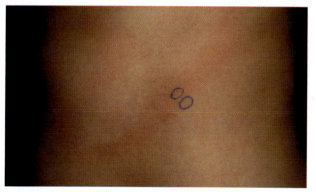

FIGURA 1 Borreliose de Lyme. Eritema migratório: placa eritematosa, de crescimento centrífugo, medindo aproximadamente 12 cm e localizada no flanco direito.

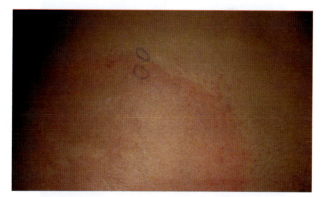

FIGURA 2 Borreliose de Lyme. Eritema migratório: extensa placa eritematosa, com clareamento central e bordas mais elevadas, localizada no abdome.

BULLOSIS DIABETICORUM

Raúl Charlín Fernández • Bernard Kawa Kac • Luna Azulay-Abulafia

=	Sinonímia	Bolhas diabéticas, dermatopatia bolhosa do diabetes, erupção bolhosa do diabetes.
	Epidemiologia	Complicação rara em pacientes com diabetes melito (DM) tipos 1 e 2 (ver capítulo *Alterações Cutâneas no Diabetes Melito*). A idade média de ocorrência é a 4ª década, sendo provavelmente mais frequente no sexo masculino.
	Etiologia	Tem-se postulado que seria decorrente de microangiopatia diabética e maior suscetibilidade ao traumatismo. Ocorre, em geral, em pacientes com nefropatia, retinopatia e microangiopatia. Embora incomum, em alguns casos pode associar-se ao descontrole glicêmico do paciente.
	Clínica	Caracteriza-se pelo aparecimento súbito de bolhas assintomáticas em pacientes com DM. As bolhas são tensas, medindo de milímetros a centímetros, de conteúdo claro e viscoso, sobre pele não eritematosa. Às vezes, o conteúdo é sero-hemático. A localização é tipicamente assimétrica e acral, sendo mais comum nos pés e nas pernas, seguidos de mãos e antebraços (Figuras 1 a 4). Curam sem deixar cicatriz em 2 a 5 semanas. O quadro pode ser recorrente. As lesões bolhosas podem ser ou não acompanhadas de lesões eritematoacastanhadas da dermopatia diabética (Figura 5).
	Diagnóstico	O diagnóstico se faz com base na história de diabetes e no aparecimento súbito de bolhas acrais. A histopatologia não é específica, mostrando bolhas intraepidérmicas ou subepidérmicas sem acantólise. A imunofluorescência é negativa. Devem-se descartar etiologias mais comuns para se chegar ao diagnóstico.
≠	Diagnóstico diferencial	Penfigoide bolhoso, reação a medicamentos, porfiria cutânea tarda, pseudoporfiria (especialmente em pacientes com DM em diálise por nefropatia diabética), epidermólise bolhosa adquirida, bolha traumática, picada de inseto, dactilite bolhosa.
	Tratamento	A doença costuma ser autolimitada; eventualmente pode ser feita a drenagem das bolhas. Alguns autores recomendam a aplicação de antibióticos tópicos para evitar infecção. Em alguns casos pode ser útil o uso de curativos ativos (transparentes, *tull* ou hidrocoloides). O controle adequado do diabetes de base é mandatório.

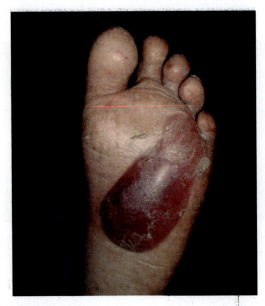

FIGURA 1 *Bullosis diabeticorum.* Paciente com diabetes melito de longa duração apresentando bolha de surgimento súbito na região plantar.

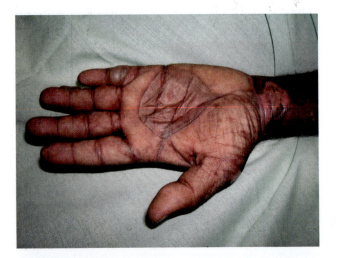

FIGURA 2 *Bullosis diabeticorum.* Surgimento de bolhas tensas em região palmar, quirodáctilo e punho de paciente com diabetes descompensado.

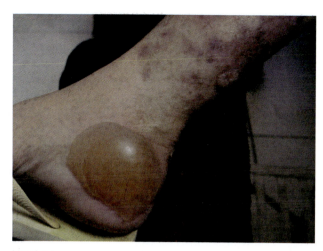

FIGURA 3 *Bullosis diabeticorum.* Bolha de grandes dimensões no pé, tensa, e outra flácida na perna, próximo à área de eritema na qual a paciente relata terem existido lesões bolhosas anteriormente.

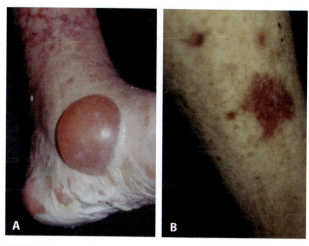

FIGURA 5 *Bullosis diabeticorum* e dermopatia diabética. **A.** Bolha tensa, sem sinais de infecção. **B.** Lesões eritemato-acastanhadas representativas de dermopatia diabética nos membros inferiores.

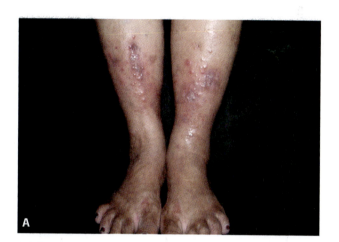

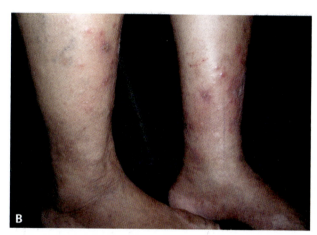

FIGURA 4 *Bullosis diabeticorum.* **A.** Lesões bolhosas tensas com eritema e edema sugestivos de infecção incipiente secundária na região pré-tibial de paciente diabética. **B.** Paciente relatou bolhas de aparecimento súbito e posterior surgimento de eritema.

BIBLIOGRAFIA

Balanite Plasmocitária de Zoon

Borgia F, Vaccaro M, Foti A et al. Zoon's balanitis successfully treated with photodynamic therapy: case report and literature review. Photodiagnosis Photodyn Ther. 2016; 13:347-9.

Dayal S, Sahu P. Zoon balanitis: a comprehensive review. Indian J Sex Transm Dis. 2016; 37(2):129-38.

Errichetti E, Lacarrubba F, Micali G et al. Dermoscopy of Zoon's plasma cell balanitis. J Eur Acad Dermatol Venereol. 2016; 30(12):e209-10.

Lee MA, Cohen PR. Zoon Balanitis revisited: report of balanitis circumscripta plasmacellularis resolving with topical mupirocin ointment monotherapy. J Drugs Dermatol. 2017; 16(3):285-7.

Lepe K, Salazar FJ. Balanitis, circumscripta plasmacellularis (plasma cell balanitis, Zoon balanitis). 2018. StatPearls [Internet]. Treasure Island (FL): StatPearls Publishing; 2018. Disponível em: www.ncbi.nlm.nih.gov/books/NBK482129. Acesso em: 24/1/2020.

Wollina U. Ablative erbium: YAG laser treatment of idiopathic chronic inflammatory non-cicatricial balanoposthitis (Zoon's disease) – A series of 20 patients with long-term outcome. J Cosmet Laser Ther. 2010; 12:120-3.

Bebê Colódio

Farhat AS, Noorizadeh S, Mohamadzadeh A et al. A rare case report of collodion baby with severe hypernatremia. Iranian J Neonatology. 2017; 8(2):57-9.

Gul Z, AliKhan G, Liaqat F et al. A newborn with lamellar ichthyosis (collodion baby). J Col Phys Surg. 2015; 25(8):621-2.

Murgu AM, Criscov IG, Fotea S et al. Particularities of the management and the treatment in rare sepsis with Candida tropicalis of collodium baby: case report. Medicine. 2017; 96(51):e9387.

Prado R, Ellis LZ, Gamble R et al. Collodion baby: an update with a focus on practical management. Journal AAD. 2012; 67(6):1362-74.

Shama DK, Gupta B, Shastin S et al. Collodium baby with TGM1 gene mutation. Int Med Care Rep J. 2015; 8:205-8.

Borreliose de Lyme

Kingry LC, Batra D, Replogle A et al. Whole genome sequence and comparative genomics of the novel lyme borreliosis causing pathogen, borrelia mayonii. PLoS One. 2016; 11(12):e0168994.

Santos M, Haddad Júnior V, Ribeiro-Rodrigues R et al. Lyme borreliosis. An Bras Dermatol. 2010; 85(6):930-8.

Shapiro ED. Clinical practice. Lyme disease. N Engl J Med. 2014; 370(18):1724-31.

Talhari S, Santos M, Talhari C et al. Borrelia burgdorferi "sensulato" in Brazil: occurrence confirmed by immunohistochemistry and focus floating microscopy. Acta Trop. 2010; 115:200-4.

Wormser GP, Dattwyler RJ, Shapiro ED et al. The clinical assessment, treatment, and prevention of Lyme disease, human granulocytican aplasmosis, and babesiosis: clinical practice guidelines by the Infectious Diseases Society of America. Clin Infect Dis. 2006; 43(9):1089-134.

Bullosis Diabeticorum

Bello F, Samaila OM, Lawal Y et al. 2 cases of bullosis diabeticorum following long-distance journeys by road: a report of 2 cases. Case Rep Endocrinol. 2012; 2012:367218.

Gupta V, Gulati N, Bahl J et al. Bullosis diabeticorum: rare presentation in a common disease. Case Rep Endocrinol. 2014; 2014:862912.

Mota ANCM, Nery NS, Barcaui CB. Case for diagnosis. An Bras Dermatol. 2013; 88(4):652-4.

Wilson TC, Snyder RJ, Southerland CC. Bullosis diabeticorum: is there a correlation between hyperglycemia and this symptomatology? Wounds. 2012; 24(12):350-5.

Zhang AJ, Garret M, Miller S. Bullosis diabeticorum: case report and review. N Z Med J. 2013; 126(1371):91-4.

CALCIFILAXIA

Daniella Rabelo Spinato • Luna Azulay-Abulafia

=	**Sinonímia**	Arteriolopatia urêmica calcificante, hipodermite calcificante da insuficiência renal, gangrena urêmica.
	Epidemiologia	Mais comum em mulheres (razão 3:1) com insuficiência renal crônica terminal. Sua prevalência é de 1 a 4% dos pacientes em hemodiálise. Também pode ocorrer em pacientes que não estejam submetidos a hemodiálise, havendo elevado percentual destes com diabetes.
	Etiologia	Não está muito clara. São implicadas alterações do metabolismo do cálcio e do fósforo, típicos da insuficiência renal crônica terminal (IRCT), com hiperparatireoidismo. Entretanto, nem todo paciente com IRCT, nem mesmo se tiver hiperparatireoidismo, apresenta calcifilaxia. Dessa forma, existiriam outros fatores de risco envolvidos, entre eles obesidade, diabetes melito, uso de varfarina, heparina de baixo peso molecular, hipotensão, doença autoimune, desnutrição e trombofilia. É preciso observar a probabilidade de que a diminuição da perfusão tecidual local esteja implicada.
	Clínica	As lesões iniciais são dolorosas, de aspecto rendilhado e tonalidade violácea. Podem ser nódulos e placas que evoluem com necrose (Figuras 1 e 2), resultando em ulcerações extremamente dolorosas, atingindo principalmente áreas de tecido adiposo exuberante, como abdome, glúteos, mamas e coxas. Livedo reticular que evolui com necrose pode ter como etiologia a calcifilaxia. É indicador de mau prognóstico, tendo em vista a alta mortalidade (60 a 80%) dos pacientes, em geral por sepse.
	Diagnóstico	História clínica, investigação laboratorial (alteração metabólica) e biopsia cutânea, cuja histopatologia revela calcificação na média das arteríolas de pequeno e médio calibres e hiperplasia extensa da íntima com fibrose. Infiltrado inflamatório misto pode estar presente. Depósitos de cálcio subcutâneo, com paniculite e necrose gordurosa, também podem ser visualizados. Microtrombos vasculares também são frequentes.
≠	**Diagnóstico diferencial**	Oxalúria com paniculite (depósito de oxalato de cálcio), vasculites, vasculopatias trombóticas.
	Tratamento	Não há tratamento específico com eficácia comprovada. Alguns pacientes se beneficiam de paratireoidectomia parcial ou total. Recomenda-se suspender suplementos de cálcio, vitamina D e ferro, e aumentar a frequência da diálise até 5 a 6 sessões semanais. O uso de câmera hiperbárica para cicatrização e antibioticoterapia para infecção são medidas de suporte. Cuidado local intenso está recomendado. Alguns medicamentos podem ser utilizados, com alguma evidência científica já relatada: • Tiossulfato de sódio: antioxidante potente que aumenta a solubilidade dos depósitos de cálcio • Pamidronato ou etidronato sódico: inibem calcificação arteriolar, sendo úteis nos casos com e sem alteração metabólica • Cinacalcete: aumenta a sensibilidade dos receptores de cálcio, diminuindo o paratormônio (PTH) • Carbonato de lantânio: liga-se ao fósforo, diminuindo seus níveis • Novos anticoagulantes: inibidores do fator X, como apixabana (contraindicados em quem tem função hepática comprometida).

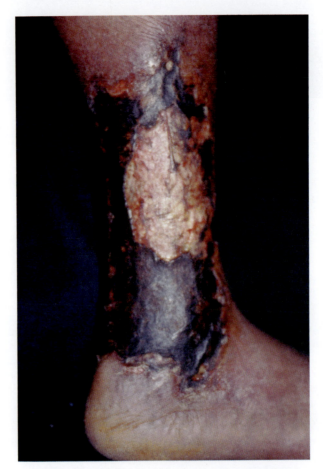

FIGURA 1 Calcifilaxia. Necrose extensa da perna.

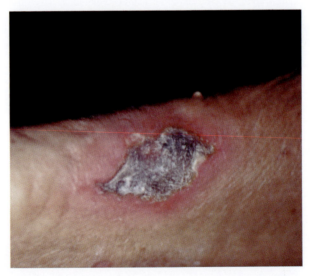

FIGURA 2 Calcifilaxia. Lesão ulcerocrostosa com halo eritematoso.

CALCINOSIS CUTIS

Karina Lima Graff • Cassio Dib

=	**Sinonímia**	Calcificação cutânea, calcinose cutânea.
	Epidemiologia	Varia de acordo com a causa da calcificação, que pode ocorrer por diversos distúrbios sistêmicos ou cutâneos locais na forma de depósitos amorfos de sais de cálcio nos tecidos (calcificação propriamente dita) ou na forma de cristais de hidroxiapatita (ossificação).
	Etiologia	A classificação é baseada na patogênese do processo de calcificação, que pode ter quatro causas básicas: alteração sérica dos níveis de cálcio e fosfato (calcificação metastática), alteração tecidual local (calcificação distrófica), iatrogenia (calcificação iatrogênica) e de causa idiopática (sem alterações locais ou sistêmicas prévias).
	Clínica	**Calcificação metastática.** Consequente à anormalidade no metabolismo do cálcio e do fosfato. Está frequentemente relacionada ao aumento dos níveis séricos de cálcio e/ou fosfato. Embora possa ocorrer em qualquer tecido, é mais comumente observada em vasos sanguíneos (calcifilaxia), pulmões, rins e estômago. Entre suas causas estão insuficiência renal crônica, neoplasias (carcinomas liberadores de proteína relacionada ao hormônio paratireoidiano e citocinas produzidas por linfomas/leucemias), doenças ósseas extensas (Paget ósseo, metástases ósseas, mieloma múltiplo), sarcoidose, hipervitaminose D e tuberculose óssea. **Calcificação distrófica.** Ocorre devido à lesão tecidual local e na ausência de alteração do metabolismo sistêmico do cálcio e do fosfato. É o tipo mais comum (Figura 1). Pode seguir um traumatismo local, processos infecciosos (oncocercose e cisticercose), tumores benignos e malignos (cistos foliculares, pilomatricomas e carcinomas basocelulares) ou morbidades sistêmicas. Ocorre nas colagenoses, sobretudo na esclerodermia sistêmica localizada (CREST) e na dermatomiosite (44 a 70% na forma juvenil da doença e 20% nos adultos), na qual as lesões são mais frequentes sobre cotovelos, joelhos, glúteos e articulações das mãos (Figura 2). É observada também em doenças genéticas, como pseudoxantoma elástico e síndrome de Ehlers-Danlos. **Calcificação iatrogênica.** Ocorre pela administração de compostos que contêm cálcio. Por exemplo, quando o gliconato de cálcio é administrado por via intravenosa e extravasa, depositando-se no interstício, e quando há aplicação de alginato de cálcio sobre áreas da pele com solução de continuidade. Também se refere aos processos relacionados aos transplantes de órgãos (como o de fígado) e ao uso de gadolínio (fibrose nefrogênica sistêmica). **Idiopática.** São assim classificadas diversas entidades clínicas, mas todas com grande questionamento quanto a sua natureza ser realmente idiopática. São exemplos o nódulo calcificado idiopático do escroto, a calcinose idiopática vulvar, o nódulo calcificado subependimal, alguns casos de calcinose tumoral e a calcinose *milia*-símile (esta tipicamente em casos de síndrome de Down) (Figura 3). O processo de organização do tecido mineralizado denomina-se ossificação cutânea ou *osteoma cutis* e é semelhante ao arranjo do tecido ósseo normal, sendo um fenômeno bem menos frequente. Pode decorrer das mesmas causas de calcificação distrófica ou de doenças genéticas, como fibrodisplasia ossificante progressiva, heteroplasia óssea progressiva, osteoma cutâneo placa-símile e osteodistrofia hereditária de Albright. Todas essas lesões, quando ocorrem na pele, compartilham o fato de possuírem consistência pétrea e de superfície lobulada ou facetada. Podem ser dolorosas e ocasionalmente sofrem ulceração, com eliminação de material brancacento ou amarelado semelhante a "pó de giz".
	Diagnóstico	Facilmente confirmado com análise histopatológica por coloração de rotina e com o auxílio de colorações especiais como o método de Von Kossa.
≠	**Diagnóstico diferencial**	Gota.
	Tratamento	Correção do distúrbio de base, quando possível. Remoção cirúrgica das lesões localizadas. Há inúmeros relatos de tratamentos tópicos e sistêmicos com tiossulfato de sódio. Para lesões menores que 3 mm, aplicação diária de tiossulfato de sódio 12,5 mg/mℓ misturado na proporção de 1:1 com petrolato. Para lesões localizadas, porém maiores que 3 mm, aplicação intradérmica de 0,1 a 1 mℓ de 12,5 mg/mℓ de tiossulfato de sódio a cada 3 a 6 semanas. Para a calcifilaxia associada à doença renal crônica, pode-se administrar tiossulfato de sódio 25 g 3 vezes/semana, infundido por via intravenosa durante a última hora da hemodiálise (ou 25 g semanais para pacientes em diálise peritoneal).

312   Seção 2 | Afecções Dermatológicas de A a Z

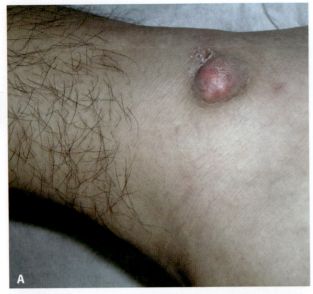
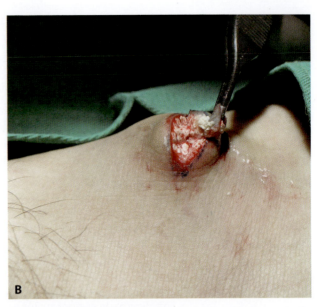

FIGURA 1 *Calcinosis cutis* **distrófica. A.** Nódulo de aspecto bocelado, com história de traumatismo anterior. **B.** Mesma lesão sendo biopsiada. Eliminação de material que lembra giz, com confirmação histopatológica de calcinose.

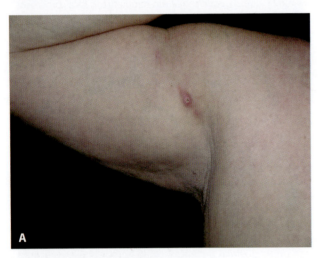
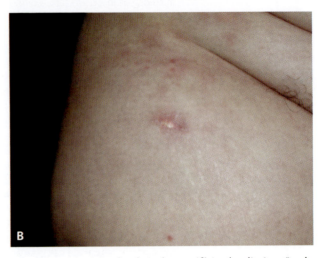

FIGURA 2 *Calcinosis cutis* **distrófica. A.** Lesão nodular eritematosa com crosta central cobrindo o orifício de eliminação do cálcio no membro superior de paciente com dermatomiose. **B.** Na raiz do membro inferior da mesma paciente, lesão nodular de coloração brancacenta.

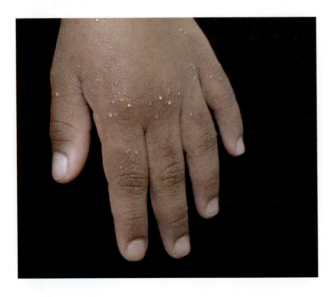

FIGURA 3 *Calcinosis cutis* **idiopática.** Lesões semelhantes a milia ocorrendo em paciente com síndrome de Down.

CALOSIDADES E *CLAVUS*

Leticia Spinelli De Biase Martins • Luna Azulay-Abulafia

=	**Sinonímia**	Calo.
📈	**Epidemiologia**	Calosidades ou calos geralmente ocorrem nos pés, devido a uso de calçados mal-adaptados, pés deformados ou ambos. São causa comum de dor no pé em todas as idades. Podem ser ocupacionais, como os encontrados nas mãos de trabalhadores rurais e de halterofilistas. Também podem ser autoinduzidos por crianças ou adultos ansiosos que esfregam ou mordem a pele ao redor das articulações de um dedo como parte de um tique nervoso. Os *clavi* ocorrem tanto na região plantar como no último espaço entre pododáctilos, em geral por exostoses ósseas subjacentes.
❓	**Etiologia**	As calosidades ou calos são lesões causadas por ceratose exagerada e localizada da pele, induzidas por traumatismo de repetição; ou seja, é uma resposta da pele à fricção e ao atrito contínuos.
👁	**Clínica**	As calosidades ou calos são espessamentos mais difusos da pele, que mantém as suas linhas naturais (Figura 1). O *clavus* é um tipo particular de calosidade. Existem dois tipos: o *clavus* duro e o *clavus* mole. O primeiro consiste em uma área localizada, dolorosa e espessada da pele com um núcleo central ceratósico (Figuras 2 e 3) sobre uma proeminência óssea, geralmente a articulação metatarsofalangiana. O segundo consiste em calosidade que ocorre exclusivamente nos espaços interdigitais, caracteristicamente no quarto espaço interdigital (Figura 4). A maioria dos calos moles é secundária à exostose óssea dos côndilos das articulações, como resultado da fricção e da pressão entre os dedos em calçados muito apertados. A pele torna-se macerada e branca pela oclusão, podendo levar ao diagnóstico errôneo de tinha ou candidíase. O *onicoclavus* é um calo que acomete a região subungueal. Geralmente ocorre no leito subungueal distal do hálux, causado pela pressão localizada no hiponíquio.
🔍	**Diagnóstico**	Para diferenciar o *clavus* de uma verruga plantar, pode-se desbastar a pele. No caso do *clavus* se vê um núcleo central translúcido, enquanto, ao se desbastar uma verruga, surge pontilhado sangrento característico, resultado dos capilares trombosados no topo das papilas dérmicas. A visualização desses capilares pode ser facilitada pelo exame dermatoscópico. Além disso, os *clavi* são dolorosos à pressão direta, mas não quando comprimidos lateralmente entre o indicador e o polegar. O oposto se aplica às verrugas. A bilateralidade, nem sempre presente, é outra característica que se opõe ao diagnóstico de verruga plantar, sugerindo que os fatores etiopatogênicos são a pressão e o atrito.
≠	**Diagnóstico diferencial**	Verrugas plantares.
💊	**Tratamento**	A abordagem dos calos e calosidades deve incluir: prover o alívio sintomático, determinar a etiologia mecânica do calo, prevenir sua piora mediante recomendação de calçados adequados e uso de palmilhas, decidir a modalidade terapêutica a ser usada. Entre os agentes químicos mais usados no tratamento estão ácido tricloroacético, acido salicílico em emplastro ou em colódio flexível, fenol, hidróxido de potássio. Os métodos cirúrgicos de tratamento dos calos incluem: curetagem (desbastamento), crioterapia, excisão cirúrgica em casos excepcionais e osteotomias.

314 Seção 2 | Afecções Dermatológicas de A a Z

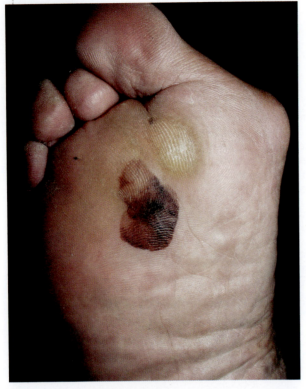

FIGURA 1 Calosidade. Lesão espessa, localizada na região plantar sem a interrupção das linhas naturais da pele próxima a um hematoma. (Cortesia do Dr. Sérgio Serpa.)

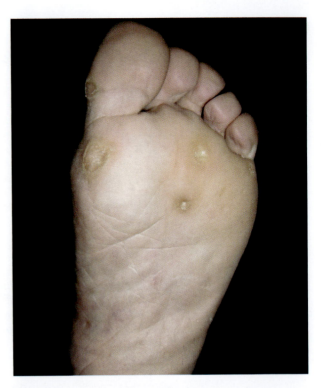

FIGURA 3 *Clavi*. Numerosas lesões de pele espessada, com núcleo central ceratósico, acompanhadas de muita dor.

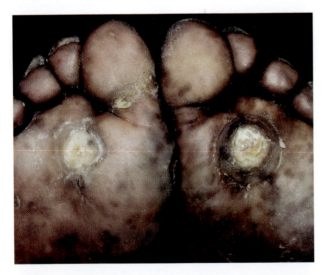

FIGURA 2 *Clavus*. Lesão espessa, localizada na região plantar bilateralmente com núcleo ceratósico, com interrupção das linhas naturais da pele. A porção ceratósica central não exibe pontos enegrecidos, em geral presentes nas verrugas. (Cortesia do Dr. Sérgio Serpa.)

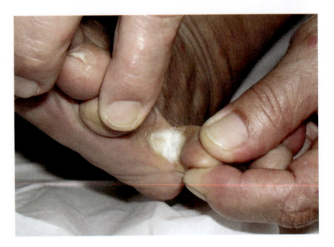

FIGURA 4 *Clavus* mole. Lesão brancacenta, localizada no último espaço interpododactilar, muitas vezes confundida e tratada como micose.

CARCINOMA BASOCELULAR

Marcela Duarte Benez Miller • Joaquim J. T. Mesquita Filho • Maria Auxiliadora Jeunon Sousa

	Sinonímia	Epitelioma basocelular, basalioma, carcinoma de células basais e carcinoma tricoblástico.
	Epidemiologia	O carcinoma basocelular (CBC) *é o câncer mais comum* entre todos os tumores em seres humanos e corresponde a 75% de todas as neoplasias cutâneas. Incide em 2 milhões de americanos por ano, estando em curva ascendente. Desenvolve-se em indivíduos idosos (geralmente acima dos 60 anos de idade) e em áreas fotoexpostas da pele (o nariz é o local mais acometido). Os fatores de risco são: pele clara, cabelos loiros, ruivos e olhos claros; exposição à radiação ultravioleta (UVA e UVB); radiação ionizante; e pacientes transplantados. Pacientes HIV-positivos desenvolvem CBC na mesma proporção que os imunocompetentes. Tende a recidivar em 5 anos quando localizado em face e pescoço, mais do que no tronco e nas extremidades; há acometimento neural; margens cirúrgicas acometidas e em subtipos mais agressivos (micronodular, esclerodermiforme, infiltrativo e desmoplásico). No Brasil, o câncer de pele não melanoma é o mais frequente e corresponde a cerca de 30% de todos os tumores malignos registrados no país. Segundo dados do Instituto Nacional de Câncer (INCA), estimam-se cerca de 177.000 novos casos no Brasil, a maioria em mulheres.
	Etiologia	A exposição crônica aos raios UV, principalmente UVB (290 a 320 nm), e a radioterapia estão correlacionadas ao aumento de sua incidência, devido à mutação do gene supressor tumoral. Pacientes albinos e algumas genodermatoses, como xeroderma pigmentoso, síndromes de Bazex-Dupré-Christol e a do nevo basocelular (mutação do gene *PTCH1* no cromossomo 9q), apresentam predisposição a esta neoplasia.
	Clínica	Em geral é lesão eritematosa ou enegrecida friável, que não cicatriza, localizada principalmente nas áreas fotoexpostas (cabeça e pescoço são locais mais comuns). Tem crescimento lento; tardiamente pode apresentar invasão com destruição local para subcutâneo, músculo e osso, porém metástase não é comum (< 0,1%). Apresenta subtipos de acordo com suas características clínicas. **Carcinoma basocelular nodular (globoso ou nodulocístico).** É o tipo mais frequente; aparece como pápula ou nódulo eritematoso com telangiectasia e brilho perolado característico (Figura 1). Ocorre mais comumente na cabeça e no pescoço. Com o tempo, evolui para a forma ulcerada. O exame dermatoscópico dessa forma de carcinoma basocelular mostra vasos arboriformes cruzando a lesão (Figura 2). **Carcinoma basocelular ulcerado.** Pode se iniciar como uma úlcera com as bordas peroladas ou como uma evolução da forma nodular (Figura 3). **Carcinoma basocelular terebrante (*ulcus rodens*).** Forma ulcerada com invasão rápida, provocando grande destruição local (Figura 4). **Carcinoma basocelular pigmentado.** Apresenta-se como mácula, pápula ou nódulo enegrecido ou eritematoenegrecido (devido à presença de melanina), podendo gerar confusão com o melanoma (Figura 5). No exame dermatoscópico são observadas estruturas em raios de roda, folhas de bordo e ninhos ovoides (Figura 6). **Carcinoma basocelular plano cicatricial.** É uma forma particular de evolução do basocelular nodular, por progressão periférica e reparação sucessiva. A lesão pode ainda apresentar os bordos perolados, podendo ocorrer microulcerações e formação de crosta no seu interior ou periferia, dando a falsa impressão de lesão em processo de cicatrização (Figura 7). **Carcinoma basocelular superficial (eritematoso ou pagetoide).** Mácula ou fina placa eritematosa, com brilho perolado, com ou sem descamação e exulceração, localizada frequentemente no tronco. Às vezes difícil diferenciar de ceratose actínica e lesão inflamatória (Figuras 8 e 9). **Carcinoma basocelular esclerodermiforme (morfeiforme).** Forma de crescimento agressivo com aparência clínica e histológica distinta. Apresenta-se como placa fina ou atrófica mal delimitada, com coloração eritematosa, branco-marfim, e pode se assemelhar a cicatriz ou lesão de esclerodermia. Tem alta taxa de recidiva após cirurgia, sendo ideal a cirurgia micrográfica de Mohs (Figura 10). **Carcinoma micronodular.** Apresenta histopatologia característica. Apresenta-se como mácula, placa ou pápula, tem comportamento mais agressivo e alto índice de recorrência. **Carcinoma basoescamoso.** Tumor com histopatologia de carcinoma basocelular e espinocelular. É mais agressivo como o carcinoma espinocelular, podendo redicivar e metastizar. **Fibroepitelioma de Pinkus.** É considerado por alguns autores uma forma rara de carcinoma basocelular. Apresenta-se clinicamente como uma placa rósea, às vezes pedunculada, localizada no dorso inferior. Faz confusão com melanoma amelanótico e fibromas. **Síndrome do nevo basocelular (Gorlin-Goltz).** Múltiplos CBCs semelhantes a nevos (CBC pigmentado) ou fibromas que surgem a partir da infância por herança autossômica dominante. Cursa com depressões puntiformes palmoplantares (*pitting*), cistos odontogênicos mandibulares, anormalidades nas costelas, espinha bífida, calcificação da foice do cérebro e eventual retardo mental (ver capítulo *Síndrome do Nevo Basocelular*).

Diagnóstico

Pode ser clínico e, atualmente, a dermatoscopia e a microscopia confocal podem identificar critérios específicos para CBC, porém o diagnóstico deve ser sempre confirmado pelo exame histopatológico.
- Dermatoscopia: auxilia na detecção precoce do tumor e na delimitação de sua extensão superficial no pré-operatório. O CBC pigmentado apresenta grandes ninhos ovoides cinza-azulados, estruturas tipo folhas de bordo, estruturas em raios de roda, erosões e vasos arboriformes. Já o CBC não pigmentado pode apresentar áreas eritematosas, vasos arboriformes, finas telangiectasias, múltiplas erosões e estruturas esbranquiçadas (rosetas e crisálides), estas vistas apenas no dermatoscópio com luz polarizada
- Microscopia confocal: núcleos basaloides alongados monomórficos, polarizados ao longo do mesmo eixo de orientação, proeminente infiltrado inflamatório, aumento da vascularização dérmica e presença de células compactadas arranjadas para formar ninhos basaloides
- Exame histopatológico: células tumorais basaloides com núcleos periféricos em paliçada e retração do estroma ao redor das ilhas tumorais. Cada subtipo clínico apresenta uma histopatologia característica.

Diagnóstico diferencial

Carcinoma espinocelular, ceratose actínica, doença de Bowen, lúpus eritematoso, esclerodermia em placas, melanoma, ceratose seborreica, ceratose liquenoide, nevo intradérmico, pápula fibrosa do nariz, hiperplasia sebácea, tricoepitelioma, tricoblastoma, dermatoses ulceradas e vegetantes de várias etiologias.

Tratamento

Preferencialmente, *exérese cirúrgica* com margem de 4 mm para tumor < 2 cm e margem de 6 mm para tumor > 2 cm, seguida de exame histopatológico para avaliação das margens cirúrgicas. A *cirurgia micrográfica de Mohs* é superior às outras técnicas e deve ser usada em carcinoma basocelular recidivado, subtipos mais agressivos (micronodular, infiltrativo e esclerodermiforme) ou naqueles localizados em áreas nobres (H da face: olhos, nariz e orelhas) para melhor avaliação das margens cirúrgicas e preservação tecidual. As outras técnicas como *quimioterapia tópica* (5-fluoruracila e imiquimode), *criocirurgia*, *curetagem com eletrocauterização* devem ser reservadas para os CBCs de baixo risco superficiais, preferencialmente no tronco, e não devem ser usadas em área de pelo, devido ao risco de recidiva, já que não possuem controle de margem. A *criocirurgia* com nitrogênio líquido é uma opção para pacientes idosos com múltiplas lesões e em uso de medicação anticoagulante, porém deixa cicatriz inestética. A *terapia fotodinâmica* (MAL-PDT ou ALA-PDT) com luz azul ou vermelha está indicada nos carcinomas basocelulares superficiais e nodulares com espessura de até 2 a 3 mm, realizada em 2 sessões com intervalo de 1 semana. Esta tem resposta terapêutica semelhante da criocirurgia, porém com cicatriz mais estética. Já a *radioterapia* (RT) pode ser considerada em pacientes maiores de 60 anos, quando a cirurgia é contraindicada, ou no pós-operatório, quando as margens cirúrgicas estiverem comprometidas ou houver acometimento neural. *Vismodegibe* é uma nova medicação oral em estudo, que inibe a via Hedgehog, desregulada em basocelulares avançados ou metastáticos. Opção para pacientes com múltiplos CBCs, exaustivamente tratados com cirurgias ou RT. Essa medicação promove a redução do tamanho de CBC existente e previne surgimento de novas lesões, tendo seu uso limitado pelas reações adversas (espasmos musculares, perda de apetite, artralgia, alopecia, entre outras). Outro fármaco em estudo é o *sonidegibe*. Deve-se fazer acompanhamento desses pacientes a cada 6 meses nos primeiros 2 anos e anualmente até completar 5 anos. Orientar fotoproteção e autoexame.

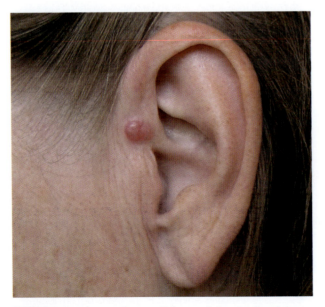

FIGURA 1 Carcinoma basocelular nodular. Lesão globosa, de aspecto translúcido e perolado, com telangiectasia na superfície.

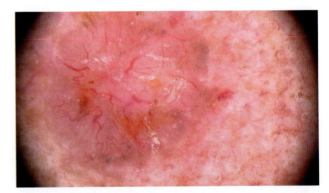

FIGURA 2 Carcinoma basocelular nodular. O exame dermatoscópico é um grande auxílio no diagnóstico, mostrando os vasos arboriformes que cruzam a lesão.

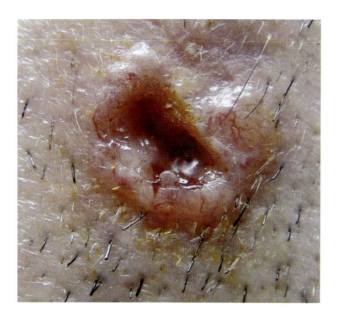

FIGURA 3 Carcinoma basocelular ulcerado. Lesão ulcerada na região malar com bordas abauladas, brilhantes, com telangiectasias na sua superfície.

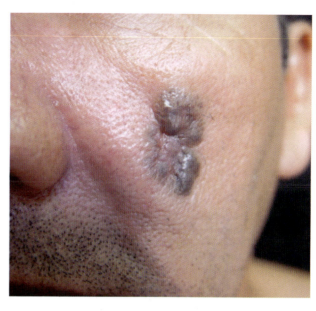

FIGURA 5 Carcinoma basocelular pigmentado. A lesão é papulosa, de superfície lisa, com pigmento castanho (melanina) e área central deprimida. O principal diagnóstico diferencial é feito com o melanoma.

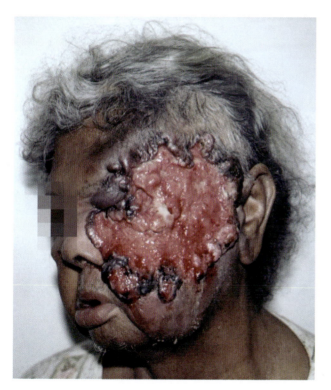

FIGURA 4 Carcinoma basocelular terebrante. Essa lesão é ulcerada e muito extensa, destruindo as estruturas superficiais e profundas da face.

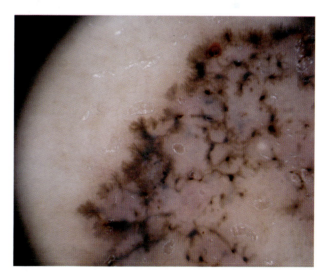

FIGURA 6 Carcinoma basocelular pigmentado. O exame dermatocópico dos basocelulares pigmentados apresenta imagem semelhante a folhas de bordo e a raios de bicicleta, sendo de grande auxílio para o diagnóstico diferencial das demais lesões pigmentadas, como melanoma e ceratose seborreica.

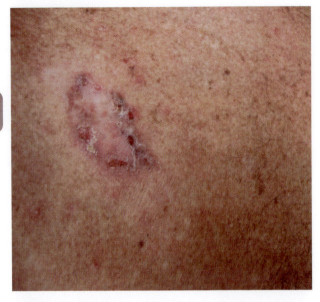

FIGURA 7 Carcinoma basocelular plano cicatricial. Esta é uma lesão de bordas eritematosas com crostas, de centro atrófico e coloração esbranquiçada, com aspecto cicatricial.

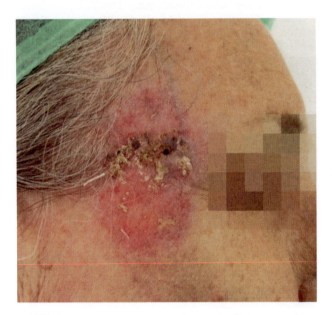

FIGURA 8 Carcinoma basocelular superficial. A lesão é eritematodescamativa, com telangiectasia na superfície, necessitando de exame anatomopatológico para sua confirmação diagnóstica, estabelecendo a diferença com ceratose actínica e doença de Bowen.

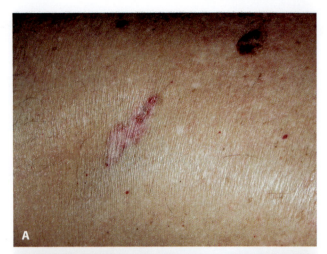

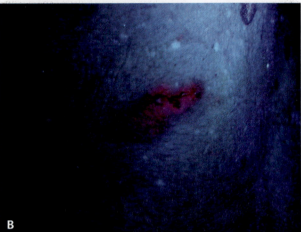

FIGURA 9 Carcinoma basocelular superficial. **A.** Lesão eritematoescamosa alongada localizada no tronco, onde mais frequentemente é encontrada. **B.** O mesmo basocelular superficial após incubação com ácido metilaminolevulínico (MAL), examinado à luz de Wood, mostrando a fluorescência pela presença de porfirina. A lesão está preparada para ser submetida à terapia fotodinâmica (PDT).

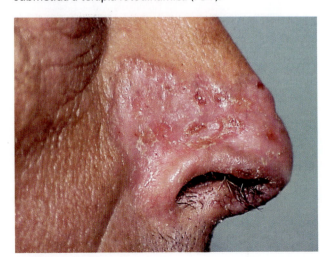

FIGURA 10 Carcinoma basocelular esclerodermiforme. Lesão de grandes dimensões no nariz, com limites maldefinidos, para a qual está indicada a cirurgia de Mohs. (Cortesia do Dr. Samuel Freire da Silva.)

CARCINOMA DE CÉLULAS DE MERKEL

Thiago Jeunon de Sousa Vargas • Julia Ocampo • René Garrido Neves

 Sinonímia Carcinoma trabecular da pele e carcinoma neuroendócrino primário da pele.

 Epidemiologia É uma neoplasia rara, cuja incidência vem crescendo consideravelmente pela melhora da acurácia diagnóstica e pelo aumento da expectativa de vida da população, entre outros fatores. Ocorre principalmente em idosos (em geral, pacientes acima de 50 anos), imunocomprometidos (HIV-positivos, transplantados de órgãos sólidos e leucemias linfocíticas) e caucasianos, e está associada à infecção por poliomavírus humano.

 Etiologia A célula de Merkel tem origem neuroendócrina, integra o sistema APUD (*amine precursor uptake and descarboxilation*) e constitui um mecanorreceptor localizado entre as células basais na epiderme. A neoplasia com essa diferenciação tem comportamento agressivo, com sobrevida inferior à do melanoma, altas taxas de recorrência locorregional e de metástases a distância, com disseminação linfonodal precoce. Sua mortalidade em 3 anos é de 33% em algumas séries. O dano solar é considerado um importante fator de risco. Esta neoplasia ocorre majoritariamente em áreas fotoexpostas e tem maior incidência em caucasianos, em países com índices elevados de radiação ultravioleta e em indivíduos com maior exposição acumulada à radiação solar. Outros fatores de risco identificados foram imunossupressão, exposição ao arsênico e alterações cromossômicas (deleção do braço curto do cromossomo 1 – 1p36). Os imunossuprimidos têm média de idade, quando da detecção da neoplasia, 10 anos inferior e incidência 16 vezes maior do que a dos imunocompetentes. A partir de 2008, identificou-se integração monoclonal do genoma do poliomavírus humano nas células neoplásicas do hospedeiro em grande parte dos casos de carcinoma de células de Merkel estudados. Essa observação foi feita tanto em imunocompetentes quanto em imunossuprimidos, mas ajuda a entender melhor a relação dessa infecção com a maior prevalência da doença neste último grupo. O vírus foi identificado como poliomavírus da célula de Merkel e está associado a melhor prognóstico.

 Clínica Sem padrão clínico patognomônico de apresentação, pode se apresentar como nódulo eritematoacastanhado a violáceo, firme, único, em forma de domo, não doloroso, de superfície brilhosa, de rápido crescimento. Ocorre mais frequentemente em áreas fotoexpostas (cabeça: região perioral e periorbitária; e pescoço, principalmente) (Figuras 1 a 3). Ocasionalmente pode ser surpreendido por lesões nodulares em outras localizações, como membros inferiores (Figura 4). Um estudo com 195 pacientes com diagnóstico patológico confirmado de carcinoma de células de Merkel identificou que o diagnóstico clínico foi feito em apenas 1% dos casos, sendo considerada representativa de um cisto ou outra lesão benigna. Por ocasião do diagnóstico, 90% apresentam pelo menos três das características do acrônimo AEIOU: A – assintomático, E – expansão rápida, I – imunossupressão, O – "*older than*" 50 (idade acima de 50 anos), U – exposição UV. Nos 2 anos que se seguem ao diagnóstico, independentemente da excisão ou não da lesão primária, 45 a 91% apresentam envolvimento de linfonodos regionais e 18 a 52%, metástases a distância. A recorrência locorregional acontece, em geral, nos primeiros 8 meses pós-diagnóstico e está fortemente associada a metástase a distância, que se dá principalmente para pele, fígado, pulmões, ossos e cérebro.

 Diagnóstico Em função da pouca especificidade das lesões clínicas, o diagnóstico inequívoco requer estudo histopatológico (Figura 5) complementado por painel imuno-histoquímico. O carcinoma de células de Merkel se apresenta como neoplasia dérmica composta por células redondas ou ovais, de núcleos vesiculares, com um ou mais nucléolos pequenos e numerosas figuras mitóticas ou células em necrose individual. O citoplasma é escasso, com limites pouco nítidos, variando de basofílico a anfofílico. As células podem se agrupar em massas pequenas, formar arranjo trabecular ou infiltrar difusamente a derme. O envolvimento epidérmico pelas células neoplásicas ocorre na minoria dos casos, mas a superfície frequentemente apresenta ulceração. No estudo imuno-histoquímico, o carcinoma de células de Merkel apresenta positividade para marcadores epiteliais e neuroendócrinos (principalmente CK20) e negatividade para marcadores linfoides e melanocíticos. É característica a positividade em ponto paranuclear (*dot positivity*) por anticorpos contra queratinas de baixo peso molecular, como CAM 5.2 e CK20. Também são marcadores enolase neuroespecífica, CD56 e, em graus variáveis, cromogranina e sinaptofisina. CK7 e TTF-1 costumam ser negativos no carcinoma de células de Merkel e são positivos na maioria dos carcinomas de pequenas células de pulmão, que podem se apresentar como metástase cutânea.

Diagnóstico diferencial Carcinoma basocelular, angiossarcoma, linfoma *cutis*, metástase cutânea de carcinoma *oat cell*, tumores de anexo cutâneo, carcinoma espinocelular, melanoma amelanótico, neuroblastoma, granuloma piogênico.

Tratamento Não há consenso sobre tratamento. Uma vez diagnosticada a lesão primária, é recomendado o estadiamento com exame físico completo e técnicas de imagem, podendo ser realizada PET/TC de corpo total ou ressonância magnética com contraste do cérebro e tomografia computadorizada de pescoço, tórax, abdome e pelve. A pesquisa do linfonodo sentinela é uma técnica de estadiamento recomendada, revelando doença linfonodal não identificada ao exame físico e de imagem em 30 a 38% dos casos. O tratamento preconizado para pacientes com doença local, sem acometimento linfonodal ou metástases a distância, é a excisão cirúrgica da lesão primária, com margem de 1 cm para lesões com menos de 2 cm e de 2 cm para lesões com medidas maiores. Após a cirurgia, é recomendado o acompanhamento clínico e, em paciente de alto risco, discute-se radioterapia na cadeia linfonodal. Em caso de linfonodo sentinela positivo ou doença nodal clinicamente evidente, é recomendada abordagem multidisciplinar com esvaziamento da cadeia linfonodal ou radioterapia. No paciente com metástase a distância, é recomendada abordagem multidisciplinar com ingresso em estudo de ensaio clínico preferencialmente ou combinação de terapia sistêmica, radioterapia e cirurgia ou encaminhamento para cuidados paliativos, dependendo do caso e das condições clínicas do paciente. As terapias sistêmicas disponíveis são inibidores de *checkpoints* imunológicos (avelumabe, pembrolizumabe ou nivolumabe) ou quimioterapia (cisplatina com ou sem etoposídeo, carboplatina com ou sem etoposídeo, topotecana ou a combinação de ciclofosfamida, doxorrubicina ou epirrubicina e vincristina).

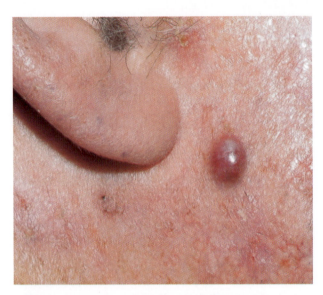

FIGURA 1 Carcinoma de células de Merkel. Nódulo eritematovioláceo na face de paciente idoso. Após a cirurgia houve recidiva em curto tempo. (Cortesia do Dr. Hamilton Stolf.)

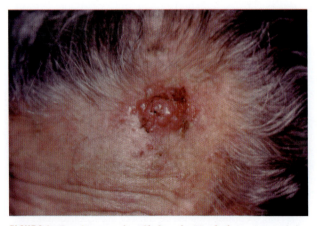

FIGURA 2 Carcinoma de células de Merkel. Lesão nodular na região frontal, com superfície irregular e ulceração superficial em homem de 68 anos de idade. (Cortesia do Prof. Antar Padilha Gonçalves.)

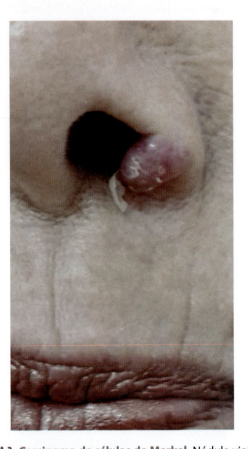

FIGURA 3 Carcinoma de células de Merkel. Nódulo violáceo próximo à fossa nasal. (Cortesia do Dr. Guillermo Loda.)

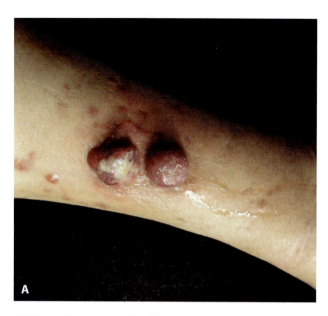 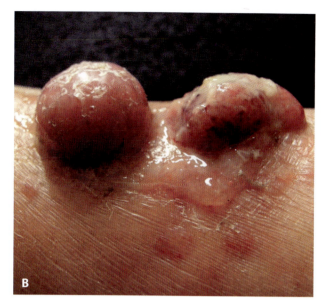

FIGURA 4 Carcinoma de células de Merkel. **A.** Várias lesões nodulares no membro inferior de aspecto clínico inespecífico. **B.** Detalhe dos nódulos do caso anterior.

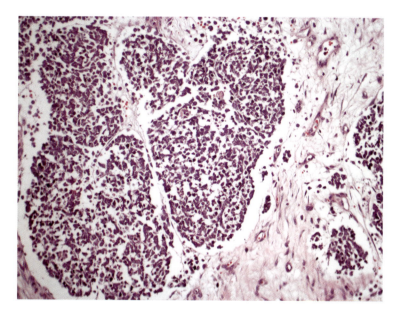

FIGURA 5 Carcinoma de células de Merkel. Exame histopatológico revelou na derme massas de formas e tamanhos irregulares, constituídas por células epiteliais pouco coesas, de núcleos vesiculares, com cromatina irregular e citoplasma escasso. Hematoxilina-eosina, aumento 200×. (Cortesia do Dr. Thiago Jeunon Sousa.)

CARCINOMA ESPINOCELULAR

Marcela Duarte Benez Miller • Joaquim J. T. Mesquita Filho

Sinonímia — Espinalioma, epitelioma espinocelular, carcinoma epidermoide e carcinoma de células escamosas.

Epidemiologia — O carcinoma espinocelular (CEC) é a segunda forma mais comum de câncer de pele e corresponde a 20% das neoplasias cutâneas não melanoma. Sua incidência aumenta após os 50 anos de idade e é duas vezes mais frequente nos homens do que nas mulheres, provavelmente em virtude da maior exposição solar profissional. Pele, cabelos e olhos claros são fatores de risco para o desenvolvimento deste tumor. Em negros, o CEC é 20% mais comum do que o carcinoma basocelular.

Etiologia — É um tumor maligno, constituído por proliferação de células espinhosas, de caráter invasor, que pode metastizar de acordo com o grau de diferenciação da lesão precursora. Pode evoluir a partir de lesões de ceratoses actínicas e doença de Bowen (CEC *in situ*). São fatores predisponentes que aumentam sua incidência: radiação solar ou ionizante, imunossupressão prolongada (principalmente transplantados de órgãos sólidos expostos a azatioprina ou inibidores de fator de necrose tumoral [TNF]), cicatrizes, úlceras crônicas, hidradenite, queimaduras ou exposição crônica ao calor, PUVA, infecção pelo papilomavírus humano (HPV; sorótipos 16,18, 31 e 35), doença inflamatória crônica, genodermatoses (albinismo, xeroderma pigmentoso, poroceratoses, epidermólise bolhosa), carcinógenos ambientais e industriais (arsênico).

Clínica — Em pessoas de pele clara, ocorre em áreas fotoexpostas, acometidas por ceratoses actínicas, como couro cabeludo de homens calvos, pavilhão auricular (Figuras 1 e 2), lábio inferior (Figuras 3 e 4), pescoço, tronco (Figuras 5 e 6) e dorso das mãos (Figura 7). Pode ser encontrado na base de um corno cutâneo (Figura 8). Dentro da cavidade oral, o local mais frequente é a língua (Figura 9). Nos melanodérmicos, ocorre em áreas fotoexpostas ou não (mais comum na face e nos membros inferiores). Manifesta-se por lesão eritematosa, ceratósica, com base indurada, sentida à palpação. Inicia-se como uma pápula ou placa endurecida e em poucos meses evolui para lesão ulcerada, ulcerovegetante, vegetante (tipo couve-flor), condilomatosa, cornificada ou nodular. No lábio, pode iniciar-se em placa de leucoplasia ou como uma área infiltrada ou lesão vegetante. Progressivamente, o tumor invade tecido adjacente e envia metástase principalmente para linfonodos. Metástases são raras a partir de ceratoses actínicas, porém são mais precoces nas lesões de CEC do dorso das mãos, cicatrizes de queimaduras e mucosas.

Apresenta algumas formas clínicas, como as descritas a seguir.

Carcinoma verrucoso. Forma clínica vegetante com crescimento lento e aparência de couve-flor. Tem quatro subtipos:
- Papilomatose oral florida (subtipo I): ocorre mais frequentemente na mucosa geniana e corresponde a cerca de 5% de todos os carcinomas orais. Muitas vezes, advém de tabagismo e leucoplasia
- Condiloma de Buschke-Löwenstein (subtipo II – anogenital): mais frequente no pênis, sobretudo nos não circuncidados, seguido por bolsa escrotal, perianal e menos comum na genitália feminina
- Epitelioma *cuniculatum* (subtipo III): ocorre predominantemente em homens na região plantar como lesão vegetante, ulcerada, que drena secreção. Já foi detectada a presença de HPV 6, 11, 16 e 18 (Figuras 10 e 11)
- Subtipo IV: ocorre em outros locais, como couro cabeludo, tronco e extremidades.

Eritroplasia de Queyrat. Trata-se de um CEC *in situ* caracterizado por placa eritematocircinada sobre a glande (Figura 12). Pacientes não circuncidados acumulam esmegma em contato com a glande, o que exerce efeito carcinogênico. Na genitália externa masculina, pode ocorrer um carcinoma epidermoide do tipo invasivo (Figura 13). O CEC, quando surge sobre cicatrizes antigas ou úlceras de longa duração (Figura 14), é denominado úlcera de Marjolin.

Ceratoacantoma. Atualmente é considerado por alguns autores como um subtipo clínico de CEC. É considerado um tumor "benigno" pelo fato de poder ocorrer regressão espontânea em muitos casos; no entanto, pode evoluir para formas destrutivas e agressivas. Apresenta aspecto nodular com rolha de queratina central (vulcaniforme), com crescimento rápido de vários centímetros em semanas (ver capítulo *Ceratoacantoma*).

Carcinoma espinocelular *in situ* pigmentado. É uma forma rara. O tumor pigmentado apresenta características histopatológicas de CEC *in situ* com pigmento dentro das células tumorais.

Diagnóstico — O diagnóstico é feito por meio do exame histopatológico. Às vezes, múltiplas biopsias são necessárias para a confirmação diagnóstica. A histopatologia mostra células espinhosas atípicas e diferenciadas que formam centros córneos. Diâmetro > 2 cm, espessura > 6 mm, pouca diferenciação celular e invasão perineural são fatores de risco para metástase.

A dermatoscopia pode ser empregada em lesões suspeitas de ceratoacantomas, além de tornar mais evidente a umbilicação central com material ceratótico; pode-se observar a presença de vasos em grampo de cabelo ou glomerulares. Para diferenciar CEC e ceratoacantomas de outros tumores não pigmentados, observam-se círculos brancos circundando plugues de queratina, áreas de estruturas brancas e manchas de sangue (*blood spots*).

	Diagnóstico diferencial	Ceratose actínica hipertrófica, carcinoma basocelular, melanoma amelanótico, granuloma piogênico, hiperplasia pseudocarcinomatosa e lesões vegetantes ou ulceradas de etiologias diversas.
	Tratamento	A *exérese cirúrgica*, seguida de exame histopatológico para avaliação das margens cirúrgicas, é o tratamento de escolha. Recomenda-se margem de 4 mm para lesões com menos de 2 mm de espessura. Indica-se *cirurgia micrográfica de Mohs* para lesões com mais de 6 mm de espessura ou diâmetro maior do que 1 cm e nos CEC recidivados após exérese prévia ou localizados em áreas nobres (olhos, nariz, orelhas). Quimioterapia tópica (*5-fluoruracila* e *imiquimode*), *cauterização química*, *eletrocauterização*, *criocirurgia* e *terapia fotodinâmica* são técnicas superficiais, que não permitem controle histopatológico de margem cirúrgica e são inapropriadas para CEC invasivos. Essas modalidades devem ser reservadas às formas iniciais superficiais, em pacientes idosos com múltiplas lesões e em uso de medicação anticoagulante; e como limpeza de campo para prevenção em pacientes com múltiplas ceratoses actínicas. A *radioterapia* é uma opção nos tumores recidivados ou nos casos em que a cirurgia está contraindicada. O *esvaziamento ganglionar* só é indicado quando houver comprometimento dos linfonodos regionais e possibilidade de cura; caso contrário, está indicada a radioterapia. *Retinoides orais* podem ser usados com prevenção em pacientes imunodeprimidos com história de múltiplos CEC.

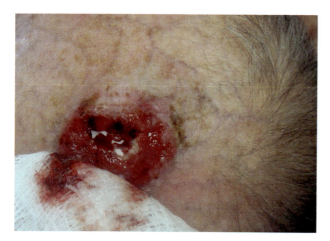

FIGURA 1 Carcinoma espinocelular. Lesão ulcerovegetante na calva de paciente idoso, com importante fotoexposição, sem proteção adequada.

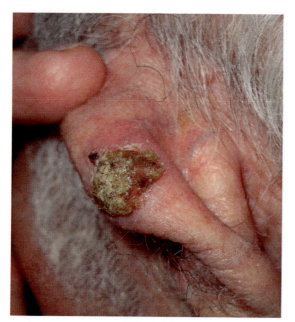

FIGURA 2 Carcinoma espinocelular. Lesão vegetante no pavilhão auricular de paciente com história de fotoexposição prolongada.

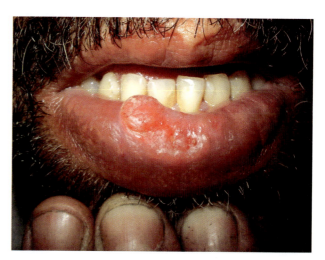

FIGURA 3 Carcinoma espinocelular. Lesão papulonodular no lábio inferior, localização esperada para o CEC nas pessoas com dano actínico intenso. O tabagismo é também importante fator de risco. O CEC de semimucosas, como o lábio, e mucosas tem maior probabilidade de provocar metástases ganglionares precoces do que o da pele.

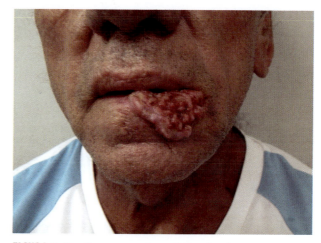

FIGURA 4 Carcinoma espinocelular. Lesão vegetante no lábio inferior, sem linfonodomegalia. (Fonte: Arquivo do Hospital Universitário Pedro Ernesto.)

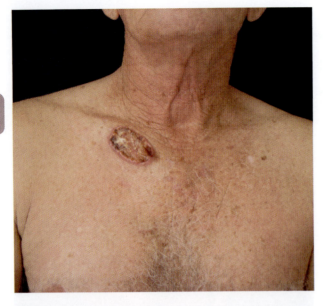

FIGURA 5 Carcinoma espinocelular. Lesão ulcerada e crostosa, de aspecto ovalado, no colo, também em área fotoexposta.

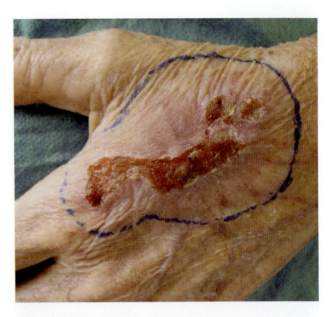

FIGURA 7 Carcinoma espinocelular. Grande lesão ulcerada e crostosa, com aspecto parcialmente cicatricial, no dorso da mão.

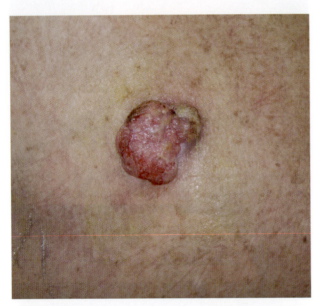

FIGURA 6 Carcinoma espinocelular. Lesão papulovegetante no dorso de paciente com grande fotodano.

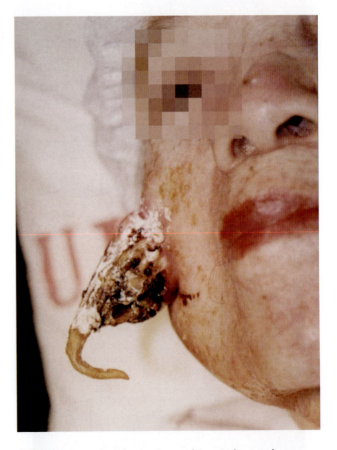

FIGURA 8 Corno cutâneo. Ao ser biopsiado, revelou que a sua base era, na verdade, um carcinoma espinocelular. Apesar de outras entidades, como a ceratose actínica, a ceratose seborreica, o ceratoacantoma e a verruga poderem provocar lesões semelhantes, deve-se sempre suspeitar de neoplasia cutânea, inclusive carcinoma espinocelular.

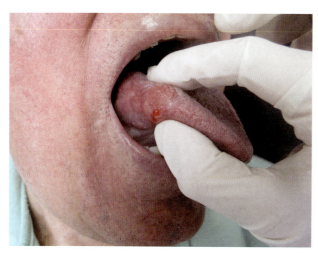

FIGURA 9 Carcinoma espinocelular. Lesão ulcerada de bordas enduradas na lateral da língua, interpretada anteriormente como traumática.

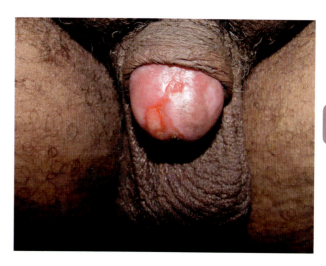

FIGURA 12 Eritroplasia de Queyrat. Placa eritematosa circinada na glande.

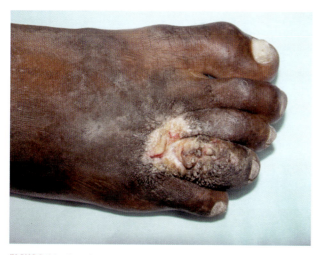

FIGURA 10 Carcinoma espinocelular *cuniculatum*. Lesão verrucosa na base do quarto pododáctilo, com 10 anos de evolução.

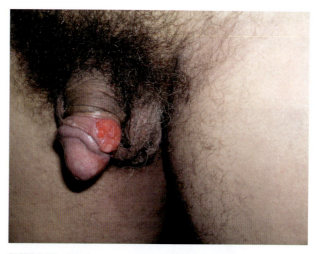

FIGURA 13 Carcinoma espinocelular. Lesão ulcerada e vegetante, localizada no pênis, fazendo diagnóstico diferencial com cancro sifilítico.

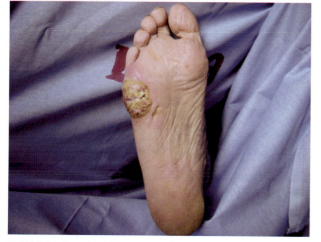

FIGURA 11 Carcinoma espinocelular *cuniculatum*. Lesão ceratósica em placa bem delimitada na região plantar. A pressão exercida nessa região ao deambular força o crescimento endofítico do tumor.

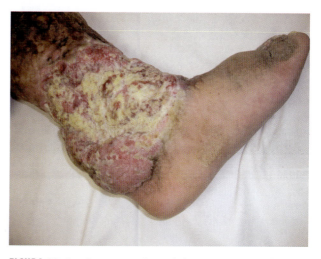

FIGURA 14 Carcinoma espinocelular. Lesão vegetante nas bordas de úlcera de perna, de longa duração. Neste caso, o tratamento instituído foi a radioterapia.

CELULITE EOSINOFÍLICA

Aguinaldo Bonalumi Filho • Bernard Kawa Kac

=	**Sinonímia**	Síndrome de Wells.
📈	**Epidemiologia**	Existem aproximadamente 200 casos descritos na literatura. Pode ocorrer em pacientes recém-nascidos até acima de 70 anos de idade.
❓	**Etiologia**	É um distúrbio cutâneo inflamatório raro de etiologia desconhecida. Supostos agentes desencadeantes foram propostos, como infecções virais e fúngicas, infestações, picadas de insetos, substâncias químicas e doenças mieloproliferativas.
👁	**Clínica**	Episódios recorrentes e súbitos de lesões urticariformes (edema e eritema) frequentemente pruriginosas ou dolorosas. Quando as lesões regridem, podem deixar tonalidade escurecida, lembrando morfeia (Figura 1). Eventualmente surgem bolhas (Figura 2). Podem ter configurações anular ou arciforme e, às vezes, bordas violáceas. As recidivas ocorrem em 2 a 3 dias e demoram para desaparecer, em geral 4 a 8 semanas. Normalmente, o número de lesões é grande. Na maioria das vezes ocorre eosinofilia no sangue. As queixas sistêmicas mais comuns são mal-estar e febre, que ocorrem em um quarto dos casos. As extremidades são mais frequentemente afetadas. Os pacientes são erroneamente diagnosticados como portadores de celulite infecciosa ou erisipela.
🔍	**Diagnóstico**	A aparência histológica clássica é de um infiltrado difuso de eosinófilos na derme e as características "figuras em chama", que, entretanto, não são exclusivas da celulite eosinofílica.
≠	**Diagnóstico diferencial**	Erisipelas, celulite infecciosa, picadas de artrópodes e espinhos de plantas.
💊	**Tratamento**	A terapia inicial consiste em corticosteroide sistêmico: prednisona 1 mg/kg/dia durante 1 semana, com diminuição progressiva da dose. Em casos resistentes, a ciclosporina é outra opção terapêutica. Minociclina, dapsona, griseofulvina e anti-histamínicos mostram resolução das lesões em alguns pacientes.

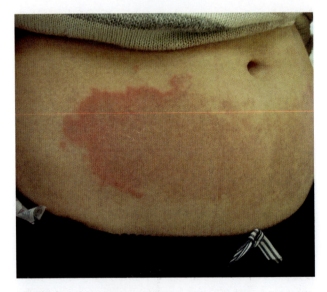

FIGURA 1 Celulite eosinofílica. Lesão eritematosa pruriginosa anular no abdome.

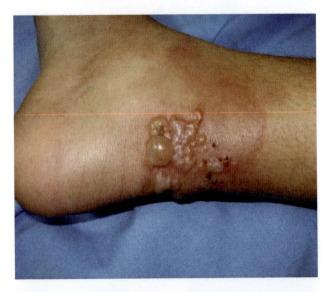

FIGURA 2 Celulite eosinofílica. Lesões bolhosas sobre eritema no membro inferior. (Cortesia do Dr. Cassio Dib.)

CERATOACANTOMA

Eurico Cleto Ribeiro de Campos • Aguinaldo Bonalumi Filho • Milton Nahon

	Sinonímia	Queratoacantoma.
	Epidemiologia	Tumores de baixo grau com origem nas unidades pilossebáceas e histologicamente semelhantes aos carcinomas espinocelulares. Acomete indivíduos de meia-idade, ao passo que pacientes abaixo de 20 anos são raramente afetados. Não há aumento da incidência de ceratoacantoma nos idosos. É uma doença que acomete o sexo masculino aproximadamente três vezes mais do que o sexo feminino. É lesão incomum nos japoneses e em pessoas de fototipos elevados.
	Etiologia	A localização do tumor, bem como a análise de dados epidemiológicos, sugerem que a exposição solar tem relação com a incidência desta doença. Outros possíveis fatores etiológicos são HPV (9, 16, 19, 25 e 37), piche, alcatrão, óleo mineral, fatores genéticos, antecedente de traumatismo e tabagismo.
	Clínica	O ceratoacantoma apresenta, caracteristicamente, crescimento rápido e consiste mais comumente em um nódulo solitário cupuliforme firme, frequentemente com a presença de material córneo dentro de uma depressão central com aspecto de cratera (Figuras 1 e 2). Após o período de crescimento rápido em 6 a 8 semanas, há um período de estabilização com posterior fase de regressão em 4 a 6 semanas. Seu diâmetro varia em geral de 1,0 a 2,5 cm em média (Figura 3), podendo apresentar telangiectasia ou vasos puntiformes na sua periferia, bem identificada na dermatoscopia (Figura 4). Sua superfície pode ser brilhante e lisa, como também verrucosa (Figura 5). A lesão pode ter a cor natural da pele ou ser avermelhada, e ocorre com mais frequência em áreas expostas ao sol. Face, antebraço, dorso da mão e extremidades são regiões normalmente acometidas. Existem formas localmente destrutivas e gigantes de ceratoacantoma. A forma centrífuga marginada é um tipo de ceratoacantoma gigante que cresce centrifugamente e apresenta atrofia central, acometendo membros inferiores e superiores (Figura 6). Embora a forma mais comum do ceratoacantoma seja a de lesão única, tumores múltiplos ou recorrentes também podem ser observados. Na forma eruptiva há o aparecimento de inúmeros ceratoacantomas pequenos disseminados pelo corpo, acompanhados de prurido. É questionável se o ceratoacantoma pode progredir para carcinoma espinocelular ou se é uma apresentação especial desse tumor.
	Diagnóstico	O diagnóstico é clínico, mas deve ser confirmado por biopsia, que deve ser feita preferencialmente incluindo a lesão em toda a sua extensão, pois a arquitetura do tumor é muito característica, o que auxilia, em muito, o diagnóstico diferencial com o carcinoma espinocelular. A imuno-histoquímica, com pesquisa dos marcadores S100, CD34, CD30, citoqueratinas e antígeno da membrana epitelial (EMA), pode ser útil no diagnóstico. Na histologia, pode haver invasão perineural.
	Diagnóstico diferencial	Carcinoma espinocelular, ceratose actínica hipertrófica, corno cutâneo, verruga vulgar, molusco contagioso, prurigo nodular, granulomas de diversos tipos e hiperplasia pseudoepiteliomatosa.
	Tratamento	Apesar de haver regressão da lesão, o tratamento deve ser empregado imediatamente devido a: cicatriz resultante após a regressão espontânea da lesão, ulceração com risco de infecção, comportamento biológico incerto, necessidade de longo tempo para haver regressão da lesão e incapacidade de predizer o tamanho final da lesão. Curetagem após *shaving* e coagulação da base da lesão é uma modalidade terapêutica para o tumor. Nos casos em que há dúvida no diagnóstico, uma boa opção é a cirurgia tradicional, realizando-se a exérese da lesão geralmente em fuso. Nos casos em que o tumor é extenso, é necessária a confecção de retalhos cutâneos para reconstruir a área afetada. Outra opção, nesses casos, é a radioterapia. Ela reduz o tempo de evolução da lesão e faz com que a cicatriz tenha aspecto melhor. A pomada de 5-fluoruracila, aplicada 2 vezes/dia, pode fazer com que a regressão da lesão seja mais rápida e que a cicatriz seja mais discreta. O creme de imiquimode a 5% também pode ser eficaz no tratamento. Outras opções de tratamento são a crioterapia com nitrogênio líquido e a aplicação de citostático intralesional. Terapia fotodinâmica e *laser* também podem ser empregados. No tratamento de ceratoacantomas múltiplos, metotrexato e retinoides sistêmicos têm sido utilizados. Em lesões recorrentes ou agressivas, a cirurgia de Mohs pode ser considerada.

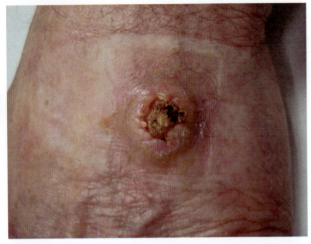

FIGURA 1 Ceratoacantoma. Lesão nodular crateriforme preenchida por queratina compacta localizada no dorso da mão.

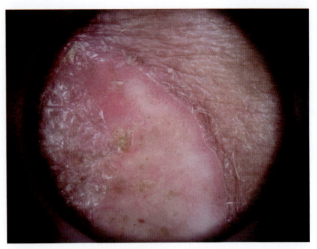

FIGURA 4 Ceratoacantoma. Ao exame dermatoscópico observam-se numerosos vasos puntiformes na sua periferia. (Cortesia da Dra. Marcela Benez.)

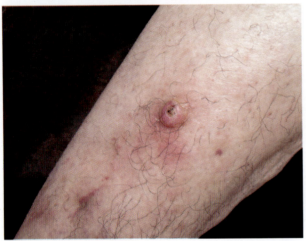

FIGURA 2 Ceratoacantoma. Lesão papulonodular de crescimento rápido, com cratera central, preenchida por material ceratótico.

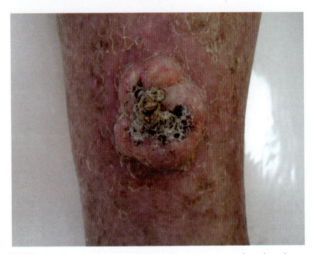

FIGURA 5 Ceratoacantoma. Lesão verrucosa localizada no membro inferior de paciente com intenso dano actínico. É necessário fazer diagnóstico diferencial com carcinoma espinocelular.

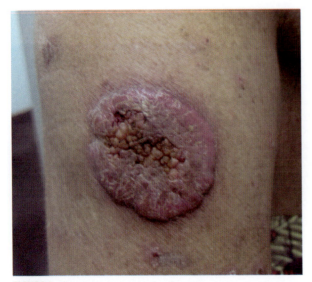

FIGURA 3 Ceratoacantoma. Lesão que apresenta centro preenchido por queratina, porém atingiu dimensões maiores do que as habituais. (Cortesia da Dra. Marcela Benez.)

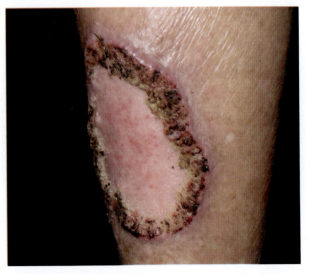

FIGURA 6 Ceratoacantoma centrífugo marginado. Placa com bordas vegetantes e superfície central eritematosa e atrófica.

CERATODERMIAS PALMOPLANTARES

Daniel Lago Obadia • Ignacio Obadia • Edgar Efren Ollague Cordova • Luna Azulay-Abulafia

 Sinonímia — Queratodermias palmoplantares.

 Epidemiologia — Surgem normalmente na infância tardia ou no início da idade adulta, e tendem a persistir pelo resto da vida. As ceratodermias palmoplantares (CPP) hereditárias são mais frequentes em alguns países da Europa, com incidência de 1:23.000 até 3:5.000. As ceratodermias adquiridas podem estar presentes de forma isolada ou fazer parte de dermatoses de natureza inflamatória, infecciosa, metabólica, induzida por medicamentos, como manifestação cutânea de malignidade interna ou como parte de outras doenças genéticas. Entre as mais frequentes ceratodermias adquiridas estão a do climatério e a marginada de Ramos e Silva.

Etiologia — As CPP podem ser hereditárias (com padrão de transmissão autossômico dominante, recessivo, ligado ao X ou mitocondrial) ou adquiridas (secundárias).

 Clínica — As CPP podem ser subdivididas em *simples* (apenas ceratodermia palmoplantar), *complexas* (com alterações de pelos, dentes, unhas e glândulas sudoríparas) e *sindrômicas* (anormalidades em outros órgãos). No exame histopatológico, deve-se identificar, quando possível, se são epidermolíticas ou não epidermolíticas. O passo seguinte baseia-se no padrão do espessamento epidérmico das palmas e/ou plantas, que pode ser difuso ou focal, nesse caso sob a forma estriada ou pontuada (*punctata*). Podem também ser divididas como transgressivas, quando a ceratodermia se estende além da superfície palmoplantar, ou não transgressivas; também há a possibilidade de ser mutilante. Portanto, a classificação atual das CPP deve combinar o fato de ser isolada, complexa ou sindrômica; os achados anatomopatológicos (epidermolítica ou não); a sua morfologia (difusa, focal, estriada, pontuada, transgressiva ou mutilante); o reconhecimento dos possíveis padrões de herança (autossômico recessivo, dominante, ligado ao X ou mitocondrial); e, finalmente, a sua patogênese molecular, à medida que for identificada (Quadro 1). Assim, observando o paciente, pode-se classificar o caso como ceratodermia palmoplantar isolada, epidermolítica, difusa, não transgressiva, autossômica dominante, mesmo que não se consiga, por limitações próprias, definir o gene propriamente dito ou definir a base molecular (deve ser Unna-Thost; ver a seguir).

Ceratodermias palmoplantares hereditárias
Ceratodermias palmoplantares difusas (CPPD) simples
As mais frequentes são as tipos Vörner, Unna-Thost, Greither. O defeito ocorre nos genes que codificam as queratinas *KRT1* e/ou *KRT9*, alterando filamentos intermediários. A CPPD simples mal de Meleda é transgressiva, com base genética distinta.

- Vörner: autossômica dominante, não transgressiva, epidermolítica
- Unna-Thost: autossômica dominante, não transgressiva, epidermolítica, frequentemente acompanhada de hiperidrose e borda eritematosa bem delimitada (Figuras 1 e 2). Atualmente ambas são classificadas em conjunto e recebem a denominação de ceratodermia de Vörner-Unna-Thost
- Greither: autossômica dominante, transgressiva, epidermolítica, acompanhada de hiperidrose. Existe descrição de variantes de Greither não epidermolíticas, como também sem mutação no gene *KRT1*
- Meleda (mal de Meleda): autossômica recessiva, não epidermolítica, transgressiva, com componente de halo eritematoso (Figuras 3 e 4). Hiperidrose está presente, o que explica a infecção fúngica que pode agravar o quadro. Queilite angular é comum; pode haver pseudoainhum.

Ceratodermias palmoplantares difusas sindrômicas
As síndromes de Papillon-Lefèvre e Vohwinkel apresentam CPPD e manifestações extracutâneas.
As síndromes de Huriez e a de Olmsted também apresentam CPPD com algumas outras manifestações fora das palmas e plantas.
São chamadas cicatriciais, denominação atualmente preferida à de mutilantes.

- Síndrome de Papillon-Lefèvre: autossômica recessiva, difusa (Figura 5), transgressiva (Figura 6), com periodontite grave e perda dos dentes decíduos, suscetibilidade a infecções bacterianas por deficiência de catepsina C. As lesões têm aspecto psoriasiforme (ver capítulo *Síndrome de Papillon-Lefèvre*). A variante de Haim-Munk combina condições da doença anteriormente citada com onicogrifose, acrosteólise e aracnodactilia
- Síndrome de Vohwinkel (Figura 7) e variantes: autossômicas dominantes, transgressivas e cicatriciais (pseudoainhum), com aspecto em favo de mel da ceratodermia e lesões ceratósicas estelares no dorso das mãos. A síndrome de Vohwinkel é acompanhada de déficit auditivo, determinado pela mutação no gene que codifica a conexina 26. Apresenta lesão dita típica, em forma de estrela-do-mar, no dorso das mãos
- Síndrome de Olmsted: autossômica dominante ou recessiva, transgressiva, cicatricial, com lesões perorais e flexurais. Há relatos de alopecia, distrofias ungueais e córneas
- Síndrome de Huriez: autossômica dominante, transgressiva, com escleroatrofia de dedos. Há risco elevado de ocorrer carcinoma epidermoide sobre a ceratodermia.

Ceratodermias palmoplantares focais, estriadas e pontuadas (punctata)
- Formas focais simples
  - Brünauer-Fuhs-Siemens: autossômica dominante; particularmente nas palmas as lesões são lineares, já nos pés podem assumir aspecto focal
  - Wachters: autossômica dominante, a ceratodermia pode ser numular, mas pode apresentar também lesões estriadas. As lesões focais ocorrem nas áreas de pressão. Os epônimos são de interesse histórico. Gradativamente essas formas de ceratodermia são estudadas em conjunto, variando as mutações
- Formas focais complexas
  - Paquioníquia congênita (tipos 1 e 2)
    - Tipo 1 ou Jadassohn-Lewandowsky: CPP focal, autossômica dominante, associada a espessamento ungueal em forma de cunha, leucoceratose oral (Figuras 8 a 10). Ocorre por mutação nos genes das queratinas 6 e 16
    - Tipo 2 ou Jackson-Lawler: autossômica dominante, associada a cistos epidermoides, cistos *vellus* eruptivos e/ou esteatocistomas. Ocorre por mutação nos genes das queratinas 6 e 17
- Formas focais sindrômicas
  - Síndrome de Howel-Evans (tilose): autossômica dominante, relacionada ao desenvolvimento tardio de câncer de esôfago (até 30 anos depois)
  - Síndrome de Richner-Hanhart: autossômica recessiva, ocorrendo deficiência de tirosina aminotransferase, provocando fotofobia, úlceras córneas, retardo mental e ceratodermia dolorosa. A dieta restritiva em fenilalanina melhora as lesões cutâneas e oculares e limita a progressão do retardo mental
- Ceratodermias palmoplantares focais pontuadas (*punctata*) – fazem parte desse grupo os tipos Buschke-Fischer-Brauer (Figuras 11 a 14) e a acroceratoelastoidose de Osvaldo Costa
  - Buschke-Fischer-Brauer (tipo I): autossômica dominante, em geral de início tardio. Pápulas firmes e verrucosas, mais proeminentes em trabalhadores manuais. Não há hiperidrose. As mutações ocorrem nos genes *AAGAB* (responsável pelo aumento da sinalização proliferação celular) e *COL14A1*
  - Tipo poroceratótico (tipo II) ou em caixa de música: herança autossômica dominante, constituída por projeções ceratóticas, filiformes, parecendo espinhos. No histopatológico há coluna paraceratótica. Surge entre a 1ª e a 3ª década de vida. Caso surja tardiamente, deve ser investigada malignidade. Ainda não tem gene responsável definido
  - Acroceratoelastoidose de Osvaldo Costa (tipo III): mais comum em pessoas negras, caracteriza-se por pápulas crateriformes poligonais nas bordas do dorso de mãos, pés e punhos. A histopatologia demonstra hiperceratose e elastorrexe (ver capítulo *Acroceratoelastoidose*). Ainda não tem gene responsável definido

Ceratodermias palmoplantares adquiridas ou secundárias
- Ceratodermia do climatério (doença de Haxthausen): surge principalmente nos pés, nos pontos de pressão, em mulheres no período pós-menopausa, em geral naquelas com sobrepeso. Nesses casos podem ocorrer fissuras que tornam difícil caminhar
- Ceratodermia marginada de Ramos e Silva (Figuras 15 e 16): é secundária à exposição solar intensa e apresenta-se como faixa endurecida ao longo da borda das mãos
- Ceratodermia aquagênica ou acroqueratodermia siríngea aquagênica: ocorre após alguns minutos de imersão da mão em água (Figuras 17 a 19). A história é relatada durante a consulta, e a forma de comprovação é a aplicação de compressas úmidas nas palmas ou simplesmente colocar as mãos dentro de recipiente com água. A dermatoscopia realizada nesse momento vai revelar óstios dilatados do acrossiríngeo. Pacientes com hiperidrose podem apresentar esse tipo de ceratodermia adquirida (ver capítulo *Acroceratodermia Siríngea Aquagênica*)
- Outras condições também podem estar associadas a ceratodermias palmoplantares, como hipotireoidismo, neoplasias, uso de alguns medicamentos ou dermatoses como psoríase, escabiose crostosa, dermatofitose, síndrome de Reiter, pitiríase rubra pilar, entre outras.

Diagnóstico

Devem-se examinar com atenção cabelos, unhas, alterações do suor, mucosa oral e aparelho auditivo. O exame histopatológico pode revelar degeneração da camada granulosa (CPP tipo epidermolítico), mas em geral não é patognomônico das ceratodermias. Para evidenciar o aspecto epidermolítico, podem ser necessárias várias biopsias. Há também hiperceratose, acantose e infiltrado inflamatório perivascular superficial inespecífico. A pesquisa de genética molecular pode ser feita para precisar a alteração de componentes como queratinas, loricrina, transglutaminase, desmossomos, conexina e catepsina C.

Diagnóstico diferencial

No caso das ceratodermias palmoplantares difusas, o diagnóstico diferencial se faz especialmente com eczemas, psoríase, *tineas*, genodermatoses como pitiríase rubra pilar; já as CPP focais devem ser diferenciadas de calosidades e das verrugas virais.

Tratamento

O advento dos retinoides trouxe uma nova perspectiva ao tratamento dessas doenças; entretanto, como a maioria tem etiopatogenia genética, somente ocorre o alívio das manifestações. Topicamente, pode ser usada a vaselina salicilada a 10 a 20% em oclusão à noite; tretinoína e calcipotriol são outras opções. De uso oral, acitretina e isotretinoína são usadas com resposta variável, normalmente na dosagem de 0,5 a 1 mg/kg/dia. Há casos de uso de 5-fluoruracila tópica com resultados variáveis na CPP tipo pontuada poroceratótica. Deve-se atentar para fissuras e excesso de escamação local, que podem ocasionar dor ao paciente.

Quadro 1 Caracterização das ceratodermias palmoplantares (CPP).

CCP cutânea/extracutânea
- Isolada
- Complexa
- Sindrômica

Estudo anatomopatológico
- Epidermolítica
- Não epidermolítica

Aspecto clínico morfológico da ceratodermia
- Difusa
- Transgressiva
- Mutilante
- Focal/estriada
- Pontuada

Padrões possíveis de herança
- Autossômica dominante
- Autossômica recessiva
- Ligada ao cromossomo X
- Mitocondrial

Patogênese molecular
- Filamentos intermediários de queratina
- Desmossomas
- *Gap junctions*
- Canais de água
- Sinalização EGFR

EGFR: receptor do fator de crescimento epidérmico.

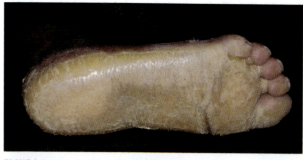

FIGURA 2 Ceratodermia palmoplantar difusa tipo Unna-Thost. Espessamento plantar difuso, de tonalidade amarelada.

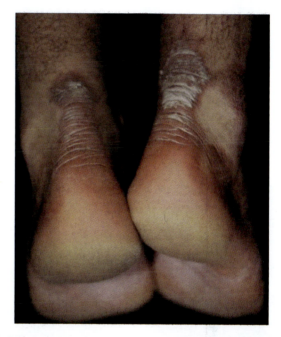

FIGURA 3 Ceratodermia palmoplantar difusa tipo mal de Meleda. Espessamento plantar difuso não circunscrito às palmas e plantas, transgredindo e ascendendo sobre o tendão de Aquiles.

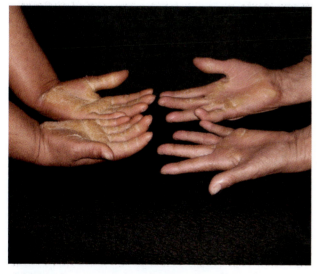

FIGURA 1 Ceratodermia palmoplantar difusa tipo Unna-Thost. Espessamento difuso circunscrito à região palmar de mãe e filha, sem qualquer outra manifestação clínica (CCPP isolada, autossômica dominante).

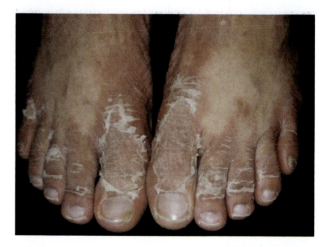

FIGURA 4 Ceratodermia palmoplantar difusa tipo mal de Meleda. Espessamento plantar com eritema. Descamação transgredindo e avançando para a superfície dorsal dos pés.

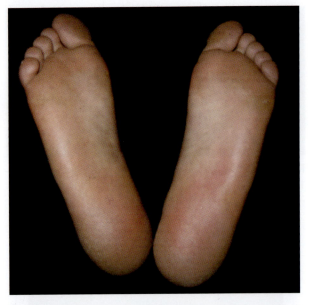

FIGURA 5 Síndrome de Papillon-Lefèvre. CPPD associada a problemas dentários e lesões psoriasiformes no dorso de mãos, joelhos e cotovelos. (Acervo do Instituto de Dermatologia Prof. R. D. Azulay.)

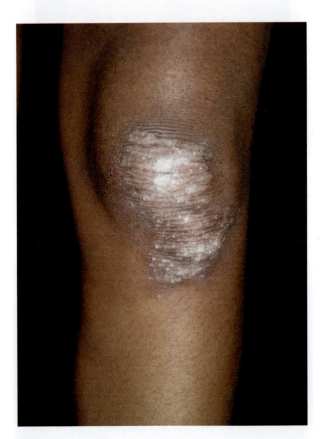

FIGURA 6 Síndrome de Papillon-Lefèvre. Lesões psoriasiformes em joelhos, cotovelos e dorso das mãos, na mesma paciente da Figura 5. (Acervo do Instituto de Dermatologia Prof. R. D. Azulay.)

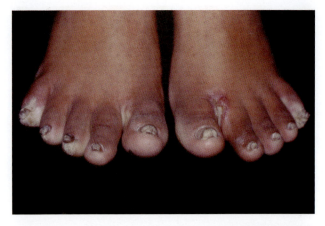

FIGURA 7 Síndrome de Vohwinkel. Ceratodermia difusa plantar, com superfície irregular lembrando favo de mel, em paciente com alopecia.

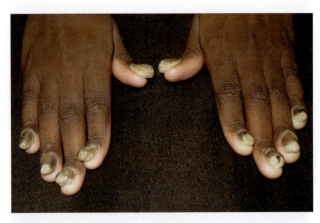

FIGURA 8 Paquioníquia congênita tipo 1 (Jadassohn-Lewandowsky). Dez unhas das mãos com ceratose subungueal e aumento da curvatura transversa, com elevação distal da lâmina ungueal espessada.

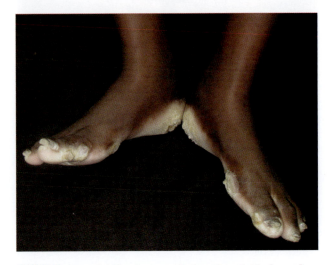

FIGURA 9 Paquioníquia congênita tipo 1 (Jadassohn-Lewandowsky). Pés exibindo ceratodermia plantar focal e o espessamento de todas as unhas.

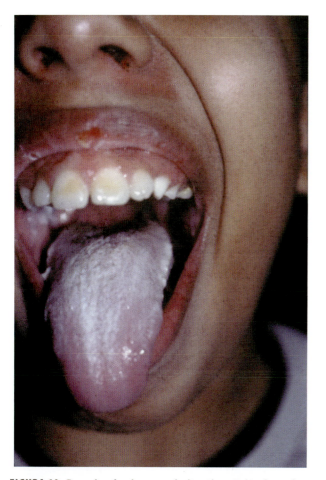

FIGURA 10 Paquioníquia congênita tipo 1 (Jadassohn-Lewandowsky). Leucoceratose na superfície da língua.

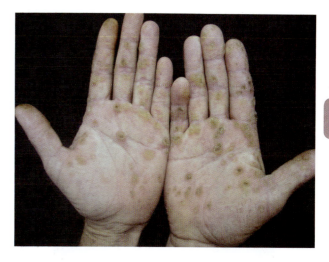

FIGURA 12 Ceratodermia palmoplantar focal pontuada tipo Buschke-Fischer-Brauer. As palmas das mãos deste paciente exibem pápulas ceratósicas, algumas de tonalidade amarelada e outras acastanhadas, algumas depressões nos locais de onde o centro ceratósico foi eliminado, tendo sido tratadas anteriormente como verrugas virais.

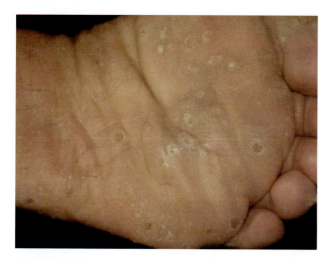

FIGURA 11 Ceratodermia palmoplantar focal pontuada tipo Buschke-Fischer-Brauer. Numerosas lesões ceratósicas arredondadas. A parte central pode ser removida ou cai espontaneamente e deixa um aspecto crateriforme na planta do pé.

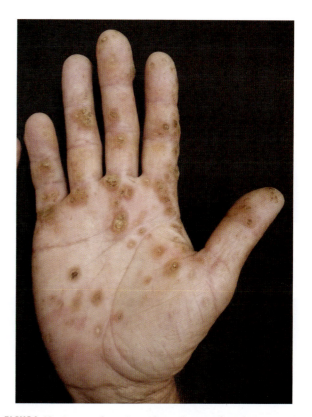

FIGURA 13 Ceratodermia palmoplantar focal pontuada tipo Buschke-Fischer-Brauer. Lesões pontuadas, ceratósicas, múltiplas na região palmar. A apresentação era bilateral. (Cortesia de Aguinaldo Bonalumi.)

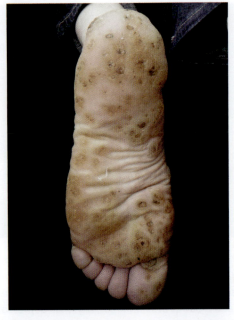

FIGURA 14 Ceratodermia palmoplantar focal pontuada tipo Buschke-Fischer-Brauer. Lesões pontuadas, ceratósicas, múltiplas na região plantar do mesmo paciente da Figura 13. A apresentação era bilateral. (Cortesia de Aguinaldo Bonalumi.)

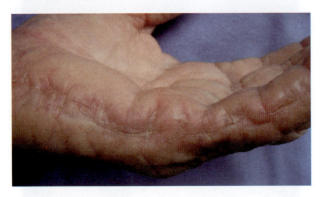

FIGURA 15 Ceratodermia marginada de Ramos e Silva. Espessamento cutâneo na borda radial da mão esquerda com depressão central linear.

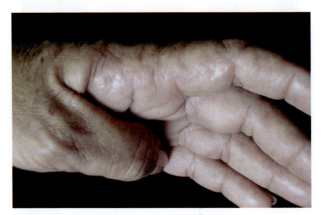

FIGURA 16 Ceratodermia marginada de Ramos e Silva. Segundo quirodáctilo da mão esquerda apresentando faixa endurecida linear acompanhando todo o dígito.

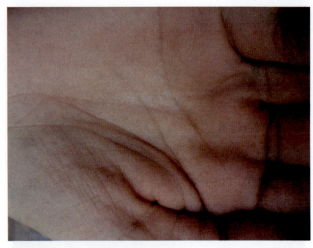

FIGURA 17 Ceratodermia aquagênica. Paciente procurou a consulta pela alteração da pele no centro das palmas, mais notada após o banho.

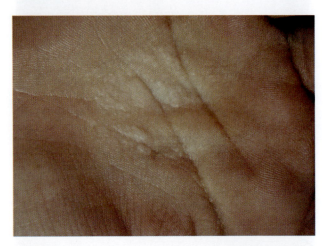

FIGURA 18 Ceratodermia aquagênica. Após alguns minutos de imersão da mão em água, surge área brancacenta elevada de superfície irregular.

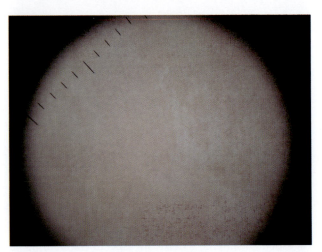

FIGURA 19 Ceratodermia aquagênica. Dermatoscopia mostrando aumento dos óstios das glândulas sudoríparas e espessamento da camada córnea, observado pela presença de material brancacento que corresponde a essa camada embebida por água.

CERATÓLISE SULCADA

Bianca De Franco Marques Ferreira • Patricia De Franco Marques Ferreira • Marcelo Neira Avè

	Sinonímia	Ceratoma *plantare sulcatum* e ceratólise plantar sulcada.
	Epidemiologia	Essa condição apresenta distribuição universal, com preferência por regiões de clima tropical e temperado devido aos altos níveis de umidade. Não é uma patologia incomum, apresentando incidências que variam entre 1 e 3%. Fatores predisponentes descritos foram hiperidrose plantar, diabetes melito, imunodeficiência, obesidade e usuários de sapatos fechados, como militares e atletas. Ocasionalmente ocorre nas palmas. Não há preferência por etnia, porém é mais comum no sexo masculino (4:1), e mais de 80% ocorrem entre 10 e 40 anos de idade.
	Etiologia	Provavelmente uma associação entre *Corynebacterium* sp., *Micrococcus (Kytococcus) sedentarius* e *Dermatophilus congolensis,* que se proliferam e provocam degradação do estrato córneo (ceratólise) pela produção de proteases extracelulares, sendo uma infecção superficial restrita à camada córnea.
	Clínica	Pequenas depressões superficiais, discretas, assintomáticas, arredondadas, podendo ser brancacentas ou acastanhadas, com tamanhos variando de 0,5 a 7 mm, geralmente localizadas em áreas de pressão nas plantas bilateralmente (Figuras 1 e 2). As lesões tornam-se proeminentes após contato com água. Pode haver confluência das lesões, formando erosões maiores (Figura 3), de contornos irregulares, e dolorosas, dificultando a deambulação. Ocasionalmente, o paciente apresenta odor fétido, hiperidrose e prurido. Apresentações atípicas descritas: acometimento de arco plantar, dorso dos pés ou palmas (Figura 4); placas eritematovioláceas dolorosas com depressões; extensas depressões crateriformes. Quando causados por *Corynebacterium* sp., a associação com eritrasma e tricomicose axilar foi descrita, sendo o exame com lâmpada de Wood útil em alguns casos. Em casos de lesões palmares, observa-se um colarete descamativo em vez de depressões.
	Diagnóstico	O diagnóstico é clínico. Biopsia cutânea não é necessária de rotina. Na dermatoscopia nota-se que as paredes das depressões possuem arquitetura heterogênea condizente com a dissolução do estrato córneo pela ação bacteriana (Figura 5).
	Diagnóstico diferencial	*Tinea pedis*; síndrome do nevo basocelular; ceratodermia palmoplantar aquagênica; ceratose arsenical; hipoceratose acral circunscrita; hiperceratose acral focal; queratólise esfoliativa; doença de Darier; eczema disidrótico; verruga plantar.
	Tratamento	A primeira linha de tratamento se baseia em antibióticos tópicos como o peróxido de benzoíla, que também possui atividade ceratolítica, e agentes antiperspirantes, que reduzem a umidade, proporcionando um ambiente menos favorável para a proliferação bacteriana. Outras opções de antibióticos tópicos são eritromicina, clindamicina, mupirocina e ácido fusídico. Medidas adjuvantes devem ser recomendadas: higiene local, lavagem dos pés com sabonete de peróxido de benzoíla, evitar o uso de calçados oclusivos, preferência pelo uso de meias de algodão e orientar a sua lavagem com água quente e a troca frequente. Em casos refratários, podem ser necessários antibióticos orais, como clindamicina ou eritromicina por no mínimo 10 dias.

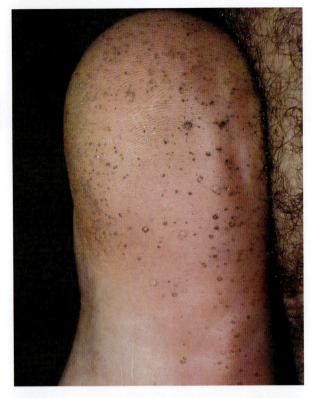

FIGURA 1 Ceratólise sulcada. Depressões arredondadas no estrato córneo da região plantar. (Cortesia do Dr. Sergio Serpa.)

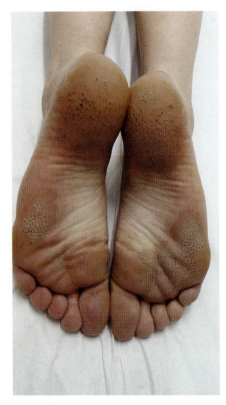

FIGURA 2 Ceratólise sulcada. Depressões rasas, crateriformes, acastanhadas na região plantar bilateral.

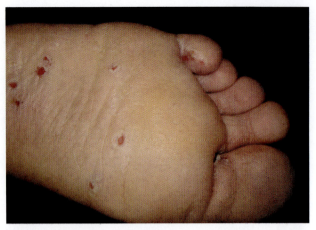

FIGURA 3 Ceratólise sulcada. Acometimento intenso levando a numerosas lesões erosadas e provocando dor.

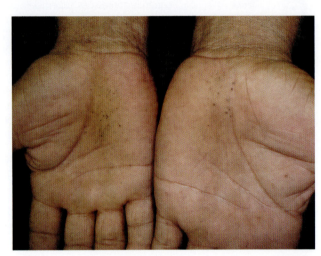

FIGURA 4 Ceratólise sulcada. Depressões rasas, crateriformes, acastanhadas na região palmar bilateral.

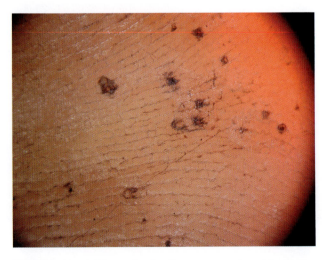

FIGURA 5 Ceratólise sulcada. Dermatoscopia evidenciou a presença de depressões com limites periféricos acastanhados e irregulares.

CERATOSE ACTÍNICA

Maria Claudia Issa • Luna Azulay-Abulafia • Raúl Charlín Fernández

=	**Sinonímia**	Queratose actínica, ceratose solar; ceratose senil, neoplasia intraepitelial queratinocítica; carcinoma escamocelular *in situ* tipo ceratose actínica.
	Epidemiologia	Dermatose frequente, com prevalência de 11 a 25% no hemisfério norte e 40% na Austrália. Estima-se que 2 a 3 milhões de pessoas sejam diagnosticadas a cada ano.
	Etiologia	A ceratose actínica (CA) é um marcador da exposição solar crônica. Atualmente, é considerada carcinoma escamocelular *in situ* (intraepidérmico). Decorre do efeito crônico da irradiação solar cumulativa. A irradiação ultravioleta danifica o DNA direta ou indiretamente, por meio da ação das espécies reativas de oxigênio. Mutação do DNA, formação de dímeros de timidina, alteração do gene de supressão tumoral p53 e imunossupressão local são consequentes à irradiação.
	Clínica	A CA ocorre, em geral, em áreas fotoexpostas, em pacientes brancos, e está comumente associada a outras manifestações de fotoenvelhecimento, como melanoses solares. Apresenta-se como lesão solitária ou múltipla, eritematosa, com superfície áspera, escamas secas de cor branca, amarelada ou acastanhada, medindo em torno de 0,5 a 1,0 cm (Figuras 1 e 2). Podem ocorrer erosões ou crostas. Entre as variantes estão a ceratose actínica hipertrófica (Figura 3) e a ceratose actínica pigmentada (Figura 4). Para orientação do tratamento, pode-se classificar a CA em quatro grupos: (1) isolada, com até cinco lesões de CA por campo/área; (2) múltiplas, com seis ou mais lesões de CA por campo; (3) campo de cancerização, com seis ou mais lesões de CA associadas a outros sinais de fotoenvelhecimento (Figura 5); (4) qualquer um dos grupos anteriores associado a imunossupressão por doença ou uso de fármacos imunossupressores.
	Diagnóstico	O diagnóstico é eminentemente clínico. A dermatoscopia de uma CA inicial revela típico "padrão em morango", descrito como pseudorrede vermelha, delineada por eritema e interrompida por abertura de folículos pilosos. À histopatologia, observam-se hiperceratose e paraceratose, acantose. Os ceratinócitos perdem a polaridade e passam a apresentar atipias. Essas atipias podem ser limitadas às camadas basal e sub-basal (terço inferior da epiderme), correspondendo às CA tipo I; podem estender-se até 2/3 da epiderme constituindo as CA tipo II; ou podem estender-se além de 2/3 de toda a espessura da epiderme, constituindo as CA tipo III. A derme exibe elastose solar e infiltrado inflamatório misto, e aumento da vascularização. A biopsia para exame histopatológico está indicada em casos suspeitos de carcinoma invasivo ou para diagnósticos diferenciais. Atualmente, a microscopia confocal de reflectância (MCR) pode ser usada, evitando-se biopsia cutânea. A MCR mostra irregularidade do tamanho e formato dos ceratinócitos, modificando o aspecto normal da epiderme conhecido como "padrão em favo de mel".
≠	**Diagnóstico diferencial**	Verruga vulgar, carcinoma de células escamosas, carcinoma basocelular, ceratose seborreica, ceratoses arsenicais e lúpus eritematoso cutâneo crônico.
	Tratamento	O tratamento pode ser indicado de acordo com a classificação clínica: para (1) tratamento de lesões isoladas, indicam-se crioterapia (nitrogênio líquido), curetagem, fluoruracila (5FU) 0,5% + ácido salicílico 10%, imiquimode 5%, 5FU 5%, mebutato de ingenol (Figura 6); para (2) CA múltiplas e (3) campo de cancerização, estão indicadas principalmente a terapia fotodinâmica (TFD ou PDT; do inglês, *photodynamic therapy*), em que se utiliza um fotossensibilizante, como o ácido aminolevulínico (ALA) ou metilaminolevulinato (MAL), e posterior irradiação com luz artificial (LED, LIP ou *laser*) com comprimento de onda no espectro de luz visível (azul ou vermelha) (Figura 7). Mais recentemente, o uso de TFD com a luz do dia, chamada *daylight PDT* (DLPDT), tornou este tratamento um método mais prático e indolor. Na DLPDT, após a aplicação do protetor solar químico puro e do MAL, o paciente é exposto à luz do dia por 2 h, utilizando-se o espectro de luz visível da radiação solar. Apesar de pouco efeito colateral, estudos randomizados mostraram que a taxa de cura da DLPDT no tratamento das CA finas e campo de cancerização é equivalente à taxa de cura da TFD convencional nas mesmas indicações. Também estão indicados imiquimode 3,75%, 5FU 0,5%; para (4) pacientes imunossuprimidos, as principais indicações são a crioterapia (lesões isoladas) e a TFD (CA múltiplas e campo de cancerização).

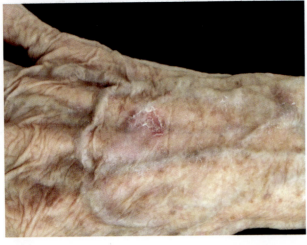

FIGURA 1 Ceratose actínica. Lesão eritematoescamosa no dorso da mão, ao lado de outros indicadores de actinossenescência (discromia, atrofia).

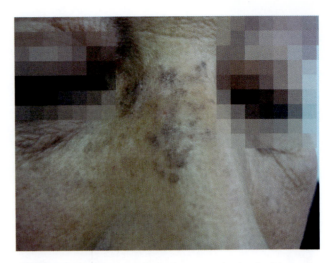

FIGURA 4 Ceratose actínica pigmentada. Lesão hiperpigmentada no dorso do nariz, com descamação fina.

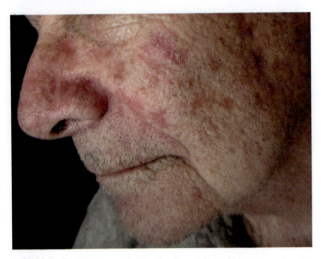

FIGURA 2 Ceratose actínica. Lesões eritematoescamosas na face, de um paciente que trabalhou anos ao sol.

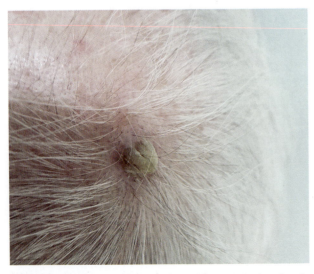

FIGURA 3 Ceratose actínica hipertrófica. Lesão localizada no couro cabeludo, especialmente em pessoas calvas ou com rarefação dos cabelos.

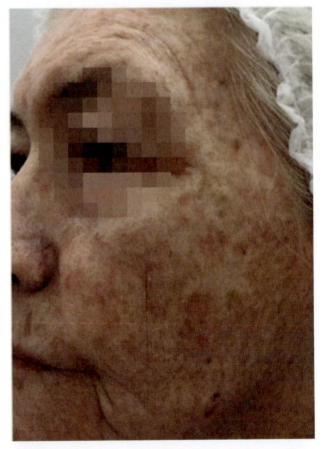

FIGURA 5 Campo de cancerização. Várias lesões de CA associadas a outros sinais de fotoenvelhecimento (melanoses, rugas).

Seção 2 | Afecções Dermatológicas de A a Z   339

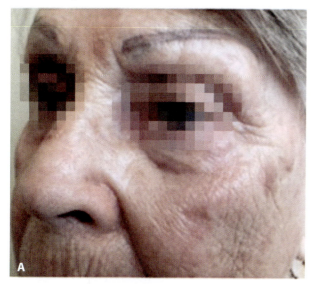
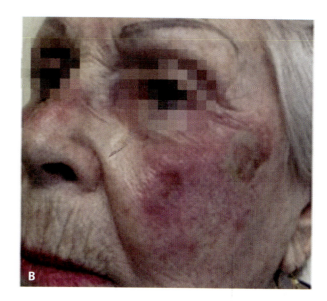
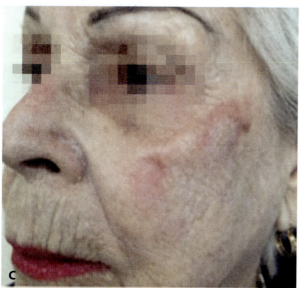

FIGURA 6 Ceratose actínica. Lesões no dorso nasal e nas regiões malar e zigomática à esquerda antes do tratamento (**A**) e após 7 dias (**B**) e 21 dias (**C**) de tratamento com mebutato de ingenol.

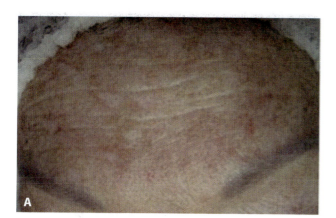
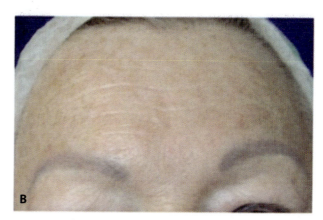

FIGURA 7 Campo de cancerização. A. Pré-tratamento com MAL e LED. **B.** Após 21 dias de tratamento com terapia fotodinâmica (MAL + LED vermelha): melhora das CA, pigmentação e profundidade das rugas.

CERATOSE FOLICULAR

Luciana do Espírito Santo Saraiva • David Rubem Azulay

=	**Sinonímia**	Ceratose pilar, queratose folicular, *keratosis pilaris*.
📈	**Epidemiologia**	É doença própria da adolescência, com tendência a melhorar com o passar dos anos. Ocorre em cerca de 3% da população. Com frequência está presente nos atópicos e invariavelmente presente nos doentes com ictiose vulgar.
	Etiologia	Trata-se de um distúrbio da ceratinização, sendo observada em algumas síndromes ou doenças. Existe isoladamente como doença de transmissão autossômica dominante.
	Clínica	Caracteriza-se por pequenos *plugs* foliculares, por vezes discretamente esbranquiçados e/ou acompanhados de eritema (Figuras 1 e 2). À palpação, há sensação de aspereza. A localização preferencial se dá na raiz dos membros, sobretudo superiores, na face e nas nádegas. Raramente ocorre de forma generalizada.
🔍	**Diagnóstico**	O diagnóstico é essencialmente clínico. A histopatologia revela um tampão córneo que eventualmente vem acompanhado de denso infiltrado inflamatório na derme ou perifolicular.
≠	**Diagnóstico diferencial**	*Keratosis rubra pilaris* e *ulerythema ophryogenes* devem ser considerados. É importante identificar associações com ictiose, dermatite atópica ou algumas genodermatoses.
	Tratamento	Não há cura absoluta, mas tende a melhorar com a idade. É feito com ceratolíticos (ácido salicílico, ácido láctico, ureia a 20% etc.), análogos da vitamina D_3, retinoides tópicos e sistêmicos, além de umectantes; nos casos com eritema, está indicada também corticoterapia tópica de média/alta potência. *Laser* (595 nm *pulsed dye laser* e 755 nm alexandrite) e luz intensa pulsada se mostraram eficazes nas variáveis rubra e *atrophicans faciei*, formas muito raras de ceratose pilar. A microdermoabrasão pode ser associada aos tratamentos previamente citados, além da prevenção do ressecamento da pele com sabonetes suaves e evitar banhos quentes e demorados.

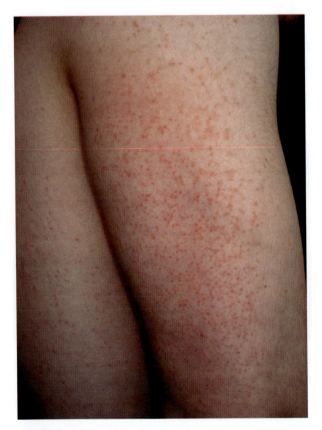

FIGURA 1 Ceratose folicular. Pápulas ceratósicas sobre base eritematosa.

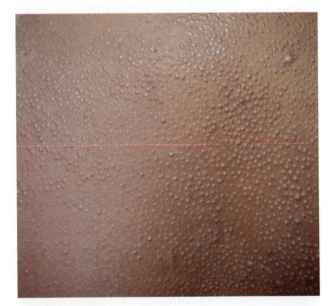

FIGURA 2 Ceratose folicular. Detalhe das pápulas ceratósicas foliculares em atópico, sem eritema.

CERATOSE LIQUENOIDE
Flávia Varella Franco

=	**Sinonímia**	Ceratose líquen plano-símile, ceratose liquenoide benigna, líquen plano solitário.
	Epidemiologia	Predomina em mulheres de pele branca de meia-idade, entre a 5ª e a 7ª década de vida.
	Etiologia	Provavelmente representa um processo inflamatório em um lentigo solar ou ceratose seborreica ou ceratose actínica. Muitos acreditam que a radiação UV tem um papel na sua patogênese, mas ainda não se sabe ao certo.
	Clínica	Pápula em geral única, de surgimento súbito, de 5 a 20 mm de diâmetro com superfície lisa ou ceratósica, não pruriginosa ou com prurido discreto, cuja cor varia de eritematoacastanhada (Figura 1) a violácea, mais comum em extremidades superior, face e tronco anterior (Figura 2), em áreas fotoexpostas.
	Diagnóstico	A dermatoscopia, com dermatoscópio convencional ou videodermatoscópio, é muito útil no diagnóstico, evitando a biopsia, na maioria dos casos em lesões localizadas no colo de mulheres. Os padrões granular localizado e granular difuso são os dois padrões dermatoscópicos mais comuns, ambos caracterizados pela presença de grânulos grosseiros cinza-acastanhados, marrom-avermelhados, cinza-azulados ou cinza-esbranquiçados. O diagnóstico definitivo é feito pelo exame histopatológico, que deve ser realizado em casos especiais, quando houver forte suspeita de neoplasia.
≠	**Diagnóstico diferencial**	Carcinoma basocelular, doença de Bowen, carcinoma espinocelular, ceratose seborreica, ceratose actínica liquenoide, nevo melanocítico e melanoma.
	Tratamento	Nitrogênio líquido, eletrocirurgia, curetagem, creme de imiquimode 5% e atitude expectante.

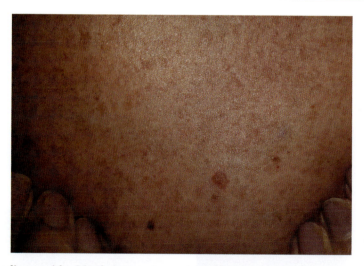

FIGURA 1 **Ceratose liquenoide.** Pápula eritematoacastanhada no colo de 8 mm com superfície ceratósica.

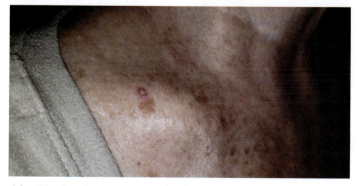

FIGURA 2 **Ceratose liquenoide.** Pápula eritematoacastanhada na região supraescapular de 10 mm com discreto prurido, observada recentemente.

CERATOSE SEBORREICA

Lorivaldo Minelli • Nelson Aguilar Aguilar

	Sinonímia	Queratose seborreica, verruga senil e ceratose senil.
	Epidemiologia	É uma lesão benigna, comum na idade adulta e sem distinção entre os sexos.
	Etiologia	Desconhecida. Apresenta predisposição hereditária. Alguns autores relatam que a ceratose seborreica apresenta aspectos semelhantes à verruga vulgar, entre eles o aumento do HPV-16, sugerindo que este vírus poderia ser o seu agente causal. Mas uma associação relevante com este HPV não pode ainda ser estabelecida, sendo que a sua presença apenas reflete a riqueza dele na superfície da pele.
	Clínica	Surge em qualquer parte do corpo, com exceção das mucosas e da região palmoplantar, mais comumente na face, no pescoço e no tronco. São pápulas de alguns milímetros até 3 cm de diâmetro; a cor varia de castanho a preto (Figura 1). Sua aparência é verrucosa, com superfície untuosa irregular, e quando sofrem atrito com a unha desprendem escamas grossas. Algumas podem aparecer como pequenas lesões pedunculadas no pescoço, na axila e na região inframamária, diferenciando-se dos fibromas moles pela sua superfície característica. Geralmente assintomáticas, algumas vezes sofrem eczematização por traumatismo, recebendo a denominação *ceratose seborreica irritada*. Têm caráter benigno, porém o aparecimento súbito de múltiplas lesões pode ser uma manifestação paraneoplásica conhecida como *sinal de Leser-Trélat*.
	Diagnóstico	Geralmente clínico, confirmado pelo exame histopatológico. A dermatoscopia auxilia grandemente, distinguindo-a das lesões melanocíticas na maioria das vezes (Figura 2).
	Diagnóstico diferencial	Ceratose actínica, nevo pigmentar, carcinoma basocelular e melanoma.
	Tratamento	Indicado somente para fins estéticos, podendo ser realizadas eletrocoagulação superficial e curetagem, crioterapia ou aplicação de ácido tricloroacético nas lesões mais planas. Hirobe et al. (2017) relataram um caso desta dermatose tratado com *laser* CO_2 com bons resultados. Outro estudo utilizou o método transepidérmico de microagulhas com aplicação de ácido retinoico por 6 h, 1 vez/semana durante 4 semanas, demonstrando eficácia e segurança.

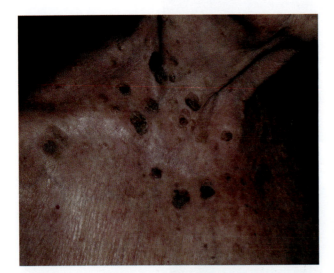

FIGURA 1 Ceratose seborreica. Lesões papulosas, acastanhadas, de superfície irregular e rugosa.

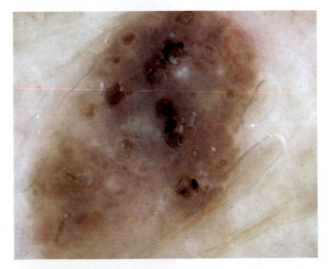

FIGURA 2 Ceratose seborreica. Dermatoscopia de lesão com dificuldade de estabelecer diagnóstico clínico. Em geral não existe rede, observa-se presença de pseudocomedões (estruturas marrom-amareladas), pseudocistos (estruturas branco-amareladas) e área amorfa de coloração amarelada.

CILINDROMA E CILINDROMATOSE

Rogério Nabor Kondo • Aguinaldo Bonalumi Filho

=	**Sinonímia**	Tumor em turbante, ceruminoma.
📈	**Epidemiologia**	Cilindroma é um tumor incomum, afeta mais mulheres que homens (2:1 nos casos hereditários e 10:1 nos casos esporádicos). É mais comum em indivíduos de pele branca, surgindo normalmente no início da idade adulta. Pode ser um achado isolado, não havendo história familiar. Em sua maioria, são únicos. Em raríssimas ocasiões, pode ocorrer transformação para cilindrocarcinoma.
❓	**Etiologia**	Cilindromas são tumores anexiais de histogênese incerta. O cilindroma é um tumor de maturação mínima com diferenciação apócrina. A cilindromatose é de transmissão genética autossômica dominante. A etiologia consiste na perda da heterozigose do gene da cilindromatose (*cylD*), localizado no cromossomo 16q12-q13. Outras mutações foram encontradas em casos esporádicos.
👁	**Clínica**	Os cilindromas podem ocorrer como lesões solitárias ou múltiplas. No caso de lesões múltiplas, apresentam-se como pequenas pápulas e/ou nódulos, lisos, firmes, róseos a avermelhados, que tendem a se concentrar na cabeça (Figuras 1 e 2), principalmente no couro cabeludo (tumor "em turbante") e pescoço. Os cilindromas podem apresentar telangiectasias e, raramente, erosões. Em cerca de 10% dos casos, os tumores encontram-se no tronco e nas extremidades. As lesões solitárias podem ter de 0,2 a 6 cm, com média de 1,2 cm. Ocasionalmente provocam dor. Não existem doenças sistêmicas associadas à cilindromatose, e a malignização, quando ocorre, provoca invasão dos ossos do crânio e parênquima cerebral. A síndrome de Brooke-Spiegler (Figura 3) é caracterizada pela associação de cilindromas, tricoepiteliomas e, ocasionalmente, espiradenomas (ver capítulo *Síndrome de Brooke-Spiegler*). Essa síndrome está provavelmente vinculada ao mesmo gene.
🔍	**Diagnóstico**	Clínico e, sobretudo, histopatológico. Na patologia é um tumor dérmico sem comunicação com epiderme. É composto por ninhos de células basaloides envoltos por membrana basal espessada (Figura 4).
≠	**Diagnóstico diferencial**	Outros tumores de glândulas apócrinas e écrinas (cisto triquilemal, esteatocistoma múltiplo, tricoepitelioma múltiplo), além de carcinoma basocelular e metástase.
💊	**Tratamento**	Aconselhamento genético para os casos de múltiplos cilindromas. Procedimentos cirúrgicos com margem, já que recidivam com facilidade. Eletrocoagulação, *laser* Nd:YAG e *laser* de CO_2 ultrapulsado nos nódulos menores.

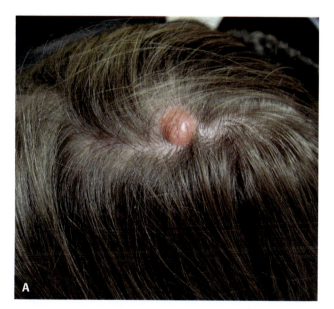
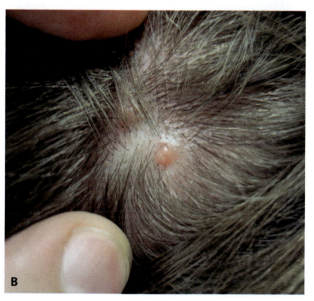

FIGURA 1 Cilindromatose. A. Nódulo no couro cabeludo. **B.** Duas lesões menores na mesma paciente. O diagnóstico foi obtido pelo exame histopatológico. Não havia história familial de tumores desse tipo.

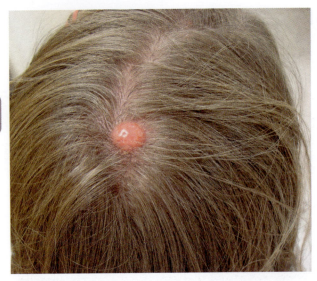

FIGURA 2 Cilindroma. Nódulo único localizado no couro cabeludo; por muitos anos esta lesão foi diagnosticada como cisto.

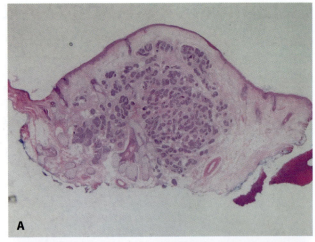

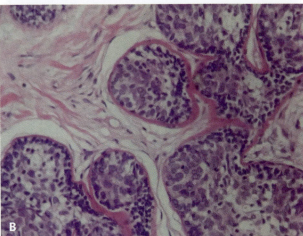

FIGURA 4 Cilindroma. Exame histopatológico. **A.** Visão panorâmica evidenciando neoplasia de células basaloides na pele. **B.** Grupo de células basaloides envolto por membrana basal espessada. Coloração em hematoxilina-eosina, 100× e 400×, respectivamente. (Cortesia do Dr. Rodrigo de Almeida Medeiros.)

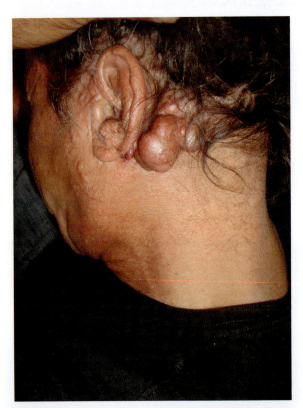

FIGURA 3 Cilindroma na síndrome de Brooke-Spiegler. Nódulos retroauriculares com telangiectasias na superfície, diagnosticados como cilindromas. A paciente também apresentava tricoepiteliomas na face (lesões papulosas menores).

CIMIDÍASE

Fred Bernardes Filho • Maria Victória Quaresma • Luna Azulay-Abulafia

	Sinonímia	Dermatose por percevejo.
	Epidemiologia	Apesar da redução significativa dos relatos de infestações por cimicídeos durante várias décadas, a partir dos anos 2000 tem-se verificado a ressurgência das infestações por percevejos. Sabe-se que a ocorrência dos cimicídeos não se restringe a locais com condições de higiene e habitação precárias. Esses insetos são encontrados em hotéis, motéis, apartamentos, repúblicas estudantis, abrigos municipais, hospitais, navios, cinemas, presídios, residências, entre outros. Daí sua importância em saúde pública. Os percevejos se dispersam de forma passiva e ativa. A dispersão passiva ocorre quando os insetos são transportados acidentalmente em móveis, bagagens e outros objetos. O aumento do turismo e o grande fluxo de viagens internacionais facilitam sua propagação. Já a dispersão ativa é responsável por espalhar as infestações em um mesmo imóvel. Essa movimentação ocorre principalmente no período noturno, sendo as fêmeas mais ativas do que os machos. O risco de infestação reflete as rápidas rotação e densidade humanas, associadas ao abandono de inseticidas mais potentes, à resistência a piretroides e à capacidade de o percevejo sobreviver até 1 ano sem comida. Não há predileção por áreas geográficas específicas ou condições climáticas.
	Etiologia	Percevejos são artrópodes da família Cimicidae dentro da ordem Hemiptera. Somente três espécies têm importância em saúde pública devido ao hábito domiciliado e à hematofagia em humanos: *Cimex lectularius*, *Cimex hemipterus* e *Leptocimex boueti*. Ocorrem cinco estágios ninfais que se interpõem entre o ovo e a fase adulta. Os adultos dessas espécies são insetos vermelho-amarronzados, planos, ovais, sem asas, medindo de 4 a 7 mm, semelhantes a um confete. Ambos os sexos são hematófagos e podem viver por 12 meses sem alimentação e até 1,5 a 2 anos em ambientes mais frios. A fertilidade das fêmeas manifesta-se logo após a fecundação, e a oviposição ocorre depois de 3 dias. Todavia, tal período sofre a influência dos seguintes fatores: temperatura, alimentação sanguínea, densidade populacional e número de cópulas. Os percevejos completam a sucção em pouco tempo, atingindo o estado de repleção em cerca de 2 a 3 min para as ninfas jovens e 5 min para as formas adultas. Após concluírem o repasto, afastam-se do corpo e da proximidade de seus hospedeiros, procurando esconderijos onde se abrigam por tempo variável. No caso dos percevejos domiciliados, os abrigos são fendas e rachaduras das paredes, de móveis, ou mesmo artefatos de uso doméstico, como colchões e travesseiros. Nesses locais, é possível encontrar aglomerados de percevejos que se misturam a exúvias (exoesqueleto), cascas de ovos e fezes (Figuras 1 a 3). Em tais formações, denominadas locais de ninhada, incubação ou *brood centers*, nota-se o característico "odor de agrupamento" (Figura 4).
	Clínica	As picadas são indolores, e os percevejos não são percebidos a menos que estejam presentes em grande número. As lesões cutâneas ocorrem devido às picadas do percevejo e consistem em seropápulas ou lesões papulourticadas eritematosas cobertas ou não por crostas hemorrágicas. Reações bolhosas não são incomuns e surgem por hipersensibilidade mediada por IgE à nitroforina, uma proteína produzida na secreção salivar do inseto dotada de potente ação anti-hemostática. Quando múltiplas, as picadas podem estar distribuídas de forma irregular ou linear. Seu padrão em sequência linear, em número de três, é característico e denominado "café da manhã, almoço e jantar" (Figuras 5 a 8).
	Diagnóstico	Picadas de insetos geralmente são difíceis de identificar e caracterizar, principalmente quando únicas ou em pequenos números. A presença de lesões dispostas em sequência linear sugere o diagnóstico. O diagnóstico definitivo depende da identificação do percevejo.
	Diagnóstico diferencial	Prurigo, urticária, escabiose, varicela, alergias alimentares, infecções estafilocócicas, pitiríase liquenoide varioliforme aguda (PLEVA), eritema multiforme, dermatoses bolhosas e urticária papular induzida por hipersensibilidade à picada, contato com ácaro, aranhas, pulgas, mosquitos, moscas e até mesmo lagartas.
	Tratamento	Corticosteroide tópico para diminuição da inflamação e anti-histamínicos orais para controle do prurido. Antissépticos ou antibióticos tópicos são indicados em caso de infecção secundária. Os principais grupos de inseticidas utilizados atualmente para o controle de percevejos incluem piretroides, silicatos e reguladores de crescimento de insetos. A erradicação de percevejos de locais em que há infestação é um desafio devido ao elevado índice de resistência a esses inseticidas.

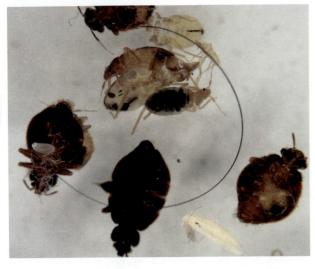

FIGURA 1 Cimidíase. Nota-se um ovo na face ventral de um percevejo adulto, além de exúrias (exoesqueletos) e ninfas em diferentes estágios.

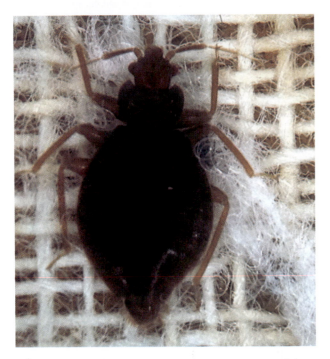

FIGURA 2 Cimidíase. Face dorsal de um percevejo adulto.

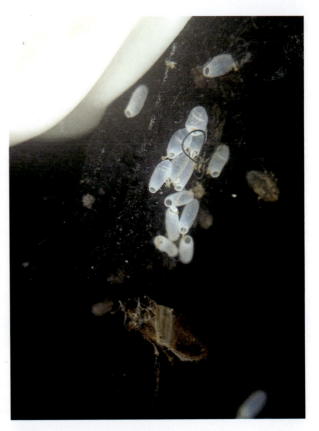

FIGURA 3 Cimidíase. Múltiplos ovos eclodidos, uma ninfa e o exoesqueleto de um adulto localizados no velcro de um guarda-chuva.

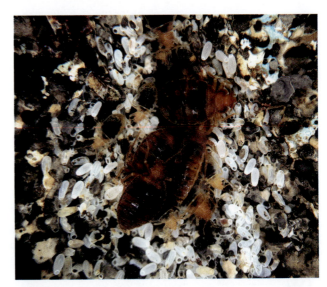

FIGURA 4 *Cimex lectularius*. Aglomerado de ninfas e adultos junto aos ovos e vestígios de fezes acrescidos do odor característico do percevejo.

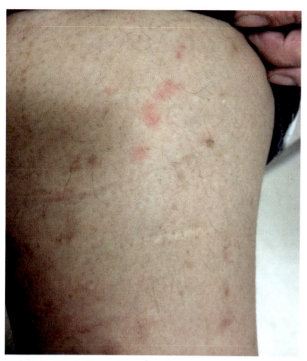

FIGURA 5 Cimidíase. Detalhe do padrão de picadas em sequência linear "café da manhã, almoço e jantar" na face medial da coxa esquerda.

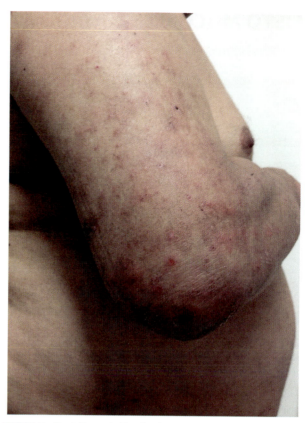

FIGURA 7 Cimidíase. Múltiplas lesões papulourticadas eritematosas e escoriações.

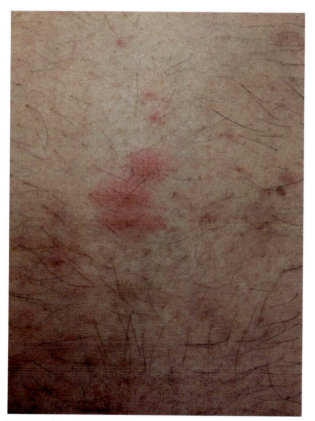

FIGURA 6 Cimidíase. Detalhe do padrão de picadas em sequência linear "café da manhã, almoço e jantar" no abdome.

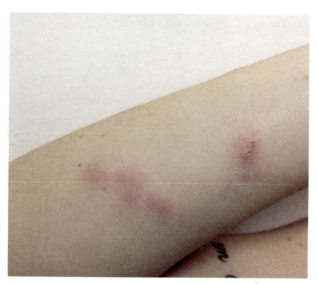

FIGURA 8 Cimidíase. Detalhe do padrão de picadas em sequência linear "café da manhã, almoço e jantar" no antebraço direito.

CISTO MUCOSO

Hugo Guimarães Scotelaro Alves • Maria de Fátima Guimarães Scotelaro Alves

=	Sinonímia	Mucocele.
📈	Epidemiologia	Ocorre em qualquer faixa etária, preferencialmente entre a 2ª e a 4ª década de vida, em indivíduos de ambos os sexos.
❓	Etiologia	É decorrente de traumatismo (mordida) ou apenas de obstrução do ducto salivar, provocando ruptura com extravasamento de sialomucina que, retida pelo estroma conjuntivo, formará espaços císticos com inflamação.
👁	Clínica	Inicialmente há uma pápula ou nódulo translúcido ou de tonalidade azulada, discretamente flutuante e de consistência amolecida (Figura 1). Lesões crônicas são mais firmes e menos circunscritas. É indolor e eventualmente drena líquido claro, esvaziando temporariamente a lesão. Tem localização preferencial no lábio inferior (Figura 2) além de língua, palato e mucosa jugal.
🔍	Diagnóstico	O aspecto clínico é característico, confirmado pela histopatologia.
≠	Diagnóstico diferencial	Cisto dermoide, cisto ductal da paratireoide, tumores de glândulas salivares e linfangioma.
🔧	Tratamento	Excisão cirúrgica, crioterapia, ablação com *laser*.

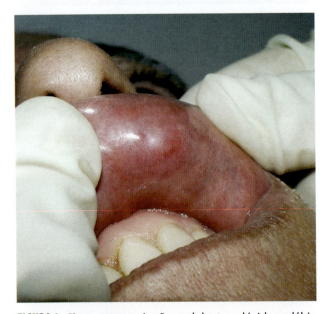

FIGURA 1 Cisto mucoso. Lesão nodular translúcida no lábio superior. (Cortesia do Dr. Sérgio Serpa.)

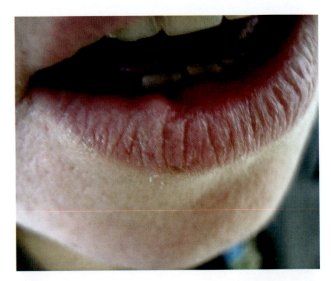

FIGURA 2 Cisto mucoso. Lesão papulosa translúcida no lábio inferior.

CISTOS FOLICULARES
Bernard Kawa Kac

=	**Sinonímia**	Os principais cistos foliculares são o cisto epidermoide ou infundibular e o cisto istmocatagênico, conhecido como triquilemal. Cisto sebáceo é denominação equivocada, pois não tem origem sebácea.
📈	**Epidemiologia**	Cistos epidermoides são comuns e frequentemente encontrados nos adultos entre a 3ª e a 4ª década de vida, sendo raros nas crianças. Esses cistos, quando múltiplos, podem estar presentes na síndrome de Gardner. Os cistos istmocatagênicos (triquilemais) são muito mais raros do que os infundibulares. Estes podem ter transmissão genética por herança autossômica dominante.
❓	**Etiologia**	O cisto epidermoide se origina do infundíbulo da unidade pilossebácea por mecanismo incerto, entretanto etiologia viral não pode ser descartada, já tendo sido encontrado papilomavírus tipos 6 e 11 na parede de cistos na região escrotal e corpos de molusco contagioso na parede de um cisto na sobrancelha direita. Ambos os pacientes eram imunocompetentes. Existe uma variante causada por implantação ou traumatismo, quando ocorre sequestro de células epidérmicas no interior da derme. O cisto istmocatagênico (triquilemal) origina-se da bainha externa do istmo de pelos anagênicos.
👁	**Clínica**	**Cisto epidermoide.** Nódulo medindo 1 a 5 cm, com superfície abaulada, normocrômica ou eritematosa e móvel à palpação. Apresenta, muitas vezes, tipicamente um orifício central, que pode dar saída a material esbranquiçado e espesso de odor desagradável. É mais encontrado na face (Figura 1), no pescoço (Figura 2), no tórax e no dorso superior (Figura 3). A variante por implantação pode ocorrer em palmas, plantas e nádegas após traumatismos, como acidentes com agulhas ou espinhos. Os cistos epidermoides podem ser únicos ou múltiplos e, quando numerosos e volumosos, podem fazer parte da síndrome de Gardner. Têm a designação de *lúpia* quando se localizam na bolsa escrotal ou nos grandes lábios, assumindo coloração amarelada (Figura 4). **Cisto triquilemal ou istmocatagênico.** Nódulo de tamanho variável, que pode assumir grandes dimensões, solitário (Figura 5) ou múltiplo, ocorrendo geralmente no couro cabeludo, sem orifício central (Figura 6).
🔍	**Diagnóstico**	**Cisto epidermoide.** Em geral seu diagnóstico é clínico, mas, se enviado para exame anatomopatológico, apresenta-se revestido por epitélio pavimentoso estratificado com camada granulosa evidente. A luz mostra lamelas de queratina de forma concêntrica. **Cisto triquilemal.** O diagnóstico clínico é mais difícil, o exame histopatológico mostra ausência da camada granulosa e seu conteúdo é homogêneo e eosinofílico, podendo exibir focos de calcificação.
≠	**Diagnóstico diferencial**	Cisto dermoide, lipoma, pilomatricoma, metástase cutânea.
🩹	**Tratamento**	O tratamento é cirúrgico. Eventualmente esses cistos podem sofrer processo inflamatório, devendo-se postergar a intervenção cirúrgica. Nesses casos a exérese deverá ser realizada em bloco após o "esfriamento" do processo. Quando infectados, tornam-se dolorosos e a drenagem é uma medida imperiosa na maioria das vezes, assim como antibioticoterapia sistêmica.

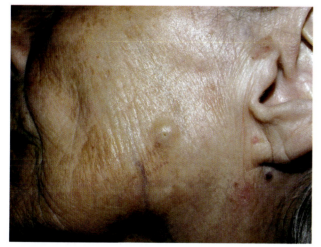

FIGURA 1 Cisto epidermoide. Nódulo com orifício central, normocrômico, localizado na face.

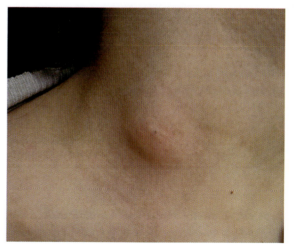

FIGURA 2 Cisto epidermoide. Localizado na região cervical, sendo necessário afastar tuberculose ganglionar, paracoccidioidomicose, entre outras doenças. Observar o ponto preto (óstio) na superfície da lesão.

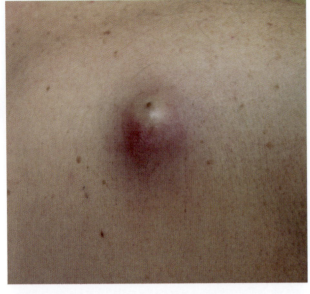

FIGURA 3 Cisto epidermoide. Pode sofrer processo inflamatório, tornando-se eritematoso e doloroso.

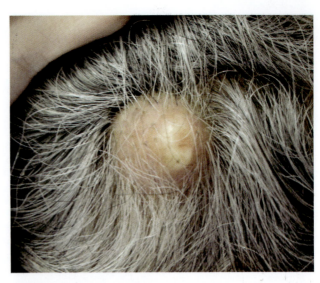

FIGURA 5 Cisto triquilemal. Nódulo único no couro cabeludo com orifício diminuto e escuro na superfície, sugerindo diagnóstico de lesão cística. (Cortesia da Dra. Isabella Brasil Succi.)

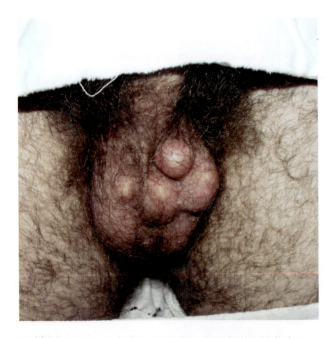

FIGURA 4 Lúpia. Nódulos múltiplos amarelados, na bolsa escrotal (representam cistos epidermoides nesta localização).

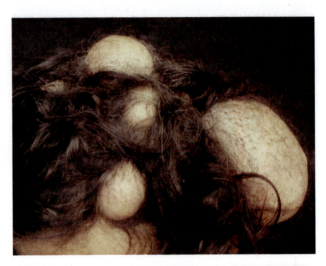

FIGURA 6 Cisto triquilemal. Nódulos e nodosidades múltiplas, localizadas no couro cabeludo. Diagnóstico diferencial com cilindroma. (Arquivo do Serviço de Dermatologia do Hospital Universitário Pedro Ernesto.)

CONDRODERMATITE NODULAR DA HÉLICE

Bruna Maggioni Busetti • Edgar Efren Ollague Cordova • Kleber Danilo Ollague Cordova

=	**Sinonímia**	Condrodermatite nodular crônica da hélice, condrodermatite nodular crônica da hélice e da anti-hélice, calo da orelha.
	Epidemiologia	Ocorre mais frequentemente em homens de meia-idade, sendo 95% dos casos em indivíduos entre 50 e 80 anos de idade. Os homens, mais comumente afetados, apresentam acometimento preferencialmente da hélice, enquanto as mulheres, na anti-hélice. Casos esporádicos na infância têm sido relatados. Geralmente é unilateral e se desenvolve do mesmo lado em que o paciente deita na cama.
?	**Etiologia**	O estreitamento arteriolar no pericôndrio parece ser a causa das alterações patológicas observadas na condrodermatite nodular da hélice com vários fatores contribuintes e predisponentes. Entre os fatores predisponentes constam pressão (dormir de um lado, chapéus ou fones de ouvido resultam em acometimento do suporte sanguíneo local), radiação solar, exposição ao frio, vento, esclerose sistêmica, dermatomiosite infantil e variantes estruturais anormais do pavilhão auricular.
	Clínica	A lesão geralmente começa como um nódulo de 0,5 a 1 cm de diâmetro, em forma de cúpula sobre pele eritematosa e doloroso à palpação. A superfície pode ser escamosa ou crostosa, ocultando uma pequena úlcera. Às vezes, a condição é notada pela primeira vez como uma úlcera. Nos homens, quase 90% dos nódulos estão localizados na hélice, geralmente no polo superior e mais frequentemente à direita, mas podem ocorrer em anti-hélice, trago, concha e antitrago, em ordem decrescente de frequência (Figura 1). Ocasionalmente, há múltiplos nódulos ou lesões, podendo ocorrer bilateralmente. Nas mulheres, as orelhas direita e esquerda são afetadas igualmente, e a proporção de lesões na anti-hélice e no trago é maior (Figura 2).
🔍	**Diagnóstico**	O diagnóstico baseia-se na aparência clínica e na história clássica de rápido desenvolvimento de lesão nodular com dor e sensibilidade associadas. Na dúvida diagnóstica, a lesão deve ser extirpada e enviada para exame histopatológico.
≠	**Diagnóstico diferencial**	As lesões que são mais comumente confundidas com condrodermatite nodular da hélice são carcinoma de células escamosas, carcinoma de células basais, ceratose actínica hipertrófica, cornos cutâneos e nódulos elastóticos. Outras a serem consideradas incluem verrugas, ceratoacantomas, calcinose cutânea, tofos gotosos e colagenose perfurante reacional.
	Tratamento	O manejo da condrodermatite nodular da hélice sintomática deve ser dirigido a evitar os fatores desencadeantes, como o alívio da pressão sobre a orelha. Várias intervenções para aliviar a pressão durante o sono incluem travesseiros adaptados em formato de rosca, espuma protetora oca ou uma prótese moldada. Entre as medidas farmacológicas constam as injeções intralesionais de corticosteroides. Resultados promissores foram relatados com o uso de nitroglicerina tópica 2% 2 vezes/dia, um relaxante do músculo liso arteriolar. O tratamento cirúrgico pode ser curativo. A abordagem mais eficaz é remover a cartilagem anormal e reter o máximo possível da pele sobrejacente, assegurando que as bordas da cartilagem sejam lisas. Muitas técnicas cirúrgicas têm sido usadas, incluindo crioterapia, curetagem, *shaving*, excisão em cunha, excisão por *punch* substituindo o tecido removido por enxerto e excisão seguida de reparo por retalho. A terapia fotodinâmica e o *laser* de dióxido de carbono têm sido usados com sucesso em alguns casos.

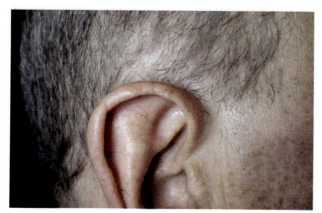

FIGURA 1 **Condrodermatite nodular da hélice.** Lesões papulosas, dolorosas, na hélice, somente na orelha direita. O paciente dormia com esse lado da face para o travesseiro.

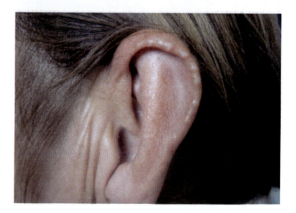

FIGURA 2 **Condrodermatite nodular da hélice.** Paciente do sexo feminino, com vários nódulos na hélice, dolorosos, na orelha esquerda. Deitava sempre com essa orelha apoiada no travesseiro.

CORNO CUTÂNEO

Nelson Aguilar Aguilar

	Sinonímia	Não tem outra nomenclatura.
	Epidemiologia	É encontrado em adultos e idosos, com predomínio nos homens.
	Etiologia	Mais do que uma entidade clínica, constitui um aspecto morfológico resultante do acúmulo de queratina compactada sobre uma lesão, que pode ser ceratose actínica, verruga filiforme, ceratose seborreica, ceratoacantoma ou até carcinoma epidermoide. Pode ocorrer sobre dermatose preexistente como poroceratose.
	Clínica	Protuberância corniforme de comprimento maior que o dobro do diâmetro, de aspecto ceratósico (Figuras 1 e 2); a base pode ser papular ou nodular. Aparece nas áreas fotoexpostas, como face, couro cabeludo, tronco e extremidades. A evolução é de vários meses.
	Diagnóstico	O diagnóstico é clínico; no entanto, levando-se em conta que cerca de 1/5 dos cornos cutâneos surge a partir do carcinoma espinocelular, deve ser realizada a exérese da lesão, incluindo a sua base, para definir a origem. Histopatologicamente é composto de ceratinócitos da camada córnea, densamente aderidos e dispostos em coluna, variando a patologia da lesão subjacente de acordo com sua natureza.
	Diagnóstico diferencial	As lesões na base do corno cutâneo podem ser ceratose actínica (a mais frequente), verruga vulgar, ceratose seborreica, ceratoacantoma e carcinoma epidermoide.
	Tratamento	Saucerização (*shaving*) profunda para exame histopatológico da base da lesão para descartar malignidade. Caso a base seja nodular, pode-se fazer uma exérese convencional. A criocirurgia não é efetiva, a menos que o excesso de queratina seja retirado.

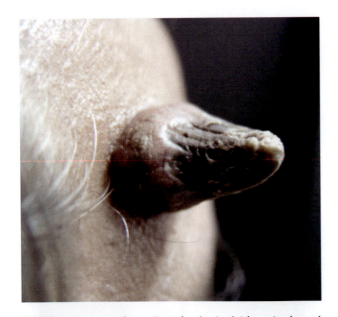

FIGURA 1 Corno cutâneo. Protuberância rígida, cuja altura é maior que a base, neste caso, parecendo originar-se de um ceratoacantoma.

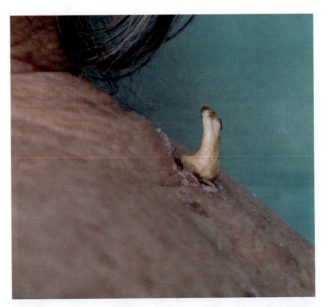

FIGURA 2 Corno cutâneo. Protuberância ceratósica pontiaguda, de coloração esbranquiçada e consistência endurecida. Observar, na base da lesão, provável ceratose actínica. (Cortesia da Dra. Mercedes P. Pockstaller.)

CRIPTOCOCOSE

João Manoel Cruz Nascimento

Sinonímia Tolurose e blastomicose europeia.

Epidemiologia A criptococose é uma doença infecciosa ocasionada por leveduras encapsuladas do gênero *Cryptococcus*. Caracteriza-se por distribuição mundial e pela possibilidade de um grande espectro de manifestações clínicas. Atualmente, considera-se que duas espécies causem doença nos seres humanos: *Cryptococcus neoformans* e *Cryptococcus gattii*. Enquanto a espécie *Cryptococcus neoformans* encontra-se associada à gênese de doença tanto em indivíduos imunossuprimidos como em indivíduos (aparentemente) sadios, a espécie *Cryptococcus gattii* tem sido historicamente considerada como causadora de doença em indivíduos imunocompetentes. Aproximadamente 95% dos casos de infecções criptocócicas são causadas pela espécie *Cryptococcus neoformans* (sorótipo A).

Inúmeras condições já foram reconhecidas como fator de risco para o desenvolvimento da criptococose, tais como: infecção pelo HIV; doenças reumatológicas, como lúpus eritematoso sistêmico e artrite reumatoide (sendo o risco também atribuído aos medicamentos imunossupressores empregados no tratamento de tais condições); corticosteroides ou outras terapias de caráter imunossupressor; receptores de transplante de órgãos sólidos nos quais o emprego de medicamentos imunossupressores com objetivo de se evitar a rejeição do órgão transplantado também pode contribuir com o surgimento da criptococose; doença hepática crônica (descompensada); sarcoidose; insuficiência renal e/ou diálise peritoneal; distúrbios linfoproliferativos; linfopenia de linfócitos TCD4 de origem idiopática; tratamento com anticorpos monoclonais, entre outras condições. Nas últimas décadas, com a expansão das populações vulneráveis, a meningite criptocócica tornou-se uma entidade clínica de importância global e com significativa morbimortalidade, sobretudo entre os pacientes com síndrome da imunodeficiência adquirida (AIDS).

Etiologia Atualmente é aceita a seguinte classificação: sorótipo A (espécie *C. neoformans*, var. *grubii*), sorótipo B (espécie *C. gattii*), sorótipo C (espécie *C. gattii*), sorótipo D (espécie *C. neoformans*, var. *neoformans*) e sorótipo AD (espécie *C. neoformans*). Todas as espécies são subdivididas em tipos moleculares.

Clínica Os fungos *Cryptococcus neoformans* e *Cryptococcus gattii* têm predileção pelo estabelecimento de doença clinicamente manifesta nos pulmões e no sistema nervoso central (SNC). Entretanto, o fungo tem a capacidade da disseminação e a possibilidade de acometimento de praticamente qualquer outro órgão, sobretudo em indivíduos com imunossupressão avançada.

O trato respiratório é a mais importante porta de entrada do fungo no organismo, e as manifestações pulmonares decorrentes da infecção por *Cryptococcus* podem variar desde colonização assintomática das vias respiratórias até um quadro pulmonar com evolução para uma síndrome respiratória aguda grave. No SNC, as manifestações da infecção por *Cryptococcus* incluem grande variedade de sinais e sintomas, como cefaleia, febre, neuropatias cranianas, alterações do nível de consciência, letargia, perda de memória e sinais de meningismo. O acometimento neurológico habitualmente tem instalação ao longo de semanas; entretanto, em pacientes HIV-positivos com imunossupressão avançada, esta evolução pode ter caráter mais agudo. A infecção cutânea é a terceira forma mais comum de doença criptocócica (Figuras 1 a 4). O diagnóstico clínico geralmente não é possível pela semelhança das lesões cutâneas com os principais diagnósticos diferenciais, sendo necessárias metodologias complementares como a histopatologia e a cultura para o diagnóstico definitivo (Figura 5). A infecção da próstata é geralmente assintomática e pode servir como santuário para o fungo, explicando episódios repetidos de infecção em pacientes com elevada carga fúngica e interrupção precoce do tratamento.

Diagnóstico **Exame direto (tinta da China).** O exame direto pelo emprego da tinta da China no líquido cefalorraquidiano (LCR) é o método mais rápido para o diagnóstico da meningite por *Cryptococcus*. A sensibilidade varia de 30 a 50% nos casos de meningite associada a paciente sem AIDS e aumenta até 80% em pacientes com AIDS. Resultados falso-positivos podem ser ocasionados, entre outros motivos, pela identificação de formas leveduriformes não viáveis e, portanto, não responsáveis pelo quadro de meningite em questão.

Cultura. O fungo *Cryptococcus* nos casos de meningite associada a paciente sem AIDS pode ser cultivado em diversos materiais, tais como LCR, escarro e biopsia cutânea. A cultura nesses materiais pode oferecer resultado positivo tanto em meios de cultura específicos para fungos como também, em certas situações, em meios destinados ao crescimento bacteriano. A sensibilidade da cultura do LCR nos casos de meningite por *Cryptococcus* associada a pacientes com AIDS pode chegar a 90%, sendo as colônias fúngicas habitualmente visualizadas em placas de ágar após um período de incubação entre 48 e 72 h.

Citologia e histopatologia. O fungo *Cryptococcus* pode ser visualizado em cortes histológicos de diversos materiais, sendo mais bem identificado empregando-se colorações que destacam a cápsula polissacarídica, tais como mucicarmim, PAS (*periodic acid-Schiff*) ou *alcian-blue*.

Sorologia. O diagnóstico sorológico de infecção criptocócica foi significativamente aprimorado com o desenvolvimento dos testes sorológicos para o antígeno capsular polissacarídico criptocócico (CrAg; do inglês *cryptococcal polysaccharide capsular antigen*), o qual é produzido durante a infecção. A técnica de aglutinação em látex (no sangue e no LCR) tem sido a metodologia diagnóstica mais habitualmente utilizada com sensibilidade e especificidade esperadas de 93 a 100% e de 93 a 98%, respectivamente. Resultados falso-negativos podem caracterizar um efeito *prozone* em condições de titulações de antígenos extremamente elevadas (efeito que pode ser anulado mediante maior diluição). Também são possíveis causas de resultados falso-negativos uma pequena carga fúngica, como a que ocorre em meningites crônicas ou em estágios muito iniciais da infecção, e situações de armazenamento inadequado da amostra em análise.

Diagnóstico diferencial

Os diagnósticos diferenciais a serem considerados variam conforme o local de acometimento pela infecção criptocócica: infecções em pulmão, SNC, pele, próstata (e em outros órgãos) têm todos os seus respectivos diagnósticos diferenciais. As infecções cutâneas são consideradas a terceira forma mais comum de manifestação clínica (infecções pulmonares e de SNC sendo as mais comuns). Os pacientes podem apresentar grande variedade de lesões cutâneas habitualmente indistinguíveis das resultantes de outras etiologias. Assim, a realização de biopsia cutânea para cultura e exame histopatológico é considerada medida essencial para o diagnóstico definitivo.

Tratamento

Para os casos de acometimento do SNC, o regime terapêutico é dividido em 3 etapas:
- *Indução* (pelo menos 2 semanas): anfotericina B desoxicolato (0,7 a 1 mg/kg/dia) mais flucitosina (100 mg/kg/dia) divididas em quatro tomadas diárias. Na ausência de flucitosina, pode ser usado fluconazol (800 mg/dia) dividido em duas tomadas diárias. Publicação recente envolvendo quase 700 pacientes HIV-positivos em diversos centros africanos demonstrou que as associações de anfotericina B desoxicolato mais flucitosina (durante 1 semana) e fluconazol mais flucitosina (durante 2 semanas) evidenciaram eficácia semelhante na fase de indução do tratamento da meningite criptocócica
- *Consolidação* (pelo menos 8 semanas): fluconazol (400 a 800 mg/dia)
- *Manutenção* (pelo menos 12 meses e duas contagens de linfócitos CD4+ superiores a 200 células/mm³ com intervalo de 6 meses): fluconazol (200 mg/dia). O emprego da anfotericina desoxicolato (1 mg/kg/semana) é uma alternativa viável em muitos casos. Os casos de acometimento cutâneo habitualmente refletem uma doença disseminada e devem ser tratados à semelhança do acometimento neurológico.

Prevenção. A profilaxia primária não está indicada em pacientes com AIDS. A profilaxia secundária deve ser iniciada imediatamente após o término do tratamento das fases de indução e de consolidação. A profilaxia secundária tem duração mínima de 1 ano e somente pode ser suspensa com o paciente assintomático e com contagem de linfócitos CD4 superior a 200 células/mm por um período mínimo de 6 meses.

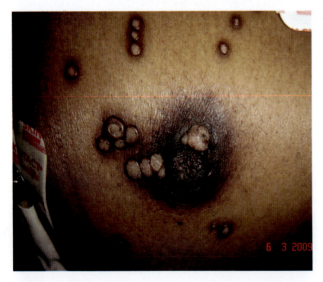

FIGURA 1 Criptococose. Lesões papulosas cupuliformes, lembrando molusco contagioso em paciente com AIDS.

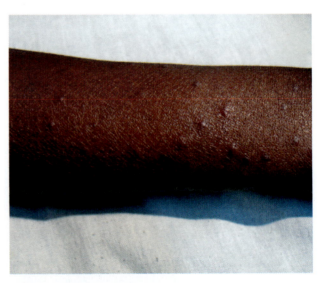

FIGURA 2 Criptococose. Paciente com AIDS exibindo algumas lesões papulosas sem prurido.

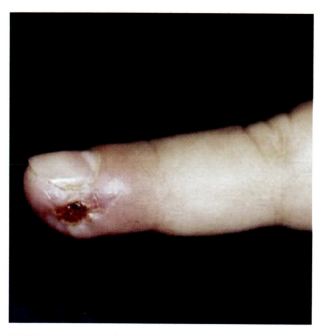

FIGURA 3 Criptococose. Pequena ulceração na extremidade do dígito de paciente transplantado renal.

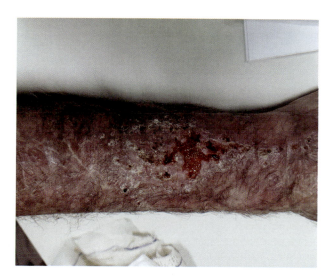

FIGURA 4 Criptococose. Lesão ulcerada no centro de placa verrucosa com áreas atróficas; a hipótese inicial havia sido de cromomicose. Paciente imunocompetente. O diagnóstico foi concluído pela cultura para fungo.

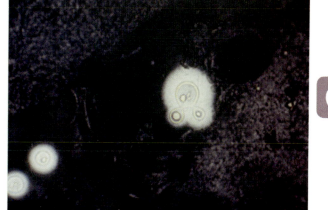

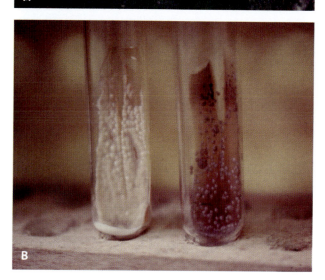

FIGURA 5 Criptococose. A. Exame direto usando a tinta da China. **B.** Tubos de cultura, um exibindo cultura de cor creme e aspecto mucoide e o outro de cor marrom, característica de criptococo. (Cortesia de Maria Julieta Caiuby.)

CROMOMICOSE

Carmelia Matos Reis • Eugênio Galdino de Mendonça Reis Filho

Sinonímia — Cromoblastomicose.

Epidemiologia — Micose cosmopolita mais frequentemente encontrada em regiões tropicais e subtropicais de América, Ásia e África. As maiores taxas relacionadas à cromomicose estão em Madagascar, Brasil, Venezuela, México, África do Sul, Costa Rica e Japão. Essa patologia apresenta caráter endêmico, principalmente na população rural. Incidência no Brasil: 6,4 no Paraná (71 casos/11 anos), 5,9 no Pará (325 casos/55 anos), 4,3 no Maranhão (13 casos/3 anos), 2,6 no Rio Grande do Sul (73 casos/28 anos). No Distrito Federal, 42 casos no período de 1986 a março de 2007, com a incidência de 1,9 caso/ano (Reis-Filho e Reis, 2007).

De acordo com Ribeiro et al. (2006), com base no censo populacional do Brasil do ano de 2000, o país contava com uma população rural de 31,9 milhões de habitantes e uma estimativa de acometimento de cromomicose de 1/196 mil habitantes, o que levaria a uma detecção dessa micose em aproximadamente 0,51% da população rural brasileira. O contágio ocorre por implantação traumática do fungo na pele com fragmentos de vegetais e lascas de madeira.

Etiologia — É uma infecção fúngica crônica pleomórfica, da pele e do tecido celular subcutâneo, causada por fungos pigmentados (melanizados), que são prevalentes em todo o mundo. As formas parasitárias são fumagoides, muriformes e acastanhadas, em divisão planada. Os agentes etiológicos mais comuns pertencem aos gêneros *Fonsecaea* e *Cladophialophora*, que são encontrados como saprófitas nos solos e nas plantas. *Fonsecaea pedrosoi* é o agente mais comum no Brasil, encontrado em florestas tropicais caracterizadas por elevada pluviosidade, bem como regiões temperadas da América Latina. *Cladophialophora carrionii* é o agente mais importante em países secos e regiões desérticas, como Austrália, África do Sul e Cuba. Entre os causadores patogênicos menos frequentes, incluem-se *Phialophora verrucosa*, *Rhinocladiella aquaspersa*, *Exophiala dermatitidis* e *Fonsecaea monophora*, *Exophiala jeanselmei* e *Exophiala spinifera*.

Clínica — A classificação introduzida por Carrión em 1950 caracteriza cinco tipos diferentes de lesões: nodular, placa, tumoral, cicatricial e verrucosa. As formas nodular, tumoral e verrucosa são as mais frequentes. Algumas vezes está associada a infecções secundárias crônicas, linfedema, elefantíase e, raramente, evoluem para carcinoma espinocelular. A lesão inicial é uma pápula ou nódulo, com crescimento lento e expansão por contiguidade (1 a 2 meses). É mais frequente nos membros inferiores (Figura 1). Na sua evolução, independentemente da localização no tegumento, as lesões tornam-se vegetantes, com aspecto condilomatoso e/ou verrucoso (Figura 2). A cromomicose pode atingir todo o membro (Figuras 3 e 4) e muitas vezes leva à impotência funcional da região afetada (Figura 5). A cromomicose permanece confinada à gordura subcutânea durante toda sua evolução e não invade músculo subjacente ou osso (Queiroz-Telles et al., 2009).

Diagnóstico — O exame direto de escamas, crostas e fragmentos de pele dissociados e clarificados pelo hidróxido de potássio a 20 e 30% e lactofenol revela a presença de corpos fumagoides, muriformes, isolados ou agrupados, que são elementos com septo em dois planos, paredes espessas e acastanhados, medindo 6 a 12 µm (Bittencourt et al., 1994). A preparação, quando aquecida, permite visualização mais rápida. As estruturas observadas ao exame direto são comuns a todas as espécies. De acordo com Matsumoto, o termo "muriforme" deve predominar sobre "esclerótico", pois esse termo se refere aos "esclerócios", que são massas compactas de hifas dormentes. Especial atenção deve ser dada às lesões de pele cobertas com "pontos negros", que são pequenas crostas hemáticas que contêm restos celulares e estruturas fúngicas, resultantes da sua eliminação transepitelial. A área com "pontos negros" deve ser, de preferência, selecionada para coleta das amostras (Queiroz-Telles et al., 2009).

Na cultura, os espécimes são inoculados nos meios de ágar-Czapek-Dox, ágar-Sabouraud-glicose e ágar-Mycosel a temperatura ambiente e a 37°C. As colônias suspeitas aparecem entre 7 e 15 dias de cultivo, sob forma de colônias escuras, oliváceas, ou pequenos pontos negros; apresentam aspecto aveludado, superfície plana e centro elevado. Os seus tipos de frutificação (conidiogênese) são distintos, responsáveis pela diferenciação das espécies: tipo *Cladosporium*, tipo *Rhinocladiella* (Acrotheca) e tipo *Phialophora* (fiálide). Os três tipos são encontrados no complexo *Fonsecaea pedrosoi*, embora predomine o tipo *Cladosporium*. O exame histopatológico mostra a epiderme com hiperplasia pseudoepiteliomatosa característica; na derme, visualiza-se processo inflamatório misto granulomatoso e supurativo; infiltrados linfo-histiocitários, células eosinófilicas e células gigantes são observados dentro de microabscessos, nos quais são identificados parasitos arredondados, acastanhados, chamados corpos fumagoides, muriformes, que apresentam paredes grossas, isolados ou agrupados, em divisão planada (mais de um plano), medindo entre 6 e 12 µm de diâmetro. O diagnóstico imunológico não tem aplicação prática, embora anticorpos específicos sejam produzidos na resposta humoral contra o hospedeiro. Quando o tratamento é bem-sucedido, as precipitinas desaparecem. A biologia molecular tem permitido a classificação de novas espécies do complexo *Fonsecaea* (*F. monophora*, *F. nubica*) pelo método de reação em cadeia da polimerase (PCR).

	Diagnóstico diferencial	É feito com as doenças que compõem o acrônimo PLECT: paracoccidioidomicose, leishmaniose, esporotricose, cromomicose, tuberculose, além de outras, como lobomicose, micetoma, carcinoma espinocelular e granuloma anular (Figura 6).
	Tratamento	Eletrocoagulação das lesões de pequenas dimensões e iniciais; remoção cirúrgica de lesões vegetantes; tratamento com calor local. Criocirurgia: aplicação de nitrogênio líquido (NL) com ponteiras tipo *cone-spray*, ou ponteiras sólidas, 2 a 4 min de congelação, 2 ciclos; ou margem externa de 0,5 cm; os ciclos devem ser repetidos a cada 21 a 28 dias. Pode ser associado a itraconazol 200 mg/dia por via oral (VO) por 2 anos. Itraconazol 100 mg/dia VO durante 12 a 24 meses; ou doses de 400 mg associado à terbinafina (500 mg/dia VO) por 2 anos. Por outro lado, a resistência tem sido demonstrada em sequenciais isolados de *F. pedrosoi* de pacientes submetidos à terapia a longo prazo com essas medicações. Isso pode estar ligado à densa fibrose local, que reduz os níveis de itraconazol nos tecidos. Anfotericina B, 1 mg/kg, 3 vezes/semana por via intravenosa (IV), dose total de 1.750 mg + 5-fluorocitosina 1 g VO por 12 meses. O *laser* CO_2 é outra modalidade de tratamento usada. Nos últimos anos, voriconazol, ravuconazol e posaconazol foram desenvolvidos com atividade *in vitro* contra fungos negros. O voriconazol, derivado de fluconazol, tem espectro mais amplo e de elevada afinidade bioquímica com a 14-alfadesmetilase dos fungos, resultando em forte atividade antifúngica, devido a uma combinação na inibição do crescimento das células, divisão e biossíntese de esteróis, levando às alterações morfológicas da membrana celular. O posaconazol é estruturalmente semelhante ao itraconazol, tem um espectro expandido de atividade e foi licenciado pela Comissão Europeia para tratamento de aspergilose invasiva, fusariose, micetoma e cromomicose em adultos que sejam refratários ou intolerantes a outros agentes antifúngicos; no entanto, não é facilmente disponível no Brasil (Criado et al., 2011). Os autores deste capítulo têm usado, com bons resultados, voriconazol 200 mg 2 vezes/dia IV sob internação, e manutenção ambulatorial com 200 mg VO, 2 vezes/dia. É realizado o monitoramento de funções renal, hepática e hemática.

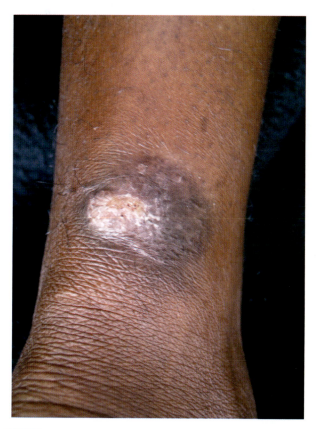

FIGURA 1 Cromomicose. Lesão no membro inferior, de aspecto verrucoso e cicatricial, com pontos acastanhados na superfície.

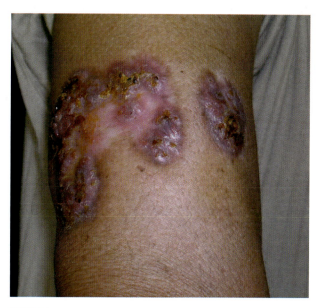

FIGURA 2 Cromomicose. Lesão de aspecto cicatricial na periferia, com bordas verrucosas circinadas e eritematovioláceas.

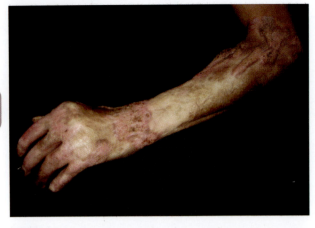

FIGURA 3 Cromomicose. Placa de superfície verrucosa em todo o membro superior, com áreas de atrofia e pseudocicatrização.

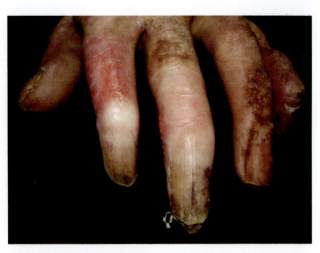

FIGURA 5 Cromomicose. Impotência funcional da mão devido a progressão da doença e sua evolução crônica.

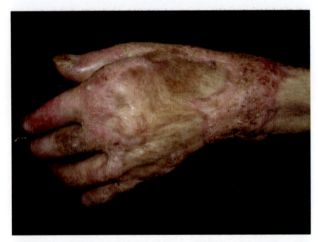

FIGURA 4 Cromomicose. Placa verrucosa de crescimento lento, localizada na mão, com áreas de atrofia cicatricial.

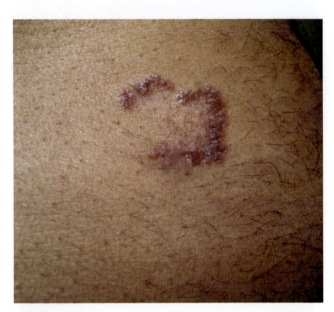

FIGURA 6 Cromomicose. Lesão de aspecto policíclico lembrando granuloma anular.

CUTIS LAXA

Tainá Scalfoni Fracaroli • Luna Azulay-Abulafia

	Sinonímia	Elastólise generalizada ou dermatocalazia generalizada.
	Epidemiologia	Doença rara, hereditária ou adquirida, que acomete ambos os sexos sem predileção. As formas hereditárias dividem-se em autossômica dominante, autossômica recessiva e recessiva ligada ao X. A forma autossômica recessiva apresenta-se como tipo I, IIA ou IIB. Existe uma considerável sobreposição desses tipos, por isso uma classificação clínica precisa pode ser difícil.
	Etiologia	**Formas hereditárias.** Estão associadas a alterações genéticas, como defeitos na síntese da elastina, e anormalidades estruturais nas proteínas de matriz extracelular, como nas fibulinas 4 e 5. Foi encontrada mutação no éxon terminal do gene *ELN*, o que provoca tropoelastina alterada, resultando em maior conformidade, menor rigidez nos tecidos e aumento de fator transformador de crescimento beta (TGF-β), na forma autossômica dominante. Esta ainda pode ocorrer na ausência de história familiar em 30% dos casos devido a mutação *de novo*. Mutações nos genes *FBLN4* ou *FBLN5*, *ATP6V0A2* e *PYCR1* têm sido identificadas como causadoras das formas autossômicas recessivas I, IIA e IIB, respectivamente. Na forma recessiva ligada ao X, foi descrita mutação no gene *ATP7A*, o que leva à deficiência de enzimas dependentes de cobre, como a lisil-oxidase, a qual participa da síntese de elastina. **Formas adquiridas.** Podem estar associadas a diversas condições, como dermatoses inflamatórias, episódios de urticária e angioedema, dermatite herpetiforme, lúpus eritematoso sistêmico, artrite reumatoide, doença celíaca, amiloidose, uso de medicamentos (isoniazida, penicilina e penicilamina), mieloma múltiplo e linfoma.
	Clínica	A *cutis laxa* é caracterizada por pele inelástica e frouxa, formando pregas pelo corpo, o que confere ao paciente um aspecto envelhecido. As localizações mais evidentes são face, pescoço, dorso, mãos e região inguinal (Figuras 1 a 4). Pode apresentar alterações das fibras elásticas nos órgãos internos, evoluindo com aneurismas de grandes vasos, enfisema pulmonar, estenose de artéria pulmonar, hérnias e divertículos dos tratos gastrintestinal e geniturinário. **Formas hereditárias.** Manifestam-se ao nascimento ou no início da vida adulta e, de acordo com a forma clínica, apresentam algumas características peculiares, como fronte alargada e nariz em gancho na forma autossômica dominante. Na forma autossômica dominante há grande variabilidade de manifestações cutâneas e sistêmicas intrafamiliar. As manifestações sistêmicas variam de leves a graves, apresentando as formas autossômicas recessivas maior gravidade, podendo levar à morte no primeiro ano de vida. **Formas adquiridas.** Caracterizam-se por início insidioso na idade adulta, com envolvimento primário da face e progressão caudal, juntamente com manifestações sistêmicas, como enfisema pulmonar, divertículos intestinais, hérnias e dilatações vasculares. O início precoce pode estar associado a menor gravidade da doença. Neste grupo também está a forma chamada elastólise pós-inflamatória, na qual há áreas de pele frouxa apenas em locais de lesões inflamatórias prévias.
	Diagnóstico	Essencialmente clínico e confirmado pelo exame histopatológico da pele, que demonstra espessura normal com perda ou fragmentação de fibras elásticas na derme, somente visualizadas com colorações especiais como orceína, Verhoeff-van Gieson, Weigert ou Hart. Anormalidades leves nas fibras elásticas podem ser difíceis de serem detectadas; logo, a ausência de alterações das fibras elásticas na histopatologia não exclui, necessariamente, o diagnóstico de *cutis laxa*. Estudos genéticos podem ser realizados para complementação.
	Diagnóstico diferencial	A síndrome de Ehlers-Danlos e o pseudoxantoma elástico são os principais diagnósticos diferenciais, mas frouxidão de pele formando pregas também é descrita em neurofibromatose, leprechaunismo, síndrome de Patterson e trissomia do 18.
	Tratamento	A cirurgia plástica reparadora é o tratamento de escolha, com resultados variados e temporários. O uso da toxina botulínica foi relacionado a melhora na aparência, bem como o uso de *lasers* fracionados, principalmente para a face. A terapia precoce com cobre-histidina pode ser benéfica em pacientes com *cutis laxa* ligada ao X. É necessário acompanhamento multidisciplinar quando há acometimento sistêmico. Ecocardiograma e provas de função respiratória podem ser realizados regularmente com a intenção de prevenir complicações, especialmente na forma hereditária autossômica dominante.

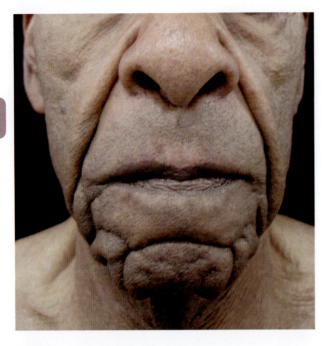

FIGURA 1 *Cutis laxa.* Paciente de 44 anos, com *cutis laxa* adquirida, evidenciando aspecto envelhecido de evolução havia 7 anos.

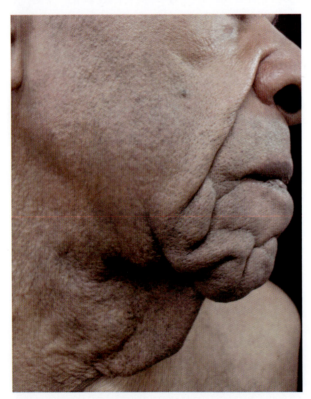

FIGURA 2 *Cutis laxa.* Excesso de pele formando dobras na região mentoniana e no pescoço.

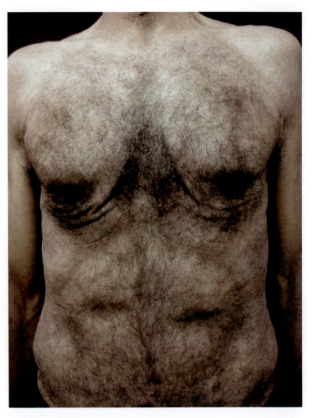

FIGURA 3 *Cutis laxa.* Mesmo paciente, com frouxidão de pele no tórax anterior.

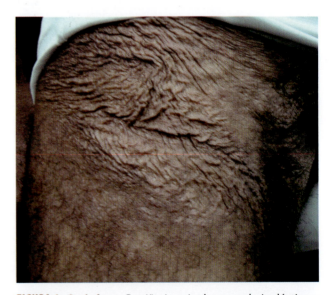

FIGURA 4 *Cutis laxa.* Região inguinal com pele inelástica e frouxa. O paciente também apresentava enfisema pulmonar, doença diverticular difusa do cólon e herniorrafia inguinal à direita realizada havia 3 anos.

CUTIS VERTICIS GYRATA
Mercedes Prates Pockstaller

=	**Sinonímia**	Cútis vértice *plicata*.
📈	**Epidemiologia**	A *cutis verticis gyrata* (CVG) pode ser primária (essencial e não essencial) ou secundária. Na CVG primária, a maioria dos casos é esporádica. Tem início após a puberdade, geralmente até os 30 anos. Homens são cinco vezes mais afetados. Na CVG primária não essencial, há associação com alterações neurológicas e/ou oftalmológicas. Retardo mental, com taxas entre 3,5 e 4,5%, foi detectado por alguns autores. A CVG secundária é menos frequente. A data de início é mais variável, podendo ocorrer ao nascimento, e a distribuição por sexos é mais uniforme.
❓	**Etiologia**	Desconhecida na forma primária. Na secundária, depende da causa subjacente: • Nevos: o melanocítico congênito é o mais comum; lipomatoso; do tecido conjuntivo • Neurofibroma plexiforme • Distúrbios endócrinos: acromegalia; mixedema; resistência insulínica • Síndromes geneticamente determinadas: Klinefelter, Turner, Noonan • Doenças inflamatórias do couro cabeludo • Neoplasias: carcinoma de mama, leucemia.
👁	**Clínica**	Aumento da espessura do couro cabeludo, com formação de pregas grossas, simétricas, dispostas no vértice e na região occipital, principalmente. Em geral, tem sentido anteroposterior, podendo formar circunvoluções. Rarefação dos cabelos costuma ocorrer no topo das dobras (Figuras 1 e 2).
🔍	**Diagnóstico**	Exame clínico com investigação neurológica, oftalmológica e endócrina. Estudos citogenéticos. Histopatologia: na forma primária, há aumento da trama colágena na derme. Na secundária, os achados dependem da natureza da doença de base. É útil, nos casos de início precoce, para identificar uma lesão estrutural como um nevo, por exemplo.
≠	**Diagnóstico diferencial**	Paquidermoperiostose primária. Síndrome da *cutis gyrata* de Beare-Stevenson.
💊	**Tratamento**	Higiene local cuidadosa. Cirurgia nos casos selecionados.

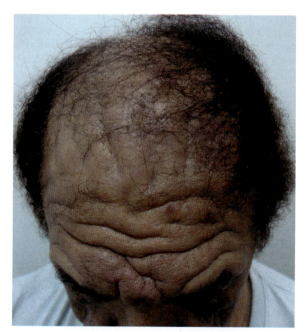

FIGURA 1 *Cutis verticis gyrata* **primária essencial.** Pregas grosseiras, com aumento da espessura do couro cabeludo e ausência de cabelos.

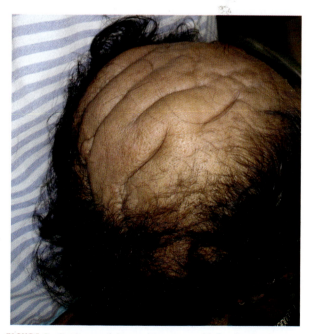

FIGURA 2 *Cutis verticis gyrata* **secundária.** Paciente com retardo mental e diabetes melito não insulinodependente, ambas as condições relacionadas à CVG.

BIBLIOGRAFIA

Calcifilaxia

Chan MR, Ghandour F, Murali NS et al. Pilot study of the effect of lanthanum carbonate (Fosrenol®) in patients with calciphylaxis: a Wisconsin Network for Health Research (WiNHR) Study. J Nephrol Ther. 2014; 4:1000162.

Floege J, Kubo Y, Floege A et al. The effect of cinacalcet on calcific uremic arteriolopathy events in patients receiving hemodialysis: the EVOLVE trial. Clin J Am SocNephrol. 2015; 10:800-7.

Nigwekar SU, Brunelli SM, Meade D et al. Sodium thiosulfate therapy for calcificuremic arteriolopathy. Clin J Am SocNephrol. 2013; 8:1162-70.

Nigwekar SU, Kroshinsky D, Nazarian RM et al. Calciphylaxis: risk factors, diagnosis and treatment. Am J Kidney Dis. 2015; 66:133-46.

Vedvyas C, Winterfield LS, Vleugels RA. Calciphylaxis: a systematic review of existing and emerging therapies. J Am Acad Dermatol. 2012; 67:e253-60.

Calcinosis Cutis

Cicone JS, Petronis JB, Embert CD et al. Successful treatment of calciphylaxis with intravenous sodium thiosulfate. Am J Kidney Dis. 2004; 43:1104-8.

Hayden MR, Goldsmith DJ. Sodium thiosulfate: new hope for the treatment of calciphylaxis. Semin Dial. 2010; 23:258-62.

O'Neill WC, Hardcastle KI. The chemistry of thiosulfate and vascular calcification. Nephrol Dial Transplant. 2012; 27:521-6.

Walsh JS, Fairley JA. Calcifying disorders of the skin. J Am Acad Dermatol. 1995; 33:693-706.

Zitt E, König M, Vychytil A et al. Use of sodium thiosulphate in a multi-interventional setting for the treatment of calciphylaxis in dialysis patients. Nephrol Dial Transplant. 2013; 28:1232-40.

Calosidades e Clavus

Akdemir O, Bilkay U, Tiftikcioglu YO et al. New alternative in treatment of callus. J Dermatol. 2011; 38:146-50.

Hashmi F, Nester CJ, Wright CRF et al. The evaluation of three treatments for plantar callus: a three-armed randomised, comparative trial using biophysical outcome measures. Trials. 2016; 17:251.

Stephenson J, Farndon L, Concannon M. Analysis of a trial assessing the long-term effectiveness of salicylic acid plasters compared with scalpel debridement in facilitating corn resolution in patients with multiple corns. J Dermatol. 2016; 43:662-9.

Carcinoma Basocelular

Basset-Seguin N, Hauschild A, Grob JJ et al. Vismodegib in patients with advanced basal cell carcinoma (STEVIE): a pre-planned interim analysis of an international, open-label trial. Lancet Oncol. 2015; 16:729-36.

Bichakjian CK, Olencki T, Aasi SZ et al. Basal cell skin cancer. J Natl Compr Canc Netw. 2016; 14(5):574-97.

Matei C, Tampa M, Poteca T et al. Photodynamic therapy in the treatment of basal cell carcinoma. J Med Life. 2013; 6(1):50-4.

Maytin EV, Kaw U, Ilyas M et al. Blue light versus red light for photodynamic therapy of basal cell carcinoma in patients with Gorlin syndrome: a bilaterally controlled comparison study. Photodiagnosis Photodyn Ther. 2018; 22:7-13.

Puig S, Cecilia N, Malvehy J. Dermoscopic criteria and basal cell carcinoma. G Ital Dermatol Venereol. 2012; 147:135-40.

Carcinoma de Células de Merkel

Bichakjian CK, Olencki T, Aasi SZ et al. Merkel cell carcinoma, Version 1.2018, NCCN Clinical Practice Guidelines in Oncology. J Natl Compr Canc Netw. 2018; 16(6):742-74.

Green MD, Hayman JA. Radiotherapy in the multidisciplinary management of Merkel cell carcinoma. J Natl Compr Canc Netw. 2018; 16(6):776-81.

Heath M, Jaimes N, Lemos B et al. Clinical characteristics of Merkel cell carcinoma at diagnosis in 195 patients: the AEIOU features. J Am Acad Dermatol. 2008; 58:375-81.

Paulson KG, Bhatia S. Advances in immunotherapy for metastatic Merkel cell carcinoma: a clinician's guide. J Natl Compr Canc Netw. 2018; 16(6):782-90.

Shirley M. Avelumab: a review in metastatic merkel cell carcinoma. Target Oncol. 2018; 13(3):409-16.

Carcinoma Espinocelular

Bolognia JL, Jorizzo JL, Rapini RP. Dermatology. 2 ed. Philadelphia: Elsevier; 2008. p. 1645.

Burton KA, Ashack KA, Khachemoune A. Cutaneous squamous cell carcinoma: a review of high-risk and metastatic disease. Am J ClinDermatol. 2016; 17:491-508.

James WD, Berger TG, Elston DM et al. Andrews's diseases of the skin clinical dermatology. Philadelphia: Elsevier; 2011. p. 579.

Martins F, Mistro FZ, Kignel S at al. Pigmented squamous cell carcinoma in situ: report of a new case and review of the literature. J Clin Exp Dent. 2017; 9(11):e1362-5.

Rosendahl C, Cameron A, Argenziano G. Dermoscopy of squamous cell carcinoma and keratoacanthoma. Arch Dermatol. 2012; 148(12):1386-92.

Celulite Eosinofílica

Canonne D, Dubost-Brama A, Segard M et al. Wells' syndrome associated with recurrent giardiasis. Br J Dermatol. 2000; 143(2):425-7.

Landthaler M. Wells' syndrome associated with idiopathic hypereosinophilic syndrome. Br J Dermatol. 1997; 137(6):978-82.

Lee SH, Roh MR, Jee H et al. Wells' syndrome associated with churg-strauss syndrome. Ann Dermatol. 2011; 23(4):497-500.

Moossavi M, Mehregan DR. Wells' syndrome: a clinical and histopathologic review of seven cases. Int J Dermatol. 2003; 42(1):62-7.

Safran T, Masckauchan M, Maj J et al. Wells syndrome secondary to influenza vaccination: a case report and review of the literature. Hum Vaccin Immunother. 2017; 14:1-3.

Ceratoacantoma

John AM, Holahan H, Singh P et al. Fine and benign, until it becomes malignant: the enigmatic keratoacanthoma. Skinmed. 2017; 15:205-6.

Patel NP, Cervino AL. Treatment of keratoacanthoma: Is intralesional methotrexate an option? Can J Plast Surg. 2011; 19(2):e15-8.

Takai T. Advances in histopathological diagnosis of keratoacanthoma. J Dermatol. 2017; 44:304-14.

Watchorn RE, Thomas S, Miller C et al. Keratoacanthoma management: results of a survey of U.K. dermatologists and surgeons. Br J Dermatol. 2018; 178:e49-50.

Zargaran M, Baghaei F. A clinical, histopathological and immunohistochemical approach to the bewildering diagnosis of keratoacanthoma. J Dent (Shiraz). 2014; 3:91-7.

Ceratodermias Palmoplantares

Guerra L, Castori M, Didona B et al. Hereditary palmoplantar keratodermas. Part I. Non-syndromic palmoplantar keratodermas: classification, clinical and genetic features. J Eur Acad Dermatol Venereol. 2018; 32(5):704-19.

Guerra L, Castori M, Didona B et al. Hereditary palmoplantar keratodermas. Part II. Syndromic palmoplantar keratodermas. Diagnostic algorithm and principles of therapy. J Eur Acad Dermatol Venereol. 2018; 32(6):899-925.

Has C, Technau-Hafsi K. Palmoplantar keratodermas: clinical and genetic aspects. J Dtsch Dermatol Ges. 2016; 14(2):123-39; quiz 140.

Nomura T, Moriuchi R, Takeda M et al. Low-dose etretinate shows promise in management of punctate palmoplantar keratoderma type 1: case report and review of the published work. J Dermatol. 2015; 42:889-92.

Sakiyama T, Kubo A. Hereditary palmoplantar keratoderma "clinical and genetic differential diagnosis". J Dermat. 2016; 43:264-74.

Sehgal VN, Kumar S, Narayan S. Hereditary palmoplantar keratoderma (four cases in three generations). Int J Dermatol. 2001; 40:130-2.

Sybert V, Dale BA, Holbrook KA. Palmar-plantar keratoderma. A clinical, ultrastructural, and biochemical study. J Am Acad Dermatol. 1988; 18:75-86.

Ceratólise Sulcada

Fernández-Crehuet P, Ruiz-Villaverde R. Pitted keratolysis: an infective cause of foot odour. CMAJ. 2015; 187:519.

Gillum RL, Qadri SM, Al-Ahdal MN et al. Pitted keratolysis: a manifestation of human dermatophilosis. Dermatologica. 1988; 177:305.

Leung AK, Barankin B. Pitted Keratolysis. J Pediatr. 2015; 167:1165.

Lockwood LL, Gehrke S, Navarini AA. Dermoscopy of pitted keratolysis. Case Rep Dermatol. 2010; 2(2):146-8.

Longshaw CM, Wright JD, Farrell AM et al. Kytococcus sedentarius, the organism associated with pitted keratolysis, produces two keratin-degrading enzymes. J Appl Microbiol. 2002; 93:810.

Nordstrom KM, McGinley KJ, Cappiello L et al. Pitted keratolysis. The role of Micrococcus sedentarius. Arch Dermatol. 1987; 123:1320.

Ceratose Actínica

Assikar S, Labrunie A, Kerob D et al. Daylight photodynamic therapy with methyl aminolevulinate cream is as effective as conventional photodynamic Therapy with blue light in the treatment of actinic keratosis: a controlled randomised intra-individual study. J Eur Acad Dermatol Venereol. 2020. [Epub ahead of print]

Figueras Nart I, Cerio R, Dirschka T et al. Defining the actinic keratosis field: a literature review and discussion. J Eur Acad Dermatol Venereol. 2018; 32(4):544-63.

Fleming P, Zhou S, Bobotsis R et al. Comparison of the treatment guidelines for actinic keratosis: a critical appraisal and review. J Cutan Med Surg. 2017; 21(5):408-17.

Huang A, Nguyen JK, Austin E et al. Updates on treatment approaches for cutaneous field cancerization. Curr Dermatol Rep. 2019; 8(3):122-32.

Li L, Jiang T, Ji H et al. Comment on "Efficacy and safety of photodynamic therapy with amino-5-laevulinate nanoemulsion versus methyl-5-aminolaevulinate for actinic keratosis: a meta-analysis". Photodiagnosis Photodyn Ther. 2019. pii: S1572-1000(19)30355-2.

Navarrete-Dechent C, Marghoob AA, Marchetti MA. Contemporary management of actinic keratosis. J Dermatolog Treat. 2019. [Epub ahead of print]

Ouchene L, Litvinov IV, Netchiporouk E. Fluorouracil is superior to other commonly used topical agents for the treatment of field cancerization. J Cutan Med Surg. 2019; 23(4):455-6.

Reinehr CPH, Bakos RM. Actinic keratoses: review of clinical, dermoscopic, and therapeutic aspects. An Bras Dermatol. 2019; 94(6):637-57.

Siegel JA, Korgavkar K, Weinstock MA. Current perspective on actinic keratosis: a review. Br J Dermatol. 2017; 177(2):350-8.

Wehner MR. Comparing the efficacy of field treatments for actinic keratosis: a critical appraisal of a randomized trial in the New England Journal of Medicine. Br J Dermatol. 2019. [Epub ahead of print]

Ceratose Folicular

Arnold AW, Buechner SA. Keratosis pilaris and keratosis pilaris atrophicans faciei [in German]. J Dtsch Dermatol Ges. 2006; 4:319-23.

Callaway SR, Lesher JL. Keratosis pilaris atrophicans: case series and review. Ped Dermatol. 2004; 21:14-7.

Hwang S, Schwartz RA. Keratosis pilaris: a common follicular hyperketosis. Pediatr Dermatol. 2008; 82:177-80.

Kaune KM, Haas E, Emmert S et al. Successful treatment of severe keratosis pilaris rubra with a 595-nm pulsed dye laser. Dermatol Surg. 2009; 35:1592-5.

Liakou AI, Esteves de Carvalho AV, Nazarenko LP. Trias of keratosis pilaris, ulerythema ophryogenes and 18 p monosomy: Zouboulis syndrome. J Dermatol. 2014; 41:371-6.

Luria RB, Conologue T. Atrophoderma vermiculatum: a case report and review of the literature on keratosis pilaris atrophicans. Cutis. 2009; 83:83-6.

Ceratose Liquenoide

Bolognia JL, Schaffer JV, Cerroni L (Eds.). Dermatology. 4. ed. Philadelphia: Elsevier Saunders; 2018.

Burns DA. The Breast. In: Burns T, Breathnach S, Cox N et al. (Eds.). Rook's textbook of dermatology. 7. ed. New York: Blackwell Science; 2004. pp. 42.3-42.5.

Laur WE, Posey RE, Waller JD. Lichen planus-like keratosis treated with imiquimod 5% cream. A clinicohistopathologic correlation. Clin Experim Dermatol. 2017; (42):663.

Maor D, Ondhia C, Yu LL et al. Lichenoid keratosis is frequently misdiagnosed as basal cell carcinoma. Clin Experim Dermatol. 2017; 42(6):663-6.

Watanabe S, Sawada M, Dekio I et al. Chronology of lichen planus-like keratosis features by dermoscopy: a summary of 17 cases. Dermatol Pract Concept. 2016; 6(2):29-35.

Ceratose Seborreica

Ceviscei R, Bezgin SU, Altin G et al. Treatment of seborrheic keratosis in bilateral esternal auditory canal using fiber CO2 laser. Kulak Burun Bogaz Ihtis Derg. 2016; 26(5):304-6.

Dubois JC, Jarrat M, Berger BB et al. A-101, a proprietary topical formulation of high-concentration hydrogen peroxide solution: a randomized, double-blind, vehicle-controlled, parallel group study of the dose-response profile in subjects with seborrheic keratosis of the face. Dermatol Surg. 2018; 44(3):330-40.

Hellen LM, Rennepiess D, Speel EJ et al. Detection of Merkel cell poliomavirus in seborreic keratosis. Front Microbiol. 2018; 8:2648.

Hirobe S, Otsuka R, Iioka H et al. Clinical study of a retinoic acid-loaded microneedle pact for seborrheic keratosis or senile lentigo. Life Sci. 2017; 168:24-7.

Cilindroma e Cilindromatose

Bansal C, Batra M, Lal N et al. Solitary cylindroma with malignant transformation. Indian J Dermatol. 2012; 57(2):141-3.

Chauhan DS, Guruprasad Y. Dermal cylindroma of the scalp. Natl J Maxillofac Surg. 2012; 3(1):59-61.

Corda G, Sala A. Cutaneous cylindroma: it's all about MYB. J Pathol. 2016; 239(4):391-3.

Manicketh I, Singh R, Ghosh PK. Eccrine cylindroma of the face and scalp. Indian Dermatol Online J. 2016; 7(3):203-5.

Singh DD, Naujoks C, Depprich R et al. Cylindroma of head and neck: review of the literature and report of two rare case. J Craniomaxillofac Surg. 2013; 41(6):516-21.

Cimidíase

Bernardes Filho F, Quaresma MV, Avelleira JC et al. Bed bug dermatitis, description of two cases in Rio de Janeiro, Brazil. An Bras Dermatol. 2015; 90(2):240-3.

Fallen RS, Gooderham M. Bedbugs: an update on recognition and management. Skin Therapy Lett. 2011; 16(6):5-7.

Goddard J, deShazo R. Bed bugs (Cimex lectularius) and clinical consequences of their bites. JAMA. 2009; 301(13):1358-66.

Lai O, Ho D, Glick S et al. Bed bugs and possible transmission of human pathogens: a systematic review. Arch Dermatol Res. 2016; 308(8):531-8.

Leverkus M, Jochim RC, Schäd S et al. Bullous allergic hypersensitivity to bed bug bites mediated by IgE against salivary nitrophorin. J Invest Dermatol. 2006; 126(1):91-6.

Cisto Mucoso

Nallasivam KU, Sudha BR. Oral mucocele: review of literature and a case report. J Pharm Bioallied Sci. 2015; 7(Suppl 2):S731-3.

Silva Jr A, Nikitakis NG, Balciunas BA et al. Superficial mucocele of the labial mucosa: a case report and review of the literature. Gen Dent. 2004; 52(5):424-7.

Cistos Foliculares

Coulter PD, Bouché RT. Traumatically induced inclusion cyst secondary to shoe impingement: report of three cases. J Foot Ankle Surg. 1999; 38(4):271-7.

Husein-ElAhmed H, Ruiz-Molina I, Cívico-Amat V et al. Molluscum contagiosum infection involving a benign epidermoid cyst in an immunocompetent patient. Skinmed. 2016; 14(2):151-2.

Kawase M, Egawa K, Ishiji T et al. Human papillomavirus type 6/11 identified in an epidermoid cyst of the scrotum. J Dermatol. 2018; 45:224-7.

Nigam JS, Bharti JN, Nair V et al. Epidermal cysts: a clinicopathological analysis with emphasis on unusual findings. Int J Trichol. 2017; 9:108-12.

Condrodermatite Nodular da Hélice

Grigoryants V, Qureshi H, Patterson JW et al. Pediatric chondrodermatitis nodularis helicis. J Craniofac Surg. 2007; 18:228-31.

Moncrieff M, Sassoon EM. Effective treatment of chondrodermatitis nodularis chronica helicis using a conservative approach. Br J Dermatol. 2004; 150:892-4.

Upile T, Patel NN, Jerjes et al. Advances in the understanding of chondrodermatitis nodularis chronica helices: the perichondrial vasculitis theory. Clin Otolaryngol. 2009; 34:147-50.

Wagner G, Liefeith J, Sachse MM. Clinical appearance, differential diagnoses and therapeutical options of chondrodermatitis nodularis chronica helicis Winkler. JDDG: J Deutsch Dermatol Gesellschaft. 2011; 9(4):287-91.

Yaneza MMC, Sheikh S. Chondrodermatitis nodularis chronica helicis excision and reconstruction. J Laryngo Otol. 2013; 127(1):63-4.

Corno Cutâneo

Azulay RD, Azulay DR. Dermatologia. 4. ed. Rio de Janeiro: Guanabara Koogan; 2006.

Bozza NG, Navarro LV, Calb I. Cuerno cutáneo. Reconocimiento clínico histopatológico y tratamiento quirúrgico. A propósito de 2 casos. Rev Argent Dermatol. 2006; 87(1).

Duncan K, Geisse J, Leffe D. Epitelial precancerous lesions. In: Wolff K, Goldsmith L, Katz S et al. Fitzpatrick's dermatology in general medicine. 7. ed. McGraw-Hill Mediacl; 2008. pp. 1008-9.

Requena L, Requena C, Cockerell CJ. Benign epidermal tumors and proliferations. In: Bolognia JL, Schaffer JV, Cerroni L. Dermatology. 4. ed. Philadelphia: Elsevier; 2018. p. 1905.

Criptococose

Brasil. Ministério da Saúde. Departamento de Vigilância, Prevenção e Controle das Infecções Sexualmente Transmissíveis, do HIV/AIDS e das Hepatites Virais. Protocolo Clínico e Diretrizes Terapêuticas para Manejo da Infecção pelo HIV em Adultos. Brasília: Ministério da Saúde; 2017.

Maziarz EK, Perfect JR. Cryptococcosis. Infect Dis Clin North Am. 2016; 30(1):179-206.

Molloy SF, Kanyama C, Heyderman RS et al. Antifungal combinations for treatment of cryptococcal meningitis in Africa. New Engl J Med. 2018; 378:1004-17.

Cromomicose

Ameen M. Chromoblastomycosis: clinical presentation and management. Clin Exp Dermatol. 2009; 34:849-54.

Bittencourt AL, Londero AT, Andrade JAF. Cromoblastomicose auricular: relato de um caso. Rev Inst Med Trop S Paulo. 1994; 36:381-3.

Bonifaz A, Vázquez-González D, Perusquía-Ortiz AM. Subcutaneous mycoses: chromoblastomycosis, sporotrichosis and mycetoma. JDDG. 2010; 8:619-28.

Chavan SS. 'Unstained' and 'de stained' sections in the diagnosis of chromoblastomycosis: a clinico-pathological study. Indian J Pathol Microbiol. 2010; 53(4):666-71.

Correia RT, Valente NY, Criado PR et al. Chromoblastomycosis: study of 27 cases and review of medical literature. An Bras Dermatol. 2010; 85(4):448-54.

Criado PR, Careta MF, Valente NY et al. Extensive long-standing chromomycosis due to Fonsecaea pedrosoi: three cases with relevant improvement under voriconazole therapy. J Dermatol Treatment. 2011; 22:167-74.

Marques GF, Masuda PY, Sousa JM et al. Clinical and demographic profile of chromoblastomycosis in a referral service in the midwest of São Paulo state (Brazil). An Bras Dermatol. 2015; 90(1):140-2.

Najafzadeh JM, Gueidan C, Badali H et al. Genetic diversity and species delimitation in the opportunistic genus Fonsecaea. Med Mycol. 2009; 47:17-25.

Najafzadeh JM, Sun J, Vicente V et al. Fonsecaea nubica sp. nov, a new agent of human chromoblastomycosis revealed using molecular data. Med Mycol. 2010; 48:800-6.

Najafzadeh JM, Sun J, Vicente VA et al. Molecular epidemiology of Fonsecaea species. Emerg Inect Dis. 2011; 17(3):464-89.

Pires CA, Xavier MB, Quaresma J et al. Clinical, epidemiological and mycological report on 65 patients from the Eastern Amazon region with chromoblastomycosis. An Bras Dermatol. 2012; 87(4):555-60.

Queiroz-Telles F, Esterre P, Perez-Blanco M et al. Chromoblastomycosis: an overview of clinical manifestations, diagnosis and treatment. An Bras Dermatol. 2009; 47(1):3-15.

Queiroz-Telles F, Santos DW. Challenges in the therapy of chromoblastomycosis. Mycopathologia. 2013; 175(5-6):477-88.

Reis-Filho EGM, Reis CMS. Cromomicose: experiência clínica, micológica e terapêutica de 40 casos. In: 62º Congresso da Sociedade Brasileira de Dermatologia, 2007, São Paulo-SP. Anais Brasileiro Dermatologia. 2007; 82:204.

Ribeiro EL, Soares AJ, Ferreira WM et al. Cromoblastomicose: doença persistente na realidade populacional brasileira. Rev Bras Anal Clin. 2006; 38(3):189-92.

Silva CM, da Rocha RM, Moreno JS et al. The coconut babaçu (Orbignyaphalerata martins) as a probable risk of human infection by the agent of chromoblastomycosis in the State of Maranhão, Brazil. Rev Soc Bras Med Trop. 1995; 28:49-52.

Xi L, Sun J, Lu C et al. Molecular diversity of Fonsecaea (Chaetothyriales) causing chromoblastomycosis in southern China. Med Mycol. 2009; 47:27-33.

Yang YP, Li W, Huang WM et al. Chromoblastomycosis caused by Fonsecaea: clinicopathology, susceptibility and molecular identification of seven consecutive cases in Southern China. Clin Microbiol Infect. 2013; 19(11):1023-8.

Cutis Laxa

Berk DR, Bentley DD, Bayliss SJ et al. Cutis laxa: a review. J Am Acad Dermatol. 2012; 66:842.e1-17.

Hoang MV, Dang PV, Bui DV et al. Acquired cutis laxa associated with cutaneous mastocytosis. Dermatol Online J. 2015; 21(7):1-5.

Mahajan K, Sharma L, Garg G et al. Cutis laxa acquisita associated with cutaneous mastocytosis. Int J Dermatol. 2006; 45(8):949-51.

Paulsen IF, Bredgaard R, Hesse B et al. Acquired cutis laxa: diagnostic and therapeutic considerations. J Plast Reconstr Aesthet Surg. 2014; 67:242-3.

Tian JJ, Hsiao WC, Worswick SD. Fractional photothermolysis treatment of digital cutis laxa reverses hand disability. Dermatol Ther. 2015; 28:279-81.

Cutis Verticis Gyrata

Larsen F, Birchall N. Cutis verticis gyrata: three cases with different aetiologies that demonstrate the classification system. Australas J Dermatol. 2007; 48(2):91-4.

Rahman A, Mahmood A. Cutis verticis gyrata secondary to infiltrating ductal carcinoma breast. J Coll Physicians Surg Pak. 2012; 22(2):120-2.

Ulrich J, Franke I, Gollnick H. Cutis verticis gyrata secondary to acne scleroticans capitis. J Eur Acad Dermatol Venereol. 2004; 18(4):499-502.

Yazici AC, Ikizoglu G, Baz K et al. Cerebriform intradermal nevus. Pediatr Dermatol. 2007; 24(2):141-3.

Zhao L, Fang F, Xu J et al. Giant primary cutis verticis gyrata successfully treated with surgical excision and tissue expansion. Dermatol Surg. 2006; 32(5):753-5.

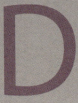

DEMODECIDOSE

Carlos Echevarria Escribens

=	**Sinonímia**	*Pityriasis folliculorum*, demodecidose rosácea-símile.
	Epidemiologia	A presença do parasito em adultos de meia-idade é de 100%. Existem relatos de prevalência média da doença de 39:100.000 e calcula-se que corresponderia, aproximadamente, a 2% de todas as doenças cutâneas, embora normalmente encontre-se subdiagnosticada. Predominantemente se apresenta em pessoas de todas as etnias com pele seborreica, com poucos hábitos de limpeza e que costumam usar maquiagem e cosméticos hidratantes oleosos. Também tem sido descrita como reação ao uso de corticosteroides tópicos, tacrolimo e fototerapia, e em pacientes imunocomprometidos. Foi encontrada relação entre demodecidose e certos halotipos de antígeno leucocitário humano (HLA) classe 1.
?	**Etiologia**	*Demodex folliculorum* e *Demodex brevis*, microrganismos saprófitas que produzem manifestações clínicas quando ocorre o aumento da sua população (normalmente acima de 5/cm^2).
	Clínica	De curso crônico e recorrente, afeta predominantemente a face e o pescoço, embora tenham sido descritas formas extrafaciais (Figuras 1 a 3). São descritas duas formas clínicas: uma primária conhecida como *pytiriasis folliculorum* e outra secundária (associada a outras dermatoses, das quais a mais frequente é a rosácea). Como sintomas, estão descritos prurido facial leve ou moderado, *flushing*, sensação de ardência ou queimação e fotossensibilidade. O sinal mais característico é a presença de pele áspera, semelhante a papel de lixa, sobre uma superfície eritematosa, que geralmente respeita a região periocular. Também se pode observar a presença de poros dilatados com escamas foliculares na forma de espículas, lesões inflamatórias tipo micropústulas e papulopústulas eritematosas.
	Diagnóstico	É realizado por meio de uma biopsia superficial de pele padrão: coloca-se uma gota de cianoacrilato em uma lâmina de vidro, colando-a posteriormente na pele comprometida e deixando-a secar por 1 min, aproximadamente. Retira-se com cuidado e colocam-se 2 ou 3 gotas de óleo de imersão na amostra seguido da lamínula, que tem desenhado um círculo de 1 cm^2 de diâmetro. A leitura se realiza no microscópio, considerando um resultado positivo a presença de 5 parasitos/cm^2 (Figura 4).
≠	**Diagnóstico diferencial**	Rosácea, acne, foliculite, dermatite perioral, xerose cutânea.
	Tratamento	Recomenda-se lavar a face com água e sabonete pelo menos 2 vezes/dia, evitar o uso de maquiagem e cremes hidratantes. Permetrina a 1%, benzoato de benzila a 10%, crotamitona a 10%, metronidazol a 2%. A crotamitona e o benzoato de benzila são os medicamentos que apresentam melhores resultados. A eficácia melhora em combinação com enxofre sublimado entre 4 e 10%, mas a probabilidade de irritação aumenta. Atualmente, os melhores resultados são obtidos com o uso de ivermectina tópica a 1%, que apresenta melhor resultado que o uso do mesmo medicamento por via oral. A duração do tratamento é de 3 meses, aproximadamente.

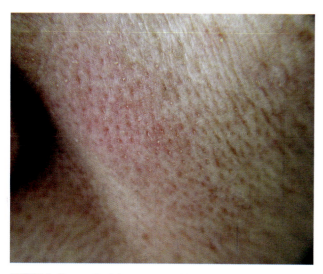

FIGURA 1 Demodecidose. Poros dilatados e escamas foliculares sobre uma pele eritematosa.

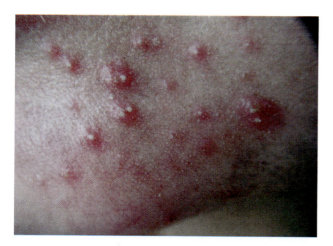

FIGURA 2 Demodecidose. Detalhe da face de paciente com pústulas milimétricas, além da sensação de lixa na área ao redor.

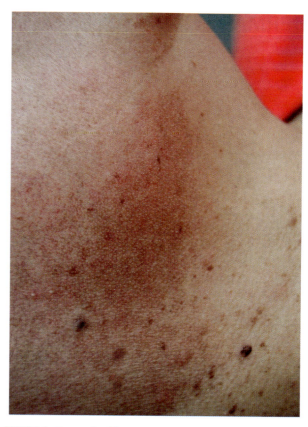

FIGURA 3 Demodecidose. Eritema e escamas foliculares, além da sensação de "papel de lixa" ao tato, na região cervical lateral.

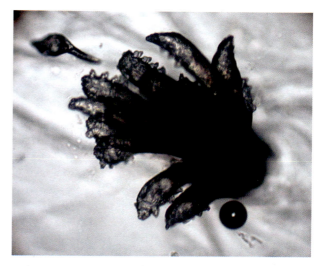

FIGURA 4 Demodecidose. Abertura folicular com numerosos *Demodex folliculorum*; podem ser contados até 15 em apenas um infundíbulo.

DERMATITE ATÓPICA

Cláudia Soïdo Falcão do Amaral • Maria Luiza Oliva Alonso • Evandro A. Rivitti

Sinonímia — Eczema atópico.

Epidemiologia — A prevalência da dermatite atópica (DA) aumentou nas últimas décadas. Cerca de 45% dos casos ocorrem nos primeiros 6 meses de idade, 60% no primeiro ano e 80% nos primeiros 5 anos. A forma leve predomina em 80% das crianças, e 70% apresentam melhora na adolescência, porém cerca de 40% continuarão apresentando os sintomas por toda a vida. Portanto, embora predomine na infância, pode ocorrer em qualquer faixa etária. Acomete ambos os sexos. Em 85% dos casos é mediada pela imunoglobulina E (IgE), que ocorre nos indivíduos atópicos, ou seja, naqueles em que há predisposição hereditária para desenvolver resposta de hipersensibilidade imediata mediada pela IgE, que será específica para diversos antígenos. São pacientes que apresentam dosagem de IgE total elevada, testes cutâneos de leitura imediata positivos (*prick test*) e dosagens de IgE específicas positivas, em especial para os aeroalergênios. A associação com alergia alimentar tem crescido nos últimos anos, principalmente nos pacientes mais refratários ao tratamento. Nem todos os pacientes com DA apresentarão alergia respiratória, mas alguns trabalhos mostram que, quanto mais precoce o eczema, maior a capacidade de sensibilização a alergênios, maior tendência à sibilância precoce e, por fim, maior tendência à asma na infância. Além da asma, outras manifestações de atopia são rinite e conjuntivite. Em geral, a história familiar de atopia é positiva. A prevalência da DA vem aumentando nas últimas 3 décadas, principalmente nos países desenvolvidos, industrializados e nas áreas urbanas. Acredita-se que, além da predisposição genética individual e das alterações da barreira cutânea, exposição a alergênios, infecções, fatores ambientais e poluentes estejam envolvidos neste aumento.

Etiologia — A DA ocorre em função de um somatório de fatores: genéticos, imunológicos, infecciosos, ambientais e por defeitos na barreira cutânea. O atópico é o indivíduo que responde de forma exacerbada a diversos estímulos, sejam eles ambientais, alimentares e outros. Os aeroalergênios (poeira domiciliar e ácaros da poeira) são os sensibilizantes mais frequentes. As infecções secundárias também participam da inflamação cutânea. Os pacientes com DA apresentam suscetibilidade aumentada às infecções por vírus, fungos (*Malassezia*) e bactérias (*Staphylococcus*, *Streptococcus* e *Acinetobacter*). As infecções bacterianas, em especial por *Staphylococcus aureus*, devem ser observadas, pois a colonização da pele atópica por essa bactéria é elevada, e a frequência de infecções está relacionada à gravidade da doença. É encontrado em 90% das lesões de DA e, mesmo na pele sem infecção, sua presença é marcante. O *S. aureus* também secreta toxinas que atuam como superantígenos, ativando diretamente linfócitos T e macrófagos, mantendo assim a inflamação da pele. Os defeitos na barreira cutânea têm sido cada vez mais envolvidos na etiologia da DA. A xerose, característica da doença, parece ser a expressão clínica das anormalidades nesta barreira, as quais incluem redução dos níveis de ceramida e dos níveis de produção de profilagrina. A profilagrina é convertida em filagrina, por ação de peptidases; a filagrina é responsável por agregar a queratina e outras proteínas nas camadas superficiais da epiderme, formando o estrato córneo. Quanto menor a quantidade de ceramidas e de filagrinas, maior a xerose e maior a alteração do estrato córneo. Há redução do limiar do prurido, aumento da reatividade cutânea e do estímulo à escoriação com descontrole da liberação de citocinas dos ceratinócitos. Com isso, a barreira cutânea fica permeável, há perda de água transepidérmica, aumenta a penetração de alergênios, aumenta a ação dos agentes infecciosos e consequentemente ocorre maior inflamação. Estima-se ainda que 50% dos pacientes com DA apresentem mutações do gene da filagrina. Fatores genéticos e imunológicos caminham juntos. Vários genes já foram identificados no desencadeamento da doença (*1q21, 3p24-22, 3q14, 3q21, 5q31-33, 11q13, 13q14, 15q14-15, 16q, 16qtel, 17q21, 17q25, 20p* e outros). Outros genes documentados são os relacionados à via de sensibilização Th2 (*IL-4, IL-13, IL4RA, IL-13RA1, IL-13RA2, STAT6*, além do gene da linfopoetina tímica – *TSLP*) e à barreira cutânea (*LAMA3, TMEM79, filagrina-2* e *LELP1*). Os estudos do genoma de pacientes com DA têm evidenciado a sua correlação com outras manifestações de atopia e também com outras doenças inflamatórias cutâneas. Na fase aguda da DA predomina o padrão Th2 com aumento da expressão de interleucina (IL)-4, IL-13 e IL-31, ativação das células dendríticas e de Langerhans com indução das respostas Th1, Th2, Th17 e Th22. A IL-31 aparece como forte indutora do prurido. Na fase crônica há o predomínio do padrão Th1 com importante ação da gamainterferona e da IL-12. Recentemente, uma mutação hipomórfica em *CARD11* foi identificada em pacientes com DA grave.

Clínica — Atualmente a DA tem sido classificada como doença sistêmica por caracterizar uma apresentação do complexo atópico e por poder estar associada a outras doenças sistêmicas não atópicas. É uma doença inflamatória cutânea, crônica e recidivante, caracterizada por lesões eczematizadas, normalmente de localização típica em função da faixa etária, intensamente pruriginosas e com xerose de graus variados, principalmente nas formas crônicas. Na fase aguda, as lesões são eritematosas, papulosas, papuloedematosas, vesiculares e exsudativas; na fase subaguda, há eritema, pápulas, vesículas e crostas; e, na fase crônica, liquenificação e descamação. Topograficamente, as lesões, na forma infantil (até os 2 anos), predominam na face, poupando o maciço centrofacial e atingindo a fronte, as bochechas e o mento (Figuras 1 e 2). Entretanto, podem estender-se para o pescoço, o tronco e as superfícies extensoras dos membros. A forma juvenil ou pré-puberal, que pode constituir-se em continuação da forma infantil ou representar ressurgimento do processo, caracteriza-se por lesões crônicas, xeróticas, descamativas e liquenificadas, localizando-se nas regiões das dobras antecubitais e poplíteas (Figuras 3 e 4), dobras do pescoço (Figura 5), punhos e tornozelos, ainda que o processo possa ser mais extenso e atingir também a face (Figura 6). Há casos em que o eczema acomete grandes áreas da superfície corporal (Figura 7). A forma adulta pode ser uma continuação da forma juvenil, e as lesões tendem a localizar-se mais intensamente nas flexuras, embora a xerose, o eczema e a liquenificação possam ser generalizados, atingindo inclusive a face (Figura 8). Apesar de as lesões de forma geral apresentarem distribuição típica, é preciso lembrar a possibilidade da ocorrência de localizações atípicas da doença. Mais recentemente, com a maior expectativa de vida, tem sido observado o aumento da incidência de DA na população idosa, com prevalência de 1 a 3% nos países industrializados. São complicações clínicas frequentes as infecções bacterianas secundárias, a disseminação de infecção por herpes-vírus sobre as áreas eczematosas, a erupção variceliforme de Kaposi e as infecções externas pelo poxvírus do molusco contagioso. De acordo com Hanifin e Rajka, os critérios clínicos maiores ou absolutos da dermatite atópica são: prurido, morfologia e distribuição típica das lesões (lesões eczematosas em face e superfícies flexoras nas crianças, eczema flexural nos adultos com liquenificação), tendência à cronicidade e recidiva das lesões, e história de antecedentes pessoais e familiares de atopia. São sinais menores: xerose, dermatites crônicas inespecíficas dos pés e mãos, ictiose, hiperlinearidade palmar, pitiríase alba, eczema dos mamilos, dermografismo branco, ceratocone, catarata subcapsular anterior, níveis elevados de IgE sérica, dupla prega palpebral infraorbital de Dennie Morgan, sinal de Hertogue e ceratose pilar, entre outros.

 Diagnóstico Clínico, pelas características morfotopográficas das lesões e pela presença de antecedentes pessoais ou familiares de atopia. A IgE aumentada no soro, embora não seja uma característica laboratorial exclusiva da DA, reforça o diagnóstico, assim como a positividade aos testes cutâneos de leitura imediata e as dosagens de IgE específicas positivas. É preciso lembrar a forma intrínseca da DA, atopiforme, em que a IgE total é normal e os testes cutâneos e as IgE específicas são negativos.

 Diagnóstico diferencial Dermatite seborreica, dermatite das fraldas, dermatites de contato, líquen simples crônico, psoríase, dermatofitoses, pitiríase rósea, eritrodermias, histiocitoses, doenças neoplásicas, escabiose e imunodeficiências (p. ex., síndrome de hiper-IgE, síndrome de Wiskott-Aldrich, síndrome de Netherton) entre outros.

 Tratamento Cuidados gerais: orientar sobre o que é a dermatite e sua evolução. Orientar quanto à necessidade do controle do ambiente.
Banhos mornos com sabonetes suaves, hidratantes ou mesmo sem sabonetes nas fases muito agudas, deixando-os restritos às axilas e genitália. Durante o dia e principalmente após o banho, usar cremes hidratantes (de preferência hipoalergênicos) e emolientes (vaselina líquida, óleo de amêndoas ou *cold cream*), pois a pele do atópico é xerótica. Os cremes com ureia e lactato de amônia em geral provocam ardência, especialmente se houver escoriação.
As roupas devem ser de algodão, claras e folgadas, permitindo a ventilação corporal e a eliminação da sudorese.
As unhas devem ser cortadas para evitar escoriações produzidas pela coçadura provocada pelo prurido intenso e infecções secundárias. A associação da DA com alergia alimentar tem aumentado nos últimos anos, principalmente nos casos mais refratários ao tratamento. A história clínica e a comprovação da participação do alimento suspeito mediante testes cutâneos ou da dosagem de IgE sérica específica justificam a exclusão do alimento da dieta para confirmação da participação do mesmo no quadro clínico. Não estão justificadas as dietas rigorosas de exclusão sem que haja correlação com a clínica.
Nas fases agudas, utilizar cremes de corticosteroides com potência adequada para a região a ser tratada, que devem ser substituídos por corticosteroides de potência proporcionalmente menor ao longo da evolução do quadro. Empregar sempre o corticosteroide menos potente, suficiente para controle do quadro clínico. Deve-se evitar o uso de corticosteroide de alta potência nas crianças e na face, inclusive em adultos.
Quando houver infecções associadas, acrescentam-se cremes de antibióticos. À mínima evidência de infecção, devem ser administrados antibióticos sistêmicos que tenham boa ação sobre a pele (p. ex., macrolídios e cefalosporinas).
Nas formas localizadas e em áreas específicas, como face, pálpebras e pescoço, podem ser utilizados os imunomoduladores tópicos tacrolimo e pimecrolimo. Nas formas extensas e intensas, procede-se ao controle com corticosteroides tópicos e realiza-se a manutenção com os imunomoduladores tópicos.
Os anti-histamínicos, tanto os de 1ª quanto os de 2ª geração, estão indicados para promoverem redução e controle do prurido. Os de 1ª geração, por serem sedantes, serão os de escolha nos casos em que o paciente perde o sono pelo ato de coçar, desde que não haja contraindicações para o seu uso.
Os corticosteroides sistêmicos são indicados excepcionalmente nas formas resistentes aos tratamentos convencionais e nos processos inflamatórios muito extensos. Atenção especial deve ser dada à possibilidade do efeito rebote. Também são de uso excepcional os imunossupressores sistêmicos, como especialmente a ciclosporina, a azatioprina, o metotrexato e raramente a ciclofosfamida. Quando indicados, devem ser usados com todos os cuidados exigidos e pelo menor tempo possível.

A fototerapia com UVB, UVA e mesmo PUVA também é citada como opção terapêutica. Antivirais e antifúngicos serão prescritos em função da presença das respectivas infecções. A imunoterapia pode ser utilizada nos casos em que há sensibilização comprovada aos aeroalergênios. Sua indicação deve ser precisa e a mais específica possível. Quando indicada, iniciar sempre com diluições elevadas, concentrando-se aos poucos, de acordo com a resposta clínica do paciente. Novos procedimentos terapêuticos e medicamentos têm surgido para o controle da doença. As *wet wraps* são bandagens úmidas que ajudam na restauração da barreira cutânea e reduzem a gravidade das lesões. Os *bleach baths*, banhos com hipoclorito diluído em água, reduzem a infecção. Emolientes com lisados bacterianos (*Aquaphilus dolomiae* e *Vitreoscilla filiformes*) restauram a barreira cutânea e modificam o microbioma. A pomada de crisaborol a 2% (Eucrisa®), um inibidor de fosfodiesterase 4, já foi aprovada fora do Brasil para ser usada em crianças acima de 2 anos de idade. O dupilumabe (Dupixente®) foi liberado no Brasil e em breve estará disponível no mercado. Trata-se de um anticorpo monoclonal que se liga à subunidade do receptor de IL-4 (IL-4Rα) antagonizando a transdução do sinal de IL-4 e IL-13. Outros imunobiológicos têm sido estudados, como: anti-IL-31 (nemolizumabe), anti-IL-13 (lebrikizumabe e tralokinumabe) e inibidor da Janus Kinase (tofacitinibe). Por se tratar de doença multifatorial, com elevado comprometimento da qualidade de vida tanto do paciente quanto de seus familiares, vale ressaltar a importância do tratamento multidisciplinar. O acompanhamento psicológico do paciente e da sua família pode ser um grande aliado do tratamento clínico.

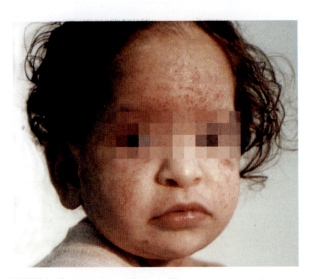

FIGURA 1 Dermatite atópica. Placas eritematodescamativas acometendo fronte e bochechas, poupando região centrofacial. Na infância, a face é um local preferencial da dermatite atópica.

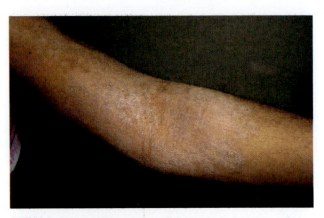

FIGURA 3 Dermatite atópica. Criança com eczema crônico nas dobras flexurais, neste caso na fossa antecubital, sugerindo o diagnóstico de dermatite atópica.

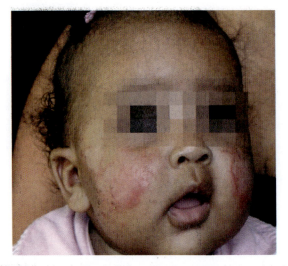

FIGURA 2 Dermatite atópica. Placas eritematoexsudativas nas regiões malares, o que é característico de dermatite atópica do lactente.

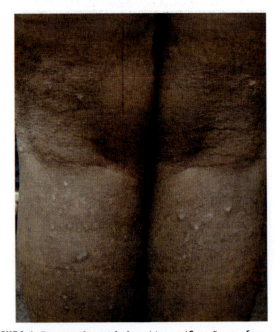

FIGURA 4 Dermatite atópica. Liquenificação na fossa poplítea, pápulas na região posterior dos membros inferiores, com áreas hipercrômicas, de paciente adulta com dermatite atópica de longa duração.

Seção 2 | Afecções Dermatológicas de A a Z 371

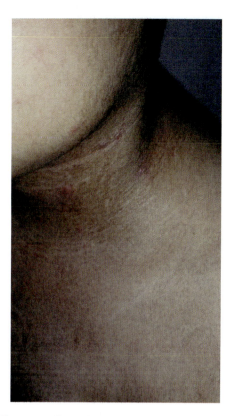

FIGURA 5 Dermatite atópica. Acometimento da dobra do pescoço em criança com 12 anos, com dermatite atópica desde 3 meses de idade.

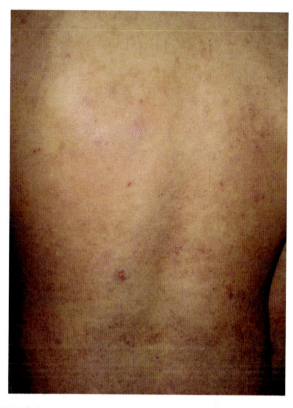

FIGURA 7 Dermatite atópica. Grande extensão corporal afetada pela dermatite, com prurido intenso.

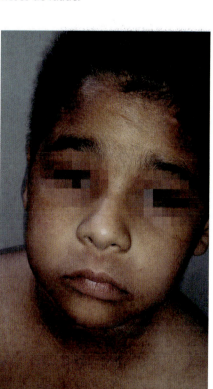

FIGURA 6 Dermatite atópica. Comprometimento intenso da face com eritema ao redor dos olhos e também da região malar e perioral.

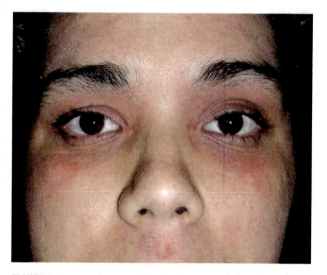

FIGURA 8 Dermatite atópica. Adulto com dermatite atópica na face. Observar o eczema e a liquenificação em torno dos olhos, na fronte e no lábio superior.

DERMATITE DE CONTATO

Ida Duarte • Rosana Lazzarini • Nathalie Mie Suzuki

	Sinonímia	Eczema de contato.
	Epidemiologia	Ocorre em indivíduos em contato com substâncias irritantes ou sensibilizantes. Ocorre em qualquer idade, mas é mais comum em adultos, principalmente quando relacionada com a atividade profissional do paciente.
	Etiologia	Agentes externos em contato com a pele desencadeiam uma reação inflamatória no local do contato.
	Clínica	**Dermatite de contato irritativa.** Desencadeada por substância capaz de lesionar a barreira cutânea, provocado dano tecidual. O agente pode ser um irritante primário absoluto, como ácidos, álcalis, levando de imediato ao dano tecidual, ou ser um irritante primário relativo, em que a reação inflamatória ocorre de acordo com o tipo de substância irritante, o tempo de exposição ao agente e a periodicidade de exposição. **Dermatite de contato fototóxica.** A substância tem sua estrutura modificada quando exposta ao sol, tornando-se assim um irritante. Exemplo: dermatite de contato por plantas e, especificamente, a fitofotodermatite. **Dermatite alérgica de contato.** Substâncias de baixo peso molecular, com solubilidade lipídica e certa reatividade química, são capazes de penetrar na pele e provocar uma reação imunológica do tipo IV, com participação de linfócitos T e citoquinas. **Dermatite de contato fotoalérgica.** A substância exposta ao sol se torna um sensibilizante, levando a uma reação inflamatória imune semelhante à dermatite alérgica de contato, de localização em áreas expostas. **Urticária de contato.** Ocorre por mecanismo imunológico tipo reação mediada por IgE, levando à lesão urticariforme no local de contato com o agente. Exemplos: látex, frutas tropicais. A maioria dos casos se apresenta como eczema no local do contato com o agente (Figuras 1 a 5). De acordo com o tempo de evolução da dermatite de contato, observa-se eczema na sua fase aguda (eritema, pápulas, vesículas), subaguda (predomínio de exsudação) e crônica (lesões liquenificadas). Na dermatite de contato fototóxica, a localização se restringe ao local de contato com o agente associado à exposição solar. Na dermatite de contato fotoalérgica, além do local de contato, a dermatose pode acometer áreas próximas ao local inicial devido à progressão da sensibilização. A urticária de contato se apresenta como lesão urticariforme no local do contato. Em alguns casos pouco comuns, a dermatite pode se apresentar como purpúrica, eritema polimorfo, hipo ou hiperpigmentada, tipo líquen plano.
	Diagnóstico	Anamnese, quadro clínico, testes de contato e fototestes de contato para identificar o alergênio na dermatite alérgica de contato e na fotoalérgica, respectivamente.
	Diagnóstico diferencial	Outros tipos de eczema, dermatite atópica, dermatite de estase, farmacodermia do tipo eczematosa, desidrose verdadeira (quando localizada em região palmar e ou plantar).
	Tratamento	Evitar o contato. Orientar o paciente a utilizar produtos alternativos. Nos eczemas agudos e subagudos: loções adstringentes e cremes de corticosteroides. Indicam-se corticosteroides sistêmicos em casos intensos com comprometimento expressivo de áreas corporais. Nos eczemas crônicos: pomadas de corticosteroides. Nos casos localizados em face, região genital e com longo período de evolução, indicam-se outros imunomoduladores tópicos, como pimecrolimo e tacrolimo.

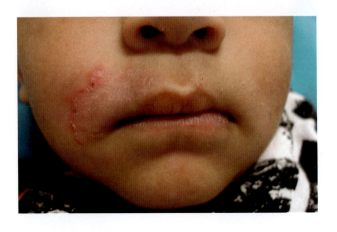

FIGURA 1 **Dermatite de contato.** Irritativa por saliva.

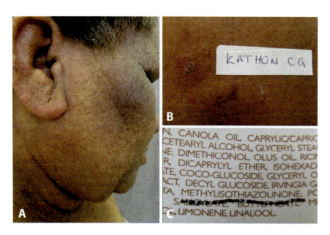

FIGURA 2 Dermatite de contato. A. Acometimento de face, região cervical e auricular causada por uso de xampu. **B.** Teste de contato positivo para Kathon CG (metilisotiazolinona + metilcloroisotiazolinona), conservante presente em produtos de uso pessoal. **C.** Presença do componente entre os ingredientes do xampu trazido pela paciente.

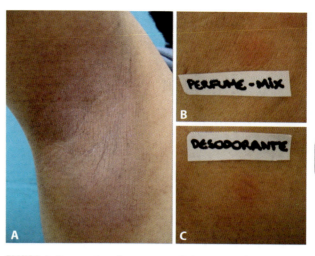

FIGURA 4 Dermatite de contato. A. Lesões axilares secundárias à sensibilização por fragrâncias. **B** e **C.** Testes positivos para perfume mix 1 e próprio desodorante da paciente.

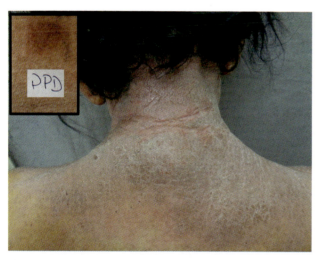

FIGURA 3 Eczema cervical por tintura de cabelo. No detalhe, teste positivo para parafenilenodiamina, componente de tinturas de cabelo.

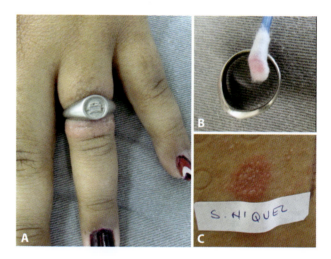

FIGURA 5 Dermatite de contato. A. Reação ao níquel, presente no anel. **B.** *Nickel spot test* positivo (dimetilglioxima) comprova liberação do metal. **C.** Teste de contato positivo para níquel (2+).

DERMATITE DE ESTASE

Orietta Mata Jiménez • Nelson Aguilar Aguilar

=	**Sinonímia**	Eczema de estase, eczema varicoso e eczema hipostático.
📈	**Epidemiologia**	A prevalência aumenta com a idade e é mais frequente no sexo feminino.
❓	**Etiologia**	Provocada por estase, consequente a hipertensão venosa por insuficiência valvular, tromboflebite, obesidade ou gravidez. A estase implica diminuição do fornecimento de oxigênio aos tecidos e sequestro de leucócitos com liberação de enzimas proteolíticas e radicais livres, causando lesão tecidual e reação inflamatória com edema e extravasamento de hemácias, com pigmentação hemossiderótica residual.
🧠	**Clínica**	Localiza-se geralmente no terço inferior interno da perna (Figuras 1 e 2), e a inflamação pode ser: • Aguda: caracterizada por placa eritematosa, vesicocrostosa, secretante, muito pruriginosa, que pode estar associada a infecção bacteriana • Subaguda: caracterizada por placa acastanhada (pelo depósito de hemossiderina), xerótica, descamativa, com prurido constante; nesta fase, o uso de medicamentos tópicos com potenciais sensibilizantes (p. ex., neomicina) exacerba e prolonga a inflamação • Crônica: os ataques recorrentes provocam fibrose e aumento da estase venosa e linfática, que se traduz em placa eritematoviolácea, descamativa, com espessamento da pele e bordas acastanhadas. Em todas as fases, o quadro clínico pode estar modificado pela associação com dermatite de contato medicamentosa, infecções e coçadura.
🔍	**Diagnóstico**	O diagnóstico é baseado no quadro clínico; devem ser excluídas algumas associações, como eczema por contactantes, dermatofitose e infecção bacteriana, como erisipela.
≠	**Diagnóstico diferencial**	Outros eczemas, psoríase, líquen plano, líquen simples crônico, dermatofitose e púrpuras pigmentosas.
💊	**Tratamento**	O objetivo fundamental do tratamento é o manuseio da estase venosa: elevação da perna, uso de meia elástica, exercício e mudanças no estilo de vida. Compressas úmidas com soro fisiológico na fase aguda; creme de corticosteroide e cremes emolientes na fase subaguda; cremes emolientes e uso de meia elástica na fase crônica. Antibioticoterapia oral, se necessário. É fundamental tratar a causa responsável pela estase venosa.

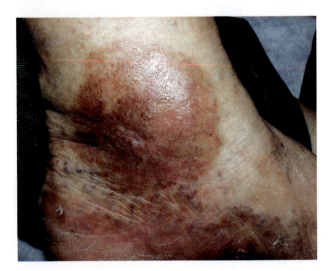

FIGURA 1 Dermatite de estase. Placa eritematoacastanhada de bordas bem delimitadas no terço inferior da perna.

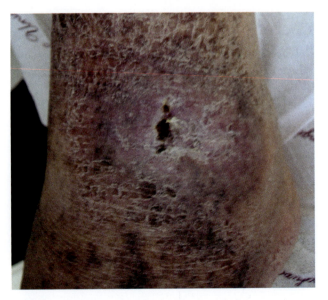

FIGURA 2 Dermatite de estase. Paciente diabético apresentando insuficiência vascular periférica com lesões eritematosas e ocres com prurido nos membros inferiores. Observa-se o início de uma úlcera angiodérmica.

DERMATITE HERPETIFORME

Marina Câmara de Oliveira • Paolla Alves de Faria • Luna Azulay-Abulafia

=	**Sinonímia**	Doença de Duhring-Brocq.
📈	**Epidemiologia**	Prevalente nos indivíduos na 4ª e 5ª década de vida, podendo, entretanto, ocorrer em qualquer faixa etária. Ocorre mais em caucasianos, sendo incomum em negros. É predominante no sexo masculino, porém, quando acomete menores de 20 anos, prevalece no sexo feminino. Há associação com HLA DR3 e DQ2 em 80 a 90% dos pacientes, e HLA B8 e DQ8 em 10 a 20% dos casos.
❓	**Etiologia**	É considerada uma manifestação cutânea específica da sensibilidade ao glúten, assim como a doença celíaca, envolvendo suscetibilidade genética. Em biopsias de intestino delgado de pacientes com dermatite herpetiforme, 90% apresentam achados histopatológicos consistentes com algum grau de enteropatia por sensibilidade ao glúten. Acredita-se que um importante mecanismo desencadeante seja a deposição de imunocomplexos IgA-transglutaminase tecidual na papila dérmica. Esses depósitos atrairiam neutrófilos para a mesma, causando a liberação de substâncias inflamatórias e enzimas que agrediriam a junção dermoepidérmica.
👁	**Clínica**	As lesões são polimórficas, agrupadas e de distribuição simétrica, apresentando-se como pápulas eritematosas ou placas urticariformes que podem ter prurido e queimação associados. Tais lesões evoluem com vesículas e bolhas, de arranjo herpetiforme, que podem se tornar escoriadas ou crostosas, deixando hiperpigmentação ou hipopigmentação residual. As topografias mais acometidas são cotovelos, joelhos, coxas, tronco superior, pescoço e, raramente, couro cabeludo (Figuras 1 a 3). As bolhas são tensas e podem assumir grandes dimensões (Figura 4). Em relação às manifestações gastrintestinais, 20% apresentam sintomas relacionados. Pode haver associação com doenças autoimunes, como tireoidopatias, anemia perniciosa, diabetes melito tipo 1, doenças do tecido conjuntivo e linfoma não Hodgkin.
🔍	**Diagnóstico**	• Exame histopatológico: infiltrado neutrofílico na papila dérmica, formando os microabscessos de Piérard, podendo ocorrer clivagem subepidérmica • Imunofluorescência direta: depósito de IgA granular na zona da membrana basal, com predomínio nas papilas dérmicas • Imunocomplexos circulantes: dosagem de anticorpos IgA antigliadina, antiendomísio, antitransglutaminase epidérmica e antitransglutaminase tecidual, sendo esta última a mais sensível e mais específica para o diagnóstico.
≠	**Diagnóstico diferencial**	Escabiose, prurigo, dermatose por IgA linear, penfigoide bolhoso, doença de Grover, eritema multiforme.
💊	**Tratamento**	• Dieta livre de glúten: auxilia no controle de sintomas cutâneos e gastrintestinais, além de prevenir o aparecimento de linfoma intestinal e síndrome de má absorção • Dapsona: medicação de escolha no tratamento, devendo ser iniciada na dose de 50 mg/dia, podendo alcançar 200 mg/dia. Deve-se dosar a enzima G6PD a fim de detectar sua deficiência e prevenir anemia hemolítica. A resposta ao medicamento é rápida e marcante, auxiliando na confirmação diagnóstica • Medicações alternativas: usadas quando há contraindicação, efeito adverso ou pouca resposta à dapsona. São elas a sulfapiridina (1 a 1,5 g/dia) e sulfassalazina (1 a 2 g/dia) • Outros fármacos relatados: azatioprina, nicotinamida, colchicina, ciclosporina, micofenolato, tetraciclina e rituximabe • Adjuvantes: corticosteroides tópicos de alta potência e corticosteroides orais podem ser úteis no controle do prurido e queimação.

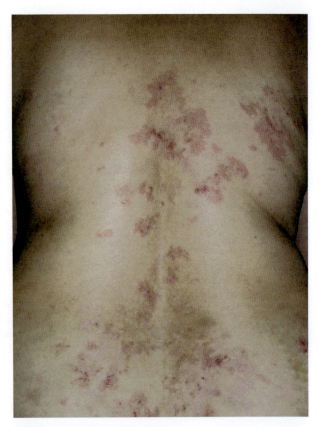

FIGURA 1 Dermatite herpetiforme. Vesículas tensas sobre lesão urticariforme, pruriginosa, localizadas no tronco.

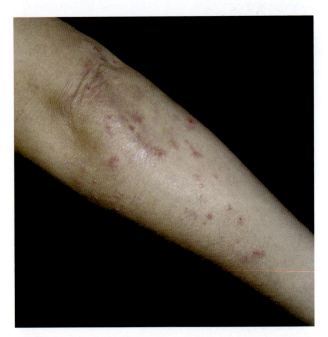

FIGURA 3 Dermatite herpetiforme. Numerosas lesões eritematosas policíclicas com vesículas na periferia em arranjo herpetiforme, do dorso até o glúteo.

FIGURA 2 Dermatite herpetiforme. Múltiplas lesões milimétricas, vesiculares, tensas e simétricas, algumas sobre base eritematosa na face extensora dos membros inferiores.

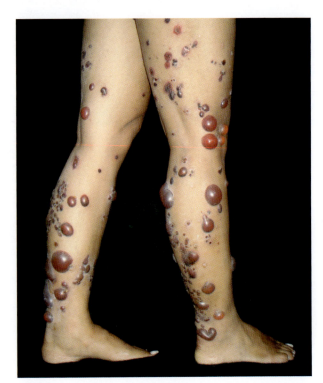

FIGURA 4 Dermatite herpetiforme. Extensas lesões vesicobolhosas tensas sobre base eritematosa com algumas crostas hemáticas nos membros inferiores.

DERMATITE PERIORAL

Aguinaldo Bonalumi Filho • Bernard Kawa Kac

=	**Sinonímia**	Dermatite periorificial.
	Epidemiologia	Ocorre preferencialmente nas mulheres entre a 2ª e a 5ª década de vida. Crianças e homens são menos afetados.
	Etiologia	A causa exata é incerta. O *Dermodex folliculorum* tem sido incriminado como um dos agentes etiológicos; fusobactérias e *Candida* também são descritas na literatura. A associação com a rosácea não é certa, mas muito provável. Os corticosteroides tópicos, utilizados localmente com outra finalidade, inclusive os de uso intranasal, podem desencadear uma crise de dermatite perioral. Pastas dentais fluoradas também poderiam desencadear uma crise. Agentes físicos como luz ultravioleta, frio ou calor excessivo poderiam ser fatores desencadeantes.
	Clínica	Surgimento de pequenas pápulas rosadas e pústulas recorrentes que podem ocorrer por semanas. Além disso, máculas e placas rosadas, algumas vezes acompanhadas de leve descamação, podem estar concomitantes com as pápulas (Figuras 1 e 2). O paciente pode sentir queimação, ardência ou coceira local. Sua localização preferencial é perioral e em torno dos vestíbulos nasais, e, menos frequente, periocular.
	Diagnóstico	Clínico. A histologia é semelhante à da rosácea.
≠	**Diagnóstico diferencial**	Acne, rosácea, dermatite seborreica e dermatite de contato alérgica.
	Tratamento	O tratamento tópico pode ser iniciado com um inibidor de calcineurina e com a retirada gradual da corticoterapia. Quando existe a suspensão do corticosteroide tópico, pode haver exacerbação do quadro, efeito rebote. Topicamente, quando o tratamento oral for contraindicado, também podem ser usados eritromicina ou metronidazol. O tratamento oral pode ser realizado com tetraciclina 250 mg 2 vezes/dia, ou doxiciclina 50 mg 2 vezes/dia durante 4 a 6 semanas. Evitar medicamentos ou produtos tópicos que sejam potencialmente irritantes.

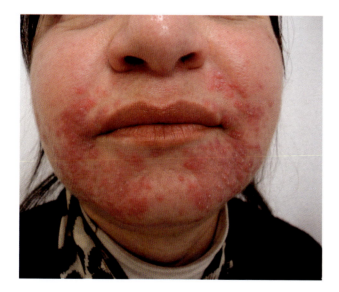

FIGURA 1 Dermatite perioral. Pápulas rosadas e pústulas recorrentes, acompanhadas de leve descamação.

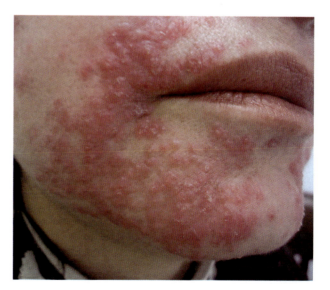

FIGURA 2 Dermatite perioral. O uso de corticosteroide tópico para tratamento é relativamente comum. A suspensão deste tratamento favorece o agravamento do quadro clínico, e isso deve ser explicado para o paciente. O início da terapêutica correta, dependendo do quadro, pode ser acompanhado de tratamento oral.

DERMATITE SEBORREICA

Nelson Aguilar Aguilar • Raúl Charlín Fernández

=	**Sinonímia**	Eczema seborreico.
📈	**Epidemiologia**	A dermatite seborreica (DS) tem prevalência estimada de 5% na população em geral e se apresenta predominantemente em duas faixas etárias: infância, da 1ª semana aos 3 meses de vida, aproximadamente; e na vida adulta, com pico entre a 4ª e a 6ª década da vida. Existe predileção pelo sexo masculino. A DS pode associar-se a doenças como infecção pelo HIV, Parkinson, epilepsia e acidente vascular encefálico, entre outras.
❓	**Etiologia**	A etiologia da DS não é bem estabelecida. Sabe-se que existe uma replicação acelerada de ceratinócitos. Costuma associar-se a uma produção de sebo com alteração quantitativa (seborreia) e qualitativa (elevação do colesterol e triglicerídeos, e diminuição do esqualeno e ácidos graxos livres). A relação causa-efeito entre *Malassezia* e DS não está bem estabelecida. Entretanto, há evidência de maior número do microrganismos nos pacientes com DS e da melhora das lesões com o uso de antimicóticos orais e tópicos. Também é sugerida suscetibilidade maior do paciente, com alterações da barreira epidérmica, resposta imune, fatores neurogênicos e nutricionais. São fatores desencadeadores: estresse, exposição solar, frio, calor, febre e fármacos, entre outros.
👁	**Clínica**	No adulto, apresenta curso crônico e recorrente. A DS se localiza nas áreas ditas seborreicas: couro cabeludo, rosto, região pré-esternal e superior central do dorso. A forma mais leve afeta o couro cabeludo, costumando ocorrer com descamação esbranquiçada fina sem eritema, chamada de caspa ou pitiríase *capitis*. A DS do couro cabeludo apresenta eritema, descamação e irritação intensos acompanhados frequentemente de prurido. É característica a presença da chamada "coroa seborreica", com delimitação nítida da lesão na linha de inserção do cabelo ou ultrapassando-a levemente. Quando as escamas são muito espessas e gordurosas, usa-se o termo pitiríase ou pseudotinha amiantácea (ver capítulo *Pitiríase Amiantácea*). Na face, a DS é notoriamente simétrica e acomete principalmente sobrancelhas, cílios (blefarite marginal), glabela (Figura 1), região paranasal e sulcos nasogenianos (Figura 2). Pode acometer também a região retroauricular e o conduto auditivo externo. As lesões faciais se apresentam como máculas ou placas pouco espessadas, de cor eritematoamarelada, com descamação de aspecto gorduroso que parece "esfarelar" (Figuras 3 e 4). No tórax (peito ou região interescapular), as lesões são eritematodescamativas, com descamação fina e circinada similar a pétalas, ao que se denomina "petaloide" (Figura 5) ou aspecto pitiriasiforme (Figura 6). As formas extensas ou eritrodérmicas são muito raras. A DS infantil apresenta-se principalmente no couro cabeludo como escamas aderentes sobre base eritematosa, constituindo a chamada "crosta láctea" (Figura 7). Outra localização possível são as áreas intertriginosas (axila, regiões inguinal e inframamária e umbigo), em que as placas eritematosas podem se sobreinfectar com *Candida*. Com menor frequência, pode afetar as outras áreas descritas no adulto, como as sobrancelhas (Figuras 8 e 9).
🔍	**Diagnóstico**	Eminentemente clínico. O exame histopatológico apresenta características de dermatite espongiótica aguda ou crônica com paracetose focal. No topo de tampões foliculares podem-se encontrar neutrófilos dentro das escamas. Deve-se suspeitar de infecção pelo HIV diante de uma DS extensa ou refratária aos tratamentos.
≠	**Diagnóstico diferencial**	• No couro cabeludo: psoríase, tinha *capitis* e dermatite atópica • Na face: rosácea, demodecidose, dermatite atópica, lúpus eritematoso (asas de borboleta) e pênfigo foliáceo • No tronco: psoríase, dermatofitose, pitiríase versicolor e pitiríase rósea de Gibert • Nas áreas de dobras: candidíase, dermatofitose, eritrasma, psoríase invertida, doença de Hailey-Hailey e dermatite de contato, entre outras.
💊	**Tratamento**	Na DS infantil, os esteroides tópicos de baixa potência por um período curto podem ser usados inicialmente para baixar a inflamação, seguidos de antimicóticos tópicos. Emolientes como azeites são aplicados 10 min antes do banho com xampus neutros para remover as crostas. No adulto, o tratamento realiza-se principalmente com antimicóticos imidazólicos administrados na forma de xampu (3 vezes/semana) ou creme (2 vezes/dia), e oralmente nos casos extensos ou refratários a doses usuais para tinhas. Outros tratamentos tópicos possíveis são xampu de piritionato de zinco e inibidores da calcineurina tópicos. Podem-se utilizar topicamente corticosteroides também de baixa potência em períodos curtos, à noite. Fototerapia tem se mostrado eficaz em casos extensos.

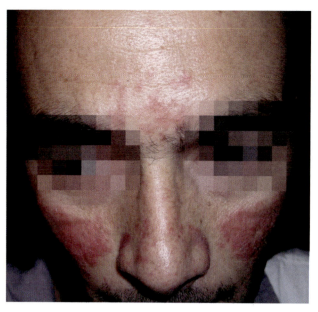

FIGURA 1 Dermatite seborreica. Eritema e descamação na região da glabela.

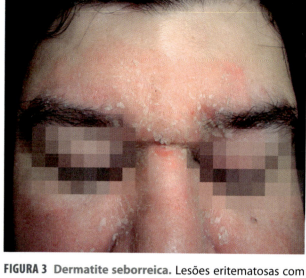

FIGURA 3 Dermatite seborreica. Lesões eritematosas com intensa descamação em toda a face.

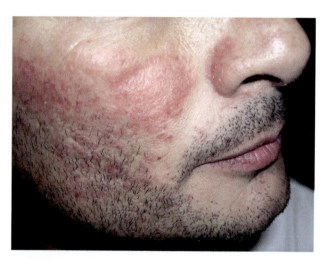

FIGURA 2 Dermatite seborreica. Eritema e descamação na região malar e sulco nasogeniano.

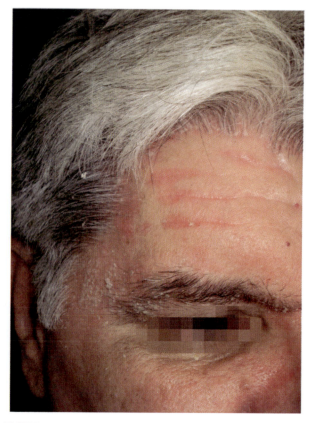

FIGURA 4 Dermatite seborreica. Descamação amarelada e eritema em região frontal, sobrancelhas e couro cabeludo.

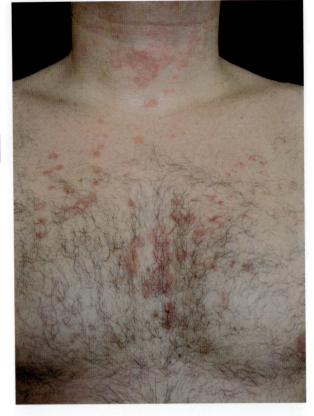

FIGURA 5 Dermatite seborreica. Lesões eritematosas arredondadas localizadas na região pré-esternal.

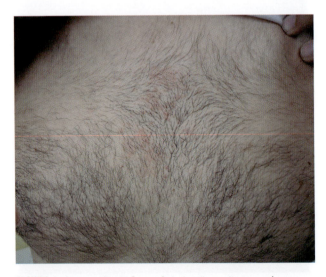

FIGURA 6 Dermatite seborreica. Lesões eritematodescamativas de aspecto pitiriasiforme na região anterior do tronco.

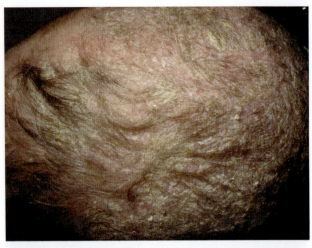

FIGURA 7 Dermatite seborreica. "Crosta láctea" constituída pela coalescência de crostas amareladas, aderentes, no couro cabeludo de lactente.

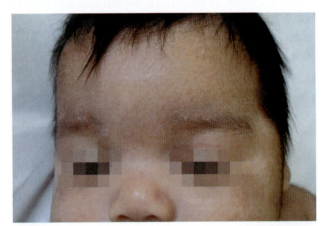

FIGURA 8 Dermatite seborreica. Lesões eritematodescamativas nas sobrancelhas de recém-nascido.

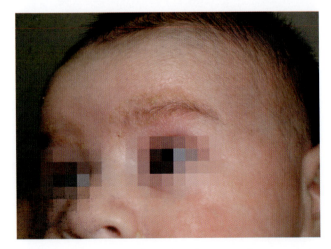

FIGURA 9 Dermatite seborreica. Descamação amarelada, sobre base eritematosa em recém-nascido, comprometendo sobrancelhas, face e couro cabeludo.

DERMATOFIBROMA

Felipe Alberto da Costa Llanos

=	**Sinonímia**	Histiocitoma fibroso benigno, angioma esclerosante, dendrocitoma dérmico.
	Epidemiologia	Os dermatofibromas são o segundo tumor fibro-histiocítico mais comum da pele. Eles são observados principalmente em adultos, com uma pequena predominância no sexo feminino.
	Etiologia	Embora alguns dermatofibromas apareçam sob locais de traumatismo ou picada de artrópodes, sua etiologia é desconhecida.
	Clínica	Os dermatofibromas são pápulas firmes, minimamente elevadas, com superfície em domo, de poucos milímetros até 3 cm de diâmetro localizadas, em geral, nos membros inferiores (Figuras 1 e 2). No entanto, podem surgir em qualquer outro local da superfície cutânea (Figura 3). Normalmente são hiperpigmentadas, mas podem ter coloração mais clara em pacientes de fototípos baixos. À palpação parecem aderidas ao tecido subcutâneo e à pele sobrejacente, e à compressão lateral a lesão aprofunda-se, constituindo o *sinal do encovamento (covinha)* muito típico desta afecção. Dermatofibromas podem ser isolados ou múltiplos, em geral assintomáticos.
	Diagnóstico	Basicamente é feito pelo aspecto clínico. A dermatoscopia tem sido descrita recentemente como uma ferramenta diagnóstica útil em casos duvidosos. Com base nos achados mais frequentemente observados, foram descritos 10 padrões dermatoscópicos. O padrão mais frequente é o tipo 2 com quase 1/3 dos casos, caracterizado por uma rede pigmentar fina e uma estrutura brancacenta similar a uma cicatriz, no centro da lesão (Figura 4). O tipo 1, segundo mais frequente, apresenta somente uma rede pigmentar fina. Outros padrões surgem da mistura desses achados com rede brancacenta, áreas de pigmentação homogênea e estruturas vasculares. Na histopatologia, pode apresentar hiperplasia epidérmica em "pés de mesa", com hiperpigmentação da camada basal e uma zona Grenz separando-a da derme, na qual se encontra a lesão propriamente dita, que é não circunscrita e composta de uma proliferação estoriforme de fibroblastos fusiformes em "bumerangue" ou histiócitos. Pode apresentar colágeno compacto e hialino aprisionado pelo infiltrado, geralmente nos limites inferiores da lesão.
≠	**Diagnóstico diferencial**	Os dermatofibromas podem ser confundidos com nevos compostos ou intradérmicos, mas estes não costumam apresentar o sinal do encovamento. O principal diagnóstico diferencial a ser descartado é uma lesão inicial de dermatofibrossarcoma *protuberans*, que geralmente se apresenta com superfície mais irregular e endurecida.
	Tratamento	Não é necessário qualquer tratamento, já que geralmente a lesão é assintomática. A biopsia excisional é indicada em caso de suspeita de malignidade ou a pedido do paciente por motivos estéticos. A criocirurgia pode ser uma alternativa, entretanto deve ser considerado o tempo de cicatrização nos membros inferiores.

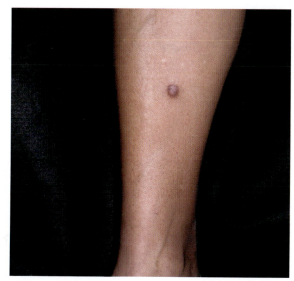

FIGURA 1 Dermatofibroma. Pápula em domo no membro inferior de paciente do sexo feminino.

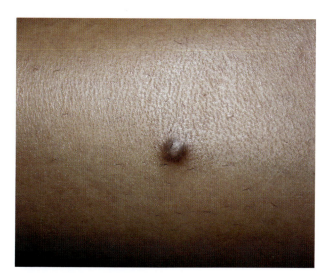

FIGURA 2 Dermatofibroma. Detalhe de um dermatofibroma com o aspecto claro no centro da lesão.

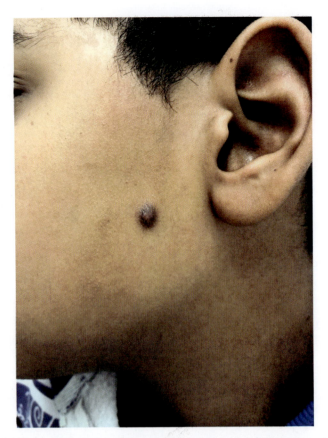

FIGURA 3 Dermatofibroma. Pápula hipercrômica na face de uma criança, com pelos na superfície, representando um caso atípico. (Arquivo do Instituto de Dermatologia Prof. R. D. Azulay.)

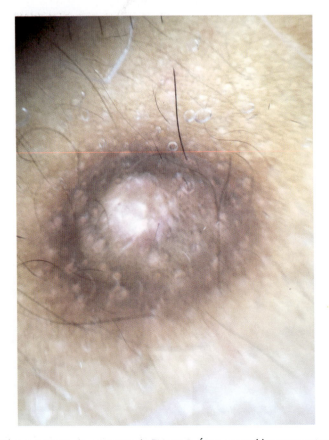

FIGURA 4 Dermatofibroma. Dermatoscopia do paciente da Figura 3. Área central brancacenta similar a uma cicatriz com halo de pigmentação marrom homogênea ao redor.

DERMATOFIBROSSARCOMA *PROTUBERANS*

Marcela Duarte Benez Miller • Solange Cardoso Maciel Costa Silva

=	**Sinonímia**	Dermatofibrossarcoma.
📈	**Epidemiologia**	Tumor raro que acomete 1 a cada 100.000 habitantes/ano. Tem taxa de sobrevivência em 5 anos de 98%. Ocorre igualmente em homens e mulheres entre 20 e 59 anos de idade, raramente na infância, ou como tumor congênito. Locais afetados: tronco (50 a 60% dos casos), extremidade proximal (20 a 30% dos casos), cabeça e pescoço (10 a 15% dos casos).
🔬	**Etiologia**	Desconhecida. Em 90% dos casos ocorre translocação cromossômica em 17q22; 22q13 com fusão dos genes *COL1A1* e *PDGFβ*. O gene produzido, uma proteína de fusão COL1A1-PDGFβ, liga-se ao receptor do fator de crescimento derivado de plaquetas (PDGF) e age como um fator autócrino de crescimento de células do dermatofibrossarcoma protuberans (DFSP). Essa descoberta permitiu novas ferramentas diagnósticas e novas estratégias de tratamento, além de classificar suas variantes: fibroblastoma de grandes células e tumor de Bednar (variante pigmentada).
👁	**Clínica**	É um tumor de linhagem fibroblástica (sarcoma de grau intermediário), localmente agressivo e maligno (devido à propensão a recorrência local de mais de 50% e à sua habilidade metastática para linfonodos e pulmão, em raros casos). Tem crescimento lento, assintomático, sem acometimento da epiderme e com infiltração intracutânea e subcutânea. Apresenta-se como placa espessada mal delimitada, da cor da pele, que eventualmente evolui para múltiplos nódulos eritematoacastanhados medindo de 1 a vários centímetros de diâmetro, podendo assemelhar-se a queloide (Figuras 1 e 2). À palpação, a lesão é firme e aderida ao tecido celular subcutâneo. A placa inicial pode ser falsamente diagnosticada como um tumor benigno incompletamente excisado. A história de recente e rápida modificação da lesão sugere transformação fibrossarcomatosa.
🔍	**Diagnóstico**	Geralmente é tardio, e o paciente pode apresentar grande tumoração. É necessária biopsia incisional profunda, incluindo o tecido adiposo, para fazer o diagnóstico antes da cirurgia. Histopatologia mostra infiltrado fibroblástico difuso na derme e na região subcutânea, organizado em fascículos dispostos em forma de raio de roda ou redemoinho. Imuno-histoquímica é positiva para CD34. Avaliação genética confirma o diagnóstico em casos mais difíceis. Em casos avançados, o estadiamento de metástase se faz com ultrassonografia dos linfonodos regionais, radiografia de tórax, ultrassonografia de abdome ou TC *scan*.
≠	**Diagnóstico diferencial**	Queloide, dermatofibroma, dermatomiofibroma, esclerodermia, fibrossarcoma e tumor maligno da bainha do nervo.
🏥	**Tratamento**	A cirurgia é mandatória. Devido à alta taxa de recidiva e à sua extensão subclínica lateral e em profundidade, são recomendadas margens cirúrgicas amplas e até a fáscia aponeurótica, ou de preferência cirurgia micrográfica de Mohs. A margem cirúrgica mais apropriada, segundo a cirurgia micrográfica de Mohs, é de 1,3 cm lateral. Quando a cirurgia micrográfica de Mohs não for possível, recomenda-se margem lateral de 3 cm. Independentemente da cirurgia empregada, a imuno-histoquímica com CD34 ajuda avaliar as margens cirúrgicas no material excisado. Imatinibe pode ser usado nos tumores primários inoperáveis, nos tumores recorrentes inoperáveis, quando houver metástase ou para diminuir o tumor antes da cirurgia, com resposta positiva em 50% dos pacientes tratados. Radioterapia também é uma opção para tumores inoperáveis.

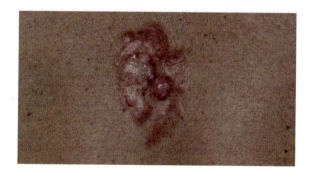

FIGURA 1 Dermatofibrossarcoma *protuberans*. Placa eritematoamarelada, endurecida, localizada no dorso, com vários anos de evolução, incorretamente diagnosticada no início como queloide.

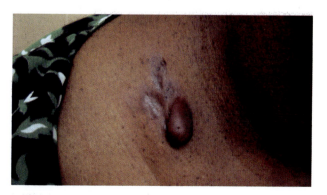

FIGURA 2 Dermatofibrossarcoma *protuberans*. Nódulo protuberante, de evolução lenta e progressiva, localizado na região supraclavicular, tratado anteriormente como queloide.

DERMATOMIOSITE
Sueli Carneiro

=	**Sinonímia**	Dermatomiosite/polimiosite e miopatias inflamatórias.
📈	**Epidemiologia**	As miopatias inflamatórias idiopáticas (MII) ou miosites são caracterizadas por fraqueza e inflamação crônica dos músculos esqueléticos. Outros órgãos envolvidos são pele, coração, sistema digestório e pulmões. A dermatomiosite (DM) e a polimiosite (PM) diferem em seus achados clínicos, histopatológicos, resposta ao tratamento e prognóstico, mas ambas se apresentam com fraqueza muscular proximal simétrica. Estudos recentes encontraram incidência de MII entre 4,27 e 7,89 por 100.000 e prevalência variando entre 9,54 e 32,74 casos por 100.000 indivíduos. Portanto, são entidades raras e frequentemente não diagnosticadas. DM e PM ocorrem mais frequentemente em mulheres e em afro-americanas. A DM afeta crianças e adultos, enquanto a PM raramente ocorre na população pediátrica.
❓	**Etiologia**	A dermatomiosite é doença presumidamente autoimune humoral em que capilares endomisiais funcionam como alvo antigênico, levando à ativação do sistema do complemento no endomísio das células endoteliais, desencadeada por fatores ambientais em indivíduos geneticamente predispostos cuja suscetibilidade pode estar relacionada a alguns antígenos de histocompatibilidade, como HLA B38, B14, DR3 e outros. Vários polimorfismos de inúmeros alelos têm sido implicados no desenvolvimento da doença. Há dano dos vasos intermediários perimisiais, diminuindo a densidade capilar na periferia do fascículo, levando a isquemia e atrofia da miofibrila perivascular. A hipoxia pode causar fraqueza por redução da fosfocreatina e do trifosfato de adenosina (ATP) do músculo, induzindo a produção de IL-1 e fator de crescimento tumoral β (TGF-β) e possivelmente de um grupo de proteínas de alta mobilidade B1 (HMGB1), que se ligam ao DNA dentro do espaço citoplasmático e extracelular. HMGB1 suprarregula as moléculas do complexo principal de histocompatibilidade (MHC) nas fibras musculares e induz a fadiga muscular por diminuição irreversível da liberação de Ca^{2+} no retículo sarcoplasmático. As células inflamatórias vistas na DM são perimisiais e perivasculares, e são compostas de células T CD4+, células B, células dendríticas e macrófagos. Células Th17 têm sido encontradas e são capazes de induzir a expressão de IL-6, MHC I, FOXP3+ e células T regulatórias. Citocinas como IL-1, IL-15, IL-6, interferona (IFN) e HMGB1 têm papel relevante na patogênese da DM.
🧠	**Clínica**	A DM se apresenta tipicamente com fraqueza muscular progressiva proximal e *rash* cutâneo. Nas crianças pode se apresentar como doença febril. PM pode ser erroneamente diagnosticada naqueles pacientes que apresentem apenas fraqueza muscular de início. Seis por cento dos pacientes com DM não têm envolvimento cutâneo, porém 20% dos pacientes que apresentam DM com histopatologia muscular típica podem até apresentar um *rash* cutâneo, mas nunca desenvolvem fraqueza muscular, sendo categorizados como apresentando dermatomiosite amiopática (DMA). As manifestações cutâneas da DM podem ser divididas em cinco categorias: patognomônicas, altamente características, características, mais comuns na DM juvenil (DMJ) e raras na DM: • Lesões patognomônicas: pápulas eritematovioláceas nas articulações metacarpofalangianas e interfalangianas, chamadas de pápulas de Gottron • Lesões altamente características: *rash* eritematovioláceo nas pálpebras (heliotropo) (Figura 1) acompanhado de edema periorbital • Lesões características: *rash* eritematoso em face, pescoço e tórax, chamado de sinal do V do decote (Figura 2) ou em parte posterior do pescoço e ombros (sinal do xale) (Figura 3), *rash* eritematoso sobre as superfícies extensoras dos cotovelos, articulações das mãos, joelhos e tornozelos (sinal de Gottron) (Figuras 4 a 6), ceratose, descamação e fissuras horizontais nas palmas, telangiectasias periungueais (Figura 7), *rash* malar e cutículas espessadas. Todas essas lesões são fotossensíveis e pruriginosas • Lesões que ocorrem mais comumente na DMJ: calcinose cutânea (Figura 8) que se desenvolve nos pontos de pressão • Achados dermatológicos raros: alopecia não cicatricial, eritrodermia, lesões vesicobolhosas, vasculite leucocitoclásica e livedo reticular. Manifestações extramusculares incluem: alterações cardíacas como arritmias, insuficiência cardíaca congestiva, miocardite, pericardite, angina e fibrose; doença pulmonar intersticial mais grave e de pior prognóstico que a da PM e malignidades (ovários, pulmão, pâncreas, estômago e colorretal). Aproximadamente 15% dos pacientes adultos com DM, maiores de 40 anos, apresentam um câncer preexistente ou irão desenvolvê-lo. Pacientes que apresentam DMJ têm risco 16 vezes maior de desenvolver leucemia e linfoma.

Diagnóstico

A DM compromete principalmente a pele e os músculos, determinando o aparecimento de um espectro de lesões cutâneas que auxiliam no diagnóstico da doença mesmo quando as manifestações musculares ainda não estão presentes ou são muito discretas. As lesões cutâneas são de intensidade e extensão variáveis, desde eritema discreto localizado até exantema difuso. O aumento da CK é o achado mais sensível para a atividade da doença e pode se elevar até 50 vezes o nível normal e reflete as alterações da atividade da doença dentro de um mesmo indivíduo. Seus níveis podem aumentar antes mesmo dos sintomas musculares e é a última enzima a normalizar-se. Outras enzimas musculares como aldolase, mioglobulinas, desidrogenase láctica, aspartato aminotransferase (AST) e alanina aminotransferase (ALT) podem se alterar. Os anticorpos antinucleares estão presentes em mais de 95% dos pacientes e são divididos em dois grupos: miosite-específicos e miosite-associados. O anticorpo antissintetase é dirigido contra aminoácidos específicos relacionados a tRNA-sintetase (o primeiro descrito e o mais comumente encontrado é o Jo-1). Os anticorpos miosite-associados incluem o fator antinuclear (FAN), que pode ser positivo entre 5 e 20% dos pacientes em títulos que não ultrapassam 1/320 com padrões de depósito pontilhados ou salpicados, anti-Ro, anti-La, anti-PM-Scl, antirribonucleoproteínas nucleares (snRNPs) U1, U2, U4/6, U5 e U3, anti-Ku, anti-KJ, anti-Fer, anti-Mas, e anti-hPMS1. Os achados capilaroscópicos (ectasia de alças capilares, regiões avasculares, diminuição da densidade capilar e hemorragias) guardam correlação com a atividade da doença cutânea, mas parecem não se relacionar com os sintomas musculares. A ressonância magnética (RM) é mais sensível do que a tomografia computadorizada (TC) e mostra o edema muscular simétrico na musculatura proximal, que pode estar presente antes da fraqueza muscular clinicamente estabelecida. A infiltração da gordura e a atrofia muscular são sinais de cronicidade e de não resposta ao tratamento. A calcificação entre as fibras musculares é rara e mais bem visualizada pela TC. A histopatologia cutânea é similar ou indistinguível à do lúpus eritematoso e mostra dermatite de interface com degeneração vacuolar dos ceratinócitos basais, espessamento da membrana basal, incontinência pigmentar, infiltrado linfocítico perivascular superficial ou difuso, hiperceratose e destruição dos cones interpapilares. Há depósito de mucina na derme. A imunofluorescência pode ser positiva. A eletroneuromiografia da musculatura contralateral pode definir o local da biopsia muscular e está alterada em cerca de 70 a 90% dos casos com aumento da atividade insercional e espontânea. A biopsia aberta é preferível à realizada por agulha, por fornecer amostra maior. As alterações mais características são a atrofia perifascicular com degeneração das fibras musculares e necrose. Há, ainda, infiltrado inflamatório perivascular com predomínio de linfócitos T CD4+ e linfócitos B. Observa-se também redução da densidade vascular.

A RM detecta inflamação, degeneração e necrose musculares caracterizadas por aumento da intensidade do sinal ou pelo STIR. As imagens em T1 são úteis para detectar atrofia e lesão muscular crônica. As imagens em T2 são úteis para detectar inflamação muscular. A RM é também usada para identificar os locais para a biopsia muscular e para monitorar a resposta ao tratamento.

Ultrassonografia, especificamente com Doppler, contraste, ultrassonografia avançada e sonoelastografia podem ser úteis para diferenciar músculos normais dos comprometidos.

 Diagnóstico diferencial

Lúpus eritematoso sistêmico, psoríase, esclerodermia e linfoma, síndrome antissintetase, miosite por corpúsculo de inclusão.

 Tratamento

Protetores solares; corticosteroides tópicos; prednisona na dose de 0,5 a 1 mg/kg de peso por mais de 6 meses; pulsos ou minipulsos de metilprednisolona; metotrexato em baixas doses; azatioprina, 2 a 3 mg/kg/dia; ciclosporina A; ciclofosfamida; micofenolato de mofetila; imunoglobulina intravenosa; e rituximabe. Para o prurido, anti-histamínicos, doxepina (10 a 50 mg à noite), cimetidina (200 a 400 mg 4 vezes/dia), mirtazapina e naltrexona são alternativas possíveis com respostas variáveis.

A hidroxicloroquina (200 a 400 mg/dia) ou o fosfato de cloroquina (250 a 500 mg/dia) são utilizados para tratar as manifestações cutâneas com melhora de até 80%, mas podem levar à piora da força muscular pela possibilidade do desenvolvimento de miopatia vacuolar tóxica.

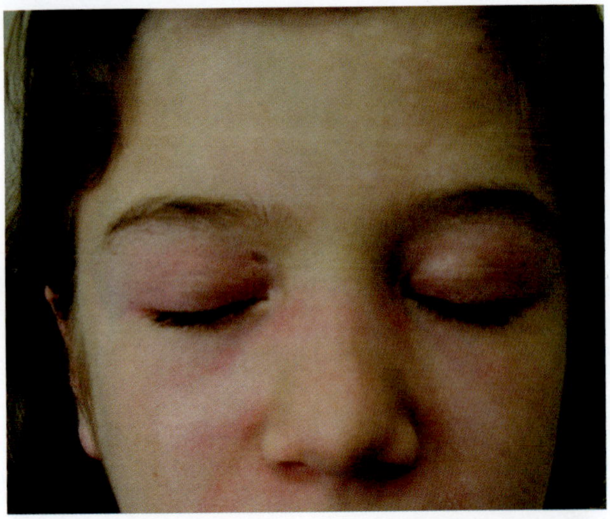

FIGURA 1 Dermatomiosite. Eritema, edema periorbitário, além de erupção na face disposta nas regiões malares e nariz.

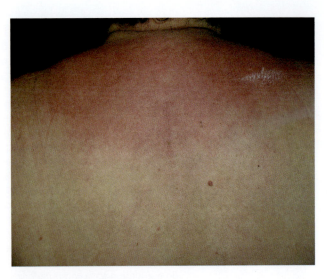

FIGURA 3 Dermatomiosite. Lesão eritematosa na área de fotoexposição em forma de xale (sinal do xale).

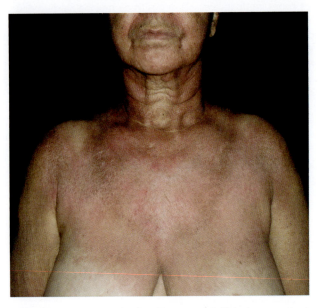

FIGURA 2 Dermatomiosite. Fotossensibilidade no colo é uma característica da dermatomiosite. Eritema intenso em toda a área fotoexposta contrastando com a cor das mamas.

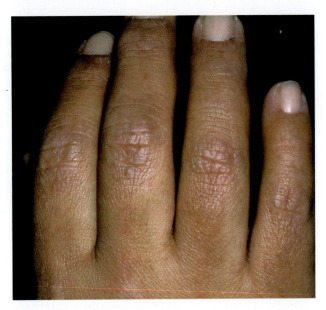

FIGURA 4 Dermatomiosite. Pápulas de Gottron. Pápulas eritematovioláceas sobre as superfícies dorsais das articulações interfalangianas. Houve confluência dessas lesões sobre as articulações metacarpofalangianas, constituindo o sinal de Gottron.

Seção 2 | Afecções Dermatológicas de A a Z   387

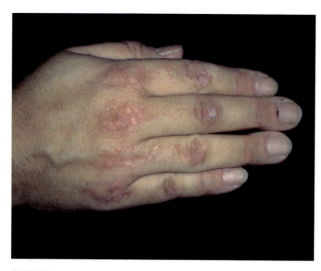

FIGURA 5 Dermatomiosite. Sinal de Gottron no dorso da mão.

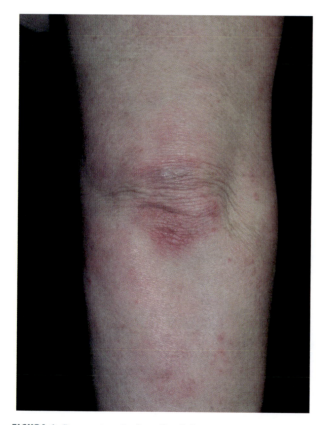

FIGURA 6 Dermatomiosite. Sinal de Gottron. Pápulas eritematovioláceas, descamativas, confluentes, com bordas relativamente bem definidas e contornos irregulares sobre face extensora articular (cotovelo).

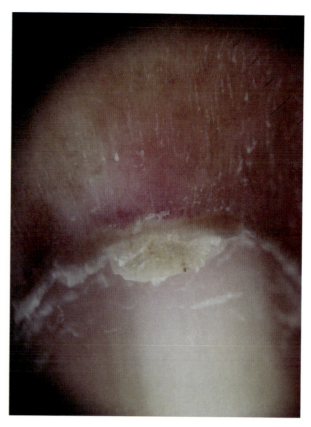

FIGURA 7 Dermatomiosite. A dermatoscopia do tecido periungueal é auxílio importante no diagnóstico porque demonstra o espessamento da cutícula e telangiectasias.

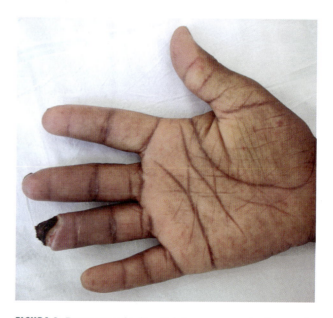

FIGURA 8 Dermatomiosite. Calcinose na ponta do quarto quirodáctilo exibindo necrose cutânea na extremidade do dígito.

DERMATOPOROSE

Larissa Hanauer de Moura • Luna Azulay-Abulafia

Sinonímia — Síndrome da insuficiência cutânea crônica (SICC); fragilidade cutânea crônica do envelhecimento.

Epidemiologia — Com o envelhecimento populacional, não apenas o aspecto estético da pele deve ser considerado, mas também sua função primária, que é de proteção mecânica, uma vez que ela se torna extremamente frágil e vulnerável. Em 2007, Kaya e Saurat propuseram o termo *dermatoporose* para descrever todos os sinais relacionados à fragilidade cutânea em analogia a outras entidades relacionadas ao envelhecimento, como osteoporose. Utiliza-se também a terminologia *síndrome da insuficiência cutânea crônica* como sinonímia. Os primeiros sinais de fragilidade cutânea surgem em torno da 6ª década de vida e aumentam com a idade. A prevalência estimada na França é de 37,5% em indivíduos acima de 65 anos, sendo mais comum em mulheres. Nos pacientes com dermatoporose, verifica-se que a prevalência de dermatite atópica, diabetes melito, uso de anticoagulantes e uso de corticosteroide por longo período é maior do que nos indivíduos saudáveis. O prurido também é prevalente na dermatoporose.

O principal fator de risco para o desenvolvimento da SICC é o envelhecimento (Figura 1). Outros fatores também estão relacionados, tais como fotoenvelhecimento (ver capítulo *Fotoenvelhecimento*), suscetibilidade genética, insuficiência renal crônica, doença pulmonar obstrutiva crônica, sedentarismo, uso de inibidor do EGFR (receptor do fator de crescimento epidérmico), uso de anticoagulante e uso crônico de corticosteroide tópico e/ou sistêmico.

Etiologia — Com o envelhecimento, a pele torna-se mais fina e menos capaz de resistir às forças mecânicas. Na epiderme, os ceratinócitos perdem sua capacidade de proliferação. Na derme, a matriz extracelular (MEC) apresenta menos fibroblastos, menor quantidade de ácido hialurônico e uma rede com menor densidade de colágeno e fibras elásticas. Estima-se que a espessura dérmica de 0,8 mm seja preditiva de alto risco de lacerações entre os pacientes acima de 65 anos.

Os possíveis mecanismos envolvidos na SICC incluem:

- Modificação da matriz extracelular: a MEC é responsável pelo apoio estrutural e por estabilizar as estruturas intercelulares do tecido. Seu principal componente é o ácido hialurônico que, com outras proteínas, forma um gel que embebe as fibras elásticas e de colágeno. Com o envelhecimento cronológico, ocorre um desbalanço das metaloproteinases MMP 1, 2 e 3, que degradam e modificam os componentes da MEC
- Alteração da viscoelasticidade: as fibras elásticas e colágenas formam a parte elástica da pele, enquanto o ácido hialurônico e outras glicosaminoglicanas são responsáveis pela porção viscosa. As modificações que ocorrem em toda a conformação da rede faz com que as propriedades viscoelásticas da pele sejam reduzidas, resultando em lacerações e hematomas
- Efeitos mediados pela radiação ultravioleta (UV): o UVB interage diretamente no DNA da célula, enquanto o UVA ativa metaloproteinases e forma radicais livres que causam alterações no DNA nuclear e mitocondrial. Mais recentemente, foi demonstrado que as radiações UVB e UVA também reduzem o conteúdo de ácido hialurônico da pele e de seu receptor CD44
- Deficiência de CD44 epidérmico: o CD44 é responsável pela proliferação de ceratinócitos e pela manutenção da homeostase do ácido hialurônico. Os ceratinócitos epidérmicos com reduzida expressão de CD44 não proliferam em resposta ao estímulo do fator de crescimento epidérmico ligado à heparina (HB-EGF), o que leva a atrofia cutânea.

A *dermatoporose primária* é a forma mais comum, e é atribuída especialmente a idade e exposição solar ou fotoenvelhecimento. Já a forma *secundária* é considerada iatrogênica, devido ao uso crônico de medicamentos; na prática dermatológica, os mais frequentes são os corticosteroides tópicos e/ou sistêmicos. Neste caso, a atrofia cutânea é maior, pode ser precoce e ainda mais grave.

Clínica — As manifestações clínicas compreendem as descritas a seguir.

Atrofia cutânea. Caracteriza-se por pele fina, translúcida, que permite observar vasos e tendões subjacentes (Figura 2). Acomete principalmente áreas fotoexpostas, como antebraços, dorso das mãos, região pré-tibial, tórax pré-esternal e couro cabeludo. À ultrassonografia é possível observar o afinamento da epiderme e da derme (em torno de 0,7 a 0,8 mm) em comparação com a pele trófica normal (1,4 a 1,5 mm). Nos casos de *atrofia cutânea secundária* por corticosteroide tópico, a pele fica praticamente transparente em toda a extensão na qual foi aplicado o corticosteroide (Figuras 3 e 4). Em casos de grave dermatoporose por corticoterapia tópica, a injeção de anestésico pode levar a grande destacamento da epiderme com extravasamento de sangue, sem no entanto ocorrer solução de continuidade na superfície cutânea (Figura 5).

Púrpura senil (púrpura de Bateman, púrpura actínica). Localizada especialmente nas extremidades, surge espontaneamente ou após pequenos traumatismos. Desaparece deixando pigmentação acastanhada por depósito de hemossiderina. Acomete 10% da população entre 70 e 90 anos, especialmente pessoas com pele clara e histórico de muita exposição solar. Ocorre redução das fibras de colágeno do tecido conjuntivo perivascular. A perda da sustentação em torno do vaso é o evento primário da púrpura senil, sem que haja qualquer alteração da coagulação ou doença própria da parede do vaso (Figuras 6 e 7).

Pseudocicatriz estrelar. Laceração dérmica espontânea que pode deixar um aspecto cicatricial estrelar, linear ou em placa. Surge principalmente no dorso das mãos e no antebraço. Ocorre em 20 a 40% da população acima de 70 anos, sendo mais frequente nas mulheres. A púrpura senil é observada concomitantemente em 30 a 50% dos pacientes (Figura 8).

Hematoma dissecante da pele. Observado nos pacientes com dermatoporose grave, especialmente nos membros inferiores. É uma emergência hospitalar dependendo da expansão do hematoma. Um mínimo traumatismo pode levar a grande sangramento no espaço virtual entre a derme e o tecido subcutâneo ou entre o tecido subcutâneo e a fáscia muscular. Inicialmente, aparecem eritema, edema e calor, sendo necessário o diagnóstico diferencial de erisipela. Posteriormente, o hematoma leva a necrose da pele e instabilidade hemodinâmica.

Dificuldade de cicatrização de feridas. A redução na capacidade proliferativa dos ceratinócitos e fibroblastos, a produção abundante de metaloproteinases e a secreção de citocinas que inibem a diferenciação celular levam a difícil cicatrização das feridas e surgimento de úlceras crônicas.

 Diagnóstico — Basicamente clínico.

 Diagnóstico diferencial — Deficiência de vitamina C (escorbuto), erisipela, celulite.

 Tratamento — A prevenção deve ser estimulada, implementando-se a fotoproteção adequada, com uso de filtro solar, mangas compridas e calças. Além disso, deve-se estimular a hidratação diária da pele com emolientes, já que com o envelhecimento a pele produz menos manto lipídico.

O tratamento da SICC consiste no uso de retinoides tópicos capazes de aumentar a espessura cutânea por estimular a hiperplasia epidérmica. A aplicação tópica de fragmentos de tamanho intermediário (50 a 400 kDA) de ácido hialurônico (iHF) na concentração de 1%, 2 vezes/dia, melhora a atrofia e as lesões purpúricas. Assim, a aplicação concomitante de retinaldeído e iHF apresenta efeito sinérgico na proliferação de ceratinócitos. Além disso, alguns autores sugerem o uso de alfa-hidroxiácidos como ácido láctico 12%; fator de crescimento epidérmico humano (h-EGF) tópico; antioxidantes tópicos, como vitamina C; e hormônios, como de-hidroepiandrosterona (DHEA) a 1%.

Idosos devem ter aporte adequado de proteína na dieta. O déficit proteico leva a declínio da função imune, prejuízo na cicatrização e aumento da fragilidade cutânea. Tradicionalmente, o recomendável é 0,8 mg/kg de proteína diária; entretanto, acima de 70 anos o consumo deve ser 1 g/kg/dia. Este aporte deve ser acompanhado por equipe multiprofissional, bem como o uso oral de DHEA e reposição hormonal, que podem auxiliar no tratamento da SICC.

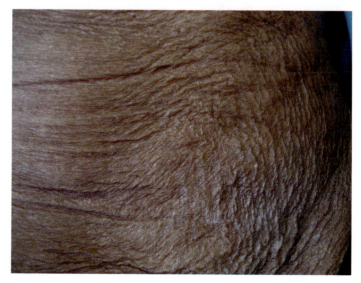

FIGURA 1 Dermatoporose. Pele do abdome (área fotoprotegida) mostrando sinais do envelhecimento cronológico, com flacidez, atrofia e xerose.

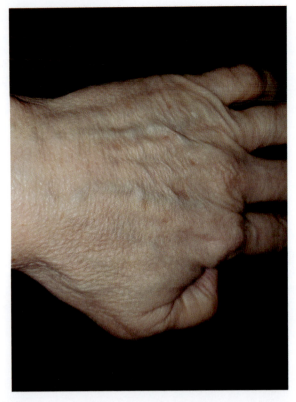

FIGURA 2 Dermatoporose. Atrofia cutânea mostrando vasos e tendões no dorso da mão.

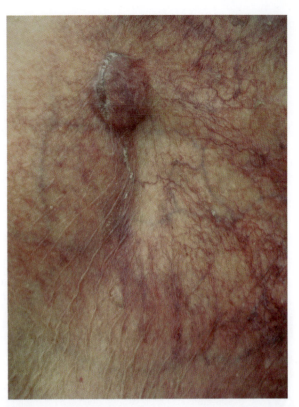

FIGURA 4 Dermatoporose. Vasos numerosos, denotando atrofia cutânea na área em que era empregado o corticosteroide tópico para tratar "verruga", que era na realidade um tumor cutâneo.

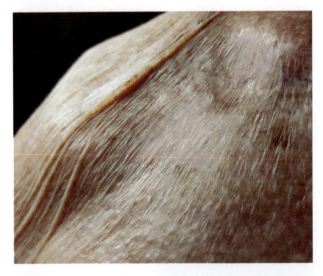

FIGURA 3 Dermatoporose. Pele extremamente atrófica, podendo ser pinçada entre os dedos. Observar o aspecto translúcido, que dá a impressão de mostrar apenas a epiderme.

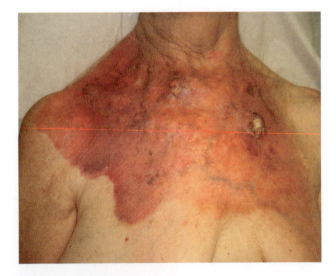

FIGURA 5 Dermatoporose. Extenso extravasamento de sangue com clivagem epidérmica, no momento em que houve a infiltração de anestésico local para realizar a exérese do tumor.

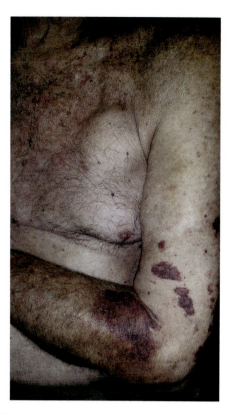

FIGURA 6 Dermatoporose. Lesões purpúricas no membro superior esquerdo em paciente idoso, com uso de anticoagulante para tratamento de arritmia, a qual demandou implante de marca-passo.

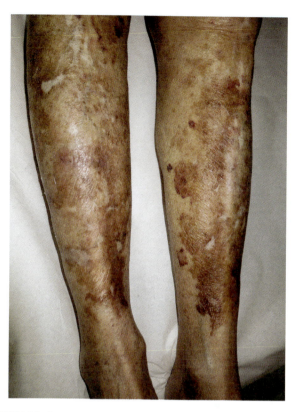

FIGURA 7 Dermatoporose. Extensas lesões purpúricas nos membros inferiores, interpretadas pelos pacientes como fragilidade capilar, demandando esclarecimento de que o processo não é primariamente vascular nem da coagulação.

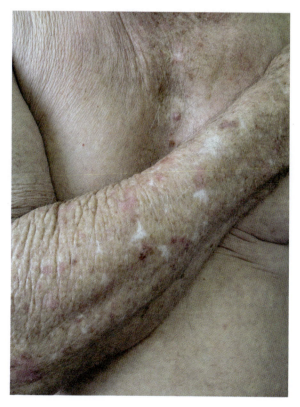

FIGURA 8 Dermatoporose. Lesões atróficas e acrômicas, com aspecto de estrelas, em local onde não houve traumatismo; por isso constitui uma pseudocicatriz.

DERMATOSE PAPULOSA *NIGRA*

Angela Beatriz Schwengber Gasparini • Nelson Aguilar Aguilar

=	Sinonímia	Papulose *nigra*.
📈	Epidemiologia	Predisposição hereditária, que acomete principalmente pacientes de origem africana. Surge com o envelhecimento, mas, por vezes, pode manifestar-se na adolescência. Acomete mais mulheres do que homens (2:1).
❓	Etiologia	Desconhecida. Para alguns autores, é uma variante da ceratose seborreica; para outros, é uma entidade distinta.
🧠	Clínica	Múltiplas pápulas hiperpigmentadas de aparência verrucosa, assintomáticas, sésseis ou pedunculadas, de aproximadamente 1 a 5 mm de diâmetro e 1 a 3 mm de elevação. Surgem na face e na região cervical (Figuras 1 e 2) e, menos comumente, no tronco e nas axilas. Têm caráter benigno.
🔍	Diagnóstico	Geralmente clínico. A dermatoscopia aumenta a sensibilidade e a especificidade. A histopatologia é similar à da ceratose seborreica do tipo hiperceratótico, mostrando, contudo, o aspecto de "torre de igreja" e estroma fibroso.
≠	Diagnóstico diferencial	Ceratose seborreica, nevo melanocítico composto, acrocórdon, verruga viral.
💊	Tratamento	Indicado somente com fins estéticos. Podem ser realizados eletrocoagulação superficial, *shaving* com tesoura Castroviejo ou ácido tricloroacético a 70% para as lesões planas. Não é incomum a hipopigmentação residual após o tratamento. Outras terapias incluem crioterapia e *laser* (CO_2, Er:YAG, 532 di-iodo).

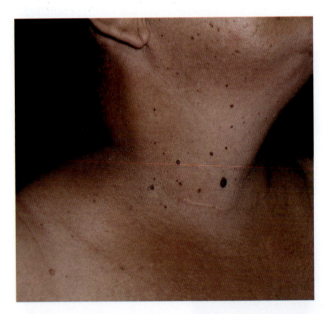

FIGURA 1 Dermatose papulosa *nigra*. Pápulas acastanhadas na região cervical.

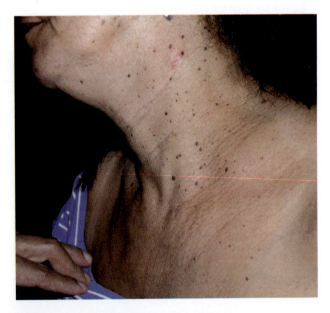

FIGURA 2 Dermatose papulosa *nigra*. Numerosas lesões papulosas de cor acastanhada, dando a impressão de estarem coladas sobre a pele da região cervical.

DERMATOSE POR IgA LINEAR

Danielle Santana Mello • Alexandre Carlos Gripp

Sinonímia
- Adultos: dermatose por IgA linear do adulto, penfigoide IgA linear, dermatite herpetiforme IgA linear e doença de IgA linear
- Crianças: doença bolhosa crônica da infância, dermatose bolhosa crônica benigna da infância, dermatose por IgA linear da infância e dermatite herpetiforme IgA linear da criança.

Epidemiologia

É uma doença rara, com incidência de 0,2 a 1,0 caso por milhão de habitantes por ano, em diferentes regiões. A ocorrência da doença parece ser maior nos países em desenvolvimento da Ásia (Índia, Malásia, Tailândia) e África (Tunísia, Mali, Uganda). Ocorre em qualquer faixa etária, mas tem três picos de ocorrência principais. Na infância, ocorre por volta dos 4 a 5 anos; na idade adulta, por volta dos 20 aos 40 anos; e outro pico, acima dos 60 anos. Não há predominância estabelecida de etnia. Ocorre em ambos os sexos, com discreto predomínio no sexo feminino.

Etiologia

A dermatose por IgA linear é uma doença bolhosa autoimune adquirida, caracterizada pela produção de autoanticorpos da classe IgA destinados a componentes da zona de membrana basal, na qual se depositam de forma contínua e linear. Tem envolvimento cutâneo e mucoso, com formação de bolhas subepidérmicas.

Clínica

A apresentação clínica é heterogênea e pode se assemelhar a características da dermatite herpetiforme e do penfigoide bolhoso. As manifestações variam de prurido, pápulas e placas urticariformes a vesículas e bolhas tensas (Figura 1). As lesões bolhosas podem se encontrar sobre pele normal, base eritematosa ou urticada (Figuras 2 e 3). Variam em tamanho e muitas vezes assumem conformação anular ou policíclica, dando aspecto de "colar de pérolas" (Figura 4). A distribuição das lesões ocorre de forma simétrica ou assimétrica, sobretudo em couro cabeludo, face, tronco, nádegas, região genital e coxas. Ocorre acometimento de mucosas em 50% dos casos, com aparecimento de erosões e ulcerações, sendo as mucosas oral e ocular as mais comumente envolvidas. Pode atingir também região nasal, faringe, laringe, esôfago, órgãos genitais e ânus. As lesões em mucosas podem evoluir com formação de cicatrizes, com risco de cegueira quando a mucosa conjuntival é acometida.

A dermatose por IgA linear apresenta características clínicas específicas da infância e da fase adulta. Na infância, é a doença bolhosa subepidérmica autoimune mais frequente, ocorrendo por volta dos 4 a 5 anos. O quadro é agudo, com surgimento de sintomas como prurido, placas urticariformes e bolhas tensas. As lesões bolhosas se distribuem predominantemente na periferia como "colar de pérolas". Tem predileção por abdome inferior e região perineal, com comprometimento anogenital importante. Lesões também aparecem nas coxas e nádegas. O quadro geralmente é autolimitado, se resolvendo em meses a anos, raramente persistindo após a puberdade. Na fase adulta, o quadro geralmente se inicia de forma abrupta, mas pode ser insidioso. Ocorre por volta dos 60 a 65 anos de idade, mas pode aparecer logo após a puberdade. O tronco quase sempre está envolvido; mas os membros, incluindo mãos e pés, nádegas, couro cabeludo e face, são comumente afetados (Figura 5). As lesões bolhosas em "colar de pérolas" são menos comuns que na infância. O envolvimento de mucosas é comum em ambos, com aparecimento frequente de erosões e ulcerações orais, sangramento e congestionamento nasal e conjuntivite.

A dermatose por IgA linear ocorre de forma espontânea na maioria dos casos, mas pode ser induzida por fármacos. A medicação mais envolvida é a vancomicina, e menos frequentemente diclofenaco, captopril, cefalosporinas, glibenclamida, iodo, penicilina, bem como agentes citostáticos. O quadro induzido por fármacos é autolimitado e tem resolução rápida e espontânea quando a medicação suspeita é retirada. Existe associação com algumas malignidades, sendo o linfoma não Hodgkin o mais frequentemente associado, seguido da leucemia linfocítica crônica e do câncer de bexiga. Outras associações incluem doenças inflamatórias intestinais, particularmente a colite ulcerativa. Não existe associação com a enteropatia sensível ao glúten, e a doença não responde com a exclusão do glúten da dieta. Eventos traumáticos como queimaduras e exposição à luz ultravioleta podem ser gatilhos para o aparecimento da doença.

Diagnóstico

O diagnóstico da dermatose por IgA linear pode se basear nos achados clínicos e histopatológicos, mas só são confirmados com a imunofluorescência. Os achados histopatológicos mostram bolha subepidérmica com infiltrado celular muito variável. Pode se assemelhar ao infiltrado eosinofílico do penfigoide bolhoso ou se assemelhar ao infiltrado neutrofílico da dermatite herpetiforme, algumas vezes com formação de microabscessos papilares. Alguns casos podem mostrar bolhas subepidérmicas com características totalmente inespecíficas. Dessa forma, é difícil distinguir a dermatose por IgA linear das outras dermatoses bolhosas autoimunes, pois muitos achados clínicos e histopatológicos se sobrepõem. Portanto, faz-se necessário o emprego de métodos diagnósticos confirmatórios, como os testes de imunofluorescência (Figura 6). A imunofluorescência direta deve ser realizada da região perilesional, clinicamente não comprometida. Ocorre depósito linear de IgA ao longo da zona da membrana basal e, em alguns casos, também há depósito de IgG, IgM e C3. Já a imunofluorescência indireta, usada para detectar autoanticorpos IgA séricos, mostra positividade variável, frequentemente positiva em crianças (cerca de 75%) e menos em adultos (cerca de 30%). Quando ainda for difícil o diagnóstico, outros testes podem ser utilizados, como o *Western blot* e a imunomicroscopia eletrônica.

	Diagnóstico diferencial	A dermatose por IgA linear pode ser confundida principalmente com penfigoide bolhoso e dermatite herpetiforme. No entanto, outros diagnósticos diferenciais merecem destaque, como epidermólise bolhosa adquirida, necrólise epidérmica tóxica, síndrome de Stevens-Johnson, eritema multiforme, penfigoide cicatricial, infecções virais pelo herpes simples e varicela-zóster, entre outros.
	Tratamento	A abordagem terapêutica na dermatose por IgA linear depende da extensão de acometimento e da gravidade do quadro, levando em consideração as comorbidades do paciente. Uma abordagem multidisciplinar pode ser necessária, no intuito de prevenir eventuais sequelas. Corticosteroides tópicos potentes, na pele ou nas mucosas, são úteis para doença leve e localizada. Podem atuar como terapia adjuvante em quadros graves que necessitem de terapia sistêmica. A dapsona é a terapia de primeira linha, atua com efeito anti-inflamatório e imunomodulador. A maioria dos pacientes responde com dosagens entre 50 e 200 mg, ocorrendo rápida melhora nos primeiros dias após o seu início. Antes de iniciar a dapsona, os pacientes devem ser testados para deficiência de glicose-6-fosfato desidrogenase (G6PD). Uma redução de 1 a 2 g/dℓ de hemoglobina é frequentemente observada nos usuários de dapsona com níveis normais de G6PD. Desde que não haja comorbidades significativas, como anemia e doença cardíaca isquêmica, os pacientes a toleram bem. Quando existe a deficiência dessa enzima, aumenta o risco de hemólise grave. Alguns efeitos colaterais com o uso da dapsona já são bem estabelecidos, como meta-hemoglobinemia, relacionado com a dose; supressão medular, incluindo agranulocitose; neuropatia periférica e alguns menos comuns, como hepatite, pneumonite, nefrite, eritema multiforme e reação de hipersensibilidade. A terapia de 2ª linha consiste em sulfonamidas, como a sulfassalazina, usadas como alternativa ou em combinação com a dapsona, com perfil de efeitos colaterais semelhantes. Para pacientes resistentes ou com resposta parcial ao uso da dapsona, corticosteroides sistêmicos podem ser associados. Outras opções terapêuticas foram descritas com bons resultados, como azatioprina, micofenolato, ciclosporina, nicotinamida, colchicina e alguns antibióticos, como macrolídios e tetraciclinas. Novas estratégias terapêuticas são utilizadas com sucesso, como a imunoglobulina intravenosa e a imunoadsorção. A terapia sistêmica é necessária até que o paciente entre em remissão clínica, com desaparecimento completo de todas as lesões. Em caso de recidiva, a terapia deve ser reiniciada e continuada até que se obtenha melhora.

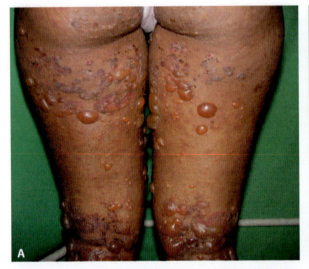 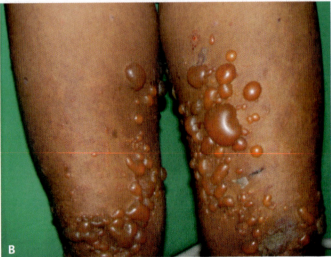

FIGURA 1 Dermatose por IgA linear. Lesões vesicobolhosas tensas revelam o caráter subepidérmico da doença. **A.** Lesões bolhosas de diferentes tamanhos, agrupadas, localizadas na porção posterior das coxas. **B.** Localizadas na porção anterior das coxas.

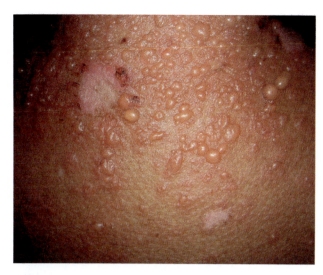

FIGURA 2 Dermatose por IgA linear. Lesões vesicobolhosas tensas revelam o caráter subepidérmico da doença sobre base eritematosa.

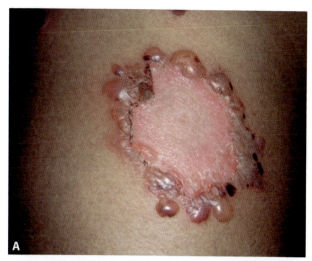
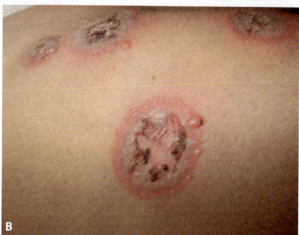
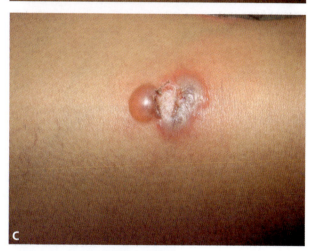

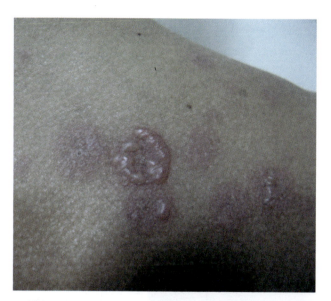

FIGURA 3 Dermatose por IgA linear. Lesões vesicobolhosas distribuídas na periferia sobre base eritematosa, com arranjo em colar.

FIGURA 4 Dermatose por IgA linear. A. Lesões vesicobolhosas distribuídas em arranjo semelhante a um colar de pérolas. **B.** Lesões eritematosas com porção central crostosa e lesões vesicobolhosas na sua periferia, lembrando colar de pérolas. **C.** Lesões bolhosas de diferentes tamanhos formando uma lesão semelhante a um colar.

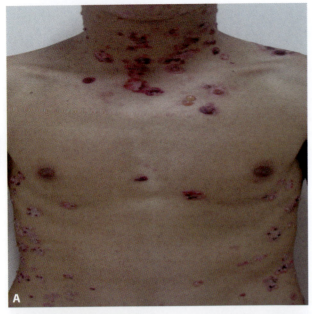
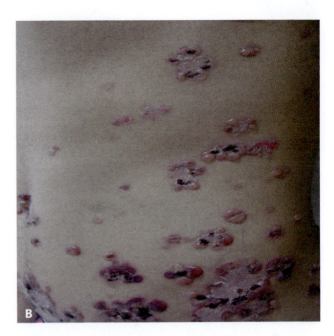
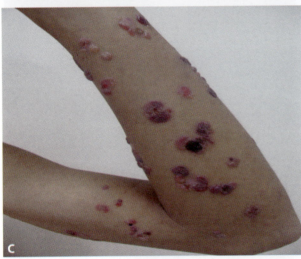

FIGURA 5 Dermatose por IgA linear. A. Múltiplas bolhas tensas, algumas lesões crostosas e outras em forma de colar, distribuídas pelo tronco. **B.** Predomínio de lesões na porção inferior do tronco. **C.** Lesões bolhosas atingindo o membro superior esquerdo.

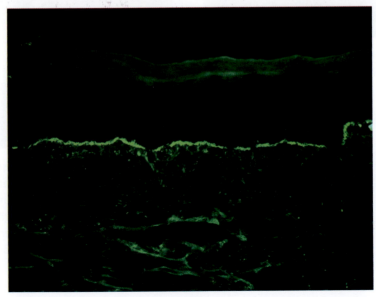

FIGURA 6 Dermatose por IgA linear. Imunofluorescência direta revelando o depósito de IgA na junção dermoepidérmica. (Cortesia do Dr. Thiago Jeunon – Investigação em Dermatologia.)

DERMATOSES PARANEOPLÁSICAS E OUTROS SINAIS CUTÂNEOS INDICADORES DE MALIGNIDADE

Larissa Hanauer de Moura • Luna Azulay-Abulafia • Lorivaldo Minelli

As manifestações cutâneas das neoplasias malignas internas podem ser metástases, efeitos metabólicos inespecíficos, infecções relacionadas à imunossupressão, sinais decorrentes do comprometimento da função do órgão afetado ou síndromes paraneoplásicas. Essas síndromes são causadas por uma série de fatores, como peptídios, citocinas, anticorpos, fatores de crescimento ou hormônios que interferem na atividade celular cutânea, sem a presença de células neoplásicas na pele. Em geral, desaparecem com o tratamento da neoplasia.

As dermatoses cutâneas são a segunda forma mais comum de síndrome paraneoplásica, ficando atrás apenas das endócrinas. Mais de 50 doenças já foram citadas como associadas à malignidade. São exemplos de dermatoses paraneoplásicas intimamente associadas a câncer: acantose nigricante, pênfigo paraneoplásico, *erythema gyratum repens*, palma em tripa, sinal de Leser-Trélat, acroceratose paraneoplásica (síndrome de Bazex), hipertricose lanuginosa e dermatoses neutrofílicas (síndrome de Sweet, pioderma gangrenoso). Outras doenças dermatológicas que podem ser paraneoplásicas são a dermatomiosite e a doença de Paget extramamária. Eritrodermia, eritema nodoso, ceratodermia palmoplantar, pitiríase rotunda, retículo-histiocitose, tromboflebite migratória, ictiose adquirida, osteoartropatia hipertrófica e baqueteamento digital também podem estar associados a câncer. O Quadro 1 apresenta as principais dermatoses paraneoplásicas e sua correlação com as neoplasias. Este capítulo desenvolverá algumas delas.

Quadro 1 Principais dermatoses paraneoplásicas e neoplasias associadas.

Dermatose paraneoplásica	Neoplasia associada
Acantose nigricante	Adenocarcinoma gástrico
Acroceratose paraneoplásica	Câncer do sistema aerodigestivo
Ceratodermia palmoplantar	Câncer de esôfago
Dermatomiosite	Carcinoma de ovário, adenocarcinoma brônquico, adenocarcinoma gástrico
Eritema necrolítico migratório	Glucagonoma
Erythema gyratum repens	Câncer de pulmão, mama e esôfago
Hipertricose lanuginosa adquirida	Câncer de pulmão, mama e colorretal
Palmas em tripa	Câncer de pulmão e gástrico
Pênfigo paraneoplásico	Linfoma não Hodgkin, leucemia linfocítica crônica, doença de Castleman, timoma
Pioderma gangrenoso	Síndrome mielodisplásica, mieloma, leucemia
Pitiríase rotunda	Carcinoma hepatocelular, câncer de esôfago, gástrico, de próstata, mieloma múltiplo, leucemia linfocítica crônica
Sinal de Leser-Trélat	Carcinoma gástrico ou colorretal
Síndrome de Sweet	Leucemia aguda, síndrome mielodisplásica
Tromboflebite migratória superficial	Neoplasias viscerais, principalmente pancreática

Acroceratose paraneoplásica

	Sinonímia	Síndrome de Bazex.
	Epidemiologia	Dermatose psoriasiforme acral associada a malignidade interna, rara, com aproximadamente 140 casos relatados na literatura. Mais comum em homens com mais de 40 anos (média de 61 anos). Deve-se ter cuidado para não confundi-la com outra síndrome também descrita por Bazex, uma genodermatose com CBC, atrofodermia folicular, hipotricose e distúrbios da sudorese.
	Etiologia	Etiologia não conhecida. A maioria dos casos está relacionada com carcinoma de células escamosas do trato respiratório superior ou sistema digestório, particularmente quando há metástases para linfonodos cervicais. Porém, já foi relatado com outras neoplasias: timo, vulva, útero, próstata, linfoma, mama, carcinoide, mieloma múltiplo, bexiga, colangiocarcinoma, lipossarcoma, fígado. Costuma preceder o tumor em 65 a 70% dos casos (média de 1 ano), coincidir com seu diagnóstico em 15 a 25% casos e surgir após sua identificação em 10 a 15% dos casos. Frequentemente está associado a outras síndromes paraneoplásicas, como dermatomiosite, sinal de Leser-Trélat ou acantose nigricante.
	Clínica	A apresentação clínica pode ser dividida em três estágios evolutivos. No primeiro, há placas psoriasiformes pouco definidas que envolvem orelhas, nariz, dedos das mãos (Figuras 1 a 3) e pés. As unhas podem se tornar distróficas e estar associadas a paroníquia. Tumor primário é assintomático. No segundo estágio, ocorre extensão das lesões cutâneas para o dorso das mãos e dos pés, além das regiões malares da face. Sintomas relacionados ao crescimento do tumor surgem nesse momento. No terceiro estágio, há progressão da dermatose para braços, pernas, tronco e couro cabeludo. Geralmente as lesões são assintomáticas, podendo haver prurido. Podem se manifestar como bolhas (mais comum em mãos e pés) e ser hiperpigmentadas (mais comum em melanodérmicos).
	Diagnóstico	A histologia das lesões cutâneas é inespecífica, com hiperceratose, paraceratose, acantose, espongiose focal, disceratose e infiltrado inflamatório misto. Dessa forma, o diagnóstico baseia-se na clínica, com exaustiva busca de neoplasia sistêmica.
	Diagnóstico diferencial	Eczema de contato alérgico, psoríase acral, síndrome de Reiter, micose fungoide, erupção por fármacos, *tinea*, dermatite seborreica, líquen plano, dermatomiosite e lúpus eritematoso. É importante diferenciar das ceratodermias palmoplantares, que estão ligadas a vários cânceres, como de pulmão, mama, estômago, leucemias e linfomas. Estas se apresentam com espessamento hiperceratótico, amarelo e uniforme, de palmas e plantas. Já na acroceratose paraneoplásica há, além desses sintomas, manifestações cutâneas em outros locais.
	Tratamento	O tratamento do tumor leva a melhora acentuada das manifestações cutâneas (exceto as alterações ungueais, que podem persistir). Recorrências das lesões devem levantar a possibilidade de recorrência da malignidade. Quando o tumor é intratável, ou as lesões não tiveram uma regressão adequada, retinoides sistêmicos podem ser tentados. Outras opções seriam corticosteroides tópicos e orais, PUVA, ácido salicílico e análogos da vitamina D tópicos.

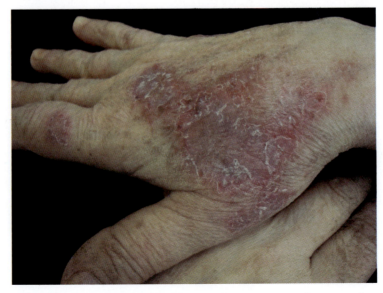

FIGURA 1 Acroceratose paraneoplásica. Presença de lesão psoriasiforme no dorso da mão.

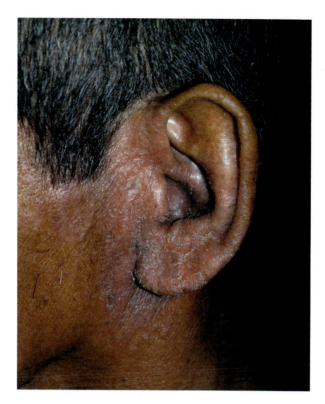

FIGURA 2 Acroceratose paraneoplásica. Lesão psoriasiforme nos pavilhões auriculares de paciente com neoplasia de esôfago. (Cortesia do Dr. Fabio Francescone do Valle.)

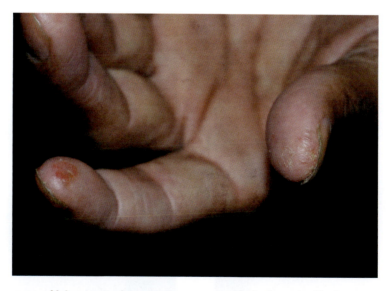

FIGURA 3 Acroceratose paraneoplásica. Lesão descamativa na extremidade dos quirodáctilos no mesmo paciente da Figura 2. (Cortesia do Dr. Fabio Francescone do Valle.)

Erythema gyratum repens

=	Sinonímia	Eritema giriforme serpenteante, doença de Gammel.
	Epidemiologia	Mais de 80% dos pacientes com *erythema gyratum repens* têm doença maligna subjacente. Os cânceres em geral associados são: pulmonar (32% dos casos de *erythema gyratum repens*), de esôfago (8% dos casos) e de mama (6%). Em mais de 50% dos casos relatados, as alterações da pele ocorreram pelo menos 9 meses antes do reconhecimento de uma doença maligna. Doenças não malignas raramente estão associadas e incluem fenômeno de Raynaud, tuberculose, calcinose cutânea, distúrbio da motilidade esofágica, esclerodactilia e síndrome CREST (calcinose, fenômeno de Raynaud, disfunção esofágica, esclerodactilia e telangiectasia). Alguns pacientes não têm outra doença subjacente.
	Etiologia	O desaparecimento das lesões cutâneas com a imunossupressão decorrente do tratamento e a presença de imunocomplexos da sublâmina densa pela imunofluorescência indireta apoiam o provável mecanismo imunológico envolvido na patogênese do *erythema gyratum repens*.
	Clínica	As lesões consistem em anéis eritematosos concêntricos com descamação, o que causa um aspecto clássico em veio de madeira. As lesões podem ser planas ou discretamente elevadas. Localizam-se no tronco (Figura 4) e na parte proximal das extremidades (Figura 5), poupando os pés, as mãos e a face. Podem ser acompanhadas de prurido intenso. As lesões figuradas variam diariamente, tanto na intensidade do eritema quanto no seu arranjo.
	Diagnóstico	O aspecto clínico faz o diagnóstico; a histopatologia é inespecífica. Esses pacientes devem ser investigados clinicamente para neoplasia.
≠	Diagnóstico diferencial	Psoríase, farmacodermia, pitiríase rubra pilar.
	Tratamento	A evolução das lesões cutâneas frequentemente acompanha a história da doença de base, e as lesões desaparecem semanas depois da remissão do tumor.

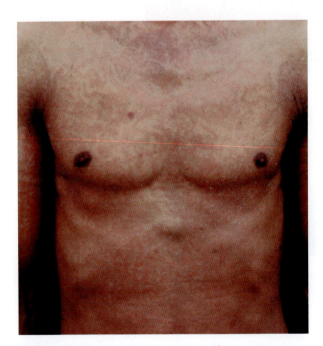

FIGURA 4 *Erythema gyratum repens.* Placas eritematosas com bordas arciformes e descamação marginal, entremeadas por áreas de pele sã na região anterior do tronco e da face extensora do braço esquerdo.

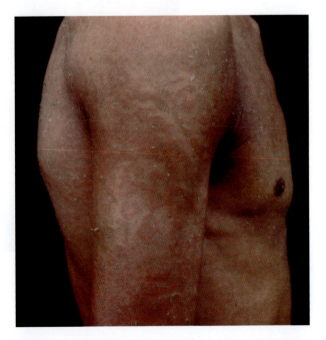

FIGURA 5 *Erythema gyratum repens.* Lesões eritematoescamosas com bordas circinadas disseminadas pelo tronco e membro superior em paciente com neoplasia de esôfago.

Palmas em tripa

=	**Sinonímia**	Paquidermatoglifia adquirida.
	Epidemiologia	Aproximadamente 90% dos casos de palmas em tripa se associam a doença maligna. Na maioria dos casos, apresenta-se em conjunto com acantose nigricante. Os homens correspondem a 63% dos casos. Os tumores mais comumente correlacionados são carcinoma gástrico e de pulmão.
	Etiologia	Não é plenamente compreendida, embora fatores de crescimento como TGF-α possam estar envolvidos.
	Clínica	As palmas em tripa caracterizam-se pelo espessamento aveludado da pele palmar, assemelhando-se ao revestimento rugoso do estômago bovino (Figuras 6 e 7).
	Diagnóstico	O aspecto clínico é característico e diagnóstico. A histopatologia é semelhante à da acantose nigricante.
≠	**Diagnóstico diferencial**	Ceratodermias.
	Tratamento	As lesões respondem inconsistentemente à terapia para o câncer e podem persistir por muitos anos, apesar da remissão do tumor subjacente.

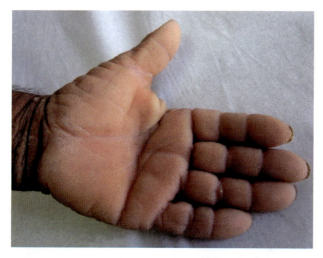

FIGURA 6 Palmas em tripa. A lesão lembra a superfície interna das tripas (intestino bovino). (Cortesia do Dr. Raul Charlin.)

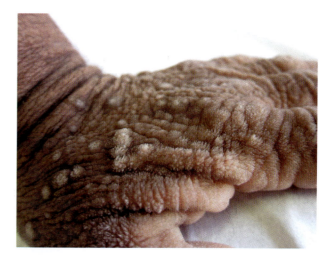

FIGURA 7 Palmas em tripa. Dorso da mão do mesmo paciente da Figura 6, exibindo intensa rugosidade como tripa. (Cortesia do Dr. Raul Charlin.)

Sinal de Leser-Trélat

=	**Sinonímia**	Ceratoses seborreicas múltiplas de aparecimento súbito.
📈	**Epidemiologia**	Não tem predileção por sexo, sendo raro nos negros. É mais comum a partir da 5ª década de vida. Aproximadamente 60% dos pacientes apresentam outras dermatoses paraneoplásicas, especialmente acantose nigricante. Mais da metade dos casos estão associados a adenocarcinomas, sendo os do sistema digestório mais comumente observados (32% dos casos).
❓	**Etiologia**	Desconhecida. Fatores de crescimento como TGF-α e insulino-símile 1 (IGF-1) podem estar envolvidos, estimulando ceratinócitos.
	Clínica	O sinal de Leser-Trélat (SLT) consiste no aparecimento súbito de múltiplas ceratoses seborreicas, acompanhadas de prurido e inflamação (Figura 8).
🔍	**Diagnóstico**	É clínico por excelência, e o exame histopatológico é realizado ocasionalmente. A dermatoscopia é útil nos casos duvidosos. Todos os pacientes com SLT devem ser avaliados clínica e laboratorialmente em busca de neoplasia subjacente (Figura 9).
≠	**Diagnóstico diferencial**	Melanoma, nevo melanocítico, angioma trombosado e ceratose actínica.
	Tratamento	Curetagem, eletrocoagulação, nitrogênio líquido ou ácido tricloroacético. Alguns autores consideram o SLT como marcador de neoplasia, mas não uma verdadeira dermatose paraneoplásica, pois não regride com o tratamento do câncer subjacente.

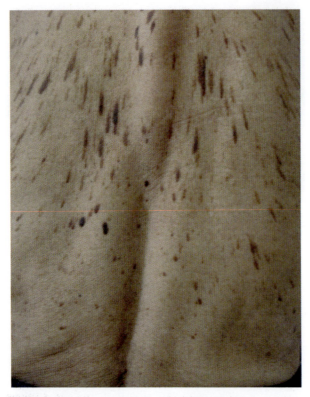

FIGURA 8 Sinal de Leser-Trélat. Múltiplas lesões de ceratose seborreica no dorso de um paciente de pele clara com neoplasia de pulmão. (Cortesia da Dra. Carolina Belo.)

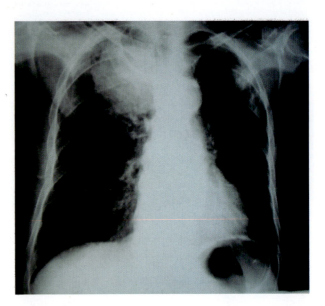

FIGURA 9 Sinal de Leser-Trélat. Radiografia de pulmão do paciente da Figura 8 mostra massa sugestiva de neoplasia. (Cortesia da Dra. Carolina Belo.)

Tromboflebite migratória superficial

=	Sinonímia	Tromboflebite segmentar múltipla e doença de Trousseau.
📈	Epidemiologia	Associada a neoplasias viscerais, principalmente pancreática (sinal de Trousseau), e à doença de Behçet.
❓	Etiologia	É uma complicação de veias varicosas superficiais. Na maioria das vezes é encontrada como entidade isolada, mas pode ser secundária a um estado de hipercoagulabilidade que ocorre em neoplasias (dermatose paraneoplásica) e infecções.
👁	Clínica	Múltiplos nódulos dolorosos, caracteristicamente dispostos de maneira linear nos membros inferiores (Figuras 10 e 11). Podem ocorrer em outros locais, como braços e abdome.
🔍	Diagnóstico	O exame histopatológico mostra infiltrado inflamatório na parede dos vasos da hipoderme, com a luz vascular geralmente obstruída por trombo.
≠	Diagnóstico diferencial	Cordões varicosos.
💊	Tratamento	O tratamento da malignidade associada pode levar à regressão das lesões.

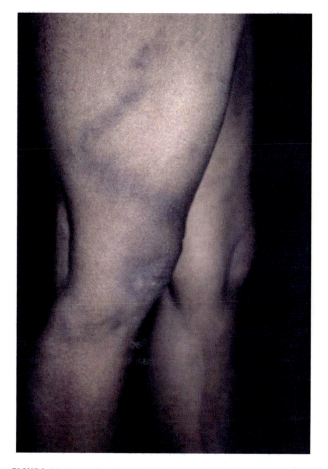

FIGURA 10 Tromboflebite migratória superficial. Cordão endurecido e tortuoso ao longo da coxa de paciente com síndrome consumptiva a esclarecer. Pouco tempo após o diagnóstico dessa manifestação, a paciente foi a óbito por neoplasia que não chegou a ser caracterizada. Além da síndrome consumptiva, havia icterícia.

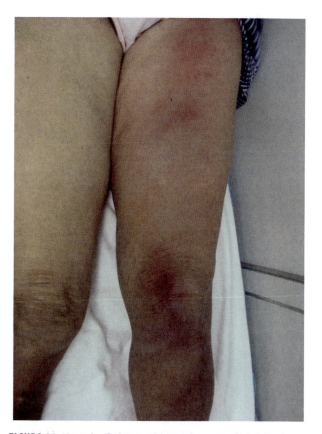

FIGURA 11 Tromboflebite migratória superficial. Paciente investigada para neoplasia apresentou cordão endurecido, eritematoso, ao longo do membro inferior.

DISCROMATOSE UNIVERSAL HEREDITÁRIA

Amanda Braga Peixoto • Fabiano Roberto Pereira de Carvalho Leal

=	**Sinonímia**	Máculas hiperpigmentadas e hipopigmentadas de distribuição generalizada.
📈	**Epidemiologia**	É uma genodermatose rara. A maioria dos casos é oriunda do Japão, mas também foi descrita em outras partes da Ásia, Europa, América do Sul e África. Mais de 80% dos pacientes relatados desenvolveram discromatose antes dos 6 anos de idade, e aproximadamente 20% tinham evidência de despigmentação ao nascimento. O sexo feminino é um pouco mais afetado.
❓	**Etiologia**	Desconhecida. Possui, mais frequentemente, padrão de herança autossômico dominante. Acredita-se que haja alteração na produção e distribuição de melanossomos nas unidades melânicas epidérmicas, sem alteração significativa no número de melanócitos.
👁	**Clínica**	Caracteriza-se pela presença de numerosas máculas hipo e hiperpigmentadas, assintomáticas e generalizadas. O tronco e as extremidades são os locais mais afetados. A face é acometida em 50% dos pacientes, e as palmas, plantas e mucosas tendem a ser poupadas. Uma vez estabilizada, não regride nem progride com a idade. Existem relatos de associação com a doença de Dowling-Degos, albinismo ocular ligado ao X, esclerose tuberosa, baixa estatura e surdez para sons de alta frequência.
🔍	**Diagnóstico**	É clínico. A histopatologia é dispensável, porém quando realizada mostra aumento focal ou decréscimo do conteúdo de melanina na camada basal nas áreas hiperpigmentadas e hipopigmentadas, respectivamente.
≠	**Diagnóstico diferencial**	Xeroderma pigmentoso, vitiligo, disceratose congênita, amiloidose cutânea discrômica e radiodermatite crônica.
💊	**Tratamento**	Não há tratamento específico para DUH, sendo importantes o aconselhamento genético e a fotoproteção. Existem relatos do uso de *laser Q-switched* e luz intensa pulsada (LIP), com resposta variável.

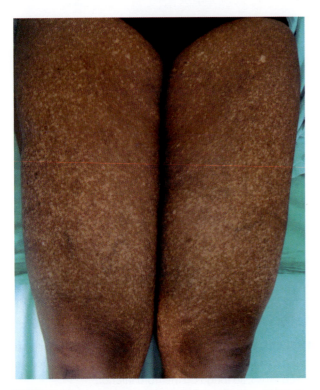

FIGURA 1 Discromatose universal hereditária. Múltiplas máculas hipo e hipercrômicas, bilaterais e simétricas, acometendo as coxas.

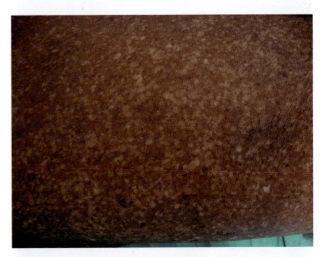

FIGURA 2 Discromatose universal hereditária. Maior detalhe das máculas hipo e hipercrômicas.

DISPLASIAS ECTODÉRMICAS

Vivian Fichman Monteiro de Souza

 Sinonímia — Não tem outra nomenclatura.

 Epidemiologia — As displasias ectodérmicas (DE) apresentam ocorrência universal, com cerca de 220 tipos descritos, todos quadros raros, com incidência estimada de sete para cada 10.000 nascidos vivos. O tipo mais comum, a displasia ectodérmica hipo-hidrótica ligada ao X, teve sua prevalência estimada em 21,9 para cada 100.000 nascidos vivos em um estudo realizado na Dinamarca.

 Etiologia — Grupo complexo e diverso de distúrbios genéticos que resultam em anormalidades em duas ou mais das principais estruturas derivadas do ectoderma – pelos, unhas, dentes e glândulas sudoríparas. Frequentemente, estão associadas a outras alterações em estruturas não derivadas do ectoderma.

Displasia ectodérmica hipo-hidrótica | Síndrome de Christ-Siemens-Touraine
A maioria dos casos apresenta herança recessiva ligada ao X e resulta de mutações no gene que codifica a ectosdisplasina A (EDA). As formas autossômicas dominante e recessiva da DE hipo-hidrótica, mais raras, resultam de mutação no gene *EDAR*, que codifica o receptor da ectodisplasina.

Como é típico dos distúrbios recessivos ligados ao X, a expressão da doença é completa nos homens afetados, enquanto as mulheres carreadoras podem apresentar nenhuma, algumas ou todas as manifestações da doença.

Displasia ectodérmica hidrótica | Síndrome de Clouston
Doença autossômica dominante com expressão variável (grau de acometimento variável inter e intrafamiliar) causada por mutações no gene que codifica a conexina 30.

Síndrome do *anquiloblefaron filiforme adnatum* com displasia ectodérmica e fenda palatina | Síndrome AEC ou síndrome de Hay-Wells
Doença autossômica dominante causada por mutações no gene *TP63*.

Síndrome de displasia ectodérmica com ectrodactilia e fenda palatina | Síndrome EEC
Doença autossômica dominante causada por mutações no gene *TP63* com penetrância incompleta e expressão variável.

 Clínica

Displasia ectodérmica hipo-hidrótica | Síndrome de Christ-Siemens-Touraine
Ao nascimento, pode ser observado aspecto de bebê colódio ou descamação acentuada da pele. Hipohidrose acentuada com intolerância ao calor é a característica principal, podendo ocorrer hipertermia e convulsões. Ocorre hipotricose de grau variável no corpo e no couro cabeludo, com cabelos finos e claros (Figura 1). A barba geralmente é normal. Alterações dentárias com dentes cônicos, hipo, oligo ou mesmo anodontia (Figura 2). As unhas geralmente são normais. Fácies característica com fronte proeminente, nariz em sela, lábios grossos e evertidos, além de rugas e hiperpigmentação periorbitária (Figuras 3 e 4). Podem ocorrer otites e infecções respiratórias de repetição, refluxo gástrico e asma. É descrita também uma forma de displasia ectodérmica hipo-hidrótica ligada ao X associada à imunodeficiência.

Displasia ectodérmica hidrótica | Síndrome de Clouston
Caracteriza-se por cabelos escassos, quebradiços e claros, podendo evoluir para alopecia total na idade adulta (Figura 5). Pelos da face e do corpo também são afetados (Figuras 6 e 7). As unhas são distróficas, espessadas, têm crescimento lento e pode haver onicólise distal. Os dentes e a sudorese são normais. Hiperceratose palmoplantar é frequente (Figura 8). Podem estar presentes leucoplasia oral, blefarite e conjuntivite devido à ausência de cílios e surdez. As expressões fenotípicas são altamente variáveis, por isso expressões mono ou oligossintomáticas são comuns.

Síndrome do *anquiloblefaron filiforme adnatum* com displasia ectodérmica e fenda palatina | Síndrome AEC ou síndrome de Hay-Wells
Ao nascimento, ocorrem eritema e descamação difusos semelhantes à apresentação do bebê colódio. Ocorrem aderências entre as bordas ciliares superiores e inferiores (*anquiloblefaron filiforme adnatum*). Fenda palatina e labial estão presentes em 80% dos casos. Cabelos escassos e claros, *pili torti* e *pili canaliculi*, placas de alopecia no couro cabeludo e pelos corpóreos diminuídos ou ausentes. É comum a presença de uma dermatite erosiva do couro cabeludo, com tecido de granulação exuberante e episódios recorrentes de infecção secundária. As unhas podem ser normais, hiperconvexas e distróficas ou mesmo ausentes. Alterações dentárias, com hipodontia e dentes malformados. A sudorese pode estar diminuída. Atresia do ducto lacrimal, hipospadia, malformações na orelha externa e redução da capacidade intelectual também podem estar associadas.

A síndrome de Rapp-Hodgkin, antes considerada como entidade distinta e diferenciada pela ausência de *anquiloblefaron filiforme adnatum*, tem sido considerada como um espectro clínico da síndrome AEC.

Síndrome de displasia ectodérmica com ectrodactilia e fenda palatina | Síndrome EEC

A característica mais expressiva da síndrome é a ectrodactilia, ausência de um ou mais dedos centrais das mãos ou, mais frequentemente, dos pés. Os pacientes com essa síndrome apresentam: fenda palatina com ou sem fenda labial; hipoplasia ou atresia do ducto lacrimal; hipotricose com cabelos claros e secos, que afetam também pelos pubianos e axilares; unhas distróficas com sulcos, *pitting* e crescimento lento; pele seca, podendo ocorrer ceratose palmoplantar; hipodontia e perda precoce dos dentes definitivos. Ocasionalmente, ocorre hipo-hidrose. Podem ainda estar associadas surdez, hidronefrose e outras alterações geniturinárias.

 Diagnóstico Clínico, pela presença de alterações em duas ou mais estruturas derivadas do ectoderma associado a anormalidades características de outros sistemas. História familiar, caracterizando uma síndrome genética. O exame histopatológico não é específico para o diagnóstico e geralmente não é necessário, mas nos casos com hipo-hidrose e hipotricose pode-se comprovar redução, ausência ou desenvolvimento incompleto de glândulas sudoríparas e folículos pilosos, respectivamente. A prova da pilocarpina também pode ser utilizada para demonstrar menor produção de suor. Em casos com história familiar positiva para DE hipo-hidrótica, a ultrassonografia pode auxiliar o diagnóstico pré-natal, identificando diminuição de germes dentários ou hipoplasia mandibular. Existem testes moleculares que possibilitam identificar mutações específicas de muitas das síndromes de displasia ectodérmica.

 Diagnóstico diferencial As síndromes que cursam com descamação difusa e eritema ao nascimento devem ser diferenciadas das ictioses congênitas e epidermólise bolhosa. A partir da infância, quando as características tornam-se mais evidentes, o diagnóstico diferencial principal faz-se entre as diversas síndromes de DE; essa diferenciação é baseada na presença ou ausência de sudorese funcional, estruturas afetadas e modo de herança.

 Tratamento É necessária uma abordagem multidisciplinar pela presença frequente do acometimento de diferentes órgãos e estruturas. No caso das síndromes que cursam com hipo-hidrose, é importante prevenir episódios de hipertermia, evitando-se exercícios físicos intensos e calor, além de usar roupas leves, controlar a temperatura ambiente com o uso de ar-condicionado e ingerir líquidos frios. Emolientes devem ser usados na apresentação do bebê colódio-símile. Ceratolíticos são úteis nas apresentações de ceratose palmoplantar, e tretinoína tópica associada ao minoxidil pode ser utilizada para alopecia. Abordagem cirúrgica muitas vezes é necessária para correção de fenda palatina e labial, de anormalidades nos membros, de órgãos geniturinários e para restauração dentária. O *anquiloblefaron filiforme adnatum* pode ter lise espontânea ou necessitar de cirurgia para sua correção. Reposição da ectodisplasina A1 pré-natal ou em recém-nascidos resultou em correções de anormalidades no desenvolvimento em modelos animais de displasia ectodérmica hipo-hidrótica ligada ao X. Além disso, é importante oferecer aconselhamento genético ao paciente.

O Quadro 1 resume as características das principais displasias ectodérmicas.

Quadro 1 Principais síndromes de displasia ectodérmica (DE).

	Modo de herança	Sudorese	Unhas	Dentes	Pelos	Outros
DE hipo-hidrótica	RLX; AD; AR	Hipo-hidrose	Geralmente normais	Hipo/anodontia; dentes cônicos	Hipotricose; cabelos finos e claros	Fácies característica; aspecto de bebê colódio ao nascimento; infecções respiratórias de repetição
DE hidrótica	AD	Normal	Distróficas	Normais	Hipotricose; cabelo fino, seco e claro	Ceratodermia palmoplantar; blefarite e conjuntivite
Síndrome AEC	AD	Pode ocorrer hipo-hidrose	Distróficas; hiperconvexas ou ausentes	Hipodontia; dentes malformados	Hipotricose; cabelo fino, seco e claro	Fenda palatina/labial; *anquiloblefaron*; eritrodermia ao nascimento; eczema do couro cabeludo; atresia do ducto lacrimal
Síndrome EEC	AD	Pode ocorrer hipo-hidrose	Distróficas; estrias transversais e *pitting*	Hipodontia; dentes malformados	Hipotricose; cabelo fino, seco e claro	Fenda palatina/labial; ectrodactilia; hiperceratose palmoplantar; atresia do ducto lacrimal e anomalias geniturinárias

AD: autossômico dominante; AEC: síndrome do *anquiloblefaron filiforme adnatum* com displasia ectodérmica e fenda palatina; AR: autossômico recessivo; EEC: síndrome de displasia ectodérmica com ectrodactilia e fenda palatina; RLX: recessivo ligado ao X.

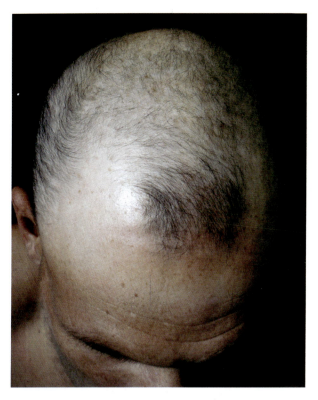

FIGURA 1 Displasia ectodérmica hipo-hidrótica | Síndrome de Christ-Siemens-Touraine. Rarefação dos cabelos (hipotricose) no couro cabeludo.

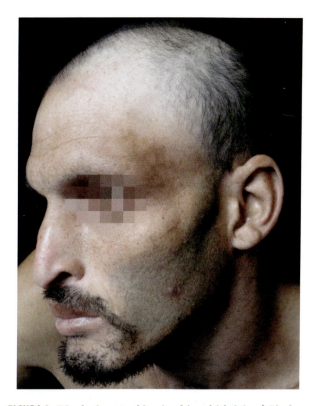

FIGURA 3 Displasia ectodérmica hipo-hidrótica | Síndrome de Christ-Siemens-Touraine. Fronte proeminente e nariz em sela. Observar a barba normal apesar da hipotricose no couro cabeludo.

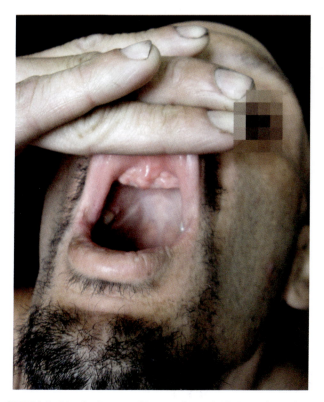

FIGURA 2 Displasia ectodérmica hipo-hidrótica | Síndrome de Christ-Siemens-Touraine. Anodontia.

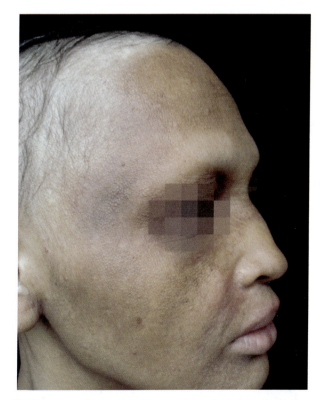

FIGURA 4 Displasia ectodérmica hipo-hidrótica | Síndrome de Christ-Siemens-Touraine. Rarefação das sobrancelhas, rugas e escurecimento periorbitário. Refluxo gástrico.

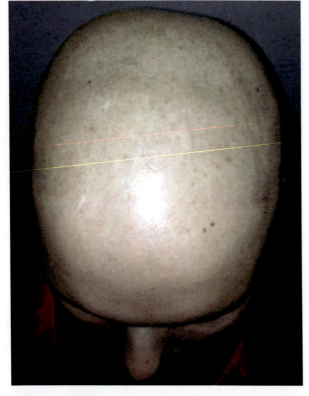

FIGURA 5 Displasia ectodérmica hidrótica | Síndrome de Clouston. Alopecia total.

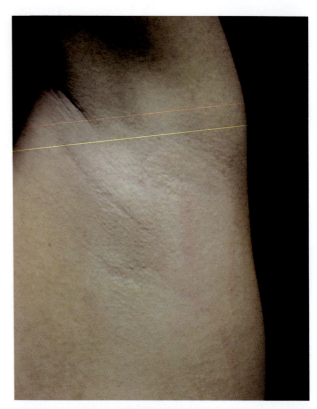

FIGURA 7 Displasia ectodérmica hidrótica | Síndrome de Clouston. Ausência de pelos axilares.

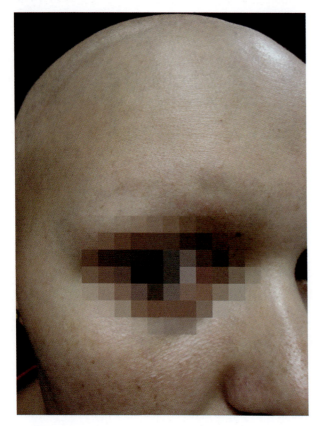

FIGURA 6 Displasia ectodérmica hidrótica | Síndrome de Clouston. Ausência de cílios e sobrancelhas.

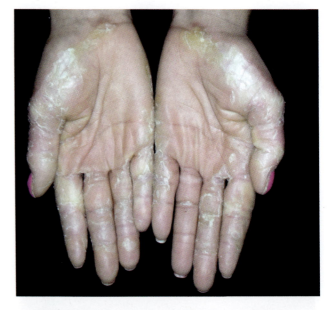

FIGURA 8 Displasia ectodérmica hidrótica | Síndrome de Clouston. Ceratodermia intensa nas palmas.

DISVITAMINOSES

Cassio Dib • Larissa Hanauer de Moura • Luna Azulay-Abulafia

Uma nutrição adequada é fundamental para a saúde. Esta envolve a ingesta correta de micronutrientes (vitaminas e sais minerais) e macronutrientes (proteínas, carboidratos e gordura).

Nos países subdesenvolvidos, as pessoas, especialmente as crianças, sofrem de desnutrição primária com a inadequada ingesta de alimentos.

Entretanto, inúmeras condições como alcoolismo, má absorção intestinal, cirurgia bariátrica, anorexia nervosa, bulimia e, mais recentemente, obesidade e dietas restritivas predispõem indivíduos a inúmeras deficiências nutricionais.

Essas deficiências podem afetar a pele e as mucosas, servindo de alerta para o diagnóstico.

As vitaminas são micronutrientes essenciais para a função do organismo. São divididas em lipossolúveis (A, D, E e K) e hidrossolúveis (C, B).

As lipossolúveis são facilmente acumuladas e levam à toxicidade quando suplementadas em doses altas por longos períodos. Já as hidrossolúveis não são acumuláveis e, raramente, levam à toxicidade. Entretanto, em altas doses podem causar efeitos colaterais como nefrolitíase (vitamina C) e hepatite (niacina).

Este capítulo aborda as deficiências de vitaminas ou disvitaminoses. O Quadro 1 sumariza seus principais achados mucocutâneos e sistêmicos.

Quadro 1 Disvitaminoses.

Vitamina	Manifestação mucocutânea	Manifestação sistêmica
A	Xerose, frinoderma, cabelos quebradiços	Cegueira noturna, xeroftalmia, ceratomalacia, alteração de crescimento
D (calciferol)	Nenhuma	Fraqueza muscular, raquitismo, osteomalacia
E (tocoferol)	Nenhuma	Oftalmoplegia, ptose, fraqueza muscular, ataxia, retinopatia pigmentar
K	Púrpura, equimose	Hemorragia
C (ácido ascórbico)	Petéquias, equimose, hemorragia gengival, ceratose folicular, plugue ceratósico com eritema e hemorragia perifolicular	Hemorragia subperiosteal, artralgia, perdas dos dentes, dificuldade de cicatrização, fraqueza, depressão, anemia, instabilidade vasomotora
B_1 (tiamina)	Glossite, glossodinia	Síndrome de beribéri (insuficiência cardíaca, fraqueza muscular, taquipneia dor abdominal, náuseas); síndrome de Korsakoff (amnésia, neuropatia periférica); encefalopatia de Wernicke (oftalmoplegia, nistagmo horizontal, ataxia, confusão mental)
B_2 (riboflavina)	Queilite angular, glossite, conjuntivite, dermatite seborreico-símile, fissuras e úlceras periorificiais	Ceratite, fotofobia, alterações da íris, anemia
B_3 (niacina)	Eritema em áreas fotoexpostas, colar de casal, sinal do chinelo, fissuras dolorosas nas regiões palmar e plantar, queilite, glossite, vaginite com ulceração	Neuropatia periférica, diarreia, dor abdominal, esofagite, demência, morte
B_5 (ácido pantotênico)	Nenhuma	Fadiga, cefaleia, vômito, hipoglicemia, parestesia
B_6 (piridoxina)	Dermatite seborreica periorificial, queilite angular, estomatite, glossite, conjuntivite, intertrigo	Anorexia, náuseas e vômito, neuropatia periférica, sonolência, confusão mental, anemia
B_7 (biotina)	Alopecia, dermatite seborreica, eczema numular, blefarite, conjuntivite, acrodermatite enteropática	Depressão, anorexia, náuseas e vômito, parestesia e hiperestesia, hipotonia muscular, ataxia, perda auditiva
B_9 (ácido fólico)	Queilite, glossite, erosões mucosas, hiperpigmentação difusa, especialmente em áreas fotoexpostas	Anemia megaloblástica, sintomas neuropsiquiátricos
B_{12} (cianocobalamina)	Glossite com fissuras da mucosa oral, hiperpigmentação das flexuras, palmas, plantas, unhas e cavidade oral, língua dolorosa com eritema e edema	Anemia megaloblástica, neuropatia periférica, ataxia

Adaptado de Noguera-Morel L et al. Nutritional. In: Bolognia JL et al. Dermatology. 4. ed. China: 2018. pp. 793-809.

Deficiência de vitamina B_{12}

=	Sinonímia	Deficiência de cianocobalamina.
📈	Epidemiologia	Afeta vegetarianos, lactentes de mães vegetarianas, etilistas, gastrectomizados, pacientes com doença de Crohn, anemia perniciosa, síndrome de Zollinger-Ellison, doença de Whipple, entre outros que apresentam comprometimento da absorção intestinal.
❓	Etiologia	Elemento fundamental na síntese de DNA e de eritrócitos; ocorre em indivíduos com doenças que comprometam sua absorção ou com deficiência de produtos de origem animal na dieta, sua principal fonte.
👁	Clínica	São achados fundamentais a anemia macrocítica (caso não haja carência concomitante de ferro) e alterações neurológicas (observadas nos casos mais graves). Muitas das alterações dermatológicas e hematológicas são semelhantes às encontradas na carência de folato. Ocorrem máculas hipercrômicas distribuídas predominantemente sobre as flexuras, mucosa oral e regiões palmoplantares (Figuras 1 e 2). Observam-se melanoníquia estriada e glossite. Pacientes com anemia perniciosa podem apresentar concomitância de lesões de vitiligo, já que esta patologia é mais prevalente nessa população.
🔍	Diagnóstico	Nível sérico de B_{12} baixo, hemograma e achados bioquímicos relacionados à anemia megaloblástica, como macrocitose eritrocitária e desidrogenase láctica elevada. É importante a avaliação digestiva por um especialista.
≠	Diagnóstico diferencial	Doença de Addison, hiperpigmentação por fármacos, deficiência de ácido fólico.
💊	Tratamento	Cianocobalamina na dose de 1.000 µg/semana por via intramuscular até que a anemia seja corrigida, seguida de aplicações mensais como terapia de manutenção. Sempre que possível, corrigir a causa de base.

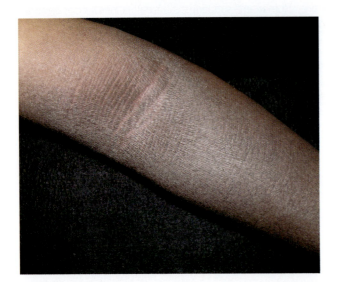

FIGURA 1 Deficiência de vitamina B_{12}. Máculas hipercrômicas na área de flexura.

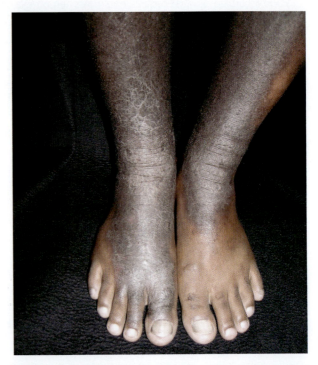

FIGURA 2 Deficiência de vitamina B_{12}. Máculas hipercrômicas descamativas na região anterior dos membros inferiores.

Deficiência de vitamina C

=	**Sinonímia**	Escorbuto, deficiência de ácido ascórbico.
📈	**Epidemiologia**	Acomete pessoas com dietas pobres em frutas e vegetais, como etilistas e crianças desnutridas.
❓	**Etiologia**	Geralmente decorre da ingestão deficiente de alimentos que contenham vitamina C. Esta desempenha papel fundamental na síntese do colágeno, metabolismo de aminoácidos aromáticos, redução do ácido fólico em folínico, formação da dentina dos dentes, cicatrização de feridas, entre outras ações.
👁	**Clínica**	Cursa com ceratose folicular, plugues ceratósicos foliculares (*lichen scorbuticus*) nos membros, dorso e região glútea, seguida do aparecimento de hemorragia perifolicular, principalmente nas pernas (Figura 3). É bastante característico os pelos se tornarem encaracolados (em saca-rolhas), sobretudo na porção tibial das pernas. Edema e sangramento gengival aos mínimos traumatismos são característicos, além de hemorragia conjuntival. Fenômenos hemorrágicos cutâneos mais exuberantes, hemartrose e hematomas subperiosteais ocorrem em casos mais avançados. Na cavidade oral pode haver sangramento gengival e xerostomia (Figura 4). Há grande dificuldade para a cicatrização de feridas.
🔍	**Diagnóstico**	Achados clínicos e dosagem dos níveis de ácido L-ascórbico no plasma e nos leucócitos. Os testes de sangramento e os testes de coagulação são normais.
≠	**Diagnóstico diferencial**	Outras causas de púrpura.
💊	**Tratamento**	Administração oral de 150 a 300 mg/dia de vitamina C em crianças e 500 a 1.000 mg/dia em adultos. Após a melhora clínica, pode-se administrar a dose de manutenção de 100 mg/dia e realizar a introdução de dieta rica em frutas cítricas.

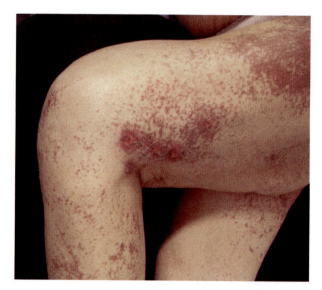

FIGURA 3 Deficiência de vitamina C. Lesões purpúricas foliculares, algumas confluentes no membro inferior em paciente desnutrida por complicação de cirurgia bariátrica.

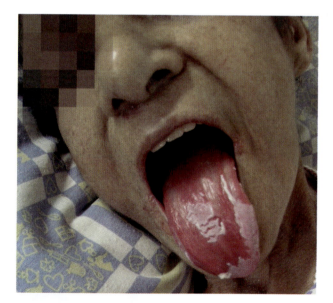

FIGURA 4 Deficiência de vitamina C. Superfície da língua despapilada, de tonalidade vermelho-viva, acompanhada da queixa de xerostomia.

Pelagra

=	**Sinonímia**	Deficiência de vitamina B$_3$, deficiência de niacina ou deficiência de ácido nicotínico.
	Epidemiologia	Afeta pacientes de todas as idades, sem predileção sexual ou étnica e com história de carência nutricional, como etilistas, idosos com distúrbios neurológicos e deficientes mentais. Pode ocorrer também em indivíduos com doença de Crohn, gastroenterostomizados, submetidos à gastrectomia subtotal ou que fazem uso de determinados medicamentos (isoniazida, 5-fluoruracila, anticonvulsivantes, barbitúricos). Já foi associada a alguns casos de síndrome carcinoide, em que o tumor capta grande quantidade de triptofano, um precursor da niacina, para a síntese tumoral de serotonina.
	Etiologia	A niacina participa da síntese de nicotinamida adenina dinucleotídio (NAD) e nicotinamida adenina dinucleotídio fosfatada (NADP), componentes do metabolismo de carboidratos e ácidos graxos. Apesar de ser a única doença com fotossensibilidade, em que a morte é um dos achados cardinais da doença ("dermatite" juntamente com a "diarreia" e "demência"), o mecanismo pelo qual se origina tal fotossensibilidade ainda é obscuro.
	Clínica	Caracteriza-se pela tétrade clássica composta pelos três "D": dermatite, diarreia, demência e morte (*death*, em inglês), que costumam se desenvolver nessa ordem de aparecimento. A dermatose se inicia com eritema associado a ardor ou prurido nas áreas fotoexpostas. As lesões são, em geral, simétricas, podendo formar *rash* malar em "borboleta". São lesões bem delimitadas e podem assumir aspecto semelhante à queimadura, com formação de bolhas e erosões (Figuras 5 a 7). O acometimento da região cervical, ou próximo à mesma, com forma circunferencial, recebe o nome de colar de Casal. No dorso dos pés, a área coberta pelo calçado é poupada. Este é um sinal característico, anteriormente chamado de sinal do tamanco, atualmente mais conhecido como sinal do chinelo (Figura 8). Sintomas gastrintestinais estão presentes em 50% dos casos. A doença de Hartnup consiste em afecção autossômica recessiva provocada por defeito na absorção intestinal e renal de triptofano e vários outros aminoácidos e cursa com lesões pelagroides, ataxia cerebelar, psicose e aminoacidúria.
	Diagnóstico	Eminentemente clínico, mas pode ser confirmado pelo cálculo fluorométrico da proporção, na urina, dos metabólitos 2-piridona/N-metil niacinamida, que deve ser inferior a 2,0.
≠	**Diagnóstico diferencial**	Doença de Hartnup, farmacodermia, porfirias, lúpus eritematoso sistêmico/subagudo e reticuloide actínico.
	Tratamento	Administração de 500 mg de nicotinamida/dia, por via oral, ou 50 a 100 mg/dia de niacina intravenosa nos casos mais graves. A forma amida do ácido nicotínico (nicotinamida) é preferível ao próprio ácido nicotínico, pois provoca menos efeito vasomotor (*flushing* e cefaleia). Frequentemente, esses pacientes necessitam de suporte nutricional para outros elementos, como dietas ricas em proteína (100 a 150 g/dia) e suplementação de outras vitaminas do complexo B.

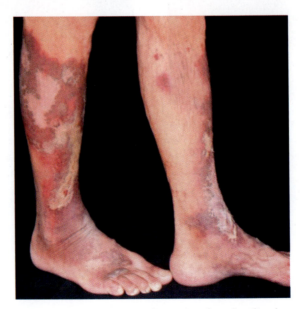

FIGURA 5 Pelagra. Áreas de erosão e outras com aspecto de queimadura, localizadas na região posterior das pernas.

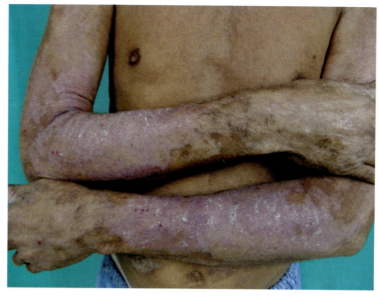

FIGURA 6 Pelagra. Lesões eritematocrostosas, mais intensas nas áreas fotoexpostas, localizadas nos membros superiores.

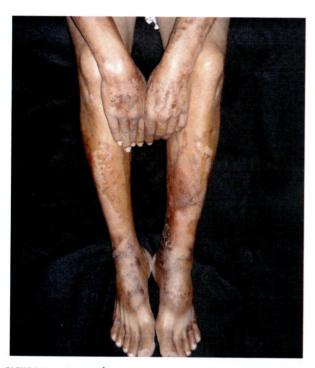

FIGURA 7 Pelagra. Áreas de erosão e outras com aspecto de queimadura localizada nos membros.

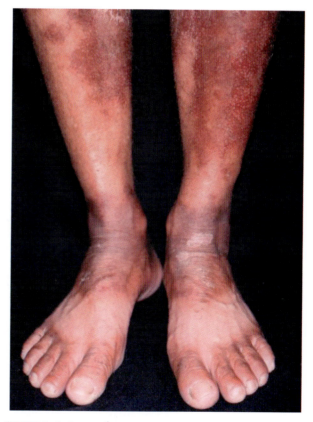

FIGURA 8 Pelagra. Área poupada, devido à proteção dada pelas tiras do calçado (sinal do chinelo).

DOENÇA DA ARRANHADURA DO GATO

Cassio Dib • Karina Lima Graff

=	**Sinonímia**	Linforreticulose benigna de inoculação, linfadenite subcutânea regional, febre da arranhadura do gato.
	Epidemiologia	Pode acometer indivíduos de qualquer idade, embora seja mais comum em crianças e adolescentes. Acomete igualmente homens e mulheres. Mais de 90% dos pacientes relatam acidente com arranhadura ou mordedura de gato, geralmente filhotes, embora possa haver casos associados a outros animais domésticos. O animal apresenta aparência saudável.
	Etiologia	Infecção causada pelo bacilo gram-negativo aeróbio *Bartonella henselae*.
	Clínica	Após um período de incubação de 3 a 10 dias, surge uma ou mais pápulas (Figuras 1 e 2) sobre o local de inoculação que evolui para a formação de vesículas, crostas ou mesmo ulceração ao longo dos dias subsequentes e posterior regressão (1 a 3 semanas), deixando no local pequena cicatriz. Dentro de 2 a 4 semanas após o surgimento da lesão cutânea, surge linfadenopatia regional importante sem sinais de linfangite. A linfadenopatia pode durar 2 a 5 meses ou mais. Normalmente, o local de inoculação é um dos membros superiores, cabeça ou pescoço. Sinais e sintomas constitucionais, como febre, quando presentes, são brandos. Quadros menos comuns têm sido descritos, como erupção maculopapular, urticária, eritema multiforme, eritema nodoso e eritema *marginatum*. Quando a inoculação primária ocorre, de forma não necessariamente traumática, pela conjuntiva pode surgir a chamada *síndrome oculoglandular de Parinaud*, que se caracteriza por conjuntivite granulomatosa, normalmente indolor, associada a linfadenopatia pré-auricular. Doença atípica, como encefalopatia, granuloma hepático, osteomielite e doença pulmonar, pode ocorrer em 15% dos pacientes. Pacientes imunodeficientes podem desenvolver quadros mais graves, podendo, inclusive, apresentar sepse.
	Diagnóstico	Não há um padrão-ouro. Para os pacientes que apresentem adenopatia regional unilateral e histórico de uma arranhadura recente, o diagnóstico em geral é firmado clinicamente. Devido à apresentação clínica variável e relativamente inespecífica, à dificuldade de cultivar *B. hanselae* e à falta de um exame padrão-ouro, o diagnóstico é um desafio, mas pode-se recorrer aos seguintes instrumentos: • Sorologia: é considerado o melhor teste inicial e é o mais utilizado. Sabe-se que IgM sugere doença aguda, mas seu aumento é breve e por isso é detectado apenas em 50% dos pacientes. Além disso, o IgM reage cruzadamente com outros antígenos, como os das *Chlamydiae*. Então, prefere-se IgG, que é considerado positivo quando em valores maiores que 1/64 • Reação da cadeia de polimerase (PCR): é feita em casos suspeitos, porém com sorologia negativa. PCR possui a vantagem de ser de alta especificidade e rápida identificação, porém tem baixa sensibilidade (menor que a da sorologia). Sua sensibilidade aumenta quando feita no exsudato, porém é baixa nos casos com sorologia negativa • Cultura: apresenta crescimento lento e é difícil de ser feita, necessitando de 2 a 6 semanas para incubação e isolamento • Histopatologia: é invasiva e os achados não são específicos (sugere o diagnóstico, em vez de determiná-lo). Faz-se para descartar outras morbidades, como neoplasias. Espera-se encontrar hiperplasia linfonodal com granulomas estrelados.
≠	**Diagnóstico diferencial**	Outras causas de linfadenopatia devem ser excluídas, como infecciosas, reações medicamentosas, hiperplasia reativa e malignidade.
	Tratamento	Não há consenso sobre o assunto. Na maioria dos casos, a doença é autolimitada, com a linfadenopatia regredindo por último após meses de evolução. Ainda que controverso, existe a possibilidade do uso de diversos antibióticos diferentes, segundo a literatura. Muito tem se publicado sobre o uso da azitromicina por via oral na dose de 500 mg no 1º dia, seguidos de mais 250 mg/dia por mais 4 dias, podendo ser associado ou não à doxiciclina 100 mg VO a cada 12 h durante 14 dias. Normalmente, orienta-se não realizar incisões para drenar a linfadenopatia, podendo-se apenas aspirá-la.

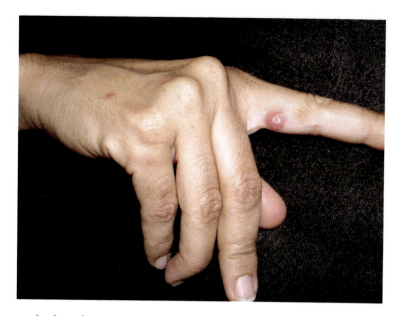

FIGURA 1 **Doença da arranhadura do gato.** Lesão papuloeritematosa no local onde houve arranhadura feita por gato.

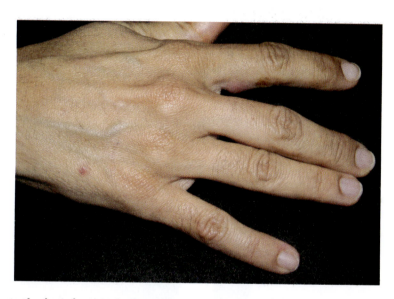

FIGURA 2 **Doença da arranhadura do gato.** Lesão eritematopapulosa, no dorso da mão, da mesma paciente da Figura 1.

DOENÇA DE BOWEN

Eurico Cleto Ribeiro de Campos • Aguinaldo Bonalumi Filho

=	**Sinonímia**	Carcinoma epidermoide *in situ*.
	Epidemiologia	O paciente típico é caucasiano, com cabelos claros e olhos azuis, cuja idade varia entre 40 e 60 anos; a doença acomete mais as mulheres do que os homens, na razão de 3:1. Incidência de 18 a 28 casos/100.000. O risco de evoluir para forma maligna e metástases é de 3 a 5% e após um período longo sem tratamento.
	Etiologia	Exposição crônica à irradiação solar e ao arsênico inorgânico. Radioterapia, infecção viral, imunossupressão e doenças autoimunes (síndrome de Sjögren) também têm sido envolvidas. Predisposição genética (clones aneuploides de ceratinócitos).
	Clínica	Trata-se de uma placa de 1 a 8 cm de diâmetro, geralmente única, eritematoescamosa, com bordas bem delimitadas, de contornos irregulares, pouco ou nada infiltrada. Predomina na face, no tronco e nos membros (áreas fotoexpostas) (Figuras 1 a 4). A lesão tem crescimento centrífugo lento, é assintomática na fase inicial, com prurido, dor e sangramento na fase tardia. Também pode ter apresentação pigmentada (Figura 5). Quando acomete a mucosa genital, assume aspecto aveludado e recebe a denominação de eritroplasia de Queyrat.
	Diagnóstico	A suspeita clínica é confirmada pela histopatologia, que apresenta uma membrana basal intacta, com perda da polaridade das células basais e células de Bowen (ceratinócitos com núcleos grandes hipercromáticos) por vezes multinucleadas, acompanhada de hiperplasia epidérmica e de infiltrado inflamatório mononuclear na derme. O exame com a dermatoscopia é de grande auxílio, especialmente na forma pigmentada (Figura 6). A imuno-histoquímica pode ser útil no diagnóstico com a pesquisa dos marcadores para citoqueratina e antígeno nuclear de proliferação celular (PCNA; do inglês, *proliferating cell nuclear antigen*).
≠	**Diagnóstico diferencial**	Eczemas, carcinoma basocelular superficial, papulose bowenoide e doença de Paget extramamária, lentigo maligno, melanoma, ceratose seborreica, psoríase.
	Tratamento	A excisão cirúrgica, com ou sem reconstrução, é a melhor conduta. Dependendo do aspecto, da localização e do tamanho da lesão, podem ser empregados: radioterapia, cirurgia de Mohs, crioterapia, curetagem com cauterização, creme com 5-fluoruracila a 5% (taxas de resposta de 48 a 83%), imiquimode a 5% (taxas de resposta de 57 a 86%) ou, mais recentemente, terapia fotodinâmica (PDT ou TFD).

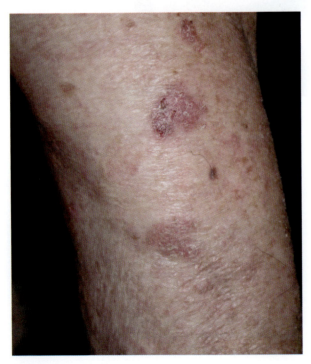

FIGURA 1 Doença de Bowen. Placa eritematodescamativa bem delimitada com crostas hemáticas na superfície.

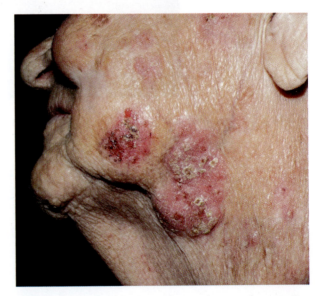

FIGURA 2 Doença de Bowen. Placas eritematodescamativas com bordas irregulares bem delimitadas, com a superfície sangrante na região mandibular. (Cortesia do Dr. Sergio Serpa.)

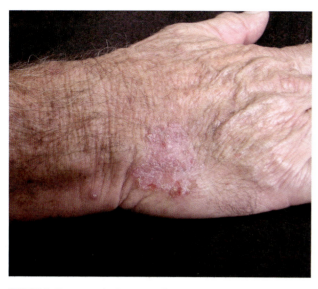

FIGURA 3 Doença de Bowen. Placa ertematodescamativa no dorso da mão, com sinais de fotodano, cuja biopsia revelou tratar-se de doença de Bowen.

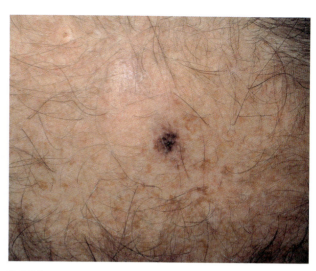

FIGURA 5 Doença de Bowen. Lesão descamativa e pigmentada no couro cabeludo de paciente calvo com grande exposição solar. O laudo histopatológico definiu o diagnóstico.

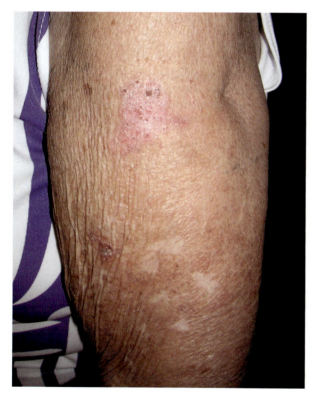

FIGURA 4 Doença de Bowen. Lesão eritematosa com escama na superfície, localizada em área de fotoexposição (no caso, região deltoideana).

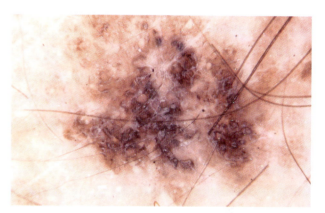

FIGURA 6 Doença de Bowen. O estudo com o videodermatoscópio (Fotofinder®) revelou presença de pseudorrede acastanhada, distribuição irregular do pigmento e escama. (Cortesia da Dra. Marcela Benez.)

DOENÇA DE COWDEN

Karin Krause Boneti • Aguinaldo Bonalumi Filho

	Sinonímia	Síndrome do hamartoma múltiplo e síndrome de Cowden.
	Epidemiologia	Estima-se a prevalência da doença de Cowden (DC) de 1 para 200.000 a 250.000.
	Etiologia	Genodermatose dominante de expressão variável com alta penetrância em ambos os sexos e alta frequência de câncer de mama e de tireoide. Mutações na linha germinativa do gene supressor de tumor (*PTEN*, que produz fosfatase e tensina homóloga) localizado no cromossomo 10q22.23 são encontradas na maioria dos casos.
	Clínica	Caracteriza-se por múltiplos tumores hamartamatosos de ectoderma, mesoderma e endoderma. As lesões mucocutâneas começam a surgir durante a 2ª e a 3ª década de vida (média: 22 anos). Na DC são encontradas múltiplas lesões, especialmente em pele, mucosas (Figura 1), mama e tireoide. Cerca de 90 a 100% dos pacientes apresentam um dos quatro tipos das seguintes lesões mucocutâneas: • Pápula cutânea facial: muitos pacientes exibem pápula plana de cor avermelhada com a superfície liquenoide ou pápula verrucosa alongada com diâmetro entre 1 e 5 mm. Em geral, grande número de pápulas está presente, preferencialmente na região periorificial. A maior parte dessas pápulas é formada por triquilemomas (Figura 2) • Lesão oral: pápulas de 1 a 3 mm com superfície lisa e esbranquiçada na gengiva (Figura 3), nos lábios e no palato em mais de 80% dos pacientes. Essas pápulas frequentemente coalescem, assemelhando-se a paralelepípedos. A língua escrotal pode estar presente • Ceratose acral: são lesões que ocorrem no dorso das mãos e dos pés em mais de 60% dos casos. Podem se manifestar geralmente como pápulas verrucosas, que fazem diagnóstico diferencial com verruga plana e acroceratose verruciforme • Ceratose palmoplantar: aproximadamente 40% dos pacientes apresentam ceratose *puntata* nas palmas ou plantas. Menos frequentemente encontram-se lipomas, neuromas e hemangiomas (Figura 4). Macrocefalia ocorre em mais de 80% dos pacientes; anormalidades da tireoide em 60%; doença fibrocística e fibroadenomas da mama em aproximadamente 75% dos pacientes, e carcinoma da mama em 20 a 36% das mulheres; anormalidades no tubo gastrintestinal estão presentes em 72% dos casos diagnosticados, principalmente pólipos.

	Diagnóstico	**Critérios maiores**
		• Câncer de mama
		• Carcinoma de tireoide, especialmente o tipo folicular
		• Macrocefalia (percentil > 97)
		• Doença de Lhermitte-Duclos (crescimento hamartomatoso de células do gânglio cerebelar)
		• Carcinoma do endométrio.
		Critérios menores
		• Outra lesão na tireoide (p. ex., adenoma)
		• Retardo mental (quociente de inteligência < 75)
		• Hamartomas no tubo gastrintestinal
		• Doença fibrocística da mama
		• Lipomas
		• Fibromas
		• Tumores geniturinários ou malformações.
		Critérios patognomônicos
		• Lesões mucocutâneas:
		  • Tricolemoma (facial)
		  • Ceratose acral
		  • Pápulas papilomatosas
		  • Lesões mucosas.
		Diagnóstico individual
		• Lesões mucocutâneas encontradas isoladamente apenas quando: (1) seis ou mais pápulas faciais estiverem presentes, com três ou mais devendo ser triquilemomas; (2) pápulas cutâneas faciais e papilomatose na mucosa oral; (3) papilomatose na mucosa oral e ceratose acral; ou (4) seis ou mais ceratoses palmoplantares

- Dois critérios maiores: pelo menos um deve ser macrocefalia ou doença de Lhermitte-Duclos
- Um critério maior e três menores
- Quatro critérios menores.

Diagnóstico em uma família na qual um indivíduo seja portador de doença de Cowden
- Qualquer critério maior com ou sem critérios menores
- Dois critérios menores.

 Diagnóstico diferencial Lipoidoproteinose, síndrome de Bannayan-Riley-Ruvalcaba, síndrome de Muir-Torre, neoplasia múltipla endócrina IIb, esclerose tuberosa e acroceratoses.

 Tratamento Dermoabrasão, nitrogênio líquido e isotretinoína podem auxiliar na redução das lesões cutâneas, além do *laser* de dióxido de carbono. Pode-se optar pela excisão ou *shaving* das pápulas, porém a regressão das lesões é transitória.

O etretinato oral pode levar ao desaparecimento das manifestações cutâneas e à diminuição marcante das poliposes retais.

Exames periódicos de tireoide, mama, bem como do trato gastrintestinal e sistema nervoso central, devem ser realizados.

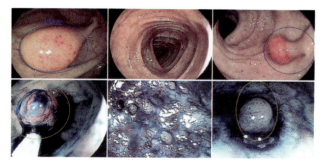

FIGURA 1 Doença de Cowden. Múltiplos tumores na mucosa do trato digestivo.

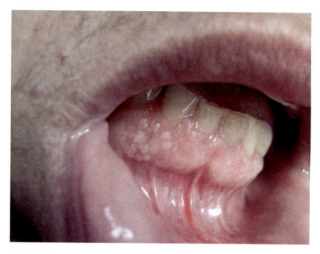

FIGURA 3 Doença de Cowden. Pápulas esbranquiçadas de superfície lisa na gengiva.

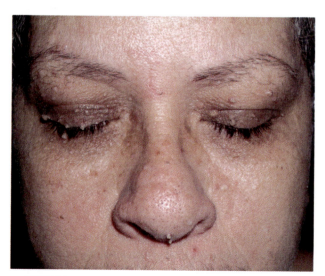

FIGURA 2 Doença de Cowden. Triquilemomas faciais.

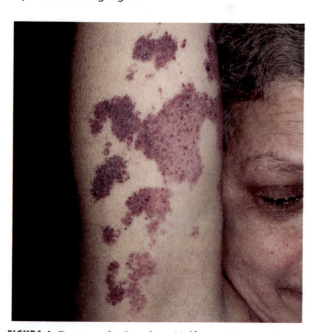

FIGURA 4 Doença de Cowden. Malformação vascular no membro superior em paciente com múltiplos tumores hamartomatosos, alguns observados na pálpebra superior.

DOENÇA DE DARIER

Paola Cristina Vieira da Rosa Passos • Alexandra Castro Goetze • Aguinaldo Bonalumi Filho

=	**Sinonímia**	Doença de Darier-White, ceratose folicular, disceratose folicular.
📈	**Epidemiologia**	A prevalência é variável de acordo com o local estudado. Porém, a incidência estimada é de 4 por 1 milhão, em 10 anos. Homens e mulheres são igualmente afetados. Início na 1ª e 2ª décadas de vida (70% entre 6 e 20 anos), com pico entre 11 e 15 anos. Não está presente ao nascimento. Tem evolução crônica, porém um terço dos pacientes melhora durante a vida adulta.
❓	**Etiologia**	Genodermatose autossômica dominante incomum, de penetrância completa e expressividade variável, na qual o processo de ceratinização da epiderme, das unhas e das mucosas está alterado. A mutação ocorre no gene *ATP2A2*, localizado no braço longo do cromossomo 12, região 12q23-24.1, a qual codifica a SERCA2 (*sarcoplasmic/endoplasmic reticulum Ca²+ATP isoform 2 protein*), que é uma bomba de cálcio, responsável pela manutenção do nível intracitoplasmático do cálcio. O funcionamento anormal dessa sinalização resulta no preenchimento inadequado das lojas de cálcio no retículo endoplasmático, podendo prejudicar o processamento normal das proteínas necessárias para adesão celular, levando a perda de adesão celular suprabasal e indução à apoptose.
👁	**Clínica**	É uma disceratose acantolítica que se caracteriza sumariamente pela tríade formada por pápulas ceratósicas no tronco superior (Figuras 1 e 2) e na face, *pitting* palmar (Figura 3) e distrofia ungueal (Figura 4). Apresenta-se inicialmente com múltiplas pápulas distintas, descamativas, cor da pele ou eritematosas, que logo são cobertas por um material escamocrostoso amarelo-acastanhado de textura rugosa, frequentemente fétidas, desfigurantes e eventualmente pruriginosas. Quando removido esse material, uma abertura em fenda ou puntiforme pode ser observada. A distribuição das lesões na doença de Darier (DD) corresponde às "áreas seborreicas" do corpo, envolvendo comumente o tórax (Figura 5), o dorso, as orelhas, o sulco nasolabial, a região frontal, o couro cabeludo, as virilhas e as axilas (Figura 6). Nas áreas intertriginosas podem se formar massas verrucosas hipertróficas, com odor fétido, como resultado de infecção secundária. Suor, atrito, calor, exposição solar e período menstrual frequentemente agravam a doença. Outras localizações menos comuns são as membranas mucosas, a córnea e, raramente, as glândulas salivares. Na região palmoplantar, além do *pitting*, podem-se encontrar lesões hemorrágicas (Figuras 7 e 8). Há relatos de leucodermia *gutata* associada a distúrbios de ceratinização. As lesões geralmente aparecem anos antes das pápulas ceratósicas. Nos casos relatados, a leucodermia *gutata* expressa-se de forma relativamente uniforme: máculas hipocrômicas em tronco, membros, mãos, pés e face. As lesões ficam estáveis ao longo do tempo. O envolvimento acral ocorre em 95% dos casos, manifestando-se como pápulas ceratósicas no dorso das mãos e dos pés (como manifestação única, caracteriza a acroceratose de Hopf), ceratose palmoplantar, lesões hemorrágicas e distrofia ungueal. As bandas longitudinais vermelhas são características do envolvimento ungueal na DD. Um achado menos comum, mas patognomônico, é a combinação de bandas vermelhas e brancas, em "sanduíche", que se estendem da base da unha e atravessam a lúnula até a margem livre com entalhamento. Unhas frágeis, hiperceratose subungueal, entalhe em "V" na borda livre, sulcos longitudinais, onicólise dolorosa e fragmentos ceratósicos subungueais também podem ser observados. O envolvimento das unhas dos quirodáctilos é mais extenso e mais grave que o dos pododáctilos. As lesões de mucosa apresentam-se como pápulas brancas com depressão central localizadas na mucosa jugal, no palato e na gengiva, com aspecto em pedra de calçamento. Envolvimento de mucosa vulvar e retal já foi descrito. Distúrbios neuropsíquicos, como epilepsia, depressão e retardo mental, têm sido descritos com maior frequência.
🔍	**Diagnóstico**	Clínico e histopatológico. A histologia caracteriza-se por ceratinização prematura e anormal, perda de adesão epidérmica com acantólise e células disceratósicas eosinofílicas na camada espinhosa (corpos redondos) e no estrato córneo. Crescimento para baixo de cordões estreitos de células epidérmicas das regiões basais associado a um exagero do padrão das papilas dérmicas, além de defeito na coesão das células, resultam em fendas suprabasais.
≠	**Diagnóstico diferencial**	Doença de Hailey-Hailey, doença de Grover, pitiríase rubra pilar e psoríase, pênfigo foliáceo, nevo epidérmico, dermatite seborreica.
💊	**Tratamento**	O tratamento varia conforme a extensão e a gravidade da doença. De difícil controle devido ao caráter recidivante das lesões. Medidas básicas incluem uso de protetor solar, uso de roupas de algodão e evitar ambientes quentes. Odor desagradável é comum por causa das bactérias que crescem na erupção cutânea, podendo-se utilizar sabonetes antissépticos ou adstringentes. Antibióticos orais da classe das tetraciclinas, além do seu papel antibiótico, têm também efeito anti-inflamatório, reduzindo a quimiotaxia de granulócitos e atuando em nível bioquímico na homeostase do cálcio, o que controla as lesões. É utilizado

tratamento tópico isolado (emolientes, tretinoína e corticosteroides) ou em conjunto com tratamento sistêmico (acitretina ou isotretinoína). Além de procedimentos cirúrgicos, como dermoabrasão, eletrocirurgia e exérese cirúrgica. Descritas alternativas para as formas resistentes: 5-fluoruracila tópica, *laser* de CO_2, *laser* érbio:YAG, terapia fotodinâmica, radioterapia com feixe de elétrons. Outra opção seria o *dye laser* 595 nm; acredita que o resultado se deva à ação do *laser* no componente vascular das lesões e na estimulação da resposta imune cutânea. Outra alternativa é a aplicação de toxina botulínica tipo A nas áreas intertriginosas, que atuaria nas glândulas sudoríparas, diminuindo a hiperidrose local, reduzindo então a maceração e as infecções bacterianas.

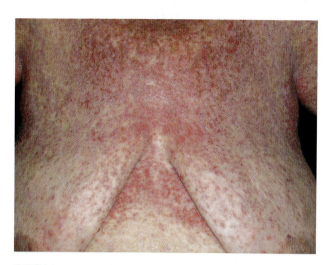

FIGURA 1 Doença de Darier. Pápulas ceratósicas coalescendo na região anterior do tórax, com algumas áreas erosadas.

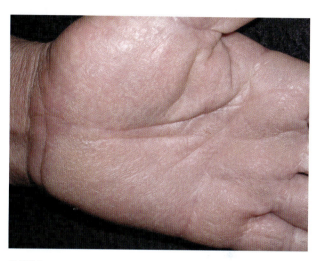

FIGURA 3 Doença de Darier. Lesões pontuadas nas palmas.

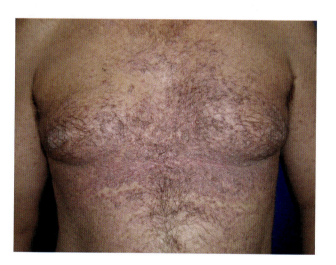

FIGURA 2 Doença de Darier. Pápulas na região anterior do tronco, envolvendo inclusive as mamas em paciente do sexo masculino.

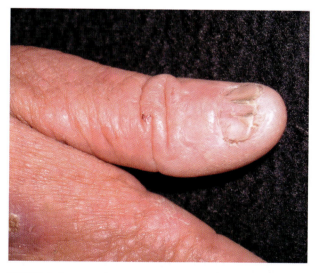

FIGURA 4 Doença de Darier. Distrofia ungueal com onicólise.

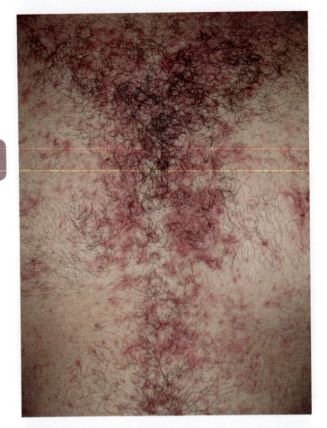

FIGURA 5 Doença de Darier. Extensas lesões na região anterior do tronco em área seborreica.

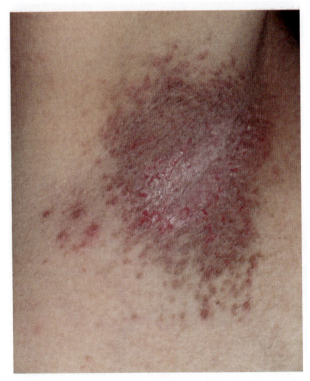

FIGURA 6 Doença de Darier. Nas axilas, a presença das lesões em geral vem acompanhada de fissuras e mau odor.

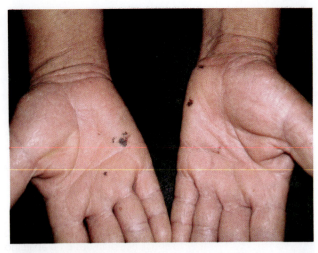

FIGURA 7 Doença de Darier. Nas palmas, além do *pitting*, podem-se observar lesões hemorrágicas que, para alguns, representam uma forma especial da doença.

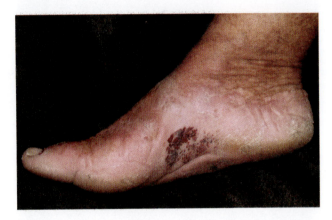

FIGURA 8 Doença de Darier. Extensa lesão hemorrágica na região plantar da mesma paciente da Figura 7.

DOENÇA DE DEGOS

João Carlos Regazzi Avelleira • Luna Azulay-Abulafia

=	**Sinonímia**	Papulose atrófica maligna, síndrome intestinocutânea letal, doença de Khölmeyer-Degos.
	Epidemiologia	Doença rara, com aproximadamente 200 casos descritos. Descrita por Khölmeyer em 1941 e definida como entidade 1 ano depois por Degos. Incide em ambos os sexos, e em todas as idades, com ligeiro predomínio no sexo masculino (3:1) e nos adultos jovens. Casos familiais têm sido relatados. Existem casos em que a doença tem curso benigno limitado à pele, mas, nas formas com lesões intestinais e no sistema nervoso central, o prognóstico é grave, com óbito de aproximadamente 50% dos casos descritos. Há relato de casos associados à síndrome da imunodeficiência adquirida.
	Etiologia	Desconhecida. É uma vasculopatia oclusiva disseminada ainda sem causa bem definida, cujos trombos arteriais irão causar lesões necróticas principalmente na pele, no trato gastrintestinal, no sistema nervoso central, nos pulmões e no aparelho ocular. Pode existir na sua forma clássica idiopática ou representar diagnóstico sindrômico que poderia acompanhar ou estar associada a outras entidades, como lúpus eritematoso, síndrome do anticorpo antifosfolipídio (SAF) e outras.
	Clínica	Geralmente as manifestações cutâneas precedem o envolvimento dos outros sistemas. **Manifestações cutâneas.** O quadro caracteriza-se por lesões assintomáticas, que variam de poucas a inúmeras, de pequenas dimensões (1 a 3 mm), situadas no tronco e nos membros. Em geral, face, couro cabeludo, região palmar e plantar são poupados. Inicialmente, surge uma pápula avermelhada que em poucos dias torna-se umbilicada e evolui para uma lesão com área central atrófica cor de porcelana, de bordas elevadas, com telangiectasias e circundada por halo eritematoso (Figuras 1 a 4). Uma cicatriz varioliforme encerra o processo. **Manifestações gastrintestinais.** São encontradas lesões em todo o tubo digestivo. As principais queixas são dor abdominal, náuseas, diarreia, hematêmese e melena. Perfuração intestinal e peritonite são as complicações que levam à morte a maioria dos pacientes. **Manifestações neurológicas.** Podem ocorrer em 20% dos pacientes. Hemiparesias, afasia, monoplegia, anormalidades sensoriais resultam de múltiplos infartos no cérebro e na medula.
	Diagnóstico	As lesões dermatológicas são características. O diagnóstico clínico é mais difícil quando as lesões intestinais precedem as cutâneas. A histopatologia, apesar de característica, poderá ser indistinguível do lúpus eritematoso, inclusive com depósito de mucina.
≠	**Diagnóstico diferencial**	Devem ser considerados lúpus eritematoso, pitiríase liquenoide eritematosa e varioliforme aguda (PLEVA), sífilis, tuberculide, papulose linfomatoide, dermatite factícia, esclerodermia, artrite reumatoide e dermatomiosite.
	Tratamento	Não há tratamento padrão dada a raridade da doença. Anticoagulantes e medicamentos que melhoram a perfusão têm sido usados; entretanto, o prognóstico é ruim nos pacientes com acometimento importante do tubo gastrintestinal. Heparina e outros anticoagulantes, ácido acetilsalicílico, dipiridamol e pentoxifilina podem ser usados. Para pacientes graves, pode ser considerado o uso de imunoglobulina intravenosa. Corticosteroides podem aumentar o risco de perfuração intestinal.

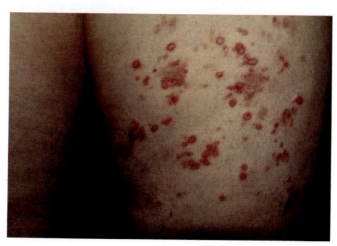

FIGURA 1 Doença de Degos. Inúmeras lesões de cor porcelânica e halo eritematoso em paciente com a forma idiopática da doença, já que não apresentava outra doença associada.

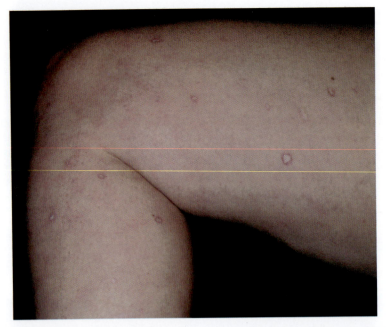

FIGURA 2 Doença de Degos. Detalhe das lesões evidenciando as pápulas com depressão central, com bordas eritematopurpúricas, cuja histopatologia foi de vasculopatia oclusiva.

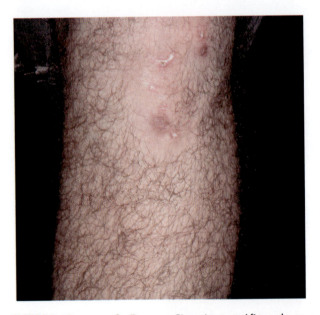

FIGURA 3 Doença de Degos. Cicatrizes atróficas de cor porcelânica circundadas por eritema.

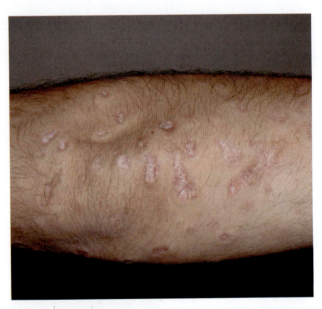

FIGURA 4 Doença de Degos. Lesões atróficas com bordas eritematopurpúricas em paciente com diagnóstico de lúpus eritematoso sistêmico. O exame anatomopatológico era de vasculopatia oclusiva.

DOENÇA DE DOWLING-DEGOS

Luna Azulay-Abulafia • Larissa Hanauer de Moura

=	**Sinonímia**	Anomalia pigmentada reticular das flexuras e *dark dot disease* (DDD).
	Epidemiologia	É uma genodermatose rara de início tardio. Geralmente, as primeiras lesões surgem entre a 2ª e a 4ª década de vida com característica progressiva e desfigurante. Não apresenta maior prevalência em nenhuma etnia.
	Etiologia	Descrita primeiro por Dowling e Freudenthal em 1938. O termo *dermatose reticulada das flexuras* foi relatado por Degos e Ossipowski em 1954. É uma doença genética autossômica dominante com alteração no *locus* 12q13.13, gene *KRT5*, responsável pela queratina 5. A variante de DDD associada à hidroadenite supurativa é causada por uma mutação do gene *PSENEN*.
	Clínica	Caracteriza-se principalmente por máculas hipercrômicas milimétricas, com disposição reticular, tendendo a confluência central, localizadas nas flexuras (axilas, região inguinal e submamária, fossas poplíteas) (Figuras 1 e 2), bem como na face e na nuca (Figura 3). Nas áreas afetadas encontram-se lesões semelhantes a comedões, além de pápulas hiperceratósicas foliculares. Na região perioral (Figuras 4 e 5) e nas dobras, podem ser observadas cicatrizes deprimidas puntiformes. É frequente a associação com hidradenite supurativa (Figura 6). Normalmente, não apresentam alterações de cabelo ou unha.
	Diagnóstico	A histopatologia pode confirmar casos clínicos suspeitos pelos brotamentos epiteliais em galhada de veado, com concentração de melanina nas pontas.
≠	**Diagnóstico diferencial**	Acantose nigricante, papilomatose confluente e reticulada, ceratose seborreica, dermatose papulosa nigra, efélides, lentigos e acropigmentação reticulada de Kitamura.
	Tratamento	É realizado com hidroquinona, tretinoína ou adapaleno tópico. Os retinoides sistêmicos (isotretinoína oral ou acitretina) também podem ser usados. A associação de *laser Q-switched Nd-Yag* com *laser* de CO_2 fracionado apresenta bons resultados no tratamento das máculas hipercrômicas e cicatrizes puntiformes.

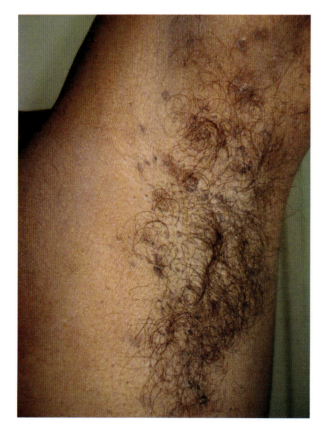

FIGURA 1 Doença de Dowling-Degos. Pequenas máculas hipercrômicas e lesões semelhantes a comedões na região axilar, com hidrosadenite associada.

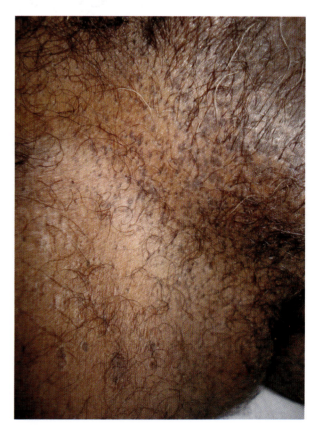

FIGURA 2 Doença de Dowling-Degos. Numerosas, pequenas e arredondadas máculas hipercrômicas, algumas confluentes, simétricas, na região inguinal.

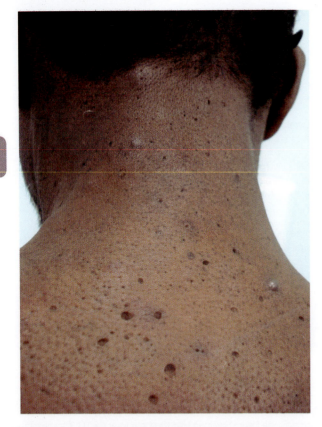

FIGURA 3 Doença de Dowling-Degos. Lesões hipercrômicas, outras semelhantes a comedões e alguns nódulos na nuca do mesmo paciente da Figura 2.

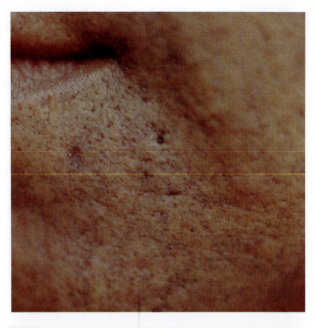

FIGURA 5 Doença de Dowling-Degos. Lesões semelhantes a comedões e cicatrizes semelhantes às do tipo *ice pick* observadas na acne com distribuição peroral.

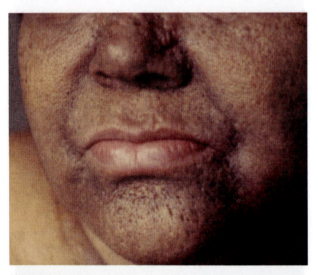

FIGURA 4 Doença de Dowling-Degos. Máculas hipercrômicas na face, algumas confluentes, e cicatrizes atróficas perorais.

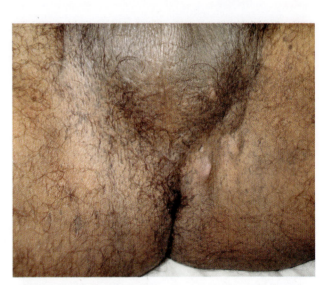

FIGURA 6 Doença de Dowling-Degos. Lesões pigmentadas na região perineal, acompanhadas de nódulos de hidrosadenite.

DOENÇA DE FOX-FORDYCE

Aguinaldo Bonalumi Filho • Rogério Nabor Kondo • Fabiano Roberto Pereira de Carvalho Leal

=	**Sinonímia**	Miliária apócrina e erupção papular pruriginosa crônica.
	Epidemiologia	Doença rara, nove vezes mais frequente em mulheres. A idade de instalação observada é entre 20 e 40 anos. No entanto, em casos raros, pode afetar homens, crianças e mulheres pós-menopausa.
	Etiologia	Embora a etiologia seja desconhecida, há indícios de que distúrbio hormonal determine o fechamento do ducto do epitélio folicular. A retenção de secreção provoca uma reação tipo corpo estranho, com espessamento epidérmico.
	Clínica	É uma dermatose inflamatória rara, caracterizada por múltiplas pápulas foliculares. Lesões típicas são pápulas pequenas, achatadas ou cônicas, cor da pele ou amareladas ou acastanhadas, pruriginosas, perifoliculares (Figuras 1 e 2), localizadas nas áreas em que há glândulas apócrinas (axila, áreas periareolares e genitais). O pelo axilar é escasso, e frequentemente encontram-se irregularidade menstrual e sinais de virilização. A face ou o tronco podem ser acometidos em casos de glândulas apócrinas ectópicas. Há remissão espontânea durante a gravidez (3º trimestre), em contraste com a piora no verão e o estresse emocional.
	Diagnóstico	Característica clínica, morfologia e distribuição das lesões associadas ao exame histopatológico. Espongiose e vesiculação do infundíbulo folicular adjacente à saída de secreção do ducto da glândula apócrina. Há casos em que se tem a presença de plugue de queratina acima dessa área. Outras manifestações também podem ser encontradas, como presença de células disceratóticas dispersas no infundíbulo e paraceratose semelhantes a lamelas cornoides.
≠	**Diagnóstico diferencial**	Líquen plano, líquen plano pilar, líquen nítido, foliculite eosinofílica, siringoma eruptivo, escabiose e miliária.
	Tratamento	Há cura espontânea após a menopausa. As opções de tratamento são antiandrógenos (acetato de ciproterona), corticosteroides, clindamicina tópica e tretinoína creme a 0,1%. Inibidores de calcineurina tópica e isotretinoína oral também são opções de tratamento. Em situações mais especiais, fototerapia, eletrocauterização, curetagem e excisão cirúrgica também podem auxiliar no tratamento. Em casos de prurido refratário ao tratamento, há opção do uso de toxina botulínica tipo A.

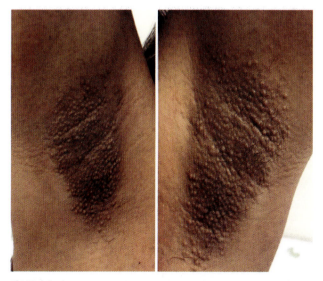

FIGURA 1 Doença de Fox-Fordyce. Pápulas perifoliculares com distribuição uniforme nas axilas. (Cortesia do Dr. Oscar Cardoso Dimatos – Coordenador de Dermatologia do Hospital Universitário Professor Polydoro Ernani de São Thiago.)

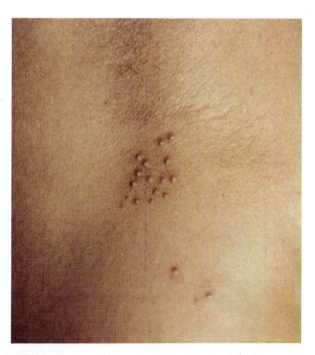

FIGURA 2 Doença de Fox-Fordyce. Pápulas foliculares, individualizadas, localizadas nas regiões de glândulas apócrinas, com intenso prurido. (Arquivo do Hospital Universitário Pedro Ernesto – HUPE-UERJ.)

DOENÇA DE GROVER
Fernanda Aguirre Bottura

=	**Sinonímia**	Dermatose acantolítica transitória, dermatose acantolítica persistente ou dermatose acantolítica papular benigna.
	Epidemiologia	Trata-se de um distúrbio comum que acomete mais homens do que mulheres em uma razão de 3:1, principalmente caucasianos com mais de 40 anos de idade.
	Etiologia	A etiologia e a patogenia não estão totalmente esclarecidas, mas a doença apresenta um curso benigno. Descrita primeiro por Grover em 1970, que caracterizou a doença como uma lesão papulovesicular monomórfica, adquirida e de causa desconhecida. Frequentemente, o surgimento da doença de Grover está relacionado à exposição ultravioleta, a uma reação ao calor e ao suor excessivos, podendo, ainda, estar relacionado a medicamentos como a interleucina recombinante humana IL-4, quimioterapia, infecções e tumores malignos, especialmente do trato urinário.
	Clínica	A erupção normalmente é caracterizada por pápulas ou papulovesículas (Figura 1) pruriginosas, normocrômicas ou eritematosas, recobertas ou não por crostas. Algumas lesões vesiculopustulares, bolhosas, numulares, foliculares e herpetiformes foram descritas. As pápulas podem acometer, principalmente, o tronco superior (Figura 2) e, mais raramente, o tronco inferior e as pernas. Acometimento mucoso foi observado em cavidade oral, nariz e laringe. Casos extensos e atípicos de doença de Grover apresentam achados clínicos diferentes dos achados clássicos e podem estar associados a malignidade, quimioterapia e imunossupressão. A doença apresenta caráter transitório de maneira geral, mas pode ser recorrente. Acredita-se que a extensão e a duração da doença sejam diretamente proporcionais à idade do paciente, podendo durar semanas a meses ou, até mesmo, anos.
	Diagnóstico	Os achados dermatoscópicos compreendem dois diferentes padrões: lesões recentes caracterizadas por um fundo rosa-esbranquiçado com vasos polimórficos, podendo apresentar morfologia linear, glomerular ou em "grampo de cabelo"; no caso de lesões tardias, a dermatoscopia evidencia um fundo rosa-amarelado, plugue ceratótico central amarelado e um padrão radial branco com vasos lineares ou em "grampo de cabelo". O quadro histopatológico da doença de Grover é caracterizado por acantólise e disceratose focal em associação com fendas intraepidérmicas e vesículas. Quatro padrões histológicos são descritos: (1) semelhante à doença de Darier, (2) semelhante à doença de Hailey-Hailey, (3) semelhante ao pênfigo vulgar ou foliáceo e (4) espongiótico com acantólise. No entanto, a mesma amostra de pele pode evidenciar mais de um padrão. A imunofluorescência direta é negativa.
≠	**Diagnóstico diferencial**	Miliária, escabiose, doença de Darier, doença de Hailey-Hailey, eczema, foliculite e fases iniciais de pênfigo foliáceo ou até mesmo de pênfigo vulgar.
	Tratamento	Como tratamento, recomenda-se evitar excesso de calor e suor. Ainda, é descrito o uso tópico de derivados da vitamina D, calcipotriol, pomada de ureia, pomada de óxido de zinco e corticosteroides para lesões localizadas. Em lesões mais extensas e persistentes, é indicado o uso de retinoides e corticosteroides, como prednisona e triancinolona, citostáticos, como o metotrexato, PUVA e terapia fotodinâmica. Pode-se, ainda, lançar mão de anti-histamínicos nos casos pruriginosos e antibióticos nos casos de impetiginização.

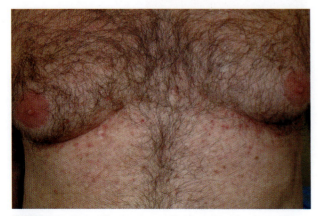

FIGURA 1 Doença de Grover. Múltiplas pápulas eritematosas, algumas ceratósicas, distribuídas sobre a face anterior do tórax.

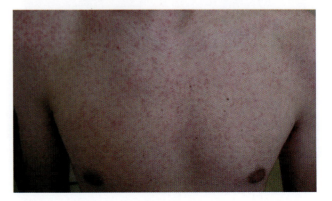

FIGURA 2 Doença de Grover. Pápulas eritematosas pruriginosas na região anterior do tronco, piorando no verão.

DOENÇA DE HAILEY-HAILEY

Aguinaldo Bonalumi Filho • Rubem David Azulay

	Sinonímia	Pênfigo crônico benigno familiar.
	Epidemiologia	Não se conhece a prevalência da doença. Ambos os sexos são igualmente acometidos.
	Etiologia	É uma doença rara autossômica dominante com penetrância completa, idade de início e expressividade muito variável, e 75% dos pacientes apresentam história familial. O cromossomo acometido é o 3q21-24, gene *ATP2C1*. Mutações neste gene, que codifica Ca^{2+}ATPase hSPCA1 Golgi-associado, conduzem a sinalização anormal do Ca^{2+} intracelular, resultando principalmente em perda de adesão celular (acantólise) no estrato espinhoso.
	Clínica	Em geral, surgem as primeiras lesões na 2ª ou 3ª década de vida, em alguns casos mais tardiamente, na 4ª ou 5ª década. Localizações preferenciais são axilas (Figura 1), região inguinal (Figura 2), face lateral do pescoço (Figura 3), regiões perianal e inframamária. Locais menos frequentes são couro cabeludo, região antecubital, fossa poplítea e tronco (Figura 4). As lesões iniciais são vesículas flácidas que se desenvolvem sobre uma área eritematosa que, posteriormente, pode apresentar erosão, fissuras, crostas ou descamação local ou mesmo crescimento vegetante. As vesículas podem estar acompanhadas de prurido ou queimação local com odor fétido. A resolução acontece sem a formação de cicatriz, deixando uma hiperpigmentação pós-inflamatória. Infecções associadas fúngicas (candidíase) ou bacterianas (estafilococos) são comuns e agravam a doença. Remissões e exacerbações são frequentes. Faixas brancas longitudinais nas unhas podem servir de indício da doença. Existem alguns relatos de surgimento de carcinoma espinocelular cutâneo nos pacientes de Hailey-Hailey.
	Diagnóstico	Clínico e histopatológico. A acantólise encontrada é tão intensa que faz jus à denominação "muro de tijolos dilapidado". Também têm sido utilizadas dermatoscopia e microscopia confocal.
	Diagnóstico diferencial	Região axilar: candidíase e tinha; região perianal: dermatite, herpes simples, psoríase invertida, doença de Paget extramamária, pioderma vegetante e pênfigos.
	Tratamento	Roupas leves, pois o calor e a fricção podem exacerbar a doença. Tratamento tópico ou sistêmico para doenças bacterianas, virais e fúngicas associadas. Corticosteroide tópico ou intralesional pode reduzir o desenvolvimento das lesões. Alguns casos podem se beneficiar de exérese cirúrgica, dermoabrasão, terapia fotodinâmica, *laser* de CO_2 ou YAG. Medicamentos como prednisona, ciclosporina, metotrexato, dapsona e retinoides orais podem ser utilizados. O tacrolimo tópico tem se mostrado uma opção no tratamento. A toxina botulínica também poderia ser utilizada nas lesões axilares e inguinais.

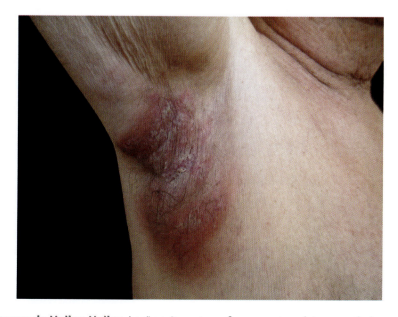

FIGURA 1 Doença de Hailey-Hailey. Lesão eritematosa, fissuras e exsudato amarelado na axila direita.

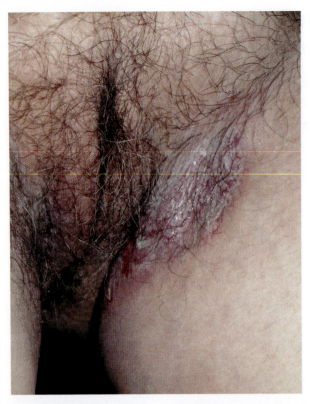

FIGURA 2 Doença de Hailey-Hailey. Lesão eritematosa e exulceração na região inguinal.

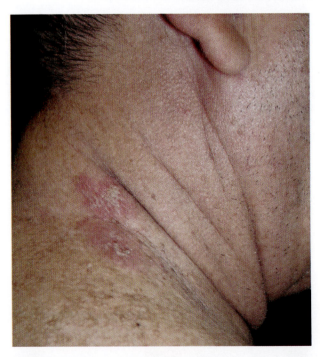

FIGURA 3 Doença de Hailey-Hailey. Placa eritematocrostosa na região lateral do pescoço.

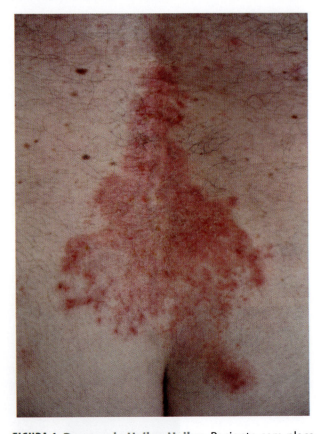

FIGURA 4 Doença de Hailey-Hailey. Paciente com placa eritematocrostosa na região sacral; pré-tratamento com tacrolimo.

DOENÇA DE KYRLE

Lincoln Fabricio • Brunno Zeni de Lima

=	**Sinonímia**	Hiperceratose folicular e parafolicular em cútis penetrada, ceratose folicular penetrante.
	Epidemiologia	É uma doença rara, mais frequente em pacientes em diálise (acomete 10% deles). Ocorre pico entre 30 e 50 anos de idade, e as mulheres são duas vezes mais afetadas do que os homens.
	Etiologia	Desconhecida. Possível herança autossômica recessiva. Ocorre o deslocamento progressivo do nível de ceratinização em direção à junção dermoepidérmica, levando a irregularidades na proliferação de diferenciação epidérmica. A perfuração e o contato do tampão paraceratótico com a derme levam à formação de granuloma e cicatriz.
	Clínica	É uma dermatose perfurante generalizada e crônica, que surge em surtos, e pode haver remissão espontânea. Acomete preferencialmente superfícies extensoras de membros (principalmente pernas), escápulas e glúteos. Em casos mais avançados, afeta também face, mãos e pés. Não acomete mucosas. Inicialmente surgem pequenas pápulas ceratóticas da cor da pele que, ao aumentarem de tamanho, tornam-se castanho-amareladas com escamocrostas aderentes (Figuras 1 e 2). As lesões maiores são nódulos córneos verrucosos acinzentados com halo eritematoacastanhado que podem se agrupar, coalescer e formar fissuras. Essas massas córneas são facilmente removíveis, deixando crateras exsudativas e hemorrágicas. As lesões evoluem com cicatrizes atróficas e deprimidas, hiper ou hipopigmentadas. As recorrências são frequentes. São lesões assintomáticas ou pouco pruriginosas.
	Diagnóstico	A doença de Kyrle pode ser idiopática ou estar associada a algumas doenças: diabetes, doença renal, insuficiência cardíaca congestiva, doenças hepáticas (colangite esclerosante primária, cirrose alcoólica). O diagnóstico é clínico e histopatológico. Na histopatologia as lesões iniciais apresentam espessamento focal da camada córnea com algumas células paraceratóticas. A epiderme é acantótica e a derme papilar está espessada. As lesões em estágios mais avançados apresentam infundíbulo folicular ou acrossiríngio amplamente dilatados por um tampão córneo eosinofílico. Disceratose avança em direção à junção dermoepidérmica até que o tampão perfure a derme. Nesta região há denso infiltrado que contém linfócitos, polimorfonucleares, células epitelioides e células gigantes, corpos estranhos com fragmentos eosinofílicos da queratina englobada.
≠	**Diagnóstico diferencial**	Foliculite perfurante, colagenase perfurante reativa, *elastosis perforans serpiginosa*, prurigo nodular, elastose calcificada perfurante periumbilical, doença de Flegel, doença de Darier, líquen plano, ceratose pilar, ceratoacantoma e carcinoma espinocelular.
	Tratamento	Nenhum tratamento específico. Deve ser tratada a doença de base, se presente. Os anti-histamínicos sedantes são usados quando há prurido. Vitamina A em altas doses (100.000 UI/dia), associada ou não a vitamina E (400 UI/dia), ou retinoides orais (isotretinoína ou acitretina) podem ser uma opção. Além disso, a combinação de retinoides orais, psoralênicos e UVA (Re-PUVA) ou o tratamento com *Narrow band-UVB* podem ser eficazes em alguns casos. Tratamentos tópicos podem ser feitos com ceratolíticos e ácido retinoico. Eletrocauterização, crioterapia e *laser* de CO_2 fracionado também são opções terapêuticas em alguns casos.

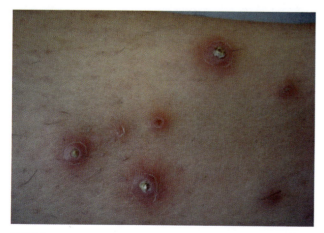

FIGURA 1 **Doença de Kyrle.** Detalhe das pápulas eritematosas e ceratóticas nos membros acompanhadas de discreto prurido.

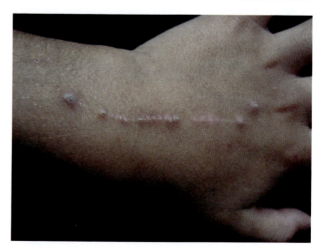

FIGURA 2 **Doença de Kyrle.** No dorso da mão, lesões semelhantes às da Figura 1 no mesmo paciente.

DOENÇA DE PAGET EXTRAMAMÁRIA

Mariane Stefani • Maria Auxiliadora Jeunon Sousa

=	**Sinonímia**	Não tem outra nomenclatura.
	Epidemiologia	É menos frequente que a doença de Paget mamária. É rara antes dos 50 anos de idade, ocorre tipicamente entre os 60 e 80 anos. É três vezes mais comum nas mulheres do que nos homens. Em populações asiáticas, entretanto, os homens são mais afetados. A célula de Paget surge a partir de glândulas apócrinas. Nesta forma, as lesões se localizam mais frequentemente nas regiões perianal, perigenital, vulva, escroto, pênis e axilas. O comprometimento anogenital é o mais comum. Outras áreas de comprometimento incluem as glândulas apócrinas modificadas (pálpebras e canal auditivo externo) e, em raros casos, mucosa oral, esôfago e laringe. A doença de Paget extramamária está associada a neoplasia em outras localizações, como sistema gastrintestinal, geniturinário, mama, pâncreas, vesícula e pele, em cerca de 30% dos casos.
	Etiologia	Há três teorias para a doença de Paget extramamária: • É derivada a partir de um adenocarcinoma que se originou de múltiplos focos nas células da epiderme pluripotenciais • São células malignas derivadas de um adenocarcinoma *in situ* que invadem a epiderme • Células de Paget são células epiteliais transformadas intraepidermicamente em células neoplásicas.
	Clínica	Apresenta-se como placa eritematodescamativa ou escamocrostosa, com aspecto que lembra eczema, de contornos bem definidos, acompanhada de prurido (Figura 1). A placa pode apresentar-se erodida ou exulcerada, com superfície úmida (Figura 2). Podem ocorrer sangramento, sensação de queimação e dor. Ulceração, formação de crostas ou um tumor palpável podem estar presentes. A extensão da lesão pode variar de 0,4 a 12 cm ou mais, com média de 3 cm.
	Diagnóstico	Alto índice de suspeita em qualquer área espessada ou eczematosa na pele rica em glândula apócrina que não responda à terapia adequada. A histopatologia é característica, com o encontro de células de Paget (PAS+ e Dopa–) na epiderme. O método imuno-histoquímico com os marcadores CAM 5.2, CK-7 e CEA também pode ser realizado. A doença de Paget pode ser classificada como primária/origem cutânea (CK7+ CK20– GCDFP+) ou secundária/origem não cutânea (CK7– CK20+ GCDFP–). A citoqueratina 7 (CK7) é um marcador sensível, porém não específico para doença de Paget extramamária. A negatividade a esse marcador é rara, ocorrendo geralmente associada a malignidade em órgãos internos. Em virtude da possibilidade de associação com um carcinoma anexial do sistema gastrintestinal ou geniturinário, indicam-se exame clínico geral e testes de laboratório, com ênfase especial nas regiões adjacentes ao local da doença. Recomenda-se realização de exame detalhado da pele, radiografia de tórax, mamografia, histeroscopia, colonoscopia, citologia cervicovaginal, colposcopia, cistoscopia e tomografia abdominal e pélvica em todos os pacientes.
≠	**Diagnóstico diferencial**	Eczema de contato, eczema seborreico, neurodermite, líquen escleroatrófico, líquen simples crônico, líquen plano, tuberculose periorificial, eritrasma, infecção fúngica, psoríase, micose fungoide, doença de Bowen e melanoma amelanótico.
	Tratamento	O tratamento de escolha é o cirúrgico, com exame de congelação para avaliar as margens. As vantagens da cirurgia menos radical são a preservação da função sexual e a menor taxa de complicações pós-operatórias. Neoplasias avançadas ou pacientes com contraindicação para cirurgia podem se beneficiar de outros tratamentos como radioterapia, quimioterapia tópica (5-fluoruracila, imiquimode, bleomicina), terapia fotodinâmica e interferona intralesional. É fundamental investigar também a presença ou não de adenocarcinoma subjacente. Devem-se orientar revisões regulares devido às altas taxas de recorrência, que variam de 16 a 50%.

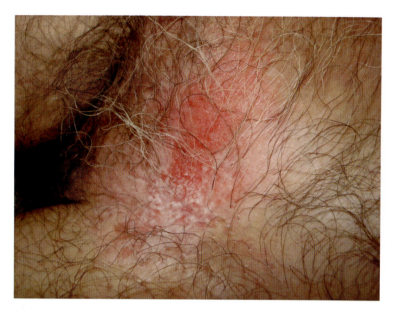

FIGURA 1 Doença de Paget extramamária. Placa eritematosa com áreas de exulceração, de contornos bem definidos, na região inguinocrural de paciente idoso, tendo sido tratada como eczema. Paciente submetido a tratamento cirúrgico com sucesso.

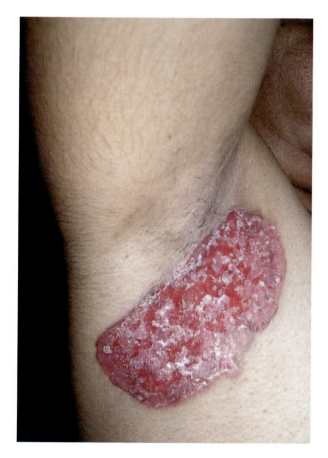

FIGURA 2 Doença de Paget extramamária. Placa eritematosa e exulcerada, de contornos bem definidos.

DOENÇA DE PAGET MAMÁRIA

Mariane Stefani • Bernard Kawa Kac

	Sinonímia	Doença de Paget no mamilo.
	Epidemiologia	Acomete 0,5 a 5% das pacientes com carcinomas mamários. Descrita em pacientes com idade entre 26 e 82 anos, com maior frequência entre a 5ª e a 6ª década, e rara antes da 4ª década de vida. É extremamente incomum no sexo masculino.
	Etiologia	Há duas teorias: • Teoria epidermotrópica: células de Paget são células originárias do ducto apócrino que sofreriam transformação para carcinoma ductal e migrariam para o epitélio do mamilo. Explica os casos de doença de Paget mamária (DPM) com um carcinoma intraductal subjacente *in situ* e os casos associados a um carcinoma subjacente invasivo • Teoria da transformação: sugere que a célula de Paget seja um ceratinócito maligno transformado e considera a doença de Paget um carcinoma *in situ* independente, explicando a ocorrência rara da doença sem um carcinoma mamário subjacente identificável.
	Clínica	Trata-se de lesão de aspecto eczematoso, unilateral, do mamilo e da aréola, de evolução lenta (Figuras 1 e 2). Pequenas vesículas podem surgir inicialmente e sofrem erosão com transudação serosa ou sero-hemorrágica, com pouco ou nenhum prurido. Entretanto, 25% dos casos apresentam dor, sensibilidade e prurido como sintomas precoces. Evolui para ulceração à medida que ocorre infiltração de células neoplásicas, podendo ocorrer retração mamilar com destruição do complexo areolomamilar, com extensão à epiderme adjacente, e cobertura de toda a pele da mama. Pequenos nódulos nas áreas eczematosas e ulceradas estão presentes nos estágios mais avançados. Fluxo mamilar à compressão pode refletir uma lesão ductal extensa. Linfonodo regional deve ser palpado, mas raramente está aumentado.
	Diagnóstico	Alto índice de suspeita em qualquer área espessada ou eczematosa unilateral no mamilo que não responde à terapia com corticosteroide tópico. A mamografia pode estar normal em alguns casos. Na suspeita da doença de Paget, deve-se realizar a biopsia no mamilo. A histopatologia é característica, com o encontro de células de Paget (PAS+ e Dopa–) na epiderme, hiperceratose acompanhada de paraceratose, papilomatose e aumento dos cones interpapilares. Em estágios mais avançados, a epiderme torna-se atrófica ou com erosão. Nos casos de dúvida diagnóstica, pode-se realizar imuno-histoquímica, com positividade para os marcadores CK-7, AE1, AE3, CEA e antígeno de membrana epitelial (EMA). A ultrassonografia mamária e a ressonância magnética têm sido propostas como métodos de complementação diagnóstica, na avaliação de lesões suspeitas e na detecção de lesões ocultas à mamografia.
	Diagnóstico diferencial	Eczema de contato é o principal diagnóstico diferencial, que geralmente é bilateral e apresenta boa resposta à corticoterapia; escabiose, psoríase, adenomatose do mamilo, hiperceratose friccional do mamilo, radiodermite, infecções virais, fúngicas e bacterianas, doença de Bowen, carcinoma basocelular superficial e melanoma quando a lesão for pigmentada, o que é raro.
	Tratamento	A ressonância magnética é fortemente recomendada quando se planeja tratamento cirúrgico conservador, com o objetivo de descartar focos ocultos carcinomatosos. Prefere-se a mastectomia conservadora (quadrantectomia) seguida de radioterapia complementar nos carcinomas intraductais *in situ* com menos de 2 cm de diâmetro e margens cirúrgicas livres, deixando a mastectomia radical modificada nos casos de doença de Paget *in situ* extensa ou quando apresentar tumor subjacente invasivo.

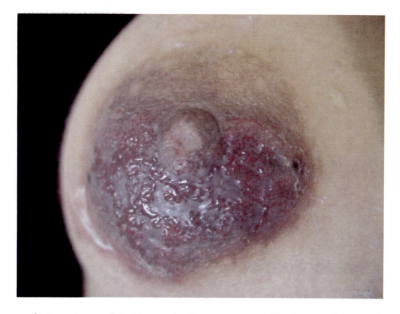

FIGURA 1 Doença de Paget mamária. Transudação serosa na região do mamilo, semelhante a eczema.

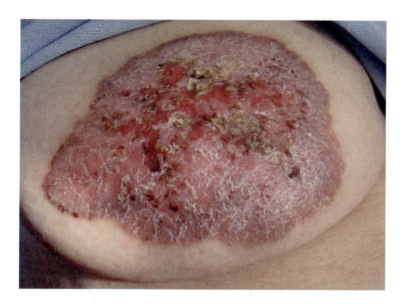

FIGURA 2 Doença de Paget mamária. Aspecto eczematoso recobrindo toda a extensão do mamilo e pele adjacente.

DOENÇA DO ENXERTO CONTRA HOSPEDEIRO

Luiz Guilherme Darrigo Junior • Fabiano Pieroni • Thalita Cristina de Mello Costa • Roberto Bueno Filho • Carlos Eduardo Setanni Grecco • Belinda P. Simões • Júlio C. Voltarelli

	Sinonímia	Doença do enxerto *versus* hospedeiro (DEVH), *graft-versus-host disease* (GVHD).
	Epidemiologia	A doença do enxerto contra hospedeiro (DECH) constitui a principal complicação do transplante de células-tronco hematopoéticas (TCTH) alogênico. Apesar disso, a reação enxerto contra hospedeiro leve está associada à redução do risco de recidiva da doença de base, sendo importante principalmente nas doenças malignas. A DECH aguda (DECHa) ocorre em 10 a 80% dos pacientes que recebem um TCTH alogênico, enquanto a DECH crônica (DECHc) varia de 30 a 70% em indivíduos que sobrevivem após 1 ano do TCTH alogênico, de acordo com os fatores de risco. Na faixa pediátrica, a DECHc pode variar de 6%, em TCTH de sangue de cordão umbilical de irmã(o), a 65%, em TCTH com disparidade de HLA utilizando sangue periférico como fonte de células.
	Etiologia	A DECH pode ser definida como uma síndrome clínica que resulta de uma resposta imunológica devido ao reconhecimento de antígenos do receptor como "estranhos" pelas células T do doador. Três fatores são necessários para a ocorrência da reação enxerto contra hospedeiro: • O enxerto deve conter um número suficiente de células imunocompetentes • Devem existir diferenças imunológicas entre o receptor e o doador • O receptor deve ser incapaz de montar uma resposta imunológica eficaz contra o enxerto, ou seja, deve estar imunossuprimido. A DECH aguda ocorre em três fases: fase de dano tecidual, ocasionado pelo condicionamento; fase aferente com ativação de células apresentadoras de antígenos e ativação e proliferação de células T do doador; e fase eferente, com liberação de citocinas inflamatórias e dano tecidual. A fisiopatologia da DECH crônica ainda não é totalmente conhecida, porém se sabe que ocorre desregulação imunológica ligada a células T, anticorpos, e também está relacionada à função tímica. Os fatores de risco para ocorrência da DECH incluem grau de disparidade de HLA, doação de indivíduo do sexo feminino para um do sexo masculino, idade avançada do receptor, uso de células-tronco periféricas como fonte de células, infusão de linfócitos do doador após o TCTH, número de células T do doador infundidas e intensidade do regime de condicionamento. Além disso, a presença de DECHa constitui importante fator de risco para desenvolvimento de DECHc.
	Clínica	A DECH é dividida em aguda e crônica, de acordo com as características clínicas e histopatológicas das lesões apresentadas. Clinicamente, a DECHa afeta o tecido cutâneo, o trato gastrintestinal e o fígado. Com frequência, a apresentação inicial da DECHa envolve a pele e, ocasionalmente, este é o único órgão afetado. Assim, a DECHa pode inicialmente aparecer como uma erupção eritematosa, semelhante a queimadura solar, papuloeritematosa (Figuras 1 a 3), ou como uma erupção cutânea pruriginosa (Figura 4) ou dolorosa. Outras apresentações clínicas incluem lesões bolhosas, dermatite esfoliativa (Figuras 5 a 7) ou ulcerativa. Caracteristicamente, a erupção cutânea começa nas palmas das mãos (Figura 8) e nas plantas dos pés; em seguida, avança para bochechas, orelhas, pescoço e partes superiores e posteriores do tronco. Às vezes, o acometimento cutâneo é dificilmente distinguível da dermatite induzida pela quimioterapia e/ou radioterapia do regime preparatório pré-transplante (Figura 9). Pode haver, ainda, eritrodermia esfoliativa (Figura 10) ou quadro cutâneo semelhante ao da necrólise epidérmica tóxica (Figura 11). A DECHc pode acometer diversos órgãos e sistemas, incluindo pele, olhos, boca, intestino, fígado, articulações, trato geniturinário. As manifestações mais comuns da doença na pele são a forma liquenoide, esclerodermoide e poiquilodérmica. Clinicamente, as lesões liquenoides apresentam-se como pápulas ou placas violáceas com diferentes configurações que afetam principalmente as extremidades superiores e o tronco (Figura 12). A forma esclerodermoide (Figura 13) inicia-se como uma lesão localizada, semelhante à morfeia (Figura 14), que progride ao longo do tempo, levando a acometimento cutâneo importante. Alterações de fâneros com distrofia ungueal (Figuras 15 e 16) e alopecia permanente do couro cabeludo também são frequentes (Figuras 17 e 18). Uma sobreposição destas formas é comumente observada. As lesões podem acometer as fáscias, levando a contraturas articulares e diminuição da mobilidade (Figura 19). Por vezes, a presença da sobreposição das formas esclerodermoide e poiquilodérmica (Figuras 20 e 21) pode estar associada a úlceras cutâneas de difícil cicatrização (Figura 22). Na mucosa oral podem surgir manchas esbranquiçadas por vezes exulceradas, semelhantes às do líquen plano oral (Figura 23).
	Diagnóstico	O diagnóstico de DECHa pode ser realizado mediante achados clínicos clássicos, como presença de exantema maculopapular, alterações gastrintestinais (diarreia), aumento da concentração sérica de bilirrubina e de achados histopatológicos.

≠	**Diagnóstico diferencial**	De acordo com os critérios do National Institute of Health (NIH) norte-americano, o diagnóstico de DECHc requer pelo menos um achado diagnóstico (que não necessite de biopsia para confirmação) ou pelo menos um achado distintivo (altamente sugestivo, porém não diagnóstico) confirmado por biopsia, teste laboratorial ou radiológico no mesmo órgão ou em órgão diferente. Alguns achados clínicos são comuns à DECH aguda e crônica (Quadro 1). Achados clínicos suficientes para estabelecer o diagnóstico de DECHc de pele incluem: poiquilodermia, lesões tipo morfeia, lesões escleróticas, lesões liquenoides, lesões líquen-escleróticas.
		Eritema multiforme, síndrome de Stevens-Johnson, necrólise epidérmica tóxica, esclerodermia, erupção medicamentosa liquenoide, colagenoses (lúpus eritematoso cutâneo e dermatomiosite), exantemas virais, gastrenterite bacteriana, gastrenterite viral, hepatite viral, dermatite induzida por radioterapia, eritema acral e síndrome da pega do enxerto. A síndrome da pega caracteriza-se por uma constelação de sinais e sintomas como febre, *rash* cutâneo, edema pulmonar não cardiogênico, que podem ocorrer durante a recuperação dos neutrófilos após transplante de medula óssea alogênico (Figura 24).
	Tratamento	O tratamento da DECH aguda e crônica baseia-se em tratamento tópico que depende do sistema acometido e da imunossupressão, sendo o corticosteroide sistêmico a primeira linha de tratamento para ambas as patologias, associado ou não a outros imunossupressores. Para a DECH cutânea, pode ser realizado tratamento sistêmico conforme descrito anteriormente e tratamento tópico com corticosteroide, inibidores de calcineurina e fototerapia. A ausência de resposta ao tratamento sistêmico de primeira linha é considerada fator de mau prognóstico. Nesses casos, deve-se iniciar terapia de segunda linha, como pulsos de metilprednisolona, globulina antitimocítica, micofenolato de mofetila, fotoferese extracorpórea, infusão de células mesenquimais, anticorpos monoclonais, antagonistas do fator de necrose tumoral alfa (TNF-α; etanercepte, infliximabe), entre outros.

Quadro 1 Sinais e sintomas cutâneos utilizados no diagnóstico da doença do enxerto contra hospedeiro crônica (DECHc).

	Diagnósticos (suficientes para estabelecer o diagnóstico de DECHc)	Distintos (vistos na DECHc, mas insuficientes para estabelecer o diagnóstico isoladamente)	Outras características	Comuns (vistos tanto na DECH aguda como na crônica)
Pele	Poiquilodermia Alterações líquen plano-*like* Alterações escleróticas Alterações morfeia-*like* Características líquen-escleróticas	Despigmentação Lesões papuloescamosas	Alteração na sudorese Ictiose Ceratose pilar Hipopigmentação Hiperpigmentação	Eritema Lesões maculopapulares Prurido
Unha	–	Distrofias Estrias longitudinais Unhas quebradiças Onicólise *Pterigium* ungueal Perda das unhas	–	–

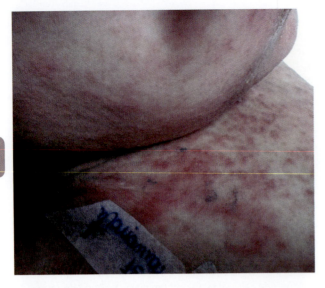

FIGURA 1 DECH aguda. Erupção eritematosa papulomacular coalescente.

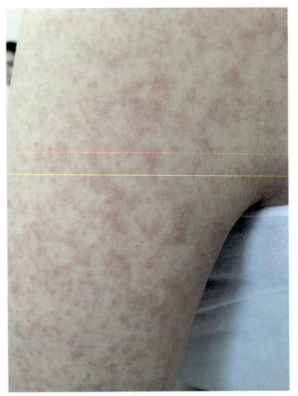

FIGURA 3 DECH aguda. Erupção papuloeritematosa coalescente.

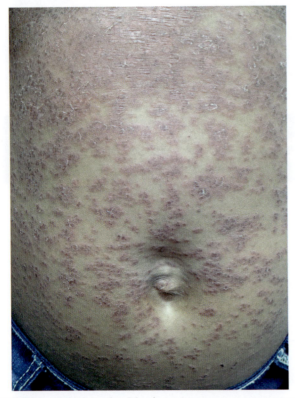

FIGURA 2 DECH aguda. Pápulas eritematosas com centro violáceo, coalescentes e descamativas em abdome.

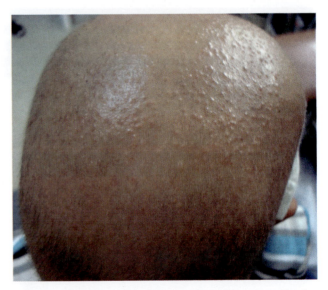

FIGURA 4 DECH aguda. Área de alopecia com múltiplas lesões papulosas, acompanhadas de prurido local.

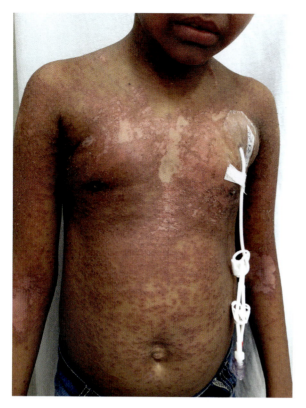

FIGURA 5 DECH aguda. Pápulas eritematosas com centro violáceo coalescentes em tronco e membros superiores com áreas descamativas e hipocrômicas centrais.

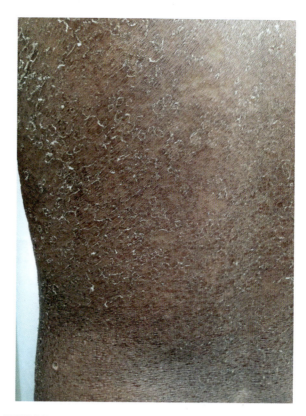

FIGURA 7 DECH aguda. Detalhe da Figura 6 com lesões eritematodescamativas coalescentes.

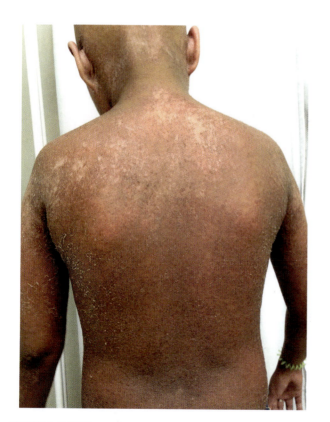

FIGURA 6 DECH aguda. Eritrodermia esfoliativa em dorso e membros superiores.

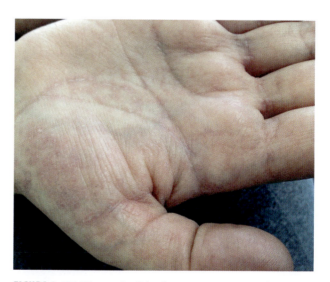

FIGURA 8 DECH aguda. Pápulas eritematosas coalescentes e descamativas na região palmar.

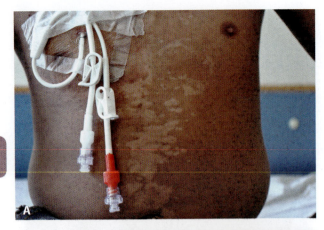
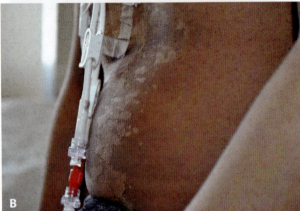

FIGURA 9 DECH aguda. Lesões hipocrômicas e descamativas localizadas no tórax anterior (**A**) e no abdome (**B**).

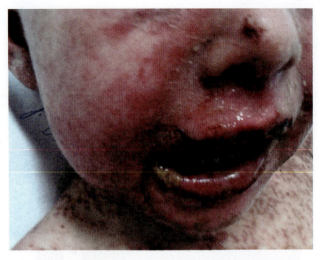

FIGURA 11 DECH aguda. Eritema coalescente com descamação, exulceração e crostas nos lábios.

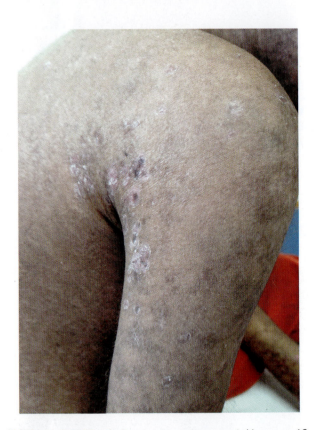

FIGURA 12 DECH crônica. Lesões eritematovioláceas atróficas com descamação e áreas hipercrômicas.

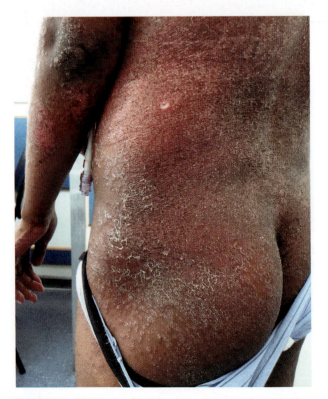

FIGURA 10 DECH aguda. Pápulas eritematodescamativas coalescentes em tronco, nádegas e membro superior.

Seção 2 | Afecções Dermatológicas de A a Z 441

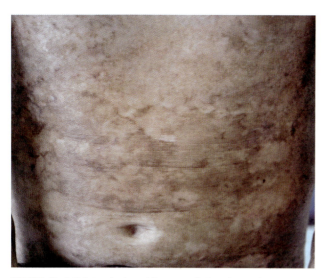

FIGURA 13 DECH crônica. Placas endurecidas e discrômicas que se assemelham a esclerodermia.

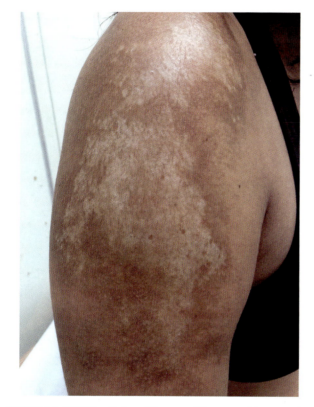

FIGURA 14 DECH crônica. Placa atrófica com hipocromia, leve descamação e aspecto apergaminhado central e hipercromia periférica. Lesão típica morfeia-*like*.

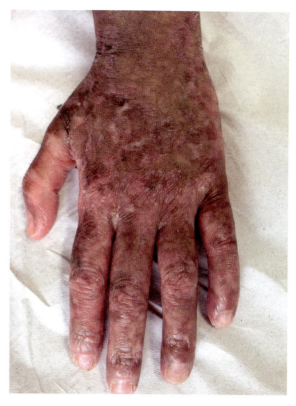

FIGURA 15 DECH crônica. Lesões eritematodescamativas com discromia (hipo e hipercromia) em dorso de mão e falanges. Aspecto poiquilodérmico.

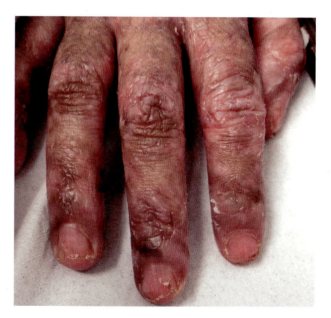

FIGURA 16 DECH crônica. Detalhe da Figura 15, com lesões eritematodescamativas com discromia (hipo e hipercromia) em falanges, associadas a distrofia ungueal. Aspecto poiquilodérmico.

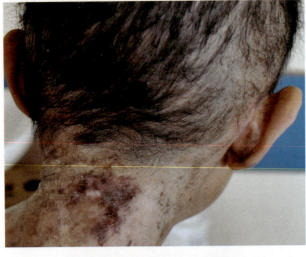

FIGURA 17 DECH crônica. Rarefação permanente dos cabelos do couro cabeludo.

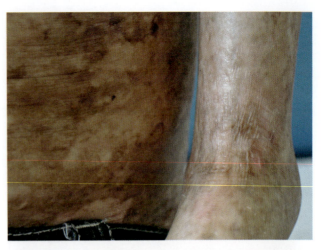

FIGURA 19 DECH crônica. Presença de restrição de movimento articular antecubital importante.

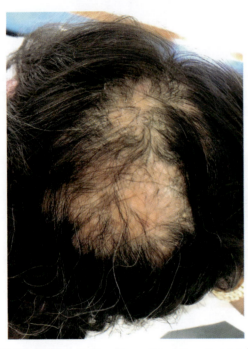

FIGURA 18 DECH crônica. Placa alopécica cicatricial com áreas descamativas de couro cabeludo.

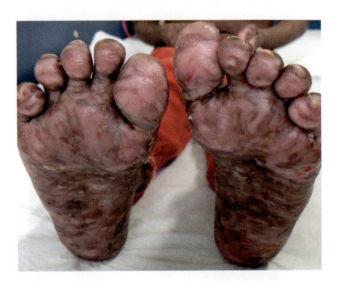

FIGURA 20 DECH crônica. Eritema, descamação e exulcerações em região plantar bilateral, associados a discromia (hipo e hipercromia). Aspecto poiquilodérmico.

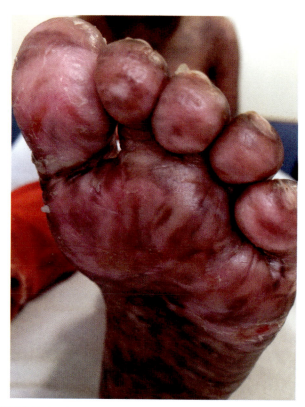

FIGURA 21 DECH crônica. Detalhe da Figura 20, com eritema, descamação e exulcerações em região plantar bilateral, associados a discromia (hipo e hipercromia). Aspecto poiquilodérmico.

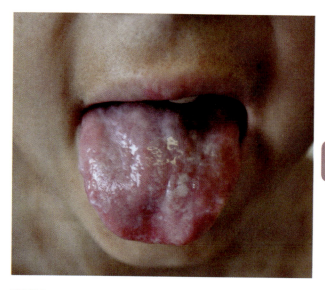

FIGURA 23 DECH crônica. Presença de placa esbranquiçada mimetizando líquen plano oral.

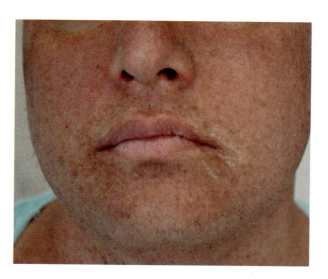

FIGURA 24 DECH. Erupção malar no contexto da síndrome da pega.

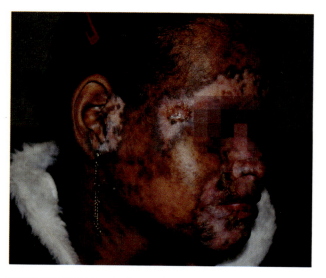

FIGURA 22 DECH crônica. Presença de lesões ulceradas e crostas na face, de difícil cicatrização, em paciente com DECHc.

DOENÇA MISTA DO TECIDO CONJUNTIVO

Sueli Carneiro • Clarice de Oliveira Martins Gomes

	Sinonímia	Síndrome de Sharp.
	Epidemiologia	A doença mista do tecido conjuntivo (DMTC) pode acometer pacientes de qualquer idade ou etnia. A predominância feminina é atestada em todos os estudos. Tem sido considerada pela maioria dos autores como uma doença independente, e não como estágio inicial de outras doenças do tecido conjuntivo. As formas pediátricas são cada vez mais relatadas na literatura, com artralgia e fenômeno de Raynaud na grande maioria dos casos.
	Etiologia	Embora a etiopatogênese da DMTC seja pouco conhecida, a suscetibilidade desta entidade ao antígeno HLA DR4 ou DR2 (alelos DRB1*0101 ou DRB1*0401) é reconhecida por unanimidade em indivíduos caucasianos. Identificaram-se subtipos de risco mais elevados: DRB1*04 e *09:2 na Polônia, DRB1*04:01 e B*8 na Noruega. Foram identificados também alelos de proteção: DRB1*07:01 na série polaca, DRB1*04:04 e *3:01 na coorte norueguesa. A possibilidade de uma associação não incidental da DMTC com fatores exógenos, principalmente infecções com HIV ou com vírus T linfotrópico de tipo I humano (HTLV-1), é relatada em séries japonesas.
	Clínica	A DMTC caracteriza-se clinicamente por apresentar aspectos de lúpus eritematoso, dermatomiosite e/ou esclerodermia associados. Sorologicamente, é definida pela presença de anticorpos contra a ribonucleoproteína nuclear sensível à digestão com ribonuclease e termolábil (anticorpos anti-U1RNP) em títulos elevados. As manifestações gerais caracterizam-se por fenômeno de Raynaud, poliartralgia e poliartrite (Figuras 1 e 2), edema dos dedos, hipomotilidade do esôfago, miopatia inflamatória proximal, doença pulmonar e anemia. O achado cutâneo mais frequente da fase inicial da doença é o edema das mãos, que leva ao aspecto de "dedos em salsicha" (2/3 dos pacientes). Outras alterações cutâneas são as telangiectasias e as pápulas de Gottron (5% dos casos). Erupção malar, placas eritematosas difusas não cicatriciais, placas discoides, cicatriciais, crônicas são observadas em 50% dos pacientes não tratados (Figuras 3 e 4). Alopecia difusa não cicatricial, despigmentação, fotossensibilidade e erosões orais são menos frequentes. Aproximadamente 80% dos pacientes têm disfunção esofágica. As anormalidades incluem diminuição da pressão dos esfíncteres superior e inferior e da amplitude da peristalse nos dois terços inferiores do esôfago, o que causa disfagia, pirose e regurgitação. Acometimento pulmonar pode ser encontrado em 80% dos pacientes; os principais achados clínicos são tosse, dispneia, dor pleurítica e hipertensão pulmonar. Em 69% dos pacientes sem queixas respiratórias, há alteração na prova de função respiratória, com diminuição da capacidade de difusão (30 a 70% do normal). A miopatia é inflamatória, com fraqueza muscular proximal. Todos os pacientes têm poliartralgias, sendo 75% artrite franca não deformante. A pericardite é a alteração cardíaca mais comum da DMTC. Aproximadamente 10% dos pacientes têm acometimento renal discreto com proteinúria, hematúria e alterações do *clearance* de creatinina. Alterações neurológicas são observadas em somente 10% dos pacientes; a mais comum é a neuropatia sensorial do trigêmeo. Outras alterações são cefaleia, meningite asséptica, convulsões, neuropatias periféricas múltiplas, acidente vascular encefálico isquêmico ou hemorrágico. Anemia e leucopenia moderadas estão presentes em 30 a 40% dos pacientes, e febre e linfadenopatia em um terço deles. O sistema digestório pode estar acometido ocasionalmente por hipomotilidade, dor abdominal, diarreia ou constipação intestinal.
	Diagnóstico	O diagnóstico de DMTC deve ser considerado quando ocorrem sintomas de doença do tecido conjuntivo com títulos elevados de anticorpos antinucleares com padrão salpicado e títulos altos de anticorpo anti-U1RNP e hipergamaglobulinemia. A DMTC apresenta fenômeno de Raynaud, edema de mãos, artrite, miosite, hipomotilidade esofágica e doença pulmonar. Normalmente não cursa com acometimento renal grave ou do sistema nervoso central, anticorpos anti-DNA nativo ou anti-Sm. A hipocomplementenemia leve a moderada só aparece em 25% dos casos. A imunofluorescência direta da pele sã e da pele acometida mostra depósitos de IgG, IgM ou complemento nas células epidérmicas e depósitos em faixa na zona da membrana basal com aspecto pontilhado. Esses depósitos também são encontrados nas paredes dos vasos sanguíneos, nas fibras musculares e na membrana basal glomerular.
	Diagnóstico diferencial	Esclerose sistêmica, lúpus eritematoso sistêmico, dermatomiosite e polimiosite, artrite reumatoide.

| Tratamento | No início, a doença é controlada com doses baixas de corticosteroides ou com anti-inflamatórios não esteroides. Quando há envolvimento grave de algum órgão, deve-se usar 1 mg/kg/dia de prednisona. Outros medicamentos usados são hidroxicloroquina, metotrexato, ciclosporina, ciclofosfamida, bloqueadores dos canais de cálcio, inibidores da enzima conversora da angiotensina (ECA), sildenafila, antagonistas dos receptores da endotelina, simpatectomia química, prostaciclinas e imunoglobulina. Rituximabe e tocilizumabe têm sido propostos para tratamento da hipertensão pulmonar. O prognóstico em geral é bom, com mortalidade em torno de 7%. Nas crianças o prognóstico é pior do que nos adultos. As causas de morte são insuficiência renal, hipertensão pulmonar, infarto do miocárdio, perfuração intestinal, hemorragia cerebral e infecção generalizada. |

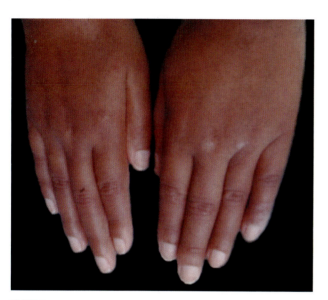

FIGURA 1 Doença mista do tecido conjuntivo. Mãos com edema. Achado frequente na fase inicial da doença. (Arquivo do HUPE-UERJ.)

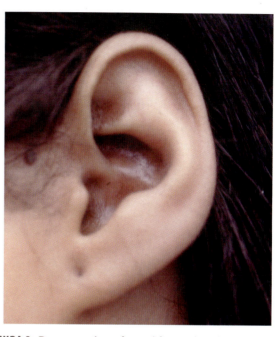

FIGURA 3 Doença mista do tecido conjuntivo. Lesão de lúpus no pavilhão auricular. (Arquivo do HUPE-UERJ.)

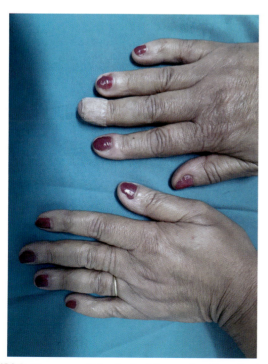

FIGURA 2 Doença mista do tecido conjuntivo. Paciente com artrite nas mãos, deformidade congênita do quinto quirodáctilo. Sorologia compatível com doença mista.

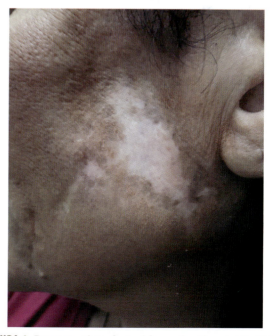

FIGURA 4 Doença mista do tecido conjuntivo. Lesão típica de lúpus crônico na face, além de achados clínicos de esclerodermia e laboratório de DMTC.

DOENÇAS EXANTEMÁTICAS

Ana Maria Mósca de Cerqueira

Dengue

	Sinonímia	Não tem outra nomenclatura.
	Epidemiologia	O vetor da doença é o mosquito urbano *Aedes aegypti*, que prolifera em água relativamente limpa, estagnada. O homem é tido como o principal disseminador do vírus. O período de incubação é de 2 a 7 dias, podendo se estender por até 15 dias. É doença de notificação compulsória.
	Etiologia	É causada por arbovírus (*arthropod-borne virus*), gênero *Flavivirus*. Sorotipos da dengue: da DENV-1, DENV-2, DENV-3 e DENV-4. Seu genoma é o RNA.
	Clínica	As manifestações clínicas vão depender das condições do hospedeiro. O espectro clínico da doença inclui formas assintomáticas a formas graves, com hemorragia e choque. Os lactentes e pré-escolares podem ter um quadro febril inespecífico com erupção maculopapular, disseminada ou não, às vezes de aspecto morbiliforme ou escarlatiniforme (Figuras 1 a 3). Escolares, adolescentes e adultos podem ter uma síndrome febril leve ou manifestações da dengue clássica, com febre alta de início súbito, cefaleia intensa, dor retro-ocular, mialgia, artralgia e exantema. Petéquias e equimoses podem estar presentes, bem como hemorragia conjuntival (Figura 4), não sendo exclusivos da dengue hemorrágica. A duração da febre é de 3 a 7 dias. O exantema maculopapular geralmente surge após o período febril e preferencialmente no tronco, dissemina-se para os membros e acomete inclusive as regiões palmoplantares; é acompanhado por prurido generalizado. A convalescença é geralmente seguida por um período de astenia e até, por vezes, depressão. **Dengue hemorrágica.** A manifestação clínica ocorre quando a febre começa a ceder, geralmente em torno do 3º dia. O paciente começa a apresentar leucopenia e hemoconcentração, com ou sem a presença de manifestações hemorrágicas. As hemorragias, quando presentes, acometem a pele, o tecido subcutâneo e o sistema digestório. Não ocorre esplenomegalia, embora hepatomegalia dolorosa possa indicar a gravidade da doença.
	Diagnóstico	Nos exames inespecíficos, o hemograma geralmente revela leucopenia absoluta e relativa, plaquetopenia e hemoconcentração, principalmente observada na dengue hemorrágica. A prova do laço pode estar positiva na dengue clássica. Nos exames específicos, a infecção pode ser confirmada por meio de cultura de sangue (período febril) e identificação do vírus isolado por reação de imunofluorescência indireta com anticorpos monoclonais e pela demonstração em amostras pareadas de anticorpos específicos da classe IgM por ELISA, neutralização por redução de placas, fixação de complemento e inibição de hemaglutinação.
	Diagnóstico diferencial	Púrpura trombocitopênica, doenças exantemáticas.
	Tratamento	É basicamente sintomático e de suporte. A febre pode ser medicada com antitérmicos derivados do paracetamol, sendo contraindicado o uso de ácido acetilsalicílico. A hidratação oral deve ser estimulada em todos os casos, principalmente com solução padrão da Organização Mundial da Saúde (terapia de reposição oral – TRO). Nos casos de dengue hemorrágica, deverão ser iniciadas a reposição hídrica oral e a observação clínica rigorosa, principalmente no período crítico. Não existe vacina eficaz para a prevenção da dengue nem tratamento específico que combata a viremia. A prevenção é feita por meio de campanhas de combate ao vetor.

Seção 2 | Afecções Dermatológicas de A a Z 447

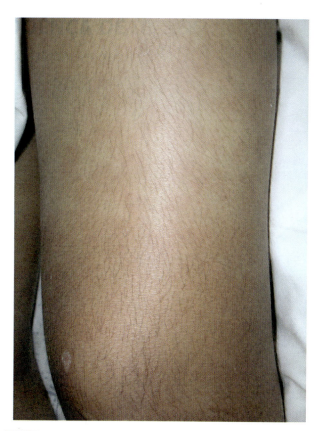

FIGURA 1 Dengue. Lesões maculopapuloeritematosas confluentes no membro inferior de paciente internado no Centro de Terapia Intensiva por dengue.

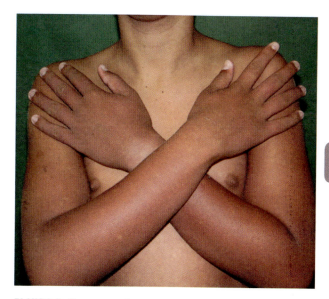

FIGURA 3 Dengue. Exantema em todo o tegumento, acompanhado de hemorragia conjuntival e febre alta no momento de surto epidêmico de dengue. O diagnóstico clínico foi confirmado pela sorologia. (Cortesia do Dr. Paulo Sérgio Emerich.)

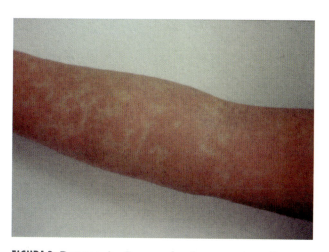

FIGURA 2 Dengue. Lesões papuloeritematosas confluentes.

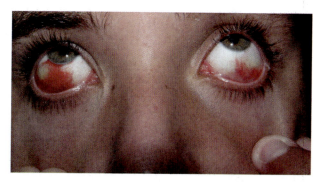

FIGURA 4 Dengue. Hemorragia conjuntival em paciente com a forma clássica de dengue. (Cortesia do Dr. Paulo Sérgio Emerich.)

Doença de Kawasaki

=	**Sinonímia**	Síndrome linfonodomucocutânea.
	Epidemiologia	É uma vasculite multissistêmica que compromete em geral vasos de médio calibre em crianças menores de 5 anos, porém há relatos na literatura de casos em adultos.
	Etiologia	Seu agente etiológico é desconhecido, mas parece ser de natureza infecciosa. Características clínicas (doença febril autolimitada) e epidemiológicas (sazonalidade e caráter epidêmico) favorecerem a hipótese de um agente infeccioso ser o determinante causal. Vários agentes virais já foram implicados, inclusive toxinas produzidas por *Staphylococcus aureus* ou *Streptococcus pyogenes*, que funcionariam como superantígenos. O mais provável, entretanto, é que múltiplos agentes possam desencadear uma resposta imune anormal em pessoas geneticamente predispostas, embora esses agentes ainda não tenham sido identificados ou confirmados.
	Clínica	As manifestações mucocutâneas são variadas, surgem cerca de 1 a 3 dias após o início da febre e tendem a desaparecer após a fase aguda. O início da doença é abrupto, com presença de hiperemia difusa de orofaringe e lábios discretamente edemaciados (Figuras 5 e 6), com rachaduras e fissuras. A língua também se apresenta hiperemiada, com papilas proeminentes, conferindo um aspecto de língua em framboesa ou morango. O exantema é variável (Figura 7), com aspecto maculopapular, morbiliforme, escarlatiniforme ou urticariforme. Após cerca de 7 a 10 dias de exantema, um número pequeno de crianças pode apresentar miliária pustulosa em áreas nas quais houve intenso exantema, principalmente nas regiões extensoras. Ocorrem eritema e edema das extremidades, regredindo com descamação que se inicia ao redor das unhas (Figura 8), progredindo e acometendo outras áreas da superfície cutânea (Figura 9). Nos olhos, encontra-se hiperemia conjuntival não exsudativa na fase inicial da doença. O acometimento cardíaco ocorre em cerca de 30% dos pacientes. Na fase aguda, podem-se observar pericardite, insuficiência mitral, endocardite, miocardite e insuficiência cardíaca. Na fase subaguda, podem ser vistos aneurismas coronarianos e trombose coronariana com infarto do miocárdio. Podem-se observar, ainda, icterícia nas fases iniciais da doença, pneumonite, otite média e rinorreia, além de linfadenomegalia generalizada. O comprometimento renal é raro.
	Diagnóstico	Não há exames laboratoriais que sejam patognomônicos da doença. O diagnóstico baseia-se, pois, em critérios diagnósticos clínicos, desde que sejam excluídas algumas enfermidades. A presença de cinco dos critérios a seguir faz o diagnóstico: • Febre prolongada, de duração superior a 5 dias • Hiperemia conjuntival bilateral • Alterações na mucosa oral: hiperemia, fissuras, rachaduras, língua em framboesa ou morango • Alterações de extremidades: hiperemia palmoplantar, edema de dorso de mãos e pés, descamação de início periungueal • Exantema de qualquer tipo, exceto vesicobolhoso • Linfonodomegalia cervical. Os exames laboratoriais são inespecíficos. Todas as provas de atividade inflamatória tornam-se alteradas, com velocidade de hemossedimentação (VHS) bastante aumentada. Antiestreptolisina O (ASO), fator reumatoide e FAN são negativos. O ecocardiograma é obrigatório em todos os casos e deve ser realizado no início da doença até o 1º ou 2º mês, época em que surgem os aneurismas.
≠	**Diagnóstico diferencial**	Outras doenças exantemáticas.
	Tratamento	O tratamento preconizado é o uso de gamaglobulina intravenosa na dose de 2 g/kg, dose única, infundida de 8 a 12 h. Além de rapidamente melhorar todos os sintomas, parece reduzir a incidência de aneurismas coronarianos em 30 a 50%. Conjuntamente, deve-se utilizar o ácido acetilsalicílico (AAS) na dose de 80 a 100 mg/dia por via oral e mantê-lo até 48 h após o desaparecimento da febre. Quando os valores das proteínas de fase aguda e o número de plaquetas se normalizarem, mantém-se a dose de 3 a 5 mg/kg/dia. **Prevenção.** Pacientes que tiveram aneurismas coronarianos, mesmo que tenham regredido, devem ficar em uso de AAS indefinidamente como medida de prevenção de complicações como trombose, embolia e infarto do miocárdio. Existe a possibilidade de que algum tipo de dano endotelial microscópico permanente ocorra e que sirva como local para iniciar a agregação plaquetária.

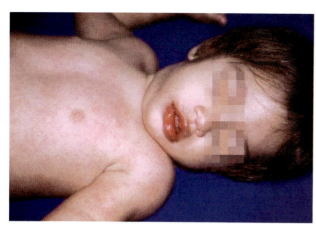

FIGURA 5 Doença de Kawasaki. Erupção eritematopapulosa em todo o tegumento, com lábios intensamente eritematosos. (Cortesia do Dr. Paulo Sérgio Emerich.)

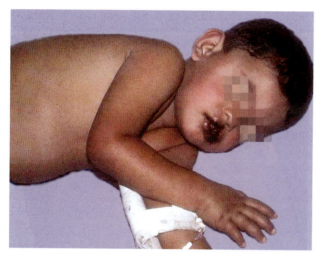

FIGURA 6 Doença de Kawasaki. Lábios intensamente afetados, com crostas hemáticas, em paciente com erupção eritematopapulosa difusa em toda a pele. (Cortesia do Dr. Paulo Sérgio Emerich.)

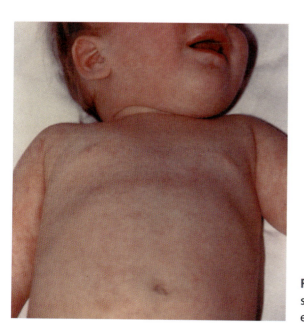

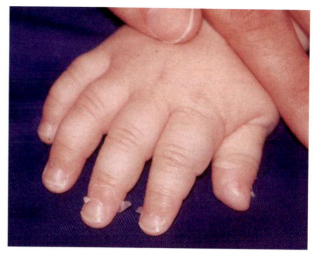

FIGURA 8 Doença de Kawasaki. Descamação nas extremidades dos quirodáctilos, iniciando-se ao redor das unhas. (Cortesia do Dr. Paulo Sérgio Emerich.)

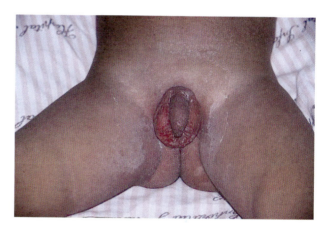

FIGURA 9 Doença de Kawasaki. Descamação cutânea na região perineal. (Cortesia do Dr. Paulo Sérgio Emerich.)

FIGURA 7 Doença de Kawasaki. Lesões eritematomaculopapulosas confluentes mais acentuadas no polo cefálico. Eritema labial exuberante.

Doença mão-pé-boca

=	**Sinonímia**	Coxsackiose mão-pé-boca.
	Epidemiologia	Foi descrita em Toronto, em 1957, por Alsop. A maioria dos casos ocorre em crianças. É uma doença sazonal.
	Etiologia	É causada pelos picornavírus que se multiplicam no intestino. Ao contrário dos rinovírus, são estáveis em pH ácido. Os capsídios têm 60 cópias de cada quatro proteínas, VP1, VP2, VP3 e VP4, com simetria icosaédrica, fsRNA positivo. Há pelo menos 71 tipos de vírus conhecidos, divididos em 5 grupos: poliovírus, Coxsackie A, Coxsackie B, vírus ECHO, enterovírus.
	Clínica	O período de incubação é de 3 a 7 dias. Nos indivíduos portadores do Coxsackie tipo A, durante o período de transmissão, a multiplicação viral ocorre na orofaringe e no íleo com a presença de pródromos leves, como febre, anorexia, mal-estar e odinofagia. O enantema aparece em média 2 dias após o surgimento do quadro febril, e as lesões apresentam-se com leve ulceração em língua e mucosa oral (Figura 10). Geralmente, é leve e autolimitado. O exantema em geral aparece após as lesões orais, e caracteristicamente é maculopapular, evoluindo para a forma vesicular, de preferência nas regiões palmoplantares (Figuras 11 e 12). Excepcionalmente, pode aparecer nos membros, estendendo-se para as nádegas (Figura 13). Nesses locais, raramente evolui para vesículas. O estado geral está preservado e, em alguns casos, pode-se observar diarreia discreta. Nos indivíduos portadores de vírus Coxsackie grupo B, tipos 1 a 6, podem ocorrer: pleurodinia (tipos 1 a 5), meningite asséptica (tipos 1 a 6), paralisia (infrequente) (tipos 2 a 5), infecção sistêmica grave em infantes, meningoencefalite e miocardite (tipos 1 a 5), pericardite, miocardite (tipos 1 a 5), doenças respiratórias do trato superior e pneumonia (tipos 4 e 5), eritema (tipo 5), hepatite (tipo 5), doença febril indiferenciada (tipos 1 a 6), síndrome de fadiga pós-viral, *hand, foot and mouth disease* (doença vesicular dos pés e das mãos) (incomum: tipos 2, 5). A doença regride em 1 semana. Complicações como hiperglicemia, encefalopatia, meningite, edema pulmonar, miocardite, paralisia e síndrome de Guillain-Barré podem ser encontradas em até 6% dos casos. Nesses casos, a taxa de mortalidade é de cerca de 8%.
	Diagnóstico	Na maioria das vezes deve ser feito pela história epidemiológica e pelos achados clínicos. Os exames complementares, como cultura de vírus, sorologias específicas, fixação de complemento, neutralização viral, imunoprecipitação, ELISA e inibição da hemaglutinação, com frequência são inacessíveis rotineiramente. No leucograma, pode-se observar leucopenia com linfocitose.
≠	**Diagnóstico diferencial**	Herpangina, meningococcemia, erupção variceliforme de Kaposi, outras doenças exantemáticas vesicobolhosas-símiles.
	Tratamento	Nos casos leves, aguardar a evolução da doença com medicação somente sintomática. Na febre, o uso de antitérmicos está indicado. Nas lesões cutâneas, nas quais há presença de vesículas, a pasta d'água pode ser empregada como um grande secativo. Em algumas manifestações orais (odinofagia), o uso de antissépticos infantis pode ajudar como coadjuvante e como paliativo analgésico durante a alimentação.

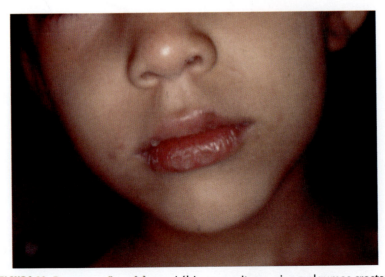

FIGURA 10 Doença mão-pé-boca. Lábio com eritema vivo e algumas crostas.

Seção 2 | Afecções Dermatológicas de A a Z 451

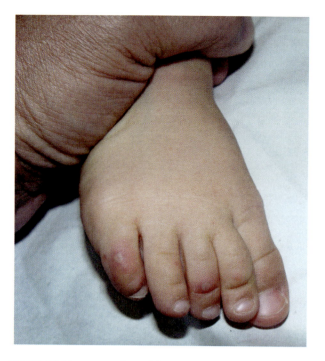

FIGURA 11 **Doença mão-pé-boca.** Vesículas com halo eritematoso nos pés. (Cortesia do Dr. Paulo Sérgio Emerich.)

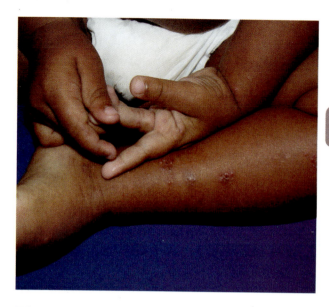

FIGURA 12 **Doença mão-pé-boca.** Pápulas e vesículas com crostas hemáticas em mãos e pernas. (Cortesia do Dr. Paulo Sérgio Emerich.)

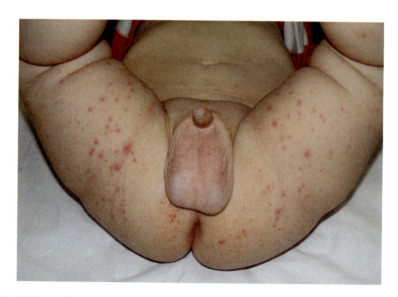

FIGURA 13 **Doença mão-pé-boca.** Exantema maculopapular na região das nádegas. (Cortesia do Dr. Paulo Sérgio Emerich.)

Eritema infeccioso

=	**Sinonímia**	Quinta moléstia ou megaeritema epidêmico.
	Epidemiologia	O eritema infeccioso constitui a forma mais benigna no amplo espectro de infecções imputadas ao parvovírus humano. Acomete com maior frequência crianças de 2 a 14 anos de idade. O período de incubação parece situar-se entre 7 e 18 dias. O vírus ganha acesso pela via respiratória, provocando em poucos dias uma viremia cujo pico máximo pode ser detectado na 2ª semana de inoculação.
	Etiologia	É causado por parvovírus humano B19, cujo genoma é o DNA com replicação na medula óssea. O vírus apresenta capsídio formado basicamente por duas proteínas: VP1 e VP2. A região VP1 é crucial para desencadear a resposta imunitária humoral do organismo infectado ao vírus.
	Clínica	O único sinal aparente da doença é o aparecimento do exantema. Geralmente, o paciente permanece afebril e assintomático. Em algumas crianças pode haver febre baixa e leve mal-estar. A erupção evolui por estágios. No primeiro estágio, o exantema constituído por eritema e pústulas está confinado principalmente à região malar. A confluência e as bordas da lesão dão um aspecto de bofetada. É quente ao toque, mas não macio. A região peroral geralmente apresenta uma palidez contrastante com as lesões das regiões malares (Figura 14). A regressão é rápida, em 1 a 4 dias. No segundo estágio, aproximadamente 1 dia após o envolvimento da face, o exantema aparece como lesões maculopapulares simétricas, distribuídas nas extremidades superior e inferior (Figuras 15 e 16). Inicialmente, localizam-se nas partes proximais e, em 1 a 2 dias, espalham-se pelas superfícies extensoras. Com a evolução do exantema, há regressão na região central, dando, portanto, uma aparência em forma de colar. Essas lesões persistem por vários dias. Raramente comprometem a região palmoplantar. No terceiro estágio, depois que o exantema cessa, ele pode reaparecer após um período variável de tempo, geralmente como lesões isoladas, precipitadas por uma variedade de agentes agressores à pele, como traumatismo, luz solar, calor ou frio. A artrite como complicação pode ocorrer em 10% dos casos pediátricos e em 80% dos adultos comprometidos. Outras complicações, como púrpura trombocitopênica, púrpura de Henoch-Schönlein, miocardite, pseudoapendicite e hepatite, são raras. O vírus atravessa a barreira placentária e pode causar infecção fetal. O risco de mortalidade fetal é de 1,5 a 9%. O pico de perda fetal parece ocorrer durante o 2º semestre. A taxa de transmissão transplacentária é estimada em torno de 25 a 33%. A infecção materna pode resultar também em hidropisia fetal não imune, podendo evoluir com recuperação espontânea ou anemia congênita. Outras malformações que podem ocorrer são hidrocefalia e calcificação esplênica.
	Diagnóstico	É feito com base nas características clínicas da doença. O hemograma em geral está normal, mas pode ocorrer leucopenia com linfocitose com tendência à eosinofilia em alguns casos. Nos casos duvidosos, em que a confirmação do diagnóstico é importante, a realização de sorologias IgG e IgM ou a identificação direta do vírus pode ser valiosa. O isolamento do parvovírus humano é realizado por hibridização de DNA, reação da cadeia de polimerase (PCR) ou microscopia eletrônica.
≠	**Diagnóstico diferencial**	Outras doenças exantemáticas.
	Tratamento	Não há tratamentos específicos, e são raros os casos que necessitam de medicação sintomática, restrita aos analgésicos, principalmente em adultos com artralgias e mialgias. As medidas preventivas devem visar aos grupos com risco de desenvolver as formas graves da infecção pelo parvovírus B19 (grávidas e portadores de anemias hemolíticas crônicas), sendo indicados gamaglobulina humana intravenosa nas grávidas e isolamento desses pacientes em risco de evolução grave.

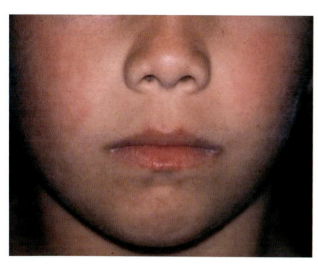

FIGURA 14 Eritema infeccioso. Exantema na região malar com palidez peroral. (Cortesia do Dr. Paulo Sérgio Emerich.)

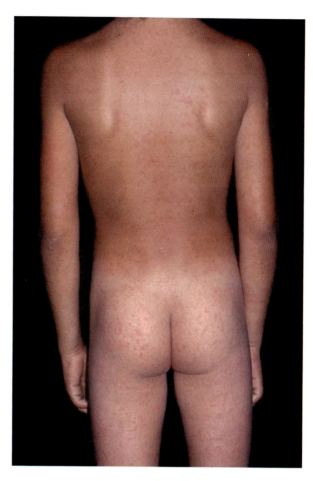

FIGURA 16 Eritema infeccioso. Exantema eritematopapuloso generalizado. (Cortesia do Dr. Paulo Sérgio Emerich.)

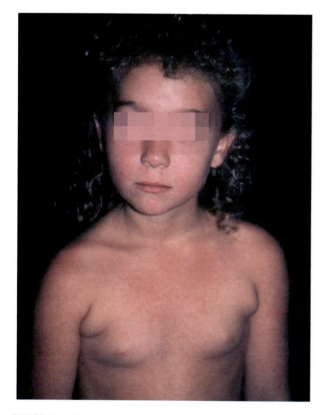

FIGURA 15 Eritema infeccioso. Aspecto de bofetada na face e exantema maculopapular no tronco. (Cortesia do Dr. Paulo Sérgio Emerich.)

Escarlatina

=	**Sinonímia**	Febre escarlate (FE).
	Epidemiologia	Doença universal. Os estreptococos são geralmente transmitidos para indivíduos suscetíveis por meio de secreções respiratórias. Também podem ser adquiridos por contato direto com lesões cutâneas. A incidência maior ocorre entre 5 e 15 anos de idade, sendo rara em lactentes e idosos. O fato de ser rara no lactente provavelmente deve-se à possível persistência de anticorpos maternos protetores nessa faixa etária, ou ainda de imaturidade imunológica, não havendo hipersensibilização às toxinas pirogênicas nos primeiros meses de vida.
	Etiologia	É causada pelo estreptococo beta-hemolítico do grupo A de Lancefield (*Streptococus pyogenes*), produtor de toxina pirogênica previamente denominada toxina eritrogênica. As toxinas envolvidas são: A, B, C e G; especificamente os grupos C e G são os principais responsáveis pela escarlatina e pela possibilidade de recorrência. Elas são responsáveis por capilarite generalizada, que leva a vasodilatação cutânea associada a edema e infiltrado celular perivascular.
	Clínica	Após um período de incubação de 1 a 7 dias, a doença tem início agudo, com febre alta, calafrios, vômito, cefaleia, prostração, amigdalite, linfadenopatia dolorosa e dor abdominal. O exantema geralmente surge após 12 h. Inicialmente, no pescoço, nas axilas e na região inguinal é segmentar, mas se torna generalizado em 24 h. Na face observa-se eritema nas regiões frontal e malar com palidez perioral (sinal de Filatov). A língua saburrosa aparece como uma camada esbranquiçada na base da língua, após o 1º e o 2º dia. A língua em framboesa se desenvolve no 3º ou 4º dia, com hipertrofia e hiperemia das papilas linguais (Figura 17). Nas demais regiões, o eritema assume aspecto finamente papuloso e eritematoso, dando uma textura áspera à pele (Figura 18). Apresenta também petéquias e linhas hiperpigmentadas em áreas de flexão que configuram o sinal de Pastia. Após 1 semana, o paciente começa a apresentar descamação fina na maior parte do corpo, com exceção das palmas e plantas, que apresentam descamação lamelar. A miocardite é a manifestação tóxica mais importante, seguida da lesão renal. O prognóstico da escarlatina é bom, com mortalidade abaixo de 1%. Descamação geralmente ocorre após 5 a 7 dias do princípio do quadro. Inicia-se com o desprendimento de pequenas placas de pele em face, pescoço e tórax, estendendo-se posteriormente para as extremidades, onde se torna mais intensa, em lâminas, com aspecto em "dedos de luva". Esse período pode se prolongar por até 3 a 8 semanas, dependendo da intensidade do exantema.
	Diagnóstico	O diagnóstico definitivo se baseia no quadro clínico. O leucograma mostra leucocitose com desvio para a esquerda, sendo um achado inespecífico. O diagnóstico da infecção estreptocócica é feito por meio da detecção rápida de antígeno, isolamento do agente em cultura e/ou dosagem de antiestreptolisina O e anti-DNAase.
≠	**Diagnóstico diferencial**	Rubéola, sarampo, farmacodermia, doença de Kawasaki.
	Tratamento	O medicamento de escolha é a penicilina, durante 10 a 14 dias. Melhora clínica é esperada entre 24 e 48 h. Pode-se utilizar penicilina procaína por via intramuscular ou penicilina cristalina por via intravenosa. Como medicação alternativa, principalmente nos casos de alergia à penicilina, podem-se usar eritromicina, clindamicina ou cefalosporinas de 1ª geração. As precauções respiratórias devem ser recomendadas até 24 h após o início de terapêutica antibiótica eficaz.

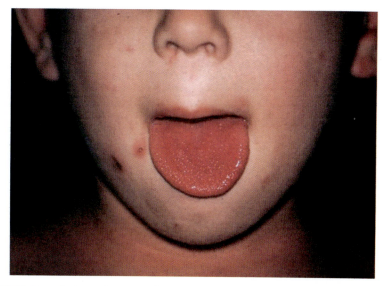

FIGURA 17 **Escarlatina.** Língua em framboesa. (Cortesia do Dr. Paulo Sérgio Emerich.)

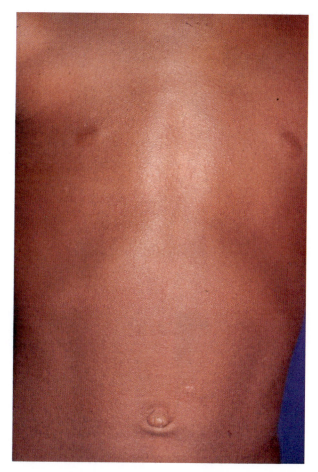

FIGURA 18 **Escarlatina.** Erupção eritematosa finamente papulosa em todo o tronco. (Cortesia do Dr. Paulo Sérgio Emerich.)

Exantema súbito

=	**Sinonímia**	Sexta moléstia, roséola *infantum*, febre eruptiva, pseudorrubéola, exantema *criticum* ou febre dos 3 dias.
	Epidemiologia	Atinge geralmente crianças entre 6 e 30 meses de idade. O período de incubação ocorre entre 10 e 15 dias, e o período de transmissão se dá em torno de 10 dias por meio de contato interpessoal e secreções orais.
	Etiologia	Família do herpes-vírus humanos 6 (HHV-6), cujo genoma é DNA com filamento duplo. Ocasionalmente, pode ocorrer associação com o HHV-7.
	Clínica	É uma infecção frequentemente observada em lactentes e pré-escolares. A doença se caracteriza pela presença de febre progressiva, com elevação abrupta em torno de 40°C após um período de 3 ou 4 dias. O exantema geralmente aparece quando ocorre queda abrupta da temperatura. As lesões evoluem com disposição craniocaudal em torno de 3 dias. Em geral a erupção é discreta maculopapular (Figuras 19 e 20), com lesões não coalescentes de 2 a 3 cm de diâmetro, que desaparecem à digitopressão. Não é comum observar coriza, conjuntivite ou tosse, mas as amígdalas estão geralmente hiperemiadas e raramente podem estar recobertas por um exsudato folicular. O estado geral normalmente está preservado, apesar das altas temperaturas, podendo também ser observadas anorexia e irritabilidade discreta. Excepcionalmente, alguns lactentes podem apresentar casos graves de prostração e irritabilidade, sobretudo durante os períodos de febre alta. Convulsões febris podem ocorrer em torno de 13% dos casos. As possíveis associações entre um ou ambos os vírus são com convulsões febris, meningite, encefalite, mielite e, no caso do HHV-6, esclerose múltipla, que demonstram o potencial neuroinvasivo desses patógenos virais. Caso excepcional, na criança, é a presença de linfadenopatia, principalmente nas regiões occipital e retroauricular.
	Diagnóstico	Geralmente é clínico. O leucograma pode demonstrar leucocitose com aumento de segmentados, a princípio nos 2 primeiros dias, e depois leucopenia progressiva com linfocitose e monocitose. Os exames complementares específicos incluem isolamento do vírus por cultura em tecidos, reações sorológicas por ELISA, métodos de neutralização, imunofluorescência e reação da cadeia de polimerase (PCR) de sangue e líquor.
≠	**Diagnóstico diferencial**	Outras doenças exantemáticas.
	Tratamento	Na maioria das vezes, sintomático. Febre alta deve ser controlada com antitérmicos devido à possibilidade de convulsão febril. A terapia antivirótica pode ser considerada nos casos graves e nos casos de encefalite, especialmente nos pacientes imunodeprimidos.

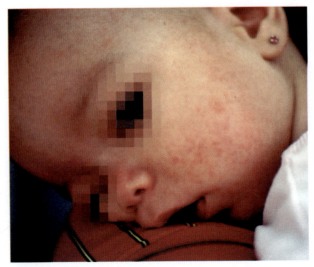

FIGURA 19 Exantema súbito. Lesões maculopapulares no segmento cefálico.

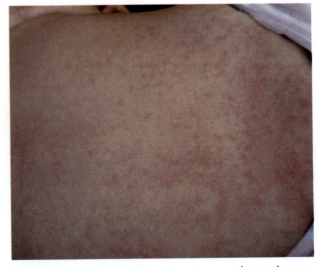

FIGURA 20 Exantema súbito. Erupção maculopapular com lesões não coalescentes no tronco.

Mononucleose infecciosa

Larissa Araújo Lobato Nunes • Leonardo Spagnol Abraham

=	**Sinonímia**	Doença do beijo, febre ganglionar, linfoblastose aguda benigna, linfocitose aguda benigna, moléstia de Pfeiffer, moléstia de Filatov.
📈	**Epidemiologia**	Em locais de baixo nível socioeconômico, a primoinfecção ocorre ainda na infância, enquanto nas áreas com melhores condições, ocorre em adolescentes e adultos jovens. Cerca de 95% da população mundial adulta apresenta sorologia positiva para o vírus Epstein-Barr (VEB).
❓	**Etiologia**	É causada pelo herpes-vírus humano tipo 4 (VEB) em 79% dos casos, ou pelo citomegalovírus (CMV) em 21% dos casos. A transmissão ocorre principalmente pela saliva, mas também por transfusão sanguínea ou de outro órgão e contato sexual.
🧠	**Clínica**	Nas crianças, a infecção costuma ser assintomática. Nos adolescentes e adultos, após um período de incubação que varia de 4 a 6 semanas, surgem sintomas inespecíficos, como febre (principal sintoma), linfadenomegalia, particularmente em cadeia cervical posterior, e faringite, com presença de placas esbranquiçadas em orofaringe. Pode haver também outros achados, como hepatoesplenomegalia. O sinal de Forchheimer (máculas ou petéquias localizadas na transição entre o palato duro e o palato mole) é encontrado em 30 a 50% dos pacientes. Exantema maculopapular pode surgir em 8 a 10% dos casos, podendo se apresentar também como exantema urticariforme, petéquias difusas ou lesões em alvo. Caso o paciente seja tratado erroneamente com antibióticos, especialmente ampicilina e amoxicilina, esses valores sobrem para 80 a 100% (Figuras 21 e 22). Seu curso é autolimitado. Após a infecção aguda, o vírus pode permanecer na secreção oral em 5 a 20% dos pacientes saudáveis e assintomáticos.
🔍	**Diagnóstico**	A clínica e as alterações laboratoriais podem ser sugestivas: linfocitose (60 a 70% dos leucócitos) com atipia linfocitária maior que 10% e neutropenia são os achados mais frequentes. No caso de infecção causada pelo VEB, o exame de escolha para o diagnóstico sorológico é a pesquisa de anticorpos heterófilos, tendo aproximadamente 85% de sensibilidade e 100% de especificidade. Surgem já na 1ª semana de infecção, com pico entre a 2ª e a 5ª semana. Caso seja negativo, indica-se a pesquisa de anticorpos específicos para antígenos do capsídio viral; IgM e IgG coexistem já no início da infecção, e após 3 meses a IgM cai e se torna negativa; no entanto, a IgG permanece positiva por toda a vida. A presença de IgM é um bom marcador de infecção aguda. Quando negativa a investigação para VEB, a pesquisa para CMV pode ser realizada por ELISA, aglutinação em látex ou hemaglutinação indireta. O diagnóstico é considerado provável pela presença de IgM e/ou quando há aumento de quatro vezes no título basal de IgG. A IgM positiva nesse caso não indica infecção aguda, pois a sua elevação pode se manter por meses após a infecção primária.
≠	**Diagnóstico diferencial**	Exantemas virais escarlatiniformes, farmacodermia. Lesões na faringe: estreptococcia, candidíase e difteria.
💊	**Tratamento**	Não há tratamento específico, somente o sintomático. Deve-se evitar o uso de ampicilina e amoxicilina pela possibilidade de surgimento de *rash* cutâneo.

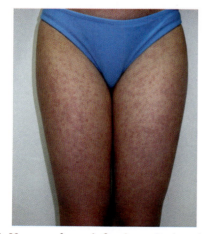

FIGURA 21 Mononucleose infecciosa. *Rash* após o uso de amoxicilina em todo o tegumento, aqui observado nos membros inferiores.

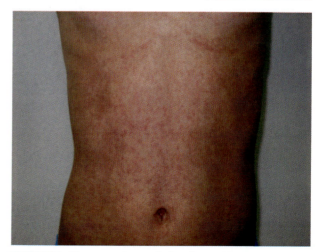

FIGURA 22 Mononucleose infecciosa. Mesma paciente exibindo *rash* no tronco.

Rubéola

=	**Sinonímia**	Sarampo escarlatinoso (século XVIII) ou sarampo alemão (1881); a partir de 1914, rubéola.
📈	**Epidemiologia**	• Período de incubação: 14 a 21 dias (média de 18 dias) antes do aparecimento do exantema, porém a viremia ocorre antes do exantema • Período de transmissão: varia de 7 dias antes até 5 dias depois da erupção. Geralmente não há pródromos, e a transmissão ocorre principalmente pelo contato direto com secreções nasofaríngeas. As epidemias ocorrem em ciclos de 6 a 10 anos, no inverno e na primavera, envolvendo crianças em idade escolar até 9 anos, crianças mais velhas e adolescentes após vacinação. O vírus multiplica-se nos gânglios cervicais após invadir as vias respiratórias altas. Posteriormente (média de 7 dias) surge a viremia, que dura até o aparecimento dos anticorpos (média de 13 dias). A infecção pode ser assintomática em 25% dos casos, e cerca de 70 a 90% da população adulta apresenta imunidade. Estudos sorológicos indicam que 10 a 20% dos jovens são suscetíveis à rubéola. É doença de notificação compulsória.
❓	**Etiologia**	É causada pelo vírus da família Togaviridae, gênero *Rubivirus*, cujo genoma é o RNA. Tem comportamento semelhante ao dos *Paramyxovirus*.
👁	**Clínica**	A rubéola pode se apresentar sob duas modalidades: a forma congênita, ou pré-natal, e a forma adquirida, ou pós-natal. Na forma pós-natal, o que mais caracteriza a doença é a tríade febre, linfadenopatia e exantema. No período prodrômico, observam-se febre baixa, astenia, odinofagia, tosse e linfadenopatia. Apesar de não ser patognomônico, nesse período pode-se encontrar um enantema puntiforme róseo-avermelhado sobre o palato mole. A erupção surge com intensidade variável, começando na fronte, na face e, posteriormente, no pescoço. É de aspecto segmentar, isto é, quando surge no tronco já começa a desaparecer na face. As lesões são maculopapulares, de coloração rósea pálida, redondas e confluentes (Figuras 23 e 24). A adenopatia surge 7 dias antes do exantema, podendo permanecer por várias semanas. O aspecto característico são os gânglios cervicais posteriores, occipitais e retroauriculares. As complicações mais comuns são artrite, púrpura trombocitopênica e miocardite. **Rubéola congênita.** As alterações fetais mais frequentes provocadas pelo vírus são: doença cardíaca, catarata, coriorretinite, microcefalia, retardo mental, surdez, hepatoesplenomegalia, púrpura trombocitopênica, retardo do crescimento uterino, pneumonia intersticial e miocardite. As anomalias irão ocorrer de acordo com a fase gestacional da viremia materna: em torno de 40 a 60% de risco no 1º e 2º mês de gestação (aborto espontâneo ou defeitos congênitos múltiplos), 30 a 35% no 3º mês (surdez ou doença coronariana congênita), caindo para 10% no 4º mês. A partir do 5º mês de gravidez, o risco de lesão fetal é praticamente nulo. O recém-nascido infectado irá se transformar em reservatório do vírus, propagando a doença aos seus contatos, já que sua eliminação pode ocorrer por até 18 ou 24 meses.
🔍	**Diagnóstico**	Geralmente, após o aparecimento do exantema, só é possível detectar o vírus na orofaringe. O hemograma apresenta leucopenia com desvio para a direita. Os exames complementares específicos incluem isolamento do vírus por cultura em tecidos, reações sorológicas por ELISA e inibição da hemaglutinação.
≠	**Diagnóstico diferencial**	Outras doenças exantemáticas.
💊	**Tratamento**	Sintomático nos casos febris prolongados. Na manifestação articular, o uso de anti-inflamatórios não esteroides está indicado. **Prevenção.** Isolamento relativo por 7 dias após o início do exantema. Na rubéola congênita, devido à eliminação do vírus por 1 ano, deve-se acompanhar a pesquisa viral pela cultura do vírus na urina e na orofaringe. Também é possível o teste sorológico pós-puberal antes da vacina. A vacina é composta com vírus vivo atenuado em células diploides humanas, cepa RA 27/3. Confere imunidade de 95% acima de 12 meses de idade. A soroconversão ocorre 21 a 28 dias após a vacinação. É indicação universal, inclusive em indivíduos HIV-positivos e nas mulheres em idade fértil; pode ser realizada até 1 mês antes da gravidez.

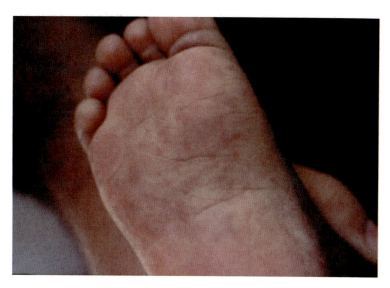

FIGURA 23 Rubéola. Erupção eritematomaculosa confluindo na região plantar de uma criança.

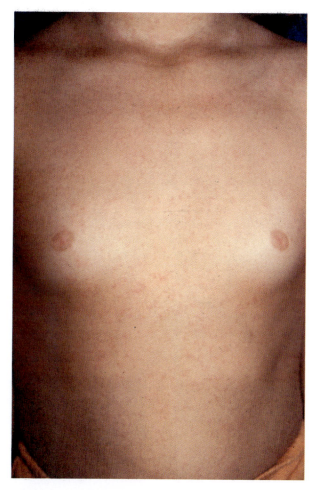

FIGURA 24 Rubéola. Exantema maculopapular no tronco.

Sarampo

=	**Sinonímia**	Não tem outra nomenclatura.
	Epidemiologia	Antes da atualização da imunização ativa, a faixa etária mais acometida era de 5 a 10 anos. Atualmente tem ocorrido em adolescentes, adultos jovens e em lactentes não imunizados. A transmissão ocorre pelas vias respiratórias ou por contato direto por meio de secreções da nasofaringe. É uma doença altamente contagiosa, e a transmissibilidade máxima do vírus ocorre durante o período prodrômico da doença, que dura em torno de 1 a 7 dias. É doença de notificação compulsória.
	Etiologia	É causado pelo *Paramyxovirus*, cujo genoma é o RNA.
	Clínica	A doença se instala de forma aguda com febre alta, mal-estar e anorexia. Após 24 h, surgem os sintomas catarrais, com coriza mucopurulenta, conjuntivite com lacrimejamento, fotofobia e tosse persistente. O sinal de Koplik consiste em pequenos pontos de cor branco-acinzentada sobre base eritematosa, localizados principalmente na face interna das bochechas. Esse sinal é patognomônico da doença, podendo ser observado 24 a 48 h antes do aparecimento do exantema. A pele apresenta um exantema morbiliforme (Figura 25). Sua progressão é cefalocaudal, dando aspecto de fácies sarampenta ou de "cara suja". O envolvimento é gradual em face, pescoço, extremidades superior e tronco nos primeiros 2 dias do período exantemático. No 3º dia atinge os membros inferiores. Nessa ocasião, ele começa a desaparecer na mesma ordem de progressão e toma uma cor acastanhada. Posteriormente ocorre uma fina descamação (furfurácea) nas áreas de maior envolvimento; raramente envolve mãos e pés. A febre, que aumenta gradativamente, é alta, atinge seu clímax no início da fase exantemática e desaparece em queda após 3 a 4 dias do início do exantema. O estado geral está muito comprometido (Figura 26), e as complicações são: otite média aguda, miocardite, pneumonia viral intersticial de curso muito grave e encefalite, podendo levar ao coma nos casos mais graves. A pan-encefalite esclerosante subaguda pode ocorrer anos após a doença e é uma das complicações mais graves do sarampo. Nos indivíduos que receberam imunoterapia ativa ou imunoglobulina, após contato com o sarampo pode ocorrer o sarampo modificado ou atenuado. Em geral, a doença apresenta período de incubação maior, e as manifestações clínicas são menos exuberantes. A transmissibilidade é menor, e as complicações são pouco comuns.
	Diagnóstico	No período de epidemias, o diagnóstico é essencialmente clínico. O vírus pode ser isolado no sangue e na urina até 7 dias após o aparecimento do exantema, e até 3 dias nas secreções da nasofaringe. A sorologia pode ser feita por ELISA, inibição da hemaglutinação, fixação de complemento e neutralização. A presença de IgM na fase aguda da doença ou o aumento de quatro vezes ou mais dos títulos de anticorpos entre a fase inicial e de convalescença confirma o diagnóstico.
≠	**Diagnóstico diferencial**	Outras doenças exantemáticas.
	Tratamento	Não há tratamento específico. É importante manter hidratação e alimentação adequadas. **Prevenção.** Pode ser feita por meio da imunização ativa com vírus vivo atenuado, sendo necessário reforço após 1 mês. A vacinação de bloqueio pode ser feita até 72 h após o contato.

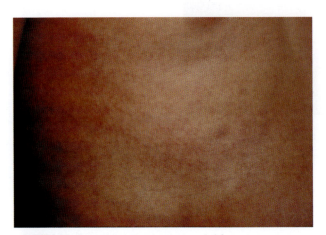

FIGURA 25 Sarampo. Exantema morbiliforme no tronco.

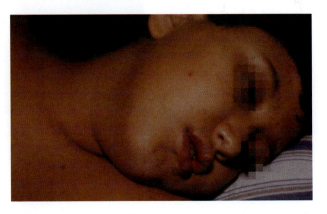

FIGURA 26 Sarampo. Criança prostrada em decorrência da doença.

Varicela

=	**Sinonímia**	Catapora.
📈	**Epidemiologia**	O período de incubação é de 2 a 3 semanas, e o período de transmissão, de 5 a 7 dias antes da erupção, até o desaparecimento das lesões vesiculares. A transmissão do vírus se faz diretamente do doente para o hospedeiro suscetível. Em virtude da labilidade do vírus, dificilmente poderá ocorrer por objetos contaminados.
❓	**Etiologia**	É um vírus DNA, o *Herpesvirus varicellae*, e o processo de replicação do vírus ocorre no núcleo da célula parasitada. A primeira infecção por esse vírus pode causar a varicela, que é uma doença aguda, altamente contagiosa.
👁	**Clínica**	A fase prodrômica caracteriza-se por febre, indisposição, anorexia, cefaleia e, menos comumente, dor abdominal antes do aparecimento do exantema. O exantema tem como característica o aspecto polimórfico (Figuras 27 e 28). São lesões maculosas, que evoluem para pápulas, vesículas com umbilicação central, bolhas e crostas (Figuras 29 a 33) em um período médio de 12 h. Esse quadro persiste durante 1 semana. Prurido intenso costuma acompanhar o quadro. Durante a fase aguda, os pacientes podem apresentar quadro febril em torno de 38,3°C. Não é comum a presença de linfadenopatia. Muitas vezes, as lesões evoluem com cicatriz característica, deprimida (Figura 34). **Varicela congênita.** Infecção intrauterina com menos de 4 a 5 meses de gestação. Ocorre em 2% dos casos. A doença manifesta-se com a síndrome da varicela congênita, na qual ocorrem baixo peso e cicatrizes cutâneas, podendo-se observar hipoplasia das extremidades, corioretinite, microftalmia e catarata. Outras complicações neurológicas são: retardo mental, paralisia motora, convulsões e atrofia cortical. **Varicela neonatal tardia.** Ocorre quando há infecção materna próximo ao parto (5 dias antes ou até 2 dias após o parto). Apresenta quadro grave exantemático entre o 5º e o 10º dia de vida. A mortalidade neonatal pode estar presente em até 30% dos casos.
🔍	**Diagnóstico**	É feito por meio de dados clínicos e exames laboratoriais. Na fase aguda, há a presença de leucopenia com linfocitose, alteração das transaminases, presença de imunoglobulina M antivaricela-zóster (IgM-VZV) aumentada e isolamento do vírus em cultura.
≠	**Diagnóstico diferencial**	Outras doenças exantemáticas.
💊	**Tratamento**	É recomendável somente o uso de sintomáticos, como antitérmicos e anti-histamínicos para o prurido. Como cuidados com a pele, a higiene com banhos frequentes é recomendável. A pasta d'água, como secativo das vesículas, pode ser indicada. É muito discutido o uso dos antivirais nos pacientes imunocompetentes, porque existem trabalhos que demonstram aumento de cepas virulentas. **Prevenção.** É feita pela vacina de vírus vivo atenuado, cepa OKA. A aplicação é de somente uma dose para menores de 12 anos e duas doses para maiores de 12 anos, com intervalo de 4 a 8 semanas. A vacinação de bloqueio poderá ser feita até 72 a 96 h após o contato. Está indicada em situações especiais, como em crianças que recebem ácido acetilsalicílico por tempo prolongado, pacientes imunocomprometidos e contatos íntimos de pacientes imunodeficientes. A imunização passiva para varicela com imunoglobulina hiperimune anti-VZV está indicada nos recém-nascidos de mães que ficaram doentes 5 dias antes e até 2 dias depois do parto; nos imunodeprimidos suscetíveis; nos prematuros de 28 semanas ou mais; nas mães que não tenham tido varicela; e nas grávidas suscetíveis.

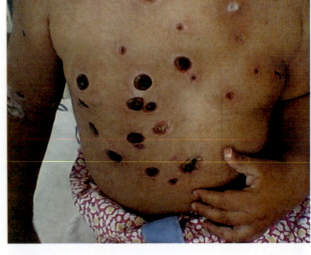

FIGURA 27 Varicela. Erupção polimorfa (pápulas, vesículas e crostas) predominantemente no tronco. (Cortesia do Dr. Paulo Sérgio Emerich.)

FIGURA 29 Varicela hemorrágica. Presença de numerosas crostas no tronco. (Cortesia da Dra. Denise S. M. D'Alessandro – Hospital do Servidor Público Municipal de São Paulo [HSPM].)

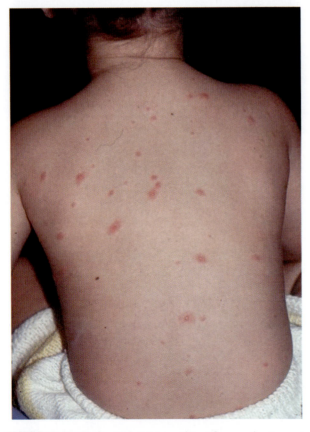

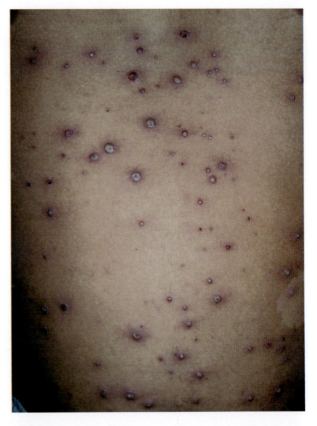

FIGURA 28 Varicela. Exantema polimorfo com lesões eritematosas sobre as quais se observa vesícula, lembrando orvalho sobre pétala de rosa. (Cortesia do Dr. Paulo Sérgio Emerich.)

FIGURA 30 Varicela. Máculas eritematosas de distribuição craniocaudal que evoluem para vesículas, pústulas e crostas. Algumas lesões evoluem com umbilicação central bastante característica. (Cortesia do Dr. Paulo Sérgio Emerich.)

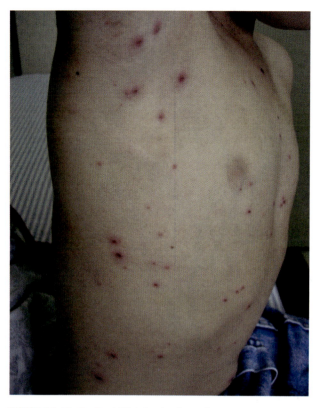

FIGURA 31 Varicela. Múltiplas lesões eritematocrostosas no tronco.

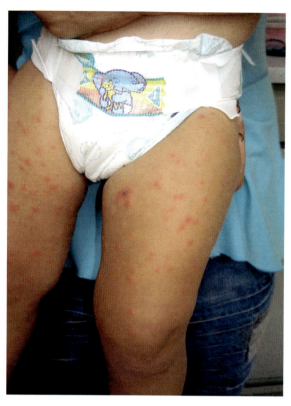

FIGURA 33 Varicela. Criança com lesões polimorfas desde pápulas eritematosas, vesículas e crostas.

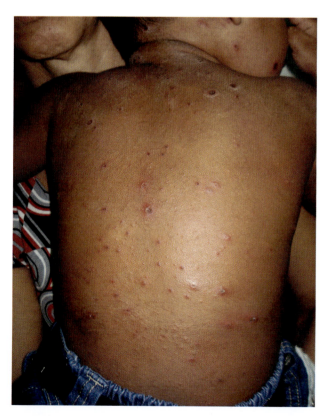

FIGURA 32 Varicela. Paciente com dermatite atópica, apresentando lesões polimórficas (pápulas, vesículas e crostas) características da varicela.

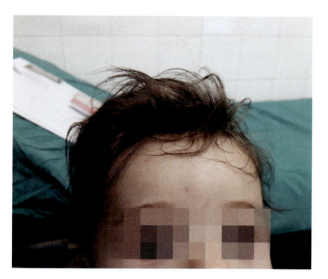

FIGURA 34 Varicela. Cicatriz arredondada deprimida na região frontal, sequela de varicela.

DRESS | ERUPÇÃO POR DROGA COM EOSINOFILIA E SINTOMAS SISTÊMICOS

Paulo Sergio Emerich Nogueira • Rodrigo Brêtas Emerich Nogueira

	Sinonímia	DRESS (do inglês, *drug reaction with eosinophilia and systemic symptoms*), síndrome de hipersensibilidade a drogas, síndrome da sulfona, síndrome de Kawasaki-símile, síndrome mononucleose-símile e DIDMOHS (do inglês, *drug-induced delayed multiorgan hypersensitivity syndrome*).
	Epidemiologia	A incidência é estimada em 1:5.000 ou 1:10.000 exposições a alguns anticonvulsivantes aromáticos (fenitoína, carbamazepina, fenobarbital) e em 1:3.000 a sulfonamidas. Acomete todas as idades e ambos os sexos. Risco maior para filhos de pacientes com DRESS (1:4 para uso de anticonvulsivantes). A mortalidade pode ocorrer em 10 a 20% dos casos, sendo mais comum devido a falência hepática, mas também por falência múltipla de órgãos, hemofagocitose ou miocardite fulminante.
	Etiologia	A patogênese da DRESS ainda não é bem compreendida; na fisiopatologia estão envolvidos distúrbios na destoxificação (anticonvulsivantes) e acetilação (sulfonamidas), mecanismo imunológico e coparticipação viral (HHV-6, HHV-7, Epstein-Barr e citomegalovírus). O HLA B15-02 e o HLA 3101 estão vinculados ao surgimento de lesões. Os medicamentos mais envolvidos são: fenitoína, carbamazepina, fenobarbital (grupo aromático – reação cruzada); sulfonamidas, sulfonas, sulfassalazina, sulfametoxazol-trimetoprima; alopurinol. O uso simultâneo de lamotrigina e ácido valproico facilita a ocorrência de DRESS. Minociclina, amitriptilina, vancomicina, alguns antirretrovirais (indinavir, nevirapina e zalcitabina), entre outros, são desencadeadores da síndrome.
	Clínica	Caracteriza-se por erupção cutânea exantemática acompanhada ou não de erosão mucosa, febre alta (acima de 38°C), envolvimento visceral (linfonodos, fígado, rins, coração, pulmões) e alterações laboratoriais (eosinofilia periférica e linfocitose atípica). Os sintomas se desenvolvem em 2 a 8 semanas após o início do medicamento (o comprometimento visceral pode ocorrer de 1 a 4 semanas após a reação cutânea); e os sintomas clínicos permanecem por aproximadamente 2 semanas após a suspensão do medicamento e iniciado o tratamento. Em novas exposições ao fármaco, os sintomas podem aparecer no período de 1 dia. A erupção cutânea pode incluir exantema pleomórfico (maculoso, escarlatiniforme), pápulas eritematosas infiltradas, edema facial e periorbital, pústulas foliculares, especialmente na face, lesões purpúricas, principalmente nas extremidades, eritrodermia, acometimento de mucosas (conjuntivite, queilite, aftas, língua framboesiforme) e raramente lesões cutâneas do tipo síndrome de Stevens-Johnson ou necrólise epidérmica tóxica-símile (SSJ ou NET-símile), porém sem necrose (Figuras 1 a 11). O envolvimento sistêmico inclui linfonodomegalia, artrite, miosite, lesão hepática (aumento das transaminases, insuficiência hepática por necrose), quadro pulmonar, renal, cardíaco ou gastrintestinal, tireoidite, encefalite, pancreatite, polineurite e uveíte. A longo prazo, condições autoimunes podem decorrer de DRESS, como diabetes melito tipo 1, tireoidite e lúpus eritematoso sistêmico.
	Diagnóstico	Clínico (ocorre na primeira exposição ao medicamento, mas não na primeira dose; há intervalo de 2 a 8 semanas após o início da exposição ao fármaco). Os critérios diagnósticos são: exantema, eosinofilia > 1.500/mm³ ou linfocitose atípica, linfonodos > 2 cm ou hepatite (transaminases > 2 vezes o normal), nefrite intersticial, pneumonite ou miopericardite (há necessidade de três desses critérios).
	Diagnóstico diferencial	Exantemas de outras etiologias, pustulose exantemática aguda generalizada (curso pequeno, benigno, sem envolvimento visceral), SSJ–NET, pseudolinfoma induzido por drogas (curso crônico, lesões indolentes, evolução arrastada), doença do soro-*like* (geralmente urticariforme, com início dos sintomas em mais de 2 semanas, com artralgia e sem envolvimento de órgãos internos), doença de Kawasaki e mononucleose infecciosa.
	Tratamento	Não há terapia específica para o tratamento da DRESS, porém a medida mais importante é a identificação e a suspensão do fármaco. Nos casos em que há envolvimento grave de órgãos sistêmicos ou acometimento pulmonar e/ou renal, o uso de corticosteroides orais é preconizado (prednisolona 0,5 a 2 mg/kg/dia); pode haver recidiva na sua suspensão ou redução de dose. Seu uso geralmente representa baixos riscos ao paciente, porém pode ter envolvimento na reativação viral – fator de risco potencial para aumentar a sensibilidade linfocitária para metabólitos reativos de drogas. Embora a maioria dos casos de DRESS seja tratada com corticosteroide sistêmico, em alguns estudos, nos casos em que não há comprometimento orgânico sistêmico grave, têm sido utilizados apenas tratamentos de suporte e sintomáticos, com boa recuperação dos pacientes. N-acetilcisteína (altas doses para reações a anticonvulsivantes) é precursor da glutationa (envolvida na via de destoxificação de várias drogas) e pode inibir reações imunes presentes nas reações de hipersensibilidade. Imunoglobulina humana intravenosa e interferona podem ser tentadas nos casos graves.

Ciclosporina pode representar uma terapia de 2ª linha, embora com evidência limitada, como alternativa para casos que exijam tratamento prolongado ou com baixas respostas a corticosteroides.

Alguns autores têm sugerido o uso do ganciclovir nos casos graves, em que há reativação do herpes-vírus tipo 6.

O tempo de recuperação geralmente é de 6 a 9 semanas, embora um curso mais prolongado possa ocorrer, com comprometimento grave do fígado e com linfocitose atípica.

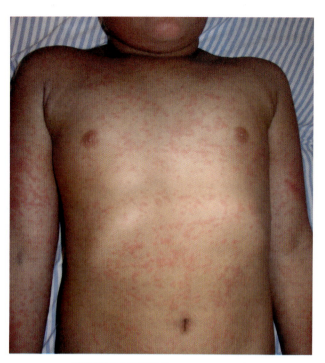

FIGURA 1 DRESS. Exantema inicial.

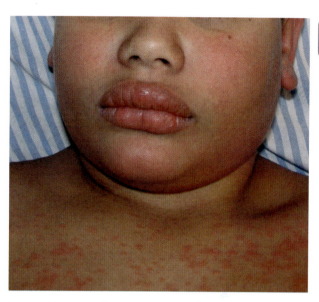

FIGURA 3 DRESS. Exantema associado a edema de face e de lábio.

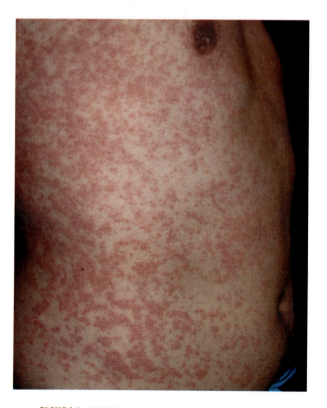

FIGURA 2 DRESS. Exantema infiltrado em tronco.

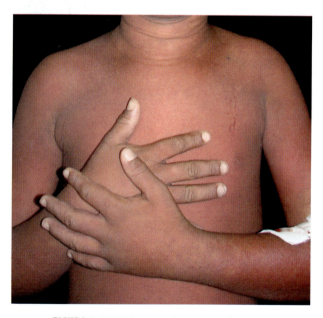

FIGURA 4 DRESS. Eritrodermia e infiltração.

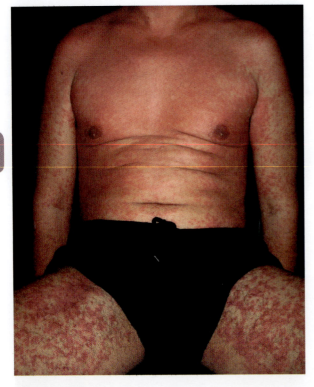

FIGURA 5 DRESS. Exantema infiltrado e com lesões purpúricas em coxas.

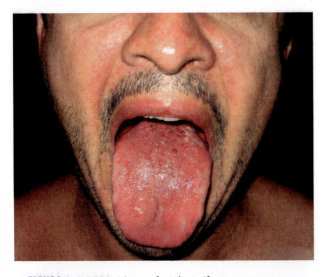

FIGURA 6 DRESS. Língua framboesiforme e exantema.

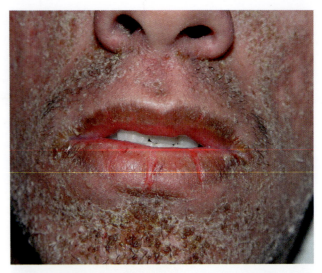

FIGURA 7 DRESS. Acometimento labial e pústulas foliculares.

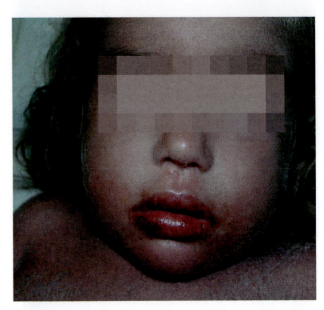

FIGURA 8 DRESS. Edema de face, queilite e eritrodermia.

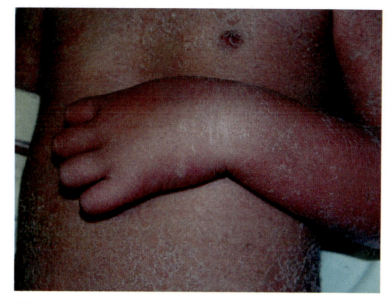

FIGURA 9 DRESS. Eritrodermia e edema de membro superior esquerdo.

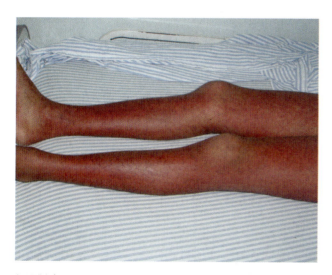

FIGURA 10 DRESS. Lesões purpúricas mais acentuadas em membros inferiores.

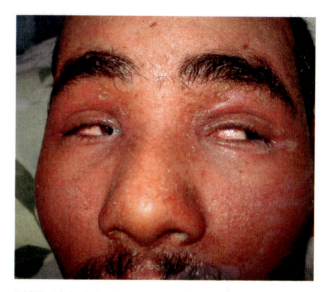

FIGURA 11 DRESS. Comprometimento ocular em paciente com DRESS.

BIBLIOGRAFIA

Demodecidose
Litwin D, Chen WC, Dzika E. Human permanent ectoparasites; recent advances on biology and clinical significance of Demodex mites: narrative review article. Iran J Parasitol. 2017; 12(1):12-21.

Dermatite Atópica
Antunes AA, Solé D, Carvalho VO et al. Guia prático de atualização em dermatite atópica – Parte I: etiopatogenia, clínica e diagnóstico. Posicionamento conjunto da Associação Brasileira de Alergia e Imunologia e da Sociedade Brasileira de Pediatria. Arquivos de Asma, Alergia e Imunologia. 2017; 1(2):131-56.

Böhme M, Svensson A, Kull I et al. Hanifin's and Rajka's minor criteria for atopic dermatitis: which do 2-year-olds exhibit? J Am Acad Dermatol. 2000; 43(5 Pt 1):785-92.

Carvalho VO, Solé D, Antunes AA et al. Guia Prático de atualização em dermatite atópica – Parte II: abordagem terapêutica. Posicionamento conjunto da Associação Brasileira de Alergia e Imunologia e da Sociedade Brasileira de Pediatria. Arquivos de Asma, Alergia e Imunologia. 2017; 1(2):157-82.

Darlenski R, Kazandjieva J, Hristakieva E et al. Atopic dermatitis as a systemic disease. Clin Dermatol. 2014; 32:409-13.

Ma AC, Stinson JR, Zhang Y et al. Germline hypomorphic CARD11 mutations in severe atopic disease. Nat Genet. 2017; 49(8):1192-201.

Simpson EL, Bieber T, Guttman-Yassky E et al. Two phase 3 trials of dupilumab versus placebo in atopic dermatitis. N Engl J Med. 2016; 375:2335-48.

Dermatite de Contato
Castaneda MP, Zug KA. Allergic contact dermatitis. In: Goldsmith LA, Katz SI, Gilchrest BA et al. (Eds.). Fitzpatrick's Dermatology in general medicine. 8. ed. New York: Mc Graw-Hill; 2012. pp. 152-64.

Duarte I, Figueiredo M. Dermatite de contato na infância. Pediatr Mod. 2014; 11:484-90.

Duarte I, Kobata C, Lazzarini R. Dermatite de contato em idosos. An Bras Dermatol. 2007; 82:135-40.

Frosch PJ, John SM. Clinical aspects of irritant contact dermatitis. In: Johansen JD, Frosch PJ, Lepoittevin-P. Contact dermatitis. 5. ed. Springer-Verlag Berlin Heidelberg; 2011. pp. 415-27.

Ketlubay Z, Sevim A, Engin B et al. Photodermatoses, including phototoxic and photoallergic reactions (internal and external). Clin Dermatol. 2014; 32(1):73-9.

Lachapelle JM. Allergic contact dermatitis: clinical aspects. Rev Environ Health. 2014; 23(3):185-94.

Lazzarini R, Duarte I, Sumita J et al. Dermatite alérgica de contato em pedreiros num serviço na especializado em dermatoses ocupacionais. Na Bras Dermatol. 2011; 87(4):567-71.

Lewallen R, Feldman SR. Introduction to contact dermatitis. In: Lewallen R, Clark A, Feldman SR (Eds.). Clinical handbook of contact dermatitis, diagnosis and management by body region. Boca Raton: CRC Press; 2015. pp. 1-5.

Marks JG, Anderson BE, DeLeo VA (Eds.). In: Contact & occupational dermatology. 3. ed. Philadelphia, New Delhi, London, Panama: Jaypee; 2016.

Mowad CM, Marks Jr JG. Allergic contact dermatitis. In: Bologna J, Jorizzo JL, Schaffer JV (Eds.). Dermatology. 3. ed. Elsevier Saunders; 2012. pp. 233-48.

Rietschel RL, Fowler JF. The pathogenesis of allergic contact hypersensitivity. In: Fisher's contact dermatitis. 6. ed. Philadelphia: Lippincott Williams & Wilkins; 2008. pp. 1-7.

Tan CH, Raoul S, Johnston GA. Contact dermatitis: allergic and irritant. Clin Dermatol. 2014; 32(1):116-24.

Dermatite de Estase
Azulay RD, Azulay DR. Dermatologia. 4. ed. Rio de Janeiro: Guanabara Koogan; 2006.

Beebe-Dimmer JL, Pfeifer JR, Engle JS et al. The epidemiology of chronic venous insufficiency and varicose veins. Ann Epidemiol. 2005; 15:175-84.

Bergan JJ, Schmid-Schönbein GW, Smith PD et al. Chronic venous disease. N Engl J Med. 2006; 355:488-98.

Fonder MA, Lazarus GS, Cowan DA et al. Treating the chronic wound: a practical approach to the care of non healing wounds and wound care dressings. J Am Acad Dermatol. 2008; 58:185-206.

Valencia IC, Falabella A, Kirsner RS et al. Chronic venous insufficiency and venous leg ulceration. J Am Acad Dermatol. 2001; 44:401-21.

Dermatite Herpetiforme
Abdelmaksoud A. Dermatitis herpetiformis (Duhring's disease): a therapeutic challenge. Int J Dermatol. 2017; 56(10):e192-3.

Antiga E, Caproni M. The diagnosis and treatment of dermatitis herpetiformis. Clin Cosmet Investig Dermatol. 2015; 8:257-65.

Bonciani D, Verdelli A, Bonciolini V et al. Dermatitis herpetiformis: from the genetics to the development of skin lesions. Clin Dev Immunol. 2012; 2012:239691.

Clarindo MV, Possebon AT, Soligo EM et al. Dermatitis herpetiformis: pathophysiology, clinical presentation, diagnosis and treatment. An Bras Dermatol. 2014; 89(6):865-77.

Kern M, Kim KH, Johnson G et al. Dermatitis herpetiformis presenting as pseudovasculitis. JAAD Case Rep. 2017; 3(5):444-7.

Dermatite Perioral
[No authors listed]. Patient perspectives: what is perioral dermatitis? Pediatr Dermatol. 2017; 34(5):601-2.

Lee GL, Zirwas MJ. Granulomatous rosacea and periorificial dermatitis: controversies and review of management and treatment. Dermatol Clin. 2015; 33(3):447-55.

Lim GF, Cusack CA, Kist JM. Perioral lesions and dermatoses. Dent Clin North Am. 2014; 58(2):401-35.

Sharma R, Abrol S, Wani M. Misuse of topical corticosteroids on facial skin. A study of 200 patients. J Dermatol Case Rep. 2017; 11(1):5-8.

Tempark T, Shwayder TA. Perioral dermatitis: a review of the condition with special attention to treatment options. Am J Clin Dermatol. 2014; 15(2):101-13.

Dermatite Seborreica
Azulay RD, Azulay DR. Dermatologia. 4. ed. Rio de Janeiro: Guanabara Koogan; 2006.

Borda L, Wikramanayake T. Seborrheic dermatitis and dandruff: a comprehensive review. J Clin Investig Dermatol. 2015: 3(2).

Plewig G, Jansen T. Seborrheic dermatites. In: Wolff K, Goldsmith L, Katz S et al. Fitzpatrick's Dermatology in general medicine. 7. ed. McGraw-Hill Medical; 2008. pp. 219-25.

Reider N, Fritsch P. Other eczematous eruptions. In: Bolognia JL, Jorizzo JJ, Schaffer JV et al. Dermatology. 3. ed. London: Elsevier; 2012. pp. 228-30.

Dermatofibroma
Acar EM, Tad M, Kilitci A et al. Hemosiderotic dermatofibroma mimicking melanoma in a 12-year-old boy: a case report. Clin Case Rep. 2018; 6(6):1006-9.

Lamgan, S, Robinson, T. Cryotherapy for dermatofibromas. Clin Exp Dermatol. 1987; 12:121-3.

Zaballos P, Puig S, Llambrich A et al. Dermoscopy of dermatofibromas: a prospective morphological study of 412 cases. Arch Dermatol. 2008; 144(1):75-83.

Dermatofibrossarcoma Protuberans

Dhir M, Crockett DG, Stevens TM et al. Neoadjuvant treatment of dermatofibrossarcoma protuberans of pancreas with imatinib: case report and systematic review of literature. Clin Sarcoma Res. 2014; 4:8.

Macedo JLS, Rosa SC, Barbosa GS. Dermatofibrossarcoma protuberante. Rev Bras Cir Plást. 2008; 23(2):138-43.

Miller SJ, Alam M, Andersen JS et al. Dermatofibrossarcoma protuberans. J Natl Compr Canc Netw. 2012; 10(3):312-8.

Rutkowski P, Debiec-Rychter M, Nowecki Z et al. Treatment of advanced dermatofibrosarcoma protuberans with imatinib mesylate with or without surgical resection. J Eur Acad Dermatol Venereol. 2011; 25(3):264-70.

Saiag P, Grob JJ, Lebbe C et al. Diagnosis and treatment of dermatofibrosarcoma protuberans. European consensus-based interdisciplinar guideline. Eur J Cancer. 2015; 51(17):2604-8.

Dermatomiosite

Dalakas M. Review: an update on inflammatory and autoimmune myopathies. Neuropathol Appl Neurobiol. 2011; 37:226-42.

Findlay AR, Goyal NA, Mozaffar T. An overview of polymyositis and dermatomyositis. Muscle Nerve. 2015; 51(5):638-56.

Khan S, Christopher-Stine L. Polymyositis, dermatomyositis, and autoimmune necrotizing myopathy: clinical features. Rheum Dis Clin North Am. 2011; 37:143-58.

Mastaglia F, Phillips B. Idiopathic inflammatory myopathies: epidemiology, classification, and diagnostic criteria. Rheum Dis Clin North Am. 2002; 28:723-41.

Rider L, Miller F. Deciphering the clinical presentations, pathogenesis, and treatment of the idiopathic inflammatory myopathies. JAMA. 2011; 305:183-90.

Dermatoporose

Dyer JM, Miller RA. Chronic skin fragility of aging: current concepts in the patogenesis, recognition, and management of dermatoporosis. J Clin Aesthet Dermatol. 2018; 11(1):13-8.

Kaya G. New therapeutic targets in dermatoporosis. J Nutr Health Aging. 2012; 16(4):285-8.

Kaya G, Saurat JH. Dermatoporosis: a chronic cutaneous insufficiency/fragility syndrome. Clinicopathological features, mechanisms, prevention and potential treatments. Dermatol. 2007; 215(4):284-94.

McKnight B, Seidel R, Moy R. Topical human epidermal growth factor in the treatment of senile purpura and the prevention of dermatoporosis. J Drug Dermatol. 2015; 14(10):1147-50.

Nikolic DS, Ziori C, Kostaki M et al. Hyalurosome gene regulation and dose-dependent restoration of skin atrophy by retinaldehyde and defined-size hyaluronate fragments in dermatoporosis. Dermatol. 2014; 229(2):110-5.

Saurat JH, Mengeaud V, Georgescu V et al. A simple self-diagnosis tool to assess the prevalence of dermatoporosis in France. J Eur Acad Dermatol Venereol. 2017; 31(8):1380-6.

Dermatose Papulosa Nigra

Castellani A. Observations on some diseases of Central America. J Trop Med Hyg. 1925; 28:1-14.

Castellani A, Duval CW. Dermatosis papulosa nigra. Arch Dermatol Syphilol. 1928; 18:393-5.

Metin SA, Lee BW, Lambert WC et al. Dermatosis papulosa nigra – a clinically and histopathologically distinct entity. Clin Dermatol. 2017; 35(5):491-6.

Reis B, Azulay DR, Azulay RD. Neoplasias epiteliais. In: Azulay RD, Azulay DR, Azulay-Abulafia L (Eds.). Dermatologia. 7. ed. Rio de Janeiro: Guanabara Koogan; 2017.

Veraitch O, Rickaby W, Robson A. Early-onset dermatosis papulosa nigra. Br J Dermatol. 2016; 174:1148-50.

Dermatose por IgA Linear

Chaudhari S, Mobini N. Linear IgA bullous dermatosis: a rare clinicopathologic entity with an unusual presentation. J Clin Aesthet Dermatol. 2015; 8(10):43-6.

Fortuna G, Marinkovich MP. Linear immunoglobulin. A bullous dermatosis. Clin Dermatol. 2012; 30(1):38-50.

Kridin K. Subepidermal autoimmune bullous diseases: overview, epidemiology, and associations. Immunol Res. 2018; 66(1):6-17.

Ng SY, Venning VV. Management of linear IgA disease. Dermatol Clin. 2011; 29(4):629-30.

Venning VA. Linear IgA disease: clinical presentation, diagnosis, and pathogenesis. Dermatol Clin. 2011; 29(3):453-8, ix.

Dermatoses Paraneoplásicas e Outros Sinais Cutâneos Indicadores de Malignidade

Azulay RD, Azulay DR, Abulafia LA. Sinais malignos na pele versus síndromes paraneoplásicas cutâneas: revisão. An Bras Dermatol. 2000; 75:621-30.

Pelosof LC, Gerber DE. Paraneoplastic syndromes: an approach to diagnosis and treatment. Mayo Clin Proc. 2010; 85:838-54.

Ramos-e-Silva M, Carvalho JC, Carneiro SC. Cutaneous paraneoplasia. Clin Dermatol. 2011; 29:541-7.

Silva JA, Mesquita KC, Igreja AC et al. Paraneoplastic cutaneous manifestations: concepts and updates. An Bras Dermatol. 2013; 88(1):9-22.

Thiers BH, Sahn RE, Callen JP. Cutaneous manifestations of internal malignancy. CA Cancer J Clin. 2009; 59:73-98.

Discromatose Universal Hereditária

Sethuraman G, Thappa DM, Kumar J et al. Dyschromatosis universalis hereditaria: a unique disorder. Pediatr Dermatol. 2000; 17(1):70-2.

Stuhrmann M, Hennies HC, Bukhari IA et al. Dyschromatosis universalis hereditaria: evidence for autosomal recessive inheritance and identification of a new locus on chromosome 12q21-q23. Clin Genet. 2008; 73(6):566-72.

Udayashankar C, Nath AK. Dyschromatosis universalis hereditaria: a case report. Dermatol Online J. 2011; 17(2):2.

Wang G, Li CY, Gao TW et al. Dyschromatosis universalis hereditaria: two cases in a Chinese family. Clin Exp Dermatol. 2005; 30(5):494-6.

Yiming Li, Li Li. Removal of forearm lentigines in dyschromatosis universalis hereditária with 755-nm Q-switched alexandrite laser. JAAD Case Rep. 2018; 4(1):104-6.

Displasias Ectodérmicas

Brueggemann FB, Bartsch O. A recurrent TP63 mutation causing EEC3 and Rapp-Hodgkin syndromes. Clin Dysmorphol. 2016; 25(2):50-3.

Clements SE, Techanukul T, Holden ST et al. JA. Rapp-Hodgkin and Hay-Wells ectodermal dysplasia syndromes represent a variable spectrum of the same genetic disorder. Br J Dermatol. 2010; 163(3):624-9.

Hermes K, Schneider P, Krieg P et al. Prenatal therapy in developmental disorders: drug targeting via intra-amniotic injection to treat X-linked hypohidrotic ectodermal dysplasia. J Invest Dermatol. 2014; 134(12):2985-7.

Itin P. Ectodermal dysplasias. In: Griffiths CEM, Barker J, Bleiker T et al. (Eds.). Rook's textbook of dermatology. 9. ed. Wiley-Blackwell; 2016. pp. 1785-803.

Knaudt B, Volz T, Krug M et al. Skin symptoms in four ectodermal dysplasia syndromes including two case reports of Rapp-Hodgkin-syndrome. Eur J Dermatol. 2012; 22(5):605-13.

Wünsche S, Jüngert J, Faschingbauer F et al. Noninvasive prenatal diagnosis of hypohidrotic ectodermal dysplasia by tooth germ sonography. Ultraschall Med. 2015; 36(4):381-5.

Disvitaminoses

Deficiência de vitamina B_{12}

Craig W. Health effects of vegan diets. Am J Clin Nutr. 2009; 89:1627S-33S.

Graells J, Ojeda R, Muniesa C et al. Glossitis with linear lesions: an early sign of vitamin B12 deficiency. J Am Acad Dermatol. 2009; 60:498-500.

Lucky A, Powell J. Cutaneous manifestations of endocrine, metabolic and nutritional disorders. In: Schachner L, Hansen R. Textbook of pediatric dermatology. 3. ed. London: Elsevier; 2004. pp. 935-41.

Mason J. Vitamins, trace minerals and other micronutrients. In: Goldman L, Schafer AI. Cecil textbook of medicine. 24. ed. Philadelphia: Saunders; 2012. pp. e225.1-10.

Russel R, Suter P. Vitamin and trace mineral deficiency and excess. In: Longo DL, Fauci AS, Kasper DL et al. Harrison's principles of internal medicine. 18. ed. New York: McGraw-Hill; 2012. pp. 1560-77.

Deficiência de vitamina C

Filippi J, Al-Jaouni R, Wiroth J et al. Nutritional deficiencies in patients with Crohn's disease in remission. Inflamm Bowel Dis. 2006; 12:185-91.

Glorio R, Allevato M, De Pablo A. Prevalence of cutaneous manifestations in 200 patients with eating disorders. Int J Dermatol. 2000; 39:348-53.

Lucky A, Powell J. Cutaneous manifestations of endocrine, metabolic and nutritional disorders. In: Schachner L, Hansen R. Textbook of pediatric dermatology. 3. ed. London: Elsevier; 2004. pp. 935-41.

Mason J. Vitamins, trace minerals and other micronutrients. In: Goldman L, Schafer AI. Cecil textbook of medicine. 24. ed. Philadelphia: Saunders; 2012. pp. e225.1-10.

Prendiville JS, Manfredi LN. Skin signs of nutritional disorders. Semin Dermatol. 1992; 11:88-97.

Pelagra

Bilgili SG, Karadag AS, Calka O et al. Isoniazid-induced pellagra. Cutan Ocular Toxicol. 2011; 30(4):317-9.

Hegyi J, Schwartz RA, Hegyi V. Review pellagra: dermatitis, dementia, and diarrhea. Int J Dermatol. 2004; 43(1):1-5.

Lyon VB, Fairley JA. Anticonvulsant-induced pellagra. J Am Acad Dermatol. 2002; 46(4):597-9.

Shah GM, Shah RG, Veillette H et al. Biochemical assessment of niacin deficiency among carcinoid cancer patients. Am J Gastroenterol. 2005; 100(10):2307-14.

Wan P, Moat S, Anstey A. Pellagra: a review with emphasis on photosensitivity: review of pellagra with emphasis on photosensitivity. Br J Dermatol. 2011; 164(6):1188-200.

Doença da Arranhadura do Gato

Barka NE, Hadfield T, Patnaik M et al. EIA for detection of Rochalimaea henselae-reactive IgG, IgM and IgA antibod- ies in patients with suspected cat-scratch disease. J Infect Dis. 1993; 167(6):1503-4.

Biancardi AL, Curi AL. Cat-scratch disease. Ocul Immunol Inflamm. 2014; 22(2):148-54.

Klotz SA, Ianas V, Elliott SP. Cat scratch disease. Am Fam Physician. 2011; 83(2):152-5.

Lamas C, Curi A, Boia MN et al. Human bartonellosis: seroepidemiological and clinical features with an emphasis on data from Brazil – A review. Mem Inst Oswaldo Cruz. 2008; 103(3):221-35.

Lamps LW, Scott MA. Cat scratch disease: historic, clinical, and pathologic perspectives. Am J ClinPathol. 2004; 121 Suppl:S71-80.

Doença de Bowen

Charifa A, Oakley AM. Carcinoma, intraepidermal (squamous cell carcinoma in situ). StatPearls [Internet]. Treasure Island (FL): StatPearls Publishing; 2019.

Morley GL, Matthews JH, Verpetinske I et al. A comparative study examining the management of Bowen's disease in the United Kingdom and Australia. Dermatol Res Pract. 2015; 2015:421460.

Neagu TP, Țigliș M, Botezatu D et al. Clinical, histological and therapeutic features of Bowen's disease. Rom J Morphol Embryol. 2017; 58(1):33-40.

Paolino G, Donati M, Didona D et al. Histology of non-melanoma skin cancers: an update. Biomedicines. 2017 ; 5(4). pii:E71.

Soong LC, Keeling CP. Cryosurgery + 5% 5-fluorouracil for treatment of superficial basal cell carcinoma and Bowen's disease. J Cutan Med Surg. 2018 ; 22(4):400-4.

Doença de Cowden

Eng C. Will the real Cowden syndrome please stand up: revised diagnostic criteria. J Med Genet. 2000; 37:828-30.

Guimarães PB, Branco AA; Carvalho E et al. Síndrome de Cowden: relato de um caso. An Brasil Dermatol. 2002;77(6):711-20.

Kimura F, Ueda A, Sato E et al. Hereditary breast cancer associated with Cowden syndrome-related PTEN mutation with Lhermitte-Duclos disease. Surg Case Rep. 2017; 3:83.

Pilarski R. Cowden syndrome: a critical review of the clinical literature. J Genet Couns. 2009; 18(1):13-27.

Suzuki H, Hosokawa K, Ono M et al. A case of Cowden syndrome associated with Lhermitte-Duclos disease. Brain Nerve. 2017; 69(12):1442-6.

Doença de Darier

Cannarozzo G, Bonciani D, Sannino M et al. Dye laser treatment for Darier disease: results of case series. Photomed Laser Surg. 2016; 10:1-3.

Kwok PY, Millsop JW, Bhutani T et al. Keratosis follicularis (Darier Disease). Medscape. Updated: July 31, 2018. Disponível em: www.emedicine.com/DERM/topic209.htm.

Ossorio-García L, Collantes-Rodríguez C, Villegas-Romero I et al. Vegetating darier disease treated with botulinum toxin. JAMA Dermatol. 2018; 154 (1):106-8.

Sfeccia A, Oriona C, Darrieuxa L et al. Extensive Darier disease successfully treated with doxycycline monotherapy. Case Rep Dermatol. 2015; 7:311-5.

Terrom M, Dhaille F, Baltazard T et al. Guttate leukoderma in Darier disease: case report and review. Eur Acad Dermatol Venereol. 2016; 30(12):e205-9.

Doença de Degos

Theodoridis A, Makrantonaki E, Zouboulis CC. Malignant atrophic papulosis (Köhlmeier-Degos disease): a review. Orphanet J Rare Dis. 2013; 8(10):4-5.

Doença de Dowling-Degos

González-Villanueva I, Gutiérrez M, Hispán P et al. Novel POFUT1 mutation associated with hidradenitis suppurativa-Dowling-Degos disease firm up a role for Notch signalling in the pathogenesis of this disorder. Br J Dermatol. 2018; 178(4):984-6.

Tambe SA, Patil PD, Saple DG. Successful management of Dowling-Degos disease with combination of Q-switched Nd: YAG and fractional carbon dioxide laser. J Cutan Aesthet Surg. 2017; 10(1):60-2.

Virmani N, Vellarikkal SK et al. Whole exome sequencing in a multi-generation family from India reveals a genetic variation c.10C>T (p.Gln4Ter) in keratin 5 gene associated with Dowling-Degos disease. Indian J Dermatol Venereol Leprol. 2018; 84(3):344-6.

Zhang J, Li M, Yao Z. Updated review of genetic reticulate pigmentary disorders. Br J Dermatol. 2017; 177(4):945-59.

Doença de Fox-Fordyce

Chae KM, Marschall MA, Marschall SF. Axillary Fox-Fordyce disease treated with liposuction-assisted curettage. Arch Dermatol. 2002; 138(4):452-4.

González-Ramos J, Alonso-Pacheco ML, Goiburú-Chenú B et al. Successful treatment of refractory pruritic Fox-Fordyce disease with botulinum toxin type A. Br J Dermatol. 2016; 174(2):458-9.

Kassuga LEBP, Medrado MM, Chevrand NS et al. Doença de Fox-Fordyce: resposta ao adapaleno 0,1%. An Bras Dermatol. 2012; 87(2):336-8.

Milcic D, Nikolic M. Clinical effects of topical pimecrolimus in a patient with Fox-Fordyce disease. Australas J Dermatol. 2012; 53(2):34-5.

Yost J, Robinson M, Meehan SA. Fox-Fordyce disease. Dermatol Online J. 2012; 18(12):28.

Doença de Grover

Abreu L, Cordeiro NG, Buçard AM et. al. Dermoscopy of Grover disease. J Am Acad Dermatol. 2017; 76 (2):S60-3.

Bolognia JL, Coper DL, Glusac EJ. Toxic erythema of chemotherapy: a useful clinical term. J Am Acad Dermatol. 2008; 59(3):524-9.

Gantz M, Butler D, Goldberg M et al. Atypical features and systemic association in extensive cases of Grover disease: a systematic review. J Am Acad Dermatol. 2017; 77(5):952-7.

Liu S, Letada PR. Successful novel treatment of recalcitrant transient acantholytic dermatosis (Grover disease) using red light 5-aminolevulinic acid photodynamic therapy. Letters and communications. Dermatol Surg. 2013; 39(6):960-1.

Parsons JM. Transient acantholytic dermatosis (Grover's disease): a global perspective. J Am Acad Dermatol. 1996; 35:653-66.

Doença de Hailey-Hailey

Charlton OA, Stewart TJ, Rosen RH. Treatment of Hailey-Hailey disease with botulinum toxin. Australas J Dermatol. 2018; 59(3):229-31.

Dousset L, Pham-Ledard A, Doutre MS et al. Treatment of Hailey-Hailey disease with botulinic toxin: a retrospective study of 8 cases. Ann Dermatol Venereol. 2017; 144(10):599-606.

Hanamura T, Takeichi T, Okuno Y et al. Mild case of Hailey-Hailey disease caused by a novel ATP2C1 mutation. J Dermatol. 2018; 45(7):e207-8.

Oliveira A, Arzberger E, Pimentel B et al. Dermoscopic and reflectance confocal microscopic presentation of Hailey-Hailey disease: a case series. Skin Res Technol. 2018; 24(1):85-92.

Doença de Kyrle

Badziak D, Lenhardt C, Barros MF et al. Dermatose perfurante adquirida associada à insuficiência hepática em paciente transplantado de fígado. An Bras Dermatol. 2007; 82:53-6.

Fernandes KAP, Guedes JCH, D'Acri AM et al. Acquired perforating dermatosis in a patient with chronic renal failure. An Bras Dermatol. 2016; 91(5 Suppl 1):S10-3.

Lebwohl M. Distúrbios perfurantes adquiridos. In: Wolff K, Goldsmith LA, Katz SI et al. (Eds.). Fitzpatrick Tratado de dermatologia. 7. ed. Rio de Janeiro: Revinter; 2011. pp. 564-7.

Maurelli M, Gisondi P, Girolomoni G. Kyrle's disease effectively treated with oral isotretinoin. J Dermatolog Treat. 2018; 29(6):630-2.

Tilz H, Becker JC, Legat F et al. Allopurinol in the treatment of acquired reactive perforating collagenosis. An Bras Dermatol. 2013; 88:94-7.

Doença de Paget Extramamária

Almeida AG, Queirós T, Cardoso J et al. Doença de Paget perianal: a propósito de um caso clínico. Rev Port Cir. 2016; 37:33-7.

Berman B, Spencer J, Villa A et al. Successful treatment of extramammary Paget's disease of the scrotum with imiquimod 5% cream. Clin Exp Dermatol. 2003; 28(1):36-8.

Chang YT, Liu HN, Wong CK. Extramammary Paget's disease: a report of 22 cases in Chinese males. J Dermatol. 1996; 23(5):320-4.

Londero AP, Bertozzi S, Fruscalzo A et al. A review of extramammary Paget's Disease: clinical presentation, diagnosis, management and prognosis. J Med Med Sci. 2013; 4(4):134-48.

Melo LLA, Costa IS, Rocha RM et al. Doença de Paget extramamária vulvar e unilateral – relato de caso. Surg Cosmet Dermatol. 2013; 5(4):371-3.

Doença de Paget Mamária

Cirqueira MB, Soares LR, Moreira MAR et al. Doença de Paget da mama: experiência de um centro universitário. Rev Bras Mastologia. 2015; 25(3):90-6.

Frei KA, Bonel HM, Pelte MF et al. Paget disease of the breast: findings at magnetic resonance imaging and histopathologic correlation. Invest Radiol. 2005; 40(6):363-7.

Gabbi TVB, Valente NYS, Castro LGM. Doença de Paget pigmentada do mamilo simulando melanoma cutâneo: importância da imuno-histoquímica na diferenciação dessas doenças. An Bras Dermatol. 2006; 81(5):457-60.

Lage D, Volpini CA, Sasseron MG et al. Doença de Paget: a importância do especialista. An Bras Dermatol. 2010; 85(3):365-9.

Simões AC, Barros D. Doença de Paget da papila mamária. Diagn Tratamento. 2007; 12(4):156-8.

Doença do Enxerto Contra Hospedeiro

Kilgour DJ, Wali DG, Gibbons ME et al. A systematic review of patient reported outcome measures in graft-versus-host-disease (GVHD). Biol Blood Marrow Transplant. 2020. pii: S1083-8791(20)30055-0.

Kim YJ, Lee GH, Kwong BY et al. Evidence-Based, Skin-Directed Treatments For Cutaneous Chronic Graft-Versus-Host Disease. Cureus. 2019; 11(12):e6462.

Penack O, Marchetti M, Ruutu T et al. Prophylaxis and management of graft versus host disease after stem-cell transplantation for haematological malignancies: updated consensus recommendations of the European Society for Blood and Marrow Transplantation. Lancet Haematol. 2020; 7(2):e157-67.

Srinagesh HK, Levine JE, Ferrara JLM. Biomarkers in acute graft-versus-host disease: new insights. Ther Adv Hematol. 2019; 10:204-6.

Zeiser R. Advances in understanding the pathogenesis of graft-versus-host disease. Br J Haematol. 2019; 187(5):563-72.

Doença Mista do Tecido Conjuntivo

Hajas A, Szodoray P, Nakken B et al. Clinical course, prognosis and causes of death in mixed connective tissue disease. J Rheumatol. 2013; 40(7):1134-42.

Martínez-Barrio J, Valor L, López-Longo FJ. Facts and controversies in mixed connective tissue disease. Med Clin (Barc). 2018; 150(1):26-32.

Missounga L, Ba JI, Nseng Nseng Ondo IR et al. Mixed connective tissue disease: prevalence and clinical characteristics in African black, study of 7 cases in Gabon and review of the literature. Pan Afr Med J. 2017; 27:162.

Paradowska-Gorycka A, Stypinska B, Olesinska M et al. Association of HLA-DRB1 alleles with susceptibility to mixed connective tissue disease in Polish patients. HLA. 2016; 87(1):13-8.

Ungprasert P, Crowson CS, Chowdhary VR et al. Epidemyology of mixed connective tissue disease 1985-2014: a population based study. Arthritis Care Res. 2016; 68(4):1843-8.

Doenças Exantemáticas

Biesbroeck L, Sidbury R. Viral exanthems: an update. Dermatol Ther. 2013; 26(6):433-8.

Drago F, Ciccarese G, Gasparini G et al. Contemporary infectious exanthems: an update. Future Microbiol. 2017; 12:171-93.

Knöpfel N, Noguera-Morel L, Latour I et al. Viral exanthems in children: a great imitator. Clin Dermatol. 2019; 37(3):213-26.

Korman AM, Alikhan A, Kaffenberger BH. Viral exanthems: an update on laboratory testing of the adult patient. J Am Acad Dermatol. 2017; 76(3):538-50.

Martinez JD, Garza JAC, Cuellar-Barboza A. Going viral 2019: zika, chikungunya, and dengue. Dermatol Clin. 2019; 37(1):95-105.

Ramdass P, Mullick S, Farber HF. Viral Skin diseases. Prim Care. 2015; 42(4):517-67.

DRESS | Erupção por Droga com Eosinofilia e Sintomas Sistêmicos

Bocquet H, Bagot M, Roujeau JC. Drug-induced pseudolymphoma and drug hypersensitivity syndrome (Drug Rash with Eosinophilia and Systemic Symptoms: DRESS). Semin Cutan Med Surg. 1996; 15:250.

Cacoub P, Musette P, Descamps V et al. The DRESS syndrome: a literature review. Am J Med 2011; 124:588.

Criado PR, Criado RFJ, Avancini JM et al. Drug Reaction with Eosinophilia and Systemic Symptoms (DRESS)/Drug-Induced Hypersensitivity Syndrome (DIHS): a review of current concepts. An Bras Dermatol. 2012; 87(3):435-49.

Husain Z, Reddy BY, Schwartz RA. DRESS syndrome: Part I. Clinical perspectives. J Am Acad Dermatol. 2013; 68:693.e1.

Husain Z, Reddy BY, Schwartz RA. DRESS syndrome: Part II. Management and therapeutics. J Am Acad Dermatol. 2013; 68:709.e1.

ECZEMA DISIDRÓTICO

Fabiano Roberto Pereira de Carvalho Leal

	Sinonímia	Disidrose, eczema vesiculoso das palmas e plantas e *Pompholyx*.
	Epidemiologia	Predomina durante a primavera e o verão, principalmente em pessoas ansiosas e deprimidas. Predomina na faixa dos 20 aos 40 anos de idade, sendo encontrada em 4,8% dos pacientes com menos de 10 anos. Atinge igualmente ambos os sexos e manifesta-se predominantemente em brancos (acima de 80%). Representa cerca de 20% dos quadros eczematosos das mãos.
	Etiologia	A disidrose pode ser classificada em disidrose idiopática ou verdadeira, quando não se determinam os agentes etiopatogênicos; e erupções disidrosiformes, quando há relação causal determinada. Na fisiopatologia, as vesículas surgem sob a camada córnea espessa das palmas e plantas, tornando-se dolorosas com o aumento de volume. As lesões permanecem intactas, apesar da distensão por causa da retenção do conteúdo líquido sob pressão, durante a lenta migração para a superfície. Essa migração dura cerca de 3 semanas, quando então as lesões se tornam secas e desaparecem. A descompressão das vesículas por perfuração ou incisão interfere no processo e proporciona o desaparecimento dos sintomas, particularmente o "prurido doloroso". A hipersudação pode induzir reação inflamatória devido a proteases e citocinas do suor, originando inflamação local. Entretanto, a ausência de alteração no acrossiríngio descarta a possibilidade de retenção sudoral. Alguns autores implicam alimentos ricos em níquel como possível fator desencadeante e/ou agravante. E nas erupções disidrosiformes: ides bacterianas ou micóticas, eczema de contato, penfigoide bolhoso subtipo disidrosiforme, micose fungoide do subtipo disidrosiforme.
	Clínica	A disidrose e as erupções disidrosiformes se caracterizam pela formação de vesículas localizadas nas palmas e plantas, de acometimento bilateral e simétrico (Figuras 1 e 2), especialmente nas porções laterais e dorsais dos dedos das mãos e dos pés. As vesículas rapidamente confluem, por vezes originando grandes bolhas. O conteúdo das vesículas é geralmente incolor, mas eventualmente pode tornar-se purulento. Costuma ser recorrente. Nos estágios de involução predomina a descamação em decorrência do dessecamento das vesículas.
	Diagnóstico	O quadro clínico é típico. A exclusão dos diagnósticos diferenciais é mandatória.
	Diagnóstico diferencial	Tínea, psoríase e dermatite de contato, reações medicamentosas, dermatite atópica.
	Tratamento	**Forma aguda.** Compressas úmidas de permanganato de potássio diluído 1:10.000 ou de acetato de alumínio a 10% (solução de Burow) 2 a 3 vezes/dia até a regressão das bolhas, quando então podem ser utilizados cremes ou loções que contenham zinco. Antibiótico somente em caso de infecção secundária. A intensidade do quadro define a escolha entre o corticosteroide tópico ou sistêmico. **Forma subaguda ou crônica.** Corticosteroide tópico de alta potência apenas nas lesões. As pomadas são mais eficazes do que os cremes e contêm menor quantidade de conservantes. Nos casos refratários deve-se fazer dieta, evitando os alimentos ricos em níquel (pera, cereja, banana, pêssego, soja, amendoim, ervilha, feijão, cogumelo, espinafre, tomate, queijo, atum, sardinha, vinagre, cacau, café, chá, vinho, cerveja, todos os alimentos enlatados etc.). O tacrolimo e o pimecrolimo inibem a liberação de citocinas dos linfócitos T e dos mastócitos e têm sido utilizados em dermatites crônicas. Os efeitos colaterais mais relatados são sensação de queimação e calor. Devido à espessura da camada córnea dos locais acometidos, o uso dos imunomoduladores por oclusão parece ser mais efetivo. Nos casos graves e refratários, podem ser usados imunossupressores, como azatioprina na dose de 100 a 150 mg/dia, seguida de dose de manutenção de 50 a 100 mg/dia, metotrexato na dose de 12,5 a 50 mg/semana, micofenolato de mofetila na dose de 2 a 3 g/dia e ciclosporina na dose de 3 a 5 mg/kg/dia.

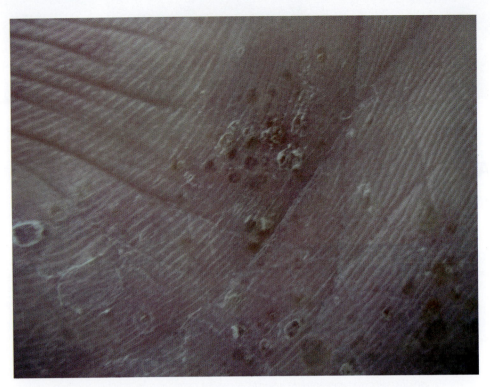

FIGURA 1 Eczema disidrótico. Detalhe de lesões vesicocrostosas na região palmar.

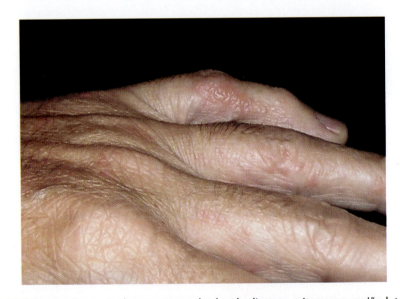

FIGURA 2 Eczema disidrótico. Lesões vesiculosas acompanhadas de discreto eritema na região lateral dos quirodáctilos.

ECZEMA NUMULAR

Karina Lima Graff • Cassio Dib

=	**Sinonímia**	Dermatite numular, eczema discoide.
📈	**Epidemiologia**	Há na literatura uma discrepância na prevalência do eczema numular, com valores variando de 0,1 a 9,1%. Os homens são mais afetados do que as mulheres. O pico de incidência ocorre entre 55 e 65 anos, tanto nos homens como nas mulheres; entretanto, nas mulheres há outro pico entre 15 e 25 anos, sendo raro na criança. Nestas, muitas vezes é confundido com lesões arredondadas e mal delimitadas, frequentemente observadas em pacientes com dermatite atópica.
❓	**Etiologia**	Embora a causa seja desconhecida, vários fatores têm sido incriminados como agentes etiológicos. Infecção bacteriana é descrita por muitos autores como agente causal de forma direta ou por meio do mecanismo de hipersensibilidade, porém o seu real papel na patogênese da doença permanece desconhecido. Outros fatores que já foram associados incluem traumatismo físico ou químico, pele xerótica, ingesta excessiva de álcool e hipersensibilidade a diversos contactantes, como níquel, mercúrio e bálsamo do peru. O quadro também já foi relatado em pacientes em uso de substâncias como metildopa, ouro e isoniazida.
👁	**Clínica**	O quadro em geral se inicia com uma lesão pruriginosa, em forma de moeda (Figuras 1 a 6), daí o nome numular, com bordas bem regulares e limites nítidos, eritematosas, apresentando discreto edema, podendo surgir vesículas e crostas, dependendo do estágio, acometendo principalmente os membros inferiores (pernas), o dorso das mãos ou a superfície extensora dos braços Uma única lesão frequentemente precede a erupção. As placas variam de 1 a 5 cm de diâmetro. Na fase aguda, as placas são de coloração vermelho vivo, com vesículas e exsudação, progredindo posteriormente para um estágio mais descamativo, com clareamento central e crescimento periférico. O quadro tende a recorrer, sendo característica a reativação de lesões antigas, principalmente se o tratamento for descontinuado prematuramente.
🔍	**Diagnóstico**	O diagnóstico é essencialmente clínico. O exame histopatológico demonstra dermatite espongiótica aguda ou subaguda indistinguível das outras formas de eczema.
≠	**Diagnóstico diferencial**	Dermatite de contato, psoríase, tinha *corporis*.
💊	**Tratamento**	É fundamental descartar a presença de eczema de contato alérgico, focos infecciosos a distância (como afecções odontológicas) e a ocasional associação de causas de xerodermia, que podem agravar o processo mórbido. Corticosteroides de média a alta potência sob oclusão ou não, emolientes sob oclusão, pimecrolimo e tacrolimo são usados topicamente. São relatados casos de melhora com medicamentos sistêmicos como o metotrexato na mesma posologia utilizada no tratamento de psoríase. Antibióticos sistêmicos podem ser necessários nos casos com infecção secundária. Nos casos mais extensos, fototerapia com PUVA ou *narrow band* UVB pode ser usada.

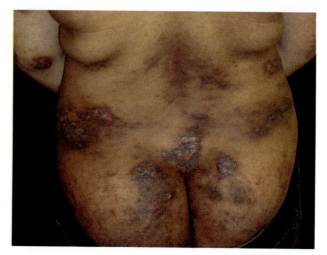

FIGURA 1 Eczema numular. Placas bem delimitadas e exulceradas no dorso. Paciente com queixa de intenso prurido.

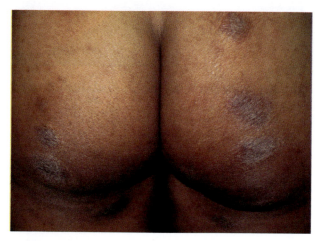

FIGURA 2 Eczema numular. Placas numulares na fase crônica da doença.

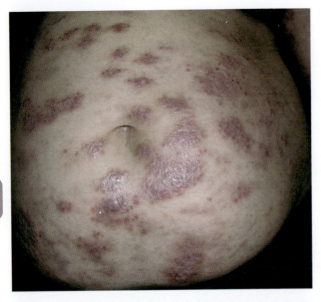

FIGURA 3 Eczema numular. Placas eritematocrostosas, infiltradas, na região do abdome.

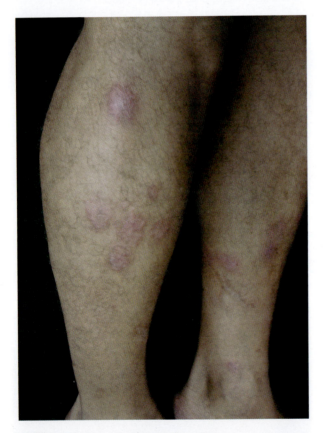

FIGURA 4 Eczema numular. Lesões eritematocrostosas arredondadas na região anterior das pernas.

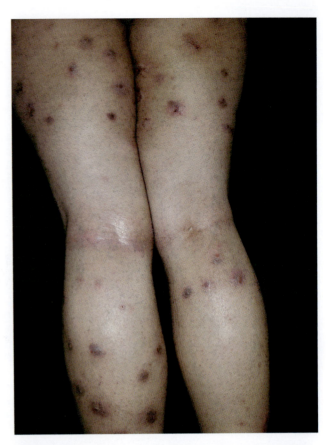

FIGURA 5 Eczema numular. Múltiplas lesões numulares, eritematosas, algumas encimadas por crostas, nos membros inferiores.

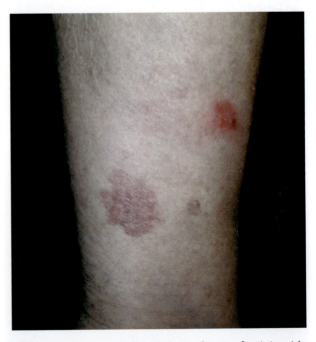

FIGURA 6 Eczema numular. Paciente do sexo feminino, idosa, com intensa xerose e presença de lesões arredondadas, eritematoescamosas, pruriginosas, nos membros inferiores.

ELAIOCONIOSE

Nanashara Valgas • Larissa Hanauer de Moura

	Sinonímia	Acne do óleo; botão de óleo; elaioconiose folicular; dermatite folicular; acne ou foliculite por óleos pesados do petróleo ou óleos de origem mineral.
	Epidemiologia	Sua prevalência é imprecisa, pois a maioria dos casos não chega às estatísticas e ao conhecimento dos dermatologistas. Muitos são automedicados ou tratados por médicos do trabalho. Pode ocorrer em qualquer fase da vida profissional e afeta principalmente mecânicos. Há 30 anos, era uma doença ocupacional cutânea comum. Porém, devido à automatização das indústrias, à melhoria da qualidade dos óleos solúveis nelas utilizados, à adoção de hábitos de higiene pessoal e ao uso de equipamentos de proteção individual, o número de profissionais com esta patologia diminuiu significativamente nos últimos anos.
	Etiologia	A elaioconiose (do grego *elaion*, óleo; *conios*, poeira; + sufixo *ose*) é uma erupção acneiforme cuja etiologia não está bem estabelecida. Alguns autores acreditam que ela ocorra devido à obliteração mecânica dos óstios foliculares por substâncias oleosas e partículas metálicas nelas contidas, o que leva à formação de acne, comedões e, consequentemente, infecção do folículo. Outros afirmam que o óleo em si pouco influencia na sua gênese e que esta se deve à acidez dos óleos usados e à capacidade de os hidrocarbonetos, contidos nos óleos, causarem lesões foliculares. É de contribuição relevante o fato de as roupas dos trabalhadores ficarem constantemente sujas de óleo, sendo raramente lavadas, e de as estopas, panos e fios gordurosos serem esfregados constantemente em suas mãos, braços e antebraços, durante o trabalho, para limpá-los. Os principais óleos que causam essa doença são os óleos pesados derivados do petróleo ou óleos de origem mineral. A elaioconiose pode ocorrer em três fases: • Fase obliterante, na qual há obstrução do óstio folicular pelo óleo ou por partículas nele contidas, causando discreta reação inflamatória perifolicular; pelos têm comprimento curto, há pontos enegrecidos e pequeninos tampões • Fase papulosa peripilar, na qual há comedões e pápulas planas ou cônicas associadas a hiperceratose folicular • Fase infecciosa, na qual sobrevém infecção folicular, formando papulopústulas.
	Clínica	Caracteriza-se por pontos pretos comedoniformes nos óstios foliculares; pápulas cônicas foliculares, eritematosas ou violáceas; e pústulas que podem estar associadas a prurido e dor. Podem evoluir com cicatrizes e raramente se mostram como lesões abscedantes ou furunculoides. A punção dos comedões na elaioconiose, com o auxílio do removedor de comedões, não elimina o conteúdo seborreico que caracteriza o comedão aberto da acne vulgar. Comedões fechados estão ausentes. Os pelos estão comumente fraturados, rentes à superfície cutânea, e pode haver perda deles nas regiões comprometidas. Os locais mais afetados são os antebraços. Porém, mãos e braços também são frequentemente envolvidos (Figuras 1 a 3). As lesões podem se estender para abdome (Figura 4), coxas e outras áreas cobertas que estejam em contato com a roupa suja de óleo. A face e o pescoço são geralmente poupados (Figura 5).
	Diagnóstico	O diagnóstico da elaioconiose é eminentemente clínico. A presença de pontos negros nos óstios foliculares é a grande sugestão para o diagnóstico. Cultura do exsudato da pústula, quando presente, pode ser realizada. A dermatoscopia também pode auxiliar no diagnóstico ao mostrar os óstios foliculares obstruídos por material enegrecido (Figura 6). Biopsia e exame histopatológico devem ser realizados em caso de dúvida diagnóstica. Hiperceratose infundibular, obstrução do óstio e atrofia da parede do folículo, com infiltrado inflamatório variável; e epiderme adjacente com acantose, hipergranulose e hiperceratose são alguns dos achados histopatológicos.
	Diagnóstico diferencial	Acne vulgar, acne *conglobata*, foliculite, pseudofoliculite, cistos epidérmicos e abscessos.
	Tratamento	É lento. O afastamento do trabalhador das suas atividades laborativas é fundamental para o sucesso terapêutico. O uso de ceratolíticos e emolientes é a base do tratamento. O uso de buchas vegetais e água morna durante o banho auxilia na remoção do óleo dos óstios foliculares. Retinoides tópicos mostram sucesso relativo. Tetraciclinas podem ser usadas para tratar lesões inflamatórias ou com infecção secundária. Há relatos do uso de isotretinoína oral em casos extensos com involução completa das lesões. Medidas de prevenção, como o uso de cremes de silicone, lavagem frequente das mãos e das roupas usadas no trabalho, devem ser associadas ao uso de equipamentos de proteção individual.

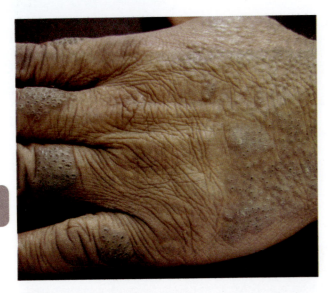

FIGURA 1 Elaioconiose. Pontos negros nos óstios foliculares representando a obstrução deles no dorso da mão e nos espaços interfalangianos.

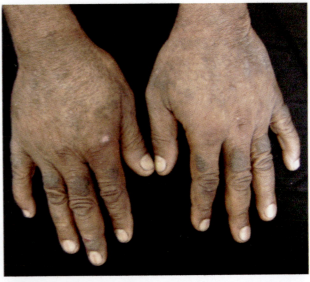

FIGURA 3 Elaioconiose. Mesmo paciente das Figuras 1 e 2 mostrando o acometimento simétrico de ambas as mãos.

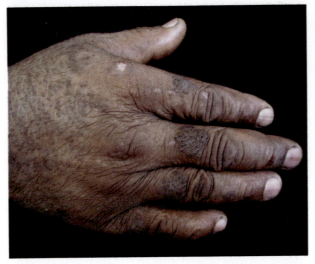

FIGURA 2 Elaioconiose. Paciente mecânico de automóveis, que trabalhava sem luvas durante anos, exibe óstios foliculares dilatados e enegrecidos no dorso das mãos e dos quirodáctilos.

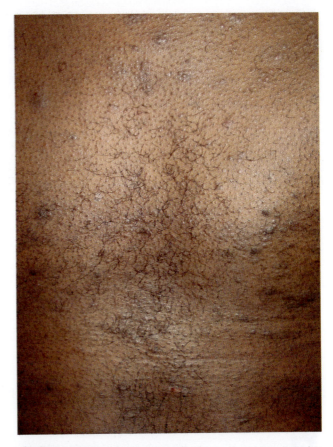

FIGURA 4 Elaioconiose. Acometimento do tronco anterior com acentuação dos óstios foliculares.

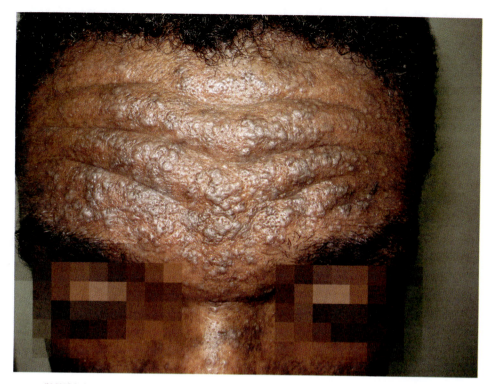

FIGURA 5 Elaioconiose. Mesmo paciente da Figura 4 com acometimento facial.

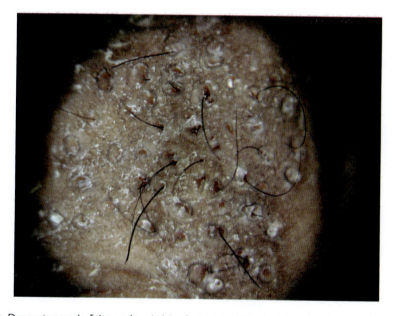

FIGURA 6 Elaioconiose. Dermatoscopia feita após o início do tratamento, mostrando os óstios foliculares já desobstruídos.

ELASTÓLISE DA DERME PAPILAR

Gustavo Verardino • Luna Azulay-Abulafia

=	Sinonímia	Elastólise da derme papilar tipo pseudoxantoma elástico-símile; síndrome fibroelastolítica relacionada à idade; papulose fibroelastolítica do pescoço.
	Epidemiologia	Os relatos de caso são predominantemente em pacientes do sexo feminino de meia-idade; no entanto, se for provada a condição espectral com a papulose fibroelastolítica do pescoço, pode estar presente em ambos os sexos.
	Etiologia	É desconhecida, mas pode estar associada ao envelhecimento intrínseco.
	Clínica	Caracterizada pela presença de diminutas pápulas e placas normocrômicas ou discretamente amareladas, não foliculares, em uma distribuição que pode confluir, lembrando "pedra de calçamento". Envolvem principalmente a região cervical e o tronco, podendo ser pruriginosas (Figuras 1 e 2). Também podem ser acometidos: abdome, parte flexora dos antebraços e axilas.
	Diagnóstico	A suspeita diagnóstica clínica é essencial para a orientação do dermatopatologista, visto que a histopatologia das lesões, examinadas em cortes com hematoxilina e eosina, pode ser normal, sendo necessárias colorações para fibras elásticas (Verhoeff e Weigert van Gieson) para demonstrar sua ausência na derme papilar.
≠	Diagnóstico diferencial	Os principais diagnósticos diferenciais clínicos e histopatológicos são a elastólise da derme média e o pseudoxantoma elástico. Nesse caso, é mandatória a pesquisa dos órgãos que podem ser afetados nessa condição.
	Tratamento	Não existe tratamento eficaz.

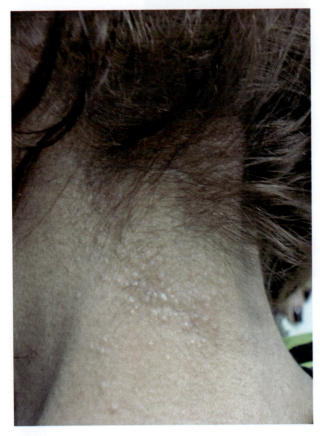

FIGURA 1 Elastólise da derme papilar. Pápulas normocrômicas na região cervical, assintomáticas, em mulher.

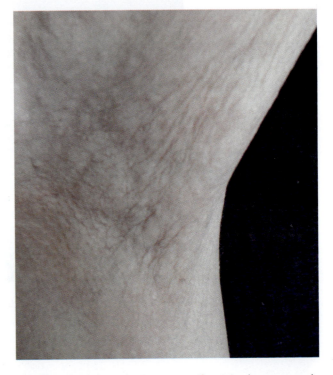

FIGURA 2 Elastólise da derme papilar. Pápulas normocrômicas assintomáticas, localizadas na axila, com diagnóstico diferencial de pseudoxantoma elástico.

ENDOMETRIOSE CUTÂNEA

Hernando Daniel Vega Eljaiek • David Rubem Azulay

=	**Sinonímia**	Endometrioma cutâneo.
	Epidemiologia	A presença de tecido endometrial funcional fora da cavidade uterina (endometriose) afeta 5 a 10% de todas as mulheres em idade fértil, mas casos na menarca e menopausa têm sido relatados. Ocorre, na maioria das vezes, nos órgãos da cavidade pélvica, como ovários (88% de todos os casos) e tubas uterinas, mas pode ser encontrada em quase todos os órgãos, como sistema nervoso central, ossos, músculos, pulmões, vesícula biliar e pele. A transformação em neoplasia maligna tem sido relatada ora relacionada com a mesma linha histológica endometrial, ora associada a outros tipos histológicos, comprometendo inclusive a pele. A endometriose cutânea se apresenta entre 35 e 38 anos de idade e corresponde a menos de 5% de todos os casos de endometriose. A prevalência é de 15 a 50% para as mulheres que se submeteram a cirurgia abdominal por algum motivo ginecológico.
	Etiologia	Embora possa ocorrer espontaneamente, a principal causa é a implantação do tecido endometrial na pele após algum procedimento cirúrgico, como parto por cesariana, episiotomia, ligadura de tubas uterinas, histerectomia, amniocentese.
	Clínica	Ocorre principalmente em vulva, vagina e região periumbilical, especialmente na cicatriz (mais de 70% dos casos) (Figura 1) ou pericicatricial, como resultado de algum dos procedimentos cirúrgicos mencionados anteriormente. A lesão característica é um nódulo eritematoso a azulado, firme, que pode apresentar sintomas álgicos durante a menstruação, podendo inclusive sangrar. Quando a lesão apresenta forma de tumor, é conhecido como endometrioma. Um dos acrônimos dos tumores dolorosos, dos quais o endometrioma faz parte, é LENDANEGG (*L*eiomioma, *E*spiroadenoma écrino, *N*euroma, *D*ermatofibroma, *A*ngiolipoma, *N*eurilemoma, *E*ndometrioma, tumor *G*lômico, tumor de células *G*ranulares.)
	Diagnóstico	A suspeição clínica é importante, e alguns padrões de dermatoscopia têm sido descritos e ajudam na suspeita da doença; porém, o diagnóstico é histopatológico e nele se encontra basicamente a presença de estroma e glândulas endometriais nas dermes média e profunda.
≠	**Diagnóstico diferencial**	Metástase cutânea (nódulo de irmã Mary Joseph) (Figura 2), granuloma piogênico, queloide, granuloma por fios de sutura, sarcoidose cutânea.
	Tratamento	Principalmente cirúrgico e, se possível, no final do ciclo menstrual, quando a lesão é menor. Terapia hormonal também tem sido utilizada para reduzir o tamanho da lesão antes da excisão cirúrgica e melhorar os sintomas, porém é insuficiente como monoterapia.

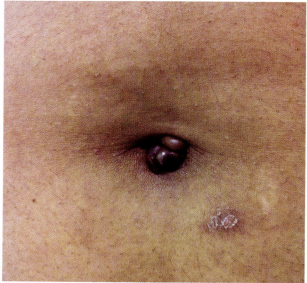

FIGURA 1 Endometriose cutânea. Lesão nodular, de coloração preto-azulada, localizada na cicatriz umbilical.

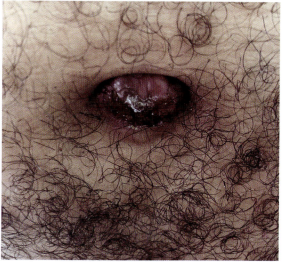

FIGURA 2 Diagnóstico diferencial de endometriose cutânea. Nódulo sobre cicatriz umbilical, metástase cutânea de adenocarcinoma de origem indeterminada. (Cortesia de Carolinne C. Alves – Arquivo do Instituto de Dermatologia Professor R. D. Azulay – Santa Casa do Rio de Janeiro.)

EPIDERMODISPLASIA VERRUCIFORME

Larissa Mitraud Alves Cardinali • Larissa Hanauer de Moura • Luna Azulay-Abulafia

	Sinonímia	Doença de Lutz-Lewandowski.
	Epidemiologia	Genodermatose rara caracterizada pela maior suscetibilidade a infecções cutâneas causadas por papilomavírus humano (HPV) genótipo β que, em condições normais, não produzem lesões clínicas nos indivíduos imunocompetentes.
	Etiologia	Doença autossômica recessiva rara causada em 75% dos casos pela mutação nos genes *TMC6* e *TMC8*, importantes na regulação da imunidade celular, caracterizando uma imunodeficiência primária. Outros 25% dos casos de epidermodisplasia verruciforme (EV) apresentam etiologia ainda desconhecida. Vários tipos de HPV podem coinfectar o mesmo paciente, como 3, 5, 8, 9, 12, 14, 15, 17, 19-25, 29, 36, 38, 46, 47, 49, 50, entre outros. Os subtipos 5 e 8 são os principais agentes cusadores de lesão na EV. O termo epidermodisplasia verruciforme adquirida (EVA) ou EV secundária é usado para descrever casos em pacientes com alteração da imunidade celular causada pelo HIV, linfoma não Hodgkin, hanseníase, doença do enxerto contra hospedeiro ou medicamentos (ciclosporina, bendamustina). Há evidências de que indivíduos geneticamente predispostos a desenvolver EV, quando imunocomprometidos por outras causas, tendem a desenvolver EVA.
	Clínica	Na forma clássica, a doença inicia-se na infância, com erupção de pápulas achatadas disseminadas similares à verruga plana, que acometem tronco, pescoço, face e extremidades. Geralmente poupam palmas, plantas, couro cabeludo e mucosas. As lesões tendem a ser resistentes e recidivantes. Podem ocorrer lesões tipo pitiríase rósea e versicolor, máculas hipocrômicas, eritematosas ou hipercrômicas que confluem, formando placas ou lesões lineares (Figuras 1 e 2). Essas lesões podem evoluir em áreas expostas ao sol para ceratose actínica, doença de Bowen, carcinoma basocelular, carcinoma de células sebáceas e, principalmente, carcinoma espinocelular em 30 a 50% dos pacientes. Lesões de verruga vulgar, por vezes hipertróficas, acometem as extremidades. Na EVA, as lesões clínicas são semelhantes à EV, embora as lesões papilomatosas sejam menos frequentes. É comum nos pacientes imunocomprometidos as lesões surgirem após traumatismo na pele.
	Diagnóstico	Clínico, histopatológico, imuno-histoquímica e reação em cadeia da polimerase (PCR).
	Diagnóstico diferencial	Pitiríase versicolor, líquen plano, acroceratose verruciforme, hiperceratose epidermolítica.
	Tratamento	Doença de difícil tratamento pela persistência e recorrência das lesões. Isotretinoína, acitretina e interferona são úteis. Os retinoides, por meio de seu efeito antiproliferativo, melhoram o aspecto das lesões e parecem retardar a evolução para malignidade em áreas fotoexpostas e verrucosas, embora seus efeitos sejam reversíveis após a descontinuação do tratamento na maioria dos casos. Eletrocirurgia, *laser*, criocirurgia ou cirurgia excisional nas neoplasias. Terapia fotodinâmica, 5-fluoruracila (5-FU), podofilotoxina e cidofovir tópico também são usados, porém os resultados com imiquimode e retinoides são superiores. Curetagem com aplicação de ácido tricloroacético (TCA) 35% foi descrita como um tratamento eficaz e de baixo custo. Imiquimode em creme a 5% vem sendo usado com bom resultado. Foi descrito recentemente um caso de resistência ao imiquimode, tratado com mebutato de ingenol durante 3 dias, com resposta satisfatória. Cuidados com fotoproteção e acompanhamento clínico são de extrema importância para evitar malignização das lesões.

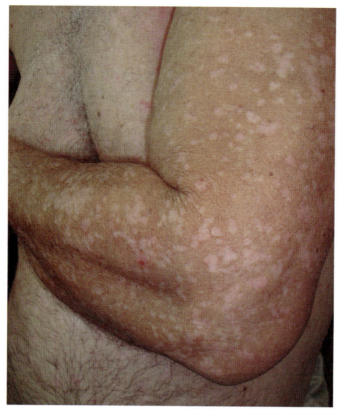

FIGURA 1 Epidermodisplasia verruciforme. Lesões papulosas planas, arredondadas, eritematodescamativas disseminadas, lembrando pitiríase versicolor em paciente HIV-positivo.

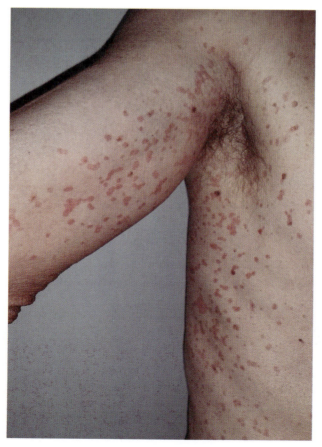

FIGURA 2 Epidermodisplasia verruciforme. Lesões eritematopapulosas planas, lembrando pitiríase versicolor.

EPIDERMÓLISE BOLHOSA ADQUIRIDA

Deborah Brazuna Soares • Aguinaldo Bonalumi Filho

	Sinonímia	Epidermólise bolhosa *acquisita*.
	Epidemiologia	É própria da idade adulta, mas já descrita em crianças; não tem caráter hereditário. Indivíduos que apresentam HLA-DR2 positivo têm propensão a desenvolver epidermólise bolhosa adquirida (EBA); essa predisposição genética foi vista em afro-americanos. Está bem estabelecida a associação com outras doenças, como doença de Crohn, retocolite ulcerativa, lúpus eritematoso sistêmico, amiloidose, tireoidite, mieloma, infecção por hepatite C, síndrome de endocrinopatias múltiplas, artrite reumatoide, timoma, leucemia, diabetes e fibrose pulmonar, entre outras.
	Etiologia	Doença bolhosa autoimune rara, com bolhas subepidérmicas, mediada por autoanticorpos do tipo IgG contra o domínio NC1 do colágeno VII (predominante nas fibrilas de ancoragem da membrana basal da pele). O mecanismo de formação de anticorpos é induzido por traumatismo. O colágeno tipo VII se expressa no cólon humano, o que sugere possível reação cruzada para explicar a associação com doença de Crohn e retocolite ulcerativa.
	Clínica	Há duas formas clínicas: mecanobolhosa (forma clássica) e inflamatória. Na mecanobolhosa, as bolhas aparecem nas superfícies mais propensas ao traumatismo, como dorso das mãos, joelhos, cotovelos, tornozelos, região sacra e sobre a superfície articular dos dedos (Figuras 1 a 3). Essas bolhas não são inflamatórias ou são pouco inflamatórias, de distribuição predominantemente acral, e evoluem com cicatrizes, formação de *milia* (Figura 4) e distrofias ungueais. As bolhas são normalmente tensas, e seu conteúdo pode ser hemorrágico. Quando localizadas nas mucosas, rompem com muita facilidade. Eventualmente surgem lesões na cavidade oral (Figura 5) ou em outras mucosas (ocular, genital, esôfago etc.). Apresenta períodos de remissão e exacerbação. Já na forma inflamatória, as lesões bolhosas surgem de forma repentina sobre base eritematosa ou urticadas, localizam-se em troncos e flexuras, e são mais inflamatórias.
	Diagnóstico	É clínico e confirmado por meio da imunofluorescência direta e da técnica do *salt split skin* (SSS), que permite a diferenciação com o penfigoide bolhoso (PB). Na histopatologia é observada bolha subepidérmica com pouco infiltrado inflamatório nas mecanobolhosas; na imunofluorescência direta, depósito de IgG e C3 na junção dermoepidérmica e, frequentemente, também IgG circulante na indireta. A técnica do SSS consiste no emprego de anticorpo marcado com fluoresceína de pele lesional (direto) ou indireto quando se usa outro substrato que não seja pele do doente, após incubação com solução de 1 mol de NaCl por 72 h. Depois da incubação, há formação de bolha, e essa bolha, quando se forma na lâmina lúcida, faz com que o depósito de IgG ocorra no teto e eventualmente na base da bolha, o que é próprio do PB; já na EBA, a deposição de anticorpos só ocorre na base, abaixo da lâmina densa (Figura 6).
	Diagnóstico diferencial	Lúpus bolhoso, porfiria cutânea tarda, penfigoide bolhoso, epidermólises bolhosas hereditárias, pênfigo vulgar, eritema polimorfo, dermatite herpetiforme, dermatite por IgA linear.
	Tratamento	Há grande resistência da EBA mecanobolhosa ao tratamento; já a EBA inflamatória responde um pouco melhor. Como recursos terapêuticos: corticosteroide sistêmico em altas doses, azatioprina, metotrexato, ciclofosfamida, especialmente nas formas clássicas. Alguns pacientes, principalmente nos casos de EBA inflamatórias, beneficiam-se do uso de dapsona. Também há relatos do uso de micofenolato de mofetila, ciclosporina, colchicina, imunoglobulina intravenosa, plasmaférese, fotoquimioterapia extracorpórea e mais atualmente os biológicos (rituximabe, infliximabe, daclizumabe). A colchicina em altas doses é a medicação de 1ª linha e satisfatória, pois seus efeitos colaterais são relativamente benignos quando comparados aos de outros fármacos de escolha. Terapia de suporte, evitar traumatismos e prevenção contra infecções estão entre as principais medidas a serem tomadas, inclusive com alimentos que traumatizem o mínimo possível as mucosas.

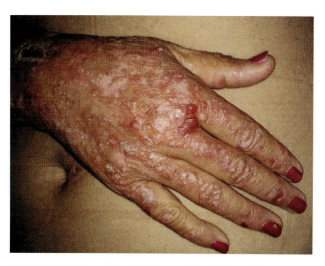

FIGURA 1 Epidermólise bolhosa adquirida. Bolhas tensas, crostas e erosões localizadas no dorso das mãos (áreas submetidas a traumatismo mecânico).

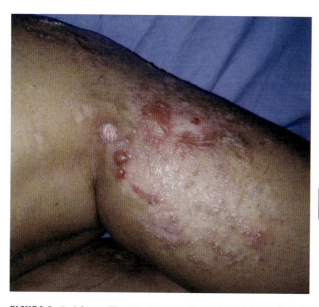

FIGURA 3 Epidermólise bolhosa adquirida. *Milia*, cicatriz brancacenta, bolhas de conteúdo hemorrágico, crostas e erosões localizadas na parte lateroposterior da perna.

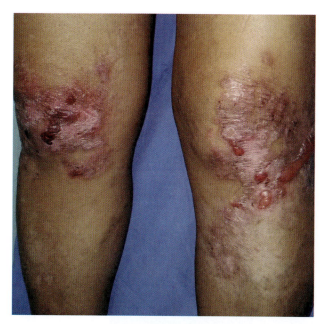

FIGURA 2 Epidermólise bolhosa adquirida. Bolhas tensas de conteúdo seroso e hemorrágico, nos joelhos, acompanhadas de cicatrizes e *milia*.

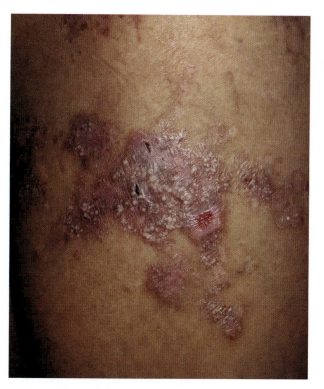

FIGURA 4 Epidermólise bolhosa adquirida. Grande quantidade de *milia* nos joelhos.

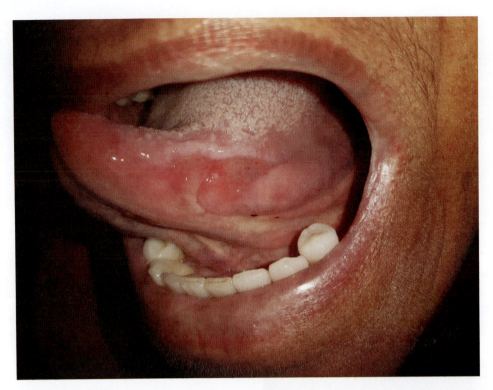

FIGURA 5 **Epidermólise bolhosa adquirida.** Erosão na lateral da língua após traumatismo durante alimentação.

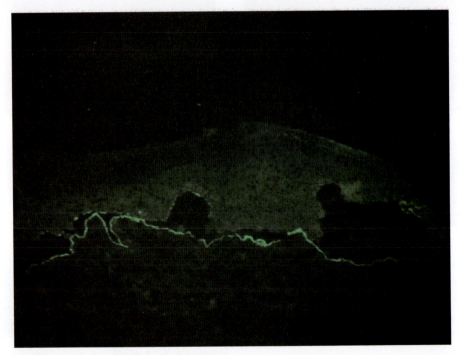

FIGURA 6 **Epidermólise bolhosa adquirida.** Imunofluorescência direta com depósito de IgG e C3 no assoalho da bolha em padrão linear.

EPIDERMÓLISE BOLHOSA HEREDITÁRIA

Silvia Assumpção Soutto Mayor • Amanda Hertz

	Sinonímia	Mecanobuloses.
	Epidemiologia	A epidermólise bolhosa (EB) abrange um grupo clínica e geneticamente heterogêneo de distúrbios hereditários raros, caracterizados pela presença de bolhas e erosões na pele e muitas vezes nas mucosas, após pequenos traumatismos. EB é de ocorrência mundial e acomete ambos os sexos. Não há dados epidemiológicos sobre sua frequência no Brasil. De acordo com a literatura, a prevalência de EB é de 11 casos por 1 milhão de habitantes, e a incidência de aproximadamente 20 por 1 milhão de nascidos vivos. As taxas de incidência de EB por subtipo foram de aproximadamente 8 por milhão de nascidos vivos para EB simples, 3 por milhão de nascidos vivos para EB juncional, 2 por milhão de nascidos vivos para EB distrófica dominante e 3 por milhão de nascidos vivos para EB distrófica recessiva.
	Etiologia	Trata-se de um grupo de doenças que apresentam alterações de proteínas estruturais que podem estar presentes na epiderme, na junção dermoepidérmica ou na derme papilar superior. Essas alterações moleculares genéticas são de transmissão autossômica dominante (AD) ou recessiva (AR) e provocam bolhas espontâneas ou desencadeadas por traumatismo na pele e mucosas. São classificadas de acordo com o plano de clivagem na junção dermoepidérmica: EB simples, EB juncional, EB distrófica e EB mista (síndrome de Kindler). Na EB simples, as mutações geralmente ocorrem nos genes que codificam K5 e K14; na EB juncional, principalmente no gene que codifica a laminina 332; e na EB distrófica, ocorre no gene que codifica o colágeno tipo VII. Na síndrome de Kindler ocorre no gene que codifica kindlin-1. Outras proteínas podem estar envolvidas na etiologia da EB.
	Clínica	**Epidermólise bolhosa simples** É caracterizada por bolhas intraepidérmicas, e o padrão de herança em geral é dominante. A epidermólise bolhosa simples (EBS) pode ser classificada nas formas suprabasal e basal. Os subtipos mais comuns de EBS basal são: EBS localizada (Weber-Cockayne), EBS intermediária (EBS Koebner), EBS grave generalizada (EBS Dowling-Meara). A EBS localizada (Weber-Cockayne) é a forma mais leve de EBS. Entre a infância e a 3ª década de vida, são observadas bolhas induzidas por traumatismo, principalmente limitadas às regiões palmoplantares. O cabelo e os dentes não costumam apresentar alterações, e distrofia ungueal é rara. Em geral as bolhas involuem sem cicatrizes ou *milia* (Figura 1). Na EBS intermediária generalizada (Koebner), as bolhas surgem logo após o nascimento ou durante a primeira infância. O desenvolvimento de cabelos, dentes e unhas é normal. As lesões geralmente cicatrizam deixando pigmentação pós-inflamatória. Atrofia e *milia* podem ocorrer, embora menos frequentemente do que na forma grave generalizada (Figura 2). A EBS grave generalizada (Dowling-Meara) é a forma mais grave de EBS. Bolhas agrupadas com um arranjo "herpetiforme" são características e podem aparecer no tronco, nos membros superiores ou no pescoço. O envolvimento da mucosa oral é comum. Podem ocorrer hiperceratose das palmas e plantas, distrofia das unhas, *milia* e atrofia. A EBS grave generalizada pode melhorar na puberdade. Outros tipos de EBS também são relatados: EB com distrofia muscular, EBS autossômica recessiva, superficial, EBS acantolítica letal, EBS com deficiência de placofilina 1, EBS com atresia de piloro, EBS autossômica recessiva, EBS circinata migratória. **Epidermólise bolhosa juncional** Todas as formas são AR, com subtipos de variáveis genotípicas e fenotípicas (Figura 3). Subtipos de epidermólise bolhosa juncional (EBJ) generalizada: EBJ grave generalizada (Herlitz), EBJ intermediária generalizada (não Herlitz), EBJ com atresia pilórica. Subtipos de EBJ localizada: EBJ localizada, EBJ inversa, EBJ-síndrome laringo-ônico-cutânea. A EBJ grave generalizada (Herlitz) apresenta formação de bolhas mucocutâneas generalizadas e está associada a letalidade precoce. Tecido de granulação exuberante que se apresenta como placas eritematosas e friáveis periorificiais é característico de EBJ generalizada grave. Onicodistrofia ou anoníquia são achados comuns. Podem ocorrer bolhas e erosões em todos os tecidos epiteliais escamosos estratificados, incluindo as mucosas conjuntival, oral, gastrintestinal, respiratória e geniturinária. A hipoplasia do esmalte dentário é observada em todos os subtipos de EBJ. O prognóstico é reservado. A EBJ intermediária generalizada (não Herlitz) apresenta bolhas que evoluem com atrofia da pele. Características clínicas adicionais incluem alopecia, hipoplasia e cárie dentária, EB *nevus*, unhas distróficas ou ausentes. O envolvimento das mucosas pode ocorrer na infância. Os pacientes que sobrevivem à idade adulta têm maior risco de desenvolver carcinoma de células escamosas.

Epidermólise bolhosa distrófica

Vários subtipos com herança AD (Figura 4) ou AR. As AD são classificadas em: generalizada, pré-tibial, acral, pruriginosa, somente das unhas e dermólise bolhosa do recém-nascido. Já os subtipos da AR são: grave generalizada (Hallopeau-Siemens), generalizada intermediária (não Hallopeau-Siemens), inversa, pré-tibial, pruriginosa, *centripetalis* e dermólise bolhosa do recém-nascido (Figuras 5 e 6).

Nas EB distróficas dominante e generalizada, a formação de bolhas começa logo ao nascimento. O envolvimento mucoso é raro, e os dentes são normais. As bolhas evoluem com cicatrizes e *milia*. Outro achado clínico é a distrofia das unhas.

A EB distrófica recessiva grave generalizada (Hallopeau-Siemens) é a forma mais grave. A pseudossindactilia decorrente das bolhas repetidas e cicatrizes, nas mãos e nos pés, é característica da EB distrófica recessiva. As contraturas de mãos e pés são precoces. As mucosas oral, esofágica, anal e ocular também são afetadas, e distrofia dentária é observada.

Na epidermólise distrófica generalizada intermediária (não Hallopeau-Siemens), o quadro clínico é variável. Alguns pacientes têm doença generalizada, enquanto outros apresentam bolhas limitadas às extremidades. As lesões cutâneas evoluem, invariavelmente, com cicatrizes e *milia*. As manifestações orais, dentárias, ungueais e dos cabelos são semelhantes às observadas nas EB recessivas graves generalizadas, mas são menos extensas.

As formas pré-tibial e pruriginosa são mais brandas, e o padrão de herança pode ser tanto AD como AR. Na forma pruriginosa há associação com nódulos e placas liquenificadas (Figura 7), devendo-se fazer diagnóstico diferencial com prurigo nodular e líquen plano.

Síndrome de Kindler

Forma rara, AR, apresenta plano de clivagem variado na zona de membrana basal. Poiquilodermia, fotossensibilidade, bolhas e fragilidade cutânea são características.

Em diferentes tipos de epidermólise bolhosa, com formação de cicatrizes, pode ocorrer o surgimento de carcinoma epidermoide (Figuras 8 e 9).

	Diagnóstico	Exame clínico e anatomopatológico com a presença de bolha não inflamatória. Deve ser realizada, preferencialmente, biopsia da bolha recente. Imunomapeamento, microscopia eletrônica e análise das mutações permitem o diagnóstico preciso da forma da EB.
	Diagnóstico diferencial	Penfigoide bolhoso, dermatite herpetiforme, erupções medicamentosas, herpes simples, infecções bolhosas por estafilococos e *Candida*.
	Tratamento	Não existe tratamento específico. Medidas de suporte, cuidados locais (curativos, reepitelizantes e antibióticos) e prevenção de traumatismos são importantes. Higiene oral e dos dentes (para evitar cáries precoces). Fisioterapia (evitar anquiloses). Rastreamento do carcinoma espinocelular nas formas distróficas (tratamento precoce). Cirurgia e uso de luvas para correção de sinequias. Suporte psicológico e aconselhamento genético.

Seção 2 | Afecções Dermatológicas de A a Z 489

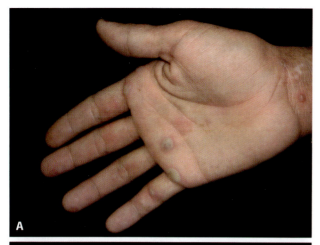
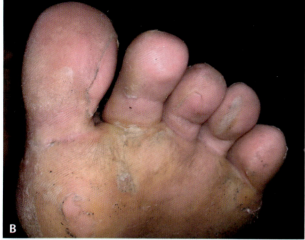
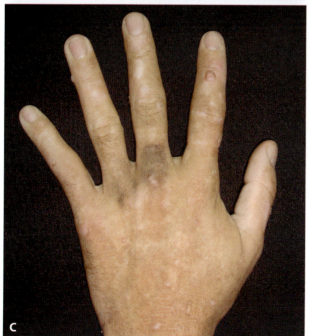

FIGURA 1 Epidermólise bolhosa simples localizada (Weber-Cockayne). A. Bolhas tensas na palma da mão direita, induzidas pelo atrito. **B.** Bolha no quarto pododáctilo, induzida pelo traumatismo do sapato. Observar a ceratodermia plantar focal. **C.** Mão esquerda com pequena bolha no dorso do segundo quirodáctilo.

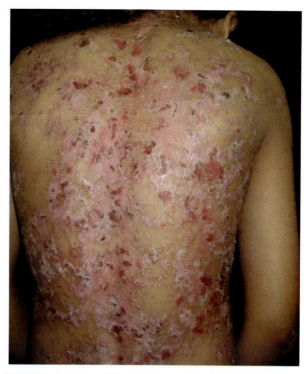

FIGURA 2 Epidermólise bolhosa simples generalizada (Köebner). Numerosas lesões exulceradas, encimadas por crostas, com distribuição generalizada, sem envolvimento acral predominante.

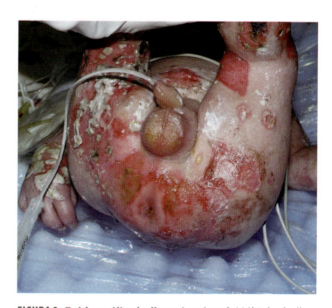

FIGURA 3 Epidermólise bolhosa juncional. Múltiplas bolhas e erosões distribuídas predominantemente sobre as áreas submetidas a maior estresse mecânico durante o parto (face e superfícies externas dos membros). (Cortesia da Dra. Ana Mósca.)

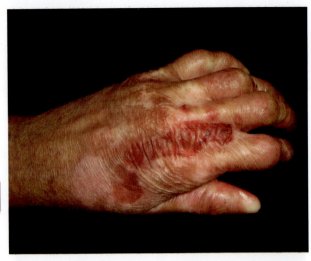

FIGURA 4 **Epidermólise bolhosa distrófica dominante.** Mão da paciente não exibe a fusão dos quirodáctilos.

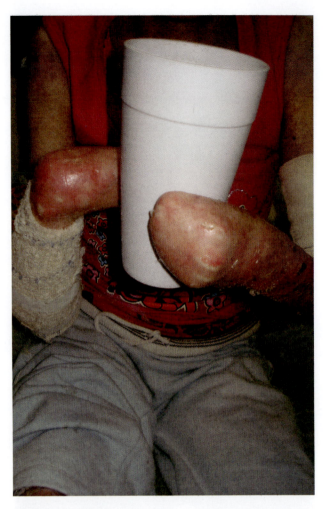

FIGURA 6 **Epidermólise bolhosa distrófica recessiva.** Completo encarceramento dos quirodáctilos, o que implica dificuldade para realizar tarefas corriqueiras.

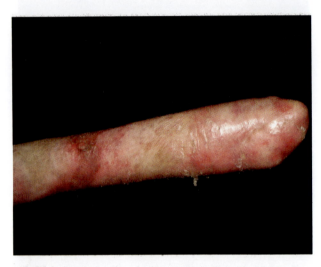

FIGURA 5 **Epidermólise bolhosa distrófica recessiva.** Forma distrófica recessiva mostrando o encarceramento dos dígitos.

Seção 2 | Afecções Dermatológicas de A a Z

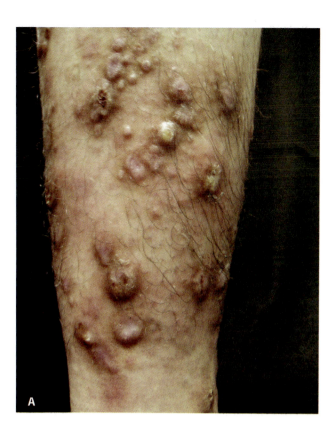

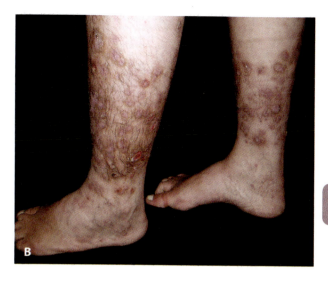

FIGURA 7 Epidermólise bolhosa distrófica pruriginosa.
A. Lesões semelhantes às de prurigo nodular nos membros inferiores. **B.** Após a utilização da bota de Unna.

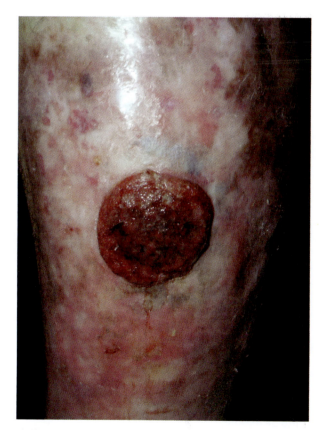

FIGURA 8 Síndrome de Kindler. Lesão vegetante evoluindo sobre cicatrizes no membro inferior de paciente adulto; provável carcinoma espinocelular.

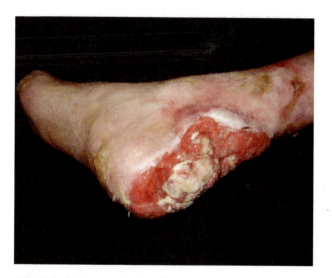

FIGURA 9 Síndrome de Kindler. Evolução de lesão vegetante no pé da paciente, diagnosticado como carcinoma espinocelular, encaminhada para amputação.

ERITEMA *AB IGNE*

Bruna Souza Felix Bravo

=	**Sinonímia**	Não tem outra nomenclatura.
📈	**Epidemiologia**	A população mais afetada parece ser de mulheres com peso acima do esperado. Esta condição era mais comum quando se aquecia o corpo próximo aos aquecedores de carvão e lareiras ou se preparavam alimentos em fornos e fogões à lenha. Com a introdução de aquecimento elétrico central e eletrodomésticos, essas lesões estão sendo cada vez menos vistas na prática clínica. Atualmente é possível observá-las como dermatoses ocupacionais em trabalhadores de fundição e padeiros, ou ainda em pacientes que utilizem bolsas de água quente ou outras fontes de calor, como luz infravermelha, para tratar dores crônicas. Recentemente, tem sido observada em usuários de *laptops* que os usam apoiados nas próprias coxas e de assentos aquecidos de carros.
❓	**Etiologia**	É uma lesão cutânea incomum, causada por exposição crônica a radiação infravermelha ou calor moderado.
🧠	**Clínica**	Uma única exposição, insuficiente para causar queimadura, pode provocar um eritema reticulado leve e transitório. exposições repetidas levam a um eritema permanente, reticulado e com hiperpigmentação acentuada, que caracteriza a doença (Figuras 1 e 2). Carcinoma espinocelular e carcinoma de células de Merkel podem surgir nessas lesões em raras ocasiões.
🔍	**Diagnóstico**	É clínico, podendo ser complementado pelo exame histopatológico, o qual revela uma dermatite de interface e atipia celular.
≠	**Diagnóstico diferencial**	Livedo reticular, acantose nigricante, poiquilodermia atrófica vascular, vasculopatia livedoide, dependendo das regiões afetadas.
💊	**Tratamento**	O tratamento principal é a remoção da fonte de calor. Áreas de hiperpigmentação podem ser tratadas com clareadores. Lesões com suspeita de malignidade devem ser biopsiadas. O prognóstico depende do estágio de evolução da doença. esta condição pode resolver-se por completo se prontamente afastada a fonte de calor nos pacientes com diagnóstico precoce. Tratamento com 5-fluoruracila (5-FU) ou imiquimode em creme pode ser efetivo em reverter a alteração epidérmica.

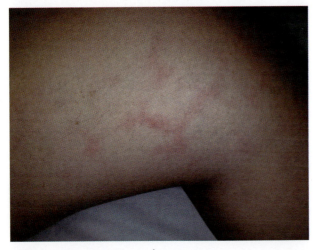

FIGURA 1 Eritema *ab igne*. Área de eritema reticulado com bordas mal delimitadas, resultante do tratamento com bolsa de água quente para artrite no joelho.

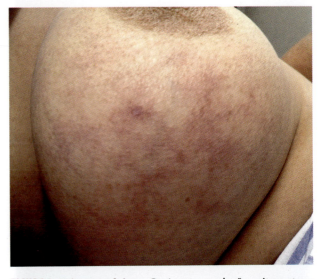

FIGURA 2 Eritema *ab igne*. Paciente com lesão eritematosa reticulada, com algum grau de pigmentação castanha, na mama, por uso prolongado de calor úmido local para tratamento de mastite.

ERITEMA ANULAR CENTRÍFUGO

Eduardo de Oliveira Vieira • David Rubem Azulay • Fabiano Roberto Pereira de Carvalho Leal • Juliana Carlos Gonçalves Rego

	Sinonímia	Não tem outra nomenclatura.
	Epidemiologia	É mais prevalente em jovens e adultos, embora também possa ocorrer na infância; talvez haja discreto predomínio no sexo feminino. Já foi relatado caso em recém-nascido.
	Etiologia	Parece ser mais um padrão de resposta a diversos estímulos do que uma entidade nosológica própria. Além de ocorrer isoladamente, sem estímulos conhecidos, está frequentemente associado a infecções (fúngicas em especial), neoplasias, doenças autoimunes, medicamentos.
	Clínica	A lesão é anular, com crescimento centrífugo, não simétrico, e suas bordas são eritematosas, discretamente elevadas (Figura 1), com subsequente descamação e esmaecimento central. Em geral as lesões são múltiplas e, caracteristicamente, formam-se em cerca de 15 dias, com tamanho médio de 8 cm. As lesões podem ocorrer em qualquer parte do corpo, mas comumente acometem o tronco e a extremidade proximal (Figura 2), poupando as mucosas. Prurido pode existir.
	Diagnóstico	É fundamentado pela história evolutiva da lesão e pela clínica. É confirmado pelo exame histopatológico, que é muito característico, porém não específico. Nele encontra-se um infiltrado linfo-histiocítico perivascular que, por esta distribuição, é conhecido como "em manguito", que pode ser superficial e/ou profundo.
	Diagnóstico diferencial	Granuloma anular, dermatofitose, sífilis secundária, lúpus, sarcoidose, hanseníase, micose fungoide, eritema crônico migratório, eritema necrolítico migratório, eritema *gyratum repens* e demais dermatoses de configuração anular.
	Tratamento	Não há tratamento específico. O importante é, se possível, identificar e eliminar a doença de base associada. Corticoterapia tópica ou intralesional pode ajudar. Em caso de muito prurido, devem-se utilizar anti-histamínicos. Alguns trabalhos citam resposta positiva com calcipotriol, etanercepte e exposição solar.

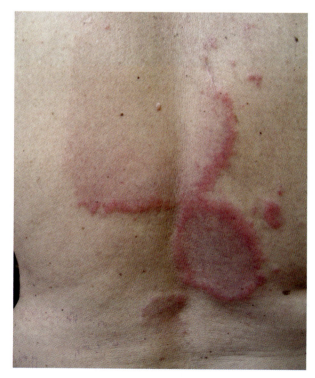

FIGURA 1 Eritema anular centrífugo. Lesões anulares de borda eritematosa, elevada e contínua. O principal diagnóstico diferencial é o granuloma anular; entretanto, pode-se observar que este último costuma ter borda contínua composta pela confluência de pápulas.

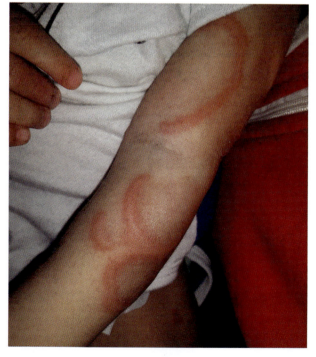

FIGURA 2 Eritema anular centrífugo. Lesões eritematosas anulares, de crescimento centrífugo, no membro superior de criança, sem causa identificada.

ERITEMA *ELEVATUM DIUTINUM*

Egon Luiz Rodrigues Daxbacher • Luna Azulay-Abulafia

=	**Sinonímia**	Não tem outra nomenclatura. *Diutinum* quer dizer longo (longa duração).
	Epidemiologia	Doença crônica e rara que afeta mais adultos do sexo masculino.
	Etiologia	Causa desconhecida. Parece estar relacionada a depósito de imunocomplexos, podendo estar associada a doença autoimune (lúpus eritematoso sistêmico, artrite reumatoide, doença inflamatória intestinal, diabetes melito tipo 1 e doença celíaca), doenças infecciosas (estreptococcias, sífilis, HIV e hepatites virais), doença hematológica (gamopatia monoclonal, especialmente IgA, mieloma múltiplo, mielodisplasia e leucemia), pioderma gangrenoso e policondrite recidivante. Tem sido reconhecida como uma das dermatoses reativas no paciente com infecção pelo HIV.
	Clínica	Pápulas, placas e nódulos localizados em superfície extensora de joelhos, cotovelos e articulações das mãos e, menos frequentemente, em nádegas, membros inferiores e pavilhões auriculares. As lesões tendem a ser simétricas, sendo o dorso das mãos e a região do tendão de aquiles locais clássicos (Figuras 1 e 2). Lesões vesicobolhosas podem ocorrer. Artralgia é frequente, além de queixas oculares. As lesões podem involuir, porém muitas vezes recidivam no mesmo local. As que são persistentes tendem a sofrer fibrose. As lesões recentes são eritematopurpúricas, e as tardias são róseo-amareladas. Histopatologicamente mostram-se como vasculite leucocitoclástica, e na forma crônica observa-se fibrose associada; depósito de lipídio pode ocorrer tardiamente.
	Diagnóstico	Clínico-histopatológico. Pesquisar infecção (HIV, sífilis, hepatite viral e estreptococcia), doenças autoimunes e gamopatia monoclonal.
≠	**Diagnóstico diferencial**	Síndrome de Sweet (lesões recentes), sarcoma de Kaposi, pioderma gangrenoso, xantomas, xantogranuloma necrobiótico e retículo-histiocitose multicêntrica (lesões mais tardias).
	Tratamento	Tratar as condições associadas, quando existentes. Dapsona tem sido a medicação de escolha e o corticosteroide oclusivo ou intralesional para redução das lesões mais fibróticas. Corticoterapia tópica/oclusiva, intralesional e/ou oral, niacinamida, colchicina, sulfapiridina, tetraciclina, antimalárico e sulfona, sendo esta última a terapia mais efetiva, apesar de frequentemente ocorrer recidiva com a interrupção.

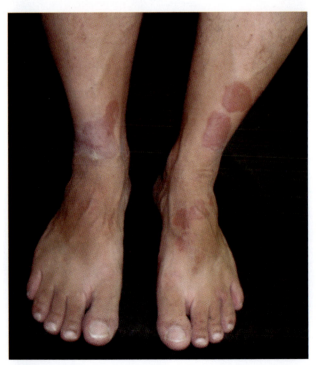

FIGURA 1 Eritema *elevatum diutinum*. Placas eritematoacastanhadas, simétricas, nos membros inferiores.

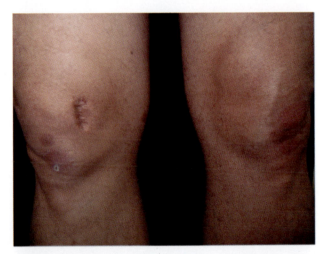

FIGURA 2 Eritema *elevatum diutinum*. Mesmo paciente da Figura 1, com placas localizadas sobre a superfície extensora dos joelhos.

ERITEMA MULTIFORME

Cláudia Soïdo Falcão do Amaral • Maria Luiza Oliva Alonso • Kleiser Aparecida Pereira Mendes

	Sinonímia	Eritema polimorfo.
	Epidemiologia	O eritema multiforme (EM) ocorre em quaisquer etnia e idade, porém é mais frequente em adolescentes, adultos jovens e no sexo masculino. Cerca de 20% dos casos ocorrem em crianças.
	Etiologia	O EM é uma reação de hipersensibilidade cutânea e/ou das mucosas desencadeada por certos estímulos antigênicos. Suas causas são variáveis e numerosas, e sua evolução é geralmente favorável. O EM é frequentemente associado a infecções virais ou bacterianas precedentes, especialmente pelo herpes-vírus simples (HSV) tipos 1 e 2 ou por *Mycoplasma pneumoniae* (principalmente, nas crianças), mas muitas outras infecções virais e bacterianas têm sido implicadas, assim como exposição a medicamentos.
	Clínica	O EM é uma condição aguda, às vezes recorrente, da pele e/ou das mucosas, que apresenta lesões em alvo características. Apresenta grande variação clínica, manifestada por máculas ou pápulas eritematosas, geralmente assintomáticas, vesículas ou bolhas com centro necrótico, principalmente em mãos, braços, pernas, pés, face e pescoço. As lesões em alvo típicas são arredondas ou em disco, têm menos de 3 cm, bordas bem definidas e exibem pelo menos três zonas distintas, constituídas por dois halos concêntricos em torno de um disco central. O anel periférico é eritematoso, às vezes microvesicular; a zona média pode ser mais clara, edematosa e palpável, e o centro é eritematoso, podendo ser coberto por uma bolha (Figuras 1 a 5). As lesões em alvo atípicas planas e elevadas são redondas ou em disco, palpáveis ou elevadas, porém sem as duas zonas e/ou bordas bem definidas. O espectro clínico do EM inclui o EM *minor* (EMm) e o EM *major* (EMM). O EMm acomete a pele com lesões típicas de disposição acral simétrica. O envolvimento da mucosa é raro e, quando está presente, é leve e afeta uma única mucosa, geralmente a oral. O EMM é caracterizado por erosões mucosas (em pelo menos dois locais diferentes) e lesões cutâneas, mais extensas, em alvo, típicas (com ou sem bolhas), de distribuição simétrica e preferencialmente acral. As lesões da mucosa são comuns, principalmente na boca, mas também nas mucosas genitais e oculares. Elas são inicialmente bolhosas, depois rapidamente se transformam em erosões dolorosas. Febre e sensação de mal-estar podem ocorrer antes e/ou no curso da erupção nos primeiros dias. Às vezes, há artralgia ou edema nas articulações.
	Diagnóstico	O diagnóstico do eritema multiforme é basicamente clínico. A presença das lesões em alvo, simétricas, associada à história pregressa ou atual de infecção, principalmente pelo vírus HSV tipos 1 e 2 ou *Mycoplasma pneumoniae*, ou ainda o uso de determinadas medicações, tornam o diagnóstico mais fácil (Figura 6). Não há exames laboratoriais específicos para o diagnóstico de eritema multiforme, mas, dependendo do quadro clínico, alguns exames podem ser úteis. O hemograma geralmente apresenta moderada leucocitose com linfócitos atípicos e linfopenia; em alguns casos, encontram-se eosinofilia > 1.000/mm^3, neutropenia (30% dos casos) e trombocitopenia (15% dos casos). Quando o hemograma apresenta intensa leucocitose e a sorologia para HSV ou para *Mycoplasma* é positiva, está confirmado o diagnóstico associado à infecção. Porém, quando negativos, não afastam o diagnóstico de eritema multiforme. Eventualmente, no caso de lesões atípicas ou ausência de sintomas e sinais sugestivos de infecção ou uso de medicação, a biopsia da lesão pode ser necessária para tentar comprovar o eritema multiforme ou outros diagnósticos diferenciais, embora não existam sinais específicos no exame histopatológico. Os achados histopatológicos dependem da morfologia, da duração das lesões e das áreas nas quais foi realizada a biopsia. Encontra-se dermatite vacuolar de interface com infiltrado linfocítico ao longo da junção dermoepidérmica (linfócitos CD4+ mais que CD8+). Evidenciam-se também infiltrado perivascular mononuclear e edema da camada superior da derme nas fases iniciais do quadro. Na epiderme, há presença de linfócitos CD8+ e macrófagos, poucos neutrófilos e ocasionalmente eosinófilos (sugestivo de reação a medicamentos). Com a progressão da doença, surgem bolhas subepidérmicas, edema dérmico intenso, apoptose de ceratinócitos com necrose epidérmica focal e bolhas subepidérmicas nas porções externa e central da lesão em alvo. Nos casos mais graves, é possível evidenciar necrose completa da epiderme, como a encontrada na necrólise epidérmica tóxica. Por meio da imunofluorescência, podem ser detectados antígenos de HSV dentro dos ceratinócitos. A realização da imunofluorescência direta pode facilitar o diagnóstico diferencial com outras patologias como dermatose por IgA linear ou penfigoide. A reação da cadeia de polimerase (PCR) é capaz de identificar o DNA do HSV nos ceratinócitos.

	Diagnóstico diferencial	O diagnóstico diferencial do eritema multiforme inclui erupção por medicamentos, erupção polimórfica à luz, urticária, urticária vasculite, exantemas virais, pitiríase rósea, lúpus eritematoso, eritema figurado, doença bolhosa autoimune, síndrome de Sweet e outras reações de hipersensibilidade. Em casos mais graves, diagnóstico diferencial é feito com síndrome de Stevens-Johnson e necrólise epidérmica tóxica.
	Tratamento	Nos casos leves, localizados, em que não há comprometimento sistêmico, em geral ocorre remissão espontânea em 4 a 6 semanas. Quando houver infecção, seja iniciando o quadro ou associada ao mesmo, será necessário fazer o tratamento da infecção subjacente. Se a etiologia for herpética, iniciar o tratamento para herpes simples e avaliar a possibilidade de introduzir esquemas de profilaxia com doses baixas de aciclovir ou a associação aciclovir com lisina por tempo mais prolongado. Existem vários esquemas propostos na literatura. O uso de antibióticos será necessário na vigência de infecção. Nos casos de EM induzido por medicamentos, deve-se retirar a medicação suspeita. Na forma *major*, haverá necessidade de hospitalização do paciente para que medidas de suporte sejam administradas.

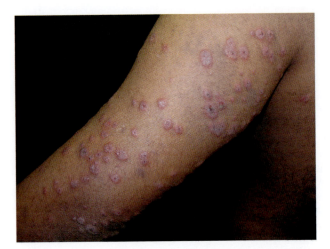

FIGURA 1 Eritema multiforme. Múltiplas lesões arredondadas, elevadas, de coloração vermelho-rubra, algumas apresentando o centro mais escuro com crosta central.

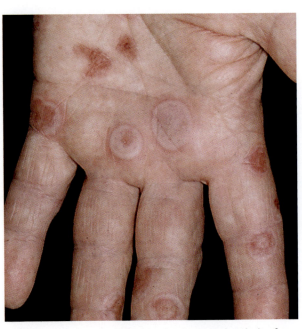

FIGURA 3 Eritema multiforme. Lesões arredondadas formadas por círculos concêntricos na região palmar, constituindo a lesão em alvo.

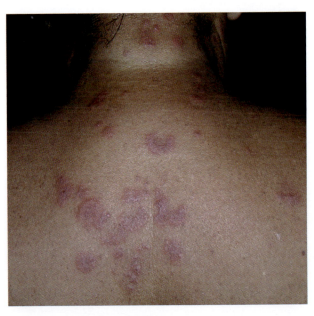

FIGURA 2 Eritema multiforme. Placas eritematoedematosas localizadas no tronco superior (dorso) e na região cervical posterior, fazendo diagnóstico diferencial com síndrome de Sweet.

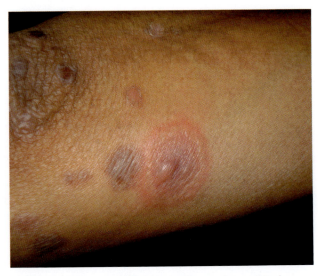

FIGURA 4 Eritema multiforme. Lesão em alvo, exibindo uma bolha no centro dos círculos concêntricos de eritema.

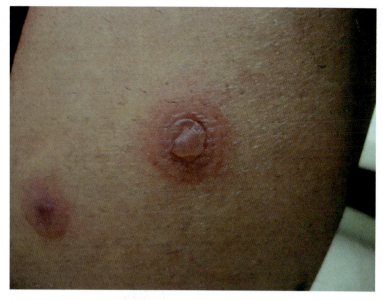

FIGURA 5 **Eritema multiforme.** Duas lesões no membro superior de um paciente, ambas com círculos concêntricos de diferentes tons de eritema, representando a lesão em alvo. Uma delas apresenta uma bolha no seu centro.

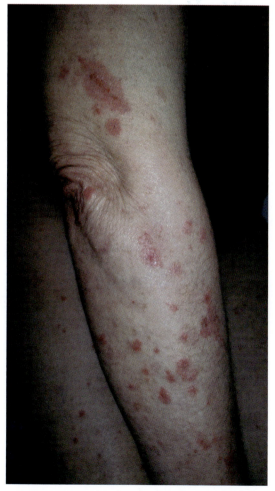

FIGURA 6 **Eritema multiforme.** Algumas lesões em alvo em membro superior de um paciente.

ERITEMA PIGMENTAR FIXO

Caroline Graça Cunha • Lorena Guedes Assunção • Leonardo José Lora Barraza

=	**Sinonímia**	Erupção fixa medicamentosa, eritema fixo medicamentoso.
	Epidemiologia	Ocorre em qualquer idade, independentemente do sexo. As lesões podem surgir até 2 semanas após a exposição ao medicamento, mas em geral surgem após 30 min a 8 h.
	Etiologia	Qualquer medicamento pode causar o eritema pigmentar fixo (EPF). A intensidade do quadro varia de acordo com o hábito e a frequência do consumo desses medicamentos. Os mais frequentemente envolvidos incluem: anti-inflamatórios não esteroides, como ibuprofeno, ácido acetilsalicílico; antipiréticos, como dipirona e paracetamol; antibacterianos, como sulfametoxazol-trimetoprima, tetraciclinas, quinolonas; barbitúricos; e antimaláricos. Raros casos foram descritos com o uso de levocetirizina. Outras substâncias que muitas vezes não são consideradas medicamentos podem estar envolvidas, como os anticonstipantes. Excipientes para dar cor aos comprimidos podem ser desencadeantes.
	Clínica	As lesões são tipicamente máculas arredondadas, únicas, bem demarcadas, de coloração cinza-acastanhada, eventualmente com algum grau de eritema, podendo medir alguns centímetros de diâmetro (Figura 1). Em raros casos, podem apresentar-se de forma generalizada. Os locais mais comumente acometidos são genitália, lábios, região perianal, palmas e plantas, porém podem aparecer em qualquer parte do corpo. Ocasionalmente, podem desenvolver-se em áreas de traumatismo. A lesão pode ser purpúrica, urticada ou bolhosa (Figura 2), o que dificultaria o diagnóstico diferencial com eritema multiforme. Nas mucosas, erosões e úlceras podem ocorrer. Prurido, ardência e sensação de queimação podem estar presentes, e raramente o quadro é acompanhado de sintomas sistêmicos, como febre e mal-estar. Quando há reexposição ao medicamento ou a medicamento quimicamente similar, as lesões comumente surgem no mesmo local, mas novas lesões podem aparecer em outras áreas do corpo. Nas sucessivas exposições, a pigmentação pode tornar-se mais intensa.
	Diagnóstico	O diagnóstico do EPF em sua apresentação típica é geralmente simples, baseado na morfologia das lesões e na história de ingestão de medicamentos nas horas ou dias anteriores ao aparecimento da lesão. Nem sempre é fácil identificar o agente desencadeante. Outro elemento importante para o diagnóstico é a história de recorrência da lesão, no mesmo local, após reexposição ao fármaco responsável. O exame anatomopatológico pode ser um auxílio para confirmar a suspeita clínica. O teste de contato tem sido empregado, aplicando-se a substância suspeita sobre a lesão preexistente. Uma opção seria usar o fármaco em concentração de 10 a 20% em petrolato ou diluído em água. Não é de fácil execução e nem está padronizado, pois algumas substâncias não são de fácil absorção percutânea.
≠	**Diagnóstico diferencial**	Eritema multiforme; nos casos de EPF bolhoso, cabe afastar síndrome de Stevens-Johnson, necrólise epidérmica tóxica e penfigoide bolhoso. A forma linear é uma variante rara de EPF, devendo ser diferenciada de líquen plano linear.
	Tratamento	A identificação e a descontinuação do medicamento causador é o principal objetivo do tratamento. Após a suspensão do medicamento, as lesões desaparecem espontaneamente em 7 a 10 dias, podendo deixar hiperpigmentação pós-inflamatória residual (Figuras 3 e 4). O tratamento do EPF é amplamente sintomático, podendo incluir corticosteroides tópicos de média a alta potência. Nos casos de EPF bolhoso, corticoterapia sistêmica pode ser necessária.

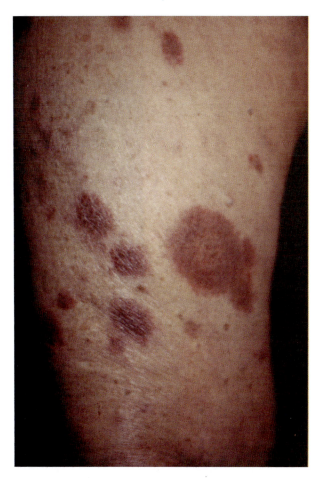

FIGURA 1 Eritema pigmentar fixo. Presença de várias máculas eritematoacastanhadas. A pigmentação pode se tornar permanente após exposições sucessivas.

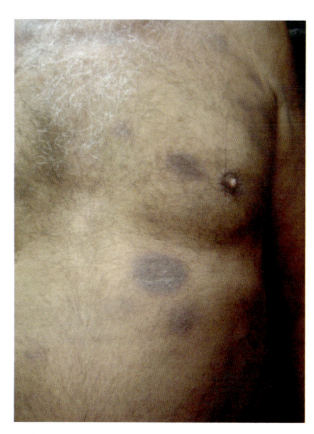

FIGURA 3 Eritema pigmentar fixo. As lesões com o passar do tempo vão adquirindo uma tonalidade mais escura (castanho-acinzentada) e podem aumentar em número e tamanho a cada surto.

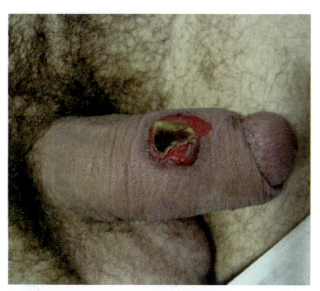

FIGURA 2 Eritema pigmentar fixo. Formou-se bolha no local da lesão que, ao se romper, deixou uma área exulcerada no corpo do pênis de um paciente HIV-positivo.

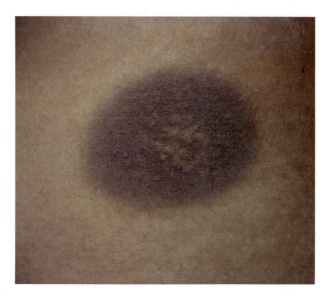

FIGURA 4 Eritema pigmentar fixo. Lesão assintomática, residual, ovalada e intensamente pigmentada.

ERITRASMA

Aguinaldo Bonalumi Filho • Marcelo Neira Avè

	Sinonímia	Não tem outra nomenclatura.
	Epidemiologia	Acomete ambos os sexos igualmente, com predomínio em pessoas negras. A incidência aumenta com a idade e acomete mais os diabéticos. Seu nome vem do grego *erythrós*, que significa vermelho.
	Etiologia	*Corynebacterium minutissimum*.
	Clínica	Placas vermelho-acastanhadas discretamente descamativas e enrugadas, de bordas bem delimitadas, em geral assintomáticas, que eventualmente podem apresentar discreto prurido e sensação de queimação, localizadas em face medial da coxa, região crural (Figura 1), bolsa escrotal, pregas interdigitais, axilas, região inframamária e prega interglútea.
	Diagnóstico	Lâmpada de Wood: fluorescência vermelho-coral (devido à presença da coproporfirina III) (Figura 2); pode ser falso-negativo se o paciente tiver lavado o local pouco antes do exame. Exame direto com coloração pelo Gram: bastonetes gram-positivos. Pode ser cultivado em *tissue culture medium 199*.
	Diagnóstico diferencial	Candidíase cutânea, dermatite de contato alérgica, dermatite de contato por irritante primário, intertrigo, líquen simples crônico, psoríase em placa, dermatite seborreica, tinha *corporis*, tinha *cruris* e tinha *pedis*, e acantose nigricante.
	Tratamento	Eritromicina 2 a 4% tópica na área afetada 2 vezes/dia durante 4 a 6 semanas; ácido fusídico a 2% tópico 2 vezes/dia durante 2 semanas; solução de ácido salicílico a 3% associado a peróxido de benzoíla a 5% tópico aplicada 2 vezes/dia durante 4 semanas. Também podem ser usados cloreto de alumínio a 10 a 20%, creme de miconazol a 2%, bifonazol a 1% e oxiconazol a 1%. O tratamento sistêmico pode ser feito com eritromicina 250 mg 6/6 h ou 500 mg 12/12 h durante 7 a 10 dias; ou claritromicina 1 g por via oral em dose única. Manter a área seca, usar roupa de algodão e diminuir o sobrepeso são algumas medidas gerais que devem ser tomadas.

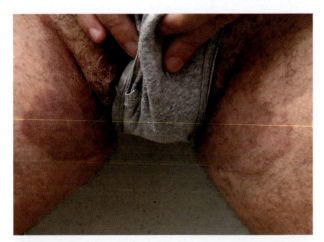

FIGURA 1 Eritrasma. Placa eritematoacastanhada descamativa com bordas delimitadas na região inguinal.

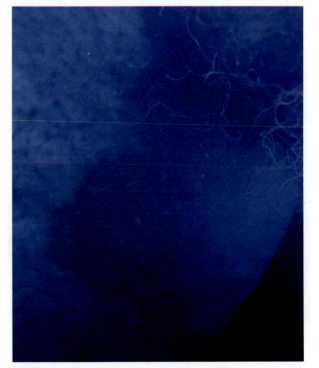

FIGURA 2 Eritrasma. Exame com a luz de Wood sobre a lesão do mesmo paciente revelou fluorescência vermelho-coral devido à elaboração de porfirinas pelo *Corynebacterium minutissimum*.

ERITROCERATODERMIAS
Daniel Lago Obadia • Ignacio Obadia

=	**Sinonímia**	Eritroqueratodermia variável (EQV), também denominada síndrome de Mendes da Costa. Eritroqueratodermia simétrica progressiva (EQSP), também denominada síndrome de Gottron.
	Epidemiologia	São doenças que se iniciam no 1º ano de vida e não apresentam predileção de etnia ou sexo.
	Etiologia	Apresentam herança autossômica dominante. A EQV é causada por alteração no cromossomo 1, no gene da conexina 30 e 31; e a EQSP, por mutação na loricrina, maior componente do envelope celular. A separação dessas duas entidades não é unânime entre os autores, podendo ser espectros da mesma doença.
	Clínica	A EQV apresenta lesões eritematosas hiperceratósicas com formas geográficas (Figuras 1 e 2), predominando nas áreas extensoras da pele. Há também lesões eritematosas urticariformes, com discreta escamação de caráter migratório, de horas ou dias. Essas lesões podem apresentar ardência. O descolamento da pele palmoplantar pode acontecer. Raramente são observadas alterações neurológicas. A EQSP apresenta também lesões eritematoescamosas fixas, em placa, simétricas nos membros (Figura 3), face (Figura 4) e glúteos (Figura 5). Também difere da primeira por apresentar em alguns pacientes ceratodermia palmoplantar (Figuras 6 e 7) mais intensa e por não originar lesões urticariformes migratórias.
	Diagnóstico	A história clínica e o exame físico são os elementos primordiais para o diagnóstico de ambas. O exame histológico da EQV revela hiperceratose ortoceratótica, normogranulose, acantose irregular, afinamento suprapapilar e infiltrado dérmico variável. Alguns estudos ultraestruturais não chegaram a um consenso sobre existência de número normal de ceratinossomos na camada granulosa. Se houver possibilidade, deve-se realizar o estudo genético da deficiência de conexina. Na EQSP, o exame histológico é inespecífico e pode-se encontrar mutação no gene da loricrina no cromossomo 1q21.
≠	**Diagnóstico diferencial**	Outras formas de eritroceratodermias mais raras, associadas a surdez e ataxia, uma forma particular de ictiose acompanhada de eritema anular centrífugo, síndrome de Vohwinkel e eritroceratodermia *en cocardes*.
	Tratamento	Realizado com ceratolíticos, ureia, lactato de amônia, glicocorticoides e retinoides tópicos, com resultado inconstante. Acitretina é a medicação oral mais usada e parece ter ação contrarreguladora do gene mutado. A doença tende a piorar quando a medicação é suspensa.

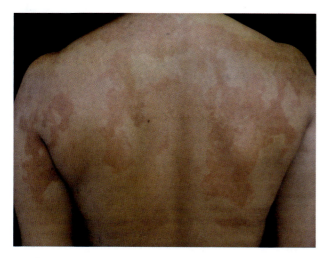

FIGURA 1 Eritroceratodermia variável. Lesões eritematosas com formas geográficas localizadas no tronco posterior, apresentando história de lesões eritematosas transitórias.

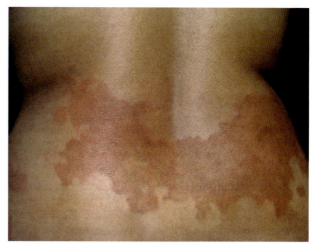

FIGURA 2 Eritroceratodermia variável. Observar como as lesões são irregulares, mas apresentam formato geométrico na região lombar.

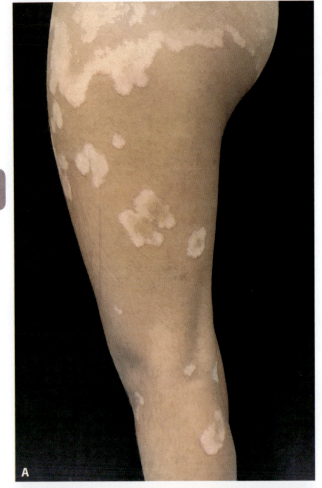
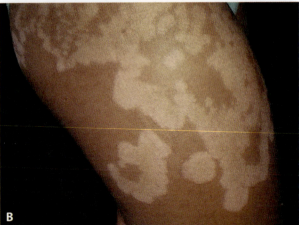

FIGURA 3 Eritroceratodermia simétrica progressiva.
A. Lesões fixas, eritematodescamativas, de aspecto policíclico. **B.** As lesões são simétricas no outro membro inferior da mesma paciente.

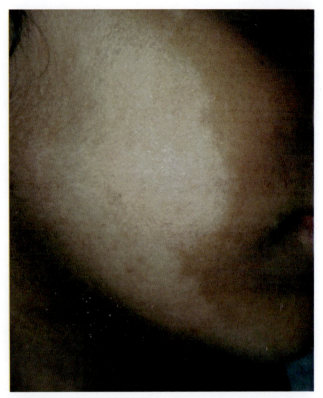

FIGURA 4 Eritroceratodermia simétrica progressiva. Placas com descamação fina na face, fixa, na mesma paciente da Figura 3.

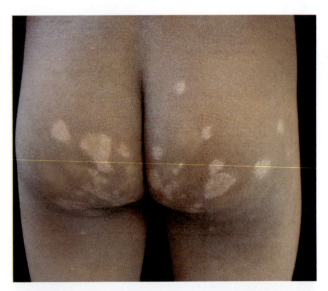

FIGURA 5 Eritroceratodermia simétrica progressiva. Placas eritematoescamosas, simétricas, localizadas na região glútea de criança cujo irmão apresentava quadro similar.

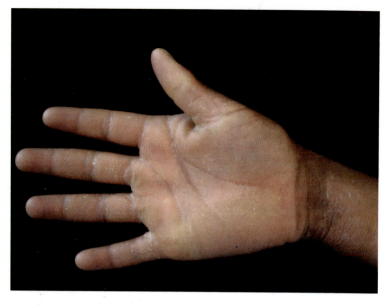

FIGURA 6 Eritroceratodermia simétrica progressiva. Notar a intensa ceratodermia palmar deste paciente.

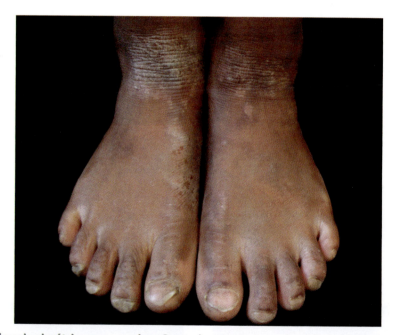

FIGURA 7 Eritroceratodermia simétrica progressiva. Ceratodermia no dorso dos pés e plantas da mesma criança das Figuras 5 e 6.

ERITRODERMIA ESFOLIATIVA

Nelson Aguilar Aguilar • David Rubem Azulay

=	**Sinonímia**	Eritroderma, dermatite esfoliativa.
📈	**Epidemiologia**	Acomete mais o sexo masculino, geralmente acima dos 50 anos de idade. Quando acomete crianças, o quadro associa-se geralmente a dermatite atópica ou pitiríase rubra pilar.
❓	**Etiologia**	Quadro sindrômico de etiopatogenia variada; a hipersensibilidade a medicamentos é a principal causa, seguida de dermatoses preexistentes, como psoríase (Figura 1), eczemas (Figura 2), linfomas cutâneos de células T, ictioses, pênfigo foliáceo (Figura 3), pitiríase rubra pilar (Figura 4), entre outras (doenças bulosas, malignidades, dermatite actínica crônica, doenças do colágeno, doença do enxerto contra hospedeiro). Em cerca de 12% dos casos, a origem não é determinada. Caracteriza-se por aumento do *turnover* celular.
👁	**Clínica**	Eritema e descamação difusa atingindo pelo menos 80% da superfície corpórea (Figuras 2 a 5), podendo apresentar certo grau de edema. Evolutivamente pode surgir poliadenopatia, assim como alopecia difusa, distrofia ungueal e ectrópio, se o processo for muito crônico. O prurido leva a áreas de liquenificação; escoriação com infecção ocasional é comum. A perda de proteína e a desidratação podem levar, em alguns casos, à falência cardíaca, sobretudo nos casos mais agudos, e a complicações bacterianas (piodermite, pneumonia e septicemia). A evolução depende da natureza do quadro, podendo resolver-se em algumas semanas, persistir por anos ou evoluir para óbito.
🔍	**Diagnóstico**	A síndrome é facilmente diagnosticada pelo quadro clínico, mas o diagnóstico etiológico é mais difícil; a história de doenças cutâneas prévias ou exposição a fármacos é o principal elemento para a descoberta da etiologia. O exame histopatológico é, na maioria dos casos, inespecífico: hiperceratose, paraceratose, acantose e infiltrado inflamatório crônico; mas algumas vezes pode-se observar alguma característica da doença de base. O estabelecimento de diagnóstico etiológico pode requerer acompanhamento de meses ou mesmo anos. A biopsia de gânglio deve ser realizada nos casos suspeitos de linfoma.
≠	**Diagnóstico diferencial**	Deve ser feito entre as entidades que levam à eritrodermia, como psoríase, eczemas (contato, seborreico e atópico), farmacodermia, linfomas (em especial de células T), escabiose crostosa, ictioses, pênfigo foliáceo, fotossensibilidade, pitiríase rubra pilar, sarcoidose, entre outras.
💊	**Tratamento**	A reparação dos equilíbrios oncótico e eletrolítico é fundamental. Antibióticos, banhos de permanganato e aveia, sedativos e antipruriginosos são usados em função do quadro clínico e da etiologia. O uso de corticosteroide (prednisona 40 a 60 mg/dia) é necessário em casos graves, mas corticoterapia não é recomendada por períodos muito prolongados. Quimioterapia deve ser empregada nos casos secundários a processos neoplásicos. Em alguns casos de natureza medicamentosa, o afastamento do fármaco nem sempre ocasiona regressão imediata do quadro; este se automatiza e pode perdurar por anos.

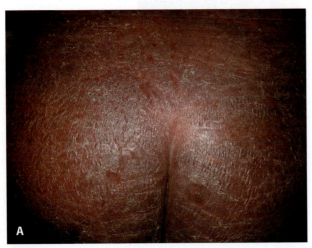 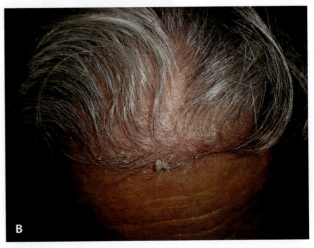

FIGURA 1 Eritrodermia esfoliativa secundária a psoríase. **A.** Erupção eritematoescamosa universal comprometendo a região glútea. **B.** Detalhe do acometimento do couro cabeludo sugestivo de psoríase.

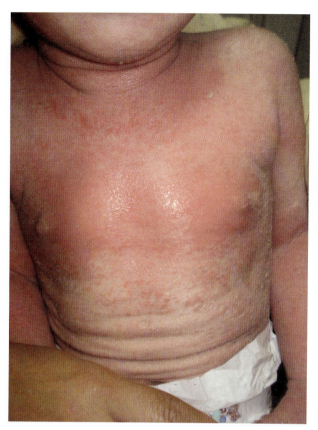

FIGURA 2 Eritrodermia esfoliativa. Paciente com diagnóstico de dermatite atópica apresentando eritema vivo generalizado.

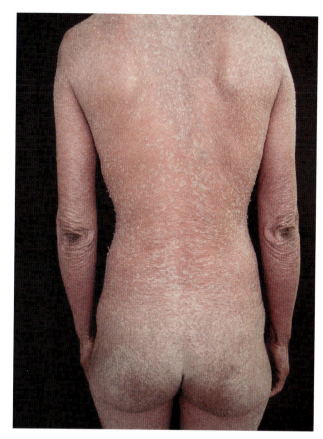

FIGURA 4 Eritrodermia esfoliativa. Erupção eritematoescamosa, com descamação fina e liquenificação, cujo diagnóstico é pitiríase rubra pilar.

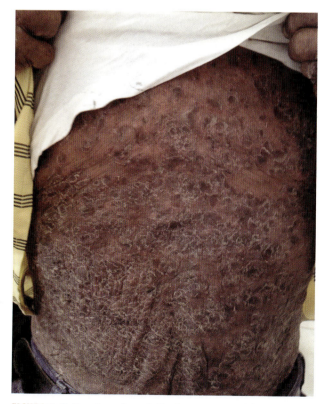

FIGURA 3 Eritrodermia esfoliativa por pênfigo foliáceo. Erupção universal eritematocrostosa, com intensa descamação, cujo diagnóstico é pênfigo foliáceo.

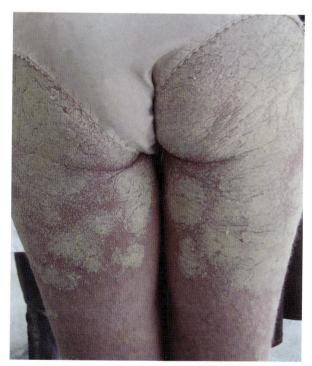

FIGURA 5 Eritrodermia esfoliativa. Erupção universal eritematoescamosa, com escama amarelada, cujo diagnóstico é escabiose crostosa.

ERITROMELALGIA

Edgar Efren Ollague Cordova • Luna Azulay-Abulafia • Fabiano Roberto Pereira de Carvalho Leal

	Sinonímia	Eritermalgia, acromelalgia e doença de Mitchell.
	Epidemiologia	É mais comum em mulheres do que em homens e ocorre mais frequentemente em adultos, sendo extremamente rara em crianças. A frequência estimada é de 2,5 a 3,3 por milhão por ano.
	Etiologia	Embora a patogênese seja ainda incerta, os fatores vasculares, neurais e genéticos têm sido associados. A doença pode ser classificada como primária ou secundária. A forma primária, idiopática ou hereditária, está associada a uma alteração na proteína 9 (SCN9A) no cromossomo 2 (2q31-32), afetando o canal de sódio chamado NaV1.7. A forma secundária está associada a doenças mieloproliferativas, paraneoplasias, doenças autoimunes, toxinas e infecções, sendo trombocitopenia essencial, policitemia vera e neoplasias mieloproliferativas as mais frequentes. A eritromelalgia também pode ser desencadeada por medicamentos, e os principais implicados são bloqueadores de canal de cálcio, derivados do *ergot* e ciclosporina.
	Clínica	A doença manifesta-se por episódios de eritema acompanhados de calor e sensação de queimação nas extremidades (mãos, pés, braços, pernas) (Figura 1), face e/ou orelhas (Figura 2). Os pés são os locais afetados com maior frequência. O acometimento do polo cefálico é infrequente. As crises podem durar minutos, horas ou meses. A maioria dos pacientes se queixa de 1 a 2 episódios por semana. O paciente pode obter alívio com o resfriamento da área afetada.
	Diagnóstico	É realizado pela história clínica característica.
	Diagnóstico diferencial	Síndrome dolorosa regional complexa após traumatismo, tromboangiite obliterante, vasculite, gota.
	Tratamento	Entre as medidas não farmacológicas constam: prevenção de fatores exacerbantes (calor, exercício), imersão em água fria por períodos curtos de tempo e elevação das extremidades. As medidas farmacológicas são: ácido acetilsalicílico, medicamento de escolha principalmente em doença mieloproliferativa; amitriptilina, gabapentina, pregabalina, adesivos de lidocaína tópica para alívio da dor neuropática. Em casos graves, pode-se utilizar hidroxiureia. Outras terapias incluem betabloqueadores, sertralina, nortriptilina, venlafaxina, ziconotida e magnésio oral (> 1 g/dia).

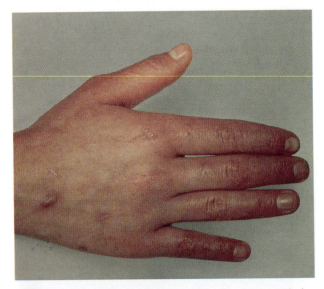

FIGURA 1 Eritromelalgia. Eritema intenso nas extremidades dos dígitos. O paciente relatava melhora ao colocar a mão na água fria.

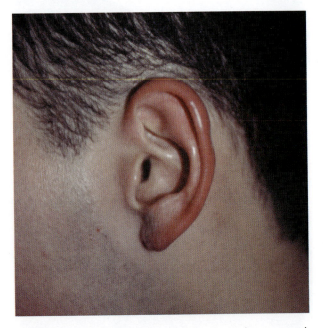

FIGURA 2 Eritromelalgia. Pavilhão auricular esquerdo eritematoedematoso de aspecto luzidio. A sensação de queimação importante relatada pelo paciente faz levantar a suspeita diagnóstica.

ERITROPLASIA DE QUEYRAT

Norami de Moura Barros • Rafaella Lacerda Maia • Luna Azulay-Abulafia

	Sinonímia	Carcinoma espinocelular *in situ* da mucosa do pênis. Neoplasia intraepitelial peniana (PIN).
	Epidemiologia	A maioria dos pacientes tem 50 anos de idade ou mais, e em 80 a 90% dos casos a doença ocorre em pacientes não circuncidados. Corresponde a cerca de 10% das neoplasias penianas. Representa menos que 1% das neoplasias em homens. Sua taxa de progressão para carcinoma invasivo de células escamosas varia entre 10 e 33%.
	Etiologia	Desconhecida, porém a associação com HPV já foi descrita (subtipos 8, 16, 39 e 51). Fatores podem estar relacionados, como higiene precária, traumatismo, fricção, calor, maceração, fimose, herpes simples genital, tabagismo e dermatoses que acometem o prepúcio, como líquen escleroso e líquen plano.
	Clínica	A lesão é uma placa vermelha, brilhante, bem delimitada, de textura aveludada, geralmente única, que ocorre na mucosa do prepúcio ou da glande (Figura 1). Costuma ter pouca ou nenhuma infiltração. Sua evolução se faz com crescimento centrífugo.
	Diagnóstico	À dermatoscopia, notam-se vasos glomerulares dispersos. À microscopia confocal, apresenta padrão de "favo de mel" atípico e/ou desordem da arquitetura em estrato granuloso e estrato espinhoso; células arredondadas nucleadas; pequenas células brilhantes dérmicas ou epidérmicas e vasos papilares arredondados. A confirmação do diagnóstico se dá pelo exame histopatológico. Na lâmina, a epiderme apresenta atipia em toda a sua espessura. Paraceratose, hiperceratose e acantose estão presentes. Apesar da desorganização marcada da estrutura epidérmica, a membrana basal permanece intacta.
	Diagnóstico diferencial	Balanopostite plasmocitária (balanite de Zoon), líquen plano genital, psoríase, erupção fixa por medicamentos.
	Tratamento	A circuncisão é recomendada para todos os pacientes. Vários são os métodos terapêuticos empregados. Entre os cirúrgicos estão a curetagem, a eletrocoagulação e a cirurgia convencional. A cirurgia de Mohs oferece bons resultados cosméticos, funcionais e pode ser empregada na dependência da localização e do tamanho da lesão. Entre as modalidades não cirúrgicas, criocirurgia, creme com 5-fluoruracila a 5% e imiquimode podem ser utilizados, com resultados variáveis. Recentemente, o uso do *laser* na terapêutica da eritroplasia de Queyrat tem se mostrado promissor, devido a bons resultados cosméticos, pouca morbidade e facilidade da técnica. Porém, um estudo multicêntrico evidenciou alta taxa de recidiva em 5 anos, proporcionalmente às outras modalidades. Os *lasers* utilizados são o CO_2 e o Nd:YAG.

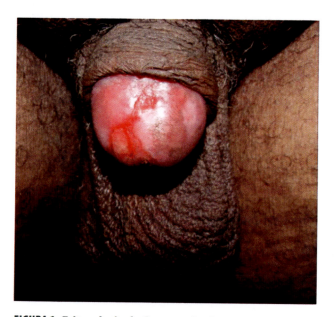 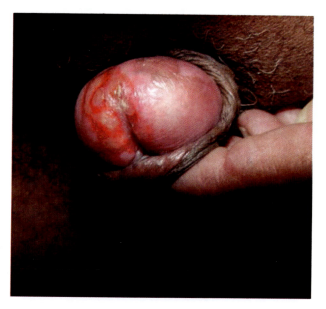

FIGURA 1 Eritroplasia de Queyrat. Lesão eritematoescamosa de aspecto seco na glande. (Cortesia da Dra. Cleide Eiko Ishida.)

ERUPÇÃO LIQUENOIDE

Sandra Rivera Lima • Fabiano Roberto Pereira de Carvalho Leal

	Sinonímia	Não tem outra nomenclatura.
	Epidemiologia	Não existem dados epidemiológicos sobre a sua ocorrência.
	Etiologia	Autorreação citotóxica de linfócitos T CD8 e moléculas citotóxicas como a granzima B contra medicamentos como: sais de ouro, antimaláricos (quinacrina, quinina, cloroquina, pirimetamina), penicilamina, diuréticos (tiazídicos, furosemida, espironolactona), anti-hipertensivos, (betabloqueadores, captopril, enalapril, metildopa), nifedipino, clorpromazina, clorpropamida, anti-inflamatórios, sulfassalazina, etambutol, isoniazida, estreptomicina, cetoconazol, 5-fluoruracila, hidroxiureia, arsênio, bismuto, mercúrio, tetraciclina, carbamazepina, fenitoína, procainamida, alopurinol, radiocontraste iodado, dapsona, levamisol, cinarizina, ácido acetilsalicílico, sinvastatina, ranitidina, isotretinoína, alendronato, PUVA, esparfloxacino, imunoglobulina IV. Em alguns casos, a vacina para hepatite B pode ser o agente desencadeante. Profissionais que trabalham com revelador fotográfico podem apresentar erupção liquenoide.
	Clínica	As lesões podem surgir semanas a meses após instituída a terapia; o período latente médio foi de 12 meses. O período latente varia não somente com a medicação precipitante, mas também por outros fatores como frequência de administração, dosagem e intensidade da reação individual do paciente ao fármaco precipitante. Por exemplo, o período de latência foi de 2 meses a 3 anos para a penicilamina, de aproximadamente 1 ano para os betabloqueadores e de 4 a 6 meses para a quinacrina. As lesões apresentam localização preferencial no tronco e nas extremidades (Figura 1) e não apresentam estrias de Wickham. Podem chegar a ser mais extensas do que no líquen plano, geralmente são mais descamativas (Figura 2) e podem progredir para eritrodermia esfoliativa. Envolvimento oral é raro e ocorre geralmente associado ao amálgama dentário. Podem existir quadros psoriasiformes. Hiperpigmentação, alopecia e atrofia da pele com anidrose devida à atrofia da glândula sudorípara são outros achados.
	Diagnóstico	Pela história de ingestão de medicamento, exame físico e histopatologia sugestiva.
	Diagnóstico diferencial	Líquen plano, micose fungoide, psoríase, eczema.
	Tratamento	Retirada da medicação (a resolução da erupção cutânea ocorre após a suspensão do medicamento, em 1 a 4 meses, exceto quando o fármaco implicado é o ouro, cuja involução às vezes demora até 24 meses). Em casos nos quais o amálgama esteja implicado, é fundamental encaminhar o paciente ao dentista para fazer a substituição por outro material. No tratamento dos casos de erupção liquenoide causada pelo ouro, pode ser usado dimercaprol ou ácido etilenodiamino tetracético (EDTA). Em casos exuberantes, usa-se corticosteroide sistêmico.

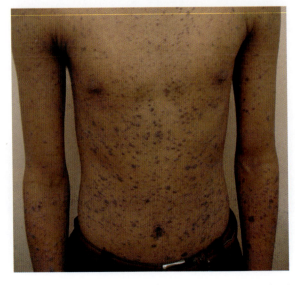

FIGURA 1 Erupção liquenoide. Paciente com múltiplas lesões papulosas violáceas no tronco e nas extremidades, desencadeadas por medicamentos.

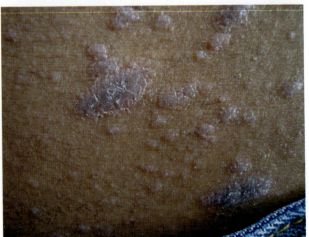

FIGURA 2 Erupção liquenoide. Maior detalhe das lesões evidenciando descamação.

ERUPÇÃO POLIMÓRFICA LUMÍNICA
Angela Beatriz Schwengber Gasparini

=	**Sinonímia**	Erupção benigna lumínica do verão, erupção juvenil da primavera, prurigo *aestivalis*.
	Epidemiologia	Predomínio em mulheres jovens (3:1); acomete qualquer etnia.
	Etiologia	Mais comum nos climas temperados, na primavera e no início do verão. Induzida por radiação ultravioleta (mais frequentemente UVA) e luz visível. Parece haver um fator genético envolvido.
	Clínica	Erupção pruriginosa, intermitente, de morfologia variada, simétrica, que surge nas áreas fotoexpostas (mas geralmente poupa a face) horas após a exposição solar e desaparece em dias a semanas. Caracteriza-se por pápulas eritematosas que podem coalescer, formando placas brilhantes ou ásperas (Figuras 1 e 2). Vesículas e bolhas podem ocorrer, bem como sintomas gerais (cefaleia, febre, mal-estar), sendo estes raros. Ocasionalmente, desenvolve-se tolerância após várias exposições.
	Diagnóstico	A história é característica. Exame clínico, exame histopatológico (semelhante ao lúpus eritematoso, porém sem vacuolização da camada basal). Imunofluorescência direta (negativa). Fototeste também pode ser realizado.
≠	**Diagnóstico diferencial**	Lúpus eritematoso, urticária solar, infiltrados linfocíticos persistentes, reações de fotossensibilidade a medicamentos, protoporfiria eritropoética.
	Tratamento	Proteção solar (filtros, roupas), PUVA (visando à dessensibilização), *narrow band*, antimaláricos, cortisona tópica, por via oral ou intramuscular, ciclosporina ou azatioprina.

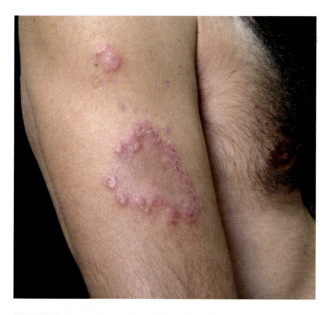

FIGURA 1 Erupção polimórfica lumínica. Lesão anular de maior dimensão formada pela confluência de pápulas eritematoedematosas desencadeadas pela exposição solar.

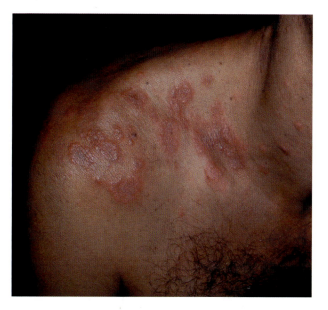

FIGURA 2 Erupção polimórfica lumínica. Lesões papulosas na área de fotoexposição, com diferentes formas e tamanhos, algumas esboçando formas anulares.

ESCABIOSE

Valeska Albuquerque Francesconi • Fabio Francesconi • Gláucia Francesconi do Valle Martins

	Sinonímia	Sarna, curuba e ácaro da coceira.
	Epidemiologia	Doença de distribuição mundial que pode acometer todas as faixas etárias, porém é mais comum em crianças. A infecção se propaga por contato interpessoal e depende de contato pele a pele prolongado, como o que ocorre entre membros da mesma família e parceiros sexuais. Pobreza, aglomerados e higiene inadequada são possíveis fatores predisponentes para a transmissão. A forma crostosa é particularmente mais infectante.
	Etiologia	*Sarcoptes scabiei* var. *hominis*.
	Clínica	O prurido é o sintoma mais característico da escabiose. Costuma ser acentuado, especialmente à noite, mas casos de diferentes intensidades podem ocorrer. O calor é outro fator desencadeante do prurido. Sensação de pinicado ou alfinetada acompanham este sintoma ocasionalmente. Os sinais e sintomas surgem 3 a 6 semanas após o contágio. Acomete principalmente as regiões interdigitais (Figura 1), superfícies flexoras dos punhos, cotovelos e axilas; região periumbilical (Figura 2), mamilos, sulco interglúteo, região sacral, púbis, pênis (Figura 3) e porção interna das coxas são locais também frequentes. Em crianças, face, palmas e plantas podem ser acometidas (Figura 4). Pápulas e escoriações são as lesões mais típicas, e a formação de túnel acariano (pequena saliência linear, não maior que 1 cm) é característica, porém de difícil visualização devido às escoriações, geralmente presentes. A dermatoscopia pode auxiliar na visualização desse característico elemento semiótico (Figura 5). Pústulas estéreis e vesículas podem ocorrer, e são mais encontradas em crianças e idosos. Pacientes com hipersensibilidade ao ácaro podem apresentar lesões urticadas (Figura 6), assim como a escabiose é uma das causas da urticária papulosa. Existem grupos que impõem particular dificuldade diagnóstica: pacientes limpos (Figura 7), imunossuprimidos e idosos (Figura 8). São formas clínicas especiais: escabiose nodular (Figura 9) e sarna crostosa (norueguesa). A sarna crostosa caracteriza-se pela formação de crostas estratificadas, especialmente sobre proeminências ósseas em pacientes imunocomprometidos, com hábitos higiênicos precários ou neuropatas (Figura 10). A forma nodular tem predileção pela região genital e virilha. Os nódulos podem representar reação de hipersensibilidade prévia ou infecção ativa. As complicações mais comuns são: infecção secundária (Figura 11), eczematização e cicatrizes.
	Diagnóstico	A suspeição clínica é o mais importante. Distribuição e horário do prurido são sugestivos para o diagnóstico, assim como a existência de quadro semelhante em contactantes. Dermatoscopia é uma ferramenta diagnóstica adjuvante útil. Biopsia de pele não é exame de rotina, sendo reservada para casos nos quais outras hipóteses necessitem ser descartadas. O diagnóstico definitivo é feito com a identificação do ácaro.
	Diagnóstico diferencial	A escabiose pode ser confundida praticamente com todas as dermatoses pruriginosas, como, por exemplo, prurigo estrófulo, dermatite atópica, eczema asteatótico e disidrose.
	Tratamento	Permetrina é o tratamento tópico de primeira escolha. Malation 0,5%, benzoato de benzila 25% e enxofre 5 a 10% são opções terapêuticas. Em crianças menores de 2 meses, em gestantes e durante a lactação, dá-se preferência ao enxofre precipitado 5 a 10% em pasta d'água, com boa eficácia. O mais importante é assegurar concentrações apropriadas da substância em contato com a pele por períodos adequados. Normalmente, este objetivo é alcançado utilizando-se o produto durante a noite e retirando-o pela manhã. Como os fármacos não têm atividade ovicida, o tratamento deve ser repetido após 7 a 10 dias e deve ser realizado em todas as pessoas que tenham contato prolongado como paciente (p. ex., familiares). Ivermectina oral na dose de 200 µg/kg é muito eficaz, mas também não tem atividade ovicida adequada. É o tratamento oral de primeira escolha, devendo ter indicação preferencial nos casos de surtos, em ambientes hospitalares e quando a terapia tópica não puder ser empregada. Tem a vantagem de ser de fácil administração. As roupas de uso pessoal e de cama devem ser lavadas diariamente e passadas a ferro quente ou secadas ao sol.

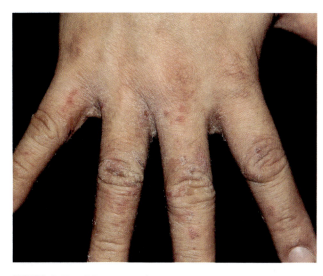

FIGURA 1 Escabiose. Local característico para a procura de ácaro. Neste caso, a paciente estava em tratamento para alergia. O raspado do espaço entre os quirodáctilos possibilitou o diagnóstico correto.

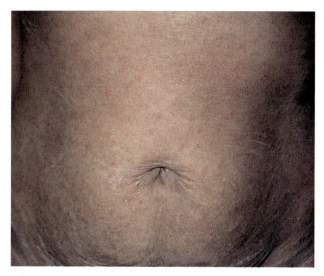

FIGURA 2 Escabiose. Lesões papulosas e pruriginosas no abdome, muitas vezes determinantes para o diagnóstico.

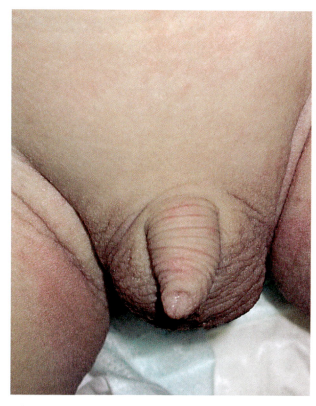

FIGURA 3 Escabiose. Lesões papulonodulares no pênis de criança.

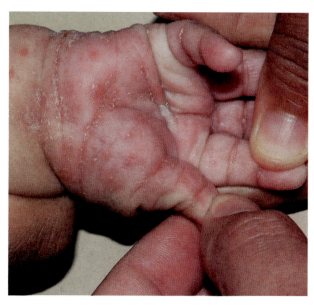

FIGURA 4 Escabiose. Palma de criança com lesões pruriginosas e papulosas.

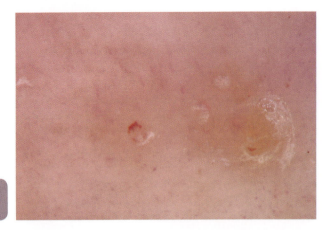

FIGURA 5 Escabiose. Realizado raspado do espaço interdigital de paciente idosa, acometida de prurido e erupção cutânea. Imagem em asa delta observada no Fotofinder®, aumento de 70×. (Cortesia da Dra. Marcela Benez – Iderj.)

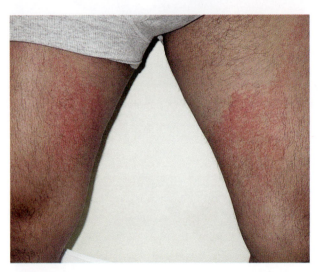

FIGURA 6 Escabiose. Lesões urticadas em paciente com hipersensibilidade ao ácaro.

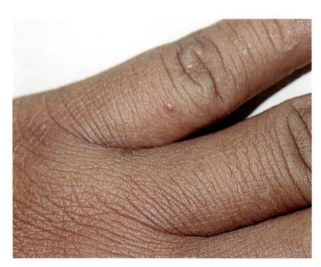

FIGURA 7 Escabiose. Lesões pruriginosas entre os quirodáctilos são de grande auxílio diagnóstico em pacientes com cuidados de higiene.

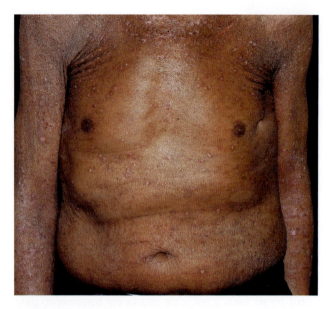

FIGURA 8 Escabiose. Pacientes idosos apresentam dificuldades para o diagnóstico. Muitas vezes o prurido é interpretado como próprio da xerodermia da idade. É importante interrogar os acompanhantes.

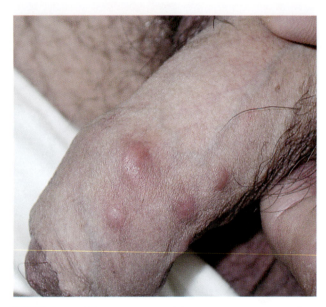

FIGURA 9 Escabiose. Lesões nodulares pruriginosas no pênis não são raras, mesmo após o tratamento específico.

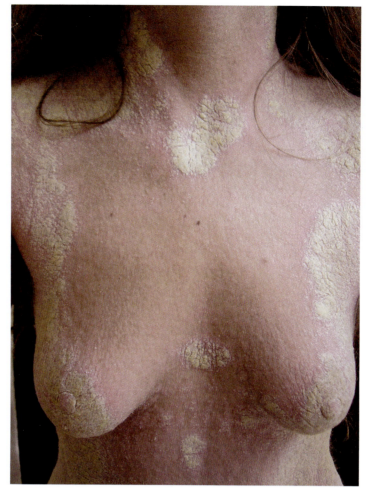

FIGURA 10 Escabiose. Paciente eritrodérmica com escamocrostas de tonalidade amarelada com prurido intenso, diagnosticada com psoríase.

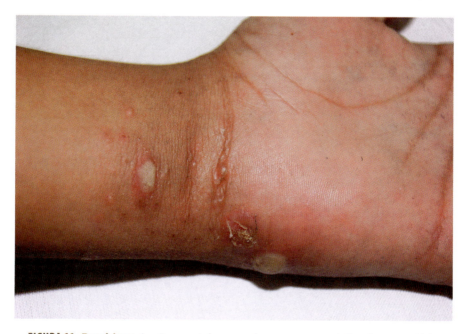

FIGURA 11 Escabiose. Lesões pustulosas podem ocorrer por infecção secundária.

ESCLERODERMIA CUTÂNEA LOCALIZADA

Sueli Carneiro • Ana Paula de Sá Earp

	Sinonímia	Esclerodermia localizada; morfeia.
	Epidemiologia	A esclerodermia é doença rara, com incidência em torno de 0,3 a 3 casos por 100.000 habitantes/ano. É mais comum entre brancos. As mulheres são afetadas 3 vezes mais que os homens. O pico de incidência é aos 50 anos de idade. A prevalência é igual em adultos e crianças, e nestas é o tipo mais comum de processo esclerodermiforme. É caracterizada pela esclerose da pele, com aumento da quantidade de colágeno.
	Etiologia	Desconhecida. É provável que resulte de uma interação complexa de fatores genéticos, distúrbios imunológicos, alterações vasculares e metabolismo da matriz extracelular, possivelmente deflagrados por infecção viral ou bacteriana ou até mesmo por traumatismo.
	Clínica	A esclerodermia classifica-se clinicamente nos subtipos a seguir, que não são mutuamente excludentes, uma vez que podem ocorrer mais de um no mesmo paciente. Além disso, todos eles podem afetar a face com intensidade variada. Mais de 20% dos pacientes podem desenvolver manifestações extra-articulares como artrite, tremores e uveíte. **Morfeia em placas.** Caracteriza-se pela presença de placas arredondadas, lisas, endurecidas (Figuras 1 e 2), de coloração branco-amarelada ou branco-marfim que, quando em atividade, são circundadas por áreas violáceas – *lilac rings* (Figura 3), localizadas principalmente no tronco e nas extremidades, embora possam ocorrer em outras áreas. Nas lesões notam-se ainda telangiectasias e diminuição dos pelos e da sudorese. **Morfeia bolhosa.** É uma forma rara que se caracteriza pelo aparecimento de bolhas ou erosões nas placas. **Morfeia em gotas.** Pequenas máculas esbranquiçadas planas ou ligeiramente deprimidas, atróficas, que ocorrem em grande número em tórax, dorso, ombros e pescoço. **Morfeia linear.** Assemelha-se à morfeia em placas, porém as placas são lineares, afetam os membros e podem acometer fáscia, músculos e tendões. É frequentemente associada a altos títulos de anticorpos antinucleares. Quando acomete fronte e couro cabeludo, é conhecida como esclerodermia em golpe de sabre (*coup de sabre*) (Figura 4). A morfeia linear em crianças costuma levar a retardo do crescimento da área envolvida (Figura 5). Denomina-se síndrome de Parry-Romberg quando há hemiatrofia facial associada à esclerodermia em golpe de sabre (Figura 6). A hemiatrofia pode não apresentar esclerose. **Morfeia profunda.** Placas únicas ou em pequeno número com predomínio de acometimento da derme profunda e hipoderme e, eventualmente, estruturas mais profundas, como fáscia e músculo (Figura 7). **Morfeia generalizada.** Definida quando há mais de quatro placas endurecidas com mais de 3 cm ou acometimento de dois ou mais locais do corpo, poupando face e mãos. Pode estar associada a sintomas sistêmicos (fadiga, artralgias e mialgias) e presença de anticorpos antinucleares. A diferenciação entre a morfeia generalizada e a esclerose sistêmica é feita pela ausência do fenômeno de Raynaud, de acroesclerose e do acometimento de órgãos internos na primeira. **Morfeia pan-esclerótica.** Acometimento circunferencial dos membros envolvendo epiderme, derme, subcutâneo, músculo e osso. Pode acometer outras áreas do corpo, sempre com fibrose profunda. Causa incapacidade devido à atrofia dos músculos e à contratura das articulações subjacentes (Figura 8).
	Diagnóstico	O diagnóstico da morfeia é baseado na observação clínica das características das lesões e no exame anatomopatológico, que revela derme com fibras colágenas espessas e densamente compactadas e encarceramento dos anexos cutâneos.
	Diagnóstico diferencial	Síndromes esclerodermiformes, síndrome eosinofilia-mialgia, fasciite eosinofílica, líquen escleroso, doença do enxerto contra hospedeiro, esclerose sistêmica, escleredema, atrofodermia de Pasini e Pierini. A morfeia se diferencia da esclerose sistêmica pela ausência de esclerodactilia, do fenômeno de Raynaud, das alterações na capilaroscopia do leito ungueal e de comprometimento de órgãos internos.
	Tratamento	• Tópicos: corticosteroides, análogos da vitamina D (calcitriol, calcipotriol), tacrolimo, imiquimode • Fototerapia: UVB-NB, PUVA, PUVA-banho, UVA, UVA-1 • Sistêmicos: corticosteroides, metotrexato, D-penicilamina, ciclosporina, micofenolato de mofetila, fotoférese extracorpórea • Outros tratamentos: fisioterapia e cirurgia.

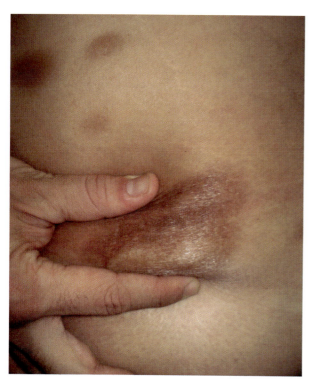

FIGURA 1 Esclerodermia cutânea localizada. O endurecimento cutâneo é observado no ato do pregueamento quando o paciente é examinado.

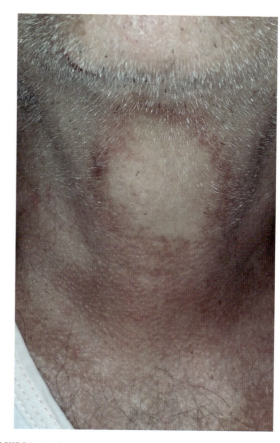

FIGURA 3 Esclerodermia cutânea localizada. Lesão cutânea endurecida, rodeada por halo eritematovioláceo (*lilac ring*), que indica atividade da doença.

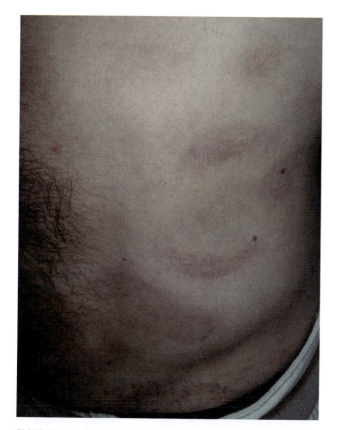

FIGURA 2 Esclerodermia cutânea localizada em placa. Múltiplas placas endurecidas eritematoacastanhadas localizadas no tronco, uma das localizações mais características.

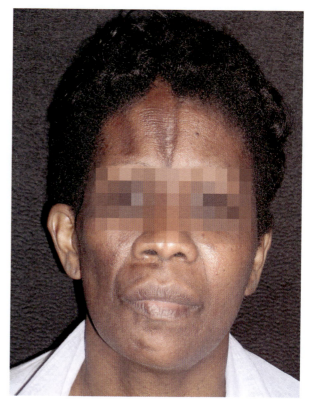

FIGURA 4 Esclerodermia cutânea localizada. Esclerodermia em golpe de sabre associada a discreta hemiatrofia facial.

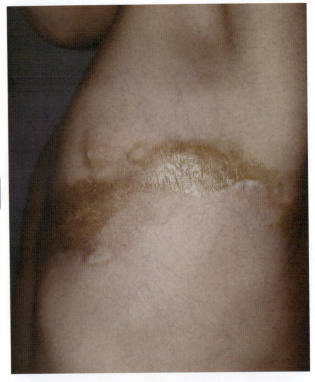

FIGURA 5 Esclerodermia cutânea localizada. Lesão cutânea endurecida, de tonalidade acobreada, com áreas esbranquiçadas na periferia, brilhante, de difícil pregueamento, localizada linearmente na parede lateral do tronco da criança.

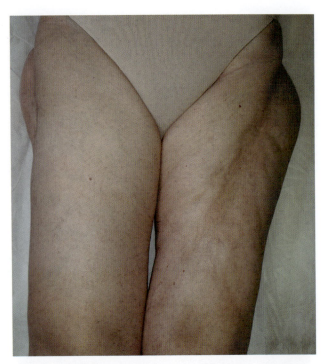

FIGURA 7 Morfeia profunda. Placa acometendo derme profunda na face lateral de ambas as coxas.

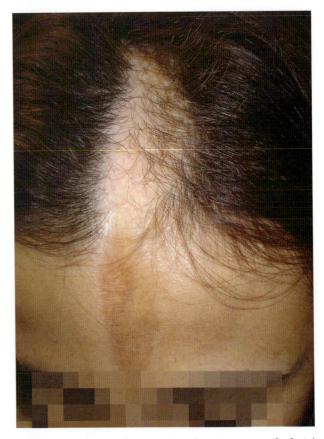

FIGURA 6 Síndrome de Parry-Romberg. Hemiatrofia facial em paciente com esclerodermia localizada.

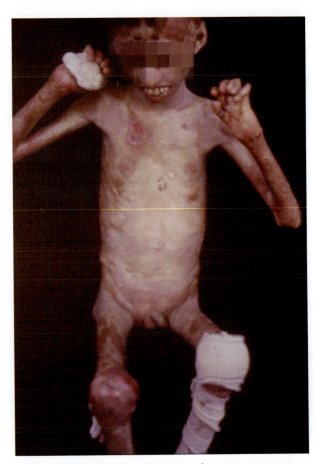

FIGURA 8 Morfeia pan-esclerótica. É uma forma grave de esclerodermia localizada. (Arquivo do Hospital Universitário Pedro Ernesto – HUPE-UERJ.)

ESCLEROSE SISTÊMICA

Sueli Carneiro • Ana Paula de Sá Earp

=	**Sinonímia**	Esclerose sistêmica progressiva, esclerodermia sistêmica.
	Epidemiologia	É quatro vezes mais frequente nas mulheres do que nos homens e é mais frequente em negros do que em brancos. A idade de aparecimento mais comum é entre a 3ª e a 5ª década. Os negros têm maior propensão a desenvolver a forma difusa da doença, enquanto entre os brancos a forma limitada é a mais comumente encontrada. A tribo Choctaw em Oklahoma é uma população em que há prevalência duas vezes maior do que a esperada e apresenta um fenótipo clínico e imunológico mais homogêneo do que o observado na população em geral.
	Etiologia	A esclerose sistêmica é uma doença autoimune clinicamente heterogênea, caracterizada por fibrose da pele e dos órgãos internos por deposição maciça de colágeno e outras substâncias da matriz; por doença vascular e microvascular; e por desregulação imune com produção de autoanticorpos antinucleares (ANA), principalmente antitopoisomerase I (ATA, Scl-70) e anticentrômero (ACA). Apresenta três subfenótipos distintos baseados na gravidade do envolvimento da pele: cutâneo limitado, cutâneo difuso e sem envolvimento cutâneo. Esta classificação reflete o envolvimento dos órgãos, que pode variar de doença mínima a progressiva, resultando em morte prematura. Ocorre em um hospedeiro geneticamente suscetível após exposições ambientais ou outros desencadeantes externos. Múltiplos *loci* genéticos contribuem para a suscetibilidade à doença e sua progressão e podem levar a alterações na imunidade inata e adaptativa, sinalização celular, matriz extracelular, degradação do DNA ou RNA e apoptose ou autofagia. A associação mais forte foi observada no *locus* 6p21 do complexo principal de histocompatibilidade (MHC). As associações positivas de classe II mais significativas em brancos e hispânicos foram os alelos DRB1*1104, DQA1*0501 e DQB1*0301. Nos negros foi associada a DRB1*0804, DQA1*0501 e DQB1*0301. A importância da variação da expressão gênica e os diferentes mecanismos que a regem, incluindo o campo de epigenética recentemente descoberto, também são explorados com ênfase no micro-RNA (miRNA). Além das variantes genéticas, mecanismos epigenéticos também estão envolvidos.
	Clínica	**Esclerose sistêmica limitada (CREST).** A síndrome CREST (mais de 60% dos pacientes estão neste grupo) caracteriza-se por *C*alcinose cutânea, fenômeno de *R*aynaud, disfunção *E*sofágica, e*S*clerodactilia e *T*elangiectasias (Figuras 1 a 5). Esses pacientes têm início mais insidioso da doença, uma longa história de fenômeno de Raynaud, curso mais benigno e prognóstico muito melhor. Os anticorpos anticentrômero são altamente específicos e estão presentes em 50 a 90% dos casos. **Esclerose sistêmica difusa.** Os pacientes com esta forma têm uma doença de início mais abrupto. É frequente observar despigmentação vitiligoide da pele com máculas milimétricas foliculares retendo a pigmentação, dando o aspecto em sal e pimenta (Figura 6); também costuma ocorrer alteração pigmentar generalizada e acinzentada (Figura 7). Frequentemente, os pacientes apresentam artrite, esclerose acral, fenômeno de Raynaud e ulcerações milimétricas nos dígitos, ocasionando aspecto em roído de traça (Figura 8). Os anticorpos anticentrômero são incomuns, mas anticorpos antitopoisomerase I (anti-Scl 70) estão presentes em 30% dos pacientes. O acometimento de órgãos internos é precoce, e os acometidos com mais frequência são coração, pulmões, sistema digestório e rins.
	Diagnóstico	Novos critérios de classificação foram estabelecidos pelo comitê do American College of Rheumatology (ACR) e pela European League Against Rheumatism (EULAR) para substituir os critérios ACR 1980. Determinou-se que o espessamento da pele dos dedos que se estende proximalmente até as articulações metacarpofalangianas é suficiente para que o paciente seja classificado com esclerose sistêmica; se isso não estiver presente, aplicam-se sete itens de adição, com pesos variados para cada um: espessamento da pele dos dedos, lesões nas pontas dos dedo, telangiectasia, capilares anormais na boca, doença pulmonar intersticial ou hipertensão arterial pulmonar, fenômeno de Raynaud e autoanticorpos relacionados a esclerose sistêmica. O diagnóstico laboratorial é feito por meio do exame histopatológico, dos testes sorológicos e da pesquisa do comprometimento visceral.
≠	**Diagnóstico diferencial**	Morfeia generalizada, mixedema, escleredema, escleromixedema, fibrose nefrogênica sistêmica, doença do enxerto contra hospedeiro crônica, síndromes esclerodermiformes.
	Tratamento	O tratamento da esclerose sistêmica é difícil e deve focar o acometimento dos órgãos internos, principalmente os rins e os pulmões, cujo acometimento pela doença pode levar à morte do paciente. Os objetivos do tratamento são reduzir a ativação imune, tratar as alterações microvasculares e a fibrose. Com este fim são utilizados imunossupressores (ciclofosfamida, metotrexato), bloqueadores dos canais de cálcio, inibidores da enzima conversora da angiotensina (ECA), análogos da prostaciclina, antagonistas da endotelina, inibidores da 5-fosfodiesterase, D-penicilamina e fotoférese extracorpórea, imunobiológicos como infliximabe e rituximabe, gamaglobulina intravenosa, micofenolato de mofetila, azatioprina, indução de tolerância ao colágeno, fluoxetina, pirfenidona, relaxina, halofuginona, inibidores da tirosinoquinase via inibição do fator transformador do crescimento beta (TGF-β), inibidores da apoptose endotelial, inibidores da proliferação da parede vascular, e antitrombóticos, como trombolíticos, anticoagulantes e antiplaquetários.

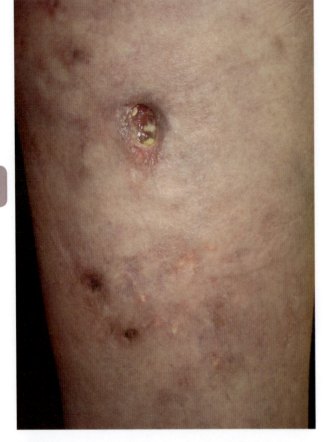

FIGURA 1 Esclerose sistêmica, forma CREST. Calcinose cutânea no membro inferior.

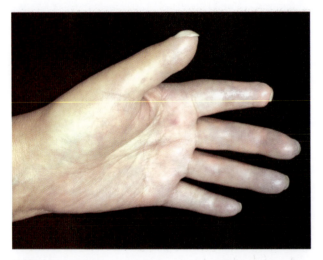

FIGURA 2 Esclerose sistêmica, forma CREST. Mãos da paciente exibindo fenômeno de Raynaud associado a esclerodactilia e telangiectasias.

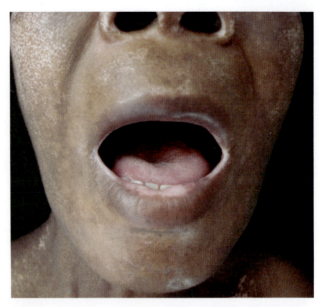

FIGURA 3 Esclerose sistêmica, forma CREST. Microstomia.

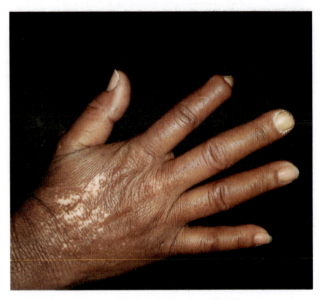

FIGURA 4 Esclerose sistêmica, forma CREST. Ulceração na extremidade do dígito evoluindo com reabsorção óssea da falange distal e esclerodactilia.

Seção 2 | Afecções Dermatológicas de A a Z 519

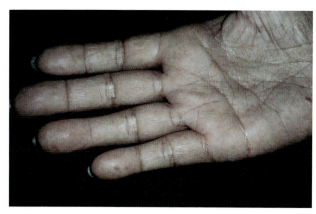

FIGURA 5 **Esclerose sistêmica, forma CREST.** Telangiectasias nas palmas do paciente com CREST.

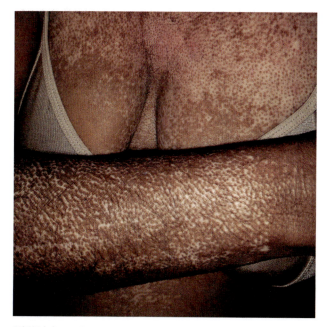

FIGURA 6 **Esclerose sistêmica.** Alteração da pigmentação em sal e pimenta acompanhando esclerose cutânea.

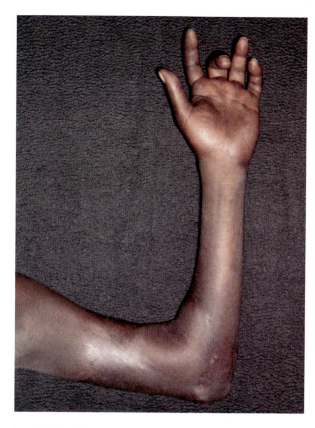

FIGURA 7 **Esclerose sistêmica.** Pigmentação acinzentada difusa e esclerodactilia.

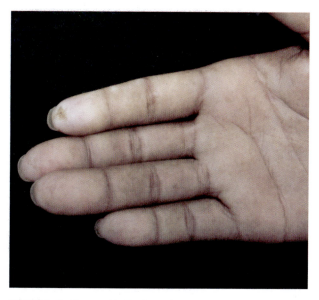

FIGURA 8 **Esclerose sistêmica.** Ulceração na extremidade da falange distal que deixa aspecto em roído de traça.

ESCLEROSE TUBEROSA

Salmo Raskin • Rubem David Azulay • Aguinaldo Bonalumi Filho

=	**Sinonímia**	Doença de Bourneville, doença de Pringle-Bourneville, epiloia (epilepsia, *low intelligence*, adenoma sebáceo), complexo esclerose tuberosa e esclerose tuberosa de Bourneville.
	Epidemiologia	Acomete igualmente ambos os sexos e todas as etnias, embora alguns trabalhos tenham encontrado razões homem:mulher de até 3:1. Normalmente o diagnóstico ocorre entre 2 e 6 anos de idade. Formas frustras são comuns. Sua prevalência está estimada entre 1:5.800 e 1:15.000, o que lhe confere a característica de entidade nosológica genética das mais frequentes.
	Etiologia	É um distúrbio multissistêmico, com padrão de herança autossômico dominante, com elevada penetrância (80%) e expressividade variável. Cerca de 2/3 dos casos são resultantes de mutações esporádicas nas quais um membro da família afetado não é identificado. Duas alterações gênicas independentes levam ao mesmo conjunto de manifestações que caracterizam a doença, daí a denominação "complexo esclerose tuberosa" (CET). A ocorrência dessas duas formas genéticas se dá igualmente nos casos familiais e é quatro vezes mais frequente a CET2 decorrente de "nova mutação" em casos esporádicos; quando isso ocorre, a doença tende a ser mais grave. Na primeira (CET1), encontrada em cerca de 27% dos casos dos quais mutação é detectada, a alteração genética se localiza na banda 4 da região 3 do braço longo do cromossomo 9; e, na segunda (CET2), encontrada em cerca de 73% dos casos nos quais mutação é detectada, a alteração genética ocorre na banda 3 da região 1 do braço curto do cromossomo 16. Esses genes sintetizam, respectivamente, as proteínas denominadas hamartina e tuberina, que atuam como genes supressores de tumor. À exceção da doença renal policística, que está relacionada ao CET2, não há outras diferenças fenotípicas entre as duas.
	Clínica	A esclerose tuberosa é um distúrbio genético que afeta a diferenciação celular e a proliferação, o que resulta em hamartomas em muitos órgãos (p. ex., pele, cérebro, olhos, rins, coração). É uma síndrome neurocutânea complexa, com uma tríade clássica constituída de deficiência intelectual, epilepsia e angiofibromas. As lesões cutâneas estão presentes em 70% dos casos e são importantes no diagnóstico precoce da doença: • Máculas hipocrômicas ou acrômicas (*macule-ash-leaf*): apresentam-se ovaladas ou em forma de folha (poligonais) e, em 85% dos casos, ao nascimento. Representam a primeira manifestação cutânea (Figura 1). O número de lesões varia de uma a dezenas, com diâmetro variando de 0,5 a 0,8 cm. Tem sede preferencial no tronco ou na raiz dos membros. O exame com luz de Wood (ultravioleta de 360 nm) facilita sua identificação. Raramente os cabelos apresentam-se despigmentados • Angiofibromas ("adenoma sebáceo"): ocorrem em cerca de 50 a 80% dos casos e surgem geralmente aos 5 ou 7 anos de idade, sendo raros antes de 1 ano. Localizam-se de maneira simétrica bilateral na face, predominantemente nos sulcos nasogenianos e na região peroral, "em asa de borboleta", podendo se estender à região mentoniana, à fronte e às pálpebras. As lesões são múltiplas e tendem a aumentar até os 20 anos de idade em quantidade e em tamanho, com diâmetros que variam de 1 mm a 1 cm, quando se tornam estacionárias. São pápulas de coloração amarelo-avermelhada, frequentemente com telangiectasias tênues em sua superfície (Figuras 2 e 3). Têm sido relatados também em associação com neoplasia endócrina múltipla tipo 1 (NEM-1) e síndrome de Birt-Hogg-Dubé. Também no polo cefálico pode ocorrer uma placa de cor castanho-amarelada localizada na região frontal ou no couro cabeludo, medindo 2 a 3 cm, distinta das lesões de angiofibroma (Figura 4) • Placas de Shagreen (*Shagreen-patchs*, colagenoma): ocorrem em 25 a 70% dos casos e surgem após os 5 anos de idade. São placas ligeiramente elevadas, cor da pele, de aspecto de casca de laranja, de tamanho variável, localizadas quase sempre na região lombossacra e na face (Figura 5). Placas de aspecto idêntico, quando localizadas na fronte, são patognomônicas • Manchas café com leite (*café-au-lait*): não há consenso quanto à frequência das manchas café com leite na esclerose tuberosa. Do ponto de vista clínico, são comparáveis às encontradas na neurofibromatose • Fibromas periungueais (tumores de Köenen): são característicos e não surgem antes da puberdade (Figura 6). São lesões que emergem das dobras ungueais, de coloração rósea ou cor da pele. São múltiplos e podem atingir mais de 1 cm de comprimento. Ocorrem em cerca de 15 a 50% dos pacientes • Outras lesões frequentemente encontradas na pele são tumores pedunculares e moluscos pendulares.
	Diagnóstico	**Critérios maiores** • Angiofibromas faciais ou placas frontais • Fibromas periungueais • Máculas hipomelanóticas (≥ 3) • Placa de Shagreen • Hamartomas nodulares múltiplos da retina • Tuberosidade cortical • Nódulo subependimário • Astrocitoma de células gigantes subependimário

- Rabdomioma cardíaco, único ou múltiplo
- Linfangiomiomatose pulmonar
- Angiomiolipoma renal.

Critérios menores
- Depressões puntiformes múltiplas nos dentes
- Pólipos hamartomatosos no reto
- Cistos ósseos
- Tratos migratórios ou vias heterotópicas na substância branca cerebral
- Fibromas gengivais
- Hamartomas em outras localizações (exceção renal)
- Placas acrômicas na retina
- Lesões cutâneas em confete
- Múltiplos cistos renais.

Diagnóstico do complexo esclerose tuberosa
- Definitivo: dois critérios maiores ou um critério maior, mais dois menores ou a detecção de uma variante heterozigota patogênica em *TSC1* ou *TSC2*
- Provável: um critério maior mais um menor
- Possível: um critério maior ou dois ou mais critérios menores.

Mais de 450 variantes patogênicas em heterozigose nos genes *TSC1* e *TSC2* já são conhecidas e podem ser identificadas por análise genética por meio de uma combinação de técnicas laboratoriais, em especial sequenciamento, MLPA (*Multiplex Ligation-dependent Probe Amplification*) e CGH (*Comparative Genomic Hybridization*). Essas variantes patogênicas são identificadas em cerca de 75 a 90% dos casos que preenchem os critérios de diagnóstico anteriormente descritos. A taxa de detecção de variantes patogênicas é de 66% em casos esporádicos e de 24% em casos nos quais há pelo menos mais um familiar afetado. Os casos em que não se detectam variantes patogênicas são principalmente devidos a diagnóstico incorreto, técnica de análise genética incompleta ou mosaicismo somático.

 Diagnóstico diferencial — Os angiofibromas têm como diagnóstico diferencial acne vulgar, rosácea, tricoepiteliomas múltiplos, verruga plana, siringomas e síndrome basocelular nevoide. As máculas acrômicas podem ser diferenciadas de nevo acrômico, nevo anêmico, hipomelanose de Ito, vitiligo e máculas hipomelanóticas do piebaldismo.

 Tratamento — O tratamento dos angiofibromas é indicado, muitas vezes, em virtude de sangramento, infecção e desconforto estético facial. Eles podem ser removidos por dermoabrasão, crioterapia, *shaving* ou eletrocoagulação. Entretanto, deve-se informar ao paciente ou aos familiares a possibilidade de recidivas. As placas de Shagreen, os tumores de Köenen e a hiperplasia gengival podem ser tratados de forma semelhante.

Os tumores subungueais são retirados por motivos estéticos. São facilmente dissecados do teto dorsal da unha, dobrados com um bisturi cirúrgico (escalpelo), elevados e soltos. Os tumores são reduzidos próximo de suas origens visíveis. O fibroma subungueal, em geral, não necessita de ablação total da matriz da unha, a não ser quando se origina nessa matriz.

Grandes lesões nodulares não respondem bem à criocirurgia ou à dissecção e curetagem.

A penetração do *laser* de CO_2 e/ou de *laser* de argônio é insuficiente para o tratamento das lesões espessas ou densas, embora o uso desses *lasers* possa ser proveitoso em áreas relativamente planas.

Os inibidores mTor são opções terapêuticas (sirolimo, tensirolimo, everolimo).

É fundamental o aconselhamento genético, visto que 2/3 dos casos são decorrentes de novas mutações.

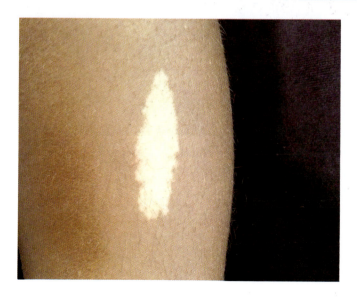

FIGURA 1 Esclerose tuberosa. Mácula hipocrômica poligonal (*ash-leaf*).

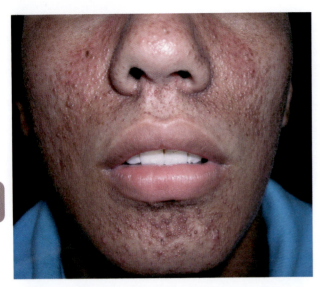

FIGURA 2 Esclerose tuberosa. Angiofibroma. Diminutas pápulas de superfície lisa e brilhante em sulco nasogeniano, nariz, região malar e perioral.

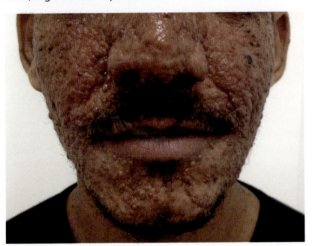

FIGURA 3 Esclerose tuberosa. Angiofibroma. Pápulas de superfície lisa e brilhante em sulco nasogeniano, nariz, região malar e perioral.

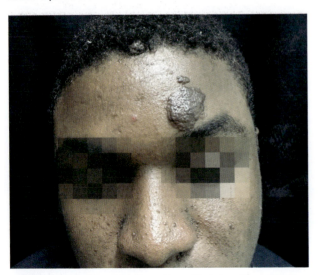

FIGURA 4 Esclerose tuberosa. Placa fibrosa cefálica de tonalidade castanho-amarelada na região frontal.

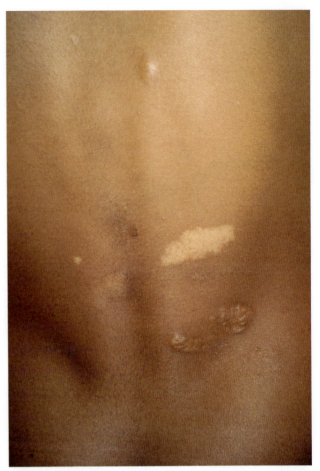

FIGURA 5 Esclerose tuberosa. Placa de Shagreen. Placa normocrômica com superfície em casca de laranja no dorso. Há também mácula hipocrômica em forma de folha.

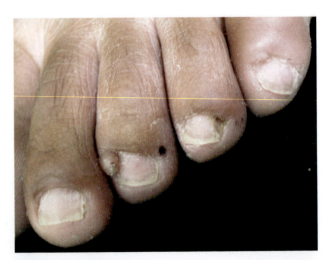

FIGURA 6 Esclerose tuberosa. Angiofibroma periungueal no terceiro pododáctilo esquerdo; é também conhecido como tumor de Köenen.

ESPOROTRICOSE

Fabio Francesconi • Valeska Albuquerque Francesconi • Antonio Carlos Francesconi do Valle • Gláucia Francesconi do Valle Martins

Sinonímia
Não tem outra nomenclatura.

Epidemiologia
Doença de distribuição universal, sendo mais frequente nas regiões de clima tropical e subtropical. Encontrada em áreas urbanas e rurais, geralmente associada a vegetais, podendo também ser isolada do solo e de alguns animais, como o tatu e o gato. Desde 1997 ocorre epidemia de esporotricose, sendo o gato um importante elo na cadeia epidemiológica (Figura 1).

Etiologia
O complexo *Sporothrix* compreende as seguintes espécies com maior relevância clínica: *S. schenkii, S. brasiliensis, S. globosa, S. luriei*.

Clínica
Existem formas tegumentares e extrategumentares. Pode-se classificá-las em:
- Cutâneo-linfática: é a mais comum e caracteriza-se por lesão papulonodular, às vezes ulcerada no ponto de inoculação (cancro esporotricótico), seguida de um cordão linfático indolor centrípeto (Figuras 2 a 4)
- Cutâneo-localizada: caracteriza-se por apresentar vários tipos de lesões que podem ser papulonodular, ulcerada, gomosa e verrucosa (Figuras 5 e 6). É mais frequente em crianças (Figura 7) e indivíduos em bom estado geral
- Mucosa-localizada: forma rara; pode acometer as mucosas nasal, oral, faríngea, laríngea e conjuntival
- Cutâneo-disseminada: caracteriza-se por lesões nodulares ou gomosas que se disseminam por via hematogênica em imunodeprimidos (Figura 8)
- Extracutânea: forma muito rara; qualquer órgão ou tecido pode ser acometido, sobretudo ossos, pulmões, músculos, articulações, testículo e sistema nervoso central.

Outras formas pouco relatadas, neste tipo de transmissão zoonótica, têm sido recorrentes, como a forma cutânea disseminada e a forma ocular em pacientes sem imunossupressão. A dacriocistite e a fístula são complicações da esporotricose ocular, vista principalmente em crianças. Manifestações de hipersensibilidade são frequentes, como artralgia, artrite inflamatória, eritema nodoso, eritema polimorfo e síndrome de Sweet associadas às formas cutâneas.

Na coinfecção com HIV, a esporotricose pode se apresentar de forma oportunística, inclusive como primeira manifestação do HIV com formas cutâneas disseminadas e/ou sistêmicas. Em pacientes com T CD4 abaixo de 200/ℓ, já foram detectados casos de óbitos; septicemia; acometimento de mucosa nasal, oral, laríngea, faríngea e ocular; meningocefalia, hidrocefalia e comprometimento osteoarticular. Também já foi observado, em alguns pacientes, agravamento do quadro clínico devido à síndrome de recuperação imune. Os pacientes com preservação da imunidade apresentaram formas localizadas da doença.

Diagnóstico
- Exame direto: os elementos do *S. schenckii* são raramente visualizados
- Cultivo: é o método preferencial, com crescimento em 3 a 5 dias
- Exame histopatológico: presença eventual de poucos microrganismos, o que dificulta o diagnóstico e o torna apenas sugestivo
- Sorologia: também é útil no diagnóstico, embora não seja utilizada de rotina
- Rotina diagnóstica em pacientes com T CD4 < 200
- Exame micológico de escarro, urina, sangue e liquor
- Exames de imagem (radiografia de tórax, seios da face)
- Exame de fundo de olho
- Endoscopia das vias aéreas e digestivas superiores (VADS).

Diagnóstico diferencial
- Cutâneo-linfática: leishmaniose tegumentar americana, piodermite, nocardiose e micobacteriose atípica
- Cutâneo-localizada: paracoccidioidomicose, leishmaniose, esporotricose, cromomicose, tuberculose (mnemônica PLECT) e carcinoma epidermoide
- Cutânea disseminada: tuberculose, ectima e sífilis terciária.

Tratamento
Solução saturada de iodeto de potássio.
Iodeto de potássio 50 g.
Água destilada 35 mℓ.
Dose para adulto:
- 20 a 25 gotas (2 vezes/dia)
- 2,8 a 3,5 g/dia.

Dose pediátrica:
- 10 a 15 gotas (2 vezes/dia)
- 1,4 a 2,1 g/dia.

Começar com 5 gotas nas 2 tomadas e aumentar 1 gota (ambas tomadas) por dia até atingir a dose-alvo.
Após as refeições, misturar com suco ou leite (melhora a tolerância).
Itraconazol 100 a 200 mg/dia após as refeições (em média 3 meses). Em casos de lesões ósseas, utilizar 400 mg/dia.
Terbinafina 250 mg, 1 comprimido/dia (em média 3 meses).
Anfotericina B (desoxicolato), usada nas formas disseminadas e em pacientes imunocomprometidos na dosagem de 0,25 a 1 mg/kg/dia.
Anfotericina B (lipossomal) 3 a 5 mg/kg/dia.
Para modo de aplicação, ver capítulo *Paracoccidioidomicose*.

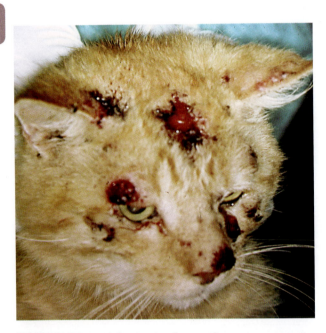

FIGURA 1 Esporotricose. Lesões cutâneas em um gato, transmissor do fungo para humanos, atualmente uma das formas mais frequentes de transmissão no estado do Rio de Janeiro.

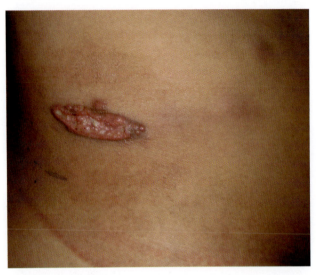

FIGURA 3 Esporotricose. Forma cutâneo-linfática no abdome de gestante.

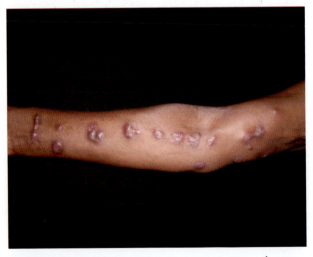

FIGURA 2 Esporotricose. Forma cutâneo-linfática. É a apresentação mais frequente da doença.

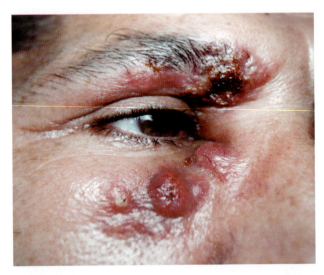

FIGURA 4 Esporotricose. Forma cutâneo-linfática na face. Muitas vezes é difícil identificar a participação dos gânglios.

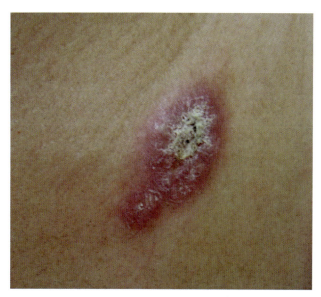

FIGURA 5 Esporotricose. Forma cutâneo-localizada única, com aspecto verrucoso.

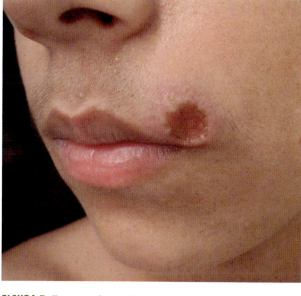

FIGURA 7 Esporotricose. Forma cutâneo-localizada. Lesão nodular ulcerada na face de uma criança. O diagnóstico diferencial é com hanseníase nodular na infância. (Cortesia da Dra. Mercedes Pockstaller.)

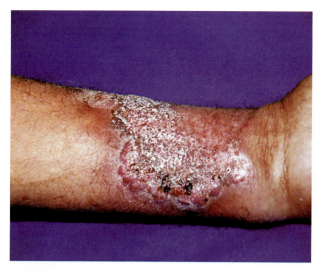

FIGURA 6 Esporotricose. Forma cutâneo-localizada verrucosa de crescimento lento no membro superior.

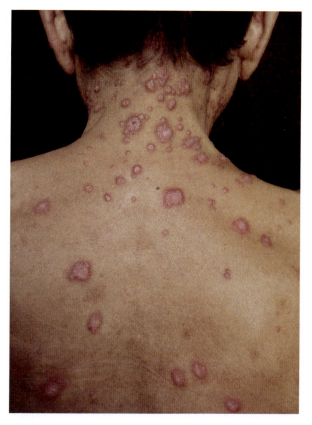

FIGURA 8 Esporotricose. Forma cutâneo-disseminada. Paciente imunossuprimido por etilismo e desnutrição apresentando dezenas de lesões, algumas com aspecto molusco-símile.

ESTEATOCISTOMA

Lorena Guedes Assunção • Raquel de Almeida Boechat • Fabiano Roberto Pereira de Carvalho Leal

=	**Sinonímia**	Esteatocistoma simples, esteatocistoma múltiplo, sebocistomatose e doença epidérmica policística.
	Epidemiologia	Doença rara. Acomete igualmente ambos os sexos. O esteatocistoma múltiplo tem início na adolescência e pode aumentar em número e tamanho ao longo dos anos. O esteatocistoma simples é um cisto único que aparece na fase adulta, de forma esporádica.
?	**Etiologia**	Doença genética rara, benigna, com herança autossômica dominante com aparecimento na adolescência. É uma malformação harmatomatosa da junção do ducto pilossebáceo associada à mutação do gene da queratina 17, uma queratina tipo 1 encontrada nas glândulas sebáceas e nos folículos pilosos. A mesma mutação ocorre na paquioníquia congênita tipo 2. A forma esporádica que corresponde à maioria dos casos de esteatocistoma tem a etiologia desconhecida.
	Clínica	Lesões papulocísticas translúcidas, normocrômicas ou amareladas, de consistência firme ou elástica, com até 2 cm de diâmetro, numerosas ou única. São, em sua maioria, assintomáticas, mas podem inflamar e tornar-se supurativas. Acometem área pré-esternal do tronco, principalmente no sexo masculino, e região proximal das extremidades e axilas, pescoço, abdome (Figura 1), glúteos e, menos frequentemente, genitália, face (Figura 2) e couro cabeludo. De acordo com os locais, a doença é subagrupada nos tipos localizado, generalizado, facial, acral e supurativo. Pode estar associada a paquioníquia congênita e cisto de pelo *vellus*. O que caracteriza o esteatocistoma simples é o fato de se apresentar somente com uma lesão cística única.
	Diagnóstico	Clínico e histopatológico: cisto localizado na derme média, revestido por epitélio escamoso estratificado, ausência de camada granulosa e presença de lóbulos de glândulas sebáceas próximo à parede do cisto. A cavidade do cisto pode conter pequenos pelos *vellus*.
≠	**Diagnóstico diferencial**	Cisto epidermoide, cisto eruptivo do pelo *vellus*, cistos triquilemais, *milia*, hidrosadenite no caso de esteatocistoma múltiplo supurativo.
	Tratamento	Extração cirúrgica, terapia com *laser* de CO_2 ablativo fracionado, isotretinoína oral e crioterapia. Outras terapias incluem o tratamento com o *laser* Er:YAG, seguido pela pomada tópica de tetraciclina, que também tem mostrado bons resultados estéticos. Procedimentos recentes incluem o uso de radiofrequência para fazer mini-incisões expressando o conteúdo e a parede do cisto, extraindo todo o material. Apresenta a vantagem de ser menos invasiva, ter cicatrização mais estética e menor recorrência das lesões.

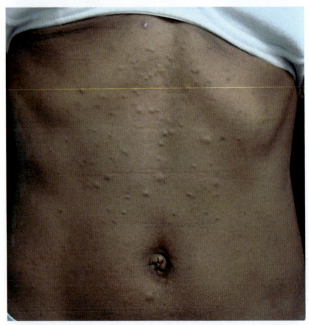

FIGURA 1 Esteatocistoma. Presença de múltiplas lesões císticas que dão saída a conteúdo oleoso esbranquiçado quando incisadas, na região do abdome. A remoção deve ser feita de forma a evitar cicatrizes inestéticas.

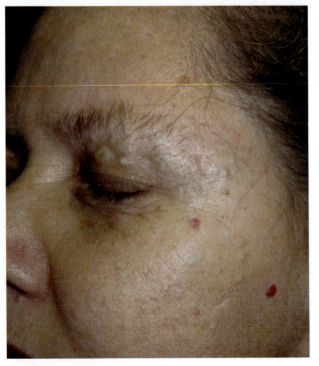

FIGURA 2 Esteatocistoma. Lesões císticas amareladas de pequenas dimensões localizadas na pálpebra.

ESTRIAS

Doris Hexsel • Taciana Dal'Forno Dini

=	**Sinonímia**	*Striae distensae, striae atrophicans* e *striae gravidarum*.
📈	**Epidemiologia**	Condição inestética comum em ambos os sexos, porém mais frequente nas mulheres, ocorrendo na maioria das adultas. A prevalência e a incidência variam de acordo com a população estudada. Nas gestantes, pode aparecer em 50 a 90% dos casos. A idade de início é muito variada, geralmente iniciando-se na adolescência, logo após o aparecimento dos pelos pubianos.
❓	**Etiologia**	É difícil determinar todos os fatores etiológicos que podem estar envolvidos na gênese das estrias, tendo em vista a sua ocorrência em uma variedade de condições clínicas. A rede de tecido conjuntivo pode ser alterada ou danificada pelo estiramento cutâneo contínuo e progressivo que ocorre na adolescência, na gravidez, na obesidade, no aumento rápido de massa muscular ou em certas alterações hormonais, como na síndrome de Cushing ou após uso prolongado de corticosteroides potentes, sejam eles tópicos ou sistêmicos. O estiramento cutâneo e as alterações hormonais podem coexistir em algumas situações em que as estrias aparecem com frequência, como na adolescência e na gravidez. Fatores genéticos também estão envolvidos, sendo manifestação clínica da síndrome de Marfan.

👁	**Clínica**	São lesões atróficas lineares que ocorrem com mais frequência em coxas, nádegas, mamas e abdome nas mulheres (Figuras 1 e 2) e porção superior das coxas e regiões lombossacras (Figura 3) e axilas nos homens (Figura 4), particularmente naqueles que ganharam massa muscular de forma rápida por exercícios físicos muito intensos. Na dependência do fator desencadeante, outras regiões podem ser acometidas. As estrias geralmente são assintomáticas. Nas fases iniciais, podem causar ardência ou prurido, apresentam coloração violácea e, progressivamente, tornam-se atróficas e hipopigmentadas. As estrias antigas assemelham-se a cicatrizes e apresentam atrofia cutânea, clinicamente evidente pelo brilho e ausência de anexos, além de rugas finas na sua superfície. As estrias apresentam tamanhos e larguras variáveis: geralmente medem 1 a vários centímetros de comprimento e 1 a 10 mm de largura. As estrias decorrentes da síndrome de Cushing e as induzidas pelo uso de corticosteroide podem ser mais largas e amplamente distribuídas. Os achados histopatológicos são semelhantes aos encontrados nas cicatrizes.
		Para fins clínicos, histopatológicos e terapêuticos, as estrias podem ser classificadas em:
		• Estrias recentes
		   • Estreitas (até 0,5 mm)
		   • Largas (> 0,5 mm)
		• Estrias antigas
		   • Estreitas (até 0,5 mm)
		   • Largas (> 0,5 mm).
		As estrias podem ser causa de importante estresse emocional, sendo consideradas uma condição inestética.

🔍	**Diagnóstico**	A anamnese é importante para investigar os fatores desencadeantes, as condições que podem estar associadas e para estabelecer o diagnóstico diferencial. É importante excluir as síndromes de Cushing e de Marfan, devido a outras alterações potencialmente graves associadas a essas doenças. Exames complementares não são necessários para o diagnóstico. O exame anatomopatológico das estrias assemelha-se ao das cicatrizes.
≠	**Diagnóstico diferencial**	Cicatrizes, pseudocicatrizes, atrofodermia linear, elastose linear focal, pseudoxantoma elástico e síndrome de Ehlers-Danlos.
💊	**Tratamento**	Estrias recentes e antigas podem requerer diferentes tratamentos. **Estrias recentes** É importante identificar e intervir nos fatores etiológicos envolvidos no aparecimento das estrias, atuando profilaticamente no surgimento de novas lesões. Intervenções terapêuticas precoces podem proporcionar melhores resultados, pois evitam ou ao menos minimizam as alterações estruturais epidérmicas que seguem este estágio. Em geral, estrias recentes são mais responsivas aos tratamentos. Estudos mostram que a tretinoína tópica pode ser eficaz no tratamento das estrias. A dermoabrasão e a microdermoabrasão, quando realizadas superficialmente e com frequência regular, proporcionam melhora das estrias recentes estreitas. Esses procedimentos apresentam alguma evidência de reorganização das fibras de colágeno na derme. Os *lasers excimer* 308 nm, *dye laser* pulsado 585 nm, Nd:YAG 1.064 nm apresentam nível baixo de evidência no tratamento de estrias recentes, assim como a luz intensa pulsada.

O microagulhamento e os *lasers* fracionados ablativos e não ablativos apresentam alguma evidência de melhora no aspecto das estrias recentes. O *laser* fracionado não ablativo apresenta maior número de estudos publicados.

Estão contraindicados os tratamentos que possam causar complicações permanentes, tais como hipocromia ou cicatrizes, como é o caso dos *peelings* médios ou profundos.

Estrias antigas

Os tratamentos sugeridos podem proporcionar uma redução progressiva do aspecto inestético, conforme a modalidade e o número de sessões.

Alguns estudos mostraram aumento na pigmentação das estrias antigas após a aplicação de *excimer laser*. Um estudo com poucos pacientes mostrou melhora clínica e aumento da espessura do colágeno nas estrias antigas tratadas com luz intensa pulsada.

O microagulhamento, a radiofrequência fracionada e os *lasers* fracionados ablativos e não ablativos apresentam evidência de melhora no aspecto das estrias antigas. O *laser* fracionado não ablativo apresenta maior número de estudos publicados.

Os *lasers* fracionados ablativos e não fracionados devem ser evitados para o tratamento de estrias nos fotótipos mais altos, devido ao risco elevado de hiperpigmentação pós-inflamatória ou agravamento do quadro.

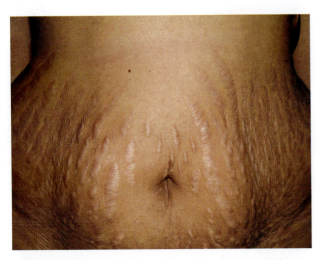

FIGURA 1 Estrias. Lesões atróficas lineares paralelas no abdome.

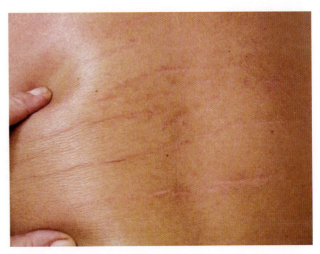

FIGURA 3 Estrias. Lesões transversais no dorso do paciente do sexo masculino por aumento rápido da estatura.

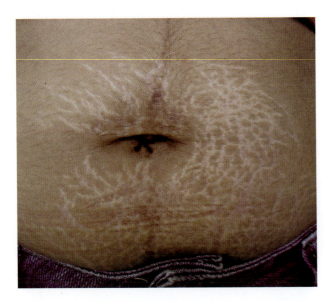

FIGURA 2 Estrias. Lesões atróficas lineares nacaradas e estreitas, exemplo de estrias antigas.

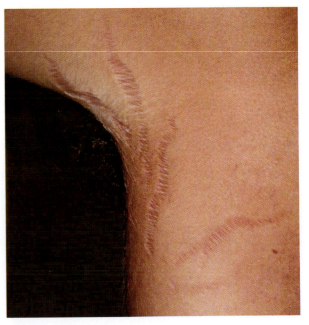

FIGURA 4 Estrias. Lesões lineares próximas à linha axilar, que podem ocorrer por crescimento rápido de massa muscular.

ESTUCOCERATOSE

Nelson Aguilar Aguilar • Orietta Mata Jiménez

=	**Sinonímia**	Ceratose seborreica hiperceratósica, ceratose seborreica digitada, ceratose seborreica verrucosa.
📈	**Epidemiologia**	Afeta principalmente idosos, caucasianos, do sexo masculino, com pele seca.
	Etiologia	Surge em pessoas com história de exposição solar intensa, frequentemente relacionada a outras lesões solares, como ceratose actínica e elastose. É considerada por muitos autores como uma variante da ceratose seborreica.
	Clínica	São pápulas assintomáticas de alguns milímetros de diâmetro, de cor acinzentada ou esbranquiçada, com aparência verrucosa seca (Figuras 1 e 2). Localizam-se nos membros inferiores, principalmente perto do calcanhar ou dorso do pé. Podem-se desprender facilmente, deixando uma superfície plana e seca.
🔍	**Diagnóstico**	Geralmente clínico. A histopatologia mostra hiperceratose ortoceratósica, papilomatose, acantose e proliferação de células epidérmicas em torre de igreja.
≠	**Diagnóstico diferencial**	Ceratose actínica, hiperceratose *lenticularis perstans*, acroceratose verruciforme de Hopf, poroceratose actínica superficial disseminada e verrugas planas.
	Tratamento	De natureza benigna, com tendência a involução espontânea, o tratamento é realizado por motivos estéticos. Ceratolíticos como ácido salicílico e retinoides tópicos ou eletrodessecação com curetagem.

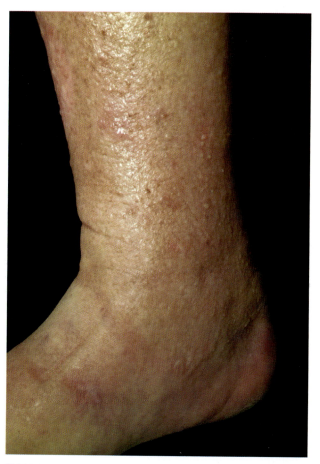

FIGURA 1 Estucoceratose. Múltiplas pápulas ceratósicas esbranquiçadas na porção inferior das pernas em paciente com edema de membro inferior.

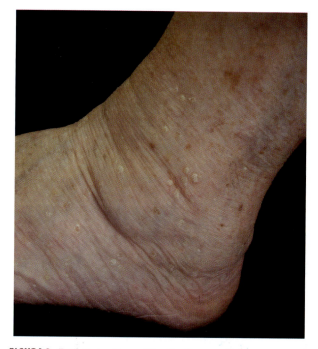

FIGURA 2 Estucoceratose. Pápula de superfície verrucosa e seca, de cor esbranquiçada, no dorso do pé.

BIBLIOGRAFIA

Eczema Disidrótico

Bukhari IA. Successful treatment of chronic persistant vesicular hand dermatitis with topical pimecrolimus. Saudi Med J. 2005; 26:1989-91.

Burdick AE, Camacho ID. Dyshidrotic eczema. E-medicine. Disponível em: www.emedicine.com/derm/TOPIC110.HTM.

Lehucher-Michel MP, Koeppel MC, Lanteaume A et al. Dyshidrotic eczema and occupation: a descriptive study. Contact Dermatitis. 2000; 43:200-5.

Shackelford KE, Belsito DV. The etiology of allergic appearing foot dermatitis: a 5 -year retrospective study. J Am Acad Dermatol. 2002; 47:715-21.

Warshaw EM. Therapeutic options for chronic hand dermatitis. Dermatol Ther. 2004; 17:240-50.

Eczema Numular

Bonamonte D, Foti C, Vestita M et al. Nummular eczema and contact allergy: a retrospective study. Dermatitis. 2012; 23(4):153-7.

Delle Sedie A, Bazzichi L, Bombardieri S et al. Psoriasis, erythema nodosum, and nummular eczema onset in an ankylosing spondylitis patient treated with infliximab. Scand J Rheumatol. 2007; 36(5):403-4.

Jiamton S, Tangjaturonrusamee C, Kulthanan K. Clinical features and aggravating factors in nummular eczema in Thais. Asian Pac J Allergy Immunol. 2013; 31(1):36-42.

Kim WJ, Ko HC, Kim MB et al. Features of Staphylococcus aureus colonization in patients with nummular eczema. Br J Dermatol. 2013; 168(3):658-60.

Roberts H, Orchard D. Methotrexate is a safe and effective treatment for paediatric discoid (nummular) eczema: a case series of 25 children. Australas J Dermatol. 2010; 51(2):128-30.

Elaioconiose

Alchorne AOA, Alchorne MAA. Dermatoses ocupacionais. In: Lopes AC (Ed.). Diagnóstico e tratamento. São Paulo: Manole; 2006. p. 543.

Alchorne AOA, Alchorne MMA. Dermatoses ocupacionais. In: Borges DR, Rothschild HA (Eds.). Atualização terapêutica: manual prático de diagnóstico e tratamento. 22. ed. São Paulo: Artes Médicas; 2007. pp. 252-3.

Ali SA. Dermatoses ocupacionais. In: Ferreira MJ (Ed.). Saúde no trabalho. São Paulo: Roca; 2000. pp. 176-226.

Ali SA, Oliveira HR; Ministério da Saúde, Secretaria de Atenção à Saúde, Departamento de ações programáticas estratégicas. Dermatoses ocupacionais. Brasília: Ministério da Saúde; 2006.

Keegel T, Moyle M, Froen K et al. The epidemiology of occupational contact dermatitis (1990-2007): a systematic review. Intern J Dermatol. 2009; 48:571-8.

Elastólise da Derme Papilar

Rongioleti F, Izakovic J, Romanelli P et al. Pseudoxanthoma elasticum like papillary dermal elastolysis: a large case series with clinicopathological correlation. J Am Acad Dermatol. 2012; 67:128-35.

Rongioletti F, Rebora A. Fibroelastolytic patterns of intrinsic skin aging: pseudoxanthoma elasticum-like papillary dermal elastolysis and white fibrous papulosis of the neck. Dermatology. 1995; 191(1):19-24.

Endometriose Cutânea

Costa IM, Gomes CM, Morais OO et al. Cutaneous endometriosis: dermoscopic findings related to phases of the female hormonal cycle. Int J Dermatol. 2014; 53(2):e130-2.

Farland LV, Lorrain S, Missmer SA et al. Endometriosis and the risk of skin cancer: a prospective cohort study. Cancer Causes Control. 2017; 28(10):1011-9.

Klebanoff JS, Shah SK, Cadungog MG. Malignant transformation of endometriosis in the ischioanal fossa. Case Rep Obstet Gynecol. 2018; 2018:5643040.

Tognetti L, Cinotti E, Tonini G et al. New findings in non-invasive imaging of cutaneous endometriosis: dermoscopy, high-frequency ultrasound and reflectance confocal microsco. Skin Res Technol. 2018; 24(2):309-12.

Yoshida S, Onogi A, Kuwahara M et al. Clear cell adenocarcinoma arising from endometriosis in the groin: wide resection and reconstruction with a fascia lata tensor muscle skin flap. Case Rep Obstet Gynecol. 2018; 2018:2139595.

Epidermodisplasia Verruciforme

Fernandez KH, Rady P, Tyring S et al. Acquired epidermodysplasia verruciformis in a child with atopic dermatitis. Pediatr Dermatol. 2014; 31(3):400-2.

Imahorn E, Yüksel Z, Spoerri I et al. Novel TMC8 splice site mutation in epidermodysplasia verruciformis and review of HPV infections in patients with the disease. J Eur Acad Dermatol Venereol. 2017; 31(10):1722-6.

Ovits CG, Amin BD, Halverstam C. Acquired epidermodysplasia verruciformis and its relationship to immunosuppressive therapy: report of a case and review of the literature. J Drugs Dermatol. 2017; 16(7):701-4.

Przybyszewska J, Zlotogorski A, Ramot Y. Re-evaluation of epidermodysplasia verruciformis: Reconciling more than 90 years of debate. J Am Acad Dermatol. 2017; 76(6):1161-75.

Shruti S, Siraj F, Singh A et al. Epidermodysplasia verruciformis: three case reports and a brief review. Acta Dermatovenerol Alp Pannonica Adriat. 2017; 26(3):59-61.

Epidermólise Bolhosa Adquirida

Fernandes MA, Tebcherani AJ, Sanchez APG et al. Epidermólise bolhosa adquirida – relato de caso. An Bras Dermatol. 2009; 84(2):181-4.

Lam C, Vleugels RA. Epidermolysis bullosa acquisita. N Eng J Med. 2013; 368(13).

Mehren CR, Gniadecki R. Epidermolysis bullosa acquisitiva: current diagnosis and therapy. Dermatol Reports. 2011; 3(3):e38.

Mosqueira CB, Furlani LA, Xavier AFP et al. Imunoglobulina intravenosa para tratamento de epidermólise bolhosa adquirida grave refratária a terapia imunossupressora convencional. Anais Bras Derm. 2010; 85(4):521-4.

Reis VMS, Toledo RP. Epidermólise bolhosa adquirida diagnosticada por imunomapeamento. Anais Bras Derm. 72(3).

Vorobyev A, Ludwig RJ, Schmidt E. Clinical features and diagnosis of epidermolysis bullosa acquisita. Exp Rev Clin Immunol. 2017; 13(2):157-69.

Epidermólise Bolhosa Hereditária

Fine JD. Epidemiology of inherited epidermolysis bullosa based on incidence and prevalence estimates from the national epidermolysis bullosa registry. JAMA Dermatol. 2016; 152:1231.

Fine JD, Bruckner-Tuderman L, Eady RA et al. Inherited epidermolysis bullosa: updated recommendations on diagnosis and classification. J AmAcad Dermatol. 2014; 70:1103.

Kelly-Mancuso G, Kopelan B, Azizkhan RG et al. Junctional epidermolysis bullosa incidence and survival: 5-year experience of the Dystrophic Epidermolysis Bullosa Research Association of America (DebRA) nurse educator, 2007 to 2011. Pediatr Dermatol. 2014; 31:159.

Oliveira ZN, Rivitti-Machado MC, Fernandes JD. Genodermatoses bolhosas. In: Belda Jr W, Chiacchio N, Criado PR. Tratado de dermatologia. 2. ed. São Paulo: Atheneu; 2014. pp. 1739-48.

Sprecher E. Epidermolysis bullosa simplex. Dermatol Clin. 2010; 28:23.

Eritema ab Igne

Adams BB. Heated car seat-induced erythema ab igne. Arch Dermatol. 2012; 148:265.

Arnold AW, Itin PH. Laptop computer-induced erythema ab igne in a child and review of literature. Pediatrics. 2010; 126(5):e1227-30.

Beleznay K, Humphrey S, Au S. Erythema ab igne. CMAJ. 2010; 182:E228.

Radmanesh M. Erythema ab igne following Sauna belt use for abdominal obesity and cellulite. Int J Dermatol. 2009; 48(1):94-5.

Eritema Anular Centrífugo

Bottoni U, Innocenzi D, Bonaccorsi P et al. Erythema annulare centrifugum: report of a case with neonatal onset. J Eur Acad Dermatol Venereol. 2002; 16:500.

Coronel-Pérez IM, Morillo-Andújar M. [Erythema annulare centrifugum responding to natural ultraviolet light]. Actas Dermosifiliogr. 2010; 101:177.

Gniadecki R. Calcipotriol for erythema annulare centrifugum. Br J Dermatol. 2002; 146:317.

Kim DH, Lee JH, Lee JY et al. Erythema annulare centrifugum: analysis of associated diseases and clinical outcomes according to histopathologic classification. Ann Dermatol. 2016; 28:257.

Minni J, Sarro R. A novel therapeutic approach to erythema annulare centrifugum. J Am Acad Dermatol. 2006; 54:S134.

Weyers W, Diaz-Cascajo C, Weyers I. Erythema annulare centrifugum: results of a clinicopathologic study of 73 patients. Am J Dermatopathol. 2003; 25:451.

Ziemer M, Eisendle K, Zelger B. New concepts on erythema annulare centrifugum: a clinical reaction pattern that does not represent a specific clinicopathological entity. Br J Dermatol. 2009; 160(1):119-26.

Eritema Elevatum Diutinum

Ahmad S, Delarosa M, Kleinman W et al. Primary surgical treatment of erythema elevatum diutinum. J Hand Surg Am. 2019; 44(6):522.e1-5.

Doktor V, Hadi A, Hadi A et al. Erythema elevatum diutinum: a case report and review of literature. Int J Dermatol. 2019; 58(4):408-15.

Mançano VDS, Almeida JRPD, Romiti N. Erythema elevatum diutinum. Anais Bras Dermatol. 2018; 93(4):614-5.

Momen SE, Jorizzo J, Al-Niaimi F. Erythema elevatum diutinum: a review of presentation and treatment. J Eur Acad Dermatol Venereol. 2014; 28(12):1594-602.

Paugam C, Laghmari O, Renaut JJ et al. Rare presentation of erythema elevatum diutinum. JAAD Case Rep. 2018; 4(8):824-6.

Rover PA, Bittencourt C, Discacciati MP et al. Erythema elevatum diutinum as a first clinical manifestation for diagnosing HIV infection: case history. São Paulo Med J. 2005; 123(4):201-3.

Sardiña LA, Jour G, Piliang MP et al. Erythema elevatum diutinum a rare and poorly understood cutaneous vasculitis: a single institution experience. J Cutan Pathol. 2019; 46(2):97-101.

Eritema Multiforme

Halsi W, Badri T. Erythema multiforme. StatPearls [Internet]. Treasure Island: StatPearls Publishing; 2018-2017. Disponível em: www.ncbi.nlm.nih.gov/books/NBK470259.

Lamoreux MR, Sternbach MR, Hsu WT. Erythema multiforme. Am Fam Physician. 2006; 74(11):1883-8.

Lerch M, Mainetti C, Beretta-Piccoli BT et al. Current perspectives on erythema multiforme. Clin Rev Allergy Immunol. 2018; 54:177-84.

Plaza JA. Erythema multiforme. 2018. Disponível em: https://emedicine.medscape.com/article/1122915-overview.

Woolf K, Johnson RA, Saavedra AP. Fitzpatrick's color atlas & synopsis of clinical dermatology. 7. ed. New York: McGraw-Hill; 2013. pp. 314-8.

Eritema Pigmentar Fixo

Flowers H, Brodell R, Brents M et al. Fixed drug eruptions: presentation, diagnosis, and management. South Med J. 2014; 107(11):724-7.

Jung JW, Cho SH, Kim KH et al. Clinical features of fixed drug eruption at a tertiary hospital in Korea. Allergy Asthma Immunol Res. 2014; 6(5):415-20.

Lee AY. Fixed drug eruptions incidence, recognition, and avoidance. Am J Clin Dermatol. 2000; 1(5):277-85.

Mahboob A, Haroon TS, Iqbal Z et al. Fixed drug eruption and intradermal provocation tests. J Coll Physicians Surg Pak. 2008; 18(12):736-9.

Shiohara T, Mockenhaupt M, Corona R. Fixed drug eruption. UpToDate. 2018. Disponível em: www.uptodate.com/contents/fixed-drug-eruption.

Eritrasma

Blaise G, Nikkels AF, Hermanns-Lê T et al. Corynebacterium-associated skin infections. Int J Dermatol. 2008; 47(9):884-90.

Holdiness MR. Management of cutaneous erythrasma. Drugs. 2002; 62(8):1131-41.

Piergiorgio M. Effective treatment of erythrasma-associated inflammation and pruritus with isoconazole nitrate and diflucortolone valerate combination therapy. Mycoses. 2013; 56(Suppl 1):38-40.

Wilson BB, Wagenseller A, Noland MM. An atypical presentation of erythrasma. J Am Acad Dermatol. 2012; 67(5):e217-8.

Eritroceratodermias

Asha GS, Lakshmi DV, Shilpa K et al. Late onset progressive symmetric erythrokeratoderma with pseudo ainhum. Indian J Dermatol. 2016; 61(4):448-50.

Guaraldi BM, Jaime TJ, Guaraldi RM et al. Eritroqueratodermia simétrica progressiva: relato de caso. An Bras Dermatol. 2013; 88(1):105-8.

Rogers M. Erythrokeratodermas: a classification in a state of flux? Austral J Dermatol. 2005; 46:127-43.

Tarikci N, Göncü EK, Yüksel T et al. Progressive symmetrical erythrokeratoderma on the face: a rare condition and successful treatment with calcipotriol. JAAD Case Rep. 2016; 2(1):70-1.

Youssefian L, Touati A, Vahidnezhad H et al. Erythrokeratoderma: a manifestation associated with multiple types of ichthyoses with different gene defects. Br J Dermatol. 2018; 178:e219-21.

Eritrodermia Esfoliativa

Azulay RD, Azulay DR. Dermatologia. 7. ed. Rio de Janeiro: Guanabara Koogan; 2017.

Grant-Kels JM, Fedeles F, Rothe M. Exfoliative dermatitis. In: Wolff K, Goldsmith L, Katz S et al. Fitzpatrick's dermatology in general medicine. 7. ed. New York: McGraw-Hill; 2008. pp. 266-79.

Whittaker S. Erythroderma. In: Bolognia JL, Jorizzo JJ, Schaffer JV et al. Dermatology. 3. ed. London: Elsevier; 2012. pp. 175-87.

Eritromelalgia

Davis MD, O'Fallon WM, Rogers RS 3rd et al. Natural history of erythromelalgia: presentation and outcome in 168 patients. Arch Dermatol. 2000; 136(3):330-6.

Friberg D, Chen T, Tarr G et al. Erythromelalgia? A clinical study of people who experience red, hot, painful feet in the community. Int J Vasc Med. 2013; 2013:864961.

Klein-Weigel PF, Volz TS, Richter JG. Erythromelalgia. Vasa. 2018; 47(2):91-7.

Leroux MB. Erythromelalgia: a cutaneous manifestation of neuropathy? An Bras Dermatol. 2018; 93(1):92-100.

Reed KB, Davis MD. Incidence of erythromelalgia: a population-based study in Olmsted County, Minnesota. J Eur Acad Dermatol Venereol. 2009; 231:13-5.

Eritroplasia de Queyrat

Arzberger E, Komericki P, Ahlgrimm-Siess V et al. Differentiation between balanitis and carcinoma in situ using reflectance confocal microscopy. JAMA Dermatol. 2013; 149:440-5.

Chipollini J, Yan S, Ottenhof SR et al. Surgical management of penile carcinoma in situ: results from an international collaborative study and review of the literature. BJU Int. 2018; 121:393-8.

Henquet CJ. Anogenital malignancies and pre-malignancies. J Eur Acad Dermatol Venereol. 2011; 25:885-95.

Kutlubay Z, Engin B, Zara T et al. Anogenital malignancies and premalignancies: facts and controversies. Clin Dermatol. 2013; 31(4):362-73.

Wieland U, Jurk S, Weissenborn S et al. Erythroplasia of Queyrat: coinfection with cutaneous carcinogenic human papillomavirus type 8 and genital papillomaviruses in a carcinoma in situ. J Invest Dermatol. 2000; 115:396-401.

Erupção Liquenoide

Daoud MS, Pittelkow MR. Líquen plano. In: Freedberg IM, Eisen AZ, Wolf K et al. Fitzpatrick: Tratado de dermatologia. 5. ed. Rio de Janeiro: Revinter; 2005. pp. 561-11.

Halevy S, Shai A. Lichenoid drug eruption. J Am Acad Dermatol. 1993; 29:249-55.

McKee PH, Calonje E, Granter SR. Lichenoid and interface dermatoses. In: McKee PH, Calonje E, Granter SR. Pathology of the skin with clinical correlations. 3. ed. Philadelphia: Elsevier; 2005. pp. 217-27.

Shioara T, Kano Y. Líquen plano e dermatoses liquenoides. In: Bolognia JL, Jorizzo JL, Rapini RP. Dermatologia. 2. ed. Rio de Janeiro: Elsevier; 2011. pp. 159-80.

Sugerman PB, Savage NW, Walsh LJ et al. The pathogenesis of oral lichen planus. Crit Rev Oral Biol Med. 2002; 13(4):350-65.

Erupção Polimórfica Lumínica

Gambichler T, Al-Muhammadi R, Boms S. Immunologically mediated photodermatoses: diagnosis and treatment. Am J Clin Dermatol. 2009; 10(3):169-80.

Gruber-Wackernagel A, Byrne SN, Wolf P. Polymorphous light eruption: clinic aspects and pathogenesis. Dermatol Clin. 2014; 32(3):315-34, viii.

Reis B, Azulay DR, Azulay RD. Fotodermatoses. In: Azulay RD, Azulay DR, Azulay-Abulafia L (Eds.). Azulay – Dermatologia. 7. ed. Rio de Janeiro: Guanabara Koogan; 2017.

Escabiose

Engelman D, Cantey PT, Marks M et al. The public health control of scabies: priorities for research and action. Lancet. 2019; 394(10192):81-92.

Lima FCDR, Cerqueira AMM, Guimarães MBS et al. Crusted scabies due to indiscriminate use of glucocorticoid therapy in infant. An Bras Dermatol. 2017; 92(3):383-5.

Lima FCDR, Cerqueira AMM, Guimarães MBS et al. Dermoscopy of Norwegian scabies in a patient with acquired immunodeficiency syndrome. An Bras Dermatol. 2010; 85(2):221-3.

Romani L, Whitfeld MJ, Koroivueta J et al. mass drug administration for scabies – 2 years of follow-up. N Engl J Med. 2019; 381(2):186-7.

Stienstra Y, Beeres DT, Phillips R et al. The public health control of scabies: priorities for research and action. Lancet. 2019; 394(10214):2068.

Esclerodermia Cutânea Localizada

Careta MF, Romiti R. Localized scleroderma: clinical spectrum and therapeutic update. An Bras Dermatol. 2015; 90(1):62-73.

Fett N, Werth VP. Update on morphea: part I. Epidemiology, clinical presentation, and pathogenesis. J Am Acad Dermatol. 2011; 64:217-28.

Marsol B. Update on the classification and treatment of localized scleroderma. Actas Dermosifiliogr. 2013; 104:654-66.

Zwischenberger B, Jacobe H. A systematic review of morphea treatments and therapeutic algorithin. J Am Acad Dermatol. 2011; 65:925-41.

Esclerose Sistêmica

Broen JC, Radstake TR, Rossato M. The role of genetics and epigenetics in the pathogenesis of systemic sclerosis. Nat Rev Rheumatol. 2014; 10(11):671-81.

Elhai M, Avouac J, Kahan A et al. Systemic sclerosis: recent insights. Joint Bone Spine. 2015; 82(3):148-53.

Frech TM, Shanmugam VK, Shah AA et al. Treatment of early diffuse systemic sclerosis skin disease. Clin Exp Rheumatol. 2013; 31(2 Suppl 76):166-71.

Matucci-Cerinic M, Kahaleh B, Wigley FM. Review: evidence that systemic sclerosis is a vascular disease. Arthritis Rheum. 2013; 65(8):1953-62.

Salazar G, Mayes MD. Genetics, epigenetics, and genomics of systemic sclerosis. Rheum Dis Clin North Am. 2015; 41(3):345-66.

van den Hoogen F, Khanna D, Fransen J et al. 2013 classification criteria for systemic sclerosis: an American College of Rheumatology/European League against Rheumatism Collaborative Initiative. Ann Rheum Dis. 2013; 72(11):1747-55.

Esclerose Tuberosa

Cardis MA, DeKlotz CMC. Cutaneous manifestations of tuberous sclerosis complex and the paediatrician's role. Arch Dis Child. 2017; 102(9):858-63.

Mao S, Long Q, Lin H et al. Rapamycin therapy for neonatal tuberous sclerosis complex with cardiac rhabdomyomas: a case report and review. Exp Ther Med. 2017; 14(6):6159-63.

Northrup H, Koenig MK, Pearson DA et al. Tuberous sclerosis complex. In: Adam MP, Ardinger HH, Pagon RA et al. (Eds.). GeneReviews® [Internet]. Seattle: University of Washington; 1993-2018. Disponível em: www.ncbi.nlm.nih.gov/books/NBK1220.

Słowińska M, Jóźwiak S, Peron A et al. Early diagnosis of tuberous sclerosis complex: a race against time. How to make the diagnosis before seizures? Orphanet J Rare Dis. 2018; 13(1):25.

Wataya-Kaneda M, Uemura M, Fujita K et al. Tuberous sclerosis complex: recent advances in manifestations and therapy. Tuberous Sclerosis Complex Board of Osaka University Hospital. Int J Urol. 2017; 24(9):681-91.

Wilbur C, Sanguansermsri C, Chable H et al. Manifestations of tuberous sclerosis complex: the experience of a provincial clinic. Can J NeurolSci. 2017; 44(1):35-43.

Esporotricose

Almeida-Paes R, de Oliveira MM, Freitas DF et al. Sporotrichosis in Rio de Janeiro, Brazil: Sporothrix brasiliensis is associated with atypical clinical presentations. PLoS Negl Trop Dis. 2014; 8(9):e3094.

Arenas R, Sanchez-Cardenas CD, Ramirez-Hobak L et al. Sporotrichosis: from KOH to molecular biology. J Fungi (Basel). 2018; 4(2).

Barros MB, Schubach Ade O, do Valle AC et al. Cat-transmitted sporotrichosis epidemic in Rio de Janeiro, Brazil: description of a series of cases. Clin Infec tDis. 2004; 38(4):529-35.

Conceicao-Silva F, Morgado FN. Immunopathogenesis of human sporotrichosis: what we already know. J Fungi (Basel). 2018; 4(3).

Freitas DF, do Valle AC, de Almeida Paes R et al. Zoonotic sporotrichosis in Rio de Janeiro, Brazil: a protracted epidemic yet to be curbed. Clin Infect Dis. 2010; 50(3):453.

Freitas DF, Valle AC, da Silva MB et al. Sporotrichosis: an emerging neglected opportunistic infection in HIV-infected patients in Rio de Janeiro, Brazil. PLoS Negl Trop Dis. 2014; 8(8):e3110.

Garcia Carnero LC, Lozoya Perez NE, Gonzalez Hernandez SE et al. Immunity and treatment of sporotrichosis. J Fungi (Basel). 2018; 4(3).

Esteatocistoma

Bakkour W, Madan V. Carbon dioxide laser perforation and extirpation of steatocystoma multiplex. Dermatol Surg. 2014; 40:658-62.

Kamra HT, Gadgil PA, Ovhal AG et al. Steatocystoma multiplex – a rare genetic disorder: a case report and review of the literature. J Clin Diagn Res. 2013; 7(1):166-8.

Kassira S, Korta DZ, Feraudy S et al. Fractionated ablative carbon dioxide laser treatment of steatocystoma multiplex. J Cosmet Laser Ther. 2016; 18(7):364-6.

Santana CNLS, Pereira DN, Lisboa AP et al. Steatocystoma multiplex suppurativa: case report of a rare condition. An Bras Dermatol. 2016; 91(5 Suppl 1):51-3.

Waldemer-Streyer RJ, Jacobsen E. A tale of two cysts: steatocystoma multiplex and eruptive vellus hair cysts – two case reports and a review of the literature, case reports. Case Rep Dermatol Med. 2017; 2017:3861972.

Estrias

Aldahan AS, Shah VV, Mlacker S et al. Laser and light treatments for striae distensae: a comprehensive review of the literature. Am J Clin Dermatol. 2016; 17(3):239-56.

El-Domyati M, Hosam W, Abdel-Azim E et al. Microdermabrasion: a clinical, histometric, and histopathologic study. J Cosmet Dermatol. 2016; 15(4):503-13.

Hexsel D, Soirefmann M, Porto MD et al. Superficial dermabrasion versus topical tretinoin on early striaedistensae: a randomized, pilot study. Dermatol Surg. 2014; 40(5):537-44.

Khater MH, Khattab FM, Abdelhaleem MR. Treatment of striaedistensae with needling therapy versus CO2 fractional laser. J Cosmet Laser Ther. 2016; 18(2):75-9.

Wang K. Evaluation of a 1540-nm and a 1410-nm nonablative fractionated laser for the treatment of striae. Dermatol Surg 2016; 42(2):225-31.

Estucoceratose

Díaz T, Mateu A. Pápulas queratósicas en áreas acrales. Piel. 2010; 25(7):397-8.

Fernández-Crehuet P, Rodríguez-Rey E, Ríos-Martín JJ et al. Hiperqueratosis lenticularis perstans (enfermedad de Flegel) com afectación palmo-plantar. Actas Dermosifiliogr. 2009; 100:157-9.

Kocsard E, Carter JJ. The papillomatous keratoses. The nature and differential diagnosis of stucco keratosis. Australas J Dermatol. 1971; 12(2):80-8.

Lamelas ER, Sánchez BM, Santos AR et al. Estucoqueratosis. A propósito de un caso. Rev Int Cienc Podol. 2016; 10(1):26-30.

Thomas VD, Swanson NA, Lee KK. Benign epitelial tumors, hamartomas, and hiperplasias. In: Wolff K, Goldsmith L, Katz S et al. Fitzpatrick's Dermatology in general medicine. 7. ed. New York: McGraw-Hill; 2008. pp. 1054-6.

FASCIITE EOSINOFÍLICA

Sueli Carneiro • Arles Martins Brotas

	Sinonímia	Doença de Shulman, fasciite difusa com eosinofilia.
	Epidemiologia	Doença rara do tecido conjuntivo, acometendo ambos os sexos, com idade média de início entre 37 e 50 anos. O atraso no diagnóstico varia de 5 a 13 meses em média, até mais de 56 meses.
	Etiologia	Os grânulos eosinofílicos, particularmente a neurotoxina derivada dos eosinófilos, têm sido implicados no desenvolvimento de fibrose da fáscia. Na fasciite eosinofílica (FE), os fibroblastos produzem grande quantidade de colágeno e outras moléculas que aumentam a produção de radicais livres. Vários fatores participam da fibrogênese, como diminuição dos níveis séricos de colagenase, particularmente metaloproteinase-13 (MMP-13); aumento dos níveis teciduais dos inibidores de metaloproteinases nos tecidos; aumento nos níveis séricos de fator transformador do crescimento beta (TGF-β); aumento da produção de citocinas Th1 (interleucia [IL]-2 e interferona gama [IFN-γ]) e Th2 (IL-5 e IL-10). Outros fatores parecem favorecer o desenvolvimento da FE, incluindo fármacos (sinvastatina, atorvastatina, fenitoína, ramipril, heparina subcutânea, fosinopril, alfametildopa, isoniazida, natalizumabe); exposição a certos tóxicos (tricloroetileno e alguns produtos químicos); infecções bacterianas (borreliose e *Mycoplasma arginini*); neoplasias hematológicas e transplante de células-tronco hematopoéticas; outras doenças autoimunes (tireoidite de Hashimoto, síndrome de Sjögren, lúpus eritematoso sistêmico, púrpura trombocitopênica idiopática e anemia hemolítica autoimune); e exercício físico intenso ou traumatismo muscular.
	Clínica	O quadro clínico de FE pode ser precedido pelo aparecimento de sintomas prodrômicos, incluindo perda de peso (26%), astenia (38%) e mialgia espontânea ou induzida (67%). No momento do diagnóstico, o envolvimento cutâneo é relatado em mais de 90% dos pacientes. Caracteriza-se por edema simétrico e lenhoso das extremidades, com início súbito e eosinofilia sanguínea e tecidual (Figuras 1 a 4). Acomete a fáscia muscular, com aumento dos eosinófilos séricos e teciduais acompanhados de hipergamaglobulinemia. Dor e edema das extremidades surgem abruptamente, evoluindo com aumento da consistência e limitação dos movimentos. Apresenta três estágios: (1) edema com cacifo; (2) enrijecimento local; (3) enduração lenhosa. Ocasionalmente, a face e o abdome podem ser acometidos. O "sinal do vale", que é observado durante a extensão e a abdução dos braços, corresponde à depressão linear que segue o trajeto dos vasos sanguíneos da área acometida. A morfeia (esclerodermia localizada) pode estar presente em 30 a 40% dos pacientes. As manifestações extracutâneas incluem artrite dos joelhos, dos punhos e das mãos, contraturas articulares secundárias à esclerose do tecido subcutâneo e síndrome do túnel do carpo. Em geral, não há comprometimento pulmonar, cardíaco, neurológico ou renal.
	Diagnóstico	A principal alteração laboratorial da FE é a eosinofilia periférica, presente em 60 a 90% dos pacientes, mas que não é essencial para o diagnóstico. Leucocitose, anemia, trombocitopenia e pancitopenia podem estar presentes e obrigam afastar a anemia aplásica. A quantidade de eosinófilos não se correlaciona com a gravidade da doença, e alguns pacientes podem desenvolver esclerose cutânea na ausência de eosinofilia. A reação em cadeia da polimerase (PCR) e a velocidade de hemossedimentação (VHS) podem se elevar em 50 a 64% dos pacientes. A hipergamaglobulinemia está presente em 35 a 60% dos pacientes. As elevações séricas de aldolase e da creatininofosfoquinase são pouco frequentes. Os anticorpos antinucleares são positivos em 15 a 20% dos casos, mas o anti-DNA e os anticorpos contra o antígeno nuclear solúvel estão ausentes. Os anticorpos citoplasmáticos de neutrófilos são negativos e a distinguem da granulomatose eosinofílica com a poliangiite.

O exame histopatológico confirma o diagnóstico. A biopsia ideal é profunda, incluindo derme, hipoderme, fáscia e, se possível, tecido muscular. Há inicialmente linfócitos, plasmócitos, histiócitos e eosinófilos predominantemente na fáscia. Na evolução, vê-se acometimento de hipoderme e derme, com perda dos apêndices cutâneos e atrofia epidérmica. Recentemente, a ressonância magnética passou a ser utilizada, mostrando espessamento fascial, aumento do sinal dentro da fáscia e intensificação da fáscia após administração do contraste.

 Diagnóstico diferencial Esclerose sistêmica; morfeia; outros estados esclerodermiformes.

 Tratamento Corticoterapia sistêmica com prednisona na dose de 40 a 60 mg/dia ou em pulso (500 mg durante 3 dias), hidroxicloroquina na dose de 200 a 400 mg/dia. Outras opções terapêuticas são sulfato de cloroquina, dapsona, D-penicilamina, metotrexato, azatioprina, ciclofosfamida, ciclosporina, PUVA, interferona, imunoglobulina, infliximabe e rituximabe. Alguns pacientes podem apresentar regressão espontânea do quadro. A fotoquimioterapia extracorpórea e o transplante de células-tronco hematopoéticas alogênicas podem ser utilizados nos casos resistentes.

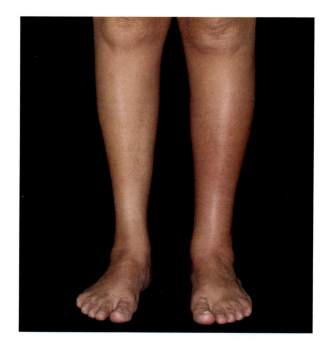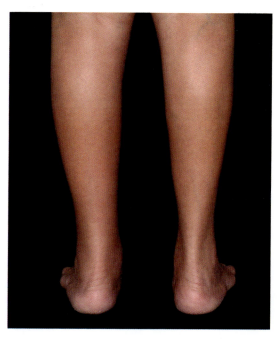

FIGURA 1 Fasciite eosinofílica. Aumento de volume na panturrilha esquerda.

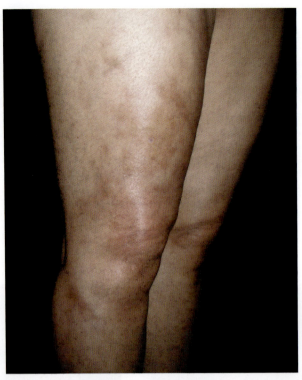

FIGURA 2 Fasciite eosinofílica. Paciente com edema importante, mais acentuado no membro inferior direito. À palpação, apresentava característica lenhosa.

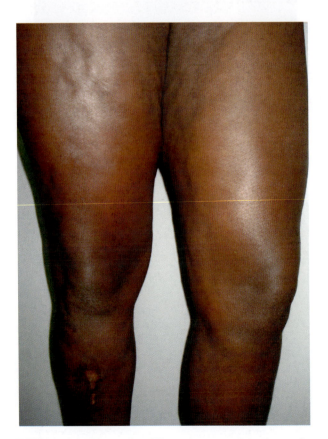

FIGURA 3 Fasciite eosinofílica. Aumento de volume dos membros inferiores, principalmente nas coxas, com superfície endurecida e irregular.

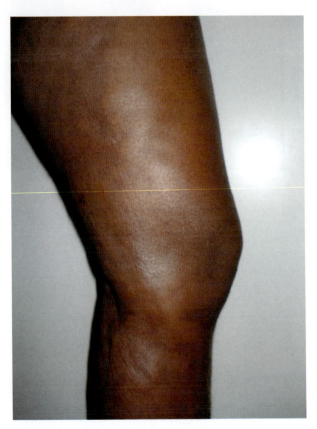

FIGURA 4 Fasciite eosinofílica. Detalhe da lesão, acometendo coxa e perna.

FEBRE MACULOSA
João Manoel Cruz Nascimento

 Sinonímia No Brasil, a febre maculosa (FM) também é conhecida como tifo transmitido pelo carrapato ou febre petequial.

 Epidemiologia A transmissão da *Rickettsia rickettsii* ocorre por meio da picada de um carrapato infectado (família Ixodidae, vários gêneros e espécies), o qual desempenha papel de hospedeiro natural e vetor. A capacidade do carrapato de transmissão transovariana da *Rickettsia rickettsii* propicia a permanência do patógeno na natureza. Durante o repasto do carrapato, a bactéria *Rickettsia rickettsii* passa por um processo de reativação de sua forma latente para uma altamente patogênica, fenômeno este necessário para o estabelecimento da infecção e que requer um intervalo mínimo entre 4 e 6 h (período durante o qual o carrapato tem que permanecer aderido à pele do homem). Outras formas possíveis de contágio pela *Rickettsia rickettsii* são o contato com tecidos ou fluidos dos carrapatos, transfusão sanguínea ou inalação de aerossóis infectados (descrita apenas como ocupacional em acidentes de laboratório). A tentativa de retirada do carrapato aderido à pele deve ser feita de maneira muito cuidadosa: o seu esmagamento pode permitir a penetração da riquétsia.

A primeira descrição clínica foi realizada por Edward E. Maxwey, em Idaho, EUA, no final do século XIX. Devido à sua grande incidência nos estados norte-americanos com a cadeia das Montanhas Rochosas, a FM foi originalmente denominada febre maculosa das Montanhas Rochosas (*Rocky Mountain spotted fever*). Além dos EUA, a FM é principalmente descrita no Canadá, no México, no Panamá, na Costa Rica, além de países da América do Sul como Brasil, Argentina, Colômbia e Bolívia.

No Brasil, a primeira descrição data de 1929, no estado de São Paulo. Em 2017, foram confirmados 101 casos de FM no país. São Paulo foi a unidade da federação que mais contribuiu com o local (provável) de infecção, tendo registrado 37 casos, seguido por Santa Catarina (16) e Minas Gerais (14). Em aproximadamente 20% (21/101) dos casos, não foi possível definir o local provável da infecção ou se esta ocorreu fora do Brasil. Em 2017, considerando-se apenas os casos de FM nos quais foi possível a identificação da localidade de infecção, as zonas urbana (34) ou periurbana (8) contribuíram praticamente de forma idêntica aos casos adquiridos em localidade rural (45 casos). A sazonalidade da doença (com pico de incidência entre os meses de junho e outubro) deve-se ao aumento da atividade do carrapato, o que propicia maior contato com o ser humano. Capivaras e cavalos, mantidos em pastos sujos e com vegetação alta (ambiente favorável para a infestação de *Amblyomma cajennense*), têm grande importância epidemiológica.

 Etiologia A FM é uma doença infecciosa causada pela *Rickettsia rickettsii*, bactéria gram-negativa, intracelular obrigatória e com morfologia de bacilo curto ou de cocobacilo. Este patógeno foi inicialmente descrito por Howard Taylor Ricketts.

A partir da picada do carrapato infectado, a riquétsia se dissemina pelo organismo via vasos linfáticos e pequenos vasos sanguíneos, atingindo pele, cérebro, pulmões, coração, fígado, baço, pâncreas e sistema digestório. A penetração nas células endoteliais leva a uma resposta inflamatória de fase aguda caracterizada pela produção de citocinas como fator de necrose tumoral alfa (TNF-α) e interferona gama (IFN-γ), resultando em aumento de permeabilidade vascular e hipovolemia. O consumo exacerbado de plaquetas associado à infecção conduz à trombocitopenia. A lesão endotelial extensa leva a um estado pró-coagulante, com ativação da cascata da coagulação, liberação de trombina, aumento de agregação plaquetária e aumento de fatores antifibrinolíticos. A necrose tecidual e o agravamento do quadro clínico podem ocorrer como consequência da trombose de pequenos vasos do coração, dos rins, dos pulmões e do cérebro. A FM é potencialmente fatal mesmo em indivíduos previamente hígidos.

 Clínica Durante os 3 primeiros dias de infecção, a clássica tríade de febre, cefaleia e exantema é observada em apenas 3% dos pacientes. Após um período de incubação médio de 7 dias (2 a 14), o quadro clínico inicia-se com febre súbita e alta (geralmente superior a 38,9°C), adinamia e cefaleia intensa, geralmente acompanhados de mialgia, anorexia, náuseas, vômito, dor abdominal e fotofobia. Durante esse período, a FM pode ser facilmente confundida com uma doença viral. O exantema aparece 2 a 5 dias após o aparecimento da febre. Inicialmente, caracteriza-se por pequenas máculas eritematosas (diâmetro entre 1 e 5 mm), as quais acometem primeiro punhos e tornozelos, com subsequente progressão para palmas e pés. A disseminação centrípeta segue com progressão para braços, pernas e tronco (Figuras 1 a 5). Ao final da 1ª semana, o exantema torna-se maculopapular (Figura 6). Outras manifestações cutâneas incluem úlceras orais, hiperpigmentação pós-inflamatória e icterícia. Os acometimentos cutâneo e tecidual ocasionados pela *Rickettsia rickettsii* podem resultar em necrose cutânea e gangrena e, nos casos graves, amputação. Diversas manifestações sistêmicas podem ocorrer na FM: pneumonia, hepatomegalia (achado quase universal nas necropsias), insuficiência renal aguda e diversas manifestações neurológicas, como letargia, fotofobia, meningismo, amnésia, comportamento bizarro e surdez transitória. A miocardite não é comum. A taxa de mortalidade está intimamente relacionada com a rapidez do diagnóstico e a instituição de terapêutica específica. A ausência do exantema contribui para retardo no diagnóstico e piora do prognóstico. Pacientes com deficiência da glicose-6-fosfato desidrogenase apresentam maiores taxas de mortalidade.

Diagnóstico

A investigação de um possível caso inicia-se por avaliar se o paciente preenche os critérios de definição de caso suspeito para FM. Deve-se considerar um paciente como suspeito de FM nas seguintes condições:
- Indivíduo que apresente febre de início súbito, cefaleia, mialgia e que tenha relatado história de picada de carrapatos e/ou contato com animais domésticos e/ou silvestres e/ou ter frequentado área sabidamente de transmissão de febre maculosa nos últimos 15 dias OU
- Indivíduo que apresente febre de início súbito, cefaleia, mialgia seguidas de aparecimento de exantema maculopapular, entre o 2º e o 5º dia de evolução, e/ou manifestações hemorrágicas.

Na anamnese, devem constar questionamentos sobre a ocorrência de casos semelhantes em indivíduos que morem ou tenham viajado juntos. É muito importante ressaltar que a ausência de relato sobre a presença de carrapatos não exclui o diagnóstico de FM. As informações devem ser avaliadas considerando-se o período de incubação esperado para casos de FM.

As seguintes ferramentas diagnósticas podem ser empregadas na FM:
- Histopatologia: a pesquisa direta da riquétsia mediante histopatologia/imuno-histoquímica pode ser realizada em amostras de tecido obtidas por meio de biopsia de pele ou das petéquias, ou material de necropsia
- Sorologias: a reação de imunofluorescência indireta (IFI) é o método sorológico mais utilizado. Em geral, os anticorpos são detectados entre o 7º e o 10º dia da doença. Titulação igual ou superior a 1/64 em uma única amostra ou uma diferença de quatro vezes (ou mais) no título de anticorpos observada em duas amostras de soro coletadas com diferença de 2 a 4 semanas confirmam o diagnóstico de FM
- Cultura: é o método diagnóstico padrão-ouro. Podem ser empregados como material-fonte para a cultura: o sangue (coágulo) ou fragmentos de tecidos ou órgãos obtidos por biopsia ou necropsia
- Técnicas de biologia molecular (PCR): são indicadas principalmente em casos fatais em que não houve possibilidade de confirmação sorológica. O emprego da PCR é limitado devido a sua baixa sensibilidade em detectar material genético em amostras de sangue. O número de bactérias *Rickettsia rickettsii* circulante no sangue é geralmente pequeno, principalmente na ausência de doença avançada ou infecção fulminante.

Diagnóstico diferencial

Devido à sintomatologia inespecífica, o diagnóstico diferencial da FM é amplo e inclui doenças tão diversas como leptospirose, dengue, hepatite viral, febre tifoide, pneumonia e sepse de etiologia bacteriana. Com o surgimento do exantema, o diagnóstico diferencial da FM torna-se ainda mais amplo e inclui ainda meningococcemia, mononucleose, enterovirose e outras riquetsioses como erliquiose e borreliose, sífilis secundária, infecção aguda pelo HIV, parvovirose, entre outras. Na dependência do caso clínico, doenças de etiologia não infecciosa também devem ser consideradas entre os possíveis diagnósticos diferenciais, como púrpura trombocitopênica trombótica e doença de Kawasaki.

Tratamento

O início imediato do tratamento está indicado para todos os casos suspeitos de FM.

A doxiciclina é o antimicrobiano de escolha para todos os casos suspeitos de FM, independentemente da faixa etária e da gravidade da doença. Em geral, quando a terapêutica apropriada é iniciada, a febre tende a desaparecer entre 24 e 72 h após o início da terapia. A terapêutica é empregada rotineiramente por um período de 7 dias, devendo ser mantida por 3 dias após o término da febre. A dose de doxiciclina para adultos ou crianças com peso acima de 45 kg é de 100 mg de 12/12 h por via oral. Para crianças com peso inferior a 45 kg, a dose recomendada é 2,2 mg/kg de 12 em 12 h por via oral. Nos casos em que houver contraindicação ao emprego da doxiciclina, o cloranfenicol passa a ser a medicação de escolha, sendo a via de administração (venosa ou oral) e a posologia dependentes da gravidade do caso clínico.

Prevenção. Não é recomendada a antibioticoterapia profilática para indivíduos assintomáticos que tenham sido recentemente picados por carrapatos, pois tal conduta pode prolongar o período de incubação da doença e eventualmente dificultar a realização do diagnóstico. Na impossibilidade de se evitar exposição a áreas com reconhecida transmissão de FM, recomenda-se usar roupas brancas que cubram membros completamente, facilitando a visualização do carrapato. A retirada do carrapato deve ser feita com cuidado: seu esmagamento pode contribuir para a penetração das riquétsias na pele.

Seção 2 | Afecções Dermatológicas de A a Z 539

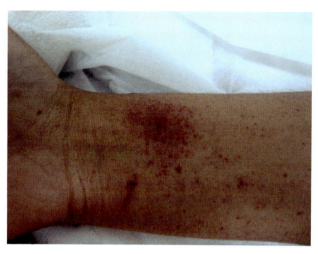

FIGURA 1 Febre maculosa. Exantema eritematopurpúrico na face de flexão do punho.

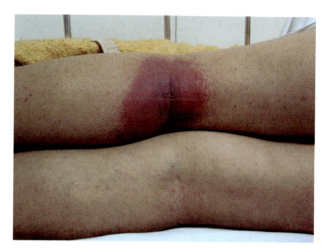

FIGURA 4 Febre maculosa. Membro inferior com grande lesão purpúrica no oco poplíteo.

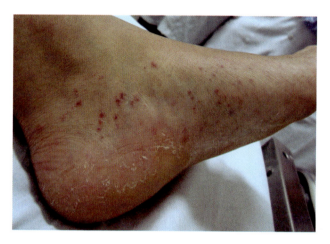

FIGURA 2 Febre maculosa. Lesões purpúricas maculopapulosas no tornozelo.

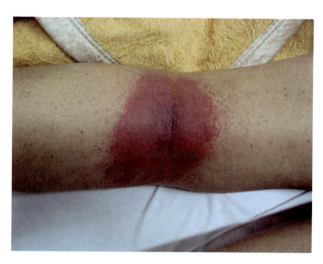

FIGURA 5 Febre maculosa. Detalhe da lesão da Figura 4.

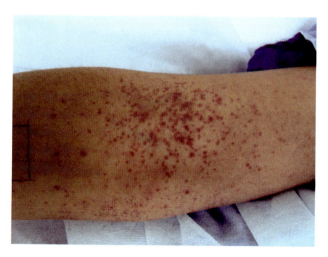

FIGURA 3 Febre maculosa. Exantema de lesões similares às do punho e do tornozelo.

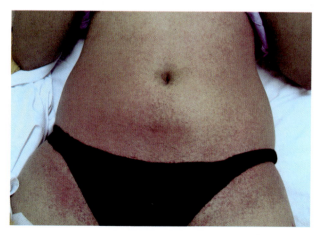

FIGURA 6 Febre maculosa. Exantema maculopaposo no abdome e nas virilhas.

FEO-HIFOMICOSE

John Verrinder Veasey • Clarisse Zaitz • Ligia Rangel Barboza Ruiz • Valéria Maria de Souza Framil

	Sinonímia	Não tem outra nomenclatura.
	Epidemiologia	Fungos geofílicos de distribuição universal. Ocorre em pacientes de ambos os sexos e de qualquer faixa etária. Acomete tanto indivíduos imunocompetentes (formas superficial, cutânea e subcutânea) como aqueles com algum grau de imunodeficiência (formas subcutânea e sistêmica).
	Etiologia	Grupo de doenças causadas por vários gêneros de fungos demáceos (enegrecidos pela presença de melanina na parede celular) que se apresentam nos tecidos na forma de hifas demáceas. Entre eles: *Piedraia hortae*, *Hortaea werneckii*, *Neoscytalidium dimidiatum* var. *dimidiatum*, *Alternaria alternata*, *Curvularia* spp., *Exophiala jeanselmei*, *Wangiella dermatitidis* e *Xylohypha bantiana*.

	Clínica	Pode ser classificada em:
		• Feo-hifomicose superficial:
		  ▪ *Piedra* preta
		  ▪ Tinha negra (Figura 1)
		• Feo-hifomicose cutânea:
		  ▪ Onicomicose por fungo filamentoso não dermatófito (FFND) (Figura 2)
		  ▪ Dermatomicoses
		• Feo-hifomicose subcutânea: ocorre por implantação traumática. As lesões podem ser de aspecto cístico ou nodulocístico. Em geral são solitárias e assintomáticas, podendo necrosar ou ulcerar. São de evolução crônica (Figura 3)
		• Feo-hifomicose sistêmica: sinusite, comprometimento do sistema nervoso central (SNC) ou de outros órgãos (pulmões e coração). Há disseminação hematogênica, assumindo características de doença sistêmica com prognóstico grave
		• Feo-hifomicose ocular (ceratite micótica).

	Diagnóstico	O exame micológico direto (Figura 4) pode ser realizado a partir de raspado cutâneo, pus, exsudatos e fragmento de biopsia, que revela hifas septadas demáceas. A cultura em ágar Sabouraud permite a identificação do fungo. O exame histopatológico mostra hifas septadas demáceas (Figura 5). Exames complementares, como radiografia e tomografia computadorizada, são úteis para o diagnóstico das formas sistêmicas.
	Diagnóstico diferencial	• Feo-hifomicose superficial: *piedra* preta (pediculose, tricorrexe nodosa, tricorrexe *invaginata*), *piedra* branca; tinha negra (melanoma, sujidades) • Feo-hifomicose cutânea: onicomicose e dermatomicoses por dermatófitos e fungos hialinos não dermatófitos • Feo-hifomicose subcutânea: hialo-hifomicose subcutânea, cisto epidérmico, actinomicetoma e eumicetoma • Feo-hifomicose sistêmica: hialo-hifomicose sistêmica, pneumonias, histoplasmose e criptococose.
	Tratamento	• Feo-hifomicose superficial: antifúngicos tópicos e higiene local • Feo-hifomicose cutânea: antifúngicos tópicos e orais • Feo-hifomicose subcutânea: a exérese cirúrgica da lesão, além de constituir a melhor forma de diagnóstico, pode também curar o paciente • Feo-hifomicose sistêmica: correção da imunodepressão, drenagem do abscesso e introdução de antifúngicos de amplo espectro, como anfotericina B, 5-fluorocitosina ou fluconazol. A maioria dos casos é fatal.

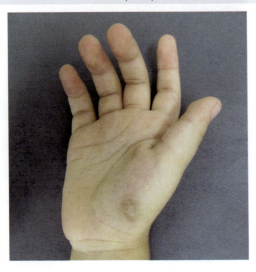

FIGURA 1 Feo-hifomicose superficial. Tinha negra na palma de uma menina.

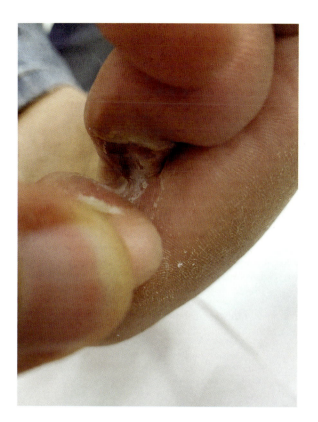

FIGURA 2 Feo-hifomicose cutânea. Intertrigo por fungo filamentoso não dermatófito (*Neoscytalidium dimidiatum* var. *dimidiatum*). Observam-se maceração e ceratólise entre os pododáctilos.

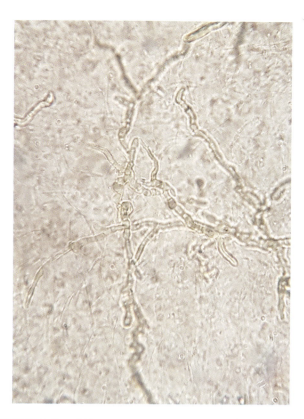

FIGURA 4 Feo-hifomicose. O exame micológico direto a partir de exsudato da lesão cística revela hifas septadas demáceas.

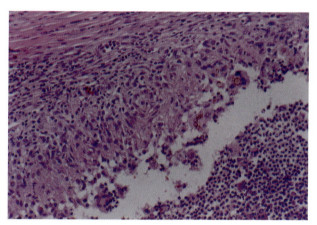

FIGURA 5 Feo-hifomicose. Exame histopatológico da lesão cística revela a presença de hifas septadas demáceas.

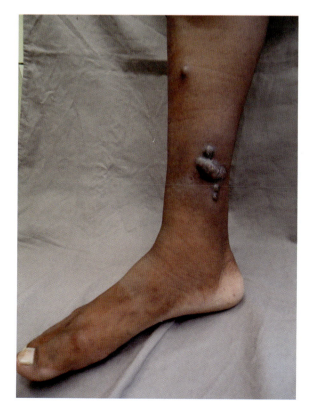

FIGURA 3 Feo-hifomicose subcutânea. Lesão nodulocística localizada em membro inferior direito.

FIBROCERATOMA ACRAL DIGITAL ADQUIRIDO

Carolina Santos de Oliveira • Letícia Guedes Branco • Érica Bertolace Slaibi • Bernard Kawa Kac

	Sinonímia	Fibroceratoma digital adquirido.
	Epidemiologia	É mais comum em homens, entre 39 e 77 anos de idade.
	Etiologia	Postula-se que o traumatismo seja o evento primário causador da lesão.
	Clínica	É uma lesão única, assintomática, que ocorre mais comumente nos dedos (quirodáctilos) (Figuras 1 e 2), mas também pode ser visto na palma (Figura 3), nos dedos do pé e na planta. Trata-se de pápula ou nódulo solitário, normocrômico, com menos de 1 cm de diâmetro. Em sua base há um colarete descamativo, elemento importante para o diagnóstico clínico. A dermatoscopia mostra área central amarelo-pálida homogênea rodeada por uma área hiperceratótica com colarete branco descamativo. Mais perifericamente observam-se vasos puntiformes, e na porção mais externa, vasos glomerulares.
	Diagnóstico	O diagnóstico é confirmado por histopatologia, demonstrando proliferação de fibroblastos, com predominância de fibras de colágeno espessas, compactas e orientadas ao longo do eixo longitudinal da lesão (verticalmente). A epiderme sobrejacente revela acantose e hiperceratose.
	Diagnóstico diferencial	Corno cutâneo, tumor de Köenen, verruga vulgar, fibromixoma acral superficial e dedo supranumerário (Figura 4). O dedo supranumerário não tem, na sua base, um colarete descamativo.
	Tratamento	O tratamento consiste na exérese cirúrgica.

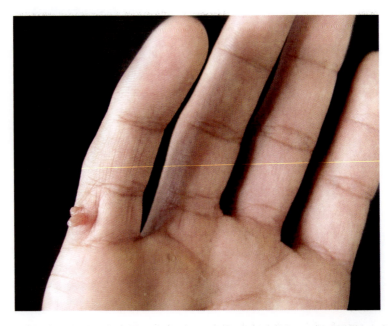

FIGURA 1 Fibroceratoma acral digital adquirido. Projeção na lateral do quinto quirodáctilo, com colarete na sua base.

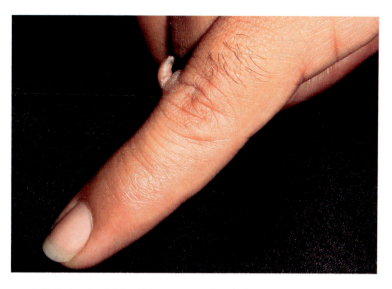

FIGURA 2 Fibroceratoma acral digital adquirido. Colarete ao redor da lesão que se projeta verticalmente na lateral do quirodáctilo. (Cortesia da Dra. Mercedes Pockstaller.)

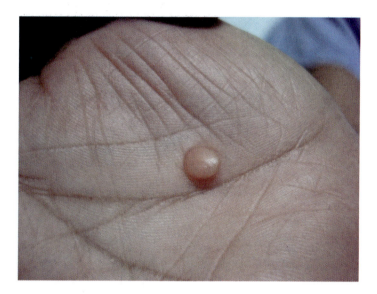

FIGURA 3 Fibroceratoma acral digital adquirido. Localização palmar, com colarete ao redor.

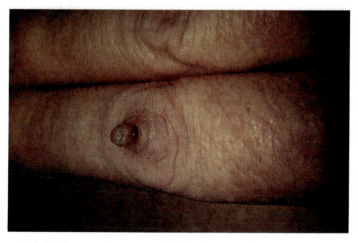

FIGURA 4 Diagnóstico diferencial de fibroceratoma acral digital adquirido. Dedo extranumerário é um diagnóstico diferencial, observando-se esboço de unha.

FIBROMATOSES

Bianca Passos Leite dos Santos • Arles Martins Brotas

	Sinonímia	Compreende a fibromatose fascial superficial e a fibromatose musculoaponeurótica profunda. Este capítulo aborda apenas os subtipos das fibromatoses superficiais.
	Epidemiologia	As fibromatoses superficiais são um grupo de tumores benignos de crescimento lento, de causa e mecanismo ainda desconhecidos. No entanto, fatores predisponentes e outras condições têm sido relatados, como: história familial, alcoolismo, cirrose hepática, tabagismo, diabetes melito, epilepsia (uso prolongado de fenobarbital), síndrome do ombro congelado (capsulite adesiva do ombro) e coexistência de outras fibromatoses superficiais. Os homens são mais acometidos que as mulheres. As fibromatoses palmares e plantares aparecem durante a idade adulta e a incidência aumenta com a idade. A fibromatose peniana é mais comum em homens de meia-idade a idosos. Coxins interfalangianos ocorrem mais em crianças e adolescentes.
	Etiologia	De causa e mecanismos ainda desconhecidos, admite-se que haja um distúrbio hiperproliferativo dos fibroblastos que se tornam suscetíveis à diferenciação em miofibroblastos monomórficos, criando um desequilíbrio no *turnover* do colágeno e formando, assim, placas e nódulos sólidos, com predominância de colágeno do tipo III, ao longo da fáscia palmar e digital da palma das mãos (contratura ou doença de Dupuytren), da planta dos pés (fibromatose plantar ou doença de Ledderhose), do pênis (doença de Peyronie) ou da face dorsal das articulações interfalangianas das mãos (coxim interfalangiano ou *knuckle-pads*). Alguns estudos relataram que fatores de crescimento derivados das plaquetas podem desempenhar um papel no aumento da atividade fibroblástica.
	Clínica	**Contratura de Dupuytren.** Ocorre pela hipertrofia da fáscia palmar devido à hiperproliferação de fibroblastos do tecido subcutâneo, levando à formação nódulos ou cordões fibróticos. Os nódulos representam locais de contração ativa dos tecidos, e os cordões, que são feitos de fáscia normal, ligam os nódulos aos tecidos adjacentes e à pele. Consequentemente, há contraturas progressivas e flexão irreversível das articulações dos dedos, principalmente do 4º e 5º quirodáctilos (região ulnar) (Figuras 1 e 2). É mais comum em brancos, e tem sido observada com maior frequência na síndrome metabólica (dislipidemia, diabetes melito), pelo uso de antirretrovirais na AIDS e anticonvulsivantes. Em cerca de 5% dos pacientes, a condição está associada a outras fibromatoses, tais como coxim interfalangiano (síndrome da polifibromatose). **Doença de Ledderhose.** Clinicamente caracterizada pela presença de nódulos de crescimento lento, principalmente nas bandas medial e central da aponeurose plantar. Pode ocorrer dor à deambulação e contratura dos pododáctilos. **Doença de Peyronie.** Nessa forma, há curvatura patológica no pênis (Figura 3) devido a placas fibrocísticas formadas dentro da túnica albugínea do corpo cavernoso, levando a deformidades anatômicas, disfunção erétil com dor concomitantemente ou não. Por isso, está frequentemente associada à depressão, visto que pode afetar negativamente a função sexual e psicossocial do paciente e de seus parceiros. Deve haver uma avaliação multidisciplinar. **Coxim interfalangiano ou *knuckle-pads*.** Apresentam-se como pápulas, nódulos ou placas circunscritas de superfície ceratósica entre 0,5 e 3 cm de tamanho, que ocorrem na superfície extensora das articulações metacarpofalangianas ou interfalangianas das mãos (Figura 4). Está muito associada a síndromes metabólicas como diabetes melito, resistência insulínica, obesidade abdominal, dislipidemia e hipertensão arterial. Além disso, pode acompanhar um distúrbio autossômico dominante raro, a síndrome de Bart-Pumphrey, caracterizada por perda auditiva, leuconiquia e ceratodermia palmoplantar.
	Diagnóstico	**Contratura de Dupuytren e doença de Ledderhose.** Geralmente clínico, baseado na apresentação e na sintomatologia. A solicitação de estudo por imagem é requerida, em especial a ressonância magnética (RM), para descartar outras hipóteses diagnósticas e para melhor planejamento cirúrgico, reduzindo a chance de recorrência. **Doença de Peyronie.** Anamnese detalhada incluindo a questão psíquica/emocional e o exame físico. A avaliação peniana deve ser realizada nos estados flácido e ereto para avaliar com precisão a fibrose e a curvatura. Pode estar associada ou não à dor. Ultrassonografia com Doppler colorido após injeção de substâncias vasoativas no corpo cavernoso é a ferramenta de avaliação mais precisa para determinar o tipo e o grau de deformidade. A RM pode ser realizada para avaliar a inflamação e a atividade de doença. Exames laboratoriais raramente são solicitados, mas pode estar associado a doença cardiovascular e diabetes melito. **Coxim interfalangiano.** Baseado na apresentação clínica. A ultrassonografia de partes moles pode ser solicitada para afastar sinovite. A histopatologia mostra achados semelhantes à fibromatose palmoplantar com aumento de fibroblastos, miofibroblastos e colágeno.

Seção 2 | Afecções Dermatológicas de A a Z　　545

Diagnóstico diferencial

Contratura de Dupuytren. Neuropatia do nervo ulnar (hanseníase), reação de corpo estranho, calcinose.
Doença de Ledderhose. Tumores benignos (cisto sinovial, cisto de inclusão, queloide, lipoma); tumores malignos (fibrossarcoma, sarcoma sinovial e lipossarcoma).
Doença de Peyronie. Malformação, oleoma.
Coxim interfalangiano. Sinovite, calosidade, traumatismos repetidos.

Tratamento

Contratura de Dupuytren e Doença de Ledderhose. Tratamento conservador tem sido realizado com objetivo de diminuir a sintomatologia. Existem diversas opções, mas algumas exigem mais estudos. Órteses, fisioterapia, radiação, onda de choque extracorpórea, corticosteroide intralesional, antiestrógeno, verapamil, colagenase e colchicina. A fasciectomia total é uma abordagem cirúrgica mais agressiva, porém com menores taxas de recidivas. Esta é a melhor abordagem cirúrgica para nódulos dolorosos que não responderam à terapia conservadora.

Doença de Peyronie. Inclui um vasto grupo de medicações sistêmicas, intralesionais e tópicas, além de terapia mecânica e cirúrgica. Pode haver involução espontânea, portanto a terapia mais invasiva (cirurgia) deve ser avaliada com cuidado. Vitamina E, tamoxifeno, ômega-3, alfainterferona, pentoxifilina, sildenafila, colchicina, coenzima Q10 têm sido descritos como medicamentos sistêmicos. Verapamil e dexametasona transdérmica. Alfainterferona e verapamil intralesional.

Coxim interfalangiano. Sem consenso. Excisão não está indicada, visto o alto índice de recorrência. Corticosteroides tópicos e injeção de 5-fluoruracila têm sido descritos.

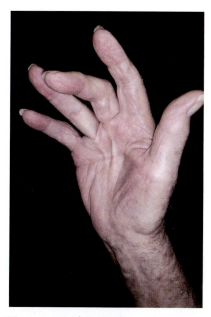

FIGURA 1 Fibromatose | Contratura de Dupuytren. Contratura do terceiro quirodáctilo e cordão fibrótico na região palmar da mão direita.

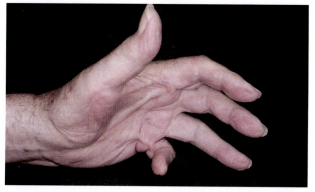

FIGURA 2 Fibromatose | Contratura de Dupuytren. Mesmo paciente da Figura 1 com contratura do quinto quirodáctilo da mão esquerda.

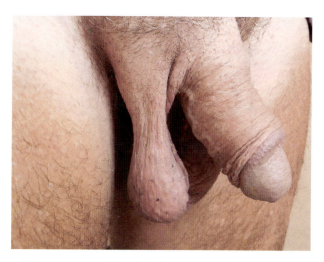

FIGURA 3 Fibromatose | Doença de Peyronie. Paciente apresentando curvatura patológica do pênis, com confirmação ultrassonográfica de alteração na túnica albugínea do corpo cavernoso.

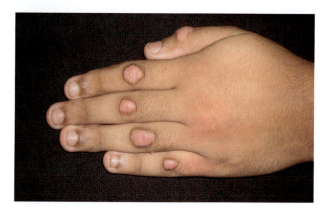

FIGURA 4 Fibromatose | Coxim interfalangiano (*knuckle-pads*). Adolescente com resistência periférica a insulina apresentou placas de superfície lisa sobre as articulações interfalangianas das mãos.

FITOFOTODERMATITE

Aguinaldo Bonalumi Filho • Fabiano Roberto Pereira de Carvalho Leal

=	**Sinonímia**	*Dermatitis pratensis*, fitofotodermatose.
	Epidemiologia	Mais comum no verão devido à maior exposição à radiação solar.
	Etiologia	É uma dermatite não imunológica, fototóxica, que requer radiação UVA mais o contato tópico ou oral com o fotossensibilizador. As substâncias fotossensibilizantes são em geral furocumarinas que contêm 5-metoxipsoraleno (encontradas em algumas famílias de plantas, como Apiaceae, Rutaceae, Moraceae e Fabaceae) (ver capítulo *Fotossensibilidade*). Como não é uma reação imunológica, não é necessária a sensibilização anterior, e qualquer pessoa pode ser afetada.
	Clínica	A sensibilidade cutânea à luz UV atinge seu ponto máximo em 30 a 120 min após o contato com os furocumarínicos. Lesões de eritema, edema e bolhas (Figura 1) surgem após 24 h e atingem seu ponto máximo em 72 h. Posteriormente, o eritema evolui para hiperpigmentação, que surge entre 1 e 2 semanas e pode permanecer por meses ou anos, de configuração bizarra, somente nos locais de contato após exposição à luz (Figura 2). Há também, associada, sensação de queimação nas lesões. Pele úmida, sudorese e calor aumentam a resposta fototóxica. A casca do limão apresenta 10 vezes mais agente fotossensibilizador que a polpa. A fototoxicidade após a ingestão de psoralenos da natureza é rara, porém não pode deixar de ser investigada na suspeita de fitofotodermatite.
	Diagnóstico	História de contato com alguma substância que contenha furocumarinas (perfumes, frutas cítricas, entre outros) e exposição solar. O uso do cortador de gramas para podar arbustos ou cercas vivas libera um jato em aerossol de ervas que pode desencadear a fitofotodermatite.
≠	**Diagnóstico diferencial**	Dermatite de contato alérgica.
	Tratamento	Evitar contato com substâncias que contenham furocumarinas. Plantas que sabidamente contenham furocumarínicos não devem ser plantadas nas áreas de recreação a fim de evitar acidentes com crianças ou adultos. Caso tenha ocorrido o contato, lavar o local com água e sabão, pois isso pode evitar uma reação. Pode-se usar corticosteroide tópico, emoliente e protetor solar quando a fitofotodermatite já estiver estabelecida.

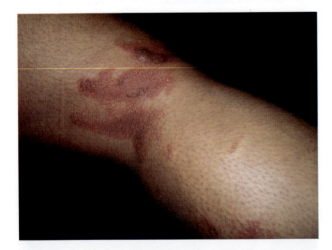

FIGURA 1 Fitofotodermatite. Lesão eritematosa de formato bizarro, com vesículas e bolha na sua superfície.

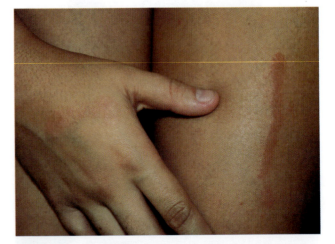

FIGURA 2 Fitofotodermatite. Mácula eritematoacastanhada de formato linear, localizada na perna de uma paciente que temperou o alimento com limão na praia havia 4 dias.

FOLICULITES EOSINOFÍLICAS

Aline Perdiz de Jesus Bilemjian • Fabiano Roberto Pereira de Carvalho Leal

	Sinonímia	Foliculite eosinofílica pustulosa ou doença de Ofuji; foliculite pustulosa da infância; foliculite eosinofílica relacionada à AIDS.
	Epidemiologia	A foliculite de Ofuji, forma clássica da foliculite eosinofílica, é uma doença rara. Acomete adultos por volta dos 30 anos de idade e é mais comum em pacientes do sexo masculino (5:1). A forma infantil ocorre principalmente em crianças com menos de 1 ano de idade e também é mais frequente no sexo masculino. A foliculite eosinofílica associada à AIDS também ocorre com mais frequência no sexo masculino. Um quarto subtipo de foliculite eosinofílica é associado a malignidades hematológicas, principalmente leucemia e linfoma não Hodgkin. Há relatos de foliculite eosinofílica após transplante de células-tronco hematopoéticas em crianças, sendo um importante diagnóstico diferencial com doença do enxerto contra hospedeiro.
	Etiologia	Desconhecida na foliculite de Ofuji. Foliculite eosinofílica generalizada comumente está associada à medicação, especialmente alopurinol. Para a forma infantil é proposto um padrão de reação independente de qualquer agente. Na forma associada à AIDS, o padrão Th2 de resposta imune é o implicado. As pústulas são estéreis. Nas formas associadas à malignidade, o quadro surge mais comumente durante ou após a administração de quimioterápico. Ainda, associado a transplante de medula óssea e de célula-tronco.
	Clínica	**Foliculite de Ofuji.** As lesões cutâneas características são papulopústulas foliculares que aparecem subitamente e tendem a coalescer sobre placas eritematosas, com tendência à cura central, configurando um aspecto anular. As lesões acometem as áreas ditas seborreicas, como face, dorso e região extensora dos membros superiores, mas podem estar presentes nos dígitos e na região palmar, demonstrando que nem todas as lesões são foliculares. As lesões duram aproximadamente 7 a 10 dias e recidivam em 3 a 4 semanas. Não há sintomas sistêmicos associados ao quadro dermatológico, que em geral é acompanhado de prurido. **Foliculite eosinofílica infantil.** A forma infantil apresenta crostas e acomete o couro cabeludo com frequência. **Foliculite eosinofílica associada à AIDS.** O couro cabeludo também é envolvido, as pápulas são discretamente edematosas, acometendo principalmente cabeça, pescoço e tronco superior (Figuras 1 a 4); raramente são observadas pústulas. O prurido é intenso, e a contagem de células CD4 costuma estar em torno de 200 células/mm^3. **Foliculite associada a malignidades hematológicas.** Pápulas pruriginosas, vesículas, pústulas e lesões urticariformes podem acometer cabeça, pescoço, tronco e membros superiores. Há relato da associação com angiossarcoma do couro cabeludo.
	Diagnóstico	É realizado por meio do quadro clínico característico para cada uma das formas. Na foliculite de Ofuji há associada eosinofilia periférica e achados histopatológicos compatíveis. Na foliculite associada à AIDS, a histopatologia é semelhante à de Ofuji. Cultura de material obtido da pústula pode ser útil para o diagnóstico diferencial com outras formas de foliculite.
	Diagnóstico diferencial	Outras formas de foliculite: foliculite pitirospórica, por gram-negativo, erupção acneifome induzida por fármacos e por *Demodex*, esta última principalmente em pacientes com AIDS. Na forma infantil, deve ser feito o diagnóstico diferencial com eritema tóxico neonatal, melanose pustulosa neonatal transitória, acropustulose infantil e histiocitose de células de Langerhans.
	Tratamento	**Foliculite de Ofuji.** A fototerapia com UVB associada à indometacina oral é o tratamento de escolha. Minociclina, dapsona, corticosteroides e colchicina são outras opções a serem consideradas. Anti-histamínicos orais, corticosteroides tópicos e inibidores tópicos da calcineurina podem ser usados no tratamento do prurido. **Foliculite eosinofílica infantil.** Na forma infantil não há necessidade de tratamento, já que a doença é autolimitada. Foi descrita foliculite eosinofílica da infância generalizada, sem uso prévio de alopurinol ou outras medicações, responsiva a corticosteroide tópico associado a hidroxizina. Com a suspensão da hidroxizina, houve recidiva do quadro. **Foliculite eosinofílica associada à AIDS.** Em pacientes HIV-positivos, é essencial o tratamento da doença de base, visando ao aumento de células CD4, o que pode levar à resolução das lesões de foliculite eosinofílica. Nesses pacientes, pode ser necessária a administração de interferona, antibióticos orais, itraconazol, isotretinoína oral (0,5 a 1,0 mg/kg/dia) e permetrina tópica (em dias alternados por, pelo menos, 6 semanas).

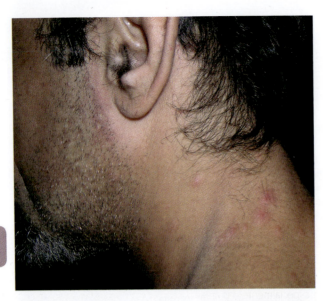

FIGURA 1 Foliculite eosinofílica associada à AIDS. Lesões papuloedematosas, pruriginosas, em paciente HIV-positivo, localizadas na região cervical, invadindo couro cabeludo e face.

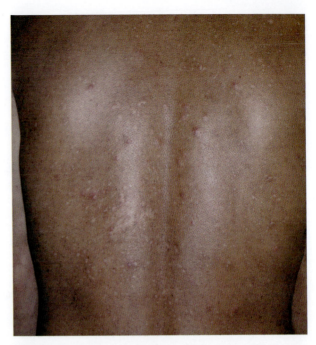

FIGURA 3 Foliculite eosinofílica associada à AIDS. Pápulas foliculares pruriginosas disseminadas no dorso de paciente HIV-positivo.

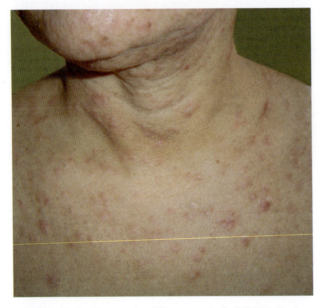

FIGURA 2 Foliculite eosinofílica associada à AIDS. Paciente HIV-positivo apresentando lesões eritematopapulosas no tronco anterior e na região cervical, acompanhadas de intenso prurido. (Cortesia da Dra. Carolina Belo.)

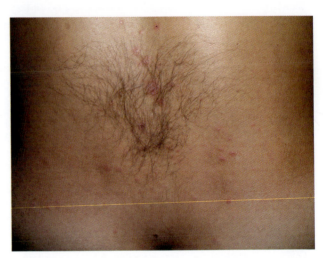

FIGURA 4 Foliculite eosinofílica associada à AIDS. Lesões eritematoedematosas na parte inferior do dorso de paciente HIV-positivo.

FOTOENVELHECIMENTO

Daniela Alves Pereira Antelo • Mônica Manela Azulay

	Sinonímia	Actinossenescência, dermatoeliose, fotodano.
	Epidemiologia	Condição de distribuição universal, sem predileção por sexo, cuja prevalência aumenta com o progredir da idade (sinais mais evidentes a partir dos 30 anos). Caucasianos são mais acometidos, sobretudo pessoas de pele mais clara (fotótipos I e II de Fitzpatrick).
	Etiologia	Exposição prolongada à radiação ultravioleta A (320 a 400 nm) e B (290 a 320 nm) que provoca dano cutâneo progressivo e cumulativo. As radiações UVA e UVB induzem a síntese de metaloproteinases na pele, que degradam proteínas da matriz celular. O dano cutâneo ocorre por reação em cascata complexa que causa dano oxidativo a proteínas, lipídios, ácido nucleico, membrana celular e organelas como as mitocôndrias, ocasionando resposta inflamatória. A luz visível (400 a 700 nm) e a radiação infravermelha (acima de 800 nm) atuam de forma sinérgica, agravando o fotoenvelhecimento. Pessoas com profissões que envolvam exposição solar (agricultores e pescadores) estão mais sujeitas ao fotodano.
	Clínica	Os sinais de fotoenvelhecimento ocorrem especialmente nas áreas do corpo mais expostas ao sol (face, pescoço, colo e membros superiores) (Figura 1): • Hiperpigmentação mosqueada • Lesões ceratósicas, atróficas e máculas acastanhadas denominadas melanoses solares (Figura 2) • Leucodermia em gota também faz parte das manifestações cutâneas das pessoas intensamente expostas ao sol (ver capítulo *Leucodermia Guttata*) • Rítides estáticas • Poros dilatados • Pele citrina ou citreína (Figuras 3 e 4) • Elastoma difuso (Figura 5) • Nódulos elastóticos da orelha (*weathering nodules*) (Figura 6) • *Cutis rhomboidalis* (Figura 7) • Pseudocicatrizes (Figura 8) • Ceratodermia marginada de Ramos e Silva (Figura 9) • Síndrome de Favre-Racouchot e elastoidose nodular com cistos e comedões (Figura 10) • Telangiectasias (Figura 11) • Poiquilodermia de Civatte (Figura 12) • Ceratose actínica que pode evoluir para carcinoma espinocelular.
	Diagnóstico	É fundamentalmente clínico, mas pode ser corroborado pelo exame histopatológico (HP). Neste, observa-se elastose solar, que corresponde à degeneração basofílica (coloração azul-acinzentada) do colágeno, que apresenta aumento das fibras elásticas e está separado da epiderme atrófica por pequena faixa de colágeno normal. A microscopia confocal recentemente tem sido descrita com achados semelhantes ao HP: com células inflamatórias dérmicas e aumento de vasos dilatados, além da elastose solar.
	Diagnóstico diferencial	Doenças que cursam com envelhecimento precoce, como progéria.
	Tratamento	O tratamento do fotoenvelhecimento corresponde a uma combinação de técnicas que promovem renovação celular (e *resurfacing*). Em todos os casos, é mandatório orientar o paciente a usar adequadamente fotoprotetor e barreiras físicas de proteção. O dermatologista lança mão de uso tópico de retinoides e antioxidantes, uso oral da isotretinoína, aplicação de *peelings* químicos, aplicação de neuromodulador (toxina botulínica), dermoabrasão, microagulhamento, luz intensa pulsada para as melanoses, telangiectasias isoladas e poiquilodermia de Civatte; *lasers* fracionados ablativos e não ablativos e terapia fotodinâmica para as ceratoses actínicas. É fundamental o exame clínico dermatológico periódico para detecção de lesões suspeitas de malignidade ("campo cancerizável").

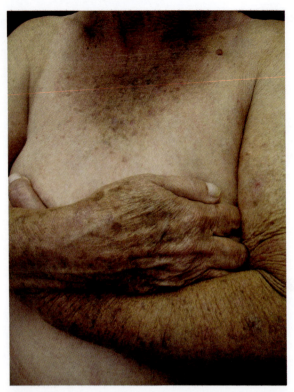

FIGURA 1 Fotoenvelhecimento | Atrofia cutânea, alterações pigmentares e ceratose actínica. Observar a nítida diferença entre a pele fotoexposta dos antebraços e colo e a fotoprotegida do tronco.

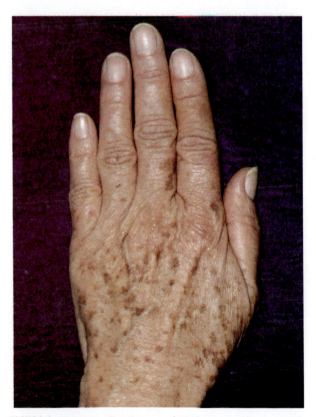

FIGURA 2 Fotoenvelhecimento | Melanose solar e atrofia cutânea. O dorso das mãos é local de preferência para essa manifestação do fotodano.

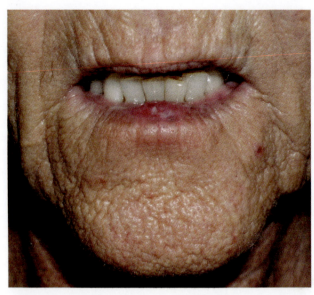

FIGURA 3 Fotoenvelhecimento | Pele citreína e rítides. A tonalidade amarelada e a superfície irregular lembram a cor e a textura da casca da laranja, daí o nome pele citreína. Observar a queilite actínica, possível precursora de malignidade no lábio inferior.

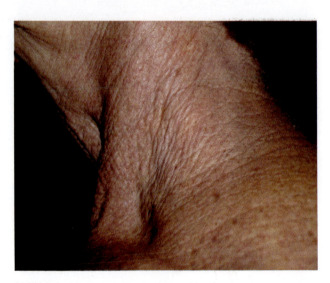

FIGURA 4 Fotoenvelhecimento | Pele citreína. Aspecto lateral do pescoço de paciente com intensa exposição solar.

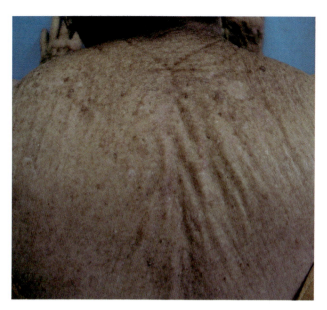

FIGURA 5 Fotoenvelhecimento | **Elastoma difuso.** Grande extensão de pele comprometida por elastose.

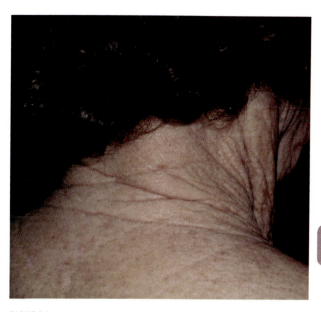

FIGURA 7 Fotoenvelhecimento | *Cutis rhomboidalis.* Nuca de paciente com muita exposição solar, que resultou no aspecto losângico (romboidal) da pele.

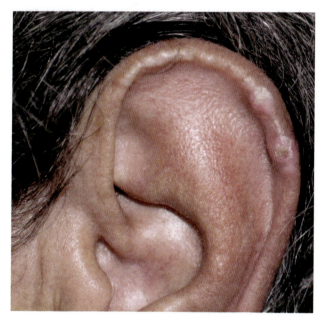

FIGURA 6 Fotoenvelhecimento | **Nódulos elastóticos da orelha (*weathering nodules*).** Localizados na hélice do pavilhão auricular, fazem diagnóstico diferencial com nódulos do pavilhão auricular em pessoas que ficam muito tempo acamadas com contínuo atrito nessa região.

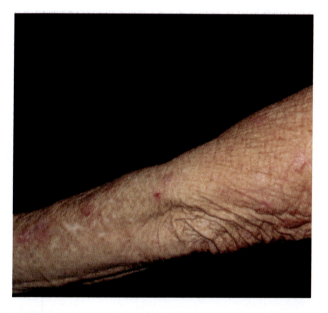

FIGURA 8 Fotoenvelhecimento | **Pseudocicatrizes e ceratoses actínicas.** As áreas atróficas e acrômicas, semelhantes a cicatrizes, são resultado de fotoexposição. Não há relatos de traumatismo prévio, daí o nome "pseudocicatriz". As lesões eritematosas e escamosas são de ceratose actínica.

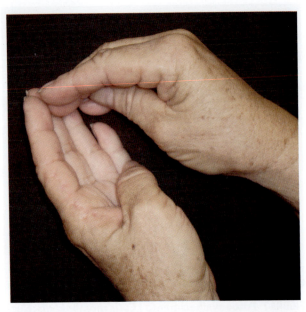

FIGURA 9 Fotoenvelhecimento | Ceratodermia marginada de Ramos e Silva. Observar a faixa de ceratodermia no limite entre o dorso e a palma da mão. Ocorre particularmente na borda cubital e radial das mãos em pessoas com intensa exposição ao sol.

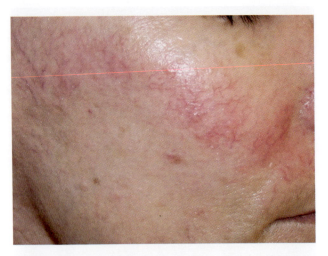

FIGURA 11 Fotoenvelhecimento | Telangiectasias. Extensa rede vascular na face, atualmente tratada, na maioria dos casos, com luz intensa pulsada (LIP).

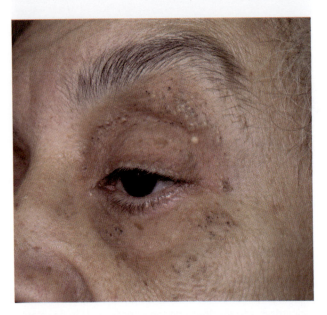

FIGURA 10 Fotoenvelhecimento | Síndrome de Favre-Racouchot. Cistos e comedões ao redor dos olhos.

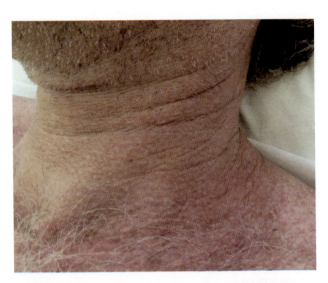

FIGURA 12 Fotoenvelhecimento | Poiquilodermia de Civatte. Telangiectasias, atrofia, máculas hipocrômicas e hiperpigmentação no colo (mas também pode ocorrer na região lateral do pescoço, exceto na área submentoniana, que é poupada pela luz solar).

FOTOSSENSIBILIDADE

Angela Beatriz Schwengber Gasparini • Aguinaldo Bonalumi Filho • David Rubem Azulay

As manifestações de fotossensibilidade podem ser desencadeadas por mecanismo fotoalérgico ou fototóxico.

Fotoalergia

=	Sinonímia	Fotossensibilidade a substâncias ou a produtos químicos.
📈	Epidemiologia	Pode ocorrer em qualquer idade ou etnia.
❓	Etiologia	Na fotoalergia, o componente de resposta imune está presente. A substância química introduzida, sob a ação da radiação, altera uma molécula celular que, em geral, é o DNA; esse DNA alterado (DNA-UV) passa a funcionar como hapteno, e, nessa qualidade, une-se a uma proteína; tal composto antigênico é inicialmente processado pelas células de Langerhans, sensibilizando, em seguida, o linfócito T, com os receptores mais afins, torna-se sensibilizado e migra para o linfonodo. É, pois, o mecanismo IV de Gell e Coombs, ou seja, o da imunidade mediada por células.
✋	Clínica	As manifestações clínicas da fotoalergia são basicamente as de um eczema (eritema com vesiculação e prurido); é, em última análise, um fotoeczema (Figuras 1 e 2). Surgem 24 a 72 h após a exposição solar. A morfotopografia depende das áreas expostas às radiações. O fotossensibilizante pode ser exógeno (p. ex., tópicos que contenham sulfas, substâncias anti-histamínicas como prometazina, protetores solares tipo benzofenonas) ou endógeno (p. ex., sulfas, sulfona, sulfonilureias, clorpromazina, piroxicam, ibuprofeno etc.). A reação independe da quantidade da substância química desencadeadora, bastando quantidades mínimas. Há necessidade de exposição prévia sensibilizante (pelo menos 5 dias antes) para que as futuras exposições funcionem como desencadeadoras.
🔍	Diagnóstico	A histopatologia é igual à do eczema; na epiderme, há edema intercelular, espongiose, vesiculação e paraceratose; na derme, pequenos focos de linfócitos T.
≠	Diagnóstico diferencial	Reação fototóxica.
💊	Tratamento	Retirar ou substituir o agente causal e evitar a radiação lumínica. Em casos intensos e extensos, deve-se tratar até mesmo com corticoterapia sistêmica.

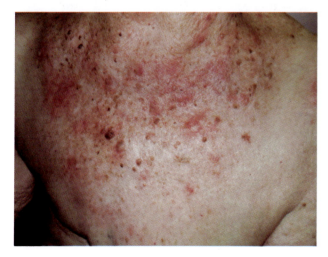

FIGURA 1 Fotoalergia. Lesões eritematoedematosas, na região anterior do tórax, acompanhadas de prurido com histopatologia compatível com fotoalergia.

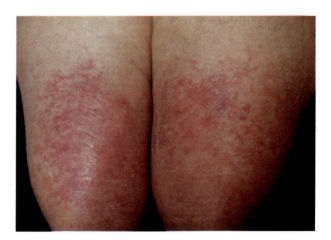

FIGURA 2 Fotoalergia. Lesões eritematodescamativas acompanhadas de prurido, com nítida demarcação de áreas fotoexpostas.

Fototoxicidade

=	Sinonímia	Fotossensibilidade a fármacos do tipo fototóxico.
	Epidemiologia	A reação fototóxica é mais frequente do que a fotoalérgica. Pode ocorrer em qualquer idade ou etnia. É mais frequente no verão.
	Etiologia	Substâncias de uso oral, como sulfas, quinolonas, tetraciclinas, anti-inflamatórios não esteroides, amiodarona, tiazídicos, furosemida, fenotiazinas, retinoides, substâncias de uso tópico, perfumes, psoralenos (furocumarínicos), alcatrão e derivados (coaltar), entre outras.
	Clínica	Não é necessário o contato prévio com a substância (reação não imunológica). Nas primeiras horas, o paciente sente prurido, queimação e há eritema (semelhante à queimadura solar). Após algumas horas ou dias, o eritema se acentua, surgindo edema e bolhas. Por fim, ocorre regressão com hipercromia residual (Figura 3). As lesões localizam-se apenas nas áreas expostas (Figura 4). Após repetidas exposições, pode haver liquenificação. Apresentações menos comuns de fototoxicidade são pseudoporfiria (naproxeno), fotonicólise (tetraciclinas e psoralenos) e pigmentação acinzentada (amiodarona e clorpromazina). Fitofotodermatite é uma reação de fototoxicidade; lesões bizarras e/ou puntiformes ocorrem em pessoas que manipulam derivados psoralênicos que contêm furocumarina (p. ex., limão, caju) e se expõem ao sol (ver capítulo *Fitofotodermatite*). Na reação fototóxica, não ocorre reação eczematosa, como na fotoalergia.
	Diagnóstico	Anamnese, exame físico, exame histopatológico.
≠	Diagnóstico diferencial	Reação fotoalérgica.
	Tratamento	Retirada ou substituição do agente causal e afastamento da fonte lumínica. Nos quadros agudos, compressas geladas, analgésicos e emolientes. Nos casos extensos e intensos, o paciente deve receber o tratamento de um grande queimado. Corticosteroide tópico e proteção solar.

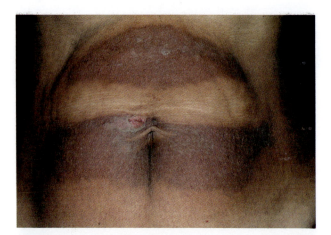

FIGURA 3 Fototoxicidade. Observar que as faixas de eritema violáceo e hipercromia localizam-se na convexidade das pregas abdominais, onde ocorreu maior exposição ao sol.

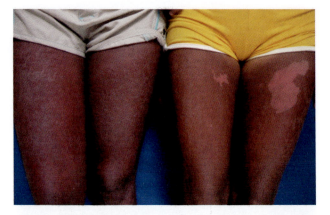

FIGURA 4 Fototoxicidade. As duas adolescentes apresentavam intenso eritema, acompanhado de edema no membro inferior, após terem tomado banho de caju na tentativa de ficarem bronzeadas.

BIBLIOGRAFIA

Fasciite Eosinofílica

Arlettaz L, Abdou M, Pardon F et al. Eosinophllic fasciitis (Shulman disease). Rev Med Suisse. 2012; 8(337):854-8.

Carneiro S, Brotas A, Lamy F et al. Eosinophilic fasciitis (Shulman syndrome). Cutis. 2005; 75(4):228-32.

Daumas A, Mélenotte C, Jimenez S et al. Painful upper limb after an intense effort. Rev Med Interne. 2014; 35:767-8.

Lebeaux D, Sene D. Eosinophilic fasciitis (Shulman disease). Best Pract Res Clin Rheumatol. 2012; 26:449-58.

Sène D. Eosinophilic fasciitis (Shulman's disease): diagnostic and therapeutic review. Rev Med Interne. 2015; 36(11):738-45.

Febre Maculosa

Brasil. Ministério da Saúde. Disponível em www.saude.gov.br. Acesso em: 17/03/18.

Brasil. Ministério da Saúde. Secretaria de Vigilância em Saúde. Coordenação-Geral de Desenvolvimento da Epidemiologia em Serviços. Guia de Vigilância em Saúde: volume 2. 1. ed. atual. Brasília: Ministério da Saúde; 2017.

Brasil. Ministério da Saúde. Secretaria de Vigilância em Saúde. Sistema de Informação de Agravos de Notificação – Sinan Net. Febre maculosa. Disponível em: http://tabnet.datasus.gov.br. Acesso em: 17/03/18.

Dantas-Torres F. Rocky Moutain spotted fever. Lancet Infect Dis. 2007; 7:724-32.

Del Fiol FS, Junqueira FM, Rocha MC et al. Rocky Moutain spotted fever in Brazil. Rev Panam Salud Publica. 2010; 27(6):461-6.

Feo-hifomicose

Oliveira WRP, Borsato MFL, Festa Neto C et al. Phaeohyphomycosisin renal transplantation: report of two cases. An Bras Dermatol. 2016; 91(1):89-92.

Veasey JV, Avila RB, Ferreira MAMO et al. Reflectance confocal microscopy of tinea nigra: comparing images with dermoscopy and mycological examination results. An Bras Dermatol. 2017; 92(4):568-9.

Veasey JV, Avila RB, Miguel BAF et al. White piedra, black piedra, tinea versicolor and tinea nigra: contribution to the diagnosis of superficial mycosis. An Bras Dermatol. 2017; 92(3):413-6.

Veasey JV, Cunha JAJ, Pipa M et al. Tratamento cirúrgico e seguimento a longo prazo das micoses subcutâneas causadas por fungos demáceos: cromoblastomicose, feohifomicose e eumicetoma. Surg Cosmet Dermatol. 2017; 9(1):29-33.

Zaitz C, Campbell I, Marques SA et al. Compêndio de micologia médica. 2. ed. Rio de Janeiro: Guanabara Koogan; 2010.

Fibroceratoma Acral Digital Adquirido

Noriega LF, Chiacchio NGD, Chiacchio ND et al. Unusual size, topography, and surgical resolution of an acquired fibrokeratoma. An Bras Dermatol. 2018; 93(1):126-8.

Shih S, Khachemoune A. Acquired digital fibrokeratoma: review of its clinical and dermoscopic features and differential diagnosis. Int J Dermatol. 2019; 58(2):151-8.

Fibromatoses

Akdag O, Yildiran G, Tosun Z et al. Dupuytren-like contracture of the foot: Ledderhose disease. Surg J (N Y). 2016; 2(3):e102-4.

Banks JS, Wolfson AH, Subhawong TK. T2 signal intensity as an imaging biomarker for patients with superficial fibromatoses of the hands (Dupuytren's disease) and feet (Ledderhose disease) undergoing definitive electron beam irradiation. Skeletal Radiol. 2018; 47:243.

Bilgutay AN, Pastuszak AW. Peyronie's disease: a review of etiology, diagnosis, and management. Curr Sex Health Rep. 2015; 7(2):117-31.

Carroll P, Henshaw RM, Garwood C et al. Plantar fibromatosis: pathophysiology, surgical and nonsurgical therapies: an evidence-based review. Savage J. 2018; 11(2).

Chen JY, Hockenberry MS, Lipshultz LI. Objective assessments of Peyronie's disease. Sex Med Rev. 2018; 6(3):438-45.

Dritsaki M, Rivero-Arias O, Nanchahal J et al. What do we know about managing Dupuytren's disease cost-effectively? BMC Musculoskelet Disord. 2018; 19:34.

Gönül M, Gül Ü, Hizli P et al. A family of Bart-Pumphrey syndrome. Indian J Dermatol Venereol Leprol. 2012; 78(2):178-81.

Mansur HG, Oliveira ER, Gonçalves CB. Epidemiological analysis of patients with Dupuytren's disease. Revi Bras Ortop. 2018; 53(1):10-4.

Morelli I, Fraschini G, Banfi AE. Dupuytren's disease: predicting factors and associated conditions. a single center questionnaire-based case control study. AB&JS. 2017; 5(6):384-93.

Ocampo-Garza J, Azevedo Cunha R, Silva Pereira C et al. Plantar fibromatosis: surgical approach of a giant bilateral case. Int J Dermatol. 2018; 57(3):365-7.

SaylamKurtipek G, Kutlu O, Duran C et al. Frequency of metabolic syndrome in patients with knuckle pads. J Dermatol. 2015; 42(12):1165-8.

Fitofotodermatite

Choi JY, Hwang S, Lee SH et al. Asymptomatic hyperpigmentation without preceding inflammation as a clinical feature of citrus fruits-induced phytophotodermatitis. Ann Dermatol. 2018; 30(1):75-8.

Machado M, Vidal RL, Cardoso P et al. Phytophotodermatitis: a diagnosis to consider. BMJ Case Rep. 2015; 2015. pii: bcr2015213388.

Nakamura M, Henderson M, Jacobsen G et al. Comparison of photodermatoses in African-Americans and Caucasians: a follow-up study. Photodermatol Photoimmunol Photomed. 2014; 30(5):231-6.

Pfurtscheller K, Trop M. Phototoxic plant burns: report of a case and review of topical wound treatment in children. Pediatr Dermatol. 2014; 31(6):e156-9.

Sasseville D. Clinical patterns of phytodermatitis. Dermatol Clin. 2009; 27(3):299-308, vi.

Son JH, Jin H, You HS et al. Five cases of phytophotodermatitis caused by fig leaves and relevant literature review. Ann Dermatol. 2017; 29(1):86-90.

Foliculites Eosinofílicas

Fujii M, Takahashi I, Kishiyama K et al. Case of generalized eosinophilic pustular folliculitis induced by allopurinol. J Dermatol. 2016; 43(4):458-9.

Jiang YY, Zeng YP, Jin HZ. Eosinophilic pustular folliculitis associated with cutaneous angiosarcoma. Chin Med J (Engl). 2018; 131(1):115-6.

Lee JH, Kang JH, Cho BK et al. Generalized eosinophilic pustular folliculitis of infancy responding to hydroxyzine. Ann Dermatol. 2015; 27(4):458-60.

Motaparthi K, Kapil J, Hsu S. Eosinophilic folliculitis in association with chronic lymphocytic leukemia: a clinicopathologic series. JAAD Case Rep. 2017; 3(3):263-8.

Theiler M, Oza VS, Mathes EF et al. Eosinophilic pustular folliculitis in children after stem cell transplantation: an eruption distinct from graft-versus-host disease. Pediatr Dermatol. 2017; 34(3):326-30.

Fotoenvelhecimento

Lee SJ, Seok J, Jeong SY et al. Facial pores: definition, causes, and treatment options. Dermatol Surg. 2016; 42(3):277-85.

McDaniel D, Farris P, Valacchi G. Atmospheric skin aging-contributors and inhibitors. J Cosmet Dermatol. 2018; 17(2):124-37.

Schuch AP, Moreno NC, Schuch NJ et al. Sunlight damage to cellular DNA: focus on oxidatively generated lesions. Free Radic Biol Med. 2017; 107:110-24.

Sumita JM, Miot HA, Soares JLM et al. Tretinoin (0.05% cream versus 5% peel) for photoaging and field cancerization of the forearms: randomized, evaluator-blinded, clinical trial. J Eur Acad Dermatol Venereol. 2018; 32(10):1819-26.

Szeimies RM, Torezan L, Niwa A et al. Clinical, histopathological and immunohistochemical assessment of human skin field cancerization before and after photodynamic therapy. Br J Dermatol. 2012; 167(1):150-9.

Tan JM, Lambie D, Sinnya S et al. Histopathology and reflectance confocal microscopy features of photodamaged skin and actinic keratosis. J Eur Acad Dermatol Venereol. 2016; 30(11):1901-11.

Fotossensibilidade

Azulay RD, Azulay-Abulafia L, Azulay DR. Transient acantholytic dermatosis. Presentation of a case. Med Cutan IberoLat Am. 1989; 17(1):22-7.

Bylaite M, Grigaitiene J, Lapinskaite GS. Photodermatoses: classification, evaluation and management. Br J Dermatol. 2009; 161(Suppl 3):61-8.

Rizwan M, Reddick CL, Bundy C et al. Photodermatoses: enviromentally induced conditions with high psychological impact. Photoch Photobiol Sci. 2013; 12:182-9.

Santoro FA, Lim HW. Update on photodermatoses. Semin Cut Med Surg. 2011; 30(4):229-38.

GNATOSTOMÍASE

Thiago Jeunon de Sousa Vargas • Sabrina Kahler • Maria Auxiliadora Jeunon Sousa

	Sinonímia	Larva *migrans* profunda.
	Epidemiologia	Doença endêmica em países asiáticos como Tailândia e Japão. Países da América Central e América do Sul vêm apresentando número crescente de casos desde 1970. Há relato na literatura de três casos da doença adquiridos no Brasil, dois no estado de Tocantins e um no Amazonas, além do relato de um caso diagnosticado no Brasil, mas adquirido durante viagem ao Peru.
	Etiologia	É causada por nematelmintos do gênero *Gnathostoma*. Existem seis espécies patogênicas para o ser humano, sendo a principal o *Gnathostoma spinigerum*. O *Gnathostoma* sp. é um nematoide cilíndrico que habita o estômago de mamíferos como os felinos (hospedeiro definitivo), liberando seus ovos nas fezes. Esses ovos são depositados em mananciais de água doce, onde são ingeridos por crustáceos do gênero *Cyclops*. Tais crustáceos são ingeridos por peixes, sapos, rãs ou aves que, por sua vez, tornam-se alimentos dos mamíferos, completando o ciclo natural do parasito. Os humanos são hospedeiros acidentais, sendo infectados por meio do consumo de peixes de água doce crus ou malcozidos. Nos humanos, as larvas de terceiro estágio não são capazes de atingir a maturidade e permanecem migrando por até 12 anos, acarretando os sintomas da doença.
	Clínica	O paciente pode desenvolver, em 24 a 48 h da ingestão da larva, sinais e sintomas inespecíficos, como mal-estar, febre, náuseas, vômito e dor epigástrica. Eosinofilia significativa normalmente se desenvolve concomitantemente à penetração da larva na parede do tubo gastrintestinal. A migração da larva para a pele e o tecido subcutâneo causa nódulos eritematosos migratórios, trajetos serpiginosos e prurido (Figuras 1 a 4). A localização usual é a cutânea, mas a larva pode, eventualmente, invadir outros tecidos do corpo, provocando manifestações diversas, como pulmonares, geniturinárias, gastrintestinais, oculares e no sistema nervoso central.
	Diagnóstico	A suspeita diagnóstica se faz por meio de história epidemiológica, história clínica e pelas lesões cutâneas características, associadas à eosinofilia periférica. A histopatologia revela um denso infiltrado na derme superficial e profunda, composto por eosinófilos e neutrófilos; frequentemente não se consegue evidenciar o parasito. Nesses casos, a confirmação diagnóstica se faz pela sorologia específica (difícil acesso em áreas não endêmicas) que tem sido realizada pelos métodos de ELISA e *Western blot*, sendo este último preferível. O antígeno utilizado é o extrato bruto solúvel de larvas do terceiro estágio de *Gnathostoma spinigerum*, e a banda de diagnóstico específico da infecção é de 24 kDa.
	Diagnóstico diferencial	*Loa loa*, larva *migrans* cutânea, estrongiloidíase, esquistossomíase.
	Tratamento	O tratamento inicial é feito com ivermectina 0,2 mg/kg em dose única, e/ou albendazol 400 mg/dia durante 21 dias. Em geral, mais de um curso de medicação é necessário para a cura. A resolução da eosinofilia é um marcador precoce de resposta ao tratamento. Relatos registram que doses subterapêuticas de albendazol predispõem à migração da larva para um plano mais superficial, provocando o aparecimento de lesão cutânea.

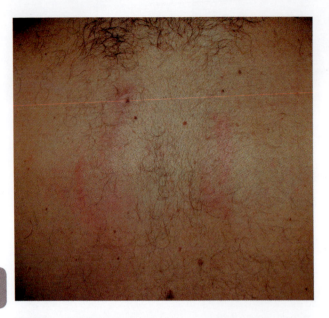

FIGURA 1 Gnatostomíase. Trajetos serpiginosos eritematopapulares no dorso.

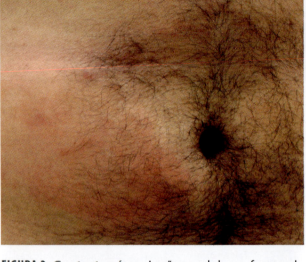

FIGURA 3 Gnatostomíase. Lesões nodulares, formando placas, acompanhadas de prurido. (Cortesia da Dra. Claudia Maia.)

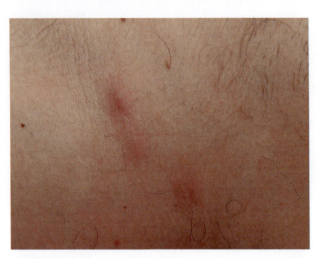

FIGURA 2 Gnatostomíase. Nódulos eritematosos na região lateral do tórax.

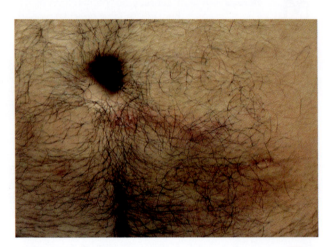

FIGURA 4 Gnatostomíase. Lesão linear, no mesmo paciente da Figura 3, surgindo 6 dias após a consulta. (Cortesia da Dra. Claudia Maia.)

GRANULOMA ANULAR

Maria Helena Lesqueves Sandoval • Larissa Hanauer de Moura

	Sinonímia	Não tem outra nomenclatura.
	Epidemiologia	O tipo localizado predomina em crianças e adultos jovens e ocorre normalmente em pacientes saudáveis, sendo mais comum nas mulheres.
	Etiologia	Permanece desconhecida. Suspeita-se de reação de hipersensibilidade tardia, com processo mediado por Th1, com aumento de interleucina 2 (IL-2), fator de necrose tumoral alfa (TNF-α), expressão aumentada de metaloproteinases da matriz (MMP) 2 e MMP9, que levam à degeneração da matriz extracelular. Vários fatores atuam como agentes precipitantes, como traumatismo, picada de inseto, exposição à radiação UV, vacinação e vírus. Há relatos de granuloma anular (GA) associado a infecções virais por vírus Epstein-Barr (EBV), HIV, herpes-zóster, vírus da hepatite C e B, tuberculose (inclusive após o teste tuberculínico), também com sarcoidose, artrite reumatoide e tireoidite autoimune. Há inúmeros casos descritos da associação da forma generalizada com malignidades, como adenocarcinoma de pulmão, câncer de próstata, colo de útero, mama, micose fungoide, linfoma de Hodgkin, linfoma não Hodgkin e leucemia. Além disso, têm sido descritos casos de GA induzido por fármacos como inibidores de TNF-α, calcitonina intranasal, anlodipino, alopurinol, diclofenaco e ouro intramuscular. A ocorrência familiar de GA é incomum, mas foi relatada em gêmeos. Nos casos familiares e de GA disseminado, há maior frequência de antígeno leucocitário humano (HLA) Bw35. Há relatos conflitantes associando as lesões de GA disseminado a diabetes melito.
	Clínica	A doença começa com lesões eritematopapulosas com involução central e assintomática. Posteriormente, forma-se um anel com pápulas firmes, com clareamento central, cujo diâmetro varia de 0,5 a 5,0 cm. As localizações mais comuns são dorso das mãos (incluindo dedos) e dos pés, podendo atingir qualquer região. Lesões na face são raras. A duração é variável. Muitas lesões desaparecem espontaneamente, assim como outras podem permanecer por anos. **GA localizado.** Ocorre em 75% dos casos e mais comumente em pacientes jovens. Apresenta-se como um anel de consistência firme com pápulas eritematosas ou róseas (Figura 1). **GA disseminado/generalizado.** As lesões apresentam distribuição simétrica e difusa, podendo ser mais de dez placas anulares (Figura 2) ou múltiplas pápulas (Figura 3) no tronco e/ou nas extremidades. Caracterizam-se por início mais tardio, curso crônico e recalcitrante, com baixa resposta terapêutica. Em um estudo com 100 pacientes com GA generalizada, 45% deles apresentavam hipercolesterolemia e/ou hipertrigliceridemia, enquanto 20% apresentavam diabetes melito. **GA nodular ou GA subcutâneo ou nódulo pseudorreumatoide.** Ocorre em crianças e em geral as lesões são normocrômicas, profundas e assintomáticas em membros inferiores, mãos, nádegas e couro cabeludo. Em 25% dos casos, as lesões nodulares aparecem com as lesões clássicas de GA. **GA perfurante.** Pequenas pápulas, em geral no dorso das mãos, com crostas ou umbilicação no centro. Ocorre geralmente em crianças, podendo existir lesões anulares em outros locais. **GA em placa.** Apresentação rara de lesão plana eritematoacastanhada, mais comumente no dorso das mãos ou na coxa de mulheres (Figura 4).
	Diagnóstico	É realizado pelo aspecto clínico e confirmado pela histopatologia, que demonstra degradação central de colágeno com depósito proeminente de mucina e infiltrado histiocitário periférico em padrão intersticial ou paliçada. Um fenômeno interessante é que a lesão biopsiada pode sofrer regressão espontânea após o procedimento. Devido à descrição de inúmeras doenças associadas ao GA, especialmente nos casos generalizados, atípicos ou recalcitrantes, sugere-se investigação clínica e laboratorial, dependendo do contexto, para diabetes melito, dislipidemia, tireoidite, HIV, hepatite B e C e malignidades.
	Diagnóstico diferencial	Líquen plano anular, eritema elevado diutino, necrobiose lipoídica, hanseníase tuberculoide, sífilis, sarcoidose, infiltrado linfocítico de Jessner e dermatofitoses. O tipo papuloso pode se assemelhar à verruga plana. Os nódulos subcutâneos fazem diagnóstico diferencial com nódulos reumatoides. A forma em placa pode parecer micose fungoide.
	Tratamento	A resolução espontânea das lesões ocorre em até 50% dos casos no prazo de 2 anos. As formas localizadas e assintomáticas podem ser tratadas por motivos cosméticos com corticosteroide tópico de alta potência ou injeção intralesional de acetato de triancinolona (2,5 até 5,0 mg/mℓ). A solução deverá ser injetada somente nas bordas elevadas. Outras opções terapêuticas incluem: crioterapia, tacrolimo tópico a 1%, terapia fotodinâmica, fototerapia e *laser* de CO_2. Na literatura existem relatos de casos de GA generalizado tratado com dapsona 100 mg/dia, isotretinoína oral 0,5 a 0,75 mg/kg/dia, hidroxicloroquina 9 mg/kg/dia, niacinamida 1.500 mg/dia, amoxicilina/clavulanato 825/125 mg 2 vezes/dia durante 1 semana por mês, pentoxifilina 1.200 mg/dia, doxiciclina 200 mg/dia – além de acitretina, clorambucila, corticosteroides sistêmicos, iodeto de potássio, ciclosporina, gamainterferona (IFN-γ), hidroxiureia, fototerapia com UVB (*narrow-band*) e imunobiológicos anti-TNF-α como adalimumabe e infliximabe.

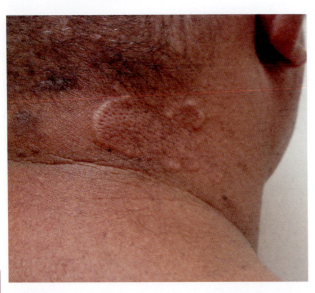

FIGURA 1 Granuloma anular localizado. Pápulas formando lesões anulares na nuca.

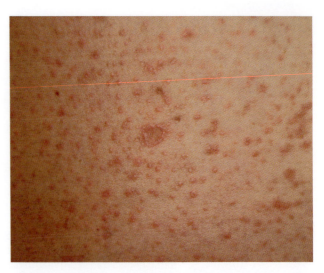

FIGURA 3 Granuloma anular generalizado. Agrupamento de pápulas formando lesão de conformação anular, entre centenas de lesões papulosas, no dorso da paciente.

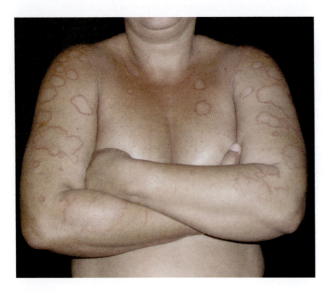

FIGURA 2 Granuloma anular disseminado. Lesões papulosas, anulares e policíclicas com pele poupada no centro, em grande número, disseminadas por tronco e membros superiores.

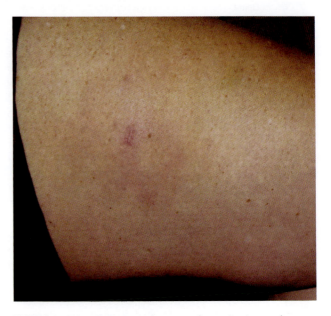

FIGURA 4 Granuloma anular em placa. Paciente do sexo feminino exibindo placa única, localizada na coxa esquerda.

GRANULOMA FACIAL

Allen de Souza Pessoa • Juliana de Jesus Soares • David Rubem Azulay

=	**Sinonímia**	Granuloma facial eosinofílico.
	Epidemiologia	Mais comum em caucasianos, mas pode acometer todas as etnias. Acomete mais homens do que mulheres (5:1). Ocorre mais nos adultos, em média em torno dos 45 anos.
	Etiologia	Desconhecida. É doença primária da pele.
	Clínica	Manifesta-se como pápulas ou placas, únicas ou múltiplas, de tonalidade eritematoacastanhada, além da acentuação característica dos óstios foliculares (Figuras 1 e 2); pode ainda apresentar discreta descamação e telangiectasias em sua superfície. O tamanho varia de alguns milímetros a centímetros, e localiza-se preferencialmente na face de adultos, sendo os locais de predileção: nariz, fronte, região malar e pavilhão auricular. É geralmente assintomático, podendo ocorrer prurido local. A evolução é crônica, ficando a doença restrita à pele. Em 20% dos casos, pode afetar tronco superior e extremidades.
	Diagnóstico	O diagnóstico é confirmado pela típica histopatologia, em que se observa uma faixa de colágeno sem acometimento (zona Grenz) separando a epiderme da derme. Pode-se observar a presença de infiltrado inflamatório misto na derme, predominantemente perivascular, composto por neutrófilos e eosinófilos, além de plasmócitos, linfócitos e histiócitos. Os anexos estão preservados, e os vasos sanguíneos estão dilatados e podem apresentar material fibrinoide nas paredes. A imunofluorescência direta mostra deposição de IgG, IgA, IgM e C_3 ao longo da membrana basal e ao redor de vasos. Tais achados colocam essa entidade entre as vasculites leucocitoclásticas.
≠	**Diagnóstico diferencial**	Picada de inseto, pseudolinfoma, linfoma, leucemia, sarcoidose, rosácea granulomatosa, sífilis terciária, paracoccidioidomicose, hanseníase tuberculoide, eritema pigmentar fixo, erupção polimorfa à luz, lúpus eritematoso túmido. Quando de localização extrafacial, assemelha-se, tanto na clínica quanto na patologia, ao eritema *elevatum diutinum*; neste, ocorrem alterações também na epiderme, e as lesões encontram-se preferencialmente sob a superfície extensora das articulações.
	Tratamento	A primeira linha de tratamento consiste no uso de medicações tópicas como corticosteroides ou inibidores de calcineurina, como tacrolimo 0,1%, suplementados ou não por dapsona na dosagem de 50 a 150 mg/dia por via oral. Também podem ser usados como terapia sistêmica antimaláricos, como a hidroxicloroquina, além de clofazimina e colchicina. Em casos refratários à terapia tópica e sistêmica, pode ser realizada a laserterapia, preferencialmente com o *pulsed dye laser* (PDL 595 nm) ou potássio-titanil-fosfato (KTP 532 nm) com bons resultados. A terapia combinada de medicações tópicas associada à laserterapia mostrou-se mais efetiva. *Obs.*: É importante não confundir, por conta da terminologia, granuloma facial com o granuloma eosinofílico, uma vez que este é uma forma de histiocitose.

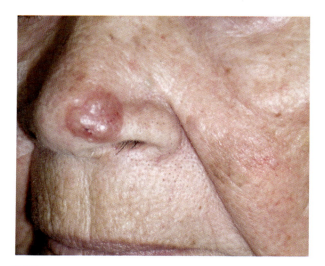

FIGURA 1 Granuloma facial. Pequena placa eritematosa com óstios foliculares proeminentes e telangiectasias de localização característica.

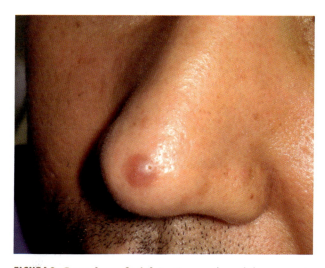

FIGURA 2 Granuloma facial. Lesão papulonodular na ponta nasal evidenciando os óstios foliculares.

GRANULOMA *FISSURATUM*

Fabiano Roberto Pereira de Carvalho Leal

	Sinonímia	Acantoma *fissuratum* e acantoma por armação dos óculos.
	Epidemiologia	Ocorre em pessoas acima dos 40 anos de idade, com déficit visual e que usam óculos grandes, pesados e pouco adaptados à anatomia facial.
	Etiologia	A pressão e a fricção da armação dos óculos levam à deterioração dos tecidos e das fibras colágenas. Ocorre uma reação inflamatória local que pode levar à fissura da epiderme com eliminação das fibras colágenas deterioradas. O peso, a rugosidade e a composição da armação, mais a intensidade da transpiração do paciente, são fatores envolvidos no processo.
	Clínica	Trata-se de uma placa ou nódulo exofítico, firme, de coloração da cor da pele a eritematosa, geralmente dolorida e com um sulco linear (fissura) no centro da lesão, onde pode haver exsudação. Ocorre no sulco auricular posterior ou lateral superior do nariz (Figuras 1 e 2).
	Diagnóstico	O diagnóstico é clínico, apoiado na coincidência da lesão com a área de traumatismo provocado pelos óculos. O exame histopatológico revela epiderme com proeminente acantose, discreta hiperceratose acompanhadas de ortoceratose, hipergranulose; na derme encontra-se ectasia vascular leve acompanhada de infiltrado inflamatório. Alguns autores não adotam a terminologia granuloma, e sim acantoma, pois no exame histopatológico não há evidência de granuloma.
	Diagnóstico diferencial	Carcinoma basocelular, condrodermatite nodular da hélix, líquen simples crônico, espiroadenoma écrino, carcinoma espinocelular e ceratose seborreica.
	Tratamento	É imperativo retirar o agente desencadeante. Correção da pressão dos óculos ou substituição por lentes de contato ou cirurgia refrativa. Corticosteroides e antibióticos tópicos aceleram a resolução do processo. Em caso de refratariedade ao tratamento clínico, a remoção cirúrgica está indicada.

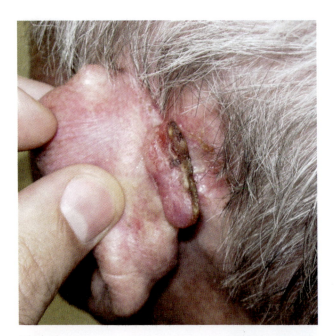

FIGURA 1 Granuloma *fissuratum*. Lesão fissurada de localização característica simulando carcinoma basocelular.

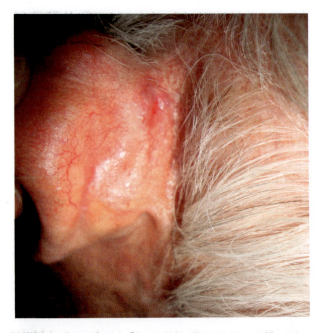

FIGURA 2 Granuloma *fissuratum*. Fissura na região retroauricular, local de apoio dos óculos, necessitando de exame histopatológico para afastar carcinoma basocelular.

BIBLIOGRAFIA

Gnatostomíase

Chaves CM, Chaves C, Zoroquiain P et al. Ocular gnathostomiasis in Brazil: a case report. Ocul Oncol Pathol. 2016; 2:194-6.

Cornaglia J, Jean M, Bertrand K et al. Gnathostomiasis in Brazil: an emerging disease with a challenging diagnosis. J Travel Med. 2016; 24:1-4.

Dani CM, Mota KF, Sanchotene PV et al. Gnatostomíase no Brasil – Relato de caso. An Bras Dermatol. 2009; 84(4):400-4.

Laga AC, Lezcano C, Ramos C et al. Cutaneous gnathostomiasis: report of 6 cases with emphasis on histopathological demonstration of the larva. J Am Acad Dermatol. 2013; 68(2):301-5.

Vargas TJS, Kahler S, Dib C et al. Autochthonous gnathostomiasis in Brazil. Emerg Infect Dis. 2012; 18:2087-9.

Granuloma Anular

Chandan N, Boen M, Lake EP et al. Successful treatment of two individual cases of generalized granuloma annulare with amoxicillin/clavulanic acid and a combination of doxycycline and pentoxifylline. Dermatol Online J. 2018; 24(8).

Keimig EL. Granuloma annulare. Dermatol Clin. 2015; 33:315-29.

Mendes AL, Junior VH, Miot HA. Diabetes mellitus e pele. An Bras Dermatol. 2017; 92(1):8-19.

Rupley KA, Riahi RR, O'Boyle Hooper D. Granuloma annulare and necrobiosis lipoidica with sequential occurrence in a patient: report and review of literature. Dermatol Pract Concept. 2015; 5(1):3.

Thornsberry LA, English III JC. Etiology, diagnosis and therapeutic management of granuloma annulare: an update. Am J Clin Dermatol. 2013; 14:279-90.

Granuloma Facial

Lima RS, Maquiné GA, Silva Junior RC et al. Granuloma faciale: a good therapeutic response with the use of topical tacrolimus. An Bras Dermatol. 2015; 90(5):735-7.

Lindhaus C, Elsner P. Granuloma faciale treatment: a systematic review. Acta Derm Venereol. 2018; 98(1):14-8.

Micallef D, Boffa MJ. Complete clearance of resistant granuloma faciale with pulsed dye laser after pre-treatment with mometasone and tacrolimus. J Lasers Med Sci. 2017; 8(2):95-7.

Oliveira CC, Ianhez PE, Marques SA et al. Granuloma faciale: clinical, morphological and immunohistochemical aspects in a series of 10 patients. An Bras Dermatol. 2016; 91(6):803-7.

Santos-Alarcon S, Sanchis-Sánchez C, Ferrando-Roca F et al. Granuloma faciale treatment with tacrolimus. Dermatol Online J. 2016; 22(7).

Granuloma Fissuratum

Junkins-Hopkins JM. Disorders associated with physical agents: Heat, cold, radiation, and trauma. In: David EE (Ed.). Lever's histopathology of the skin. 10. ed. Philadelphia: Lippincott Williams and Wilkins; 2009. p. 343.

Kennedy CM, Dewdney S, Galask RP. Vulvar granuloma fissuratum: a description of fissuring of the posterior fourchette and the repair. Obstet Gynecol. 2005; 105:1018-23.

Lee JI, Lee YB, Cho BK et al. Acanthoma fissuratum on the penis. Int J Dermatol. 2013; 52:382-4.

Orengo I, Robbins K, Marsch A. Pathology of the ear. Semin Plast Surg. 2011; 25:279-87.

Sand M, Sand D, Brors D et al. Cutaneous lesions of the external ear. Head Face Med. 2008; 4:2.

HANSENÍASE

Maria Leide W. Oliveira • Gerson Oliveira Penna

	Sinonímia	Mal de Hansen; anteriormente conhecida como lepra ou morfeia.
	Epidemiologia	O homem é reconhecido como única fonte de infecção, e até agora o mais importante reservatório, embora tenham sido identificados animais naturalmente infectados, além do achado do *Mycobacterium leprae* viável no meio ambiente. A transmissão ocorre por contato de indivíduos suscetíveis com pacientes bacilíferos não tratados através das vias respiratórias superiores. O período de incubação é longo, em média 5 anos, podendo ir de meses a mais de 10 anos. Isso ocorre em virtude de o *M. leprae* ser um microrganismo de crescimento lento, reproduzindo-se por divisão binária simples a cada 14 dias, sendo necessários muitos anos para que o paciente possua uma carga bacilar capaz de expressar-se clinicamente. A transmissão da hanseníase é atribuída ao contato com casos bacilíferos e virgens de tratamento. O *M. leprae* é muito sensível à rifampicina, cuja primeira dose é capaz de matar cepas viáveis circulantes em até 99,99% da carga bacilar de um indivíduo. A doença está hoje incluída entre os agravos negligenciados e é mais comum em países subdesenvolvidos e em desenvolvimento. Tem baixa mortalidade, podendo ocorrer em qualquer idade, etnia ou sexo, embora predomine o diagnóstico de formas multibacilares em homens. Além dos fatores sociais, que facilitam a manutenção da cadeia epidemiológica, a resistência e a suscetibilidade ao *M. leprae* parecem ter determinação genética.
	Etiologia	*Mycobacterium leprae*, ou bacilo de Hansen, é álcool-acidorresistente (BAAR) intracelular obrigatório de macrófago, capaz de infectar grande número de pessoas (alta infectividade), mas poucos adoecem (baixa patogenicidade). O poder imunogênico do bacilo e seu tropismo pelo nervo acarretam o alto potencial incapacitante da hanseníase. O fato de o *M. leprae* não ser cultivado em meio de cultura axênico (cresce somente *in vivo*) e ter crescimento lento talvez possa ser explicado pela deleção de grande parte dos seus genes, o que poderia ter levado à perda dessa e de outras atividades biológicas importantes. O envolvimento genético ganhou espaço a partir da decodificação do genoma do *M. leprae*, em 2001.
	Clínica	Doença infectocontagiosa, crônica, granulomatosa, curável, causada pelo bacilo de Hansen. **Definição de caso.** A Organização Mundial da Saúde (OMS) e o Ministério da Saúde (MS) definem um caso de hanseníase como: uma pessoa que apresenta um ou mais dos critérios listados a seguir, com ou sem história epidemiológica e que requer tratamento quimioterápico específico: (a) lesão(ões) de pele com alteração de sensibilidade; (b) espessamento de nervo(s) periférico(s); (c) baciloscopia positiva para *M. leprae* (a baciloscopia negativa não afasta o diagnóstico de hanseníase). Os aspectos morfológicos das lesões cutâneas e a classificação clínica nas quatro formas devem ser utilizados por profissionais especializados e em investigação científica. As manifestações neurológicas, especialmente das fibras finas, são comuns a todas as formas clínicas, mas na hanseníase indeterminada não há comprometimento de troncos nervosos. Na forma tuberculoide, o comprometimento dos nervos é mais precoce e intenso, porém, em geral, há mononeurite. Nos casos dimorfos se observa mononeurite múltipla e em geral agressiva. Na hanseníase virchowiana e nos dimorfovirchowianos, além das lesões cutaneomucosas e da neuropatia de instalação mais lenta, podem ocorrer também lesões viscerais. O Quadro 1 sintetiza as formas clínicas de hanseníase, com suas principais características. A classificação para fins de tratamento em multibacilares (MB) e paucibacilares (PB) recomendada pela OMS baseia-se no número de lesões (até 5 lesões = PB; mais de 5 lesões = MB). Os casos não classificados quanto à forma clínica serão considerados, para fins de tratamento, como MB.

Complicações. As reações e as incapacidades físicas são as complicações mais associadas às formas MB e ao diagnóstico tardio. Quando o diagnóstico é precoce e o tratamento quimioterápico e a prevenção de incapacidades são adequadamente seguidos, a hanseníase não deixa sequelas e/ou complicações. Os episódios reacionais constituem resposta inflamatória aguda com manifestação clínica polimorfa, que decorre da interação do bacilo ou restos bacilares com o sistema imunológico do hospedeiro. Essas reações podem surgir como primeira manifestação da doença, durante o tratamento específico ou após a alta do paciente. As reações (ou episódios reacionais) são agrupadas em 2 tipos clássicos:

- *Tipo 1 ou reação reversa*: associada à hipersensibilidade celular e que, portanto, ocorre mais frequentemente em pacientes com hanseníase tuberculoide e principalmente dimorfa. Caracteriza-se por eritema e edema das lesões (Figuras 9 e 10) e/ou espessamento de nervos com dor à palpação dos mesmos (neurite). A neurite pode evoluir sem dor (neurite silenciosa) ou para abscesso neural (Figura 11). É tratado com corticosteroide por via oral (VO), 1 a 2 mg/kg/dia, com redução em intervalos fixos, conforme avaliação clínica
- *Tipo 2*: sua manifestação clínica mais frequente é o *eritema nodoso hansênico* – relacionado à deposição de imunocomplexos e à produção de citocinas de inflamação aguda, como fator de necrose tumoral alfa (TNF-α). Os pacientes com hanseníase virchowiana e os dimorfovirchowianos são os mais acometidos. Caracteriza-se por nódulos eritematosos, dolorosos, em qualquer parte do corpo (Figura 12). Pode evoluir com necrose (Figura 13) se acompanhado de neurite. Trata-se com talidomida VO na dose de 100 a 400 mg/dia (seu uso em mulheres em idade fértil é restrito e regulamentado pela Resolução da Diretoria Colegiada (RDC) nº 11, de 22 de março de 2011, devido à possibilidade de ocorrência de teratogenicidade). Complicações como irite/iridociclite, orquite ou resposta inflamatória grave, na reação tipo 2, são também indicação de uso de corticosteroides VO, 1 a 2 mg/kg/dia. A redução também é feita em intervalos fixos, após avaliação clínica.

Outra complicação incomum da hanseníase é o *fenômeno de Lúcio*, que tem patogênese pouco compreendida até o momento, sendo considerado por alguns autores como um tipo de reação tipo II, ou forma virchowiana associada a uma cepa variante, o *M. lepromatosis*. O fenômeno de Lúcio caracteriza-se por lesões eritematopurpúricas, em geral dolorosas, que evoluem para necrose e localizam-se principalmente nas extremidades, exibindo formas estelares (Figura 14). Dependendo da profundidade do vaso comprometido, as lesões podem evoluir para simples destacamentos do epitélio, até ulcerações. Pode haver infecção secundária. Ocorre em surtos, formando crostas e curando-se, deixando cicatrizes. Está associado à necrose arteriolar, cujo endotélio é invadido maciçamente pelo *M. leprae*. Há, portanto, vasculopatia marcante com trombose dos vasos profundos e superficiais resultando em hemorragia e infarto cutâneos, razão pela qual não é considerada reação por alguns autores, e sim manifestação específica associada a distúrbios da coagulação. É raro no nosso meio.

Os fatores precipitantes das reações são: gravidez, parto, puberdade, infecções intercorrentes, vacinações, cirurgias, iodeto de potássio, estresse físico e/ou psicológico.

Diagnóstico

Deve ser clínico (baseado na definição de caso e/ou pela morfologia das lesões) (ver Quadro 1); epidemiológico (baseado na definição de caso e na história epidemiológica do paciente, de convívio com pacientes que tenham ou tiveram hanseníase); e laboratorial (baciloscopia, histopatologia, sorologia e testes imunológicos, se necessário, para selar o diagnóstico). A sorologia para pesquisa de anticorpo contra PGL-1 (antígeno glicolipídio fenólico de superfície do *M. leprae*) e técnicas de reação da cadeia de polimerase (PCR) são utilizadas ainda em investigação científica, embora já disponíveis em testes diagnósticos de grande apoio complementar nos casos atípicos.

Diagnóstico diferencial

- Forma indeterminada: pitiríase versicolor, pitiríase alba, hipocromias e acromias residuais, eczema seborreico, vitiligo, nevos anêmico e acrômico
- Forma tuberculoide: dermatofitose, psoríase, pitiríase rósea de Gilbert, eritema anular, granuloma anular, líquen plano, sarcoma de Kaposi, sarcoidose, sífilis secundária e terciária, tuberculose cutânea, cromomicose, esporotricose, leishmaniose, lobomicose, tinhas, esclerodermia e farmacodermias
- Forma dimorfa: eritemas marginados, granuloma anular
- Forma virchowiana: farmacodermias, lúpus eritematoso sistêmico, leucemias, linfomas, leishmaniose anérgica, paracoccidioidomicose, neurofibromatose, xantomatoses, lipomatose.

A forma neural pura deve ser diferenciada de outras neuropatias periféricas.

Tratamento

Os pacientes devem ser tratados em regime ambulatorial com a poliquimioterapia (PQT), de acordo com os esquemas terapêuticos recomendados pelo MS do Brasil (Quadros 2 e 3).

Prevenção de incapacidades

Todo paciente de hanseníase deve ter o grau de incapacidade avaliado no início, na alta e durante os estados reacionais. Deve ser orientado quanto aos autocuidados para evitar ferimentos, calosidades, queimaduras (que podem ocorrer devido a hipoestesia e/ou anestesia), e que, uma vez instalados, podem, potencialmente, levar a incapacidades (Figura 15).

Vigilância de contatos

Todos os contatos do caso novo nos últimos 5 anos devem ser convidados para avaliação e imunoprofilaxia com BCG, com prioridade para os familiares. Além do exame dermatoneurológico completo, os contatos devem receber uma dose da vacina BCG intradérmica. Paralelamente, os contatos sãos devem ser orientados quanto aos sinais e sintomas da hanseníase, especialmente aqueles iniciais e insidiosos, bem como o maior risco de adoecimento, e devem ser monitorados por 5 anos.

Tratamento PQT-U (*MultiDrug Therapy MDT-U*) | Esquema Uniforme

Em 2017, foi proposto um esquema único de tratamento, usando dapsona 100 mg/dia + rifampicina 600 mg/mês + clofazimina 300 mg/mês + 50 mg/dia, por um período de 6 meses para todos os pacientes, tornando desnecessário qualquer tipo de classificação para fins terapêuticos. Esse esquema foi objeto de ensaios clínicos em diversos países endêmicos como Índia, Bangladesh, China e Brasil.

O ensaio clínico brasileiro intitulado *"Estudo independente para determinar efetividade do esquema Uniforme de MDT de seis doses (U-MDT) em pacientes de hanseníase"* constituiu-se em um estudo sem precedentes e demonstrou de forma robusta a eficácia e a efetividade de um esquema único.

Esse esquema tem como vantagem facilitar a operacionalização do tratamento da hanseníase na Atenção Primária, evitando os erros de classificação que provocam subtratamento de casos MB erroneamente classificados como PB pela contagem do número de lesões. Por outro lado, evita também que pacientes com mais de 5 lesões, porém imunologicamente com características de PB, recebam tratamento por tempo maior do que o necessário.

Resultados de estudos clínicos evidenciaram claramente não haver diferença estatisticamente significativa, quando comparados aos grupos-controle (MDT/MB tratados com 12 meses e MDT/PB tratados com 6 meses), com relação aos aspectos analisados: frequência de reações hansênicas entre os pacientes multibacilares, queda do Índice Baciloscópico entre os pacientes multibacilares, número de recidivas/reinfecção e progressão da incapacidade física. Além disso, a introdução da clofazimina não impactou negativamente o tratamento dos pacientes paucibacilares. Por fim, esse estudo quebrou o paradigma da não existência de reinfecção na hanseníase ao confirmar, com o sequenciamento completo do genoma do *M. leprae*, que o paciente tratado pode se reinfectar.

Apesar da proposta de novo esquema terapêutico, este ainda não foi aprovado pelo MS do Brasil.

Quadro 1 Características das formas clínicas da hanseníase.

Forma clínica	Baciloscopia	Clínica	Classificação operacional vigente para rede básica
Indeterminada (HI)	Negativa	Áreas de hipo ou anestesia, parestesias, manchas hipocrômicas (Figura 1) e/ou eritemato-hipocrômicas, com ou sem diminuição da sudorese e rarefação de pelos	Paucibacilar Até 5 lesões de pele
Tuberculoide[1] (HT)	Negativa	Placas eritematosas, eritemato-hipocrômicas, bem definidas, hipo ou anestésicas (Figura 3), comprometimento de nervo	
Dimorfa (HD)	Positiva (bacilos e globias ou com raros bacilos) ou negativa	Lesões pré-foveolares (eritematosas, planas com o centro claro) Lesões foveolares (Figura 4) (eritematopigmentares, de tonalidade ferruginosa ou pardacenta) Apresenta alterações de sensibilidade	Multibacilar Mais que 5 lesões de pele
Virchowiana[2] (HV)	Positiva (bacilos abundantes e globias)	Eritema e infiltração difusas, placas eritematosas infiltradas e de bordas mal definidas, tubérculos e nódulos (Figura 7), madarose (Figura 8), lesões das mucosas, com alteração de sensibilidade	

[1] A forma nodular infantil é uma variante da hanseníase tuberculoide (Figura 2).
[2] A hanseníase de Lúcio (Figura 5) e a hanseníase histoide (Figura 6) são variantes da forma virchowiana.

Quadro 2 Esquemas terapêuticos preconizados (OMS/Brasil, 2005) para adultos – poliquimioterapia.

	Paucibacilar	Multibacilar
Rifampicina	600 mg, 1 vez/mês, supervisionada	600 mg, 1 vez/mês, supervisionada
Dapsona	100 mg/dia, autoadministrada	100 mg/dia, autoadministrada
Clofazimina	–	300 mg, 1 vez/mês, supervisionada + 100 mg em dias alternados ou 50 mg/dia, autoadministrada
Tempo de tratamento	6 doses	12 doses

Quadro 3 Esquemas terapêuticos preconizados (OMS/Brasil, 2005) para crianças até 15 anos – poliquimioterapia (na verdade, a dose deve ser ajustada por kg de peso).

| Faixa etária (anos) | Medicamento || Clofazimina ||
	Rifampicina	Dapsona	Autoadministrada	Supervisionada/mês
0 a 5	150 a 300 mg	25 mg	100 mg/semana	100 mg
6 a 14	300 a 450 mg	50 a 100 mg	450 mg/semana	150 a 200 mg
≥ 15	Dose adulta	Dose adulta	Dose adulta	Dose adulta

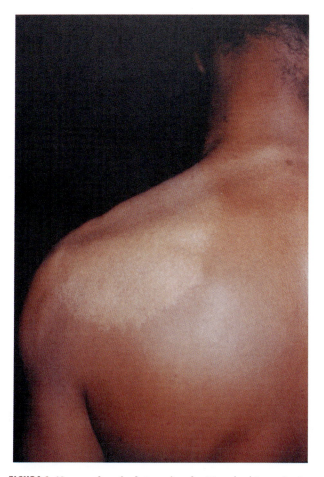

FIGURA 1 Hanseníase indeterminada. Mancha hipocrômica de bordas bem definidas com alteração da sensibilidade térmica.

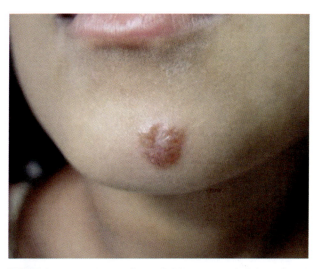

FIGURA 2 Hanseníase tuberculoide. Forma nodular infantil.

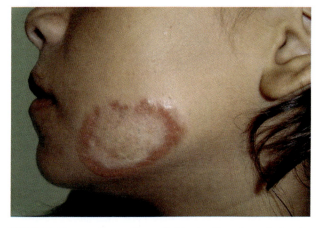

FIGURA 3 Hanseníase tuberculoide. Lesão tuberocircinada, eritematosa, localizada na hemiface esquerda. (Cortesia da Dra. Elisa Fontenelle.)

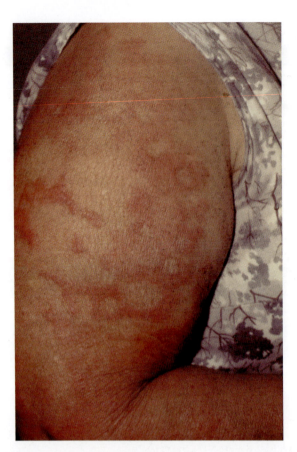

FIGURA 4 Hanseníase dimorfa. Placa eritematoinfiltrada com limite interno bem definido e com limite externo mal delimitado, localizada no antebraço direito, caracterizando a lesão tipo queijo suíço. (Cortesia do Dr. Roberto Maués.)

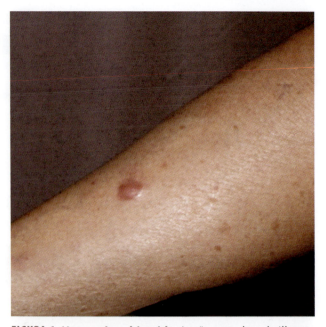

FIGURA 6 Hanseníase histoide. Lesão papulosa brilhante cujo diagnóstico histopatológico foi de hanseníase histoide. (Arquivo do Hospital Universitário Pedro Ernesto – Universidade do Estado do Rio de Janeiro [HUPE-UERJ].)

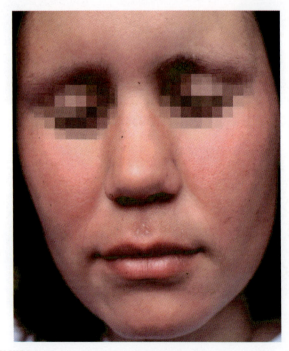

FIGURA 5 Hanseníase de Lúcio. Face eritematosa, infiltrada, com discreta rarefação das sobrancelhas. A paciente não apresentava lesões cutâneas individualizadas. Foi à consulta porque apresentou fenômeno de Lúcio.

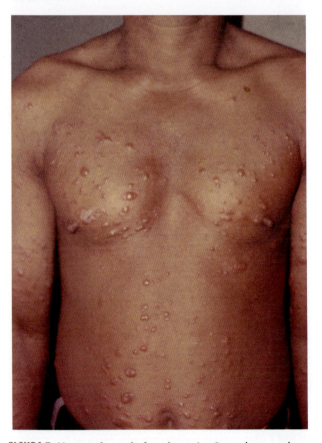

FIGURA 7 Hanseníase virchowiana. Lesões tuberosas localizadas no tronco e nos membros superiores. (Cortesia do Dr. Roberto Maués.)

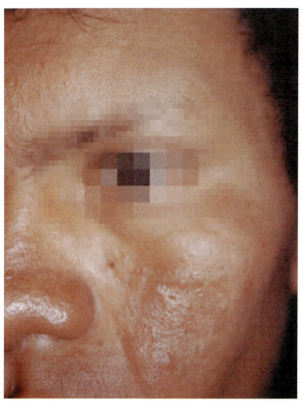

FIGURA 8 Hanseníase virchowiana. Rarefação do terço distal da sobrancelha (madarose) e infiltração da face.

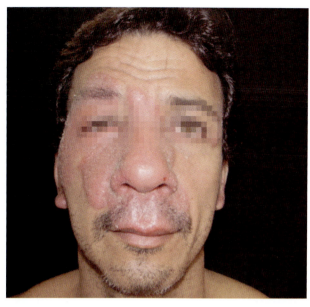

FIGURA 10 Hanseníase tuberculoide. Placas eritematoedematosas na face, caracterizando reação hansênica do tipo 1.

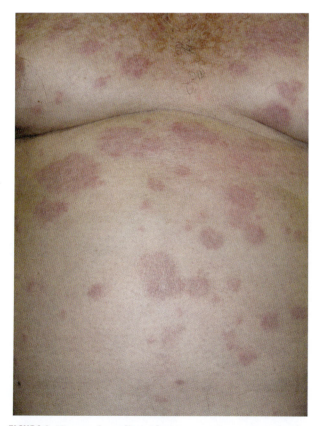

FIGURA 9 Hanseníase dimorfa com reação reversa. Lesões eritematoedematosas no tronco.

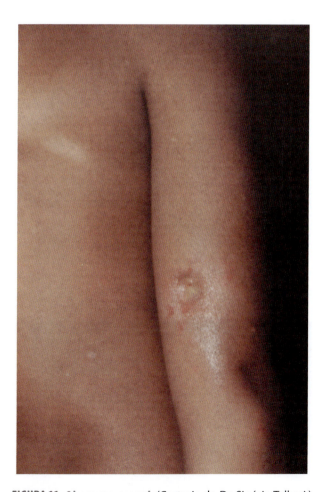

FIGURA 11 Abscesso neural. (Cortesia do Dr. Sinésio Talhari.)

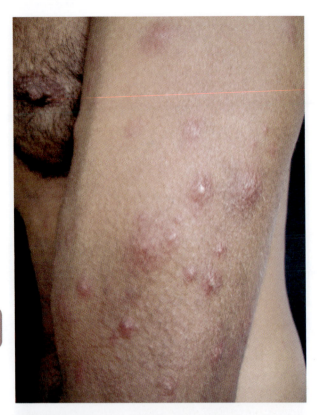

FIGURA 12 Hanseníase virchowiana. Eritema nodoso hansênico (reação tipo 2).

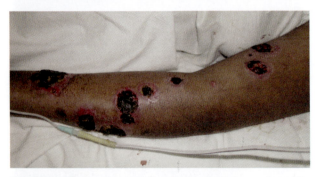

FIGURA 13 Hanseníase virchowiana. Nódulos e ulceração do eritema nodoso necrótico (reação tipo 2).

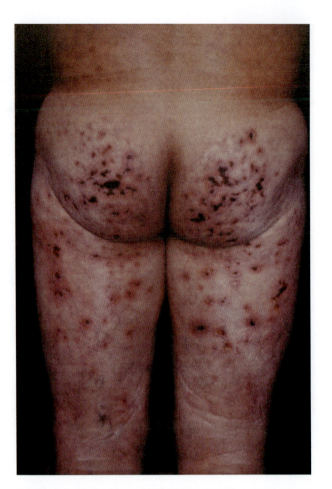

FIGURA 14 Hanseníase de Lúcio com fenômeno de Lúcio. Lesões ulceronecróticas com halo eritematoso, algumas com aspecto anguloso e outras arredondadas.

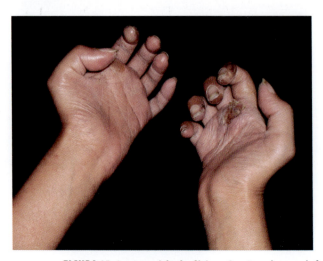
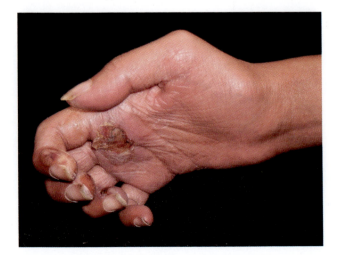

FIGURA 15 Incapacidade física. Queimadura e deformidade das mãos por falta de prevenção adequada.

HERPES SIMPLES

Eduardo Bruno Giordano • Aguinaldo Bonalumi Filho

=	**Sinonímia**	Não tem outra nomenclatura.
	Epidemiologia	Doença de distribuição mundial, sem predileção por sexo, em que a prevalência mediante soropositividade varia conforme a população estudada, podendo chegar a acometer de 80 a 100% das pessoas; porém, casos sintomáticos ocorrem em 1 a 9% da população. Estes podem desenvolver o herpes recidivante (forma mais comum da doença). O ser humano é o único reservatório natural do vírus, que é transmitido por contato pessoal íntimo, sendo a infecção causada por inoculação em uma superfície mucosa e por restos celulares infectados. Normalmente, o herpes simples tipo 1 (HSV-1) é transmitido pela saliva já na infância, e o herpes simples tipo 2 (HSV-2), sexualmente ou por infecção perinatal (criança com infecção genital pelo HSV-2 pode indicar abuso sexual). Apresenta maiores morbidade e mortalidade quando as infecções são perinatais e causa encefalites em pessoas imunossuprimidas.
	Etiologia	Há dois tipos de HSV, 1 e 2, que diferem entre si pela antigenicidade em uma das glicoproteínas de superfície. HSV-2 é o agente etiológico de 80 a 90% dos casos de herpes genital e 10 a 20% dos casos de herpes labial. Com o HSV-1, ocorre justamente o contrário.
	Clínica	Grande parte da população já teve contato com o vírus, mas é assintomática. As manifestações clínicas dependerão de características do hospedeiro, local de desenvolvimento e tipo viral. Normalmente, a primoinfecção apresenta sintomas mais exuberantes (Figura 1), prolongados e com maior risco de complicação do que as recorrências, apresentando um período de incubação de 3 a 7 dias (variando de 1 dia a 3 semanas). A lesão clínica clássica se manifesta com vesículas agrupadas brilhantes (em buquê), em número de 5 a 10, com localização perioral, peniana, vulvar e anal (ou menos frequentemente em outras áreas do corpo), que apresentam pródromos de dor/queimação/formigamento no local, que evoluem para erosões/ulcerações ou pústulas. Essas lesões apresentam cura espontânea em 5 a 7 dias (mais prolongado nas lesões genitais) e resolução completa em 2 semanas. Nos casos de primoinfecção (tanto orofacial quanto genital), o quadro clínico é mais exuberante e pode vir acompanhado de sintomas sistêmicos como febre, mal-estar, cefaleia, mialgia e acometimento de linfonodos regionais. O herpes labial é a localização mais frequente da infecção recorrente (Figura 2). No herpes genital, além das lesões na genitália externa, como no corpo do pênis (Figura 3), podem ocorrer uretrite e, nas mulheres, cervicite (70 a 90% dos casos). No primeiro contato com o vírus, podem ocorrer: gengivoestomatite aguda, que afeta geralmente crianças de 6 meses a 5 anos, ocasionando febre alta, gengivite, anorexia, linfonodopatia regional e lesões vesiculares em mucosa oral, língua e lábios com duração de 5 a 7 dias; faringotonsilite aguda (mais comum nos adultos do que a gengivoestomatite) com febre, mal-estar, odinofagia, vesículas exulceradas na faringe e tonsilas, e em 10% dos casos ocorrem lesões orofaciais associadas. As lesões podem ocorrer em qualquer parte do corpo (Figura 4), inclusive nos quirodáctilos (Figura 5). Dependendo da localização nos dedos, pode receber a denominação de panarício herpético. Em pessoas imunossuprimidas, as lesões podem ser mais exuberantes e prolongadas, caracterizando o herpes crônico quando dura mais de 21 dias. As lesões podem ser ulceradas ou, mais raramente, verrucosas. As possíveis complicações do herpes simples são: eczema herpético (erupção variceliforme de Kaposi) (Figura 6), meningismo, encefalite herpética, radiculoneuropatia, lesões disseminadas, infecção sistêmica, artrite monoarticular, hepatite, infecção do trato respiratório superior, paralisia de Bell e eritema multiforme.
	Diagnóstico	Na maioria dos casos, é realizado por história clínica e exame físico. O método padrão para diagnóstico é o achado do vírus por meio de cultura do fluido de vesículas com 1 a 5 dias de evolução. A primoinfecção pode ser evidenciada pela soroconversão. O citodiagnóstico de Tzanck (raspado do assoalho de uma vesícula ou erosão recente, corado com Giemsa ou Leishman) pode ser confirmatório quando se evidenciam células balonizadas ou multinucleadas, porém não diferencia HSV-1/HSV-2/vírus varicela-zóster. A detecção do DNA do HSV pela técnica da PCR é o método de escolha em encefalite herpética e meningite asséptica. Na histopatologia, podem-se observar vesículas, inicialmente intraepidérmicas, que podem se tornar subepidérmicas ou ulceradas. Ocorre balonização das células infectadas com citoplasma eosinofílico e homogêneo, corpos de inclusão eosinofílicos circundados por halos claros nos núcleos. Essas células podem ser multinucleadas.
	Diagnóstico diferencial	Candidíase, herpes-zóster, doença da mão-pé-boca, pênfigo vulgar, doença de Behçet, citomegalovirose, tuberculose periorificial, cancroide.

Tratamento Em casos de lesões isoladas e pouco sintomáticas, não é necessário tratamento específico, a não ser uma boa higiene local e eventuais antissépticos tópicos para reduzir o risco de infecção secundária. Na primoinfecção e nas recorrências mais importantes, é indicada a terapia antiviral (lembrando que os antivirais tópicos não são efetivos), com o intuito de diminuir as manifestações clínicas, bem como o tempo de duração da doença. No entanto, não há efeito nas recorrências futuras. Os antivirais mais usados são: aciclovir, na dose de 200 mg 5 vezes/dia ou 800 mg 2 vezes/dia durante 7 a 10 dias nas primoinfecções e durante 5 dias nas recorrências; fanciclovir 250 mg 3 vezes/dia nas primoinfecções durante 7 a 10 dias e 125 mg 2 vezes/dia durante 5 dias nas recorrências; valaciclovir 1.000 mg 2 vezes/dia durante 7 a 10 dias nas primoinfecções e 1.000 mg 1 vez/dia ou 500 mg 2 vezes/dia durante 5 dias nas recorrências.

No caso de recorrências frequentes, está indicada a terapia supressora para diminuir o número de crises. Deve-se fazer durante menos 6 meses (ideal 1 ano): aciclovir 400 mg 2 vezes/dia ou fanciclovir 250 mg 2 vezes/dia ou valaciclovir 500 a 1.000 mg/dia. L-lisina 500 mg/dia pode contribuir para redução gradual do antiviral.

Algumas condições requerem aciclovir IV (dose de 5 a 10 mg/kg 8/8 h), por exemplo: primoinfecção com toxemia importante ou em imunossuprimidos, eczema herpético, sepse, herpes neonatal e lesões crônicas não responsivas ao medicamento oral. Nos casos de falha com aciclovir, está indicado o uso de foscarnete. Durante a gestação, não há medicação oficialmente liberada. Deve-se lembrar que lesão genital ativa na hora do parto contraindica o parto normal, sendo indicada a cesariana.

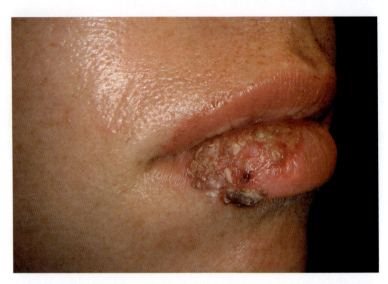

FIGURA 1 Herpes simples. Trata-se de um quadro de primoinfecção herpética, em que a paciente se queixava de mal-estar, cefaleia, além de muita dor local, com dificuldade para deglutição. Linfonodopatia presente.

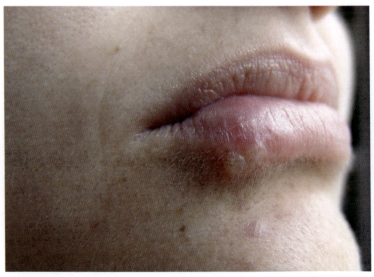

FIGURA 2 Herpes simples. Vesículas agrupadas sobre base eritematosa localizadas no lábio inferior, local mais frequentemente envolvido.

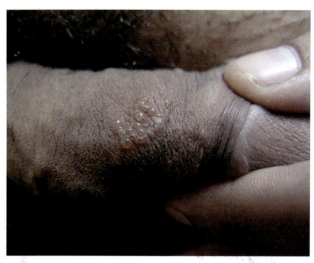

FIGURA 3 Herpes simples. Vesículas agrupadas sobre base eritematosa localizadas no corpo do pênis. O HSV-2 é o agente etiológico na maioria dos casos de herpes genital.

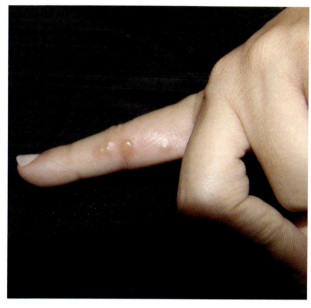

FIGURA 5 Herpes simples. Vesículas agrupadas sobre base eritematosa localizadas no segundo quirodáctilo.

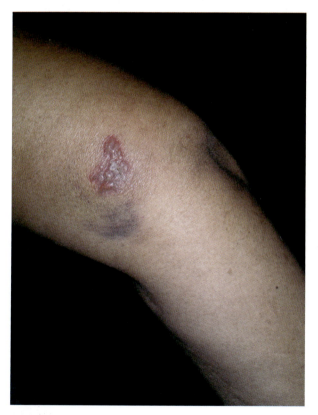

FIGURA 4 Herpes simples. Vesículas agrupadas sobre base eritematosa localizadas no antebraço.

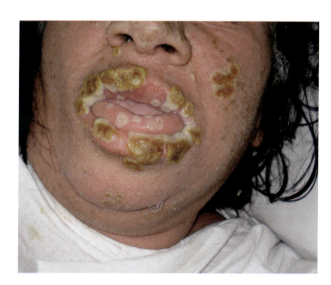

FIGURA 6 Erupção variceliforme de Kaposi. Paciente eritrodérmica apresentou lesões exulceradas, arredondadas, em lábios, língua, face, acompanhadas de dor, responsivas à terapêutica com aciclovir.

HERPES-ZÓSTER

Aguinaldo Bonalumi Filho • Brunno Zeni de Lima

	Sinonímia	Popularmente conhecido como cobreiro.
	Epidemiologia	Doença sem predileção por sexo, com incidência que aumenta com a idade. Incidência cumulativa de 10 a 20% na população, chegando a 50% em idosos e imunocomprometidos. Nos pacientes imunocomprometidos, além da maior incidência, a doença se apresenta de forma mais grave. Dos pacientes com HIV, 25% desenvolverão herpes-zóster (HZ). Pessoas com menos de 15 anos são responsáveis por apenas 5% dos casos. HZ na infância é indicativo de infecção primária intrauterina. HZ materno na gravidez não se associa a infecção intrauterina. A soropositividade para o vírus varicela-zóster chega a quase 100%. A taxa de recorrência é rara (no máximo 4%, dependendo da região estudada). A imunização para o vírus varicela-zóster (obrigatória no calendário nacional de vacinação) provavelmente alterará a epidemiologia do HZ nos próximos anos.
	Etiologia	Causado pelo vírus varicela-zóster ou *Herpesvirus varicellae*, resultante da sua reativação após uma infecção prévia associada a uma alteração na imunidade mediada por células. Após a primoinfecção (varicela) que ocorre na mucosa do trato respiratório ou conjuntiva, esse vírus entra em latência em um gânglio sensitivo, podendo ficar latente por décadas. Posteriormente, manifesta-se como um zóster.
	Clínica	Doença benigna e autolimitada. Pode ser dividida em 3 fases: fase prodrômica, fase aguda e neuralgia pós-herpética. A fase prodrômica precede as lesões em 2 a 3 semanas e acomete 70 a 80% dos pacientes. Os sintomas são parestesia, queimação ou prurido confinado ao dermátomo em que se desenvolverão as lesões. A fase aguda inicia-se com máculas e pápulas eritematosas, sobre um dermátomo, que rapidamente se transformam em vesicobolhas e eventualmente pústulas. Após 3 a 5 dias, formam-se crostas que secam em 7 a 10 dias. Em seguida, sucedem-se máculas hipercrômicas ou hipocrômicas e cicatrizes. Pode haver dor com duração de até 30 dias e linfonodopatia regional. Em menos de 20% dos casos, há comprometimento sistêmico com febrícula, cefaleia, mal-estar e fadiga. Os dermátomos mais afetados são o torácico, em mais de 50% (Figura 1); trigeminal, em 10 a 20% (Figura 2); cervical (Figura 3) e lombossacral em 10 a 20% (Figura 4). Na região sacral, as raízes nervosas apresentam disposição circular, provocando um arranjo peculiar para a região. Acometimento bilateral é raro. Quando ocorre o HZ sem lesões típicas (somente dor/parestesia em um dermátomo), dá-se o nome de zóster *sine herpete*. Uma forma considerada devastadora é o HZ oftalmológico, podendo ocorrer conjuntivite, úlcera córnea, iridociclite, glaucoma e cegueira. Denomina-se sinal de Hutchinson quando há vesículas na ponta do nariz; isso indica envolvimento do nervo nasociliar, o que é preditor de sérias complicações oculares. Na fase aguda da doença, podem ocorrer as complicações mais sérias, com acometimento mucocutâneo (hemorragias, infecção secundária, disseminação cutânea e necrose), visceral (principalmente pulmão, coração e sistema digestório), sistema nervoso central (fraqueza muscular, acometimento de nervos cranianos, síndrome de Guillain-Barré, paralisias, mielite transversa, miosite, encefalite e meningoencefalite). O HZ é considerado disseminado quando há mais de 20 vesículas fora do dermátomo afetado ou dermátomos adjacentes, o que ocorre em 10% dos casos (maioria em pessoas imunossuprimidas). Na síndrome de Ramsay-Hunt, ocorre acometimento dos V, IX, X e parte periférica no nervo facial, caracterizada pela tríade de vesículas na orelha, dor de ouvido e paralisia facial, além de outros achados como nistagmo, vertigem, perda gustativa dos dois terços anteriores da língua. A terceira fase, neuralgia pós-herpética, é, na verdade, a segunda complicação mais comum (9 a 45% dos casos), ficando atrás apenas da infecção secundária. A neuralgia pós-herpética tem incidência aumentada com a idade e nos casos de HZ oftalmológico. Sua definição é de dor recorrente ou persistente após 30 dias do início ou da cura das lesões. Caracteriza-se por queimação, ardência, parestesia, disestesia, dor tipo "choque", que pode ser intensa e incapacitante, perdurando por meses (em pacientes com mais de 70 anos, 50% duram mais de 1 ano).
	Diagnóstico	O diagnóstico é basicamente clínico, não sendo necessários exames complementares. O citodiagnóstico de Tzanck pode ser confirmatório ao evidenciar células balonizadas ou multinucleadas, mas não o diferencia do herpes simples. Tanto a PCR quanto a imunofluorescência direta têm sensibilidade e especificidade mais altas que o Tzanck, porém pouca viabilidade na prática. A cultura do fluido da vesícula demonstra o vírus. A histologia é semelhante à do herpes simples. Observam-se vesículas inicialmente intraepidérmicas que podem se tornar subepidérmicas ou ulceradas. Ocorre balonização das células infectadas com citoplasma eosinofílico e homogêneo, corpos de inclusão eosinofílicos circundados por halos claros nos núcleos. Essas células podem ser multinucleadas. Pode ser solicitada sorologia para zóster IgM e IgG.
	Diagnóstico diferencial	• Fase aguda: dermatite de contato, dermatite atópica, herpes simples zosteriforme, fitoalergia, erisipela, impetigo bolhoso, fasciite necrosante, pioderma superficial, pitiríase liquenoide aguda • Fase prodrômica e dor localizada: migrânea, doença cardíaca ou pleural, abdome agudo, doença vertebral.

Tratamento A terapia antiviral sistêmica no HZ agudo leva à diminuição do período da doença, previne ou alivia a dor e outras complicações, quando administrada nas primeiras 72 h. Os antivirais usados são: aciclovir 800 mg 5 vezes/dia durante 7 a 10 dias; valaciclovir 1 g 3 vezes/dia durante 7 dias; ou fanciclovir 500 mg 3 vezes/dia durante 7 dias. Em algumas situações, o aciclovir IV (se houver resistência, foscarnete) é usado: pacientes de alto risco (p. ex., HIV, câncer, transplantado), zóster disseminado ou visceral, zóster oftalmológico, envolvimento meningoencefálico. No HZ oftalmológico, além do aciclovir sistêmico, o ideal seria acrescentar corticosteroide sistêmico nas primeiras semanas. O corticosteroide sistêmico tem indicação também no zóster grave, com sintomas neurológicos e no envolvimento do SNC, porém sempre associado ao antiviral. Para tratamento da dor no herpes-zóster agudo, podem-se utilizar analgésicos comuns, anti-inflamatórios não esteroides, analgésicos opioides, lidocaína tópica, gabapentina (esta inclusive pode diminuir a ocorrência de neuralgia pós-herpética se usada precocemente). Em casos mais extremos, utilizam-se analgesia epidural e intratecal, simpatectomia, estimulação nervosa elétrica percutânea. Já para a neuralgia pós-herpética, as medicações mais utilizadas são: amitriptilina (12,5 a 25 mg/dia durante 3 a 6 meses), doxepina (10 a 100 mg/dia), clomipramina, gabapentina (300 mg 3 vezes/dia, podendo aumentar a dose gradualmente), capsaicina creme 0,025 a 0,075% 6 vezes/dia (antagonista da substância P, pode dar sensação de queimação ao aplicar o creme), e também podem ser utilizados adesivos de lidocaína ou creme EMLA®. Em casos intratáveis, considerar cirurgia de rizotomia (separação cirúrgica das fibras da dor). A imunoglobulina específica para zóster está indicada para profilaxia para os indivíduos expostos a varicela ou herpes-zóster e que pertençam a grupo de risco (recém-nascidos, gestantes e imunossuprimidos). A vacina de vírus atenuado é usada desde 2006 na Europa e nos EUA para prevenção do HZ em não grávidas, pessoas sem história de zóster, não imunocomprometidos e maiores de 60 anos (maiores de 50 anos a partir de 2011 nos EUA).

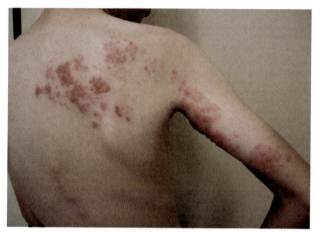

FIGURA 1 Herpes-zóster. Lesões vesiculosas dispostas em arranjo característico; as lesões apresentam conteúdo claro, sobre base eritematosa, acompanhadas de dor.

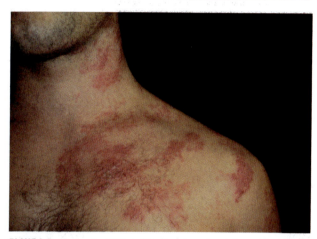

FIGURA 3 Herpes-zóster. Vesículas agrupadas sobre uma base eritematosa atingindo a região cervical à esquerda do paciente.

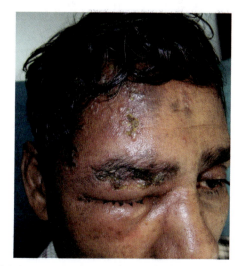

FIGURA 2 Herpes-zóster. Lesões vesiculosas, com infecção secundária revelada pelas crostas amareladas. Nesses casos é mandatória a interconsulta com o oftalmologista.

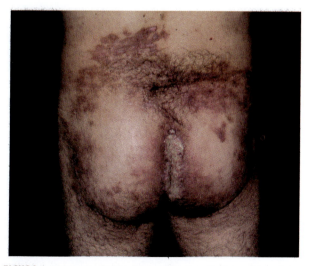

FIGURA 4 Herpes-zóster. Na região sacral de paciente imunodeprimido com herpes-zóster, representando dificuldade diagnóstica pela distribuição das lesões na região.

HIALO-HIFOMICOSE

John Verrinder Veasey • Clarisse Zaitz • Valéria Maria de Souza Framil • Ligia Rangel Barboza Ruiz

	Sinonímia	Não tem outra nomenclatura.
	Epidemiologia	Fungos geofílicos distribuídos amplamente na natureza. Ocorre em pacientes de ambos os sexos, de qualquer faixa etária e acomete tanto indivíduos imunocompetentes como imunodeprimidos.
	Etiologia	Grupo de doenças causadas por uma variedade de fungos hialinos presentes nos tecidos sob a forma de hifas septadas. É causada por vários gêneros de hifomicetos, sendo as principais espécies: *Aspergillus fumigatus*, *Aspergillus niger*, *Aspergillus flavus*, *Penicillium* spp., *Acremonium recifei*, *Fusarium* spp., *Paecilomyces* spp., *Scopulariopsis* spp. e *Neoscytalidium dimidiatum* var. *hyalinum*.
	Clínica	Pode ser classificada em: **Hialo-hifomicose superficial.** Dermatomicoses, onicomicose por fungo filamentoso não dermatófito (FFND), colonização em grandes queimados e em neonatos prematuros (ver capítulo *Micoses Superficiais*). **Hialo-hifomicose subcutânea.** Inoculação por traumatismo, podendo causar abscessos, lesões micetoma-símiles (Figura 1), nodulares (Figuras 2 e 3) e císticas. **Hialo-hifomicose sistêmica.** Acomete principalmente pulmões e sistema nervoso central (SNC), com disseminação linfática e hematogênica. É grave, acomete geralmente imunossuprimidos e pode ser fatal.
	Diagnóstico	**Hialo-hifomicose superficial e subcutânea.** É realizado por meio de exame micológico direto, a partir de escamas de pele ou unha, secreções e fragmento de biopsia, que revela hifas hialinas septadas. **Hialo-hifomicose sistêmica.** Por serem fungos considerados anemófilos (transportado pelo ar), o diagnóstico só é confirmado com a presença de hifas nos cortes de tecido e cultura positiva do fungo. O aspecto macroscópico da cultura em ágar Sabouraud varia de acordo com o agente etiológico. É necessário o isolamento do fungo em pelo menos duas amostras positivas intervaladas (culturas puras). O exame histopatológico corado pelo ácido periódico de Schiff (PAS) revela hifas hialinas septadas com angulação de 45° (Figura 4).
	Diagnóstico diferencial	**Hialo-hifomicose superficial.** Onicomicose e dermatomicoses por dermatófitos e fungos não hialinos. **Hialo-hifomicose subcutânea.** Cisto epidérmico, feo-hifomicose subcutânea, actinomicetoma e eumicetoma. **Hialo-hifomicose sistêmica.** Pneumonias, histoplasmose, criptococose.
	Tratamento	**Hialo-hifomicose superficial e subcutânea.** Como geralmente afeta pacientes imunocompetentes, o tratamento pode ser realizado com antifúngicos derivados triazólicos (itraconazol) e derivados da alilamina (terbinafina). Excisão cirúrgica nos casos indicados. **Hialo-hifomicose sistêmica.** O prognóstico é grave, geralmente fatal, nos pacientes imunodeprimidos. As medicações preconizadas são anfotericina B e voriconazol.

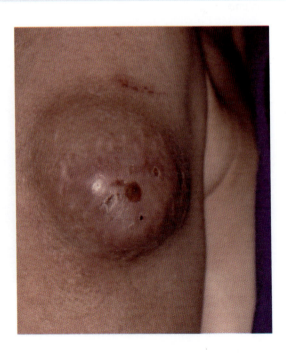

FIGURA 1 Hialo-hifomicose. Lesão tumoral bem delimitada, discretamente eritematosa, com múltiplos orifícios na superfície, com aspecto micetoma-símile.

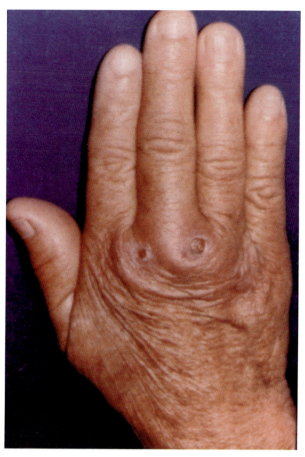

FIGURA 2 Hialo-hifomicose. Lesão noduloulcerada no dorso da mão.

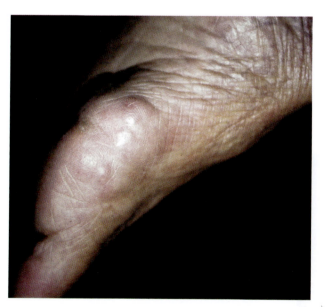

FIGURA 3 Hialo-hifomicose. Nódulo de superfície lobulada irregular, discretamente eritematoso na base do hálux.

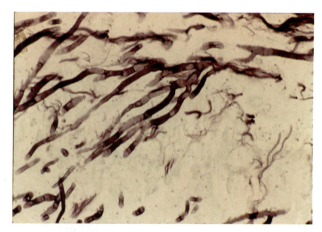

FIGURA 4 Hialo-hifomicose. Exame anatomopatológico de biopsia. Presença de hifas septadas hialinas com ângulo de 45° (impregnação pela prata).

HIDROA VACINIFORME

Brunno Zeni de Lima • Lincoln Fabricio

=	**Sinonímia**	Hidroa vaciniforme de Bazin.
	Epidemiologia	Fotodermatose crônica rara, com prevalência estimada de 0,34/100.000. Normalmente, o início é na infância, com apresentação bimodal, variando nas idades, de 1 a 7 e 12 a 16 anos. Entra em remissão na adolescência, mas ocasionalmente persiste na vida adulta. Mais comum no sexo masculino, sendo nestes também uma doença mais grave e prolongada.
	Etiologia	Desconhecida. Descrita a associação ao HLA DRB1*04. Existem relatos de associação da doença com infecção viral latente pelo vírus Epstein-Barr e linfoma de células T. Possível variante do eritema polimorfo à luz, porém mais grave e cicatricial.
	Clínica	As lesões de pele ocorrem em áreas fotoexpostas, principalmente na face (Figura 1), nas orelhas e no dorso das mãos. Sintomas como ardência, prurido e discreta queimação ocorrem nas áreas expostas 30 min a 6 h após a exposição solar. Na sequência surgem máculas e pápulas eritematosas, simétricas, com 2 a 3 mm, que evoluem para vesículas. A involução ocorre após poucos dias, com lesões umbilicadas, crostas e cicatrizes varioliformes. Pode acompanhar alterações oculares (ceratoconjuntivite e fotofobia), sintomas constitucionais (mal-estar, febre, cefaleia), foto-onicólise e, raramente, úlceras orais. Em caso de hidroa vaciniforme grave, pode ocorrer absorção parcial limitada óssea e de cartilagem.
	Diagnóstico	O diagnóstico é realizado com base em história clínica, aspectos das lesões e patologia. Exames complementares são úteis para descartar diagnósticos diferenciais. Sangue, urina, concentração de porfirinas e fator antinuclear (FAN) estão normais. Eventualmente, o fototeste com UVA pode simular lesões típicas de hidroa vaciniforme, mas muitas vezes não é possível diferenciar claramente de outras fotodermatoses. Na histologia são observadas vesículas intraepidérmicas espongióticas necróticas, com necrose da epiderme e derme, por vezes com hemorragia e trombose na derme com infiltrado linfocítico.
≠	**Diagnóstico diferencial**	Erupção polimorfa à luz, prurigo actínico, urticária solar, lúpus cutâneo subagudo, varicela, protoporfiria eritropoética, porfiria cutânea tarda, pseudoporfiria, epidermólise bolhosa congênita e adquirida, xeroderma pigmentoso, doença de Hartnup, dermatoses virais fotoexacerbadas (p. ex., herpes simples).
	Tratamento	Deve-se enfatizar a necessidade de fotoproteção adequada e, se possível, evitar a fotoexposição. Em casos de lesões frequentes no verão, pode-se optar por fototerapia profilática anual na primavera com doses baixas de UVB *narrow band* (1 vez/dia ou 3 vezes/semana) ou PUVA (cuidar para evitar exacerbação da doença). Em lesões ativas, usam-se corticosteroides tópicos e inibidores da calcineurina, podendo ser necessário ciclo de corticosteroide por via oral. Cloroquina e betacarotenos são, ocasionalmente, úteis quando associados a fotoproteção adequada. Em casos especiais, há relatos do uso de talidomida, ciclosporina e azatioprina.

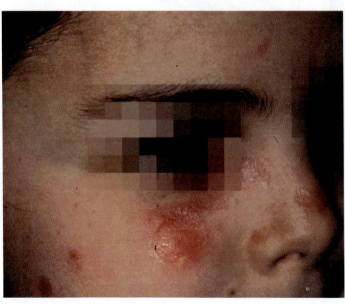

FIGURA 1 Hidroa vaciniforme. Lesões na face, área de fotoexposição por excelência. (Cortesia dos Professores Michel D'Incan e Pierre Souteyrand. Serviço de Dermatologia, Clermont-Ferrand, França.)

HIDROCISTOMA

Carla Tamler • Luna Azulay-Abulafia

	Sinonímia	Cistoadenoma (para o de origem apócrina), cisto da glândula de Moll (lesões ao longo da margem da pálpebra inferior), cisto sudorífero.
	Epidemiologia	**Tipo écrino.** Tumor anexial relativamente comum, com maior prevalência em adultos entre 30 e 70 anos de idade. • Lesão única (tipo de Smith): acomete ambos os sexos, com predomínio em mulheres de meia-idade e idosas • Lesões múltiplas (tipo Robinson): quase exclusivas em mulheres. **Tipo apócrino.** Tumor anexial raro, também com maior prevalência em adultos entre 30 e 70 anos de idade. • Lesão única: acomete igualmente ambos os sexos • Lesões múltiplas: localizadas nas pálpebras, mais comumente observadas na displasia ectodérmica (síndrome de Schöpf-Schulz-Passarge), sendo raras na população em geral. Outras síndromes que se associam são Gorlin-Goltz e doença de Graves.
	Etiologia	Tumor anexial benigno, cístico, derivado da porção secretora da glândula sudorípara, com padrão de diferenciação de glândula écrina ou apócrina. Essa diferenciação é controversa, porém ainda é mantida pela maioria dos autores.
	Clínica	Em geral, a lesão é única, nodulocística, com pequenas dimensões. Pode se apresentar recoberta por pele translúcida, de aspecto normal ou com coloração eritematoazulada. Ambos os tipos são mais encontrados na cabeça, principalmente, ao redor dos olhos (Figura 1) e no pescoço. **Tipo écrino.** Encontrado em qualquer região do corpo, predominantemente na face. Mais comumente se distribui na região peripalpebral, poupando a margem das pálpebras. Pode ser solitário ou múltiplo e encontrado também em região torácica, axilas e pescoço. São típicos o aumento de tamanho ou número das lesões com o calor, e a regressão em temperaturas mais frias. Tende a ser mais claro que o do tipo apócrino. **Tipo apócrino.** Apesar da origem, raramente encontrado em locais de glândulas apócrinas. Em geral solitário, predomina na face (região periorbitária e malar). Encontrado também no pavilhão auricular (Figura 2), no tronco, na genitália e nos ombros. Apresentação atípica: lesões múltiplas, tumores gigantes (maiores que 7 cm) e lesões na infância.
	Diagnóstico	**Exame histopatológico.** Cisto uni ou multiloculado na derme. • Tipo écrino: epitélio circunjacente com células cuboidais achatadas, dispostas em uma ou duas camadas. S-100 positivo (tipo solitário), PAS negativo • Tipo apócrino: epitélio com células colunares, mostrando padrão de decapitação ao longo da borda luminal. S-100 negativo, PAS positivo. **Exame dermatoscópico** • Tipo écrino: lesões bem definidas com uma área central homogênea e azul-purpúrica envolta por um halo pálido característico • Tipo apócrino: área homogênea translúcida a opaca que ocupa toda a lesão. Estruturas vasculares; vasos arborizantes; vasos lineares-irregulares e estruturas esbranquiçadas podem ser identificadas, o que dificulta a diferenciação clínica e dermatoscópica dos carcinomas basocelulares.
	Diagnóstico diferencial	Carcinoma basocelular nodulocístico, molusco contagioso, hidroadenoma, hordéolo, poroma, nevo azul, melanoma amelanótico, cisto de inclusão, cisto mucoide, hemangioma, linfangioma.
	Tratamento	Excisão cirúrgica (é importante retirar a cápsula); cauterização com eletrodissecção da cápsula e *laser* de CO_2. Para lesões múltiplas, pode ser empregada solução aquosa de atropina a 1%, topicamente; todavia, há recidiva após suspensão da medicação, além do inconveniente provocado pelos efeitos colinérgicos. Achatamento após injeções de toxina botulínica A foi relatado.

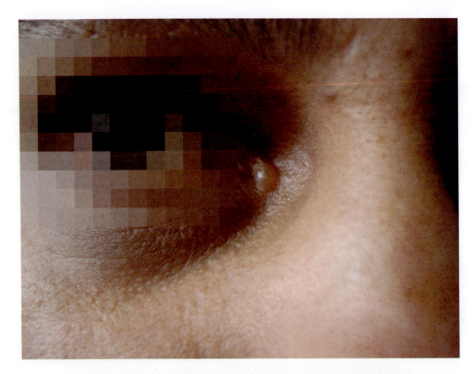

FIGURA 1 Hidrocistoma. Lesão nodulocística na região periorbitária.

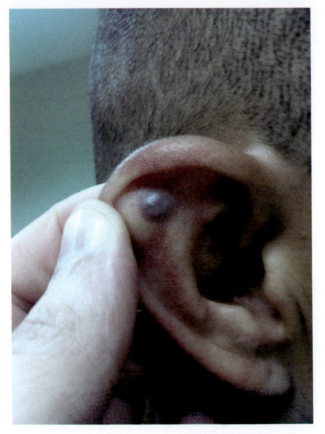

FIGURA 2 Hidrocistoma. Lesão cística eritematoazulada no pavilhão auricular.

HIPER-HIDROSE

Lincoln Fabricio • Brunno Zeni de Lima

=	**Sinonímia**	Não tem outra nomenclatura.
	Epidemiologia	A hiper-hidrose pode ser primária ou secundária. A primária tem início, geralmente, na 2ª e 3ª décadas de vida, com prevalência de 0,6 a 1% na população. Em 30 a 50% dos casos, há história familiar da doença, sendo mais intensa nos homens (devido aos hormônios andrógenos). Já a prevalência da secundária depende da doença de base, sendo as mais frequentes: hipertireoidismo, hiperpituitarismo, feocromocitoma, obesidade, climatério, medicamentos (principalmente antidepressivos tricíclicos como a fluoxetina), neuropatia diabética, lesões traumáticas, tumores compressivos do sistema nervoso autônomo, doenças linfoproliferativas e alcoolismo crônico. Pode estar associada a algumas síndromes dermatológicas como paquidermoperiostose, síndrome unha-patela, eritromelalgia, paquioníquia congênita.
	Etiologia	Aumento da atividade das glândulas sudoríparas écrinas. Pode ser primária ou secundária, focal ou generalizada. A primária é a mais frequente, com etiologia desconhecida, geralmente focal, simétrica e em áreas como axilas, região palmoplantar, face e região inguinal. A generalizada está, comumente, associada ao aumento do metabolismo, como em casos de neoplasias, hipertireoidismo e doenças infecciosas. A secundária focal pode ter causas neurológicas, compensatória pós-simpatectomia, localizada no dermátomo pós-herpes-zóster (síndrome de Ross), sudorese facial na topografia da parótida pós-parotidectomia (síndrome de Frey).
	Clínica	Excessiva produção de suor, acima da necessidade de termorregulação do organismo, em qualquer área do corpo, acometendo principalmente axilas, região palmoplantar e face, locais de maior concentração de glândulas écrinas. Pode ter repercussão social importante, impossibilitando a prática de atividades, tanto no trabalho como no lazer. A primária focal mais frequente é a palmar (mãos úmidas ou até pingar suor). A secundária focal, geralmente de causa neurológica, depende do nervo afetado.
	Diagnóstico	É clínico, sendo importante diferenciar a hiper-hidrose primária da secundária. Áreas simétricas e bilaterais, com início antes dos 25 anos, história familiar, episódios ao menos 1 vez/semana e ausência de sudorese noturna favorecem o diagnóstico de hiper-hidrose primária. O teste de iodo-amido é útil para identificar áreas de sudorese a fim de definir a melhor opção terapêutica e o acompanhamento (Figuras 1 e 2). Pincela-se solução iodada a 2% na área a ser avaliada e, após secar bem, polvilha-se uma fina camada de amido de milho ou de arroz. A área de maior sudorese fica preto-azulada. Outro teste é a gravimetria, com função de quantificar o volume de suor produzido. Seca-se bem a área e, em seguida, coloca-se um papel-filtro ou papel de fotocópia durante 1 min. Pesa-se o papel antes e depois do procedimento, e faz-se a leitura segundo o protocolo de Reinauer et al.
≠	**Diagnóstico diferencial**	Investigar causas de hiper-hidrose secundária e possíveis síndromes dermatológicas associadas.
	Tratamento	O tratamento depende do local acometido, da gravidade e do impacto da doença sobre a qualidade de vida do paciente. No caso de hiper-hidrose secundária, tratar a doença de base, se possível. Em relação ao tratamento clínico, existe a opção de utilização de medicamentos tópicos, sistêmicos e a iontoforese. A primeira linha de tratamento tópico é o cloreto de alumínio a 20% em álcool absoluto, com boa resposta para a região palmoplantar. Entretanto, pode causar irritação nas axilas, que pode ser amenizada com o uso de gel como veículo. Aplica-se à noite e remove-se pela manhã, e, à medida que o efeito desejado é alcançado, pode-se diminuir o número de passadas semanais. Outras formas de tratamentos tópicos são a formalina 5 a 20% em solução aquosa, glicopirrolato 0,5 a 2% e ácido tânico 2 a 5%, porém todos com os mesmos efeitos adversos de irritação local. O tratamento sistêmico é opção quando não há melhora com outros métodos e há impacto negativo na qualidade de vida do paciente. Os anticolinérgicos podem ser utilizados, avaliando os efeitos colaterais de boca seca, midríase, retenção urinária e diminuição da peristalse intestinal. Os mais utilizados são: cloridrato de oxibutinina (inicia-se com 2,5 mg/dia, aumenta-se 2,5 mg a cada 2 semanas, até 20 mg/dia nos adultos e 5 mg/dia em crianças maiores que 5 anos), propantelina (15 mg 3 vezes/dia), glicopirrolato (1 mg/dia, aumenta-se a dose semanalmente até 3 mg/dia). Os benzodiazepínicos são úteis em casos de ansiedade específica. Agonistas alfa-adrenérgicos, como a clonidina, têm sido usados em casos de hiper-hidrose associada a menopausa ou a antidepressivos tricíclicos. A iontoforese é uma opção segura e eficaz, principalmente nos casos palmoplantares. A sua atuação acontece por meio da passagem de corrente galvânica pela pele e é praticamente isenta de efeitos colaterais. Atualmente, há aparelhos portáteis disponíveis no mercado, o que facilita o tratamento domiciliar. Utiliza-se somente água ou pode-se adicionar uma substância anticolinérgica ou cloreto de alumínio. Em geral são necessárias sessões diárias de aproximadamente 30 min por área, com bom efeito a partir da décima sessão. Alcançando a normoidrose, aumenta-se o intervalo entre as sessões.

O tratamento cirúrgico, realizado com simpatectomia torácica ou remoção cirúrgica de glândulas sudoríparas ou lipoaspiração, é uma opção eficaz, cuja indicação vem crescendo, com técnicas cada vez menos invasivas. A simpatectomia torácica apresenta excelentes resultados para regiões palmares e axilares. Cerca de 10% dos casos permanecem com alguma hiper-hidrose residual, e têm como complicações sudorese compensatória (principalmente no tórax), recidiva e pneumotórax.

A toxina botulínica é uma excelente opção para hiper-hidrose localizada, principalmente axilar e na região palmoplantar. A neurotoxina bloqueia terminais nervosos colinérgicos, provocando diminuição ou parada temporária da produção do suor. A aplicação é intradérmica, com efeito inicial em 48 h e completo em 1 semana, com duração de 6 a 12 meses. Tem como efeito adverso a fraqueza muscular transitória (2 a 5 semanas) na região palmoplantar. Para minimizar a dor durante a aplicação, utiliza-se para mãos e pés o bloqueio troncular e, para axila, apenas anestésico tópico. Demarcar as áreas a serem tratadas com teste do iodo-amido. A dose de toxina botulínica tipo A aplicada é de 2 U/cm^2, sendo necessárias 50 a 60 U em cada axila e 100 a 150 U em cada mão.

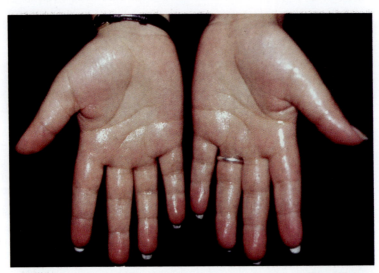

FIGURA 1 Hiper-hidrose. Observar suor excessivo na região palmar.

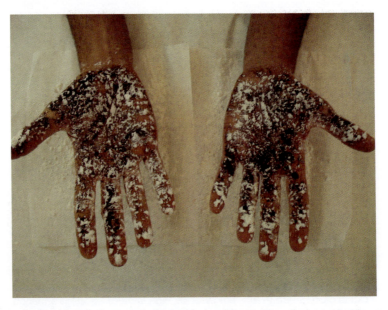

FIGURA 2 Hiper-hidrose. Teste do iodo-amido localiza as áreas de transpiração excessiva.

HIPERPLASIA ANGIOLINFOIDE COM EOSINOFILIA

Andréa de Carvalho Petrosemolo • Bernard Kawa Kac • João Carlos Regazzi Avelleira

=	Sinonímia	Pseudogranuloma piogênico, hemangioma epitelioide, nódulos inflamatórios angiomatosos, angioplasia papular, proliferação vascular intravenosa atípica e hemangioma histiocitoide.
	Epidemiologia	Predomina em mulheres, caucasianas, com idade entre 20 e 50 anos, e pico de incidência entre 30 e 33 anos.
?	Etiologia	É uma doença de etiologia não esclarecida, com opiniões divididas entre neoplasia vascular benigna com proliferação anômala do tecido vascular, ou processo inflamatório com hiperplasia reativa do tecido vascular e formação de *shunts* arteriovenosos secundários, em resposta a uma variedade de agressões. Hipóteses têm sido propostas, como traumatismo prévio, além de distúrbios inflamatórios da pele, infecções, fatores imunológicos e desequilíbrio hormonal com hiperestrogenemia.
	Clínica	Pápulas e nódulos dérmicos ou subcutâneos, solitários ou múltiplos, medindo cerca de 2 a 3 cm de diâmetro, coloração variando do castanho-claro (Figura 1 e 2) ao vermelho-violáceo com aspecto angiomatoide (Figuras 3 e 4). Localização predominante na cabeça, em especial nas orelhas e ao redor destas, na fronte, no couro cabeludo e no pescoço. No exame dermatoscópico, foi descrito polimorfismo vascular, com vasos puntiformes e lineares irregulares distribuídos regularmente sobre a base eritematosa da lesão. É em geral assintomática, mas pode estar associada a prurido e dor, e tende a sangrar com mínimo traumatismo.
	Diagnóstico	Ao exame histopatológico, observa-se hiperproliferação vascular atípica com capilares dilatados, apresentando endotélio protruso para o lúmen do vaso, infiltrado inflamatório superficial e profundo com predomínio de linfócitos e eosinófilos.
≠	Diagnóstico diferencial	Doença de Kimura (Quadro 1), linfocitoma cútis, linfoma cutâneo, sarcoidose, hemangioma, hemangioendotelioma, angiossarcoma e sarcoma de Kaposi.
	Tratamento	O tratamento da Hiperplasia angiolinfoide com eosinofilia (HALE) é sempre um desafio. A remissão espontânea pode ocorrer, porém não é comum e, mesmo com a diversidade de tratamentos, a recidiva é frequente. A excisão cirúrgica, seguida pelo *pulsed dye laser* (PDL) e *laser* de CO_2, são as modalidades terapêuticas com menor índice de recidiva. Opções terapêuticas já descritas incluem: cirurgia (convencional/Mohs), ablação por radiofrequência, criocirurgia com nitrogênio líquido, *laser* (PDL/CO_2/Nd:YAG), radioterapia local, infiltração intralesional de quimioterápicos (vimblastina, bleomicina) ou interferona alfa-2A, corticosteroide tópico intralesional ou sistêmico, tacrolimo, imiquimode, 5-fluoruracila ou timolol tópicos, pentoxifilina, dapsona, retinoides orais (acitretina e isotretinoína), anticorpo anti-interleucina 5 intravenoso, escleroterapia com polidocanol.

Quadro 1 Diferenças entre hiperplasia angiolinfoide com eosinofilia (HALE) e doença de Kimura.

	HALE	Doença de Kimura
Manifestações clínicas		
Sexo	Feminino	Masculino
Etnia	Caucasiana	Asiática
Idade	3ª a 5ª décadas de vida	2ª a 3ª décadas de vida
Tamanho e número de lesões	< 2 cm, geralmente múltipla	> 2 cm, única
Local da lesão	Cabeça e pescoço	Cabeça e pescoço
Prurido	Presente	Ausente
Linfadenomegalia	Ausente	Comum
IgE sérica	Normal	Geralmente elevada
Eosinofilia periférica	Ausente (presente em 20% dos casos)	Presente
Achados histopatológicos		
Vascularização	Intensa	Discreta
Profundidade	Derme e subcutâneo	Subcutâneo e muscular
Folículos linfoides	Não frequente	Presente
Fibrose	Não marcante	Marcante
Eosinófilos	Variável	Presente

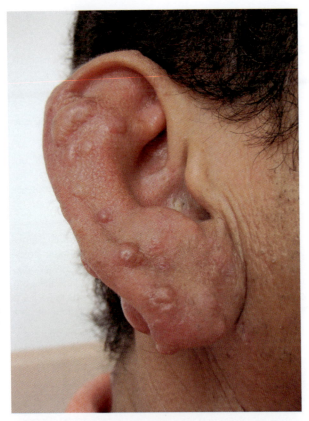

FIGURA 1 Hiperplasia angiolinfoide com eosinofilia. Lesão eritematoedematosa com pápulas e nódulos no pavilhão auricular direito.

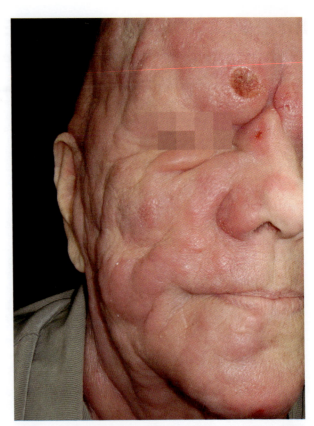

FIGURA 3 Hiperplasia angiolinfoide com eosinofilia. Lesões eritematoedematosas com nódulos e pápulas confluentes formando placa na face.

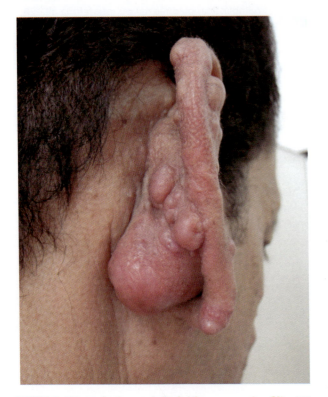

FIGURA 2 Hiperplasia angiolinfoide com eosinofilia. Nódulo exuberante na região auricular posterior do mesmo paciente da Figura 1.

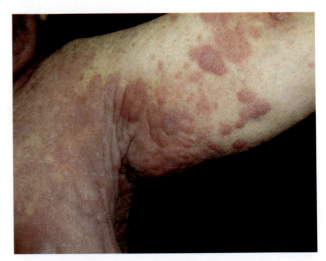

FIGURA 4 Hiperplasia angiolinfoide com eosinofilia. Placa eritematosa, infiltrada, com presença de nódulos no tronco.

HIPERPLASIA SEBÁCEA
Kleber Danilo Ollague Cordova

=	**Sinonímia**	*Naevus sebaceus senilis*, hiperplasia sebácea adenomatoide.
📈	**Epidemiologia**	Ocorre mais comumente em adultos, geralmente na faixa etária superior aos 40 anos, embora ocorra também durante o período neonatal como resultado da exposição a hormônios que estimulam o crescimento e a atividade das glândulas sebáceas de forma transitória. Também pode ser vista como um efeito colateral da ciclosporina em pacientes transplantados, em associação com o tratamento antirretroviral de HIV e corticosteroides sistêmicos. Não há associação direta com degeneração maligna. No entanto, demonstrou estar associada à síndrome de Muir-Torre.
❓	**Etiologia**	Origina-se da hiperplasia das glândulas sebáceas.
🧠	**Clínica**	Pápulas isoladas ou múltiplas, assintomáticas, de cor amarelada ou acastanhada, umbilicadas no centro, localizadas na face, preferencialmente em fronte, região malar, nariz e, mais raramente, região temporal (Figuras 1 a 3). Eventualmente, as lesões podem localizar-se na aréola mamária, no pênis, na região cervical e no tronco. Estas pápulas raramente excedem 6 mm de diâmetro e nunca são ulceradas.
🔍	**Diagnóstico**	O exame clínico inicial pode ser reforçado pela dermatoscopia (Figura 4). Evidenciam-se áreas branco-amareladas cercadas por grupos de vasos sanguíneos ordenadamente sinuosos, com ramificação escassa, estendendo-se em direção ao centro da lesão ("vasos em coroa"), porém sem cruzá-lo, característica que ocorre no basocelular. Na histopatologia, observa-se glândula sebácea multilobulada e de tamanho aumentado, mas mantendo sua estrutura normal. A presença de quatro ou mais lóbulos sebáceos maduros ligados a um único folículo piloso central dilatado é um ponto-chave para confirmar o diagnóstico.
≠	**Diagnóstico diferencial**	Carcinoma basocelular, nevos celulares, xantomas, siringomas e molusco contagioso.
💊	**Tratamento**	É feito por motivos estéticos. Eletrodessecação e curetagem, criocirurgia, tratamentos químicos tópicos (ácido bicloroacético ou tricloroacético, acido salicílico 30%), *laser* de CO_2/érbio e excisão cirúrgica são opções terapêuticas descritas. Relatos de uso de isotretinoína oral (0,3 a 0,5 mg/kg/dia) durante 6 semanas apresentam boa resposta.

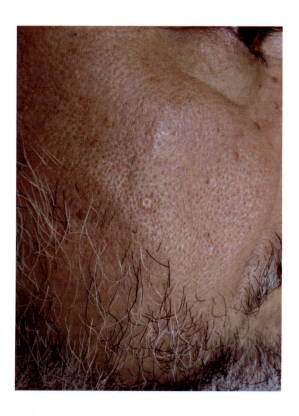

FIGURA 1 Hiperplasia sebácea. Pápulas discretamente amareladas com depressão central, localizada na face.

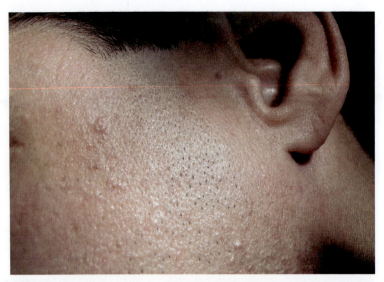

FIGURA 2 **Hiperplasia sebácea.** Pápulas umbilicadas e amareladas na face.

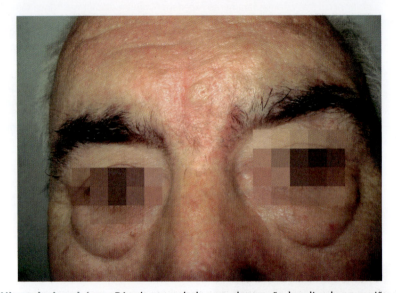

FIGURA 3 **Hiperplasia sebácea.** Pápula amarelada com depressão localizada na região da glabela.

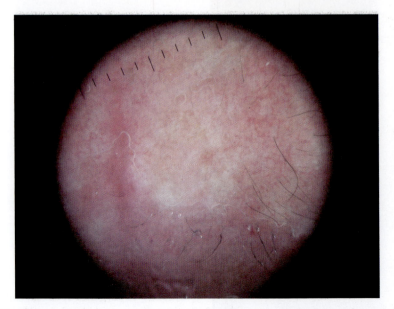

FIGURA 4 **Hiperplasia sebácea.** Na dermatoscopia, os vasos ficam ao redor da lesão e, no centro, lóbulos amarelados.

HIPOMELANOSE DE ITO

Amanda Hertz • Silvia Assumpção Soutto Mayor

=	**Sinonímia**	Incontinência pigmentar acromiante, hipopigmentação nevoide, hipopigmentação em mosaico.
	Epidemiologia	Afeta igualmente ambos os sexos e apresenta prevalência de 1:10.000 casos. A maioria dos casos é esporádica, com relatos raros de possível ocorrência familiar. Faz parte do grupo das doenças por mosaicismo pigmentar, que inclui quadro de lesões em espiral ou lineares hiperpigmentadas ou hipopigmentadas.
	Etiologia	O mosaicismo pigmentar é causado por mutações de células somáticas. Verificou-se que vários tipos de anormalidades citogenéticas do mosaico estão associados à hipopigmentação, como: poliploidia, aneuploidia, deleções, duplicações, translocações e inserções cromossômicas. Diferentes cromossomos têm sido associados à hipomelanose de Ito, mas os principais envolvidos são o 12 e o 18.
	Clínica	Máculas acrômicas, irregulares, espiraladas, acompanhando as linhas de Blaschko no tronco (Figuras 1 e 2) e nas extremidades. A alteração pigmentar pode ser uni ou bilateral. As bandas acrômicas estão presentes ao nascimento ou podem surgir até os 2 anos de idade. Há associação com alterações sistêmicas (30 a 75% dos casos) do sistema nervoso central (SNC), musculoesqueléticas, dentárias, oculares, renais e auditivas. As principais alterações neurológicas são atraso no desenvolvimento cognitivo e crises convulsivas.
	Diagnóstico	O diagnóstico é predominantemente clínico. Exame de toda a superfície corpórea, com eventual auxílio da lâmpada de Wood. Avaliação clínica multidisciplinar: neurológica, oftalmológica, otorrinolaringológica, renal e musculoesquelética. Podem ser necessários exames de imagem, como ressonância magnética do SNC. O exame anatomopatológico das áreas hipopigmentadas revela número normal ou diminuído de melanócitos. Esses melanócitos apresentam redução do número de melanossomos.
≠	**Diagnóstico diferencial**	Incontinência pigmentar (quarto estágio), *nevus depigmentosus*, síndrome de Goltz, líquen estriado, nevo epidérmico, vitiligo segmentar.
	Tratamento	Não há tratamento específico. Pode-se usar maquiagem para cobertura da área afetada, quando houver desejo do paciente. Recomendam-se medidas de proteção solar das áreas acometidas. É necessário conhecimento das alterações extracutâneas e acompanhamento clínico.

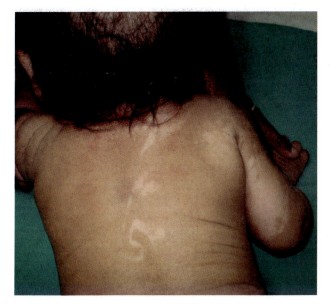

FIGURA 1 Hipomelanose de Ito. Manchas acrômicas no dorso, em espiral, seguindo linhas de Blaschko.

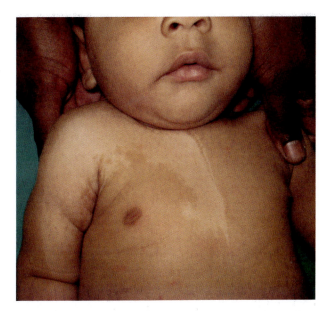

FIGURA 2 Hipomelanose de Ito. Mancha acrômica extensa acometendo tronco e membro superior direito, seguindo as linhas de Blaschko. Observar como nesse caso a alteração pigmentar é interrompida abruptamente na linha média do corpo.

HIPOMELANOSE MACULAR PROGRESSIVA

Robertha Carvalho de Nakamura • Miguel Angel Ceccarelli Calle

	Sinonímia	*Cutis trunci*, discromia do crioulo, hipomelanose macular idiopática múltipla, hipomelanose numular confluente e hipomelanose macular do mestiço.
	Epidemiologia	Dermatose de alta incidência e de distribuição universal, mais frequentemente identificada em pacientes com fototipos II a IV de Fitzpatrick. Acomete adultos jovens, surgindo antes dos 20 anos de idade em 30% dos casos. É mais prevalente no sexo feminino (7:1) e o local mais frequentemente acometido é o tronco posterior, correspondendo a 54% dos casos.
	**Etiologia**	Permanece desconhecida. Acredita-se que as alterações decorram do caráter de miscigenação, em que é observada alteração no tamanho e na distribuição dos melanossomos – passam de não agregados tipo IV (negroide) para agregados tipos I, II, III (caucasoide). Alguns autores acreditam que haja a participação do *Propionibacterium acnes*, especialmente do tipo III, estirpes PMH5 e PMH7, como provedor da despigmentação, por apresentar maior frequência do patógeno nas lesões em comparação com pele não acometida. Casos isolados têm sido associados ao uso de antirretrovirais, particularmente lamivudina e estavudina. Sua evolução e seu prognóstico são incertos. No entanto, alguns autores acreditam no desaparecimento espontâneo das lesões após 10 anos a partir do início do quadro ou depois dos 40 anos de idade.
	Clínica	Múltiplas máculas hipocrômicas, mal definidas, confluentes, sem infiltração, eritema ou escamas, assintomáticas (Figuras 1 e 2), com distribuição simétrica ao redor da linha média, em regiões seborreicas como dorso e abdome. Poupa regiões expostas ao sol e, raramente, apresenta distribuição assimétrica ou está presente em extremidades superiores, pescoço e cabeça.
	Diagnóstico	O exame clínico e a anamnese sugerem o diagnóstico. Não é incomum o relato de vários tratamentos para pitiríase versicolor sem melhora do quadro, por diagnóstico incorreto. O exame com lâmpada de Wood evidencia máculas puntiformes foliculares de cor vermelha ou alaranjada.
	Diagnóstico diferencial	Pitiríase versicolor, pitiríase *alba* variante extensiva, hanseníase indeterminada, vitiligo, micose fungoide hipocrômica, sarcoidose hipocromiante, leucodermia por substâncias químicas.
	Tratamento	Muitas alternativas terapêuticas têm sido usadas na hipomelanose macular progressiva com resultados variáveis, incluindo: • Fototerapia: tanto com PUVA ou UVB *narrow band* (NB-UVB), mostrou-se eficaz para o controle da doença e representa a alternativa mais descrita na literatura. Em um estudo realizado por Duarte et al., mais de 80% dos pacientes apresentaram melhora clínica superior a 50% após a 16ª sessão. Entretanto, esses pacientes podem apresentar recidivas após o término do tratamento. Assim, a frequência e a duração da fototerapia ainda não estão definidas • Antibioticoterapia tópica: há relatos na literatura de melhora das lesões com o uso de loções tópicas com peróxido de benzoíla 5% e clindamicina 1%, isoladas ou combinadas em esquema dia/noite, uma vez que essas terapias são eficazes contra o *P. acnes*, apresentando maior demora em atingir a cura, porém com menor possibilidade de recidiva. Seu uso em conjunto com fototerapia NB-UVB permanece como primeira escolha, porém com resultados conflitantes na literatura • Antibioticoterapia oral: baseada no uso de ciclinas (limeciclina) ou em combinação com tratamento tópico (limeciclina/peróxido de benzoíla). Além disso, a isotretinoína tem sido usada com resultados conflitantes. O uso da di-hidroxiacetona (DHA) de 2 a 6% pode ser realizado com intuito de minimizar a aparência das lesões, com atuação semelhante a uma maquiagem.

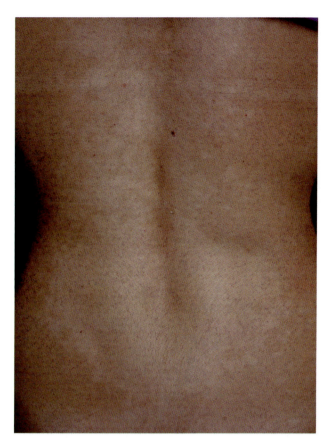

FIGURA 1 **Hipomelanose macular progressiva.** Máculas hipocrômicas confluentes no dorso.

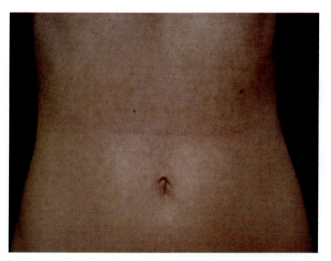

FIGURA 2 **Hipomelanose macular progressiva.** Máculas mosqueadas na região torácica anterior.

HIPOPLASIA DÉRMICA FOCAL

Gabriela Lowy • Osvania Maris Nogueira

=	**Sinonímia**	Síndrome de Goltz, síndrome de Gorlin-Goltz.
📈	**Epidemiologia**	Enfermidade de caráter universal. Afeta ambos os sexos, com predominância no sexo feminino.
❓	**Etiologia**	Doença genética rara, dominante, ligada ao X (Xp22.31), geralmente letal para o sexo masculino – há morte em 90% dos casos. O defeito genético foi identificado no gene *PORCN* no cromossomo X. Caracterizada por aumento do colágeno tipo III na derme e ausência do colágeno tipo IV, com diminuição da capacidade de proliferação dos fibroblastos. Há combinação de anormalidades ectodérmicas, além das de origem mesodérmica.
👁	**Clínica**	Presente ao nascimento. Constituem sinal patognomônico da doença as estrias lineares, irregulares, eritematoacastanhadas, decorrentes da hipoplasia dérmica, com consequente herniação do tecido subcutâneo, localizadas no tronco e nas extremidades, formando lesões nodulares e de coloração amarelada. Há áreas lineares hipo ou hiperpigmentadas, com cicatrizes atróficas e telangiectásicas, dando aspecto poiquilodérmico (Figuras 1 e 2). Múltiplos papilomas em mucosa oral, gengivas, laringe, esôfago, lábios, pálpebras, axilas, umbigo, vulva e ânus são frequentes e não apresentam participação viral. Numerosas anormalidades esqueléticas acompanham a síndrome, principalmente osteopatia estriada dos ossos longos, baixa estatura, assimetria da face, tronco e membros, frequentes alterações dos dedos das mãos e dos pés (mão em "garra de lagosta") (Figura 3) e dos dentes (estrias verticais, hipodontia) (Figura 4). São comuns áreas de alopecia, cabelo escasso e quebradiço, unhas pequenas, finas e distróficas (ou anoníquia), hipertricose e, ocasionalmente, aplasia cútis. Anormalidades oculares são comuns, como coloboma (defeito oftalmológico mais comum), microftalmia, anoftalmia, estrabismo e atrofia óptica. Ocasionalmente, o sistema nervoso central pode ser comprometido.
🔍	**Diagnóstico**	Exame clínico, histopatológico e radiografia dos ossos longos.
≠	**Diagnóstico diferencial**	Incontinência pigmentar, hipomelanose de Ito, aplasia cútis congênita, poiquilodermia congênita, síndrome MIDAS (microftalmia, aplasia dérmica e esclerocórnea), síndrome de Conradi-Hünermann-Happle, nevo lipomatoso, condiloma acuminado.
💊	**Tratamento**	É sintomático, com acompanhamento ortopédico e oftálmico. Correção cirúrgica das alterações esqueléticas, de tecidos moles e dentárias. Fisioterapia e exérese dos papilomas com cirurgia, *laser* de CO_2 ou crioterapia.

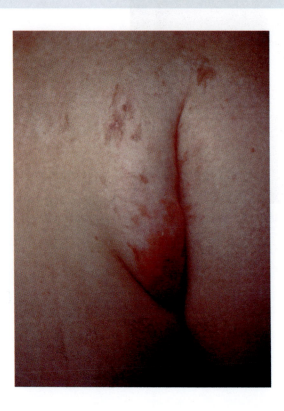

FIGURA 1 **Hipoplasia dérmica focal.** Herniação de gordura na região axilar.

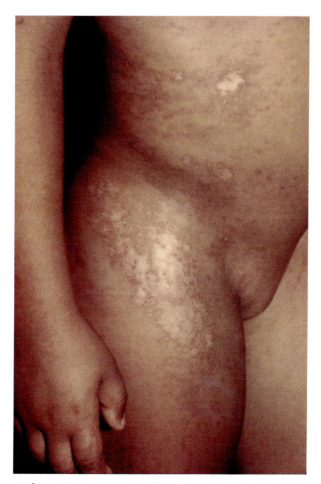

FIGURA 2 **Hipoplasia dérmica focal.** Áreas de hiperpigmentação e hipopigmentação com atrofia em criança do sexo feminino.

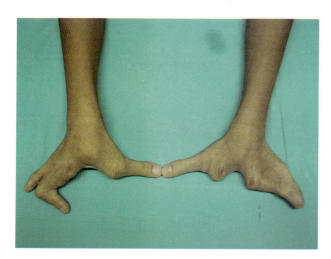

FIGURA 3 **Hipoplasia dérmica focal.** Mãos em "garra de lagosta".

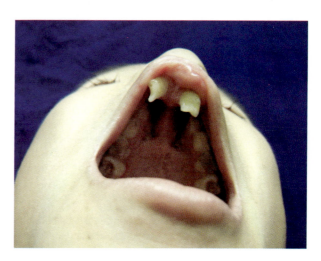

FIGURA 4 **Hipoplasia dérmica focal.** Alterações dentárias na síndrome.

HISTIOCITOSES

Patricia Shu Kurizky • Flávio Barbosa Luz

As histiocitoses são distúrbios raros caracterizados pelo acúmulo de células de Langerhans, monócitos/macrófagos ou dendrócitos dérmicos, células que se originam da medula óssea, em vários tecidos e órgãos. Mais de 100 diferentes subtipos já foram descritos e, em 2016, Emile et al. propuseram uma nova classificação baseada em características histológicas, fenotípicas, moleculares, clínicas e radiológicas, dividindo as histiocitoses em 5 grupos:
- Grupo 1: doenças relacionadas às células de Langerhans
    - Histiocitose de celulas de Langerhans
    - Doença de Erdheim-Chester
    - Xantogranuloma juvenil extracutâneo
- Grupo 2: doenças cutâneas e mucocutâneas
    - Histiocitose de células indeterminadas
    - Histiocitose de dendrócitos dérmicos
    - Retículo-histiocitoses
- Grupo 3: doença de Rosai-Dorfman
- Grupo 4: histiocitoses malignas
    - Histiocitose maligna (verdadeira)
    - Leucemia histiocítica
    - Linfoma histiocítico
- Grupo 5: linfo-histiocitose hemofagocítica e síndrome da ativação macrofágica.

Doenças relacionadas às células de Langerhans

Histiocitose de células de Langerhans

	Sinonímia	Histiocitose X (em desuso), langerhose. São diferentes doenças que variam em um espectro da mais grave a uma forma mais benigna. • Langerhose aguda disseminada (doença de Abt-Letterer-Siwe) • Langerhose multifocal crônica (doença de Hand-Schüller-Christian) • Langerhose benigna localizada (granuloma eosinofílico). Essas três podem se sobrepor e hoje já são expressões diferentes da mesma doença; está descrita também a forma congênita autorresolutiva de Pritzker e Hashimoto.
	Epidemiologia	Ocorre principalmente na infância, mas pode se iniciar em qualquer idade (30% dos casos iniciam-se em adultos). Há predomínio da afecção no sexo masculino (2:1), e casos familiares já foram relatados. A de Letterer-Siwe ocorre antes dos 2 anos; a de Hand-Schüller-Christian, entre 2 e 6 anos; e o granuloma eosinofílico, acima dos 7 anos. A autorresolutiva de Pritzker e Hashimoto é congênita.
	Etiologia	Decorre da proliferação das células de Langerhans, porém a causa de tal proliferação é desconhecida. Estudos recentes mostraram que, em grande parte dos pacientes, podem ser encontradas mutações que ativam a via RAS-RAF-MEK-ERK [oncogene *BRAF* (V600E): 50 a 60%, genes *MAP2 KI*: 10 a 20%, outros genes (*ERBB3* e *ARAF*)].
	Clínica	A langerhose aguda disseminada caracteriza-se por pápulas e placas pouco elevadas eritematosas, escamocrostosas, de aspecto seborreico, muitas vezes erodidas, localizadas no tronco, no couro cabeludo e nas dobras (Figura 1), acompanhadas de sintomas multissistêmicos. A langerhose multifocal crônica pode ou não se apresentar em sua tríade clássica (diabetes insípido, exoftalmia e lesões cutâneas), como pápulas, placas, tumorações eritematoacastanhadas (Figura 2) e lesões xantomizadas. Na langerhose benigna localizada (granuloma eosinofílico), geralmente se observam ulcerações periorificiais ou sobre os ossos acometidos onde ocorre lesão osteolítica. A histiocitose congênita autorresolutiva de Pritzker e Hashimoto caracteriza-se por pápulas eritematoacastanhadas (Figura 3), de crescimento rápido, às vezes formando tumorações, que involuem espontaneamente.
	Diagnóstico	O diagnóstico definitivo é obtido pela demonstração de positividade para CD1a, HLA-DR, S-100 e LAG ou pela identificação dos grânulos de Birbeck na microscopia eletrônica. A detecção de células dendríticas grandes e arredondadas em erupções papulosas em crianças pode auxiliar na suspeição do diagnóstico e na decisão de biopsia.
	Diagnóstico diferencial	Dermatite seborreica, xantogranuloma, retículo-histiocitoses e linfomas.
	Tratamento	Para as formas leves de localização cutânea: corticosteroides tópicos e PUVA. Se possível, pode estar indicado o tratamento cirúrgico para as lesões ósseas localizadas. Para as formas multissistêmicas, estão indicados corticosteroides sistêmicos, talidomida e quimioterapia e, em algumas situações, transplante de medula óssea. O metotrexato já foi descrito com boa resposta tanto da forma sistêmica quanto localizada vulvar. Considerando que 20 a 60% dos casos apresentam mutações no oncogene *BRAF* V600E, cada vez mais relatos têm mostrado resultados positivos com inibidores *BRAF*, como dabrafenibe e vemurafenibe.

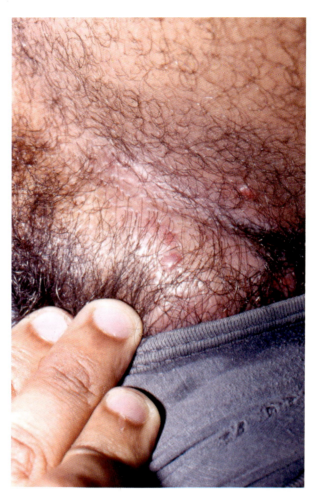

FIGURA 1 Langerhose aguda disseminada. Pápulas eritematosas na área de dobra. (Cortesia do Dr. Flávio Barbosa Luz.)

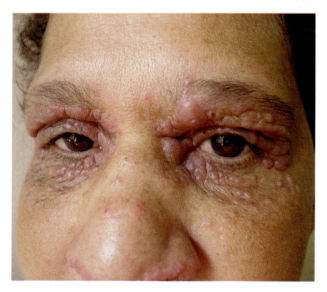

FIGURA 2 Langerhose multifocal crônica. Pápulas e nódulos eritematosos, formando tumorações. (Cortesia do Dr. Flávio Barbosa Luz.)

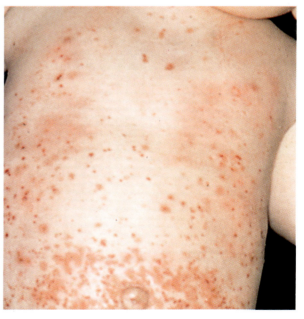

FIGURA 3 Histiocitose congênita autorresolutiva de Pritzker e Hashimoto. Pápulas eritematoacastanhadas no tronco.

Doença de Erdheim-Chester

=	Sinonímia	Síndrome de Erdheim-Chester ou histiocitose esclerosante poliostótica.
	Epidemiologia	A idade média ao diagnóstico é entre 55 e 60 anos, porém raros casos pediátricos já foram descritos. A doença é mais comum em homens, em uma razão de 3:1.
	Etiologia	Infiltração difusa de histiócitos de aspecto "espumoso" nos tecidos acometidos, o que provoca reação xantomatosa ou xantogranulomatosa local.
	Clínica	A doença tem manifestações sistêmicas, comumente atingindo ossos, sistema nervoso central, olhos, pulmões, mediastino, rins e retroperitônio, sendo o prognóstico dependente da extensão do envolvimento visceral.
	Diagnóstico	A histopatologia mostra infiltração dos tecidos por histiócitos mononucleados espumosos com núcleos pequenos, positivos para CD68 e CD163, e negativos para CD1a. Alguns histiócitos podem ser positivos para proteína S100.
≠	Diagnóstico diferencial	Histiocitose de células de Langerhans, xantogranuloma juvenil, linfoma anaplásico.
	Tratamento	Não há consenso sobre o tratamento da doença de Erdheim-Chester, mas a literatura mostra resultados promissores com o uso de corticosteroides, medicamentos imunossupressores, como ciclofosfamida, quimioterapia e radioterapia. O prognóstico depende da extensão do comprometimento visceral no momento do diagnóstico.

Doenças cutâneas e mucocutâneas

Histiocitose de células indeterminadas

=	Sinonímia	Não tem outra nomenclatura.
	Epidemiologia	É extremamente rara e não apresenta predileção por sexo ou faixa etária, podendo acometer adultos e crianças. Uma forma congênita já foi relatada.
	Etiologia	Proliferação de células semelhantes às células indeterminadas; células localizadas na derme papilar, que se diferenciam das células de Langerhans pela ausência de grânulos de Birbeck.
	Clínica	Não há manifestação clínica característica deste quadro; porém, normalmente são observados pápulas ou nódulos cutâneos, únicos ou múltiplos. Raramente pode estar associada à leucemia.
	Diagnóstico	Imunorreatividade para CD1a e S-100.
≠	Diagnóstico diferencial	Histiocitoma eruptivo, xantogranuloma juvenil.
	Tratamento	Em geral, não é necessário, pois o quadro é autorresolutivo.

Histiocitose de dendrócitos dérmicos

=	**Sinonímia**	Espectro nosológico caracterizado pelo seguinte quadro imuno-histoquímico: S-100 e CD1a negativos, CD68 e fator XIIIa positivos, que engloba xantogranuloma juvenil, xantoma papular, xantoma *disseminatum*, xantoma verruciforme, xantoma plano não dislipidêmico, histiocitocitose benigna cefálica, histiocitoma eruptivo generalizado e xantogranuloma necrobiótico.
	Epidemiologia	O xantogranuloma juvenil atinge principalmente crianças, e o acometimento de adultos, apesar de mais raro, tem pico de incidência entre 20 e 30 anos. O xantoma papular também ocorre mais em crianças, principalmente ao redor dos 5 anos. O xantoma *disseminatum* acomete todas as faixas etárias, predominantemente antes dos 25 anos. A histiocitose benigna cefálica é mais observada no 1º ano de vida.
	Etiologia	Proliferação de células semelhantes aos dendrócitos dérmicos.
	Clínica	**Xantogranuloma juvenil.** Pápula cupuliforme amarelada, bem delimitada, única ou múltipla (Figura 4), que, à medida que evolui, torna-se amarelo-acastanhada, apresentando telangiectasias na sua superfície. O acometimento de mucosas é raro. **Xantoma papular.** Pápulas planas e amareladas (Figura 5), sem associação com dislipidemia. **Xantoma disseminado.** Múltiplas pápulas eritematoacastanhadas, simétricas, localizadas em tronco, face, extremidades proximais e dobras. Acometimento de mucosas pode ser observado em 40 a 60% dos casos. A associação ao diabetes insípido ocorre em 40% dos pacientes. **Xantoma verruciforme.** Lesões xantomatosas verrucosas. **Xantoma plano não hiperlipidêmico.** Clinicamente indistinguível da forma dislipidêmica de xantoma plano. **Histiocitose benigna cefálica.** Lesões papulonodulares, eritematoamareladas (Figura 6) em couro cabeludo, ombros e membros superiores, sempre poupando mucosas. **Xantogranuloma necrobiótico.** Pápulas e nódulos violáceos ou da cor da pele, que evoluem para placas infiltradas, localizadas principalmente na área periorbital.
	Diagnóstico	Correlação clinicopatológica e imuno-histoquímica citada anteriormente.
≠	**Diagnóstico diferencial**	Devem ser diferenciados principalmente das outras histiocitoses. Quando a lesão é única, deve-se fazer o diagnóstico diferencial com nevos e pequenos tumores cutâneos.
	Tratamento	O tratamento cirúrgico constitui boa opção para as lesões isoladas, mas, nos casos mais graves, os corticosteroides e citostáticos podem ser usados. Nas crianças, pode-se optar por conduta expectante, em função da evolução autolimitada da maior parte dos casos.

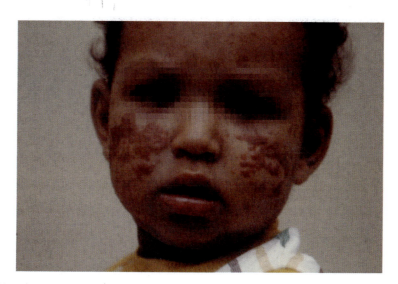

FIGURA 4 Xantogranuloma juvenil. Pápulas eritematoamareladas, às vezes confluentes. (Cortesia do Dr. Carlos Martins.)

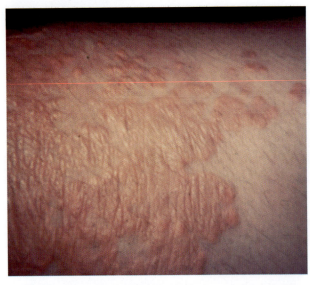
FIGURA 5 Xantoma papular. Pápulas planas e amareladas. (Cortesia do Dr. Carlos Martins.)

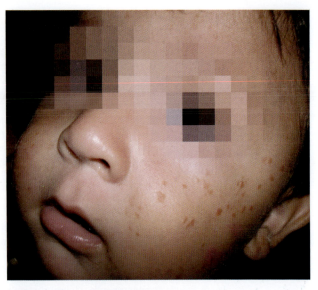
FIGURA 6 Histiocitose benigna cefálica. Pápulas eritemato-amareladas na face de criança.

Retículo-histiocitoses

=	Sinonímia	Engloba três entidades caracterizadas por proliferação de histiócitos, contendo em seu citoplasma material eosinofílico, PAS-positivo e diastase-resistente, com aspecto de vidro moído: retículo-histiocitose multicêntrica, retículo-histiocitose cutânea difusa e retículo-histiocitoma solitário.
	Epidemiologia	A retículo-histiocitose multicêntrica é muito rara, com aproximadamente 300 casos descritos no mundo, e acomete principalmente mulheres por volta dos 50 anos de idade, embora o acometimento em criança de até 2 anos já tenha sido descrito. A retículo-histiocitose cutânea difusa e o retículo-histiocitoma solitário são mais frequentes em adultos entre 20 e 40 anos.
	Etiologia	Proliferação histiocítica de causa ainda desconhecida, apesar de alguns autores a relacionarem a um padrão de resposta inflamatória a variados estímulos, e não a uma neoplasia verdadeira.
	Clínica	**Retículo-histiocitose multicêntrica.** Erupção papulonodular, que acomete pele e mucosas, principalmente mãos e face, geralmente associada à poliartrite simétrica grave e deformante. O acometimento periungueal com a presença de pequenas pápulas em disposição linear, constitui o sinal do colar de contas (Figura 7), e a presença de lesões eritematosas vermiculares ao redor das narinas é bastante característica (Figura 8). **Retículo-histiocitose cutânea difusa.** Semelhante à retículo-histiocitose multicêntrica, porém com acometimento exclusivo da pele (Figura 9). Envolve tipicamente a face. **Retículo-histiocitoma solitário.** Pápula, nódulo ou tumoração solitária. Pode ser também considerado uma variante do xantogranuloma, pois existem casos de superposição dessas doenças.
	Diagnóstico	Padrão dermatoscópico sugestivo de retículo-histiocitose multicêntrica pode ser encontrado nas pápulas periungueais, que seria a presença de vasos arboriformes na porção central, circundados por colarete branco. Histopatologia mostra o típico granuloma retículo-histiocítico: infiltrado misto de células gigantes, células inflamatórias e histiócitos de variadas formas em um estroma constituído por células fusiformes. A marcação imuno-histoquímica positiva para CD68 e negativa para CD1a, FXIIIa e CD34 permite o diagnóstico definitivo para retículo-histiocitose.
≠	Diagnóstico diferencial	A retículo-histiocitose multicêntrica, do ponto de vista reumatológico, deve ser diferenciada da artrite reumatoide e psoriática. As lesões cutâneas das retículo-histiocitoses têm como diagnóstico diferencial hanseníase virchowiana, xantoma, micose fungoide, sarcoidose e outras histiocitoses.
	Tratamento	Exérese cirúrgica, metotrexato, esteroides, bifosfonatos (ácido zoledrônico ou alendronato), medicamentos imunobiológicos anti-TNF.

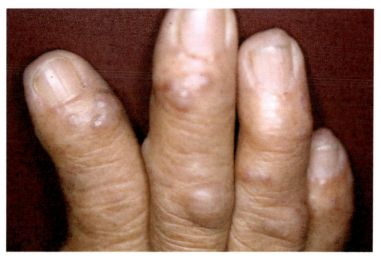

FIGURA 7 **Retículo-histiocitose multicêntrica.** Artrite e pápulas arredondadas, translúcidas, agrupadas na perioníquia: sinal do colar de contas.

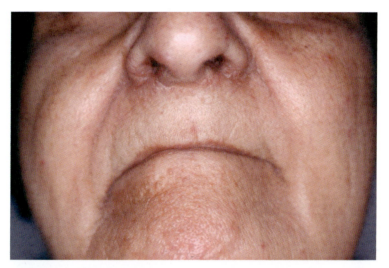

FIGURA 8 **Retículo-histiocitose multicêntrica.** Lesões vermiculares nas bordas das narinas e micropápulas na face.

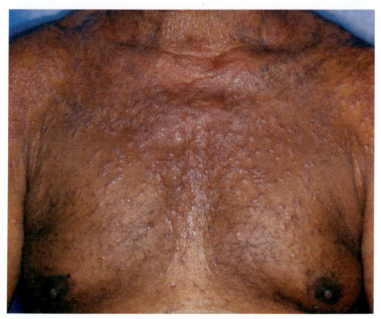

FIGURA 9 **Retículo-histiocitose cutânea difusa.** Pápulas e nódulos eritematosos e disseminados.

Doença de Rosai-Dorfman

	Sinonímia	Histiocitose sinusal com linfadenopatia maciça, histiocitose de células dendríticas interdigitantes.
	Epidemiologia	Ocorre principalmente a partir da 2ª década de vida, acometendo ambos os sexos na mesma proporção.
	Etiologia	Proliferação de células semelhantes às células dendríticas interdigitantes, habitualmente encontradas na área paracortical dos gânglios linfáticos. A exata etiologia ainda é desconhecida, mas o quadro já foi relacionado a herpes-vírus humano 6, linfoma, doença de células de Langerhans, síndrome linfoproliferativa autoimune-1, vírus Epstein-Barr, parvovírus B19 e vírus da imunodeficiência humana.
	Clínica	Linfadenopatia cervical maciça, bilateral, associada a febre, leucocitose e hipergamaglobulinemia policlonal. A doença extranodal acomete cerca de 43% dos pacientes, e a pele é o local extranodal mais frequente (acometido em 10% dos casos), geralmente apresentando-se com pápulas ou nódulos eritematoacastanhados (Figura 10) ou amarelados.
	Diagnóstico	Correlação clinicopatológica e imuno-histoquímica exibindo S-100 positivo e CD1a negativo.
	Diagnóstico diferencial	Mononucleose infecciosa, toxoplasmose, linfoma, doença da arranhadura do gato.
	Tratamento	É autorresolutiva, mas podem ser usados corticosteroides e imunossupressores nos casos graves. Também existem relatos de boas respostas com radioterapia, aciclovir, crioterapia, interferona, dapsona e retinoides.

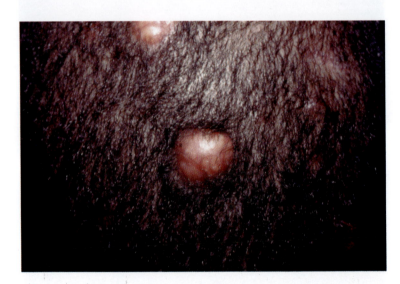

FIGURA 10 Doença de Rosai-Dorfman. Nódulos eritematoacastanhados no couro cabeludo. (Cortesia do Dr. José Alvimar Ferreira.)

Histiocitoses malignas

Histiocitose maligna (verdadeira)

=	**Sinonímia**	Retículo-histiocitose maligna, reticulose maligna, astrocitose maligna.
📈	**Epidemiologia**	Quadro raro, mais frequente no sexo masculino, com idade média de 35 anos.
❓	**Etiologia**	Proliferação neoplásica de histiócitos de causa ainda não esclarecida.
👁	**Clínica**	Início agudo de febre e linfadenopatia dolorosa associada à hepatoesplenomegalia. O acometimento extranodal atinge preferencialmente pele, osso e sistema digestório. Na pele, observam-se lesões solitárias ou múltiplas, papulonodulares, que variam de violáceas até cor da pele.
🔍	**Diagnóstico**	Correlação clinicopatológica associada à imuno-histoquímica para diferenciar do linfoma de células anaplásicas.
≠	**Diagnóstico diferencial**	O linfoma de grandes células anaplásicas constitui o principal diagnóstico diferencial tanto clínica quanto histopatologicamente.
💊	**Tratamento**	Radioterapia e quimioterapia precoce.

Leucemia histiocítica

=	**Sinonímia**	Não tem outra nomenclatura.
📈	**Epidemiologia**	Razão homem:mulher de 2:1, acometendo indivíduos acima de 50 anos de idade.
❓	**Etiologia**	Desconhecida.
👁	**Clínica**	As manifestações cutâneas do quadro englobam máculas e nódulos eritematosos, acastanhados ou violáceos, assintomáticos, com desenvolvimento rápido e regressão espontânea.
🔍	**Diagnóstico**	Correlação clinicopatológica associada à imuno-histoquímica CD13 e CD33 positiva.
≠	**Diagnóstico diferencial**	Leucemia cutânea.
💊	**Tratamento**	Radioterapia e quimioterapia.

Linfoma histiocítico

=	**Sinonímia**	Sarcoma de células reticuladas, histiossarcoma e sarcoma monocítico.
	Epidemiologia	Desconhecida.
	Etiologia	Desconhecida. Caracteriza-se por proliferação maligna de células histiocíticas não Langerhans, raramente de Langerhans.
	Clínica	Cerca de 40% dos pacientes apresentam-se com adenomegalia assintomática de grupos linfonodais superficiais. O acometimento cutâneo expressa-se por tumores, que podem atingir dimensões de até 20 cm.
	Diagnóstico	Correlação clinicopatológica associada à imunorreatividade para CD11 e CD68, e negatividade para marcadores de células B e T.
≠	**Diagnóstico diferencial**	Outros linfomas.
	Tratamento	Radioterapia e quimioterapia, em geral, com melhor resposta que a histiocitose maligna.

HISTOPLASMOSE
João Manoel Cruz Nascimento

Sinonímia — Doença de Darling.

Epidemiologia — A histoplasmose é amplamente distribuída no continente americano. É altamente prevalente em determinadas áreas dos EUA (regiões centrais e sul do país, ao longo dos vales dos rios Mississippi e Ohio), país que apresenta a maior concentração da espécie *Histoplasma capsulatum* var. *capsulatum*. A doença também já foi descrita em países como México, Honduras, Guatemala, Nicarágua, Panamá, em várias ilhas do Caribe (Jamaica, Porto Rico, Martinica e Cuba) e em diversos países sul-americanos, principalmente Venezuela, Colômbia, Peru, Brasil, Argentina e Uruguai. No continente africano, a distribuição da histoplasmose é provavelmente a mais emblemática, devido à ausência de estudos epidemiológicos mais consistentes em associação a uma limitada capacidade laboratorial disponível. Além disso, há também o fator complicador da coexistência de duas variedades do fungo: *H. capsulatum* var. *duboisii* ("histoplasmose africana") e *H. capsulatum* var. *capsulatum*. A variedade *H. capsulatum* var. *duboisii* já foi documentada principalmente em Nigéria, Níger, Congo, República Democrática do Congo e Uganda, apesar de alguns casos também já terem sido observados em Madagascar, Chade, Costa do Marfim e Senegal.

O hábitat do agente etiológico é o solo contendo fezes de aves e morcegos, podendo o fungo persistir no ambiente, após a contaminação, por longos períodos de tempo. Epidemias de histoplasmose aguda podem ocorrer em áreas endêmicas ou não endêmicas, e os surtos estão relacionados, em sua maioria, a grandes construções ou demolições. Epidemiologicamente, têm maior importância atividades associadas a manipulação de solo e ambientes contaminados com o fungo como, por exemplo, grandes projetos de construção ou demolição, escavações e limpeza de galinheiros, sótãos e celeiros. As populações com maior risco de infecção aguda sintomática são aquelas com exposição a maior inóculo ou constituídas por imunossuprimidos. Também são considerados fatores de risco de evolução para uma forma mais grave a presença de enfisema e extremos de idade.

Um dado muito interessante a ser considerado em relação à epidemiologia da doença é o crescente número de casos de histoplasmose dentro de um contexto de medicina de viagem como consequência do aumento do número de pessoas viajando para áreas endêmicas de histoplasmose pelos mais variados motivos: turismo, programas de cooperação internacional, migração em busca de melhores oportunidades de trabalho, entre outros. Nessa condição em particular, é muito comum a manifestação mediante surtos. É importante lembrar o risco de reativação de infecção quando esses pacientes viajantes são submetidos (posteriormente) a terapia imunossupressora. Por fim, é importante lembrar também a possibilidade de a histoplasmose ocorrer dentro de um contexto da síndrome da reconstituição imune (IRIS, do inglês *immune reconstitution inflammatory syndrome*) tanto em pacientes portadores da síndrome da imunodeficiência adquirida (AIDS) que iniciam a terapêutica antirretroviral (TARV) como em pacientes que têm a sua terapia com imunossupressores (como inibidores TNF-α) interrompida e, assim, evoluem com a recuperação da imunidade.

No Brasil, antes do surgimento da AIDS, a histoplasmose era raramente diagnosticada. Nos anos de 1980 a 1990, com o advento da AIDS, centenas de casos de histoplasmose, em particular em sua forma disseminada, foram observados entre os portadores dessa síndrome. Entretanto, acredita-se que a associação HIV+/histoplasmose seja mais prevalente do que anteriormente considerado, provavelmente pela confusão diagnóstica com tuberculose pulmonar, doença de grande prevalência no Brasil. Em áreas endêmicas, estima-se que a histoplasmose ocorra entre 2 e 25% dos pacientes com AIDS e que represente a doença definidora dessa condição em até 50 a 75% dos pacientes HIV-positivos, podendo a taxa de mortalidade chegar a 60% na dependência, sobretudo, da realização oportuna do diagnóstico de histoplasmose e ao acesso a terapia antifúngica mais potente que o fluconazol.

Etiologia — A histoplasmose clássica é uma micose sistêmica causada por um fungo dimórfico, o *Histoplasma capsulatum*.

O ser humano adquire a infecção por meio da inalação dos conídeos presentes na natureza. A maioria dos conídeos inalados chega intacta aos alvéolos pulmonares, estimulando uma resposta inflamatória do hospedeiro, composta de células mononucleares e macrófagos. O *H. capsulatum* multiplica-se no interior das células do sistema macrofágico-linfoide e, a partir dos pulmões, ganha os linfonodos para-hilares e mediastinais e depois a circulação sistêmica, produzindo focos inflamatórios em outros órgãos como baço e medula óssea. Uma resposta imune padrão Th1 ocorre após a 2ª ou 3ª semana do início da infecção e promove a formação de granulomas epitelioides, com células gigantes e necrose caseosa que posteriormente fibrosam e calcificam. Esse tipo de resposta imune leva à cura da infecção primária. Uma resposta imune padrão Th2 está relacionada às formas disseminadas da micose, não havendo a formação de granulomas ou sendo estes malformados.

Clínica

Didaticamente, as formas sintomáticas podem ser divididas conforme a seguir.

Infecção pulmonar aguda. É geralmente autolimitada. Em termos epidemiológicos, caracteriza-se por distribuição por sexo e faixa etária variáveis segundo histórico de exposição a fontes ambientais com potencial de transmissão (p. ex., cavernas, ruínas, ambientes contaminados por excretas de aves ou morcegos etc.). É a forma de apresentação clínica mais comum de pacientes imunocompetentes. Habitualmente, tem apresentação clínica subaguda, manifestando-se após período de incubação médio de 1 a 3 semanas e caracterizando-se por sintomatologia inespecífica de febre, calafrios, cefaleia, mialgias, hiporexia, tosse, dispneia e dor torácica. Geralmente, a resolução completa do quadro ocorre entre 2 e 4 semanas, e o seu diagnóstico não é realizado.

Histoplasmose pulmonar crônica. Ocorre em indivíduos tabagistas, com mais de 50 anos de idade e em portadores de doença pulmonar obstrutiva crônica (DPOC). Habitualmente, apresenta-se por dispneia acompanhada de tosse produtiva, febre e perda ponderal sendo, portanto, muitas vezes clinicamente indistinguível da tuberculose pulmonar. Evolui para a insuficiência respiratória, sendo fatal em 80% dos casos. Radiologicamente, caracteriza-se por cavitação crônica que acomete principalmente os lobos superiores dos pulmões.

Linfadenopatia mediastinal. Acomete mais habitualmente populações mais jovens e pode apresentar-se como uma complicação precoce (adenite mediastinal e granuloma mediastinal) ou como uma complicação tardia (fibrose mediastinal). É mais comum em população de pacientes imunocompetentes. A sua apresentação clínica é dependente da compressão da estrutura adjacente.

Infecções disseminadas. É a forma de apresentação clínica mais comum dos pacientes imunossuprimidos como transplantados renais, cardíacos e hepáticos, em uso de altas doses de corticosteroides, portadores da AIDS, em uso de inibidores de TNF ou portadores de imunodeficiências celulares primárias, entre outras condições de imunossupressão. Nesses pacientes, a infecção primária pelo *H. capsulatum* pode evoluir com disseminação do fungo para todo o organismo, principalmente para fígado, baço, linfonodos e medula óssea, e apresentar-se clinicamente por febre, perda ponderal importante, hepatomegalia e esplenomegalia, além de acometimentos mucoso e cutâneo (este último mais comum em pacientes da América Latina). Evolução para choque séptico e falência de múltiplos órgãos pode ocorrer se o paciente não for tratado de forma oportuna. Acometimento do sistema nervoso central com apresentação clínica de meningite ou de lesões focais com efeito de massa também pode ocorrer, embora seja raro.

Em pacientes com AIDS, a histoplasmose é grave, frequentemente fatal e habitualmente ocorre quando a contagem de linfócitos TCD4 está abaixo de 200 células/mm^3. Os pacientes com AIDS mostram progressão rápida da enfermidade com febre elevada, anorexia intensa, mal-estar, perda de peso e achados compatíveis com infecção disseminada. O envolvimento da medula óssea é comum e manifesta-se por meio de pancitopenia periférica. As lesões cutâneas têm natureza polimorfa, podendo ser pápulas, nódulos, ulcerações e lesões moluscoides localizadas ou ulceradas (Figuras 1 a 4).

Diagnóstico

Anamnese. Essencial e tem maior relevância na infecção pulmonar aguda, sendo dado sugestivo o histórico de exposição a locais possivelmente contaminados com o fungo *H. capsulatum*.

Exame microscópico. Realizado em esfregaços de medula óssea, sangue periférico, exsudato de lesões cutâneas ou mucosas, escarro e liquor.

Cultura. Culturas de quaisquer destes materiais podem demonstrar positividade. Na forma pulmonar crônica, ganha importância a cultura de escarro. Hemoculturas frequentemente isolam o agente causal, em particular nos pacientes com AIDS.

Histopatologia. Biopsias de pele ou mucosas, pulmão, medula óssea, fígado, linfonodos e intestinos demonstram a presença de granulomas epitelioides, de aspecto sarcoide, nos quais os microrganismos podem ser vistos no interior das células fagocíticas utilizando-se colorações específicas como Gomori-Grocott e PAS.

Sorologias. Os métodos da imunodifusão (mais específica) e da fixação de complemento (mais sensível) são os mais empregados. Reações falso-negativas podem ocorrer em pacientes imunossuprimidos com doença disseminada. Títulos de 1/32 ou maiores na reação de fixação de complemento sugerem infecção ativa. Técnicas imunoenzimáticas (ELISA) também já se encontram padronizadas para o diagnóstico da histoplasmose. A detecção de antígeno é o método sorológico mais útil para o diagnóstico da histoplasmose disseminada em pacientes com AIDS. Antígeno polissacarídico do fungo tem sido detectado no sangue em 85%, e na urina, em 95% dos indivíduos infectados. Em indivíduos com a forma disseminada, a pesquisa do antígeno polissacarídico no lavado broncoalveolar é geralmente positiva.

Imagem. O diagnóstico por imagem na histoplasmose é amplamente diverso e reflete a apresentação clínica do paciente. Podem ser encontrados infiltrado intersticial difuso associado à adenopatia mediastinal (histoplasmose pulmonar aguda), lesões cavitárias que simulam tuberculose pulmonar (histoplasmose pulmonar crônica), massas mediastinais homogêneas (adenite mediastinal) ou heterogêneas (linfadenopatia mediastinal) e infiltrados miliares (infecções disseminadas).

Teste cutâneo. Emprega a histoplasmina e é recomendado para estudos epidemiológicos em áreas endêmicas da micose.

Diagnóstico diferencial

Infecção pulmonar aguda. Pneumonias causadas por *Mycoplasma*, *Chlamydia* e *Legionella*, pneumonias virais comuns, síndrome pulmonar por hantavírus (formas graves).

Histoplasmose pulmonar crônica. Tuberculose pulmonar e paracoccidioidomicose.

Linfadenopatia mediastinal. O diagnóstico diferencial é dependente dos sintomas consequentes à compressão de estruturas adjacentes.

Infecções disseminadas. Sinais e sintomas comumente vistos em outras doenças que acometem indivíduos caracterizados por importante deficiência da imunidade celular, tais como tuberculose miliar, leishmaniose visceral, criptococose disseminada, paracoccidioidomicose e linfomas. Lesões cutaneomucosas podem também trazer à lembrança numerosas condições, como leishmaniose tegumentar, esporotricose, sífilis, paracoccidioidomicose, tuberculose cutânea e carcinoma espinocelular.

Tratamento

A terapêutica da histoplasmose baseia-se, sobretudo, na forma de apresentação clínica da doença e do estado imune do hospedeiro.

Infecção pulmonar aguda. Habitualmente não necessita de terapêutica específica. A anfotericina B é a medicação de escolha em casos graves.

Histoplasmose pulmonar crônica. Itraconazol 200 mg 8/8 h nos 3 primeiros dias, depois 200 mg 12/12 h. A duração mínima do tratamento é de 12 meses, e a resposta clínica deve ser monitorada.

Linfadenopatia mediastinal. O tratamento está indicado em caso de evidência direta de sintomas compressivos. Para apresentação de adenite mediastinal, corticosteroide e itraconazol (6 a 12 semanas); para granuloma mediastinal, ressecção cirúrgica e itraconazol (6 a 12 semanas); e para a apresentação de fibrose mediastinal devem ser consideradas cirurgia, embolização arterial brônquica e colocação de *stents*.

Infecções disseminadas. Anfotericina B lipossomal é a medicação de escolha (3 mg/kg/dia) e, como alternativa, anfotericina B deoxicolato (1 mg/kg/dia). Ambas as opções devem ser complementadas com itraconazol por pelo menos 1 ano.

Estudos recentes demonstraram que pacientes que tiveram recaída de histoplasmose em uso de fluconazol com comprovado desenvolvimento de resistência a esse antifúngico mantiveram a cepa sensível ao isavuconazol, o mais novo fármaco da classe dos azóis, sugerindo que esse medicamento tenha maior barreira para o desenvolvimento de resistência e possa constituir uma opção de terapia eficaz contra a histoplasmose.

Tratamento em indivíduos com transplante de órgão sólido. O Consenso da American Society of Transplantation recomenda a duração de 1 ano para o tratamento de histoplasmose pós-transplante. As recomendações de doses e duração para o emprego da anfotericina B e para o itraconazol oral não diferem daquelas estabelecidas para o paciente não transplantado. Dosagens periódicas da concentração sérica do itraconazol são estabelecidas a partir de 2 semanas após o início do tratamento devido à documentação de recaída de histoplasmose consequente a níveis séricos inadequados do itraconazol. É importante ressaltar a possibilidade de interação medicamentosa do itraconazol com diversos imunossupressores, sobretudo tacrolimo. As concentrações sérica e urinária do antígeno de histoplasma devem ser monitoradas, pois são bons parâmetros da resposta à terapêutica antifúngica.

Prevenção. A profilaxia secundária para histoplasmose em pacientes com AIDS é realizada com itraconazol na posologia de 200 mg/dia e tem duração indeterminada. A suspensão pode ser considerada após período mínimo de 1 ano, ausência de sintomas e contagem de LT-CD4+ > 150 células/mm³ por mais de 6 meses, devendo ser reintroduzida a qualquer momento em caso de contagem de LT-CD4+ < 150 células/mm³. A profilaxia primária para histoplasmose não está indicada em pacientes com AIDS.

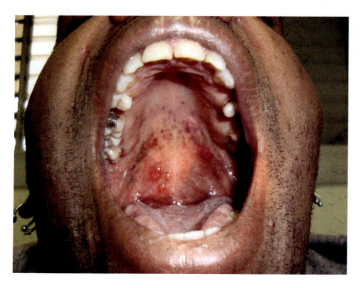

FIGURA 1 Histoplasmose. Lesões eritematovioláceas com certa depressão central, localizadas no palato de paciente com AIDS.

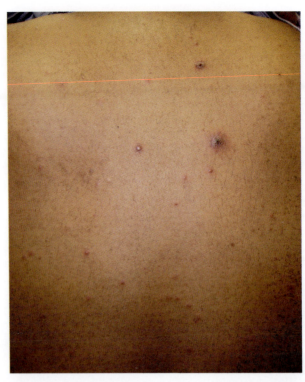

FIGURA 2 Histoplasmose. Dorso do mesmo paciente da Figura 1, exibindo algumas lesões exulcerocrostosas.

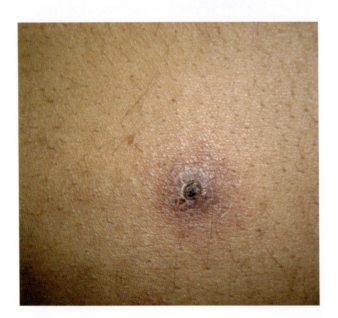

FIGURA 3 Histoplasmose. Detalhe da lesão de aspecto ectimatoide.

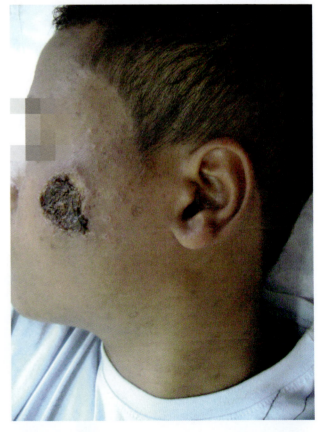

FIGURA 4 Histoplasmose. Lesão ulcerada na face como primeira manifestação de imunodeficiência pelo HIV. (Cortesia da Dra. Nanashara Valgas.)

BIBLIOGRAFIA

Hanseníase

Brasil. Ministério da Saúde. Secretaria de Vigilância em Saúde. Departamento de Vigilância das Doenças Transmissíveis. Diretrizes para vigilância, atenção e eliminação da hanseníase como problema de saúde pública: manual técnico-operacional [recurso eletrônico]. Brasília: Ministério da Saúde; 2016.

Butlin CR, Pahan D, Maug AKJ et al. Outcome of 6 months MB-MDT in MB patients in Bangladesh: preliminary results. Lepr Rev. 2016; 87:171-82.

Cabrera LV, Escalante-Fuentes W, Ocampo-Garza SS et al. Mycobacterium lepromatosis infections in Nuevo León, Mexico. J Clin Microbiol. 2015; 53(6):1945-6.

Cruz R, Bührer-Sékula S, Penna MLF et al. Hanseníase: situação atual, aspectos clínicos, laboratoriais, histórico do tratamento e perspectiva de esquema único para todas as formas clínicas. An Bras Dermatol. 2017; 92(6).

Cruz RCS, Bührer-Sékula S, Penna GO et al. Clinical trial for Uniform Multidrug Therapy for leprosy patients in Brazil (U-MDT/CT-BR): adverse effects approach. An Bras Dermatol. 2018; 93(3):377-84.

Hungria EM, Bührer-Sékula S, Oliveira RM et al. Leprosy reactions: the predictive value of M. leprae-specific serology evaluated in a Brazilian cohort of leprosy patients (U-MDT/CT-BR). PLoS Negl Trop Dis. 2017; 11(2):e0005396.

Kroger A, Pannikar V, Htoon MT et al. International open trial of uniform multi-drug therapy regimen for 6 months for all types of leprosy patients: rationale, design and preliminary results. Trop Med Int Health. 2008; 13:594-602.

Moura RS, Penna G, Cardoso L et al. Description of leprosy classification at baseline among patients enrolled at the uniform multidrug therapy clinical trial for leprosy patients in Brazil. Am Journal of Tropical Medicine and Hygiene. 2015; 92:1280-4.

Penna GO, Bührer-Sékula S, Kerr LRFS et al. Uniform multidrug therapy for leprosy patients in Brazil (U-MDT/CT-BR): results of an open label, randomized and controlled clinical trial, among multibacillary patients. PLoS Negl Trop Dis. 2017; 11:1-19.

Cruz RCS, Bührer-Sékula S, Penna MLF et al. Leprosy: current situation, clinical and laboratory aspects, treatment history and perspective of the uniform multidrug therapy for all patients. An Bras Dermatol. 2017; 92(6):764-77.

Penna MLF, Bührer-Sékula S, Pontes MA et al. Primary results of clinical trial for Uniform Multidrug Therapy for Leprosy Patients In Brazil (U-MDT/CT-BR): reactions frequency in multibacillary patients. Leprosy Review. 2012; 83:308-19.

Rocha AS, Santos AAC, Pignataro P et al. Genotyping of Mycobacterium leprae from Brazilian leprosy patients suggests the occurrence of reinfection or of bacterial population shift during disease relapse. J Med Microbiol. 2011; 60(Pt 10):1441-6.

Shen J, Yan L, Yu M et al. Six years' follow-up of multibacillary leprosy patients treated with uniform multi-drug therapy in China. Int J Dermatol. 2015; 54:315-8.

Stefani MMA, Avanzi C, Bührer-Sékula S et al. Whole genome sequencing distinguishes between relapse and reinfection in recurrent leprosy cases. PLoS Negl Trop Dis. 2017; 11(6):e0005598.

Herpes Simples

Albrecht MA. Treatment of genital herpes simplex virus infection. Disponível em www.uptodate.com. Acesso em: 20/03/18.

Centers for Disease Control and Prevention (CDC). Genital herpes. Disponível em: www.cdc.gov/std/herpes/default.htm. Acesso em: 10/03/18.

Garland SM, Steben M. Genital herpes. Best Pract Res Clin Obstet Gynaecol. 2014; 28:1098-110.

Geller M, Suchmacher Neto M, Ribeiro MG et al. Herpes simples: atualização clínica, epidemiológica e terapêutica. DST J Bras Doenças Sex Transm. 2012; 24(4):260-6.

Klein RS. Clinical manifestations and diagnosis of herpes simplex virus type 1 infection. Disponível em: www.uptodate.com. Acesso em: 20/03/18.

Usatine RP, Tinitigan R. Nongenital herpes simplex virus. Am Fam Physician. 2010; 82(9):1075-82.

Herpes-Zóster

Ahronowitz I, Fox LP. Herpes zoster in hospitalized adults: practice gaps, new evidence, and remaining questions. J Am Acad Dermatol. 2018; 78(1):223-30.e3.

Subramaniam A, Britt WJ. Herpesviridae infection: prevention, screening, and management. Clin Obstet Gynecol. 2018; 61(1):157-76.

Weinberger B. Vaccines for the elderly: current use and future challenges. Immun Ageing. 2018; 15:3.

Wessman LL, Andersen LK, Davis MDP. Incidence of diseases primarily affecting the skin by age group: population-based epidemiologicstudy in Olmsted County, Minnesota, and comparison with age-specific incidence rates worldwide. Int J Dermatol. 2018; 57(9):1021-34.

Willis ED, Woodward M, Brown E et al. Herpes zoster vaccine live: a 10 year review of post-marketing safety experience. Vaccine. 2017; 35(52):7231-9.

Hialo-Hifomicose

Mehta V. Cutaneous hyalohyphomycosis in an immunocompetent host. Indian J Dermatol. 2013; 58(5):411.

Noguchi H, Hiruma M, Matsumoto T et al. Ungual hyalohyphomycosis caused by Fusarium proliferatum in an immunocompetent patient. J Dermatol. 2017; 44(1):88-90.

Perusquía-Ortiz AM, Vázquez-González D, Bonifaz A. Opportunistic filamentous mycoses: aspergillosis, mucormycosis, phaeohyphomycosis and hyalohyphomycosis. J Dtsch Dermatol Ges. 2012; 10(9):611-21; quiz 621-2.

Veasey JV, Nappi F, Zaitz C et al. Descriptive analysis of mycological examination of patients with onychomycosis treated in private practice. An Bras Dermatol. 2017; 92(1):134-6.

Zaitz C, Campbell I, Marques SA et al. Compêndio de micologia médica. 2. ed. Rio de Janeiro: Guanabara Koogan; 2010.

Hidroa Vaciniforme

Fonseca APM, Fonseca WSM, Araújo RC. Hidroa vaciniforme. An Bras Dermatol. 1981; 56:201-5.

Gupta G, Man I, Kemmett D. Hydroa vacciniforme: a clinical and follow-up study of 17 cases. J Am Acad Dermatol. 2000; 42:208-13.

Huh SY, Choi M, Cho KH. A case of Epstein-Barr virus-associated hydroa vacciniforme. Ann Dermatol. 2009; 21:209-12.

Lysell J, Wiegleb Edström D, Linde A et al. Antiviral therapy in children with hydroa vacciniforme. Acta Derm Venereol. 2009; 89:393-7.

Park HY, Park JH, Lee KT et al. A case of hydroa vacciniforme. Ann Dermatol. 2010; 22:312-5.

Hidrocistoma

Duman N, Duman D, Sahin S. Pale halo surrounding a homogeneous bluish-purplish central area: dermoscopic clue for eccrine hidrocystoma. Dermatol Pract Concept. 2015; 5(4):43-5.

Kikuchi K, Fukunaga S, Inoue H et al. Apocrine hidrocystoma of the lower lip: a case report and literature review. Head Neck Pathol. 2014; 8(1):117-21.

Verma SB. Multiple apocrine hidrocystomas: a confusing clinical diagnosis. An Bras Dermatol. 2010; 85(2):260-3.

Wootlery-Lloyd H, Rajpara V, Nijhawan RI. Treatment for multiple periorbital eccrine hidrocystomas: botulinum toxin A. J Drugs Dermatol. 2009; 8:71-3.

Zaballos P, Bañuls J, Medina C et al. Dermoscopy of apocrine hidrocystomas: a morphological study. J Eur Acad Dermatol. Venereol. 2014; 28(3):378-81.

Hiper-Hidrose

Andrade PC, Flores GP, Uscello JF et al. Use of iontophoresis or phonophoresis for delivering on a botulinum toxin A in the treatment of palmar hyperidrosis: a report on four cases. An Bras Dermatol. 2011; 86:1243-6.

Cohen JL, Cohen G, Solish N et al. Diagnosis, impact, and management of focal hyperhidrosis: treatment review including botulinum toxin therapy. Facial Plast Surg Clin North Am. 2007; 15:17-30.

Hornberger J, Grimes K, Naumann M et al. Recognition, diagnosis and treatment of primary focal hyperhidrosis. J Am Acad Dermatol. 2004; 51:274-86.

Murray CA, Cohen JL, Solish N. Treatment of focal hyperhidrosis. J Cutan Med Surg. 2007; 11:67-77.

Romero FR, Haddad GR, Miot HA et al. Hiperidrose palmar: aspectos clínicos, siopatológicos, diagnósticos e terapêuticos. An Bras Dermatol. 2016; 91(6):716-25.

Hiperplasia Angiolinfoide com Eosinofilia

Abrahamson TG, Davis DA. Angiolymphoid hyperplasia with eosinophilia responsive to pulsed dye laser. J Am Acad Dermatol. 2003; 49:S195-6.

Adler BL, Krausz AE, Minuti A et al. Epidemiology and treatment of angiolymphoid hyperplasia with eosinophilia (ALHE): a systematic review. J Am Acad Dermatology. 2016; 74(3):506-12.

Akdeniz N, Kösem M, Calka O et al. Intralesional bleomycin for angiolymphoid hyperplasia. Arch Dermatol. 2007; 143:841-4.

Chacon A, Mercer J. Successful management of angiolymphoid hyperplasia with eosinophilia in a split-face trial of topical tacrolimus and timolol solution. G Ital Dermatol Venereol. 2016; 15:436-40.

Kaur T, Sandhu K, Gupta S et al. Treatment of angiolymphoid hyperplasia with eosinophilia with the carbon dioxide laser. J Dermatolog Treat. 2004; 15:328-30.

Miller CJ, Ioffreda MD, Ammirati CT. Mohs micrographic surgery for angiolymphoid hyperplasia with eosinophilia. Dermatol Surg. 2004; 30:1169-73.

Olsen TG, Helwig EB. Angiolymphoid hyperplasia with eosinophilia. A clinicopathologic study of 116 patients. J Am Acad Dermatology. 1985; 12(5 Pt 1):781-96.

Rodríguez-Lomba E, Izquierdo JA, López IM et al. Dermoscopic features in 2 cases of angiolymphoid hyperplasia with eosinophilia. J Am Acad Dermatol. 2016; 75:e19-21.

Wozniacka A, Omulecki A, Torzecka JD. Cryotherapy in the treatment of angiolymphoid hyperplasia with eosinophilia. Med Sci Monit. 2003; 9:CS1-4.

Hiperplasia Sebácea

Boschnakow A, May T, Assaf C et al. Ciclosporin A-induced sebaceous gland hyperplasia. Br J Dermatol. 2003; 149:198-200.

Ranasinghe GC, Friedman AJ. Eruptive Sebaceous hyperplasia: a rare consequence of systemic corticosteroids. J Drugs Dermatol. 2018; 118-120.

Short KA, Williams A, Creamer D et al. Sebaceous gland hyperplasia, human immunodeficiency virus and highly active antiretroviral therapy. Clin Exp Dermatol. 2008; 33:354-5.

Simmons BJ, Griffith RD, Falto-Aizpurua LA et al. Light and laser therapies for the treatment of sebaceous gland hyperplasia a review of the literature. J Euro Acad Dermat Venereol. 2015; 29(11):2080-7.

Wang W, Qiu Y, Zhou G et al. Premature sebaceous hyperplasia with satisfactory response to oral isotretinoin. Indian J Dermatol Venereol Leprol. 2016; 82:113.

Hipomelanose de Ito

Cohen J, Shahrokh K, Cohen B. Analysis of 36 cases of Blaschkoid dyspigmentation: reading between the lines of Blaschko. Pediatr Dermatol. 2014; 31:471.

Happle R. Monoallelic expression on autosomes may explain an unusual heritable form of pigmentary mosaicism: a historical case revisited. Clin Exp Dermatol. 2009; 34:834.

Pavone P, Praticò AD, Ruggieri M et al. Hypomelanosis of Ito: a round on the frequency and type of epileptic complications. Neurol Sci. 2015; 36:1173.

Que SK, Weston G, Suchecki J et al. Pigmentary disorders of the eyes and skin. Clin Dermatol. 2015; 33(2):147-58.

Schachner LA, Hanse RC. Pediatric dermatology. Philadelphia: Elsevier; 2011.

Hipomelanose Macular Progressiva

Cavalcanti SM, de França ER, Lins AK et al. Investigation of Propionibacterium acnes in progressive macular hypomelanosisusing real-time PCR and culture. Int J Dermatol. 2011; 50(11):1347-52.

Damevska K, Pollozhani N, Neloska L et al. Unsuccessful treatment of progressive macular hypomelanosis with oral isotretinoin. Dermatol Ther. 2017; 30(5).

Kim YJ, Lee DY, Lee JY et al. Progressive macular hypomelanosis showing excellent response to oral isotretinoin. J Dermatol. 2012; 39(11):937-8.

Lo Schiavo A, Gambardella A, Caccavale S. The possible role of antiretroviral drugs in the pathogenesis of progressive macular hypomelanosis. Int J Dermatol. 2014; 53(6):759-60.

Petersen R, Lomholt HB, Scholz CF et al. Draft genome sequences of two Propionibacterium acnes strains isolated from progressive macular hypomelanosis lesions of human skin. Genome Announc. 2015; 3(6):e01250-15.

Petersen RL, Scholz CF, Jensen A et al. Propionibacterium acnes phylogenetic type III is associated with progressive macular hypomelanosis. Eur J Microbiol Immunol (Bp). 2017; 7(1):37-45.

Pflederer RT, Wuennenberg JP, Foote C et al. Use of Wood's lamp to diagnose progressive macular hypomelanosis. J Am Acad Dermatol. 2017; 77(4):e99-100.

Relyveld GN, Menke HE, Westerhof W. Progressive macular hypomelanosis: an overview. Am J Clin Dermatol. 2007; 8(1):13-9.

Santos JB, Almeida OL, Silva LM et al. Efficacy of topical combination of benzoyl peroxide 5% and clindamycin 1% for the treatment of progressive macular hypomelanosis: a randomized, doubleblind, placebo-controlled trial. An Bras Dermatol. 2011; 86(1):50-4.

Sim JH, Lee DJ, Lee JS et al. Comparison of the clinical efficacy of NBUVB and NBUVB with benzoyl peroxide/clindamycin in progressive macular hypomelanosis. J Eur Acad Dermatol Venereol. 2011; 25(11):1318-23.

Wen LL, Wang T, Yang C et al. Progressive macular hypomelanosis with asymmetrically distributed lesions. Chin Med J (Engl). 2013; 126(18):3591.

Westerhof W, Relyveld GN, Kingswijk MM et al. Propionibacterium acnes and the pathogenesis of progressive macular hypomelanosis. Arch Dermatol. 2004; 140(2):210-4.

Hipoplasia Dérmica Focal

Bostwick B, van den Veyver IB, Sutton VR. Focal dermal hypoplasia. Gene Reviews [Internet]. Seattle: University of Washington, Seattle; 1993-2018.

Deidrick KK, Early M, Constance J et al. Cognitive and psychological functioning in focal dermal hypoplasia. Am J Med Genet C Semin Med Genet. 2016; 172C(1):34-40.

Fete TJ, Fete M. International research symposium on Goltz syndrome. Am J Med Genet C Semin Med Genet. 2016; 172(1):3-6.

Ramirez-Botero AF, Eichler S, Rolfs A et al. Novel PORCN mutation in a severe case of focal dermal hypoplasia. Congenit Anom (Kyoto). 2016; 56(3):138-40.

Histiocitoses

Chiaverini C, Deville A, Leccia NC et al. Reflectance confocal microscopy for the diagnosis of Langerhans cell histiocytosis. Br J Dermatol. 2018; 179(1):186-7.

Emile JF, Fraitag S, Horne A et al. Revised classification of histiocytoses and neoplasms of the macrophage-dendritic cell lineages. Blood. 2016; 127(22):2672-81.

Gameiro A, Cardoso JC, Tellechea O. Histological variability and the importance of clinicopathological correlation in cutaneous Rosai-Dorfman disease. An Bras Dermatol. 2016; 91(5):634-7.

Hirt MB, Veerula V, Warren S et al. Multifocal Rosai-Dorfman disease with involvement of the pinna. JAAD Case Rep. 2017; 14(3):233-5.

Kumar B, Rahnama-Moghadam S, Wanat KA et al. Multicentric reticulohistiocytosis: a multicenter case series and review of literature. J Clin Rheumatol. 2018; 24(1):45-9.

Luder CM, Ramelyte E, Mühleisen B et al. Histiocytosis – cutaneous manifestations of hematopoietic neoplasm and non-neoplastic histiocytic proliferations. J Eur Acad Dermatol Venereol. 2018; 32(6):926-34.

Minkov M. An update on the treatment of pediatric-onset Langerhans cell histiocytosis through pharmacotherapy. Expert Opin Pharmacother. 2018; 19(3):233-42.

Papadopoulou MPP, Papadopoulou A, Hatzipantelis E et al. The multiple faces of Langerhans cell histiocytosis in childhood: a gentle reminder. Mol Clin Oncol. 2018; 8:489-92.

Shah PR, Pitch MA, Scott G et al. Primary Langerhans cell histiocytosis of the vulva in a postmenopausal woman: response to treatment with oral methotrexate. J Low Genit Tract Dis. 2018; 22(2):169-70.

Sobjanek M, Romaszkiewicz A, Sokołowska-Wojdyło M et al. Dermoscopic features of periungual papules in multicentric reticulohistiocytosis. J Eur Acad Dermatol Venereol. 2017; 31(10):e442-3.

Stewart JR, Sode TT, Gordon KA. Cutaneous Langerhans cell histiocytosis with gastrointestinal involvement treated with dabrafenib. JAAD Case Reports. 2018; 4:95-7.

Histoplasmose

Bahr NC, Antinori S, Wheat LJ et al. Histoplasmosis infections worldwide: thinking outside of the Ohio River valley. Curr Trop Med Rep. 2015; 2(2):70-8

Ferreira MS, Borges AS. Histoplasmosis. Rev Soc Bras Med Tropical. 2009; 42(2):192-8.

Gajure K, Dhakal R, Deresinski S. Histoplasmosis in transplant recipientes. Clin Transpl. 2017; 31:e13087.

Kno KS, Hage CA. Histoplasmosis. Proceedings of The American Thoracic Society. 2010; 7:169-72.

Limpe AHR, Adenis A, Thuy LE et al. Fungal infections in HIV/AIDS. Lancet Infect Dis. 2017; 17:e334-743.

Queiroz-Telles F, Fahal AH, Falci DR et al. Neglected endemic mycoses. Lancet Infect Dis. 2017; 17:e367-77.

Spec A, Connoly P, Montejano R et al. In vitro activity of isavuconazole against fluconazole-resistant isolates of Histoplasma capsulatum. Med Mycol. 2018; 56(7):834-7.

ICTIOSES

Maria Cecilia da Matta Rivitti Machado

As ictioses congênitas hereditárias constituem um grupo heterogêneo de doenças caracterizadas por defeitos na diferenciação da epiderme; manifestam-se com hiperceratose e descamação, muitas vezes acompanhadas por eritema, fissuras e prurido. As ictioses resultam de mutações em genes que codificam: proteínas epidérmicas, como queratinas e conexinas; enzimas do metabolismo lipídico ou envelope corneificado; ou ainda lipídios. Podem ser divididas em ictioses não sindrômicas, de manifestações limitadas à pele, e ictioses sindrômicas, quando há comprometimento extracutâneo.

Com exceção da ictiose vulgar, as ictioses são doenças raras. Este capítulo aborda os seguintes quadros:

- Ictioses não sindrômicas
  - Ictioses comuns
    - Ictiose vulgar
    - Ictiose recessiva ligada ao X
  - Ictioses congênitas autossômicas recessivas: agrupa os quadros de ictiose lamelar, eritrodermia ictiosiforme congênita e ictiose arlequim
  - Ictiose queratinopática
  - Síndrome da pele decídua
  - Eritroceratodermia
- Ictioses sindrômicas
  - Ictiose linear circunflexa.

Ictioses não sindrômicas

Ictiose vulgar

	Sinonímia	*Ichtyosis vulgaris* e ictiose simples.
	Epidemiologia	É a forma de ictiose mais comum. A incidência apresenta-se em torno de 1:100 a 1:250 nascimentos. Tem igual frequência em homens e mulheres.
	Etiologia	Modo de herança: autossômico dominante. Mutação: gene *FLG*, codifica a filagrina. Mutações do gene *FLG*, que codifica a filagrina, causam defeito na agregação dos filamentos de queratina. A filagrina, essencial na função de barreira, está ausente ou reduzida nos grânulos de cerato-hialina. Consequentemente há perda de água transepidérmica, favorecendo a xerose cutânea e a invasão de substâncias externas, como alergênios e patógenos, o que por sua vez propicia o desenvolvimento de dermatite atópica e asma.
	Clínica	Não está presente ao nascimento, e sua expressão fenotípica depende de fatores ambientais (umidade, temperatura etc.) e da secreção sebácea. Caracterizada por escamas finas e achatadas, esbranquiçadas ou levemente acinzentadas nas superfícies extensoras de membros superiores, tronco e pernas (Figuras 1 e 2). As áreas de maior umidade e maior secreção sebácea (face, fossas poplíteas e antecubitais, região inframamária, dobras do abdome e região das meias) são poupadas. Há hiperlinearidade palmar, podendo estar associada a dermatite atópica (50%), ceratose pilar e ceratodermia palmoplantar. Embora a doença se agrave na infância, piorando no inverno e no tempo seco, a tendência é a melhora com o avançar da idade.
	Diagnóstico	O quadro clínico é bastante sugestivo, com especial atenção à hiperlinearidade palmar e à ceratose pilar. A histopatologia mostra hiperceratose com diminuição ou ausência da camada granulosa.
	Diagnóstico diferencial	Dermatite atópica, ictiose adquirida, ictiose ligada ao X, xerodermia e formas brandas de eritrodermia ictiosiforme congênita.
	Tratamento	Banhos rápidos, se possível com substitutos dos sabões (*syndets*). Uso diário de emolientes. Nos quadros mais exuberantes, formulações que contenham ureia a 10% em loção ou creme são úteis. Como alternativa, lactato de amônia a 12% em loção ou creme.

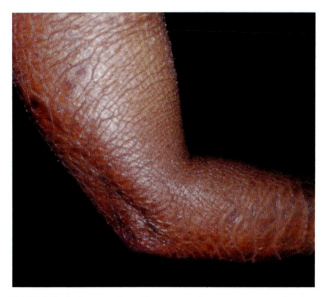
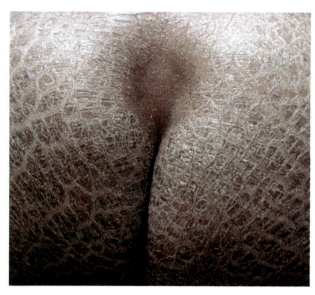

FIGURA 1 Ictiose vulgar. Escamas aderentes, acastanhadas e difusamente distribuídas no membro superior, com superfície cutânea exibindo alterações que lembram escama de peixe (*ichtyos* = peixe).

FIGURA 2 Ictiose vulgar. Maior detalhe das escamas, semelhantes às dos peixes.

Ictiose recessiva ligada ao X

=	**Sinonímia**	Ictiose universal do varão, ictiose nigricante.
	Epidemiologia	Afeta somente os homens. A incidência é de 1:2.000 a 1:6.000 nascimentos, manifestando-se nos 3 primeiros meses de vida. Há casos muito leves e sutis não detectados.
	Etiologia	Herança: recessiva ligada ao cromossomo X. Mutação: gene *STS*, que codifica a esteroide-sulfatase. A deficiência de esteroide-sulfatase resulta em hidrólise não pareada de sulfato de colesterol e sulfato de de-hidroepiandrosterona (DHEAS), com subsequente acúmulo de sulfato de colesterol-3 na epiderme, inibindo a ação da transglutaminase-1, enzima necessária para a formação do envelope corneificado e barreira cutânea normal.
	Clínica	Escamas achatadas, finas e escuras são observadas, geralmente, na 1ª semana de vida. Comprometem as áreas ao redor das orelhas, regiões cervical, troncular e periumbilical, podendo ou não poupar as áreas flexurais (Figuras 3 e 4). As regiões palmoplantares, os cabelos e as unhas são poupados. Opacidade das córneas, observada na vida adulta, ocorre em 50% dos homens na idade adulta e em 25% das mulheres portadoras, sem déficit visual. Criptorquidia pode estar associada em 20% dos casos. Parto prolongado pode ocorrer em mulheres portadoras (deficiência da enzima colesterol-sulfatase placentária).
	Diagnóstico	O diagnóstico é baseado em teste genético, mais acurado, ou bioquímico (demonstração da deficiência da arilsulfatase C). A histopatologia apresenta hiperplasia epidérmica não específica, frequentemente associada a camada granular proeminente e hiperortoceratose.
≠	**Diagnóstico diferencial**	Ictiose vulgar, ictiose lamelar e outras ictioses.
	Tratamento	Uso diário de emolientes. Formulações contendo ureia a 10% em loção ou creme são úteis. Como alternativa, lactato de amônia a 12% em loção ou creme.

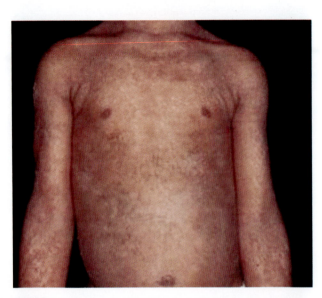

FIGURA 3 Ictiose recessiva ligada ao X. Escamas acastanhadas e generalizadas em paciente pediátrico, não poupando as áreas flexurais.

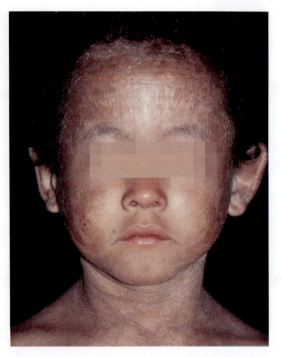

FIGURA 4 Ictiose recessiva ligada ao X. Envolvimento da face com escamas acastanhadas.

Ictioses congênitas autossômicas recessivas

	Sinonímia	Inclui: ictiose lamelar (IL), eritrodermia ictiosiforme congênita não bolhosa (EIC) e ictiose arlequim.
	Epidemiologia	Frequência de 1:300.000 a 1:600.000 nascimentos.
	Etiologia	Herança: autossômica recessiva. Mutações: *TGM1*, *ALOXE3*, *ALOX12B*, *NIPAL4*, *CYP4F22*, *ABCA12*, *CERS3*, *SDR9C7*, *PNPLA1*, *SLC27A4* e *LIPN*, *ABHD5*, *ELOVL4*. O gene *TGM1* codifica a enzima transglutaminase-1, envolvida na formação do envelope corneificado. Os outros genes estão envolvidos na formação do envelope lipídico. Mutações de *TGM* foram relacionadas tanto à IL como à EIC. Mutações de *ABCA12* são relacionadas à EIC e à ictiose arlequim.
	Clínica	Ao nascimento a apresentação pode ser pele normal, bebê colódio ou feto arlequim. O *bebê colódio* caracteriza-se por ectrópio e eclábio e pele recoberta por escama ceratótica fina e brilhante, que se destaca ao longo das primeiras 6 a 8 semanas. O *feto arlequim* representa forma extrema, com descamação espessa, opaca e que limita movimentos, que vai se destacar sofrendo fissuras losângicas. Há ectrópio e eclábio, e pode haver malformação de pavilhões auriculares, pirâmide nasal e dedos (Figuras 5 e 6). O aspecto definitivo da ictiose vai ser perceptível por volta do 2º mês de vida, com eritema de intensidade variável e descamação generalizada. Na *ictiose lamelar* as escamas são achatadas, losângicas, comprometem todo o corpo, incluindo a face, há ectrópio e eclábio, e são mais espessas e escuras nos membros (Figuras 7 a 12). Na *eritrodermia ictiosiforme* há eritema róseo generalizado, as escamas são finas e pouco evidentes na face. Na *ictiose arlequim* o eritema é intenso, e escamas são espessas e recobrem toda a pele; ectrópio e eclábio são muito pronunciados. Em todas as ictioses congênitas autossômicas recessivas, encontram-se ceratodermia palmoplantar, hipotricose ou alopecia cicatricial, deformidade das unhas e diminuição da sudorese por obstrução das glândulas écrinas, o que pode ocasionar hipertermia e intolerância ao calor. Pode haver retardo de crescimento.
	Diagnóstico	O quadro clínico é bastante sugestivo. A histopatologia da pele não é específica, observando-se hiperortoceratose e acantose.

	Diagnóstico diferencial	Hiperceratose epidermolítica, ictiose ligada ao X, eritrodermia ictiosiforme congênita, síndrome de Netherton e tricotiodistrofia.
	Tratamento	Bebê colódio e arlequim: internação em incubadora para ambiente com controle de umidade e temperatura; cuidados com equilíbrio hidreletrolítico e infecções; pele espessa pode restringir respiração, sucção e movimentos, causando dificuldade para respirar, mamar e movimentar-se. Nessa fase, apenas vaselina tópica para emoliência. Cuidado com tópicos: alta absorção. Estimular aleitamento materno e vínculo com a família, que necessita de apoio. Acitretina na dose de 0,5 a 1 mg/kg/dia pode ser introduzida desde o período neonatal ou posteriormente, em qualquer fase da vida, e mantida por longos períodos sem prejuízo ao crescimento, e com melhora significativa na inserção social/qualidade de vida. Controles de função hepática, hemograma, lipídios séricos e função renal 2 a 4 vezes/ano. Contracepção é mandatória a partir da puberdade nas portadoras do sexo feminino. Isotretinoína nas mesmas doses pode substituir a acitretina. Emolientes são imprescindíveis, 2 ou 3 vezes/dia. Ureia a 10% ou lactato de amônia a 12% ou n-acetilcisteína a 10% em loção cremosa podem ser usados em associação ao retinoide sistêmico. Ceratolíticos podem ser usados nas palmas e plantas. Reposição de vitamina D.

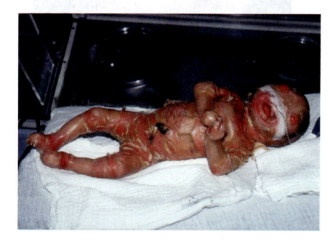

FIGURA 5 Ictiose arlequim. Bebê envolto em placas ceratósicas, com fissuras, fusão dos dedos das mãos e dos pés, ectrópio e eclábio.

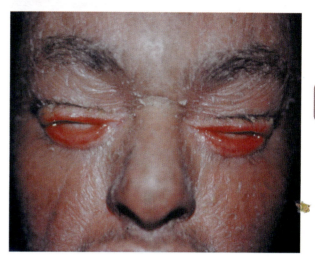

FIGURA 7 Ictiose lamelar. Eritrodermia e descamação associada a ectrópio.

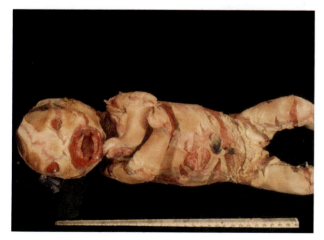

FIGURA 6 Ictiose arlequim. Natimorto envolto em placas ceratósicas, com orelhas e nariz rudimentares e malformação das mãos.

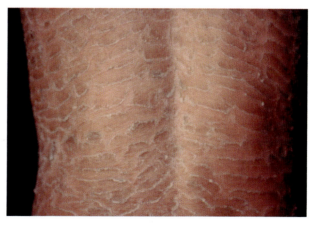

FIGURA 8 Ictiose lamelar. Escamas grandes, acastanhadas e generalizadas no dorso.

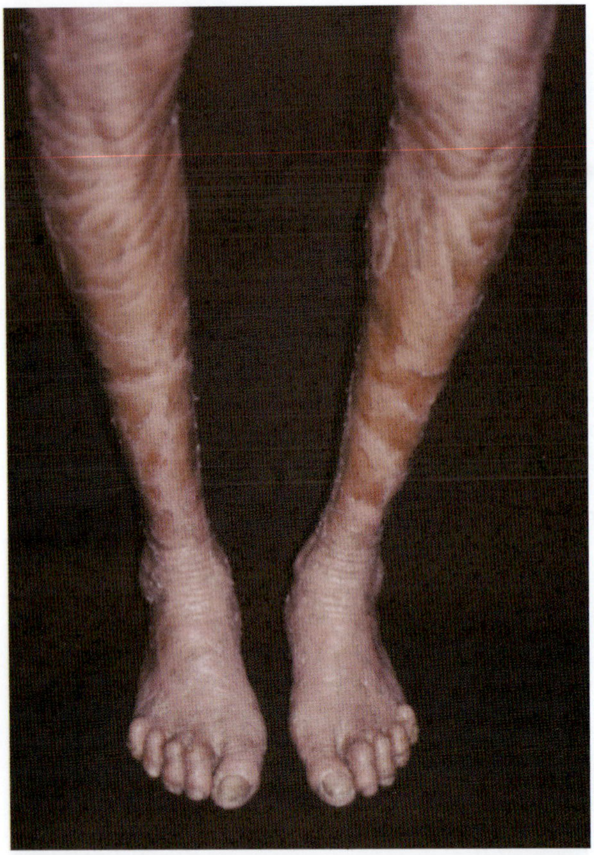

FIGURA 9 Ictiose lamelar. Escamas grandes, acastanhadas e difusamente distribuídas.

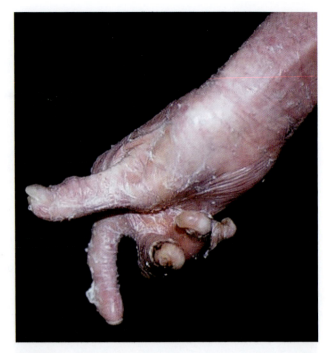

FIGURA 11 Ictiose lamelar. Deformidade incapacitante de quirodáctilos e unhas.

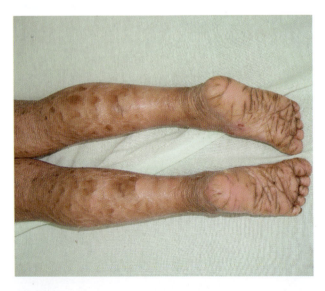

FIGURA 10 Ictiose lamelar. Escamas grandes, acastanhadas, nos membros inferiores, não poupando o oco poplíteo.

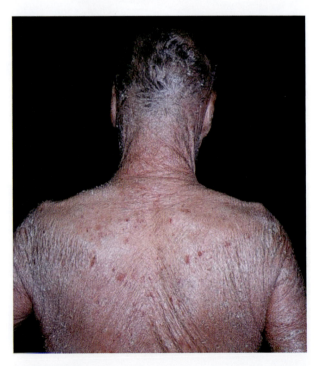

FIGURA 12 Ictiose lamelar. Paciente eritrodérmico, apresentando escamas aderentes com erosões de permeio.

Ictiose queratinopática

Sinonímia		Ictiose bolhosa, eritrodermia ictiosiforme congênita bolhosa de Brocq, hiperceratose epidermolítica. Inclui: ictiose epidermolítica superficial, ictiose *histrix*, nevo verrucoso epidermolítico.
Epidemiologia		Incidência em torno de 1:300.000 nascimentos. Compromete ambos os sexos.
Etiologia		Herança: autossômica dominante. Metade dos casos é de mutações espontâneas. Mutação: • Genes *KRT1*, *KRT10*: ictiose epidermolítica, nevo verrucoso epidermolítico, ictiose *histrix* • Gene *KRT2*: ictiose epidermolítica superficial. As queratinas 1 e 10 são expressas na camada espinhosa, e têm papel na integridade do citoesqueleto e inibição da proliferação celular.
Clínica		Ao nascimento, eritrodermia com bolhas e exulcerações. Nos meses subsequentes, a pele torna-se hiperceratósica, com escamas verrucosas escuras generalizadas, poupando a face (Figuras 13 e 14). Há odor fétido, possivelmente devido à proliferação bacteriana. Áreas de bolhas ou exulcerações são comuns. Lesões localizadas uni ou bilaterais, com distribuição acompanhando as linhas de Blaschko, podem ocorrer, sendo conhecidos por nevo verrucoso ou ictiose *histrix*, e resultam de mutações pós-zigóticas. As palmas e plantas apresentam graus variados de espessamento, mas os olhos, lábios, dentes e unhas são normais.
Diagnóstico		A histopatologia é clássica, mostrando hiperceratose, lise das células da epiderme, acima da camada basal, levando à formação de bolhas; no estrato granuloso ocorre vacuolização, com grandes grânulos de cerato-hialina.
Diagnóstico diferencial		No período neonatal deve ser diferenciada de síndrome estafilocócica da pele escaldada, epidermólise bolhosa, erupções medicamentosas bolhosas. Na infância e na adolescência, o diagnóstico diferencial deve ser realizado com outros quadros eritrodérmicos.
Tratamento		Na fase bolhosa, o recém-nascido deve ser tratado com cuidados semelhantes aos descritos para o bebê colódio. Na fase hiperceratótica, hidratação e agentes ceratolíticos tópicos, emolientes, antibióticos tópicos e sabonetes antissépticos para controlar a colonização bacteriana. Acitretina 0,5 a 0,7 mg/kg/dia por via oral ou isotretinoína reduzem a hiperceratose. Doses maiores podem induzir extrema fragilidade.

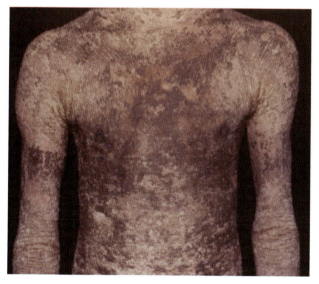

FIGURA 13 Ictiose queratinopática. Ceratose extensa com lesões verrucosas e enegrecidas no tronco anterior e no membro superior.

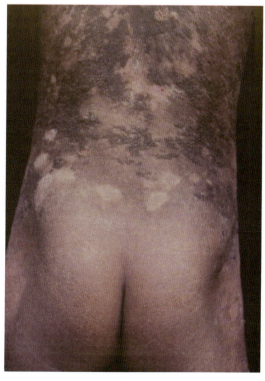

FIGURA 14 Ictiose queratinopática. Ceratose no dorso com lesões verrucosas e hiperpigmentadas.

Síndrome da pele decídua

=	Sinonímia	*Peeling skin syndrome.*
📈	Epidemiologia	Muito rara.
❓	Etiologia	Herança autossômica recessiva. Ocorre mutação dos genes *CDSN*, *TGM5*, *CHST8*, *CTSA*, *SERPINB8*.
💡	Clínica	Placas de descamação fina e superficial, resultante de fragilidade, deixam áreas exulceradas (Figura 15). Existem as formas: generalizada inflamatória; generalizada não inflamatória; e acral. A forma generalizada inflamatória apresenta, além do quadro cutâneo, maior tendência a infecção estafilocócica e manifestações atópicas como asma e nível sérico elevado de IgE.
🔍	Diagnóstico	Histologia: clivagem entre camadas granulosa e lamelar
≠	Diagnóstico diferencial	Eritrodermia ictiosiforme congênita, ictiose linear circunflexa, dermatite atópica, eczema de contato.
🩹	Tratamento	Uso diário de emolientes. Formulações que contenham ureia a 10% ou lactato de amônia a 12% geralmente não são toleradas, assim como retinoides tópicos.

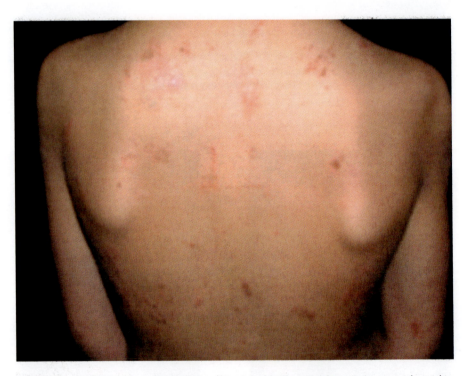

FIGURA 15 Síndrome da pele decídua. Descamação fina resulta em áreas exulceradas.

Eritroceratodermia

=	**Sinonímia**	Eritroceratodermia *variabilis*, eritroceratodermia simétrica progressiva.
📈	**Epidemiologia**	Muito rara. Ocorre principalmente em caucasianos.
❓	**Etiologia**	A herança autossômica dominante é predominante, com alterações dos genes *GJB2*, *GJB3*, *GJB4*, *GJA*, *1LOR*. A forma autossômica recessiva, com mutação dos genes *ELOVL4*, *ABHD5* e *KDSR*, também já foi descrita.
🖐	**Clínica**	Placas hipercerátoticas, em geral bem delimitadas (Figura 16), associadas a áreas circunscritas de eritema, que podem ser fixas ou ter caráter migratório. Progressão lenta ao longo da infância, tendendo a confluir e comprometer toda a pele. Ceratodermia palmoplantar acentuada.
🔍	**Diagnóstico**	Quadro clínico.
≠	**Diagnóstico diferencial**	Ictioses autossômicas recessivas, psoríase, ceratodermia palmoplantar transgressiva e progressiva tipo Greither.
✋	**Tratamento**	Ver Ictioses congênitas autossômicas recessivas. Emolientes, ceratolíticos tópicos, retinoides sistêmicos.

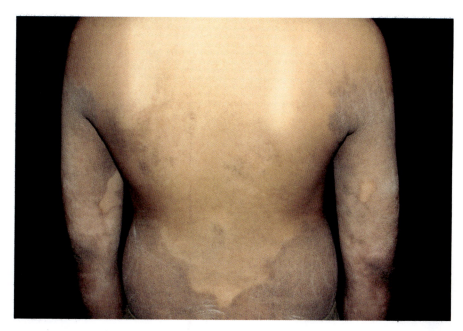

FIGURA 16 Eritroceratodermia. Forma simétrica progressiva. Placas ceratóticas bem delimitadas que se disseminam lentamente no decorrer de anos e terminam por comprometer toda a pele.

Ictioses sindrômicas

Ictiose linear circunflexa

	Sinonímia	Síndrome de Netherton, síndrome de Conmèl-Netherton, ictiose linear circunflexa. Inclui tricorrexe *invaginata* (cabelo em bambu).
	Epidemiologia	Genodermatose rara de ocorrência mundial.
	Etiologia	Herança: Autossômica recessiva. Gene: *SPINK5* (*serine protease inhibitor Kasal type* 5). O gene *SPINK5* codifica um inibidor de protease sérica, o LEKT1 (*lymphoepitelial Kazal-type-related inhibitor*), expresso na pele e no tecido linfoide. A deficiência do LEKT1 resulta em não inibição da atividade de proteases, levando à clivagem do desmossomo e ao destacamento do estrato córneo, facilitando a penetração de antígenos e microrganismos. Ocorre, então, ativação da caspase 1 e produção de IL-1β (interleucina 1 beta); há também ativação de outras vias com a produção de TNF-α (*tumour necrosis factor*-α), IL-8 e TSLP (*thymic stromal-derived lymphopoietin*), desencadeando a cascata alérgica.
	Clínica	O quadro, em geral, inicia-se na infância, geralmente com eritrodermia ou quadro atopiforme de difícil controle. Os cabelos são quebradiços e em geral crescem pouco. As sobrancelhas e cílios são rarefeitos. As lesões típicas de ictiose linear circunflexa podem demorar anos para se manifestar. São placas eritematosas anulares ou policíclicas serpiginosas, com dupla borda descamativa (Figuras 17 e 18). As lesões cometem tronco e raiz dos membros. Quando a ictiose linear circunflexa se associa a tricorrexe *invaginata* ou cabelo em bambu e atopia, constitui a síndrome de Netherton (Figuras 19 e 20). Os principais achados de algumas ictioses sindrômicas muito raras, como síndrome de Sjögren-Larsson (Figura 21), encontram-se resumidos no Quadro 1.
	Diagnóstico	O diagnóstico é essencialmente clínico, baseado na história e no aspecto típico das lesões. O exame histopatológico não é específico, exibindo alterações psoriasiformes, alongamento das papilas dérmicas, hiperceratose, paraceratose e, eventualmente, espongiose.
	Diagnóstico diferencial	Dermatofitose, eczema numular, psoríase, síndrome de Netherton, dermatite atópica grave, eritrodermias e outras.
	Tratamento	Essencialmente hidratantes, corticosteroides tópicos ou imunomoduladores tópicos para o tratamento da dermatite atópica; anti-histamínicos orais para alívio do prurido. Há relatos de uso de acitretina em doses diárias muito baixas, fototerapia, agentes imunobiológicos para controle da inflamação.

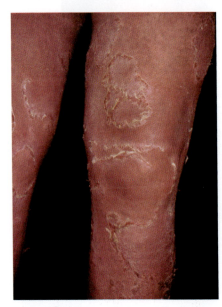

FIGURA 17 Ictiose linear circunflexa. Lesões policíclicas, anulares, com dupla borda descamativa em paciente eritrodérmico.

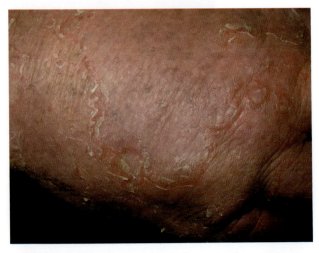

FIGURA 18 Ictiose linear circunflexa. Lesões eritemato-descamativas, bem delimitadas, com dupla borda descamativa no dorso da mão do mesmo paciente da Figura 17.

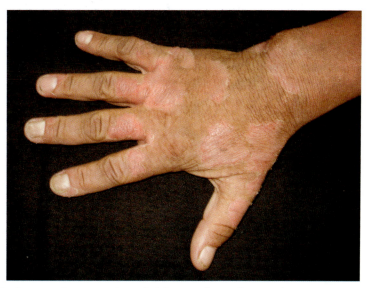

FIGURA 19 Síndrome de Netherton. Descamação policíclica no dorso da mão de paciente com eritrodermia ictiosiforme, atopia e cabelo em bambu.

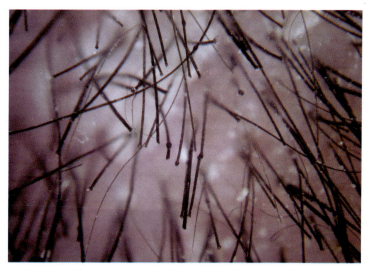

FIGURA 20 Síndrome de Netherton. Paciente com ictiose linear circunflexa e atopia. Na dermatoscopia dos cabelos, há revelação da alteração da haste característica no mesmo paciente da Figura 19.

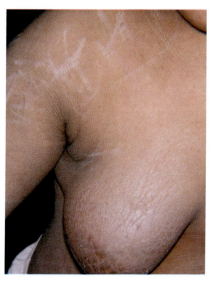

FIGURA 21 Síndrome de Sjögren-Larsson. Ictiose com escoriações pelo prurido intenso.

Quadro 1 Principais achados de algumas ictioses sindrômicas muito raras.

Doença	Herança	Gene	Clínica	Achados relevantes
Tricotiodistrofia com ictiose Inclui a síndrome de Tay e as síndromes IBIDS e PIBIDS	Autossômica recessiva	*ERCC2/XPD* *ERCC3/XPB* *GTF2H5*	Ictiose; cabelos quebradiços; diminuição da inteligência; infertilidade; baixa estatura; alterações neurológicas e oculares	Microscopia óptica com luz polarizada da haste do cabelo: bandas alternadas claras e escuras (cauda de tigre); tricorrexe; fraturas transversais
Síndrome IFAP (ictiose folicular, alopecia, fotofobia) e *keratosis folicularis spinulosa decalvans*	Recessiva ligada ao X	*MBTPS2*	Alopecia generalizada; espículas foliculares; hipo-hidrose; distrofia ungueal; ceratodermia palmoplantar	–
Síndrome KID (ceratite, ictiose, surdez)	Autossômica dominante	*GJB2*	Ictiose generalizada; placas ceratósicas na face e nas orelhas; alopecia; propensão a carcinoma espinocelular; infecções fúngicas e bacterianas	Surdez neurossensorial; ceratite pode levar à amaurose
Síndrome de Sjögren-Larsson	Autossômica recessiva	*ALDH3A2*	Descamação generalizada fina desde os primeiros dias; bebê colódio; ceratodermia leve; retardo de desenvolvimento; di/tetraplegia espástica (rigidez e movimentos bruscos das pernas)	Inclusões na retina (pontos brilhantes) são patognomônicas
Síndrome de Refsum	Autossômica recessiva	*PAHX*	Retinite pigmentosa; polineuropatia periférica; ataxia cerebelar; início na infância tardia	Dosagem plasmática de ácido fitânico elevada (normal = indetectável); histopatologia: vesículas lipídicas na camada basal
Doença de Conradi-Hünermann-Happle Condrodisplasia *puntata*	Dominante ligada ao X	*EPB*	Distribuição ao longo das linhas de Blaschko: descamação; ceratose folicular; hipotricose; alterações ósseas, oculares e cardíacas	–

IBIDS: ictiose, cabelo quebradiço (*brittle hair*), déficit intelectual, fertilidade reduzida (*decreased fertility*), estatura baixa (*short stature*); PIBIDS: fotossensibilidade (*photosensitivity*), ictiose, cabelo quebradiço (*brittle hair*), déficit intelectual, fertilidade reduzida (*decreased fertility*), estatura baixa (*short stature*).

INCONTINÊNCIA PIGMENTAR

Osvania Maris Nogueira • Gabriela Lowy

 Sinonímia — Síndrome de Bloch-Sulzberger e incontinência pigmentar tipo 2.

 Epidemiologia — As manifestações clínicas surgem ao nascimento, ou poucas semanas após o nascimento, em 90% dos pacientes. A incidência é de 1/40.000 nascimentos. Mais comum em pessoas brancas, e o sexo feminino é mais acometido. As anormalidades são derivadas de ectoderma e neuroectoderma, representando, então, um tipo de displasia ectodérmica. O prognóstico depende da presença e da gravidade das manifestações extracutâneas associadas. Devido à instabilidade do cromossomo, esta genodermatose pode estar associada a doenças malignas, como retinoblastoma, leucemia e tumor de Wilms.

 Etiologia — É uma doença rara causada pela mutação do gene *NEMO/IKBKG*, que leva à perda funcional do fator nuclear kappa β (NF-Kβ), ocasionando disfunções imunológicas inflamatórias e apoptose celular. A enfermidade tem herança dominante ligada ao X (Xq28) e, portanto, existem poucos casos de homens acometidos, pois eles são tão afetados que morrem *in utero* – 97% dos casos são femininos. Dois terços das novas mutações ocorrem no pai. Na incontinência pigmentar há perda de melanina das células da camada basal na epiderme, que se agrupa na derme como pigmento solto ou agregado nos melanófagos.

Clínica — É uma síndrome neurocutânea. Ocorrem manifestações cutâneas, neurológicas, oftalmológicas, capilares, ungueais e dentais.

As manifestações cutâneas ocorrem em quatro estágios.

Estágio I. Vesicular (nascimento a 2 semanas de vida): vesículas, pústulas e bolhas com eritema de arranjo linear ao longo das linhas de Blaschko. Ocorre em 90 a 95% dos pacientes (Figuras 1 e 2).

Estágio II. Verrucoso (2 a 6 semanas): lesões verrucosas lineares seguindo as linhas de Blaschko e pápulas hiperceratóticas. Ocorre em 70 a 80% dos pacientes.

Estágio III. Hiperpigmentação (3 a 6 meses): máculas hiperpigmentadas, disseminadas, irregulares, com circunvoluções ao longo das linhas de Blaschko. Ocorre em 90 a 98% dos pacientes (Figuras 3 e 4).

Estágio IV. Hipopigmentação (adolescência e adultos): máculas hipopigmentadas, disseminadas, irregulares, com circunvoluções (Figura 5) substituindo as máculas hiperpigmentadas e atrofia folicular. Ocorre em 30 a 75% dos pacientes.

Outras alterações são encontradas:
- *Oculares*: ocorrem em 25 a 35% dos pacientes, compreendendo alterações de retina, microftalmia, catarata, estrabismo, glaucoma, esclera azul e atrofia óptica
- *Dentárias*: ocorrem em 50 a 80% dos pacientes; manifestam-se como anodontia, microdontia, hipodontia, anormalidades no formato (cônico, arredondado), micrognatia e prognatia
- *Neurológicas*: envolvem entre 10 e 30% dos pacientes, compreendendo convulsão, retardo mental, paralisias, microcefalia, ataxia e hiperatividade
- *Unhas*: onicodistrofia ocorre em 7 a 40% dos pacientes. Pode estar associada a depressões puntiformes, onicólise e hiperceratose ungueal
- *Cabelos*: são finos e escassos ou pode haver placa de alopecia cicatricial, especialmente no vértex. Cílios e sobrancelhas também podem estar alterados
- *Ósseas*: podem ocorrer em 14% dos pacientes, como espinha bífida, escoliose, costelas extranumerárias e deformidades do crânio.

 Diagnóstico — Consiste na história de lesões cutâneas sequenciais associadas a outras características. É comum encontrar eosinofilia no hemograma.

Ao menos 1 critério maior é necessário para o diagnóstico.
- Critério maior:
  - *Rash* neonatal típico
  - Hiperpigmentação típica
  - Lesões lineares e atróficas.

Indivíduo que apresente ao menos um parente feminino de 1º grau com diagnóstico de incontinência pigmentar pode ser diagnosticado com um critério menor.
- Critério menor:
  - Alteração dentária
  - Alteração do cabelo e/ou unha
  - Alteração da retina.

A anatomia patológica é inespecífica e própria de cada estágio. A queda de pigmento é encontrada na fase hiperpigmentar. Apenas a patologia do primeiro estágio é característica, sendo encontrada na epiderme vesícula espongiótica com numerosos eosinófilos.

≠	**Diagnóstico diferencial**	Em recém-nascidos: epidermólise bolhosa, impetigo, herpes simples, hiperceratose epidermolítica e sífilis congênita. Na adolescência: hipomelanose de Ito. Diagnóstico diferencial para envolvimento de múltiplos órgãos: disceratose congênita, hipoplasia dérmica focal (síndrome de Goltz), síndrome MIDAS (microftalmia, aplasia dérmica, esclerocórnea) e síndrome de Naegeli.
	Tratamento	Estágio I: limpeza e cuidados tópicos, evitando, assim, infecções secundárias das lesões. O acompanhamento multidisciplinar é fundamental (dermatologista, oftalmologista, dentista, geneticista e neurologista). O aconselhamento genético é fundamental. Existe um teste disponível para identificar a mutação no gene *NEMO/IKBKG*.

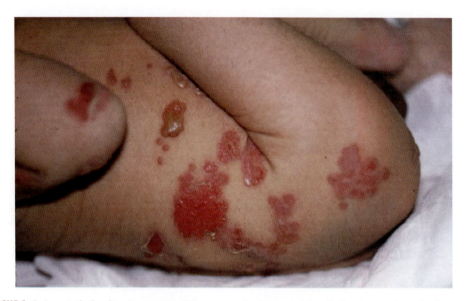

FIGURA 1 Incontinência pigmentar. Eritema, vesículas e erosões (primeiro estágio da doença).

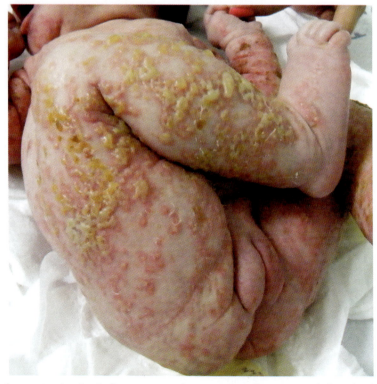

FIGURA 2 Incontinência pigmentar. Lesões bolhosas e pustulosas, parecendo seguir as linhas de Blaschko, em recém-nascido do sexo feminino. (Cortesia da Dra. Elisa Fontenelle.)

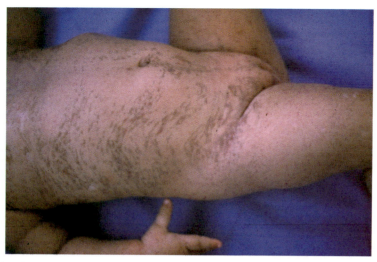

FIGURA 3 Incontinência pigmentar. Máculas hipercrômicas que assumem distribuição linear, correspondendo ao terceiro estágio da doença.

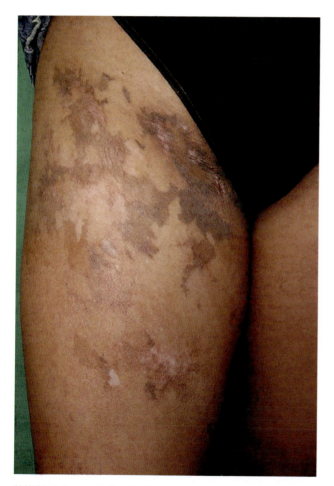

FIGURA 4 Incontinência pigmentar. Aos 30 anos de idade a paciente apresentou recidiva das lesões bolhosas sobre as áreas hiperpigmentadas. (Cortesia do Dr. Daniel Coimbra.)

FIGURA 5 Incontinência pigmentar. Máculas hipo e hipercrômicas, disseminadas com circunvoluções no tronco.

INFECÇÕES SEXUALMENTE TRANSMISSÍVEIS

José Augusto da Costa Nery • Felipe Ladeira de Oliveira • Leonardo José Lora Barraza • Henry J. C. de Vries

	Sinonímia	Doenças venéreas, DST (doenças sexualmente transmissíveis).
	Epidemiologia	De acordo com a Organização Mundial da Saúde (OMS), aproximadamente 340 milhões de casos novos de infecção sexualmente transmissível (IST) ocorrem anualmente no mundo. No Brasil, estima-se que ocorram cerca de 12 milhões de casos novos por ano.
	Etiologia	Agentes causais envolvidos: vírus, bactérias, fungos e protozoários.
	Clínica	Na abordagem clínica das ISTs, tem-se dado grande importância ao diagnóstico sindrômico. Entretanto, as lesões genitais podem ter causas diversas, sejam ISTs ocasionais (p. ex., ameba) ou não IST (p. ex., doença de Crohn). **ISTs mais frequentes que se caracterizam por ulceração/exulceração na região genital.** Ver Quadro 1. *Importante*: no cancro mole, pacientes HIV-positivos tendem a apresentar úlceras de cura mais lenta, aspecto atípico e úlceras mais numerosas. **ISTs caracterizadas por comprometimento dos linfonodos e aumento de seu volume.** Ver Quadro 2. *Importante*: apesar de a adenomegalia volumosa ser reconhecida apenas no linfogranuloma venéreo e no cancro mole, ocasionalmente sífilis, herpes e donovanose, quando sofrem infecção secundária, podem desenvolver aumento de gânglios e levar a possíveis dificuldades diagnósticas. Existem ISTs que apresentam comprometimento ganglionar, sem aumento de volume significativo: • Sífilis primária: adenomegalia regional uni ou bilateral, não dolorosa e não inflamatória, do tamanho de "caroço de azeitona". Os linfonodos são pequenos, múltiplos e agrupados, e acompanham o cancro na região inguinal, dependendo da localização do protossifiloma • Sífilis secundária: micropoliadenomegalia não inflamatória e não dolorosa na grande maioria dos casos. Acomete as cadeias ganglionares de forma geral (ver capítulo *Sífilis*) • Cancro mole: em 70% dos pacientes pode haver adenomegalia regional uni ou bilateral não dolorosa e não inflamatória, seguindo o mesmo tamanho de "caroços de azeitona". Recentemente têm-se relatado casos na Europa de cancroide extragenitais, provenientes do Sudeste Asiático, pelo qual atualmente é reconhecida como uma causa de ulceras cutâneas em outros locais (membros inferiores) • Donovanose: é a única IST que não tem comprometimento ganglionar; chama-se *pseudobubão* o aumento de volume regional por envolvimento subcutâneo da própria doença. **Doenças caracterizadas por corrimento.** Ver Quadro 3. **Doenças caracterizadas por aspecto condilomatoso.** Ver Quadro 4. *Importante*: o herpes-vírus pode manifestar-se em pacientes HIV-positivos sob a forma de lesões verrucosas e hiperceratósicas recidivantes, podendo assemelhar-se a aspecto condilomatoso. *Importante*: na donovanose, quatro tipos de lesões são descritas na literatura: ulcerogranulomatosa, hipertrófica, necrótica e esclerosante.
	Diagnóstico	**Sífilis.** Exame direto (campo escuro) e sorologias (não treponêmica VDRL [*Venereal Disease Research Laboratory*] e treponêmica FTA-abs [teste de absorção de anticorpo treponêmico fluorescente]). **Cancro mole.** Exame direto e pela coloração do Gram (aspecto de cardume de peixes – possui baixa sensibilidade), além de reação da cadeia de polimerase (PCR; sensibilidade de 95 a 98,4% e especificidade de 99,6%). **Linfogranuloma venéreo.** Teste de fixação do complemento (altos títulos – acima de 1:64 – são sugestivos da infecção atual), microimunofluorescência (acima de 1:256 – sugestivo de infecção, sendo mais sensível e específica que a fixação do complemento), imunofluorescência direta e PCR. **Donovanose.** Exame histopatológico para identificação dos corpúsculos de Donovan pela coloração de Wright. **Corrimentos.** Uretrite gonocócica – amostras uretrais colhidas por meio de alças de platina ou *swab* pela coloração de Gram. **Uretrite não gonocócica.** O diagnóstico definitivo da infecção por *Chlamydia trachomatis* é realizado por cultura, imunofluorescência direta, ELISA, PCR ou LCR (*ligase chain reaction*). **Herpes simples.** O citodiagnóstico de Tzanck pode ser útil como método auxiliar e, raramente, a biopsia cutânea. **Verruga genital (HPV).** O diagnóstico é basicamente clínico, com o auxílio do uso do ácido acético, podendo ser confirmado pela biopsia cutânea. Em alguns casos, o paciente pode ser encaminhado para análise do tipo de HPV, já que alguns apresentam elevado risco de transformação carcinomatosa em ambos os sexos (pacientes portadores de HIV ou não). (Ver capítulo *Verruga*.)

Diagnóstico diferencial

Ulceração/exulceração. Sífilis primária, cancro mole, donovanose, herpes simples genital, linfogranuloma venéreo, processos bacterianos não IST, traumatismo, amebíase cutânea, leishmaniose e neoplasias.

Adenomegalia (volumosa e não volumosa). Sífilis primária e secundária, cancro mole, linfogranuloma venéreo, tuberculose ganglionar, blastomicose sul-americana, linfoma, HIV, hanseníase e citomegalovírus.

Lesões condilomatosas. Sífilis secundária, HPV, *nevus* verrucoso, neoplasias, PLECT (paracoccidioidomicose, leishmaniose tegumentar, esporotricose, cromomicose, tuberculose cutânea), leucoplasia, grânulos de Fordyce, herpes em raros casos.

Corrimento. Uretrite gonocócica, uretrite não gonocócica, corrimentos não fisiológicos não relacionados à IST, fase inicial do herpes simples, fase inicial do linfogranuloma venéreo.

Tratamento

Sífilis primária. Penicilina benzatina, 2,4 milhões UI – dose única – via intramuscular (IM).

Sífilis secundária ou latente recente (com menos de 1 ano). Penicilina benzatina, 4,8 milhões UI – em duas doses semanais de 2,4 milhões UI – IM. Doxiciclina 100 mg, 12/12 h durante 21 dias. Apesar de o último guia da OMS recomendar dose única para a sífilis recente, sugerimos, na nossa experiência, as doses preconizadas anteriormente.

Sífilis terciária ou latente tardia (com mais de 1 ano) ou latente de tempo desconhecido. Penicilina benzatina, 7,2 milhões UI – em três doses semanais de 2,4 milhões UI IM. Doxiciclina 100 mg, 12/12 h, durante 1 mês.

Neurossífilis. Penicilina cristalina; a dose recomendada varia entre 3 e 4 milhões UI por via intravenosa (IV), 4/4 h, no total de 18 a 24 milhões UI/dia durante 10 a 14 dias. Alguns autores recomendam a administração de 1 a 3 doses adicionais de penicilina benzatina – 2,4 milhões UI IM ao fim do uso da penicilina cristalina.
Importante: nos casos de alergia à penicilina, poderia ser feito teste intradérmico, bem como, nos casos comprovados, realizar a dessensibilização. Caso essas medidas não sejam possíveis, deverão ser utilizadas medicações alternativas. A doxiciclina poderá ser utilizada na dose de 100 mg de 12/12 h durante 14 a 21 dias; tetraciclina 500 mg, 4 vezes/dia, durante 14 dias; eritromicina 500 mg, 4 vezes/dia, durante 14 dias. O uso de macrolídio (azitromicina 2 g, dose única ou 500 mg/dia, durante 10 dias) é limitado devido à resistência ao macrolídio de cepas emergentes do *T. pallidum* demonstrada em artigos recentes, principalmente nos EUA, na Europa, na China e na Austrália. Portanto, o uso de macrolídios não é recomendado para o tratamento alternativo da sífilis, exceto nos seguintes casos: ausência de outras alternativas de antibioticoterapia e caso o acompanhamento rotineiro possa ser assegurado.

Cancro mole. Azitromicina 1 g, dose única por via oral (VO), ou ciprofloxacino 500 mg VO 12/12 h durante 3 dias (contraindicada para gestantes, nutrizes e menores de 18 anos) ou eritromicina (estearato) 500 mg VO 6/6 h durante 7 dias, ou ceftriaxona 250 mg IM em dose única. Pacientes devem ser examinados novamente 3 a 7 dias após o início do tratamento. Caso o tratamento seja bem-sucedido, as úlceras melhoram sintomaticamente em 3 dias e objetivamente 7 dias após o tratamento.

Linfogranuloma venéreo. A primeira escolha é a doxiciclina 100 mg VO 12/12 h durante 4 semanas. Outras opções (segunda escolha): eritromicina 500 mg VO 6/6 h durante 3 a 4 semanas, ou tetraciclina 500 mg VO 6/6 h durante 3 a 4 semanas, ou azitromicina 1 g VO em dose única (repetir por 2 semanas consecutivas).

Donovanose. Recomenda-se tratar no mínimo por 3 semanas ou até as lesões desaparecerem: azitromicina 1 g semanal VO, ou azitromicina 500 mg/dia VO, ou ceftriaxona 1 g diário IM/IV, ou sulfametoxazol + trimetoprima – 800 mg de sulfa + 160 mg de trimetoprima 12/12 h VO, ou doxiciclina 100 mg VO 12/12 h. Estearato de eritromicina 500 mg VO 6/6 h recomendado na gravidez.
Importante: o uso da gentamicina 1 mg/kg 8/8 h IM/IV é recomendado em casos de resistência ao tratamento com outros antibióticos.
Importante: recorrências podem ocorrer após 6 a 18 meses do tratamento aparentemente bem-sucedido. A intervenção cirúrgica pode ser necessária em casos graves, principalmente diante da presença de pseudoelefantíase.

Uretrite gonocócica. Primeiras opções: ciprofloxacino 500 mg VO em dose única, ou ceftriaxona 250 mg IM em dose única (pode ser usado em gestantes). Segundas opções: cefixima 400 mg VO em dose única (pode ser usada em gestantes e crianças) ou espectinomicina 2 g IM (pode ser usada em gestantes). Atualmente existem genótipos de *Neisseria gonorrhoeae* na Austrália e na China resistentes à azitromicina, antibiótico recomendado em guias internacionais.

Uretrite não gonocócica. Azitromicina 1 g VO em dose única, ou doxiciclina 100 mg 2 vezes/dia durante 7 dias. Tratamentos alternativos: ofloxacino 400 mg VO 12/12 h durante 7 dias, e levofloxacino 500 mg/dia durante 7 dias.

HPV. Ácido tricloroacético (TCA) 90%, eletrocauterização, imiquimode a 5% em creme 3 vezes/semana. A podofilina 0,025% na forma de solução alcoólica ou solução oleosa é mais frequentemente utilizada em pacientes do sexo masculino que apresentem verrugas genitais, enquanto podofilotoxina a 0,15% em pomada é usada com maior frequência em verrugas intra ou perianais e verrugas vulvares.

Herpes simples genital. Aciclovir 200 mg VO 4/4 h durante 10 dias, excetuando a tomada da madrugada. Valaciclovir 500 mg VO 12/12 h durante 5 a 10 dias, fanciclovir 250 mg 8/8 h durante 5 a 10 dias. O uso venoso é indicado em primoinfecção em que haja toxemia importante ou imunossuprimidos, em erupção variceliforme de Kaposi, sepse, herpes neonatal e lesões crônicas não responsivas à medicação oral.

Quadro 1 Infecções sexualmente transmissíveis (ISTs) mais frequentes que se caracterizam por ulceração/exulceração na região genital.

Agente etiológico	IST	Número de lesões	Período de Incubação	Sintoma	Clínica
Treponema pallidum, subespécie *pallidum*	Sífilis/Lues	Única ou múltiplas, especialmente extragenitalmente	± 21 dias	Ausência de dor (na maioria dos casos)[1]	Lesão bem delimitada e de fundo limpo (quando é indolor)
Haemophilus ducreyi	Cancro mole (Figuras 1 e 2)	Múltiplas	± 3 dias Evolução aguda	Dor[2]	Mal delimitada, de fundo sujo e sinal do espelho
Klebsiella granulomatis (anteriormente conhecida como *Calymmatobacterium granulomatis*)	Donovanose (granuloma inguinal) (Figuras 3 e 4)	Única	± 3 a 6 meses Evolução crônica	Ausência de dor	Pouco delimitada, fundo vermelho-vivo com secreção
Herpes-vírus 1 e 2 (mais comum)	Herpes simples genital	Múltiplas	± 10 dias Evolução subaguda	Ausência de dor/parestesia[3]	Mal delimitada, de fundo sujo
Chlamydia trachomatis L1, L2, L3 e variante L2b (coletivamente chamados LGV Biovar)	Linfogranuloma venéreo	Geralmente única e não observada (fugaz)	3 a 30 dias	Ausência de dor	Pápula, pústula ou erosão que desaparece ou fistulização

[1]Quando a lesão da sífilis é extragenital, pode apresentar-se dolorosa, sendo mal delimitada.
[2]O cancro misto de Rollet ocorre pela associação do cancro mole (período de incubação curto) com o cancro sifilítico que se sobrepõe depois de 2 semanas. A suspeita diagnóstica deve ser feita para tratar ambas as etiologias, evitando a progressão da sífilis.
[3]Dor pode ser observada nos casos de herpes, quando houver infecção secundária.

Quadro 2 Infecções sexualmente transmissíveis (ISTs) caracterizadas por comprometimento dos linfonodos e aumento de seu volume e número.

Agente etiológico	IST	Adenomegalia	Sintoma	Clínica
Chlamydia trachomatis	LGV (Figura 5)	Aumento de volume (100% dos homens)	Sistêmico e local	Bubão, tamanho de "ovo de ema", fistuliza por múltiplos orifícios (sinal do bico de regador ou da escumadeira)
Haemophilus ducreyi	Cancro mole	Aumento de volume (30% dos casos)	Ausência de sintoma sistêmico	Tamanho de "ovo de pato", fistulização por um orifício único
Treponema pallidum subespécie *pallidum*	Sífilis (Lues)	Aumento do número e, em raros casos, do volume dos linfonodos	Sintomas sistêmicos e locais	Aumento do volume (caroço de azeitona) e micropoliadenomegalia em secundarismo

Quadro 3 Doenças caracterizadas por corrimento.

Agente etiológico	IST	Tempo de incubação	Sintoma	Clínica
Neisseria gonorrhoeae	Uretrite gonocócica (Figura 6)	3 dias (evolução aguda)	Dor	Corrimento amarelo, esverdeado, abundante, fétido, com eritema e edema periuretral[1]
Chlamydia trachomatis, Trichomonas vaginalis, Candida albicans	Uretrite não gonocócica	10 dias (evolução subaguda)	Ausência de dor	Corrimento mucoso raro e sem odor
Herpes-vírus simples	Herpes simples genital	± 10 dias (evolução subaguda)	Ausência de dor, às vezes ardência	Corrimento mucoso antecedendo a lesão cutânea
Chlamydia trachomatis	Linfogranuloma venéreo	± 2 semanas de evolução inicial escassa	Ausência de dor	Corrimento mucoso antecedendo a lesão cutânea

[1] A infecção cervical não tratada no sexo feminino pode evoluir para doença inflamatória pélvica (DIP), sendo que as complicações piogênicas da DIP podem causar a inflamação da cápsula de Glisson do fígado, a peri-hepatite, a qual se manifesta por meio de um exsudato purulento e fibrinoso (adesões em aspecto de corda de violino) e dor no quadrante superior direito do abdome, mimetizando colecistite.

Quadro 4 Infecções caracterizadas por aspecto condilomatoso.

Agente etiológico	IST	Clínica
Treponema pallidum	Sífilis secundária	Mucosa oral – placa mucosa
		Área genital – condiloma plano (lesões planas com superfície lisa e brilhante)
Papilomavírus humano (HPV)	Condiloma acuminado (Figuras 7 e 8)	Área genital – lesões exofíticas com superfície seca e áspera

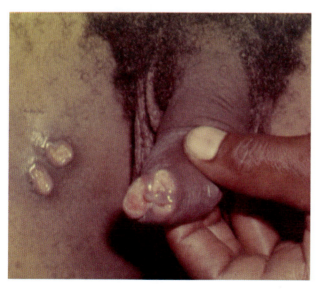

FIGURA 1 Cancro mole. Úlceras de bordas elevadas e bem delimitadas, com fundo recoberto por exsudato purulento, localizadas sobre o prepúcio e a face interna da coxa que mantém contato com o pênis. (Cortesia do Dr. Roberto Maués.)

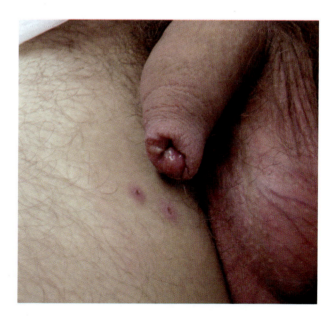

FIGURA 2 Cancro mole. Lesão exulcerada na glande e duas lesões menores, "em beijo", no local de contato com o pênis. (Cortesia da Dra. Nanashara Diane Valgas da Silva.)

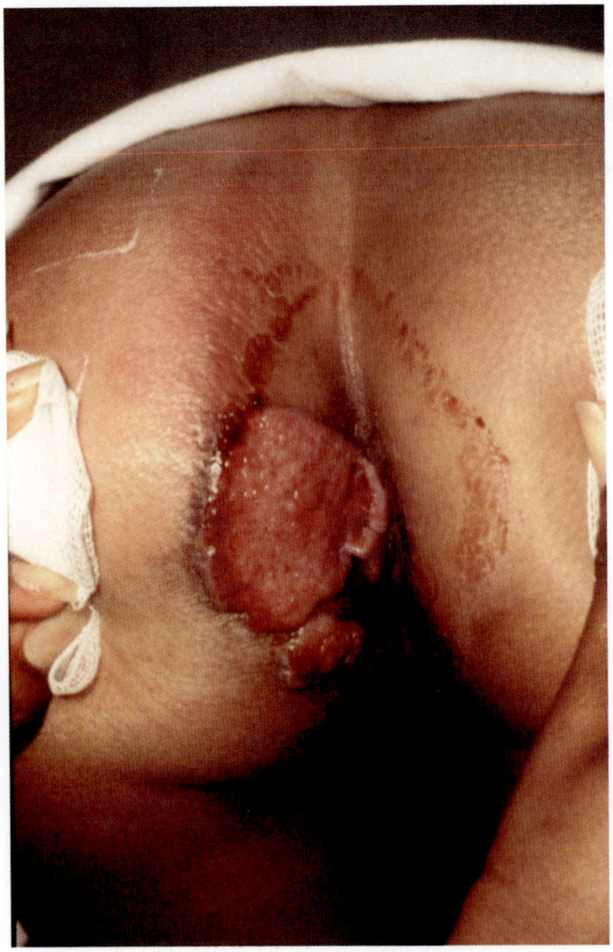

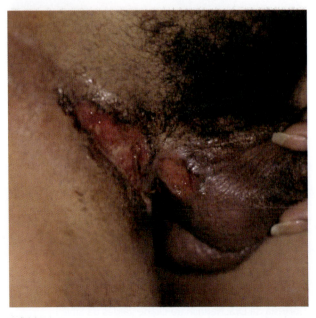

FIGURA 3 Donovanose. Lesões ulcerovegetantes com fundo granuloso, bordos regulares e bem delimitados de localização perianal. (Cortesia do Dr. Roberto Maués.)

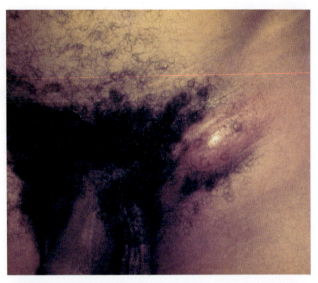

FIGURA 5 Linfogranuloma venéreo. Tumoração unilateral com eritema sobrejacente na região inguinal (bubão). (Cortesia do Dr. Roberto Maués.)

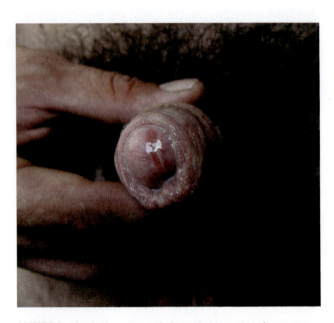

FIGURA 6 Uretrite gonocócica. Corrimento levemente amarelado (purulento) após 3 dias de relacionamento sexual sem proteção.

FIGURA 4 Donovanose. Lesões ulceradas alongadas, bem definidas, na região inguinal, acometendo também a bolsa escrotal.

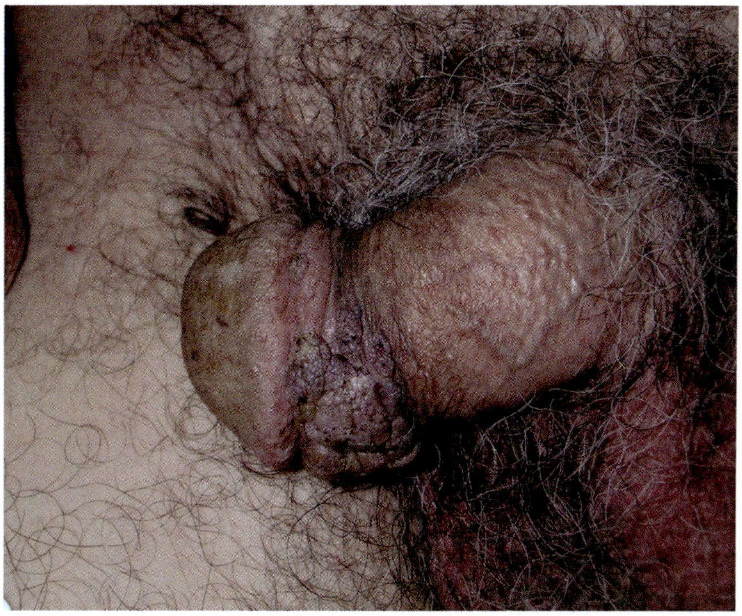

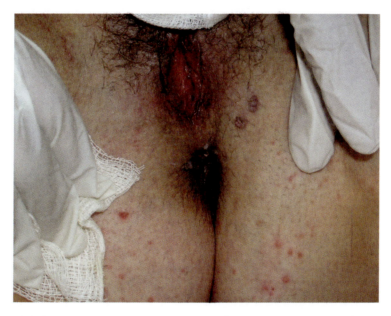

FIGURA 7 Condiloma acuminado. Lesões vegetantes, confluentes, distribuídas sobre o prepúcio e a glande.

FIGURA 8 Condiloma acuminado. Paciente do sexo feminino com lesões de verruga genital, sendo mandatório o acompanhamento com o ginecologista. Presença de lesões perianais.

INFECÇÕES SEXUALMENTE TRANSMISSÍVEIS EM PACIENTES HIV-POSITIVOS

Leonardo José Lora Barraza • Miguel Angel Ceccarelli Calle • Marcos Davi Gomes de Sousa • Henry J. C. de Vries • José Augusto da Costa Nery

	Sinonímia	Doenças sexualmente transmissíveis (DSTs).
	Epidemiologia	**Restrita ao HIV.** As infecções sexualmente transmissíveis (ISTs) são comuns em pacientes infectados pelo HIV por causa de vias de transmissão compartilhadas, podendo algumas ser assintomáticas, motivo pelo qual a coinfecção de HIV e ISTs representa um problema de saúde pública com importância crescente nas últimas décadas. Alguns dados epidemiológicos das DST ou de seus agentes em HIV-positivos são descritos a seguir. ***Chlamydia trachomatis* e *Neisseria gonorrhoeae*.** São as ISTs mais prevalentes, com alta incidência entre homens que fazem sexo com homens (HSH): 14,9% para *C. trachomatis* e 19,2% para *N. gonorrhoeae* nos EUA. No caso do Brasil, a evidência demonstra que entre HSHs infectados e não infectados pelo HIV no Rio de Janeiro, a prevalência de *C. trachomatis* anorretal foi de 10,0% e de *N. gonorrhoeae* foi de 9,9%, sendo alta a proporção de infecções assintomáticas. **Molusco contagioso.** Mais comumente visto entre HSHs HIV-positivos do que em pacientes HIV-positivos por uso de drogas injetáveis. Há presença em 5 a 18%. **Herpes-vírus.** A coinfecção HSV-1 e 2 e HIV pode facilitar a aquisição de outras ISTs. **Papilomavírus humano.** A infecção pelo HIV está associada a aumento da prevalência da infecção pelo papilomavírus humano (HPV) e a taxa mais elevada de neoplasias associadas ao HPV. A presença de HPV ocorre em até 80% dos pacientes HIV-positivos. **Sífilis.** A sífilis e o HIV têm modos semelhantes de transmissão, e a infecção por um pode melhorar a aquisição e a transmissão do outro. A epidemia atinge as populações classicamente vulneráveis ao HIV, sendo que há alta taxa de coinfecção pelo HIV entre HSHs com sífilis primária e secundária nos EUA, onde aproximadamente 50% dos HSHs com sífilis primária e secundária são infectados pelo HIV, em comparação com 10% dos homens que fazem sexo com mulheres e 3,9% das mulheres. **Linfogranuloma venéreo.** Surtos em países da Europa desde começos do ano 2000, principalmente em pacientes HIV-positivos do grupo HSH, podendo chegar até 54% das infecções no reto. **Donovanose.** Maior incidência em HSH; o surgimento de lesão ulcerovegetante e estiomene é mais precoce.
	Etiologia	Agentes causais envolvidos: os mesmos em pacientes HIV-negativos.
	Clínica	As ISTs provocam alterações na barreira epitelial, fator que contribui para maior suscetibilidade para a infecção pelo HIV. Por sua vez, pacientes HIV-positivos apresentam maior quantidade de vírus nos fluidos genitais, favorecendo maior infectividade. Nas pessoas HIV-positivas com IST, há aumento da concentração de linfócitos no esperma e nas secreções vaginal e uretral, além de aumento da presença de HIV nesses fluidos corporais. O HIV pode ser isolado diretamente de uma úlcera genital. A presença do HIV associado às ISTs não necessariamente modifica sua evolução clínica, a qual poderá ou não ser influenciada pelo grau de comprometimento imunológico de cada indivíduo. As ISTs mais frequentemente afetadas em sua apresentação clínica, relacionada à presença de HIV, são mostradas no Quadro 1.
	Diagnóstico	**Sífilis.** Exame direto (campo escuro) e sorologias (não treponêmica VDRL e treponêmica FTA-abs). **Cancro mole.** Exame direto e pela coloração do Gram (aspecto de cardume de peixes – tem baixa sensibilidade), além de PCR (sensibilidade de 95 a 98,4% e especificidade de 99,6%). **Linfogranuloma venéreo.** Teste de fixação do complemento (altos títulos – acima de 1:64 – são sugestivos da infecção atual), microimunofluorescência (acima de 1:256 – sugestivo de infecção, sendo mais sensível e específica que a fixação do complemento), imunofluorescência direta e PCR. **Donovanose.** Exame histopatológico para identificação dos corpúsculos de Donovan pela coloração de Wright. **Corrimentos.** Uretrite gonocócica – amostras uretrais coletadas por meio de alças de platina ou swab pela coloração de Gram. **Uretrite não gonocócica.** O diagnóstico definitivo da infecção por *Chlamydia trachomatis* é realizado por cultura, imunofluorescência direta, ELISA, PCR ou LCR (*ligase chain reaction*). **Herpes simples.** O citodiagnóstico de Tzanck pode ser útil como método auxiliar e, raramente, a biopsia cutânea. **Verruga genital (HPV).** O diagnóstico é basicamente clínico, com auxílio do uso do ácido acético, podendo ser confirmado pela biopsia cutânea. Em alguns casos, o paciente pode ser encaminhado para análise do tipo de HPV, já que alguns apresentam elevado risco de transformação carcinomatosa em ambos os sexos (pacientes portadores de HIV ou não).

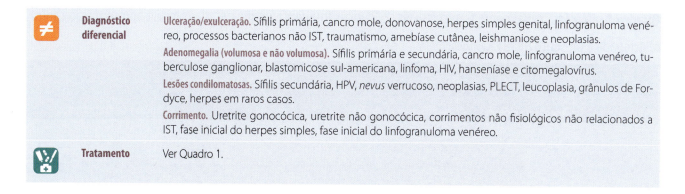

Diagnóstico diferencial

Ulceração/exulceração. Sífilis primária, cancro mole, donovanose, herpes simples genital, linfogranuloma venéreo, processos bacterianos não IST, traumatismo, amebíase cutânea, leishmaniose e neoplasias.

Adenomegalia (volumosa e não volumosa). Sífilis primária e secundária, cancro mole, linfogranuloma venéreo, tuberculose ganglionar, blastomicose sul-americana, linfoma, HIV, hanseníase e citomegalovírus.

Lesões condilomatosas. Sífilis secundária, HPV, *nevus* verrucoso, neoplasias, PLECT, leucoplasia, grânulos de Fordyce, herpes em raros casos.

Corrimento. Uretrite gonocócica, uretrite não gonocócica, corrimentos não fisiológicos não relacionados a IST, fase inicial do herpes simples, fase inicial do linfogranuloma venéreo.

Tratamento — Ver Quadro 1.

Quadro 1 Infecções sexualmente transmissíveis (ISTs) mais frequentemente afetadas em sua apresentação clínica, relacionada à presença de HIV.

IST	Agente etiológico	Manifestações clínicas	Manifestações clínicas associadas ao número de CD4	Opções de tratamento
Gonorreia	*Neisseria gonorrhoeae*	Em homens, a infecção é sintomática. Há presença de corrimento mucopurulento ou purulento (> 80%) e disúria (> 50%). Há queixas de sensibilidade aumentada no epidídimo e balanite com dor, prurido, hiperemia, descamação da mucosa e, em alguns casos, material purulento e de odor desagradável no prepúcio. Não há comprometimento ganglionar. As mulheres são portadoras assintomáticas	As complicações estão relacionadas com a diminuição na contagem de CD4; a infecção pode evoluir para cervicite e causar doença inflamatória pélvica (DIP). Proctite/retite, com tenesmo, dor e corrimento purulento anal e perianal. Complicações em homens: orquiepididimite e prostatite. Estenose de uretra. Foram relatados casos de artrite e cardite gonocócica por disseminação hematogênica	Ciprofloxacino 500 mg, 1 comprimido VO, dose única + azitromicina 500 mg, 2 comprimidos VO, dose única Ceftriaxona 500 mg IM, dose única + azitromicina 500 mg, 2 comprimidos VO, dose única Tianfenicol 2,5 g (granulado) VO, em dose única, para homens. Para mulheres, repetir a dose após 48 h A infecção gonocócica disseminada pode ser tratada com um ciclo de 7 dias de ceftriaxona 1 g IM ou IV a cada 24 h ou ciprofloxacino 500 mg IV a cada 12 h
Molusco contagioso	Poxvírus, vírus do molusco contagioso (MCV-1, 2, 3 e 4) MCV-2 mais comuns em pacientes HIV-soropositivos	Pode ser a lesão papuloumbilicada isolada, como também lesões grandes, coalescentes ou exuberantes Frequentemente podem não apresentar a morfologia típica de domo com umbilicação central. Afeta principalmente áreas genitais, podendo ocorrer em outras áreas, como a face (Figura 1)	Comum entre pacientes com HIV e baixa contagem de célula CD4 Menos de 250 células/mm³: molusco disseminado Menos de 50 células/mm³: molusco gigante	Cidofovir tópico ou sistêmico podem ser usados em casos recalcitrantes e intensos Crioterapia, hidróxido de potássio a 5% em solução, curetagem, ácido tricloroacético (TCA) (30 a 50%) O início da terapia antirretroviral (TARV) pode ser efetivo

(continua)

Quadro 1 Infecções sexualmente transmissíveis (ISTs) mais frequentemente afetadas em sua apresentação clínica, relacionada à presença de HIV. *(continuação)*

IST	Agente etiológico	Manifestações clínicas	Manifestações clínicas associadas ao número de CD4	Opções de tratamento
Herpes simples	Herpes-vírus simples 1 e 2	Úlceras crônicas perianais, genitais e orais, maiores e recorrentes em pacientes com imunodepressão acentuada[1] As lesões podem ser erosadas, crostosas, vegetantes ou ulceradas e não ter curso autolimitado (Figuras 2 a 4) Representam fator de risco para coinfecção com outra IST, e em lesões recorrentes tem sido observada associação com citomegalovírus (CMV) Existe também a forma disseminada	Menos de 250 células/mm^3: herpes simples disseminado Menos de 50 células/mm^3: lesões mucocutâneas grandes de difícil cicatrização	Aciclovir, fanciclovir e valaciclovir são alternativas. Vidarabina e foscarnete (HSV-2) em casos de resistência Antibioticoterapia tópica e sistêmica caso haja infecção bacteriana secundária O tratamento deve ser agressivo porque o HSV ativa a replicação do HIV TARV pode melhorar o curso clínico Talidomida como coadjuvante em casos exuberantes
Condiloma acuminado	Papilomavírus HPV-6, 11, 16 e 18 são os tipos mais comumente encontrados	Lesões condilomatosas genitais que podem coalescer em grandes placas com alta taxa de recidiva. Outra localização frequente é a região perianal (Figura 5) Progressão mais rápida das lesões intraepiteliais de baixo grau para alto grau, em homens e mulheres	Baixos níveis de CD4 podem ser relacionados com a persistência e recidivas das lesões Menos de 200 células/mm^3: associa-se com maior risco de neoplasia intraepitelial cervical/anal	Imiquimode Podofilotoxina TCA Podofilina em veículo oleoso ou alcoólico Crioterapia Eletrocoagulação *Laser* CO$_2$ Cirurgia TARV não modifica a progressão e a rapidez de evolução do HPV
Sífilis	*Treponema pallidum* subespécie *pallidum*	Lesões papuloescamosas do secundarismo são comuns (Figuras 6 e 7). Em imunocomprometidos pode ser vista uma erupção papulosa ou noduloulcerada simulando molusco contagioso, bem como a forma de sífilis maligna precoce (Figura 8) Pode ser observada ceratose palmoplantar (Figuras 9 e 10) e surgimento de lesão ulcerada precoce Alteração neurológica e ocular (hiperemia conjuntival) podem representar terciarismo	Manifestações da sífilis estão muito relacionadas com a diminuição na contagem de CD4, evidenciando-se aumento de CD4 quando é realizado o tratamento	Até o momento, não existe consenso entre autores em relação à modificação do tempo e à dose da medicação utilizada Recomenda-se manter o tratamento preconizado pelos protocolos do Ministério da Saúde, alertando sobre a importância de acompanhamento clínico e laboratorial deste grupo[2]

Quadro 1 Infecções sexualmente transmissíveis (ISTs) mais frequentemente afetadas em sua apresentação clínica, relacionada à presença de HIV. *(continuação)*

IST	Agente etiológico	Manifestações clínicas	Manifestações clínicas associadas ao número de CD4	Opções de tratamento
Sífilis *(continuação)*	–	Os pacientes infectados pelo HIV podem apresentar múltiplos cancros, bem como apresentar o cancro ao mesmo tempo que os sintomas da sífilis secundária. Além disso, a neurossífilis pode ser observada com maior frequência	–	–
Linfogranuloma venéreo	*Chlamydia trachomatis* L1, L2, L3 e variante L2b (coletivamente chamados LGV Biovar)	Além das manifestações clínicas clássicas, pode apresentar proctite. Casos avançados podem ter dor e se apresentar como estiomene precocemente. Não necessariamente o sinal da escumadeira estará presente neste grupo (Figura 11)	Destruição tecidual em casos avançados	Doxiciclina; eritromicina. Em casos avançados, além de antibiótico, deve ser realizado procedimento cirúrgico
Acantamebíase	*Acanthamoeba* e *Balamuthia* sp. Frequentemente *Acanthamoeba castellanii*	Nódulos necróticos e úlceras dolorosas no tronco e nas extremidades que aumentam de tamanho e podem se disseminar. Foram relatados vários casos com acometimento cutâneo exclusivo	Costuma ocorrer quando a contagem de CD4 é baixa; é considerada infecção oportunista	Não existe uma terapia definida. Podem ser usadas associações de: pentamidina, 5-fluorocitosina, sulfametazina, sulfadiazina, azólicos, macrolídios, fenotiazinas, rifampicina, metronidazol
Donovanose	*Klebsiella granulomatis* (anteriormente conhecida como *Calymmatobacterium granulomatis*)	Pápula evoluindo para úlceras, nódulos ulcerados ou lesões ulcerovegetantes com exsudato seropurulento (Figura 12), com ausência de dor. Foram relatados casos com acometimento extracutâneo em mulheres com acometimento intrapélvico	As complicações estão relacionadas com a diminuição na contagem de CD4; a infecção pode evoluir em raros casos para disseminação hemática para ossos e vísceras	Recomenda-se tratar no mínimo durante 3 semanas ou até as lesões desaparecerem: doxiciclina, azitromicina, ceftriaxona, sulfametoxazol + trimetoprima são descritas. Eritromicina recomendada na gravidez

[1] Herpes simples com ulceração mucocutânea > 1 mês é considerada doença definidora de AIDS. As lesões ulceradas nos pacientes HIV-positivos trazem grandes discussões etiológicas, principalmente entre herpes genital, amebíase e citomegalovirose. Lesões provocadas por CMV geralmente estão associadas à imunossupressão avançada, o que pode não ser o caso do herpes ou da amebíase.
[2] Pacientes incompletamente tratados podem desenvolver uma forma mais agressiva, com extenso acometimento cutâneo e sintomas constitutivos. Há evidência de recaída da sífilis em 18% dos pacientes tratados com penicilina benzatina; deve-se realizar acompanhamento rigoroso com sorologia trimestralmente e, quando necessário, punção lombar.

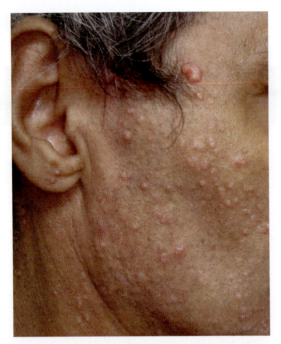

FIGURA 1 IST em paciente HIV-positivo. Molusco contagioso em grande número na face, devendo ser feito o diagnóstico diferencial com histoplasmose ou criptococose.

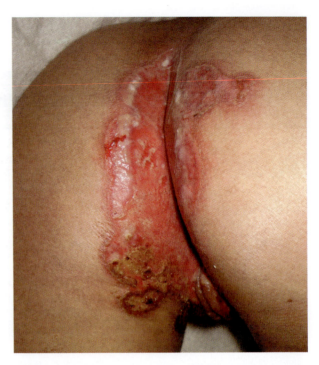

FIGURA 3 IST em paciente HIV-positivo. Herpes simples na mesma paciente da Figura 2, avançando para a região perianal.

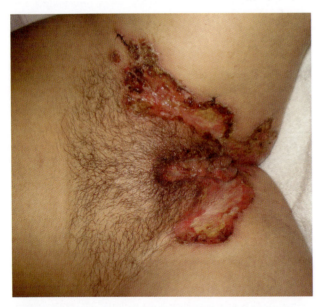

FIGURA 2 IST em paciente HIV-positivo. Herpes simples na região genital, confirmado por biopsia da borda da lesão.

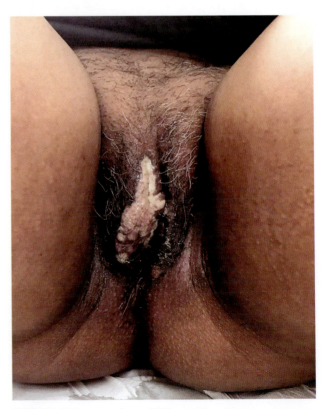

FIGURA 4 IST em paciente HIV-positivo. Herpes verrucoso. Lesões vegetantes, confluentes, distribuídas sobre os lábios maiores à direita.

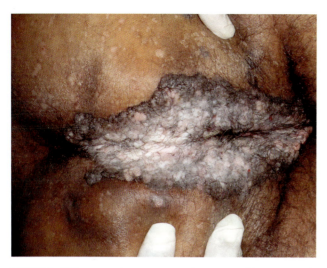

FIGURA 5 IST em paciente HIV-positivo. Condiloma acuminado. Lesão vegetante na região perianal, necessitando da avaliação do proctologista para verificar possível invasão no canal anal.

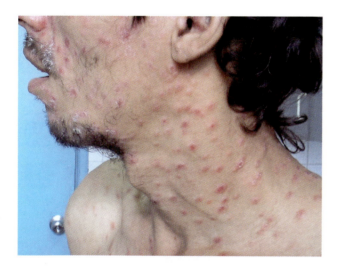

FIGURA 6 IST em paciente HIV-positivo. Paciente HIV-positivo com lesões papulosas, eritematosas, algumas com colarete de Biet, caracterizando sifílide papulosa disseminada na região cervical. (Cortesia do Dr. Leslie Marcial Soto Arquíñigo. Infectologia, Hospital Nacional Cayetano Heredia, Lima, Peru.)

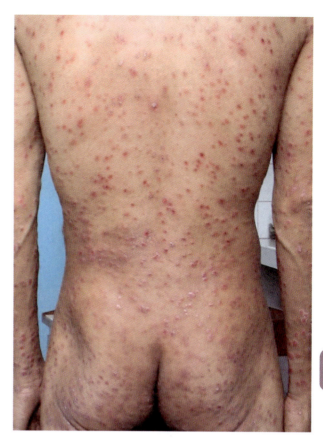

FIGURA 7 IST em paciente HIV-positivo. Paciente HIV-positivo com lesões papulosas, eritematosas, em todo o tronco, algumas com colarete de Biet, caracterizando sifílide papulosa disseminada. (Cortesia do Dr. Leslie Marcial Soto Arquíñigo. Infectologia, Hospital Nacional Cayetano Heredia, Lima, Peru.)

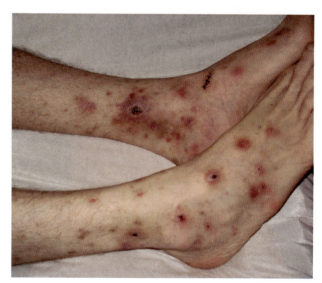

FIGURA 8 IST em paciente HIV-positivo. Sífilis maligna precoce. Lesões exulceradas em todo o tegumento, fazendo diagnóstico diferencial com vasculite.

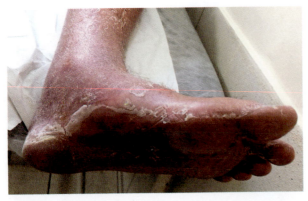

FIGURA 9 IST em paciente HIV-positivo. Sífilis secundária. Lesões eritematodescamativas na região plantar, além de lesões similares no membro inferior.

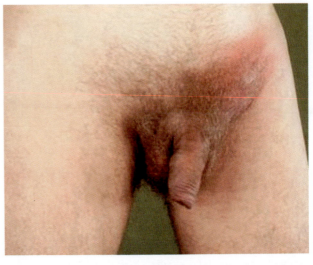

FIGURA 11 IST em paciente HIV-positivo. Linfogranuloma venéreo em paciente HIV-positivo, mostrando o aumento ganglionar, sem sinal da escumadeira ou bico de regador. (Cortesia do Dr. Henry J. C. de Vries.)

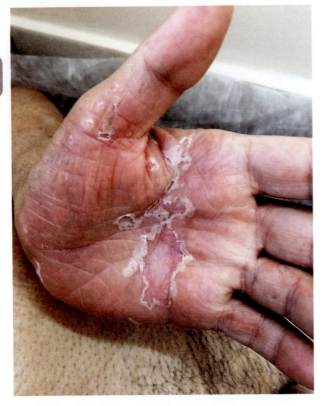

FIGURA 10 IST em paciente HIV-positivo. Sífilis secundária. Lesões eritematodescamativas na palma da mão.

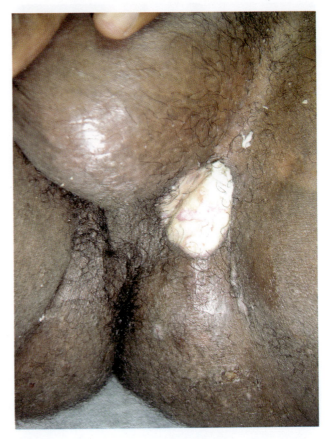

FIGURA 12 IST em paciente HIV-positivo. Donovanose. Lesão ulcerovegetante na região perineal à esquerda, com exsudato purulento e fundo granulomatoso.

INFILTRADO LINFOCÍTICO DE JESSNER

Flávia Clarissa Bortolini Bolzani • Luna Azulay-Abulafia

=	**Sinonímia**	Infiltrado linfocítico de Jessner-Kanof.
	Epidemiologia	Normalmente ocorre em adultos; há poucos casos relatados em crianças. Predomina em homens. Foram descritos episódios de agregação familial.
	Etiologia	Desconhecida. Para Jessner e Kanof, é uma variante do espectro dos pseudolinfomas de células T. Para outros autores, é uma variante de lúpus eritematoso ou, menos comumente, de erupção polimorfa à luz.
	Clínica	Lesões papulonodulares e placas eritematosas que tendem à cura central, não descamativas, assintomáticas, localizadas em face (Figuras 1 e 2), pescoço, parte superior do tronco e membros superiores. Tem curso crônico com períodos de remissão, sem cicatrizes. Raramente ocorre fotoexacerbação e está descrita piora no clima frio. Não há manifestação sistêmica associada.
	Diagnóstico	A histopatologia revela infiltrado linfocitário perivascular superficial e profundo, e perianexial, com raros histiócitos e plasmócitos, presença de mucina e epiderme intacta. A imunofluorescência é negativa ou inespecífica.
≠	**Diagnóstico diferencial**	Lúpus eritematoso túmido, erupção polimorfa à luz, hiperplasia linfoide cutânea, linfoma, eritemas figurados, como eritema crônico migratório, e mucinose reticular eritematosa.
	Tratamento	Pode responder ao uso de corticosteroides intralesionais ou sistêmicos, antimaláricos, talidomida, PUVA, radioterapia, dapsona e *pulsed dye-laser*. Alguns casos involuem espontaneamente sem deixar atrofia.

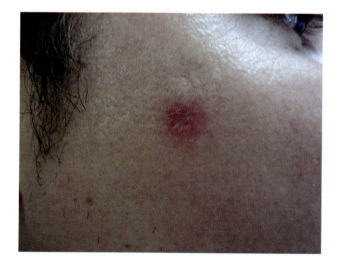

FIGURA 1 Infiltrado linfocítico de Jessner. Lesão eritematoinfiltrada na região malar.

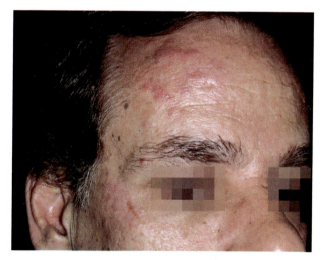

FIGURA 2 Infiltrado linfocítico de Jessner. Lesões eritematoinfiltradas e papulosas na região frontal.

BIBLIOGRAFIA

Ictioses

Oji V, Preil ML, Kleinow B et al. S1 guidelines for the diagnosis and treatment of ichthyoses – update. J Dtsch Dermatol Ges. 2017; 15(10):1053-65.

Oji V, Tadini G, Akiyama M et al. Revised nomenclature and classification of inherited ichthyoses: results of the First Ichthyosis Consensus Conference in Sorèze 2009. J Am Acad Dermatol. 2010; 63(4):607-41.

Saral S, Vural A, Wollenberg A et al. A practical approach to ichthyoses with systemic manifestations. Clin Genet. 2017: 91:799-812.

Vahlquist A, Fischer J, Törmä H. Inherited nonsyndromic ichthyoses: an update on pathophysiology, diagnosis and treatment. Am J Clin Dermatol. 2018; 19(1):51-66.

Yoneda K. Inherited ichthyosis: syndromic forms. J Dermatol. 2016; 43:252-63.

Incontinência Pigmentar

Frans G, van der Werff Ten Bosch J, Moens L et al. Functional evaluation of na IKBKG variant suspected to cause immunodeficiency without ectodermal dysplasia. J Clin Immunol. 2017; 37(8):801-10.

Greene-Roethke C. Incontinentia pigmenti: a summary review of this rare ectodermal dysplasia with neurologic manifestations, including treatment protocols. J Pediatr Health Care. 2017; 31(6):e45-52.

Maubach G, Naumann M. NEMO links nuclear factor-kB to human diseases. Trends Mol Med. 2017; 23(12):1138-55.

Weiss SJ, Srinivasan A, Klufas MA et al. Incontinentia pigmenti in a child with suspected retinoblastoma. Int Retina Vitreous. 2017; 3:34.

Williams A, Chandrashekar, Srivastava VM et al. Incontinentia pigmenti, an X-linked dominant disorder, in a 2-year-old boy with Klinefelter syndrome. Indian J Pathol Microbiol. 2017; 60(3):424-6.

Infecções Sexualmente Transmissíveis

Basta-Juzbašić A, Čeović R. Chancroid, lymphogranuloma venereum, granuloma inguinale, genital herpes simplex infection, and molluscum contagiosum. Clin Dermatol. 2014; 32(2):290-8.

Ceovic R, Gulin SJ. Lymphogranuloma venereum: diagnostic and treatment challenges. Infect Drug Resist. 2015; 8:39-47.

Copeland NK, Decker CF. Other sexually transmitted diseases chancroid and donovanosis. Dis Mon. 2016; 62(8):306-13.

De Vries HJ, Zingoni A, Kreuter A et al.; European Branch of the International Union against Sexually Transmitted Infections; European Academy of Dermatology and Venereology; European Dermatology Forum; European Society of Clinical Microbiology and Infectious Diseases; Union of European Medical Specialists; European Centre for Disease Prevention and Control; European Office of the World Health Organization. 2013 European guideline on the management of lymphogranuloma venereum. J Eur Acad Dermatol Venereol. 2015; 29(1):1-6.

Dickson C, Arnason T, Friedman DS et al. A systematic review and appraisal of the quality of practice guidelines for the management of Neisseria gonorrhoeae infections. Sex Transm Infect. 2017; 93(7):487-92.

Hook EW 3rd. Syphilis. Lancet. 2017; 389(10078):1550-7.

Janier M, Unemo M, Dupin N et al. 2014 European Guideline on the Management of Syphilis: giving evidence priority. J Eur Acad Dermatol Venereol. 2016; 30(10):e78-9.

Kingston M, French P, Higgins S et al.; Members of the Syphilis Guidelines Revision Group 2015, Radcliffe K, Cousins D, FitzGerald M et al. UK National Guidelines on the Management of Syphilis 2015. Int J STD AIDS. 2016; 27(6):421-46.

Lanjouw E, Ouburg S, De Vries HJ et al. 2015 European guideline on the management of Chlamydia trachomatis infections. Int J STD AIDS. 2016; 27(5):333-48.

Lee H, Lee K, Chong Y. New treatment options for infections caused by increasingly antimicrobial-resistant Neisseria gonorrhoeae. Expert Rev Anti Infect Ther. 2016; 14(2):243-56.

Liang Z, Chen YP, Yang CS et al. Meta-analysis of ceftriaxone compared with penicillin for the treatment of syphilis. Int J Antimicrob Agents. 2016; 47(1):6-11.

O'Byrne P, MacPherson P, DeLaplante S et al. Approach to lymphogranuloma venereum. Can Fam Physician. 2016; 62(7):554-8.

O'Farrell N, Lazaro N. UK National Guideline for the Management of Chancroid 2014. Int J STD AIDS. 2014; 25(14):975-83.

O'Farrell N, Moi H. 2016 European guideline on donovanosis. Int J STD AIDS. 2016; 27(8):605-7.

Peeling RW, Mabey D, Kamb ML et al. Syphilis. Nat Rev Dis Primers. 2017; 3:17073.

Stoner BP, Cohen SE. Lymphogranuloma venereum 2015: clinical presentation, diagnosis, and treatment. Clin Infect Dis. 2015; 61(Suppl 8):S865-73.

Suay-García B, Pérez-Gracia MT. Drug-resistant Neisseria gonorrhoeae: latest developments. Eur J Clin Microbiol Infect Dis. 2017; 36(7):1065-71.

Unemo M, Bradshaw CS, Hocking JS et al. Sexually transmitted infections: challenges ahead. Lancet Infect Dis. 2017; 17(8):e235-79.

Yin YP, Han Y, Dai XQ et al. Susceptibility of Neisseria gonorrhoeae to azithromycin and ceftriaxone in China: a retrospective study of national surveillance data from 2013 to 2016. PLoS Med. 2018; 15(2):e1002499.

Infecções Sexualmente Transmissíveis em Pacientes HIV-Positivos

Centers for Disease Control and Prevention (CDC). Sexually Transmitted Disease Surveillance 2014. Atlanta: U.S. Department of Health and Human Services; 2015.

Chen X, Anstey A, Bugert J. Molluscum contagiosum virus infection. Lancet Infect Dis. 2013; 13:877-88.

Cunha CB, Friedman RK, de Boni RB et al. Chlamydia trachomatis, Neisseria gonorrhoeae and syphilis among men who have sex with men in Brazil. BMC Public Health. 2015; 15:686.

Ganesan A, Fieberg A, Agan BK et al. Infectious Disease Clinical Research Program HIV Working Group. Results of a 25-year longitudinal analysis of the serologic incidence of syphilis in a cohort of HIV-infected patients with unrestricted access to care. Sex Transm Dis. 2012; 39(6):440-8.

Handsfield HH. Lymphogranuloma venereum treatment and terminology. Sex Transm Dis. 2018; 45(6):409-11.

Martin P. Interventions for molluscum contagiosum in people infected with human immunodeficiency virus: a systematic review. Int J Dermatol. 2016; 55(9):956-66.

Morgado-Carrasco D, Alsina Gibert M, Bosch Mestres J et al. Sexually transmitted diseases of the anus and rectum: causal agents, coinfections, HIV infection and high-risk sexual behaviour. Med Clin (Barc). 2019; 152(3):98-101.

Rees J, Patel R. Genital ulceration. Medicine. 2018; 46(6):331-6.

Sherrard J. Gonorrhoea. Medicine; 2014. Disponível em: www.medicinejournal.co.uk/article/S1357-3039(14)00077-2/fulltext.

Van Hoang M, Ngo CKT, Ngo DQ et al. Case report: donovanosis/AIDS successfully treated with doxycycline, insulin, and zinc hyaluronate. J Am Acad Dermatol. 2014; 70(5):AB101.

Infiltrado Linfocítico de Jessner

Bagot M, Revuz J. Jessner-Kanof lesion and Borrelia infection. J Am Acad Dermatol. 1990; 23(4 Pt 1): 772-3.

Kaatz M, Zelger B, Norgauer J et al. Lymphocytic infiltration (Jessner-Kanof): lupus erythematosus tumidus or a manifestation of borreliosis? Br J Dermatol. 2007; 157(2):403-5.

Michel JL, Perrin D. Pulsed dye laser treatment for Jessner's lymphocytic infiltration of the skin. Ann Dermatol Venereol. 2010; 137(12):803-7.

Rai VM, Balachandran C. Multiple infiltrated nodules and plaques. Lymphocytic infiltrate of Jessner. Dermatol Online J. 2006; 12(7):26.

Van Hale HM, Winkelmann RK. Nodular lymphoid disease of the head and neck: lymphocytoma cutis, benign lymphocytic infiltrate of Jessner, and their distinction from malignant lymphoma. J Am Acad Dermatol. 1985; 12(3):455-61.

Ziemer M, Eisendle K, Müller H et al. Lymphocytic infiltration of the skin (Jessner-Kanof) but not reticular erythematous mucinosis occasionally represents clinical manifestations of Borrelia-associated pseudolymphoma. Br J Dermatol. 2009; 161(3):583-90.

LAGO VENOSO

Sofia Sales Martins • Fabiano Roberto Pereira de Carvalho Leal

	Sinonímia	Variz venosa, hemangioma senil dos lábios.
	Epidemiologia	As lesões ocorrem principalmente nas pessoas idosas, em áreas fotoexpostas.
	Etiologia	É uma ectasia venosa, na qual o dano actínico provoca a dilatação venosa que reproduz a lesão clínica.
	Clínica	São pequenas lesões ovaladas, que variam de 2 a 10 mm de diâmetro, com coloração azul-purpúrica, levemente elevadas e de consistência macia. Os locais mais acometidos, em ordem decrescente, são: o lábio inferior, a hélix da orelha e a face (Figuras 1 a 3). Na dermatoscopia, observam-se pequenos lagos venosos de coloração violácea uniforme (Figura 4), sem estruturas. À vitropressão, a coloração desaparece.
	Diagnóstico	O diagnóstico é clínico. Na histopatologia, encontra-se na derme superficial uma dilatação venosa congesta, com parede delgada, secundária a um dano no tecido conjuntivo da adventícia do vaso.
	Diagnóstico diferencial	Melanoma, carcinoma basocelular pigmentado, traumatismo, outras afecções vasculares do lábio.
	Tratamento	Apesar de ser uma afecção sem sintomas, o tratamento é realizado por questões cosméticas ou após um traumatismo que cause sangramento. Podem ser realizados excisão cirúrgica, crioterapia, eletrocauterização ou *laser* (Nd-YAG, *pulsed-dye laser*, *laser* de diodo, *laser* de CO_2).

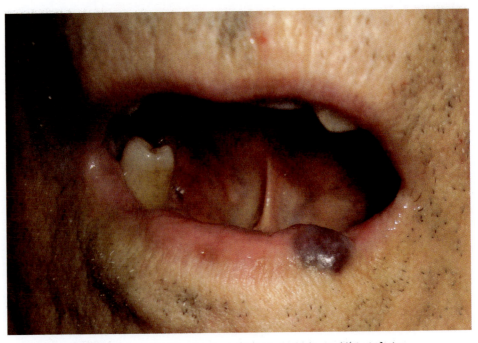

FIGURA 1 **Lago venoso.** Lesão papulosa, azulada, no lábio inferior.

Seção 2 | Afecções Dermatológicas de A a Z   639

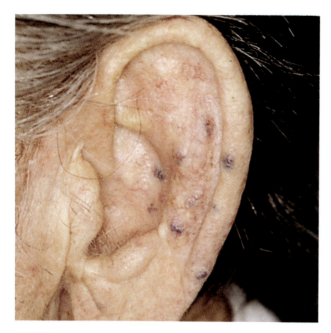

FIGURA 2 Lago venoso. Múltiplas pápulas de tonalidade purpúrica, localizadas no pavilhão auricular.

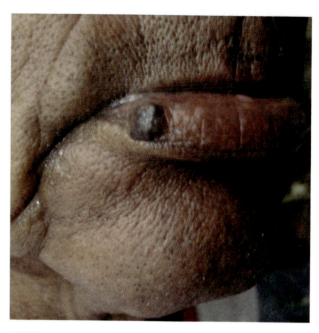

FIGURA 3 Lago venoso. Foi solicitado parecer à dermatologia, para esclarecimento da lesão papulosa azulada no lábio inferior.

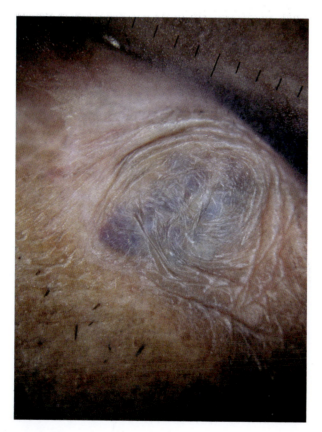

FIGURA 4 Lago venoso. Ao realizar a dermatoscopia da lesão, foi identificada a natureza vascular da mesma, exibindo pequenos lagos venosos. Quando a lesão é menos exofítica e mais profunda, verifica-se o tom azulado nesse exame, sem lagos venosos.

LARVA *MIGRANS* CUTÂNEA

Fabio Francesconi • Valeska Albuquerque Francesconi

=	**Sinonímia**	Bicho geográfico, mija-cão, dermatite linear serpenteante e bicho de praia.
📈	**Epidemiologia**	Predomina em locais de clima tropical e subtropical. Adquire-se esta infecção por intermédio do contato com solo contaminado com fezes infestadas por larvas de nematódeos de mamíferos, em especial cães e gatos. Acomete qualquer idade, porém é mais comum em crianças que brincam em quintais, jardins e/ou praias contaminadas. Histórico de animais domésticos sem a vermifugação adequada no local de infestação é o habitual.
❓	**Etiologia**	O agente causal é a larva de várias espécies de nematódeos de mamíferos, em especial de cães e gatos, a se destacarem: *Ancylostoma braziliensis*, *Ancylostoma caninum*, *Ancylostoma duodenale*, *Uncinaria stenocephala*, *Bunostomum phlebotomum* e *Necator americanus*.
🧠	**Clínica**	As lesões elementares são pápulas e placas eritematosas lineares decorrentes da presença do agente etiológico que, ao penetrar na pele, desloca-se em um trajeto ligeiramente saliente e sinuoso, levando à formação de quadro dermatológico típico (Figura 1). O número de lesões é variável e ocorre com mais frequência nos membros inferiores. O prurido é intenso e piora com o ato da coçadura, que estimula a movimentação do nematódeo. Este é capaz de avançar de milímetros a poucos centímetros diariamente (Figura 2). Formas clínicas com aspecto papuloso (Figura 3), vesiculoso (Figura 4) ou edematoso (Figura 5) podem ocorrer. Estas podem ser de difícil diagnóstico. A intensidade do prurido e a história de contato com solo arenoso podem ajudar na suspeita clínica. Múltiplas lesões simultâneas não são infrequentes (Figura 6). Infecção secundária pode complicar a lesão (Figura 7), assim como ulceração por intenso prurido (Figura 8).
🔍	**Diagnóstico**	É clínico-epidemiológico e não oferece dificuldade na maioria dos casos. O exame cuidadoso permite a identificação da lesão com configuração linear e/ou serpiginosa característica. Relato de contato recente com terreno arenoso é o habitual. Eosinofilia sérica é rara.
≠	**Diagnóstico diferencial**	É feito principalmente com outros parasitos migratórios: miíase, loíase, gnatostomíase e infecção por cercárias. Eczema de contato e tinha do corpo podem adquirir aspecto sinuoso e causar dúvida diagnóstica.
💊	**Tratamento**	As lesões se curam espontaneamente em 1 a 3 meses. Em infestações localizadas, o tratamento tópico é o de escolha, com tiabendazol 5% em veículo lipofílico (p. ex., pomada). Associação com neomicina, como a encontrada em algumas apresentações comerciais, somente deve ser feita se for identificada infecção secundária. O tratamento oral está indicado em casos mais extensos e pode ser feito com albendazol 400 mg/dia durante 3 dias, ou ivermectina 200 µg/kg dose única, ou tiabendazol na dose de 25 mg/kg 2 vezes/dia durante 3 dias consecutivos. No manejo do paciente com larva *migrans*, a prevenção com o uso de calçados e a vermifugação dos animais domésticos devem ser ressaltadas.

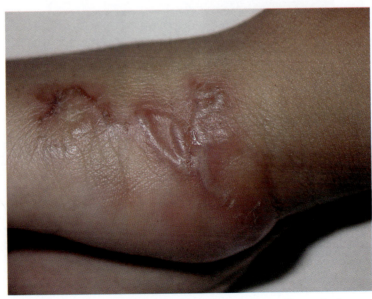

FIGURA 1 Larva *migrans* cutânea. Placa eritematosa típica apresentando configuração linear de aspecto serpiginoso.

Seção 2 | Afecções Dermatológicas de A a Z

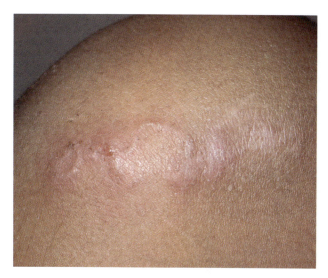

FIGURA 2 Larva *migrans* cutânea. Placa eritematosa linear de desenho sinuoso localizada no ombro esquerdo, com hipocromia residual na porção mais antiga da lesão e coloração eritematosa na borda ativa da lesão.

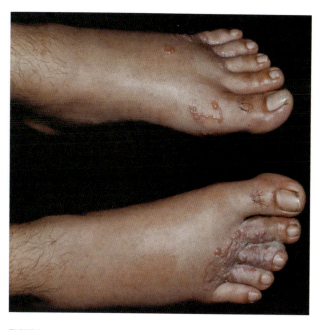

FIGURA 4 Larva *migrans* cutânea. Vesículas de configuração linear serpiginosa localizadas no dorso dos pés que apresentam edema importante até altura do tornozelo.

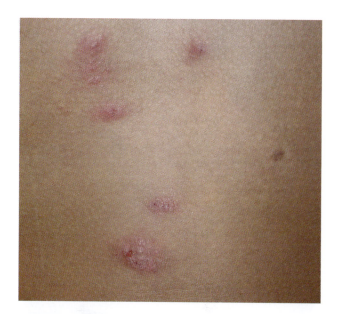

FIGURA 3 Larva *migrans* cutânea. Pápulas eritematosas com base edematosa e escoriação na superfície localizadas no tronco de paciente que limpou uma fossa sem proteção adequada.

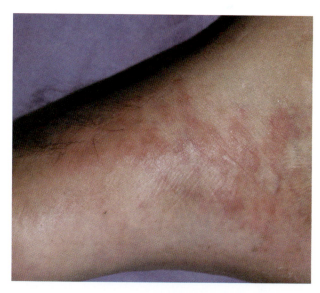

FIGURA 5 Larva *migrans* cutânea. Placas e pápulas eritematoedematosas com desenho serpiginoso que apresentou total resolução com ivermectina oral.

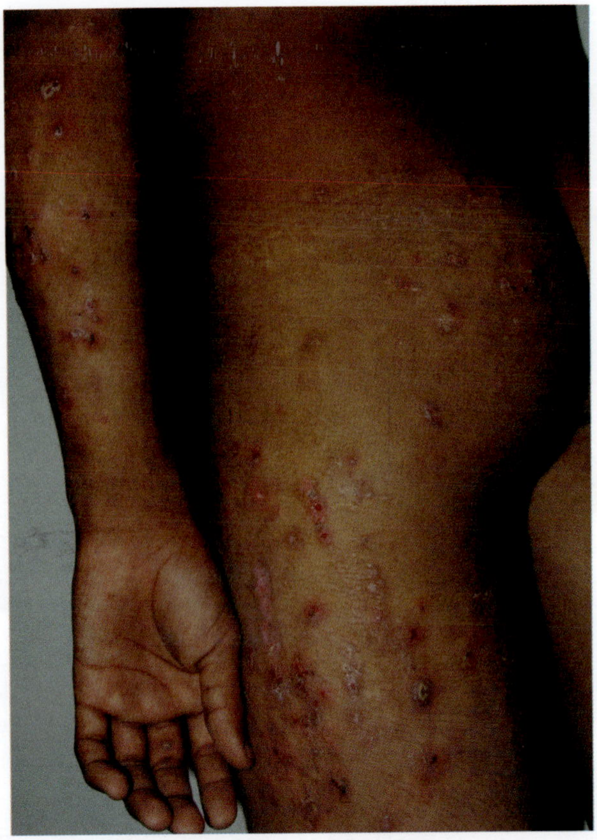

FIGURA 6 Larva *migrans* cutânea. Diversas pápulas e placas, algumas apresentando configuração linear. Áreas exulceradas, presença de crostas e hiperceratose são notadas, decorrentes do prurido intenso.

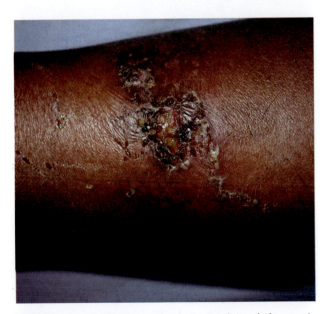

FIGURA 7 Larva *migrans* cutânea. Lesão típica de larva *migrans* apresentando eritema que ultrapassa a base da lesão associado à presença de pus e crosta melicérica, configurando infecção secundária.

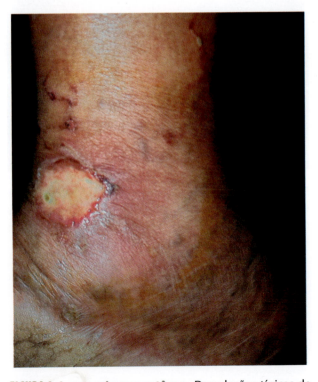

FIGURA 8 Larva *migrans* cutânea. Duas lesões típicas de larva *migrans* com área ulcerada decorrente de prurido intenso.

LEIOMIOMA

Rosa Maria Rabello Fonseca

=	**Sinonímia**	Leiomioma superficial, leiomioma cutâneo, tumor superficial benigno do músculo liso.
	Epidemiologia	São tumores raros. Existem dados discordantes na literatura a respeito da incidência dos diferentes sublipos. Alguns autores consideram o piloleiomioma, enquanto outros citam o angioleiomioma como o mais frequente. História familial positiva pode existir em alguns casos, bem como relato em gêmeos.
?	**Etiologia**	São tumores benignos derivados de músculo liso, músculo eretor dos pelos, dartos, músculo liso de mama e vulva, e músculo liso de vasos dérmicos. A maioria dos leiomiomas é esporádica. No entanto, há casos familiais que são transmitidos por herança autossômica dominante com penetrância variável.
	Clínica	São pápulas ou nódulos, geralmente pequenos (< 1 cm), na maioria das vezes, dolorosos à palpação ou espontaneamente, sobretudo quando expostos ao frio. A lesão pode ser única ou múltipla. Existem três variedades, de acordo com sua origem. **Angioleiomioma.** Deriva da musculatura lisa dos vasos dérmicos. Apresenta-se como nódulo subcutâneo firme, solitário, doloroso ou não, localizado preferencialmente nos membros inferiores, e é mais frequente nas mulheres. **Piloleiomioma.** Origina-se dos músculos eretores dos pelos. Normalmente são múltiplos e, com frequência, confluem em placas (Figuras 1 a 3). Tipicamente, surgem no início da idade adulta e acometem igualmente ambos os sexos. Localizam-se principalmente no tronco, em especial nos ombros e nos membros inferiores. Existem casos familiares de mulheres portadoras de piloleiomiomas múltiplos que apresentam associadamente miomas uterinos (síndrome de Reed), cuja patogenia reside em alterações do gene localizado no cromossomo 1q42.3-43, que codifica a síntese da fumarato-hidrase (enzima com ação supressiva tumoral). A associação com tumor renal é rara. **Leiomioma genital.** Aqueles localizados no escroto originam-se do músculo dartoico; os da vulva surgem nos grandes lábios, oriundos da musculatura lisa superficial; e os localizados na aréola mamária (Figura 4) são considerados variantes de piloleiomioma. Apresentam-se como nódulos solitários, sésseis ou pedunculados, não dolorosos, localizados em aréola mamária, mamilo, vulva, pênis ou escroto.
🔍	**Diagnóstico**	Clínico e histopatológico. Os leiomiomas são compostos por fascículos entrelaçados de células musculares lisas, com núcleos alongados e extremidades rombas, com o aspecto característico de charuto. O citoplasma é abundante e eosinofílico. Nos angioleiomiomas, as células estão distribuídas em torno dos vasos sanguíneos.
≠	**Diagnóstico diferencial**	Dermatofibroma, schwannoma, neurofibroma, tumores de anexos e metástase cutânea. Lembrar a sigla LENDANEGG, que se refere a um acrônimo para os tumores dolorosos (leiomioma, espiroadenoma écrino, neuroma, dermatofibroma, angiolipoma, neurilemoma, endometrioma, tumor glômico, tumor de células granulares).
	Tratamento	Excisão cirúrgica é o tratamento de escolha para lesões solitárias. Na impossibilidade, devido ao grande número de lesões, o tratamento com nitroglicerina, nifedipino ou ablação com *laser* de CO_2 pode ser útil no alívio da dor.

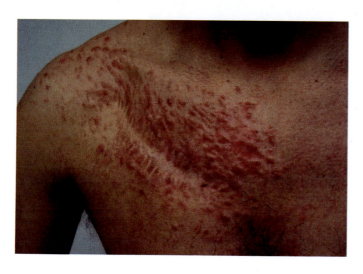

FIGURA 1 Leiomioma. Múltiplas pápulas eritematoacastanhadas, dolorosas, coalescendo e formando placas no tronco. A cicatriz indica o local de uma cirurgia prévia para remoção de leiomiomas, tendo havido recidiva posterior.

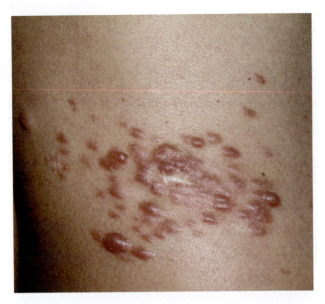

FIGURA 2 **Leiomioma.** Lesões papulonodulares em placa, dolorosas à palpação ou espontaneamente. A paciente obteve melhora parcial com o uso de nifedipino. Foi submetida à histerectomia por leiomioma uterino, configurando a síndrome de Reed (leiomioma uterino precoce e leiomioma cutâneo).

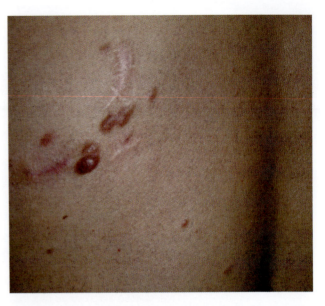

FIGURA 3 **Leiomioma.** Cicatriz cirúrgica resultante da exérese de algumas lesões de leiomioma. Novas lesões surgiram na periferia.

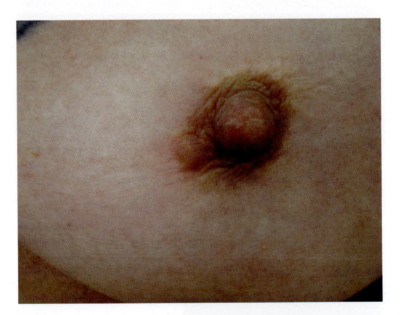

FIGURA 4 **Leiomioma.** Pequeno nódulo, assintomático, localizado na aréola mamária.

LEISHMANIOSE TEGUMENTAR AMERICANA

Valeska Albuquerque Francesconi

Sinonímia — Leishmaniose cutânea, úlcera de Bauru, ferida brava, nariz de tapir.

Epidemiologia — A leishmaniose tegumentar (LT) é uma das 17 doenças negligenciadas, com 350 milhões de pessoas sob risco de adquirir a infecção em 98 países. Segundo estimativa da Organização Mundial da Saúde (OMS), 1 a 2 milhões de casos novos de leishmaniose são diagnosticados anualmente, sendo três quartos desses casos de acometimento cutâneo. É considerada uma das nove mais importantes doenças infecciosas, pelo seu alto coeficiente de detecção e potencial para produzir cicatrizes e deformidades. Os casos de LT que ocorrem no continente americano são chamados de leishmaniose tegumentar americana (LTA). Nas Américas, a leishmaniose é documentada desde o extremo sul dos EUA até o norte da Argentina, com exceção de Chile e Uruguai. O Brasil, junto com outros oito países, representam 90% de todos os casos documentados de leishmaniose tegumentar. Em nosso país, existe ampla distribuição da doença cutânea, com registro de casos em todo o território nacional, com incidência média de 15,3 casos por 100.000 habitantes. Esta incidência na Amazônia brasileira pode dobrar a média nacional, com valores que alcançam 30 casos por 100.000 habitantes em algumas regiões.

Etiologia — Denominam-se leishmaniose cutânea os casos de infecções cutâneas causadas por protozoários do gênero *Leishmania*. Estes são parasitos dimórficos, por possuírem duas formas de vida, e heteroxênicos, por necessitarem de dois tipos de hospedeiros para completar o seu ciclo biológico. Em sua forma flagelada, denominada promastigota, a *Leishmania* é capaz de infectar algumas espécies de flebotomíneos, que são artrópodes da ordem Diptera, família Psychodidae e subfamília Phlebotominae. Esses são os vetores da doença. No Brasil, das 229 espécies de flebotomíneos, 19 espécies são consideradas vetores da leishmaniose para humanos e animais. As principais espécies envolvidas na transmissão da LTA são: *L. whitmani*, *L. intermedia*, *L. wellcomei*, *L. aviscutellata*, *L. migonei* e *L. umbratilis*. Logo após o repasto sanguíneo, o parasito penetra na pele do mamífero, evoluindo para a sua forma aflagelada, denominada amastigota e, assim, completa o seu ciclo biológico. Nas Américas, os principais reservatórios naturais da doença são os mamíferos silvestres: preguiça (*Choloepus didactylus*), tamanduá (*Tamandua tetradactyla*), marsupiais (*Didelphis marsupialis*), roedores (*Proechymis* e *Oryzomys*) e primatas (*Cebus apella* e *Chiropotes satanas*). Entre os principais reservatórios domésticos, já foram descritos cão, equinos e muares, roedores domésticos ou sinantrópicos. O homem é um hospedeiro acidental quando penetra na floresta, e esse ciclo biológico é denominado zoonótico. O ciclo antroponótico é quando o homem reside próximo de áreas endêmicas localizadas em regiões urbanas ou periurbanas. O homem, neste contexto epidemiológico, contribui para a perpetuação do ciclo de transmissão. Já foram identificadas sete espécies causadoras de LTA no território nacional – seis do subgênero *Viannia* e uma do subgênero *Leishmania*. As três principais espécies causadoras de LTA em nosso país são: *L. (V.) braziliensis*, que é a espécie mais abundante, *L. (V.) guyanensis*, principal espécie causadora de leishmaniose na porção norte da região Amazônica, e *L. (L.) amazonensis*.

Clínica — A doença acomete principalmente indivíduos do sexo masculino, jovens e adultos, em fase produtiva, o que caracteriza a ocorrência ocupacional nas frentes de trabalho, associada a desflorestamento, penetração em áreas de florestas virgens e exercícios militares. Em áreas endêmicas, pode haver percentuais expressivos de crianças e mulheres acometidas pela doença. Importante também ressaltar que as infecções acometem turistas que visitam áreas endêmicas. Já foram propostas diversas classificações clínicas para a leishmaniose. A mais utilizada é a descrita por Marzochi em 1994.

Infecção subclínica ou inaparente. Não há lesão cutânea ativa ou cicatrizada. A evidência da infecção é indireta, por demonstração da reatividade ao teste cutâneo de Montenegro (Figura 1), por detecção de anticorpos específicos e/ou pela presença de DNA parasitário evidenciado por métodos moleculares.

Leishmaniose cutânea localizada. É a forma clínica mais comum da LTA. Manifesta-se tipicamente com úlcera de borda emoldurada (Figura 2), situada no local da picada do flebotomíneo infectado, após um período de incubação que pode durar de 15 dias a 3 meses. Nas fases iniciais, o local torna-se eritematoso, seguido pela formação de uma pápula (Figura 3). Esta se torna cada vez mais infiltrada, apresenta crescimento centrífugo que culmina em ulceração central, decorrente de necrose epidérmica (Figura 4). A base da úlcera é tipicamente de tecido de granulação grosseiro, sem a presença de *debris* ou fibrina. A borda característica é firme, endurada e pouco dolorosa. As úlceras localizam-se mais comumente nas áreas expostas do corpo, por ocorrerem exatamente no local da picada do flebotomíneo. O tamanho da lesão pode variar de milímetros a medidas superiores a 20 cm, mas na maioria das vezes mede poucos centímetros (Figura 5). Do ponto de vista imunológico, existe equilíbrio entre a resposta imune específica com uma posterior resposta reguladora de citocinas do tipo 2. A intradermorreação de Montenegro geralmente é positiva, com a possibilidade de manter-se negativa nas fases iniciais. Cura espontânea pode acontecer, com uma taxa que pode chegar a 86% após 1 ano.

Leishmaniose cutânea atípica. É quando a lesão não é manifestada por úlcera. A variedade de morfologias relacionadas à infecção faz com que a LTA seja incluída no grupo das grandes simuladoras. Dentre as formas atípicas, destacam-se as lesões verrucosas (Figura 6), as placas, os tubérculos, as lesões vegetantes, as lesões liquenoides, os nódulos, as lesões lupoides e as lesões sarcoídicas.

Leishmaniose linfática. Aumento de linfonodos e demais estruturas do sistema linfático são frequentemente associados à infecção pela leishmaniose tegumentar americana. Linfangite nodular ascendente (Figura 7) refere-se ao cordão linfático espessado com sinais inflamatórios acompanhados de linfonodos também de características inflamatórias ao longo do trajeto da lesão até os linfonodos de drenagem regionais. Esta apresentação clínica, em semelhança à esporotricose, é denominada distribuição esporotricoide. A taxa de acometimento linfático varia conforme a espécie. Raramente o acometimento linfático precede a lesão da pele ou é exclusivo. Para casos muito inflamatórios, a terminologia leishmaniose bubônica já foi utilizada.

Leishmaniose recidiva cútis. É quadro de recidiva da leishmaniose cutânea localizada. Foi descrita primeiramente no velho mundo, com reativação da lesão meses a anos após a resolução da leishmaniose cutânea localizada, com surgimento de pápulas, eritema na periferia da cicatriz da infecção prévia, indicando atividade da doença. Com o tempo, nova úlcera pode ser formar (Figura 8). Tratamento inadequado e cura espontânea são considerados fatores de risco para o surgimento dessa forma clínica. A persistência de parasitos nas lesões cicatriciais é uma das explicações para o desenvolvimento da leishmaniose recidiva cútis. De intervalo variável, há relatos de lesões com ressurgimento até 30 anos após a cicatrização da lesão primária.

Leishmaniose disseminada. É definida por presença de mais de 10 lesões em dois ou mais segmentos corporais não contíguos (Figura 9). O número de lesões pode ser bem variável, podendo chegar a centenas. Esta apresentação clínica foi descrita em pacientes infectados por *L. braziliensis*, mas também pode ocorrer nos casos de *L. guyanensis*, *L. panamensis* e *L. amazonensis*. A lesão inicial, muitas vezes, é semelhante à da forma localizada, mas ao longo de dias a semanas novas lesões surgem, geralmente papulosas, podendo haver distribuição folicular, conferindo um quadro acneiforme, além de pústulas, placas, lesões verrucosas, que podem ou não sofrer ulceração central. Neste tipo de apresentação, as manifestações constitucionais sistêmicas como febre, astenia e mal-estar estão presentes na fase de disseminação das lesões. Pode ocorrer acometimento mucoso.

Leishmaniose cutânea difusa. Também chamada de leishmaniose cutânea anérgica, é a forma polar pauci-imune das apresentações clínicas da leishmaniose tegumentar. Caracteriza-se por múltiplas lesões com número elevado de parasitos e ausência de positividade para o teste cutâneo de Montenegro. Nesta variante, não há formação de úlceras, encontram-se placas pápulas ou nódulos com distribuição relativamente simétrica em todo o tegumento, conferindo aspecto muito semelhante ao da hanseníase virchowiana. No Brasil, a *L. amazonensis* é a causadora desta forma clínica.

Leishmaniose dérmica pós-calazar. É o tipo de acometimento cutâneo que ocorre nos pacientes portadores de leishmaniose visceral. Esta apresentação está associada a *L. donovani*. Porém, no Brasil, casos pós-calazar foram descritos em pacientes infectados por *L. infantum*, imunossuprimidos – HIV-positivos e pós-transplantados. Clinicamente, caracteriza-se por diversas a múltiplas lesões de distribuição simétrica com máculas hipocrômicas ou pápulas e nódulos. São lesões ricas em parasitos.

Leishmaniose mucosa. Por ser complicação da leishmaniose cutânea, encontra-se enquadrada na classificação das LTA. É considerada a forma polar de hiper-reatividade celular. Acomete as mucosas das vias respiratórias superiores, tais como: mucosa nasal, mucosa da cavidade oral (Figura 10), mucosa da faringe e mucosa da laringe. É o tipo clínico com maior potencial destrutivo e de maior probabilidade de evoluir com sequelas. Em geral, decorre da disseminação hematogênica dos parasitos oriundos de uma infecção tegumentar e, geralmente, manifesta-se meses a anos após a infecção primária. Pode ocorrer acometimento concomitante com lesão de pele e, nestes casos, denomina-se leishmaniose cutaneomucosa. Esta forma clínica é exclusiva do subgênero *Viannia* e a *L. braziliensis* é a principal causadora. A reação imunológica tecidual do tipo celular é muito intensa e, por conta disso, raramente encontram-se parasitos na lesão, quando utilizadas técnicas de observação direta.

Diagnóstico

O diagnóstico da LTA se faz por identificação do parasito nas amostras teciduais.

Exame direto. Consiste em análise de um esfregaço da lesão cutânea que pode ser corado por diferentes técnicas tricrômicas ou pelo pan-óptico. No caso das lesões ulceradas, o local de coleta ideal é a porção cruenta da borda da ferida. Considera-se um exame positivo quando as formas amastigotas são identificadas na lesão. A maior taxa de positividade ocorre nas lesões com menos de 3 meses de evolução e nas formas clínicas menos inflamatórias.

Histopatológico. Pode demonstrar os amastigotas e auxilia o diagnóstico diferencial das diversas apresentações clínicas da leishmaniose.

Cultura. É realizada apenas em centros de pesquisa. Parte do material coletado é encaminhada para a realização de cultura em meio semissólido, Novy, Mc Neal e Nicolle (NNN), ou meio líquido Zenaide ou infusão de coração e cérebro. Diferentemente dos exames anteriores, na cultura identifica-se a forma promastigota, quando há o crescimento do protozoário.

Técnicas para detecção de resposta imune específica. Pode ser realizada pelo teste cutâneo de Montenegro, pela imunofluorescência indireta e/ou pelo ensaio imunoenzimático. Estes métodos são utilizados para categorizar o tipo de reação imune do hospedeiro, geralmente positiva em casos com boa imunidade celular. Atualmente pouco utilizados na prática clínica e de pouco valor para os casos ulcerados nas áreas endêmicas.

Identificação da espécie. Não pode ser realizada por nenhuma das técnicas diagnósticas anteriores. A eletroforese de multilocos enzimáticos (MLEE), também chamados de isoenzimas, utiliza a caracterização bioquímica baseada na mobilidade eletroforética em pH de algumas proteínas predefinidas. É considerada a técnica padrão-ouro para identificação de espécies de *Leishmania* pela OMS. Este método tem como principais limitações: ser para uso exclusivo em formas promastigotas de cultura; precisar de laboratório específico com pessoal especializado. Os anticorpos monoclonais também são utilizados para reconhecer promastigotas de cultura de diferentes espécies. A identificação molecular de espécimes clínicos é dividida em dois estágios. No primeiro estágio detecta-se o gênero da *Leishmania*; após a confirmação, um segundo método é utilizado para a classificação em subgênero, em complexo ou em espécie. A grande maioria dos métodos para identificação de espécies clínicas é baseada na técnica da reação da cadeia de polimerase (PCR).

Diagnóstico diferencial

A LTA é diagnóstico diferencial de qualquer úlcera cutânea, especialmente as que possuem borda emoldurada. Tem capacidade de disseminação linfática e, por esta característica, deve ser incluída como diagnóstico diferencial da esporotricose e do carcinoma espinocelular. Na sua forma verrucosa, é incluída no grupo das PLECT (paracoccidioidomicose, leishmaniose tegumentar, esporotricose, cromomicose, tuberculose cutânea). Nas formas disseminadas pelo grande número de lesões e pela presença de sintomas sistêmicos, diferenciar de sífilis secundária, reação hansênica e linfomas. A forma difusa pode ser confundida com as formas virchowianas da hanseníase e com a micose fungoide. A forma mucosa deve ser diferenciada da paracoccidioidomicose e do carcinoma espinocelular.

Tratamento

Desde a descoberta dos antimoniais pentavalentes, em 1940, pacientes com leishmaniose vêm sendo tratados com esse sal. Estão entre as medicações de primeira escolha pela OMS e pelo Ministério da Saúde (MS) do Brasil. Entretanto, existem alguns fatores limitantes na sua utilização: toxicidade, altos custos direto e indireto, necessidade de esquemas terapêuticos prolongados, demora em se obter a cura, exclusiva via de administração parenteral, instabilidade química e surgimento de cepas de *Leishmania* primariamente resistentes. O antimoniato de N-metil-glucamina apresenta-se comercialmente com o nome de Glucantime®, em frascos de 5 mℓ com 1,5 g do sal antimoniato, contendo 405 mg de Sb^{+5}, com a equivalência de 81 mg do metal para cada mℓ da solução. Em nosso país, a dose recomendada pelo MS para o tratamento da leishmaniose cutânea é de 15 a 20 mg de Sb^{+5} por kg/dia, por via parenteral, intramuscular ou intravenosa, em doses consecutivas durante 20 dias, com limite máximo de 3 ampolas/dia. Se não houver cicatrização da lesão em 3 meses de acompanhamento, a medicação deverá ser reiniciada, utilizando-se a mesma dose, prolongando a duração para 30 dias. Os efeitos colaterais deste fármaco são bem conhecidos: toxicidade cardíaca, hepática, pancreática, renal e do sistema musculoesquelético. Essas alterações estão presentes em percentuais que variam de 10 a 50% dos casos e são dose e tempo-dependentes. O fármaco não deve ser administrado em gestantes por atravessar a barreira transplacentária e poder impregnar o tecido nervoso do feto, levando a síndromes graves de retardo mental. O tratamento destes casos consiste em cuidados locais, observação clínica e utilização de anfotericina B. Em casos de contraindicação ou falha terapêutica com os antimoniais, as medicações de segunda escolha são pentamidina e anfotericina B. No caso de infecção por *Leishmania guyanensis*, a pentamidina (isetionato de pentamidina) é o medicamento de escolha. As pentamidinas são diamidinas aromáticas que atuam como tóxicos celulares, provavelmente alterando o metabolismo da glicose e da síntese de ácidos nucleicos. No Brasil, é comercializado apenas o isetionato de pentamidina em frasco-ampola contendo 300 mg/sal. O mesmo deve ser diluído em 3 mℓ de água destilada para uso clínico em aplicações intramusculares profundas ou intravenosas. A dose preconizada pelo MS é de 4 mg/kg/dia a cada 2 dias, de 3 a 10 aplicações, e recomendando-se não ultrapassar a dose total de 2 g. Esquema semanal pode ser indicado como alternativa. Os principais efeitos adversos desse medicamento são: anorexia, astenia, náuseas, dor abdominal, dor no local da aplicação, abscesso subcutâneo estéril, mialgias, cefaleia, pirose, hepatite, palpitação, taquicardia, insuficiência renal reversível, hipotensão arterial, hipocalcemia, hiperglicemia e hipoglicemia reversíveis. É contraindicada em gestantes, diabetes melito, insuficiência renal, insuficiência hepática, doenças cardíacas e em crianças com peso inferior a 8 kg. O desoxicolato de anfotericina B é um antibiótico poliênico com excelente atividade *in vitro* na destruição da *Leishmania*. É um medicamento leishmanicida, que atua por ligação preferencial do fármaco aos esteróis (ergosterol ou episterol), presentes na membrana plasmática da *Leishmania*, alterando desta forma sua permeabilidade, e promovendo perda de nutrientes e lise celular. É considerado como tratamento de primeira escolha em gestantes e de segunda escolha quando não se obtém resposta ao tratamento com o antimonial pentavalente. A dose terapêutica recomendada pelo MS é inicialmente de 1 mg/kg/dia, por via intravenosa, diariamente ou em dias alternados sem, contudo, ultrapassar a dose de 50 mg em cada aplicação. Deve ser administrada até atingir a dose total de 1 a 1,5 g. Os efeitos adversos mais frequentes da anfotericina B são: febre, náuseas, vômito, hipopotassemia, flebite, anorexia, insuficiência renal, anemia, leucopenia e alterações cardíacas. É contraindicada sua administração em cardiopatas, hepatopatas e, especialmente, nefropatas.

FIGURA 1 Leishmaniose tegumentar americana. Pápula eritematosa com mais de 5 cm de diâmetro, configurando um teste de Montenegro positivo.

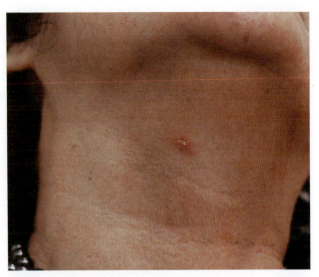

FIGURA 3 Leishmaniose tegumentar americana. Pápula eritematosa localizada na região do pescoço em uma senhora com leishmaniose cutânea.

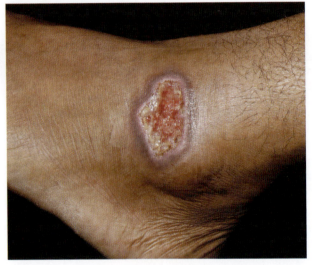

FIGURA 2 Leishmaniose tegumentar americana. Úlcera de bordas emolduradas, fundo grosseiramente granuloso e pouca fibrina, localizada na região maleolar esquerda.

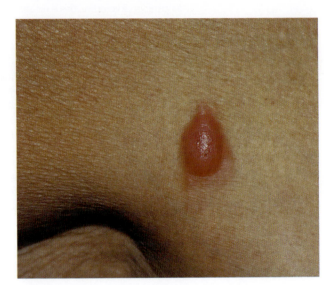

FIGURA 4 Leishmaniose tegumentar americana. Pápula com eritema bem intenso, com área central apresentando início da úlcera.

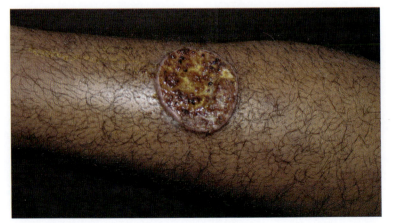

FIGURA 5 Leishmaniose tegumentar americana. Úlcera típica, localizada na região posterior da perna esquerda, com diâmetro superior a 5 cm.

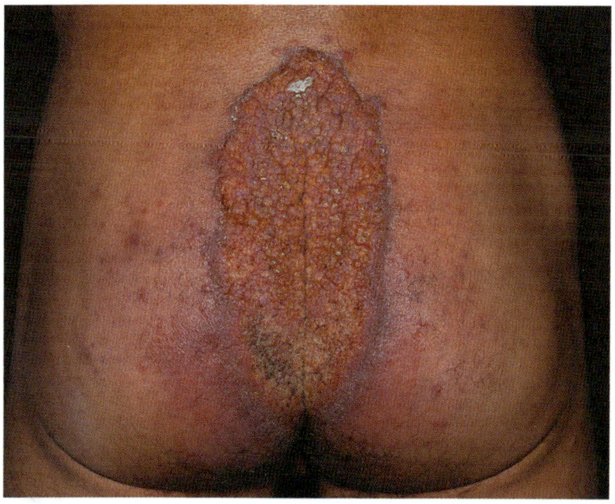

Seção 2 | Afecções Dermatológicas de A a Z 649

FIGURA 6 Leishmaniose tegumentar americana. Placa verrucosa, localizada na região glútea. Ao redor da lesão, eritema e pápulas satélites.

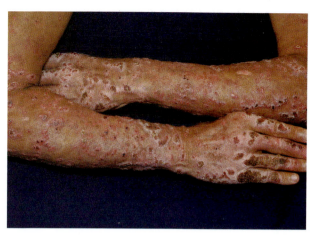

FIGURA 9 Leishmaniose tegumentar americana. Dezenas de lesões papulosas com superfície verrucosa distribuídas em todo o tegumento do paciente. Na foto podem-se observar as lesões presentes nos dois braços.

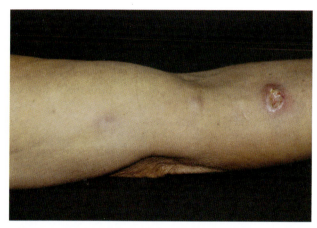

FIGURA 7 Leishmaniose tegumentar americana. Linfangite nodular ascendente localizada no braço esquerdo, em que se notam cordão linfático espessado e nódulos neste trajeto.

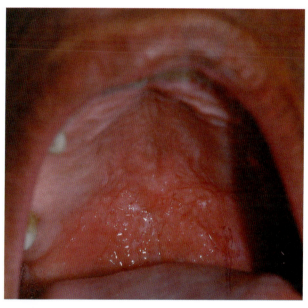

FIGURA 10 Leishmaniose tegumentar americana. Placa eritematosa localizada no palato mole.

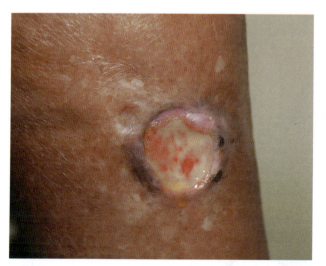

FIGURA 8 Leishmaniose tegumentar americana. Lesão ulcerada típica que surgiu a partir de cicatriz antiga de leishmaniose.

LENTIGO SIMPLES
Giuliana Bottino Rangel

=	**Sinonímia**	Lentigo *simplex*.
	Epidemiologia	Não tem predileção por etnia ou sexo. Geralmente presente ao nascimento, mas pode surgir na infância como única ou múltiplas lesões. A frequência do lentigo simples (LS) em crianças e adultos ainda não foi determinada. As máculas melanóticas orais são encontradas em adultos com 40 anos ou mais. Os locais mais comumente afetados são borda do vermelhão, gengiva, mucosa bucal e palato. Acima de 30% dos melanomas da cavidade oral em caucasianos e 60% nos japoneses são precedidos pelo lentigo simples. A mácula melanótica do lábio surge entre a 2ª e a 4ª década de vida e tem predileção pela mulher caucasiana.
	Etiologia	Aumento do número dos melanócitos com acréscimo de melanina. Presume-se que estas alterações decorram de um defeito intrínseco da homeostasia dos melanócitos e que também sejam influenciadas por fatores genéticos. LS não está relacionado à exposição solar.
	Clínica	Mácula circunscrita, marrom-clara ou escura, localizada em qualquer local da pele, medindo 1 a 5 mm (Figura 1). Existem algumas síndromes caracterizadas pela presença de numerosos lentigos, denominadas lentiginoses (Figura 2), acompanhadas de alterações em diversos órgãos. Máculas acastanhadas menores que 1 a 1,5 cm podem ocorrer nas mucosas oral, labial e genital (Figuras 3 e 4). Estas podem crescer lentamente ao longo dos anos, podendo também apresentar alteração da pigmentação.
	Diagnóstico	É clínico. A dermatoscopia é um exame que auxilia esse diagnóstico (Figura 5). A histopatologia pode complementar, quando necessário. Há aumento do número de melanócitos na camada basal, ocorrendo em contiguidade, além do alongamento de cones epidérmicos intensamente pigmentados, sem a formação de ninhos. Na dermatoscopia, observam-se rede regular de tramas espessas e espaços alargados. Nas lesões maculosas de mucosas, como a melanose do lábio, não há aumento de melanócitos, sendo isso discutido na literatura, por achados conflitantes.
≠	**Diagnóstico diferencial**	Efélides (lesões milimétricas em áreas fotoexpostas, com aumento de melanina nos ceratinócitos, que sofrem alterações quando expostas à radiação UV); mancha café com leite (mede alguns centímetros, independe de fotoexposição, apresenta aumento de melanina nos ceratinócitos); lentigo solar (lesões de cor marrom-clara a escura, medindo milímetros a centímetros, em áreas fotoexpostas, melanogênese aumentada, em geral com cones epidérmicos alongados, melanócitos geralmente em número normal); lentigo por PUVA (formato estrelado, pigmentação escura, melanossomas maiores do que nos lentigos solares); nevo melanocítico atípico; nevo melanocítico juncional; melanoma.
	Tratamento	Não necessita de tratamento.

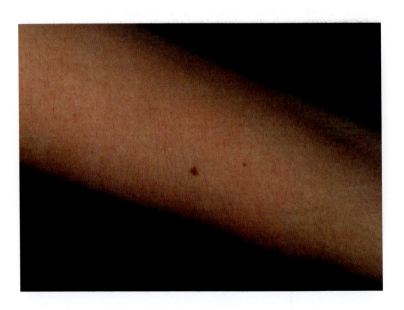

FIGURA 1 Lentigo simples. Mácula acastanhada milimétrica localizada no membro superior, não variando com a exposição solar. (Cortesia da Dra. Marcela Benez.)

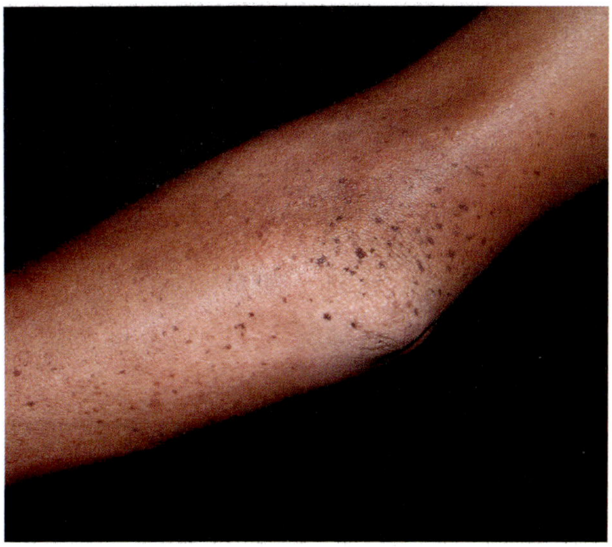

FIGURA 2 Lentiginose. Numerosos lentigos em paciente que apresentava convulsão, com síndrome a esclarecer.

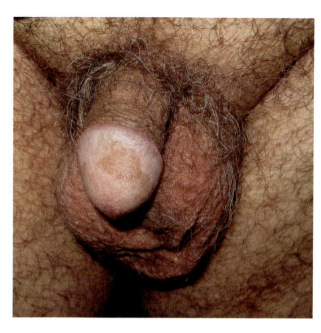

FIGURA 4 Mácula melanótica genital. Mácula acastanhada, apresentando crescimento lento.

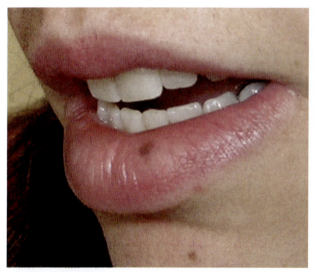

FIGURA 3 Lentigo labial ou mácula melanótica do lábio. Mácula hipercrômica, ovalada, na superfície do lábio inferior. Admite-se não haver aumento de melanócitos na histopatologia, diferentemente do lentigo simples.

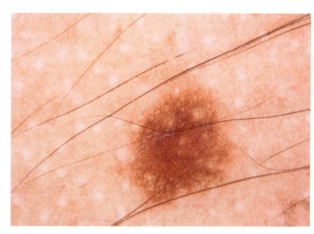

FIGURA 5 Lentigo simples. À dermatoscopia observa-se a presença de rede regular, acastanhada, distribuída uniformemente. (Cortesia da Dra. Marcela Benez.)

LEUCODERMIA *GUTTATA*

Fernanda Garcia Tassara

	Sinonímia	Hipomelanose *guttata* idiopática (HGI), leucodermia gotada.
	Epidemiologia	Ocorre em todas as etnias e sexos, embora haja relatos de maior prevalência nos fotótipos III e IV, em áreas fotoexpostas.
	Etiologia	Desconhecida. Parece haver dois tipos de leucodermia *guttata*: o actínico, que ocorre nas áreas fotoexpostas; e o familial, que não necessariamente acomete essas áreas, evidenciando, desta forma, possível predisposição genética.
	Clínica	São lesões maculares, assintomáticas, que variam de 1 mm a 2 cm de diâmetro, com limites bem definidos, de coloração branca (tipo "porcelana") (Figuras 1 e 2), que geralmente acometem as áreas fotoexpostas das extremidades, particularmente a face anterior da perna. Podem aumentar em número e tamanho com a idade. Em geral, poupam a face.
	Diagnóstico	É clínico. Na histopatologia, há diminuição focal do número de melanócitos, assim como achado de melanócitos com poucos malanossomos, hiperceratose ortoceratótica e áreas de atrofia epidérmica.
	Diagnóstico diferencial	Vitiligo, pitiríase versicolor, esclerose tuberosa, despigmentação química e hipocromia pós-inflamatória.
	Tratamento	A resposta aos tratamentos mais antigos propostos não é satisfatória. São usados: crioterapia, ácido tricloroacético (ATA), dermoabrasão e fulguração (eletrocirurgia), seguidos por tretinoína tópica, tacrolimo 0,1%. O uso de di-hidroxiacetona a 5%, 1 a 2 vezes/semana, minimiza o problema, oferecendo uma camuflagem (é necessário verificar se a cor obtida é cosmeticamente aceitável). Atualmente, uma nova opção de tratamento utiliza um aparelho que permite realizar microinfusão de medicamento na pele (MMP); nesse caso, administra-se a infusão de 5-fluoruracila (5-FU) dentro de cada lesão, com resultados estéticos bem satisfatórios. Em geral, realiza-se entre 1 e 2 sessões, com intervalo médio de 30 dias.

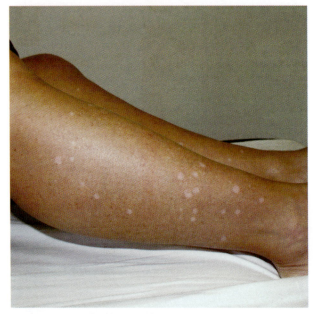

FIGURA 1 Leucodermia *guttata*. Numerosas máculas cor de "porcelana" bem delimitadas. (Cortesia do Dr. Sérgio Serpa.)

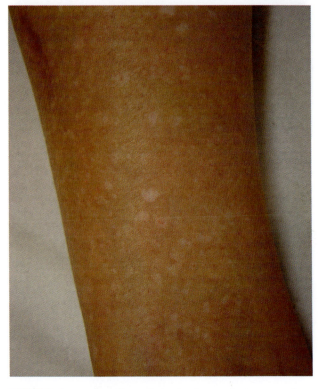

FIGURA 2 Leucodermia *guttata*. Lesões acrômicas, arredondadas, na área fotoexposta do membro inferior.

LINFOMAS CUTÂNEOS PRIMÁRIOS

Denis Ricardo Miyashiro • José Antonio Sanches

Linfomas cutâneos primários são linfomas de células T ou B que se manifestam na pele, sem evidências clínicas ou laboratoriais de comprometimento extracutâneo no momento do diagnóstico. Geralmente, apresentam evolução clínica e prognóstico diferentes dos linfomas sistêmicos com histologia semelhante, que podem acometer a pele secundariamente. Desta forma, sistemas de classificação recentes para linfomas não Hodgkin incluem os linfomas cutâneos primários como entidade distinta. A pele é o segundo local mais frequente de linfoma não Hodgkin extranodal, com incidência anual estimada de 1:100.000 pessoas.

Em 2005, a Organização Mundial da Saúde (OMS) e a European Organization for Research and Treatment of Cancer (EORTC), após consenso, publicaram a classificação para linfomas cutâneos, que foi atualizada em 2016.

Este capítulo aborda os linfomas cutâneos primários mais relevantes na prática clínica:
- Linfomas cutâneos primários de células T
    - Micose fungoide
    - Síndrome de Sézary
    - Desordens linfoproliferativas cutâneas primárias CD30-positivas (papulose linfomatoide, linfoma anaplásico de grandes células T CD30+ cutâneo primário, *borderline*)
    - Leucemia/linfoma de células T do adulto
    - Linfoma de células T subcutâneo paniculite-símile
    - Linfoma de células NK/T extranodal, tipo nasal
    - Desordem linfoproliferativa cutânea primária de pequenas e médias células T pleomórficas CD4+
    - Linfoma cutâneo primário agressivo de células T CD8+ epidermotrópicas
    - Linfoma cutâneo primário acral CD8+
    - Linfoma cutâneo de células T γδ
    - Linfoma cutâneo primário de células T periféricas, não especificado
- Linfomas cutâneos primários de células B
    - Linfoma cutâneo primário centrofolicular
    - Linfoma cutâneo primário de zona marginal
    - Linfoma cutâneo primário difuso de grandes células B, tipo perna.

Linfomas cutâneos primários de células T
Micose fungoide

	Sinonímia	Não tem outra nomenclatura.
	Epidemiologia	A micose fungoide (MF) é o subtipo mais comum de linfoma cutâneo de células T (LCCT) e corresponde a aproximadamente 50% de todos os casos de linfomas cutâneos primários. Acomete, preferencialmente, adultos, com idade média ao diagnóstico de 55 a 60 anos; porém, pode ocorrer em crianças e adolescentes. Há predileção pelo sexo masculino, com razão homem:mulher de 1,6 a 2,0:1.
	Etiologia	Desconhecida.
	Clínica	A MF é uma doença crônica, de evolução indolente. Em sua manifestação clássica, apresenta lesões iniciais na forma de *patches* (Figuras 1 a 3), que evoluem ao longo de anos a placas mais infiltradas (Figuras 4 a 6) e eventualmente tumores (Figuras 7 a 10) ou eritrodermia (Figuras 11 e 12). As lesões acometem preferencialmente áreas não fotoexpostas. Lesões em diferentes estágios evolutivos podem ocorrer simultaneamente em um mesmo paciente (Figura 13). As lesões tumorais podem ulcerar. A classificação da OMS-EORTC reconhece, além da forma clássica, as seguintes apresentações: • Foliculotrópica (Figura 14), com infiltrado foliculotrópico e frequentemente associado à mucinose folicular, acometendo principalmente a região de cabeça e pescoço e com prognóstico semelhante ao da fase tumoral da MF clássica • Reticulose pagetoide, com *patches* ou placas solitárias, geralmente nas extremidades e com evolução lenta • Cútis laxa granulomatosa, apresentando-se como pápulas e placas infiltradas, sarcóideas, evoluindo com desenvolvimento de pele laxa nas áreas de dobras, principalmente axilas e virilha e infiltrado granulomatoso com células T atípicas (Figura 15). Na prática clínica reconhecem-se outras variantes da doença, como as formas poiquilodérmica (Figuras 16 a 18), hipercrômica e hipocromiante (Figuras 19 e 20). A forma hipocromiante é observada com mais frequência em pacientes melanodérmicos e asiáticos, acometendo mais comumente crianças e jovens. Ela pode estar associada a lesões clássicas de micose fungoide ou não, e parece estar associada a melhor prognóstico. Nos estágios mais avançados da MF, pode haver disseminação da doença para linfonodos e órgãos viscerais, conferindo pior prognóstico.

Diagnóstico É realizado mediante achados clínicos e histopatológicos, com complementação por estudo imuno-histoquímico e biologia molecular.

Nas lesões precoces (*patches*), observa-se infiltrado linfocitário em faixa junto à membrana basal da epiderme, com poucas células atípicas pequenas a médias, em sua maioria confinadas à epiderme (epidermotropismo). Com a progressão da doença, o epidermotropismo fica mais intenso, podendo haver a formação de coleções intraepidérmicas de linfócitos atípicos (microabscessos de Pautrier). Na evolução para a forma tumoral, o infiltrado dérmico se torna mais difuso e denso, e as células maiores e o epidermotropismo podem não ser vistos. As células neoplásicas apresentam fenótipo de linfócitos T maduros de memória, CD3+, CD4+, CD45RO+, CD8–. Raros casos podem apresentar o padrão CD3+, CD4–, CD8+. Há perda variável de CD2, CD5 e CD7, o que favorece o diagnóstico. Na maioria dos casos, o rearranjo clonal de genes de receptores de células T pode ser detectado.

Para o estadiamento, além de hemograma e bioquímica completos, recomenda-se a realização da dosagem de desidrogenase láctica (DHL) e imunofenotipagem de linfócitos de sangue periférico, além da pesquisa de rearranjo clonal de genes de receptores de células T no sangue, quando disponível. A biopsia de linfonodo periférico é recomendada na presença de linfonodo palpável, maior que 1,5 cm de diâmetro, confirmado por exame de imagem. Exames de imagem são úteis também na avaliação de possível envolvimento visceral.

 Diagnóstico diferencial Hanseníase indeterminada, eczema, psoríase, dermatofitoses, farmacodermia, pseudolinfomas, outros linfomas epidermotrópicos.

 Tratamento Nos casos de doença restrita à pele, é feito com terapias direcionadas, como aplicação tópica de mostarda nitrogenada, carmustina, corticosteroides ou bexaroteno, fototerapia com UVB ou UVA associado ao psoraleno (PUVA), irradiação localizada ou total com elétrons. Nos casos de doença cutânea avançada ou casos refratários, podem ser utilizados alfainterferona, bexaroteno oral, clorambucila, metotrexato, denileucina diftitox, alentuzumabe, brentuximabe vedotina (conjugado anti-CD30 e agente antimicrotúbulos) isoladamente ou em associação com terapias tópicas. A poliquimioterapia está indicada apenas nos casos de envolvimento nodal ou sistêmico, ou no estágio tumoral disseminado refratário a outras terapias. Transplante alogênico de medula óssea é a única possibilidade com intenções curativas, mas sua alta morbimortalidade limita sua indicação a casos muito bem selecionados.

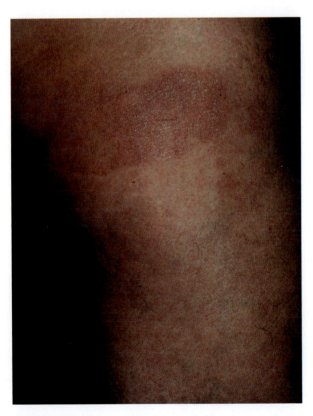

FIGURA 1 Micose fungoide. *Patch* eritematodescamativo na coxa direita.

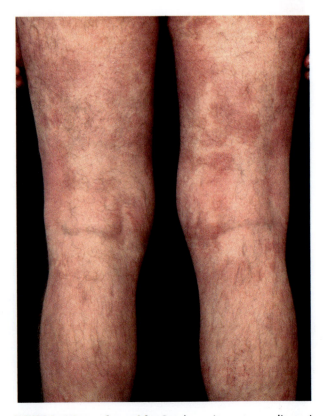

FIGURA 2 Micose fungoide. *Patches* eritematosos disseminados nos membros inferiores.

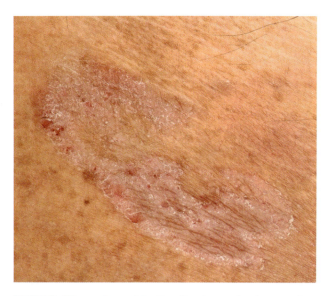

FIGURA 3 Micose fungoide. Detalhe de *patch* eritematodescamativo escoriado no tronco.

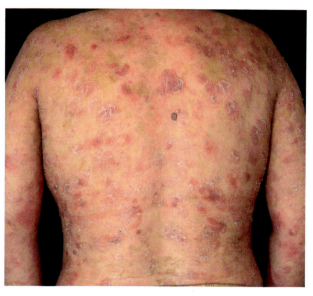

FIGURA 5 Micose fungoide. Múltiplos *patches* e placas eritematodescamativas no dorso e nos membros superiores.

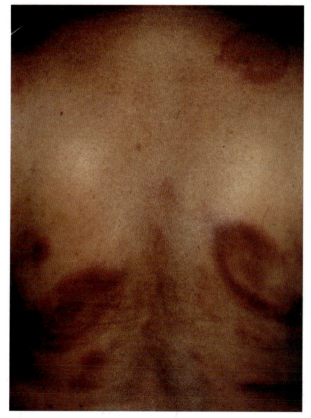

FIGURA 4 Micose fungoide. Placas eritematoinfiltradas no dorso.

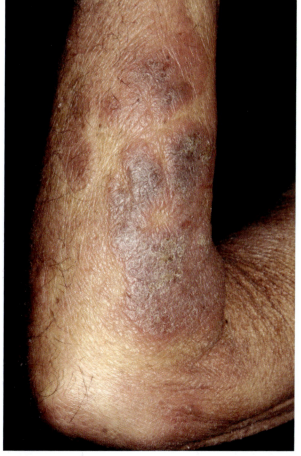

FIGURA 6 Micose fungoide. Placa eritematoinfiltrada descamativa no braço direito.

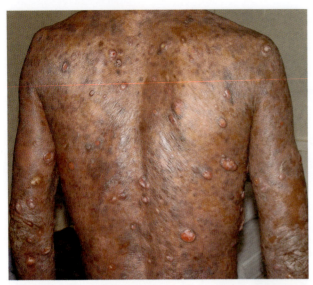

FIGURA 7 Micose fungoide. Múltiplos tumores no tronco e nos membros superiores, a maioria com ulceração.

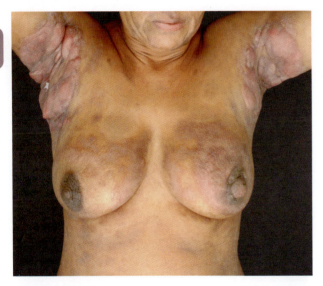

FIGURA 8 Micose fungoide. *Patches* eritematodescamativos no abdome, placas eritematoinfiltradas nas mamas e tumores nas axilas.

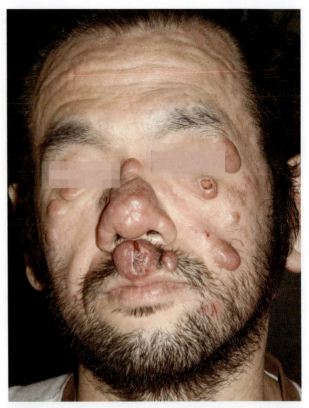

FIGURA 9 Micose fungoide. Múltiplos tumores na face.

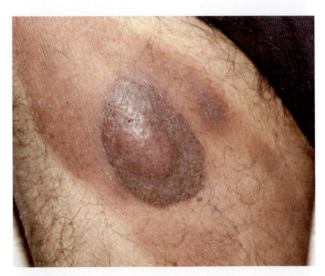

FIGURA 10 Micose fungoide. Tumor eritematovioláceo na coxa direita.

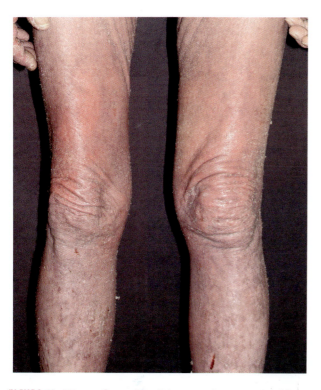

FIGURA 11 Micose fungoide. Eritema e descamação difusos acometendo membros inferiores. Observar as escoriações causadas por prurido intenso.

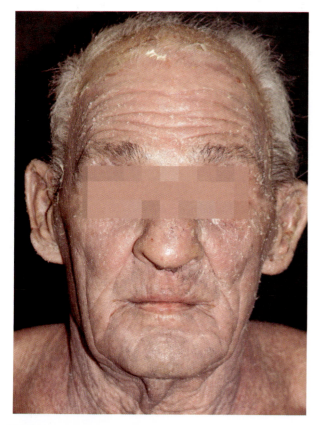

FIGURA 12 Micose fungoide. Eritema e descamação na face.

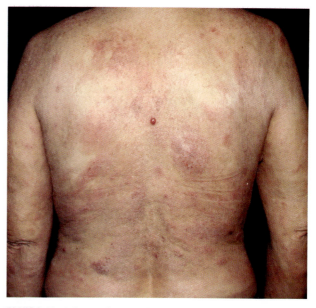

FIGURA 13 Micose fungoide. *Patches*, placas e pequenos tumores no tronco e nos membros superiores.

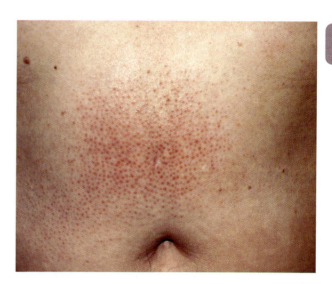

FIGURA 14 Micose fungoide. Paciente com micose fungoide foliculotrópica apresentando pápulas eritematosas de distribuição folicular no abdome.

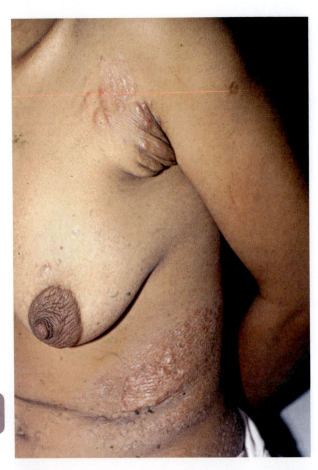

FIGURA 15 Cútis laxa granulomatosa. Pápulas acastanhadas infiltradas, sarcóideas, associadas a áreas de pele laxa na axila e no flanco esquerdos.

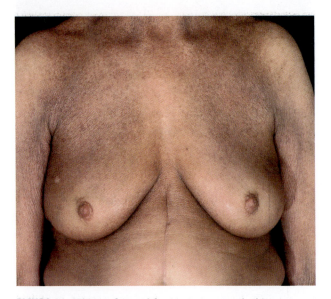

FIGURA 16 Micose fungoide. Lesões poiquilodérmicas no tronco e nos membros superiores.

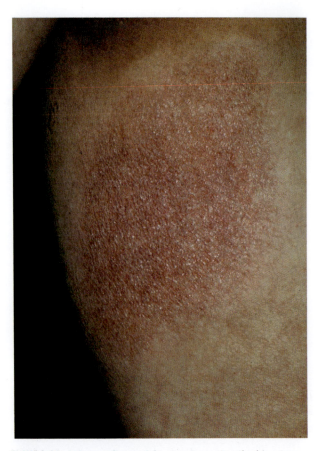

FIGURA 17 Micose fungoide. Lesão poiquilodérmica na coxa.

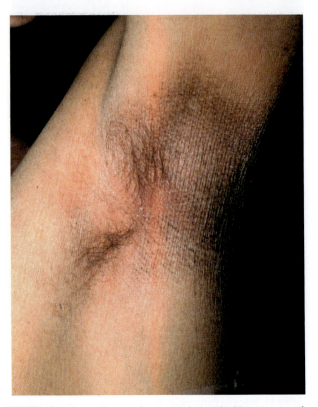

FIGURA 18 Micose fungoide. Lesão poiquilodérmica na axila esquerda.

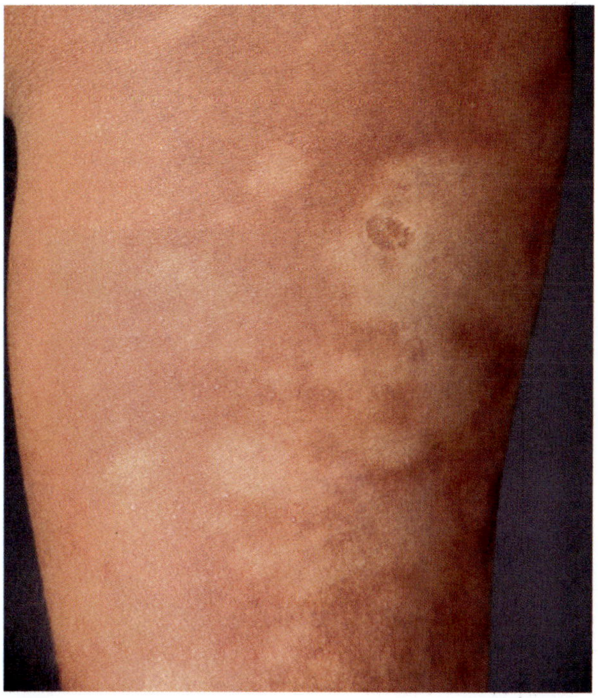

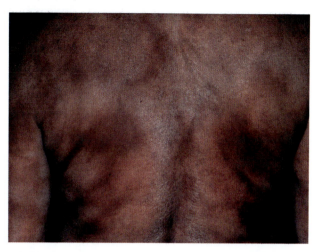

FIGURA 19 Micose fungoide. Lesões hipocrômicas na coxa.

FIGURA 20 Micose fungoide. Paciente apresentando lesões hipocrômicas e hipercrômicas no tronco e nos membros superiores.

Síndrome de Sézary

=	**Sinonímia**	Não tem outra nomenclatura.
	Epidemiologia	Doença rara, que acomete exclusivamente adultos.
	Etiologia	Desconhecida.
	Clínica	A síndrome de Sézary (SS) é definida pela tríade: eritrodermia, linfadenopatia generalizada e células T neoplásicas (células de Sézary) em pele, linfonodos e sangue periférico. Clinicamente, caracteriza-se por eritrodermia, que pode estar associada a edema e liquenificação, com prurido intenso (Figura 21). Comumente são observadas linfadenopatia (Figura 22), alopecia, onicodistrofia e hiperceratose palmoplantar (Figura 23).
	Diagnóstico	Os achados histopatológicos na SS são semelhantes aos encontrados na MF; no entanto, até um terço dos casos pode ser inespecífico. Os linfonodos mostram infiltrado denso de células de Sézary, com apagamento de sua estrutura normal. Quando há envolvimento da medula óssea, costuma ser esparso e predominantemente intersticial. Para o diagnóstico de SS, recomenda-se que haja presença de um ou mais dos seguintes critérios: número absoluto de células de Sézary no sangue periférico > 1.000/mm^3, anormalidades imunofenotípicas (relação CD4/CD8 > 10, CD4+CD26– ≥ 30%, CD4+CD7– ≥ 40%, ou perda de um ou mais antígenos de células T – CD2, CD3, CD4 ou CD5), demonstração de monoclonalidade das células T no sangue e na pele, detectada por PCR ou *Southern blot*.
≠	**Diagnóstico diferencial**	MF eritrodérmica, outras causas de eritrodermia (psoríase, eczema, farmacodermia).
	Tratamento	Um dos tratamentos de escolha é a fotoférese extracorpórea associada ou não a outras modalidades terapêuticas, como alfainterferona. As taxas de resposta parcial variam de 30 a 80% e total de 14 a 25%. Há ainda relatos do uso de alfainterferona associada ou não a PUVA, clorambucila associada a prednisona e metotrexato, com resultados positivos. Bexaroteno e alentuzumabe (anti-CD52) também se mostraram eficazes.

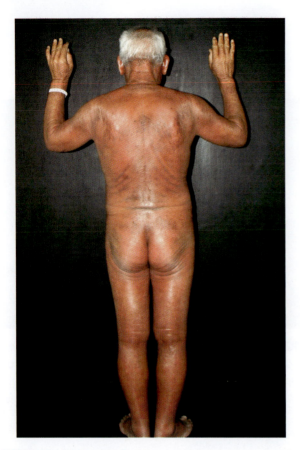

FIGURA 21 Síndrome de Sézary. Eritema, descamação, liquenificação e espessamento cutâneo difuso.

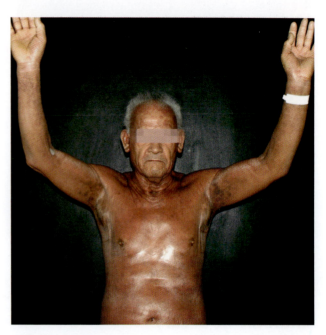

FIGURA 22 Síndrome de Sézary. Paciente com a síndrome apresentando eritrodermia e adenomegalias axilares.

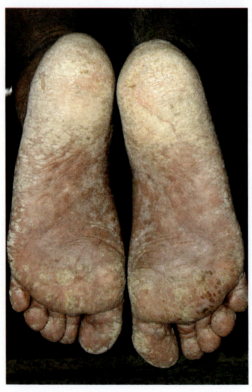

FIGURA 23 Síndrome de Sézary. Hiperceratose plantar em paciente com a síndrome.

Desordens linfoproliferativas cutâneas primárias CD-30 positivas (papulose linfomatoide, linfoma anaplásico de grandes células T CD30+ cutâneo primário, *borderline*)

=	**Sinonímia**	Não tem outra nomenclatura.
	Epidemiologia	As doenças linfoproliferativas CD30+ são o segundo grupo mais comum de LCCT, correspondendo a aproximadamente 30% dos casos. Papulose linfomatoide acomete principalmente adultos (idade média de 45 anos), do sexo masculino (proporção de 1,5 homem para cada mulher), mas pode ocorrer em crianças. Linfoma anaplásico de grandes células T cutâneo primário acomete adultos com idade média de 60 anos, razão homem:mulher de 3:1.
	Etiologia	Desconhecida. Formam um espectro de doenças, com o polo papulose linfomatoide, o polo linfoma anaplásico de grandes células T cutâneo primário, e casos intermediários, *borderline*.
	Clínica	Papulose linfomatoide é uma doença cutânea crônica e recorrente, com características histológicas sugestivas de linfoma CD30+. Há presença de pápulas, pápulas necróticas e/ou nódulos, com lesões em vários estágios de desenvolvimento, acometendo preferencialmente tronco e membros (Figuras 24 e 25). Há regressão espontânea das lesões individuais dentro de 3 a 12 semanas, podendo deixar cicatrizes superficiais. A sobrevida não é afetada; no entanto, estes pacientes apresentam risco aumentado para desenvolvimento de neoplasias linfoides malignas cutâneas ou nodais, como micose fungoide, linfoma anaplásico de grandes células e linfoma de Hodgkin, o que ocorre em 4 a 25% dos casos. Linfoma anaplásico de grandes células T cutâneo primário manifesta-se como nódulos ou tumores solitários ou localizados de crescimento rápido; podem sofrer necrose central e ulcerar (Figuras 26 e 27). Localizam-se preferencialmente no tronco. As lesões podem regredir espontaneamente em até um terço dos casos, mas recidiva e progressão extracutânea ocorrem em 10% dos pacientes, acometendo linfonodos regionais.
	Diagnóstico	Há seis subtipos histológicos principais de papulose linfomatoide. No tipo A, o mais frequente, há infiltrado de células grandes CD30+, por vezes multinucleadas ou semelhantes às células de Reed-Sternberg difusas ou formando pequenos agrupamentos, em meio a numerosas células inflamatórias como eosinófilos, histiócitos, linfócitos pequenos e neutrófilos. No tipo B, há infiltrado epidermotrópico de células atípicas pequenas com núcleo cerebriforme CD30+ ou CD30−, histologicamente semelhante à MF. No tipo C, há infiltrado monótono ou grandes agrupamentos de células T CD30+ grandes, com raras células inflamatórias reativas. No tipo D, há infiltrado epidermotrópico de células atípicas, pequenas a médias, CD8+ e CD30+, que histologicamente se assemelha ao linfoma agressivo de célula citotóxica CD8+ epidermotrópica. No tipo E, há linfócitos infiltrando parede de vasos, simulando linfomas angiocêntricos, e as células neoplásicas são CD8+. No tipo F, há infiltrado perifolicular, simulando MF foliculotrópica. As células tumorais CD30+ expressam CD4 na maioria dos casos; porém, fenótipos CD8+ e CD56+ já foram descritos. Antígenos de células T como CD45RO são expressos, com perda variável de CD2, CD3 e CD5. O rearranjo monoclonal de genes de receptores de células T é encontrado em 60 a 70% dos casos. No linfoma anaplásico de grandes células T cutâneo primário, os achados são idênticos aos da papulose linfomatoide tipo C: infiltrado dérmico denso de células grandes, atípicas, com expressão de CD30 em mais de 75% dessas células.
≠	**Diagnóstico diferencial**	Papulose linfomatoide: tubercúlide papulonecrótica, pitiríase liquenoide. Linfoma anaplásico de grandes células CD30+ cutâneo primário: linfoma anaplásico de grandes células T sistêmico com acometimento cutâneo secundário.
	Tratamento	A conduta expectante deve ser considerada, especialmente para pacientes com poucas lesões. Nos casos com lesões numerosas e disseminadas, metotrexato em baixas doses e fototerapia (particularmente PUVA) são as opções terapêuticas mais bem documentadas na literatura. A recidiva costuma ser rápida, dentro de semanas, após a suspensão do tratamento. Na presença de lesões maiores de linfoma anaplásico de grandes células, radioterapia pode ser indicada. Se houver lesões disseminadas ou refratárias, brentuximabe vedotina é indicado.

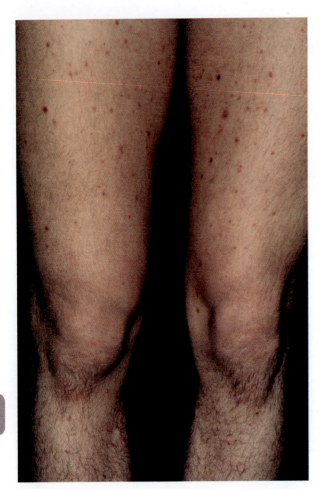

FIGURA 24 Papulose linfomatoide. Pápulas eritematosas, em diversos estágios de desenvolvimento, algumas com centro necrótico, acometendo os membros inferiores.

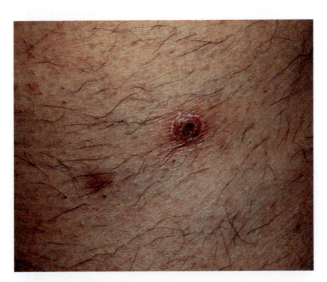

FIGURA 25 Papulose linfomatoide. Detalhe das lesões do paciente da Figura 24, mostrando pápulas eritematosas, uma delas com centro necrótico, na coxa.

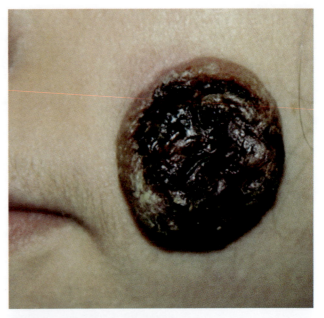

FIGURA 26 Linfoma anaplásico de grandes células T CD30+. Tumor único, ulcerado, na face.

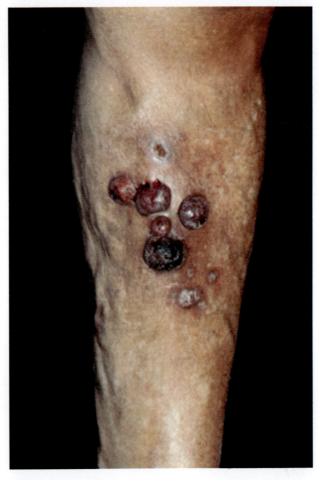

FIGURA 27 Linfoma anaplásico de grandes células T CD30+. Múltiplos nódulos e tumores ulcerados na perna.

Leucemia/linfoma de células T do adulto

=	Sinonímia	Não tem outra nomenclatura.
📈	Epidemiologia	Acomete indivíduos infectados pelo vírus HTLV-1, com idade média entre 50 e 60 anos. O HTLV-1 é um retrovírus endêmico no Japão, no Caribe, na África Subsaariana e em áreas da América do Sul (Nordeste do Brasil). É um linfoma sistêmico com acometimento cutâneo secundário. Até 50% dos pacientes apresentam lesões cutâneas específicas.
❓	Etiologia	Associado à infecção pelo HTLV-1.
👁	Clínica	As lesões cutâneas são polimórficas: podem apresentar-se como pápulas, placas, nódulos, tumores, eritrodermia e lesões purpúricas (Figuras 28 e 29).
🔍	Diagnóstico	Na pele, há infiltrado difuso com epidermotropismo proeminente de linfócitos pequenos, médios e grandes, com núcleos pleomórficos ou polilobados. As células neoplásicas expressam fenótipo CD3+, CD4+ e CD8−. Ocorre intensa expressão do receptor de interleucina 2 (CD25+) nas células linfomatosas, assim como rearranjo clonal dos genes do receptor da célula T (TCR). A determinação da integração clonal de genes do HTLV-1 nas células neoplásicas é encontrada em todos os casos e é útil na distinção entre linfoma/leucemia de célula T do adulto e MF/SS.
≠	Diagnóstico diferencial	Micose fungoide, linfoma anaplásico de grandes células, linfoma de células T periféricas não especificado.
💊	Tratamento	Tratamentos dirigidos à pele, com corticosteroides tópicos e fototerapia (UVB *narrow band* ou PUVA), são eficazes. Para formas com acometimento hematológico, linfonodal ou de outros órgãos, são indicados tratamentos sistêmicos com zidovudina associada a alfainterferona ou poliquimioterapia.

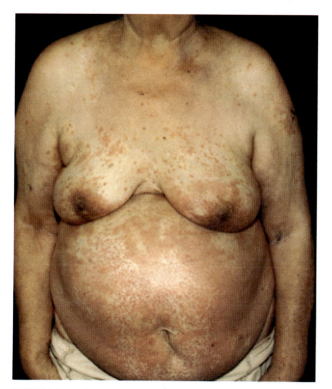

FIGURA 28 Linfoma/leucemia de células T do adulto. Múltiplas pápulas eritematoinfiltradas confluindo em grande placa no abdome.

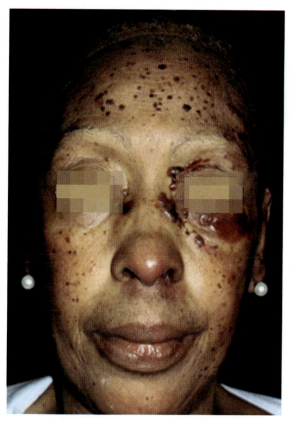

FIGURA 29 Linfoma/leucemia de células T do adulto. Pápulas e nódulos infiltrados na face.

Linfoma de células T subcutâneo paniculite-símile

Variante rara de LCCT, caracterizada pelo surgimento de nódulo solitário ou múltiplo e placas infiltradas, profundas, acometendo preferencialmente pernas, braços e tronco. Raramente ocorre ulceração. Com a regressão das lesões, formam-se áreas atróficas e retráteis de lipoatrofia (Figura 30). Acometimento extracutâneo é raro. O prognóstico é bom, com curso clínico prolongado. O principal diferencial se faz com a paniculite lúpica.

Linfoma de células NK/T extranodal, tipo nasal

Subtipo raro de linfoma de células NK e, mais raramente, de células T citotóxicas, associado à infecção pelo vírus Epstein-Barr. Tem curso clínico agressivo, sendo que a pele é acometida primária ou secundariamente a processo originário da cavidade nasal/nasofaringe. Apresenta-se como pápulas, nódulos ou tumores ulcerados, que levam à destruição tecidual na região centrofacial (Figura 31). Raramente acomete locais extranasais, como tronco e extremidades.

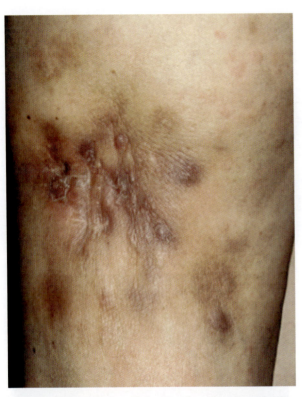

FIGURA 30 Linfoma de células T subcutâneo paniculite-símile. Pápulas e nódulos infiltrados profundos, evoluindo com área atrófica e retrátil na perna.

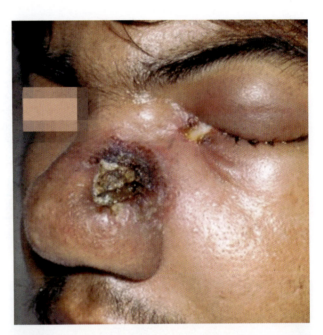

FIGURA 31 Linfoma de células NK/T extranodal, tipo nasal. Placa infiltrada, ulcerada na região centrofacial, com edema e infiltração malar e periocular.

Desordem linfoproliferativa cutânea primária de pequenas e médias células T pleomórficas CD4+

Anteriormente era classificada como linfoma cutâneo primário de pequenas e médias células T pleomórficas CD4+, mas, na atualização da classificação dos linfomas, de 2016, foi trocada a nomenclatura para desordem linfoproliferativa, devido à incerteza em relação à sua malignidade. Apresenta-se como placa ou tumor solitário, na cabeça, no pescoço ou no tronco superior. O prognóstico é excelente.

Linfoma cutâneo primário agressivo de células T CD8+ epidermotrópicas

Variante de LCCT rara e agressiva, caracterizada por proliferação de linfócitos T CD8+ citotóxicos com marcante epidermotropismo. As lesões papulosas, nodulares ou tumorais rapidamente sofrem necrose e ulceração central, acometendo a pele difusamente (Figura 32).

Linfoma cutâneo primário acral CD8+

É uma entidade nova, descrita na classificação mais recente dos linfomas, de 2016. Sua evolução é indolente, caracterizada pela presença de pápulas ou nódulos de crescimento lento, em pequena quantidade, nas regiões acrais (principalmente nas orelhas) (Figura 33).

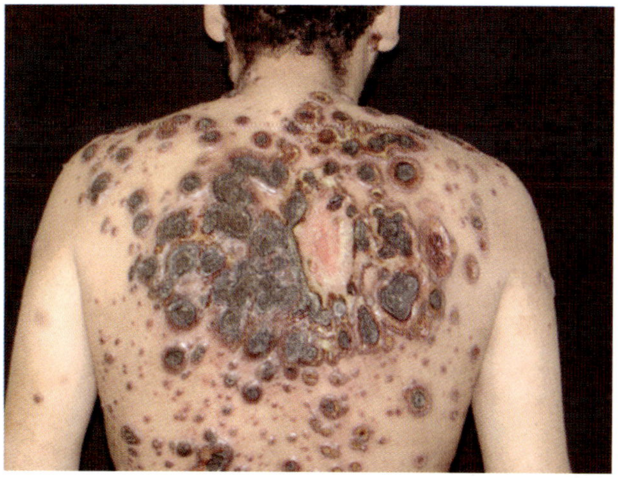

FIGURA 32 Linfoma cutâneo primário agressivo de células T CD8+ epidermotrópicas. Múltiplas pápulas e placas necróticas e ulceradas distribuídas difusamente no dorso.

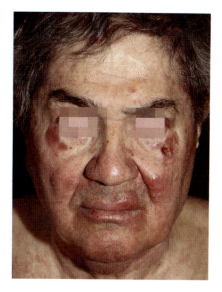

FIGURA 34 Linfoma cutâneo primário de células T periféricas, não especificado. Múltiplas placas e nódulos eritematoinfiltrados, alguns ulcerados, na face.

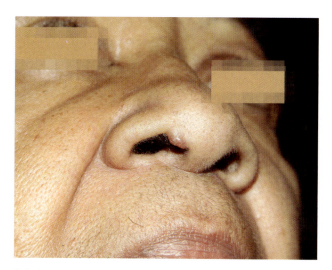

FIGURA 33 Linfoma cutâneo primário acral CD8+. Pápula eritematoacastanhada, infiltrada, isolada no nariz.

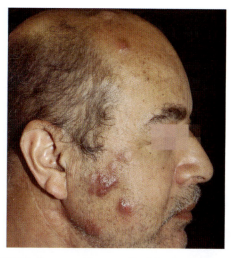

FIGURA 35 Linfoma cutâneo primário de células T periféricas, não especificado. Múltiplos nódulos e tumores infiltrados, alguns ulcerados, na face.

Linfoma cutâneo de células T γδ

Proliferação clonal de células T γδ, previamente classificado como linfoma de células T tipo paniculite com fenótipo γδ. É uma variante rara e agressiva, caracterizada pelo surgimento de placas e nódulos ulceronecróticos, principalmente nas extremidades. O quadro pode rapidamente progredir para locais extracutâneos.

Linfoma cutâneo primário de células T periféricas, não especificado

São LCCT que não se encaixam nos outros subtipos descritos. Apresentam lesões nodulares isoladas, localizadas ou generalizadas (Figuras 34 e 35). Geralmente o prognóstico é ruim.

Linfomas cutâneos primários de células B

Correspondem a aproximadamente 20 a 25% de todos os linfomas cutâneos primários. Nos casos de linfomas B acometendo a pele, é importante a diferenciação entre o linfoma B primário cutâneo e o linfoma B nodal com acometimento cutâneo secundário, pois apresentam evolução, prognóstico e tratamentos diferentes. Três principais tipos de linfomas cutâneos de células B (LCCB) são reconhecidos: *linfoma cutâneo primário de zona marginal* (LCPZM), *linfoma cutâneo primário centrofolicular* (LCPCF) e *linfoma cutâneo primário difuso de grandes células B, tipo perna* (LGCB,TP). Uma quarta categoria engloba casos raros de LCCB que não pertencem ao grupo de LGCB,TP ou ao grupo dos LCPCF, e foi denominada *linfoma cutâneo primário de células B, outros* (LGCB, outros).

Linfoma cutâneo primário centrofolicular

=	**Sinonímia**	Não tem outra nomenclatura.
	Epidemiologia	Acomete adultos de meia-idade (média de 58 anos), com predomínio no sexo masculino. É o subtipo mais frequente, correspondendo a 55% dos LCCB.
	Etiologia	Desconhecida.
	Clínica	Pápulas, placas ou tumores solitários ou agrupados, localizados principalmente no couro cabeludo, na fronte e no tronco e, mais raramente, nas pernas (Figuras 36 e 37). A minoria dos pacientes apresenta lesões multifocais. Sem tratamento, as lesões podem aumentar de tamanho ao longo de anos. No entanto, disseminação extracutânea é incomum.
	Diagnóstico	A histologia mostra infiltrado nodular ou difuso, quase sempre poupando a epiderme. O infiltrado pode ter padrão folicular, folicular e difuso, ou difuso. Lesões pequenas e de surgimento recente apresentam centrócitos, relativamente poucos centroblastos e muitas células T reativas. Nessas lesões, um padrão claramente folicular ou remanescentes de um padrão folicular podem ser observados. Com a progressão para tumores, as células B neoplásicas aumentam em número e tamanho, enquanto o número de células T reativas diminui. Estruturas foliculares não são mais visíveis, exceto por raras células dendríticas foliculares CD21+ ou CD35+ esparsas. Lesões tumorais grandes ou de crescimento rápido apresentam infiltrado monótono de células grandes centrofoliculares, centrócitos grandes, incluindo células multilobuladas e, em raros casos, células fusiformes em meio a quantidades variáveis de centroblastos e imunoblastos. As células neoplásicas expressam os antígenos de células B CD20 e CD79a e podem apresentar marcação monotípica para imunoglobulinas de superfície. BCL-6 é positivo na maioria das vezes. Expressão de CD10 pode ser observada nos casos com padrão folicular, mas é rara naqueles de padrão difuso. CD5 e CD43 são negativos. BCL-2 é negativo ou apresenta marcação fraca em uma minoria das células B neoplásicas.
≠	**Diagnóstico diferencial**	Pseudolinfomas, outros LCCB, linfomas B sistêmicos com acometimento cutâneo secundário.
	Tratamento	Para lesões solitárias, localizadas ou em pequeno número, os tratamentos de escolha são radioterapia, excisão cirúrgica e uso de corticoterapia intralesional. Recidivas cutâneas são frequentes e não significam progressão da doença. Somente nos casos de doença disseminada e extensa ou nos casos com desenvolvimento de doença extracutânea, quimioterapia com antracíclicos é indicada. O uso do anticorpo anti-CD20 (rituximabe) sistêmico ou intralesional tem se mostrado eficaz.

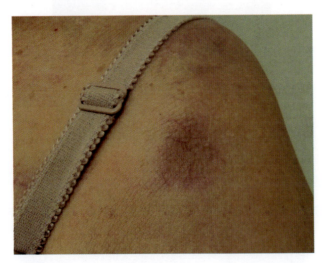

FIGURA 36 Linfoma cutâneo primário centrofolicular (linfoma B). Paciente com linfoma centrofolicular apresentando placa eritematoinfiltrada no ombro.

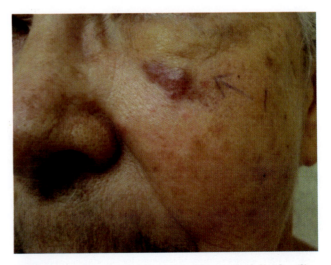

FIGURA 37 Linfoma cutâneo primário centrofolicular (linfoma B). Placa eritematoinfiltrada na face de paciente com linfoma centrofolicular.

Linfoma cutâneo primário de zona marginal

=	**Sinonímia**	Não tem outra nomenclatura.
📈	**Epidemiologia**	Ocorre em adultos com idade média de 53 anos, acometendo 1,4 homem para cada mulher. Corresponde a aproximadamente 25% de todos os LCCB.
❓	**Etiologia**	Associação com infecção por *Borrelia* foi relatada em uma minoria de casos na Europa, mas não na Ásia ou nos EUA.
👁	**Clínica**	Pápulas, placas ou nódulos, eritematovioláceos, solitários ou multifocais, acometendo principalmente o tronco e as extremidades, especialmente os braços (Figura 38). Ulceração não é frequente. O LCPZM apresenta tendência à recorrência na pele; no entanto, a disseminação extracutânea é rara.
🔍	**Diagnóstico**	A biopsia mostra infiltrado nodular ou difuso poupando a epiderme, composto por linfócitos pequenos, células B de zona marginal, células linfoplasmocitoides e células plasmáticas em meio a um pequeno número de células semelhantes a centroblastos ou imunoblastos e numerosas células T reativas. Centros foliculares reativos são observados com frequência e podem estar envoltos por uma população de células B de zona marginal, que expressam CD20, CD79a, BCL-2, e são negativas para CD5, CD10 e BCL-6. Os plasmócitos expressam CD138 e CD79a e geralmente não expressam CD20.
≠	**Diagnóstico diferencial**	Outros LCCB, infiltração linfocitária de Jessner, pseudolinfomas, linfomas B sistêmicos com acometimento cutâneo secundário.
💊	**Tratamento**	Lesões solitárias ou poucas lesões podem ser tratadas com radioterapia ou excisão cirúrgica. Para lesões multifocais, alfainterferona intralesional ou subcutânea, ou clorambucila por via oral, podem induzir remissão em até 50% dos casos. Rituximabe (anticorpo anti-CD20) intralesional ou sistêmico tem demonstrado bons resultados; porém, com recidivas frequentes. Nos casos de recidivas cutâneas frequentes, o uso de corticosteroides tópicos ou intralesionais pode ser considerado, assim como conduta expectante.

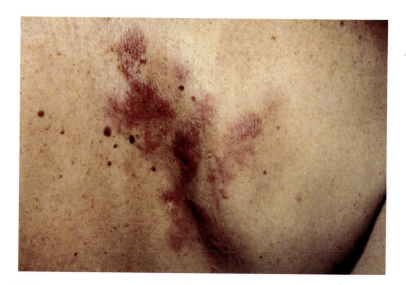

FIGURA 38 **Linfoma cutâneo primário de zona marginal.** Placas eritematoinfiltradas no dorso.

Linfoma cutâneo primário difuso de grandes células B, tipo perna

	Sinonímia	Não tem outra nomenclatura.
	Epidemiologia	Acomete principalmente idosos (idade média de 70 anos ou mais), com predomínio do sexo feminino. Corresponde a 10 a 20% dos LCCB.
	Etiologia	Desconhecida.
	Clínica	Tumores eritematosos ou eritematovioláceos que acometem os membros inferiores abaixo do joelho, em um único membro, podendo, raramente, haver comprometimento bilateral. As lesões crescem rapidamente, frequentemente sofrendo ulceração (Figura 39). Apresenta disseminação extracutânea frequente. A presença de múltiplas lesões ao diagnóstico é fator de pior prognóstico.
	Diagnóstico	A biopsia mostra infiltrado difuso não epidermotrópico com uma população monótona ou agrupamentos confluentes de centroblastos e imunoblastos. Células B pequenas não são observadas e há raras células T reativas, na maioria das vezes, ao redor de vasos. As células B neoplásicas expressam CD20 e CD79a. Em contraste com os LCPCF, este grupo expressa fortemente BCL-2 e MUM-1. A maioria dos casos expressa BCL-6, enquanto CD10 é frequentemente negativo.
	Diagnóstico diferencial	Outros LCCB e LCCT.
	Tratamento	É semelhante ao dos linfomas difusos de células B sistêmicos, com quimioterapia à base de antracíclicos, geralmente associada a rituximabe (R-CHOP). Na presença de tumor pequeno e único, a radioterapia pode ser considerada.

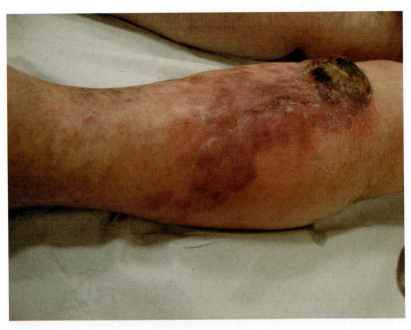

FIGURA 39 Linfoma cutâneo primário difuso de grandes células B, tipo perna. Grande placa infiltrada, com área tumoral ulcerada, na região pré-tibial.

LIPODISTROFIA
Isabel Cristina Brasil Succi

	Sinonímia	Não tem outra nomenclatura.
	Epidemiologia	As lipodistrofias localizadas e a lipodistrofia associada à infecção pelo HIV são os subtipos de lipodistrofia mais prevalentes, enquanto as outras lipodistrofias genéticas e adquiridas são raras. A lipodistrofia localizada (LL) induzida pela insulina é mais frequente em mulheres e crianças. A LL, forma anular e semicircular, prevalece em mulheres jovens. A lipodistrofia parcial familial (LPF; síndrome de Kobberling-Dunnigan) inicia-se na puberdade e prevalece em mulheres. A lipodistrofia parcial adquirida (LPA; síndrome de Barraquer-Simons) ocorre principalmente em mulheres (4:1) e começa, em geral, entre 8 e 10 anos de idade. A lipodistrofia parcial associada à AIDS tem aumento da incidência relacionado a idade do paciente (> 40 anos), gravidade da doença no início do tratamento (contagem de CD4 e carga viral) e maior duração do tratamento com os retrovirais. A lipodistrofia generalizada adquirida (LGA; síndrome de Lawrence) surge antes da adolescência e é mais frequente no sexo feminino (3:1). A lipodistrofia generalizada congênita (LGC; síndrome de Berardinelli-Seip) está presente ao nascimento ou nos primeiros anos de vida.
	Etiologia	**Lipodistrofias localizadas.** As LL podem ser: idiopáticas, entre elas a lipoatrofia semicircular; inflamatórias (paniculites); e iatrogênicas, por injeção de medicamentos, como insulina, particularmente as não purificadas, e corticosteroides. **Lipodistrofia parcial familial.** É autossômica dominante, com múltiplos defeitos genéticos relatados, o que pode explicar a heterogeneidade nos achados clínicos. Atualmente pelo menos cinco subtipos são descritos: tipo 1 (Kobberling); tipo 2 (Dunnigan), que é a variante mais bem caracterizada, com mutações no gene *LNMA*; e as dos tipos 3, 4 e 5, com mutações nos genes *PPARG*, *AKT2* e *PLIN1*, respectivamente. **Lipodistrofia parcial adquirida.** Sua causa é desconhecida. A *lipodistrofia parcial associada à AIDS* pode ser decorrente da própria doença ou, mais frequentemente, pelo tratamento antirretroviral (inibidores de proteases e nucleosídios inibidores da transcriptase reversa). **Lipodistrofia generalizada congênita.** A LGC é um distúrbio autossômico recessivo, com quatro subtipos descritos: LGC tipo 1 com mutação no gene *AGPAT2*, LGC tipo 2 no gene *BSCL2*, LGC tipo 3 no gene *CAV1* e LGC tipo 4 no gene *PTRF*. Os dois primeiros contribuem para 95% dos casos relatados. **Lipodistrofia generalizada adquirida.** Na LGA, o início da perda de gordura é precedido por paniculite em aproximadamente 25% dos pacientes; os outros 25% têm doença autoimune associada, em particular a dermatomiosite juvenil, e é idiopática nos 50% restantes.
	Clínica	Na LL por injeção de insulina, pode haver hipertrofia ou atrofia do tecido adiposo. Podem ocorrer 6 meses a 2 anos após o início da sua administração. Atrofia da derme e também do subcutâneo pode ser observada nos locais das infiltrações intralesionais de corticosteroides, quando em concentrações excessivas (Figura 1). Quando se trata de LL do tipo semicircular, ocorrem depressões em faixa de 2 a 4 cm, simétricas, assintomáticas, na face anterolateral das coxas. As lesões podem ser precedidas por traumatismo e regridem espontaneamente. Pode ainda haver uma forma de LL, a lipoatrofia anular, que se caracteriza por lesão em faixa pseudoesclerótica, que envolve os braços, antebraços ou tornozelos, podendo ser precedida por edema local e estar associada à artrite. A LPA (síndrome de Barraquer-Simons ou lipodistrofia cefalotorácica) é caracterizada pela perda progressiva da gordura, inicialmente da face, estendendo-se à metade superior do corpo, com quantidade normal ou mesmo aumentada de gordura na metade inferior e, em 10% dos casos, pode apresentar hemilipodistrofia envolvendo a metade da face e do corpo. Ocorre, frequentemente, após uma doença aguda febril. A maioria desses pacientes apresenta baixos níveis de C_3 e pode desenvolver glomerulonefrite mesangiocapilar. Outras associações incluem diabetes melito, hipotireoidismo, lúpus eritematoso. Na LPF ocorre lipoatrofia simétrica dos membros com extensão variável para o tronco. O tipo mais prevalente é o de Dunnigan, no qual há acúmulo de gordura compensatório na face e no pescoço, o que resulta em face redonda e queixo duplo, causando aparência cushingoide (Figuras 2 e 3). Com a perda do tecido subcutâneo dos membros, há acentuação do relevo venoso e muscular. Pode estar associada a diabetes melito insulinorresistente, hipertrigliceridemia, xantomas, acantose nigricante, hirsutismo e ovário policístico. Esses pacientes com mutações no gene *LMNA* têm risco maior de desenvolver precocemente doença cardíaca isquêmica, cardiomiopatia e arritmia. A LP associada à AIDS é caracterizada pela lipoatrofia periférica, com acúmulo da gordura central associada a distúrbios metabólicos. Os pacientes perdem a gordura subcutânea nos membros (superiores e inferiores) (Figuras 4 e 5), na região glútea e na face, notadamente a gordura de Bichat (Figura 6) associada ao aumento da gordura da região dorsocervical (giba de búfalo), das mamas e intra-abdominal, resultando na protrusão abdominal. Os pacientes geralmente apresentam hipertrigliceridemia, hipercolesterolemia e resistência à insulina.

Nos casos de LG, as manifestações das formas congênita e adquirida se superpõem e dependem da idade do estabelecimento da doença, refletindo sua progressão natural. Os dados constantes no diagnóstico são escassez do tecido subcutâneo e comprometimento hepático (clínico, bioquímico ou histológico). Outras manifestações associadas são: musculatura proeminente (Figura 7), acantose nigricante, xantomas, hiperlipidemia, idade óssea avançada e metabolismo basal elevado na presença de eutireoidismo. São alterações frequentes, embora menos expressivas, proeminência do desenho venoso, xantomas, hipertricose, hiperidrose e protrusão abdominal (Figura 8). Na LGC, a resistência insulínica inicia-se nos primeiros anos de vida, e o diabetes melito tipicamente não cetótico é geralmente evidente na puberdade. O termo diabetes lipoatrófico é frequentemente usado para denominar essa síndrome. Pacientes com LGC podem desenvolver hiperfagia como resultado da deficiência acentuada de leptina na infância, e podem ter crescimento linear acelerado, idade óssea avançada e aparência acromegaloide.

Diagnóstico

É baseado nas características clínicas da perda do tecido adiposo regional ou generalizada. Na anamnese, procuram-se identificar a idade do início do quadro, a evolução dos sintomas e as comorbidades. Com base no exame clínico, solicitam-se exames complementares para avaliação metabólica, tais como resistência insulínica, diabetes, dislipidemia, esteatose hepática e doença autoimune associada.

Diagnóstico diferencial

Lipodistrofia localizada. Excluir outras causas de paniculite, sobretudo colagenoses.

Lipodistrofias parcial e generalizada. É feito com as doenças que cursam com escassez de tecido adiposo subcutâneo. A LPF difere das outras lipodistrofias hereditárias por seu início na puberdade e porque a lipoatrofia poupa a face. No leprechaunismo (síndrome de Donohue) decorrente de um defeito no receptor insulínico, observam-se hipertelorismo, orelhas grandes com implantação baixa, narinas negroides, hipertricose, escassez de tecido subcutâneo, músculos atróficos e botão mamilar. A fácies peculiar, a atrofia muscular e o extremo atraso do crescimento permitem diferenciar o leprechaunismo da LGC.

Na síndrome SHORT (baixa estatura, hiperextensibilidade das articulações, depressão ocular, anomalia de Rieger e retardo da erupção dentária), a lipoatrofia poupa as pernas.

Hipertireoidismo, desnutrição proteicocalórica, anorexia nervosa e doenças crônicas consumptivas também fazem diagnóstico diferencial por apresentarem em comum a perda do tecido celular subcutâneo. Os dados da anamnese e os exames complementares permitirão o diagnóstico.

Tratamento

Lipodistrofia induzida por insulina. Alternar o local da aplicação da injeção ou usar insulina purificada. A lipoaspiração pode ajudar no tipo hipertrófico.

Lipodistrofia parcial. Na doença de Barraquer-Simons, é importante avaliar e controlar a doença renal. A lipoaspiração ou a lipectomia subcutânea nos locais de acúmulo da gordura apresenta resultado estético melhor do que a injeção da gordura autóloga nas áreas em que o tecido adiposo é hipotrófico, pois esta é absorvida rapidamente. Na lipodistrofia associada à AIDS, um bom resultado estético ocorre com a lipoaspiração da giba e com o uso de preenchedores, como ácido polilático, hidroxiapatita de cálcio, polimetilmetacrilato na lipoatrofia facial.

Lipodistrofia generalizada. Ênfase deve ser feita na redução dos riscos consequentes ao dismetabolismo glicolipídico com dieta, exercício físico, agentes anti-hiperglicêmicos e hipolipêmicos. A metreleptina foi aprovada pela Food and Drug Administration (FDA) em 2014 para o tratamento da lipodistrofia generalizada, com melhora nas anormalidades metabólicas, incluindo diminuição dos níveis de triglicerídeos séricos, aumento da sensibilidade à insulina e redução da esteatose hepática.

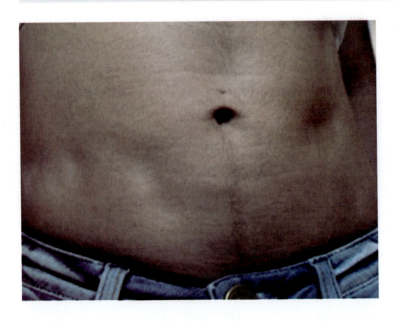

FIGURA 1 Lipodistrofia localizada. Decorrente do uso de corticosteroide injetável.

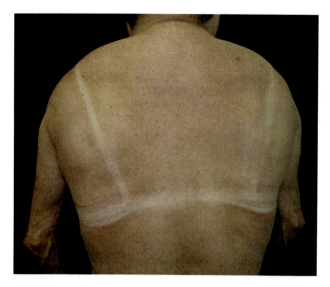

FIGURA 2 Lipodistrofia parcial familial tipo Dunnigan. Observar tórax largo em comparação com os membros superiores, que se encontram afinados pela perda de gordura.

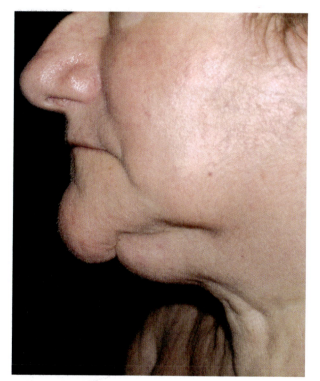

FIGURA 3 Lipodistrofia parcial familial tipo Dunnigan. A presença de duplo queixo pode ser observada pelo acúmulo de gordura compensatório na face e no pescoço.

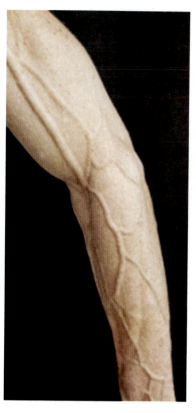

FIGURA 4 Lipodistrofia parcial associada à AIDS. Perda da gordura subcutânea dos membros superiores.

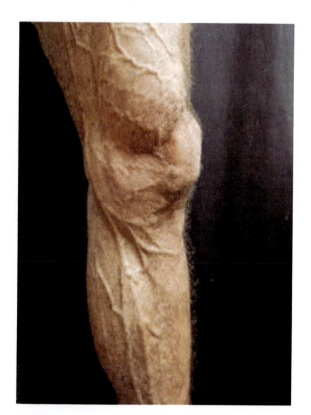

FIGURA 5 Lipodistrofia parcial associada à AIDS. Perda da gordura subcutânea dos membros inferiores.

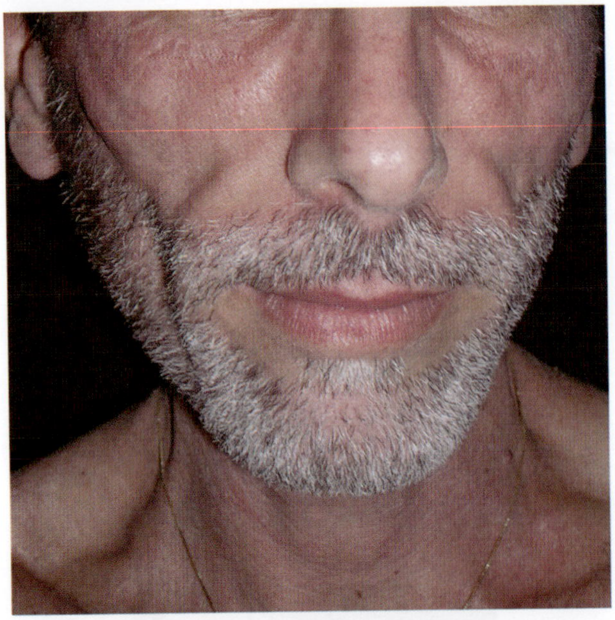

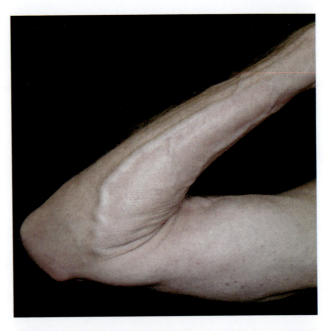

FIGURA 6 Lipodistrofia parcial. Paciente com AIDS em uso de inibidor da protease.

FIGURA 7 Lipodistrofia generalizada congênita. Membro superior com aspecto pseudoatlético; os vasos estão proeminentes pela perda da gordura.

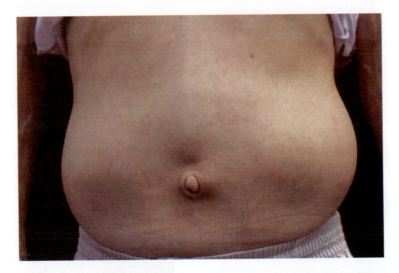

FIGURA 8 Lipodistrofia generalizada congênita. Protrusão abdominal.

LIPODISTROFIA GINOIDE

Doris Hexsel • Taciana Dal'Forno Dini

 Sinonímia Celulite.

 Epidemiologia Acomete preferencialmente mulheres, manifestando-se na pré-adolescência, na adolescência ou na fase adulta. Ocorre, especialmente, em regiões denominadas ginoides, isto é, características do gênero feminino, nas quais há maior acúmulo de gordura, como coxas e glúteos. Com o avançar da idade, é agravada pela presença de flacidez e gordura localizada.

 Etiologia A celulite pode ser considerada a expressão anatômica de estruturas normais do subcutâneo nas áreas afetadas, como a gordura e os septos de tecido conjuntivo que a compartimentam. Há dimorfismo sexual nas características estruturais do tecido subcutâneo, sendo que as mulheres apresentam septos orientados perpendicularmente em relação à superfície da pele e acumulam gordura em lobos maiores. Os resultados de um estudo com 30 mulheres, no qual se compararam imagens de ressonância magnética do tecido subcutâneo de áreas acometidas por lesões deprimidas de celulite e de áreas de controle sem lesões, comprovaram que as depressões no relevo da pele estão associadas à presença de septos de tecido conjuntivo subjacente. A tração do septo e o maior acúmulo de gordura no subcutâneo do corpo feminino resultam na projeção irregular do tecido adiposo na derme e, consequentemente, nas alterações de relevo características da celulite. Outro estudo dos mesmos autores, que avaliaram uma amostra de 60 mulheres de quatro diferentes faixas etárias, confirmou que o avanço da idade e os índices de massa corporal mais altos estão significativamente associados a graus mais graves de celulite.

Clínica A celulite é caracterizada por irregularidades na superfície da pele, com alternância de lesões deprimidas e elevadas em relação à superfície normal da pele. Clinicamente pode ter aspecto semelhante ao de "queijo *cottage*" e de "acolchoado". A celulite ocorre, em geral, nas coxas e nádegas, sendo mais comum nas porções média e inferior das nádegas e superior posterior das coxas. Pode ocorrer também no abdome, nos braços e nas panturrilhas, sendo menos comum nessas localizações. As alterações da superfície cutânea têm mesmas coloração e consistência da pele normal e podem apresentar várias formas, sendo frequentemente arredondadas, ovais ou lineares, em geral seguindo as linhas de tensão da pele.

Classificação. A celulite foi por muito tempo classificada em quatro graus, de 0 a III, conforme descrito por Nürnberger e Müller (1978). Essa classificação considerava apenas o aspecto geral da celulite e definia que: no grau 0 não se observam alterações na superfície cutânea; no grau I não se observam alterações na superfície cutânea na posição ortostática, mas as depressões e elevações aparecem pelo pinçamento da pele ou pela contração muscular do paciente; no grau II, as lesões de celulite são evidentes na posição ortostática, sem o auxílio de qualquer manobra, seja o pinçamento da pele ou a contração muscular (Figura 1); e no grau III, as alterações descritas no grau II estão associadas a áreas elevadas e nódulos.

Atualmente se utiliza uma nova classificação, que engloba aspectos clínicos e morfológicos importantes da celulite (Figuras 2 e 3). A *Cellulite Severity Scale* (CSS) é uma classificação mais detalhada, composta por cinco itens que incluem a avaliação:

- Do número de lesões deprimidas (A)
- Da profundidade das lesões deprimidas (B)
- Da aparência morfológica das lesões elevadas (C)
- Da presença e grau de flacidez (D)
- Pela escala de Nürnberger e Müller (E).

A CSS é uma escala fotonumérica e validada, permitindo a classificação objetiva de cada um dos itens em graus de 0 a 3, conforme descrito no Quadro 1. O somatório desses itens resulta na pontuação final de 0 a 15 e, consequentemente, na classificação da celulite em leve, moderada ou grave (Quadro 2). Além de prover a classificação do grau de celulite da paciente, a CSS permite ao médico, por meio da observação de cada item separadamente, a identificação do(s) fator(es) preponderante(s) na gravidade da celulite da paciente. Por exemplo, duas pacientes que apresentem celulite em grau moderado, tendo pontuação total 9 (celulite moderada), podem ter condições influenciadas por fatores bastante distintos que, consequentemente, irão requerer tratamentos distintos. Hoje, a CSS é a escala mais utilizada nos estudos publicados em literatura médica internacional para avaliações dos resultados dos tratamentos da celulite.

 Diagnóstico A anamnese é importante para a avaliação de condições associadas e para o diagnóstico diferencial. O exame físico deve ser realizado com a paciente em posição ortostática, com a musculatura relaxada. A iluminação direta, de cima para baixo, facilita a observação da celulite. O teste do pinçamento da pele e subcutâneo, no qual se comprime a pele entre o polegar e o indicador, e/ou a contração voluntária da musculatura local pela paciente, facilitam a observação das alterações e são úteis na classificação dessa condição. O diagnóstico da celulite é clínico, sendo desnecessários exames complementares. Entretanto, a utilização da CSS para a identificação do grau de celulite da paciente e para a identificação do fator de maior influência em cada caso é de grande utilidade.

Diagnóstico diferencial Diversas alterações podem modificar o relevo da pele, influenciando o quadro clínico e se impondo no diagnóstico diferencial, entre elas flacidez, gordura localizada, traumatismo cirúrgico (sequelas de lipoaspiração), esclerodermia, cicatrizes atróficas, alterações secundárias a injeções subcutâneas que produzam lipoatrofia ou fibrose do subcutâneo, estrias atróficas, reações fibróticas provocadas por processos infecciosos ou inflamatórios prévios, lipomatose e outras condições.

 Tratamento O tratamento deve ser individualizado conforme o grau da celulite e os fatores preponderantes em cada caso. A CSS tem papel importante no diagnóstico e no tratamento. Por exemplo, uma paciente jovem com lesões deprimidas profundas e sem flacidez irá se beneficiar de tratamento com Subcision®, que trata especificamente as lesões deprimidas causadas pela tração dos septos subcutâneos, enquanto um tratamento com tecnologias, como radiofrequência, que objetiva a melhora da flacidez, não terá tanto impacto na sua condição. A seguir, a descrição dos principais tratamentos para celulite:

- As medidas higienodietéticas, como perda de peso, redução de calorias na dieta e exercícios físicos orientados, são úteis e podem auxiliar na melhora da aparência da celulite, principalmente nos casos em que o excesso de peso é um fator envolvido
- A massagem mecânica e a drenagem linfática, quando realizadas regularmente, podem auxiliar no tratamento da celulite, pois facilitam a reabsorção do excesso de líquidos nas regiões afetadas
- Alguns ativos para uso tópico, que agem nos mecanismos de lipólise e lipogênese, no interstício ou na circulação sanguínea e linfática, podem ser utilizados com resultados variáveis. A cafeína é um dos ativos mais pesquisados, ao qual se atribui ação lipolítica. Estudos recentes têm focado não apenas os ativos, mas também a qualidade e a permeabilidade dos veículos para melhorar o potencial de atuação dos ativos. Tratamentos tópicos podem ser indicados para casos com grau leve de celulite ou como coadjuvantes de outras modalidades de tratamento
- Alguns tratamentos orais à base de ativos, como *Ginkgo biloba*, *Centella asiatica*, ácidos graxos poli-insaturados, foram estudados. Porém, há pouco embasamento científico para sua utilização no tratamento da celulite
- A Subcision® é uma técnica cirúrgica minimamente invasiva e efetiva para o tratamento de lesões deprimidas de celulite, sendo indicada preferencialmente para pacientes que apresentem lesões deprimidas evidentes (graus 2 e 3 na letra B da CSS) (ver Quadro 1). A técnica consiste na secção dos septos de tecido conjuntivo subjacentes à lesão deprimida de celulite. Recentemente, uma publicação apresentou exames de ressonância magnética evidenciando a ruptura dos septos fibrosos subcutâneos seccionados com a técnica Subcision®. Esses resultados, bem como a melhora clínica avaliada pela CSS, foram observados por até 7 meses após o tratamento. Na experiência clínica das autoras deste capítulo, há casos com mais de 10 anos sem recidiva das lesões tratadas, sugerindo que esse tratamento promova a melhora definitiva das lesões. Hoje, um equipamento realiza uma Subcision® guiada por sistema a vácuo, capaz de infundir o anestésico e promover o corte dos septos subcutâneos. Estudos pivotais demonstraram a eficácia e a segurança do equipamento, aprovado pela Food and Drug Administration (FDA) para o tratamento da celulite
- Tecnologias baseadas em radiofrequência, infravermelho, *lasers*, luzes, ultrassom e ondas acústicas têm sido cada vez mais utilizadas com o objetivo de melhorar o aspecto da celulite. Os estudos com essas tecnologias avaliam parâmetros secundários, como medidas de circunferência e/ou análises subjetivas de eficácia. Os estudos mais recentes utilizam também avaliações realizadas por meio da CSS
   - A maior parte dessas tecnologias atua no remodelamento do colágeno, na neocolagênese e/ou redução da gordura subcutânea. A produção de novo colágeno ou seu remodelamento promove melhora da flacidez da pele e consequentemente dos casos de celulite que tenham a flacidez como um componente importante, o que normalmente ocorre em mulheres com mais de 30 anos de idade
   - A radiofrequência (RF) utiliza uma corrente elétrica que aquece a derme e o tecido subcutâneo, estimulando a colagênese e os fibroblastos e a contração do tecido conjuntivo. Também se sugere que a RF provoque a apoptose dos adipócitos. Atualmente existem dispositivos monopolares, bipolares, tripolares e multipolares
   - O ultrassom microfocado causa microzonas de dano no sistema musculoaponeurótico superficial, o que induz desnaturação de colágeno e neocolagênese, melhorando a flacidez. Originalmente aprovado para melhora da flacidez no rosto, efeitos na melhora da flacidez corporal têm sido relatados
   - Às ondas de choque atribui-se ação na remodelação do colágeno, melhora da circulação e metabolismo. Esse tratamento tem mostrado bons resultados para o aspecto da celulite, principalmente melhorando a flacidez, além de promover redução do tecido adiposo com redução de medidas de circunferência corporal
   - O *laser* pulsado Nd:YAG é usado para o tratamento da celulite, sendo aplicado diretamente nas estruturas do tecido adiposo subcutâneo e nos septos de tecido conjuntivo por meio de uma fibra especial. Esse *laser* promove lipólise, reduzindo a camada de tecido adiposo, subcisão dos septos conjuntivos pelo calor e também aquecimento e consequente espessamento da derme.

Seção 2 | Afecções Dermatológicas de A a Z   675

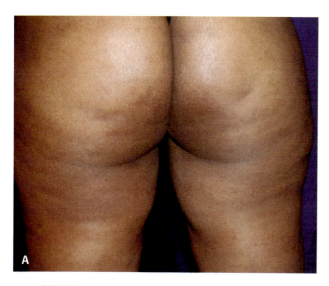
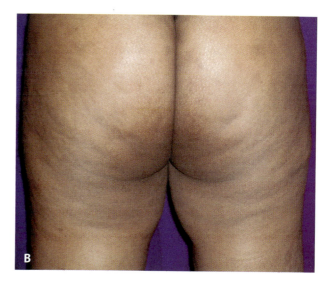

FIGURA 1 Lipodistrofia ginoide. Depressões cutâneas sem contração muscular (**A**) e com contração muscular (**B**).

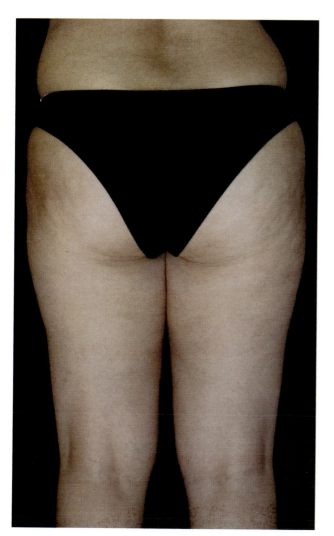

FIGURA 2 Lipodistrofia ginoide. Depressões superficiais de quantidade moderada com aspecto de "casca de laranja".

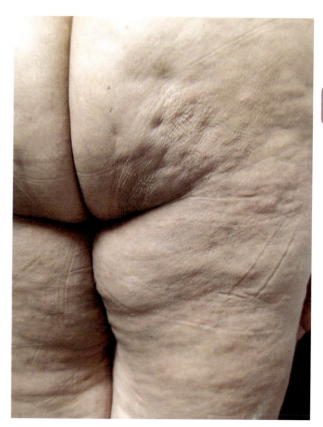

FIGURA 3 Lipodistrofia ginoide. Depressões profundas em grande quantidade, com nódulos e flacidez acentuada.

Quadro 1 Composição e critérios de avaliação da *Cellulite Severity Scale*.

(A) Número de lesões deprimidas

Este item se refere ao número total de lesões deprimidas evidentes por inspeção visual na área a ser examinada. O escore é atribuído conforme a descrição a seguir:

0 = Nenhuma lesão deprimida visível

1 = Pequena quantidade: 1 a 4 lesões deprimidas são visíveis

2 = Quantidade moderada: 5 a 9 lesões deprimidas são visíveis

3 = Grande quantidade: 10 ou mais lesões deprimidas são visíveis

(B) Profundidade das lesões deprimidas

Este item avalia a profundidade das lesões deprimidas por inspeção visual na área afetada; comparações com as fotos da escala são recomendadas. O escore é atribuído conforme a descrição a seguir:

0 = Nenhuma lesão deprimida visível

1 = Depressões superficiais

2 = Depressões de profundidade média

3 = Depressões profundas

(C) Aparência morfológica das alterações da superfície da pele

Este item avalia os diferentes padrões morfológicos das alterações da superfície da pele; comparações com as fotos da escala são recomendadas. O escore é atribuído conforme a descrição a seguir:

0 = Sem áreas elevadas

1 = Aspecto em "casca de laranja"

2 = Aspecto de "queijo *cottage*"

3 = Aspecto "acolchoado"

(D) Grau de flacidez da pele

A flacidez da pele provoca um aspecto drapeado, que agrava a aparência da celulite. Comparações com as fotos da escala são recomendadas, e o escore é atribuído conforme a descrição a seguir:

0 = Não há flacidez evidente

1 = Pele com leve aspecto drapeado

2 = Pele com aspecto drapeado moderado

3 = Pele com aspecto drapeado acentuado

(E) Classificação de Nürnberger & Müller

Este item é baseado na antiga classificação da celulite, e o escore é atribuído conforme a descrição a seguir:

0 = Grau zero

1 = Grau I

2 = Grau II

3 = Grau III

Fonte: Hexsel et al., 2009.

Quadro 2 Nova classificação da celulite baseada nos resultados dos escores da *Cellulite Severity Scale*.

Pontuação	Nova classificação da celulite
1 a 5	Leve
6 a 10	Moderada
11 a 15	Grave

LIPOIDOPROTEINOSE
Cassio Dib • Aguinaldo Bonalumi Filho

	Sinonímia	Doença de Urbach-Wiethe, hialinose cutaneomucosa.
	Epidemiologia	Doença rara, sem predileção sexual, com maior número de casos em determinadas regiões da África do Sul, Suécia e comunidades fora da Europa com ascendência europeia.
	Etiologia	É uma genodermatose rara, autossômica recessiva, decorrente da mutação do gene da proteína 1 da matriz extracelular (*EMC1*) no cromossomo 1q21. Apesar de essa proteína ser capaz de se ligar a diversas outras como perlecan (importante proteoglicana das membranas basais celulares), fibulina (proteína da matriz extracelular relacionada a vasos e fibras elásticas) e metaloproteinase da matriz extracelular 9 (enzima envolvida na degradação de proteínas da matriz extracelular), sua função ainda não está bem esclarecida. A doença cursa com depósito de material hialino positivo para o ácido periódico de Schiff (PAS), cuja natureza ainda não foi definida, na pele, nas mucosas e nos órgãos internos.
	Clínica	O primeiro sinal é observado no "choro rouco" ou "abafado" da criança devido à infiltração da laringe, podendo estar acompanhado de dificuldade respiratória. As lesões cutâneas ocorrem nos 2 primeiros anos de vida e se apresentam em dois estágios. O primeiro apresenta vesículas, bolhas e crostas hemorrágicas na face (local mais afetado pelo depósito do material hialino) e nas extremidades, o que resulta em cicatrizes acneiformes e varioliformes (Figura 1). O segundo estágio é marcado por depósito hialino na derme e surgimento de pápulas e nódulos amarelados na face (Figura 2), sendo característica a presença de pápulas diminutas, translúcidas, dispostas simetricamente, em fileiras, nas bordas das pálpebras, conhecida como blefarose moniliforme (Figura 3). Lesões papulosas semelhantes podem ser encontradas sobre as proeminências ósseas de mãos, cotovelos e joelhos, onde assumem aspecto ceratósico ou mesmo verrucoso. Outros locais acometidos são pescoço, axilas (Figura 4) e bolsa escrotal, associados a um aspecto cutâneo céreo. O aspecto de paralelepípedo pode estar presente na língua, no lábio e na gengiva, devido a múltiplas pápulas. Pode haver alopecia (couro cabeludo, barba e cílios), perda precoce dos dentes e obstrução salivar e lacrimal. Cerca de 50% dos casos apresentam calcificações cerebrais, principalmente nos lobos temporais, com ocorrência de convulsão em alguns pacientes. Podem ocorrer dificuldade de aprendizado e alteração comportamental. A língua tem consistência endurecida, e o frênulo também pode estar endurecido, causando restrição à mobilização (Figura 5). É relatada obstrução das glândulas parótidas.
	Diagnóstico	Geralmente é clínico-histopatológico. O diagnóstico definitivo pode ser feito pela identificação da mutação do gene *EMC1*. A patologia mostra degeneração hialina, com extenso depósito de material PAS-positivo em torno de vasos e apêndices cutâneos, e figuras em candelabros, constituídas por faixas hialinas em direção perpendicular à epiderme. Uma vez diagnosticada a doença, deve ser solicitada tomografia computadorizada cerebral.
	Diagnóstico diferencial	Amiloidose sistêmica, líquen mixedematoso, protoporfiria eritropoética, hipotireoidismo, pseudoxantoma elástico e xantomas.
	Tratamento	Não há tratamento efetivo, sendo úteis as remoções cirúrgicas de nódulos (laringe), blefaroplastia, *laser* de CO$_2$ e dermoabrasão. Existem apenas relatos esparsos do uso de acitretina ou D-penicilamina como tratamentos sistêmicos. O paciente deve ser acompanhado por pediatra, neurologista, dermatologista, otorrinolaringologista e geneticista.

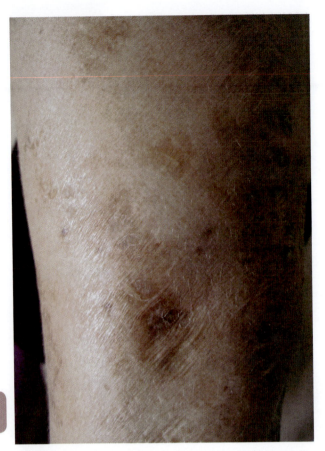

FIGURA 1 Lipoidoproteinose. Múltiplas cicatrizes deprimidas na face extensora do braço.

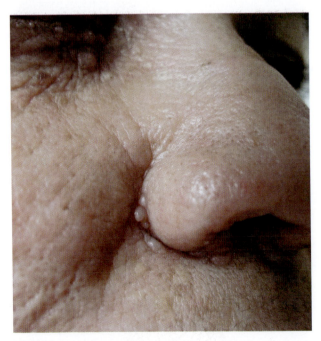

FIGURA 2 Lipoidoproteinose. Pápulas translúcidas dispostas em fileira nas pálpebras e ao redor do nariz.

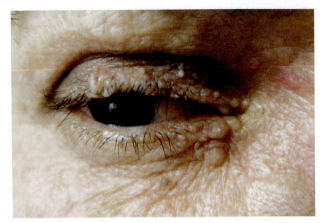

FIGURA 3 Lipoidoproteinose. Sinal característico encontrado na doença, composto por pápulas dispostas em fileira na borda palpebral. (Cortesia do Dr. Raul Charlín.)

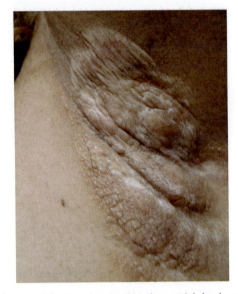

FIGURA 4 Lipoidoproteinose. Pápulas e nódulos localizados na axila, sobre área de aspecto cicatricial e cérea.

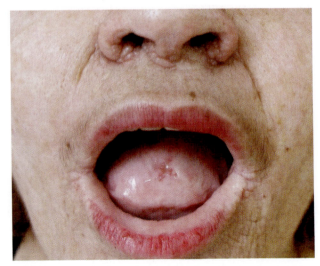

FIGURA 5 Lipoidoproteinose. Observar a consistência endurada da língua, com restrição de movimento por acometimento concomitante do frênulo.

LIPOMAS E LIPOMATOSES

Marcelo Neira Avè • Patricia De Franco Marques Ferreira • Bianca De Franco Marques Ferreira

	Sinonímia	Neoplasia benigna das células adiposas.
	Epidemiologia	A maioria são tumores subcutâneos superficiais, sendo a neoplasia mesenquimal mais comum em humanos. Ocorre em adultos entre 40 e 60 anos de idade, mais frequentemente no sexo masculino e em obesos. A incidência de lipomas é maior em indivíduos obesos, diabéticos e com níveis elevados de colesterol.
	Etiologia	Os lipomas são tumores benignos com diferenciação para adipócitos maduros, por vezes delimitados por uma pseudocápsula fibrosa decorrente da compressão dos tecidos subjacentes. A etiologia ainda não foi elucidada, sendo descritas alterações cromossômicas em mais da metade dos casos. Relata-se a formação de lipomas após traumatismo tecidual. A transformação maligna do lipoma para lipossarcoma é rara. O local mais comum de ocorrência é no tecido celular subcutâneo, seguido dos órgãos do sistema digestório.
	Clínica	Nódulos subcutâneos de consistência amolecida, indolores e de crescimento lento. Geralmente são bem delimitados e solitários. Apresentam predileção por tronco, cabeça, região cervical e membro superior proximal. De modo geral, os lipomas podem causar sintomas quando há efeito obstrutivo ou de massa, alterando o funcionamento do órgão acometido (Figuras 1 a 3). **Angiolipoma.** É um tumor benigno encapsulado composto por tecido adiposo maduro e elemento vascular. Apresenta-se como nódulo doloroso, medindo 0,5 a 2 cm de diâmetro, de coloração vermelho-azulada e bem circunscrito. Tem predileção pelos membros superiores. Ocorre geralmente em adolescentes e adultos jovens do sexo masculino e com história familiar. **Lipomatose simétrica múltipla ou doença de Madelung.** São lipomas pequenos, múltiplos, simétricos, não encapsulados. Ocorrem em homens de países mediterrâneos e estão associados ao etilismo crônico (ver capítulo *Lipomatose Simétrica Benigna*). **Doença de Dercum ou adipose dolorosa.** São áreas de tecido adiposo doloroso, principalmente na região proximal dos membros. Ocorre em mulheres obesas, a partir da meia-idade, e está associada a manifestações psiquiátricas. É uma patologia crônica e de difícil manejo.
	Diagnóstico	Essencialmente clínico, e o uso de ultrassonografia e/ou ressonância magnética pode ser útil em alguns casos para definir o plano de localização. Histopatologia evidencia lóbulos de tecido adiposo maduro, separados por septos fibrosos delicados. Não há atipia nuclear ou figuras de mitose.
	Diagnóstico diferencial	Cisto epidermoide, abscesso, esteatocistoma, fibroma, neurofibroma, lipossarcoma, câncer metastático, linfoma (Figura 4) e paniculites. O lipoma e o lipossarcoma bem diferenciados podem ter aspecto clínico, radiológico e patológico muito semelhantes, podendo ser necessário o uso de técnicas de biologia molecular para diferenciar os dois tumores.
	Tratamento	Pode-se optar pelo acompanhamento clínico; entretanto, por motivos estéticos ou nas lesões com maiores dimensões, há indicação de abordagem visando preservar a funcionalidade da área atingida. Exérese cirúrgica completa é ideal para lesões isoladas e pequenas. A lipoaspiração é uma alternativa. Apresenta bom prognóstico, e a recorrência é rara.

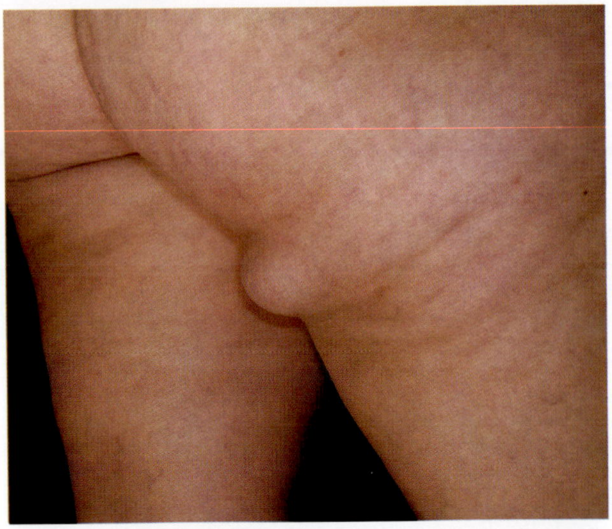

FIGURA 1 Lipoma isolado. Nódulo de consistência fibroelástica na coxa, dificultando o sentar.

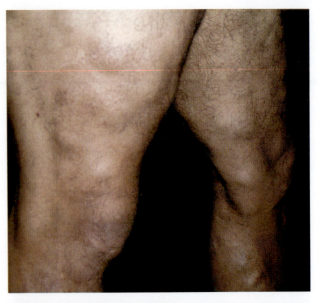

FIGURA 3 Lipomatose. Nódulos em ambos os membros inferiores, assintomáticos.

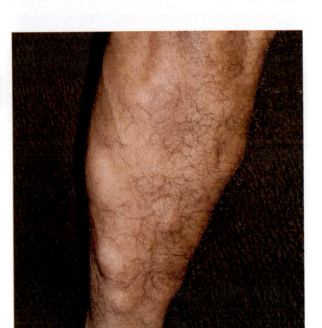

FIGURA 2 Lipomatose. Múltiplos nódulos indolores no membro inferior.

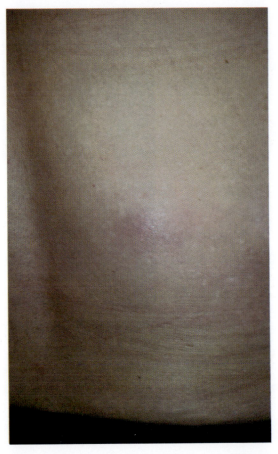

FIGURA 4 Linfoma de células B. Houve crescimento rápido de lesão nodular, considerada no início como lipoma. Foi realizada a ultrassonografia de partes moles, abordando-se cirurgicamente com o diagnóstico de linfoma de células B.

LIPOMATOSE SIMÉTRICA BENIGNA

Karin Krause Boneti • Luna Azulay-Abulafia

	Sinonímia	Doença de Madelung (DM) ou doença de Launois-Bensaude.
	Epidemiologia	Verifica-se a predominância em adultos entre 30 e 60 anos de idade, com uma incidência de aproximadamente 1 em 25.000 e razão homem:mulher de 15:1. A maioria dos casos não apresenta hereditariedade; entretanto, a ocorrência familial tem sido mencionada, com possível herança autossômica dominante. Parece ser mais frequente em países mediterrâneos. Em 90% dos casos, encontra-se forte associação com alcoolismo. Outro dado interessante é a maior incidência da lipomatose simétrica benigna (LSB) em não obesos.
	Etiologia	A etiologia ainda é desconhecida. Hipóteses recentes sobre a lipomatose simétrica benigna apontam para um distúrbio endócrino induzido pelo álcool. O álcool atuaria como fator desencadeante ou concomitante nos indivíduos geneticamente predispostos, induzindo anormalidades nas interações das catecolaminas com o tecido adiposo. A lipólise adrenérgica se torna prejudicada e pode resultar em excesso de tecido adiposo. Além disso, uma disfunção no DNA mitocondrial no músculo, nervo periférico, sistema nervoso central e tecido adiposo em consequência do aumento da atividade da lipoproteína lipase tem sido descrita. Estudos bioquímicos em adipócitos e células musculares têm evidenciado disfunção de uma enzima mitocondrial, fortemente relacionada com o metabolismo lipídico. Propõe-se, ainda, que as massas lipomatosas resultem do acúmulo de triglicerídeo nos resíduos embrionários do tecido adiposo marrom, o que justificaria a existência de locais preferenciais do acúmulo de gordura, assim como sua simetria. Tem sido descrita associação com esclerose tuberosa, poliomielite e nevo sebáceo de Jadassohn.
	Clínica	É uma doença rara caracterizada pelo acúmulo de múltiplos depósitos de tecido adiposo, não encapsulados, indolores, distribuídos de forma simétrica em várias localizações anatômicas, afetando predominantemente a cabeça, o pescoço, a nuca (colar de cavalo), a região deltoideana, a região supraescapular, o tronco, a parede abdominal e a região inguinal. O acometimento da parte proximal das extremidades superiores e inferiores proporciona aspecto pseudoatlético ou de halterofilista (Figuras 1 a 5). As lesões podem se desenvolver com rapidez, em um período de meses ou lentamente durante anos. Geralmente, respeita a face, os antebraços, as mãos, as pernas e os pés. Por não ser encapsulado, apresenta a capacidade de infiltrar espaços entre estruturas subcutâneas e musculares adjacentes, o que explica, frequentemente, as bordas irregulares e limites mal definidos à palpação. Pode levar a compressões sintomáticas da traqueia, dos vasos do pescoço e do mediastino. Raramente a língua pode ser acometida, levando à macroglossia. Pode também estar associada a neuropatia periférica, tumores malignos e anemia macrocítica. Múltiplas comorbidades podem estar associadas, tais como: doença hepática (60%), síndrome metabólica (40%), doença pulmonar obstrutiva crônica (23%), hipotireoidismo (10%), tumores malignos das vias respiratórias superiores (raramente) e consumo crônico de álcool (> 95%). **Complicações.** A lipomatose simétrica benigna pode levar a complicações clínicas graves, como síndrome do mediastino, obstrução traqueobrônquica, disfagia, disfonia, limitação da mobilidade do pescoço e neuropatias somáticas e autonômicas. Tais complicações são uma indicação ao tratamento cirúrgico.
	Diagnóstico	O diagnóstico é clínico e pode estar associado a alterações laboratoriais, tais como aumento de lipoproteínas de alta densidade (HDL), hipertrigliceridemia, hiperuricemia, intolerância glicídica, hipotireoidismo, diabetes, hepatopatia, tumores de vias respiratórias superiores e endócrinos, anemia macrocítica, acidose tubular renal, neuropatia periférica e autonômica. A histopatologia evidencia a presença de proliferação de tecido adiposo não encapsulado.
	Diagnóstico diferencial	A lipomatose simétrica benigna deve ser diferenciada da síndrome de Cushing e dos tipos de lipomatose sindrômica da região de cabeça e pescoço, como lipomatose múltipla familiar, lipomatose encéfalo-craniocutânea, lipomatose infiltrante congênita da face e nasopalpebral, síndrome lipoma-coloboma.
	Tratamento	Ressecção cirúrgica via lipectomia ou lipoaspiração tem permitido resultados cosméticos satisfatórios. Entretanto, como as recorrências são frequentes, esse tratamento está indicado apenas em casos de descompressão em pacientes com comprometimento funcional de alguma estrutura. Quando a língua é acometida, pode-se realizar glossectomia parcial. É fundamental a interrupção da ingestão alcoólica.

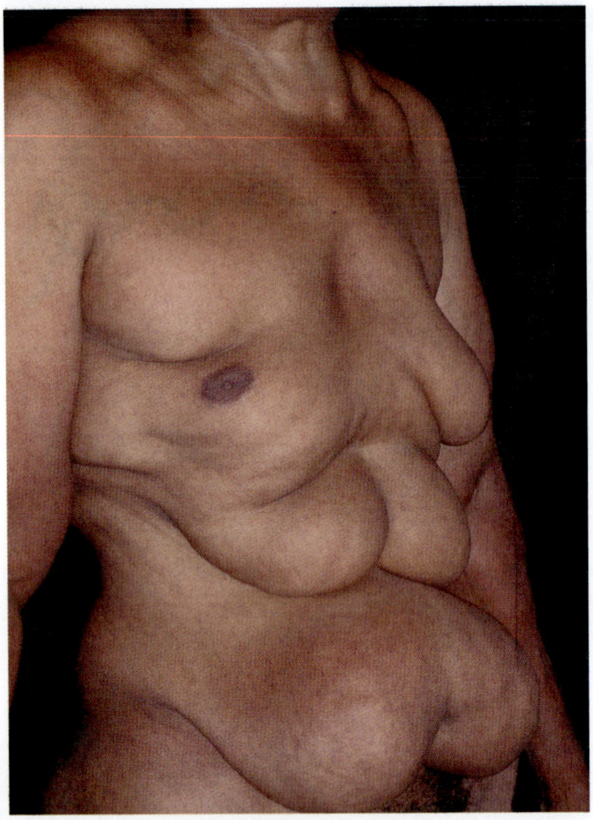

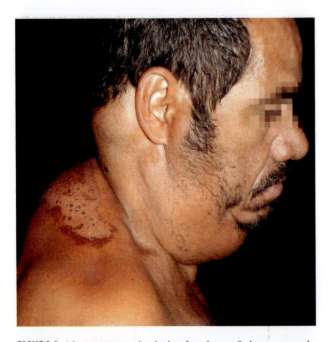

FIGURA 1 Lipomatose simétrica benigna. Aumento simétrico de volume devido ao crescimento do tecido adiposo.

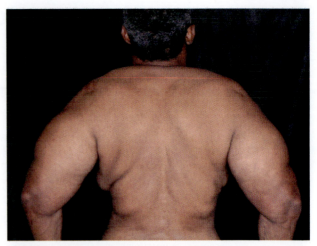

FIGURA 3 Lipomatose simétrica benigna. Aspecto pseudoatlético do paciente.

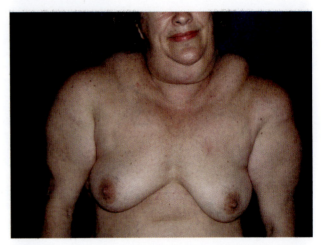

FIGURA 4 Lipomatose simétrica benigna. Aspecto pseudoatlético com acometimento dos membros superiores e acúmulo gorduroso ao redor do pescoço.

FIGURA 2 Lipomatose simétrica benigna. Sobre o grande aumento de volume ao redor do pescoço, observa-se lesão característica de pelagra (colar de Casal). Tanto a lipomatose simétrica benigna como a pelagra estão relacionadas à ingestão alcoólica exagerada.

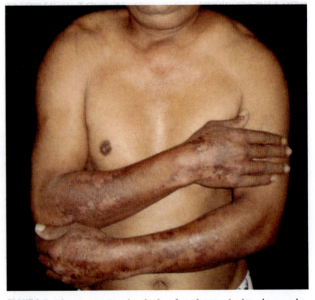

FIGURA 5 Lipomatose simétrica benigna. Acúmulo gorduroso ao redor do pescoço, concomitantemente a lesões de pelagra nos antebraços.

LÍQUEN ESCLEROSO

Lúcia Maria Soares de Azevedo • Cláudia Carvalho Ancântara Gomes

=	**Sinonímia**	O termo líquen escleroso (LS) substituiu as denominações líquen escleroatrófico, craurose vulvar e balanite xerótica obliterante.
	Epidemiologia	Mais comum no sexo feminino (razão homem:mulher de 10:1): 10% iniciam antes da puberdade, 40% na idade reprodutiva e 50% após a menopausa. No sexo masculino, acomete crianças e adultos (início geralmente antes dos 40 anos); destaca-se como uma causa frequente de fimose. Localização exclusivamente genital em cerca de 85% dos casos, exclusivamente extragenital em 5% e mista em 10%.
	Etiologia	Doença inflamatória crônica com padrão de resposta Th-1. Fatores genéticos e fenômenos autoimunes estão presentes (LS em parentes de primeiro grau e em gêmeos idênticos; maior frequência de alguns alelos do complexo principal de histocompatibilidade (MHC) classe II e de doenças autoimunes, particularmente a tireoidite de Hashimoto, nos pacientes e familiares; anticorpos contra proteína da matriz extracelular ECM-1). Há evidências de alterações do metabolismo androgênico periférico.
	Clínica	A lesão característica do líquen escleroso extragenital, entretanto rara no LS genital, são as pápulas brancacentas nacaradas (brilho de madrepérola) com a superfície áspera e depressão puntiforme central (ceratose com tampões córneos) que coalescem formando placas apergaminhadas, representando atrofia epidérmica e destruição do sistema elástico superficial (Figura 1). Bolhas clínicas são excepcionais, embora à histopatologia sejam menos raras (Figura 2). Localizam-se geralmente em pescoço, ombros, mamas, tronco, axilas e punhos. Lesões disseminadas são raras. Lesões orais são raríssimas (Figura 3). Fenômeno de Köebner pode ocorrer. Nas lesões genitais, observam-se lesões cutâneas e alterações anatômicas, em intensidades variáveis. A vulva, classicamente, exibe uma coloração brancacenta difusa, com brilho céreo desde o vértice superior, prolongando-se pela face interna dos grandes lábios e circundando a região perianal; nas meninas é frequente constipação intestinal, como defesa à dor (que é excepcional nas lesões perianais em adultas). É comum eritema superposto à hipo/acromia (ectasias vasculares na histopatologia) (Figuras 4 e 5). A superfície da lesão pode ser discreta ou intensamente ceratósica, propiciando o surgimento de prurido, erosões e fissuras dolorosas. Alterações anatômicas: hipotrofia, atrofia ou ausência de clitóris e pequenos lábios; fimose do prepúcio do clitóris; eversão dos grandes lábios; redução do diâmetro do introito do vestíbulo vulvar (não há comprometimento da vagina), levando à dispareunia e interferindo na atividade sexual e na qualidade de vida. No pênis, a coloração pode ser hipo/acrômica com eritema subjacente, porém alguns casos apresentam apenas o brilho céreo como manifestação inicial (Figuras 6 e 7). Em meninos e adultos com fimose são comuns fissuras, que provocam dor à manipulação ou ereção, podendo complicar com parafimose (Figura 8). É raro o comprometimento uretral. Prurido é comum e muitas vezes exuberante no LS vulvar, mas é raramente referido no LS peniano e nas lesões extragenitais. Cerca de 5% dos casos de LS vulvar e do pênis evoluem com carcinoma epidermoide (não ocorre no LS extragenital). São sinais de transformação maligna: áreas circunscritas persistentes de eritema, ceratose, erosão ou ulceração, e devem ser biopsiadas.
	Diagnóstico	Principalmente clínico, com suporte histopatológico. A histopatologia é patognomônica, mas nem sempre estão presentes as alterações clássicas, mesmo em lesões clinicamente sugestivas de LS: hiperceratose com tampões córneos, atrofia da camada de Malpighi, degeneração vacuolar da camada basal; homogeneização da derme papilar, com ectasia vascular e, logo abaixo, infiltrado inflamatório linfocítico. Coloração para fibra elástica revela redução ou ausência de fibras oxitalânicas e elaunínicas.
≠	**Diagnóstico diferencial**	Nas lesões genitais em ambos os sexos, vitiligo é o principal (também podem coexistir), líquen simples crônico (também pode ser uma complicação do LS). Nas lesões eritematosas da vulva o diagnóstico diferencial é com a neoplasia intraepitelial vulvar (NIV) que pode surgir sobre o LS; psoríase; doença de Paget vulvar. Distorções anatômicas da vulva e do pênis podem ser provocadas, mais raramente, por penfigoide cicatricial e líquen plano. Na infância, lesões vulvares purpúricas são comuns e podem simular ou ser provocadas por abuso sexual. Nas lesões eritematosas do pênis: balanite por *Candida* sp., psoríase, "balanite de Zoon" e neoplasia intraepitelial peniana (NIP) que também pode surgir sobre o LS. Nas lesões extragenitais: vitiligo, esclerodermia (há casos de superposição com LS) (Figura 9), líquen plano, líquen nítido, líquen estriado.
	Tratamento	Pacientes com doença ativa, mesmo assintomáticos, devem iniciar tratamento. Corticosteroide ultrapotente (propionato de clobetasol 0,05%), creme ou pomada, é o tratamento de primeira linha, em ambos os sexos, todos os grupos etários e em qualquer localização. No LS genital: 1 vez/dia (1º mês), dias alternados (2º mês) e 2 vezes/semana (3º mês). Manter o corticosteroide se ainda houver atividade da doença. Corticosteroides menos potentes, como furoato de mometasona, especialmente em crianças, podem ser considerados. Na fase de manutenção, uma alternativa eficaz e segura são os inibidores tópicos de calcineurina (tacrolimo e pimecrolimo). Em lesões ceratóticas persistentes, após exclusão histológica de malignidade,

indica-se triancinolona intralesional. Medidas adjuvantes devem ser individualizadas e enfatizadas: higiene cuidadosa com produtos suaves; uso de emolientes (p. ex., creme ou pomada de dexpantenol) e barreira de proteção quando necessário (p. ex., óxido de zinco). Cirurgias no LS genital: postectomia; dilatação uretral, meatotomia, uretroplastia; vulvoperineoplastia. No LS extragenital, em lesões circunscritas, iniciar com corticosteroide tópico potente e, na fase de manutenção, inibidores tópicos de calcineurina. Em lesões extensas, fototerapia, metotrexato, acitretina, corticosteroides ou ciclosporina sistêmicos, com resultados variáveis. O diagnóstico e o tratamento precoce do LS melhoram o prognóstico.

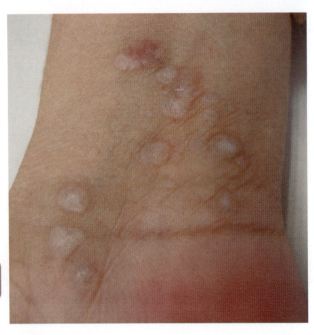

FIGURA 1 Líquen escleroso extragenital. Grupamentos de pápulas achatadas de 1 a 3 mm, brancacentas, com ceratose folicular central, algumas coalescendo.

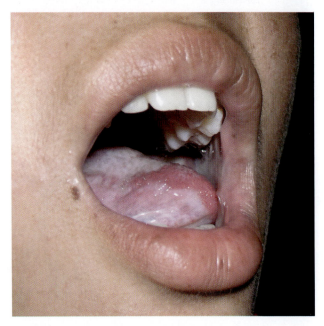

FIGURA 3 Líquen escleroso oral. Lesões acrômicas, localizadas na cavidade oral. O diagnóstico foi eminentemente histopatológico.

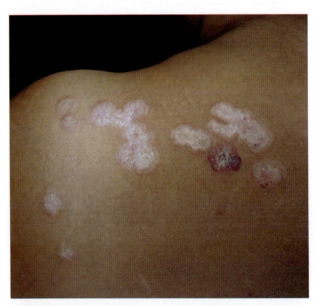

FIGURA 2 Líquen escleroso extragenital. Pápulas nacaradas ceratósicas isoladas e coalescentes; presença de lesão purpúrica. (Cortesia da Dra. Camila Caberlon.)

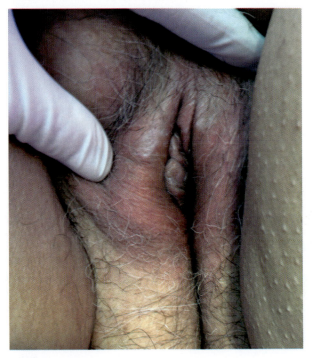

FIGURA 4 Líquen escleroso vulvar. Eritema vulvar com pequena área acrômica mal delimitada no terço superior dos grandes lábios, cuja histopatologia confirmou LS. A lesão involuiu com o uso de clobetasol.

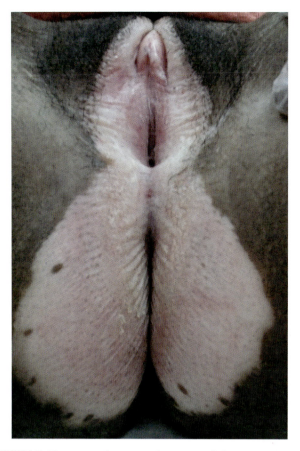

FIGURA 5 Líquen escleroso vulvar em adolescente. Acromia difusa com eritema superposto e pele apergaminhada com a superfície ceratósica, desde a comissura vulvar anterior, prolongando-se pela face interna dos grandes lábios e envolvendo a região glútea; óstios foliculares pronunciados e pigmentados. Prepúcio do clitóris aderido (com brilho céreo), ausência de pequenos lábios e atrofia dos grandes lábios. (Cortesia do Ambulatório de Dermatologia Genital do HUCFF-UFRJ.)

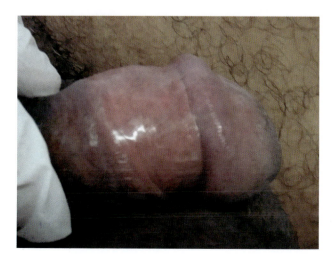

FIGURA 6 Líquen escleroso peniano. Hipocromia irregular com eritema superposto e brilho céreo exuberante, conferindo o aspecto de veladura. (Cortesia do Ambulatório de Dermatologia Genital do HUCFF-UFRJ.)

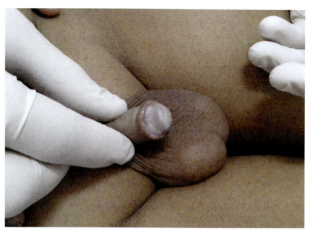

FIGURA 7 Líquen escleroso peniano em criança. Acromia na glande com brilho céreo no sulco balanoprepucial. (Cortesia do Ambulatório de Dermatologia Genital do HUCFF-UFRJ.)

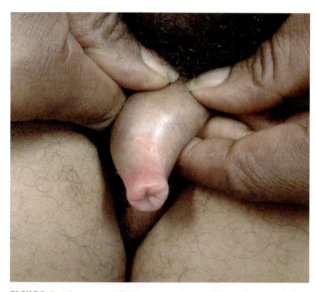

FIGURA 8 Líquen escleroso peniano. Fimose em adulto. Observar eritema, discreta hipocromia, brilho céreo e fissura. (Cortesia do Ambulatório de Dermatologia Genital do HUCFF-UFRJ.)

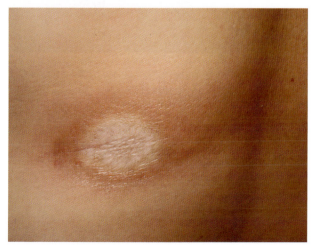

FIGURA 9 Líquen escleroso e morfeia. Presença de ambas as condições na mesma lesão.

LÍQUEN ESPINULOSO

David Rubem Azulay • Larissa Hanauer de Moura

	Sinonímia	*Keratosis spinulosa*.
	Epidemiologia	É doença da infância, sem preferência por sexo.
	Etiologia	Trata-se de um distúrbio da ceratinização folicular; porém, apesar de ter vários fatores relacionados, como atopia, infecção pelo HIV, sua etiologia exata ainda é desconhecida. Há ainda relatos de caso de associação com dermatite seborreica, reação medicamentosa (omeprazol), doença de Hodgkin, sífilis e doença de Crohn.
	Clínica	Lesões que surgem em surtos, constituídas por pápulas foliculares, que apresentam evidentes espículas córneas (Figuras 1 e 2), arranjadas em agrupamentos circunscritos. Distribuem-se preferencialmente no pescoço, nas áreas extensoras dos braços e nas nádegas, com tendência à simetria.
	Diagnóstico	Essencialmente clínico. A histopatologia revela alterações próprias da ceratose folicular.
	Diagnóstico diferencial	Ceratose folicular, frinoderma, líquen estriado, líquen planopilar.
	Tratamento	Podem ser usados ceratolíticos (ácido salicílico 3 a 6%), retinoides tópicos e hidratantes (ácido láctico a 12%). *Peelings* de ácido salicílico ou ácido glicólico podem ser benéficos.

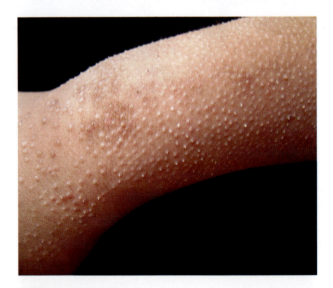

FIGURA 1 Líquen espinuloso. Numerosas pápulas foliculares agrupadas, ceratósicas, com pequenas espículas.

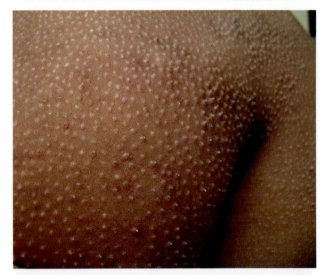

FIGURA 2 Líquen espinuloso. Detalhe da lesão mostrando espículas córneas e ausência de eritema.

LÍQUEN ESTRIADO

Airton dos Santos Gon • Lorivaldo Minelli

	Sinonímia	Dermatose liquenoide linear.
	Epidemiologia	A maior parte dos casos ocorre habitualmente entre 2 e 15 anos de idade. A frequência em meninas é duas a três vezes maior que nos meninos.
	Etiologia	Desconhecida. Não foi provada a relação com infecção viral. A atopia predispõe ao aparecimento do líquen estriado.
	Clínica	Líquen estriado é uma dermatose inflamatória linear adquirida benigna, caracterizada por erupção cutânea súbita de pápulas liquenoides róseas, castanho-claras ou hipopigmentadas de 1 a 2 mm, isoladas ou coalescentes, que surgem e se estendem de forma rápida, acometendo principalmente o tronco e os membros unilateralmente, formando faixas lineares dispostas segundo as linhas de Blaschko (Figuras 1 e 2). A superfície pode apresentar leve descamação prateada e pode ser acompanhada de leve prurido. Nos indivíduos de fototipo mais elevado a hipopigmentação costuma ser marcante. Eventualmente, podem ocorrer múltiplas linhas afetando um hemicorpo ("*blaschkite*"). Na maioria dos casos é autolimitada, mas pode ser recorrente. O acometimento ungueal é raro, geralmente acometendo apenas um único dedo, e tende a regredir com o tratamento. A alteração ungueal mais comum é a fissura longitudinal.
	Diagnóstico	A suspeita clínica pode ser reforçada pelo exame histopatológico. Lesões recentes muito inflamatórias são constituídas por infiltrado dérmico linfo-histiocitário perivascular e perianexial. Nas lesões tardias, a epiderme pode mostrar leve invasão por linfócitos com áreas focais de acantose, paraceratose e espongiose. Células disceratósicas lembrando corpos redondos e grãos da doença de Darier podem eventualmente ser observadas na camada granulosa.
	Diagnóstico diferencial	Líquen plano linear, nevo epidérmico verrucoso inflamatório linear (NEVIL), poroceratose linear, doença de Darier linear, psoríase linear e verrugas planas.
	Tratamento	A regressão espontânea geralmente ocorre dentro de 3 a 12 meses, não necessitando de tratamento. Nos casos em que há impacto psicológico ou a evolução é muito longa, corticosteroides aplicados topicamente, isolados ou sob oclusão, ou injetados intralesionalmente, podem acelerar a resolução. Em casos resistentes, existem relatos de tratamento bem-sucedido com o uso oral de ciclosporina ou acitretina.

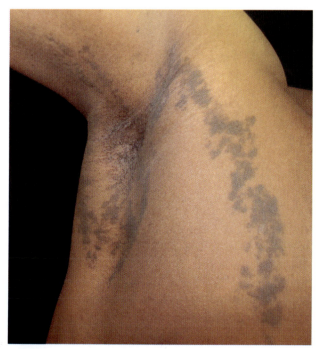

FIGURA 1 Líquen estriado. Pápulas milimétricas hipercrômicas coalescentes que formam uma faixa linear seguindo as linhas de Blaschko.

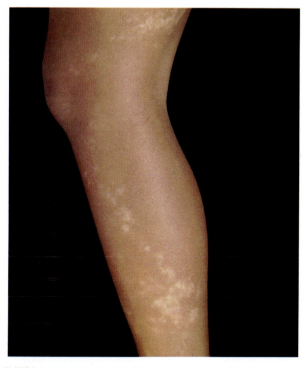

FIGURA 2 Líquen estriado. Pápulas hipocrômicas acometendo o membro inferior unilateralmente.

LÍQUEN NÍTIDO

Airton dos Santos Gon • Lorivaldo Minelli

=	**Sinonímia**	Não tem outra nomenclatura.
	Epidemiologia	É uma dermatose crônica rara, mais frequente em crianças e adultos jovens, sem diferença entre os sexos.
	Etiologia	A patogênese é desconhecida, mas discute-se a participação de fatores genéticos e imunológicos. Mutação pós-zigótica das células progenitoras epidérmicas induziriam a expressão de novos antígenos de superfície por fatores desencadeantes como infecções, vacinação ou traumatismo, com consequente reação imune. Além disso, existe um debate se o líquen nítido é uma variante do líquen plano ou se é realmente uma entidade isolada. Alguns autores acreditam que possa ser uma manifestação cutânea de doença de Crohn.
	Clínica	Pápulas liquenoides monomorfas amareladas ou cor da pele, de 1 a 2 mm, de superfície lisa e brilhante, isoladas ou coalescentes, preferencialmente localizadas em antebraços, abdome, tórax anterior, nádegas e pênis (Figuras 1 e 2). Lesões lineares (fenômeno de Köebner) em linhas de traumatismo são comuns. Geralmente são assintomáticas, mas em alguns casos o prurido pode ser intenso. Envolvimento ungueal do membro afetado pode ocorrer em 10% dos casos e pode preceder o aparecimento de lesões cutâneas, dificultando o diagnóstico. É comum a coexistência com lesões de líquen plano cutâneo e há relatos isolados de concomitância com lesões de líquen estriado, líquen plano oral e psoríase. Na maior parte dos casos, a doença regride sem deixar cicatrizes, mas em alguns casos, hipopigmentação pós-inflamatória pode persistir por meses ou anos.
	Diagnóstico	A suspeita clínica pode ser confirmada por exame histopatológico. As lesões são compostas por massas de células linfo-histiocitárias agrupadas sob a zona da membrana basal. Este infiltrado é "abraçado" pela epiderme adjacente; paraceratose e células gigantes de Langerhans podem estar presentes.
≠	**Diagnóstico diferencial**	Líquen plano, líquen espinuloso, dermatite liquenoide friccional, molusco contagioso, verruga plana e variante liquenoide da sífilis secundária.
	Tratamento	Considerando o curso autolimitado de 1 ano ou menos na maior parte dos pacientes jovens, a necessidade de tratamento deve ser avaliada. Possíveis opções terapêuticas incluem corticosteroides e inibidores da calcineurina tópicos, anti-histamínicos e corticosteroides orais, hidroxicloroquina e fototerapia com UVB *narrow band*.

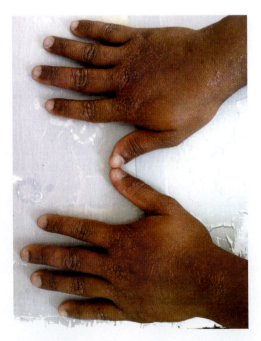

FIGURA 1 Líquen nítido. Numerosas pápulas milimétricas, hipocrômicas, de superfície lisa e brilhantes, algumas isoladas e outras coalescentes, acometendo o dorso das mãos, exibindo fenômeno de Köebner.

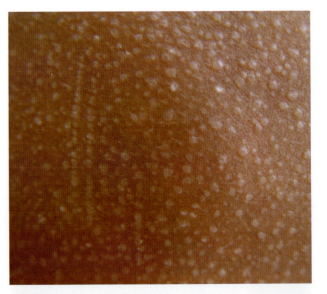

FIGURA 2 Líquen nítido. Detalhe das pápulas milimétricas de superfície lisa e brilhante.

LÍQUEN PLANO

Lorivaldo Minelli • Airton dos Santos Gon

=	**Sinonímia**	*Liquen ruber planus, liquen ruber.*
📈	**Epidemiologia**	É universal e não há predisposição racial. A prevalência estimada na população mundial é de 0,2 a 1% para as lesões cutâneas, e de 1 a 4% nas lesões orais. A frequência é maior no sexo feminino (60% dos casos). Somente 2 a 3% dos pacientes são pediátricos.
❓	**Etiologia**	Embora a fisiopatologia ainda não tenha sido completamente definida, LP é considerado um distúrbio mediado pelas células T, que demonstram expressão aumentada da citocina Th1, bem como reatividade de células T contra componentes da zona de membrana basal. Inúmeras observações clínicas relatam o surgimento de LP depois da exposição a fatores externos como vírus, especialmente da hepatite C, vacinas, medicamentos e alergênios de contato, como o mercúrio do amálgama dentário, cobre e ouro.
👁	**Clínica**	LP é primariamente uma doença das membranas mucosas, com 65% dos casos de acometimento exclusivo desta localização. Em 20% dos casos a doença é encontrada na pele e nas membranas mucosas, ao passo que o envolvimento cutâneo exclusivo ocorre em somente cerca de 10% dos pacientes. Na pele as lesões são pápulas poligonais achatadas, eritematosas e mais caracteristicamente violáceas (Figuras 1 e 2). Na superfície das pápulas pode ser observada uma rede de linhas brancas finas denominadas estrias de Wickham (Figura 3). Acomete preferencialmente áreas flexurais como punhos, tornozelos e região lombar. A face é geralmente poupada. O fenômeno de Köebner é frequente e pode produzir lesões lineares incomuns (Figura 4). O prurido é de intensidade variável. Além da forma clássica, existem muitas variantes do LP, com apresentação clínica variada, tanto em morfologia quanto em localização, mas o exame histopatológico revela aspectos similares, auxiliando no diagnóstico. As variantes do líquen plano são descritas a seguir. **Líquen plano de mucosas.** Lesões brancas lineares de padrão reticulado, às vezes com ulceração, localizadas em mucosa oral, lábios, língua e gengiva (Figuras 5 e 6). Lesões de longa duração podem sofrer transformação para carcinoma espinocelular. **Líquen plano hipertrófico.** Placas espessas ou ceratósicas localizadas preferencialmente nos pés, tornozelos e dorso das mãos (Figura 7). **Líquen plano pigmentoso.** Pigmentação acinzentada a marrom-escura em áreas expostas de face, pescoço e flexuras, comumente encontradas em pacientes de fototipo elevado (Figura 8). Tem sido associado a hepatite C, exposição solar e contactantes como óleo de mostarda e níquel. Líquen plano pigmentoso inverso acomete predominantemente áreas flexurais e intertriginosas, poupando áreas expostas ao sol. Pode se apresentar concomitantemente a outras condições como alopecia frontal fibrosante, endocrinopatias e doenças autoimunes. **Líquen plano folicular/líquen plano pilar.** Lesões foliculares com alopecia cicatricial (ver capítulo *Alopecias*) (Figura 9). **Líquen plano bolhoso.** Lesões vesiculares ou bolhosas associadas a lesões típicas do líquen plano (Figura 10). Os aspectos histopatológicos associados a imunofluorescência negativa indicam que o líquen plano bolhoso é uma forma de "líquen plano hiper-reativo", mais do que uma entidade distinta. **Líquen plano actínico.** Lesões predominantes nas áreas expostas ao sol, principalmente nos membros superiores. **Líquen plano ulcerado.** Lesões ulceradas de difícil tratamento, principalmente localizadas na região plantar (Figura 11). **Líquen plano ungueal.** O acometimento ungueal isolado é raro. Nas formas graves pode se apresentar como pterígio ungueal. **Líquen plano linear.** Lesões em trajeto linear geralmente unilaterais. **Líquen plano anular.** Placas anulares particularmente em áreas expostas ao sol. **Líquen plano atrófico.** Pápulas ou placas com centro atrófico, resultantes da resolução de lesões típicas de líquen. **Líquen plano genital.** Aproximadamente 50% das mulheres e 25% dos homens com LP cutâneo apresentam lesões genitais. As lesões são semelhantes ao LP cutâneo clássico, mas a rede reticulada hipopigmentada pode estar bem evidente (Figura 12). Placas anulares são comuns no pênis. Podem ocorrer ulcerações vaginais, levando à dispareunia. A associação com lesões orais é muito comum, por isso o uso do termo síndrome vulvovaginal-gengiva. **Síndrome de sobreposição líquen plano-lúpus eritematoso.** Geralmente são lesões acrais que, na histopatologia e na imunofluorescência, apresentam aspectos sobrepostos das duas doenças.

	Diagnóstico	A suspeita clínica pode ser confirmada pelos achados histopatológicos: inflamação com hiperceratose, hipergranulose, acantose irregular em "dente de serra", liquefação da camada basal e infiltrado mononuclear em faixa. Têm sido descritos casos associados ao vírus da hepatite C, e alguns autores recomendam a realização de sorologia. Revisão sistemática e metanálise de estudos epidemiológicos demonstrou uma diferença significativa na proporção de soropositividade para HCV entre pacientes com líquen plano oral, comparados com controles, a despeito da heterogeneidade entre os estudos, resultado da variação na distribuição geográfica. Estudos recentes têm mostrado associação significativa entre o LP e risco aumentado de dislipidemias.
	Diagnóstico diferencial	Lúpus eritematoso cutâneo crônico, psoríase *gutata*, pitiríase rósea, dermatite de contato, líquen simples crônico e sarcoma de Kaposi, erupção liquenoide a fármacos, ceratose liquenoide líquen plano-símile, líquen estriado, líquen nítido e ceratose liquenoide crônica.
	Tratamento	Corticosteroide tópico sob oclusão para as lesões cutâneas, associados a anti-histamínicos para o alívio do prurido. Existem vários relatos na literatura de tratamentos efetivos para o líquen plano cutâneo, além do uso de corticosteroides sistêmicos, tais como acitretina, griseofulvina, UVB *narrow band*, PUVA, sulfassalazina, hidroxicloroquina, metotrexato, micofenolato de mofetila, inibidores do fator de necrose tumoral alfa (TNF-α) e, mais recentemente, apremilaste. Nas formas erosivas e atróficas de líquen plano oral, a primeira linha de tratamento é o uso tópico de propionato de clobetasol 0,05%, seguido de tacrolimo 0,1% ou pimecrolimo 1% e, eventualmente, corticosteroides sistêmicos. A alitretinoína pode representar uma nova opção em casos refratários de LP cutâneo. Nos casos de LP oral, a troca da prótese metálica, geralmente amálgama, deve ser considerada, uma vez que as lesões podem regredir.

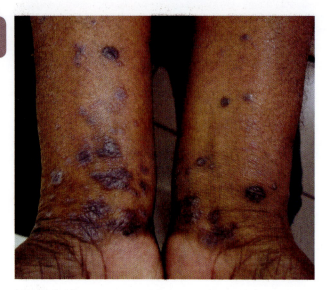

FIGURA 1 Líquen plano. Pápulas poligonais, eritematovioláceas na região de flexão do punho, localização muito característica.

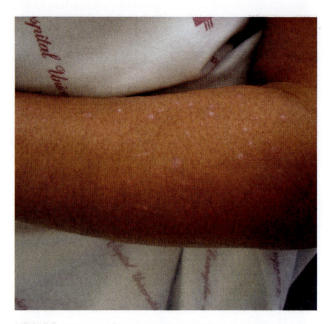

FIGURA 2 Líquen plano. Lesões papulosas, violáceas, com superfície brilhante e de surgimento abrupto no antebraço.

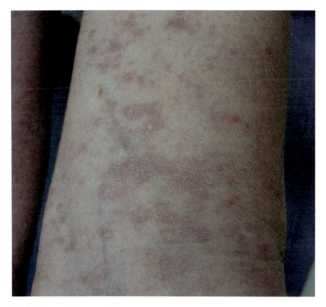

FIGURA 3 Líquen plano. Observar rede de linhas brancas finas sobre as pápulas, caracterizando as estrias de Wickham.

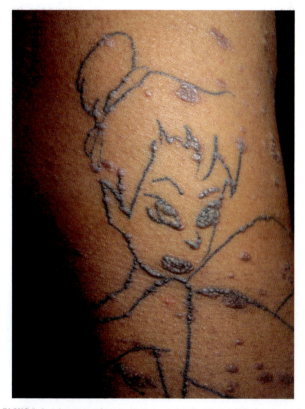

FIGURA 4 Líquen plano. Inúmeras pápulas poligonais, eritematovioláceas, evoluindo sobre o local onde foi realizada tatuagem, depois do início do quadro de LP (fenômeno de Köebner).

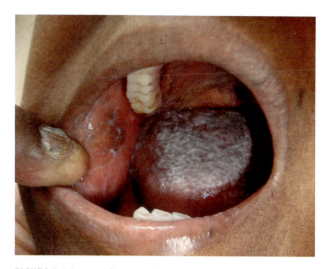

FIGURA 5 Líquen plano. Lesões brancacentas de padrão reticulado na mucosa oral, acompanhadas de lesão na língua e nas unhas.

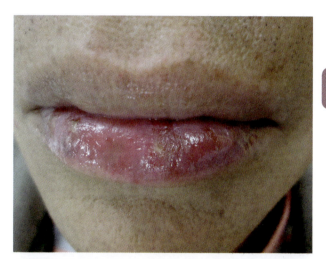

FIGURA 6 Líquen plano. Lesões ulceradas no lábio inferior que, se não tratadas, podem sofrer transformação para carcinoma espinocelular.

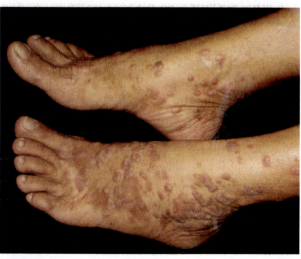

FIGURA 7 Líquen plano. Lesões hipertróficas, verrucosas e pruriginosas, localizadas no dorso dos pés.

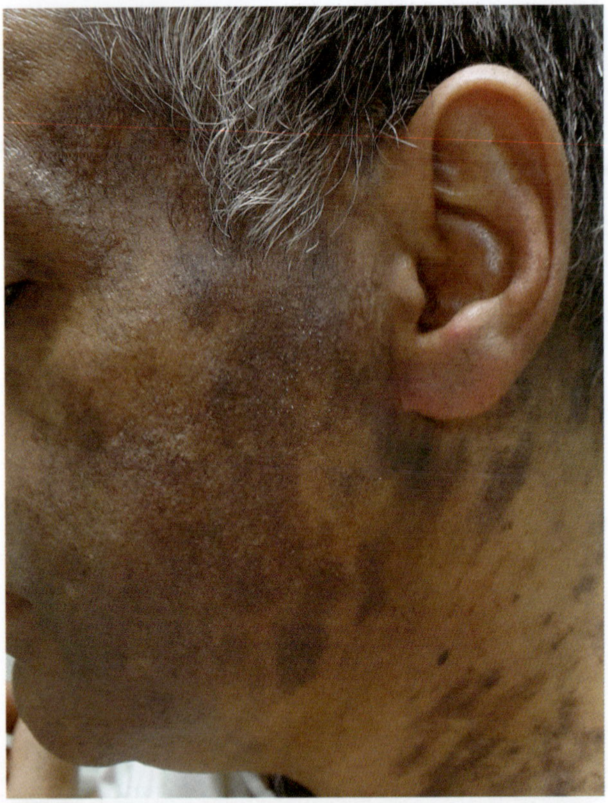

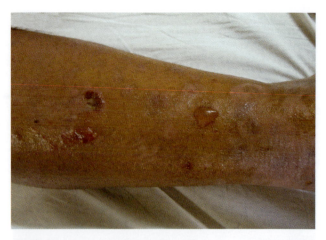

FIGURA 10 Líquen plano. Lesão bolhosa maior e uma lesão vesiculosa menor em paciente internada devido à extensão do LP.

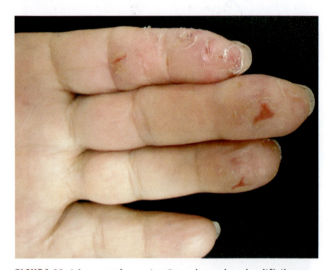

FIGURA 11 Líquen plano. Lesões ulceradas de difícil tratamento, localizadas na região plantar.

FIGURA 8 Líquen plano. Placa de pigmentação acinzentada a marrom-escura na face e no pescoço, caracterizando lesões de LP pigmentoso.

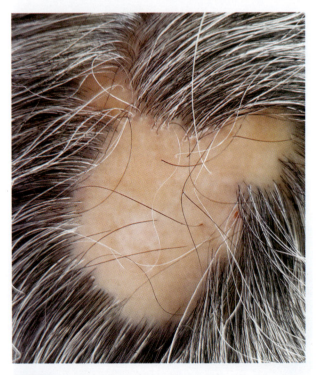

FIGURA 9 Líquen plano. Placa de alopecia cicatricial com *plugs* foliculares na periferia.

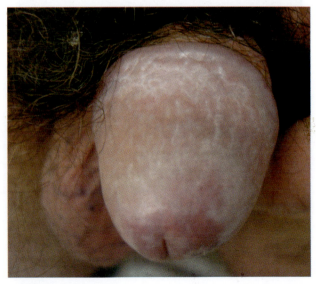

FIGURA 12 Líquen plano. Rede reticulada e hipopigmentada evidente na glande.

LÍQUEN SIMPLES CRÔNICO

Priscilla Magalhães Parreira de Carvalho • Maria Auxiliadora Jeunon Sousa

	Sinonímia	Neurodermite circunscrita.
	Epidemiologia	Predomina em adultos entre 35 e 50 anos, sendo raramente encontrado na infância. Prevalece no sexo feminino em uma relação de 2:1. Asiáticos são mais acometidos
	Etiologia	Condição crônica resultado da lesão traumática da pele. Representa um padrão de resposta reacional à coçadura e ao atrito repetido decorrentes do prurido. As lesões do líquen simples crônico são menos espessas e delimitadas que as encontradas no prurigo nodular. Estudos demonstram uma possível relação entre polimorfismos funcionais no gene transportador de serotonina (gene *5-HTT* localizado no cromossomo 17q11.2) e aumento do risco da doença. Inicialmente, o prurido advém de um fator estimulatório inicial e, posteriormente, a lesão causada pela coçadura promove o sintoma, levando a uma perpetuação do quadro, conhecida como ciclo prurido-coçadura. A etiologia não é totalmente elucidada e fatores ambientais, imunológicos e psicológicos podem influenciar o desenvolvimento e o curso da doença. São desencadeantes frequentes xerose cutânea, dermatite atópica, dermatite de contato, dermatite de estase, depressão, ansiedade, distúrbios obsessivo-compulsivos e prurido relacionado a doenças sistêmicas. Os transtornos psiquiátricos em muitos casos desempenham um papel fundamental na indução do prurido e na perpetuação do ciclo, sendo necessário a abordagem destes para a melhora da dermatose.
	Clínica	As lesões elementares constituem placas liquenificadas. As placas são espessadas, com marcada acentuação das dobras e superfície seca ou escamosa (Figuras 1 a 4). Hiperpigmentação e mais raramente hipopigmentação podem estar presentes. São frequentemente unilaterais. Os locais de predileção são as regiões mais facilmente alcançáveis com as mãos ou objetos: couro cabeludo, região lateral e posterior do pescoço, região extensora de antebraços, cotovelos, região interna das coxas, região pré-tibial, tornozelos, vulva, escroto e região anogenital. As regiões genitais mais frequentemente envolvidas são os lábios maiores nas mulheres e a bolsa escrotal nos homens. O sintoma mais comum é o prurido intenso e geralmente ocorre em paroxismos. As variantes são descritas a seguir. **Líquen *nuchae*.** Quase exclusiva do sexo feminino, a liquenificação ocorre na linha média posterior do pescoço. **Liquenificação gigante de Pautrier.** Liquenificação crônica formando placas sólidas semelhantes a tumores, com superfície cribriforme ocorrendo particularmente na área genitocrural. **Queratose benigna do rebordo alveolar.** Líquen simples crônico da cavidade oral, que se expressa com pápulas e placas brancas em gengiva ceratinizada.
	Diagnóstico	Clínico e morfotopográfico. A biopsia é reservada para casos não responsivos à terapia habitual ou com apresentação atípica, ajudando a excluir dermatoses preexistentes e malignidades. No exame histopatológico observam-se hiperceratose, áreas focais de paraceratose e hipergranulose. A epiderme apresenta acantose com alongamento irregular das cristas interpapilares. A derme papilar encontra-se espessada, com feixes colágenos grosseiros, orientados verticalmente, há um infiltrado inflamatório intersticial e perivascular de linfócitos e monócitos, com raros eosinófilos, e alguns fibroblastos podem estar presentes. Podem ocorrer necrose parcial da superfície e quimiotaxia de neutrófilos devido à escoriação, o que dificulta o diagnóstico diferencial com a psoríase, porém na psoríase encontramos hipogranulose e paraceratose confluente.
	Diagnóstico diferencial	Amiloidose liquenoide e líquen plano hipertrófico são importantes diagnósticos diferenciais devido ao prurido e à predileção de placas crônicas pela região pré-tibial. Na amiloidose liquenoide observam-se pápulas agrupadas em placas de aspecto ondulado ou em cadeia. No líquen plano hipertrófico, observam-se placas espessas de tom violáceo, em geral simétricas. A psoríase vulgar não é habitualmente sintomática. No eczema de contato a anamnese é essencial para a suspeição. Micose fungoide deve ser investigada no caso de lesões refratárias. Na região genital, considerar ainda o líquen escleroso e a *tinea cruris*. O câncer vulvar deve ser descartado se ocorrer refratariedade das lesões vulvares.
	Tratamento	O objetivo do tratamento é interromper o ciclo prurido-coçadura, remover fatores desencadeantes e tratar doenças cutâneas associadas. O paciente deve ser orientado sobre o mecanismo de autoperpetuação da doença. Corticosteroides tópicos de alta potência constituem tratamento de escolha e seu uso sob oclusão demonstra sucesso ao aumentar a penetração da substância e prover uma barreira física à coçadura.

A via intralesional é utilizada em especial para lesões localizadas mais espessas. A aplicação repetida de curativos de hidrocoloide pode auxiliar a interromper o ciclo.

Inibidores da calcineurina como o pimecrolimo e o tacrolimo demonstram eficácia, sendo uma boa alternativa para lesões em região genital, em que se evita uso contínuo de corticosteroides.

Doxepina oral e capsaicina tópica 8% demonstraram eficácia em melhorar o prurido, podendo ser associadas.

Criocirurgia e excisão cirúrgica são utilizadas em especial para lesões nodulares espessadas.

Terapias promissoras:

Estimulação elétrica nervosa transcutânea (TENS) é um método simples, não invasivo, que se baseia na geração de estímulos elétricos através da pele. Estes serão carreados ao longo dos nervos aferentes, reduzindo a condutividade e a transmissão dos impulsos dolorosos para o sistema nervoso central. O TENS vem demonstrando bons resultados na melhora do prurido na literatura.

Toxina botulínica tem sido relatada com bons resultados. Como o prurido é conduzido ao SNC pelas fibras nervosas C desmielinizadas, mediadas pela acetilcolina, estas, ao serem inibidas pela toxina botulínica, podem explicar a redução do prurido.

Em casos recalcitrantes, é necessário o acompanhamento psicológico e/ou psiquiátrico, avaliando a necessidade de ansiolíticos e antidepressivos.

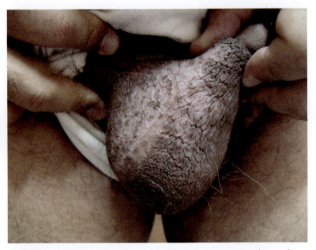

FIGURA 1 Líquen simples crônico. Acentuação dos sulcos naturais da pele da bolsa escrotal, resultante de prurido crônico.

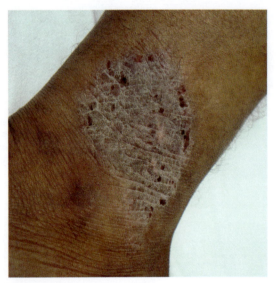

FIGURA 3 Líquen simples crônico. Espessamento cutâneo, crostas, próximo à região maleolar.

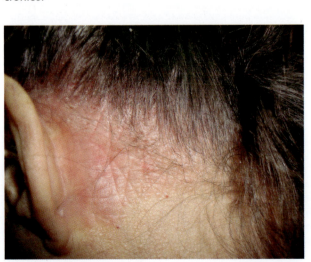

FIGURA 2 Líquen simples crônico. Variante líquen *nuchae*. Espessamento da pele por prurido intenso, com sulcos naturais evidentes na nuca.

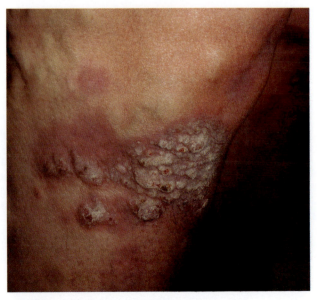

FIGURA 4 Líquen simples crônico. Lesão em placa, espessa, próxima ao joelho em paciente atópica.

LIVEDO RETICULAR E LIVEDO RACEMOSO

Orietta Mata Jiménez • Nelson Aguilar Aguilar

=	**Sinonímia**	Livedo reticular idiopático, livedo anular, asfixia reticular, *cutis marmorata*, livedo racemoso.
📈	**Epidemiologia**	O livedo reticular acomete principalmente mulheres jovens, geralmente antes dos 40 anos de idade. O livedo racemoso é a mais comum apresentação dermatológica nos pacientes com síndrome do anticorpo antifosfolipídio.
❓	**Etiologia**	Nesta entidade devemos fazer uma separação entre o livedo reticular e o livedo racemoso. O primeiro é considerado como fisiológico; não se conhece uma causa específica, mas encontra-se relacionado a fenômenos vasoespásticos das pequenas arteríolas da derme, levando à dilatação do plexo venoso e ao acúmulo de carboxi-hemoglobina, o que confere a aparência "em rede". O livedo racemoso encontra-se associado a múltiplas condições, como síndrome do anticorpo antifosfolipídio (ver capítulo *Síndrome do Anticorpo Antifosfolipídio*), lúpus eritematoso, hipertensão arterial, aterosclerose, doenças endócrinas, doenças neurológicas, linfomas, vasculites, tromboembolismo, síndrome de Sneddon-Wilkinson, farmacodermias, fenômeno de Raynaud, tuberculose, dermatomiosite, artrite reumatoide, poliarterite nodosa, crioglobulinemia, sífilis, acrocianose, sendo, muitas vezes, um sinal importante para o diagnóstico da afecção subjacente.
👁	**Clínica**	O livedo reticular caracteriza-se pelo surgimento de um padrão reticulado fino na pele (aspecto de rede de pescador), de cor violácea ou azulada (Figuras 1 a 4). A distribuição é homogênea, a cor uniforme e, na maioria dos pacientes, é assintomático, ou se percebe uma sensação de frio, podendo desaparecer ao se aquecer a pele. Em geral aparece nos membros inferiores, mas pode ser visto no abdome e nos membros superiores. No livedo racemoso, o padrão de rede é mais irregular, coloração mais escura, acometendo maior área de extensão, com os anéis incompletos (aspecto de raízes), e pode ser acompanhado por lesões purpúricas e úlceras dolorosas. Os pacientes podem apresentar sintomas relacionados à doença de base.
🔍	**Diagnóstico**	Geralmente clínico. Devem-se investigar doenças de base no caso do livedo racemoso. A histopatologia não revela alterações significativas na pele e nos vasos sanguíneos, com exceção do livedo racemoso, em que pode se encontrar alterações próprias da doença subjacente, como microtrombose, calcificação dos vasos, necrose fibrinoide.
≠	**Diagnóstico diferencial**	Deve ser feito com todas as condições que causam livedo racemoso já citadas. Especialmente com a síndrome do anticorpo antifosfolipídio. É importante o acompanhamento prolongado para observar o surgimento de sinais e sintomas relacionados às diferentes doenças que podem estar associadas.
💊	**Tratamento**	No livedo reticular não é necessário o tratamento, mas como medida geral recomenda-se evitar o frio. Nos casos de livedo racemoso, deve ser tratada a causa subjacente.

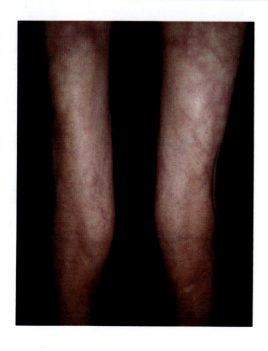

FIGURA 1 Livedo reticular. Aspecto reticulado característico, entremeando cianose, eritema e palidez.

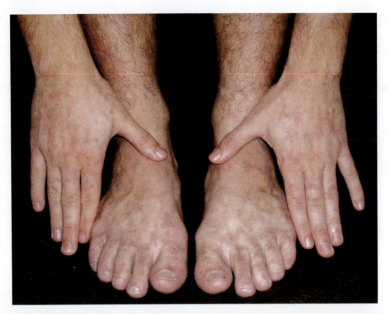

FIGURA 2 Livedo reticular. Paciente do sexo masculino, jovem, apresentando livedo reticular nas mãos e nos pés, com investigação diagnóstica negativa para doença sistêmica associada.

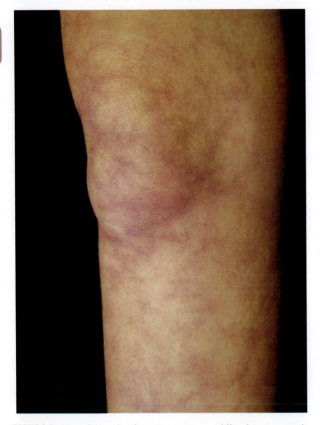

FIGURA 3 Livedo reticular. Aspecto rendilhado característico.

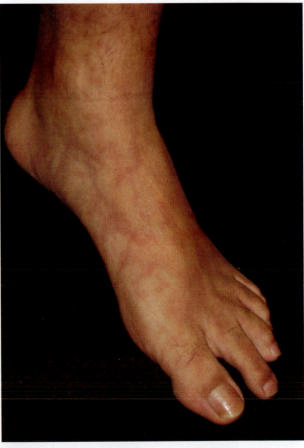

FIGURA 4 Livedo reticular. Malha de eritema e palidez, com oscilação da sua intensidade, acentuando-se no frio.

LOBOMICOSE

Fabio Francesconi • Valeska Albuquerque Francesconi

	Sinonímia	Doença de Jorge Lobo, lacaziose, blastomicose queloidiana e blastomicose amazônica.
	Epidemiologia	Predomina em áreas tropicais e subtropicais, de clima quente e úmido, com temperatura média anual de 24°C. No Brasil todos os casos são originários da região Amazônica, sendo esta considerada uma área endêmica para o *Lacazia loboi*. Atinge principalmente a faixa etária entre 21 e 40 anos, com predomínio no sexo masculino – trabalhadores da área de floresta (seringueiros, mateiros, garimpeiros) e indígenas. A suposição de um reservatório aquático baseia-se na existência da doença em golfinhos.
	Etiologia	Doença infecciosa causada pelo fungo *Lacazia loboi*, anteriormente denominado *Loboa loboi*.
	Clínica	Lobomicose é uma micose subcutânea de evolução lenta e progressiva que não afeta o estado geral do hospedeiro. Atinge a pele e as semimucosas, poupando mucosas. As lesões podem ser encontradas em qualquer parte do corpo, com predomínio em áreas expostas. Pavilhão auricular (Figura 1) e membros inferiores são as localizações mais frequentes (Figura 2). Inicialmente, caracteriza-se por lesão papulosa ou nodular, única ou múltiplas, que pode evoluir, formando placas. Em alguns casos ocupa grandes áreas do corpo (Figura 3). São várias as formas clínicas: infiltrativa, queloidiana, gomosa, ulcerosa, verruciforme e, até mesmo, atrófica. A apresentação queloidiana é a mais comum (Figuras 4 e 5). A forma disseminada e o acometimento linfático são raros. Os sintomas, quando presentes, são: dor, ardor, prurido, hipoestesia e anestesia. Podem surgir complicações, como infecção secundária, dificuldade para movimentação dos membros, e, em casos de longa evolução, pode ocorrer degeneração carcinomatosa (carcinoma espinocelular) (Figura 6).
	Diagnóstico	O diagnóstico é facilmente estabelecido por meio dos aspectos clínicos da lesão e da identificação microscópica do fungo. O exame direto demonstra células globosas típicas, de dupla membrana, isoladas ou agrupadas em cadeias (disposição catenular). Biopsia de pele também pode ajudar na confirmação diagnóstica, com identificação das mesmas estruturas observadas no exame direto. Até o momento não foi obtido o cultivo do fungo.
	Diagnóstico diferencial	Leishmaniose tegumentar difusa, paracoccidioidomicose, cromomicose, hanseníase virchowiana, sarcoidose, dermatofibrossarcoma *protuberans*, cicatriz queloidiana e carcinoma espinocelular.
	Tratamento	O tratamento de eleição é a exérese cirúrgica ampla e profunda. Em lesões extensas pode haver recidiva. Bons resultados são obtidos com criocirurgia e eletrocirurgia. Há resposta favorável com clofazimina (100 a 200 mg/dia) e itraconazol (200 mg/dia) por 12 a 24 meses. Outros fármacos, como sulfas, cetoconazol, anfotericina B e flucitosina, foram empregados com efeito pouco satisfatório. Posaconazol é uma promessa terapêutica, mas o custo limita a sua utilização.

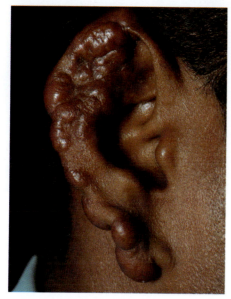

FIGURA 1 Lobomicose. Pápulas e nódulos da cor da pele de aspecto fibroso (queloidiforme) localizados no pavilhão auricular.

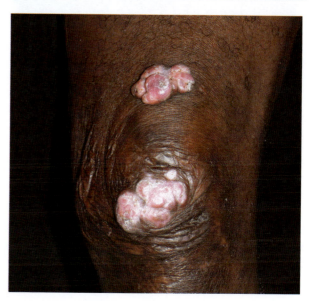

FIGURA 2 Lobomicose. Nódulos de aspecto tumoral e consistência fibrosa e superfície com áreas hiperceratósicas de coloração rósea localizados na coxa e no joelho.

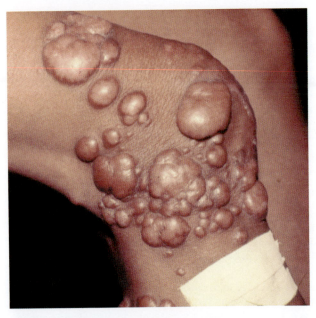

FIGURA 3 Lobomicose. Lesões queloidiformes ocupando grande extensão do membro inferior.

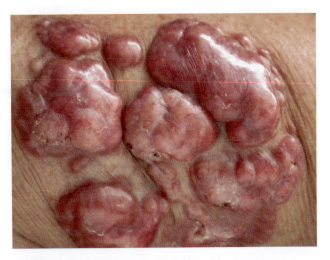

FIGURA 5 Lobomicose. Detalhe de lesões com aspecto semelhante ao queloide.

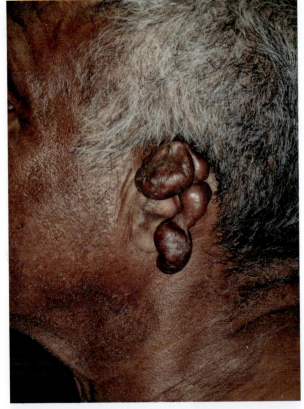

FIGURA 4 Lobomicose. Lesões nodulares cor da pele de aspecto fibroso (queloidiforme), causando deformidade da orelha.

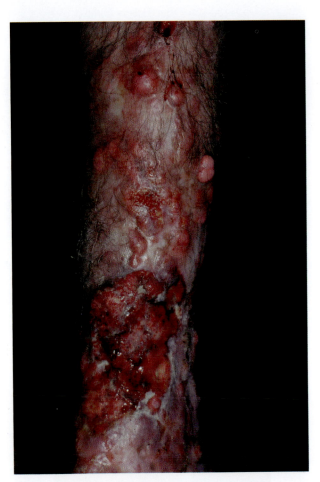

FIGURA 6 Lobomicose. Nódulos causados pela *Lacazia loboi* e área ulcerovegetante com diagnóstico histológico de carcinoma espinocelular, caracterizando degeneração carcinomatosa.

LÚPUS ERITEMATOSO

Ana Luisa Bittencourt Sampaio Jeunon Vargas

 Sinonímia — Não tem outra nomenclatura. Denominação variável segundo o subtipo.

 Epidemiologia — O lúpus eritematoso sistêmico (LES) é uma doença inflamatória autoimune, com diversas manifestações cutâneas e sistêmicas. Trata-se de um distúrbio multissistêmico causado pelos efeitos dos autoanticorpos em órgãos-alvo. As mulheres são mais acometidas que os homens, na proporção de 6:1.

O LES apresenta prevalência de 1:3.500 pessoas na população geral do Reino Unido e de 1:415 nos EUA. Não há dados de prevalência apenas do lúpus cutâneo na população geral. Sabe-se que a proporção, entre os indivíduos com LES, é de 3 mulheres para cada homem, com apenas lesões cutâneas. Entre as lesões cutâneas, a fotossensibilidade tem prevalência de 71%, seguida de erupção cutânea em 59%, alopecia (58%) e erupção malar em 49%. Pode ocorrer mais raramente em crianças e homens.

Os afro-americanos também apresentam mais a doença que os americanos caucasianos, sendo os primeiros mais acometidos pelas formas sistêmica e discoide e os últimos pela forma subaguda, relacionada à fotossensibilidade.

 Etiologia — Distúrbio multissistêmico resultante da interação entre genes de suscetibilidade e fatores ambientais. Há formação de autoanticorpos com afinidade por diversos componentes celulares do organismo e que levam à deposição de imunocomplexos, o que desencadeia uma resposta inflamatória. A formação dos imunocomplexos pode ocorrer predominantemente na pele, rins, articulações, membranas serosas, sistema nervoso central ou componentes do sangue periférico, determinando as diversas apresentações clínicas da doença. Os principais autoanticorpos produzidos são do tipo: antinucleares (FAN e anti-DNA), anti-Ro (SSA), anti-La (SSB), anti-Smith (Sm). O BLyss/BAFF é uma citocina membro da família do ligante do TNF, expressa por monócitos, neutrófilos, linfócitos T e células dendríticas que promove maior sobrevida, proliferação de diferenciação dos linfócitos B, estimulando maior produção de imunoglobulinas (autoanticorpos). Presente quando anti-DNA-ds está expresso em altos títulos.

Atualmente, sabe-se que os antígenos desencadeadores são liberados a partir de células apoptóticas cuja falha no mecanismo de tolerância imunológica leva à produção de autoanticorpos. A presença de alguns genes do complexo de histocompatibilidade principal humano (HLA) aumenta a suscetibilidade à falha neste processo, bem como fatores ambientais, como a luz ultravioleta (LUV), tabagismo, infecções e uso de alguns medicamentos (terbinafina, bloqueadores de canais de cálcio, hidroclorotiazida, estrogênio e prolactina).

A expressão de genes do HLA classe II, como HLA-DR2 (DRB1*1501) e HLA-DR3 (DRB1*0301) levam a maior risco de desenvolvimento de LES. Também há associação do LES com as deficiências de C1q, C_2 ou C_4, em que um defeito na remoção dos imunocomplexos e das células apoptóticas induz ao desenvolvimento da doença. O C1q inibe a produção de interferona (IFN) pelas células dendríticas. Quando há deficiência de C1q, há aumento de IFN, estimulando o desenvolvimento das lesões de lúpus eritematoso.

Existe relação entre deficiência genética de C_2, C_3, C_4 e C_5 e LE discoide e subagudo, e da expressão de HLA B8-DR2 (DRB1*1501) e DR3 (DRB1*0301) com a produção de anticorpos anti-Ro.

 Clínica — Neste capítulo serão descritas as manifestações dermatológicas do lúpus eritematoso.

As manifestações cutâneas do lúpus eritematoso (LE) podem ser classificadas como agudas, subagudas ou crônicas. Gilliam e Sontheimer (1981) também propuseram separá-las em manifestações específicas (com biopsia da lesão característica de LE) e não específicas (a biopsia não possui as alterações de LE) (Quadro 1).

1. Lesões específicas

1.1 LE cutâneo agudo

- Lesão eritematoescamativa ou maculopapular: pode ser localizada na face, na região malar e nasal (asa de borboleta) que poupa o sulco nasolabial e a área supralabial (Figura 1). Pode haver edema local. Está presente em 80% dos casos, e em 25% é o primeiro sinal da doença. Possui relação com a presença de anti-Ro (SS-A) e piora com fotoexposição. Também pode ser generalizada, com erupção abaixo do pescoço, em qualquer outra área fotoexposta
- Fotossensibilidade: 75% dos pacientes possuem anti-Ro positivo e relação contrária com a presença do anti-U1RNP, anti-Sm, anti-DNA de dupla-hélice, anti-DNA de cadeia simples e anticardiolipinas
- Lesões semelhantes às da necrólise epidérmica tóxica (NET) após episódio de intensa fotoexposição (chamado "lúpus com bolha")
- Lesões de eritema multiforme (síndrome de Rowell)
- Lesões semelhantes a eritema anular centrífugo ou pitiríase rósea.

1.2 LE cutâneo subagudo

- Lesões policíclicas e anulares (33% dos casos) apresentam relação com HLA-DR3 e com o anti-Ro (Figura 2)
- Lesões papuloescamosas, psoriasiformes (66% dos casos) têm relação com HLA-DR2 e com o início da doença em idade mais avançada (Figuras 3 e 4).

Os dois tipos de lesão podem ter aspecto superposto e também podem apresentar vesículas e crostas ou até bolhas hemorrágicas na sua periferia, dependendo da intensidade da fotoexposição (o chamado "lúpus com bolha").

O lúpus eritematoso subagudo não "deixa cicatriz na sua involução. As lesões ao regredirem, deixam telangiectasias e hiper ou hipopigmentação. A perda de pigmento pode ser tão intensa a ponto de assumir características vitiligoides (Figuras 5 e 6). Mais frequente em adultos e em mulheres (7 mulheres para 3 homens), que possuem mais comumente títulos elevados de anticorpo anti-Ro. Apenas 50% dos casos preenchem critérios para LE sistêmico.

As lesões predominam na área de "V" do decote e nas superfícies extensoras dos braços. É raro o acometimento da face. Outras lesões que acompanham o LE subagudo são: livedo reticular, telangiectasias periungueais e fenômeno de Raynaud. Pode haver lesões de eritema multiforme no curso do LE subagudo, configurando a síndrome de Rowell (discutido adiante).

- Úlceras mucosas: lesões inicialmente maculares ou papulares, eritematopurpúricas, que depois ulceram, com base coberta por tecido de granulação amarelado e halo eritematoso. Preferencialmente localizadas no palato, mas também são encontradas nas mucosas jugal e gengival e estão relacionadas à atividade da doença. A histopatologia é semelhante à da pele com alterações características de LE
- Alopecia não cicatricial: a alopecia difusa do couro cabeludo está associada à atividade do lúpus eritematoso sistêmico.

1.3 LE cutâneo crônico (LECC)

1.3.1 LE discoide. Sinonímia: LE fixo, LE crônico discoide e LE discoide fixo. Mais comum em mulheres na 4ª ou 5ª décadas de vida, com forma de lúpus mais benigna (5 a 10% desenvolve LES). A lesão discoide típica caracteriza-se por máculas ou placas, em geral, assintomáticas, únicas ou múltiplas, localizadas preferencialmente nas áreas expostas ao sol, principalmente na face (Figura 7). Quando mais extenso e abaixo do pescoço, há maior risco de desenvolvimento de LES. As lesões são eritematosas, descamativas, com escamas lamelares aderentes, sendo o seu reverso repleto de ceratoses foliculares (aspecto em tachas de tapeceiro) e telangiectasias. As lesões apresentam crescimento centrífugo, ficando o centro cicatricial, discrômico (hipercromia ou hipocromia), e as bordas ativas eritematosas. Quando acomete o couro cabeludo e não tratado a tempo, leva à alopecia cicatricial (ver capítulo *Alopecias*) (Figura 8). É doença de curso crônico.

1.3.2 Lúpus pérnio ou *chilblain lupus*. Variedade rara de LECC, mais comum em clima frio, localizando-se nas extremidades ou na ponta nasal, além das formas rosaceiforme e folicular, entre outras.

1.3.3 LE hipertrófico. Sinonímia: LE verrucoso, LE ceratósico. Trata-se de variante rara de LE crônico discoide no qual a hiperceratose é exacerbada. As lesões localizam-se, preferencialmente, nas superfícies extensoras dos braços (Figura 9), no dorso e na face. Geralmente, são pruriginosas. Pode haver superposição com o líquen plano.

1.3.4 Lúpus túmido. Sinonímia: lúpus eritematoso somente dérmico; lúpus eritematoso atípico; forma urticada de lúpus eritematoso; lúpus cutâneo intermitente. Placas eritematovioláceas, lisas, suculentas, sem descamação ou ceratose folicular (Figura 10). Evoluem sem deixar cicatrizes. São assintomáticas (raramente há prurido). Os principais locais de acometimento são a face e o pescoço (áreas fotoexpostas). Evoluem em surtos. Recidivam sempre nos mesmos locais.

1.3.5 LE profundo. Sinonímia: paniculite lúpica ou doença de Kaposi-Irgang. Presença de nódulo subcutâneo com ou sem lesão de LE discoide na sua superfície, localizado preferencialmente na face (região malar), braços (Figura 11), tórax, nádegas e coxas (ver capítulo *Paniculites*). Evolui com retração e atrofia da pele sobrejacente, pode ulcerar ou, raramente, desenvolver calcificação distrófica ou áreas de anetodermia (Figura 12). Acomete mais os indivíduos adultos (porém, já descrito em crianças), com predomínio entre as mulheres (relação de 4:1). Pode ser manifestação do LES. Na histopatologia observa-se uma paniculite lobular com infiltração linfocítica, que pode, eventualmente, organizar-se sob a forma de folículos linfoides com centros germinativos e atingir os septos. Pode haver vasculite linfocítica e infiltrado contendo eosinófilos.

2. Lesões não específicas

2.1 Vasculite

A prevalência de vasculite leucocitoclástica no LE varia de 20 a 40%. Conforme descrito no capítulo *Vasculites*, as manifestações clínicas são variáveis e dependem da intensidade da inflamação, da profundidade, da localização e do calibre do vaso afetado. As lesões ocorrem, preferencialmente, nas extremidades dos membros inferiores ou em áreas de pressão ou traumatismo, e podem ser máculas, pápulas, lesões purpúricas (Figura 13), nódulos, bolhas hemorrágicas, crostas necróticas, úlcera e lesão ectima-símile. Podem se manifestar também como nódulos de Osler (lesões nodulares enduradas nas polpas digitais), lesões de Janeway (lesões eritematosas nas mãos), hemorragias ou necrose nos capilares dos leitos ungueais. São causadas pela deposição de imunocomplexos circulantes. Se os vasos próximos à junção dermoepidérmica forem acometidos, podem surgir lesões de lúpus bolhoso (descrito posteriormente).

A urticária vasculite (sinonímias: vasculite urticarial, vasculite urticariforme) é uma vasculite que se manifesta clinicamente com lesões urticariformes, que demoram mais de 24 h para desaparecer, acompanhadas de sensação de ardência ou queimação locais e que, ao regredirem, podem deixar hiperpigmentação residual. Quando a urticária vasculite está associada ao LE, frequentemente, há hipocomplementenemia e comprometimento renal.

2.2 Livedo reticular

No LE, a presença do livedo reticular relaciona-se a uma vasculopatia e, geralmente, é secundário à síndrome do anticorpo antifosfolipídico (SAF), com anticorpo anticardiolipina e/ou anticoagulante lúpico positivos. Quando associado à doença cerebrovascular é chamado de síndrome de Sneddon, que também faz parte do espectro da SAF. O livedo reticular ulcerado é chamado de vasculopatia livedoide, sendo esta uma vasculite localizada que, ao cicatrizar, deixa área de atrofia branca. Existem outras formas primárias e secundárias de livedo reticular (ver capítulos *Livedo Reticular e Livedo Racemoso* e *Síndrome do Anticorpo Antifosfolipídio*).

2.3 Fenômeno de Raynaud

Alteração da coloração das extremidades desencadeada pelo frio com a sequência: palidez, cianose e eritema. Ocorre em aproximadamente 30% dos casos. Dois a 10% dos pacientes com fenômeno de Raynaud apresentam LES.

2.4 Eritromelalgia

Eritema e sensação de calor, dor intensa ou queimação desencadeados pela exposição ao calor nas extremidades.

2.5 Dermatofibromas eruptivos

Surgimento de múltiplos dermatofibromas pode acompanhar o LES e outras doenças do colágeno, como a síndrome de Sjögren.

2.6 Lesões nas unhas

Hemorragias em estilhas, depressões puntiformes (*pittings*), leuconiquia, onicólise, baqueteamento digital e lúnula vermelha.

2.7 Lesões nos cabelos

Alopecia ocorre em 50% dos casos de LE. Pode ser eflúvio telógeno, lúpus *hair* (cabelos quebradiços, finos, curtos e encaracolados, de localização preferencial na linha de implantação dos cabelos, causados por um defeito na formação do fio (que regride com o controle do LE) e também alopecia areata.

É frequente a ocorrência de lesões de lúpus discoide no couro cabeludo. A tricoscopia da lesão discoide evidencia a presença de pontos amarelos grandes (correspondem aos *plugs* foliculares), pontos vermelhos, pontos cinza-azulados salpicados (muito específicos de LE), vasos arboriformes espessos e finos, vasos arboriformes ao redor de pontos amarelos, escamas aderentes, área vermelha leitosa e perda das aberturas foliculares que são achados da doença em estágio cicatricial.

2.8 Mucinoses

Lesões papulosas e nodulares causadas por depósito de mucina na derme, em área com ou sem alterações de LE, localizadas na região superior do tronco e nas extremidades. Os tipos clínicos relatados são a mucinose papulonodular (Figura 14) e a mucinose papulosa acral hiperpigmentada. Possui relação com todos os tipos de lúpus cutâneo (agudo, subagudo e crônico), dermatomiosite e esclerodermia.

2.9 Outras lesões

Lesões psoriasiformes e ceratose palmoplantar, ictiose, acantose nigricante, eritema telangiectásico das regiões tenares e hipotenares, palmas, polpas e dorso dos dedos das mãos e pés, cutículas irregulares e ceratósicas, dilatação dos capilares do leito ungueal, hiperpigmentação semelhante à encontrada na esclerodermia e nódulos subcutâneos semelhantes aos nódulos reumatoides também podem estar presentes.

2.10 Síndrome de Rowell

Inicialmente descrita em pacientes com LE discoide e que apresentavam lesões em alvo semelhantes às do eritema multiforme. Compreende o aparecimento de lesões de eritema multiforme nos pacientes com lúpus (LES, cutâneo crônico e subagudo) e FAN padrão salpicado – são os critérios maiores. Os critérios menores são: anti-Ro, anti-La, fator reumatoide positivos e lesões de lúpus pérnio.

2.11 Lesões bolhosas

Podem ocorrer por dois mecanismos fisiopatológicos:

- Pacientes com fotossensibilidade que têm dano intenso da membrana basal e desenvolvem vesículas ou bolhas na periferia das lesões de lúpus subagudo. Da mesma forma, após grande fotoexposição, pacientes com lúpus podem desenvolver lesões semelhantes à necrólise epidérmica tóxica (NET) (é o denominado lúpus "com bolha")
- Por mecanismos vários, levando clinicamente à formação de bolhas tensas na face, no pescoço (Figura 15) e no tronco, sugestivas de dermatite herpetiforme (DH), epidermólise bolhosa adquirida (EBA) e penfigoide bolhoso (PB).

O lúpus bolhoso tem histopatologia sugestiva de DH. O similar à DH tem imunofluorescência direta (IFD) com depósitos granulares de IgA e/ou IgG na junção dermoepidérmica e imunofluorescência indireta (IFI) negativos para anticorpos antizona da membrana basal (ZMB) séricos. A forma similar à EBA tem IFI positiva para anticorpo anticolágeno tipo VII. E o lúpus bolhoso semelhante ao penfigoide bolhoso é caracterizado pela IFD com depósitos lineares de IgG e C3 na ZMB. É difícil diferenciar o lúpus bolhoso com suas manifestações similares a EBA, DH ou PB da coexistência de lúpus sistêmico com uma das doenças primárias aqui descritas.

Gammon e Briggaman classificaram o lúpus bolhoso de acordo com os critérios descritos no Quadro 2. O paciente pode apresentar fotossensibilidade, glomerulonefrite, hipocomplementenemia e anti-DNA dupla-hélice positivo. O tratamento baseia-se na administração de dapsona, com drástica resposta em poucos dias. Casos refratários à dapsona podem responder ao tratamento com talidomida.

Outras doenças bolhosas já observadas em associação com o LES são: epidermólise bolhosa adquirida, porfiria cutânea tarda e pênfigo eritematoso (Senear-Usher).

Diagnóstico

Os critérios diagnósticos para o LE cutâneo são clínicos e histopatológicos. O diagnóstico de lúpus eritematoso sistêmico (LES) se faz na presença de quatro ou mais critérios dos expostos no Quadro 3.

Histopatologia. O diagnóstico histopatológico de LE baseia-se no achado conjunto de infiltrado inflamatório linfocítico superficial e profundo e perifolicular, degeneração vacuolar da camada basal, espessamento da membrana basal e aumento de mucina na derme. A presença de mais hiperceratose com *plugs* foliculares e atrofia da epiderme e da unidade pilossebácea em meio às demais alterações de LE configura o lúpus cutâneo crônico discoide, enquanto mais atrofia da epiderme e necrose de ceratinócitos e menos hiperceratose e infiltrado mononuclear (linfocítico) são achados de lúpus cutâneo subagudo. O lúpus túmido é caracterizado pela presença de infiltrado linfocítico denso na derme, sem vacuolização da camada basal.

A imunofluorescência direta revela depósito granular linear ou homogêneo de imunoglobulinas (IgA, IgG e IgM) e complemento na junção dermoepidérmica. Este padrão de combinação de imunoglobulinas é chamado de banda lúpica. O verdadeiro teste da banda lúpica é realizado a partir de pele sem lesão e, de preferência, de área não fotoexposta. Quando positiva, tem relação com atividade de doença sistêmica; porém, possui grande número de falso-positivos e falso-negativos.

A visualização de imunofluorescência positiva com padrão intraepitelial (granularidade por todo o epitélio, predominantemente de IgG) é patognomônica de presença de anticorpo anti-Ro, direcionando o diagnóstico para uma colagenose.

Diagnóstico diferencial

LE agudo. LE túmido, infiltrado linfocítico de Jessner, dermatomiosite, rosácea, erupção lumínica, doença de Kikuchi, síndrome de Sweet.

LE subagudo. NET, fotossensibilidade, vitiligo.

LE crônico discoide. As outras formas de LE cutâneo, já que as lesões discoides podem ocorrer, por exemplo, no curso de LE agudo, lúpus vulgar, morfeia, líquen escleroso, pseudopelada de Brocq, outras alopecias cicatriciais.

Tratamento

Preconiza-se a educação para evitar sol e calor, com fotoproteção física (coberturas e roupas) e uso de filtro solar físico e/ou químico de fator de proteção maior que 50.

Uso de camuflagens para as lesões ativas ou cicatriciais, cessar o tabagismo e, devido a proibição à fotoexposição, monitorar e repor vitamina D.

Lesões de LE agudo e subagudo. Antimalárico, uso de corticosteroide tópico ou sistêmico, dependendo da extensão e da atividade da doença. E casos refratários aos corticosteroides: dapsona, metotrexato, retinoides. Se LES associado, tratar doença sistêmica com imunossupressores. Para doença cutânea e/ou sistêmica associada a elevados títulos de anticorpo anti-DNAds, o belimumabe pode ser uma opção terapêutica.

Lesões de LE discoide. Uso de corticosteroide tópico, oclusivo, intralesional e, em casos de lesões graves, extensas e de rápida progressão, corticosteroide sistêmico, antimaláricos, metotrexato, micofenolato de mofetila ou sódico, azatioprina, dapsona, retinoides, talidomida. Para o lúpus discoide também já foi descrito o uso de *laser* (PDL, argônio), crioterapia, dermabrasão, com resultados satisfatórios.

Quadro 1 Resumo das manifestações cutâneas do lúpus eritematoso (LE).

Lesões específicas de LE (dermatite de interface)

- LE cutâneo agudo
  - Localizado
  - Generalizado
  - Lúpus agudo NET-símile
- LE cutâneo subagudo
  - Lesões aulares
  - Lesões papuloescamosas/psoriasiformes
  - LE subagudo anular vesicobolhoso (lúpus "com bolha")
  - LE subagudo NET-símile
- LE cutâneo crônico
  - Lúpus discoide
    - Localizado
    - Generalizado
  - Lúpus discoide hipertrófico/verrucoso
  - Paniculite lúpica/lúpus profundo
  - Lúpus discoide de mucosa: oral, conjuntival, nasal, genital
  - Lúpus túmido
  - Perniose lúpica
  - Lúpus discoide liquenoide (superposição LE/líquen plano)

Lesões não específicas de LE (sem dermatite de interface)

- Doença vascular
  - Vasculite cutânea de pequenos vasos secundária ao LE
    - Púrpura palpável
    - Vasculite urticariforme
  - Vasculopatia
    - Lesões similares à doença de Degos
    - Atrofia branca secundária ao LE
  - Telangiectasias periungueais
  - Livedo reticular
  - Tromboflebite
  - Fenômeno de Raynaud
  - Eritromelalgia
- Alopecia não cicatricial
  - Lúpus *hair*
  - Eflúvio telógeno
  - Alopecia areata
- Esclerodactilia
- Nódulos reumatoides
- Calcinose cútis
- Lúpus bolhoso
- Urticária
- Mucinose papulonodular
- Cútis *laxa*/anetodermia
- Acantose nigricante
- Eritema multiforme
- Úlcera de perna
- Líquen plano

NET: necrólise epidérmica tóxica. Adaptado de Klein et al., 2010.

Quadro 2 Critérios diagnósticos de lúpus eritematoso bolhoso.

- Diagnóstico de lúpus eritematoso sistêmico segundo os critérios do American College of Rheumatology
- Erupção bolhosa adquirida, não cicatricial, surgindo em área fotoexposta, porém não limitada a ela
- Bolha subdérmica com infiltrado predominantemente neutrofílico na derme e na zona da membrana basal
- Imunofluorescência direta demonstrando depósitos de IgG, IgA, IgM e C3 na zona da membrana basal da pele perilesional
- Anticorpos circulantes contra colágeno tipo VII confirmados por imunofluorescência indireta na técnica de *salt-split skin*, *immunoblotting* ou imunoprecipitação
- Depósitos de imunoglobulina em fibrilas de ancoragem e colágeno tipo VII na microscopia imunoeletrônica

Quadro 3 Critérios diagnósticos de lúpus eritematoso sistêmico segundo o American College of Rheumatology.

Critério	Descrição
Erupção malar	Eritema fixo nas regiões malares, poupando os sulcos nasolabiais
Lesões discoides	Lesões em placas arredondadas, eritematosas, com escamas bem aderidas e rolhas córneas foliculares, que cicatrizam com atrofia e alteração de pigmentação local
Fotossensibilidade	Erupção que se segue à fotoexposição
Úlceras mucosas	Ulcerações indolores nas mucosas oral e nasofaríngeas, vistas pelo médico
Artrite	Oligo ou poliartrite periférica não erosiva
Serosite	Pleurite ou pericardite
Doença renal	Proteinúria persistente maior que 0,5 g/dia ou maior que 3+ no EAS, ou presença de cilindros celulares
Doença neurológica	Convulsões ou psicose sem outras causas
Doença hematológica	Leucopenia: < 4.000/ℓ em duas ou mais medidas
	Linfopenia: < 1.500/ℓ em duas ou mais medidas
	Anemia hemolítica
	Trombocitopenia: < 100.000/ℓ
Critérios sorológicos	Anti-DNA dupla-hélice
	Anti-Sm
	Anticorpos antifosfolipídicos, anticardiolipina (IgM ou IgG) ou anticoagulante lúpico, ou VDRL falso-positivo
FAN positivo	Na ausência de medicamentos que induzam sua produção

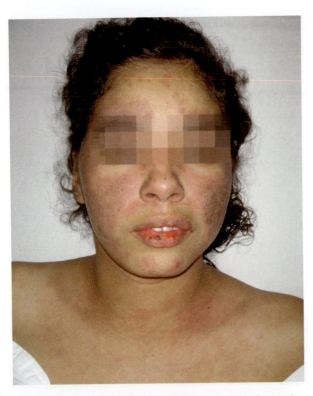

FIGURA 1 Lúpus eritematoso agudo. Lesão macular em "asa de borboleta", poupando sulcos nasolabiais, acompanhada de queilite.

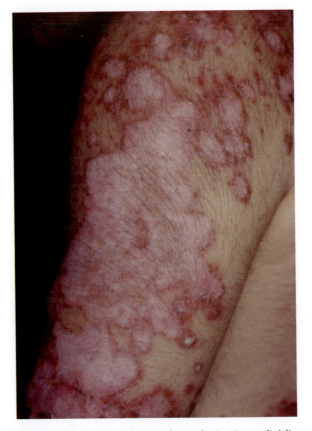

FIGURA 2 Lúpus eritematoso subagudo. Lesões policíclicas com bordas descamativas, dando aspecto psoriasiforme, localizadas na região deltoideana.

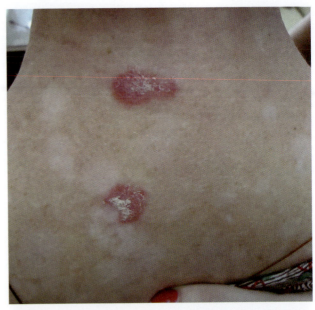

FIGURA 3 Lúpus eritematoso subagudo. Lesões eritemato-escamosas no dorso, lembrando psoríase *guttata*.

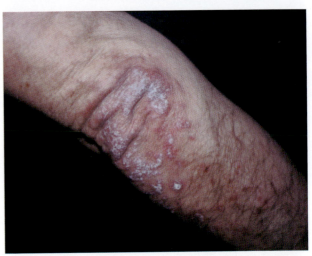

FIGURA 4 Lúpus eritematoso subagudo. Placa eritemato-descamativa no cotovelo, lembrando psoríase.

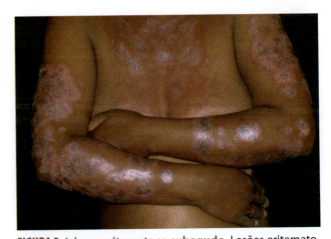

FIGURA 5 Lúpus eritematoso subagudo. Lesões eritemato-escamosas e vitiligoides na região anterior do tronco e dos membros superiores.

Seção 2 | Afecções Dermatológicas de A a Z

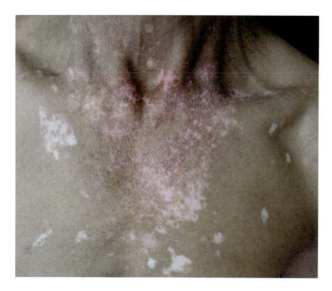

FIGURA 6 **Lúpus eritematoso subagudo.** Lesões eritematoescamosas próximas e lesões vitiligoides na região anterior do tórax.

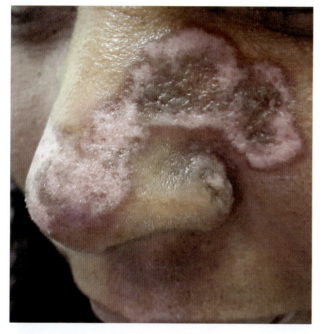

FIGURA 7 **Lúpus eritematoso discoide.** Placa com centro discrômico e bordas eritematosas na face.

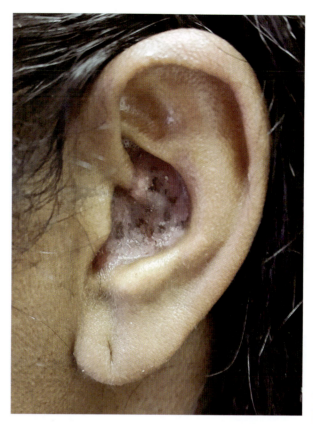

FIGURA 8 **Lúpus eritematoso discoide.** Placa discrômica e atrófica no pavilhão auricular.

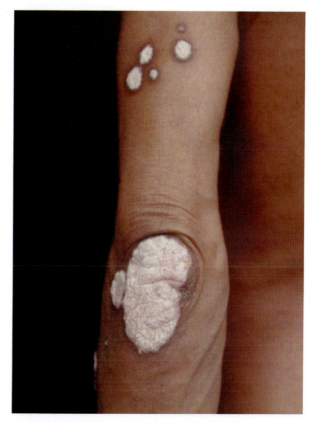

FIGURA 9 **Lúpus eritematoso hipertrófico.** Placa eritematosa e verrucosa, localizada no braço e no cotovelo.

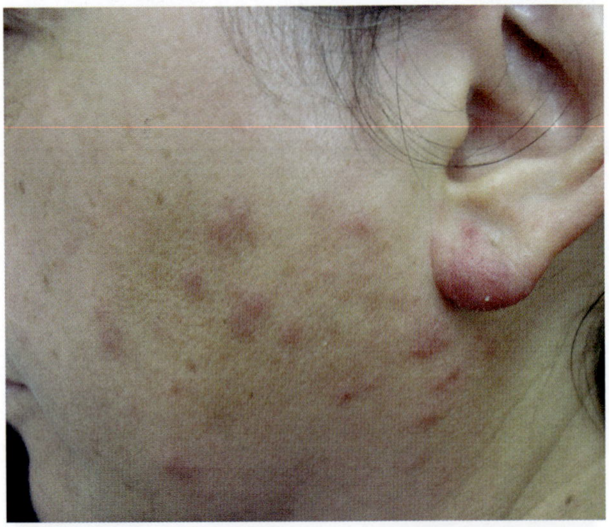

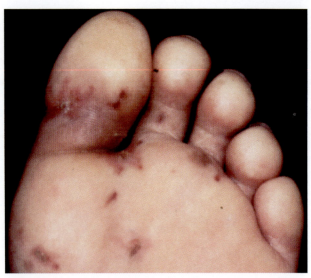

FIGURA 10 Lúpus túmido. Lesão urticariforme eritematosa e infiltrada na região lateral do rosto e do lóbulo da orelha.

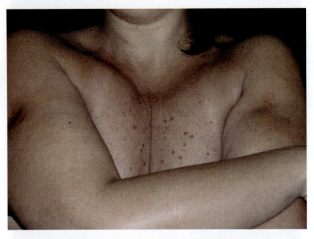

FIGURA 11 Lúpus profundo. Lesão hipercrômica e atrófica localizada na face extensora dos membros superiores.

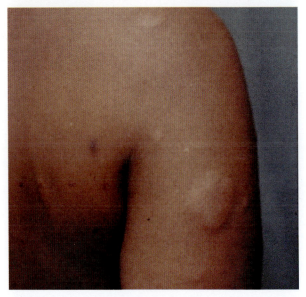

FIGURA 12 Lúpus eritematoso profundo. Lesão anetodérmica resultante da involução de lesão de lúpus profundo.

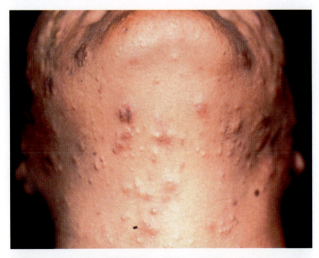

FIGURA 13 Lúpus eritematoso sistêmico com vasculite. Lesões purpúricas na região plantar.

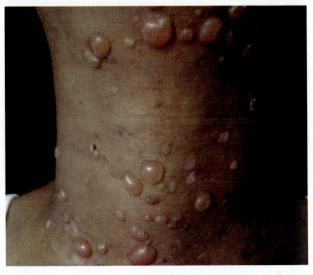

FIGURA 14 Lúpus eritematoso com mucinose. Lesões papulosas, eritematoacastanhadas na região cervical.

FIGURA 15 Lúpus eritematoso bolhoso. Lesões bolhosas sobre base não eritematosa na região cervical.

BIBLIOGRAFIA

Lago Venoso

Azevedo LH, Galletta VC Eduardo CP et al. Venous lake of the lips treated using photocoagulation with high-intensity diode laser. Photomed Laser Surg. 2010; 28(2):263-5.

Mangal S, Padhiar B, Karia U et al. Senile hemangima of the lips. Indian J Dermatol. 2014; 59:633.

Mlacker S, Shah VV, Aldahan AS et al. Laser and light-based treatments of venous lakes: a literature review. Lasers Med Sci. 2016; 31:1511.

Tobouti PL, Olegário I, Sousa SC. Benign vascular lesions of the lips: diagnostic approach. J Cutan Pathol. 2017; 44(5):451-5.

Voynov PP, Tomov GT, Mateva NG. Minimal invasive approach for lips venous lake treatment by 980 nm diode laser with emphasis on the aesthetic results. A clinical series. Folia Med (Plovdiv). 2016; 58(2):101-7.

Larva Migrans Cutânea

Albanese G, Venturi C, Galbiati G. Treatment of larva migrans cutanea (creeping eruption): a comparison between albendazole and traditional therapy. Int J Dermatol. 2001; 40:67.

Blackwell V, Vega-Lopez F. Cutaneous larva migrans: clinical features and management of 44 cases presenting in the returning traveller. Br J Dermatol. 2001; 145:434.

Caumes E, Danis M. From creeping eruption to hookworm-related cutaneous larva migrans. Lancet Infect Dis. 2004; 4:659.

Gillespie SH. Cutaneous larva migrans. Curr Infect Dis Rep. 2004; 6:50.

Jelinek T, Maiwald H, Nothdurft HD et al. Cutaneous larva migrans in travelers: synopsis of histories, symptoms, and treatment of 98 patients. Clin Infect Dis. 1994; 19:1062.

Schuster A, Lesshafft H, Reichert F et al. Hookworm-related cutaneous larva migrans in northern Brazil: resolution of clinical pathology after a single dose of ivermectin. Clin Infect Dis. 2013; 57:1155.

Leiomioma

Alam NA, Barclay E, Rowan AJ et al. Clinical features of multiple cutaneous and uterine leiomyomatosis: an underdiagnosed tumor syndrome. Arch Dermatol. 2005; 141(2):199-206.

Fitzpatrick JE, Mellette JR Jr, Hwang RJ et al. Cutaneous angiolipoleiomyoma. J Am Acad Dermatol. 1990; 23(6 Pt 1):1093-8.

James WD, Berger TG, Elston DM. Leiomyoma. In: Andrews' diseases of skin: clinical dermatology. 10. ed. Philadelphia: Elsevier; 2006. p. 626.

Lang K, Reifenberger J, Ruzicka T et al. Type I segmental cutaneous leiomyomatosis. Clin Exp Dermatol. 2002; 27(8):649-50.

Leishmaniose Tegumentar Americana

Brasil. Ministério da Saúde. Manual de Vigilância da Leishmaniose Tegumentar. Brasília: Ministério da Saúde; 2017. Disponível em: http://bvsms.saude.gov.br/bvs/publicacoes/manual_vigilancia_leishmaniose_tegumentar.pdf. Acesso em: 18/09/19.

Duque MCO, Silva JJQ, Soares PAO et al. Comparison between systemic and intralesional meglumine antimoniate therapy in a primary health care unit. Acta Tropica. 2019; 193:176-82.

Oliveira-Ribeiro C, Pimentel MIF, Oliveira et al. Clinical and laboratory profiles of patients with early spontaneous healing in cutaneous localized leishmaniasis: a historical cohort study. BMC Infectious Diseases. 2017; 17:559.

Romero GA, Vinitius De Farias Guerra M, Gomes Paes M et al. Comparison of cutaneous leishmaniasis due to Leishmania (Viannia) braziliensis and L. (V.) guyanensis in Brazil: clinical findings and diagnosticapproach. Clin Infect Dis. 2001; 32(9):1304-12.

Silva-Costa DC, Palmeiro MR, Moreira JS et al. Oral manifestations in the American tegumentary leishmaniasis. PloS One. 2014; 9(11):1-7, e109790.

Lentigo Simples

Azulay RD. Dermatologia. 7. ed. Rio de Janeiro: Guanabara Koogan; 2017.

Bolognia JL, Schaffer JV, Duncan KO et al. Dermatologia. 3. ed. Rio de Janeiro: Elsevier; 2015.

Freedberg IM, Eisen AZ, Wolff K et al. Fitzpatrick's dermatology in general medicine. 6. ed. New York: McGraw-Hill; 2003.

Rezze GG, Paschoal FM, Hirata SH. Atlas de dermatoscopia aplicada. 2. ed. São Paulo: Lemar; 2014.

Stoltz W, Braun-Falco O, Bilek P et al. Atlas colorido de dermatoscopia. 2. ed. Rio de Janeiro: DiLivros; 2002.

Leucodermia Guttata

Falabella R, Escobar C, Carrascal E et al. Leukoderma punctata. J Am Acad Dermatol. 1988; 18:485-94.

Falabella R, Escobar CE, Giraldo N et al. On the pathogenesis of idiopathic guttate hypomelanosis. J Am Acad Dermatol. 1987; 16:35-44.

Loquai C, Metze D, Nashan D et al. Confetti-like lesions with hyperkeratosis: a novel ultraviolet-induced hypomelanotic disorder? Br J Dermatol. 2005; 153:190-3.

Park JH, Lee MH. Case of leukoderma punctata after topical PUVA treatment. Int J Dermatol. 2004; 43:138-9.

Saleem MD, Oussedik E, Picardo M et al. Acquired disorders with hypopigmentation: a clinical approach to diagnosis and treatment. J Am Acad Dermatol. 2019; 80(5):1233-50.e10.

Linfomas Cutâneos Primários

Ahn CS, ALSayyah A, Sangüeza OP. Mycosis fungoides: an updated review of clinicopathologic variants. Am J Dermatopathol. 2014; 36(12):933-48.

Chen ST, Barnes J, Duncan L. Primary cutaneous B-cell lymphomas – clinical and histopathologic features, differential diagnosis, and treatment. Semin Cutan Med Surg. 2018; 37(1):49-55.

Olsen E, Vonderheid E, Pimpinelli N et al. Revisions to the staging and classification of mycosis fungoides and Sezary syndrome: a proposal of the International Society for Cutaneous Lymphomas (ISCL) and the cutaneous lymphoma task force of the European Organization of Research and Treatment of Cancer (EORTC). Blood. 2007; 110(6):1713-22.

Swerdlow SH, Campo E, Pileri SA et al. The 2016 revision of the World Health Organization classification of lymphoid neoplasms. Blood. 2016; 127(20):2375-90.

Willemze R, Cerroni L, Kempf W et al. The 2018 update of the WHO-EORTC classification for primary cutaneous lymphomas. Blood. 2019; 133(16):1703-14.

Lipodistrofia

Brown RJ, Araujo-Vilar D, Cheung PT et al. The diagnosis and management of lipodystrophy syndromes: a Multi-Society Practice Guideline. J Clin Endocrinol Metab. 2016; 101(12):4500-11.

Gupta N, Asi N, Farah W et al. Clinical features and management of non-HIV related lipodystrophy in children: a systematic review. J Clin Endocrinol Metab. 2017; 102(2):363-74.

Handelsman Y, Bloomgarden ZT, Brown RJ et al. The clinical approach to the detection of lipodystrophy – An AACE Consensus Statement. Endocr Pract. 2013; 19(1):107-16.

Hussain I, Garg A. Lipodystrophy syndromes. Endocrinol Metab Clin N Am. 2016; 45(4):783-97.

Jagdeo J, Ho D, Lo A et al. A systematic review of filler agents for aesthetic treatment of HIV facial lipoatrophy (FLA). J Am Acad Dermatol. 2015; 73:1040-54.

Kraus CN, Chapman LW, Korta DZ et al. Quality of life outcomes associated with treatment of human immunodeficiency vírus (HIV) facial lipoatrophy. Int J Dermatol. 2016; 55(12):1311-20.

Lipodistrofia Ginoide

Hexsel D, Dal Forno T, Hexsel C et al. Magnetic resonance imaging of cellulite depressed lesions successfully treated by subcision. Dermatol Surg. 2016; 42(5):693-6.

Hexsel D, Siega C, Schilling-Souza J et al. A comparative study of the anatomy of adipose tissue in areas with and without raised lesions of cellulite using magnetic resonance imaging. Dermatol Surg. 2013; 39(12):1877-86.

Hexsel DM, Abreu M, Rodrigues TC et al. Side-by-side comparison of areas with and without cellulite depressions using magnetic resonance imaging. Dermatol Surg. 2009; 35(10):1471-7.

Hexsel DM, Dal'Forno T, Hexsel CL. A validated photonumeric cellulite severity scale. J Eur Acad Dermatol Venereol. 2009; 23(5):523-8.

Nürnberger F, Müller G. So-called cellulite: an invented disease. J Dermatol Surg Oncol. 1978; 4:221-9.

Lipoidoproteinose

Hamada T, McLean WH, Ramsay M et al. Lipoid proteinosis maps to 1q21 and is caused by mutations in the extracellular matrix protein 1 gene (ECM1). Hum Mol Genet. 2002; 11:833-40.

Hougenhouck-Tulleken W, Chan I, Hamada T et al. Clinical and molecular characterization of lipoid proteinosis in Namaqualand, South Africa. Br J Dermatol. 2004; 151:413-23.

Konstantinov K, Kabakchiev P, Karchev T et al. Lipoid proteinosis. J Am Acad Dermatol. 1992; 27:293-7.

Rosenthal G, Lifshitz T, Monos T et al. Carbon dioxide laser treatment for lipoid proteinosis (Urbach–Wiethe syndrome) involving the eyelids. Br J Ophthalmol. 1997; 81:253.

Tewari A, Fassihi H, McGibbon D et al. A case of extensive hyaline deposition in facial skin caused by erythropoietic protoporphyria. Br J Dermatol. 2014; 171:412-4.

Lipomas e Lipomatoses

Campen R, Mankin H, Louis D et al. Familial occurrence of adiposis dolorosa. J Am Acad Dermatol. 2001; 44:132-6.

Griffiths C, Baker J, Bleiker T et al. Rook's textbook of dermatology. 9. ed. Malden: Wiley-Blackwell; 2016. pp. 137-58.

Hansson E, Svensson H, Brorson H. Review of Dercum's disease and proposal of diagnostic criteria, diagnostic methods, classification and management. Orphanet J Rare Dis. 2012; 7:23.

Pinto CI, Carvalho PJ, Correia MM. Madelung's disease: revision of 59 surgical cases. Aesthetic Plast Surg. 2017; 41(2):359-68.

Tadisina KK, Mlynek KS, Hwang LK et al. Syndromic lipomatosis of the head and neck: a review of the literature. Aesthetic Plast Surg. 2015; 39:440-8.

Lipomatose Simétrica Benigna

Barbosa CC, Pires MTF, Guimarães MBS et al. Lipomatose simétrica benigna: doença de Madelung. Relato de Caso. Rev Bras Clin Med. 2010; 8:165-9.

Esposito AC, Munhoz T, Abbade LP et al. Do you know this syndrome? Type 2 benign symmetric lipomatosis (Launois-Bensaude). An Bras Dermatol. 2016; 91(6):840-1.

Plummer C, Spring PJ, Marotta R et al. Multiple symmetrical lipomatosis – a mitochondrial disorder of brown fat. Mitochondrion. 2013; 13(4):269-76.

Tian M, Liu Y, Zhi Z et al. Multiple symmetric lipomatosis and gynecomastia: A case report and relative literature review. J Clin Lipidol. 2017; 11(3):763-7.

Wollina U, Heinig B. Madelung's disease – case series and treatment by tumescent liposuction or lipectomy. Open Access Maced J Med Sci. 2017; 5(4):427-31.

Líquen Escleroso

Fistarol SK, Itin PH. Diagnosis and treatment of lichen sclerosus. An update. Am J Clin Dermatol. 2013; 14:27-7.

Funaro D. Lichen sclerosus: a review and practical approach. Dermatol Ther. 2004; 17(1):28-37.

Kirtschi G, Becker K, Günthert A et al. Evidence-based guideline on anogenital lichen sclerosus. J Eur Acad Dermatol Venereol. 2015; 29(10):e1-43.

Lewis FM, Tatnall FM, Velangi SS et al. British Association of Dermatologists guidelines for the management of lichen sclerosus 2018. Br J Dermatol. 2018; 178(4):839-53.

Meffert JJ, Davis BM, Grimwood RE. Lichen sclerosus. J Am Acad Dermatol. 1995; 32(3):393-416.

Líquen Espinuloso

Cohen SJ, Dicken CH. Generalized lichen spinulosus in an HIV-positive man. J Am Acad Dermatol. 1991; 25:116-8.

Kano Y, Orihara M Yagita A et al. Lichen spinulosus in a patient with Crohn's disease. Int J Dermatol. 1995; 34(9):670-1.

Lee ML, Piper DW, Fischer GO et al. Lichen spinulosus after the ingestion of omeprazole. Med J Aust. 1989; 150(7):410.

Uehara A, Abe M, Shimizu A et al. Successful treatment of lichen spinulosus with topical adapalene. Eur J Dermatol. 2015; 25(5):490-1.

Venkatesh A, Dupuis E, Prajapati V et al. Generalized lichen spinulosus in a 4-year-old boy without systemic disease. Arch Dermatol. 2012; 148(7):865-6.

Líquen Estriado

Errichetti E, Stinco G, Trevisan G et al. Lichen striatus associated with psoriasis vulgaris treated with oral acitretin. Indian Dermatol Online J. 2015; 6(5):333-5.

Gupta A, Gautam RK, Bhardwaj M. Bilateral lichen striatus: a case report with review of literature. Indian Dermatol Online J. 2017; 8(4):264-6.

Kim M, Jung HY, Eun YS et al. Nail lichen striatus: report of seven cases and review of the literature. Int J Dermatol. 2015; 54(11):1255-60.

Romita P, Ettorre G, Bufano T et al. Lichen striatus successfully treated with oral cyclosporine. Int J Immunopathol Pharmacol. 2017; 30(4):420-2.

Zhou Y, Yu ZZ, Peng J et al. Lichen striatus versus linear lichen planus: a comparison of clinicopathological features, immunoprofile of infiltrated cells, and epidermal proliferation and differentiation. Int J Dermatol. 2016; 55(4):e204-10.

Líquen Nítido

Bilgili SG, Karadag AS, Calka O et al. A case of generalized lichen nitidus successfully treated with narrow-band ultraviolet B treatment. Photodermatol Photoimmunol Photomed. 2013; 29(4):215-7.

Bouras M, Benchikhi H, Ouakkadi A et al. Facial actinic lichen nitidus successfully treated with hydroxychloroquin: a case report. Dermatol Online J. 2013; 19(11):204-6.

Cho EB, Kim HY, Park EJ et al. Three cases of lichen nitidus associated with various cutaneous diseases. Ann Dermatol. 2014; 26(4):505-9.

Stolze I, Hamm H. Lichen nitidus and lichen striatus. Hautarzt. 2018; 69(2):121-6.

Tay EY, Ho MS, Chandran NS et al. Lichen nitidus presenting with nail changes – case report and review of the literature. Pediatr Dermatol. 2015; 32(3):386-8.

Líquen Plano

Alaizari NA, Al-Maweri SA, Al-Shamiri HM et al. Hepatitis C virus infections in oral lichen planus: a systematic review and meta-analysis. Aust Dent J. 2016; 61(3):282-7.

Atzmony L, Reiter O, Hodak E et al. Treatments for cutaneous Lichen planus: a systematic review and meta-analysis. Am J Clin Dermatol. 2016; 17(1):11-22.

García-Pola MJ, González-Álvarez L, Garcia-Martin JM. Treatment of oral lichen planus. Systematic review and therapeutic guide. Med Clin (Barc). 2017; 149(8):351-62.

Knackstedt TJ, Collins LK, Li Z et al. Squamous cell carcinoma arising in hypertrophic lichen planus: a review and analysis of 38 cases. Dermatol Surg. 2015; 41(12):1411-8.

Lai YC, Yew YW, Schwartz RA. Lichen planus and dyslipidemia: a systematic review and meta-analysis of observational studies. Int J Dermatol. 2016; 55(5):e295-304.

Robles-Méndez JC, Rizo-Frías P, Herz-Ruelas ME et al. Lichen planus pigmentosus and its variants: review and update. Int J Dermatol. 2018;57(5):505-14.

Schilling L, Vogt T. Lichen ruberplanus: better understanding, better treatment!. Hautarzt. 2018; 69(2):100-8.

Weston G, Payette M. Update on lichen planus and its clinical variants. Int J Womens Dermatol. 2015; 1(3):140-9.

Líquen Simples Crônico

Kirtak N, Inaloz HS, Akçali C et al. Association of serotonin transporter gene-linked polymorphic region and variable number of tandem repeat polymorphism of the serotonin transporter gene in lichen simplex chronicus patients with psychiatric status. Int J Dermatol. 2008; 47(10):1069-72.

Lotti T, Buggiani G, Prignano F. Prurigo nodularis and lichen simplex chronicus. Dermatologic Therapy. 2008; 21:42-6.

Lynch PJ. Lichen simples chronicus (atopic/neurodermatitis) of the anogenital region. Dermatol Ther. 2004; 17:8.

Martín-Brufau R, Corbalán-Berná J, Ramirez-Andreo A et al. Personality differences between patients with lichen simplex chronicus and normal population: a study of pruritus. Eur J Dermatol. 2010; 20(3):359-563.

Messikh R, Atallah L, Aubin F et al. Botulinum toxin in disabling dermatological diseases. Ann Dermatol Venereol. 2009; 136(Suppl 4):S129-36.

Mohammad Ali BM, Hegab DS, El Saadany HM. Use of transcutaneous electrical nerve stimulation for chronic pruritus. Dermatol Ther. 2015; 28(4):210-5.

Livedo Reticular e Livedo Racemoso

Dhadly M, Dean S, Eberhart R. Cutaneous changes in peripheral vascular arterial disease. In: Wolff K, Goldsmith L, Katz S et al. Fitzpatrick's dermatology in general medicine. 7. ed. New York: McGraw-Hill; 2008. pp. 1676-7.

Fleischer AB Jr, Resnick SD. Livedo reticularis. Dermatol Clin. 1990; 8:347-54.

Gibbs MB, English JC 3rd, Zirwas MJ et al. Livedo reticularis: an update. J Am Acad Dermatol. 2005; 52:1009-19.

Kraemer M, Linden D, Berlit P. The spectrum of differential diagnosis in neurological patients with livedo reticularis and livedo racemosa. A literature review. J Neurol. 2005; 252:1155-66.

Sajjan VV, Lunge S, Swamy MB et al. Livedo reticularis: a review of the literature. Indian Dermatol Online J. 2015; 6(5):315-21.

Lobomicose

Azulay RD, Carneiro JA, Da Graça M et al. Keloidal blastomycosis (Lobo's disease) with lymphatic involvement: a case report. Int J Dermatol. 1976; 15:40.

da Lacaz CS, Porto E, Martins JE et al. Doença de Jorge Lobo. In: Tratado de micologia médica Lacaz. 9. Ed. São Paulo: Sarvier; 2002. p. 462.

Francesconi VA, Klein AP, Santos AP et al. Lobomycosis: epidemiology, clinical presentation, and management options. Ther Clin Risk Manag. 2014; 10:851-60.

Opromolla DV, Nogueira ME. Inoculation of Lacazia loboi into the subcutaneous tissue of the hamster cheek pouch. Rev Inst Med Trop Sao Paulo. 2000; 42:119.

Paniz-Mondolfi A. Lobomycosis: an aproach after 70 years. Dermatol Venez. 2003; 41:3.

Rodríguez-Toro G. Lobomycosis. Int J Dermatol. 1993; 32:324.

Lúpus Eritematoso

Flynn A, Gilhooley E, O'Shea F et al. The use of SLICC and ACR criteria to correctly label patients with cutaneous lupus and systemic lupus erythematosus. Clin Rheumatol. 2018; 37(3):817-8.

Gammon WR, Briggaman RA. Bullous SLE: a phenotypically distinctive but immunologically heterogeneous bullous disorder. J Invest Dermatol. 1993; 100:S28-34.

Gilliam JN, Sontheimer RD. Distinctive cutaneous subsets in the spectrum of lupus erythematosus. J Am Acad Dermatol. 1981; 4(4):471-5.

Hersh AO, Arkin LM, Prahalad S. Immunogenetics of cutaneous lupus erythematosus. Curr Opin Pediatr. 2016; 28(4):470-5.

Kirchhof MG, Dutz JP. The immunopathology of cutaneous lupus erythematosus. Rheum Dis Clin North Am. 2014; 40(3):455-74, viii.

Klein RS, PA, Werth VP. Cutaneous lupus and the CLASI Instrument. Rheum Dis Clin North Am. 2010; 36(1):33-51.

Okon LG, Werth VP. Cutaneous lupus erythematosus: diagnosis and treatment. Best Pract Res Clin Rheumatol. 2013; 27(3):391-404.

Pretel M, Marquès L, España A. Drug-induced lupus erythematosus. Actas Dermosifiliogr. 2014; 105(1):18-30.

MAL PERFURANTE PLANTAR

Mariana César Corrêa • Bernard Kawa Kac

	Sinonímia	Úlcera anestésica.
	Epidemiologia	É mais frequente no sexo masculino, correspondendo a 96% dos casos. Há prevalência na raça branca, acometendo indivíduos de 19 a 74 anos de idade, com predomínio na faixa etária de maior produtividade (20 a 50 anos de idade).
	Etiologia	O mal perfurante plantar (MPP) é uma síndrome, cuja principal característica é a ulceração profunda e crônica, gerada em decorrência da alteração da sensibilidade ou perda da sensibilidade protetora dos pés (neuropatia periférica) associada ao traumatismo repetitivo. Surge em consequência do envolvimento do sistema nervoso periférico ou central. A alteração do sistema nervoso leva à anestesia superficial da região plantar e o indivíduo não percebe a pressão e os pequenos traumatismos.
	Clínica	Inicialmente, surge como bolha e/ou ceratose de contorno arredondado (calosidade) indolor, circunscrita à região plantar, em geral, unilateral, sobretudo nas áreas de maior apoio (localização metatarsiana mais frequente). Depois de alguns meses, ou mesmo anos, forma-se uma úlcera sem exsudato inflamatório e sem tendência à cicatrização espontânea (Figuras 1 e 2). Na evolução do MPP, com certa frequência, episódios agudos de infecção secundária mudam a característica da ulceração, o que, eventualmente, pode levar à osteomielite e à reabsorção óssea, inclusive com eliminação espontânea de fragmentos.
	Diagnóstico	Identificação precisa da doença de base, por meio da história do paciente, exame clínico e neurológico associado a hemograma, bioquímica, curva glicêmica, baciloscopia e exames de imagem da coluna vertebral. Pode ser necessária biopsia do nervo envolvido.
	Diagnóstico diferencial	Hanseníase, diabetes melito, alcoolismo, arteriosclerose, sífilis, doença de Thevenard, neuropatia sensitiva congênita, neuropatias hipertróficas, analgesia congênita, hérnia de disco, siringomielia, neuropatia amiloide, neuropatia associada à neoplasia, neuropatia traumática, espinha bífida.
	Tratamento	O manejo do mal perfurante plantar deve ser multidisciplinar. É fundamental a orientação de medidas preventivas como: calçados adequados, controle glicêmico, prevenção de infecções. Entre as opções terapêuticas: desbridamento, curativos, oxigenoterapia hiperbárica, curativos biológicos, cirurgias e até estudos com fatores de crescimento. Importante associar terapias de reabilitação em muitos casos.

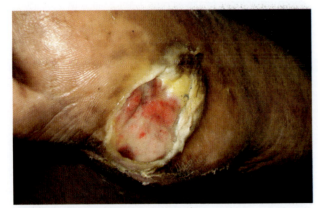

FIGURA 1 Mal perfurante plantar. Úlcera indolor com borda ceratósica e fundo limpo.

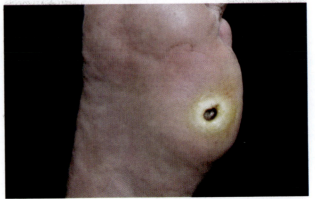

FIGURA 2 Mal perfurante plantar. Úlcera na região plantar e reabsorção óssea. Paciente com diagnóstico de hanseníase.

MASTOCITOSE

Gabriela Lowy • Osvania Maris Nogueira

	Sinonímia	Não tem outra nomenclatura.
	Epidemiologia	Ocorre em todas as raças, com predomínio entre os caucasianos. Afeta ambos os sexos, com discreto predomínio no sexo masculino. A incidência é maior em crianças. A mastocitose da infância tem bom prognóstico, com resolução completa em 50 a 70% dos casos até a adolescência. Já os casos com início na idade adulta, entre terceira e quarta décadas de vida, exibem curso crônico e, mais frequentemente, apresentam sintomas sistêmicos e envolvimento extracutâneo.
	Etiologia	É desconhecida. Acredita-se que alterações na estrutura e atividade do receptor tirosinoquinase KIT seja o ponto central na patogênese da mastocitose. A presença excessiva de mastócitos, liberando histamina, eicosanoides e citocinas nos diferentes tecidos e sua degranulação provocam os sinais e sintomas clínicos, que podem ser prurido, *flushing*, dor abdominal, diarreia, palpitação, síncope. Além desses, podem ocorrer febre, sudorese noturna, perda de peso, dor óssea e alterações cognitivas que levam à suspeição de doença sistêmica. Os sintomas de mastocitose podem ser precipitados por calor, frio, suor, atrito, consumo de álcool, ácido acetilsalicílico, narcóticos, anti-inflamatórios não esteroides, polimixina B e anticolinérgicos.
	Clínica	Na classificação global das mastocitoses temos: mastocitose indolente (cutânea e sistêmica), mastocitose associada a doenças hematológicas, mastocitose linfoadenopática com eosinofilia e leucemia mastocitária. A mastocitose indolente cutânea é a que vemos na nossa prática e compreende: **Urticária pigmentosa ou macular.** Forma mais frequente na infância, com início nos primeiros meses de vida. Eventualmente é de transmissão autossômica dominante. Caracterizada por máculas ou maculopápulas eritematoacastanhadas ovais ou circulares, com número variável, distribuídas simetricamente principalmente no tronco e nos membros, geralmente poupando couro cabeludo, palmas e plantas (Figuras 1 e 2). Pode haver formação de vesículas e/ou bolhas nas lesões nos dois primeiros anos de vida. O sinal de Darier é positivo (urticação pelo atrito) e o prurido, variável (Figura 3). Evolui com regressão espontânea antes ou durante a puberdade, sem deixar sequela. No adulto, existe risco aumentado do desenvolvimento da mastocitose sistêmica (Figuras 4 e 5). **Mastocitoma.** Forma menos comum da doença em crianças. Presente desde o nascimento ou nos 3 meses de vida. Caracterizado por nódulo ou placa arredondada ou oval, eritematoacastanhada ou amarelada, com 2 a 3 cm de diâmetro, único ou múltiplo, assintomático, localizado principalmente no tronco e nas extremidades (Figuras 6 e 7). O sinal de Darier é positivo. A involução é espontânea, na maioria dos casos em poucos anos. **Mastocitose cutânea difusa.** Ocorre predominantemente nos recém-nascidos ou nos primeiros anos de vida, podendo persistir, raramente, até a vida adulta. No recém-nascido, o comprometimento sistêmico é comum e de prognóstico grave. É caracterizada por infiltração cutânea mastocitária extensa e uniforme, com presença de vesículas e bolhas tensas, claras ou hemorrágicas, que, ao involuírem, não deixam cicatrizes. A infiltração acentuada da pele, principalmente em axilas e região inguinal, confere um aspecto em casca de laranja. O sinal de Darier é positivo. Há intenso dermografismo e prurido. **Telangiectasia *macularis* eruptiva *perstans*.** Forma mais rara (1%) das mastocitoses cutâneas. Acomete adultos e adolescentes, raríssima em crianças. Caracteriza-se por máculas telangiectásicas difusas, eritematoacastanhadas, assimétricas, localizadas principalmente no tronco e nos membros. O sinal de Darier é negativo, mas sua ausência não afasta a possibilidade da doença (Figura 8).
	Diagnóstico	• Clínico: máculas acastanhadas com sinal de Darier positivo • Histopatológico: abundância de mastócitos • Laboratorial: sinais clínicos pobres, solicitar: triptase sérica α e β; n-metil histamina, ácido acético 1-metil 4-imidazólico e 11 di-hidroxitromboxano $β_2$ na urina de 24 h. Na suspeita de envolvimento sistêmico: hemograma, função hepática e renal, n-metil histamina (urina de 24 h) e triptase sérica α e β em intervalos regulares e análise do *c-kit* mutado reação da cadeia de polimerase [PCR]. Sintomas específicos: endoscopia, ultrassonografia (US) ou tomografia computadorizada (TC) abdominal, radiografia (RX) ou TC dos ossos longos, cintigrafia óssea, biopsia da medula óssea. Exame histopatológico: na derme superficial há agrupamento aumentado no número de mastócitos. A imuno-histoquímica para triptase e/ou para KIT (CD 117) é positiva, podendo auxiliar na detecção de pequenos agrupamentos mastocitários.
	Diagnóstico diferencial	Neurofibromatose, urticária papulosa, penfigoide bolhoso, pseudoxantoma elástico, síndrome da pele escaldada, xantogranuloma juvenil, farmacodermia.

| Tratamento | O tratamento é sintomático, uma vez que não altera o curso da doença. Além disso, todos os pacientes com mastocitose devem ser informados sobre os sinais e sintomas da anafilaxia.
Para o controle dos sinais e sintomas podem ser usados anti-histamínicos antagonistas de H1, especialmente os de segunda geração como cetirizina, loratadina e fexofenadina, podendo associar anti-histamínicos antagonistas de H2. PUVA ou UVB-NB 4 vezes/semana auxilia no controle do prurido. Corticosteroides tópicos potentes sob oclusão podem ser benéficos; além disso, o uso de inibidores da calcineurina apresentam bons resultados no tratamento do mastocitoma.
Novos fármacos têm surgido como o imatinibe, que é um inibidor específico do KIT. Omalizumabe é eficaz nos processos mediados por IgE porque inibe a ligação de IgE à membrana dos mastócitos, basófilos e eosinófilos. |
|---|---|

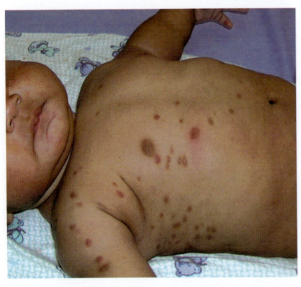

FIGURA 1 Mastocitose. Criança apresentando máculas acastanhadas e pápulas eritematosas provocadas pelo prurido sobre as lesões (sinal de Darrier).

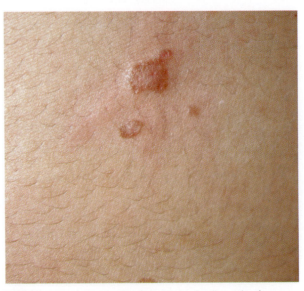

FIGURA 3 Mastocitose. Sinal de Darier. Lesão urticada provocada pelo atrito. (Cortesia da Dra. Gabriela Lowy.)

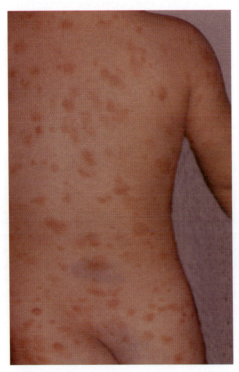

FIGURA 2 Mastocitose. Máculas e pápulas eritematoacastanhadas no dorso. (Cortesia da Dra. Gabriela Lowy.)

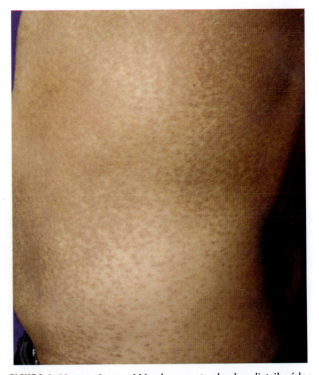

FIGURA 4 Mastocitose. Máculas acastanhadas distribuídas pelo tronco.

Seção 2 | Afecções Dermatológicas de A a Z 713

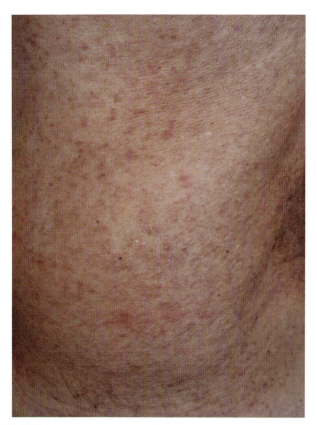

FIGURA 5 Mastocitose. Adulto com lesões eritematoacastanhadas, algumas apenas maculosas e outras levemente papulosas, exibindo sinal de Darier nas áreas de atrito.

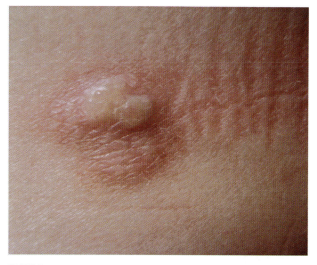

FIGURA 7 Mastocitose. Sinal de Darier intenso com formação de bolha, acompanhado de *flushing*.

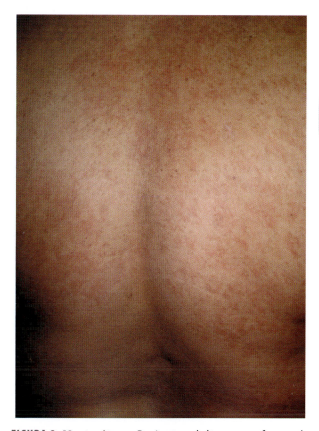

FIGURA 8 Mastocitose. Paciente adulto com a forma de telangiectasia *macularis perstans*, sinal de Darier negativo. Entretanto, o exame anatomopatológico foi diagnóstico.

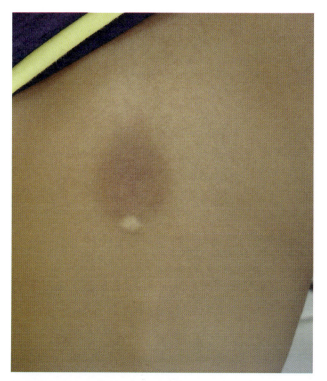

FIGURA 6 Mastocitose. Lesão única em placa de coloração acastanhada no tronco de criança.

MELANOMA

Carlos Baptista Barcaui • Alice Mota Buçard

=	**Sinonímia**	Melanoma maligno.
	Epidemiologia	Tumor raro, que representa 4% dos cânceres da pele. Sua incidência anual tem aumentado mundialmente na população de pele clara, principalmente em adultos jovens. Entretanto, sua taxa de mortalidade mundial parece estar diminuindo. Ocorre em todas as raças e ambos os sexos. É a principal causa de morte em dermatologia.
	Etiologia	Diversos estudos relacionam um padrão de exposição solar intenso e intermitente com queimaduras, além de altos níveis de exposição durante a infância, como fortes determinantes ao risco de desenvolvimento do melanoma. Indivíduos com pele e olhos claros (fototipos I e II de Fitzpatrick) são mais suscetíveis. Fatores genéticos, como a mutação dos genes *CDKN2A* e *CDK4*, ocorrem em famílias mais suscetíveis. Entretanto, a maioria dos melanomas são decorrentes de mutações genéticas isoladas sem caráter familiar. Aproximadamente 50% dos melanomas apresentam a mutação no V600 do gene *BRAF*, que ativa a via da MAP quinase, e 15 a 20% têm mutação no *NRAS*. As mutações no *KIT* são encontradas nos melanomas acrais e de mucosa. Associação entre a presença de múltiplos nevos e o risco aumentado de desenvolvimento do melanoma se fundamenta em estudos patológicos que mostram que 20 a 30% dos melanomas estão associados a nevos benignos ou displásicos. Porém, o risco relativo varia não somente de acordo com o número de nevos (geralmente mais de 50 lesões), mas também com outros fatores de risco coexistentes como a história familiar e a exposição solar. Apesar de ser uma neoplasia predominantemente originária da pele, o melanoma pode surgir em outros locais, como mucosas (esôfago, mucosa oral e anogenital), olhos e meninges.
	Clínica	Pode apresentar-se como mácula, pápula ou nódulo, na maioria das vezes de coloração enegrecida ou castanho-escura. De acordo com seu estágio evolutivo, pode ulcerar e sangrar. Suas características clínicas foram sumarizadas na regra do ABCD: Assimetria, Bordas irregulares, Coloração variada e Diâmetro maior que 6 mm. Pode ocorrer em qualquer parte do corpo, porém é mais frequente em áreas expostas ao sol. Nos homens é mais encontrado no tronco e, nas mulheres, nas pernas. Possui diversas formas clínicas, sendo as principais: extensivo superficial, nodular, lentiginoso e acral. Todas as suas formas clínicas podem apresentar-se hipo ou acrômicas, total ou parcialmente. Os tipos de melanoma são descritos a seguir. **Melanoma superficial expansivo.** Mácula ou maculopápula assimétrica, de cores variadas (castanho, preto, cinza, vermelho), bordas irregulares e tamanho variável. Os pacientes podem notar crescimento, assim como mudanças de sensibilidade e/ou cor, crostas, sangramento ou inflamação da lesão. É o tipo mais comum de melanoma, ocorrendo em até 70% dos casos. Ocorre em pacientes entre 30 e 50 anos, sem preferência por sexo. As localizações mais frequentes são o tronco, em ambos os sexos, e os membros inferiores nas mulheres. Seu crescimento, inicialmente, é no sentido horizontal, podendo tardiamente apresentar crescimento vertical (Figuras 1 a 3). **Melanoma nodular.** É o segundo tipo mais comum; apresenta-se como nódulo de cor azul a negra, podendo também ser, raramente, amelanótico (não pigmentado), que pode ulcerar e sangrar ou mesmo apresentar aspecto ulcerovegetante (Figuras 4 e 5). Caracteristicamente, seu crescimento inicial rápido ocorre no sentido vertical, com invasão de derme e hipoderme, o que lhe confere pior prognóstico. Ocorre em 15 a 30% dos casos, localizando-se preferencialmente no tronco, na cabeça e no pescoço. **Tipo lentiginoso.** É responsável por 4 a 15% dos casos de melanoma. É caracterizado por mácula castanho-enegrecida, de crescimento radial lento e bordas irregulares em pessoas idosas (sétima década) e com pele muito fotodanificada. Surge mais comumente no polo cefálico, principalmente na região malar e nariz, e pescoço. Seu crescimento lento ocorre radialmente, podendo evoluir para a fase de crescimento vertical após muitos anos (em 5% dos casos). Cabe ressaltar que o lentigo maligno é um melanoma *in situ* e, caso não tratado, poderá evoluir para um melanoma invasivo (Figuras 6 a 8). **Melanoma lentiginoso acral.** Sua incidência é similar entre os grupos étnicos, porém é a variedade mais comum (30 a 70%) nos melanodérmicos, como resultado de poucos melanomas relacionados à exposição solar nestes pacientes. Localiza-se nas extremidades (palmoplantar, periungueal ou subungueal, sobretudo no 1º pododáctilo). É caracterizado por mácula negra (Figura 9), que pode evoluir para nódulo ou ulceração. O melanoma ungueal pode se apresentar como melanoníquia estriada ou hiperpigmentação que se estende em direção ao hiponíquio ou para a dobra ungueal proximal e/ou lateral. Esse tumor pode se confundir com outras lesões acrais benignas e alterações traumáticas, o que leva a um diagnóstico tardio e pior prognóstico (Figuras 10 a 12).

Melanoma amelanótico. Corresponde a menos de 5% dos melanomas. Seu pior prognóstico se deve à dificuldade na identificação, o que retarda o diagnóstico, que geralmente é realizado já na fase nodular (Figuras 13 e 14).

Outras variedades raras são: melanoma desmoplásico/neurotrópico, melanoma lentiginoso de mucosa, nevo azul maligno, melanoma sptizoide, melanoma surgido de nevo congênito gigante, melanoma de partes moles e melanoma oftálmico (Figura 15).

As metástases ocorrem na seguinte frequência: pele (Figura 16), linfonodos, pulmão, sistema nervoso central, fígado e ossos.

Diagnóstico

A suspeita clínica inicial deve basear-se na regra do A, B, C, D e E. Isto é: *A* de assimetria, *B* de bordas irregulares, *C* variabilidade de cor, *D* de diâmetro maior do que 6 mm e *E* de evolução.

Na lesão suspeita poderá ser realizada dermatoscopia, e sempre a confirmação por meio do exame histopatológico. A biopsia deverá ser preferentemente excisional.

A dermatoscopia é uma técnica de exame não invasivo da pele, que permite a visualização de estruturas não visíveis ao olho nu até ao nível da derme reticular. Produz uma imagem que, por intermédio de profissional médico treinado, aumenta a acurácia diagnóstica do melanoma e a diferenciação dos estágios iniciais do melanoma com lesões benignas. Em recente estudo, Carli et al. mostraram que a dermatoscopia oferece um aumento na especificidade entre 98,4 e 99,6%. A presença dos seguintes padrões dermatoscópicos deve chamar atenção para o diagnóstico de melanoma:

- Assimetria da lesão e assimetria de estruturas
- Policromia (3 ou mais tonalidades na lesão)
- Rede pigmentada atípica com interrupção abrupta
- Estrias radiadas
- Pontos e glóbulos de tamanho variado e com distribuição periférica ou irregular
- Vasos sanguíneos irregulares
- Prolongamentos digitiformes na periferia (pseudópodes)
- Estruturas de regressão e véu cinza-azulado.

Os critérios principais do diagnóstico histopatológico compreendem melanócitos atípicos dispostos isoladamente ou agrupados na camada basal e estratos superiores ou em ninhos de diferentes tamanhos, assimetria da silhueta, proliferação pagetoide, infiltrado inflamatório subjacente e intralesional com pigmentação irregular e difusa.

O acompanhamento dos pacientes com melanoma deve obedecer aos critérios clínicos e ser avaliado individualmente. Entre os procedimentos de rotina destacamos:

- Exame clínico: ectoscopia de toda a superfície corpórea, palpação de todas as cadeias linfonodais e exame do abdome
- Mapeamento corporal total e dermatoscopia digital anualmente
- Exames de imagem e de laboratório: deverão ser solicitados de acordo com o quadro clínico do paciente.

O acompanhamento clínico regular e o autoexame da pele e dos linfonodos regionais são a forma mais importante para detecção de recorrência da doença ou de um novo melanoma primário. Os achados da história e do exame físico devem direcionar os estudos para detecção de doença local, regional ou metástases a distância.

Diagnóstico diferencial

Nevos displásicos, carcinoma basocelular pigmentado, nevo azul, dermatofibroma, nevo halo, lentigo solar, nevo de Spitz, carcinoma metastático da pele, granuloma piogênico, ceratose seborreica, hemangioma trombosado, tínea negra, melanoníquia longitudinal e hemorragias subungueais.

Tratamento

Depende do estadiamento do tumor.

Melanoma primário (estágios I e II)

Neste estágio, a espessura do tumor é o fator determinante da conduta e do prognóstico. A lesão suspeita deve ser excisada por completo, com margens de 2 mm (biopsia excisional). Uma biopsia incisional pode ser feita em casos em que a excisão completa da lesão seja inexequível devido a seu tamanho ou localização. A peça cirúrgica deve então ser enviada para análise histopatológica para medida da espessura do tumor, também conhecida como índice de Breslow. Esse índice corresponde à distância em milímetros que vai da camada granulosa na epiderme até a porção mais profunda do tumor. A lesão deverá ser reexcisada com margens de ampliação orientadas de acordo com a espessura do tumor:

- Para melanoma *in situ*: a excisão cirúrgica é realizada com margens de 0,5 a 1,0 cm
- Para melanoma com profundidade de até 1 mm: a excisão cirúrgica deve ser realizada com margens de 1 cm
- Para melanoma com profundidade entre 1 e 4 mm (espessura intermediária): estão indicadas excisão com margens de 2 cm
- Para melanoma com profundidade maior que 4 mm: a excisão cirúrgica é realizada com margens de 2 cm. Diversos estudos mostram que margens mais amplas não aumentam a sobrevida

- Para o lentigo maligno, margens maiores que 0,5 cm podem ser necessárias para atingir margens livres, haja vista a característica de extensão subclínica desta lesão.

A ressecção com ampliação de margens deve ser feita até a profundidade, removendo-se todo o tecido celular subcutâneo.

A pesquisa do linfonodo sentinela está indicada em tumores a partir de 1 mm de espessura, para ajudar no estadiamento da doença, ou em tumores com Breslow < 1,0 mm, que apresentem ulceração, índice mitótico diferente de zero.

Terapias não cirúrgicas para o melanoma cutâneo primário (imiquimode, radioterapia e criocirurgia) devem ser consideradas apenas em circunstâncias excepcionais, quando a excisão cirúrgica não for possível.

A única terapia adjuvante aprovada pela FDA (órgão norte-americano equivalente à Anvisa) para pacientes com melanoma de alto risco (IIB, IIC e III) após a ampliação de margem é a terapia com interferona alfa-2b. O objetivo dessa modalidade terapêutica é a regressão das micrometástases, ainda indetectáveis. Outras modalidades terapêuticas, como quimioterapia, radioterapia, bioquimioterapia e imunoterapia, falharam em mostrar benefício.

Melanoma com metástase regional (estágio III)

Existem três tipos de metástase regional: as micrometástases (clinicamente indetectáveis), as macrometástases (clinicamente aparentes) e as metástases em trânsito. A técnica de biopsia do linfonodo sentinela realizada nos pacientes com melanoma primário de espessura intermediária pode detectar micrometástases linfonodais, ou seja, clinicamente inaparentes, que, se confirmadas, definem o paciente como pertencente ao estágio III da doença, fato que modifica o prognóstico e a conduta terapêutica.

Melanoma metastático a distância (estágio IV)

Ao se optar por tratar um paciente com melanoma metastático, deve-se levar em consideração algumas premissas:
- Somente um pequeno grupo de pacientes se beneficia de tratamento (quimioterapia, quimioimunoterapia) e, quando se beneficiam, obtém-se um modesto aumento na sobrevida
- Essas terapêuticas possuem importantes efeitos colaterais que exigem melhor seleção dos pacientes. Devemos considerar o impacto na qualidade de vida de cada paciente
- A opção de oferecer somente suporte e analgesia ao paciente é uma conduta perfeitamente aceitável em certos casos.

Abordagem cirúrgica. Em pacientes com uma ou poucas metástases, a ressecção cirúrgica pode trazer resultados duradouros e melhorar a qualidade de vida. A cirurgia também é indicada como medida paliativa para tratar metástases que afetem o funcionamento do órgão acometido (p. ex., trato gastrintestinal, onde pode ocorrer sangramento ou obstrução) e para o tratamento de doença residual em pacientes com boa resposta à terapia sistêmica.

Imunoterapia. A interleucina-2 em altas doses foi o primeiro fármaco a modificar a história natural de pacientes com doença metastática, porém sua toxicidade é alta, o que restringe muito o seu uso. Mais recentemente o uso de anticorpos inibidores da anti-PD1 (*programmed cell death*) nivolumabe e pembrolizumabe associados ao anti-CTLA4 (*anti-cytotoxic T-lymphocyte associated protein 4*) ipilimumabe demonstrou um aumento da sobrevida global e do intervalo livre de doença.

Terapia molecular-alvo. Aproximadamente metade dos melanomas possuem mutação V600 no gene *BRAF*, que ativa a via da MAP quinase, e 15 a 20% possuem a mutação do *NRAS*. Os fármacos inibidores do *BRAF* vemurafenibe ou dabrafenibe aumentam a sobrevida global em pacientes com doença metastática com essas mutações. Atualmente esses fármacos são utilizados em associação com medicamentos inibidores do MEK trametinibe ou cobumetinibe, o que demonstrou ser mais eficaz do que seu uso isolado. Para melanomas acrais e de mucosa com mutações no gene *KIT*, o uso do imatinibe pode ser considerado.

Radioterapia. A radioterapia tem papel paliativo e é indicada em casos especiais, tais como pacientes com metástases cerebrais, pacientes com compressão medular, pacientes com dor crônica devido a metástases ósseas e metástases cutâneas ou viscerais que, por alguma razão, não sejam cirurgicamente ressecáveis.

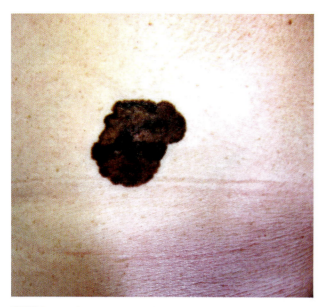

FIGURA 1 Melanoma superficial expansivo. Localizado no dorso de paciente do sexo feminino.

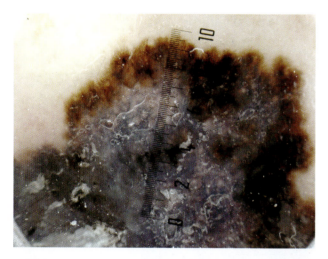

FIGURA 2 Melanoma superficial expansivo. À dermatoscopia, observa-se extenso véu cinza-azulado recobrindo parte da lesão. Outro sinal indicativo de malignidade é a interrupção abrupta das bordas.

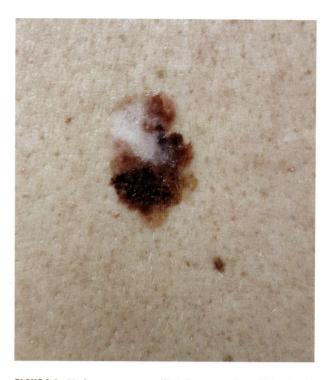

FIGURA 3 Melanoma superficial expansivo. Mácula de bordas irregulares, múltiplas cores, apresentando área de regressão.

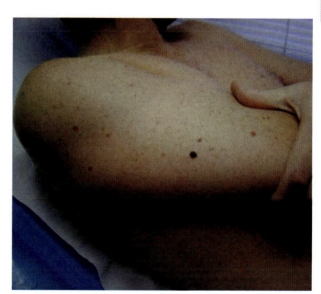

FIGURA 4 Melanoma nodular. Nódulo pigmentado localizado no braço.

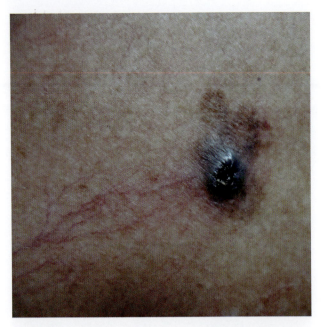

FIGURA 5 Melanoma nodular. Lesão nodular ulcerada.

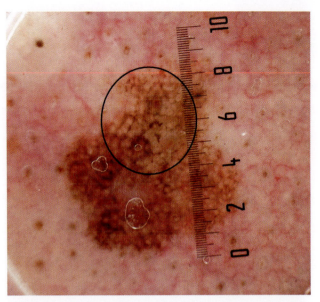

FIGURA 7 Lentigo maligno melanoma. À dermatoscopia, observa-se a pseudorrede pigmentada característica da face. O círculo demonstra o padrão anular granuloso (sinal de Cognetta) encontrado em lesões iniciais de melanoma tipo lentiginoso.

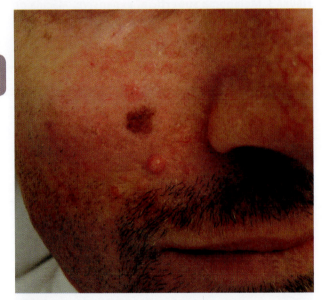

FIGURA 6 Lentigo maligno melanoma. Mácula acastanhada de bordas irregulares na face.

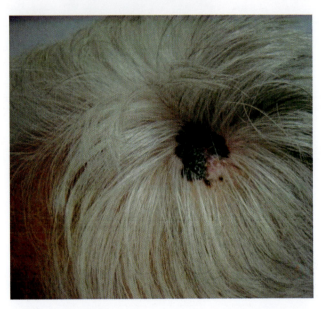

FIGURA 8 Lentigo maligno melanoma. Melanoma *in situ* no couro cabeludo.

Seção 2 | Afecções Dermatológicas de A a Z 719

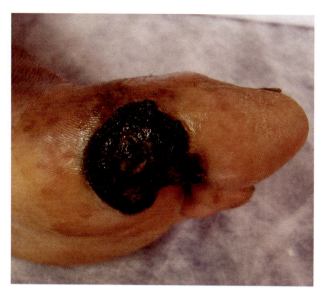

FIGURA 9 **Melanoma lentiginoso acral.** Lesão pigmentada na região plantar.

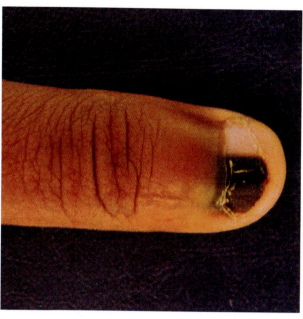

FIGURA 11 **Melanoma ungueal.** Melanoníquia acometendo dois terços da unha do hálux.

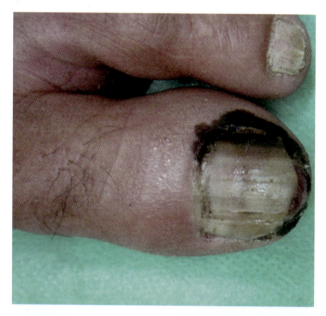

FIGURA 10 **Melanoma ungueal.** Lesão nodular subungueal com derrame de pigmento periungueal (sinal de Hutchinson).

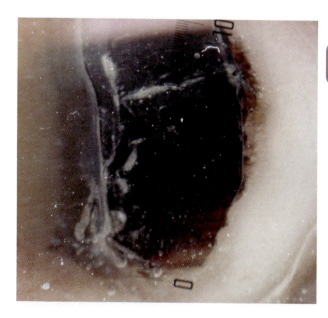

FIGURA 12 **Melanoma ungueal.** À dermatoscopia de lâmina ungueal, na porção lateral, observa-se pigmentação melânica distribuída em faixas paralelas. Na porção medial, observa-se densa pigmentação enegrecida.

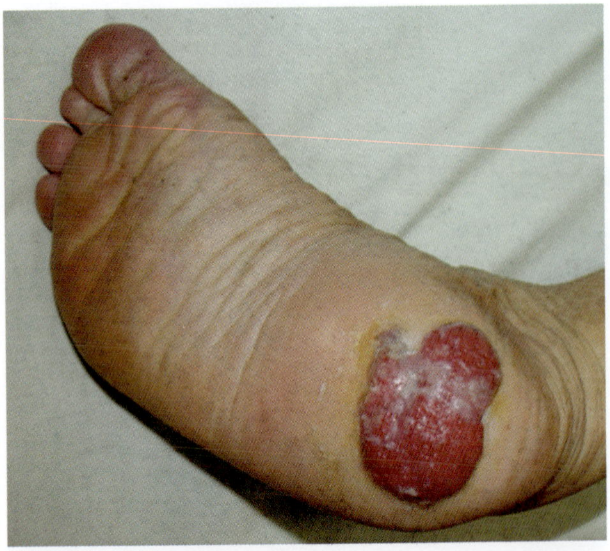

FIGURA 13 Melanoma amelanótico. Tumoração na região plantar de crescimento rápido. Faz diagnóstico diferencial com epitelioma *cuniculatum*.

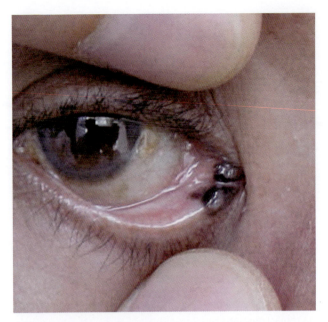

FIGURA 15 Melanoma oftálmico. Lesão de mucosa conjuntival, acometendo o canto interno do olho.

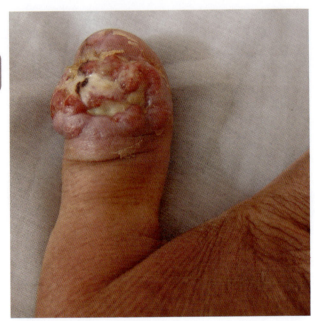

FIGURA 14 Melanoma amelanótico. Lesão ulcerovegetante na extremidade do primeiro quirodáctilo direito, que havia sido tratado como granuloma piogênico.

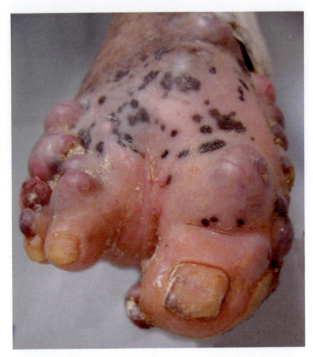

FIGURA 16 Melanoma metastático. Presença de múltiplos nódulos, alguns amelanóticos, que surgiram após a amputação da lesão primária localizada no segundo pododáctilo.

MELASMA

Adriana Vilarinho • Larissa Hanauer de Moura • Joaquín Felipe Ramírez-Oliveros

Sinonímia
Cloasma.

Epidemiologia
A prevalência do melasma varia conforme composição étnica, fototipo e intensidade da exposição solar entre as populações. Assim, prevalências mais altas ocorrem em asiáticos, indianos, paquistaneses, africanos e descendentes hispânicos, bem como é mais comum nos fototipos III a V. É mais frequente em mulheres na razão de 9:1.

A prevalência do melasma na gestação também é variável, sendo que 40 a 50% dos casos são desencadeados durante este período e apenas 6% regridem no pós-parto. Oito a 34% das mulheres em uso de anticoncepcional oral podem desenvolver melasma.

No Brasil, estima-se que acometa 15 a 35% das mulheres e que a maioria dos casos se desenvolva entre a 2ª e 4ª década de vida.

A remissão das lesões após 50 anos de idade é comum e pode ser decorrente da menopausa ou de uma redução do número e da atividade dos melanócitos que ocorre com a idade.

Etiologia
Apesar de ser considerada multifatorial, existem três fatores clássicos: hormônios sexuais femininos, antecedentes genéticos e exposição crônica à radiação ultravioleta (RUV), sendo esta última ainda considerada a principal responsável pelo desenvolvimento das manchas, pelas recidivas e pioras, e até pela localização das lesões.

A RUV conta com efeitos diretos sobre os melanócitos e indiretos sobre os ceratinócitos e fibroblastos que liberam fatores parácrinos que causam a ativação da melanogênese. Adicionalmente é sabido que a luz visível também participa na fisiopatogênese, provocando um pigmento mais intenso e estável, o que justificaria a reincidência da doença.

Geneticamente, a regulação da melanogênese deve-se a vários genes e polimorfismos de nucleotídio único (SNP). Latino-americanos e asiáticos possuem uma origem filogenética comum e são as populações mais acometidas pela doença. Segundo estudos epidemiológicos, existe uma diferença racial e um histórico familial positivo. O antecedente ancestral ameríndio é relevante, pois concorda com uma alta frequência de famílias com nexo indígena afetadas.

O impacto hormonal na doença é controverso. Particularmente, os estrogênios estimulam diretamente a melanogênese, enquanto a ação da progesterona é divergente, conforme a literatura. O uso de anticoncepcionais tem pouca relevância na evolução da doença e ainda perde mais importância nos casos de melasmas familiais. Além deles, citam-se uso de esteroides, tumores de ovário e tireoideopatias.

Existem fatores-gatilho envolvidos na doença, como uso de cosméticos e medicações fotossensibilizantes, processos inflamatórios e, recentemente, o estresse e as emoções que teriam a capacidade de induzir uma resposta na síntese de melanina em indivíduos suscetíveis.

Clínica
Clinicamente, as lesões se manifestam como manchas acastanhadas, de bordas irregulares, limites bem definidos e simétricas, ocorrendo mais comumente na face (Figuras 1 e 2). É classificado, clinicamente, pela topografia das lesões em:
- Melasma centrofacial: é o subtipo mais comum. As lesões predominam nas áreas centrais da face (regiões malares, dorso nasal, lábio superior, glabela e mento)
- Melasma periférico: as manchas se distribuem ao longo dos arcos mandibulares, regiões pré-auriculares e temporais
- Melasma extrafacial: lesões distribuídas em colo e membros superiores, onde são mais incidentes nas regiões deltóideas e nos antebraços (Figuras 3 e 4).

Diagnóstico
É essencialmente clínico. Alguns autores acreditam que a distinção do melasma conforme a profundidade do pigmento melânico – padrão histopatológico – tenha implicações prognósticas e terapêuticas, sendo que pacientes com o tipo epidérmico teriam boa resposta à terapia despigmentante em comparação com aqueles com pigmento mais profundo. Para identificá-los, são necessários exames complementares. O exame sob a lâmpada de Wood permite a visualização das manchas, mas não tem acurácia para classificá-las (Figuras 5 e 6) e não se correlaciona com a histopatologia. A dermatoscopia permite visualizar o componente vascular, além da rede pigmentada e da intensidade da melanina (Figuras 7 e 8). Uma pigmentação marrom e rede bem definida são observadas no melasma epidérmico. Já a coloração azul-acinzentada corresponde ao melasma dérmico. Mais recentemente, segundo estudos de microscopia confocal, tem sido sugerida uma nova classificação: melasma epidérmico e misto, com e sem presença de melanófagos. Esta considera o termo melasma dérmico obsoleto. Além de mostrar coerência com os resultados histopatológicos, a técnica fornece uma vantagem potencial sobre as amostras da biopsia, uma vez que toda a lesão pode ser analisada *in vivo*, fato importante, uma vez que a distribuição topográfica dos melanófagos é heterogênea dentro e entre as diferentes regiões das lesões.

Diagnóstico diferencial	Efélides, lentigos, melanose de Riehl, hiperpigmentação pós-inflamatória, nevo de Ota, nevo de Hori, poiquilodermia de Civatte, ocronose, melanose friccional, lúpus eritematoso, fitofotodermatose, líquen plano pigmentoso.
Tratamento	O melasma apresenta grande impacto na qualidade de vida dos pacientes. Devido à origem multifatorial, múltiplas opções terapêuticas devem ser implementadas. A fotoproteção é fundamental no seu manejo e deve ser feita com filtro solar de amplo espectro para UVB, UVA e luz visível. Os filtros inorgânicos, especialmente o óxido de ferro, conferem maior proteção, além de promoverem camuflagem. Além do filtro solar, roupas, chapéus e cuidados durante a exposição solar devem ser orientados. O uso concomitante de agentes terapêuticos tópicos com diferentes mecanismos de ação, como hidroquinona, ácido retinoico, ácido kójico, arbutin, ácido azelaico, vitamina C, niacinamida, ácido tranexâmico, é superior ao uso de um único despigmentante. A hidroquinona é o inibidor da tirosinase mais amplamente utilizado e efetivo. Entretanto, pode levar a dermatite de contato, e seu uso crônico pode ocasionar ocronose exógena. A tríplice combinação de Kligman (hidroquinona 4%, tretinoína 0,05% e acetato de fluocinolona 0,01%) é mais eficaz que a hidroquinona em monoterapia. Eritema e irritação são efeitos colaterais observados. Deve-se evitar o uso por períodos maiores que 12 semanas pelo risco de atrofia e telangiectasias. Como terapia de manutenção, utiliza-se a fórmula 2 vezes/semana. Mais recentemente, o ácido tranexâmico por via oral na dose de 250 mg, 2 vezes/dia durante 2 meses, tem sido utilizado nos casos resistentes à terapia convencional. Apesar de seu mecanismo de ação no melasma não ser completamente compreendido, acredita-se que o ácido tranexâmico iniba a ação da plasmina induzida pela RUV no ceratinócito, reduzindo a melanogênese pela diminuição das prostaglandinas inflamatórias e do fator de crescimento dos fibroblastos. Os efeitos colaterais mais comuns são cefaleia, irregularidade menstrual, náuseas e lombalgia. Embora não exista evidência de aumento no risco de eventos tromboembólicos com o uso de ácido tranexâmico oral, é importante avaliar o risco de tromboembolismo antes do tratamento e evitar em pacientes com história familiar ou pessoal de trombose venosa profunda e em uso de anticoncepcional. O uso de *Polypodium leucotomos*, picnogenol e procinanidina não apresenta evidências de melhora no melasma. Os procedimentos como *peelings* químicos, microdermoabrasão, microagulhamento e *lasers* são tratamentos coadjuvantes e podem ajudar nos casos de difícil manejo.

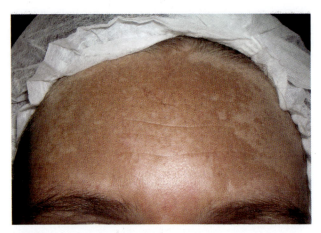

FIGURA 1 Melasma. Mancha acastanhada com bordas irregulares na região frontal da face.

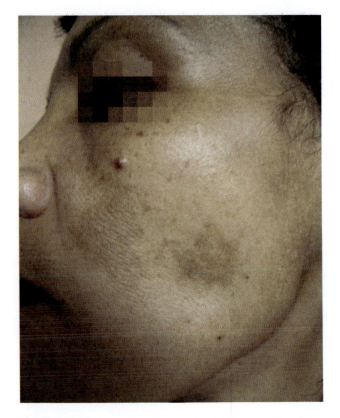

FIGURA 2 Melasma. Mancha acastanhada na região malar esquerda.

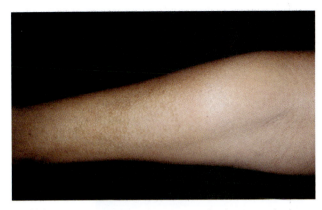

FIGURA 3 Melasma. Manchas acastanhadas irregulares no antebraço compatíveis com melasma extrafacial em paciente com melasma na face.

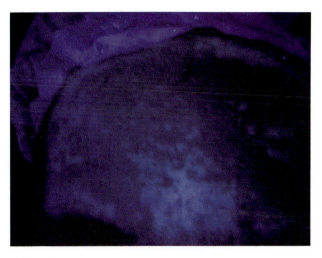

FIGURA 5 Melasma. Paciente examinada sob a lâmpada de Wood, revelando melhor a extensão do acometimento cutâneo (corresponde à paciente da Figura 1).

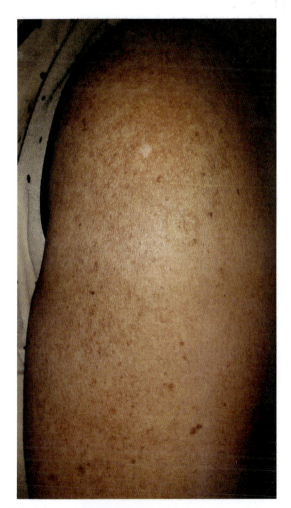

FIGURA 4 Melasma. Melasma extrafacial associado a melasma facial em paciente de fotótipo elevado.

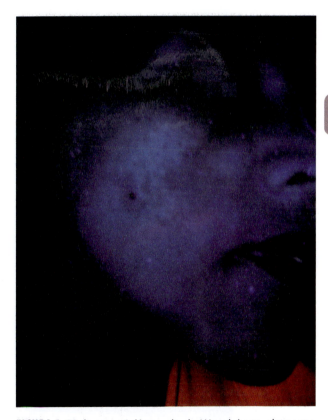

FIGURA 6 Melasma. A lâmpada de Wood é um elemento útil para definir a extensão do melasma, indicando a área a ser tratada.

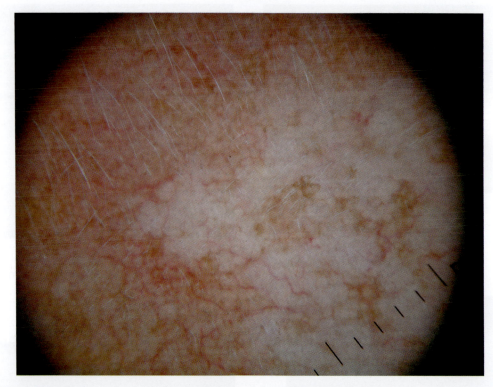

FIGURA 7 **Melasma.** Dermatoscopia com achados de pigmentação acastanhada irregular, ao redor de folículos e telangiectasias.

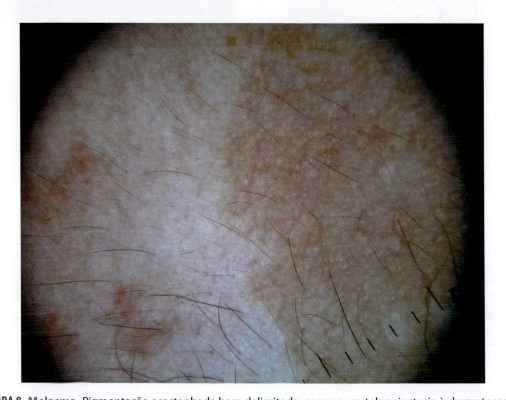

FIGURA 8 **Melasma.** Pigmentação acastanhada bem delimitada, com pouca telangiectasia à dermatoscopia.

METÁSTASE CUTÂNEA

Marcela Duarte Benez Miller • Solange Cardoso Maciel Costa Silva

Sinonímia — Não tem outra nomenclatura.

Epidemiologia — As metástases cutâneas são raras quando comparadas às de outros órgãos. Sua incidência varia de 0,5 a 9% dos pacientes com câncer. As metástases cutâneas são diferenciadas entre os sexos. Os principais tumores metastáticos para pele, em homens, são: carcinoma de pulmão (24%), carcinoma de cólon e reto (19%), melanoma (13%) e carcinoma espinocelular de cavidade oral (12%). Já em mulheres são: carcinoma de mama (69%), carcinoma de cólon e reto (9%), melanoma (5%) e carcinoma de ovário (4%). Metástase cutânea é mais comum entre 50 e 70 anos, porém os tipos de cânceres variam com a idade. Em crianças, são raros e, em geral, são leucemia, neuroblastoma e rabdomiossarcoma. Em homens jovens, surgem a partir de melanoma, carcinoma de cólon e pulmão. Em mulheres jovens, surgem de tumores de mama, cólon e ovários. Em homens idosos, as metástases cutâneas surgem devido a câncer de pulmão, cólon e cavidade oral. Já em mulheres idosas, são provenientes de carcinoma de mama, cólon, ovário e pulmão. O local mais acometido em ambos os sexos é o tronco anterior, seguido por abdome e couro cabeludo. Os locais menos acometidos são as extremidades e o dorso. Em homens, 75% das metástases cutâneas ocorrem na face e no pescoço. Já em mulheres, 75% dessas metástases ocorrem na face anterior do tórax e abdome.

Etiologia — Metástase cutânea ocorre por disseminação de células malignas de tumores preexistentes em outros órgãos. Seu desenvolvimento pode ser explicado por duas hipóteses: expansão clonal e raros modelos variantes.

Expansão clonal. Resulta de predisposição genética e pode ser expresso a qualquer momento durante o processo de tumorigênese, sendo o seu estágio final. O clone metastático se desenvolve a partir da ativação de oncogenes específicos e pela perda de genes supressores, o que confere vantagens fenotípicas como: autonomia de crescimento, resistência a sinais anticrescimento, evasão de apoptose, angiogênese, capacidade de invasão tecidual, destruição e metástases. Ou seja, após o câncer perder a regulação negativa que o impede de se espalhar, as células tumorais ganham autonomia, perdem adesão intercelular (mediada pelas *caderinas*), o que permite invasão tecidual e migração (mediada pelas *integrinas*), associado à angiogênese (mediada pelo fator de crescimento epidérmico vascular [VEGF]).

Raros modelos variantes. Sugerem que as metástases surgem pela seleção de raras variantes metastáticas, altamente agressivas, preexistentes dentro do tumor primário, capazes de sobreviver ao traumatismo físico da disseminação e dos mecanismos de defesa naturais do organismo. As células tumorais se desprendem do tumor primário, invadem a membrana basal extracelular e entram na circulação. Somente 0,01% sobrevivem e vão formar focos tumorais em locais a distância, onde respondem a fatores de crescimento, proliferam, promovem angiogênese e invadem as defesas do organismo. Se qualquer dessas fases não for completada, o processo inteiro falha.

Clínica — A pele não parece ser órgão preferencial de metástases. Existe um longo período entre o diagnóstico do câncer primário e o reconhecimento da metástase cutânea. De modo geral, quando a pele é atingida por metástases, outros órgãos já o foram, podendo-se considerar as metástases cutâneas sinal de péssimo prognóstico. Entretanto, essas metástases podem ser a primeira indicação de câncer visceral clinicamente silencioso. O envolvimento cutâneo (Quadro 1) ocorre por extensão direta (implantação durante cirurgias ou por contiguidade), metástase local ou a distância (via linfática ou hematogênica).

Geralmente são lesões sólidas, localizadas preferencialmente em tronco, abdome e couro cabeludo, com margens infiltradas situadas na derme, podendo se estender a planos profundos e recobertas por epiderme normal.

Lesão nodular. Maioria. Nódulos indolores, firmes, solitários, de tamanhos variados e crescimento rápido, variando na sua cor entre normocrômicos e eritematosos (Figuras 1 e 2), podendo crescer exofiticamente e exulcerando (Figuras 3 e 4). Podem coalescer formando placas (Figura 5) e podem localizar em cicatrizes cirúrgicas antigas.

Carcinoma erisipeloide. Carcinoma inflamatório. Lesão em placa eritematosa com disseminação ativa na borda que lembra erisipela (Figura 6).

Carcinoma "em couraça". Induração difusa na pele semelhante à morfeia, que pode ser devido à extensão cutânea do carcinoma de mama ou outro tumor.

Carcinoma telangiectásico. Pápulas e vesículas violáceas semelhantes ao linfangioma circunscrito.

Alopecia neoplásica. Placas arredondadas, única ou múltiplas, no couro cabeludo, semelhantes a alopecia areata ou alopecia cicatricial.

Outros. Lesão papilomatosa como couve-flor, *nódulo periumbilical da irmã Mary Joseph* (tumor gástrico, cólon, pâncreas e ovário), lesões enegrecidas (melanoma) e zosteriforme.

Diagnóstico — O diagnóstico baseia-se nos achados clinicopatológicos da pele envolvida. Ao estudo com Doppler colorido são hipervascularizadas, com múltiplos vasos internos e periféricos. Geralmente, as metástases se assemelham histologicamente ao tumor primário; entretanto, algumas podem ser anaplásicas e exibir menor diferenciação histológica. Nos carcinomas metastáticos para a pele, as células tumorais estão arranjadas na derme em lóbulos de tumor e apresentam zona Grenz, na qual a epiderme é poupada. Células neoplásicas podem ser observadas nos vasos linfáticos e sanguíneos. Marcadores de imuno-histoquímica recomendados: CD45 (malignidades linfoides), AE1/AE3 panqueratina (carcinoma), S100 (melanoma), CD34 (neoplasia vascular/depósito leucêmico), CD3 e CD20 (linfoma/leucemia), cromogranina (tumor neuroendócrino), WT1 (carcinoma de ovário), CDX2 (carcinoma de intestino) e HepParl (hepatocarcinoma). Estudos ultraestruturais de tumores indiferenciados: presença de desmossomos nos carcinomas, lúmen citoplasmático nos adenocarcinomas, melanossomas nos melanomas, grânulos neurossecretores nos tumores neuroendócrinos.

Diagnóstico diferencial — **Lesões nodulares.** Cistos epidérmicos, fibromas, lipomas ou neurofibromas (Figuras 7 e 8).
Lesões inflamatórias. Granuloma piogênico, hemangioma, sarcoma de Kaposi e infecção bacteriana.
Alopecia neoplásica. Lúpus eritematoso, líquen plano pilar, alopecia areata, queloide e carcinoma basocelular esclerodermiforme.

Tratamento — O tratamento deve visar ao tipo de tumor primário e às metástases cutâneas. Inclui quimioterapia, radioterapia, excisão e observação. Também são considerados a estética, a dor local, o sangramento e a infecção. A evolução da doença depende da neoplasia primária e de sua resposta terapêutica; porém, a presença de metástase cutânea assinala, em geral, doença avançada.

Quadro 1 Apresentação clínica e localização das metástases cutâneas em relação ao tumor primário.

Tumor primário	Local de metástase	Manifestação clínica
Carcinoma de mama	Tórax e abdome	Nódulos, alopecia tipo areata, carcinoma "em couraça", erisipelatoide ou telangiectásico e doença de Paget
Carcinoma broncogênico	Tronco e couro cabeludo	Nódulos solitários ou múltiplos, súbitos e eritematosos; carcinoma "em couraça" ou inflamatório (raros)
Melanoma maligno	Extremidade e tronco	Lesões pigmentadas ou não, angiomatosas ou nódulos subcutâneos
Colangiocarcinoma	Abdome, local de incisão	Lesões morfeia-símiles atípicas
Hepatocarcinoma	Dedos, palma, planta e dorso	Nódulos semelhantes ao granuloma telangiectásico; múltiplas pápulas firmes e vermelho-azuladas
Carcinoma gástrico	Cabeça e pescoço	Lesão celulite-símiles; carcinoma "em couraça"; carcinoma erisipeloide, "couve-flor"-símile, nódulos da irmã Mary Joseph
Carcinoma de ovário	Abdome inferior	Massa papilomatosa tipo "couve-flor"
Carcinoma de bexiga	Abdome inferior	Nódulos subcutâneos eritematosos; lesão tipo dermatite de contato ou celulite
Carcinoma colorretal	Abdome, pelve, ao redor do umbigo	Múltiplos nódulos no umbigo (nódulos da irmã Mary Joseph)
Carcinoma de tireoide	Couro cabeludo	Nódulos únicos ou múltiplos
Carcinoma renal	Extremidades, cicatrizes cirúrgicas, couro cabeludo	Nódulos pulsáteis
Carcinomas de esôfago, laringe, estômago, mama, pâncreas, reto, pulmão, ovário, útero e próstata	–	Carcinoma inflamatório (carcinoma erisipelatoide)
Carcinoma biliar, pulmão, mama, sistema digestório e rim (raro)	–	Carcinoma "em couraça"

Seção 2 | Afecções Dermatológicas de A a Z

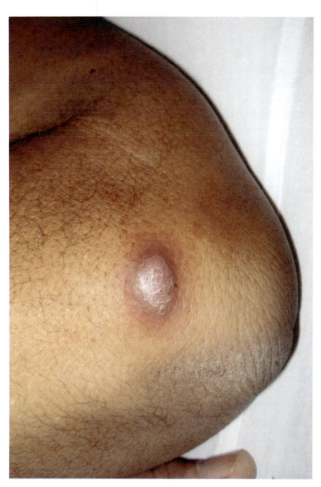

FIGURA 1 Metástase cutânea. Nódulo eritematoso, indolor, apresentando rápido crescimento no antebraço de paciente com carcinoma de pulmão. O exame histopatológico confirmou o diagnóstico de metástase.

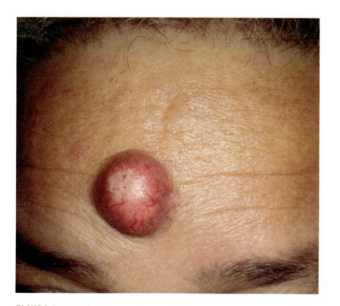

FIGURA 2 Metástase cutânea. Nódulo eritematoso, aderido, na região frontal. O tumor primário era de pulmão.

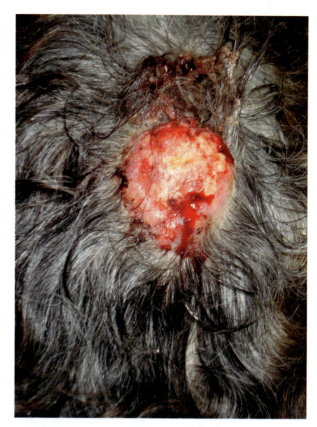

FIGURA 3 Metástase cutânea. Lesão exulcerada, vegetante, no couro cabeludo (metástase cutânea de tumor de pulmão).

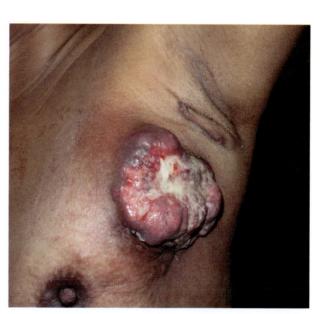

FIGURA 4 Metástase cutânea. Lesão vegetante, na parede torácica, metástase de tumor de mama.

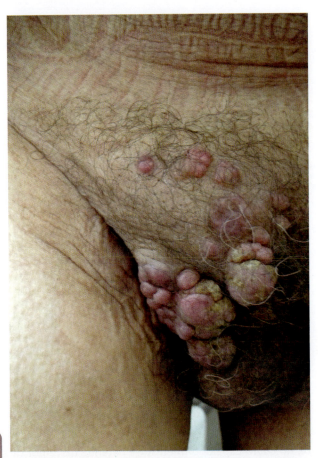

FIGURA 5 Metástase cutânea. Múltiplos nódulos, agrupados e vegetantes, na região inguinal, decorrentes de carcinoma prostático.

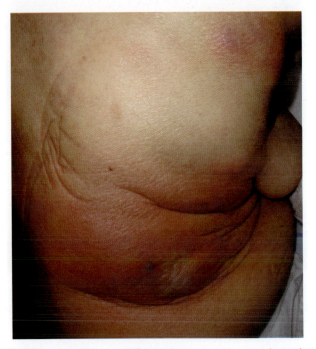

FIGURA 6 Metástase cutânea. Paciente com neoplasia de mama, exibindo o padrão erisipelatoide de metástase de tumor de mama, havendo sido tratada anteriormente com antibiótico na hipótese de erisipela.

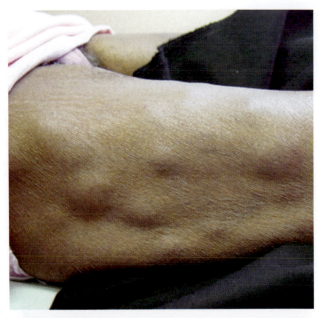

FIGURA 7 Metástase cutânea. Nódulos endurecidos, normocrômicos, na coxa de paciente com neoplasia de útero, lembrando lipomatose.

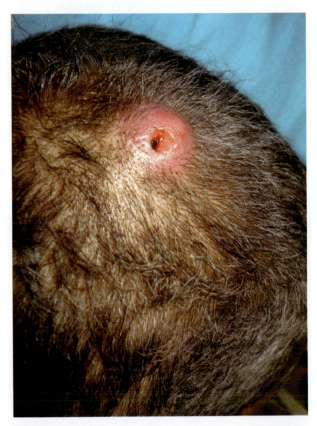

FIGURA 8 Metástase cutânea. Nódulo no couro cabeludo, local frequente para metástase. Faz diagnóstico diferencial com cisto folicular.

MICETOMA

Carmelia Matos Reis • Eugênio Galdino de Mendonça Reis Filho

Sinonímia Maduromicose, pé de madura.

Epidemiologia É uma doença infecciosa, crônica e subcutânea, de distribuição universal, endêmica em países tropicais e subtropicais, predominando nos países que estão localizados entre as latitudes de 15° sul e 30° norte, área conhecida como o cinturão do micetoma.
Os países com maior incidência são Sudão, Venezuela, México e Índia, destacando-se Sudão e México com os maiores números de relatos.
Na América Latina, além do México, que possui a maioria dos casos notificados, a doença é registrada em Venezuela, Colômbia, Argentina e Brasil.
Outros países com casos registrados são EUA, Alemanha, Holanda, Turquia, Líbano, Arábia Saudita, Irã, Filipinas, Japão, Sri Lanka e Tailândia.
Os actinomicetomas (agentes bacterianos) são mais encontrados na América do Sul e na América Central, enquanto os eumicetomas (agentes fúngicos) são mais comuns na África. O Sudão é o país mais endêmico para essa doença infecciosa no mundo. Mais de sete mil pacientes receberam tratamento de micetoma em Cartum, capital do Sudão; em 70% dos casos, foi isolado o fungo *Madurella mycetomatis*. No México, os actinomicetomas são os prevalentes, ocorrendo em até 97% dos pacientes, assim como também no Brasil, em que a *Nocardia brasiliensis* é considerada o agente etiológico mais prevalente. Ocorre em todas as raças, com predomínio no sexo masculino e em trabalhadores rurais entre 20 e 50 anos. A localização podal é a mais frequente no Brasil e no México.

Etiologia Micetoma é uma doença infecciosa supurativa crônica da pele e do tecido subcutâneo, caracterizada por tríade sintomática: tumor, fístulas e grãos. Os agentes etiológicos causadores são os fungos (eumicetoma) e as bactérias (actinomicetoma), com características clínicas muito semelhantes.
Os actinomicetomas podem ser causados por agentes anaeróbios (*Actinomyces israelii*), que são encontrados nas cavidades naturais do homem ou em outros animais, principalmente na boca e nas amígdalas; e também podem ser causados pelos agentes aeróbios, que são isolados do solo, crescem em temperatura ambiente de 25°C e infectam o organismo do homem através dos mais diversos ferimentos com espinho, traumatismo e lasca de madeira. São eles: *Nocardia* (*N. brasiliensis*; *N. asteroides*; *N. otitidis-caviarum*; *N. transvalensis*), *Streptomyces somaliensis* e *Actinomadura* (*A. madurae*, *A. pelletieri*), além de novas espécies de *Nocardia*: *N. harenae* e *N. takedensis*.
Os eumicetomas compreendem aproximadamente 50% dos casos de micetoma, e as espécies mais comuns são *Madurella mycetomatis* (70% dos casos), *Madurella grisea* e *Scedosporium apiospermum*. Outros agentes causais incluem *Acremonium falciforme*, *A. kiliense*, *A. recifei*, *Cylindrocarpon nescens*, *Cylindrocarpon destructans*, *Exophiala jeanselmei*, *Scytalidium dimidiatum*, *Aspergillus nidulans*, *Neotestudina rosatii*, *Leptosphaeria senegalensis*, *Pyrenochaeta romeroi* e *Phialophora verrucosa*. A frequência dessas espécies depende da área geográfica e de fatores climáticos. *M. mycetomatis* provoca micetomas de grão preto, enquanto o micetoma causado por *S. apiospermum* é micetoma de grão branco, ocorrendo em regiões temperadas, e responsável por 10% de todos os casos nessas regiões.

Clínica Processo inflamatório crônico de evolução lenta, caracterizado por aumento de volume de determinada área, à custa de nódulos e gomas (Figuras 1 a 6), que se intercomunicam por trajetos fistulosos múltiplos, com secreção purulenta pouco abundante. O pus contém aglomerados sólidos de dimensões, formas, consistências e cores variadas, denominados de grãos (Figura 7), visíveis a olho nu. São processos circunscritos e, dependendo da etiologia, têm localização podal, cervicofacial, abdominal e torácica. Pode progredir, alcançando dimensões deformantes, invadindo camadas musculares e ósseas, com consequentes limitações funcionais graves. A assimetria é a regra. O acometimento do membro inferior é mais comum que o superior (8:1). O processo, preferencialmente, se localiza no pé (localização dorsal ou ventral), com progressão lenta, podendo atingir toda a perna, ou todo o membro inferior depois de muitos anos de evolução. Adenopatia só ocorre por infecção bacteriana sobreposta. Nos eumicetomas podálicos, as lesões são relativamente superficiais, mas com intensa fibrose, de modo a dificultar os movimentos, enquanto nos actinomicetomas, o processo inflamatório sobrepõe-se à fibrose e as gomas são mais profundas. A forma podálica é sempre exógena, aparecendo geralmente após traumatismo com vegetal. O actinomicetoma endógeno é uma doença universal. A forma cervicofacial predomina na Europa e é relativamente comum na Argentina; é sempre endógena, sendo o *Actinomyces israelii* seu principal agente etiológico, que existe em condições normais na boca. Em geral, após traumatismo, há aumento de volume da região, com dor, em nível mandibular, e a pele torna-se eritematosa e infiltrada, acabando por ulcerar-se. A propagação se faz por contiguidade, podendo atingir região cervical, ossos regionais, crânio, meninges, cérebro, globo ocular, orelha média, glândulas salivares sublinguais, vias respiratórias superiores e alcançar os pulmões. A forma torácica é relativamente rara em qualquer parte do mundo. A penetração do agente etiológico ocorre por aspiração ou via hematogênica, a partir de um foco cervicofacial, e pode atingir pleura, costelas e pele, formando-se então o micetoma. Outras vezes, a localização torácica é exógena após traumatismo, e, nesse caso, pode se tratar de micetoma maduromicótico, que também pode invadir os pulmões; outra forma é a nocardiose pulmonar primitiva. A forma abdominal também tem frequência baixa e, em geral, é endógena e actinomicótica. As lesões cutâneas da botriomicose predominam nas áreas expostas, o que permite supor que o traumatismo seja um fator desencadeante e pode acometer inclusive o osso. Na forma visceral, o comprometimento ocorre de forma isolada, em vários órgãos (pulmão, fígado, coração etc.). A penetração é por inalação ou ingestão e, em geral, está associada a alguma imunodeficiência. A explicação para a circunscrição do processo seria a baixa virulência da cepa bacteriana causal. Após anos, a dor pode ocorrer, além de aumento da sudorese, formação de nódulos subcutâneos, induração e ruptura da pele no local do micetoma. Alguns pacientes se queixam de prurido local. Pode ocorrer constante fechamento das fístulas mais antigas e formação de novas com saída de material. A coloração do grão muitas vezes nos auxilia a pensar em alguns agentes etiológicos e excluir outros.

Diagnóstico

O achado do grão eliminado através das fístulas caracteriza o diagnóstico de micetoma. Tanto a drenagem espontânea quanto o material manualmente expresso da fístula são cuidadosamente examinados macro e microscopicamente para visualizar os grãos.

Para o exame direto, deve-se recolher o pus que escorre das fístulas; sempre escolher aquelas que estão por se romper, com o auxílio de puntura de agulha. Na ausência de lesões fistulizadas, faz-se biopsia profunda; parte desse material é preparado para visualização a fresco (exame direto) e parte é semeada nos meios de cultura apropriados (Figura 8). A cultura é fundamental para identificar os organismos causadores. Os grãos obtidos por biopsia cirúrgica profunda são os ideais, pois os grãos obtidos do pus, através das fístulas, geralmente estão mortos e contaminados.

Os diagnósticos micológico e bacteriológico de lesão suspeita de micetoma serão baseados na observação microscópica dos grãos eumicóticos ou actinomicóticos e, ainda, no isolamento dos eumicetos e actinomicetos em meios específicos para cada espécie a fim de que, quando possível, seja promovida a inoculação em animais de laboratório.

Os grãos eliminados dos seios fistulosos variam em tamanho, cor e consistência; ao exame direto, os grãos são utilizados para a identificação provisória e rápida dos agentes etiológicos. Mais de 30 espécies foram identificadas como causas de micetoma, e os grãos de muitos desses agentes têm características morfológicas sobrepostas; por conseguinte, a cultura é necessária para a identificação precisa do agente etiológico.

O material que drena através das fístulas, na maioria das vezes, é rico em grãos parasitários, o que facilita, em simples exame a fresco entre lâmina e lamínula, visualizar o grão eumicótico ou actinomicótico. O tamanho dos grãos varia de diâmetro, desde 1 a 2 mm para grãos maiores, como os vistos nos eumicetomas, na infecção por *Madurella* (particularmente *Madurella mycetomatis*), *Actinomadura madurae* e *Actinomadura pelletieri*, até os pequenos e nem sempre vistos, como nos grãos dos actinomicetomas – *Nocardia brasiliensis* e *N. asteroides*.

As imagens radiológicas são essenciais para o planejamento cirúrgico. São utilizadas radiografia simples, ultrassonografia, tomografia computadorizada, ressonância magnética e cintilografia óssea. As imagens revelam aumento de partes moles, lesões osteolíticas, anquiloses e espessamento cortical dos metatarsianos. Sangue: velocidade de hemossedimentação (VHS) aumentada, leucocitose e discreta anemia. As alterações radiológicas apresentadas irão orientar o cirurgião na remoção do tecido comprometido pelo micetoma e, mesmo depois, durante o acompanhamento para controle da doença. As imagens devem ser revistas a cada 6 meses.

Devido à falta de técnicas padronizadas e ao elevado custo, o diagnóstico molecular deve ser considerado como complemento, em vez de substituto, para os métodos de diagnósticos convencionais.

Diagnóstico diferencial

Tuberculose coliquativa ou escrofuloderma, osteomielite de localização facial, abscessos, fístulas dentárias, tumores, elefantíase, paracoccidioidomicose e arpergilose.

Tratamento

O tratamento do micetoma é um desafio, dependendo da boa condução do diagnóstico da doença. É importante definir a etiologia fúngica ou bacteriana porque os tratamentos serão diferenciados. Clinicamente, os eumicetomas e os actinomicetomas compartilham características semelhantes que, algumas vezes, podem gerar confusão no diagnóstico e tratamento inadequado. Os actinomicetomas são tratados com antibióticos, isoladamente, ou em diferentes combinações, dependendo da gravidade, da disseminação e da localização da doença. Resultados terapêuticos mais satisfatórios são obtidos com a associação de antibióticos aos procedimentos cirúrgicos, que variam de desbridamentos superficiais a profundos. O tratamento do eumicetoma consiste no uso de antifúngicos sistêmicos e excisão cirúrgica. Essas formas apresentam-se mais profundas e com maior extensão, tornando a excisão cirúrgica ampla e, muitas vezes, fazendo-se necessária a amputação. Os procedimentos cirúrgicos são realizados de forma seriada; as cirurgias para remoção dos tecidos parasitados são feitas a cada 150 a 180 dias, mantendo-se o tratamento clínico de forma transversal. Essa escolha cirúrgica permite evitar a amputação dos membros dos seus pacientes. Os pacientes são acompanhados continuamente: nos primeiros 2 anos, a cada 4 meses, até a cura clínica e radiológica, seguida de controles semestrais das recidivas pelos exames laboratoriais e radiológicos.

A recomendação atual da literatura para o tratamento de primeira linha do actinomicetoma é o uso combinado de amicacina (15 mg/kg/dia) durante 3 semanas com sulfametoxazol-trimetoprima (SMX-TMP) (40/8 mg/kg/dia) durante 5 semanas, em doses divididas a cada 12 h. O ciclo total é de 5 semanas. São recomendados de 1 a 4 ciclos. É obrigatório o monitoramento renal e audiométrico antes, nos intervalos dos ciclos e após o tratamento.

Nos casos refratários ou que apresentem alergias a essa associação, é recomendada a substituição de SMX-TMP por amoxicilina-clavulanato e a troca da amicacina pela netilmicina. Durante a gravidez, é indicada a monoterapia com amoxicilina-clavulanato. Ainda, em casos de resistência a SMX-TMP, associa-se à amicacina um carbapenêmico, como imipeném ou meropeném.

Os autores optam pela associação de antibióticos aos procedimentos cirúrgicos para o tratamento dos micetomas actinomicóticos. Atualmente, é prescrito uso contínuo de SMX-TMP (40/8 mg/kg/dia de 12/12 h) em combinação com amicacina (15 mg/kg/dia) associada ao carbapenêmico imipeném (1.500 mg IV) durante 3 semanas. O meropeném é um substituto do imipeném com resultados similares. Os ciclos de tratamento são realizados com intervalos de 60 a 90 dias, totalizando 6 a 8 ciclos; SMX-TMP é mantido até o término do último ciclo. Substitutos do SMX-TMP seriam doxiciclina (100 mg de 12/12 h) ou amoxicilina-clavulanato. É realizado o monitoramento das funções renal, hepática e auditiva antes, durante os ciclos e ao final do tratamento. Os controles radiológicos são semestrais pela ressonância magnética.

É importante realizar testes de sensibilidade aos antibióticos para confirmar a sensibilidade das cepas aos mesmos, otimizando o uso dos antimicrobianos.

O itraconazol é o fármaco mais comumente utilizado para o tratamento do eumicetoma com resposta clínica favorável ao seu uso por períodos prolongados, principalmente quando seguido de excisão cirúrgica. A posologia é itraconazol 200 mg VO de 12/12 h durante 2 anos, também associado às intervenções cirúrgicas (desbridamentos profundos), a cada 150 a 180 dias. A manutenção é feita com 200 mg/dia durante 8 a 10 anos, com controles laboratoriais e radiológicos.

A anfotericina B foi o único antifúngico sistêmico disponível por quase três décadas. Não foi amplamente utilizada para o eumicetoma devido à sua toxicidade e à necessidade de ser administrada por via parenteral durante períodos prolongados. Também entre os azólicos, é referida a ineficácia do fluconazol para a terapêutica dos eumicetomas.

O voriconazol e o posaconazol foram avaliados em número limitado de doentes com resultados promissores. O isavuconazol e o fosravuconazol apresentaram excelente atividade *in vitro*.

O uso da terbinafina foi descrito na literatura para tratamento dos eumicetomas causados pelo *Exophiala jeanselmei* com doses elevadas (1.000 mg/dia) por período prolongado (24 a 48 semanas). Por outro lado, os resultados observados com terbinafina não foram eficazes em infecções profundas pelo *S. apiospermum*. Iodeto de potássio 1,5 g/dia VO durante 3 meses, cirurgia conservadora com desbridamento superficial e profundo e drenagem de abscessos para tratar micetoma eumicótico por *Acremonium kiliense*.

O tratamento cirúrgico é indicado tanto para lesões localizadas, pequenas, quanto para lesões maciças e compactas, a fim de reduzir a carga dos microrganismos e permitir melhor resposta à terapia clínica. Deve preceder o uso do antimicrobiano por 3 a 6 meses para aguardar a formação de uma cápsula fibrótica ao redor das lesões, facilitando a dissecção e a excisão cirúrgica. A anestesia local exclusiva é contraindicada pela disseminação da doença por vários planos. As indicações anestésicas seguras são anestesia geral, espinal ou bloqueio anestésico.

Em geral, o micetoma bacteriano responde bem ao tratamento, ao contrário do micetoma fúngico, que exige tanto tratamento médico prolongado quanto tratamento cirúrgico.

Os exames radiológicos são importantes no planejamento cirúrgico.

Mobilização precoce e fisioterapia são obrigatórias para melhores resultados cirúrgicos, prevenir a rigidez articular e reduzir deformidades e incapacidades.

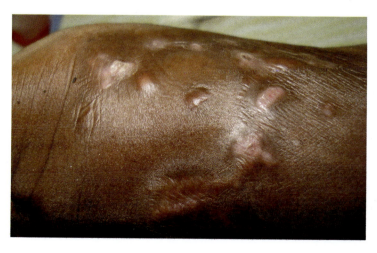

FIGURA 1 Micetoma. Nódulos que coalescem, provocando aumento de volume no dorso do pé.

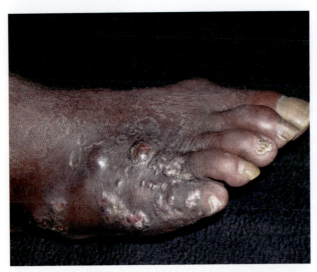

FIGURA 2 Micetoma. Nódulos que drenam exsudato purulento na face extensora do quarto e quinto pododáctilos.

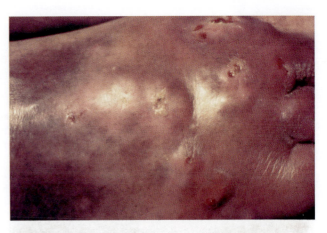

FIGURA 4 Micetoma. Lesões dispostas em rosário, com nódulos por onde são eliminados os grãos. O diagnóstico diferencial com esporotricose é necessário.

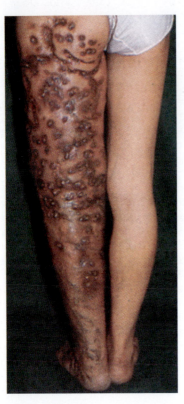

FIGURA 3 Micetoma. Nódulos e fístulas em todo o membro inferior, evoluindo lentamente durante anos. (Cortesia do Dr. Rubem David Azulay.)

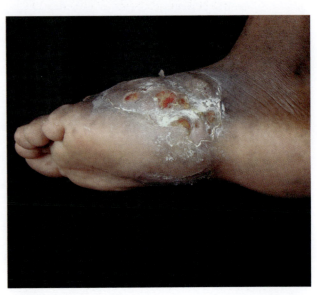

FIGURA 5 Micetoma. Placa com lesões ulceradas e supurativas, com aumento do volume do pé causada por *Nocardia brasiliensis*, fechando o diagnóstico de actinomicetoma.

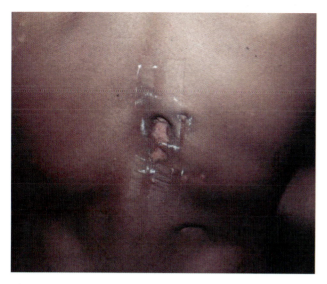

FIGURA 6 Micetoma. Nódulos que se intercomunicam por fístulas, drenando exsudato purulento no dorso. Apresenta evolução lenta, sem acometimento sistêmico.

FIGURA 7 Micetoma. Placa de Petri. Grãos de micetoma por *Madurella mycetomatis*, de coloração preta, medindo cerca de 0,3 mm de diâmetro. (Cortesia do Dr. Jacob Levites.)

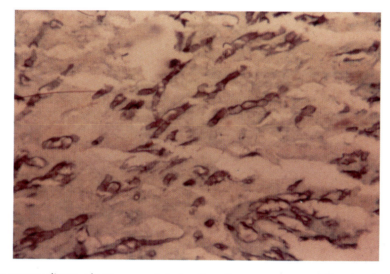

FIGURA 8 Micetoma. No exame direto, observa-se o interior do grão que apresenta hifas demáceas de paredes espessas, entremeadas por esporos alargados.

MICOBACTERIOSES NÃO TUBERCULOSAS

Leninha Valério do Nascimento • Larissa Hanauer de Moura

	Sinonímia	Micobacterioses atípicas, MOTT (*mycobacteria other than tuberculosis*), micobacterioses oportunistas, paratuberculose, micobactéria ambiental potencialmente patogênica.
	Epidemiologia	A transmissão interpessoal não ocorre. As bactérias podem ser encontradas em qualquer parte do meio ambiente, em clima tropical quente, principalmente nos mais úmidos – piscinas, rios e estuários – e são inoculadas acidentalmente. O seu hábitat natural são a água, o solo e animais. A porta de entrada é facilitada pela imunodeficiência adquirida, como a AIDS, neoplasias ou fármacos imunossupressores, transplante de órgãos e bronquiectasias.
	Etiologia	Constituem, pelas particularidades epidemiológicas, um grupo de doenças causadas por espécies de *Mycobacterium* diferentes de *M. tuberculosis* e *M. leprae*. São divididas em 4 grupos, de acordo com a velocidade de crescimento, pela capacidade de produzir pigmento e se este é produzido sob a luz ou no escuro: **Grupo I | Fotocromogênico.** Produzem pigmento amarelo em 24 h quando expostas à luz. Seu crescimento é lento e inclui as seguintes espécies: *M. kansasii*, *M. marinum* e *M. simiae*. **Grupo II | Escotocromogênico.** Produção de pigmento amarelo-alaranjado, inclusive no escuro. Seu crescimento é lento. Neste grupo estão: *M. scrofulaceum*, *M. szulgai* e *M. gordonae*. **Grupo III | Não cromogênicos.** Não produzem pigmento e são de crescimento lento. Neste grupo estão: o complexo *M. avium-intracellulare*, *M. haemophilum*, *M. ulcerans* e *M. malmoense*. **Grupo IV | Grupo de crescimento rápido.** Em cultura, formam colônias em 3 a 5 dias, em vez das 2 a 3 semanas requeridas pelos outros grupos. Os mais importantes são: *M. fortuitum*, *M. chelonae/abscessus*. As micobactérias não tuberculosas que mais comumente causam doença cutânea em pacientes imunocompetentes são: *M. ulcerans*, *M. marinum*, *M. fortuitum* e *M. chelonae/abscessus*. Já nos imunodeprimidos, o mais comum, inclusive na AIDS, é *M. avium-intracellulare*.
	Clínica	As lesões cutâneas nas micobacterioses não tuberculosas, geralmente, localizam-se no local do traumatismo onde os bacilos são inoculados e caracterizam-se pelo polimorfismo: pápulas, nódulos (Figuras 1 e 2), lesões ulcerocrostosas ou verrucosas (Figuras 3 e 4). Por vezes, tornam-se necróticas, supurativas, flutuantes e confluentes. Lesões dispostas em rosário, que se assemelham à esporotricose, podem estar presentes (Figura 5). A adenomegalia ocorre quando os bacilos acometem os linfonodos, principalmente na região cervical. Outros órgãos podem ser atingidos, como pulmões, sistema esquelético, trato urinário e sistema nervoso central. Os bacilos podem se disseminar por todos os tecidos, especialmente em pacientes imunossuprimidos. A seguir, estão listados os principais agentes deste grupo e suas características mais peculiares. *M. marinum*. *M. marinum* é o agente etiológico da micobacteriose granulomatosa da piscina ou granuloma do tanque de peixes. O hábitat natural do *M. marinum* é a água. A inoculação se faz no local de traumatismo, mais comumente em cotovelos, joelhos e pés de nadadores e nas mãos de profissionais que manipulam peixes, como os pescadores e os criadores de peixes. Clinicamente, caracteriza-se no início como pápula ou nódulo solitário, que evolui para a formação de úlcera ou abscesso, podendo permanecer na forma verrucosa. Pode ocorrer a forma esporotricoide, com presença de um ou mais nódulos ao longo da drenagem linfática. *M. ulcerans*. *M. ulcerans* é o agente etiológico da micobacteriose ulcerada ou úlcera de Buruli (Uganda). É inoculado na pele através de pequenos traumatismos por folhagens ou em banhos em águas contaminadas. Inicialmente, observa-se nódulo subcutâneo único e pouco doloroso nas superfícies extensoras das extremidades. O *M. ulcerans* produz uma toxina que é responsável por necrose extensa e ulceração, que pode atingir o periósteo, causando contraturas ou deformidades. *M. fortuitum, M. chelonae/abscessus*. *M. fortuitum* possui potencial patogênico muito baixo. Surge, muitas vezes, como complicação pós-cirúrgica ou após traumatismo penetrante. Poucos dias após a infecção, surgem as primeiras manifestações inflamatórias cutâneas e, depois de poucas semanas, aparecem nódulos subcutâneos indolores, flutuação e, eventualmente, úlcera supurada. *M. chelonae* tem sido frequentemente relacionado ao uso concomitante de corticosteroides, mas também após injeções de silicone, intradermoterapia e outras inoculações não assépticas. Nódulos eritematosos subcutâneos são as manifestações mais comuns, sendo mais frequentes nas partes distais dos membros, podendo apresentar uma forma esporotricoide. *M. abscessus* é causa de doença pulmonar crônica, infecção nosocomial em pacientes em hemodiálise ou imunossuprimidos e após cirurgia cardíaca. Recentemente foram descritos numerosos casos após cirurgias endoscópicas. Nos casos pós-cirúrgicos e pós-infecção, as lesões permanecem localizadas. Em pacientes que fazem hemodiálise ou em pacientes imunodeprimidos, a infecção é disseminada, com abscessos cutâneos ou subcutâneos.

M. avium-intracellulare. Infecções disseminadas pelo complexo *M. avium* eram raras antes da *AIDS*. A doença causada pelo complexo *M. avium-intracellulare* (MAC) representa 95% das micobacterioses não tuberculosas nos pacientes com AIDS e ocorre em 30 a 50% de todos os pacientes em estágio de imunodepressão avançado. O marcador clínico de maior importância é a contagem de linfócitos CD4, pois o surgimento da doença ocorre em pacientes com número de CD4 menor que 100 células/mm³. São encontradas no meio ambiente e podem ser transmitidas pelo ar, pulmões ou por intermédio da água e comida, sem necessariamente haver transmissão inter-humana.

A infecção pulmonar crônica é a principal forma de apresentação da doença. O envolvimento da pele não é comum e pode ocorrer após inoculação traumática. A forma de apresentação cutânea mais frequente é a disseminada.

M. kansasii. Tem sido encontrado em água contaminada e em animais domésticos, sendo endêmico no Japão. O mecanismo de entrada é traumatismo ou punctura. É associada a doença pulmonar, sendo raras as manifestações cutâneas. Tem predileção por pacientes imunocomprometidos, geralmente por transplante renal, AIDS e doença de Hodgkin. A apresentação clínica mais frequente é a esporotricoide. Úlceras necróticas ou formas papulonecróticas podem ser observadas. Lesões disseminadas acometem indivíduos imunossuprimidos. Pode haver infecção cutânea periorificial, devido ao fato de o microrganismo estar presente no exsudato nasofaríngeo. A lesão progride lentamente ou pode haver regressão espontânea.

	Diagnóstico	Baseia-se nos aspectos clínicos, dados epidemiológicos, exame bacteriológico (exame direto e cultura), exame histopatológico, testes cutâneos imunológicos, detecção de anticorpos específicos e PCR (reação em cadeia de polimerase).
	Diagnóstico diferencial	Tuberculoses cutâneas, leishmaniose, esporotricose, bouba, úlceras tropicais, paniculites, fasciite nodular, vasculite, granuloma tipo corpo estranho, micoses profundas e osteomielite (Figura 6).
	Tratamento	É realizado de acordo com a natureza da infecção, a espécie da micobactéria e as condições predisponentes. A exérese cirúrgica da necrose e a drenagem de abscessos podem ser suficientes. Clofazimina (100 a 400 mg/dia), rifampicina (600 a 900 mg/dia), isoniazida, estreptomicina, claritromicina, azitromicina, ciprofloxacino, doxiciclina e sulfametoxazol-trimetoprima são indicados, em função da etiologia. A recomendação da OMS para mulheres grávidas como terapêutica de primeira linha é: estreptomicina e rifampicina, ou rifampicina-claritromicina. Este esquema é utilizado para todas as formas clínicas e todos os tamanho das lesões. A hipertermia com água a 40°C mostrou eficácia, assim como o oxigênio hiperbárico.

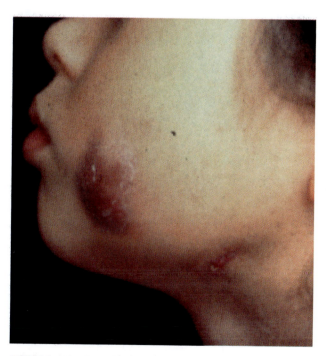

FIGURA 1 Micobacteriose não tuberculosa. Lesão nodular na face de criança submetida a tratamento dentário, causada por *M. fortuitum*.

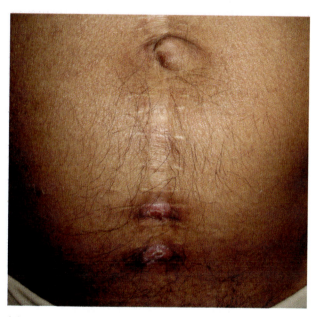

FIGURA 2 Micobacteriose não tuberculosa. Lesões nodulares com crosta central, em paciente HIV-positivo, cujo exame histopatológico revelou numerosos bacilos álcool-acidorresistentes.

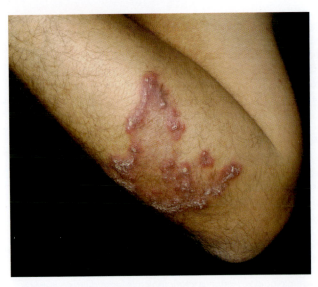

FIGURA 3 Micobacteriose não tuberculosa. Lesão verrucosa no antebraço causada por *M. marinum*.

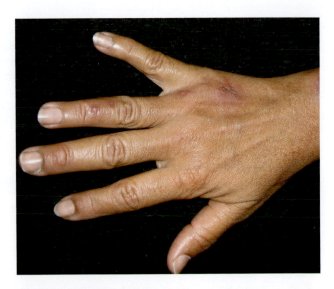

FIGURA 5 Micobacteriose não tuberculosa. Paciente HIV-positivo com infecção por *M. marinum* em disposição esporotricoide.

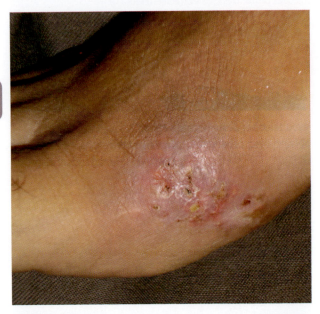

FIGURA 4 Micobacteriose não tuberculosa. Nódulo de superfície exulcerocrostosa no pé, causado por *M. avium*.

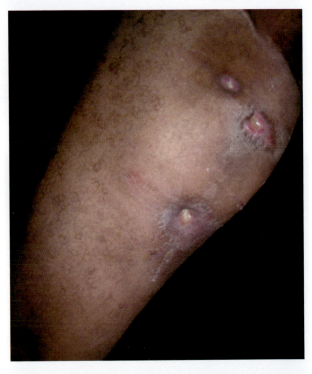

FIGURA 6 Osteomielite. Paciente foi exaustivamente investigado para micobacteriose atípica; entretanto, seu diagnóstico foi de osteomielite após traumatismo.

MICOSES SUPERFICIAIS

Regina Casz Schechtman • Marcelo Neira Avè • Miguel Angel Ceccarelli Calle • Leonardo José Lora Barraza

As micoses superficiais são classificadas em quatro grupos: *candidíases*, *ceratofitoses*, *dermatofitoses* e *dermatoses por fungos filamentosos não dermatófitos*.

Candidíases. São, essencialmente, produzidas pela *Candida albicans* e comprometem, isolada ou concomitantemente, mucosas, pele, unhas e, raramente, outros órgãos. Têm distribuição universal, atingindo, com muita frequência, recém-nascidos, podendo ocorrer em adultos e idosos, bem como acometer certas profissões, como empregados domésticos, lavadores de pratos, cozinheiros e enfermeiros. A candidíase esofágica e das vias respiratórias superiores são doenças definidoras da AIDS. Outras espécies (*C. parapsilosis*, *C. tropicalis*, *C. stellatoidea*) produzem quadros clínicos indistinguíveis. São fungos oportunistas, que agridem o ser humano em determinadas condições. Destacam-se como suas manifestações paroníquia, intertrigo, balanite, dermatite de fraldas, queilite angular, entre outras.

Ceratofitoses. São micoses essencialmente superficiais, cujos fungos localizam-se na queratina da epiderme e dos pelos, normalmente sem provocar fenômenos de hipersensibilidade. Por isso, são reconhecidas por alguns autores como protótipos das micoses superficiais. Pitiríase versicolor, tinha negra e *piedra* são as doenças classificadas como ceratofitoses.

Dermatofitoses. São infecções cutâneas provocadas por fungos dermatófitos, que colonizam humanos e animais. Esses fungos filamentosos que, na vida parasitária, vivem às custas da queratina de pele, unhas, pelos e penas são conhecidos popularmente como "impingem" ou "tinha". É a infecção fúngica mais comum no ser humano. As dermatofitoses têm distribuição universal, com algumas peculiaridades regionais, e são prevalentes em países de clima quente e úmido. Os dermatófitos são classificados em três grandes grupos ou gêneros na sua fase sexuada (saprofitismo no meio ambiente): *Trichophyton*, *Microsporum* e *Epidermophyton*, com características morfológicas, fisiológicas e antigênicas que os relacionam entre si. Também podem ser classificados de acordo com seu hábitat natural em antropofílicos, geofílicos e zoofílicos. Essa classificação é muito importante porque, reconhecendo o gênero e a espécie do fungo, pode-se rastrear a fonte de infecção, daí a importância do exame direto para confirmação diagnóstica e da cultura para reconhecer gênero e espécie. Os fungos geofílicos e os zoofílicos provocam, em humanos, dermatofitoses de aspecto inflamatório mais intenso e com maior prurido, se comparados aos fungos antropofílicos, justamente porque são menos adaptados ao hospedeiro humano. Existem 40 espécies de dermatófitos; porém, 12 infectam com frequência o ser humano. A mesma espécie pode produzir quadros clínicos diferentes. A predominância das espécies varia segundo a região geográfica e o local de acometimento do corpo. O fungo dermatófito antropofílico *T. rubrum* é a espécie universalmente mais frequente.

A presença simultânea de mais de um tipo de infecção por dermatófitos é comum (p. ex., *tinea pedis* e onicomicose), pelo qual o exame dermatológico completo, incluindo pele, cabelos e unhas, é mandatório. Ocasionalmente, as infecções por dermatófitos penetram o folículo capilar e a derme, causando uma condição chamada granuloma de Majocchi. As reações dermatofíticas (também chamadas reação Id ou dermatofitide) podem ser apresentadas em casos cuja patogênese envolva uma reação imune aos antígenos do fungo, a qual pode manifestar-se com uma resposta de hipersensibilidade tardia ou erupção eczemática pruriginosa.

Onicomicoses. Correspondem a qualquer infecção do leito ungueal causada por fungos. Os principais agentes etiológicos são os dermatófitos, e o principal agente universal é o *T. rubrum*. Leveduras como *Candida* sp. têm seu papel bem estabelecido como agentes causadores de onicomicoses.

Os agentes das denominadas *dermatoses por fungos filamentosos não dermatófitos* são fungos geofílicos, filamentosos, hialinos (*Scytalidium hyalinum*, *Scopulariopsis brevicaulis*, *Aspergillus* sp., *Fusarium* sp., *Penicillium* sp. etc.) ou demáceos (*Scytalidium dimidiatum*), e causam infecção ungueal mais frequentemente do que se suspeita.

O diagnóstico de onicomicoses por fungos não dermatófitos vem crescendo nos grandes centros devido ao aperfeiçoamento no diagnóstico. Esses fungos são, em geral, contaminantes, mas também podem produzir infecção ativa. Atualmente, já foi comprovado que fungos invadem a queratina danificada, causando onicomicose e, no caso do *Scytalidium sp.*, também são capazes de invadir a queratina sã. Os fungos filamentosos não dermatófitos têm sido valorizados como agentes causais, e não meramente contaminantes ou colonizadores secundários, como anteriormente foi sugerido.

Candidíases

Candidíase mucosa, cutânea e ungueal

=	**Sinonímia**	Moniliase, "sapinho", "unheiro".
📈	**Epidemiologia**	Atinge todas as faixas etárias e ambos os sexos. São fatores predisponentes locais e gerais: diabetes melito, obesidade, gravidez, pacientes que fazem uso de imunossupressores, AIDS, deficiências imunológicas, uso prolongado de antibióticos sistêmicos, estados de umidade prolongada (lavadeiras, fraldas de recém-nascidos).
❓	**Etiologia**	A *Candida albicans* existe normalmente como saprófita no tubo gastrintestinal e na mucosa vaginal, e também coloniza dobras naturais da pele. Dentre todas as espécies, a *Candida albicans* é a mais comum; entretanto, outras espécies de *Candida* (*Candida tropicalis*, *Candida parapsilosis*, *Candida guilliermondii*, *Candida krusei*, *Candida stellatoidea* e *Candida glabrata*) também podem produzir manifestações clínicas que agridem humanos em determinadas condições. A resposta imune do hospedeiro é um importante determinante do tipo da infecção causada por *Candida*.

Clínica	**Candidíase orofaríngea.** Muito comum em recém-nascidos. As lesões formam pequenas placas esbranquiçadas e destacáveis na mucosa orofaríngea (Figura 1). Também ocorre em pacientes idosos, debilitados e pacientes com AIDS. Pode haver extensão para o esôfago. Erosão e ulceração das placas sugerem gravidade da lesão. **Candidíase intertriginosa.** Dobras naturais interdigitais, inframamárias, inguinais, axilares. Inicia-se com lesões erosivas fissurais, úmidas, apresentando aspecto de maceração ou induto esbranquiçado, pruriginosas e também pequenas lesões satélites arredondadas, eritematoescamosas, e até mesmo por pústulas estéreis. Na variante infantil pode acometer a área de fraldas, e inicia-se pela mucosa anal e perianal, podendo estender-se a raiz das coxas, hipogástrio e dorso (Figuras 2 a 4). **Candidíase ungueal e periungueal.** Há intensa lesão eritematoedematosa periungueal (*paroníquia*), que é dolorosa e pode levar à onicólise. Caracteristicamente, acomete a borda proximal da unha. Há predileção pelas unhas dos quirodáctilos, por estarem em maior contato com a água (Figura 5). Pode acometer os membros superiores e, menos frequentemente, os membros inferiores. Ocasionalmente apresenta pústulas e descamação de resolução espontânea.
Diagnóstico	Exame micológico direto com KOH 10%: pseudo-hifas ou hifas finas e hialinas, algumas com estrangulamento, em que se agrupam esporos arredondados chamados de blastoconídeos. Cultura para fungos: identifica o agente etiológico. Para diagnosticar a espécie do fungo são necessárias algumas provas bioquímicas: auxonograma, teste de fermentação e teste de produção de tubo germinativo. Esses testes são realizados em grandes centros.
Diagnóstico diferencial	Intertrigo (bactérias), dermatofitose, dermatite seborreica, eczema atópico, onicomicose por *Trichosporon* sp., onicomicose por fungos filamentosos.
Tratamento	Sempre considerar fatores predisponentes gerais e locais, peculiaridades topográficas e a forma clínica (superficial ou sistêmica). **Paroníquia e intertrigo.** Fluconazol ou itraconazol VO, complementado com terapia tópica antifúngica com derivados azólicos, nistatina creme 100.000 UI, timol 4% em clorofórmio por 2 a 3 meses para prevenir recidivas. **Balanite.** Creme com nistatina 100.000 UI e ácido bórico a 2%. Para casos recidivantes, a postectomia está indicada. **Dermatite de fraldas.** Cuidados gerais de higiene local e troca de fraldas, hidrocortisona 1% creme associada à nistatina creme 25.000 a 100.000 UI. A sulfadiazina de prata 1% em creme pode ser utilizada em alguns casos. **Vaginite.** Comprimidos vaginais e óvulos (nistatina 100.000 UI, clotrimazol 500 mg, miconazol 120 mg), tioconazol 6,5% em creme, itraconazol ou fluconazol VO. **Candidíase oral, estomatite, perleche.** Violeta de genciana a 2% (3 a 4 vezes/dia), solução de nistatina de 400.000 a 500.000 UI, 3 a 4 vezes/dia, ou associação das duas; fluconazol ou itraconazol VO. **Mucocutânea crônica.** Itraconazol e fluconazol. **Gastrintestinal.** Nistatina oral, cetoconazol oral.

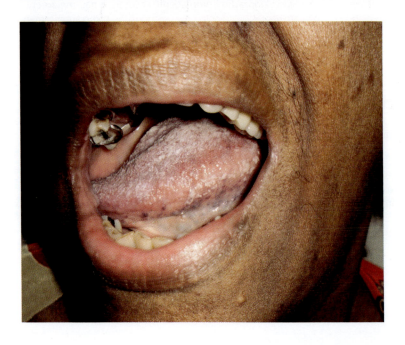

FIGURA 1 **Candidíase orofaríngea.** Placa esbranquiçada e destacável na língua de paciente idoso.

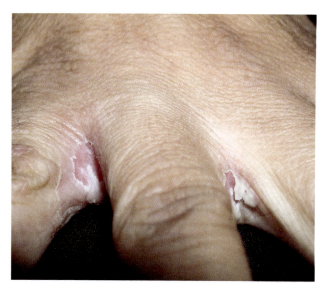

FIGURA 2 Candidíase intertriginosa. Lesões erosivas, fissurais, úmidas, apresentando maceração entre os quirodáctilos.

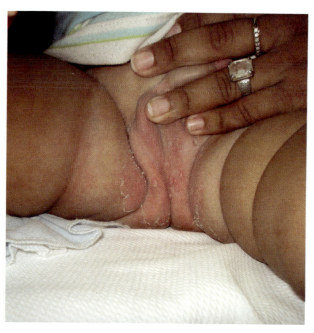

FIGURA 4 Candidíase. Criança com candidíase na região das fraldas e lesões verrucosas.

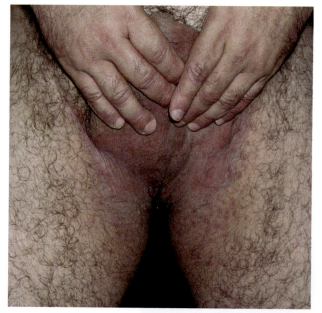

FIGURA 3 Candidíase intertriginosa. Lesões eritematosas, úmidas, com induto esbranquiçado, acompanhadas de lesões eritematodescamativas, satélites, na região inguinocrural. Observar o acometimento da bolsa escrotal, o que ajuda no diagnóstico diferencial com dermatofitose.

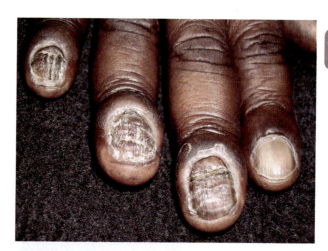

FIGURA 5 Candidíase ungueal e periungueal. Distrofia do leito ungueal e paroníquia crônica por *Candida* sp.

Ceratofitoses

Piedra

=	**Sinonímia**	Existem duas formas: negra e branca. *Piedra negra* também é conhecida como *quirana*.
	Epidemiologia	Os dois tipos de *piedras* ocorrem em diferentes condições climáticas. A *piedra negra* ocorre mais comumente em regiões tropicais do mundo e que tenham temperatura e umidade elevadas, também atribuído ao uso de óleos cosméticos. A *piedra branca* é mais comum em climas temperados e semitropicais. Ambos os sexos são acometidos igualmente.
	Etiologia	*Piedra negra*. Causada pela *Piedraia hortai*, fungo filamentoso preto. *Piedra branca*. Causada por *Trichosporon ovoides* (mais comum nos cabelos) e *Trichosporon inkin* (mais comum na virilha), principalmente, e outras espécies – *Trichosporon asteroides*, *Trichosporon cutaneum*, *Trichosporon asahii* e *Trichosporon mucoides*.
	Clínica	A *piedra* pode ser assintomática ou os pacientes podem ouvir um som metálico quando penteiam os cabelos. *Piedra negra*. Caracteriza-se por pequenos nódulos pretos endurecidos com poucos milímetros de diâmetro, bem aderidos aos pelos (um ou mais para cada fio de cabelo) do couro cabeludo, axilas e região pubiana. *Piedra branca*. Caracteriza-se por pequenos nódulos branco-amarelados macios e aderentes aos pelos do couro cabeludo, axilas e região pubiana (Figuras 6 e 7). Este tipo pode produzir lesões cutâneas eritematosas e descamativas na vizinhança (região pubiana, raiz das coxas) e, raramente, lesões extracutâneas em imunodeprimidos.
	Diagnóstico	Realizado pelo exame micológico direto revelando nódulos pretos com dois a oito ascósporos (*piedra negra*) ou nódulos constituídos de hifas septadas hialinas, artroconídios e blastoconídeos (*piedra branca*) (Figura 8). Também feito pela cultura dos agentes. A dermatoscopia pode ser empregada revelando nódulos pétreos, enegrecidos no caso da *piedra negra* e brancacentos no caso da *piedra branca*, nos hastes dos cabelos (Figura 9), similar ao exame micológico direto.
≠	**Diagnóstico diferencial**	Pediculose, tinha do cabelo, *moniletrix*, tricomicose nodosa e tricomicose axilar.
	Tratamento	A tricotomia é uma opção. Antifúngicos tópicos sob a forma de loções ou xampus são, frequentemente, utilizados no tratamento das *piedras* associados a agentes esfoliantes e, também, para a prevenção de recidivas. Itraconazol oral deve ser empregado nos casos extracutâneos.

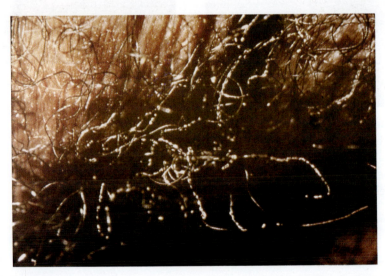

FIGURA 6 *Piedra* **branca.** Múltiplos nódulos branco-amarelados nos pelos da região pubiana.

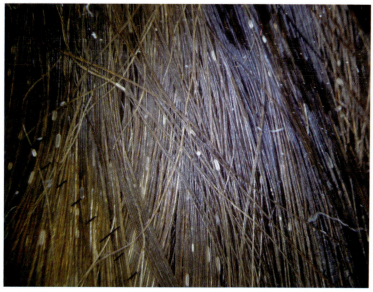

FIGURA 7 *Piedra* **branca.** Pequenas concreções brancacentas, mais bem observadas após molhar os cabelos do couro cabeludo para o exame.

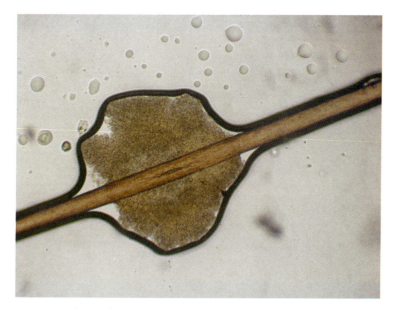

FIGURA 8 *Piedra* **branca.** Exame direto de um pelo, apresentando pequeno nódulo esbranquiçado aderido à haste.

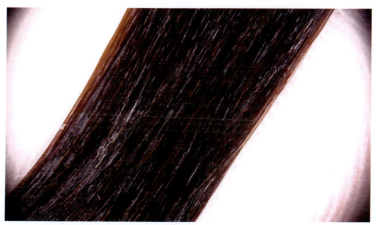

FIGURA 9 *Piedra* **branca.** Dermatoscopia da haste dos cabelos de uma criança portadora da ceratofitose. (Cortesia da Dra. Marcela Benez – Instituto de Dermatologia e Estética do Rio de Janeiro [IDERJ].)

Pitiríase versicolor

	Sinonímia	*Tinea versicolor*, tinha versicolor, cromofitose, dermatomicose furfurácea, tinha flava, acromia parasítica, "pano branco".
	Epidemiologia	Distribuição universal. Atinge todas as raças, sem predileção por sexo, com maior prevalência a partir da adolescência, por conta da maior atividade hormonal e, consequentemente, maior oleosidade. Mais prevalente em países de clima quente e úmido.
	Etiologia	Atualmente os agentes etiológicos mais frequentes são as seguintes variedades do gênero *Malassezia* sp.: *M. globosa*, *M. furfur*, *M. restrita* e *M. sympodialis*. São 14 espécies identificadas, incluindo as espécies lipidodependentes: *M. furfur*, *M. obtusa*, *M. globosa*, *M. slooffiae*, *M. sympodialis*, *M. restricta*, *M. dermatis*, *M. japonica*, *M. nana*, *M. yamatoensis*, *M. equina*, *M. caprae* e *M. cuniculi*, além da espécie lipofílica *M. pachydermatis*, que coloniza animais (causa frequente de otite média em cães) e que também pode ser transmitida a humanos. As espécies lipofílicas são saprófitas e são encontradas em áreas com grande concentração de glândulas sebáceas (couro cabeludo, face e tronco superior). É o agente causal da foliculite pitirospórica ou foliculite por *Malassezia*. Pode se comportar como um fungo oportunista e é um fator agravante em muitos casos de dermatite seborreica.
	Clínica	**Pitiríase versicolor.** As lesões são, inicialmente, arredondadas, porque surgem a partir da unidade pilossebácea (agente lipofílico). São lesões hipocrômicas, descamativas (descamação típica furfurácea) com tendência a confluir (Figuras 10 e 11). As lesões podem ser hipercrômicas (Figura 12) ou eritematosas, daí a denominação versicolor. Alguns pacientes referem prurido, sobretudo após exposição solar. Em alguns pacientes, os quadros de pitiríase versicolor se tornam recorrentes (mais de 80% de recorrência após 2 anos a partir do último episódio) e resistentes aos tratamentos convencionais. **Tinha versicolor invertida.** Afeta as regiões flexurais, face e áreas isoladas nas extremidades. É mais comum em indivíduos imunocomprometidos. **Foliculite pitirospórica ou foliculite por *Malassezia*.** Pápulas e pústulas perifoliculares localizadas em dorso, colo e nas extremidades. É bastante pruriginosa e mais frequente no sexo feminino, entre 25 e 35 anos. Possui caráter crônico e ocorre mais frequentemente em pacientes acamados, com diabetes melito, fazendo uso prolongado de corticoterapia e/ou antibioticoterapia e/ou uso de imunossupressores. A dermatose pode estar associada à umidade local. Em paciente com HIV pode ser mais disseminada e se associar à febre alta.
	Diagnóstico	• Sinal de Zireli: ao estirar a pele sã ao redor da mácula, ocorre descamação furfurácea (Figura 13) • Sinal da unhada: ao atritar a mácula, ocorre descamação furfurácea • Exame micológico direto com fita gomada (mais prático) ou KOH 10%: hifas curtas e curvas e blastoconídeos agrupados em cachos • Cultura: em laboratórios de rotina, pode-se cultivar a levedura em ágar Sabouraud com camada fina de azeite de oliva, somente. Em centros acadêmicos utilizam-se o meio de Dixon e o meio de Leeming. Na dermatoscopia, observam-se listras pigmentadas com descamação fina distribuídas em rede.
	Diagnóstico diferencial	Eritrasma, pitiríase alba, psoríase *guttata*, dermatite seborreica, tinha do corpo, vitiligo e hipomelanose idiopática do tronco.
	Tratamento	Ambos os tratamentos tópicos e orais para pitiríase versicolor são eficazes, embora as taxas de recidiva permaneçam altas. A monoterapia tópica é eficaz, considerada de primeira linha, e compreende sulfeto de selênio a 2,5%, propilenoglicol a 50%, derivados imidazólicos, ciclopirox olamina, sulfacetamida e alilaminas, à qual adicionalmente está recomendado o uso de bucha durante o banho, já que não representa um reservatório efetivo para *Malassezia* sp. Nos últimos anos, tem-se sugerido a terapia combinada com creme de cetoconazol 2% e adapaleno em gel 0,1%, que poderia ter superioridade em comparação à monoterapia com creme de cetoconazol 2%. A terapia oral é eficaz e pode ser usada em conjunto com agentes tópicos: • Cetoconazol 200 mg/dia durante 10 a 15 dias, porém, apresenta risco de potencial hepatotoxicidade • Itraconazol 100 mg 2 vezes/dia durante 7 dias • Fluconazol 300 mg/semana durante 2 a 4 semanas. Como profilaxia de recorrências, além das medidas de higiene, pode-se usar um comprimido mensal de cetoconazol, fluconazol e itraconazol. O uso de xampu medicamentoso no couro cabeludo e no tronco, e de sabonete com esfoliantes, como ácido salicílico e enxofre, também é recomendado para os casos de foliculite por *Malassezia* sp.

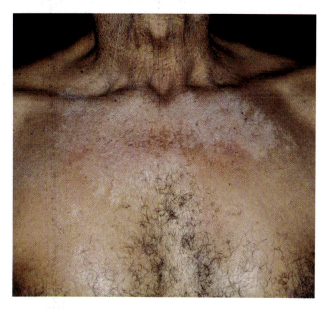

FIGURA 10 Pitiríase versicolor. Lesões hipocrômicas com descamação furfurácea.

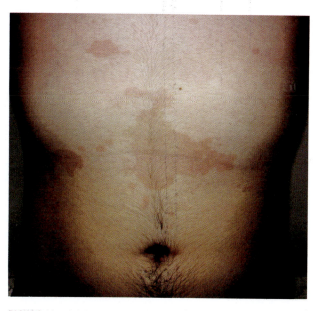

FIGURA 12 Pitiríase versicolor. Lesões eritematoacastanhadas, de formatos irregulares no tronco.

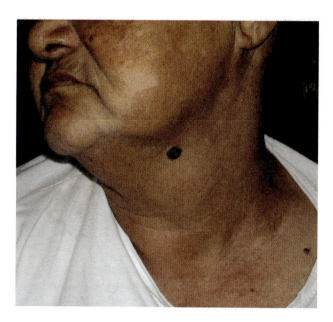

FIGURA 11 Pitiríase versicolor. Lesão hipocrômica com descamação pouco evidente na face, fazendo diagnóstico diferencial com hanseníase indeterminada.

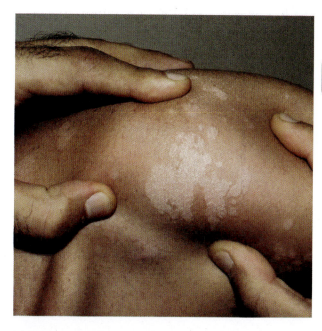

FIGURA 13 Pitiríase versicolor. Máculas hipocrômicas confluentes com descamação furfurácea, que se torna evidente ao estirar a pele (sinal de Zireli).

Tinha negra

=	**Sinonímia**	Ceratofitose negra.
	Epidemiologia	É pouco frequente no sudeste do Brasil e ocorre mais comumente em crianças do sexo feminino, nas zonas tropicais e subtropicais.
	Etiologia	Feo-hifomicose produzida principalmente pela *Exophiala werneckii* ou *Phaeoannellomyces werneckii* (anteriormente *Cladosporium werneckii*), mas também por *Stenella araguata*, *Phoma hibernica* e *Cladophialophora saturnica*. É uma micose superficial do estrato córneo. Acredita-se que a infecção ocorra devido à inoculação através de traumatismo com objetos contaminados por solo, madeiras, entre outros.
	Clínica	Clinicamente, caracteriza-se por mácula hiperpigmentada, assintomática, de pequenas dimensões, com localização geralmente palmar (Figuras 14 a 16) ou, mais raramente, plantar ou nas bordas dos dedos. Pode haver uma única lesão ou poucas, que coalescem. O crescimento é lento. Normalmente, ocorre período de incubação de 2 a 7 semanas.
	Diagnóstico	Realizado pelo exame micológico direto e cultura para fungos. O fungo pode ser visualizado por meio da histopatologia. Ultimamente, o uso da dermatoscopia oferece também elementos para o diagnóstico, já que ajuda a diferenciar a tinha negra de lesões melanocíticas, observando-se espículas acastanhadas que não seguem as cristas ou sulcos dos dermatóglifos acrais (Figura 17).
≠	**Diagnóstico diferencial**	Melanoma, nevos melanocíticos, nevo atípico, doença de Addison e púrpura do atleta.
	Tratamento	O tratamento é feito com ceratolíticos e imidazólicos tópicos, com cura em poucos dias.

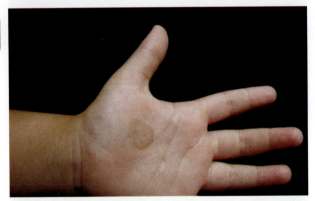

FIGURA 14 Tinha negra. Mácula hipercrômica, circunscrita, na região palmar.

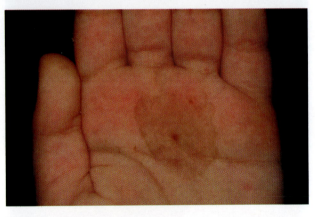

FIGURA 16 Tinha negra. Criança compareceu à consulta por verruga plantar. Ao exame, verificou-se presença da lesão acinzentada na região palmar, característica da ceratofitose, com nevo melanocítico na mesma região.

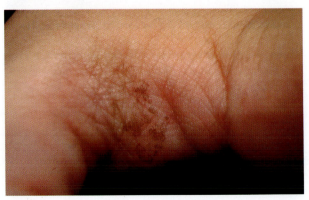

FIGURA 15 Tinha negra. Lesão localizada na mão de uma criança, entre o primeiro e o segundo quirodáctilo. (Arquivo do Instituto de Dermatologia Prof. R. D. Azulay.)

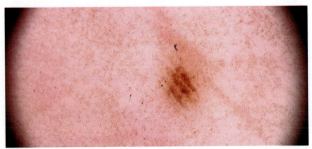

FIGURA 17 Tinha negra. Dermatoscopia com aumento de 20 vezes (Fotofinder®): presença de espículas pigmentadas que formam um aspecto reticulado e lesão melanocítica central com padrão de sulcos paralelos. (Cortesia da Dra. Marcela Benez – Iderj.)

Dermatofitoses
Tinha da barba

=	**Sinonímia**	*Tinea barbae*, sicose tricofítica.
	Epidemiologia	Sexo masculino, a partir da adolescência.
	Etiologia	Fungos dermatófitos (*T. verrucosum, T. mentagrophytes* var. *mentagrophytes, T. rubrum*).
	Clínica	Os achados clínicos vão depender do dermatófito envolvido. Pode haver um quadro inflamatório, com placa de foliculite aguda ou subaguda, eminentemente hiperérgica, com intensa supuração (Figura 18) e cura espontânea. Nesses casos, por vezes, há evolução para alopecia cicatricial. Outras vezes o quadro é mais indolente, por exemplo, quando o agente é antropofílico (Figura 19).
	Diagnóstico	Exame micológico direto do pelo clarificado com KOH 10% ou esfregaço da supuração: hifas septadas e ramificadas e artroconídeos. Cultura para fungos: identifica o agente etiológico e a fonte de infecção.
≠	**Diagnóstico diferencial**	Sicose da barba, foliculite bacteriana, furunculose, acne vulgar e rosácea.
	Tratamento	O tratamento é feito com antifúngicos sistêmicos durante 2 a 4 semanas: itraconazol 100 mg/dia; cloridrato de terbinafina 250 mg/dia; fluconazol 150 mg/semana.

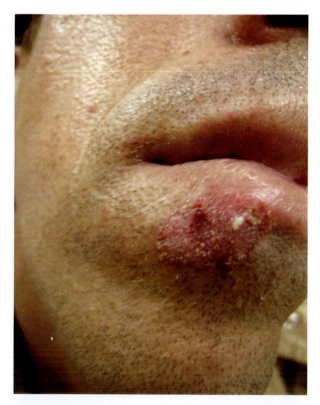

FIGURA 18 Tinha da barba. Lesão numular, de aspecto inflamatório, com pústulas na superfície. Havia sido tratada com antibiótico, sem melhora do quadro. O exame micológico da escama e do pelo foi positivo para dermatófito.

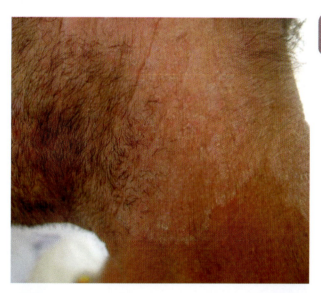

FIGURA 19 Tinha da barba. Lesão de contornos policíclicos, com descamação na periferia, tendência à cura central, acompanhada de prurido, acometendo região cervical e a área da barba.

Tinha do corpo e da face

=	**Sinonímia**	*Tinea corporis*, dermatofitose do corpo, *tinea facei*.
	Epidemiologia	Acomete qualquer idade ou sexo.
	Etiologia	*T. rubrum, T. schoenleinii, T. tonsurans, T. mentagrophytes* var. *interdigitale* e var. *mentagrophytes, E. floccosum, M. canis, M. gypseum, M. ferrugineum*. Transmissão: autoinoculação, contato com pessoas, animais e solo contaminado.
	Clínica	Lesões eritematodescamativas circinadas (Figuras 20 a 24), isoladas ou confluentes, uma ou várias, com crescimento centrífugo, ou seja, a área externa é mais ativa e apresenta tendência à cura central. Pode haver vesículas e/ou pústulas na periferia das lesões. Localizações usuais: pernas, braços, coxas, pescoço e tronco (Figuras 25 e 26). A tinha da face (Figura 27) possui os mesmos agentes etiológicos e aspecto clínico. Ela pode ser considerada como pertencente ao grupo da tinha do corpo ou como entidade separada. Quando adquire o aspecto de "asa de borboleta" é chamada por alguns de *Tinea facei*.
	Diagnóstico	O exame deve ser coletado a partir da periferia da lesão, para evitar resultados falso-negativos. Exame micológico direto da escama clarificado com KOH 10% ou esfregaço da supuração: hifas septadas e ramificadas e artroconídeos. Cultura para fungos: identifica o agente etiológico e a fonte de infecção.
≠	**Diagnóstico diferencial**	Dermatite de contato, dermatite atópica, psoríase, eritema anular centrífugo, granuloma anular, pitiríase rósea, pitiríase alba, lúpus eritematoso subagudo, micose fungoide e hanseníase.
	Tratamento	O tratamento depende de extensão, recorrência e localização das lesões. Lesões que afetam pequenas áreas podem ser tratadas topicamente. O medicamento tópico deve ser aplicado além do limite das lesões. Antifúngico tópico (creme, loção, *spray* e pó), 1 a 2 vezes/dia durante 4 a 6 semanas: *cloridrato de terbinafina* 1% (é específico para fungos dermatófitos); *imidazólicos* (amplo espectro e boa resposta terapêutica – miconazol 2%, oxiconazol 1%, tioconazol 1%, isoconazol 1%, flutrimazol 1%, bifonazol 2%); *tolciclato* 1%; *ciclopirox olamina* 1%; *amorolfina* 0,25%. O tratamento sistêmico é mandatório somente em lesões extensas. Pode ser usado como coadjuvante ao tratamento tópico ou como monoterapia. Outras indicações são: quadros crônicos recidivantes ou em casos não responsivos ao tratamento tópico. São eles: cloridrato de terbinafina 250 mg/dia, itraconazol 100 mg/dia, fluconazol 150 mg/semana. O tempo de tratamento varia de 2 a 6 semanas.

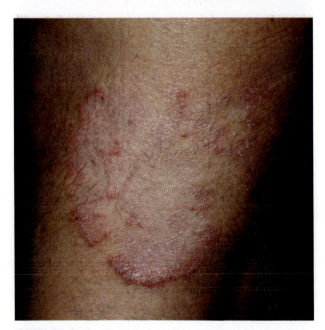

FIGURA 20 Tinha do corpo. Lesões eritematodescamativas, circinadas, com crescimento centrífugo, pruriginosas.

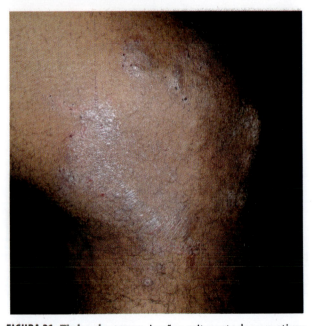

FIGURA 21 Tinha do corpo. Lesões eritematodescamativas, circinadas, com área de deglabração na coxa. (Cortesia da Dra. Patrícia Oliveira.)

Seção 2 | Afecções Dermatológicas de A a Z   747

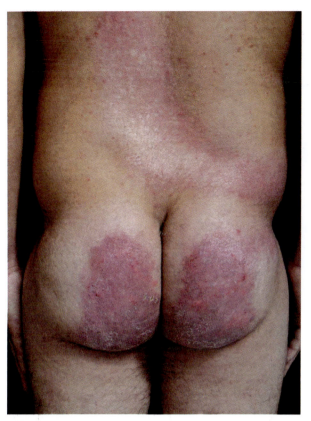

FIGURA 22 Tinha do corpo. Lesão eritematodescamativa com bordas circinadas, na região glútea, sobreposta a lesões de dermatomiosite.

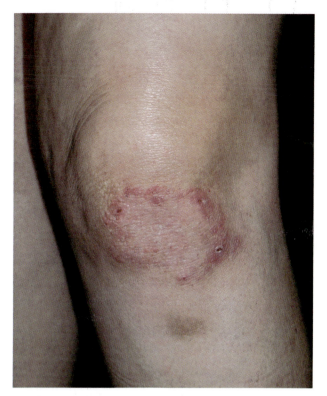

FIGURA 24 Tinha do corpo. Lesão anular com crescimento centrífugo, acompanhada de prurido, localizada no joelho.

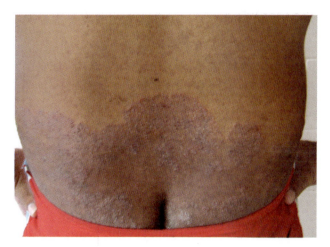

FIGURA 23 Tinha do corpo. Lesão apresentando bordas circinadas características em arranjo, acompanhada de prurido.

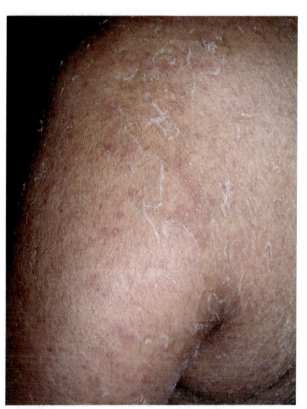

FIGURA 25 Tinha do corpo. Paciente imunossuprimida, fazendo uso de corticoterapia, desenvolveu descamação generalizada em todo o tegumento, de aspecto policíclico, lembrando *erythema gyratum repens*. Raspado cutâneo das lesões do ombro revelou a presença de dermatófito.

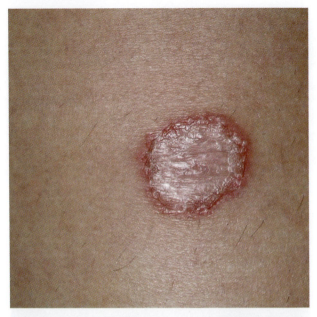

FIGURA 26 Tinha do corpo. Lesão numular única, pruriginosa, com borda ativa eritematovesiculosa na perna, por *M. gypseum*.

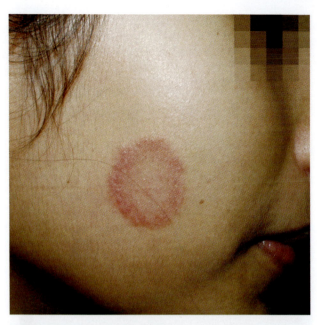

FIGURA 27 Tinha da face. Lesão numular única eritematodescamativa, com circinação.

Tinha do couro cabeludo

=	Sinonímia	*Tinea capitis*, dermatofitose do couro cabeludo.
	Epidemiologia	Afeta especialmente crianças, adolescentes e, raramente, adultos jovens ou, eventualmente, adultos HIV-positivos.
	Etiologia	Classificada em função do comprometimento do pelo em parasitismo *endothrix* e parasitismo *ectothrix*. No primeiro tipo, as hifas que penetram o pelo se fragmentam em artrósporos confinados à bainha do pelo. No segundo tipo, a produção de artrósporos ocorre na superfície externa da bainha do pelo. *T. tonsurans* (antropofílico – tinha tricofítica, a mais frequente do nosso meio; parasitismo *endothrix*); *T. mentagrophytes* (antropofílico na var. *interdigitale* e zoofílico na var. *mentagrophytes*; ambas produzem parasitismo *ectothrix*); *M. canis* (zoofílico, parasita animais domésticos; a mais comum das tinhas microspóricas; parasitismo *ectothrix*) e *M. gypseum* (geofílico – tinha microspórica; parasitismo *ectothrix*), *T. schoenleinnii* (antropofílico – tinha favosa, parasitismo *endothrix*). Outros agentes etiológicos menos frequentes: *T. verrucosum*, *T. violaceum*.
	Clínica	Caracteriza-se pelo comprometimento dos cabelos, que são invadidos e lesados. Há também lesões eritematoescamosas no couro cabeludo. Os cabelos são fraturados próximo à pele, produzindo as típicas áreas de tonsura, caracterizada por pequenos cotos de cabelos ainda implantados (Figura 28). **Tinha tricofítica.** Áreas pequenas e múltiplas de deglabração. O agente dermatófito responsável é o *T. tonsurans* (Figura 29). **Tinha microspórica.** A área de deglabração ou tonsura é única e grande (Figura 30). Os agentes dermatófitos responsáveis são *M. canis* (zoofílico) e *M. gypseum* (geofílico). Para ambas as tinhas, tricofítica e microspórica, o prognóstico é bom. Os cabelos voltam ao normal com o tratamento e as lesões podem involuir espontaneamente na época da puberdade. **Tinha favosa.** O agente dermatófito responsável é o *T. schoenleinii*. Possui aspecto morfológico peculiar: *escútulas fávicas*, que são crostas repletas de hifas, esporos, células, sebo e exsudato (Figura 31). Podem ocorrer atrofia e evolução para alopecia cicatricial. **Kerion (Quérion) celsi.** Dermatofitose inflamatória provocada por reação de hipersensibilidade tipo IV do hospedeiro em relação ao fungo. É causada mais frequentemente por fungos geofílicos e zoofílicos; porém, há casos descritos por fungos dermatófitos de origem antropofílica. Caracteriza-se por placa tumoral no couro cabeludo, dolorosa, provocada pela intensa reação inflamatória, com aparecimento de pústulas que evoluem para abscessos com saída de exsudato serossanguinolento, e queda de pelos. Pode evoluir para alopecia cicatricial definitiva (Figura 32). Pode encontrar-se, em geral, linfadenopatia cervical associada.

	Diagnóstico	• Exame micológico direto do pelo clarificado com KOH 10% e cultura para fungos para identificar o gênero do fungo • A microscopia da cultura identifica a espécie do fungo • Lâmpada de Wood: pode ser usada para implementar a coleta de espécime e para o diagnóstico diferencial de outras dermatoses no couro cabeludo. Revela uma fluorescência esverdeada nos fungos do gênero *Microsporum* e no *T. schoenleinii* • Tricoscopia: achados dermatoscópicos comuns incluem pelos fraturados, distróficos, pelos em vírgula e pontos pretos. Os achados tricoscópicos permitem suspeitar qual a etiologia da tinha do couro cabeludo. Na tinha por *T. tonsurans* existem numerosos pelos em forma de vírgula, sacarrolha e ponto de interrogação. Já na tinha por *M. canis*, a tonsura é mais afastada do óstio, com menor número dessas estruturas e presença de pelos em cotovelo (pré-tonsura). A tricoscopia também é útil no acompanhamento do paciente.
	Diagnóstico diferencial	Alopecia areata, psoríase, dermatite seborreica, pediculose *capitis*, lúpus eritematoso cutâneo crônico, foliculite bacteriana, foliculite dissecante, tricotilomania e dermatite atópica.
	Tratamento	Indicação mandatória de tratamento sistêmico. Pode ser associado a antifúngico tópico (em *sprays*, loção ou xampu). A primeira escolha ainda é a griseofulvina, 10 a 20 mg/kg/dia, em duas tomadas ingeridas após as refeições gordurosas durante 30 a 90 dias, conforme o caso. Na tinha favosa, deve-se tratar por tempo mais prolongado. Outras alternativas em ordem decrescente: cloridrato de terbinafina, itraconazol e fluconazol. No caso de *kerion celsi* deve-se associar corticosteroide sistêmico para prevenir a alopecia cicatricial definitiva. É recomendado avaliar contatos na família para descartar outros casos similares e o uso de xampu antifúngico por 4 semanas para evitar casos de portadores assintomáticos.

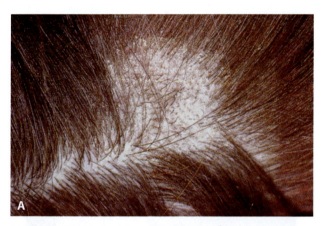 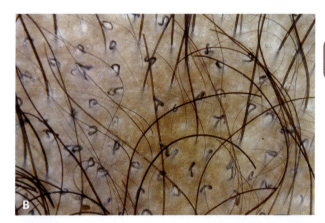

FIGURA 28 Tinha do couro cabeludo. A. Área de tonsura, caracterizada por pequenos cotos de cabelos implantados. (Arquivo do IDPRA.) **B.** Tricoscopia em outro paciente, com líquido de interface, mostrando sinais característicos de tinha tonsurante, como pelos em vírgula e sacarrolha, sugestivo de tinha *endothrix*.

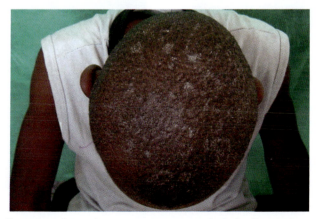

FIGURA 29 Tinha tricofítica. Pequenas áreas de tonsura no couro cabeludo. O agente envolvido nesse caso é o *T. tonsurans*, que apresenta parasitismo *endothrix*.

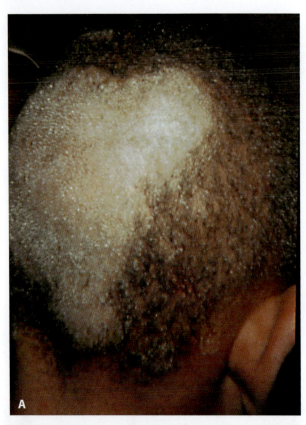
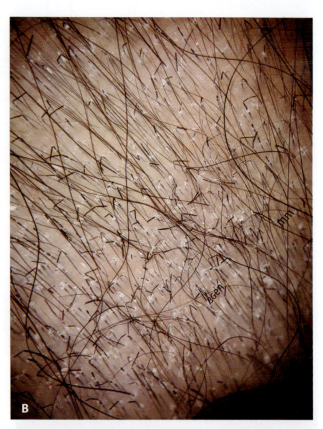

FIGURA 30 Tinha microspórica. A. Área de tonsura única e grande. (Arquivo do IDPRA.) **B.** Tricoscopia mostrando pelos em cotovelo, hastes com código de barra, fraturas mais distantes do óstio, próprios da tinha *ectothrix*.

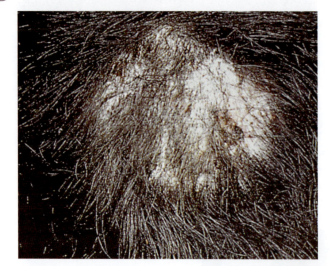

FIGURA 31 Tinha favosa. Área de deglabração, onde se observa a escútula fávica. O principal agente responsável é o *T. schoenleinii*. (Arquivo do IDPRA.)

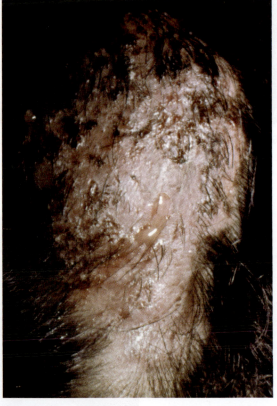

FIGURA 32 *Kerion*. Área de alopecia cicatricial com crostas e intensa reação inflamatória, com saída de exsudato purulento no couro cabeludo. (Arquivo do IDPRA.)

Tinha do pé

	Sinonímia	*Tinea pedis*, "tinha em mocassim", "pé de atleta".
	Epidemiologia	Acomete ambos os sexos, discreta predileção por homens. A prevalência aumenta com a idade; entretanto, pode acometer crianças.
	Etiologia	Fungos dermatófitos: *T. rubrum*, *T. interdigitale* (anteriormente chamado *Trichophyton mentagrophytes*) e *E. floccosum*.
	Clínica	Três formas são descritas: • Aguda ou eczematoide: é bastante pruriginosa e apresenta vesículas plantares e/ou digitais, geralmente, causadas pelo *T. interdigitale* • Intertriginosa ("pé de atleta"): de localização nas pregas interdigitais, com fissuras e maceração causada por *T. interdigitale* ou *E. floccosum* • Crônica: lesões descamativas pouco pruriginosas, atingindo praticamente toda a região plantar; "tinha em mocassim", causada pelo *T. rubrum* (Figuras 33 a 36). A tinha do pé por *T. rubrum* pode acometer crianças mais frequentemente do que suspeitamos.
	Diagnóstico	Exame micológico direto da escama clarificado com KOH 10% ou esfregaço da supuração: hifas septadas e ramificadas e artroconídeos. Em lesões bolhosas, as hifas são encontradas no teto da bolha. Cultura para fungos: identifica o agente etiológico e a fonte de infecção.
	Diagnóstico diferencial	Eczema atópico, eczema de contato, desidrose, psoríase plantar, psoríase pustulosa, candidíase, eritema polimorfo, eritrasma, bolhas de atrito, pitiríase rubra pilar e sífilis.
	Tratamento	O tratamento pode ser realizado com antifúngicos tópicos e/ou sistêmicos, como monoterapia ou terapêutica combinada, com resultados mais rápidos. A forma crônica da tinha do pé deve ser sempre tratada com antifúngicos sistêmicos porque é resistente à monoterapia tópica. Antifúngicos tópicos: o tempo de tratamento pode variar de 2 a 8 semanas, de acordo com a gravidade e a extensão da dermatose. **Antifúngicos sistêmicos** • Cloridrato de terbinafina 250 mg/dia (específico para fungos dermatófitos) durante 2 a 8 semanas, dependendo do caso • Cetoconazol 200 mg/dia durante 2 a 6 semanas • Itraconazol 100 mg/dia durante 2 a 6 semanas ou pulsoterapia com 200 mg, 2 vezes/dia, junto às refeições, durante 7 dias. Repetir o pulso, se necessário • Fluconazol 150 mg a 300 mg/semana durante 4 a 8 semanas. **Medidas importantes** Medidas para minimizar a umidade dos pés, como secar bem após o banho ou trocar as meias durante o dia e o rodízio de calçados. Evitar calçados oclusivos. Fazer rodízio de sapatos e deixá-los arejando por 24 a 48 h. O uso de corticosteroides pode ser prescrito somente em pacientes com lesões intensamente inflamatórias e com dermatofítide (reação de hipersensibilidade a distância). Agentes ceratolíticos podem ser úteis para pacientes que apresentam a região plantar ceratósica, pois incrementam a absorção dos antifúngicos tópicos.

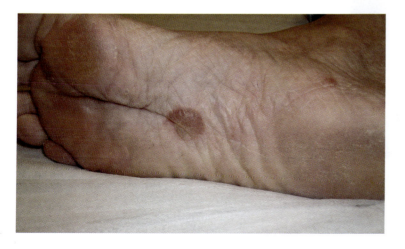

FIGURA 33 Tinha do pé. Descamação e lesões vesicobolhosas na região plantar.

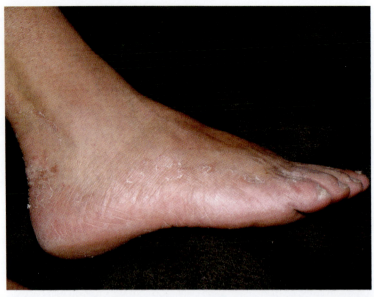

FIGURA 34 Tinha do pé. Descamação fina, de bordas sutilmente policíclicas, com raras vesículas na periferia. A paciente tem artrite reumatoide e faz uso de corticoterapia sistêmica há muitos anos.

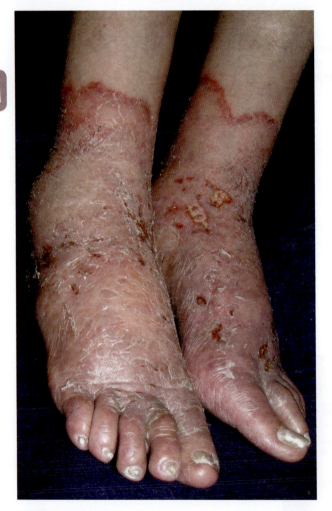

FIGURA 35 Tinha do pé. Lesões eritematocrostosas, iniciando-se nos pés, ascendendo nas pernas, com bordas policíclicas e prurido intenso, lembrando meias ou botas ("tinha em bota").

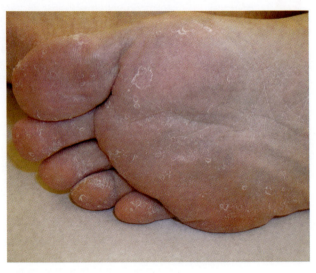

FIGURA 36 Tinha do pé. Frequentemente, esse quadro de descamação fina e assintomática é confundido com ressecamento da pele.

Tinha inguinocrural

=	**Sinonímia**	*Tinea cruris*, dermatofitose marginada, dermatofitose inguinocrural, "coceira de jóquei".
	Epidemiologia	É a doença mais comum no adulto, afetando homens três vezes mais do que mulheres. Fatores predisponentes incluem obesidade, diabetes melito e imunodeficiência.
	Etiologia	*T. rubrum* (mais frequente), *T. mentagrophytes*, *T. tonsurans*, *E. floccosum*.
	Clínica	Placas eritematodescamativas, inicialmente úmidas, bilaterais, com clareamento central na região da dobra inguinal, estendendo-se para região suprapúbica/hipogástrio e face medial das coxas (Figuras 37 e 38). Com a cronicidade, a lesão torna-se mais seca, pruriginosa e liquenificada, com disposição anular ou arciforme. É muito pruriginosa e a liquenificação é frequente. Poupa a bolsa escrotal (diagnóstico diferencial com a candidíase inguinocrural, que acomete a bolsa escrotal).
	Diagnóstico	Exame micológico direto da escama clarificado com KOH 10% ou esfregaço da supuração e cultura para fungos.
≠	**Diagnóstico diferencial**	Candidíase cutânea, dermatite de contato alérgica, dermatite de contato por irritante primário, acantose nigricante, eritrasma, doença de Hailey-Hailey, foliculite, intertrigo, psoríase invertida e dermatite seborreica.
	Tratamento	O tratamento pode ser feito com antifúngicos tópicos e sistêmicos em monoterapia ou tratamento combinado, dependendo da extensão da lesão e do tempo de evolução. Ver tratamento da tinha do corpo.

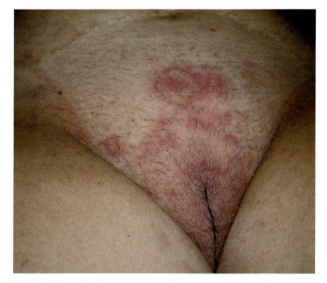

FIGURA 37 Tinha inguinocrural. Lesões eritematodescamativas na região suprapúbica.

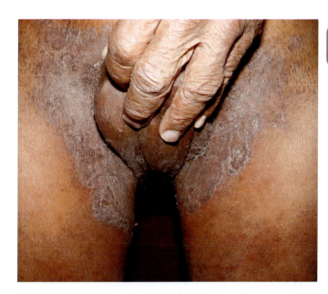

FIGURA 38 Tinha inguinocrural. Paciente relatava prurido em lesões com bordas policíclicas, envolvendo bilateralmente a região inguinocrural.

Onicomicoses

Onicomicose por fungos dermatófitos e *Candida*

	Sinonímia	Dermatofitose ungueal, tinha da unha, *tinea unguium*.
	Epidemiologia	A prevalência aumenta com a idade, sendo bastante comum em indivíduos idosos. A onicomicose da unha dos pododáctilos acomete homens ligeiramente mais do que mulheres, com exceção da infecção por *Candida* das unhas dos quirodáctilos, em que há um predomínio do sexo feminino, provavelmente pelas atividades profissionais (o uso do sapato fechado é mais prevalente no sexo masculino, e a higiene da casa, das roupas e dos utensílios domésticos prevalece no sexo feminino).
	Etiologia	Diversas espécies de fungos filamentosos dermatófitos e leveduras, podendo se associar a fungos filamentosos não dermatófitos (p. ex., *Scytalidium dimidiatum*; *Fusarium* sp.; *Aspergillus* sp. etc.) e leveduras saprófitas da pele (*Trichosporon* sp.). O principal agente universal é o dermatófito *T. rubrum*.
	Clínica	Lesões destrutivas e com esfacelamento das unhas, iniciando pela borda livre, de cor branco-amarelada ou amarelo-acastanhada (Figuras 39 e 40). Geralmente, há ceratose do leito ungueal. É uma doença crônica, que acomete com maior frequência as unhas dos pés (de preferência o hálux). A classificação clínica dos tipos de onicomicoses é apresentada a seguir. **Onicomicose subungueal lateral e distal (OSLD).** A placa ungueal encontra-se espessada, de coloração branca a acastanhada e opaca, apresentando ceratose subungueal e onicólise distal. **Onicomicose endonix (OE).** Ocorre leuconiquia, sem ceratose subungueal ou onicólise. **Onicomicose superficial branca (OSB).** Aspecto esbranquiçado, pulverulento, no dorso da placa ungueal dos pododáctilos, levando a espessamento e fragilidade da placa ungueal. **Onicomicose subungueal proximal (OSP).** Aparece como leuconiquia na porção proximal da placa ungueal, mantendo a porção distal normal. **Onicomicose por *Candida*.** Apresenta-se na porção proximal, podendo se associar a paroníquia ou onicólise. A paroníquia crônica ("micose das lavadeiras") pode também ser a única manifestação clínica. Na candidíase mucocutânea crônica ocorre ceratose subungueal associada à paroníquia em dedos com baqueteamento. **Onicomicose distrófica total (ODT).** Toda a placa ungueal se apresenta brancacenta a acastanhada, opaca e espessada.
	Diagnóstico	Exame micológico direto com KOH: hifas de paredes finas e estrangulamentos ou pseudo-hifas contendo ao seu redor esporos arredondados, chamados de blastoconídeos, nos casos de candidíase. Hifas verdadeiras, ou seja, hifas septadas e ramificadas podem aparecer no exame direto, em casos de candidíase agressiva ou em pacientes imunodeprimidos, e são visualizadas nas onicomicoses por dermatófitos. Deve ser feito sem uso de tratamento oral ou tópico por 3 semanas e o acometimento bacteriano deve ser tratado previamente por inibir crescimento do fungo. Cultura para fungos: identifica o agente etiológico (gênero e espécie no caso dos dermatófitos). Quando a onicomicose é por *Candida*, para identificar a espécie são necessários testes bioquímicos, teste de fermentação, auxonograma e teste de formação do tubo germinativo (não realizados em laboratórios de rotina).
	Diagnóstico diferencial	Onicomicose por fungos não dermatófitos, onicobacteriose, psoríase ungueal, dermatite de contato, líquen plano ungueal, nevo melanocítico, melanoníquia racial, hematoma subungueal e melanoma subungueal.
	Tratamento	Tratamento tópico como monoterapia somente em OSB e OSLD, de evolução recente. Os tratamentos de escolha são os esmaltes terapêuticos que contenham amorolfina 5% ou ciclopirox olamina 8%. O tempo de tratamento tópico pode variar de 3 meses a 1 ano. O tratamento sistêmico por via oral é mandatório quando houver acometimento de mais de 60% da superfície da unha e em casos de OSLD com acometimento da matriz ungueal. Pode-se associar antifúngicos sistêmicos com tópicos (terapia combinada). **Cloridrato de terbinafina** • Pododáctilos: 250 mg/dia durante 3 a 6 meses, mas em alguns casos pode levar mais de 1 ano (ODT) • Quirodáctilos: 250 mg/dia durante 6 a 8 semanas; pulsoterapia: 500 mg/dia durante 7 dias/mês por 4 meses (pododáctilos) ou 2 meses (quirodáctilos). **Itraconazol** • Pododáctilos: 200 mg/dia durante 12 semanas; pulsoterapia: 200 mg/dia 2 vezes/dia durante 7 dias/mês; repetir até três pulsos • Quirodáctilos: 200 mg/dia 2 vezes/dia durante 7 dias/mês; repetir até três pulsos. **Fluconazol** • Pododáctilos: 150, 300 ou 450 mg/semana, dependendo da massa corporal, da interação medicamentosa e da cronicidade da lesão • Quirodáctilos: 150 a 300 mg/semana durante 12 semanas.

Seção 2 | Afecções Dermatológicas de A a Z 755

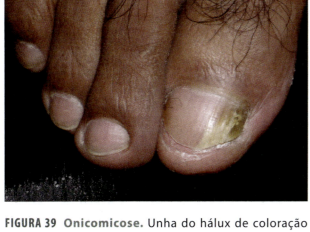

FIGURA 39 Onicomicose. Unha do hálux de coloração amarelo-acastanhada, acometida por *T. rubrum*.

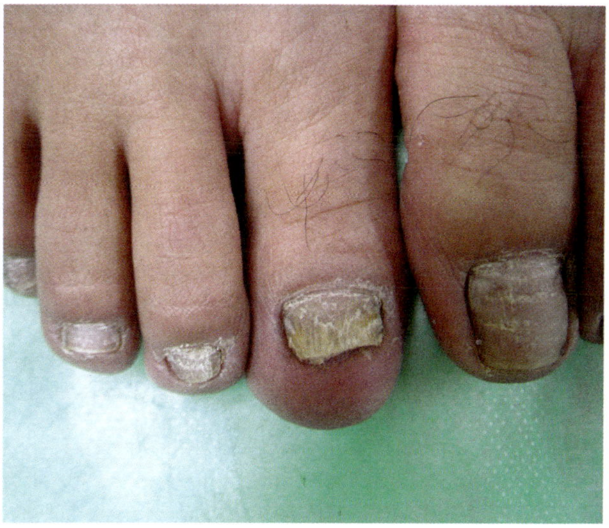

FIGURA 40 Onicomicose. Espessamento e alteração da coloração da unha, com ceratose subungueal e onicólise distal.

Onicomicose por fungos filamentosos não dermatófitos

=	**Sinonímia**	Dermatomicoses.
📈	**Epidemiologia**	A prevalência desta infecção fúngica nos EUA e na Europa está em torno de 5%, na Tailândia pode chegar a 20%. No Brasil, há relatos de variações de 5 a 15%. A levedura *Trichosporon beigelii* é causa importante de onicomicose na Coreia. Existe a possibilidade de coinfecção por esses agentes com fungos filamentosos dermatófitos e com bactérias. Unhas previamente danificadas são a porta de entrada para a infecção por fungos não dermatófitos. Microtraumatismos repetidos são o fator predisponente mais frequente. Outros fatores incluem: insuficiência venosa, doença circulatória arterial, diabetes melito, psoríase, ceratoses palmoplantares ou outras doenças que interfiram no crescimento ungueal. Alguns estudos indicam que o gênero *Scytalidium* possui atividade ceratinofílica. Locais de maior contágio são: balneários, chuveiros comunitários, academias, *spas*, atividades esportivas e também a idade avançada (os fungos apresentam efeito patogênico na superfície cutânea ceratinizada).
❓	**Etiologia**	Estes fungos são saprófitas da natureza e vivem em matéria orgânica em decomposição. Não possuem atividade ceratinofílica e invadem a unha previamente danificada. A transmissão se faz por contágio direto com solo, exceto no gênero *Scytalidium*, em que pode ocorrer transmissão interpessoal. Os fungos não dermatófitos podem ser filamentosos hialinos (*Scytalidium hyalinum*, *Fusarium* sp., *Aspergillus* sp., *Penicillium* sp., *Acremonium* sp., *Scopulariopsis brevicaulis*, *Onychocola canadensis*) e fungos filamentosos demáceos (*Scytalidium dimidiatum/lignicola*). Há alguns autores que incluem neste grupo as leveduras exógenas (*Trichosporon* sp.).
💡	**Clínica**	Os fungos filamentosos não dermatófitos (FFND) têm sido valorizados como agentes causais, e não meramente como contaminantes ou colonizadores secundários. O local mais comumente acometido é a unha do hálux (Figura 41), em uma proporção de 7:1 quando relacionada aos quirodáctilos. Em quaisquer das onicomicoses é mais prevalente o envolvimento das unhas dos pododáctilos, provavelmente, devido ao traumatismo local e ao crescimento mais lento. As onicomicoses são a principal causa de alteração ungueal. O acometimento das unhas é idêntico ao das outras onicomicoses por fungos dermatófitos, com algumas peculiaridades: *Scytalidium dimidiatum* – unhas com melanoníquia (Figura 42), intertrigo nos pés e descamação na região palmar ("*two feet one hand infection*") (Figura 43); *Scopulariopsis brevicaulis* – unhas com descoloração amarelo-castanhada, foscas e ásperas; *Fusarium* sp. – semelhante à onicomicose subungueal lateral e distal, onicomicose superficial branca e onicomicose superficial proximal com paroníquia (Figura 44); *Acremonium* sp. – onicomicose superficial branca; *Trichosporon* sp. – onicomicose proximal com paroníquia semelhante à candidíase (Figura 45).
🔍	**Diagnóstico**	O diagnóstico de onicomicoses por fungos não dermatófitos vem crescendo nos grandes centros devido ao aperfeiçoamento diagnóstico. Esses fungos, em geral, são contaminantes; porém, também podem produzir infecção ativa. Atualmente, foi comprovado que esses fungos invadem a queratina danificada,

causando onicomicose e, no caso do gênero *Scytalidium*, podem invadir a queratina sã. O diagnóstico se faz por exame micológico direto com KOH 10% e cultura em ágar Sabouraud. Para confirmar o diagnóstico de infecção por fungos não dermatófitos são necessários três exames diretos positivos, apresentando hifas septadas e culturas positivas para os respectivos fungos, com um intervalo mínimo de 3 dias. As exceções a esses critérios são a levedura *Trichosporon* sp. e os fungos filamentosos *Scytalidium hyalinum* (Figura 46) e *Scytalidium dimidiatum*, que são considerados patogênicos primários.

 Diagnóstico diferencial Outras onicomicoses por fungos dermatófitos e por *Candida* sp. Quando houver melanoníquia pode-se pensar em onicomicose por *Candida albicans* var. *nigricante* ou por *Trichophyton rubrum*. Em caso de paroníquia pensa-se em infecção por *Candida albicans*. Nas onicomicoses superficiais brancas pode-se pensar em infecção por *T. rubrum* (pacientes HIV-positivos) e *T. mentagrophytes* (hospedeiros imunocompetentes).

 Tratamento Há três modalidades terapêuticas para as onicomicoses: terapias tópica, sistêmica e combinada. Para decidir qual o melhor tratamento é preciso realizar um exame micológico direto e confirmar o diagnóstico de onicomicose, e a cultura para identificar a espécie do fungo em questão. As indicações formais para monoterapia tópica são onicomicose branca superficial e onicomicose superficial lateral e distal em fase precoce. A monoterapia tópica não é aconselhável para onicomicose superficial proximal, onicomicose distrófica total, acometimento de mais de 60% das unhas e onicólise extensa. A associação com avulsão química ou cirúrgica parcial melhora o prognóstico. A onicoabrasão e/ou dermabrasão é realizada com lixa d'água nº 80, que pode ser utilizada para incrementar a positividade diagnóstica na coleta de espécimes e atuar como coadjuvante terapêutico. Para obter sucesso terapêutico com medicação tópica é importante reconhecer previamente a invasão fúngica: avaliar se há acometimento da lúnula, a extensão da invasão da área subungueal e a presença e/ou a extensão de onicólise. Os fármacos antifúngicos disponíveis para tratamento com esmalte (melhor opção) são amorolfina 5% e ciclopiroxolamina 1%. Segundo a literatura médica, a amorolfina apresenta boa eficácia para fungos demáceos e leveduras. Já a ciclopiroxolamina tem boa eficácia para *Scytalidium* sp., *Fusarium* sp. e bactérias gram-positivas e negativas. Os fármacos existentes para a terapia sistêmica aceleram a taxa de crescimento ungueal. O itraconazol possui amplo espectro (100 mg/dia durante 3 a 6 meses; pulsoterapia com dois comprimidos de 100 mg 2 vezes/dia, 7 dias por mês, por no mínimo de 3 meses). O fluconazol, na dose de 150 mg/semana, por 3 semanas, apresenta boa eficácia contra leveduras, mas também funciona para os fungos dermatófitos em dosagens maiores. É eficaz contra alguns FFND, como o *Scopulariopsis brevicaulis* e certas espécies do gênero *Trichosporon*. A terapia combinada é o tratamento de escolha para onicomicoses de difícil controle, como, por exemplo, unhas apresentando onicólise extensa, doença lateral da unha, presença de dermatofitoma, envolvimento da lúnula e unhas significativamente distróficas. A onicoabrasão/avulsão química/cirúrgica, conjugada a antifúngicos sistêmicos por curta duração e terapia tópica com esmalte, em muitos casos, pode ser a melhor escolha. Para orientar o paciente quanto à prevenção de recidivas seria interessante declarar a cura clínica e a cura microbiológica. De acordo com os estudiosos no assunto, deve-se prosseguir com quaisquer terapias até 3 semanas após a cura clínica. Para os mais exigentes, deve-se fazer um acompanhamento do paciente durante 2 a 3 anos após o término do tratamento. O critério internacionalmente aceito para a cura clínica é de unha sem lesão aparente até 1 ano após o término do tratamento. Para a cura microbiológica é necessário obter exames sucessivamente negativos para o fungo envolvido por 2 anos e meio após o término do tratamento.

Devem ser adotadas medidas preventivas nos grupos de risco: medidas individuais, como aplicação de talco medicamentoso após secagem dos espaços interdigitais, aplicação de creme com terbinafina 1 vez/semana na unha e nos espaços interdigitais (indivíduos suscetíveis), uso de esmalte medicamentoso 2 vezes/mês durante 6 meses e atentar para o diagnóstico e o tratamento precoce da tinha *pedis*.

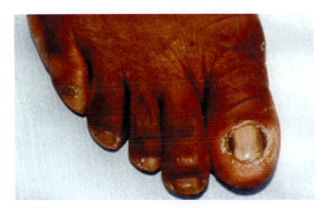

FIGURA 41 Onicomicose. Pododáctilos apresentando intensa paroníquia e unhas com pigmento enegrecido característico da melanoníquia por *Scytalidium dimidiatum*.

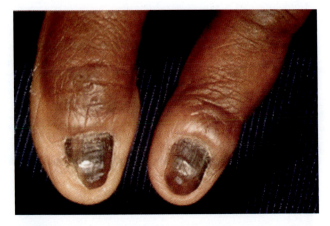

FIGURA 42 Onicomicose. Melanoníquia e paroníquia de quirodáctilos por *Scytalidium dimidiatum*.

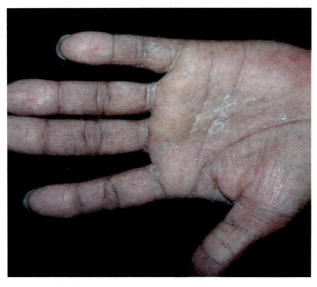

FIGURA 43 Tinha da mão. Descamação na região palmar por *Scytalidium dimidiatum*.

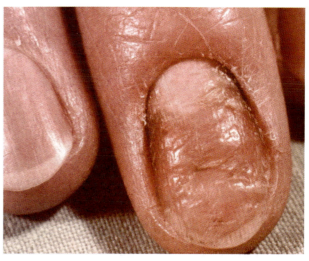

FIGURA 45 Onicomicose. Paroníquia e distrofia ungueal causada por *Trichosporon* sp.

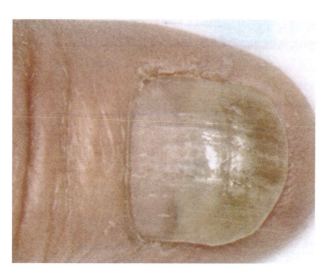

FIGURA 44 Onicomicose. Coloração amarelo-acastanhada da porção distal da unha causada por *Fusarium* sp.

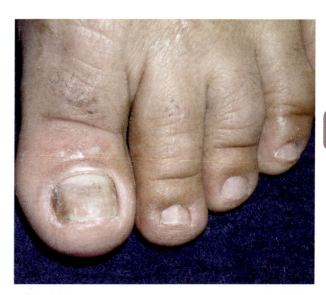

FIGURA 46 Onicomicose. Alteração da cor e da textura das bordas laterais da lâmina ungueal do primeiro pododáctilo devido a *Scytalidium hyalinum*.

MIÍASE

Fabio Francesconi • Valeska Albuquerque Francesconi

=	**Sinonímia**	Berne, bicheira e oura.
	Epidemiologia	A miíase é uma dermatozoonose de distribuição mundial, com maior prevalência em áreas pobres, de países de clima tropical e subtropical. O principal fator de risco para a sua ocorrência é a condição de higiene inadequada. Presença de feridas com solução de continuidade, pessoas dependentes, sem capacidade de se defender (p. ex., paralisia cerebral, idoso, acamado) são situações que facilitam a infestação. Miíase é considerada uma importante causa de agravo a viajantes.
	Etiologia	Miíase é uma infestação de mamíferos causada por larvas de moscas da ordem Diptera. No Brasil a *Dermatobia hominis* é a principal causadora de miíase furunculoide. *Cochliomya hominivorax* e *Wholfahrtia magnifica* são causas frequentes de miíase de feridas
	Clínica	As formas clínicas mais comuns são a forma furunculoide e a infestação de feridas. A miíase furunculoide caracteriza-se por lesão papulosa, geralmente assintomática, com orifício central e saída de exsudato seroso ou serossanguinolento (Figura 1). Sensação de movimento e visualização da larva podem ocorrer. A miíase furunculoide causada pela *D. hominis* acomete preferencialmente áreas expostas – couro cabeludo e membros. Na infestação de feridas identifica-se a presença das larvas com facilidade. Qualquer lesão ulcerada, tal como feridas cirúrgicas (Figura 2) e doenças dermatológicas ulceradas (Figura 3), pode ser acometida por larvas de dípteros. Quadros graves podem ocorrer quando a larva é capaz de digerir tecidos vivos e penetrar profundamente na ferida. Outras formas clínicas descritas são: formas migratórias e formas cavitárias. São exemplos desta a otomiíase (Figura 4) e a oftalmomiíase. Pseudomiíase ou miíase acidental ocorre quando há acometimento do trato gastrintestinal ou geniturinário.
	Diagnóstico	Identificação visual e entomológica da larva (Figura 5). A identificação da espécie se faz importante para a programação de controle de pragas.
≠	**Diagnóstico diferencial**	Piodermite (furúnculo) deve ser diferenciada das lesões de miíase furunculoide. As formas migratórias devem ser diferenciadas da larva *migrans* e da gnastostomíase.
	Tratamento	São três os princípios para o tratamento da miíase: • Utilização de substâncias tóxicas (clorofórmio, ivermectina em solução, turpentina) com o intuito de expulsar as larvas e/ou matar larvas e ovos • Produção de hipoxia, induzindo a saída da larva • Retirada mecânica com ou sem procedimento cirúrgico associado. A técnica cirúrgica mais utilizada para a miíase furunculoide é a incisão em forma de cruz (Figura 6). Tratamento oral com ivermectina é utilizado em casos extremos, mas sem comprovação científica adequada, e está contraindicado na miíase furunculoide para evitar a morte da larva dentro do hospedeiro.

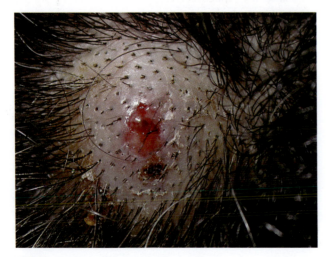

FIGURA 1 Miíase furunculoide. Lesão papulosa típica com saída de exsudato serossanguinolento.

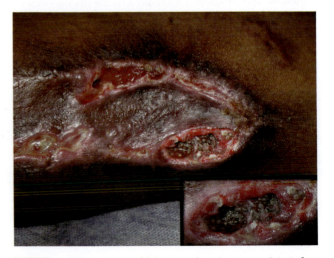

FIGURA 2 Miíase secundária. Ferida pós-operatória infestada.

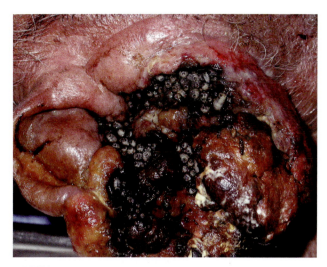

FIGURA 3 **Miíase secundária.** Linfoma cutâneo infestado.

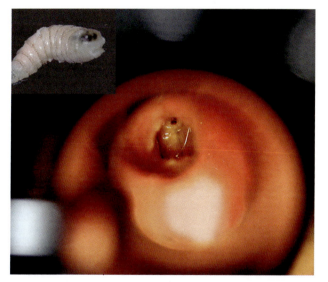

FIGURA 4 **Otomiíase.** Paciente com sequela de hanseníase.

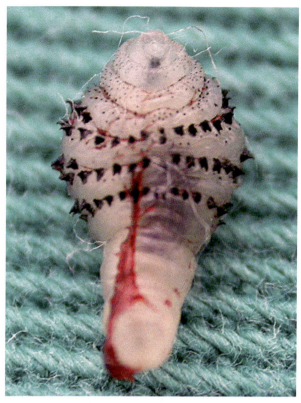

FIGURA 5 *Dermatobia hominis.* Agente causador de miíase furunculoide.

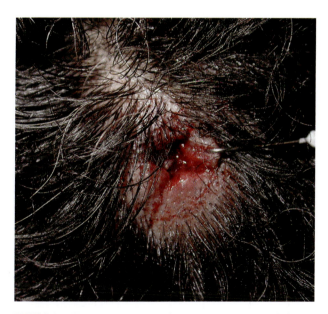

FIGURA 6 **Miíase.** Excisão cruciforme para extração da larva.

MOLUSCO CONTAGIOSO

Ana Carolina Barbosa Leite • Raquel Barbosa Leite

	Sinonímia	Não tem outra nomenclatura.
	Epidemiologia	É infecção universal, com relatos de maior incidência em climas tropicais. Ocorre principalmente em crianças, sendo o pico de incidência entre 1 e 4 anos. Também se manifesta em adultos sexualmente ativos, sobretudo, imunodeficientes. A incidência mundial é estimada entre 2 e 8% e, nos pacientes com HIV, esta incidência varia de 5 a 20%. Embora seja autolimitada, com duração entre 6 e 18 meses, preconiza-se o tratamento por ser contagiosa. Sua transmissão ocorre por contato direto, fômites contaminados e autoinoculação; alguns casos de transmissão vertical já foram relatados. Natação e dermatite atópica constituem fatores de risco para infecção. Nos adultos as lesões genitais são, provavelmente, transmitidas sexualmente. Muitos pacientes apresentam anticorpos IgG contra o antígeno viral, e estudos mostram que muitos adultos são resistentes à infecção. Indivíduos com função imune celular alterada podem ter lesões disseminadas. Nos pacientes com HIV as lesões são maiores e, frequentemente, refratárias ao tratamento.
	Etiologia	O molusco contagioso (MC) é uma dermatovirose causada por um poxvírus, que é um grande DNA vírus cujo tamanho oscila entre 200 e 300 nm, tem replicação intracelular obrigatória levando, à hiperplasia epitelial. Já foram identificadas quatro classes; destas, o VMC 1 é o mais prevalente (75 a 90%), sendo o VMC 2 mais frequente em adultos, e, na maioria das vezes, transmitido sexualmente. Não foram observadas diferenças clínicas entre as classes. O período de incubação é de 2 a 7 semanas, com alguns casos podendo se estender a 6 meses. Lesões clínicas e histopatologicamente semelhantes às da doença humana já foram relatadas em chimpanzés, cangurus, cachorro e cavalo.
	Clínica	As lesões clássicas são pequenas pápulas, de 3 a 5 mm, lisas, peroladas, cor da pele ou amareladas, cupuliformes, frequentemente com umbilicação central, com material brancacento no seu interior (Figuras 1 e 2). Localizam-se em qualquer parte da pele e, excepcionalmente, nas mucosas. Geralmente são localizadas, mas podem ser disseminadas. Raramente ocorrem lesões palmoplantares. Nas crianças os locais mais atingidos são a porção superior do tronco, axilas, fossas cubitais e poplíteas. E nos adultos, com frequência, acomete os genitais (Figura 3). Os pacientes com HIV (Figura 4) podem apresentar lesões disseminadas, maiores, confluentes e predispostas a complicações secundárias, podendo ser confundidas com tumores cutâneos. Nesses pacientes as lesões se tornam mais comuns conforme a imunodeficiência progride e a contagem de CD4+ cai. Geralmente, as lesões são assintomáticas, mas podem ser dolorosas se infectadas e pruriginosas quando eczematizadas. Pacientes com dermatite atópica ou outras condições que tenham alterações da imunidade podem desenvolver molusco disseminado.
	Diagnóstico	O diagnóstico é clínico, pela aparência das lesões, e, quando houver dúvida, a análise histopatológica e a análise dermatoscópica podem ser úteis. Histopatologicamente a infecção por MC é caracterizada por hiperplasia da epiderme com acelerada queratinização e presença de grandes inclusões citoplasmáticas, os corpúsculos de Henderson-Patterson, que deslocam o núcleo celular e o achatam contra a membrana celular. Esses corpúsculos são patognomônicos da doença. O padrão dermatoscópico mais conhecido para o MC consiste em uma coroa de vasos sanguíneos na periferia da lesão, com distribuição radial; no entanto, este padrão não é específico da doença.
	Diagnóstico diferencial	Verruga, acne, miliária, papiloma, carcinoma basocelular e líquen plano. Em pacientes HIV-positivos, as infecções por criptococos e histoplasma podem simular as lesões do molusco.
	Tratamento	Não existe um consenso sobre qual é a melhor terapia para o molusco contagioso. Os tratamentos dividem-se em físicos, químico destrutivo e não destrutivo, imunomoduladores e antivirais. Os físicos e químicos destrutivos são os mais comuns, incluindo curetagem, crioterapia, eletrocauterização e aplicação de substâncias ceratolíticas (ácidos salicílico e láctico, tretinoína, ácido tricloroacético, hidróxido de potássio 10%) ou vesicantes (cantaridina). A curetagem é uma boa opção quando o MC está restrito a um sítio anatômico com poucas lesões. O uso do imiquimode a 5% tópico não mostrou maior efetividade na resolução da doença em relação ao curso natural. Nos pacientes HIV-positivos as lesões do molusco contagioso podem regredir espontaneamente com a introdução da terapia antirretroviral, ao melhorar a imunidade do paciente. No entanto, em lesões gigantes e recidivantes o antiviral cidofovir intravenoso tem sido usado com sucesso como tratamento vírus específico, porém a toxicidade renal é uma possível complicação da terapia sistêmica.

Seção 2 | Afecções Dermatológicas de A a Z 761

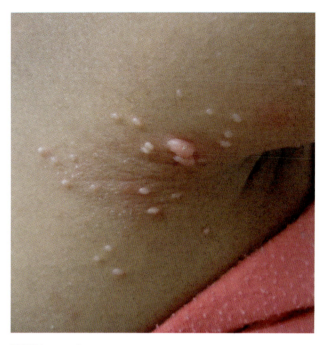

FIGURA 1 Molusco contagioso. Múltiplas pápulas na região axilar com eczema perilesional.

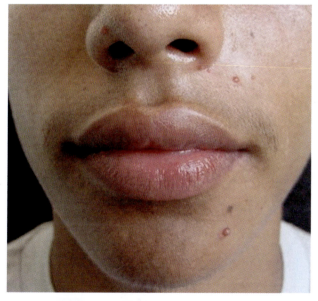

FIGURA 2 Molusco contagioso. Pápulas milimétricas, na região perioral e na asa nasal direita em adolescente hígido.

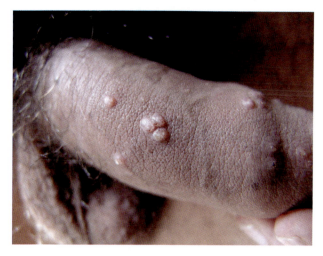

FIGURA 3 Molusco contagioso. Pápulas cupuliformes, com centro umbilicado no pênis. Nessa localização, pode ser considerada também uma doença de transmissão sexual.

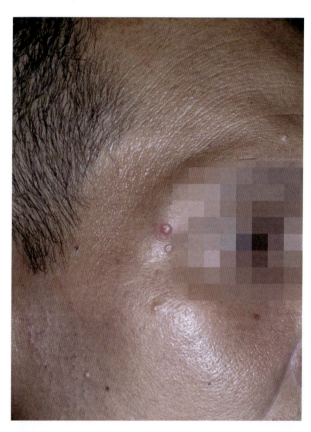

FIGURA 4 Molusco contagioso. Paciente HIV-positivo apresentando lesão papulosa na região periorbitária à direita.

MUCINOSES CUTÂNEAS PRIMÁRIAS

Maria de Fátima Guimarães Scotelaro Alves • Hugo Guimarães Scotelaro Alves

As mucinoses cutâneas podem ser divididas em primárias, em que a deposição da mucina é a principal característica histopatológica, resultando em diferentes lesões clínicas; e secundárias, em que a deposição da mucina é somente um achado adicional.

As mucinoses cutâneas primárias podem ser dérmicas ou foliculares.

As mucinoses primárias dérmicas representam um grupo heterogêneo de doenças caracterizadas por um distúrbio do metabolismo dos glicosaminoglicanos (GAGs), levando à deposição anormal de um material do tipo mucoso na pele, podendo ser encontrada focal ou difusamente na derme.

Nas mucinoses foliculares o acúmulo de mucina ocorre dentro dos pelos, sendo conhecidas a mucinose folicular de Pinkus e a mucinose urticária-símile.

Neste capítulo serão abordadas apenas as mucinoses primárias dérmicas: as não associadas à disfunção tireoidiana e as associadas à disfunção tireoidiana.

Mucinoses dérmicas

Mucinoses associadas à disfunção tireoidiana

Mixedema generalizado

=	Sinonímia	Não tem outra nomenclatura.
	Epidemiologia	É visto com maior frequência em mulheres entre 40 e 60 anos. Pode estar presente na infância (hipotireoidismo congênito, levando ao cretinismo) e no adolescente. Outras causas menos frequentes são as tireoidites de Hashimoto, deficiências pituitárias e hipotalâmicas, ou, mesmo, deficiências na síntese dos hormônios tireoidianos.
	Etiologia	A deficiência funcional ou quantitativa de tiroxina leva ao acúmulo de mucina. Este parece ocorrer mais por degradação reduzida de mucina do que pelo aumento de sua formação.
	Clínica	Clinicamente observamos que a pele se torna fria e pálida (devido à vasoconstrição), xerodérmica, infiltrada, de consistência inelástica (Figuras 1 e 2), apresentando redução da atividade das glândulas sudoríparas e sebáceas. Frequentemente há anemia. A fácies é típica (expressão patética), apresentando edema intenso infraorbital, formando verdadeiras "bolsas" por deposição de mucina. As mãos, a língua, e as mucosas oral e genital estão infectadas. A alopecia difusa ocorre em mais de 50% dos casos (correspondendo a um aumento da fase telogênica). O pelo cresce lentamente e torna-se seco, quebradiço e sem brilho. As unhas também são quebradiças, exibindo estriações longitudinais e transversais.
	Diagnóstico	É clínico, com base nos exames laboratoriais que confirmem hipotireoidismo com níveis baixos circulantes de T4 livre e níveis altos de TSH. O mixedema generalizado não ocorre nos casos de hipotireoidismo secundário em que o TSH esteja baixo.
≠	Diagnóstico diferencial	Insuficiências cardíaca e renal e outras doenças de depósito, como amiloidose.
	Tratamento	Reposição precoce do hormônio tireóideo.

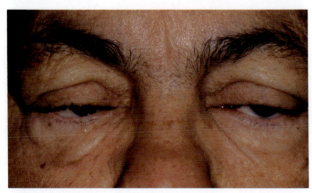

FIGURA 1 Mixedema generalizado. Fácies típica, pele amarelada, infiltração das pálpebras, acompanhando prurido generalizado.

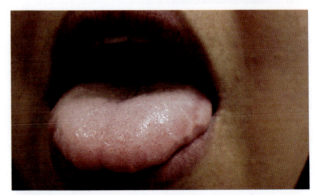

FIGURA 2 Mixedema generalizado. Macroglossia mostrando as endentações ao redor da língua, indicando o seu crescimento dentro da cavidade oral.

Mixedema pré-tibial

=	**Sinonímia**	Não tem outra nomenclatura.
	Epidemiologia	Frequentemente está associado ao hipertireoidismo, ao bócio difuso e à doença de Graves com oftalmopatia. Raramente pode ocorrer na tireoidite de Hashimoto sem tireotoxicose, no hipotireoidismo, como também em pacientes eutireoidianos. É encontrado em 1 a 10% dos pacientes portadores de doença de Graves, sendo que esta porcentagem aumenta para 25% quando existe associação com exoftalmia.
	Etiologia	Desconhecida.
	Clínica	As lesões são simétricas, localizadas nos terços médio e inferior das regiões pré-tibiais e nas regiões maleolares (Figura 3). Inicialmente as lesões são discretas, surgindo progressivamente nódulos ou placas indolores, de extensão variável, com contornos bem definidos, formando relevo bocelado, de consistência cartilaginosa e exibindo dilatação dos folículos pilosos, com isso, conferindo o aspecto de "casca de laranja"; a coloração das lesões varia do castanho-amarelado ao vermelho violáceo. Geralmente, no local, há hipotermia, podendo ocasionalmente apresentar hipoestesia tátil e dolorosa, além de hiperidrose. Os pelos são numerosos e grosseiros, emergindo de poros dilatados, profundos e hiperceratóticos, sendo de difícil remoção mecânica. A forma moderada ou discreta de mixedema pré-tibial é vista comumente antes ou após o tratamento do hipertireoidismo e tende a resolver-se espontaneamente. Já nos pacientes com associação de exoftalmia ou quando se desenvolve após o tratamento com indução de hipertireoidismo, a evolução do processo pode persistir indefinidamente ou pode regredir espontaneamente após alguns meses. Raramente as lesões podem coalescer, formando edema difuso sólido, não depressivo, atingindo os joelhos e o dorso dos pés, sendo que em raros casos leva à elefantíase do membro, com formação de lesões nodulares e grande espessamento da pele acometida (Figura 4).
	Diagnóstico	Pelo exame histopatológico, é possível observar grande acúmulo de mucina na derme reticular, resultando em derme espessa. As fibras elásticas estão reduzidas em número. Pode haver hiperceratose, papilomatose e hiperplasia da epiderme.
≠	**Diagnóstico diferencial**	Líquen simples crônico, líquen simples hipertrófico, linfedema.
	Tratamento	O tratamento do hipertireoidismo não altera o quadro do mixedema. Corticosteroides tópicos de alta potência, com ou sem oclusão, podem proporcionar alívio.

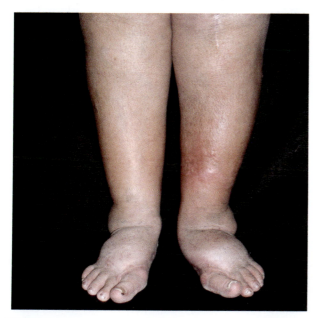

FIGURA 3 Mixedema pré-tibial. Paciente com hipotireoidismo.

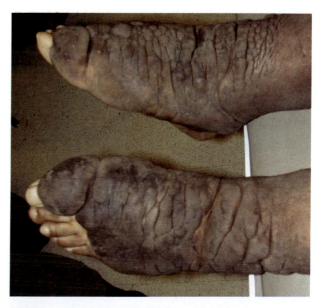

FIGURA 4 Mixedema pré-tibial. Lesão exuberante em ambos os membros inferiores elefantíase-símile.

Mucinoses não associadas à disfunção tireoidiana

Escleredema

=	**Sinonímia**	Escleredema de Buschke, escleredema *diabeticorum*.
📈	**Epidemiologia**	É uma afecção rara, prevalente em todas as raças. A forma associada a diabetes melito é mais comum em homens, enquanto os outros subtipos são mais frequentemente observados em mulheres.
❓	**Etiologia**	É desconhecida. Acredita-se que o acúmulo de colágeno ocorra por glicosilação irreversível deste ou por resistência à colagenase, impedindo sua degradação. Por outro lado, o dano microvascular, a hiperinsulinemia e a hipoxia presentes no diabetes podem aumentar a síntese de colágeno e mucina. Outros fatores envolvidos na patogênese do escleredema incluem hipersensibilidade estreptocócica e paraproteinemia.
🧠	**Clínica**	Caracterizada por espessamento e enduração difusa da pele, estendendo-se progressivamente para o pescoço e tronco superior. Na criança inicialmente há acometimento dos membros superiores, tornando-se a pele de consistência lenhosa, sem eritema e sem limites nítidos. A doença surge 1 a 4 semanas após processo infeccioso, que pode ser por agente viral ou bacteriano e geralmente do trato respiratório superior. Em 50% dos casos o escleredema tem regressão espontânea em alguns meses. Há três tipos de escleredema: • Grupo clássico, de início súbito após infecção aguda (geralmente estreptocócica) e com resolução espontânea em 6 meses a 2 anos • Grupo com início insidioso, sem precedentes de infecção. Persiste por vários anos • Grupo dos pacientes com diabetes melito grave, de difícil controle e insulinodependentes. Nesses casos, em geral o escleredema é de longa duração (Figuras 5 e 6). Geralmente os pacientes são homens, obesos, de meia-idade; frequentemente, neste grupo estão presentes: retinopatia, hipertensão e doença cardíaca isquêmica. O eritema e a enduração do dorso persistem mesmo após o equilíbrio da glicemia. Manifestações sistêmicas são raras, mas podem ocorrer em alguns pacientes, como o envolvimento de língua, esôfago, derrame pleural, pericardite, hepatoesplenomegalia, hipertrofia da glândula parótida, envolvimento da musculatura esquelética ocular e arritmias cardíacas.
🔍	**Diagnóstico**	À histopatologia, observa-se espessamento da derme reticular, com depósito de mucina entre as fibras alargadas de colágeno, levando a uma derme fenestrada. Não há aumento de fibroblastos, e as fibras elásticas estão reduzidas em número.
≠	**Diagnóstico diferencial**	Esclerodermia, escleromixedema, celulite.
💊	**Tratamento**	Não há tratamento específico. PUVA-terapia, ciclofosfamida, pulsoterapia com corticosteroides associada a ciclofosfamida e fotoférese extracorpórea são tentativas em pacientes graves e com desdobramentos sistêmicos.

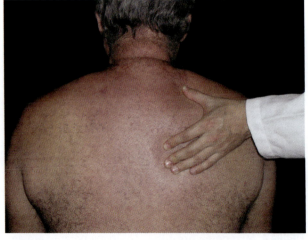

FIGURA 5 Escleredema. Infiltração difusa da pele que dificulta o pregueamento em paciente diabético.

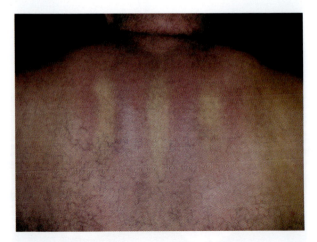

FIGURA 6 Escleredema. Mesmo paciente da Figura 5, exibindo grandes sulcos longitudinais, alternados com elevações de consistência lenhosa.

Líquen mixedematoso

	Sinonímia	Mucinose papulosa.
	Epidemiologia	Erupção papulosa crônica localizada ou generalizada, que atinge ambos os sexos, geralmente na idade adulta, entre 30 e 50 anos.
	Etiologia	Desconhecida. A maioria dos autores relata que não apresenta relação com disfunção tireoidiana, apesar de existirem, na literatura, alguns trabalhos com associação de líquen mixedematoso em pacientes portadores de doenças da tireoide. Em alguns casos observa-se a presença de gamopatia monoclonal.
	Clínica	Caracteriza-se pela presença de pápulas ou nódulos que podem coalescer formando placas, lesões nodulares, anulares ou lineares e urticariformes (Figura 7). A mucinose papulosa ou o líquen mixedematoso pode ser classificado em 3 formas clínicas: • Tipo localizado: afetando apenas um único local ou região • Tipo generalizado: denominado escleromixedema ou síndrome de Arndt-Fottron, afetando grandes áreas do tegumento ou, mesmo, ocupando toda a extensão da pele • Tipo disseminado: envolve mais de um sítio, porém não se generaliza. O escleromixedema é mais comum na mulher. Inicialmente surge como pápulas bem definidas com predileção pelas mãos, antebraços, face, pescoço e metade superior do tronco (Figura 8). A enduração esclerodermoide da pele faz lembrar a esclerodermia. Essa enduração progride lentamente, levando à restrição da mímica facial, dos movimentos da mandíbula e, ao mesmo tempo, diminuindo a movimentação dos dedos e das articulações, podendo chegar a dificultar a deambulação. O surgimento de sulcos longitudinais na glabela dá ao paciente o aspecto de "fácies leonina". Das mucinoses papulosas, somente o escleromixedema é considerado uma afecção sistêmica, embora nem todos os pacientes apresentem alteração neurológica, cardiovascular, renal, reumatológica, mieloma múltiplo ou dermatomiosite. Alguns pacientes com líquen mixedematoso e HIV têm sido relatados. A evolução do líquen mixedematoso é imprevisível; geralmente não é fatal. Os tipos localizado e disseminado podem apresentar cura espontânea. O pior prognóstico neste grupo fica com o escleromixedema, que poderá levar o doente ao óbito, à custa de complicações secundárias inespecíficas como broncopneumonia ou, em alguns casos, por alterações vasculares. A mucinose acral persistente pode ser considerada uma variante deste grupo, caracterizando-se pela presença de pápulas isoladas que atingem o dorso das mãos e dos pés. Alguns autores incluem a mucinose focal também no grupo das mucinoses papulosas.
	Diagnóstico	A pele é o único órgão acometido. Não existe comprometimento sistêmico com acúmulo de mucina em outros locais. As alterações histológicas são menos marcantes, com o depósito de mucina localizado na derme reticular superficial.
	Diagnóstico diferencial	Granuloma anular, amiloidose, *milium* coloide, molusco contagioso, elastorrexe papulosa, colagenomas eruptivos.
	Tratamento	A forma localizada não requer tratamento, com provável involução espontânea. O escleromixedema é de difícil tratamento. Combinação de corticosteroides sistêmicos e talidomida, plasmaférese, PUVA-terapia, fotoférese extracorpórea e transplante autólogo de células-tronco são opções. Infiltração intralesional com hialuronidase em casos localizados mostrou-se eficaz.

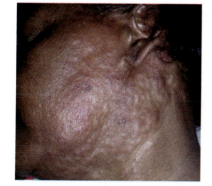

FIGURA 7 Líquen mixedematoso. Lesões papulosas, assintomáticas, acometendo face e região cervical. A investigação para doença sistêmica havia sido negativa durante o período de acompanhamento da paciente.

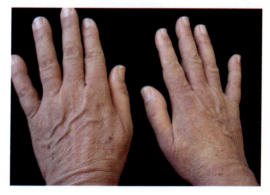

FIGURA 8 Líquen mixedematoso. Presença de múltiplas lesões papulosas agrupadas sobre base eritematosa em todo o tegumento de paciente com gamopatia monoclonal. Detalhe característico das lesões no dorso das mãos.

Mucinose cutânea focal

=	**Sinonímia**	Não tem outra nomenclatura.
	Epidemiologia	Ocorre preferencialmente em adultos. Raramente está associada a doenças tireoidianas. Traumatismo pode ser um fator desencadeante.
	Etiologia	É considerada uma lesão reativa e deve ser diferenciada de angiomixomas.
	Clínica	A clínica é de pápula ou nódulo assintomático, hipocrômico ou normocrômico, com aproximadamente 1 cm de diâmetro de consistência amolecida (Figuras 9 e 10). Pode ocorrer em qualquer parte do corpo, exceto sobre as articulações de mãos, punhos ou pés.
	Diagnóstico	O diagnóstico é histopatológico.
≠	**Diagnóstico diferencial**	Cisto mucoso digital, angiomixoma.
	Tratamento	Excisão cirúrgica (recidivas incomuns).

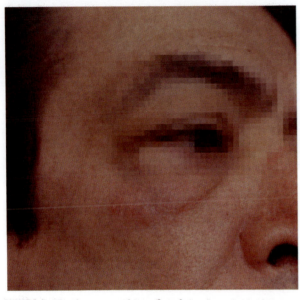

FIGURA 9 Mucinose cutânea focal. Lesão eritematopapulosa localizada na face, com diagnóstico histopatológico de mucinose.

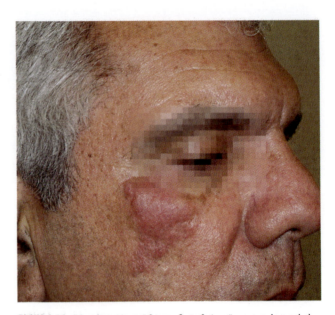

FIGURA 10 Mucinose cutânea focal. Lesão papulonodular assintomática, discretamente eritematosa, localizada na face.

Mucinose cutânea autolimitada

=	Sinonímia	Não tem outra nomenclatura.
📈	Epidemiologia	É rara, geralmente com início súbito de pápulas e artrite, em crianças e jovens (5 a 15 anos), com resolução espontânea em poucos meses sem sequelas, mas em alguns casos a artralgia permanece. Ausência de disfunção tireoidiana e paraproteinemia.
❓	Etiologia	Desconhecida.
👁	Clínica	Clinicamente são lesões papulosas assintomáticas que evoluem para placas eritematosas, infiltradas, levemente pruriginosas, dando à pele aspecto "apergaminhado" e nodular. A localização preferencial é face, pescoço, couro cabeludo, tronco, coxas e regiões periarticulares das mãos. Há edema na região periorbital.
🔍	Diagnóstico	É histopatológico, com deposição de mucina na derme, inflamação leve e aumento do número de fibroblastos. Ausência de alterações laboratoriais sistêmicas, como paraproteinemia, plasmocitose ou alterações tireoidianas.
≠	Diagnóstico diferencial	Anteriormente caracterizada como uma forma localizada de líquen mixedematoso, por isso seu diagnóstico diferencial.
💊	Tratamento	Sintomáticos, involução natural.

Mucinose eritematosa reticulada

=	Sinonímia	Síndrome REM.
📈	Epidemiologia	Ocorre com maior incidência na mulher, geralmente entre a terceira e a quarta década de vida.
❓	Etiologia	Desconhecida.
👁	Clínica	O quadro clínico apresenta uma erupção composta inicialmente por pápulas e/ou máculas eritematosas, isoladas, levemente infiltradas, podendo coalescer, tomando a forma reticulada (Figuras 11 e 12). A localização mais evidente é na porção superior do dorso, no tórax e também no abdome. Em alguns casos há prurido moderado. Pode haver involução espontânea após o período de 15 anos. A exposição solar exacerba o prurido e a erupção. Na maioria dos casos, não está associada a doenças sistêmicas; por outro lado, a menstruação, a gravidez e os contraceptivos orais podem exacerbar ou favorecer a instalação do quadro clínico. Raramente há associação da REM com lúpus eritematoso, mixedema, hiper ou hipotireoidismo, diabetes, carcinoma de mama ou cólon.
🔍	Diagnóstico	O exame histopatológico revela epiderme normal, com depósito intersticial leve de mucina na derme superior e infiltrado perivascular e perifolicular de linfócitos CD4 positivos. Em geral, a imunofluorescência direta é negativa.
≠	Diagnóstico diferencial	Lúpus eritematoso cutâneo, infiltrado linfocítico de Jessner, lúpus túmido.
💊	Tratamento	Medidas de fotoproteção tópicas e orais, antimaláricos.

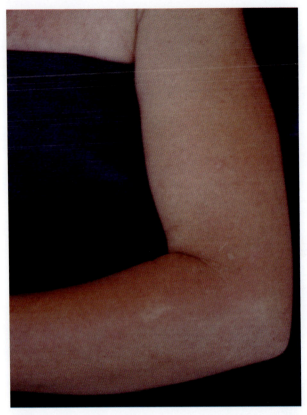

FIGURA 11 Mucinose eritematosa reticulada. Lesões eritematopapulosas confluentes no membro superior e no colo.

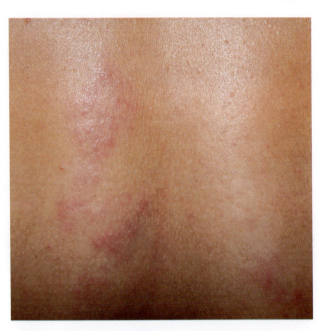

FIGURA 12 Mucinose eritematosa reticulada. Lesões localizadas no dorso de paciente do sexo feminino, agravadas pelo sol; o laudo histopatológico revelou mucinose.

Mucinose papulonodular associada ao lúpus eritematoso

=	Sinonímia	Não tem outra nomenclatura.
	Epidemiologia	Em 80% dos casos está relacionada com lúpus eritematoso sistêmico (LES), sendo que em metade dos casos há acometimento renal e articular. A relação cronológica com o LES é variável, podendo preceder, iniciar concomitantemente ou surgir no decurso do quadro clínico já instalado.
	Etiologia	A relação entre essa forma e o LES permanece ainda desconhecida. Geralmente a instalação da mucinose papulonodular representa a piora do quadro clínico do LES ou uma determinada resistência ao tratamento. Ao mesmo tempo, sua regressão está relacionada com a melhora do LES.
	Clínica	Clinicamente as lesões são assintomáticas, normocrômicas, constituídas por pápulas, podendo ter depressão central e leve pigmentação. Há também nódulos que proporcionam relevo cutâneo. Atingem dorso, V do decote e membros superiores; são mais bem detectadas na luz tangencial (Figuras 13 e 14). Raramente as lesões podem ser eritematosas, exuberantes, constituindo placas.
	Diagnóstico	O diagnóstico é histopatológico, com depósito de mucina na derme superior até a gordura subcutânea. As alterações epidérmicas de lúpus estão ausentes, mas pode haver depósito de imunoglobulinas e/ou C3 na junção derme-epidérmica.
≠	Diagnóstico diferencial	Mucinose eritematosa reticulada.
	Tratamento	Tratamento da doença de base (LES).

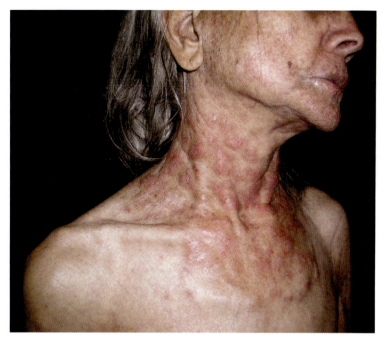

FIGURA 13 **Mucinose papulonodular associada ao lúpus eritematoso.** Lesões papulosas na face, na região cervical e no tronco de paciente com lúpus eritematoso.

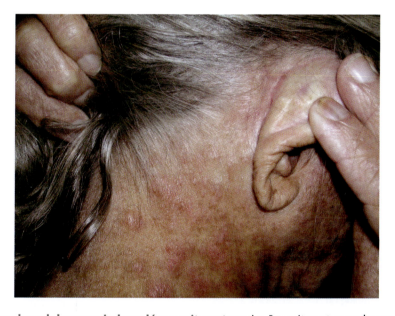

FIGURA 14 **Mucinose papulonodular associada ao lúpus eritematoso.** Lesões eritematopapulosas na região retroauricular. Houve saída de material viscoso no momento da biopsia cutânea, cujo laudo histopatológico foi de mucinose.

BIBLIOGRAFIA

Mal Perfurante Plantar

Boykin JV. Wound environment: future trends in clinical wound healing. Symposium on advanced wound care and medical research forum on wound repair. Main Conference Syllabus. 2006; C16.

Faber DC, Faber JS. Office-based screening, prevention, and management of diabetic foot disorders. Prim Care. 2007; 34(4):873-85.

Ledoux WR, Shofer JB, Cowley MS et al. Diabetic foot ulcer incidence in relation to plantar pressure magnitude and measurement location. J Diabetes Complications. 2013; 27(6):621-6.

Sivasubramanian S, Mohana S, Maheswari P et al. Leprosy-associated chronic wound management using biomaterials. J Global Infec Diseases. 2018; 10(2):99-107.

Sociedade Brasileira de Diabetes. Diagnóstico precoce do pé diabético. SBD; 2007. pp. 116-9.

Telfer S, Erdemir A, Woodburn J et al. What has finite element analysis taught us about diabetic foot disease and its management? A systematic review. PLoS ONE. 2014; 9(10):e109994.

Yazdanpanah L, Nasiri M, Adarvishi S. Literature review on the management of diabetic foot ulcer. World J Diabetes. 2015; 6(1):37-53.

Mastocitose

Le M, Miedzybrodzki B, Olynych T et al. Natural history and treatment of cutaneous and systemic mastocytosis. Postgrad Med. 2017; 129(8):896-901.

Macri A, Cook C. Urticaria pigmentosa (cutaneous mastocytosis). Stat Pearls [Internet]. Treasure Island (FL): StatPearls Publishing; 2018.

Moll-Manzur C, Araos-Baeriswyl E, Downey C et al. Urticaria pigmentosa: clinical and therapeutic aspects for the paediatrician. Arch Argent Pediatr. 2016; 114(4):378-84.

Zaouri H, Amarouch H, Elmakrini N et al. Diffuse cutaneous mastocytosis of an infant: a case report. Arch Pediatr. 2016; 23(11):1150-2.

Melanoma

Keung EZ, Gershenwald JE. The eighth edition American Joint Committee on Cancer (AJCC) melanoma staging system: implications for melanoma treatment and care. Expert Rev Anticancer Ther. 2018; 18(8):775-84.

Marino ML, Carrera C, Marchetti MA et al. Practice gaps in dermatology: melanocytic lesions and melanoma. Dermatol Clin. 2016; 34(3):353-62.

Ocanha-Xavier JP, Xavier-Junior JCC, Marques MEA. Melanoma: clinical, evolutive and histopathological characteristics of a series of 136 cases. An Bras Dermatol. 2017; 93(3):373-6.

Ribero S, Gualano MR, Osella-Abate S et al. Association of histologic regression in primary melanoma with sentinel lymph node status: a systematic review and meta-analysis. JAMA Dermatol. 2015; 151:1301-7.

Rozeman EA, Dekker TJA, Haanen JBAG et al. Advanced melanoma: current treatment options, biomarkers, and future perspectives. Am J Clin Dermatol. 2018; 19(3):303-17.

Melasma

Bala HR, Lee S, Wong C et al. Oral tranexamic acid for the treatment of melasma: a review. Dermatol Surg. 2018; 44(6):814-25.

Byun JW, Park IS, Choi GS et al. Role of fibroblast-derived factors in the pathogenesis of melasma. Clin Exp Dermatol. 2016; 41(6):601-9.

Handel AC, Miot LD. Melasma: a clinical and epidemiological review. An Bras Dermatol. 2014; 89(5):771-82.

Kwon SH, Hwang YJ, Lee SK et al. Heterogeneous Pathology of melasma and its clinical implications. Int J Mol Sci. 2016; 17(6). pii: E824.

Lee AY. Recent progress in melasma pathogenesis. Pigment Cell Melanoma Res. 2015; 28(6):648-60.

Ogbechie-Godec OA, Elbuluk N. Melasma: an Up-to-Date comprehensive review. Dermatol Ther (Heidelb). 2017; 7(3):305-18.

Passeron T. Melasma pathogenesis and influencing factors – an overview of the latest research. J Eur Acad Dermatol Venereol. 2013; 27(Suppl 1):5-6.

Sarkar R, Aurangabadkar S, Salim T et al. Lasers in melasma: a review with Consensus Recommendations by Indian Pigmentary Expert Group. Indian J Dermatol. 2017; 62(6):585-90.

Metástase Cutânea

Bittencourt MJS, Carvalho AH, Nascimento BAM et al. Metástase cutânea de câncer de mama diagnosticado 13 anos antes. An Bras Dermatol. 2015; 90(3 Suppl 1):S134-7.

Bolognia JL, Jorizzo JL, Rapini RP. Dermatology. 2. ed. Philadelphia: Elsevier; 2008. p. 1645.

Burton KA, Ashack KA, Khachemoune A. Cutaneous squamous cell carcinoma: a review of high-risk and metastatic disease. Am J Clin Dermatol. 2016; 122:1897-901.

Hu SC, Chen GS, Lu YW et al. Cutaneous metastases from different internal malignancies: a clinical and prognostic appraisal. J Eur Acad Dermatol Venereol. 2008; 22:735-40.

James WD, Berger TG, Elston DM et al. Andrews's diseases of the skin clinical dermatology. Philadelphia: Elsevier; 2011. p. 77.

Sittart JAS, Senise M. Cutaneous metastasis from internal carcinomas: a review of 45 years. An Bras Dermatol. 2013; 88(4):549-52.

Micetoma

Bonifaz A, Tirado-Sánchez A, Calderón L et al. Mycetoma: experience of 482 cases in a single center in Mexico. PLo S Negl Trop Dis. 2014; 8:e3102.

Lacaz CS, Porto E, Martins JEC et al. Tratado de Micologia médica. São Paulo: Sarvier; 2002.

Nenoff P, van de Sande WW, Fahal AH et al. Eumycetoma and actinomycetoma – an update on causative agents, epidemiology, pathogenesis, diagnostics and therapy. J Eur Acad Dermatol Venereol. 2015; 29:1873-83.

Reis CMS, Reis-Filho EGM. Mycetomas: an epidemiological, etiological, clinical, laboratory and therapeutic review. An Bras Dermatol. 2018; 93(1):10-22.

van de Sande WW. Global burden of human mycetoma: a systematic review and meta-analysis. PLo S Negl Trop Dis. 2013; 7:e2550.

van de Sande WW, Fahal AH, Goodfellow M et al. Merits and pitfalls of currently used diagnostic tools in mycetoma. PLo S Negl Trop Dis. 2014; 8:e2918.

Zijlstra EE, van de Sande WWJ, Welsh O et al. Mycetoma: a unique neglected tropical disease. Lancet Infect Dis. 2016; 16:100-12.

Micobacterioses Não Tuberculosas

Gonzalez-Santiago TM, Drage LA. Nontuberculous mycobacteria: skin and soft tissue infections. Dermatol Clin. 2015; 33(3):563-77.

Kemp DM, Govind AG, Kang J et al. Sporotrichoid-like spread of cutaneous Mycobacterium chelonae in an immunocompromised patient. Case Rep Dermatol Med. 2017; 8:8219841.

Lamb RC, Dawn G. Cutaneous non-tuberculous mycobacterial infections. Int J Dermatol. 2014; 53(10):1197-204.

Motta RG, Silva GAR, Cosenza PP. Atypical mycobacteriosis. In: Tyring SK, Lupi O, Henagge UReditors (Eds.). Tropical dermatology. New York: Elsevier; 2017. pp. 274-9.

Veasey JV, Monteiro NAS, Lellis RF et al. Cutaneous atypical mycobacteriosis with sporotrichoid clinical presentation caused by automotive accident. An Bras Dermatol. 2018; 93(5):743-5.

Micoses Superficiais

Azulay RD. Dermatologia. 7. ed. Rio de Janeiro: Guanabara Koogan; 2017.

Framil VM, Melhem MS, Szeszs MW et al. New aspects in the clinical course of pityriasis versicolor. An Bras Dermatol. 2011; 86(6):1135-40.

Goldstein A, Goldstein B. Dermatophyte (tinea) infections. In: Dellavalle R, Ofori A (Eds.). UpToDate. 2019. Disponível em: www.uptodate.com/contents/dermatophyte-tinea-infections.

Kauffman C. Overview of Candida infections. In: Thorner A, Marr K (Eds.). UpToDate. 2019. Disponível em: www.uptodate.com/contents/overview-of-candida-infections.

Treat JR. Tinea capitis. In: Ofori A, Rosen T (Eds.). UpToDate. 2020. Disponível em: www.uptodate.com/contents/tinea-capitis.

Veasey JV, Avila RB, Miguel BAF et al. White piedra, black piedra, tinea versicolor, and tinea nigra: contribution to the diagnosis of superficial mycosis. An Bras Dermatol. 2017; 92(3):413-6.

Miíase

Blaizot R, Vanhecke C, Le Gall P et al. Furuncular myiasis for the Western dermatologist: treatment in outpatient consultation. Int J Dermatol. 2018; 57(2):227-30.

Francesconi F, Lupi O. Myiasis. Clin Microbiol Rev. 2012; 25(1):79-105.

Gour S, Ramesh G, Kumar V et al. Cavitary myiasis and its management. J Exp Ther Oncol. 2018; 12(3):211-6.

Graveriau C, Peyron F. Cutaneous myiasis. Travel Med Infect Dis. 2017; 16:70-1.

Singh A, Singh Z. Incidence of myiasis among humans-a review. Parasitol Res. 2015; 114(9):3183-99.

Molusco Contagioso

Azulay RD. Dermatologia. 7. ed. Rio de Janeiro: Guanabara Koogan; 2017.

Chen X, Anstey AV, Bugert JJ. Molluscum contagiosum virus infection. Lancet Infect Dis. 2013; 13(10):877-88.

Forbat EMRCP, Al-Niaimi FMRCP, Ali FR. Molluscum contagiosum: review and update on management. Pediatr Dermatol. 2017; 34(5):504-15.

Ku SH, Cho EB, Park EJ et al. Dermoscopic features of molluscum contagiosum based on white structures and their correlation with histopathological findings. Clin Exp Dermatol. 2015; 40(2):208-10.

van der Wouden JC, van der Sande R, Kruithof EJ et al. Interventions for cutaneous molluscum contagiosum. Cochrane Database Syst Rev. 2017; 5:CD004767.

Mucinoses Cutâneas Primárias

Lin YC, Wang HC, Shen JL. Scleromyxedema: an experience using treatment with systemic corticosteroid and review of the published work. J Dermatol. 2006; 33:207-10.

Ramos LO, Mattos PC, Figueredo GL et al. Pre-tibial myxedema: treatment with intralesional corticosteroid. An Bras Dermatol. 2015; 90(3 Suppl1):143-6.

Rongioletti F, Merlo V, Riva S et al. Reticular erythematous mucinosis: a review of patients' characteristics, associated conditions, therapy and outcome in 25 cases. Br J Dermatol. 2013; 169(6):1207-11.

Rongioletti F, Rebora A. Updated classification of papular mucinosis, lichen myxedematosus, and scleromyxedema. J Am Acad Dermatol. 2001; 44(2):273-81.

Saniee S, Davarnia G. Scleromyxedema without paraproteinemia: treatment with thalidomide and prednisolone. Case Rep Dermatol. 2016; 8(3):327-32.

NECROBIOSE LIPOÍDICA

Nandara Cristina Paiva • Paula Figueiredo de Marsillac • Larissa Hanauer de Moura

	Sinonímia	Necrobiose lipoídica *diabeticorum*.
	Epidemiologia	É mais comum em adultos, mas pode ocorrer em qualquer faixa etária. A proporção de mulheres em relação a homens é de 3:1. Existem raros relatos de casos familiares. Aproximadamente 65% dos pacientes com necrobiose lipoídica (NL) apresentam diabetes melito ou intolerância à glicose. Entretanto, apenas 0,03% dos pacientes diabéticos apresentarão lesões de NL, e estes casos parecem apresentar maior número de complicações relacionadas às altas taxas de glicemia, como neuropatia periférica e retinopatia. A NL pode preceder o diabetes e estima-se que a prevalência de NL entre pacientes diabéticos seja em torno de 1%. Outros diagnósticos podem ser secundariamente associados a NL, como hipertensão arterial sistêmica, tireoidopatia, obesidade e dislipidemia.
	Etiologia	É desconhecida. Uma das hipóteses mais aceitas sugere que as alterações vasculares imunomediadas presentes nos diabéticos possam contribuir para a degeneração do colágeno e a subsequente inflamação da derme. Dentre outras hipóteses para etiologia da NL destacam-se a microangiopatia por acúmulo de glicoproteína, fatores do complemento, fibrinogênico e imunoglobulinas, além de dano tecidual secundário à hiperlipidemia ou refluxo venoso. Os fatores que alterem a migração de neutrófilos como o traumatismo, e processos inflamatórios, contribuem para formação de granulomas da NL.
	Clínica	Tipicamente, ocorre na região pré-tibial, iniciando como uma pápula ou placa amarela ou avermelhada, bem demarcada por halo violáceo (Figuras 1 a 3), que cresce centrifugamente, assumindo coloração amarelada, aspecto atrófico, com telangiectasias. Eventualmente, pode ser bilateral (Figura 4). Pode ocorrer ulceração após pequenos traumatismos. Enquanto a maioria dos pacientes é assintomática, outros apresentam disestesia, prurido, hipo-hidrose, alopecia e dor na placa. Pode acometer membros superiores, face ou couro cabeludo. Menos de 20% das lesões regridem espontaneamente. A NL pode apresentar fenômeno de Köebner.
	Diagnóstico	Correlação clinicopatológica. A biopsia deve ser feita para confirmação diagnóstica, e o ideal é que o material seja retirado, incluindo a borda inflamatória da lesão. À histopatologia, epiderme normal ou atrófica, eventualmente ulcerada. São típicos o granuloma em paliçada e a dermatite intersticial, que é composta por histiócitos, plasmócitos e células gigantes multinucleadas. Esses granulomas estão dispostos em uma camada horizontal, que é descrita como um arranjo tipo "sanduíche", com camadas misturadas de colágeno "necrobiótico" homogeneizado e alterado. Assemelha-se ao granuloma anular, mas o granuloma diferente da NL não apresenta depósito de mucina em seu interior.
	Diagnóstico diferencial	Granuloma anular, xantoma, xantogranuloma necrobiótico, sarcoidose, hipodermite, púrpura pigmentosa crônica, dermatite de estase.
	Tratamento	O controle efetivo da glicemia nos pacientes diabéticos não parece melhorar o aspecto das placas. Nas lesões não ulceradas, o objetivo é diminuir o surgimento de úlceras e controle da inflamação ativa. Corticosteroide tópico de alta potência sob oclusão é a primeira escolha para lesões não ulceradas. Caso não haja resposta, pode ser administrado o corticosteroide intralesional (triancinolona 5 a 10 mg/mℓ), com uso de no máximo 40 mg por sessão. Outras alternativas incluem tacrolimo 0,1%, PUVA com 8-MOP (metoxisaleno) tópico 2 a 3 vezes/semana, pentoxifilina oral (800 mg/dia), antimaláricos, terapia fotodinâmica, inclusive nas lesões ulceradas. Em casos mais graves, com presença de ulcerações recalcitrantes, deve-se auxiliar a cicatrização de feridas, minimizando a exposição a fatores que possam inibir a cicatrização, como desnutrição e edema de membros inferiores. A administração de corticosteroide oral (1 mg/kg/dia), ciclosporina oral ou inibidores de fator de necrose tumoral alfa (TNF-α) intralesional e excisão cirúrgica também podem ser utilizadas. Nestes pacientes, a excisão cirúrgica até o periósteo pode ser necessária para prevenir recorrência.

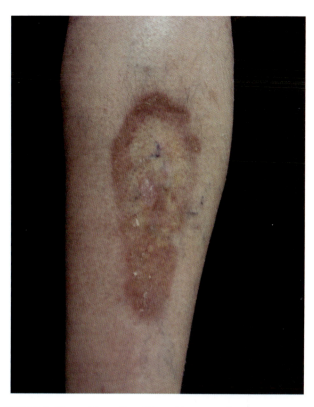

FIGURA 1 **Necrobiose lipoídica.** Placa atrófica eritematoamarelada, bem delimitada, apresentando telangiectasias.

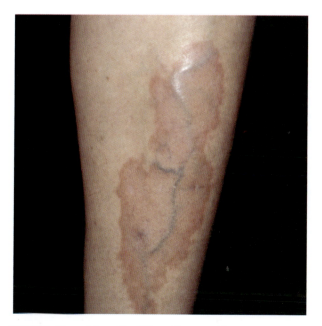

FIGURA 2 **Necrobiose lipoídica.** Placa atrófica na região prétibial, de tonalidade amarelada.

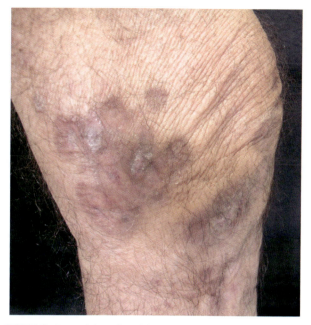

FIGURA 3 **Necrobiose lipoídica.** Confluência de lesões, formando placa de centro atrófico.

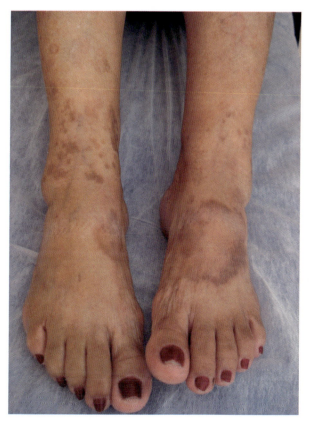

FIGURA 4 **Necrobiose lipoídica.** Múltiplas placas bilaterais em paciente diabética.

NEUROFIBROMATOSE

Aguinaldo Bonalumi Filho • Lívia Arroyo Trídico • João Roberto Antonio

	Sinonímia	Neurofibromatose tipo 1 (NF-1) ou doença de von Recklinghausen. Neurofibromatose tipo 2 (NF-2) ou neurofibromatose acústica.
	Epidemiologia	A NF-1 é uma das condições autossômicas dominantes mais frequentes. Não apresenta predileção em relação ao sexo, grupos étnicos ou localização geográfica, ocorrendo na proporção de um para cada 2.500 a 3.000 nascimentos. Estima-se que haja cerca de 1,5 milhão de casos de neurofibromatose no mundo e aproximadamente 80.000 casos de NF-1 no Brasil. A NF-2 também é uma facomatose autossômica dominante, que afeta 1:40.000 indivíduos.
	Etiologia	Sob esta denominação é possível diferenciar duas doenças: NF-1 e NF-2. A distinção entre elas está apresentada no Quadro 1. A NF-1 é um distúrbio genético autossômico dominante com sintomatologia, intensidade e evolução muito variáveis, sendo progressiva e crônica. O gene da NF-1 foi clonado e localizado no braço longo do cromossomo 17, 17q11.2. Cerca de 50% dos casos de portadores de NF são decorrentes de mutação espontânea. A maior parte dos estudos não tem encontrado relação óbvia entre uma mutação específica que resulte em uma manifestação clínica. A grande diversidade de fenótipos de NF-1, em indivíduos com a mesma mutação do gene NF-1, sugere que outros fatores estão envolvidos na determinação das manifestações clínicas, mas a natureza desses fatores ainda não foi elucidada. A neurofibromatose tipo 1 apresenta penetrância completa. O gene NF-1 codifica um mRNA, cujo produto é uma proteína chamada de neurofibromina, que atua como agente supressor de tumor. Quando as mutações ocorrem no gene NF-1, a neurofibromina defeituosa não pode inativar o oncogene *ras*, o que resulta em níveis aumentados de *ras* ligado à guanosina trifosfato (GTP) e uma alteração nos sinais que controlam o crescimento e a multiplicação celular. O gene da NF-2 está localizado no cromossomo 22q12, que codifica uma proteína denominada merlin, similar a proteínas do citoesqueleto das células de praticamente todos os tecidos, especialmente células de Schwann, células meníngeas e nervos cranianos X e XI.
	Clínica	As manifestações clínicas da NF-1 são diversas e afetam praticamente todo o organismo. **Manchas café com leite ou *café au lait* (MAL).** São máculas com bordas regulares, bem definidas, normalmente, ovais e suaves, que apresentam uniformidade de pigmento (Figura 1). O tamanho pode variar de 10 mm até mais de 15 cm de diâmetro. A distribuição é aleatória, mas há poucas manchas na face e são ausentes em palmas, plantas, couro cabeludo e mucosa oral. As características típicas das MAL são: tamanho de 0,5 cm em pré-púberes ou 1,5 cm em pós-púberes e em número maior ou igual a seis máculas. Podem estar presentes logo ao nascimento ou serem congênitas, e podem levar meses ou até anos para se tornarem mais evidentes e aumentar progressivamente em número e tamanho. No homem, a intensidade da cor aumenta na puberdade. Na mulher, essas áreas tornam-se mais escuras com a gestação. Tornam-se escurecidas quando expostas ao sol. As MAL, geralmente, são a primeira manifestação da NF, que leva o pediatra a considerar a hipótese diagnóstica de NF-1. Estão presentes em 95% dos pacientes com neurofibromatose e tendem a esmaecer na vida adulta. **Efélide-símile.** Geralmente é a segunda manifestação clínica que surge na criança. As lesões efélide-símiles estão presentes em áreas não expostas ao sol e não sofrem nenhum tipo de alteração de cor quando expostas aos raios solares. Quando a localização é axilar são conhecidas como sinal de Crowe (Figura 2). Normalmente, surgem durante os primeiros 5 anos de vida e apresentam um tamanho de 1 a 3 mm de diâmetro. Entre 64 e 84% dos indivíduos com NF-1 desenvolverão essas lesões nas axilas, enquanto 52 a 56% as terão na região inguinal. **Neurofibroma.** Tumor benigno mais comum nos pacientes com NF-1. Apresenta consistência amolecida ou firme à palpação e a coloração varia da cor da pele até violácea. Quando pressionados, tendem a invaginar através de uma pequena abertura na pele, fenômeno conhecido como *"button-holing"* (casa de botão). Os neurofibromas cutâneos podem ser sésseis, pedunculados, cônicos ou lobulados (Figura 3), com localização em cabeça, tronco e membros (incluindo palmas e plantas), e seu número pode variar de poucos a milhares. Seu tamanho é variável. Geralmente, os neurofibromas são lesões assintomáticas; porém, alguns indivíduos se queixam de prurido e dor. Existe um aumento do número de neurofibromas durante a puberdade e a gravidez. Os neurofibromas estão presentes em 94% dos adultos acima dos 30 anos de idade que apresentam a doença. Os neurofibromas areolares ocorrem em cerca de 85% das mulheres com NF e surgem após a puberdade.

Neurofibroma plexiforme (NP). Tumor benigno, altamente vascularizado, localmente invasivo e pode estar presente desde o nascimento. Normalmente, afeta os nervos cranianos V, IX e X. Quando palpado, dá a sensação de saco de filariontes ou de barbante. Frequentemente provoca crescimento exagerado dos tecidos moles, classicamente referido como *le tumeur royale*, e pode causar disfunção, dor e desfiguração (Figuras 4 e 5). Os tumores podem ser superficiais, nodulares ou profundos, e estão muitas vezes associados a hiperpigmentação ou hipertricose local. A hipertrofia do osso subjacente ao neurofibroma plexiforme é um achado relativamente comum. Os NP apresentam uma história natural muito variável, pois algumas lesões podem se manter quiescentes por longo período, enquanto outras podem crescer agressivamente, especialmente, durante a infância e a adolescência. Sua localização mais comum é o tronco (43%), seguido por cabeça e pescoço (42%) e extremidades (15%). Quando localizado na órbita pode causar ptose, glaucoma e diminuição da visão, e com frequência produz exoftalmia. Estatisticamente, 16 a 40% dos pacientes com NF-1 apresentam NP. Múltiplos NP podem ser encontrados em 12,5 a 21% dos pacientes. Existe um risco de 2 a 5% de haver transformação maligna (Figuras 6 e 7) deste tumor, que, nesses casos, é agressiva e invasiva.

Nódulos de Lisch. É a manifestação oftalmológica mais comum na NF-1. São nódulos que ocorrem, na maioria das vezes, bilateralmente. São mais bem identificados por intermédio da lâmpada de fenda, apresentando-se como nódulos de 1 a 2 mm, lisos, bem definidos, gelatinosos, com formato elevado de abóbada, localizados na íris. As cores do nódulo variam entre transparente, amarelo a marrom (Figura 8), dependendo do grau de pigmentação da íris. Em íris claras apresentam-se como áreas mais escuras, enquanto em íris castanhas ou castanho-escuras esses nódulos se apresentam mais claros do que a íris. A localização varia desde a margem da pupila até a periferia. Eles podem ser minúsculos, observados somente por intermédio da lâmpada de fenda, ou grandes nódulos, que podem ser vistos a olho nu. Podem ser poucos ou até mais de cem nódulos. São menos frequentes na criança, e sua incidência aumenta com a idade, estando presentes em 73 a 100% dos pacientes com mais de 20 anos com NF. Os nódulos de Lisch são extremamente raros na população em geral, sendo, portanto, praticamente um sinal patognomônico para NF-1.

Glioma óptico. É a alteração mais comum no cérebro de pacientes com NF-1, e ocorre em 15 a 30% dos casos. Destes, somente 30 a 50% tornam-se sintomáticos. O período de maior risco de desenvolvimento de glioma óptico sintomático na NF-1 é durante os seis primeiros anos de vida. É um tumor muitas vezes não progressivo, mas os sintomas clínicos podem variar: queixa de alteração na acuidade visual e no campo visual, distorção na fixação biocular, alteração da função da pupila, diminuição da visão para cores, cefaleia, vômito, proptose, estrabismo, dor, anorexia e nistagmo. A proptose é o sintoma mais dramático do glioma óptico. As crianças com este tumor, geralmente, apresentam diminuição da visão no olho afetado. Proptose ocorre em aproximadamente 30% das crianças com tumores sintomáticos.

Alteração óssea. Ocorre em cerca de 5% dos pacientes com NF-1. Frequentemente são benignas, embora alguns pacientes sejam gravemente afetados, com arqueamento de ossos longos e fraturas. A pseudoartrose está limitada a um local. O osso mais acometido é a tíbia, seguido de rádio, fêmur, ulna, púbis e clavícula. O envolvimento bilateral é raro. Normalmente, torna-se evidente no primeiro ano de vida. As fraturas podem ocorrer com 2 anos de idade. O exame físico nos quatro membros é mandatório para que se possa detectar instabilidade óssea nos locais de pseudoartrose. O adelgaçamento da cortical óssea e a curvatura de ossos longos são lesões ósseas displásicas que também podem ocorrer nestes indivíduos. As asas do osso esfenoide também podem se apresentar displásicas, podendo produzir alterações na parede da órbita e sela túrcica, resultando em exoftalmia. Geralmente, a displasia é unilateral e afeta mais frequentemente a asa maior.

A NF-2 é uma doença caracterizada por neuromas do VIII par craniano, tumores em células derivadas da crista neural e anomalias oculares. O início dos sintomas ocorre, geralmente, na terceira década de vida. Entre os tumores associados ao sistema nervoso central que podem estar presentes o mais característico é o schwannoma vestibular, que se apresenta na forma bilateral em 85 a 90% dos casos. Os sintomas típicos associados a esse tumor são hipoacusia e vertigem. Frequentemente, há também o desenvolvimento de schwanomas cutâneos. Aproximadamente metade dos pacientes com NF-2 apresenta poucas manchas café com leite, raramente excedendo seis manchas. Outros achados clínicos importantes são as anomalias oculares, como catarata e hamartomas retinianos. Não existem alterações cognitivas na NF-2.

Diagnóstico

O diagnóstico de NF-1 requer a presença de dois ou mais critérios a seguir:
- Seis ou mais manchas café com leite, maiores que 0,5 cm em seu maior diâmetro, em indivíduos pré-púberes, e maiores que 1,5 cm em seu maior diâmetro, em indivíduos pós-púberes
- Dois ou mais neurofibromas de qualquer tipo ou um ou mais neurofibromas plexiformes
- Ffélides na região axilar ou inguinal
- Glioma óptico (tumor de via óptica)
- Dois ou mais nódulos de Lisch (hamartomas de íris)
- Uma lesão óssea peculiar como displasia da asa do esfenoide ou adelgaçamento do córtex de ossos longos (com ou sem pseudoartrose)
- Um parente de primeiro grau (pai, irmão ou filho) com o diagnóstico.

O diagnóstico molecular, como reação da cadeia de polimerase (PCR) ou hibridização *in situ*, pode ser útil em certos casos, como em indivíduos com apresentação clínica incomum ou em crianças que ainda não completam os critérios diagnósticos da doença ou como parte do aconselhamento genético. Os testes genéticos já estão disponíveis.

O diagnóstico de NF-2 é eminentemente clínico, com os sintomas ocasionados pelo neuroma do nervo acústico.

	Diagnóstico diferencial	Esclerose tuberosa, síndrome dos múltiplos lentigos (LEOPARD), síndrome de McCune-Albright, síndrome de Proteus, síndrome de Bannayan-Riley-Ruvalcaba e síndrome de Jaffe-Campanacci.
	Tratamento	O manejo dos pacientes inclui um grupo interdisciplinar para o controle dos sintomas, os quais incluem dores ósseas, cefaleia, prurido nos neurofibromas, convulsão e hipertensão. Deve-se tratar também o transtorno de aprendizado e a alteração funcional gastrintestinal. A principal terapia usada no tratamento dos neurofibromas é a excisão cirúrgica. Mas pode ser usado o *laser* de dióxido de carbono ou mesmo a eletrocauterização para o tratamento de pequenos neurofibromas. O tratamento do neurofibroma plexiforme tem sido principalmente cirúrgico, mas como tende a infiltrar e envolver estruturas saudáveis, a ressecção cirúrgica completa é indicada, mas raramente é bem-sucedida. Diversos quimioterápicos e imunobiológicos estão em estudos para o tratamento dos neurofibromas e neurofibromas plexiformes. É fundamental que se faça o aconselhamento genético. A gravidade da doença nos descendentes afetados é incerta. Portanto, um genitor com uma determinada complicação não necessariamente terá um filho com NF-1 e a mesma complicação.

Quadro 1 Diferenciação entre neurofibromatose tipo 1 (NF-1) e tipo 2 (NF-2).

Características	NF-1	NF-2
Incidência ao nascimento	1/2.500	1/40.000
Prevalência	1/5.000	1/210.000
Herança	Autossômica dominante e apresenta história familial em 50% dos casos	Autossômica dominante e apresenta história familial em 50% dos casos
Locus do gene	17q11.2	22q12.1
Tamanho do gene	60 éxons	17 éxons
Produto do gene	Neurofibromina	Merlin
Lesões cutâneas		
• Manchas café com leite	Aproximadamente 100%	1%
• Efélides-*símiles*	Aproximadamente 70%	–
• Neurofibromas cutâneos	> 95% dos adultos	27%, mas são em menor número que na NF-1
Tumores do sistema nervoso	Neurofibromas plexiformes, 30% Neurofibrossarcoma, 2 a 4% Astrocitoma, 2% Schwannomas de nervos periféricos, 26% Astrocitoma, 4% Ependimoma, 2 a 5%	Neuromas acústicos bilaterais (> 90% dos adultos) Meningiomas, 45%
Características oftalmológicas	Nódulos de Lisch > 90% Glioma óptico sintomático, 2 a 5% Hamartomas retinianos	Opacidade subcapsular posterior do cristalino (81%), normalmente assintomático
Alterações cognitivas	Transtorno de aprendizado	Nenhuma

Seção 2 | Afecções Dermatológicas de A a Z

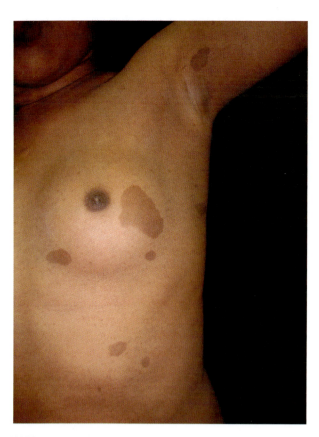

FIGURA 1 Manchas café com leite. Máculas acastanhadas na região do tronco.

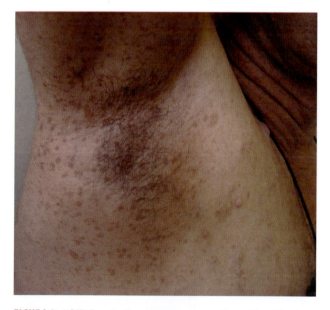

FIGURA 2 Efélide-símile. Efélides na região axilar (sinal de Crowe).

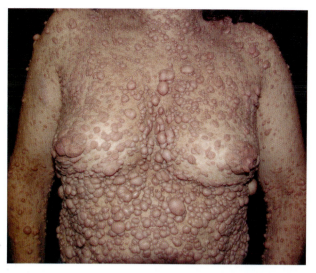

FIGURA 3 Neurofibromas. Lesões pedunculadas e sésseis na região anterior do tórax e dos membros superiores.

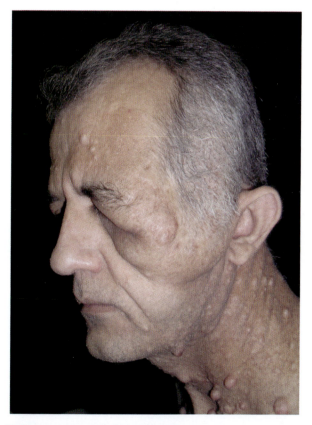

FIGURA 4 Neurofibroma plexiforme. Acomete o terço superior de hemiface esquerda, associado ao crescimento de partes moles.

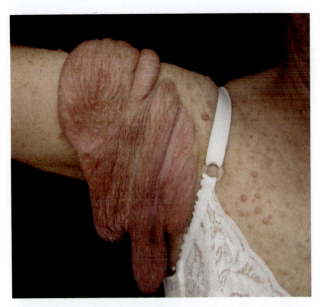

FIGURA 5 Neurofibromatose. Lesão pedunculada, amolecida, dando ao toque a sensação de "saco de barbante".

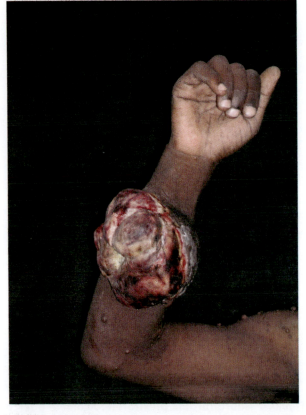

FIGURA 6 Neurofibrossarcoma. Malignização (crescimento rápido com ulceração) de um neurofibroma plexiforme localizado no antebraço direito.

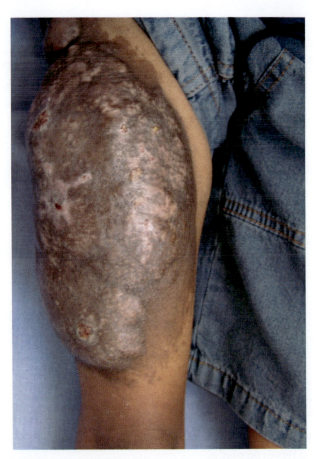

FIGURA 7 Neurofibrossarcoma. Aumento de volume e consistência ao toque, com exulceração na superfície.

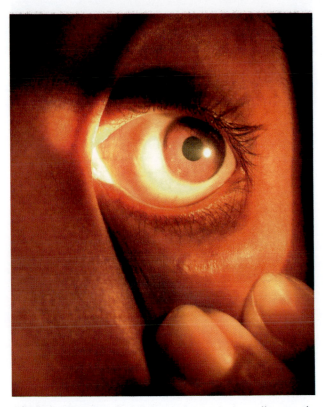

FIGURA 8 Nódulos de Lisch. Lesões visíveis a olho nu, de tonalidade acastanhada, localizadas na íris.

NEVO AZUL

Larissa Mitraud Alves Cardinali • Bernard Kawa Kac

Sinonímia		Nevo azul de Jadassohn-Tieche e melanocitoma dérmico.
Epidemiologia		Normalmente é adquirido, raramente congênito. Surge durante a infância ou adolescência, e não apresenta regressão espontânea. Não tem predomínio de sexo.
Etiologia		Decorrente de uma falha na migração dos melanócitos para a junção dermoepidérmica a partir da crista neural, durante a embriogênese. Alguns deles permanecem na derme profunda, especialmente no couro cabeludo, região sacra, dorso das mãos e dos pés, locais de acometimento mais comuns do nevo azul.
Clínica		**Nevo azul comum.** É caracterizado por pápula, com diâmetro inferior a 1 cm, de cor azul, azul-acinzentada ou preto-azulada devido ao efeito Tyndall. Apresenta forma arredondada e bem definida (Figuras 1 e 2). Em aproximadamente 50% dos casos localiza-se no dorso de mãos e pés, sendo a face outro lugar frequente (Figura 3). Costumam ser solitários, mas podem ser múltiplos, agrupados e inclusive formar placas (Figura 4) ou surgir sobre nevo *spilus*. Pode afetar mucosas e locais extracutâneos. **Nevo azul celular.** Caracteriza-se por lesão de tamanho maior (1 a 3 cm) e com localização preferencial em nádegas, região sacra e couro cabeludo. Apresenta maior risco de transformação para melanoma, principalmente nas lesões do couro cabeludo. A proporção da variante comum para a variante celular é de 5:1. O nevo azul maligno representa um melanoma com características morfológicas do nevo azul ou um melanoma que se desenvolve sobre um nevo azul. **Nevo azul maligno.** Pode advir *de novo*, de um nevo azul benigno, de um nevo de Ota ou de um nevo de Ito. Clinicamente, apresenta crescimento acelerado, diâmetro maior que 1 cm, forma placas ou lesões multinodulares e pode ulcerar. O couro cabeludo é o local mais acometido e as metástases para linfonodos são as mais comuns. Outros subtipos mais raros que foram descritos são: nevo azul com satelitose, linear e eruptivo que também é chamado de agminado ou em placa. **Nevo azul com satelitose.** É muito raro, com somente 8 casos descritos na literatura mundial. A presença de bordas irregulares e satelitose é altamente sugestiva de malignidade, e a biopsia excisional é mandatória. O exame histopatológico demonstra melanócitos das lesões satélites ao redor de vasos e nervos, indicando que essas podem ser as vias de disseminação. **Nevo azul eruptivo ou agminato.** Caracteriza-se pelo aparecimento de numerosas lesões de nevo azul plano ou elevado na pele que sofreu algum traumatismo. Surge sobre a pele normal ou sobre mácula lentiginosa em uma área bem delimitada, geralmente não maior que 10 cm, em um curto período de tempo. Nos pacientes em uso de fármacos imunossupressores as lesões podem ser difusas ou localizadas. Na presença de endocrinopatias e em pacientes imunossuprimidos, tendem a ser disseminadas. Após doenças vesicobolhosas como síndrome de Lyell, de Stevens-Johnson, eritema multiforme e, mais recentemente, após infecção pelo vírus varicela-zóster, acometem apenas os locais envolvidos previamente.
Diagnóstico		O diagnóstico é clínico, dermatoscópico e histopatológico. A histopatologia caracteriza-se pela presença, na derme superficial e média, de melanócitos alongados, muito pigmentados e dendríticos, que se dispõem paralelamente à epiderme. Encontram-se também melanófagos na derme. A presença de estruturas como bordas irregulares, estrias e satelitose é altamente sugestiva de lesão maligna. O nevo azul celular apresenta as mesmas características do anterior, associadas a agrupamentos de células fusiformes de citoplasma claro com melanina escassa ou ausente. Na dermatoscopia encontramos área azul homogênea (Figura 5).
Diagnóstico diferencial		Melanoma, nevo melanocítico composto, histiocitoma, carcinoma basocelular pigmentado, dermatofibroma, hemangioma trombosado, tumor glômico, hidrocistoma apócrino, tatuagem acidental com grafite, entre outros.
Tratamento		O nevo azul comum não precisa ser excisado. A exérese total está indicada em lesões de crescimento progressivo, localizadas em região pouco frequente, com aparecimento na idade adulta, diâmetro maior que 1 cm, ou lesão em placa, multinodular ou ulcerada. No caso do nevo azul congênito gigante, a ressecção cirúrgica deve ser feita antes da puberdade, pois a evolução para melanoma costuma ocorrer nos primeiros 5 anos de vida, diferentemente das lesões médias e pequenas que ocorrem após a puberdade.

780 Seção 2 | Afecções Dermatológicas de A a Z

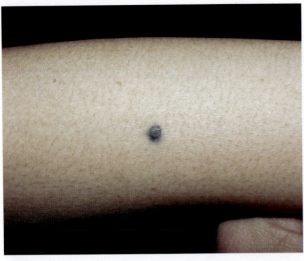

FIGURA 1 Nevo azul. Pápula arredondada, bem definida, de coloração azul. (Cortesia do Dr. Sérgio Serpa.)

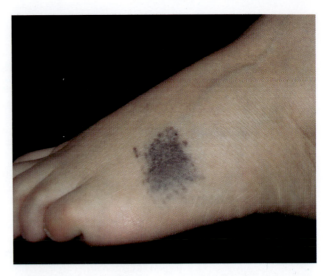

FIGURA 4 Nevo azul. Placa azulada, localizada no dorso do pé.

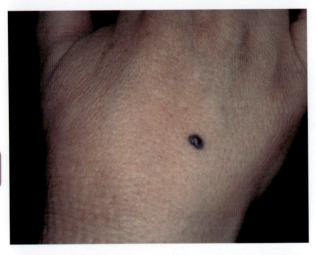

FIGURA 2 Nevo azul. Lesão papulosa, de tonalidade azulada, localizada no dorso da mão.

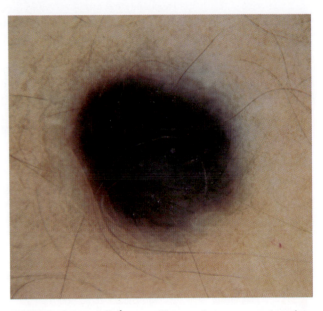

FIGURA 5 Nevo azul. Área azul homogênea, caracterizando o achado dermatoscópico mais sugestivo de nevo azul.

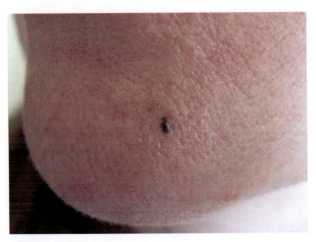

FIGURA 3 Nevo azul. Pápula azulada na região mentoniana da face.

NEVO COMEDÔNICO

Angela Beatriz Schwengber Gasparini

=	**Sinonímia**	Comedonevo.
📈	**Epidemiologia**	Trata-se de um hamartoma pilossebáceo raro. Encontrado desde o nascimento em até 50% dos casos, ou durante a infância, antes dos 10 anos de idade. Não apresenta predileção por sexo ou etnia. A maioria dos casos é esporádica, embora casos familiais tenham sido relatados.
❓	**Etiologia**	As hipóteses mais aceitas são o mosaicismo genético (mutação no gene *FGFR-2*) ou alterações da porção mesodérmica da unidade pilossebácea, que impedem a maturação dos folículos pilosos e das glândulas sebáceas.
👁	**Clínica**	Caracteriza-se por óstios foliculares dilatados, encimados por tampões córneos escuros semelhantes a comedões (Figura 1). Pápulas, pústulas, abscessos, cistos e cicatrizes são encontrados, com frequência, na adolescência, por influência hormonal. Localiza-se geralmente na face, no tronco, na região cervical e nas extremidades, tendo distribuição unilateral, geralmente segmentar ou linear seguindo as linhas de Blaschko (Figura 2). Raramente ocorrem lesões bilaterais e/ou múltiplas. Em uma minoria de casos, há associação com anormalidades esqueléticas, dentárias, neurológicas ou oculares, quando passa a ser denominada *síndrome do nevo comedônico*.
🔍	**Diagnóstico**	Clínico, confirmado por exame histopatológico.
≠	**Diagnóstico diferencial**	Acne neonatal, cloracne, comedões disceratóticos de origem familial, doença de Favre-Raucochot, acne conglobata com comedões extensivos e nevo poroceratótico do ducto ostial écrino.
💊	**Tratamento**	Excisão cirúrgica está indicada para lesões pequenas. As lesões maiores podem ser manejadas com dermoabrasão cirúrgica, tretinoína e agentes ceratolíticos (ácido salicílico, ureia, lactato de amônia). A isotretinoína oral pode ser indicada para a prevenção de cistos recorrentes em determinados casos. Na ocorrência de infecção secundária, recomendam-se antibióticos sistêmicos.

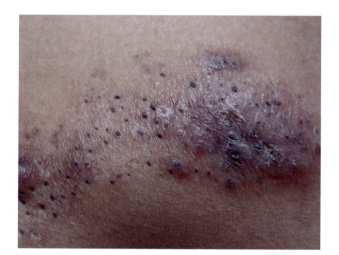

FIGURA 1 Nevo comedônico. Óstios foliculares dilatados, encimados por tampões córneos simulando comedões.

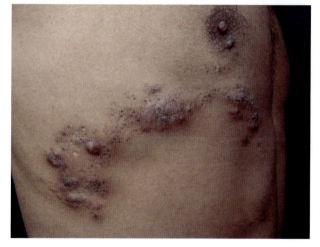

FIGURA 2 Nevo comedônico. Disposição linear característica, com a presença de nódulos com tendência à supuração.

NEVO DE ITO

Rubem David Azulay • Fabiano Roberto Pereira de Carvalho Leal

=	**Sinonímia**	*Nevus fuscoceruleus acromiodeltoideus.*
	Epidemiologia	Distúrbio muito comum na população asiática e na raça negra. Pode surgir ao nascimento, primeiro ano de vida ou adolescência.
	Etiologia	Defeito na embriogênese das células da crista neural causado por melanócitos ectópicos na derme.
	Clínica	Mácula acastanhada ou cinza azulada, podendo ser moteada, localizada na distribuição dos nervos supraclavicular posterior e braquiocutâneo lateral, envolvendo o ombro (Figuras 1 e 2), a região lateral do pescoço e área supraclavicular. Pode ou não ocorrer em associação com nevo de Ota. A cor azul azulada é explicada pelo efeito óptico Tyndall, que ocorre quando há melanócitos na derme.
	Diagnóstico	Clínico e histopatológico.
≠	**Diagnóstico diferencial**	Eritema pigmentar fixo e hipercromia residual.
	Tratamento	Consiste em múltiplas sessões com altas fluências de *Q-switched* rubi, alexandrite ou Nd-Yag *laser*. Pode ocorrer hipocromia residual como consequência da destruição da melanina epidérmica.

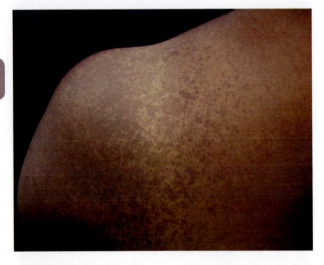

FIGURA 1 Nevo de Ito. Mácula acastanhada, na região posterior supraclavicular, atingindo também o ombro e o braço esquerdo.

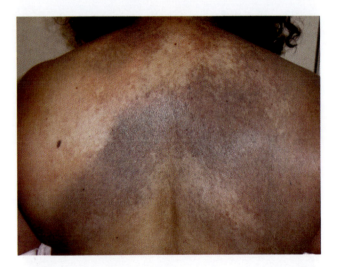

FIGURA 2 Nevo de Ito. Mancha cinza-azulada que se estende da região do ombro até a região escapular.

NEVO DE OTA

Sofia Sales Martins • Leonardo Spagnol Abraham • Rubem David Azulay

=	**Sinonímia**	*Nevus fuscoceruleus,* nevo oftalmomaxilar e melanocitose oculodermal.
	Epidemiologia	Distúrbio comum em asiáticos e negros e raro em caucasianos. Na maioria dos casos ocorre na primeira infância ou puberdade, sem tendência à involução espontânea. Em geral, está presente ao nascimento em dois terços dos pacientes afetados. Mulheres são afetadas cinco vezes mais afetadas do que homens. Em 5% dos casos é bilateral (nevo de Hori).
	Etiologia	Pode ser congênito, mas não hereditário. Acredita-se em um defeito na embriogênese das células da crista neural causado por melanócitos ectópicos na derme.
	Clínica	Mácula acastanhada, acinzentada ou azul-enegrecida, localizada mais comumente na área de distribuição do primeiro e segundo ramos do nervo trigêmeo (Figuras 1 a 3). Em dois terços dos casos a esclera ipsilateral está comprometida (Figura 4). Raramente acomete córnea, conjuntiva, retina e nervo óptico, não provocando alteração na acuidade visual. Mamilações na íris (Figura 5) e glaucoma podem ocorrer em até 10% dos pacientes, devido à hiperpigmentação do trabeculado, o que dificulta a drenagem do humor aquoso e leva à hipertensão intraocular. As lesões tendem a persistir durante toda a vida, podendo ocorrer flutuações na intensidade da cor em períodos de alterações hormonais, como menstruação, gravidez e menopausa. Apesar de ser considerada uma lesão benigna, pode dar origem ao melanoma, especialmente no trato uveal (1 a cada 400), por isso é importante avaliar esses pacientes quanto aos sinais de malignidade. O nevo de Hori caracteriza-se por máculas cinza-azuladas ou acastanhadas na região zigomática, bilateralmente (Figura 6), sendo descrito mais comumente em mulheres asiáticas entre 20 e 70 anos. Não compromete olhos e mucosa oral e pode ser diagnosticado erroneamente como melasma.
	Diagnóstico	É clínico e histopatológico. O diagnóstico deve ser complementado pelo exame oftalmológico. À microscopia confocal os melanócitos apresentam características específicas, estando entremeados difusamente entre as fibras colágenas e não apresentando pleomorfismo, o que permite diferenciar o nevo de Ota de outras lesões melanocíticas e especialmente de lesões malignas ou focos de malignização.
≠	**Diagnóstico diferencial**	Melasma, hiperpigmentação pós-inflamatória, ocronose, melanocitose dérmica.
	Tratamento	Laserterapia com *Q-switched* rubi, alexandrite ou Nd-Yag *laser* são eficazes quando realizadas múltiplas sessões, com baixas taxas de recorrência.

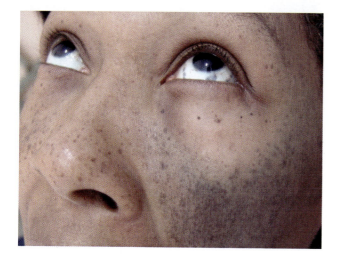

FIGURA 1 Nevo de Ota. Mácula de tonalidade azulada, acometendo a região malar esquerda e atingindo a conjuntiva do olho esquerdo.

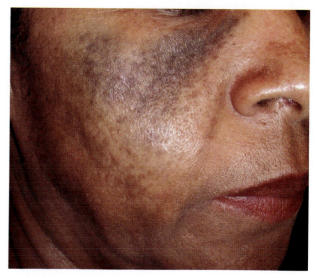

FIGURA 2 Nevo de Ota. Mácula cinza-acastanhada na região malar, fazendo diagnóstico diferencial com ocronose exógena.

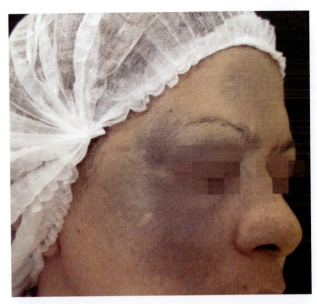

FIGURA 3 Nevo de Ota. Mácula cinza-azulada na região malar direita. O diagnóstico diferencial com melasma deve ser considerado.

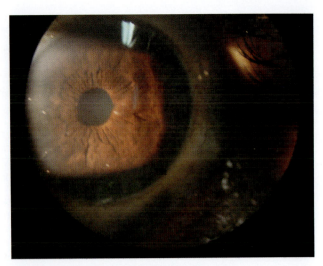

FIGURA 5 Nevo de ota. Exame com lâmpada de fenda do olho esquerdo revelando hipercromia da íris. (Cortesia do Dr. Erick Marcet Santiago de Macedo.)

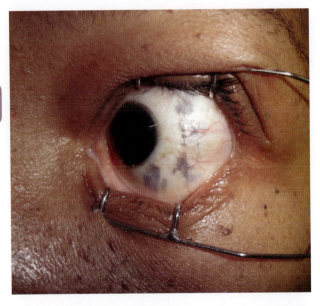

FIGURA 4 Nevo de Ota. Hiperpigmentação cinza-azulada da esclera do mesmo lado do nevo.

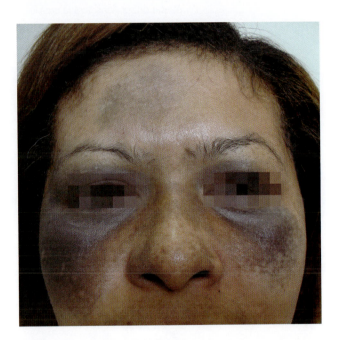

FIGURA 6 Nevo de Hori. Lesões cinza-azuladas que comprometem a região zigomática bilateralmente. (Cortesia do Dr. Leonardo Spagnol Abraham.)

NEVO EPIDÉRMICO VERRUCOSO

Orietta Mata Jiménez • Larissa Hanauer de Moura

=	**Sinonímia**	Nevo epidérmico verrucoso não epidermolítico e nevo epidérmico linear.
	Epidemiologia	Frequentemente presente ao nascimento, mas também pode surgir durante a infância. A transformação maligna é rara.
	Etiologia	Defeito congênito da pele, caracterizado por hiperplasia de ceratinócitos, ou seja, um hamartoma de células epidérmicas. São descritas mutações no oncogene *PIK3CA*, também envolvido no surgimento de ceratoses seborreicas, entre outras mutações.
	Clínica	Caracteriza-se por pápulas redondas ou ovais, inicialmente cor da pele, evoluindo para a coloração marrom-clara ou escura, com superfície verrucosa ou aveludada e bordas bem definidas; raramente, pode ser hipopigmentado. Localiza-se, em geral, na cabeça e no pescoço, mas pode acometer qualquer região do corpo, apresentando-se em arranjo linear, seguindo as linhas de Blaschko. O nevo epidérmico pode ser localizado, chamando-se então *nevus unius lateralis* (Figura 1), quando se restringe a uma área; ou generalizado ou sistematizado (Figura 2), quando as lesões são disseminadas. O nevo epidérmico é uma lesão benigna e assintomática, mas ocasionalmente, quando disseminada, pode estar acompanhada por anormalidades oculares, esqueléticas, no sistema nervoso central, e também de outros hamartomas cutâneos, denominando-se esse conjunto de *síndrome do nevo epidérmico* (Figura 3). Uma variante do nevo epidérmico é conhecida como NEVIL (nevo epidérmico verrucoso inflamatório linear) e surge mais frequentemente na infância (Figura 4). Caracteriza-se por pápulas eritematoescamosas, pruriginosas, tendo como característica principal exacerbações inflamatórias periódicas, o que confere às lesões um aspecto eczematoso ou psoriasiforme. Diferentemente do nevo epidérmico verrucoso, os pacientes com NEVIL não apresentam alterações neurológicas.
	Diagnóstico	Baseia-se na história, no exame físico e na histopatologia, que se caracteriza por hiperplasia epidérmica com hiperceratose, acantose e papilomatose.
≠	**Diagnóstico diferencial**	Líquen plano linear, líquen estriado, psoríase linear e poroceratose linear.
	Tratamento	Crianças com nevo epidérmico com lesões múltiplas e disseminadas precisam de avaliação conjunta com pediatria para descartar anomalias sistêmicas. Pode-se utilizar a crioterapia, a eletrocoagulação ou *laser* fracionado ablativo. Todas estas opções apresentam resultados estéticos pouco satisfatórios e frequente recidiva. O uso tópico de tretinoína 0,1% e 5-fluoruracila 5%, em oclusão durante 10 semanas, tem sido descrito com benefício limitado. O tratamento cirúrgico é a primeira opção terapêutica, sendo preciso considerar o tamanho e a localização da lesão.

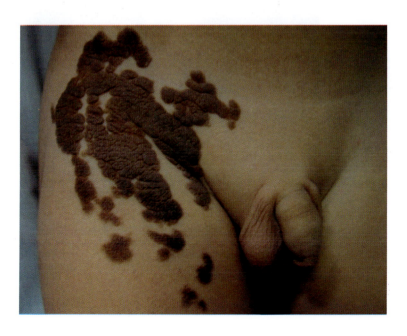

FIGURA 1 **Nevo epidérmico verrucoso.** *Nevus unius lateralis*, mostrando a disposição localizada em um dimídeo.

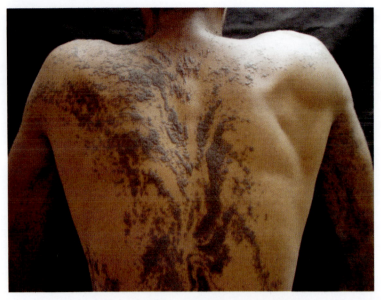

FIGURA 2 Nevo epidérmico verrucoso. Paciente com nevo epidérmico generalizado ou sistematizado, apresentando lesões disseminadas pelo tronco, sem comprometimento de outros sistemas.

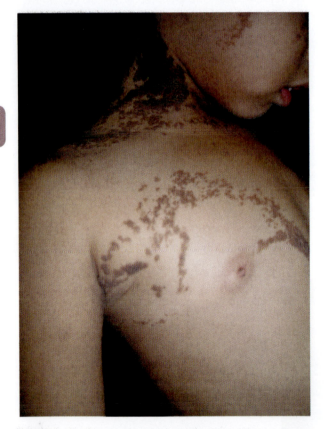

FIGURA 3 Síndrome do nevo epidérmico. Paciente com comprometimento neurológico e lesões verrucosas generalizadas, algumas seguindo as linhas de Blaschko.

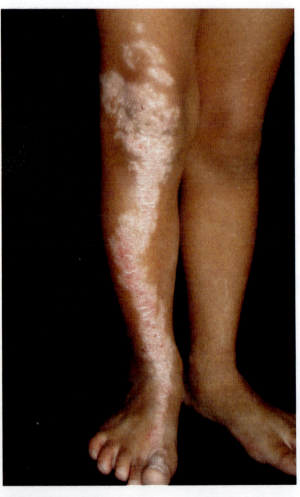

FIGURA 4 Nevo epidérmico verrucoso. Lesões eritematoescamosas, pruriginosas, localizadas unilateralmente no membro inferior de criança. Variante conhecida com NEVIL.

NEVO INTRADÉRMICO CEREBRIFORME

Larissa Hanauer de Moura • Aguinaldo Bonalumi Filho

=	**Sinonímia**	*Pseudocutis verticis gyrata.*
	Epidemiologia	Afeta predominantemente o sexo feminino. Representa a maioria dos casos de *cutis verticis gyrata* secundária a tumores.
	Etiologia	É uma forma rara de nevo melanocítico congênito gigante.
	Clínica	Normalmente, se manifesta ao nascimento ou logo nos primeiros anos de vida, apresentando-se da cor da pele ou, ocasionalmente, hiperpigmentado, com crescimento lento em tamanho e espessura. Frequentemente, há um crescimento repentino dos cinco aos 10 anos de idade e, em alguns casos, após gravidez, histerectomia ou exploração cirúrgica da lesão. Gradualmente as lesões tornam-se cerebriformes. A massa firme e assimétrica varia no tamanho, com média de 14 × 13 cm. A lesão é nitidamente demarcada. A localização mais comum é a parieto-occipital (Figura 1). Alopecia progressiva é comum, constituindo, muitas vezes, um problema estético adicional. O cabelo é particularmente escasso sobre as circunvoluções, com algumas mechas mantidas nos sulcos (Figura 2). Os pacientes frequentemente se queixam de odor fétido no couro cabeludo, assim como prurido, sensação de queimação e dor. Pode ocorrer infecção recorrente com formação de abscesso (requerendo incisão e drenagem) na massa do couro cabeludo, às vezes, associada a episódios febris, calafrios e linfadenopatia cervical. Entre 4 e 10% dos pacientes com nevo melanocítico congênito cerebriforme podem apresentar transformação para melanoma, ainda nas etapas iniciais da lesão. Aumento de linfonodos não é necessariamente um sinal de desenvolvimento de melanoma. Pacientes portadores de nevo intradérmico cerebriforme não apresentam déficit cognitivo.
	Diagnóstico	O diagnóstico é clínico-histopatológico, já que deve ser diferenciado das outras causas de *cutis verticis gyrata*. O acompanhamento deve ser o mesmo que nos nevos melanocíticos congênitos gigantes. Exames por imagem, como tomografia ou ressonância magnética, ajudam a afastar um possível comprometimento neurológico ou oftálmico, ao mesmo tempo que delimitam a lesão.
≠	**Diagnóstico diferencial**	*Cutis verticis gyrata*, paquidermoperiostose, cilindroma, acromegalia e *cutis laxa* (elastólise).
	Tratamento	Indicada a exérese cirúrgica completa da lesão, em virtude da possibilidade de transformação para melanoma.

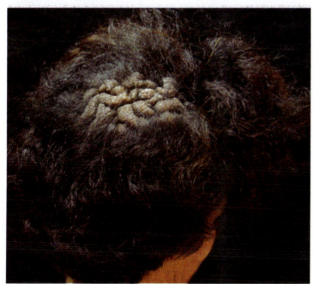

FIGURA 1 Nevo intradérmico cerebriforme. Nevo melanocítico apresentando-se sob a forma de circunvoluções localizadas na região parieto-occipital.

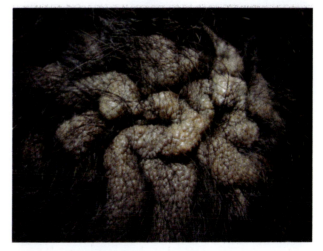

FIGURA 2 Nevo intradérmico cerebriforme. Detalhe da lesão com escasso cabelo sobre as circunvoluções.

NEVO LIPOMATOSO SUPERFICIAL

Angela Beatriz Schwengber Gasparini • Larissa Mitraud Alves Cardinali

	Sinonímia	Nevo lipomatoso de Hoffman e Zurhelle.
	Epidemiologia	Hamartoma raro que pode estar presente ao nascimento ou se desenvolver nas primeiras duas décadas de vida. Outra forma de apresentação, menos frequente, surge na idade adulta. Não há preferência por sexo.
	Etiologia	Desconhecida. Existe a teoria de que uma coleção de adipócitos maduros ectópicos na derme seria consequência de mudanças degenerativas nos tecidos conjuntivos.
	Clínica	Na forma clássica (múltipla), as lesões são papulosas, cor da pele ou amareladas, e agrupadas em trajeto linear ou zosteriforme, acometendo preferencialmente nádegas (Figura 1) e coxas proximais. A segunda forma (solitária) consiste, geralmente, em lesão nodular única, a qual surge na idade adulta e pode acometer, além do quadril (Figura 2), joelhos, axilas, braços, orelhas e couro cabeludo. Em ambas as formas, as lesões são assintomáticas, com ocorrência rara de ulceração, especialmente após traumatismo externo ou isquemia.
	Diagnóstico	Clínico e histopatológico. A presença de agregados de células adiposas maduras na derme, sem conexão com o tecido subcutâneo, é patognomônica ao exame histopatológico.
	Diagnóstico diferencial	Nevo sebáceo, nevo do tecido conjuntivo, linfangioma, neurofibroma, lipofibroma, hipoplasia dérmica focal (síndrome de Goltz).
	Tratamento	Indicado por motivos cosméticos; recomenda-se exérese cirúrgica. Recentemente, foi testado tratamento com fosfatidilcolina intralesional com resultados promissores.

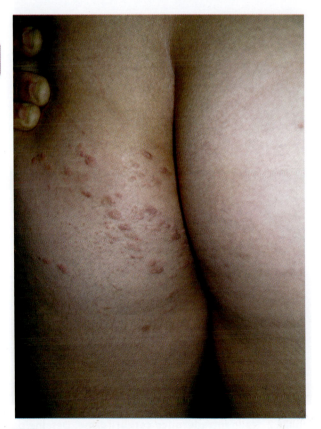

FIGURA 1 Nevo lipomatoso superficial. Lesões papulo-nodulares agrupadas, com tonalidade rósea-amarelada na região glútea esquerda.

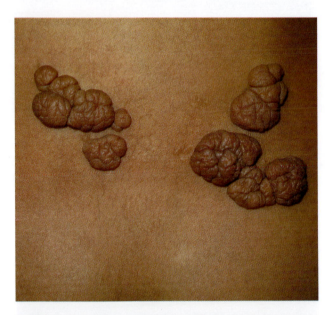

FIGURA 2 Nevo lipomatoso superficial. Nodosidades de coloração amarelada na região lombossacra.

NEVO MELANOCÍTICO ADQUIRIDO

Giuliana Bottino Rangel

=	**Sinonímia**	Nevo celular e nevo nevocítico.
	Epidemiologia	A maioria dos nevos adquiridos se desenvolve durante a segunda e a terceira década de vida e tendem a desaparecer ao longo dos anos. Algumas lesões podem surgir nos primeiros 6 a 12 meses de vida. De uma maneira geral, a prevalência é maior nos indivíduos de fotótipo baixo, exceto as lesões palmoplantares e ungueais, que são mais comuns em negros. A exposição à luz ultravioleta é um fator importante para o desenvolvimento e há evidências de que tamanho, frequência e distribuição dos nevos adquiridos tenham tendência familiar.
	Etiologia	Não é totalmente compreendida. Uma das hipóteses mais aceitas é de que os nevos sejam decorrentes da proliferação de melanócitos na epiderme e/ou sua migração para a derme. Alguns fatores como exposição à radiação ultravioleta, situações de lesão, dano ou cicatrizes cutâneas (queimaduras, epidermólise bolhosa, líquen escleroso), imunossupressão sistêmica e alterações hormonais (gravidez, doença de Addison, alterações tireoidianas) podem desencadear o surgimento e/ou o crescimento dos nevos melanocíticos.
	Clínica	A classificação com base na histopatologia é descrita a seguir. **Nevo melanocítico juncional.** São planos ou ligeiramente elevados, de coloração acastanhada (Figuras 1 e 2). Podem estar distribuídos em qualquer área. Os nevos com localização palmar, plantar, na genitália e mucosa, geralmente, são juncionais. Em geral, estas lesões evoluem de nevo juncional para composto ou intradérmico. **Nevo melanocítico composto.** São pigmentados, de superfície lisa ou papilomatosa, nitidamente definidos, redondos ou ovais. Podem ser elevados e apresentar duas cores (Figuras 3 e 4). O pigmento na lesão é uniforme e tende a se tornar menos intenso ao longo dos anos. Por vezes, pelos se projetam da sua superfície. **Nevo melanocítico intradérmico.** Lesões em forma de cúpula, sésseis, pedunculadas ou polipoides, cor da pele ou acastanhadas (Figuras 5 e 6) e a presença de pelo em sua superfície é comum. Podem estar presentes em diversas localizações, principalmente na face e no couro cabeludo. Pode ocorrer também no aparato ungueal, estendendo-se da matriz à borda distal do leito ungueal, levando ao surgimento da melanoníquia estriada.
	Diagnóstico	Clínico e histopatológico. A dermatoscopia também é útil. A histopatologia do nevo juncional caracteriza-se pela disposição dos ninhos nevoides na camada basal. No nevo intradérmico, esta disposição é na derme e as células podem adquirir um aspecto neuroide. No nevo composto, existe uma associação entre os dois primeiros padrões.
≠	**Diagnóstico diferencial**	Melanoma, lentigo simples, mancha café com leite, ceratose seborreica, nevo azul, dermatofibroma, hemangioma esclerosado, mamilo supranumerário, verruga vulgar e outros.
	Tratamento	A maioria das lesões não requer tratamento. A exérese das lesões está indicada diante de alterações suspeitas, como crescimento, alteração da cor, constante irritação e/ou prurido.

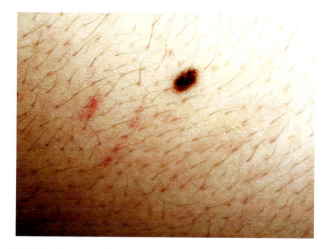

FIGURA 1 Nevo melanocítico juncional. Mácula hipercrômica de contornos irregulares e bem definidos.

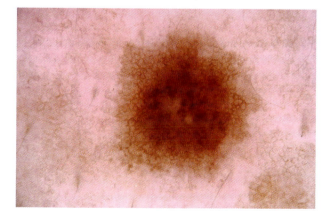

FIGURA 2 Nevo melanocítico juncional. À dermatoscopia, com aumento de 20 vezes, observa-se rede pigmentada regular esmaecendo na periferia. (Cortesia da Dra. Marcela Benez.)

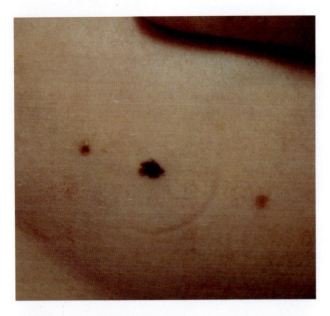

FIGURA 3 Nevo melanocítico composto. Lesão acastanhada, de bordas irregulares e bem delimitadas na mama.

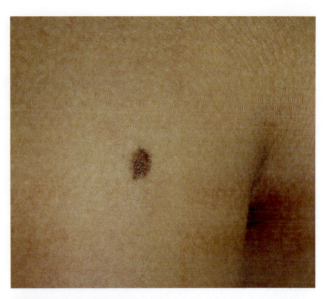

FIGURA 5 Nevo melanocítico intradérmico. Lesão papulosa, castanho-escura no ombro.

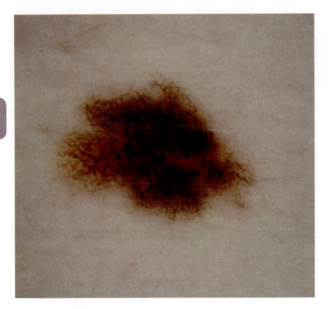

FIGURA 4 Nevo melanocítico composto. À dermatoscopia, observa-se padrão reticuloglobular, castanho-claro e escuro, com presença de rede pigmentada periférica e, no centro, múltiplos glóbulos e pontos.

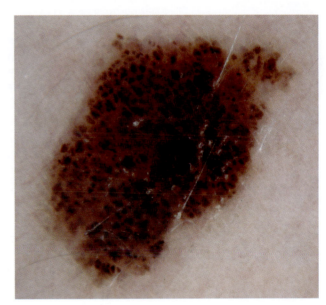

FIGURA 6 Nevo melanocítico intradérmico. Padrão de pedras de calçamento, isto é, presença de glóbulos grandes, por vezes angulados e agrupados à dermatoscopia.

NEVO MELANOCÍTICO ATÍPICO

Marcela Duarte Benez Miller • Juan Piñeiro-Maceira

	Sinonímia	Nevo melanocítico displásico, nevo de Clark, nevo B-K e nevo melanocítico com distúrbio arquitetural (sinonímias aceitas por alguns autores).
	Epidemiologia	A incidência na população, em geral, varia de 1,5 a 18% e aumenta para 35% quando há história familial de melanoma. Apresenta predileção por área fotoexposta e maior prevalência em indivíduos jovens (30 a 40 anos), com início na puberdade. Novos nevos melanocíticos atípicos podem surgir após os 30 anos de idade, mas isso não é muito comum. É frequente a história familial positiva para nevo melanocítico atípico ou melanoma. É um marcador de risco para melanoma, sendo a incidência deste 15 vezes mais alta em pacientes com nevos melanocíticos atípicos do que na população em geral. A maioria dos nevos melanocíticos atípicos não evolui para melanoma, pois, geralmente, o melanoma surge *de novo*. Contudo, a associação melanoma/nevo melanocítico atípico é muito mais comum do que melanoma/nevo melanocítico comum. Quanto maior o número de nevos melanocíticos atípicos, maior o risco para melanoma. Indivíduos com a síndrome do nevo melanocítico atípico têm um risco 150 vezes maior de desenvolver melanoma do que a população em geral.
	Etiologia	Desconhecida. A expressão fenotípica está associada a fatores genéticos e ambientais como: exposição solar, pele clara, cabelos loiros e olhos azuis. Não é comum a mutação no gene *CDKN2A* como nos pacientes com história familial de melanoma. Estudos recentes observaram que alguns nevos melanocíticos atípicos possuem alterações na expressão do *BRAF*, *p16* ou *p53*. Também se observou que esses nevos possuem maior frequência de proliferação do que os nevos comuns por intermédio dos marcadores Ki-67 e ciclina D1.
	Clínica	Nenhuma característica clínica isolada é diagnóstica do nevo melanocítico atípico e uma série de achados é necessária para o seu reconhecimento. São lesões dinâmicas que podem se tornar mais ou menos atípicas, ou se manter estáveis ou mesmo regredir ao longo da vida. Esses nevos melanocíticos podem ser únicos ou múltiplos, ou fazer parte da síndrome do nevo atípico ou síndrome FAMM (do inglês, *familial atypical mole and melanoma syndrome*). Essa síndrome caracteriza-se pela ocorrência de pelo menos um parente de primeiro ou segundo grau com melanoma, presença de grande número de nevos melanocíticos (> 50), alguns clinicamente atípicos e com características histopatológicas displásicas. A regra do ABCDE é aplicada no diagnóstico clínico, mas pode gerar confusão com as características de lesão maligna: • Assimetria • Bordas: irregulares e mal definidas • Coloração: múltiplas cores • Diâmetro: lesões > 5 mm • Elevação: aspecto maculopapuloso ("ovo frito"). São encontrados nas partes superior e posterior do tronco (Figuras 1 e 2), mas podem estar presentes em qualquer região do corpo, inclusive em áreas fotoprotegidas como região mamária, região genital e couro cabeludo.
	Diagnóstico	O diagnóstico de nevo melanocítico atípico envolve aspectos clínicos (já descritos), dermatoscópicos e histopatológicos. **Dermatoscopia.** Presença de rede pigmentar atípica ou alargada, com bordas assimétricas, focos de hiper ou hipopigmentação excêntricos ou centrais, glóbulos com tamanho e distribuição irregulares (Figuras 3 a 8). A ausência de estruturas como pseudópodos, estrias radiais periféricas, véu azul-esbranquiçado e padrão vascular atípico corrobora o diagnóstico de lesão benigna. A Figura 9 demonstra os sinais de alerta em um nevo melanocítico atípico que indicam biopsia excisional da lesão. É classificado quanto à análise de padrões em: *padrão globular*, *homogêneo* ou *reticular*, sendo subdivididos em: difuso, com hipo ou hiperpigmentação central, com hipo ou hiperpigmentação multifocal e com hipo ou hiperpigmentação excêntrica (Figura 10). **Microscopia confocal.** É uma técnica não invasiva que analisa em tempo real e *in vivo* lesões cutâneas, favorecendo o diagnóstico precoce do melanoma e melhor manejo das lesões melanocíticas. *Histopatologia*: as alterações arquiteturais são representadas por uma proliferação melanocítica intraepidérmica organizada em ninhos de tamanhos e formas variados, frequentemente horizontalizados e fusionados, e também como células isoladas distribuídas ao longo da camada basal de cones interpapilares alongados (hiperplasia lentiginosa). A atipia citológica (displasia), em geral, está presente em pequeno grau. Na derme superior observam-se fibroplasia lamelar e infiltrado linfo-histiocitário, com presença de melanófagos e, em muitos casos, também um componente de células melanocíticas distribuídas em ninhos e cordões. A diferenciação histopatológica entre um nevo melanocítico atípico e a fase incipiente de um melanoma pode ser, em alguns casos, bastante difícil. **Biologia molecular.** Mutações no gene supressor tumoral *CDKN2A* podem ocorrer em 20 a 40% dos indivíduos que apresentam história prévia pessoal ou familial de melanoma. Assim, diante de dois ou mais casos de melanoma na família, o teste genético para *CDKN2A* está indicado, quando disponível.

	Diagnóstico diferencial	Nevo melanocítico adquirido, nevo melanocítico congênito (pequeno), nevo de Reed e melanoma. Outros: ceratose seborreica, lentigo solar, ceratose actínica pigmentada e carcinoma basocelular pigmentado.
	Tratamento	A correlação entre nevo melanocítico atípico e o risco aumentado de melanoma existe; porém, a exérese profilática desses nevos melanocíticos não previne o surgimento do melanoma, já que a maioria deles não evolui para malignidade e os melanomas em geral surgem *de novo*. Assim, recomenda-se a *exérese completa* desses nevos com margem de 2 mm (biopsia incisional é contraindicada) quando houver alterações dermatoscópicas evolutivas ou crescimento da lesão; quando diagnóstico diferencial com melanoma for difícil; sinal do patinho feio (lesão clínica e dermatoscopicamente diferente das demais); e lesão nova, clinicamente atípica, especialmente em indivíduos com mais de 50 anos. Alguns estudos justificam a sua exérese, quando se trata de uma ou poucas lesões, especialmente em regiões de difícil monitoramento, como a parte posterior do corpo, ou na impossibilidade de acompanhamento estrito do paciente. Também é recomendada ampliação com no mínimo 5 mm de margem quando o exame histopatológico apresentar muita atipia ou não conseguir excluir melanoma. Diante de um indivíduo com múltiplos nevos melanocíticos atípicos, recomenda-se: pesquisar história pessoal e familial de melanoma, nevo melanocítico atípico ou outros tumores de pele; acompanhamento a cada 3/6/12 meses com exame clínico completo, incluindo áreas duplamente cobertas e couro cabeludo; documentação fotográfica e dermatoscópica; acompanhamento evolutivo com dermatoscopia digital com *mapeamento corporal* de todas as lesões; *exame oftalmológico* em pacientes com FAMM devido ao risco aumentado de melanoma ocular; e orientações quanto a *autoexame* e *fotoproteção*.

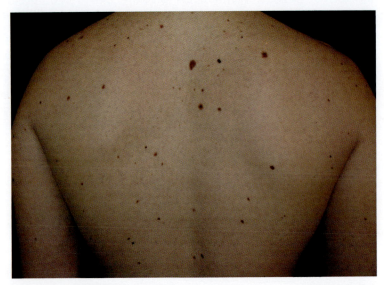

FIGURA 1 **Nevo melanocítico atípico.** Numerosas lesões melanocíticas no dorso, algumas com o aspecto de nevo melanocítico atípico.

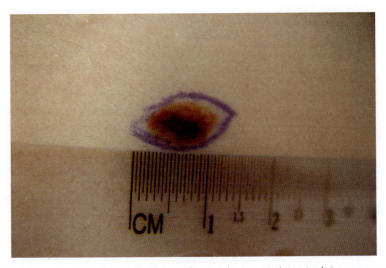

FIGURA 2 **Nevo melanocítico atípico.** Avaliação do nevo atípico inclui a sua medição.

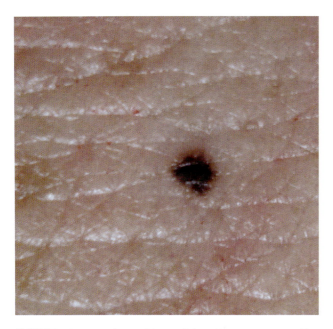

FIGURA 3 Nevo melanocítico atípico. Paciente com múltiplos nevos e história pessoal de melanoma, apresentando lesão de cor marrom-escura e bordas irregulares no abdome. (Cortesia do Arquivo do IDPRDA.)

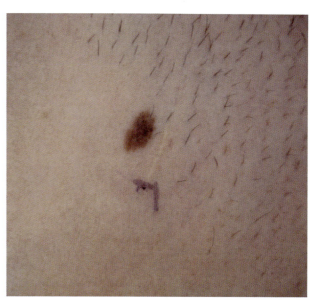

FIGURA 5 Nevo melanocítico atípico. Paciente de 26 anos, apresentando lesão assimétrica, com bordas irregulares, cores marrom-clara e escura, com diâmetro > 5 mm, na região inguinal. (Cortesia do Arquivo do IDPRDA.)

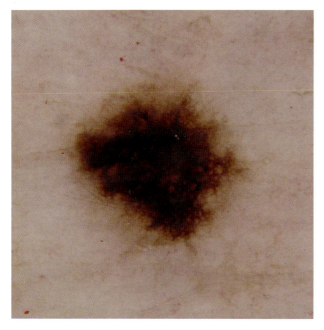

FIGURA 4 Nevo melanocítico atípico. Dermatoscopia da lesão apresentada na Figura 3. Lesão melanocítica, assimétrica, de coloração marrom-clara, marrom-escura e preta, apresentando rede alargada na periferia, área amorfa marrom-escura e alguns glóbulos. Padrão retículo-homogêneo. (Cortesia do Arquivo do IDPRDA.)

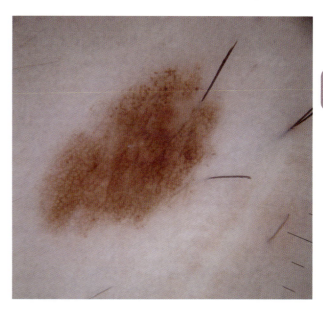

FIGURA 6 Nevo melanocítico atípico. Dermatoscopia da lesão apresentada na Figura 5. Lesão melanocítica, assimétrica, apresentando rede pigmentada alargada, múltiplos glóbulos de tamanhos diferentes na periferia da lesão. Padrão reticuloglobular. (Cortesia do Arquivo do IDPRDA.)

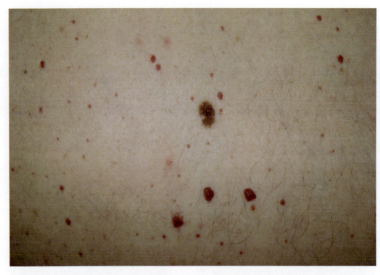

FIGURA 7 Nevo melanocítico atípico. Paciente com múltiplos nevos e história familial de melanoma, apresentando lesão de cor marrom-clara, com diâmetro > 5 mm, com bordas irregulares no abdome.

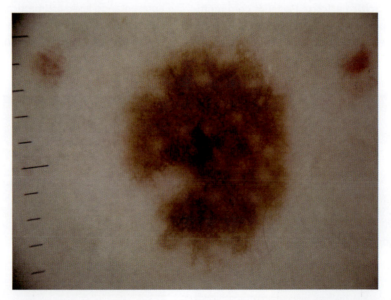

FIGURA 8 Nevo melanocítico atípico. Dermatoscopia da lesão da Figura 7. Lesão melanocítica com rede alargada, acastanhada e áreas de hipopigmentação. Padrão reticular.

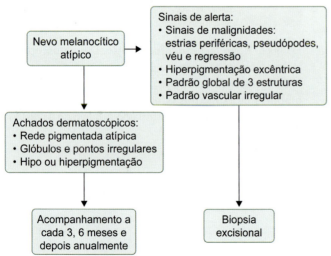

FIGURA 9 Nevo melanocítico atípico. Sinais de alerta em um nevo melanocítico atípico que indicam biopsia excisional da lesão.

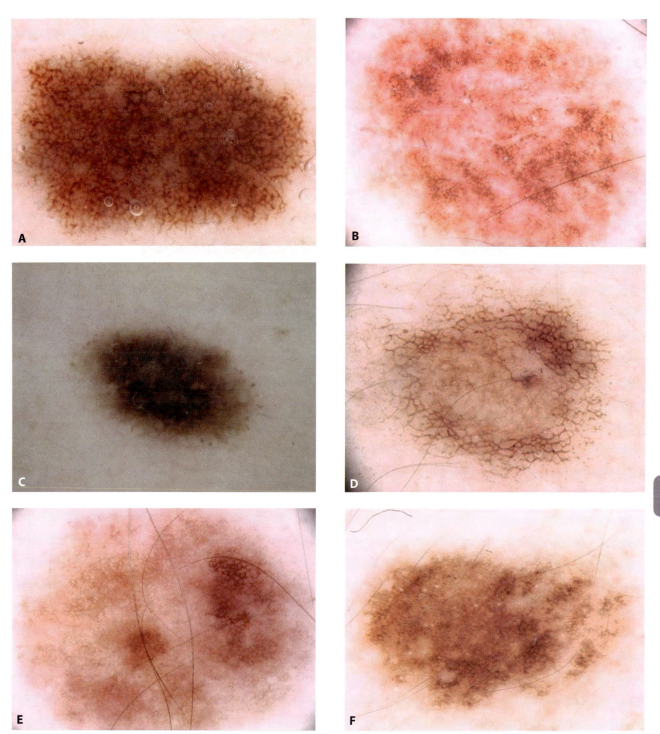

FIGURA 10 Nevo melanocítico atípico. Dermatoscopia mostrando padrões de distribuição do pigmento: reticular difuso (**A**), hiper e hipopigmentação multifocal (**B**), hiperpigmentação central, (**C**) hipopigmentação central (**D**), hiperpigmentação excêntrica (**E**) e hipopigmentação excêntrica (**F**).

NEVO MELANOCÍTICO CONGÊNITO

Luciana de Abreu • Ivo Pitanguy • Sílvia de Mello

	Sinonímia	Nevo congênito gigante, nevo pigmentado piloso gigante e nevo melanocítico pigmentado congênito.
	Epidemiologia	Nevo melanocítico congênito (NMC) tem prevalência entre 0,5 e 31,7%. Na sua forma gigante é incomum, com incidência estimada entre 1:20.000 e 1:500.000 recém-nascidos. Os nevos melanocíticos congênitos são mais comuns no sexo feminino; porém, estão mais propensos a complicações neurológicas e pior prognóstico no sexo masculino.
	Etiologia	Consiste em proliferações benignas de melanócitos que se originam da crista neural durante a vida fetal. Decorre de um erro morfológico na neuroectoderme durante a embriogênese, levando a um crescimento descontrolado de melanoblastos, células precursoras dos melanócitos. Desenvolvem-se mais comumente entre a 5ª e a 24ª semana de idade gestacional. Surgem ao nascimento ou nas primeiras semanas de vida.
	Clínica	Superfície lisa ou rugosa, podendo ser densamente pilosa, de cor matizada, do castanho ao preto, com tamanhos variáveis, redondos ou ovais, com limites nítidos (Figuras 1 e 2). Às vezes, apresenta pequenas projeções mamilares elevadas e lesões satélites. O nevo melanocítico congênito pode ser classificado de acordo com o diâmetro alcançado na fase adulta, em três categorias: pequeno (< 1,5 cm de diâmetro), médio (1,5 cm a 19,9 cm no maior diâmetro) e gigante (≥ 20 cm de diâmetro). O nevo melanocítico congênito gigante (NMCG) geralmente acomete o tronco, mas pode ocupar vários segmentos corporais (nevo em calção, em bota etc.) (Figuras 3 a 5). Quando localizados na cabeça ou no pescoço pode haver infiltração eventual das leptomeninges (sistema nervoso central) pelos melanócitos (melanose neurocutânea), com retardo mental, epilepsia e, até mesmo, melanoma ou outros tumores primários do sistema nervoso central. Lesões sobre a coluna podem estar associadas a espinha bífida ou meningocele (Figura 6). Pacientes que apresentam NMCG associado a múltiplas lesões satélites e localização na região axial posterior apresentam maior risco de complicações e malignidade. Acredita-se que o risco de transformação maligna, principalmente para melanoma, seja diretamente proporcional ao tamanho do nevo. Estima-se que o risco de evolução para melanoma ao longo da vida para estes indivíduos seja de cerca de 5%. Metade dos casos ocorre antes dos primeiros 5 anos, com risco aumentado até os 10 anos de idade. Geralmente se apresenta como uma lesão nodular na base do nevo; por isso, ressalta-se a importância da palpação de todas as lesões névicas desses pacientes durante o exame físico dermatológico. Como as células névicas estão dispostas mais profundamente na derme, a dermatoscopia costuma ser de pouca utilidade (Figura 7). Assim, o diagnóstico desses melanomas é tardio, geralmente já apresentando metástases, muitas das vezes com evolução fatal. Outra condição rara associada aos NMCGs é representada pelos nódulos proliferativos, que já podem estar presentes ao nascimento ou desenvolver-se na infância. Nódulos proliferativos possuem características histológicas específicas, mas podem mimetizar clínica e histologicamente o melanoma maligno. Geralmente, os nódulos proliferativos atípicos seguem um curso benigno, mas o prognóstico ainda é desconhecido. A presença desses nódulos proliferativos em um recém-nascido é preocupante, e tais nódulos devem ser monitorados quanto a sinais clínicos e histopatológicos de transformação maligna (Figura 8). Apesar de o risco de um nevo congênito evoluir para melanoma ser baixo, no entanto, particularmente, os nevos congênitos gigantes podem ser considerados potentes precursores de melanoma. A transformação para melanoma maligno ocorre entre 5 e 20% dos nevos gigantes e em torno de 1% dos não gigantes, e também pode haver transformação para rabdomiossarcoma e lipossarcoma. A presença de lesões satélites tem sido associada a maior risco de melanose neurocutânea. Portanto, recomenda-se a realização de ressonância nuclear magnética do cérebro e da coluna espinal inteira para qualquer criança com desenvolvimento neurológico anormal, e para todas as que exibirem lesões satélites presentes ao nascimento. Idealmente, esse exame de imagem deve ser realizado nos primeiros 6 meses de vida.
	Diagnóstico	O diagnóstico é clínico. Na histopatologia, os nevos congênitos tendem a acometer as regiões mais profundas da derme reticular, sendo considerados nevos compostos ou intradérmicos. As células névicas se espalham para dentro dos septos fibrosos e do tecido adiposo e envolvem as glândulas écrinas, permeando os nervos, linfáticos e vasos sanguíneos. Os nevos melanocíticos congênitos caracterizam-se por apresentar, à dermatoscopia, uma riqueza de elementos estruturais entremeados por áreas sem estruturas, uma arquitetura pleomórfica, com predomínio do padrão globular ou homogêneo cinza-azulado com ilhotas de hiper e hipopigmentação.

	Diagnóstico diferencial	Nevo melanocítico adquirido, melanoma, lentigo simples, mancha café com leite, mancha mongólica, nevo epidérmico, nevo sebáceo e nevo de Becker.
	Tratamento	A decisão de encaminhar um paciente para tratamento cirúrgico envolve não apenas as dificuldades técnicas do procedimento, mas também as incertezas sobre sua eficácia na prevenção de melanomas. A redução das células melanocíticas diminui, provavelmente, a incidência de malignidade. No entanto, até 50% dos melanomas encontrados em pacientes com NMCG não ocorrem no próprio nevo. Além disso, o tamanho e a profundidade de um NMCG podem impossibilitar a ressecção completa. Por isso, a conduta intervencionista para o NMCG permanece controversa. Porém, deve ser considerada a excisão de lesões mais heterogêneas, com superfície irregular ou nodular, ulcerada, endurecida, ou até mesmo daquelas difíceis de serem acompanhadas clinicamente, ou que gerem intenso impacto negativo na qualidade de vida dos pacientes ou da família, até mesmo por motivos estéticos. O tratamento é cirúrgico, e os expansores (Figura 9), retalhos e enxertos são empregados com bons resultados, na maioria das vezes. É recomendável acompanhamento trimestral pelo dermatologista nos primeiros 2 anos, e depois semestral ou anual, principalmente para os NMCGs com mais de 40 cm de diâmetro, além do acompanhamento do desenvolvimento neurológico pelo pediatra. Em alguns casos, o acompanhamento com exames de imagem é mandatório.

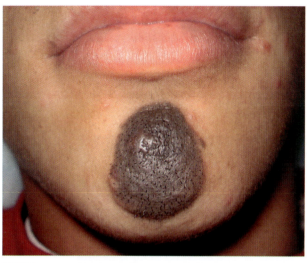

FIGURA 1 Nevo melanocítico congênito. Lesão acastanhada, com bordas regulares e bem delimitadas e pelos na superfície.

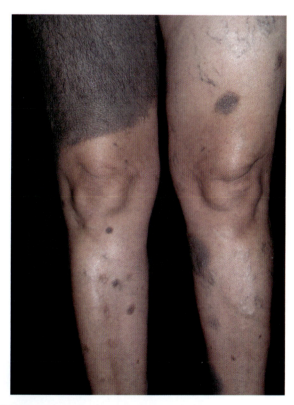

FIGURA 3 Nevo melanocítico congênito. Múltiplas lesões congênitas nos membros inferiores.

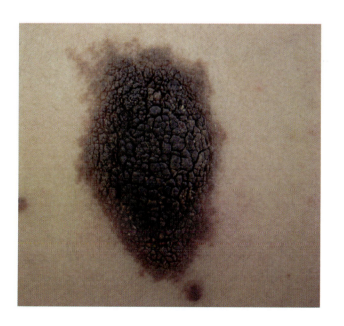

FIGURA 2 Nevo melanocítico congênito. Lesão hiperpigmentada, com superfície rugosa e bordas bem delimitadas.

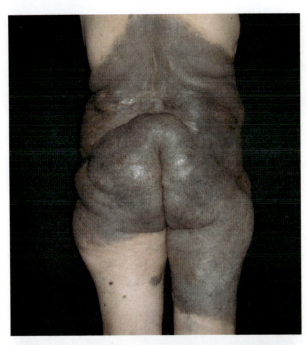

FIGURA 4 **Nevo melanocítico congênito gigante.** Lesão de superfície rugosa, pilosa e extensa, como se fosse uma vestimenta.

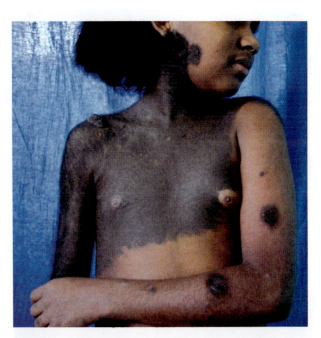

FIGURA 5 **Nevo melanocítico congênito gigante.** Lesão enegrecida com mais de 20 cm de diâmetro e com lesões-satélites em uma criança de 10 anos de idade.

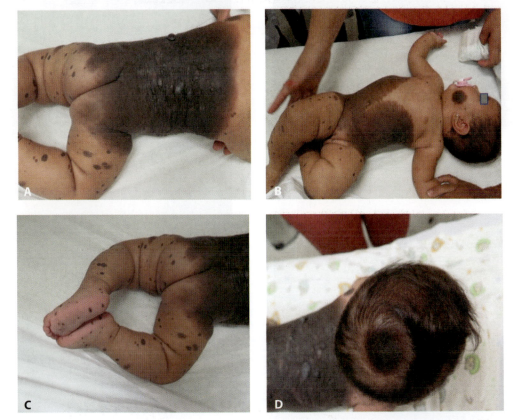

FIGURA 6 **Nevo melanocítico congênito gigante.** Nevo com mais de 20 cm de diâmetro, em recém-nascido com 30 dias de vida. **A.** Lesão pigmentada marrom-enegrecida irregular com superfície rugosa, com múltiplos nódulos endurecidos acometendo regiões dorsal e lombossacra e membros inferiores. **B.** Lesões pigmentadas na face, lesão pigmentada extensa no tronco anterior e nos membros superiores (lesões-satélites). **C.** Detalhe das lesões-satélites de membros inferiores e região acral. **D.** Lesão pigmentada no couro cabeludo com área hipercrômica central e aumento de pilificação. Neste caso, há necessidade de investigação para melanose neurocutânea, espinha bífida e meningocele.

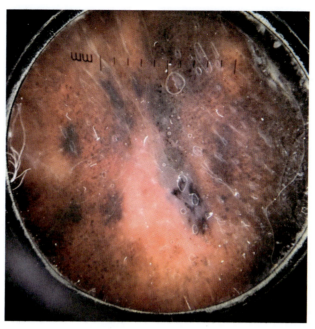

FIGURA 7 Nevo melanocítico congênito gigante | Dermatoscopia. Múltiplas áreas amorfas de hiperpigmentação preta a cinza-azulada entremeadas por áreas hipocrômicas sem estruturas; pontos e glóbulos de distribuição irregular.

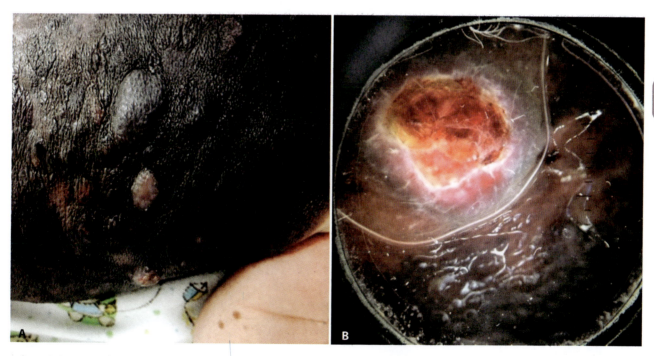

FIGURA 8 Nevo melanocítico congênito gigante | Nódulo proliferativo. A. Clínica: lesão nodular endurecida e com ulceração superficial, apresentando crescimento rápido e sangramento espontâneo, presente ao nascimento. **B.** Dermatoscopia de nódulo proliferativo atípico: área vermelho-leitosa e estrias brancas brilhantes na base da lesão e crosta sero-hemática na superfície; observam-se glóbulos preto-azulados e áreas de pigmentação amorfa enegrecida e cinza-azulada na periferia.

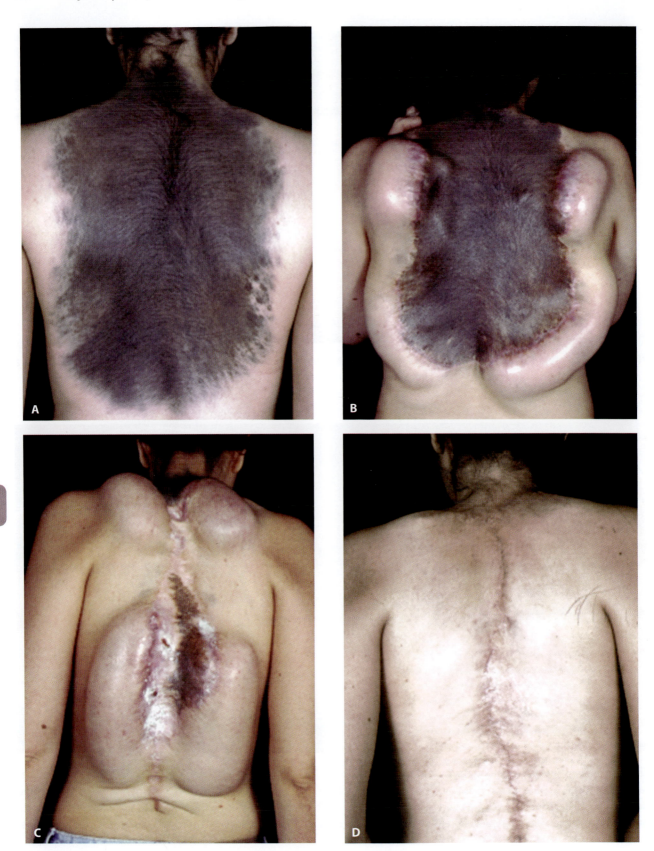

FIGURA 9 **Nevo melanocítico congênito.** Tratamento cirúrgico com expansores realizado pelo Prof. Ivo Pitanguy e sua equipe. **A.** Antes do tratamento. **B** e **C.** Durante o tratamento com expansor. **D.** Após o tratamento.

NEVO SEBÁCEO

Angela Beatriz Schwengber Gasparini

=	**Sinonímia**	Nevo organoide, nevo sebáceo de Jadassohn.
	Epidemiologia	É um hamartoma incomum (0,3% dos nascidos vivos). Cerca de 2/3 dos casos estão presentes ao nascimento ou surgem na infância. Sem predileção por sexo ou etnia. Padrões hereditários têm sido propostos, porém a ocorrência esporádica é mais comum.
	Etiologia	Desconhecida. Resulta provavelmente do desenvolvimento anômalo do ectoderma e do mesoderma no início da vida embrionária, ocorrendo malformação do folículo piloso e das glândulas sebácea e apócrina.
	Clínica	Localiza-se, mais comumente, no couro cabeludo, na face e no pescoço (Figuras 1 a 6). Mais raramente acomete o tronco. Placa oval ou linear, amarelo-alaranjada, lisa e cérea, podendo atingir até 10 cm de diâmetro. Aumenta de tamanho na puberdade e se torna mais acastanhada e verrucosa. Quando no couro cabeludo, causa área de alopecia. Proliferações secundárias benignas podem ocorrer, como siringocistoadenoma papilífero e tricoblastoma. Raramente se transforma em carcinoma basocelular. Denomina-se síndrome do nevo sebáceo quando associado a alterações oculares, esqueléticas ou do sistema nervoso central.
	Diagnóstico	Anamnese, exame físico e exame histopatológico.
≠	**Diagnóstico diferencial**	Nevo epidérmico, nevo conjuntivo e outras neoplasias sebáceas.
	Tratamento	Excisão cirúrgica com margens mínimas está indicada ainda na infância, evitando o desenvolvimento total da lesão e cicatrizes extensas. Exérese por *shaving* ou *laser* ablativo podem não remover totalmente a lesão.

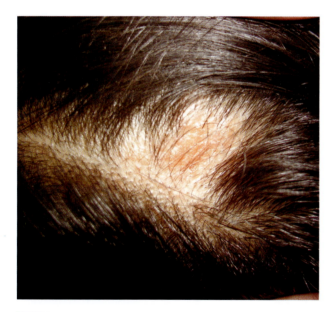

FIGURA 1 **Nevo sebáceo.** Placa amarelo-alaranjada, com superfície lisa e área de alopecia localizada no couro cabeludo.

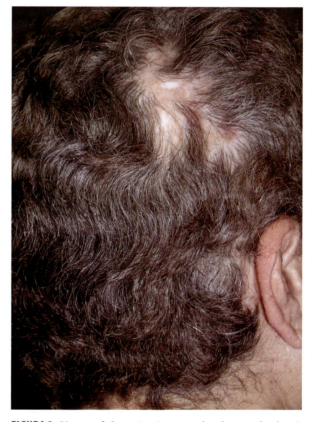

FIGURA 2 **Nevo sebáceo.** Lesão amarelo-alaranjada alopécica. O couro cabeludo representa um dos locais mais comuns de surgimento do nevo sebáceo.

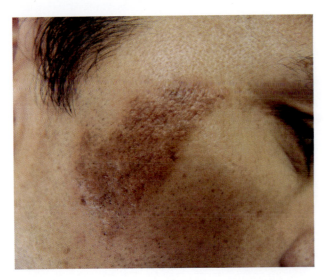

FIGURA 3 Nevo sebáceo. Placa amarelo-acastanhada, com superfície verrucosa, na face.

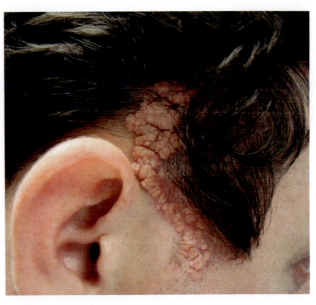

FIGURA 5 Nevo sebáceo. Lesão amarelada mamilonada de localização pré-auricular, penetrando no couro cabeludo.

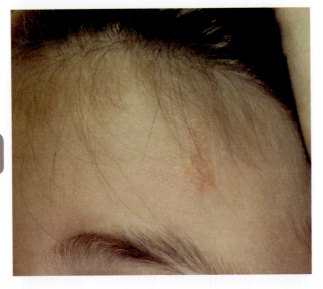

FIGURA 4 Nevo sebáceo. Placa amarelada, bem delimitada, na região frontal.

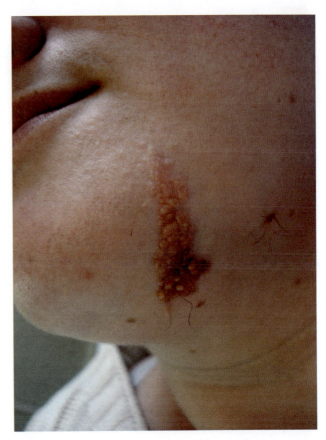

FIGURA 6 Nevo sebáceo. Placa alongada, amarelada, mamilonada na região mentoniana, cujo exame histopatológico confirmou a hipótese de nevo sebáceo.

NEVO *SPILUS*

Giuliana Bottino Rangel

=	**Sinonímia**	Nevo lentiginoso salpicado e nevo sobre nevo.
	Epidemiologia	Geralmente se desenvolve na infância, em indivíduos da raça branca, afetando igualmente ambos os sexos.
	Etiologia	Desconhecida. Algumas evidências sugerem que o nevo *spilus* seria um tipo de nevo melanocítico congênito, originado de um defeito durante a embriogênese.
	Clínica	Mácula marrom-clara, com múltiplos pontos mais escuros na superfície (Figuras 1 a 3). Seu formato é oval, pode ser individualizado ou segmentado e ocorrer em qualquer local do tegumento. Em geral, o tamanho varia de 3 a 6 cm de diâmetro, mas pode variar de 1 cm a mais de 60 cm. Sobre a mácula acastanhada observam-se múltiplas lesões planas ou papulosas, de 2 a 3 mm de diâmetro, com as cores marrom, vermelho, azul ou preto, dando origem à denominação de nevo sobre nevo (Figuras 4 e 5). Excepcionalmente, pode evoluir para melanoma.
	Diagnóstico	O diagnóstico é clínico e pode ser confirmado pelo exame histopatológico. Na sua correlação clínico-histopatológica, a mácula de fundo corresponde ao aumento do número de melanócitos. As áreas mais escuras podem variar de hiperplasia melanocítica lentiginosa a nevos melanocíticos na epiderme e/ou na derme.
≠	**Diagnóstico diferencial**	Mancha café com leite, melanose de Becker, nevo agminato, outras variedades lentiginosas e melanoma.
	Tratamento	Acompanhamento clínico e dermatoscópico (Figura 6). Ocasionalmente, ocorre em associação com neurofibromatose e, mais raramente, constitui um precursor do melanoma.

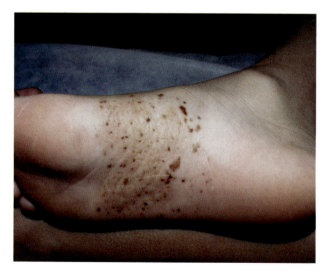

FIGURA 1 Nevo *spilus*. Mancha de coloração castanho-clara com múltiplos pontos escurecidos na superfície.

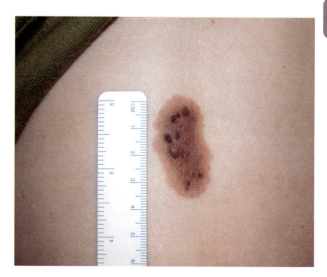

FIGURA 2 Nevo *spilus*. Mácula acastanhada com uma pápula e vários pontos escurecidos na superfície, medindo aproximadamente 4 cm.

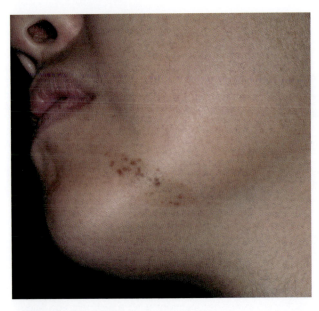

FIGURA 3 Nevo *spilus*. Mancha de coloração castanho-clara com múltiplos pontos escurecidos na superfície na região mandibular.

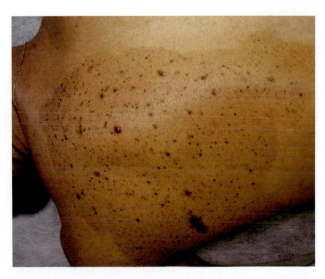

FIGURA 5 Nevo *spilus*. Mancha de coloração castanho-clara com múltiplos pontos escurecidos na superfície. Paciente relatava surgimento recente de pápula eritematoacastanhada sobre o nevo. O exame histopatológico demonstrou nevo de Spitz sobre nevo *spilus*.

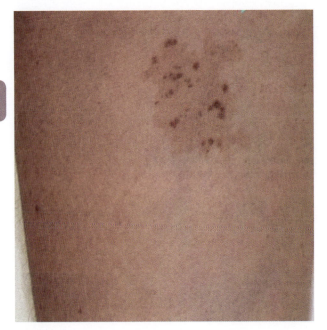

FIGURA 4 Nevo *spilus*. Mácula café com leite com áreas de hiperpigmentação salpicadas dentro da lesão.

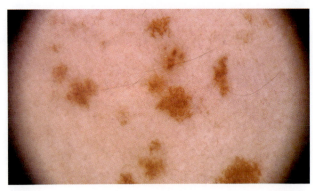

FIGURA 6 Nevo *spilus*. A dermatoscopia mostra fundo castanho-claro homogêneo com ilhas de rede e áreas amorfas castanho-escuras dentro da lesão. (Cortesia da Dra. Marcela Benez – Iderj.)

NÓDULO DOS ORDENHADORES

Patricia Ormiga Galvão Barbosa Serpa • André Ricardo Adriano

	Sinonímia	Pseudovaríola bovina e *paravaccínia*.
	Epidemiologia	Observada nos indivíduos que mantêm contato com bovinos (ordenhadores, veterinários), podendo ocorrer também em pessoas que manipulam carnes contaminadas. Apresenta distribuição universal.
	Etiologia	Paravaccínia vírus, um vírus DNA do gênero *Parapoxvirus* e família Poxviridae.
	Clínica	O período de incubação é de 5 a 15 dias. O número de lesões varia de um a cinco e acomete, preferencialmente, mãos, antebraços e, ocasionalmente, face. As lesões progridem em seis estágios típicos, com média de duração de 6 dias cada um. Inicia-se como lesão maculopapular, eritematosa, que evolui para lesão em alvo com ulceração central e, então, para nódulo exsudativo. Em seguida, passa por um estágio regenerativo seco com pontos escuros e o estágio seguinte é composto por um aspecto papilomatoso e, por fim, regride espontaneamente com crosta seca, sem deixar cicatrizes (Figuras 1 e 2). Raramente ocorre linfadenopatia. A infecção confere imunidade ao hospedeiro.
	Diagnóstico	Geralmente baseado em história epidemiológica, exame dermatológico e histopatologia. Nesta encontramos hiperparaceratose e acantose da epiderme, vesículas multiloculadas, degeneração reticular e balonização das células do terço superior da epiderme. Corpos de inclusão eosinofílicos e intracitoplasmáticos são característicos, mas não estão presentes em todas as fases de evolução. Na derme há um infiltrado inflamatório mononuclear e de eosinófilos. O diagnóstico pode ser estabelecido definitivamente pela demonstração de partículas virais por microscopia eletrônica, pela reprodução do vírus em cultura de tecido ou pela demonstração de anticorpos neutralizantes para o grupo vaccínia no soro do paciente.
	Diagnóstico diferencial	*Orf* (quadro clínico bastante semelhante, porém com lesões maiores e diferentes em relação ao vírus e hospedeiro) (Quadro 1), infecções por fungos, piodermites, picada de aranha marrom, antraz e micobacterioses atípicas.
	Tratamento	A conduta é expectante, já que as lesões involuem espontaneamente.

Quadro 1 Diferenças entre nódulo dos ordenhadores e *orf*.

	Nódulo dos ordenhadores	Orf
Vírus	Vírus Paravaccínia	Orf
Gênero	*Parapoxvirus*	*Parapoxvirus*
Família	Poxviridae	Poxviridae
Hospedeiro	Gado	Cabras, ovelhas

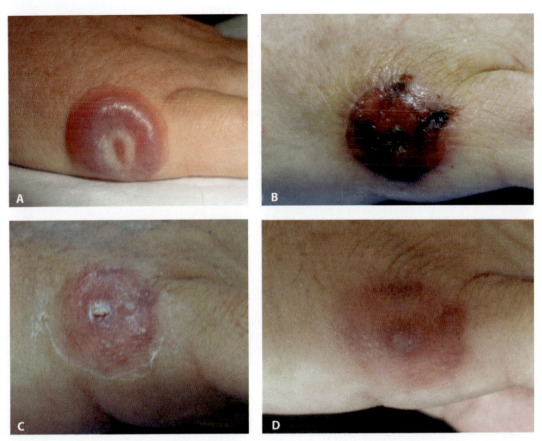

FIGURA 1 Nódulo dos ordenhadores. Evolução de lesão na lateral da mão. **A.** Placa eritematosa, arredondada, encimada por nódulo eritematoso firme, de centro claro e deprimido, com 13 dias de evolução. **B.** Placa eritematosa recoberta por crosta enegrecida, com 24 dias de evolução. **C.** Placa eritematosa com descamação fina, com 32 dias de evolução. **D.** Mácula eritematosa, com áreas violáceas circulares (locais das biopsias) e 41 dias de evolução. (Cortesia: **A** e **D.** Dr. André Ricardo Adriano. **B** e **C.** Dra. Flávia Bonini.)

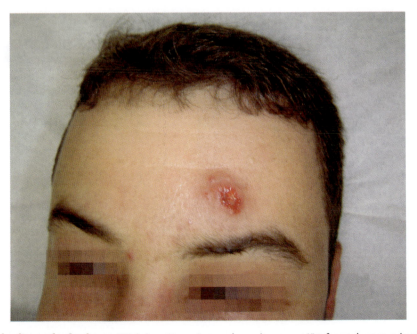

FIGURA 2 Nódulo dos ordenhadores. Nódulo eritematoso, ulcerado, na região frontal, com pápulas na periferia.

BIBLIOGRAFIA

Necrobiose Lipoídica

Alegre VA, Winkelmann RK. A new histopathologic feature of necrobiosis lipoidicadiabeticorum: lymphoid nodules. J Cutan Pathol. 1988; 15(2):75-7.

De Rie MA, Sommer A, Hoekzema R et al. Treatment of necrobiosis lipoidica with topical psoralen plus ultraviolet A. Br J Dermatol. 2002; 147(4):743-7.

Gebauer K, Armstrong M. Koebner phenomenon with necrobiosis lipoidica diabeticorum. Int J Dermatol. 1993; 32(12):895-6.

Jockenhöfer F, Kröger K, Klode J et al. Cofactors and comorbidities of necrobiosis lipoidica: analysis of the German DRG data from 2012. J Dtsch Dermatol Ges. 2016; 14(3):277-84.

Koura-Nishiura A, Yoneda K, Nakai K et al. Clearance of atypical facial necrobiosis lipoidica with tacrolimus ointment. J Eur Acad Dermatol Venereol. 2016; 30(2):383-5.

Neurofibromatose

Blakeley JO, Bakker A, Barker A et al. The path forward: 2015 International Children's Tumor Foundation conference on neurofibromatosis type 1, type 2, and schwannomatosis. Am J Med Genet A. 2017; 173(6):1714-21.

Friedrich RE, Diekmeier C. Peripheral nerve sheath tumors of the upper extremity and hand in patients with neurofibromatosis type 1: topography of tumors and evaluation of surgical treatment in 62 patients. GMS Interdiscip Plast Reconstr Surg DGPW. 2017; 6:Doc15.

Hernández-Martín A, Duat-Rodríguez A. An update on neurofibromatosis type 1: not just café-au-lait spots, freckling, and neurofibromas. an update. Part I. Dermatological clinical criteria diagnostic of the disease. Actas Dermosifiliogr. 2016; 107(6):454-64.

Packer RJ, Fisher MJ, Cutter G et al. Neurofibromatosis Clinical Trial Consortium. J Child Neurol. 2018; 33(1):82-91.

Nevo Azul

Colson F, Arrese JE, Nikkels AF. Localized eruptive blue nevi after herpes zoster. Case Rep Dermatol. 2016; 8(2):118-23.

Daltro LR, Yaegashi LB, Freitas RA et al. Nevo azul celular atípico ou nevo azul maligno? An Bras Dermatol. 2017; 92(1):105-7.

Hunjan M, Mohandas D, Bridges AG et al. Agminated segmental plaque-type blue nevus associated with hypertrichosis and soft tissue hypertrophy: Report of a case and review of the literature. Pediatr Dermatol. 2018; 35:e22-8.

Lisboa AP, Silvestre KJ, Pedreira RL et al. Nevo azul agminato – Relato de caso. An Bras Dermatol. 2016; 91(5):658-60.

Oliveira AHK, Sotero PC, Shiraishi AFMC et al. Nevo azul com satelitose: relato de caso e revisão da literatura. na Bras Dermatol. 2017; 92(5 Suppl 1):30-3.

Ribeiro CS, Serpa SS, Jeunon-Souza MA et al. Melanoma em associação com nevo azul congênito, médio e comum do couro cabeludo-relato de caso. An Bras Dermatol. 2016; 91(4):514-6.

Nevo Comedônico

Ferrari B, Taliercio V, Restrepo P et al. Nevus comedonicus: a case series. Pediat Dermatol. 2014; 1-4.

Guldbakke KK, Khachemoune A, Deng A et al. Naevus comedonicus: a spectrum of body involvement. Clin Exp Dermatol. 2016; 32:488-92.

Jeong HS, Lee HK, Lee SH et al. Multiple large cysts arising from nevus comedonicus. Arch Plast Surg. 2012; 39:63-6.

Reis B, Azulay DR, Azulay RD. Neoplasias epiteliais. In: Azulay RD, Azulay DR, Azulay-Abulafia L (Eds.). Dermatologia. 7. ed. Rio de Janeiro: Guanabara Koogan; 2017.

Rodriguez Nevado IM, de Argila Fernandez-Duran D, Chaves Alvarez AJ et al. Nevus comedoniano: presentacion de cinco casos. Med Cutan Iber Lat Am. 2009; 37:85-9.

Nevo de Ito

Aguilar L. Nevus melanocítico en la infancia. An Esp Pediatr. 2001; 54(5):477-83.

Bolognia J et al. Dermatología. Madrid: Editorial Mosb; 2004. pp. 1709-1713, 1733-1752, 1757-1785.

Naeyaert J, Brochez L. Dysplastic nevi. N Engl J Med. 2003; 349:2233-40.

Wolff K et al. Fitzpatrick's dermatology in general medicine. 7. ed. New York: McGraw-Hil; 2008. pp. 1845-51.

Nevo de Ota

Belkin DA, Jeon H, Weiss E et al. Successful and safe use of Q-switched lasers in the treatment of nevus of Ota in children with phototypes IV-VI. Lasers Surg Med. 2018; 50(1):56-60.

Grechenig C, Cinotti E, Labeille B et al. Examination of the melanocytes of the nevus of Ota with in vivo reflectance confocal microscopy: 15 cases. J Eur Acad Dermatol Venereol. 2018; 32(6):e241-2.

Liu Y, Zeng W, Li D et al. A retrospective analysis of the clinical efficacies and recurrence of Q-switched Nd:YAG laser treatment of nevus of Ota in 224 Chinese patients. J Cosmet Laser Ther. 2018; 1-5.

Nam JH, Kim HS, Choi YJ et al. Treatment and classification of nevus of Ota: A seven-year review of a single institution's experience. Ann Dermatol. 2017; 29(4):446-53.

Nevo Epidérmico Verrucoso

Dellon AL, Luethke R, Wong L et al. Epidermal nevus: surgical treatment by partial-thickness skin excision. Ann Plast Surg. 1992; 28:292-6.

Gianfaldoni S, Tchernev G, Gianfaldoni R et al. A case of "Inflammatory Linear Verrucous Epidermal Nevus" (ILVEN) treated with CO_2 laser ablation. Open Access Maced J Med Sci. 2017; 5(4):454-7.

Hafner C, López-Knowles E, Luis NM et al. Oncogenic PIC3CA mutations occur in epidermal nevi and seborrheic keratosis with a charateristic mutation pattern. Proc Natl Acad Sci USA. 2007; 104:13450-4.

Loff H, Bardenstein D, Levine M. Systematized epidermal nevi: case report and review of clinical manifestations. Ophthal Plast Reconstr Surg. 1994; 10:262-6.

Rogers M, McCrossin I, Commens C. Epidermal nevi and the epidermal nevus syndrome. A review of 131 cases. J Am Acad Dermatol. 1989; 20:476-88.

Nevo Intradérmico Cerebriforme

Hashimoto I, Urano Y. Cerebriform intradermal nevus: a case of scalp expansion on the galea. J Dermatol. 1999; 26(4):258-63.

Lasser AE. Cerebriform intradermal nevus. Pediatr Dermatol. 1983; 1(1):42-4.

Pai VG, Rao GS. Congenital cerebriform melanocytic naevus with cutis verticis gyrata. Indian J Dermatol Venereol Leprol. 2002; 68(6):367-8.

Quaedvlieg PJ, Frank J, Vermeulen AH et al. Giant ceribriform intradermal nevus on the back of a newborn. Pediatr Dermatol. 2008; 25(1):43-6.

Sison MEG, Cubillan E, Tansipek BU. Congenital melanocytic nevus mimicking a turban tumour in an 18-year-old Filipino male. BMJ Case Rep. 2017; 2017. pii: bcr-2017-221266.

Nevo Lipomatoso Superficial

Kac BK, Amorim G, Krause K et al. Neoplasias mesenquimais. In: Azulay RD, Azulay DR, Azulay-Abulafia L. (Eds.) Azulay – Dermatologia. 7. ed. Rio de Janeiro: Guanabara Koogan; 2017.

Lima CS, De Souza MB, Dos Santos TBP. Case report: nevus lipomatosus cutaneous superficialis. An Bras Dermatol. 2017; 92(5):711-3.

Pujani M, Choudhury M, Garg T et al. Nevus lipomatosus superficialis: a rare cutaneous hamartoma. Indian Dermatol Online J. 2014; 5:109-10.

Nevo Melanocítico Adquirido

Azulay RD. Dermatologia. 7. ed. Rio de Janeiro: Guanabara Koogan; 2017.

Bolognia JL, Jorizzo JL, Schaffer JV. Dermatologia. 3. ed. Rio de Janeiro: Elsevier; 2015.

Freedberg IM, Eisen AZ, Wolff K et al. Fitzpatrick's dermatology in general medicine. 6. ed. New York: McGraw-Hill; 2003.

Rezze GG, Paschoal FM, Hirata SH. Atlas de dermatoscopia aplicada. 2. ed. São Paulo: Lemar; 2014.

Stoltz W, Braun-Falco O, Bilek P et al. Atlas colorido de dermatoscopia. 2. ed. Rio de Janeiro: Dilivros, 2002.

Nevo Melanocítico Atípico

Baigrie D, Tanner LS. Nevi, dysplastic. Stat Pearls Publishing. 2018; 50(1):16-23.

Duffy K, Grossman D. The dysplastic nevus: from historical perspective to management in the modern era: part I. Historical, histologic, and clinical aspects. J Am Acad Dermatol. 2012; 67(1):1.e1-16; quiz 17-8.

Rezze GG, Leon A, Duprat J. Nevo displásico (nevo melanocítico atípico). An Bras Dermatol. 2010; 85(6):863-71.

Rezze GG, Sá BCS, Neves RI. Dermoscopy: the pattern analysis. An Bras Dermatol. 2006; 3:261-8.

Silva JH, Sá BC, Avila AL et al. Atypical mole syndrome and dysplastic nevi: identification of populations at risk for developing melanoma – review article. Clinics (Sao Paulo). 2011; 66(3):493-9.

Nevo Melanocítico Congênito

Guida S, Urtis GG, Rubino G et al. Congenital melanocytic nevi management: answer. J Pediatr Neonat Individual Med. 2016; 5(1):e050128.

Kinsler VA, Chong WK, Aylett SE et al. Complications of congenital melanocytic naevi in children: analysis of 16 years' experience and clinical practice. Br J Dermatol. 2008; 159:907-4.

Martins da Silva, Marghoob A, Pigem R et al. Patterns of distribution of giant congenital melanocytic nevi (GCMN): The 6B rule. J Am Acad Dermatol. 2017; 76:689-94.

Park K, Fukumoto T, Kuki C et al. A neonatal case of proliferative nodules in a giant congenital melanocytic nevus with histological evaluation. Int J Dermatol. 2014; 53:252-3.

Viana ACL, Goulart EMA, Gontijo B et al. A prospective study of patients with large congenital melanocytic nevi and the risk of melanoma. An Bras Dermatol. 2017; 92(2):200-5.

Nevo Sebáceo

Chandramouli M, Sarma D, Tejaswy K et al. Syringocystadenoma papilliferum of the scalp arising from a nevus sebaceous. J Cutan Aesthet Surg. 2016; 9(3):204-6.

Chun SH, Kim BY, Park JH et al. Simultaneous presentation of trichilemmal carcinoma and syringocystadenoma papilliferum within a nevus sebaceous. Ann Dermatol. 2018; 30(3):368-70.

Garcias-Ladaria J, Cuadrado Rosón M, Pascual-López M. Epidermal nevi and related syndromes – Part 2: nevi derived from adnexal structures. Actas Dermosifiliogr. 2018; 109(8):687-98.

Lobato-Berezo A, Aguilera-Peiró P, Pujol-Vallverdú RM. Tumor collision over sebaceous nevus: clues for dermoscopic diagnosis. Actas Dermosifiliogr. 2018; 109(7):647-8.

Nevo Spilus

Azulay RD. Dermatologia. 7. ed. Rio de Janeiro: Guanabara Koogan; 2017.

Bolognia JL, Jorizzo JL, Schaffer JV. Dermatologia. 3. ed. Rio de Janeiro: Elsevier; 2015.

Freedberg IM, Eisen AZ, Wolff K et al. Fitzpatrick's dermatology in general medicine. 6. ed. New York: McGraw-Hill; 2003.

Rezze GG, Paschoal FM, Hirata SH. Atlas de dermatoscopia aplicada. 2. ed. São Paulo: Lemar; 2014.

Stoltz W, Braun-Falco O, Bilek P et al. Atlas colorido de dermatoscopia. 2. ed. Rio de Janeiro: Dilivros, 2002.

Nódulo dos Ordenhadores

Centers for Disease Control and Prevention (CDC). Human Orf virus infection from household exposures – United States, 2009-2011. MMWR Morb Mortal Wkly Rep. 2012; 61(14):245-8.

Paredes O, Garcia R, Figueroa Y. Nódulo de los ordeñadores. Folia Dermatol. 2006; 17(3):133-6.

Sartori-Barraviera SRC, Marques AS, Stolf HO et al. Nódulo dos ordenhadores: relato de dez casos. An Bras Dermatol. 1997; 72(5):477-80.

Slattery WR, Juckett M, Agger WA et al. Milkers' nodules complicated by erythema multiforme and graft-versus-host disease after allogeneic hematopoietic stem cell transplantation for multiple myeloma. Clin Infect Dis. 2005; 40(7):e63-6.

Werchniak AE, Herfort OP, Farrell TJ et al. Milker's nodule in a healthy young woman. J Am Acad Dermatol. 2003; 49(5):910-1.

OCRONOSE EXÓGENA

Raúl Charlín Fernández • Luna Azulay-Abulafia

	Sinonímia	Não tem outra nomenclatura.
	Epidemiologia	Ocorre, caracteristicamente, em mulheres de meia-idade e fotótipo alto, com história de uso crônico de hidroquinona, normalmente para clareamento de melasma facial. Existem múltiplos casos descritos em chineses.
	Etiologia	A ocroconose exógena pode ser secundária à aplicação tópica de hidroquinona, fenol, resorcina ou à administração oral de antimaláricos. A grande maioria dos casos é secundária à hidroquinona, em decorrência do uso crônico da substância, não necessariamente em concentrações altas, havendo descrição, inclusive, na concentração de 2%. São várias as teorias que explicam a ocronose exógena. Uma delas atribui a hipercromia à inibição da enzima homogentísico-oxidase. Esta inibição levaria, como na ocronose endógena, ao acúmulo de ácido homogentísico que se polimerizaria para formar o pigmento ocre na derme papilar.
	Clínica	Apresenta-se como hiperpigmentação marrom-acinzentada ou preto-azulada. Localiza-se bilateralmente em regiões fotoexpostas e sobre superfícies ósseas, acometendo, geralmente, as regiões zigomáticas (Figura 1). Pode também apresentar pápulas puntiformes hipercrômicas, denominadas caviar-símiles (Figuras 2 e 3). A ocronose exógena é classificada em três estágios clínicos: • Eritema e hiperpigmentação leve • Hiperpigmentação intensa, *milium* coloide e atrofia • Lesões papulonodulares.
	Diagnóstico	O diagnóstico está baseado na clínica, no fotótipo alto (IV, V e VI) do paciente e na história de uso crônico de hidroquinona. A confirmação se faz pela histopatologia, que é muito característica. Nela, observam-se incontinência pigmentar, elastose solar e fibras amarelo-acastanhadas (ocre), em forma de banana na derme papilar, com eventual degeneração do colágeno. A cor ocre do pigmento dérmico é que dá o nome à doença. A dermatoscopia também é útil no diagnóstico. Podem ser observadas áreas amorfas cinza-azuladas ou glóbulos marrom-escuros, por vezes, obliterando os óstios foliculares (Figura 4), distinguível do padrão reticular marrom próprio do melasma. Por último, na microscopia confocal são evidenciadas estruturas em forma de banana, não refráteis.
	Diagnóstico diferencial	Ocronose endógena, melasma, hipercromia residual, amiloidose maculosa e nevo de Ota.
	Tratamento	Vários tratamentos têm sido utilizados, mas os resultados, de forma geral, ainda são frustrantes. Foram descritos resultados satisfatórios com: ácido retinoico, dermabrasão, *lasers Q-switched* (Nd:YAG, alexandrita e rubi) e *lasers* ablativos fraccionados (érbio, CO_2).

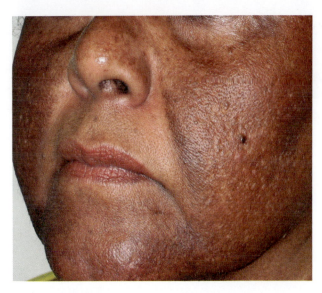

FIGURA 1 Ocronose exógena. Observa-se, além da ocronose, área de hipocromia em confete devido ao uso crônico de hidroquinona.

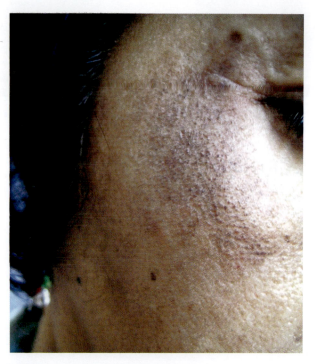

FIGURA 3 Ocronose exógena. Detalhe das pápulas puntiformes caviar-símiles.

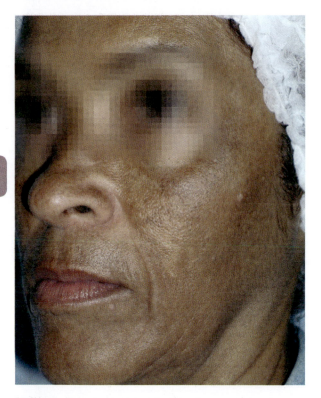

FIGURA 2 Ocronose exógena. Pápulas puntiformes nas regiões zigomática e nasal, poupando a pálpebra.

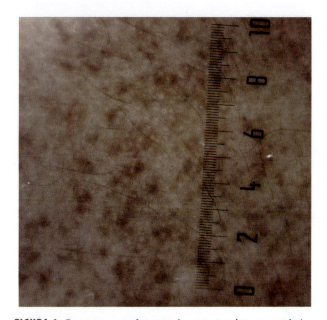

FIGURA 4 Ocronose exógena. Ao exame dermatoscópico são observadas áreas amorfas cinza-azuladas e glóbulos acastanhados.

BIBLIOGRAFIA

Ocronose Exógena

Charlín R, Barcaui CB, Kac BK et al. Hydroquinone-induced exogenous ochronosis: a report of four cases and usefulness of dermoscopy. Int J Dermatol. 2008; 47:19-23.

Simmons BJ, Griffith RD, Bray FN et al. Exogenous ochronosis: a comprehensive review of the diagnosis, epidemiology, causes, and treatments. Am J Clin Dermatol. 2015; 16(3):205-12.

Tan SK. Exogenous ochronosis – successful outcome after treatment with Q-switched Nd:YAG laser. J Cosmet Laser Ther. 2013; 15(5):274-8.

PANICULITES

Hernando Daniel Vega Eljaiek • Luna Azulay-Abulafia • Larissa Hanauer de Moura

Paniculite ou hipodermite são termos utilizados para descrever um grupo heterogêneo de doenças inflamatórias que envolvem o tecido celular subcutâneo. Essas entidades, muitas vezes, apresentam quadros clínicos semelhantes, necessitando de biopsia cutânea profunda e de outros exames complementares para sua melhor classificação. Eventualmente, o diagnóstico é realizado pela evolução da doença.

As paniculites são classificadas em septais ou lobulares, de acordo com o acometimento lobular ou septal. Há, ainda, uma subdivisão de acordo com a presença ou não de vasculite. Entretanto, a classificação é organizada em função do aspecto histopatológico e do tipo de infiltrado inflamatório predominante, não excluindo a extensão do processo:

- Paniculite lobular com vasculite
  - Vasculite nodular (*erythema induratum* de Bazin)
- Paniculite lobular sem vasculite
  - Adiponecrose subcutânea neonatal; esclerema neonatal; paniculite pós-corticoterapia
  - Paniculite traumática (pelo frio; necrose gordurosa traumática)
  - Paniculite química; paniculite factícia
  - Paniculite das colagenoses (lúpica, dermatomiosite)
  - Paniculite lobular idiopática (Weber-Christian)
  - Paniculite pancreática
  - Paniculite citofágica histiocítica
- Paniculite septal e lobular
  - Paniculite por deficiência de α_1-antitripsina
  - Lipodermatoesclerose
- Paniculite septal sem vasculite
  - Eritema nodoso e eritema nodoso migratório; paniculite da esclerodermia.

Paniculite lobular com vasculite

Vasculite nodular

	Sinonímia	*Erythema induratum* de Bazin, eritema endurado.
	Epidemiologia	Mais frequente em mulheres. Pode estar relacionada a um foco ativo de tuberculose.
	Etiologia	É desconhecida. O estímulo primário é, provavelmente, uma vasculite por imunocomplexos, muitas vezes associada à tuberculose.
	Clínica	Placas ou nódulos subcutâneos crônicos, eritematosos, dolorosos, em geral, localizados bilateralmente na porção inferior das pernas (panturrilhas) (Figuras 1 e 2). Frequentemente ulceram e involuem, deixando uma cicatriz atrófica.
	Diagnóstico	Deve-se sempre investigar os pacientes para tuberculose (Figura 3). A histopatologia demonstra granulomas tuberculoides, células gigantes e necrose caseosa dos lóbulos de gordura com vasculite predominantemente venular na área septal.
	Diagnóstico diferencial	Perniose, paniculite lúpica e poliarterite nodosa.
	Tratamento	Se a investigação for positiva para tuberculose, deve-se iniciar esquema tríplice padrão para tuberculose. Se for negativa, utilizam-se corticosteroides sistêmicos e repouso no leito.

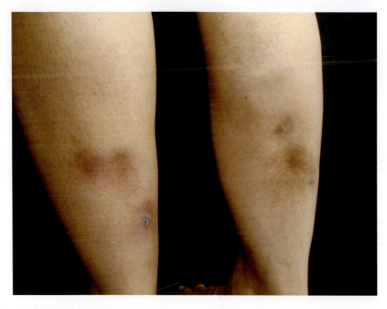

FIGURA 1 Vasculite nodular. Nódulos eritematosos, dolorosos na região posterior das pernas, com ulceração; diagnóstico confirmado por biopsia cutânea.

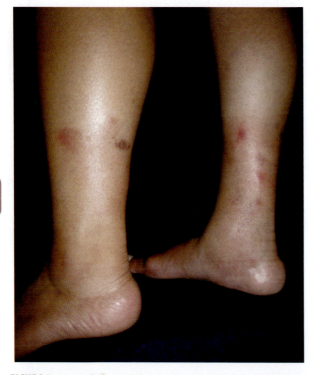

FIGURA 2 Vasculite nodular. Vários nódulos de tonalidade avermelhada nas superfícies lateral e posterior dos membros inferiores.

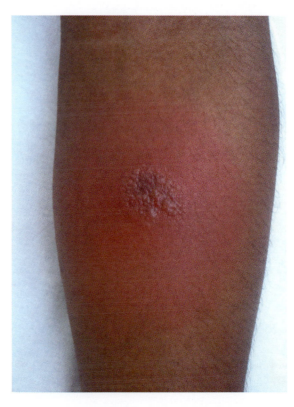

FIGURA 3 Vasculite nodular. PPD fortemente positivo em paciente com nódulos dolorosos com anos de evolução nas pernas. Foi tratada com esquema para tuberculose, com resolução total das lesões.

Paniculite lobular sem vasculite

O exame histopatológico das três paniculites abordadas a seguir mostra semelhança: presença de fendas semelhantes a agulhas.

Adiponecrose subcutânea neonatal

=	**Sinonímia**	Necrose gordurosa subcutânea neonatal ou do recém-nascido (RN).
	Epidemiologia	Ocorre na primeira semana de vida em recém-nascidos a termo, em bom estado geral, porém que sofreram traumatismo mecânico, anoxia ou frio.
	Etiologia	A alta proporção de ácidos graxos saturados com ponto de fusão mais elevado em relação aos insaturados favorece a cristalização da gordura.
	Clínica	Nódulos e placas eritematovioláceos únicos ou múltiplos, circunscritos, com involução espontânea em meses. Ocorrem em áreas de maior pressão, como ombro, dorso, nádegas e face. Hipercalcemia e trombocitopenia podem ocorrer.
	Diagnóstico	Exame clínico e histopatologia mostram focos múltiplos de necrose gordurosa do subcutâneo associado a processo inflamatório granulomatoso e fibrose; presença de fendas alongadas, como agulhas, dentro de células gigantes e de adipócitos (ver capítulo *Alterações Cutâneas do Neonato*).
≠	**Diagnóstico diferencial**	Esclerema neonatal e escleredema neonatal.
	Tratamento	Expectante; corticosteroide sistêmico em casos graves.

Esclerema neonatal

=	**Sinonímia**	Não tem outra nomenclatura.
	Epidemiologia	Afecção rara que acomete recém-nascido pré-termo com doença primária grave associada (cardiorrespiratória, infecciosa).
	Etiologia	Exposição de RN debilitados a fatores como hipotermia, desnutrição, infecções e perdas eletrolíticas precipita o quadro.
	Clínica	Endurecimento não depressível em toda a pele de maneira ascendente, com aspecto marmoriforme e intenso comprometimento do estado geral. Podem ocorrer icterícia, infecções gastrintestinais, hemorragia pulmonar e choque.
	Diagnóstico	A histopatologia mostra fendas citoplasmáticas alongadas entre os lóbulos, com distribuição radial e difusa (cristais de triglicerídeos dissolvidos).
≠	**Diagnóstico diferencial**	Adiponecrose subcutânea neonatal e escleredema neonatal.
	Tratamento	Tratar a doença de base, suporte hidreletrolítico e corticoterapia sistêmica. O prognóstico é muito ruim.

Paniculite citofágica histiocítica

=	Sinonímia	Linfoma subcutâneo paniculite-símile com citofagocitose.
📈	Epidemiologia	Acomete ambos os sexos, sendo mais comum em adultos jovens.
❓	Etiologia	É desconhecida. Não está claro se essa entidade resulta de um distúrbio primário de linfócitos T ou de histiócitos.
🧠	Clínica	Nódulos e placas subcutâneas grandes, equimóticos, localizados predominantemente em braços e pernas, com frequente ulceração. Manifestações sistêmicas como febre e adinamia são comuns, assim como anemia, leucopenia e trombocitopenia, podendo ocorrer grave coagulopatia.
🔍	Diagnóstico	Exames laboratoriais evidenciando alterações hepáticas, anemia, trombocitopenia. A histopatologia dos nódulos mostra infiltrado rico em histiócitos grandes (células em "saco de feijão") na área lobular.
≠	Diagnóstico diferencial	Paniculite de Weber-Christian.
🏥	Tratamento	Seu prognóstico é muito ruim, podendo ser fatal. Não existe tratamento eficaz. A poliquimioterapia com CHOP (ciclofosfamida, doxorrubicina, vincristina e prednisona) tem apenas eficácia limitada. As paniculites química e factícia, apesar de ocorrerem por materiais injetados, são consideradas separadamente, como esclarecido a seguir.

Paniculite factícia

=	Sinonímia	Não tem outra nomenclatura.
📈	Epidemiologia	Ocorre em psicopatas que negam o fato.
❓	Etiologia	Injeção de leite, ácidos, medicamentos, dentre outros.
🧠	Clínica	Nódulos ou placas subcutâneas que, geralmente, assumem formas bizarras.
🔍	Diagnóstico	Anamnese detalhada e correlação clinicopatológica. A histopatologia mostra granulomas do tipo corpo estranho, apresentando vacúolos de diversos tamanhos (Figuras 4 e 5).
≠	Diagnóstico diferencial	Lipogranuloma esclerosante.
🏥	Tratamento	Abordagem psicológico-psiquiátrica e intervenção cirúrgica quando possível.

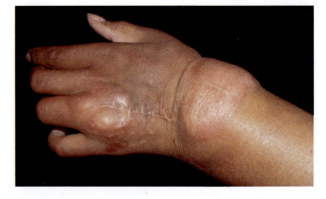

FIGURA 4 Paniculite factícia. Paciente procurou o hospital para ser operada de lesão tumoral no punho, tendo como laudo histopatológico granuloma por corpo estranho, sugerindo presença de óleo.

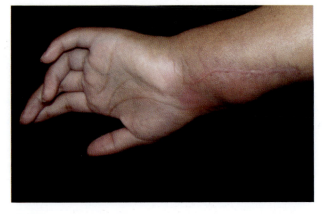

FIGURA 5 Paniculite factícia. Cicatrizes de cirurgias anteriores, havendo "recidiva" da lesão. Posteriormente a paciente admitiu a injeção de óleo.

Paniculite química

=	**Sinonímia**	Lipogranuloma esclerosante, oleoma e parafinoma.
📈	**Epidemiologia**	No passado, era relativamente frequente devido às substâncias empregadas.
❓	**Etiologia**	Relacionada à injeção de insulina, corticosteroide, silicone, metacrilato e até mesmo pelo ácido hialurônico. O médico ou enfermeiro, geralmente, é quem injeta. Atualmente, as paniculites químicas estão em evidência pela prática difundida do uso de preenchedores para correção de sulcos e linhas de expressão.
👁	**Clínica**	Os locais mais afetados são face e região glútea. Clinicamente, apresenta-se como nódulos ou placas de consistência endurecida (Figuras 6 e 7), podendo evoluir com drenagem de material gorduroso.
🔍	**Diagnóstico**	História clínica e histopatologia mostram paniculite que pode ser supurativa ou formar um granuloma por corpo estranho. No caso de silicone, grandes vacúolos com o material injetado (queijo suíço), e no caso de outros tipos de preenchedores, também são observados vacúolos de diferentes tamanhos.
≠	**Diagnóstico diferencial**	Paniculite factícia.
💊	**Tratamento**	Cirúrgico, quando possível.

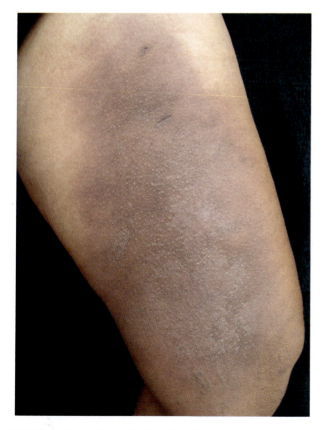

FIGURA 6 Paniculite química. Grande placa endurecida na face interna da coxa, com sinais inflamatórios, anos após implante de silicone na região.

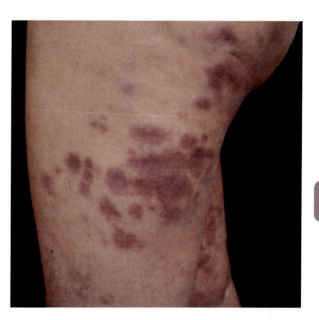

FIGURA 7 Paniculite química. Placas eritematosas, dolorosas, na coxa, anos após injeções de vitamina K na região glútea.

Paniculite lobular idiopática

=	Sinonímia	Doença de Weber-Christian e paniculite não supurativa nodular febril recorrente.
📈	Epidemiologia	Acomete predominantemente mulheres entre 30 e 60 anos de idade.
❓	Etiologia	Permanece desconhecida. É provável a relação com infecções, fármacos e outras substâncias químicas, traumatismos e alterações pancreáticas. Nesses casos, é reclassificada de acordo com a causa identificada.
🧠	Clínica	Surtos recorrentes de nódulos e placas subcutâneas inflamatórias, eritematoedematosas, dolorosas, podendo haver eliminação de substância oleosa, amarelada. Em alguns textos essa entidade receber o nome de não supurativa. Localizada nos membros inferiores e tronco, e ao involuir deixa lesão residual hiperpigmentada e deprimida. A paniculite lobular idiopática pode apresentar envolvimento sistêmico com mal-estar geral, febre e artralgia, com eventual envolvimento da gordura visceral. Sua variante crônica é denominada paniculite de Rothmann-Makai (lipogranulose subcutânea), que se caracteriza por nódulos subcutâneos normocrômicos ou eritematosos, dolorosos à pressão, localizados nos membros inferiores e regressão espontânea. Esses dois diagnósticos são considerados de exclusão, havendo a tendência atual de abandoná-los.
🔍	Diagnóstico	Amilase e lipase séricas normais, característica que a diferencia da paniculite pancreática. A histopatologia mostra paniculite lobular sem vasculite.
≠	Diagnóstico diferencial	Paniculite pancreática, paniculite por deficiência de α_1-antitripsina.
💊	Tratamento	Corticoterapia sistêmica (prednisona 40 a 60 mg/dia) pode ser usada para suprimir exacerbações recorrentes. Outras medicações usadas são antimaláricos e talidomida.

Paniculite lúpica

Nas colagenoses encontram-se paniculites, basicamente lobulares, seja no lúpus ou na dermatomiosite. Efetivamente encontra-se, na prática, a paniculite lúpica.

=	Sinonímia	Lúpus profundo e doença de Kaposi-Irgang.
📈	Epidemiologia	Ocorre em 2% dos pacientes com lúpus eritematoso cutâneo ou sistêmico. Em 20% dos casos há lesão de lúpus discoide sobre o nódulo subcutâneo.
❓	Etiologia	É autoimune; a maioria dos pacientes apresenta deficiência parcial de C4.
🧠	Clínica	Nódulos subcutâneos inflamatórios, dolorosos, localizados mais comumente na região malar, braços (Figura 8) e coxas. A pele sobrejacente pode ser normal ou apresentar lesões de lúpus discoide. Quando a superfície cutânea se apresenta sem alterações, prefere-se a denominação paniculite lúpica (Figura 9), quando há lesão cutânea de lúpus na superfície, chama-se então de lúpus profundo (Figura 10). Os nódulos são frequentemente persistentes e podem ulcerar ou calcificar. Quando involuem, deixam atrofia subcutânea (Figura 11).
🔍	Diagnóstico	A maioria dos pacientes apresenta fator antinuclear (FAN) positivo. Em 70% dos casos, a imunofluorescência direta da pele sobrejacente ao nódulo é positiva para IgM e C3. A histopatologia mostra infiltrado linfocitário nodular denso, com plasmócitos e histiócitos associado à necrose gordurosa predominantemente lobular.
≠	Diagnóstico diferencial	Paniculite lúpica da mama (mastite lúpica) pode simular adenocarcinoma mamário.
💊	Tratamento	Medicamentos antimaláricos (hidroxicloroquina 400 mg/dia). Em casos resistentes, utilizar corticosteroides ou imunossupressores sistêmicos. Há relatos do uso da terapia biológica com sucesso.

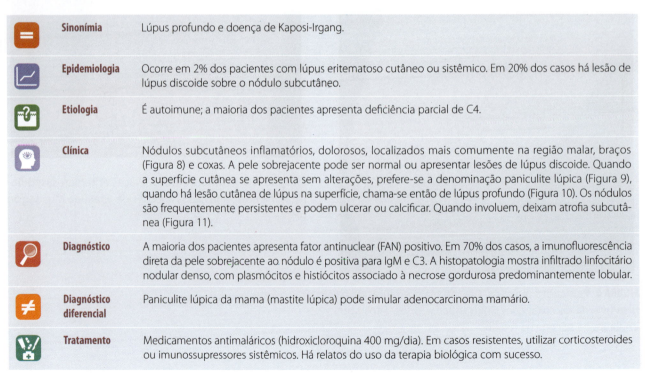

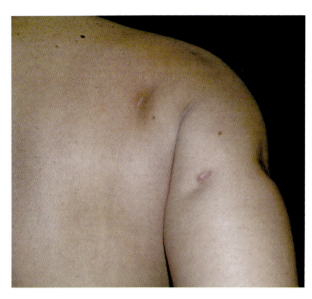

FIGURA 8 Paniculite lúpica. Depressões na região deltoideana e no dorso, resultantes da regressão de lesões nodulares, sem lesão específica de lúpus discoide na superfície. Há cicatriz no local da biopsia. A paciente não tinha manifestação sistêmica de lúpus.

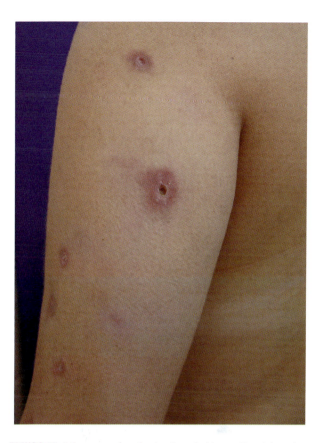

FIGURA 10 Lúpus profundo. Lesões de lúpus discoide sobre nódulos na região deltoideana, cujo exame histopatológico confirmou paniculite lobular e lúpus cutâneo discoide na superfície.

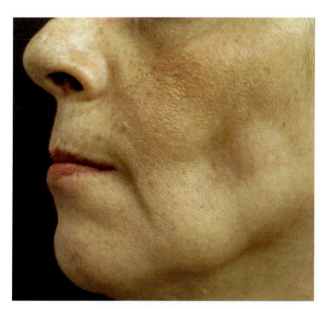

FIGURA 9 Paniculite lúpica. A face também é local de ocorrência de lesão, sem lesão de lúpus crônico cutâneo na superfície. Neste caso, a paciente tinha lúpus sistêmico.

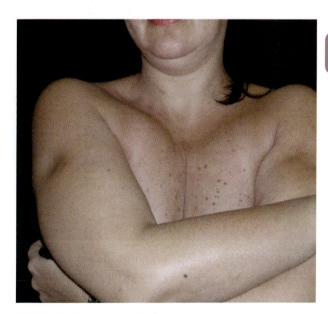

FIGURA 11 Paniculite lúpica. Depressões simétricas nos membros superiores, local frequente da ocorrência da paniculite lúpica.

Paniculite pancreática

=	**Sinonímia**	Paniculite enzimática.
📈	**Epidemiologia**	Ocorre predominantemente em homens com pancreatite alcoólica ou carcinoma pancreático. A paniculite, geralmente, precede o diagnóstico da doença pancreática.
❓	**Etiologia**	Decorre da ação de lipases pancreáticas que levam à necrose gordurosa do tecido celular subcutâneo.
👁	**Clínica**	Nódulos eritematovioláceos dolorosos e depressíveis que ocorrem em surtos, localizados nas extremidades e no tronco. Podem estar associados a artrite, serosites e sinovites. Pode haver drenagem de material oleoso (Figura 12).
🔍	**Diagnóstico**	Alterações enzimáticas compatíveis com doença pancreática; histopatologia mostra paniculite lobular com adipócitos fantasmas e calcificação focal.
≠	**Diagnóstico diferencial**	Paniculite nodular idiopática e paniculite factícia.
💊	**Tratamento**	Depende da doença pancreática.

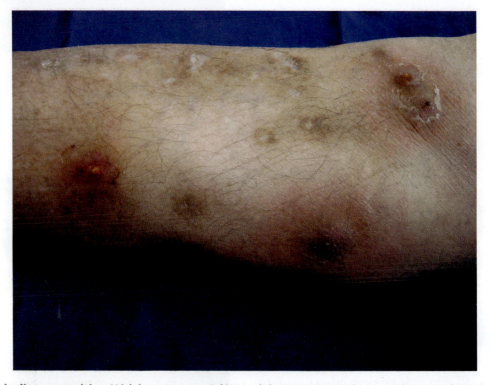

FIGURA 12 Paniculite pancreática. Nódulos eritematovioláceos dolorosos no membro superior, com drenagem de material oleoso.

Paniculite pelo frio

A paniculite a seguir é considerada, conjuntamente com necrose gordurosa traumática, como sendo causada por traumatismo por elementos externos.

=	**Sinonímia**	Adiponecrose ao frio; doença de Haxthausen; doença do picolé (*popsicle disease*).
📈	**Epidemiologia**	Ocorre entre 6 e 12 h após exposição ao frio. São raros os casos em adultos.
❓	**Etiologia**	Efeito direto do frio sobre a gordura saturada que solidifica rapidamente em baixas temperaturas.
👁	**Clínica**	Nódulos eritematovioláceos, dolorosos, que desaparecem espontaneamente entre 1 e 2 semanas, localizados em áreas expostas, como face e extremidades (crianças). Deixam hiperpigmentação temporária e involuem sem deixar cicatriz.
🔍	**Diagnóstico**	História de exposição ao frio e histopatologia demonstrando necrose adiposa, formação de microcistos e infiltrado inflamatório de neutrófilos, histiócitos e linfócitos.
≠	**Diagnóstico diferencial**	Celulite facial por *Haemophilus influenzae*.
💊	**Tratamento**	Evitar exposição ao frio.

Necrose gordurosa traumática

=	**Sinonímia**	Não tem outra nomenclatura.
📈	**Epidemiologia**	Mulheres obesas entre 20 e 60 anos com mamas volumosas.
❓	**Etiologia**	Traumatismo físico seria o fator desencadeante.
👁	**Clínica**	Nódulos duros, firmes e eritematosos que sofrem processo de necrose, localizados em geral nas mamas após traumatismo. A pele sobrejacente pode apresentar aspecto de casca de laranja. As lesões involuem espontaneamente, deixando cicatrizes atróficas.
🔍	**Diagnóstico**	É clínico, com história marcante de traumatismo na mama em uma mulher obesa, corroborado pelo exame histopatológico.
≠	**Diagnóstico diferencial**	Mastite lúpica, adenocarcinoma mamário.
💊	**Tratamento**	Retirada cirúrgica da lesão.

Paniculite pós-corticoterapia

=	Sinonímia	Não tem outra nomenclatura.
	Epidemiologia	Quadro raro que acomete exclusivamente crianças com história de corticoterapia sistêmica prolongada, interrompida bruscamente. Geralmente, surge entre 1 e 14 dias após suspensão do corticosteroide.
	Etiologia	Desconhecida.
	Clínica	Nódulos subcutâneos em regiões malares, membros superiores e tronco, dolorosos e pruriginosos, que geralmente desaparecem espontaneamente ou com a readministração de corticosteroides.
	Diagnóstico	A histopatologia mostra paniculite lobular sem vasculite, com fendas semelhantes às da adiponecrose subcutânea do recém-nascido e esclerema neonatal.
≠	Diagnóstico diferencial	Outras paniculites da infância.
	Tratamento	Se o quadro for grave, deve-se reintroduzir o corticosteroide e, então, reduzir gradualmente a dose.

Paniculite septal e lobular

A paniculite por deficiência de α_1-antitripsina é considerada mista por alguns (lobular e septal).

Paniculite por deficiência de α_1-antitripsina

=	Sinonímia	Paniculite por deficiência de α_1-proteinase.
	Epidemiologia	Não há predomínio de sexo, raça ou faixa etária, porém a deficiência desta enzima é mais comum em adultos descendentes de europeus.
	Etiologia	A enzima α_1-antitripsina é uma inibidora das proteases séricas e da ativação do complemento e de proteases neutrofílicas. Sua deficiência leva a um aumento da ativação de macrófagos e linfócitos, bem como permite ativação não controlada da via do complemento. É determinada geneticamente, podendo estar em homozigose ou heterozigose.
	Clínica	Nódulos eritematosos que ulceram com eliminação de material oleoso, localizados no tronco e nas extremidades proximais; pode ser desencadeada por traumatismo. Pode estar associada a enfisema, cirrose, vasculite e angioedema adquirido.
	Diagnóstico	Pesquisar deficiência de α_1-antitripsina em casos de paniculite com ulceração. A histopatologia mostra infiltrado inflamatório lobular com necrose gordurosa.
≠	Diagnóstico diferencial	Paniculite factícia, paniculite pancreática e doença de Weber-Christian.
	Tratamento	Evitar traumatismo. Associar sulfona 25 a 100 mg/dia à corticoterapia sistêmica; nos casos graves, reposição de α_1-antitripsina.

Lipodermatoesclerose

A lipodermatoesclerose é considerada uma paniculite septal e lobular, porém também há comprometimento dérmico.

=	**Sinonímia**	Paniculite da estase venosa e celulite escleroatrófica.
	Epidemiologia	Predomina em mulheres acima dos 40 anos de idade, com insuficiência venosa.
	Etiologia	Desconhecida. Acredita-se que a doença venosa crônica seja um fator contribuinte. Alguns fármacos quimioterápicos foram relacionados com o início desta doença.
	Clínica	A pele da perna vai se tornando endurecida e afilada na extremidade, deixando um aspecto de "garrafa de champanhe invertida" (Figuras 13 e 14).
	Diagnóstico	A histopatologia mostra uma paniculite esclerosante com fibrose dérmica e subcutânea, com a alteração lipomembranosa bastante característica.
≠	**Diagnóstico diferencial**	Erisipela/celulite.
	Tratamento	Compressão elástica dos membros inferiores com uso de meia elástica. Orientação para elevar os membros inferiores e evitar ficar muito tempo em pé.

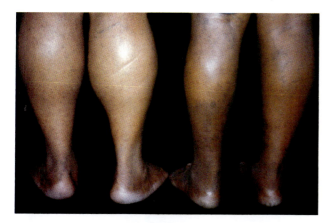

FIGURA 13 Lipodermatoesclerose. Pernas com formato de "garrafa de champanhe invertida".

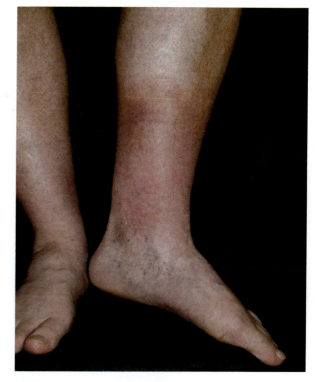

FIGURA 14 Lipodermatoesclerose. Placa eritematoacastanhada, endurecida (esclerótica), localizada na porção inferior da perna de paciente com insuficiência venosa.

Paniculite septal sem vasculite
Eritema nodoso

=	**Sinonímia**	Eritema contusiforme.
📈	**Epidemiologia**	Ocorre em qualquer idade, com pico de incidência entre 20 e 30 anos de idade, sendo três vezes mais frequente nas mulheres. A incidência das causas de eritema nodoso varia conforme a região geográfica.
❓	**Etiologia**	Reação imunológica desencadeada por grande variedade de estímulos antigênicos, incluindo fármacos (sulfonamidas, brometos, contraceptivos orais), doenças sistêmicas (p. ex., sarcoidose, linfomas, síndrome de Behçet, gastrite atrófica autoimune), infecções bacterianas (p. ex., estreptocócicas), infecções por micobactérias (p. ex., tuberculose), fúngicas (p. ex., paracoccidioidomicose, dermatofitoses), virais (p. ex., mononucleose infecciosa, hepatite B) e neoplasias hematológicas (p. ex., linfomas de Hodgkin, não Hodgkin e leucemias).
🧠	**Clínica**	Nódulos eritematosos, dolorosos, predominantemente na face extensora das pernas (Figura 15). O surgimento de novas lesões é frequentemente acompanhado por febre, adinamia e leucocitose. Os nódulos regridem espontaneamente entre 3 e 6 semanas, sem ulceração ou cicatriz, deixando um aspecto de contusão local, chamado eritema contusiforme (Figura 16). Setenta por cento dos pacientes apresentam artropatia que pode permanecer após a resolução das lesões subcutâneas. O *eritema nodoso migratório* ou *paniculite nodular subaguda migratória de Vilanova-Piñol-Aguade* pode ser considerado uma variante do eritema nodoso com disposição unilateral e assimétrica nas faces anterolaterais das pernas, com evolução progressiva, podendo sofrer regressão central (Figura 17).
🔍	**Diagnóstico**	Deve-se sempre pesquisar doença subjacente.
≠	**Diagnóstico diferencial**	Outras paniculites. O eritema nodoso hansênico não faz parte desse grupo e deve ser diferenciado, pois não é uma paniculite septal sem vasculite como o eritema nodoso, e sim uma dermopaniculite em que, eventualmente, pode haver vasculite (Figura 18).
💊	**Tratamento**	Regressão espontânea é a regra. Algumas vezes, anti-inflamatórios não esteroides e iodeto de potássio podem ser utilizados. Em casos recorrentes e graves, utiliza-se corticoterapia sistêmica, mas, se a causa for conhecida, é necessário tratá-la.

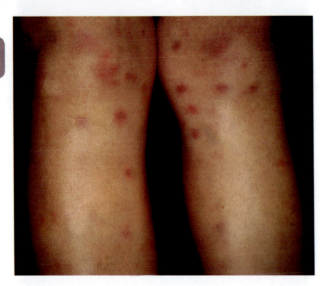

FIGURA 15 Eritema nodoso. Lesões eritematosas nodulares na região pré-tibial bilateralmente. À palpação, os nódulos subcutâneos são dolorosos.

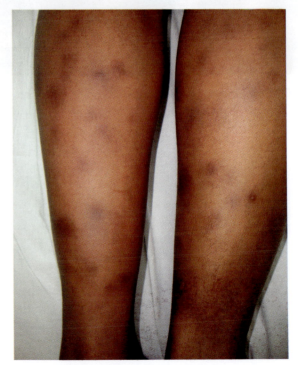

FIGURA 16 Eritema contusiforme. As lesões eritematonodulares deram lugar a lesões de tonalidade violácea como contusões, de localização bilateral.

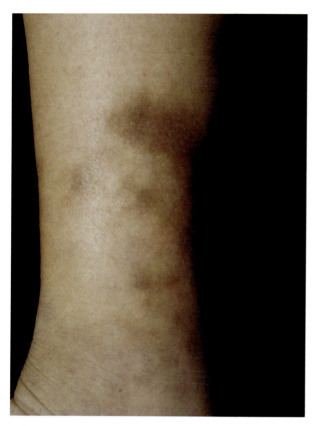

FIGURA 17 Paniculite nodular subaguda migratória de Vilanova-Piñol-Aguade. As lesões eritematonodulares são unilaterais, evoluindo progressivamente, dando a impressão de regressão central.

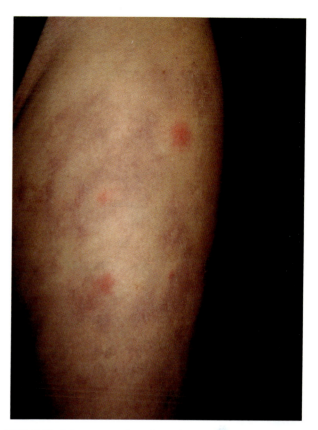

FIGURA 18 Eritema nodoso hansênico. Numerosas lesões nodulares acompanhadas de febre e adenopatia inguinal em paciente multibacilar, cuja histopatologia não é a da paniculite septal sem vasculite.

Paniculite da esclerodermia

=	Sinonímia	Não tem outra nomenclatura.
	Epidemiologia	Ocorre em pacientes com o diagnóstico de esclerodermia.
	Etiologia	Espessamento dos septos subcutâneos interlobulares, acompanhado de inflamação na junção dermo-hipodérmica; na realidade é uma dermopaniculite.
	Clínica	Placa subcutânea endurecida que dificulta a mobilidade da pele.
	Diagnóstico	Deve-se sempre pesquisar doença subjacente.
≠	Diagnóstico diferencial	Fasciite eosinofílica.
	Tratamento	O mesmo da esclerodermia.

PAPILOMATOSE CONFLUENTE E RETICULADA

Nelson Aguilar Aguilar

=	Sinonímia	Papilomatose de Gougerot-Carteaud.
📈	Epidemiologia	Tipicamente inicia-se na adolescência e na fase adulta jovem, com prevalência nas mulheres e nos melanodérmicos. Os indivíduos acometidos apresentam tendência à obesidade.
❓	Etiologia	A bactéria *Dietzia papillomatosis*, uma bactéria aeróbia gram-positiva que pertence ao grupo dos actinomicetes, tem sido relacionada recentemente com esta patologia. A associação com *Malassezia furfur* não foi consistente nos estudos. Outros estudos sugerem uma alteração da ceratinização associada a um desequilibro hormonal, como obesidade, diabetes e síndrome do ovário policístico. Estão descritos raros casos entre irmãos com alterações da queratina K16.
👁	Clínica	Caracteriza-se por formação de pápulas ceratósicas, planas, de coloração variável, podendo ser hipocrômicas, róseas ou acastanhadas, que confluem formando placas reticuladas, principalmente em zona central do tórax, abdome superior, pescoço e, algumas vezes, dorso e ombros (Figuras 1 a 6).
🔍	Diagnóstico	O diagnóstico é clínico. O exame micológico é negativo. Pode ser corroborado pelo exame histopatológico, que mostra hiperceratose com papilomatose, acantose focal e aumento da melanina. A dermatoscopia evidencia uma pigmentação marrom, com bordas mal definidas, cobertas com escamas esbranquiçadas, formando um padrão de "*sulci e gyri*".
≠	Diagnóstico diferencial	Acantose nigricante, pseudoacantose nigricante, pitiríase versicolor, doença de Darier.
💊	Tratamento	Tratamento oral: minociclina 100 mg/dia durante 6 semanas tem se mostrado efetiva; azitromicina em pulsos, 500 mg/dia durante 3 dias consecutivos, descansa 1 semana em 3 pulsos; retinoide oral, como a isotretinoína. Tratamento tópico: sulfeto de selênio 2,5% diário, durante 3 semanas, como antifúngico; ácido retinoico tópico 0,05 a 0,1%; calcipotriol; ureia; e tacrolimo. Porém, a recidiva com a interrupção do tratamento é frequente.

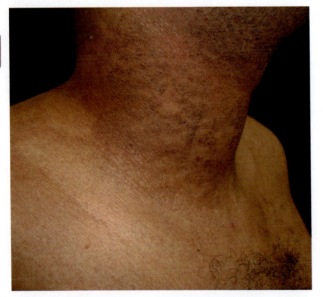

FIGURA 1 Papilomatose confluente e reticulada. Lesões papulosas, hipercrômicas, confluentes no pescoço.

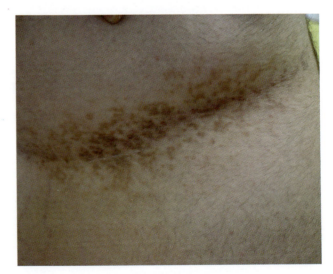

FIGURA 2 Papilomatose confluente e reticulada. Pápulas ceratósicas, hipercrômicas, no tórax anterior.

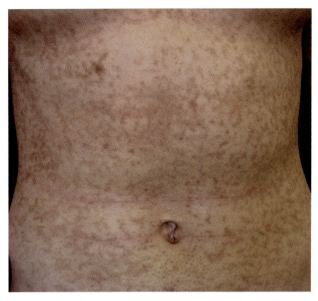

FIGURA 3 Papilomatose confluente e reticulada. Pápulas hipercrômicas confluentes na região anterior do tronco.

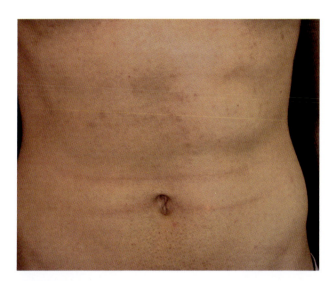

FIGURA 4 Papilomatose confluente e reticulada. Mesmo paciente da Figura 3 após tratamento. Entretanto, a interrupção da terapêutica conduz à recidiva gradualmente.

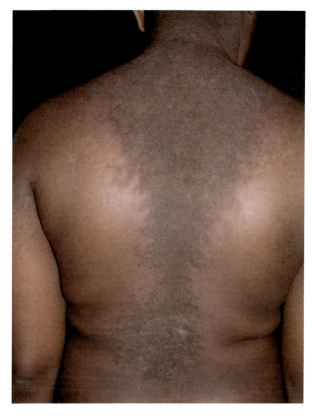

FIGURA 5 Papilomatose confluente e reticulada. Placas hipercrômicas extensas, na região posterior do tronco, com confirmação histopatológica.

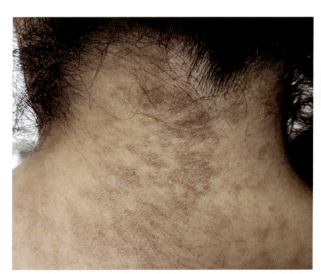

FIGURA 6 Papilomatose confluente e reticulada. Pápulas acastanhadas, confluentes, formando placa na região da nuca.

PÁPULAS PIEZOGÊNICAS

Vanessa da Silva Lopes • Victor Bechara de Castro

	Sinonímia	Hérnias adiposas múltiplas dos calcanhares, fibrolipomatose noduliforme hernioide dos calcanhares, nódulos piezogênicos.
	Epidemiologia	A prevalência dessa entidade não é bem estabelecida, visto que muitos dos casos não são diagnosticados, seja pela natureza indolor de grande parte dos casos, seja pelo desconhecimento por parte dos médicos do diagnóstico. A prevalência estimada é em torno de 80% de pápulas na região plantar, 86% nos punhos e 74% em ambos os sítios. Não há evidencia de predileção geográfica, socioeconômica ou racial. Evidenciam-se na puberdade, com predomínio no sexo feminino, tendendo a ser mais sintomáticas em mulheres acima de 40 anos de idade. Raramente são encontradas em crianças, sendo relatada uma variante incomum, denominada pápulas infantis, caracterizada por nódulos de maiores dimensões, na região medial dos calcanhares e com uma incidência estimada em 6% em recém-nascidos e 39% na população infantil.
	Etiologia	Consideram-se herniações de tecido adiposo no tecido conjuntivo dérmico, como resultado de sobrecarga de pressão nos calcanhares, em alguns tipos de pacientes, como aqueles com sobrepeso, corredores e fisioculturistas. Normalmente são indolores, porém, quando dolorosas, especula-se que seja devido ao contato direto das lesões com o calçado, embora alguns autores proponham que ocorra uma compressão neurovascular nas lesões, desencadeando o processo álgico.
	Clínica	Caracteriza-se por saliências hemisféricas (Figura 1) da cor da pele ou um pouco esbranquiçadas, macias, de superfície lisa e tamanhos variados, localizando-se preferencialmente na face posterior, medial e/ou lateral dos pés, principalmente próximo aos calcanhares. Há casos descritos acometendo região de punhos. Tais lesões se tornam mais evidentes com a pressão sobre a superfície plantar, podendo ser ou não dolorosas (Figura 2). Vale ressaltar um aumento da incidência dessas pápulas na síndrome de Ehlers-Danlos, síndrome de Prader-Willi, doença cardíaca reumática, artrite reumatoide e doença valvar cardíaca (prolapso de valva mitral).
	Diagnóstico	O diagnóstico é essencialmente clínico, devendo ser questionados profissão, hábitos e práticas esportivas do paciente, além de características gerais das lesões e localização. O uso de ultrassonografia da lesão pode apoiar o diagnóstico dos casos mais difíceis. O histopatológico não é necessário, na maior parte dos casos e, quando realizado, pode apresentar hiperceratose (mais comum em lesões dolorosas), acantose irregular, aumento da derme e presença de tecido adiposo na derme.
	Diagnóstico diferencial	Lipoma, fibromatose plantar, neuroma, fibroma aponeurótico juvenil.
	Tratamento	Os pacientes assintomáticos são tratados de forma conservadora. No caso de dor, aconselha-se a evitar posição ortostática prolongada, redução do traumatismo local, meias elásticas, perda ponderal, acupuntura, corticosteroide intralesional, ácido desoxicólico e, raramente, cirurgia.

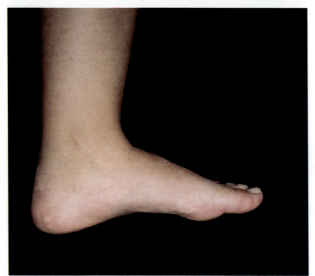

FIGURA 1 Pápulas piezogênicas. Herniações da cor da pele, na face medial do pé direito de paciente do sexo feminino.

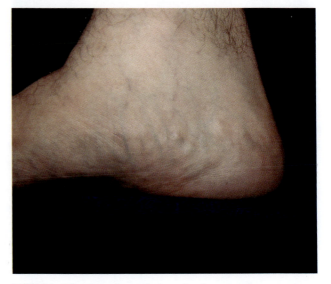

FIGURA 2 Pápulas piezogênicas. Lesões papulosas, assintomáticas, na borda lateral do pé de paciente do sexo masculino. São mais bem observadas quando há pressão no local.

PAQUIDERMOPERIOSTOSE

Brunno Zeni de Lima • Lincoln Fabricio

=	**Sinonímia**	Osteoartropatia hipertrófica primária ou síndrome de Touraine-Solente-Golé.
	Epidemiologia	Doença rara, com incidência incerta. Mais comum e grave nos homens (9H:1M). Início, geralmente, na infância ou adolescência. Progressão gradual nos próximos 5 a 20 anos após doença estabelecida.
	Etiologia	A osteoartropatia hipertrófica pode ser dividida em primária (hereditária ou idiopática) e secundária. A primária, responsável por 5% dos casos, é a paquidermoperiostose. Apresenta provável padrão autossômico dominante, com alguns casos relatados como autossômicos recessivos. Há mutação no gene *HPGD*, no cromossomo 4, o qual codifica a enzima hidroxiprostaglandina desidrogenase, importante na degradação das prostaglandinas. A secundária (adquirida) está associada a doenças cardiopulmonares e malignidades, e também à hipoxia crônica dos tecidos periféricos.
	Clínica	Caracteriza-se principalmente por baqueteamento digital, paquidermia (espessamento da pele da face e couro cabeludo) e periostose (edema do tecido periarticular e subperiostal de ossos longos). Além disso, existem outros sintomas e sinais presentes em frequência variada, como: dor, poliartrite, *cutis verticis gyrata*, dermatite seborreica, acne, ptose palpebral bilateral e hiperidrose (palmoplantar e generalizada) (Figuras 1 a 3). Em casos mais avançados pode haver fácies leonina, cifose acentuada, restrições motoras e manifestações neurológicas.
	Diagnóstico	É clínico, sendo que um exame dermatológico bem executado pode ser muito importante para o diagnóstico. Em 15% dos casos há alterações radiológicas, demonstrando formação subperiostal de tecido ósseo em ossos longos, principalmente em tíbia, fíbula, rádio, ulna, metacarpo e falanges. Na histologia da pele afetada, aparece aumento do colágeno denso com proliferação dos fibroblastos na derme, além de aumento dos mucopolissacarídios ácidos entre os feixes de colágeno.
≠	**Diagnóstico diferencial**	Acromegalia e osteoartropatia hipertrófica secundária.
	Tratamento	Não há tratamento para impedir a evolução da doença. Importante é o manejo da dor. Anti-inflamatórios não esteroides e corticosteroides são a primeira linha, principalmente se houver presença de poliartrite. Há relatos de sucesso terapêutico com pamidronato e tamoxifeno. Colchicina pode ajudar na dor pelo edema subperiostal. A vagotomia é uma opção para alívio da dor e do edema. A cirurgia plástica deve ser considerada para melhorar o aspecto da pele espessada da face e couro cabeludo, além da *cutis verticis gyrata*. Já foram relatados casos de tratamento cirúrgico para o baqueteamento.

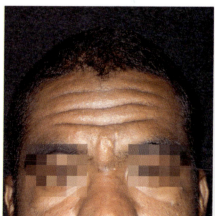 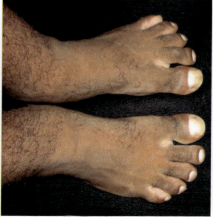 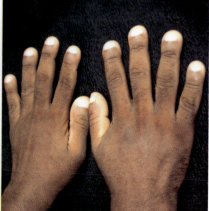

FIGURA 1 **Paquidermoperiostose.** Aumento das mãos e pés, associado à *cutis verticis gyrata*. (Cortesia do Dr. Vitor Azulay.)

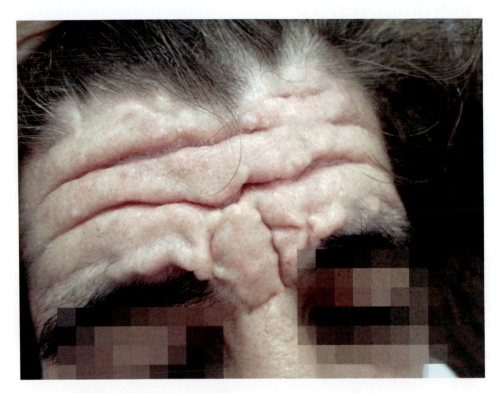

FIGURA 2 Paquidermoperiostose. Associação com *cutis verticis gyrata*.

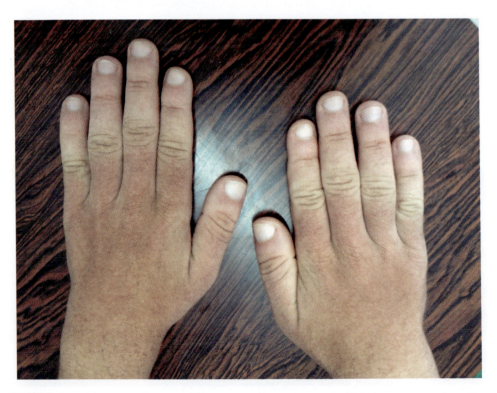

FIGURA 3 Paquidermoperiostose. Observam-se baqueteamento digital e aumento das mãos.

PARACOCCIDIOIDOMICOSE

Fabio Francesconi • Gláucia Francesconi do Valle Martins • Antonio Carlos Francesconi do Valle

 Sinonímia — Doença de Lutz, blastomicose sul-americana, blastomicose brasileira, moléstia de Lutz-Splendore-Almeida e micose de Lutz.

 Epidemiologia — Infecção fúngica endêmica na América Latina, ocorrendo desde a latitude 20° ao norte, no México, a cerca de 35° ao sul, na Argentina. Ainda não foram descritos casos em Nicarágua, Belize, Suriname, Guiana, Guiana Francesa, Chile e países insulares do Caribe. O Brasil conta com aproximadamente 80% dos casos relatados, sobretudo nas regiões Sudeste, Sul e Centro-Oeste. Na região Norte, em Rondônia é endêmica e no Pará existe aumento gradativo do número de casos. Pessoas que lidam com o solo são as mais propensas a se infectar por *Paracoccidioides* sp.

 Etiologia — A paracoccidioidomicose (PCM) é causada por fungos termodimórficos de duas principais espécies: *Paracoccidioides brasiliensis* (*P. brasiliensis*) e *Paracoccidioides lutzii* (*P. lutzii*). O *P. brasiliensis* é composto por um complexo de pelo menos cinco agrupamentos geneticamente isolados, classificados como espécies filogenéticas: S1a, S1b, PS2, PS3 e PS4. As espécies filogenéticas S1a e S1b são predominantemente encontradas na América do Sul, especialmente no Sudeste e Sul do Brasil, na Argentina e no Paraguai. A espécie PS2 tem uma distribuição irregular, menos frequentemente identificada e, até agora, os casos humanos foram identificados na Venezuela e no Sudeste do Brasil. As espécies PS3 e PS4 são exclusivamente endêmicas da Colômbia e da Venezuela, respectivamente. Por sua vez, o *P. lutzii* abriga uma única espécie, predominantemente distribuída no Centro-Oeste e na Amazônia (Brasil e Equador).

Clínica — A lesão mucocutânea clássica da paracoccidioidomicose é placa ulcerovegetante com presença de pontilhado hemorrágico, dito moriforme, no fundo da lesão (Figuras 1 a 4). A paracoccidioidomicose é classificada em:

Paracoccidioidomicose | Infecção. Caracteriza-se por ausência de sinais e sintomas da doença e teste intradérmico com paracoccidioidina positivo. Radiologicamente, podem ser detectadas "cicatrizes" nos pulmões.

Paracoccidioidomicose | Doença
- *Forma regressiva*: constitui a infecção pulmonar primária, com manifestações respiratórias inespecíficas e quadro pulmonar sugestivo de primoinfecção. A intradermorreação com paracoccidioidina é positiva. Evolui com regressão espontânea
- *Forma aguda ou subaguda (tipo juvenil)*: ocorre, sobretudo, em crianças, adolescentes e adultos jovens após disseminação hematogênica primária, com manifestações extrapulmonares decorrentes do acometimento do sistema fagocítico-mononuclear (baço, linfonodos, fígado, medula óssea) (Figuras 5 e 6); porém, qualquer órgão pode ser acometido, compondo quadros clínicos polimórficos
- *Forma crônica do adulto*: é a mais frequente; ocorre devido à reativação endógena de focos quiescentes ou à reinfecção exógena. Pode ser subdividida em unifocal ou multifocal
  - *Unifocal*: atinge um único sistema, como pulmões, pele, mucosas e glândulas suprarrenais. Na pele, além da manifestação clássica, a lesão pode apresentar-se com aspecto verrucoso (Figura 7). A imunidade celular é pouco deprimida e os anticorpos estão presentes em níveis moderados
  - *Multifocal*: há acometimento de mais de um sistema, com alterações variáveis da imunidade celular e humoral. Qualquer órgão ou tecido pode ser atingido pelo fungo. Os órgãos mais acometidos são pulmões, orofaringe, laringe, linfonodos, pele e suprarrenais (Figura 8). Muito importante verificar o comprometimento das suprarrenais e, em caso de insuficiência, prescrever 5 a 10 mg de prednisona.

 Diagnóstico — Pode ser confirmado pelo encontro do parasito e por técnicas sorológicas que revelam reação imune do hospedeiro ao fungo. *Exame micológico direto* de pus, escarro, raspado de lesões tegumentares e fragmentos de tecidos é o exame que obrigatoriamente deve ser solicitado. Constata-se a presença de estruturas leveduriformes arredondadas, com dupla refringência, que podem apresentar gemulações múltiplas (imagem em roda de leme – aspecto diagnóstico deste agente). A *cultura* em meio de Sabouraud ou meio seletivo com antibióticos permite a confirmação diagnóstica de casos suspeitos.
Exame histopatológico permite a identificação do fungo, que é mais bem visualizado pelas colorações de ácido periódico de Schiff (PAS) ou impregnação argêntica.
Sorologia auxilia no diagnóstico de casos nos quais a identificação do fungo nos tecidos não é possível. A técnica de imunodifusão dupla permite também o acompanhamento dos pacientes sob tratamento por avaliação periódica das titulações. Em casos de dúvida diagnóstica (a sensibilidade deste método é de cerca de 90%), pode ser empregado o teste *Western blot*.

 Diagnóstico diferencial — **Lesões mucosas.** Leishmaniose, tuberculose, sífilis e neoplasias. **Lesões linfáticas**: tuberculose e linfomas.
Lesões cutâneas. Leishmaniose, cromomicose, esporotricose, tuberculose, sífilis, psoríase e linfomas.
Lesões pulmonares. Principalmente com tuberculose.

| Tratamento | • Sulfametoxazol/trimetoprima (SMZ/TMP): 1.200/240 mg 12/12 h durante 2 meses, seguido por 800/160 mg 12/12 h por mais 22 meses por via oral
• Anfotericina B (desoxicolato): dose inicial de 0,25 mg/kg/dia, sendo elevada para 0,5 mg/kg/dia e, em seguida, 1 mg/kg/dia. A dose máxima diária é de 50 mg IV em 500 mℓ de soro glicosado a 5% (dose total de 2 a 4 g). Pode ser administrada diariamente ou em dias alternados, de acordo com a gravidade e com os efeitos colaterais, durante 4 a 8 meses. O tratamento deve ser feito no hospital
• Anfotericina B (lipossomal): 3 a 5 mg/kg/dia. Melhor tolerância e com menos efeitos colaterais, o que permite encurtar o tempo de internação. As anfotericinas são aplicadas por via intravenosa e indicadas principalmente para as formas graves e disabsortivas
• Itraconazol 200 mg/dia VO durante 6 a 12 meses, seguido por 100 mg/dia durante mais 6 a 12 meses
• Fluconazol 100 a 200 mg/dia VO durante 12 a 24 meses associado a SMZ/TMP (doses habituais) em casos de comprometimento do SNC é uma boa opção
• Os medicamentos devem ser monitorados periodicamente por exames complementares, como hemograma, dosagem de ureia, creatinina, bilirrubinas, eletrólitos, transaminases (oxaloacética e pirúvica), fosfatase alcalina, colesterol, triglicerídeos e desidrogenase láctica (DHL), para detectar eventuais efeitos colaterais e/ou idiossincrasias. Deve haver a verificação de interação medicamentosa com outros medicamentos que porventura os pacientes estejam em uso. |

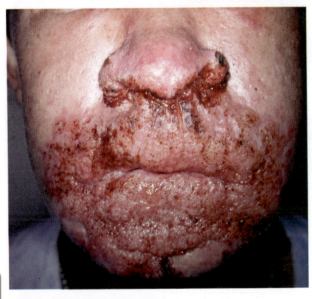

FIGURA 1 Paracoccidioidomicose. Lesão exulcerada com pontilhado hemorrágico moriforme, acometendo mucosas nasal e oral.

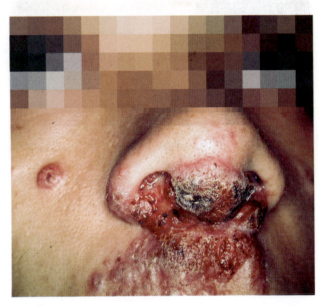

FIGURA 3 Paracoccidioidomicose. Lesão ulcerovegetante crostosa na face.

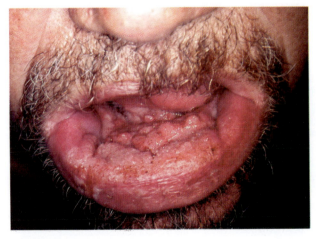

FIGURA 2 Paracoccidioidomicose. Lesão ulcerovegetante com pontilhado hemorrágico fino na mucosa jugal (estomatite moriforme).

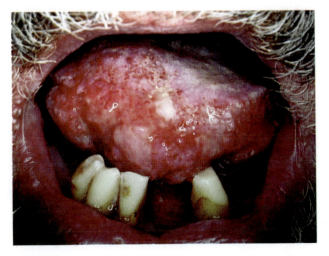

FIGURA 4 Paracoccidioidomicose. Lesão com pontilhado hemorrágico moriforme na língua (estomatite moriforme de Aguiar Pupo).

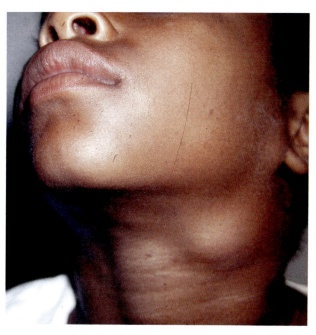

FIGURA 5 **Paracoccidioidomicose.** Forma juvenil. Linfadenomegalia cervical.

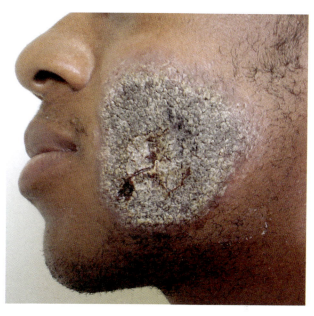

FIGURA 7 **Paracoccidioidomicose.** Forma crônica unifocal do adulto. Placa verrucosa na face. (Cortesia da Dra. Rilza Beatriz.)

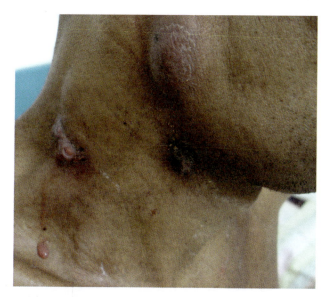

FIGURA 6 **Paracoccidioidomicose.** Nódulos em topografia de cadeias ganglionares, eliminando exsudato piossanguinolento. (Cortesia da Dra. Rilza Beatriz.)

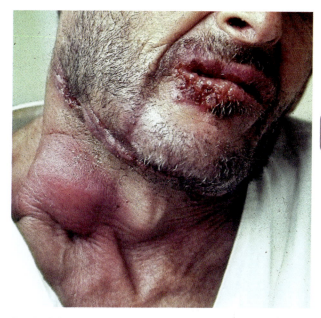

FIGURA 8 **Paracoccidioidomicose.** Forma crônica multifocal do adulto, com linfadenomegalia cervical e lesões crostosas na mucosa oral.

PEDICULOSE DE COURO CABELUDO

Fabio Francesconi • Valeska Albuquerque Francesconi

	Sinonímia	Piolho.
	Epidemiologia	Doença de distribuição mundial que pode ocorrer em todos os níveis socioeconômicos. A maioria dos casos de pediculose decorre do contato interpessoal, sendo mais comum em crianças entre 3 e 11 anos de idade. Pobreza, aglomerados e higiene inadequada são fatores predisponentes para sua transmissão.
	Etiologia	*Pediculus humanus capitis*.
	Clínica	Prurido no couro cabeludo, em especial na nuca, é a principal manifestação clínica. Ao exame, são identificados piolhos aderidos à haste do pelo (Figura 1), sobre o couro cabeludo, nuca ou roupas, além da presença de lêndeas (Figura 2). Lesões papulosas e escoriações na região da nuca (Figura 3) e do pavilhão auricular podem ser encontradas. Casos de longa data por vezes simulam eczema crônico (Figura 4). Grandes infestações podem evoluir com enfartamento dos linfonodos da região cervical (Figura 5).
	Diagnóstico	O diagnóstico de infecção ativa somente pode ser dado com o encontro das ninfas na haste do cabelo (Figura 6) ou do parasito adulto (piolho) (Figura 7).
	Diagnóstico diferencial	As lêndeas devem ser diferenciadas da escama da dermatite seborreica, da *piedra* branca, dos "*casts*" de queratina e dos glóbulos de laquê. Todo prurido de couro cabeludo deve incluir a pediculose *capitis* no diagnóstico diferencial. Piodermites de couro cabeludo podem ser decorrentes de infecção secundária causada pela coçadura.
	Tratamento	O tratamento pode ser realizado com loções, soluções ou xampus contendo permetrina 1%, carbarila 1%, malation 0,5% ou lindano 1%. O produto deve permanecer por 12 h e o tratamento repetido após 10 dias devido à ação ovicida incompleta. Não deve ser usado condicionador antes da aplicação do remédio, pois pode reduzir sua eficácia. Existem casos de resistência a algumas substâncias; nos casos de falha medicamentosa, considerar outro agente para o tratamento. Ivermectina oral, na dose de 200 µg, é uma opção terapêutica e também deve ser repetida após 10 dias. Alguns autores preconizam o tratamento simultâneo de todos os contatos familiares. Fronhas, toalhas, chapéus etc. devem ser lavados com água quente. Deve-se usar o agente pesticida por 15 min, nos pentes e escovas, seguido de lavagem. As lêndeas podem ser retiradas por extração mecânica.

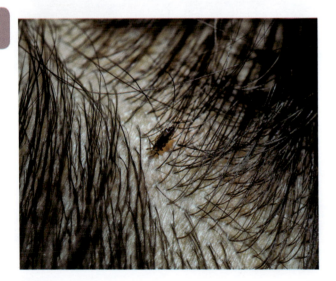

FIGURA 1 Pediculose de couro cabeludo. *Pediculus humanus capitis* aderido à haste pilosa.

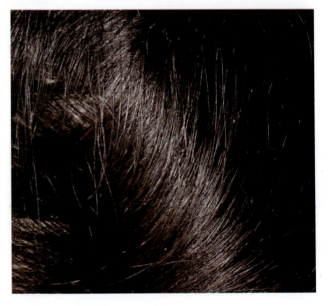

FIGURA 2 Pediculose de couro cabeludo. Presença de nódulos claros aderidos ao pelo, caracterizando as lêndeas.

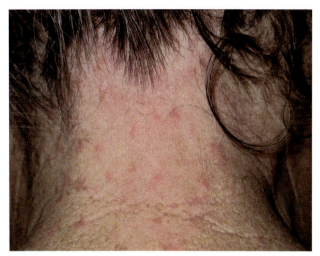

FIGURA 3 Pediculose de couro cabeludo. Pápulas eritematosas, localizadas na nuca de paciente portadora de pediculose.

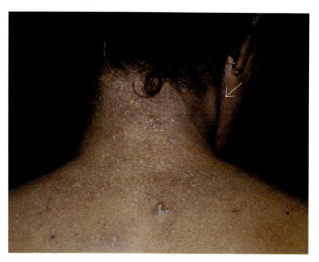

FIGURA 5 Pediculose de couro cabeludo. Pápulas, escoriações e áreas discrômicas em paciente com pediculose. Nota-se linfonodo aumentado na cadeia cervical direita (*seta*).

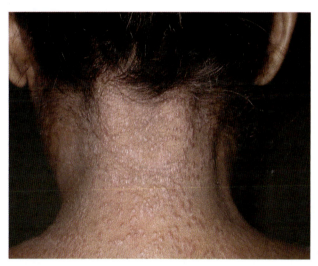

FIGURA 4 Pediculose de couro cabeludo. Pápulas liquenificadas, localizadas na nuca de paciente portadora de pediculose.

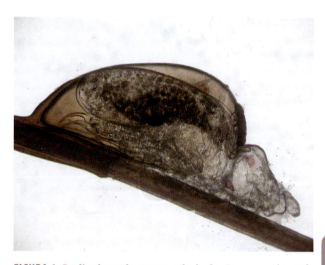

FIGURA 6 Pediculose de couro cabeludo. Presença da ninfa no interior de uma lêndea.

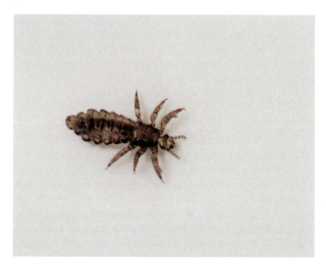

FIGURA 7 Pediculose de couro cabeludo. Detalhe do *Pediculus humanus capitis*.

PENFIGOIDE BOLHOSO

Eugênio Galdino de Mendonça Reis Filho

	Sinonímia	Penfigoide e penfigoide de Lever.
	Epidemiologia	Acomete, principalmente, idosos, com cerca de 60 anos de idade, não havendo predisposição por qualquer sexo ou raça. Raramente atinge crianças ou adolescentes. É a doença cutânea bolhosa autoimune mais frequente em adultos. A variante induzida por fármacos teria idade de início mais precoce do que a de ocorrência espontânea.
	Etiologia	O penfigoide bolhoso (PB) é uma doença crônica, inflamatória, subepidérmica e bolhosa desencadeada por uma resposta humoral e celular contra os próprios antígenos de 180 kDa e 230 kDa encontrados nos hemidesmossomas, que integram a adesão da epiderme com o estroma. O PB pode surgir espontaneamente ou estar relacionado a alguns fatores desencadeantes como: traumatismo, radioterapia, queimadura, puvaterapia, doenças neurológicas (demência, doença de Parkinson, doença cerebrovascular) e medicamentos (furosemida, espironolactona, D-penicilamina, captopril, amoxicilina, ciprofloxacino, enalapril, ibuprofeno, tolbutamida, cefalexina, nadolol, omeprazol e outros). Caso não seja tratada, a doença pode permanecer por meses ou anos, com períodos de remissão espontânea e exacerbação.
	Clínica	Há uma fase, que pode ser a inicial, na qual os sinais e sintomas são frequentemente inespecíficos, com ou sem prurido, mas com lesões eczematosas, papulosas ou urticariformes (Figura 1), que, ocasionalmente, assumem aspectos anulares ou semelhantes aos eritemas figurados. Caracteristicamente, as bolhas são grandes (de 1 a 4 cm) e tensas (Figura 2), em geral, com conteúdo claro (Figura 3) ou às vezes hemorrágico (Figura 4) devido à destruição dos capilares nas papilas superficiais pelo processo de separação subepidérmica, surgem espontaneamente em pele normal, em área eritematosa, edemaciada ou urticariforme. As lesões tendem a ser simétricas, com predileção pelas superfícies de flexão dos membros, face interna das coxas, axilas, região inguinal e abdome. As bolhas ao regredirem não deixam cicatrizes, somente alterações pós-inflamatórias como eritema e discromias e, por vezes, *milium*. A mucosa oral é acometida em 10 a 30% dos casos, apresentando pequenas bolhas que regridem com relativa facilidade. O prurido pode preceder em semanas ou até anos o início da erupção, sendo em algumas ocasiões muito intenso e com sensação de ardor. Alguns sinais e sintomas como perda de apetite, febre, fraqueza e perda de peso são observados durante a vigência da doença em decorrência de surtos repetitivos. Existem várias formas clínicas da doença: generalizada, vesiculosa, vegetante, eritrodérmica, urticariana, nodular, acral e infantil. O PB não deve ser considerado uma doença paraneoplásica.
	Diagnóstico	Em exames laboratoriais são encontrados leucocitose com discreta eosinofilia, anemia, velocidade de hemossedimentação (VHS) elevada, albumina sérica diminuída, IgE sérica elevada, em 60% dos casos. O exame histopatológico de uma bolha deverá demonstrar sua localização subepidérmica, com infiltrado inflamatório dérmico com linfócitos, histiócitos, neutrófilos e eosinófilos em grande número, por vezes concentrados nas papilas da derme. A imunofluorescência direta de área perilesional revela depósito de IgG e C3 na zona da membrana basal. A imunofluorescência indireta mostra IgG circulante (subclasse IgG4), em 70% dos casos. Com a técnica do *salt-split skin* o depósito de IgG e C3 ocorre no teto ou no teto e base da clivagem, ao contrário da epidermólise bolhosa adquirida, que ocorre somente na base. Microscopia eletrônica: depósito de autoanticorpos na lâmina lúcida da zona da membrana basal. *Immunoblotting* e imunoprecipitação demonstram autoanticorpos circulantes que reagem com os polipeptídios (antígenos) de 180 kDa e 230 kDa.
	Diagnóstico diferencial	Eritema polimorfo, dermatite herpetiforme, dermatose bolhosa por IgA linear, lúpus eritematoso bolhoso, pênfigo vulgar, penfigoide de mucosas, epidermólise bolhosa adquirida e bulose *diabeticorum*. Nas lesões iniciais: eczema, urticária, dermatite de contato e farmacodermia.
	Tratamento	O tratamento tópico com cremes de corticosteroides, em especial os mais potentes, é imperioso. Por via oral também está indicada a corticoterapia com doses entre 0,5 e 1 mg/kg/dia de prednisona, dependendo da fase evolutiva e da gravidade da doença. O medicamento deve ser reduzido progressivamente, de acordo com a melhora clínica, que geralmente ocorre entre 1 e 2 semanas. Em casos de corticorresistência ou corticodependência, os imunossupressores podem ser utilizados em conjunto ou isoladamente, sendo recomendados azatioprina 100 a 150 mg/dia, clorambucila 0,1 mg/kg/dia, ciclosporina 1 a 5 mg/kg/dia, ciclofosfamida 1 a 3 mg/kg/dia, micofenolato de mofetila 1,5 a 3,0 g/dia, metotrexato 25 a 50 mg IV 1 vez/semana ou dapsona (DDS) 50 a 100 mg/dia.

Quando a erupção for leve ou moderada, pode-se indicar tetraciclina 500 mg 3 vezes/dia em conjunto com nicotinamida 500 mg 3 vezes/dia ou ainda eritromicina.

Também pode ser indicado o rituximabe para tratamento do penfigoide bolhoso, quando não houver resposta ao tratamento habitual.

Normalmente, estas medicações conseguem controlar muito bem o penfigoide, proporcionando remissão total do quadro. Entretanto, como, em geral, os acometidos são idosos, tanto a medicação específica como o uso de diversas outras medicações para outras doenças podem causar sérios danos ao paciente.

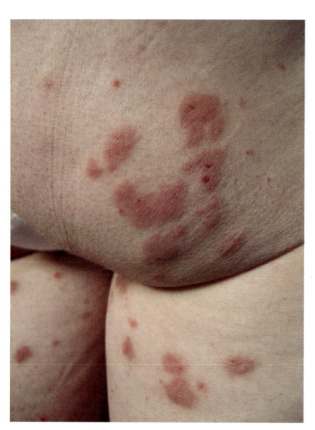

FIGURA 1 Penfigoide bolhoso. Placas urticariformes acompanhadas de intenso prurido.

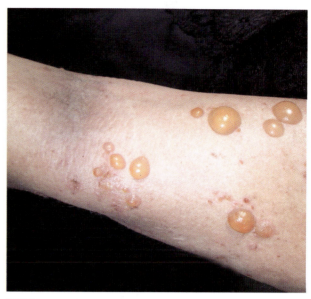

FIGURA 3 Penfigoide bolhoso. Lesões bolhosas, tensas, com conteúdo amarelo-citrino, no membro superior esquerdo.

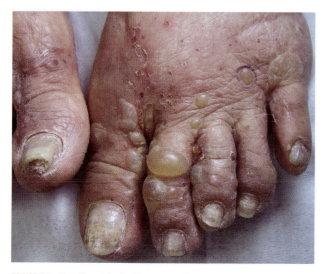

FIGURA 2 Penfigoide bolhoso. Bolhas tensas com conteúdo citrino no dorso do pé de paciente idoso.

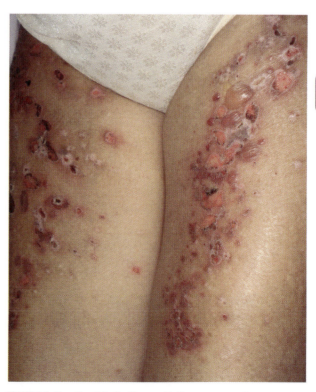

FIGURA 4 Penfigoide bolhoso. Bolhas tensas, algumas com conteúdo citrino e outras com conteúdo hemorrágico, além de lesões exulceradas, tendendo a simetria na face interna das coxas.

PENFIGOIDE DE MEMBRANAS MUCOSAS

Eugênio Galdino de Mendonça Reis Filho • Luna Azulay-Abulafia • Mariana Rita de Novaes Fernandes

	Sinonímia	Penfigoide cicatricial, penfigoide benigno de membranas mucosas e penfigoide benigno cicatricial.
	Epidemiologia	Corresponde a um grupo de doenças bolhosas autoimunes raras, que ocorre em pessoas de faixa etária mais alta, sendo a idade média de início entre os 60 e os 80 anos de idade, e as mulheres são mais acometidas que os homens (2:1). A frequência estimada é de 1:1.000.000 na Europa Oriental. Não há associação global com malignidades, mas em um subtipo distinto associado a autoanticorpos dirigidos contra laminina 332 (laminina 5), um risco relativo aumentado para câncer foi relatado.
	Etiologia	Causada por anticorpos contra diferentes antígenos na zona da membrana basal, como as proteínas hemidesmossômica BP180 e BP230 (antígenos 1 e 2 do penfigoide bolhoso), laminina 332 (anteriormente laminina 5 – antiepiligrina), colágeno tipo VII e beta 4 integrina, entre outros.
	Clínica	O penfigoide de membranas mucosas é uma entidade nosológica encarada como um fenótipo, que engloba várias dermatoses autoimunes com lesões bolhosas subepidérmicas, ocorrendo predominantemente nas membranas mucosas, com êxito cicatricial. Atualmente, procura-se denominar esse grupo de doenças como penfigoide de membranas mucosas, apesar da existência de alguns casos em que a manifestação mucosa é ausente ou mínima, como na variante denominada penfigoide de Brusting-Perry. As manifestações dessas doenças dependem da mucosa em que se localizam as lesões. A mucosa oral é afetada em 85% dos pacientes, seguida do envolvimento das conjuntivas (65%), cavidade nasal (20%), pele (25 a 30%), faringe (20%), região anogenital (20%), laringe (5 a 10%) e esôfago (5 a 15%). As lesões na cavidade oral variam de erosões assintomáticas leves, gengivite crônica, até úlceras extremamente dolorosas, danos no ligamento periodontal e perda de dentes (Figura 1). As queixas oculares podem começar com uma sensação de corpo estranho, sensação de queimação e aumento do lacrimejamento. A progressão da doença leva ao encurtamento do fórnice inferior, triquíase e cicatrizes (sinequias, simbléfaro, triquíase, entrópio e ectrópio). O envolvimento conjuntival é comum e pode resultar em cegueira (Figuras 2 a 4). Acompanhamento precoce do oftalmologista é absolutamente necessário. Na mucosa nasal podem ocorrer crostas hemorrágicas e hemorragias nasais. Uma complicação relativamente comum é a perfuração do septo nasal. Se a laringe, a faringe e o esôfago forem afetados, rouquidão, azia e dificuldade de deglutição podem levar a estenoses que ameaçam a vida (Figura 5). O envolvimento da mucosa genital e anal é relativamente raro. Muito desagradável para os pacientes, pois erosões nessas áreas da mucosa genital podem gerar cicatrizes e aderências nas áreas afetadas, com formações de estenose, estreitamento do introito e aderências (Figura 6). Na cavidade oral, esse fato é menos observado. O acometimento cutâneo ocorre sob a forma de lesões vesicobolhosas tensas, de tamanhos variados, crostas e outras lesões pouco específicas (Figuras 7 e 8). A gravidade e a morbidade da doença dependem do grau de acometimento e da localização da mucosa afetada. Existe uma associação com o câncer em 30% dos pacientes que apresentam o antígeno antilaminina-332; exclusão dos autoanticorpos da laminina 332 (anteriormente laminina 5) é fortemente recomendada.
	Diagnóstico	O quadro clínico associado ao exame histopatológico de pele perilesional seria o primeiro passo na investigação. A imunofluorescência (IF) direta e a imunofluorescência indireta com a técnica do *salt split* tornam o diagnóstico mais preciso. Na IF direta, depósitos lineares de IgG e/ou IgA e/ou complemento C3 são vistos ao longo na zona da membrana basal (Figura 9). Na IF indireta os autoanticorpos circulantes podem ser detectados com a técnica do *salt splitskin* (Figura 10). Dependendo do antígeno-alvo, os autoanticorpos ligam-se ao lado epidérmico (integrante BP180, BP230, α6β4) ou dérmico da fenda artificial (laminina 332, colágeno tipo VII).
	Diagnóstico diferencial	Pênfigo vulgar, pênfigo paraneoplásico, doença de Behçet, síndrome de Stevens-Johnson, dermatose por IgA linear, penfigoide bolhoso, epidermólise bolhosa adquirida, líquen plano de mucosa oral, gengivite bacteriana.
	Tratamento	Realizado por diferentes especialistas: oftalmologista, otorrinolaringologista, ginecologista, especialistas em patologia oral e dermatologista, entre outros. Empregam-se tratamentos locais para evitar as sinequias, corticosteroides sistêmicos em uso diário e em pulso, ciclofosfamida em uso diário e em pulso, imunoglobulina intravenosa, dapsona, micofenolatos e azatioprina, entre outras modalidades terapêuticas. É uma doença de difícil controle. Em casos refratários, a combinação do anticorpo anti-CD20 (rituximabe) e imunoglobulina intravenosa pode ser utilizada.

Seção 2 | Afecções Dermatológicas de A a Z

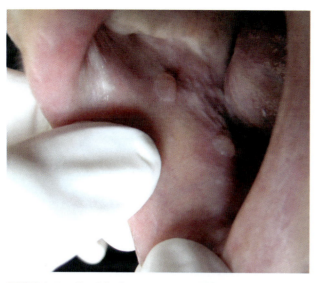

FIGURA 1 Penfigoide de membranas mucosas. Bolhas tensas na cavidade oral, em paciente idosa, do sexo feminino, que exibia sinequia ocular, lesão genital inespecífica e raras lesões cutâneas.

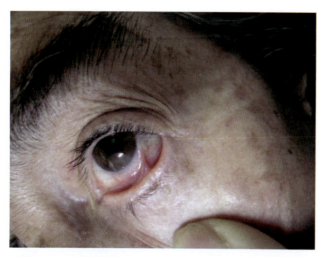

FIGURA 2 Penfigoide de membranas mucosas. Sinequia ocular, sem eritema conjuntival no momento, mostrando inatividade de doença (mesma paciente da Figura 1).

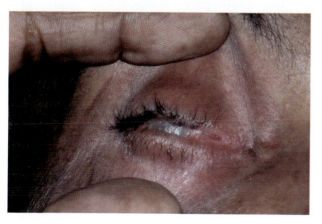

FIGURA 3 Penfigoide de membranas mucosas. Comprometimento ocular cicatricial, com anquilobléfaro.

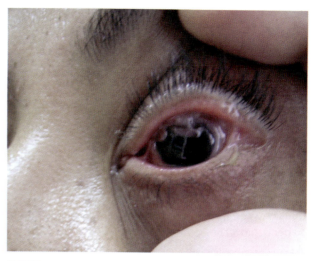

FIGURA 4 Penfigoide de membranas mucosas. Comprometimento ocular mostrando proliferação tecidual, com eritema de conjuntiva, revelando atividade de doença ocular.

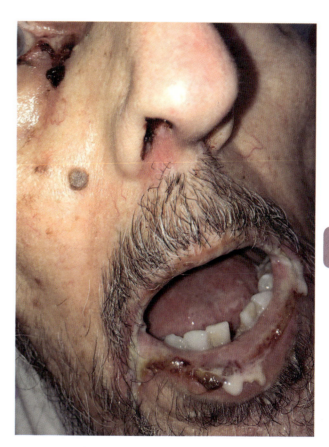

FIGURA 5 Penfigoide de membranas mucosas. Paciente idoso, apresentando simultaneamente lesões oculares, nas mucosas nasal e oral, além de comprometimento de faringe e esôfago.

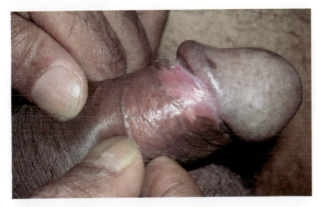

FIGURA 6 Penfigoide de membranas mucosas. Sinequia no pênis, provocando aderência entre o folheto interno do prepúcio e a glande, após três ciclos de tratamento com imunoglobulina intravenosa.

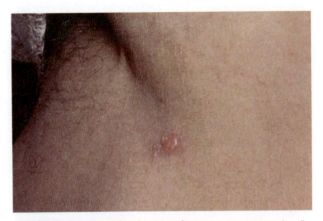

FIGURA 7 Penfigoide de membranas mucosas. Lesão vesiculosa tensa sobre a superfície cutânea, sem eritema subjacente.

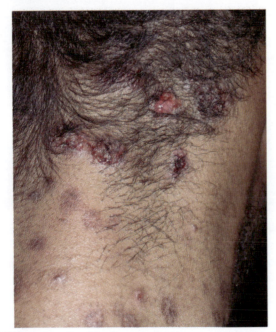

FIGURA 8 Penfigoide de membranas mucosas. Lesões crostosas, inespecíficas, no mesmo paciente com lesão no pênis e olhos das Figuras 3 e 6.

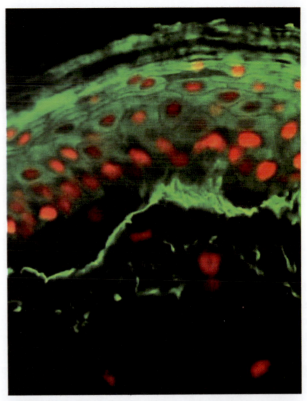

FIGURA 9 Penfigoide de membranas mucosas. Imunofluorescência direta da mucosa oral mostrando depósito linear de IgG na zona da membrana basal. (Exame realizado por Balbir Boghal no Laboratório de Imunofluorescência do Saint John's Institute of Dermatology, Londres, Inglaterra.)

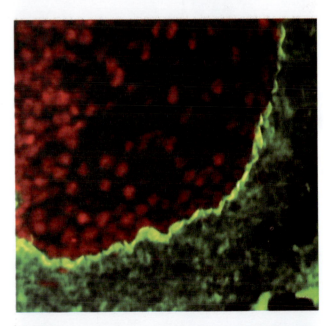

FIGURA 10 Penfigoide de membranas mucosas. Imunofluorescência indireta em *salt split*, mostrando depósito linear de IgG no assoalho da bolha. (Exame realizado por Balbir Boghal no Laboratório de Imunofluorescência do Saint John's Institute of Dermatology, Londres, Inglaterra.)

PÊNFIGOS

Danielle Santana Mello • Alexandre Carlos Gripp • Sebastião A. P. Sampaio

Definição. Pênfigo abrange um grupo de doenças bolhosas autoimunes que envolvem a pele e as mucosas. São caracterizados pela formação de autoanticorpos direcionados contra diferentes proteínas dos desmossomos, resultando em perda de adesão intercelular intraepidérmica. Evoluem com curso crônico, podendo acarretar alta morbidade para os pacientes. Algumas vezes, são potencialmente letais.

Classificação. Diferentes tipos de pênfigos têm sido descritos, dependendo das características clínicas, do nível de clivagem histológica e da identificação das proteínas desmossomais reconhecidas pelos autoanticorpos circulantes. Enquanto pênfigo foliáceo (PF) e pênfigo vulgar (PV) são as duas formas mais comuns, algumas formas não clássicas foram reconhecidas nas últimas décadas, incluindo pênfigo herpetiforme, pênfigo paraneoplásico, pênfigo induzido por fármacos e pênfigo por IgA:

- Pênfigo vulgar
  - PV mucoso ou mucocutâneo
  - PV vegetante
- Pênfigo foliáceo
  - PF clássico
  - PF endêmico (fogo-selvagem)
  - PF eritematoso
- Outras variantes de pênfigo
  - Herpetiforme
  - Paraneoplásico
  - Induzido por fármacos
  - Por IgA.

Pênfigo vulgar

	Sinonímia	Não tem outra nomenclatura.
	Epidemiologia	O pênfigo vulgar tem sido reconhecido como o tipo mais prevalente, compreendendo até 70% de todos os casos de pênfigo. Sua incidência varia de 0,1 a 0,5/100.000 habitantes, sem preferência de sexo. Afeta preferencialmente adultos, com pico da quarta à sexta década, enquanto crianças e idosos raramente são afetados. A distribuição da doença é universal, com maior prevalência em certos grupos étnicos, como judeus, iraquianos, indianos e iranianos. Existe uma predisposição genética para o desenvolvimento de pênfigo vulgar. Entre os tipos de antígenos leucocitários humanos (HLA) afetados, o HLA-DRB1*0402 e o HLA-DQB1*0503 ocorrem, com maior frequência, no povo judeu e na população não judia, respectivamente.
	Etiologia	A etiopatogenia do pênfigo vulgar baseia-se na produção de autoanticorpos IgG direcionados contra a desmogleína 3 e a desmogleína 1, ocorrendo acantólise e formação de bolhas intraepidérmicas. A presença de anticorpos antidesmogleína 3 está relacionada com o envolvimento mucoso, assim como a antidesmogleína 1 está relacionada com o envolvimento cutâneo.
	Clínica	Na maioria dos casos, a apresentação clínica começa com envolvimento mucoso e permanece isolado por alguns meses, antes da ocorrência de lesões cutâneas. A mucosa oral é a mais frequentemente acometida, com surgimento de lesões exulceradas extremamente dolorosas, podendo atingir lábios, mucosa jugal, gengiva, palato e língua (Figuras 1 e 2). Alguns pacientes podem apresentar sialorreia, odinofagia, disfagia, emagrecimento e dificuldade para falar. Outras mucosas podem ser acometidas, incluindo faringe, laringe, esôfago, região anogenital e conjuntival. O envolvimento cutâneo é caracterizado por bolhas flácidas que se rompem facilmente, formando áreas exulceradas, extremamente dolorosas, com crescimento centrífugo e de difícil cicatrização (Figuras 3 e 4). Podem ocorrer em toda a superfície da pele, como couro cabeludo, face, tronco e membros (Figura 5). Envolvimento periungueal pode ser o responsável por paroniquia crônica e mais raramente, onicólise, onicosquizia e onicomadese (Figura 6). O sinal de Nikolsky, descolamento da pele pela pressão de um dedo ou um objeto rombo na área perilesional, pode estar presente. Outro sinal pode ocorrer, chamado Asboe-Hansen, quando uma bolha intacta pode ser deslocada lateralmente pela pressão digital vertical.
	Diagnóstico	No pênfigo vulgar, os achados histopatológicos consistem em clivagem suprabasal, deixando uma fileira de lápide de ceratinócitos basais. Acantólise também está presente nos folículos pilosos e nos ductos das glândulas sebáceas. A imunofluorescência direta da região perilesional revela depósitos de IgG e C3 no espaço intercelular dos ceratinócitos, com predomínio nas camadas mais inferiores da epiderme. Na imunofluorescência indireta, autoanticorpos IgG circulantes, dirigidos contra a superfície de células epiteliais, são detectados no esôfago de ratos ou macacos em quase 90% dos casos. No pênfigo vulgar de membranas mucosas, o *immunoblotting* do soro dos pacientes revela anticorpos IgG dirigidos contra uma banda de 130 kDa, correspondente à desmogleína 3, ao passo que, no pênfigo vulgar mucocutâneo, também são detectados anticorpos IgG dirigidos contra uma banda de 160 kDa, correspondente à desmogleína 1. Como as concentrações séricas dos autoanticorpos IgG contra as desmogleínas 1 e 3 geralmente se correlacionam com a atividade clínica, os métodos sorológicos representam bons marcadores da atividade de doença.

	Diagnóstico diferencial	Inicialmente, as lesões mucosas podem ser confundidas com infecção herpética, candidíase oral, estomatite aftosa recorrente, líquen plano erosivo, gengivite, entre outras. Quando ocorre acometimento cutâneo, outras doenças vesicobolhosas devem ser excluídas, como pênfigo foliáceo, penfigoide bolhoso, penfigoide de membranas mucosas e epidermólise bolhosa adquirida.
	Tratamento	A estratégia terapêutica depende da gravidade do quadro e da extensão das lesões. Para lesões localizadas, corticosteroides potentes, tópicos ou intralesionais, podem ser utilizados. Para quadros mais extensos, o tratamento de suporte deve ser assegurado, com reposição hidreletrolítica, nutrição hiperproteica e hipercalórica, analgesia, proteção contra o frio, curativos com medicações tópicas antissépticas, antibióticas e/ou anti-inflamatórias, sendo possível a combinação de agentes. O tratamento sistêmico com corticosteroides em altas doses (1,0 a 2,0 mg/kg/dia de prednisona) é a terapia padrão. É recomendável a administração de antiparasitários para profilaxia da estrongiloidíase antes do início da terapia. Imunossupressores adjuvantes são usados para permitir a redução da dose de corticosteroides, como azatioprina, micofenolato de mofetila, metotrexato, dapsona, ciclofosfamida e ciclosporina. A azatioprina (1,5 a 2,5 mg/kg/dia, de acordo com a atividade da tiopurina metil transferase) e o micofenolato de mofetila (2 g/dia) são as melhores opções terapêuticas. Pacientes que não apresentam melhora significativa podem ser tratados com pulsoterapia de metilprednisolona na dose de 1 g/dia IV durante 3 dias consecutivos ou pulsoterapia com ciclofosfamida e dexametasona. A ciclofosfamida deve ser usada com cautela em pacientes jovens que desejam ter filhos, pois pode levar à esterilidade. Evolução rápida da doença, efeitos colaterais importantes da corticoterapia e refratariedade são algumas das indicações do uso de imunoglobulina intravenosa (dose de 2 g/kg/ciclo em 3 a 5 dias), atingindo resposta clínica rápida e melhorando a resposta a imunossupressores administrados subsequentemente. A imunoadsorção é um método no qual há remoção somente dos autoanticorpos específicos do plasma, atingindo resposta dentro de algumas semanas, com boa tolerabilidade. A plasmaférese remove de forma não específica todos os componentes plasmáticos, com dados limitantes sobre sua eficácia no tratamento do pênfigo. O rituximabe (dose 375 mg/m², 1 vez/semana, durante 4 semanas) é um anticorpo monoclonal anti-CD20, com ótimos resultados em garantir resposta sustentada.

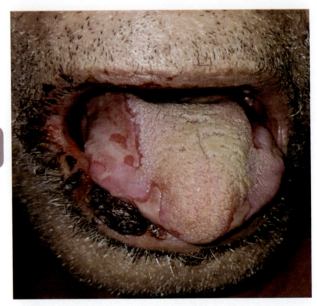

FIGURA 1 Pênfigo vulgar mucocutâneo. Lesões exulcerocrostosas nos lábios. Áreas de erosão e ulceração na língua.

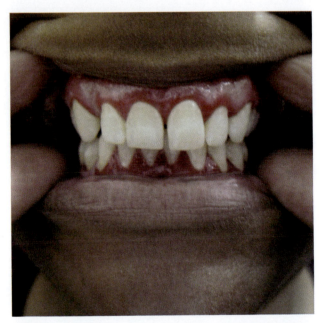

FIGURA 2 Pênfigo vulgar mucocutâneo. Presença de gengivite descamativa.

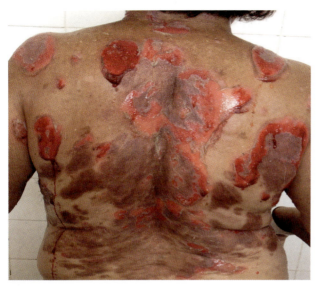

FIGURA 3 Pênfigo vulgar. Lesões exulceradas, sangrantes, com crescimento centrífugo.

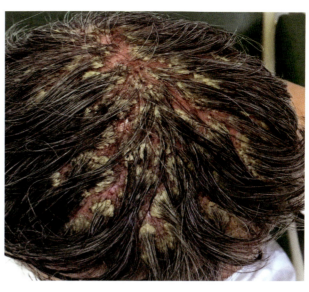

FIGURA 5 Pênfigo vulgar. Comprometimento extenso do couro cabeludo, com eritema, descamação e formação de crostas.

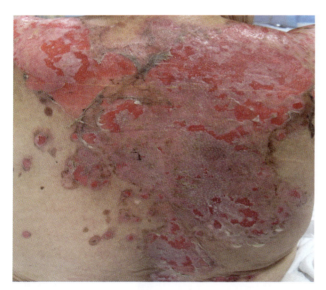

FIGURA 4 Pênfigo vulgar. Extensa área de exulceração formada pelo coalescimento de lesões.

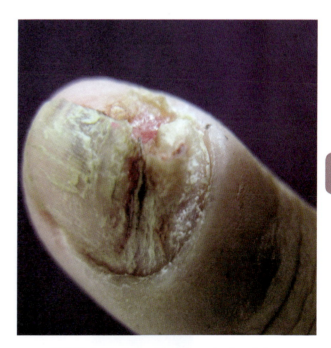

FIGURA 6 Pênfigo vulgar. Paroniquia crônica.

Pênfigo vegetante

=	**Sinonímia**	Não tem outra nomenclatura.
📈	**Epidemiologia**	O pênfigo vegetante é um tipo raro de pênfigo vulgar (1 a 2% dos casos).
❓	**Etiologia**	A etiopatogenia ainda permanece obscura. Acredita-se que a localização intertriginosa, com semioclusão, maceração, infecções bacterianas e/ou fúngicas de repetição, favoreça uma resposta morfológica na pele com vegetação. Entretanto, isso não explicaria a presença de lesões fora das áreas de dobras. Assim como no pênfigo vulgar, existem autoanticorpos dirigidos contra desmogleínas 3 e/ou 1; porém, alguns estudos sugerem que, no pênfigo vegetante, existiriam anticorpos adicionais contra outras estruturas desmossômicas, como desmocolina 1 e 2 e periplaquina. Isso poderia ser uma possível explicação para as diferenças na aparência clínica entre o pênfigo vulgar e o vegetante.
👁	**Clínica**	No início do quadro, a apresentação clínica se assemelha à do pênfigo vulgar. Tardiamente, as lesões se tornam hipertróficas, vegetantes e verrucosas, justificando o nome dado a essa variante. Tem predileção pelas áreas intertriginosas, ocorrendo maceração, exsudação e formação de tecido de granulação. Já nas áreas não intertriginosas, as lesões vegetantes se tornam secas, fissuradas e dolorosas. Os locais mais frequentemente acometidos são as regiões axilar, umbilical, perianal, inguinal e mamária (Figura 7). Dependendo do curso clínico, dois tipos de pênfigo vegetante são diferenciados. O tipo Neumann tem um curso agressivo, com transformação de lesões bolhosas em lesões vegetantes exsudativas. No tipo Hallopeau, relativamente benigno, aparecem inicialmente pústulas que se transformam em lesões vegetantes de crescimento centrífugo. Um odor fétido intenso está presente. O curso da doença é prolongado, com períodos de remissão e recidiva.
🔍	**Diagnóstico**	O diagnóstico se baseia nos achados clínicos e histopatológicos, complementados pelos achados da imunofluorescência. A histopatologia revela hiperceratose, papilomatose, acantose, áreas de acantólise suprabasal, com ocasional infiltrado rico em neutrófilos, eosinófilos e pústulas intraepidérmicas. A imunofluorescência direta apresenta o mesmo padrão do pênfigo vulgar.
≠	**Diagnóstico diferencial**	Condiloma acuminado, condiloma plano, intertrigo por *Candida*, blastomicose, doença de Hailey-Hailey, pênfigo por IgA, pênfigo paraneoplásico e tumores cutâneos podem entrar no diagnóstico diferencial do pênfigo vegetante.
💊	**Tratamento**	O uso de esteroide intralesional, aplicação de gazes embebidas em antissépticos e esteroides, cauterização química ou excisão cirúrgica são boas opções para reduzir a formação de tecido de granulação nas áreas intertriginosas. Para quadros mais graves e extensos, o tratamento é semelhante ao do pênfigo vulgar.

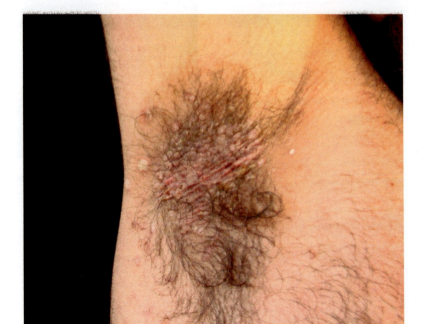

FIGURA 7 Pênfigo vegetante. Placa vegetante na axila direita.

Pênfigo foliáceo

	Sinonímia	Pênfigo foliáceo clássico (doença de Cazenave), pênfigo foliáceo eritematoso (forma localizada), pênfigo endêmico (fogo-selvagem).
	Epidemiologia	O pênfigo foliáceo é uma doença universal, correspondendo de 20 a 30% de todos os casos de pênfigo. Afeta igualmente homens e mulheres, sem predileção por raça e etnia, com idade variando de 40 a 60 anos. Existem grandes variações nas taxas de incidência em diferentes regiões do mundo, com endemicidade em locais como Brasil, Colômbia, Peru e Tunísia. O fogo-selvagem, como é conhecido o pênfigo foliáceo das áreas endêmicas, afeta maior número de crianças e adultos jovens, de qualquer raça ou sexo, da segunda à terceira décadas de vida. A maioria dos pacientes vive perto de rios, onde existe grande infestação de mosquitos (*Simulium* spp.), que parece ser o vetor ou desencadeador de autoimunidade da doença. A doença não é contagiosa, mas ocorre em membros de família geneticamente relacionados. Uma associação com o HLA-DRB1*04 e DRB1*14 foi associada, com aumento do risco para pênfigo foliáceo esporádico. Para o fogo-selvagem, alelos do HLA-DRB1 *0404, *1402, *1406 e *0102 têm sido identificados como fatores de risco para a doença.
	Etiologia	A patogênese do fogo-selvagem envolve a combinação de fatores ambientais e genéticos que modulam a quebra da tolerância para a autoimunidade. Existe a hipótese de que um antígeno ambiental apresente mimetismo molecular com a desmogleína 1, permitindo a produção de autoanticorpos por reação cruzada. A clivagem é subcórnea, porque é a região em que a desmogleína 1 é a responsável pela adesão celular, devido à falta da coexpressão de desmogleína 3.
	Clínica	A apresentação clínica consiste na formação de bolhas superficiais e frágeis que se rompem rapidamente. Na maioria dos casos, somente as áreas exulceradas são vistas. Evoluem com descamação e formação de crostas, podendo se tornar hiperceratóticas (Figuras 8 e 9). Geralmente são bem demarcadas e têm predileção pelas regiões seborreicas, como couro cabeludo, face central (em asa de borboleta), pescoço e região superior do tronco (Figura 10). As mucosas são poupadas. A doença pode permanecer localizada por anos ou evoluir rapidamente com eritrodermia (Figura 11). Medicamentos, luz solar ou neoplasias malignas foram relatados como possíveis desencadeantes do pênfigo foliáceo. Pacientes com pênfigo foliáceo endêmico (fogo-selvagem) apresentam quadro clínico, histopatológico e imunológico indistinguível do pênfigo foliáceo esporádico (doença de Cazenave). A distinção entre essas duas variantes se baseia na distribuição geográfica, predisposição familiar e idade de apresentação.
	Diagnóstico	Histologicamente, o pênfigo foliáceo revela uma acantólise subcórnea superficial, nem sempre visível, devido à fragilidade das camadas mais superiores da epiderme. Na imunofluorescência direta da área perilesional, os achados são semelhantes aos do pênfigo vulgar, com acentuação da epiderme subcórnea. Na imunofluorescência indireta, autoanticorpos circulantes de depósito intercelular são detectados através do esôfago de macacos.
	Diagnóstico diferencial	Outros tipos de pênfigos entram no diagnóstico diferencial, assim como impetigo bolhoso, dermatose pustulosa subcórnea, lúpus eritematoso cutâneo subagudo e dermatite seborreica.
	Tratamento	O tratamento é semelhante ao do pênfigo vulgar. Os pacientes geralmente apresentam fotossensibilidade e, por isso, a proteção solar deve ser estimulada. Alguns casos podem se beneficiar do uso de antimaláricos. **Pênfigo foliáceo eritematoso.** O pênfigo eritematoso (síndrome de Senear-Usher) é uma forma especial de pênfigo foliáceo, representando aproximadamente 10% de todos os casos de pênfigo. Apresenta características clínicas e imunológicas semelhantes às do lúpus eritematoso, com anticorpos antinucleares e anticorpos circulantes para desmogleína 1, frequentemente presentes. Afeta predominantemente pacientes idosos, com lesões eritematosas, escamosas e crostosas, distribuídas principalmente na face e em outras áreas seborreicas como couro cabeludo, tronco e áreas intertriginosas (Figura 12). Geralmente, não há envolvimento visceral, podendo persistir quase indefinidamente como uma doença localizada.

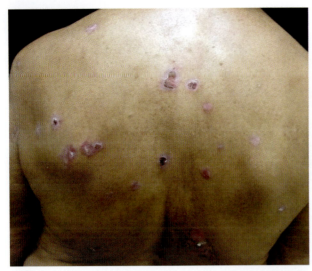

FIGURA 8 Pênfigo foliáceo. Lesões eritematocrostosas, bem demarcadas, salpicadas pelo tronco.

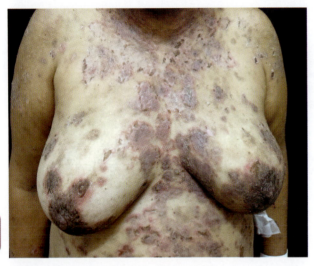

FIGURA 9 Pênfigo foliáceo. Lesões eritematocrostosas com extenso envolvimento cutâneo.

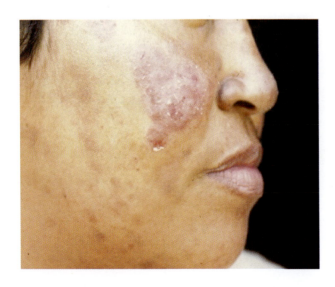

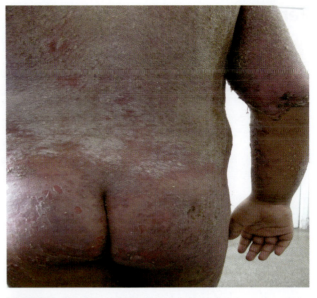

FIGURA 11 Pênfigo foliáceo. Paciente evoluiu com eritrodermia.

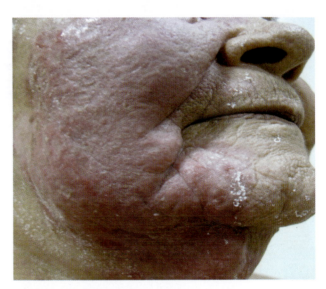

FIGURA 12 Pênfigo foliáceo eritematoso. Placa eritematosa, com áreas de erosão e descamação, acometendo a face de paciente idosa.

FIGURA 10 Pênfigo foliáceo. Lesões eritematodescamativas com áreas de erosão na região malar.

Outras variantes de pênfigo

Pênfigo herpetiforme

=	**Sinonímia**	Não tem outra nomenclatura.
📈	**Epidemiologia**	O pênfigo herpetiforme é uma condição rara, com poucos dados epidemiológicos disponíveis. Ocorre em 6 a 7% dos pacientes com pênfigo. Aparentemente, não há predileção por sexo e pode ocorrer em qualquer faixa etária, com a maioria dos pacientes apresentando-se na quinta e sexta décadas. Já foram relatados casos em diferentes regiões do mundo, sem predisposição étnica predominante.
❓	**Etiologia**	O pênfigo herpetiforme é uma variante rara do grupo dos pênfigos que se assemelha clinicamente à dermatite herpetiforme, mas tem as características histológicas e imunológicas do pênfigo. É caracterizado pela presença de autoanticorpos que visam à desmogleína 1, ocasionalmente dirigidos contra a desmogleína 3. Em vários casos descritos, não foram encontrados autoanticorpos antidesmogleínas 1 e 3, mas autoanticorpos contra outras estruturas, como as desmocolinas.
👁	**Clínica**	A apresentação clínica é geralmente semelhante à da dermatite herpetiforme, com lesões papulosas, pustulosas e vesicobolhosas, geralmente sobre base eritematosa (Figura 13). Inicialmente, lesões urticariformes podem aparecer isoladas. As lesões cutâneas tendem a apresentar uma distribuição anular, provavelmente devido à disseminação centrífuga dos processos inflamatórios. Há predileção pelo tronco e região proximal das extremidades, com raro envolvimento das mucosas. Os pacientes apresentam prurido intenso e de difícil controle.
🔍	**Diagnóstico**	Os achados histopatológicos variam de acordo com a evolução das lesões cutâneas. Nos estágios iniciais, espongiose eosinofílica é frequentemente encontrada, com ou sem células acantolíticas e vesículas ou bolhas intraepidérmicas, cheias de neutrófilos e eosinófilos. A clivagem pode ser subcórnea ou suprabasal, dependendo do padrão de autoimunidade. Os achados compatíveis com pênfigo aparecem mais tardiamente; portanto, várias biopsias podem ser necessárias para se estabelecer um diagnóstico correto. A imunofluorescência direta e indireta implica um processo autoimune mais próximo do pênfigo foliáceo do que do pênfigo vulgar.
≠	**Diagnóstico diferencial**	Devido à sua raridade e apresentação atípica, o pênfigo herpetiforme é frequentemente diagnosticado erroneamente como dermatite herpetiforme, pênfigo foliáceo, penfigoide bolhoso, dermatose por IgA linear, infecção por herpes-vírus e urticária vasculite.
💊	**Tratamento**	O pênfigo herpetiforme geralmente tem um curso indolente e é menos letal que outras formas de pênfigo. Alguns casos, no entanto, podem evoluir para pênfigo vulgar ou pênfigo foliáceo. Dapsona e corticosteroides são os medicamentos mais prescritos, podendo ser usados em monoterapia ou em combinação. A dapsona tem sido considerada o fármaco de escolha devido à sua capacidade de diminuir a migração de neutrófilos. Com doses entre 100 e 300 mg/dia, tem alcançado boa resposta terapêutica. Os corticosteroides também são frequentemente relatados como eficazes, com doses diárias mais baixas para atingir remissão completa, comparando com as usadas para outros tipos de pênfigo.

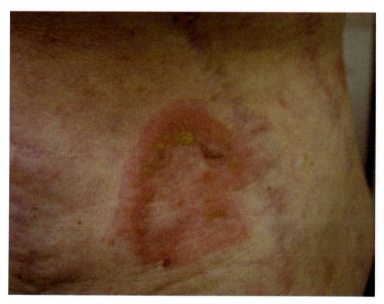

FIGURA 13 Pênfigo herpetiforme. Lesão vesicobolhosa com base eritematosa em arranjo herpetiforme.

Pênfigo paraneoplásico

=	**Sinonímia**	Não tem outra nomenclatura.
📈	**Epidemiologia**	O pênfigo paraneoplásico é uma doença bolhosa mucocutânea autoimune, extremamente rara, associada a malignidade subjacente. As neoplasias mais comumente envolvidas são o linfoma não Hodgkin, a leucemia linfocítica crônica e a doença de Castleman, menos comumente timomas malignos e benignos, sarcomas e macroglobulinemia de Waldeström. Afeta pacientes entre 45 e 70 anos de idade, mas também pode ocorrer em crianças, particularmente quando associada à doença de Castleman. Aparentemente, uma predisposição étnica para crianças hispânicas foi identificada.
❓	**Etiologia**	Acredita-se que a doença seja causada por uma resposta autoimune gerada por anticorpos para antígenos tumorais que reagem de forma cruzada com antígenos epiteliais, incluindo tanto antígenos desmossomais como hemidesmossomais. Vários membros da família plaquina são acometidos, como as desmoplaquinas I e II, envoplaquinas, periplaquinas, assim como moléculas de adesão hemidesmossomais, como plectina e BP230. As desmogleínas e desmocolinas 1 e 3 também podem ser acometidas. A proteína alfa-2-macroglobulina 1 foi identificada recentemente como o antígeno de 170 kDa, considerado crítico na patogênese do pênfigo paraneoplásico.
👁	**Clínica**	A apresentação clínica consiste em comprometimento grave e extremamente doloroso das mucosas, com estomatite hemorrágica de difícil controle (Figura 14). As lesões cutâneas são polimórficas, podendo se assemelhar a pênfigo vulgar, eritema multiforme e líquen plano. As lesões bolhosas apresentam predileção pelo tronco superior, assim como pápulas liquenoides aparecem nas extremidades. Uma complicação temida do pênfigo paraneoplásico é o envolvimento do epitélio pulmonar com bronquiolite obliterante. Essa condição é geralmente irreversível, apesar da terapia imunossupressora agressiva. É potencialmente fatal, principalmente quando ocorrem sangramento intrapulmonar e insuficiência respiratória progressiva.
🔍	**Diagnóstico**	O diagnóstico é muitas vezes um desafio, uma vez que as manifestações clínicas são inicialmente diversas. Os achados histopatológicos geralmente revelam dermatite de interface, infiltrado inflamatório liquenoide e necrose de ceratinócitos. A imunofluorescência direta mostra depósitos de IgG e C3 no espaço intercelular de ceratinócitos e ao longo da zona de membrana basal. Na imunofluorescência indireta, os anticorpos IgG circulantes não se ligam apenas à superfície das células epiteliais do esôfago de macaco, como ocorre no pênfigo vulgar; mas também se ligam ao epitélio da bexiga de ratos ou macacos, substratos ricos em plaquinas. Quando o pênfigo paraneoplásico é suspeito clinicamente, uma investigação abrangente é obrigatória, pois pode preceder a manifestação da malignidade.
≠	**Diagnóstico diferencial**	Como as manifestações cutâneas no pênfigo paraneoplásico são variadas, o diagnóstico diferencial dependerá de que tipo de lesão cutânea cada quadro vai apresentar, podendo se assemelhar a líquen plano, pênfigo vulgar, eritema multiforme e necrólise epidérmica tóxica.
💊	**Tratamento**	As abordagens terapêuticas para o pênfigo paraneoplásico se assemelham às do pênfigo vulgar. Entretanto, as remissões geralmente só podem ser alcançadas pela cura completa da malignidade associada. Dessa forma, o prognóstico do pênfigo paraneoplásico depende principalmente da malignidade subjacente.

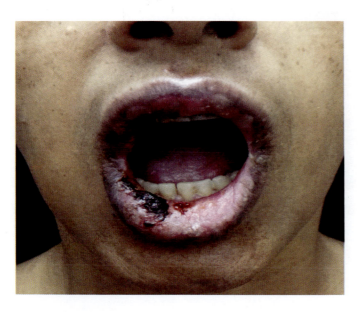

FIGURA 14 **Pênfigo paraneoplásico.** Eritema, erosão e formação de crostas nos lábios.

Pênfigo induzido por fármacos

=	**Sinonímia**	Não tem outra nomenclatura.
📈	**Epidemiologia**	O pênfigo induzido por fármacos concentra-se na população de meia-idade e idosa, momento em que vários fármacos são utilizados.
❓	**Etiologia**	Medicamentos podem ser os responsáveis por novos casos de pênfigo ou até mesmo exacerbação de casos preexistentes. O intervalo de tempo entre a exposição ao fármaco e o aparecimento de lesões cutâneas varia, tornando o diagnóstico ainda mais difícil quando o paciente utiliza múltiplos fármacos concomitantemente. Após a descontinuação dos medicamentos responsáveis, as lesões cutâneas tendem a melhorar ou cicatrizar espontaneamente. Existem 3 grupos principais de fármacos com diferentes estruturas químicas envolvidas no desenvolvimento do pênfigo. O primeiro grupo é composto por fármacos com radical sulfidrila (grupo tiol), e inclui, por exemplo, penicilamina, captopril e piroxicam; o segundo grupo, chamado fenol, inclui, por exemplo, ácido acetilsalicílico, rifampicina e levodopa; o terceiro grupo, não tiol e não fenol, inclui, por exemplo, anti-inflamatórios não esteroides (AINEs), bloqueadores do canal de cálcio e dipirona.
👁	**Clínica**	No pênfigo induzido por fármaco, a forma clínica e o prognóstico dependem do mecanismo de ação do fármaco. Quando fármacos do grupo tiol são utilizados, o quadro clínico se assemelha ao do pênfigo foliáceo. Quando fármacos não tióis são utilizados, o quadro clínico é indistinguível daquele do pênfigo vulgar.
🔍	**Diagnóstico**	O diagnóstico depende da suspeita clínica, sendo confirmado pelos achados histopatológicos e imunológicos. Mais importante ainda é a resposta clínica com a suspensão da medicação culpada.
≠	**Diagnóstico diferencial**	Pênfigo foliáceo e vulgar não relacionados ao uso de medicação.
💊	**Tratamento**	A abordagem terapêutica principal consiste na descontinuação do medicamento suspeito. Pode ser necessário, em alguns casos, fazer uso de corticosteroides sistêmicos e imunossupressores adjuvantes, até que o quadro clínico entre em remissão e se encontre o fármaco culpado.

Pênfigo por IgA

=	**Sinonímia**	Não tem outra nomenclatura.
📈	**Epidemiologia**	O pênfigo por IgA é uma entidade extremamente rara, com características epidemiológicas ainda não estabelecidas. Uma discreta predominância no sexo feminino foi relatada, com uma relação mulher:homem de 1,3. A faixa etária variou de 1 mês a 85 anos nos casos relatados, com predominância na meia-idade.
❓	**Etiologia**	Duas variantes de pênfigo por IgA podem ser diferenciadas de acordo com as características histopatológicas e imunológicas: (1) doença neutrofílica intraepidérmica, associada a anticorpos IgA contra desmogleínas 1 e/ou 3, acompanhado de um infiltrado neutrofílico intraepidérmico na histopatologia; e (2) dermatose pustulosa subcórnea, associada a anticorpos IgA contra desmocolina 1, acompanhado de um infiltrado neutrofílico subcórneo.
👁	**Clínica**	O pênfigo por IgA intercala períodos de remissão e exacerbação. Os pacientes que apresentam a variante neutrofílica intraepidérmica podem apresentar placas eritematosas anulares, com centro exsudativo e borda pustulosa, com aspecto em girassol. Os que apresentam a variante pustulosa subcórnea, geralmente exibem bolhas flácidas e pústulas, que evoluem para lesões exulcerocrostosas (Figura 15). As lesões são disseminadas, intensamente pruriginosas, com predileção pelas áreas intertriginosas, principalmente axilas e virilhas. O tronco e a região proximal das extremidades são comumente envolvidos, com raro envolvimento de mucosas. O pênfigo por IgA pode estar associado a gamopatia monoclonal por IgA, doenças inflamatórias intestinais (como doença de Crohn e colite ulcerativa), mas também doenças autoimunes (como Sjögren e artrite reumatoide).
🔍	**Diagnóstico**	Os achados histopatológicos consistem em infiltração neutrofílica por toda a epiderme, predominando nas camadas inferiores na variante neutrofílica intraepidérmica e nas camadas superiores na variante pustulosa subcórnea. Acantólise, quando presente, é discreta. Na maioria dos casos, a imunofluorescência direta da região perilesional revela depósitos de IgA e C3 no espaço intercelular dos ceratinócitos. Autoanticorpos IgA circulantes são detectados pela imunofluorescência indireta em cerca de 50% dos casos.

	Diagnóstico diferencial	Dermatose pustulosa subcórnea clássica (doença de Sneddon-Wilkinson), psoríase pustulosa, pênfigo foliáceo, impetigo bolhoso e dermatose por IgA linear são exemplos de diagnósticos diferenciais.
	Tratamento	A dapsona é a terapia de escolha, sendo geralmente eficaz com uma dose de 100 mg/dia. Uma resposta clínica costuma ocorrer em 24 a 40 h após a introdução da medicação. Antes de se iniciar o tratamento com dapsona, deve-se excluir a deficiência de glicose-6-fosfato desidrogenase (G6PD) para evitar quadros graves de hemólise e meta-hemoglobinemia, efeitos dependentes da dose. Quando a dapsona não for eficaz, os retinoides sistêmicos (acitretina) são empregados em uma dose de 20 a 30 mg/dia em monoterapia ou associados à dapsona. Corticosteroides sistêmicos na dose de 0,5 a 1 mg/kg/dia bem como fototerapia com PUVA também se mostraram eficazes. Para a variante pustulosa subcórnea, o uso de colchicina na dose de 0,5 mg 3 vezes/dia ou isotretinoína em uma dose de 20 mg/dia mostrou interferir na atividade dos neutrófilos, com boa resposta clínica.

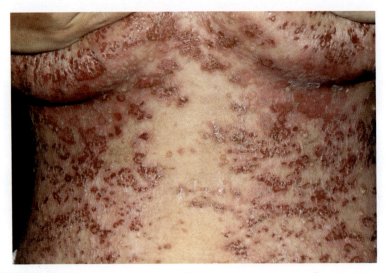

FIGURA 15 Pênfigo por IgA. Lesões eritematosas e vesicopustulosas no tronco.

PIEBALDISMO

Chan I Thien • David Rubem Azulay

=	**Sinonímia**	Não tem outra nomenclatura.
📈	**Epidemiologia**	A prevalência exata é desconhecida, mas estima-se que menos de 1 em 20.000 crianças apresentem essa condição ao nascimento.
❓	**Etiologia**	É uma rara doença genética de transmissão autossômica dominante, que em 75% dos casos se desenvolve como consequência da mutação no proto-oncogene *c-KIT*, que se localiza no cromossomo 4p12. Essa mutação afeta migração, proliferação, diferenciação e sobrevivência do melanoblasto.
👁	**Clínica**	Caracteriza-se por máculas acrômicas (Figura 1) que, eventualmente, apresentam áreas de hiperpigmentação (Figuras 2 e 3) na área despigmentada ou na pele sã adjacente. O mais típico é a mácula em formato triangular, localizada na fronte, que pode se estender ao couro cabeludo (Figura 4), com poliose associada. Poupa linha média do dorso, mãos, pés e regiões periorificiais.
🔍	**Diagnóstico**	As máculas já estão presentes ao nascimento, com as peculiaridades descritas anteriormente, e tendem a permanecer estáveis durante a vida. Por vezes, há história familial positiva. A ausência de anormalidades oculares, auditivas e no exame neurológico, associada à ausência de achados cutâneos característicos indicando outro distúrbio, fortemente sugere o diagnóstico de piebaldismo. Pode ocorrer o surgimento de manchas café com leite.
≠	**Diagnóstico diferencial**	Na síndrome de Waardenburg, além das máculas, há a perda da audição neurossensorial, hipertelorismo e heterocromia da íris. No vitiligo, as máculas surgem mais tardiamente, apresentam curso progressivo e se distribuem na região acral e periorificial. O nevo despigmentoso é congênito e apresenta borda serrilhada e irregular. A síndrome de Vogt-Koyanagi-Harada engloba vitiligo, poliose, alopecia areata, manifestações neurológicas e oculares. A síndrome de Alezzandrini caracteriza-se pela poliose e branqueamento dos cílios e sobrancelhas e despigmentação cutânea unilateral da face, além de alterações visuais e auditivas. O mosaicismo pigmentar do tipo hipopigmentado pode ser uni ou bilateral, segue as linhas de Blaschko e geralmente é acompanhado por déficit neurológico.
💊	**Tratamento**	O melhor tratamento consiste no transplante de melanócitos, quer sejam obtidos diretamente (enxerto epidérmico obtido por *punch*) ou por meio de cultura autóloga. *Laser* pode ser útil no preparo do sítio receptor, como o *laser* de CO_2 ablativo superficial e o Érbio-YAG. É fundamental a fotoproteção para evitar queimaduras solares. Tratamentos tópicos para camuflagem ou agentes despigmentantes artificiais como di-hidroxiacetona são úteis, porém temporários.

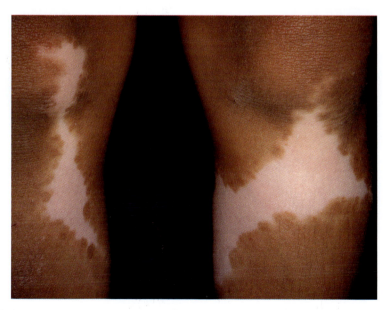

FIGURA 1 Piebaldismo. Máculas acrômicas, de contornos irregulares nas pernas.

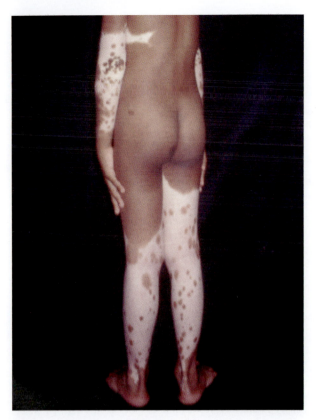

FIGURA 2 Piebaldismo. Áreas acrômicas contendo máculas hiperpigmentadas nos membros superiores e inferiores. (Cortesia da Dra. Elisa Fontenelle.)

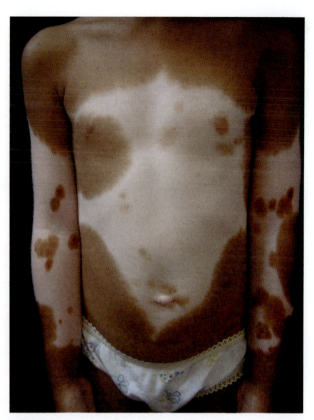

FIGURA 3 Piebaldismo. Áreas acrômicas contendo máculas hiperpigmentadas nos membros. (Cortesia da Dra. Nanashara Valgas.)

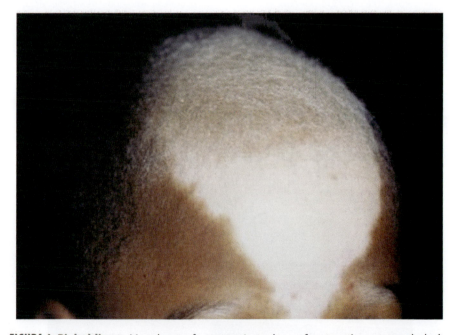

FIGURA 4 Piebaldismo. Mancha em formato triangular na fronte até o couro cabeludo.

PILOMATRICOMA

Edgar Efren Ollague Cordova • Loan Towersey

=	**Sinonímia**	Epitelioma calcificado de Malherbe, pilomatrixoma e tricomatrixoma.
	Epidemiologia	Mais comum na população pediátrica, com idade média de início de 4 anos. Há uma distribuição bimodal, com pico de incidência entre 0 e 20 anos e um segundo pico de incidência entre 50 e 65 anos. É mais observado no sexo feminino.
	Etiologia	Associado a uma mutação no éxon 3 do gene da B-catenina (*CTNNB1*), levando à ativação da via de sinalização Wnt, a qual modifica a adesão entre as células epiteliais no folículo piloso. Considerado um hamartoma da matriz pilosa que pode sofrer calcificação.
	Clínica	Nódulo ou cisto, solitário, frequentemente lobulado, da cor da pele. Pode ser ligeiramente amarelado, de consistência firme, chegando a ser pétreo (Figura 1), reflexo da calcificação, da fibrose e da inflamação. Ocasionalmente, ocorrem lesões azuladas (Figura 2) ou múltiplas. Ao estiramento observam-se ângulos e facetas múltiplas ("sinal da tenda") e, quando pinçado entre os dedos, se tem a sensação de estar segurando um diminuto bloco pétreo ("sinal do tijolo ou do paralelepípedo") (Figura 3). O matricoma melanocítico apresenta-se como uma pápula. O pilomatricoma localiza-se preferencialmente em cabeça, pescoço e membros superiores ou em qualquer outro sítio (Figura 4). A localização é intradérmica e/ou subcutânea, recoberto por pele normal, sendo que, eventualmente, ocorre depressão da pele sobre a lesão. Os nódulos podem sofrer inflamação, tornando-se eritematosos. Há variantes anetodérmicas gigantes e perfurantes. Transformação maligna é rara. Têm sido relatadas associações com distrofia muscular miotônica, síndrome de Gardner, trissomia do 9, síndrome de Turner, síndrome de Rubinstein-Taybi e carcinoma medular de tireoide.
	Diagnóstico	Envolve aspectos clínicos, de diagnóstico por imagem, dermatoscópicos, citológicos e histopatológicos. Na *dermatoscopia* estruturas branco-amareladas, juntamente com estrias, vasos lineares irregulares e vasos em grampo. Ao exame de *ultrassonografia* apresenta-se como nódulo bem definido, com halo hiperecogênico periférico, parcialmente calcificado ou com microcalcificações. O *exame citológico* de material colhido por punção com agulha fina mostra presença de células-fantasmas, células basaloides e células gigantes do tipo corpo estranho no esfregaço. O *exame histopatológico* deste cisto de cornificação matricial apresenta dois tipos de células, as basofílicas e as acidófilas (células-fantasmas), e áreas de calcificação. As células basofílicas perdem, gradualmente, seus núcleos, originando células de transição, que evoluem para células-sombras ou células-fantasmas, que correspondem a células da matriz do pelo ceratinizado. A calcificação é demonstrada pela poeira de substância basofílica nas células-sombras ou massas amorfas basofílicas. Podem ocorrer: ossificação, depósito de melanina e reação a corpo estranho. O matricoma melanocítico apresenta células matriciais, células-fantasmas e melanócitos dendríticos contendo melanina, podendo ou não apresentar atipias celulares.
≠	**Diagnóstico diferencial**	Cisto infundibular, calcificação cutânea, dermatofibroma, granuloma anular subcutâneo, condroma, osteoma cútis, carcinoma pilomatricial, lipoma e hemangioma. Na dermatoscopia, particularmente em idosos, diferenciar de basalioma, carcinoma de células de Merkel e melanoma.
	Tratamento	O tratamento é feito pela remoção cirúrgica total do tumor. Pode ser feito por enucleação e, no caso de recorrência, deve ser feita exérese cirúrgica completa. Não há diretrizes atuais sobre margens apropriadas. Recorrência é vista em 2 a 6%.

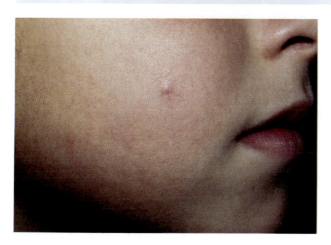

FIGURA 1 Pilomatricoma. Pápula normocrômica, de consistência endurecida, na face de criança.

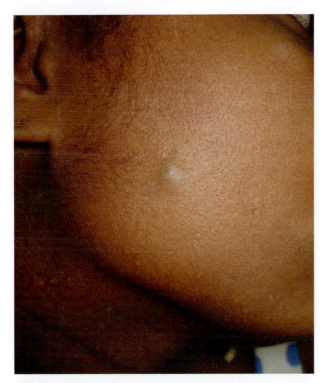

FIGURA 2 Pilomatricoma. Pápula azulada, de consistência endurecida, na face.

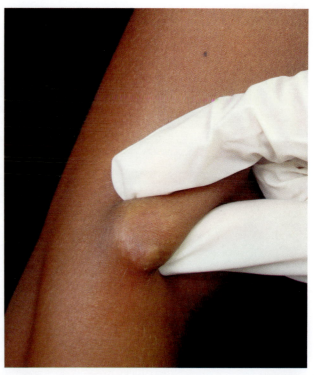

FIGURA 3 Pilomatricoma. Sinal do tijolo ou do paralelepípedo.

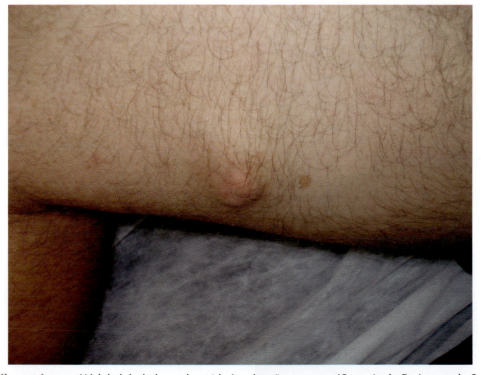

FIGURA 4 Pilomatricoma. Nódulo lobulado, endurecido à palpação, na coxa. (Cortesia do Dr. Leonardo S. Abraham.)

PIODERMA GANGRENOSO

Débora Bergami Rosa Soares • Luna Azulay-Abulafia

	Sinonímia	Fagedenismo geométrico.
	Epidemiologia	Doença crônica e rara, comumente observada em adultos, com pico de incidência entre 30 e 50 anos de idade e predomínio no sexo feminino. É incomum em crianças e adolescentes (4% dos casos).
	Etiologia	Desconhecida. Acredita-se ser multifatorial: disfunção dos neutrófilos, desregulação do sistema imune e suscetibilidade genética.
	Clínica	Embora a apresentação clínica clássica do pioderma gangrenoso (PG) seja uma úlcera, existem cinco variantes clínicas distintas descritas: clássico, bolhoso, vegetante, pustular e periostomal. No PG clássico ou ulcerativo, as lesões iniciam-se com uma pequena pápula ou pústula dolorosa eritematoviolácea, que evolui para úlceras ou placas necróticas (Figuras 1 e 2). Uma característica marcante do PG clássico é a presença de bordas solapadas, de cor cinza a violácea, que crescem centrifugamente (Figuras 3 e 4). A localização preferencial é nos membros inferiores (região pré-tibial) (Figura 5) e a reepitelização ocorre a partir das margens, deixando cicatriz atrófica com aspecto cribriforme (Figura 6). A forma bolhosa caracteriza-se por vesículas ou bolhas, com características que se sobrepõem à variante bolhosa superficial da síndrome de Sweet. Ocorre mais frequentemente na face e nos membros superiores (face dorsal das mãos). Esta variante é observada mais comumente no contexto de leucemia mieloide aguda, mielodisplasia e outros distúrbios mieloproliferativos. O PG vegetante é uma variante rara que se apresenta como lesões assintomáticas, superficiais, únicas ou múltiplas. Esta forma é a mais propensa a curar espontaneamente e sem cicatrizes. Tende a afetar o tronco e geralmente não está associado à doença sistêmica subjacente. A forma pustulosa é geralmente observada em associação com outros tipos de PG. Mais comumente, as pústulas podem ser vistas precedendo a ulceração, encontradas nas extremidades e no tronco e, raramente, no couro cabeludo e no pênis. É mais comumente observada em pacientes com doença inflamatória intestinal. O PG periostomal representa 15% dos casos. A localização é periorificial (boca, ânus) e geralmente associa-se a doença inflamatória intestinal. Trinta por cento dos casos de PG podem desenvolver-se após traumatismo, caracterizando o fenômeno da patergia. O PG é idiopático em cerca de 50% dos casos. Algumas condições associadas incluem: doença inflamatória intestinal (20%), doenças hematológicas (8,2%), vasculites (6,5%), artrites e síndromes associadas ao pioderma, como PAPA (pioderma gangrenoso, acne e artrite piogênica), PASH (pioderma gangrenoso, acne e hidradenite supurativa) e PAPASH (pioderma gangrenoso, artrite piogênica, acne e hidradenite supurativa). Outras associações incluem hepatite crônica ativa e doença de Behçet.
	Diagnóstico	É clínico, por meio de anamnese e exame físico meticuloso. Histórico sugestivo de fenômeno de patergia ou presença de cicatrizes cribriformes auxilia no diagnóstico. A biopsia não é específica e demonstra infiltrado neutrofílico na derme, com leucocitoclasia. Estudos imunológicos, hematológicos, do sistema digestório e outros podem auxiliar no caso de suspeita de doenças sistêmicas associadas.
	Diagnóstico diferencial	Depende do estágio da lesão e inclui foliculite, celulite, gangrena, ectima gangrenoso, micobacteriose atípica, vasculites (granulomatose de Wegener), micoses profundas, amebíase, halogenodermatoses, pênfigo vegetante, doenças vasculares (úlcera de estase), picada de insetos.
	Tratamento	Não há consenso bem estabelecido e o tratamento combinado parece ser mais eficaz que a monoterapia. Corticosteroide sistêmico e ciclosporina, isoladamente ou em conjunto, são considerados a primeira linha de tratamento. Prednisona 0,5 a 1 mg/kg/dia preferencialmente ou pulsoterapia com metilprednisolona 1 mg/kg/dia durante 3 a 5 dias seguida por prednisona 40 a 60 mg/dia com redução gradual das doses é o esquema terapêutico recomendado, ou ciclosporina 3 a 10 mg/kg/dia. Corticosteroide intralesional demonstrou ter boa eficácia. Nas lesões superficiais ou iniciais, pode-se utilizar como monoterapia tacrolimo 0,03% ou 0,1% ou clobetasol 0,05%. Agentes antineutrofílicos, como dapsona (50 a 200 mg/dia) e colchicina (dose máxima: 0,6 mg, 3 vezes/dia) podem ser usados como adjuvantes. Outras opções: micofenolato de mofetila, azatioprina, oxigênio hiperbárico. Agentes biológicos são uma terapia promissora, com bons resultados descritos com o uso de infliximabe e ustequinumabe. Deve-se tratar a doença de base.

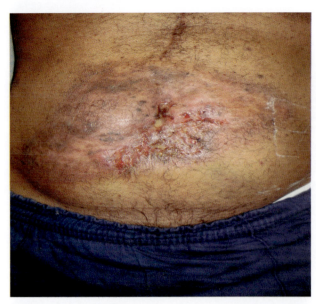

FIGURA 1 Pioderma gangrenoso. Lesão ulcerada eritematosa, de bordas irregulares, localizada no abdome de paciente com doença de Crohn.

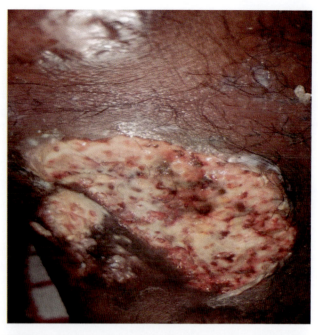

FIGURA 3 Pioderma gangrenoso. Lesões ulceradas e exsudativas, localizadas no membro inferior, com fundo amarelado com pontos necróticos e bordas eritematoazuladas solapadas.

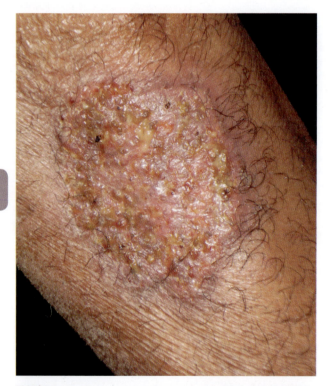

FIGURA 2 Pioderma gangrenoso. Lesão ulcerada exsudativa com fundo granuloso e bordas solapadas, violáceas, localizada no membro inferior.

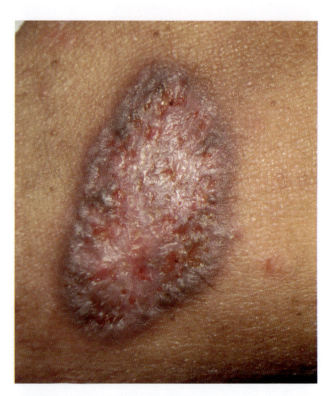

FIGURA 4 Pioderma gangrenoso. Lesão ulcerada pouco exsudativa, com fundo granuloso e bordas solapadas e violáceas, em processo de cicatrização.

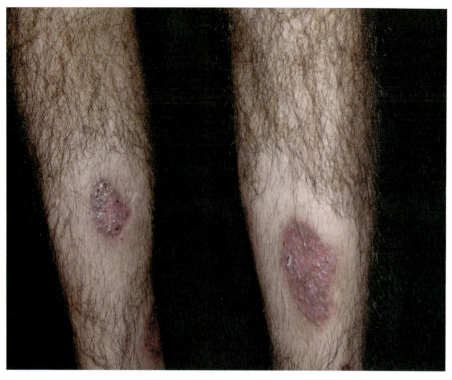

FIGURA 5 Pioderma gangrenoso. Lesões ulceradas, com fundo granuloso, alguns pontos de necrose superficial, com bordas eritematovioláceas solapadas nos membros inferiores.

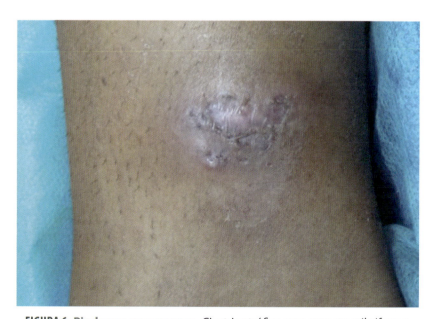

FIGURA 6 Pioderma gangrenoso. Cicatriz atrófica com aspecto cribriforme.

PIODERMITES | INFECÇÕES BACTERIANAS DA PELE

Felipe Ladeira de Oliveira • Luna Azulay-Abulafia

Este capítulo aborda as seguintes infecções bacterianas da pele:
- Carbúnculo
- Celulite
- Dactilite bolhosa distal
- Ectima
- Erisipela
- Foliculite bacteriana
- Furúnculo
- Impetigo.

Carbúnculo

	Sinonímia	Antraz (esse termo deve ser reservado para a infecção pelo *Bacillus anthracis*, como na literatura mundial).
	Epidemiologia	Ocorre predominantemente em homens, geralmente adultos ou idosos. Mais comum na presença de diabetes, má nutrição, falência cardíaca, toxicodependência, dermatoses generalizadas como pênfigo ou dermatite esfoliativa, e durante uso prolongado de esteroides.
	Etiologia	*Staphylococcus* coagulase-positivos (*S. aureus*) e *S. aureus* meticilino-resistente da comunidade (CA-MRSA).
	Clínica	Lesão dolorosa, quente e eritematosa, resultante da inflamação ou infecção de várias unidades pilossebáceas, contíguas, tendo como consequência nodosidade que aumenta de tamanho em poucos dias até alcançar, em média, 3 a 10 cm de diâmetro. Inicia-se um processo de supuração após 5 a 7 dias, e o pus é eliminado através de múltiplos orifícios de drenagem (Figuras 1 e 2). Pode ocorrer ulceração, sendo inevitável a formação de cicatriz devido à lenta cicatrização. Geralmente, afeta áreas que possuem pele mais espessa como: região cervical posterior, dorso, ombro, quadril e coxas. Carbúnculos que afetam a região mediofacial podem causar celulite orbitária, trombose do seio cavernoso e meningite. Sintomas constitucionais podem preceder por algumas horas ou acompanhar o desenvolvimento do carbúnculo. A febre pode ser alta e a prostração intensa, caso o carbúnculo apresente grandes dimensões ou o paciente esteja muito debilitado. Pode ocorrer sepse em casos extremamente graves. A presença de CA-MRSA deve ser tomada em consideração, por ser um problema emergente.
	Diagnóstico	Baseado no aspecto clínico da lesão. Coloração de Gram e culturas oferecem suporte para diagnóstico; todavia, o tratamento não deve ser adiado até o resultado destes exames laboratoriais. Carbúnculos extensos podem estar associados ao aumento na contagem de leucócitos.
	Diagnóstico diferencial	Os abscessos também flutuam, porém apresentam apenas um orifício de drenagem, não se relacionando com unidades pilossebáceas.
	Tratamento	A drenagem do pus faz parte do manejo clínico do carbúnculo, assim como antibioticoterapia sistêmica contra *S. aureus*, que inclui: cloxacilina 500 mg 6/6 h ou amoxicilina-ácido clavulânico 875/125 mg 8/8 h. Em caso de alergia a betalactâmicos: clindamicina 300 mg 8/8 h associada a fluoroquinolona (ciprofloxacino 500 mg 12/12 h ou levofloxacino 500 mg/dia). Em casos resistentes, rifampicina 600 mg/dia constitui uma opção. Duração estimada do tratamento: 10 a 14 dias, dependendo da evolução clínica do paciente e da possibilidade de drenagem rápida. Após a drenagem, os cuidados locais com a ferida são essenciais e o paciente deve ser orientado a não manipular a lesão. Diabetes e outras possíveis condições etiológicas subjacentes devem ser investigados e tratados. Em casos de carbúnculo em face, inicialmente a antibioticoterapia intravenosa deve ser realizada com cloxacilina 500 mg 6/6 h, associada ou não a metronidazol 500 mg 8/8 h ou cefalosporina de primeira geração (cefazolina 250 a 500 mg 6/6 h ou ceftriaxona) durante 3 a 10 dias, com posterior conversão para antibioticoterapia oral (já abordada anteriormente) durante 15 dias. Em casos de carbúnculo na face, alguns autores recomendam, após desbridamento mínimo e drenagem, a realização de "irrigação da ferida" com solução de gentamicina (80 mg em 500 mℓ de solução salina 3 vezes/dia durante 2 dias).

Seção 2 | Afecções Dermatológicas de A a Z   857

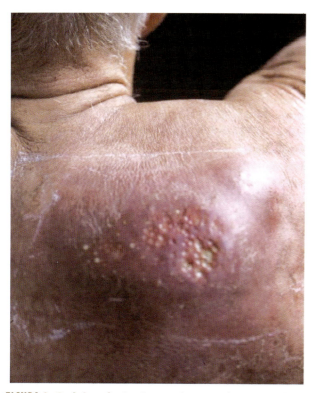

FIGURA 1 Carbúnculo. Lesão aguda causada por *Staphylococcus aureus*, pela infecção de várias unidades pilossebáceas contíguas, resultando em nodosidade vermelho-viva, com vários orifícios por onde há drenagem de pus.

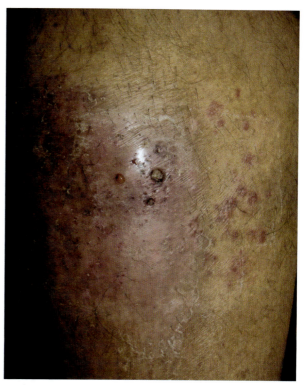

FIGURA 2 Carbúnculo. Nodosidade vermelho-viva com vários orifícios de drenagem no membro inferior, com cultura positiva para CA-MRSA (MRSA da comunidade).

Celulite

	Sinonímia	Não tem outra nomenclatura.
	Epidemiologia	Não há predileção por sexo. Todas as faixas etárias podem ser afetadas. A celulite facial e perianal acomete, preferencialmente, crianças menores de 3 anos. Fatores predisponentes devem ser citados: linfedema, alcoolismo, diabetes melito, abuso de drogas intravenosas e doença vascular periférica.
	Etiologia	*Streptococcus pyogenes* ou *Staphylococcus aureus* são os agentes mais comuns em adultos imunocompetentes. Em crianças, os agentes mais frequentes são *S. aureus* e *H. influenzae* (bem menos comum após a introdução da vacina). Celulite ao redor de úlceras diabéticas ou úlceras de decúbito tendem à infecção conjunta por cocos gram-positivos, gram-negativos aeróbios e anaeróbios. Em pacientes imunocomprometidos, alguns agentes incomuns devem ser mencionados: *Pseudomonas aeruginosa*, *Acinetobacter calcoaceticus* e *Staphylococcus epidermidis*. Os agentes mais comuns em casos de celulite pré-septal são *S. aureus* e espécies de *Streptococcus*. No caso de celulite orbital os agentes mais frequentes são as espécies de *Streptococcus* (*Streptococcus pneumoniae* e *Streptococcus pyogenes*).
	Clínica	A localização da celulite mais comum é em membros inferiores de adultos, enquanto nas crianças a cabeça e o pescoço são os locais predominantes. Há presença de eritema, dor e edema de bordas mal demarcadas e não elevadas (Figuras 3 e 4). Em associação ao quadro pode haver linfangite, linfadenopatia regional, febre, hipotensão (em quadros graves) e necrose. Em casos graves de infecção, podem estar presentes vesículas, bolhas, pústulas e tecido necrótico. A celulite perianal é caracterizada por prurido, defecação dolorosa e raias de sangue nas fezes. Celulite facial, em crianças, causada por *H. influenzae* tipo B é tipicamente unilateral e, na maioria das vezes, está associada à otite média ipsilateral (sendo esta a fonte da infecção). Complicações são raras, mas incluem: linfadenite, glomerulonefrite aguda e endocardite bacteriana subaguda. Merecem destaque duas formas de celulite, descritas a seguir. **Celulite pré-septal.** Caracteriza-se pela infecção do espaço pré-septal e geralmente origina-se devido a traumatismo penetrante ao redor dos olhos ou bacteriemia primária (hordéolo, calázio infectado, conjuntivite grave, impetigo), além de cirurgia ocular e picada de insetos. Mais frequente que a celulite periorbital. Características

clínicas típicas de quadros de celulite já discutidos anteriormente, sendo que febre alta, fadiga e perda de apetite são observadas principalmente em crianças. Não há alteração de visão para cores, pupilas estão normais, motilidade extraocular está normal e campo visual está preservado.

Celulite orbital. Caracteriza-se pela infecção do espaço pós-septal e geralmente ocorre como complicação de sinusites, traumatismo penetrante na órbita, procedimentos dentários e cirurgia em órbita e região periorbital e endoftalmite. Tal infecção é mais grave que a celulite pré-septal. Características clínicas: dor, perda da visão, restrição da motilidade extraocular, exoftalmia, proptose e diplopia. Visão para cores pode estar reduzida e pode haver constrição de campos visuais. Edema palpebral quase sempre está presente.

Diagnóstico

O diagnóstico é clínico. Pode-se solicitar:
- Hemograma completo (contagem de leucócitos normal ou discretamente elevada; todavia, em infecções por *H. influenzae* costuma haver leucocitose com desvio para esquerda)
- Cultura e coloração por Gram de material aspirado da borda da lesão: cresce em somente 30% dos casos (este procedimento é mais indicado em pacientes refratários ao tratamento empírico)
- Hemocultura: indicada em pacientes com suspeita de bacteriemia, linfedema, celulite perioral. Geralmente é negativa na celulite orbital
- Tomografia computadorizada (TC) e ressonância magnética podem ser solicitadas para descartar fasciite ou osteomielite subjacente. Ultrassonografia com Doppler pode ser solicitada com objetivo de descartar trombose venosa profunda em membros inferiores. *Importante:* a tomografia computadorizada (TC) é recomendada em casos de celulite pré-septal com defeito pupilar aferente, limitação de movimentos extraoculares e exame físico difícil. A TC é recomendada em casos de celulite orbital devido à capacidade de estadiamento clínico e avaliação de possíveis abscessos. Vital lembrar que a distinção clínica entre celulite pré-septal e orbital é difícil clinicamente e pode ser definida apenas por meio da TC, sendo geralmente realizada.

Diagnóstico diferencial

Angioedema adquirido, erisipela, erisipeloide, picada de inseto, mordedura, impetigo, fasciite necrosante, trombose venosa profunda, dermatite de estase, pioderma gangrenoso, infecção por *Vibrio vulnificus* e síndrome de Wells (celulite eosinofílica).

Em casos suspeitos de celulite pré-septal, considerar: traumatismo orbital, orbitopatia da tireoide, eczema de contato alérgico, celulite periorbital, vasculites autoimunes granulomatosas, metástases tumorais. Em casos suspeitos de celulite orbital: celulite micótica (rara, causada por *Mucorales* ou *Aspergillus*), endoftalmia de Graves, inflamação orbitária idiopática.

Tratamento

Importante: critérios de síndrome de resposta inflamatória sistêmica:
- Temperatura maior que 38°C ou menor que 36°C
- Frequência cardíaca maior que 90/min
- Frequência respiratória maior que 20/min
- Contagem de leucócitos maior que 12.000 células/mm^3 ou menor de 4.000 células/mm^3.

Celulite leve. Pacientes com celulite não purulenta (não há drenagem purulenta ou pústulas) que não apresentem os critérios anteriores. Antibióticos orais recomendados: cefalexina 500 mg 6/6 h, cloxacilina 500 mg 6/6 h, penicilina V potássica 250 a 500 mg 6/6 h e amoxicilina–clavulanato 875 mg 12/12 h. Em caso de alergia: clindamicina 300 mg 6/6 h.

Celulite moderada. Pacientes com celulite não purulenta (não há drenagem purulenta ou pústulas) que apresentam pelo menos um dos critérios anteriores. Antibióticos orais recomendados: cefalexina 500 mg 6/6 h ou cloxacilina 500 mg 6/6 h ou penicilina V potássica 250 a 500 mg 6/6 h ou amoxicilina–clavulanato 875 mg 12/12 h. Em caso de alergia: clindamicina 300 mg 6/6 h. Caso haja falência ao tratamento oral ou mais que 2 dos critérios anteriores, recomenda-se antibioticoterapia intravenosa: cefazolina 1 g 8/8 h ou ceftriaxona 1 a 2 g/dia ou penicilina G 2 a 4 milhões unidades 4/4 h ou 6/6 h.

Celulite grave. Pacientes com celulite não purulenta (não há drenagem purulenta ou pústulas) que apresentem mais que 2 dos critérios anteriores associados a hipotensão, imunossupressão ou progressão rápida da doença. Recomenda-se antibioticoterapia intravenosa de amplo espectro: vancomicina + piperacilina/tazobactam ou imipeném ou meropeném.

Em caso de celulite purulenta, recomenda-se realizar cultura e avaliar a presença dos critérios anteriores. Caso haja suspeita ou confirmação de MRSA sem os critérios anteriores ou com apenas 1 critério, as opções de tratamento são: sulfametoxazol + trimetoprima ou doxiciclina 100 mg 12/12 h ou minociclina 100 mg 12/12 h (combinar tais antibióticos com cefalexina ou penicilina caso haja necessidade de cobertura concomitante para estreptococos).

Em caso de celulite purulenta com suspeita ou confirmação de MRSA com mais de 2 dos critérios anteriores, recomenda-se tratamento intravenoso: vancomicina ou clindamicina ou linezolida ou cobertura de amplo espectro (daptomicina ou tigeciclina).

Repouso e elevação do membro auxiliam a redução do edema.

O uso de compressas com soro fisiológico gelado ajuda a remover o exsudato.

Incisão e drenagem cirúrgica são indicadas.

Duração do tratamento baseia-se na resposta clínica; geralmente dura 5 a 10 dias.

Celulite pré-septal. Em casos de leve intensidade em crianças de idade mais avançada recomendam-se os seguintes antibióticos orais (inicialmente): cefalosporinas de primeira geração, amoxicilina-clavulanato e ceftriaxona. Geralmente amoxicilina-clavulanato não é utilizado em monoterapia devido à frequência do MRSA; desta forma, recomendada-se a associação: clindamicina ou sulfametoxazol-trimetoprima + amoxicilina-clavulanato. Caso não haja resposta em 48 a 72 h de tratamento, realizar tratamento intravenoso. Em crianças mais jovens e casos graves, recomendam-se internação hospitalar e antibioticoterapia intravenosa. Em pacientes alérgicos à penicilina, cloranfenicol é uma opção de tratamento na celulite pré-septal. Caso haja abscesso de pálpebra, recomenda-se também drenagem do abscesso.

Celulite orbital. Recomenda-se que crianças com menos de 12 a 15 meses de vida, com sinais sistêmicos, sejam hospitalizadas para antibioticoterapia venosa, sendo ampicilina-sulbactam o tratamento empírico inicial. Outra opção seria clindamicina ou sulfametoxazol-trimetoprima + amoxicilina-clavulanato. Clindamicina pode ser utilizada para *S. pneumoniae* e *S. aureus*, e cefotaxima para gram-negativos e pneumococos resistentes. Drenagem cirúrgica seguida de antibioticoterapia é recomendada na presença de abscesso intraorbitário e subperiosteal. Avaliação oftalmológica na celulite orbital e celulite pré-septal é essencial.

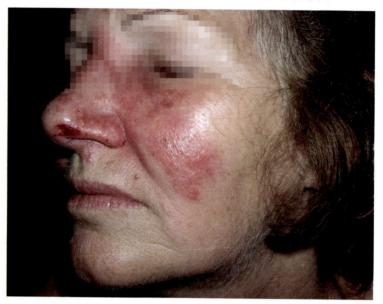

FIGURA 3 Celulite. Eritema e edema na face, de limites mal definidos, acompanhados por febre.

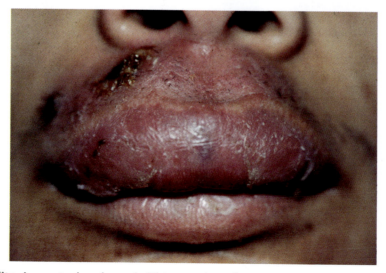

FIGURA 4 Celulite. Aumento de volume do lábio superior e da região supralabial, com limites imprecisos.

Dactilite bolhosa distal

=	Sinonímia	Não tem outra nomenclatura.
📈	Epidemiologia	Acomete com maior frequência crianças e adolescentes. Inoculação pode ocorrer após traumatismo cutâneo por insetos, ou queimaduras, por exemplo. Pode ocorrer em imunocomprometidos (HIV-positivos e diabéticos)
❓	Etiologia	*Streptococcus* beta-hemolítico do grupo A. Também são descritos outros agentes como: *S. aureus* e, raramente, *S. epidermidis*.
👁	Clínica	Ocorre bolha seropurulenta ou piossanguinolenta oval e tensa, única ou múltipla, sobre base eritematosa nos quirodáctilos ou pododáctilos (Figuras 5 e 6). Pode progredir no sentido proximal. Pode haver dor local e febre.
🔍	Diagnóstico	Cultura do líquido da bolha.
≠	Diagnóstico diferencial	Panarício herpético, paroniquia aguda, eczema de contato, queimaduras térmicas e químicas e impetigo bolhoso.
💊	Tratamento	Antibióticos betalactâmicos, como a cloxacilina, são os fármacos de escolha. Outras opções: eritromicina 250 mg de 6/6 h ou 500 mg de 12/12 h durante 7 a 10 dias, ou penicilina oral (*S. aureus* geralmente é resistente). Incisão e drenagem podem ser utilizadas em conjunto com a antibioticoterapia. Antibioticoterapia tópica não é recomendada em monoterapia.

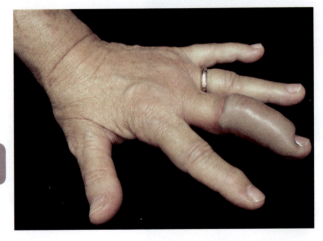

FIGURA 5 Dactilite bolhosa distal. Grande lesão com conteúdo líquido seropurulento no terceiro quirodáctilo, tratada com sucesso com antibiótico sistêmico. O líquido aspirado e enviado para cultura revelou tratar-se de infecção estafilocócica.

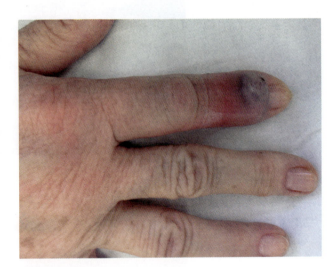

FIGURA 6 Dactilite bolhosa distal. Segundo quirodáctilo exibindo lesão de conteúdo líquido, piossanguinolento.

Ectima

=	**Sinonímia**	Pioderma ulceroso, impetigo profundo e úlcera ectimatosa.
	Epidemiologia	Afeta principalmente os membros inferiores de crianças, pacientes diabéticos e idosos, vítimas de traumatismo e imunossuprimidos em geral. Sem preferência por raça ou sexo.
	Etiologia	*Streptococcus* beta-hemolítico do grupo A.
	Clínica	Inicia-se com pústula sobre base eritematoedematosa que ulcera, originando uma crosta aderente, o que resulta em uma lesão exulcerocrostosa. No momento em que a crosta se destaca, há a permanência de uma lesão crateriforme com superfície amarelada (Figuras 7 e 8). A localização preferencial é nos membros inferiores. Pode haver linfadenopatia regional e regressão espontânea das lesões, após algumas semanas, com cicatrizes. O aparecimento é favorecido por lesões cutâneas prévias, imunossupressão, umidade e temperaturas elevadas, pouca higiene corporal e aglomerados humanos. Na maioria das vezes o prognóstico é favorável.
	Diagnóstico	É clínico. O exame direto com coloração por Gram revela cocos gram-positivos. A cultura possui valor em lesões resistentes ao tratamento. Antiestreptolisina O (ASO) e anti-DNAse B podem estar elevadas.
≠	**Diagnóstico diferencial**	Ectima gangrenoso, picadas de inseto, leishmaniose, papulose linfomatoide, micobacteriose atípica, tuberculide papulonecrótica, pioderma gangrenoso, esporotricose, tungíase, úlceras por vasculite e vasculopatias.
	Tratamento	Higiene corporal, troca de roupa de cama e banho. Remover as crostas e aplicar antibiótico tópico: mupirocina 2% (aplicar nas lesões 2 a 5 vezes/dia durante 5 a 14 dias – primeira escolha de tratamento tópico), pomada de bacitracina, polimixina B e neomicina (aplicar nas feridas 1 a 4 vezes/dia) e ácido fusídico 2% (2 a 3 vezes/dia). Descolonização: mupirocina tópica aplicada nas narinas, 3 vezes/dia durante 7 a 10 dias. Lesões extensas necessitam de tratamento com antibiótico sistêmico. A penicilina é uma medicação adequada, mas, na suspeita de coinfecção com *S. aureus*, deve-se pensar no uso de cefalexina, eritromicina, clindamicina e até penicilina G benzatina. As doses comumente usadas são: • Cefalexina 250 a 1.000 mg 6/6 h durante 7 a 14 dias ou • Dicloxacilina 125 a 500 mg 6/6 h durante 7 a 10 dias ou • Cloxacilina 250 a 500 mg 6/6 h durante 7 a 10 dias • Eritromicina 250 mg (estearato) ou 400 mg (etilsuccinato) 6/6 h durante 10 dias. O tempo de tratamento é variável, podendo ser mantido por semanas, conforme resposta clínica. Antibióticos intravenosos devem ser considerados diante de sinais sistêmicos de infecção ou infecção disseminada.

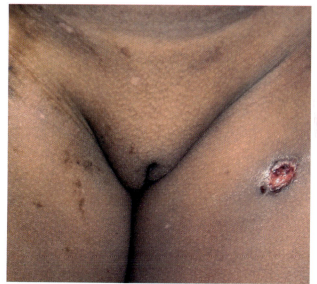

FIGURA 7 Ectima. Lesão exulcerocrostosa, localizada no membro inferior de criança atendida em comunidade carente.

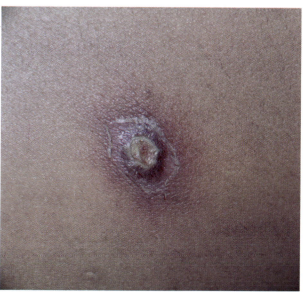

FIGURA 8 Ectima. Lesão exulcerada com superfície amarelada, em criança com baixa condição de higiene.

Erisipela

=	**Sinonímia**	Fogo de Santo Antônio.
📈	**Epidemiologia**	O sexo feminino é acometido com maior frequência, exceto quando em pacientes muito jovens, nos quais o sexo masculino é mais acometido. Todas as faixas etárias podem ser afetadas, havendo predomínio em idosos, diabéticos, pacientes com úlceras cutâneas crônicas, imunossuprimidos e pacientes com alterações na circulação linfática.
❓	**Etiologia**	*Streptococcus* beta-hemolítico do grupo A (mais comum *S. pyogenes*) e, menos frequentemente, os dos grupos G, B e C, são os principais agentes etiológicos. Em casos refratários de erisipela, devemos considerar outros agentes como *Staphylococcus aureus*, *Streptococcus pneumoniae*, *Klebsiella pneumoniae*, *Haemophilus influenzae*, *Yersinia enterocolitica* e *Moraxella* sp.
👁	**Clínica**	Acomete mais frequentemente os membros inferiores ou a face (Figuras 9 e 10). Os membros superiores também podem apresentar erisipela, especialmente em mastectomizadas. Caracteriza-se por placa eritematoedematosa, dolorosa, quente e brilhante, de bordas elevadas e bem demarcadas, acompanhada de linfadenopatia regional. Pode apresentar bolhas (Figuras 11 e 12) e petéquias, até necrose nos casos graves. A resolução da placa com o tratamento se dá com descamação e alterações pigmentares pós-inflamatórias. Febre, calafrios e outros sintomas constitucionais sugerem quadro infeccioso.
🔍	**Diagnóstico**	O diagnóstico é clínico. Pode eventualmente ser complementado por cultura para bactérias (hemocultura, cultura da lesão e da nasofaringe). Outros exames laboratoriais podem estar alterados, como o hemograma, que apresenta leucocitose e desvio para a esquerda, velocidade de hemossedimentação elevada (indicador indireto da gravidade da erisipela em um estudo), elementos anormais na urina, antiestreptolisina O elevada, ocasionalmente, e anti-DNAse B positivo. Quando necessário, exames radiológicos podem descartar envolvimento ósseo.
≠	**Diagnóstico diferencial**	Angioedema adquirido, celulite, dermatite de contato alérgica, dermatite de contato por irritante primário, síndrome de Sweet, farmacodermias, erisipeloide, herpes-zóster, lúpus eritematoso agudo e fasciite necrosante.
💊	**Tratamento**	Repouso e elevação do membro auxiliam a redução do edema. Quando houver ulceração, utilizam-se compressas com soro fisiológico trocadas a cada 4 h. Antissépticos e antibióticos tópicos podem ser usados. Penicilina oral ou intramuscular, durante 10 a 14 dias, é a medicação de primeira escolha. Em pacientes alérgicos à penicilina deve-se optar por um macrolídio. Cefalosporinas também podem ser usadas, exceto em paciente com formas graves de alergia à penicilina (p. ex., anafilaxia). Em alguns casos, deve-se proceder à internação hospitalar e iniciar antibiótico intravenoso. Pacientes com erisipela da face devem fazer esquema antibiótico com cobertura para o *S. aureus*, preferencialmente intravenoso. Todo paciente com erisipela deve ser ensinado a cuidar de seu ferimento e a manter boa higiene e assepsia da lesão. Em casos de erisipela de repetição está indicada antibioticoterapia profilática com penicilina G benzatina, 1,2 milhão UI, em aplicação intramuscular a cada 3 semanas pelo período de 1 ano. Todas as condições predisponentes, como micoses superficiais e dermatite de estase, devem ser tratadas. Em caso de necrose, é necessário desbridamento cirúrgico.

Seção 2 | Afecções Dermatológicas de A a Z

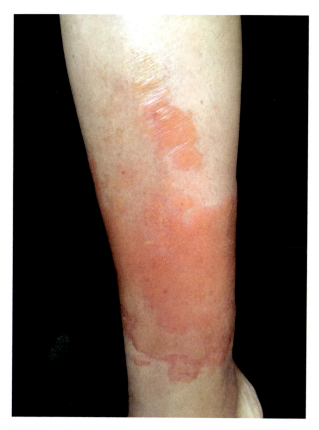

FIGURA 9 Erisipela. Membro inferior com eritema, edema e bolhas, precedidos por febre e calafrios, além de adenomegalia inguinal.

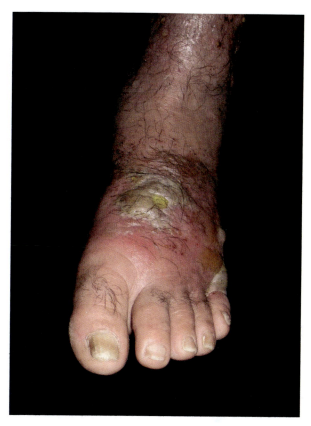

FIGURA 11 Erisipela. Pé exibindo eritema, aumento de volume e lesões bolhosas, acompanhando quadro sistêmico de febre e adenomegalia inguinal.

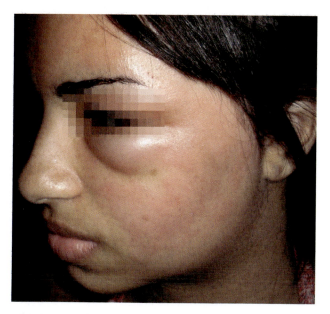

FIGURA 10 Erisipela. Eritema e aumento de volume na hemiface, acompanhados por febre e calafrios.

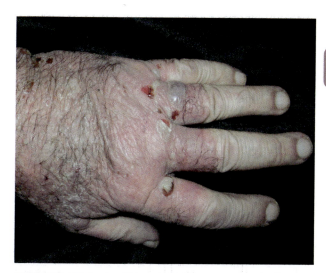

FIGURA 12 Erisipela. Febre e calafrios, acompanhados por eritema, edema e bolhas na mão.

Foliculite bacteriana

	Sinonímia	Não tem outra nomenclatura.
	Epidemiologia	Sem preferência por etnia ou sexo.
	Etiologia	*Staphylococcus aureus*, *Pseudomonas* sp., *Klebsiella*, *Enterobacter* sp., entre outras bactérias. Importante mencionar que contato ocupacional com óleos minerais e exposição ocupacional ou terapêutica a produtos que contenham alcatrão também podem produzir foliculite.
	Clínica	**Foliculite superficial.** Pápula ou pústula centrada no óstio folicular. O folículo pode ou não ser percebido. Apresenta distribuição folicular, localizado em áreas pilosas, tais como barba (Figuras 13 a 15), couro cabeludo, tronco (Figura 16), coxas, glúteos (Figura 17), axila e região inguinal, sendo raramente doloroso. O hordéolo ou terçol é um tipo particular de infecção de folículos ciliares e das glândulas de Meibomius (Figura 18). A foliculite do couro cabeludo pode evoluir para a formação de queloides (foliculite queiloidiana), que ocorrem preferencialmente nos negros (Figura 19), causados por *Staphylococcus* coagulase-positivo (*S. aureus*). **Foliculite profunda.** Acomete a estrutura folicular em toda a sua profundidade, podendo levar a alopecia cicatricial e queloides. É causada por *Staphylococcus* coagulase-positivo (*S. aureus*). **Foliculite por *Pseudomonas*.** Lesões eritematopapulosas e pruriginosas relacionadas com a exposição a banheiras ou esponjas contaminadas e até mesmo após depilação; por *Pseudomonas* sp. **Foliculite por gram-negativos.** Pústulas perinasais em pacientes sob vigência de antibioticoterapia prolongada (Figura 20). Causada, em geral, por *Klebsiella* ou *Enterobacter* sp. ou *Proteus* spp. em pacientes que estejam fazendo tratamento com antibioticoterapia prolongada para acne. *Importante*: topografia da lesão pode indicar clinicamente o possível agente bacteriano: • Lesões limitadas à face e/ou ao couro cabeludo: *S. aureus* • Áreas expostas à água contaminada: *Pseudomonas*.
	Diagnóstico	É clínico, podendo ser corroborado por um dos seguintes métodos: coloração pelo método de Gram: *S. aureus* (cocos gram-positivos em cachos); exame micológico direto: dermatófitos (hifas septadas); *M. furfur* (hifas curtas e esporos); *Candida* sp. (pseudo-hifas e leveduras); culturas bacterianas, virais e fúngicas: indicadas nos casos em que o tratamento empírico é ineficaz ou quando se suspeita de agente específico; *swab* nasal: é útil para detectar portadores de *S. aureus* em casos recorrentes ou crônicos; exame histopatológico: eosinófilos e linfócitos são observados em pacientes HIV-positivos com foliculite eosinofílica. Formas leveduriformes da *M. furfur* podem ser observadas na foliculite pitirospórica.
	Diagnóstico diferencial	**Foliculite eosinofílica.** Pápulas eritematoedematosas e, raramente, pústulas, intensamente pruriginosas, observadas mais comumente em pacientes HIV-positivos. **Foliculite pitirospórica.** Erupção acneiforme causada por *Malassezia furfur*, que acomete dorso, tronco, porção proximal dos braços, pescoço, região mentoniana e malar. **Tinha da barba.** Infecção fúngica localizada na área da barba, causada por espécies de cândida e fungos dermatófitos (*Trichophyton verrucosum* e *Trichophyton mentagrophytes*). **Foliculite herpética.** Infecção pelo herpes-vírus simples que resulta em vesicopústulas foliculares. Ocorre na região da barba de homens, após um surto de herpes labial recorrente. **Ceratose pilar.** Não é uma condição infecciosa, e sim um distúrbio de ceratinização folicular caracterizado por pápulas localizadas na face lateral dos braços e coxas, especialmente em indivíduos atópicos. **Pseudofoliculite da barba ou região inguinal.** Afecção comum resultante da penetração do pelo após emergir na superfície.
	Tratamento	Antibióticos tópicos, como mupirocina e clindamicina (ambos são tratamentos tópicos de primeira linha), podem ser usados nas foliculites superficiais. No entanto, em casos com comprometimento de planos mais profundos, acometimento cutâneo extenso, casos recorrentes ou resistentes ao tratamento tópico ou sintomas sistêmicos, deve-se optar por antibioticoterapia sistêmica contra *S. aureus*, sendo que, devido à crescente resistência à penicilina, os antibióticos recomendados são: cefalexina 500 mg 6/6 h ou cloxacilina 500 mg 6/6 h. Caso haja suspeita ou confirmação de MRSA, as opções são: sulfametoxazol-trimetoprima ou clindamicina 300 mg 6/6 h ou doxiciclina 100 mg 12/12 h durante 7 a 10 dias. Em casos recorrentes, pode-se proceder à descolonização com mupirocina tópica nos vestíbulos nasais, umbigo, axila e genitália, 12/12 h durante 5 dias. Em caso de foliculite por *Pseudomonas*, as opções de tratamento são: ciprofloxacino 500 mg 12/12 h ou ampicilina 250 a 500 mg 6/6 h ou sulfametoxazol-trimetoprima. Foliculite causada por outros gram-negativos também é tratada com ciprofloxacino oral e, caso seja grave ou recorrente, o tratamento com isotretinoína 0,5 a 1 mg/kg/dia durante 4 a 5 meses pode ser recomendado.

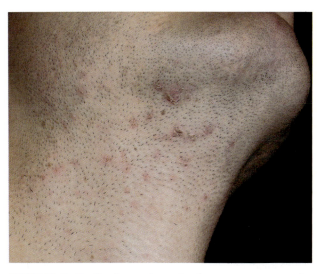

FIGURA 13 Foliculite bacteriana. Lesões crostosas, amareladas, localizadas na área da barba.

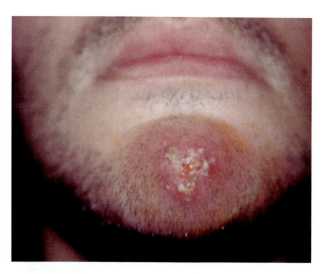

FIGURA 15 Foliculite superficial da barba (sicose estafilocócica). Lesões pustulosas centradas por pelos na área da barba.

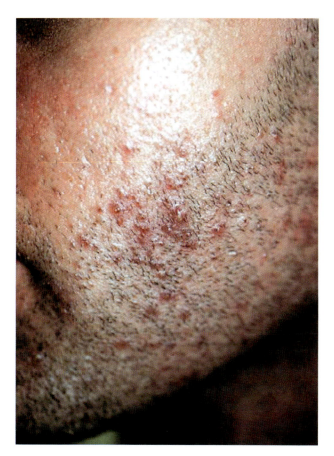

FIGURA 14 Foliculite superficial da barba. Múltiplas pápulas e pústulas na região da barba.

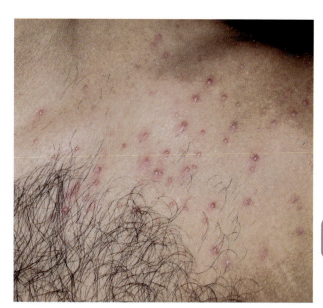

FIGURA 16 Foliculite bacteriana. Paciente do sexo masculino apresentando lesões papulopustulosas com distribuição folicular, após epilação com cera.

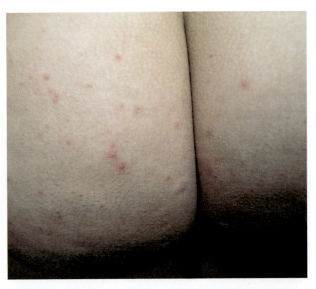

FIGURA 17 Foliculite superficial. Múltiplas lesões pustulosas na região glútea.

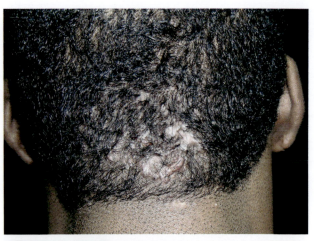

FIGURA 19 Foliculite queloidiana. A região occipital é a localização típica desta forma de foliculite.

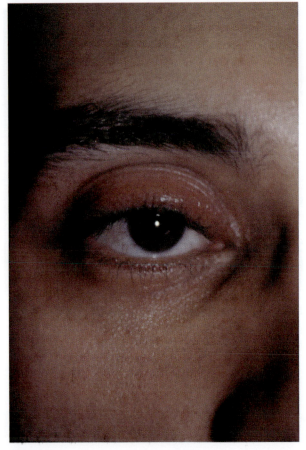

FIGURA 18 Hordéolo. Pálpebra eritematosa e quente com calor local.

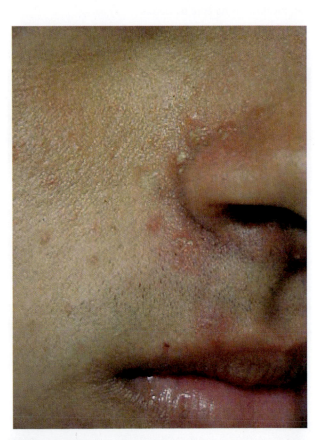

FIGURA 20 Foliculite por gram-negativo. Pústulas superficiais ao redor das fossas nasais em paciente em uso de tetraciclina a longo prazo para tratamento de acne.

Furúnculo

=	Sinonímia	Não tem outra nomenclatura.
	Epidemiologia	Mais comum em adolescentes, nas áreas de traumatismo ou fricção.
	Etiologia	*Staphylococcus* coagulase-positivo (*S. aureus*). No entanto, o furúnculo recorrente em região anogenital pode ser secundário a uma bactéria anaeróbia.
	Clínica	Lesão nodular, eritematosa e dolorosa, de surgimento agudo. Na sua evolução, flutua, chegando a eliminar o centro necrótico, chamado carnegão. Em geral, localiza-se no tronco, nas axilas, nos membros e na região glútea. Nos casos mais extensos, pode haver sintomatologia sistêmica, como febre. Denominam-se furunculose (Figura 21) casos de lesões múltiplas, próximas ou não. Esse quadro pode ser recorrente.
	Diagnóstico	É clínico. Furúnculos extensos podem se associar à leucocitose. Não se faz exame bacteriológico de rotina, exceto em pacientes que apresentam furúnculos recorrentes.
≠	Diagnóstico diferencial	Hidradenite supurativa, acne cística e periporite. Esta corresponde à infecção estafilocócica das glândulas sudoríparas écrinas (Figura 22). Em geral, é uma complicação da miliária e, portanto, privilegia crianças e lactentes, o que permite uma diferenciação epidemiológica importante com o furúnculo. Caracteriza-se por nódulos inflamatórios que supuram e eliminam pus cremoso, e não apresenta o carnegão.
	Tratamento	Tem curso autolimitado. As lesões flutuantes podem ser drenadas, para resolução mais rápida. Antibióticos tópicos podem ser usados após compressas quentes. O antibiótico sistêmico é reservado para os casos de lesões numerosas e extensas, quando se encontram próximas às fossas nasais ou no canal auditivo externo ou quando estão circundadas por celulite, além de lesões que não respondem ao tratamento local. Opções de antibioticoterapia sistêmica incluem: cloxacilina 500 mg 6/6 h ou amoxicilina-ácido clavulânico 875/125 mg 8/8 h. Em caso de alergia a betalactâmicos: clindamicina 300 mg 8/8 h associada a fluoroquinolona (ciprofloxacino 500 mg 12/12 h ou levofloxacino 500 mg/dia). Em casos resistentes, a rifampicina 600 mg/dia constitui uma opção. Duração estimada do tratamento: 10 a 14 dias, dependendo da evolução clínica do paciente e da possibilidade de drenagem rápida. Após a drenagem, os cuidados locais com a ferida são essenciais e o paciente deve ser orientado a não manipular a lesão. Diabetes e outras possíveis condições etiológicas subjacentes devem ser investigados e tratados. Em casos recorrentes, pode-se tentar a descolonização com mupirocina tópica nos vestíbulos nasais, umbigo, axila e genitália, 12/12 h, durante 5 dias. Há estudo que recomenda baixas doses de clindamicina (150 mg/dia – não comercializada no Brasil) durante 1 a 2 meses como prevenção diante de casos recorrentes.

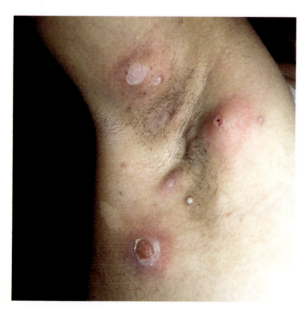

FIGURA 21 Furunculose. Múltiplos furúnculos na axila de paciente diabética descompensada. Faz diagnóstico diferencial com hidradenite, pela localização.

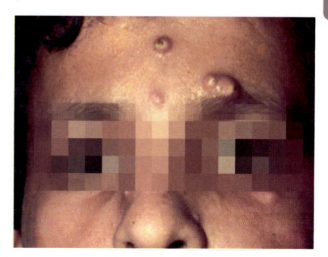

FIGURA 22 Periporite. Nódulos eritematosos e pequenas pústulas na face. Na região frontal, os nódulos apresentam pústula central.

Impetigo

=	**Sinonímia**	Impetigo contagioso, impetigo de Fox e impetigo bolhoso.
	Epidemiologia	Afeta igualmente ambos os sexos, e acomete mais comumente crianças com menos de 6 anos de idade. Fatores de risco: altas temperaturas e elevada umidade, higiene precária, traumatismo na pele e diátese atópica.
	Etiologia	*Staphylococcus aureus* e, menos comumente, o *Streptococcus* beta-hemolítico do grupo A (*S. pyogenes*).
	Clínica	**Impetigo bolhoso (estafilocócico).** Aparece na pele intacta, com vesículas de conteúdo claro que evoluem para bolhas flácidas com conteúdo turvo. Com o rompimento da bolha, forma-se um colarete descamativo na borda e crosta central (Figuras 23 e 24). O sinal de Nikolsky é negativo. As bolhas são, geralmente, esparsas, podendo se tornar disseminadas, formando, muitas vezes, arranjos policíclicos. Não há linfadenopatia regional. Essas lesões podem ocorrer sobre lesões primárias de dermatite atópica, varicela ou outras doenças inflamatórias. As crianças podem apresentar concomitantemente pneumonia, artrite séptica ou osteomielite. **Impetigo não bolhoso (estreptocócico).** Ocorre formação de vesículas frágeis que se rompem rapidamente, dando lugar a crostas melicéricas espessas. Podem ocorrer em pele sã, traumatizada ou acometida de dermatose primária (dermatite atópica, varicela). Costumam se localizar ao redor de orifícios (nariz, boca) (Figuras 25 e 26) e nas áreas expostas, poupando palmas e plantas. Disseminam-se pelo corpo por autoinoculação, resolvendo-se espontaneamente após algumas semanas. As lesões individuais melhoram após 10 a 15 dias. Pode ocasionar glomerulonefrite pós-estreptocócica 1 a 5 semanas após o início do quadro.
	Diagnóstico	O diagnóstico, em geral, é clínico. *Cultura para bactérias* está indicada caso a terapia tópica ou oral empírica não sejam eficazes. *EAS*: é indicado em caso de a criança desenvolver hipertensão e edema de membros inferiores. A presença de hematúria dismórfica, proteinúria e cilindrúria indica glomerulonefrite pós-estreptocócica. Em caso de dúvida, solicitar exame micológico direto, para excluir micoses, e esfregaço de Tzanck, para excluir infecção pelo herpes simples. A cultura de *swab* nasal determina se o paciente é portador do *S. aureus*. Em caso de infecção recorrente ou resistente com *swab* nasal negativo está indicada cultura de *swab* da axila, faringe e períneo.
≠	**Diagnóstico diferencial**	Impetigo bolhoso: eritema multiforme, pênfigo vulgar, penfigoide bolhoso, porfiria. Impetigo não bolhoso: dermatite de contato, dermatofitose, herpes simples e dermatite seborreica.

	Tratamento	• Tópico: ácido fusídico ou mupirocina (aplicar nas lesões 2 a 5 vezes/dia durante 5 a 14 dias), ou pomada de bacitracina, polimixina B e neomicina (aplicar nas feridas 1 a 4 vezes/dia)
		• Descolonização: mupirocina tópica aplicada nas narinas 3 vezes/dia durante 7 a 10 dias
		• Antibioticoterapia oral adultos: cefalexina 250 a 500 mg 6/6 h durante 7 a 14 dias ou dicloxacilina 250 a 500 mg 6/6 h durante 7 a 10 dias ou clindamicina 300 mg 6/6 h ou doxiciclina 100 mg 12/12 h ou sulfametoxazol-trimetoprima
		• Doses pediátricas de antibioticoterapia oral: recomenda-se tratamento durante 7 dias
		    ▪ Dicloxacilina: 12,5 a 25 mg/kg/dia 6/6 h
		    ▪ Cefalexina: 25 a 50 mg/kg/dia 6/6 h ou 12/12 h; não exceder 3 g/dia
		    ▪ Clindamicina: 10 a 25 mg/kg/dia 6/6 h ou 8/8 h (deve ser considerada se houver suspeita ou confirmação de MRSA)
		    ▪ Trimetoprima: 8 a 12 mg/kg/dia divididos em 2 doses (deve ser considerada se houver suspeita ou confirmação de MRSA)
		    ▪ Doxiciclina: em maiores de 8 anos, dose de 2 a 4 mg/kg/dia divididos em 2 tomadas. Não utilizar em menores de 8 anos (deve ser considerada se houver suspeita ou confirmação de MRSA)
		• Eritromicina: não é recomendada atualmente devido à crescente resistência.

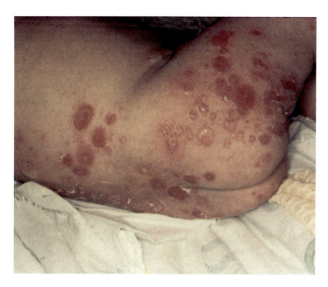

FIGURA 23 Impetigo estafilocócico. Pústulas persistentes que, quando se rompem, deixam aspecto de queimadura, evoluindo também com crostas finas, centrais e colarete descamativo.

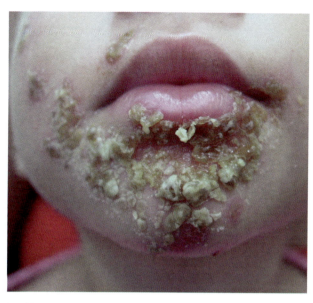

FIGURA 25 Impetigo estreptocócico. Pústulas efêmeras que se rompem, deixando crostas melicéricas ao redor de orifícios, como a boca.

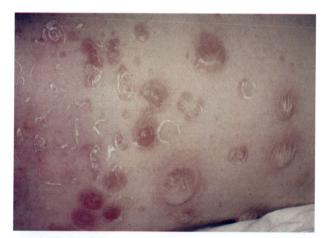

FIGURA 24 Impetigo estafilocócico. Lesões pustulosas íntegras, flácidas, e outras já rompidas, apresentando crostas finas em paciente diabético.

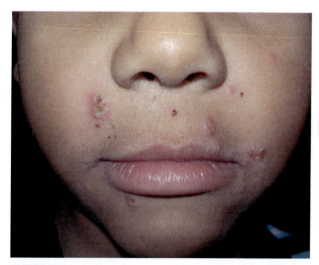

FIGURA 26 Impetigo estreptocócico. Lesões pustulosas e crostosas, periorificiais, em criança em idade pré-escolar.

PIOESTOMATITE VEGETANTE

Norami de Moura Barros • Rafaella Lacerda Maia • Luna Azulay-Abulafia • David Rubem Azulay

=	**Sinonímia**	Pyodermatittis-pyoestomatitis vegetans.
	Epidemiologia	Dermatose inflamatória cutaneomucosa rara. Geralmente, compromete os indivíduos no final da terceira década de vida, sendo a proporção de incidência entre o sexo feminino e masculino de 3:1. Em 70% dos casos é associada às doenças inflamatórias intestinais, principalmente à retocolite ulcerativa. Cerca de 26% dos casos apresentam algum tipo de disfunção hepática, tais como: colangite esclerosante, hepatite crônica e pericolangites. As lesões cutâneas podem preceder os sintomas gastrintestinais em, aproximadamente, 15% dos casos.
	Etiologia	Desconhecida. Alguns autores sugerem que ela seja manifestação clínica do pioderma gangrenoso, outros que seria um espectro das dermatoses neutrofílicas. Outros a classificam como uma reação de hipersensibilidade associada à doença inflamatória intestinal.
	Clínica	Frequente acometimento da mucosa oral. A gengiva labial é o local mais comumente envolvido. As mucosas vaginal, nasal e ocular também podem ser acometidas. As lesões se iniciam como múltiplas pústulas que evoluem para lesões exulceradas (Figura 1). Na pele, surgem pápulas, vesículas e pústulas sobre base eritematosa que coalescem, formando placas crostosas que se tornam vegetantes (Figura 2), o que justifica o nome da condição. A distribuição das lesões cutâneas ocorre de forma assimétrica, acometendo principalmente axilas, região inguinal, vulva e couro cabeludo.
	Diagnóstico	O aspecto e a localização das lesões associadas às doenças mencionadas anteriormente permitem o diagnóstico, que é corroborado pela histopatologia. Nesta, são encontrados microabscessos intraepiteliais contendo numeroso e denso infiltrado inflamatório perivascular constituído predominantemente por eosinófilos, neutrófilos e linfócitos na derme. Além disso, podem ocorrer hiperplasia e acantólise ocasionais. As imunofluorescências direta e indireta são geralmente negativas. Porém, em alguns casos, a imunofluorescência direta pode ser discretamente positiva, o que torna mais problemática a diferenciação do pênfigo vegetante.
≠	**Diagnóstico diferencial**	Pênfigo vegetante, pênfigo vulgar, penfigoide bolhoso, dermatite herpetiforme, herpes simples, sífilis, eritema multiforme, epidermólise bolhosa adquirida, erupção bolhosa por fármacos, pioderma gangrenoso e doença de Behçet.
	Tratamento	A abordagem terapêutica depende da coexistência de doença intestinal, já que o curso das doenças tende a ser paralelo; tratando a doença intestinal, há melhora da pioestomatite vegetante. A doença tem rápida resposta à terapêutica com corticosteroides sistêmicos; entretanto, é comum haver recorrência com a redução da dose ou suspensão do tratamento. Corticosteroides tópicos não costumam ser efetivos. Dapsona, sulfassalazina, isotretinoína, azatioprina, ciclosporina e metotrexato já foram utilizados com êxito. Há relato da efetividade do infliximabe associado ao metotrexato. Remissão da doença já foi observada após colectomia total para tratamento de retocolite ulcerativa.

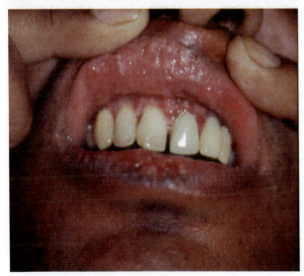

FIGURA 1 Pioestomatite vegetante. Projeções papilomatosas na gengiva e na mucosa labial, em paciente com doença inflamatória intestinal.

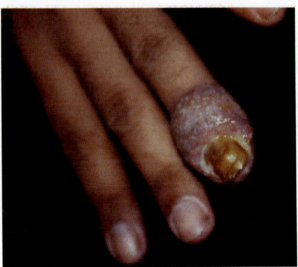

FIGURA 2 Pioestomatite vegetante. Lesão de aspecto vegetante, na extremidade do quirodáctilo, em paciente com doença inflamatória intestinal.

PITIRÍASE ALBA

Robertha Carvalho de Nakamura

	Sinonímia	Dartro volante, dartro furfuráceo volante, *pityriasis simplex*, *pityriasis simplex faciei* e *pityriasis sicca faciei*.
	Epidemiologia	Dermatose comum. Ocorre entre 2 e 30 anos de idade, e a frequência é cinco vezes maior nas crianças entre 3 e 16 anos; 90% dos casos ocorrem em menores de 12 anos. Não é referida uma predominância racial, mas as lesões são mais visíveis em pessoas com fotótipos mais altos. Maior número de banhos e exposição solar contribuem para maior incidência da pitiríase alba (PA). Não é sazonal, e embora a descamação possa ser pior no inverno (devido a menos umidade), as lesões podem ser mais evidentes na primavera e no verão (como resultado da exposição ao sol e do escurecimento da pele). A pigmentação normal da pele retorna espontaneamente, geralmente, dentro de 1 ano.
	Etiologia	A etiologia é desconhecida. São citados diversos fatores etiológicos: relação das lesões com nível socioeconômico, hábitos de higiene, situações nutricionais, como avitaminose, bem como fatores ambientais, como sol e frio. Predisposição individual, como pacientes com características cutâneas de atopia, sendo a xerodermia, um dos achados mais frequentes nos atópicos, apontada como causa significativa do surgimento da PA. É considerada por muitos autores como critério menor para o diagnóstico da dermatite atópica.
	Clínica	A PA é caracterizada por descamação fina e superficial sobre áreas de despigmentação, circinadas ou ovais, podendo, em alguns momentos, apresentar bordas irregulares. Em sua fase inicial, a superfície é rósea, levemente eritematosa. O eritema é lentamente substituído, em 1 ou 2 semanas, por hipocromia sobreposta por finas escamas. O estágio eritematoso pode passar despercebido. Não há despigmentação completa, como no vitiligo. É comum haver pápulas foliculares sobrepostas nas lesões (Figuras 1 e 2), principalmente em sua fase inicial, bem como presença de ceratose folicular. Afeta, normalmente, as regiões malar e frontal, ou outras regiões da face (Figura 3), considerada como local de predileção (50 a 60% dos casos). O pescoço e os braços também são acometidos, e o envolvimento de outras áreas do corpo é descrito (Figura 4). Pode ser única ou haver numerosas lesões. Na maioria das vezes, são assintomáticas, mas pode ocorrer prurido em alguns casos. A variante extensa difusa ou disseminada é descrita como uma forma de dermatite crônica superficial com distribuição simétrica em glúteos, coxas, dorso e face extensora dos braços, com envolvimento comum em crianças mais velhas e adultos jovens. Em geral, está relacionada à dermatite atópica. Outra variante é um tipo especial denominado pigmentante, cujas lesões características compreendem uma zona central com hiperpigmentação, ligeira descamação e halo hipopigmentado. As lesões se apresentam na face e há associação com dermatófito na maioria dos pacientes. Quadros com apresentação psoriasiforme, semelhantes em sua localização e manifestação clínica, são descritos. Pode simular também dermatofitoses e eczema. Sinais de dermatite atópica podem estar presentes, como erupção cutânea eczematosa na fossa poplítea ou antecubital, eczema nos mamilos, queilite e fissura infra-auricular. A evolução é variada: regressão ou cura espontânea, progressão e longa persistência, e modificação do aspecto a partir de infecção secundária.
	Diagnóstico	O exame clínico e a anamnese sugerem o diagnóstico, que pode ser complementado pelo estudo histopatológico. As características microscópicas da PA são as de uma dermatite leve, crônica e inespecífica, com diminuição da produção de melanina e distribuição irregular dela. No estágio tardio, o quadro histológico também não permite diagnóstico específico.
	Diagnóstico diferencial	Pitiríase versicolor, hanseníase indeterminada, vitiligo, micose fungoide hipocrômica, nevo acrômico, nevo anêmico, leucodermia por substâncias químicas, tinha do corpo, hipocromia residual pós-inflamatória, hipomelanose macular progressiva, hipopigmentação secundária a medicações tópicas (ácido retinoico, peróxido de benzoíla e corticosteroides). Nos contextos geográfico e clínico adequados, o diagnóstico da hanseníase indeterminada também deve ser considerado.
	Tratamento	Pacientes devem ser tranquilizados com relação à natureza benigna e autolimitada da PA. Devem estar cientes de que sua resolução é lenta e pode levar meses a alguns anos, embora a maioria dos casos resolva-se dentro de 1 ano. A resposta terapêutica é, muitas vezes, desapontadora. As áreas afetadas devem ser protegidas da exposição ao sol, prevenindo assim o escurecimento da borda da lesão. O uso de emolientes, visando ao controle do ressecamento da pele, é bem indicado. Os alfa-hidroxiácidos têm boa indicação. O ácido láctico a 6% e a ureia a 2 a 5% associados a ceratolíticos leves, tais como ácido salicílico a 1 a 2%, melhoram o quadro clínico.

Cremes ou pomadas que contenham alcatrão da hulha a 2% e di-iodoidroxiquinoleína a 1%, e até o uso da tretinoína tópica, têm sido descritos como eficazes.

Na fase inflamatória, observada tanto no exame clínico quanto no exame histopatológico, as preparações mais eficazes são as que contêm corticosteroides tópicos de média potência. A PA não facial pode ser tratada com corticosteroides mais potentes, como o valerato de hidrocortisona ou o dipropionato de alclometasona. Somente esteroides tópicos não halogenados leves devem ser usados para lesões faciais em crianças.

O tratamento com inibidores tópicos de calcineurina (tacrolimo 0,1% e pimecrolimo 1%), bem como o calcitriol, são referidos como efetivos.

Na variante extensa ou difusa são demonstrados bons resultados com a fotoquimioterapia usando o 8-MOP, 1 a 2 vezes/semana, com o UVB e com *excimer laser* de 308 nm.

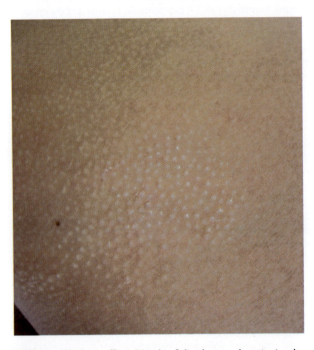

FIGURA 1 Pitiríase alba. Pápulas foliculares esbranquiçadas.

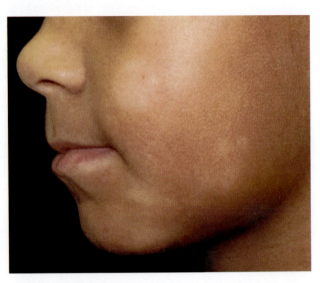

FIGURA 3 Pitiríase alba. Máculas finamente descamativas e hipocrômicas na região malar.

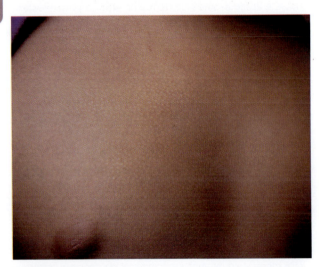

FIGURA 2 Pitiríase alba. Fase inicial da lesão, apresentando pápulas foliculares.

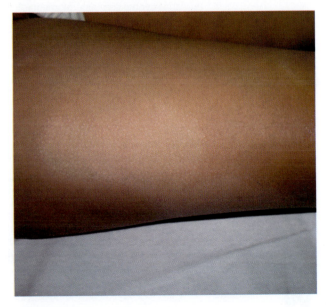

FIGURA 4 Pitiríase alba. Mancha hipocrômica encimada por pápulas foliculares nos membros inferiores.

PITIRÍASE AMIANTÁCEA

Gustavo Verardino • Luna Azulay-Abulafia

=	**Sinonímia**	Pseudotínea amiantácea.
📈	**Epidemiologia**	Não há descrição na literatura de predileção por sexo, idade ou grupo social.
?	**Etiologia**	É um padrão de lesão do couro cabeludo que pode ocorrer em dermatite seborreica, psoríase, infecções superficiais piogênicas ou fúngicas, líquen plano, líquen simples crônico, pitiríase rubra pilar e dermatite atópica. Porém, o mecanismo de formação das escamas características ainda é desconhecido.
👁	**Clínica**	Presença de descamação generalizada do couro cabeludo acompanhada necessariamente de tufos de cabelos englobados por escamocrostas (Figura 1), formando estruturas asbesto-símiles. Podem ser facilmente destacáveis, levando a áreas de alopecia não cicatricial ou mesmo cicatricial.
🔍	**Diagnóstico**	O diagnóstico do padrão de lesão é clínico; no entanto, deve-se buscar a doença de base por meio de exames micológico e histopatológico. Na dermatoscopia observam-se claramente as hastes dos pelos agrupadas com o aspecto do asbesto (Figura 2).
≠	**Diagnóstico diferencial**	Dermatite seborreica, psoríase, pediculose, tínea do couro cabeludo, entre outras condições que levam ao mesmo quadro clínico.
	Tratamento	Consiste em tratamento da doença de base e remoção das crostas.

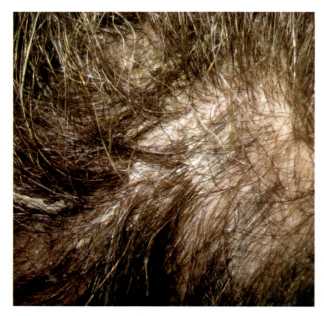

FIGURA 1 Pitiríase amiantácea. Couro cabeludo exibindo descamação e várias hastes pilosas agrupadas, em paciente com dermatite seborreica intensa.

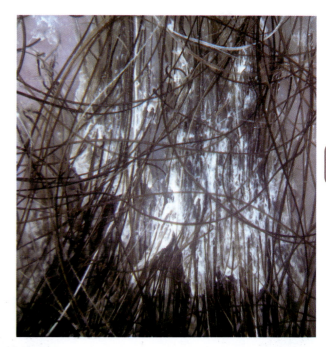

FIGURA 2 Pitiríase amiantácea. Imagem da dermatoscopia revelando o aspecto de asbesto (amianto) das hastes dos pelos agrupados.

PITIRÍASE LIQUENOIDE

Orietta Mata Jiménez • Aguinaldo Bonalumi Filho

Sinonímia		**Pitiríase liquenoide aguda.** PLEVA (pitiríase liquenoide e varioliforme aguda), doença de Mucha-Habermann, parapsoríase aguda e parapsoríase variceliforme. **Pitiríase liquenoide crônica (PLC).** Parapsoríase em gotas e pitiríase liquenoide tipo Juliusberg.
Epidemiologia		As duas formas são mais frequentes no sexo masculino. Acometem crianças e adultos nas primeiras décadas de vida.
Etiologia		É uma doença espectral com duas variantes, a aguda e a crônica, sendo que estes termos se referem às características morfológicas das lesões, e não ao curso da doença. Sua etiopatogenia não está bem definida. Muitos autores consideram PLEVA e PLC como doenças linfoproliferativas clonais de células T, com predominância de células CD8+ em PLEVA e células CD4+ em PLC. Há indícios de que a PLEVA seja uma reação de hipersensibilidade a um agente infeccioso (HIV, vírus da varicela-zóster, vírus Epstein-Barr, citomegalovírus, parvovírus B19, adenovírus, *Staphylococcus*, *Streptococcus*, *Mycoplasma* e *Toxoplasma*).
Clínica		A distribuição das lesões, o curso e a evolução da doença são similares nas duas variantes, mas alguns pacientes apresentam características de ambas as formas. **PLEVA.** Início insidioso com sintomatologia geral discreta (febre, cefaleia e mal-estar) e surtos eruptivos caracterizados por pápulas eritematosas que evoluem com vesiculação central e necrose hemorrágica, tipicamente se localizam no tronco e nos membros (Figuras 1 e 2). Após 2 a 5 semanas, involuem, podendo deixar cicatriz deprimida (varioliforme) ou hiperpigmentação pós-inflamatória. As exacerbações são frequentes, e a regressão espontânea pode ocorrer em semanas ou meses. Normalmente, apresenta bom prognóstico, à exceção da forma ulceronecrótica ou doença de Mucha-Habermann ulcerativa febril, que se complica com febre alta, mialgia e sintomas neurológicos, além de leucocitose e superinfecção das lesões cutâneas. O curso clínico pode ser fatal em 25% dos casos. **PLC.** Consiste em erupção generalizada de pápulas eritematoacastanhadas cobertas por fina escama aderente, que involuem deixando mácula pigmentada ou leucodermia transitória (Figuras 3 e 4). Não há sintomas gerais.
Diagnóstico		O diagnóstico é clínico e histopatológico. Na histologia observam-se paraceratose, espongiose focal, necrose de ceratinócitos, exocitose de linfócitos e denso infiltrado linfocítico perivascular com vasculite linfocítica.
Diagnóstico diferencial		**PLEVA.** Papulose linfomatoide, erupção por fármacos, varicela, foliculite, eritema multiforme, dermatite herpetiforme, reação à picada de inseto. **PLC.** Parapsoríase, psoríase *guttata*, líquen plano eruptivo, pitiríase rósea, sífilis secundária, erupção por fármacos e papulose linfomatoide.
Tratamento		Fototerapia com exposição progressiva à luz ultravioleta B ou PUVA (psoraleno oral associado a UVA) é efetiva, assim como antibioticoterapia, com eritromicina ou tetraciclina na dose de 2 g/dia durante pelo menos 2 meses. Corticosteroides tópicos e derivados do coaltar também são opções de tratamento. Anti-histamínicos podem auxiliar no tratamento, uma vez que exista prurido. No entanto, a recorrência é frequente com a suspensão abrupta do tratamento. Outras medicações, como metotrexato, corticosteroide oral e dapsona, foram relatadas com algum sucesso.

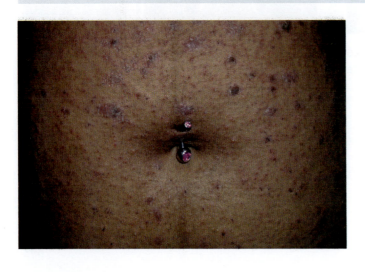

FIGURA 1 Pitiríase liquenoide aguda. Pápulas eritematosas, escamas e lesões crostosas disseminadas pelo tronco.

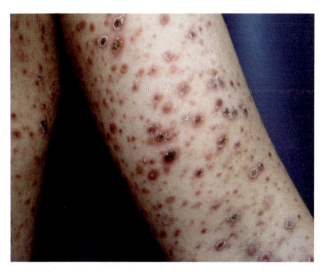

FIGURA 2 Pitiríase liquenoide aguda. Lesões eritematocrostosas com necrose central. (Cortesia da Dra. Mercedes Pockstaller Perret.)

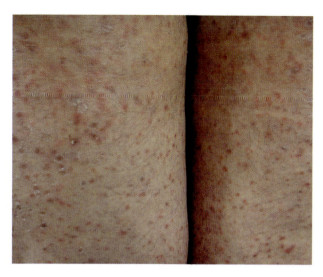

FIGURA 3 Pitiríase liquenoide crônica. Pápulas eritematosas recobertas por escamas, que podem ser destacadas por inteiro.

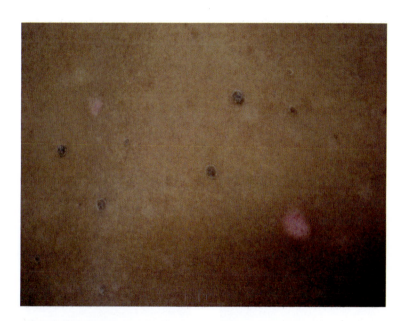

FIGURA 4 Pitiríase liquenoide crônica. Detalhe da lesão com a escama central sugestiva do diagnóstico e presença de lesões residuais hipocrômicas.

PITIRÍASE RÓSEA

Nelson Aguilar Aguilar • Orietta Mata Jiménez

=	Sinonímia	Pitiríase rósea de Gibert.
	Epidemiologia	É comum na adolescência e em adultos jovens, especialmente dos 15 aos 35 anos. As mulheres são mais frequentemente acometidas. É sazonal em algumas regiões, prevalecendo na primavera e no outono.
	Etiologia	Dermatose inflamatória subaguda, benigna e autolimitada. Tem sido proposta uma etiologia viral (herpesvírus 6 e 7), no entanto ainda permanece indefinida.
	Clínica	Inicia-se com uma lesão eritematoescamosa, ovalada, de 2 a 10 cm de diâmetro, de centro amarelado e bordas ligeiramente elevadas com colarete descamativo, conhecida como placa-mãe ou "medalhão", que se localiza geralmente no tronco. Após 1 a 2 semanas, inicia-se a fase eruptiva, com o surgimento de múltiplas lesões de aspecto similar, menores, com predominância no tronco (Figuras 1 a 6) e, frequentemente, com distribuição semelhante a árvore de natal. Raramente atinge face, mãos e pés. Quase sempre assintomática, alguns pacientes relatam prurido discreto. O tempo de evolução é de 1 a 3 meses, com regressão completa das lesões. Raramente pode ser recorrente.
	Diagnóstico	O diagnóstico é clínico. O exame histopatológico corrobora a exclusão de outras dermatoses.
≠	Diagnóstico diferencial	A placa inicial pode ser confundida com dermatofitose. A erupção generalizada faz diagnóstico diferencial com sífilis secundária, reações alérgicas, eczema e psoríase.
	Tratamento	Como é uma doença autolimitada, a orientação do paciente é suficiente, na maioria das vezes. Os quadros eczematizados e com prurido podem ser tratados com corticosteroide tópico de média potência e anti-histamínico oral sedativo. A eritromicina por 14 dias parece reduzir o tempo de evolução da doença. Em casos graves a fototerapia UVB pode ser usada para diminuir o número de lesões, mas não a duração da doença.

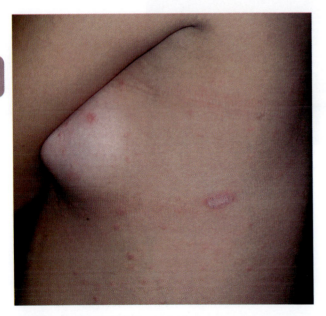

FIGURA 1 Pitiríase rósea. Erupção de lesões papulosas, eritematoescamosas. Na região lateral do tronco, observa-se a lesão em medalhão.

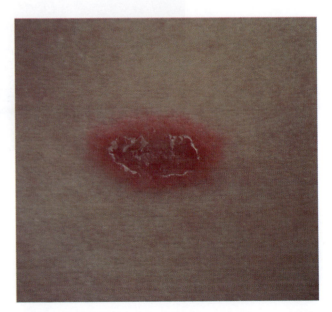

FIGURA 2 Pitiríase rósea. Detalhe do medalhão, mostrando descamação fina e halo eritematoso.

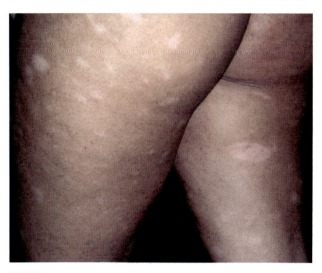

FIGURA 3 Pitiríase rósea. Lesão inicial em medalhão, localizada no membro inferior, seguida por numerosas lesões eritematosas, algumas hipocrômicas, resultantes de involução.

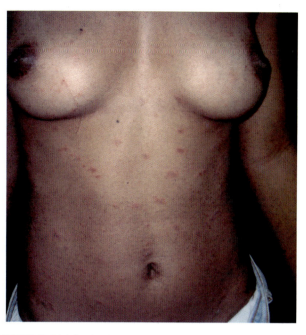

FIGURA 5 Pitiríase rósea. Numerosas lesões eritematosas, com escamas, distribuindo-se no tronco.

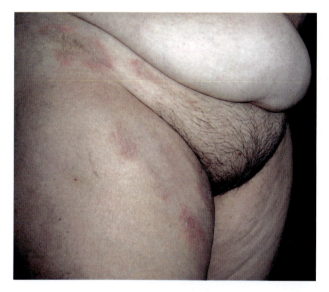

FIGURA 4 Pitiríase rósea. Apresentação infrequente com lesões grandes e pouco numerosas, lembrando o medalhão, localizadas na raiz da coxa direita.

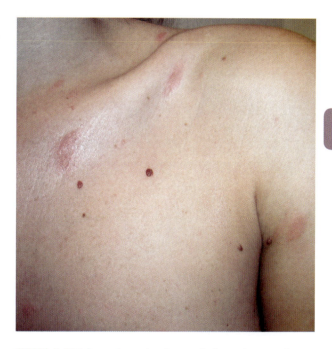

FIGURA 6 Pitiríase rósea. Lesões ovaladas, eritematodescamativas, de surgimento agudo, localizadas na região anterior do tronco e do membro superior.

PITIRÍASE ROTUNDA

Lúcia Helena Fávaro de Arruda

=	**Sinonímia**	Pitiríase redonda e pitiríase circinata.
	Epidemiologia	A maioria dos casos descritos na literatura são do Japão, África do Sul (Bantu), Índia Ocidental e Itália (Sardenha). Principalmente observada em adultos entre 25 e 45 anos, com discreta predominância pelo sexo feminino.
	Etiologia	A pitiríase rotunda tipo I representa uma forma de ictiose adquirida que ocorre quando um indivíduo com predisposição genética é submetido ao estresse de uma infecção crônica ou malignidade. No tipo II, a presença de grande número de casos entre familiares sugere que a doença seja geneticamente determinada, sendo que a tendência à resolução espontânea a coloca como uma genodermatose com expressão fenotípica temporária.
	Clínica	Apresenta-se como placas bem definidas, circulares, de 3 mm até 28 cm de diâmetro, com escamas ictiosiformes aderidas, sem alterações inflamatórias, hiper ou hipocrômicas (Figuras 1 e 2). Acomete principalmente o tronco e a porção proximal dos membros. São descritos dois subtipos. **Tipo I.** Acomete indivíduos negros ou orientais, sendo a maioria dos casos descritos no Japão, África do Sul (Bantu) e Índia ocidental. Acomete mais indivíduos na faixa etária dos 20 aos 45 anos, com discreta predominância pelo sexo feminino (1,5:1). Esses pacientes apresentam menos de 30 lesões acastanhadas que são persistentes. Não há história familial. Existe associação do quadro cutâneo com doenças crônicas e malignidade. Diversos autores correlacionaram a dermatose com várias condições, como gravidez, desnutrição, hepatite, hepatocarcinoma, carcinoma gástrico, adenoma de próstata, deficiência familial de G6PD, tuberculose, mieloma, hanseníase e HIV. **Tipo II.** Acomete caucasianos, sendo a grande maioria habitante ou descendente de pessoas da ilha da Sardenha (na Itália). Ocorre em crianças e adultos jovens que apresentam múltiplas placas (mais de 30 lesões) hipocrômicas. A ocorrência familial é comum e não há associação com doença subjacente. Os pacientes tendem a melhorar após os 20 anos de idade.
	Diagnóstico	O quadro clínico é sugestivo. Nos casos do tipo I, deve ser realizada triagem para doenças sistêmicas, principalmente neoplasias. No tipo II, a história familial é importante. O exame histopatológico mostra epiderme com hiperceratose ortoceratótica, hipo ou agranulose e derme sem alterações. Micológico direto, cultura para fungos e exame direto com lâmpada de Wood auxiliam nos diagnósticos diferenciais.
≠	**Diagnóstico diferencial**	Pitiríase versicolor, pitiríase alba, dermatite atópica, tinha do corpo, eritrasma extraflexural, parapsoríase, eritema fixo medicamentoso e hanseníase.
	Tratamento	Geralmente é refratária ao tratamento. Em alguns casos o tratamento da causa de base (desnutrição, infecções e neoplasias), quando identificada, ocasiona a resolução das lesões. Podem ser utilizados também derivados de coaltar, corticosteroides tópicos, emolientes, ceratolíticos, retinoides tópicos ou sistêmicos.

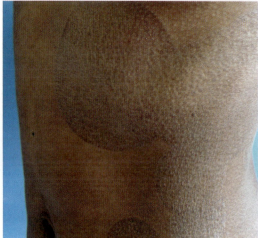

FIGURA 1 Pitiríase rotunda. Paciente do sexo feminino, na 3ª década de vida, sem neoplasia associada (tipo I), com lesões arredondadas, de superfície finamente escamosa (aspecto ictiosiforme). (Cortesia do Serviço de Dermatologia da PUC-Campinas.)

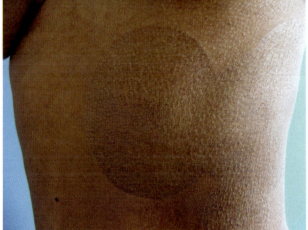

FIGURA 2 Pitiríase rotunda. Detalhe da lesão de aspecto ictiosiforme. (Cortesia do Serviço de Dermatologia da PUC-Campinas.)

PITIRÍASE RUBRA PILAR

Fabiano Roberto Pereira de Carvalho Leal • Raúl Charlín Fernández • Luna Azulay-Abulafia

=	**Sinonímia**	Não tem outra nomenclatura.
	Epidemiologia	A pitiríase rubra pilar (PRP) é uma doença rara, que acomete 1 entre 5.000 e 50.000 pacientes dermatológicos. Não há predomínio de sexo. A incidência é bimodal, ocorrendo na primeira e na quinta década de vida. Existe uma forma familial acometendo crianças (durante os primeiros 5 anos de vida).
	Etiologia	É desconhecida. Existe a forma familial, que é rara e transmitida de forma autossômica dominante ou recessiva, relacionada à mutação no *CARD14*. Também é relatada uma forma associada à AIDS. Desregulação de citoquinas inflamatórias e alteração do metabolismo da vitamina A são alguns dos mecanismos propostos para o desenvolvimento de doença.
	Clínica	As principais lesões da PRP são pápulas ceratósicas e foliculares, caracteristicamente observadas no dorso das falanges (Figura 1). Acompanham lesões eritematodescamativas de tamanho variado, com eritema folicular ou com ilhas de pele sã no seu interior (Figuras 2 e 3). O acometimento do couro cabeludo e a ceratodermia palmoplantar são frequentes (Figuras 4 e 5). Pode evoluir para eritrodermia. Algumas vezes, o acometimento ungueal é intenso, com espessamento e coloração amarelada da lâmina, podendo evoluir para distrofia. O fenômeno de Köebner pode estar presente. De acordo com a classificação de Griffiths, existem seis tipos: **Tipo I.** Forma clássica do adulto: a evolução é cefalocaudal. As plantas e palmas apresentam ceratodermia. É a mais comumente encontrada, e apresenta bom prognóstico, com 80% dos casos involuindo em até 3 anos. **Tipo II.** Forma atípica do adulto: não apresenta evolução cefalocaudal; tem aspecto ictiosiforme. Não tem bom prognóstico. **Tipo III.** Forma clássica juvenil: a evolução é semelhante à do tipo I do adulto, acometendo crianças entre 5 e 10 anos de idade. **Tipo IV.** Forma circunscrita juvenil: as lesões se localizam nos joelhos e cotovelos (Figuras 6 e 7); pode existir o espessamento palmoplantar. **Tipo V.** Forma atípica juvenil: a maioria dos casos com componente familial entra nesse grupo, com evolução crônica. São raros os casos de PRP desse tipo. **Tipo VI.** Em pacientes com AIDS: guarda boa correlação com a progressão da infecção. Podem ocorrer nesses pacientes acne conglobata e hidrosadenite supurativa. A PRP pode apresentar manifestação mucosa e também ocular. Nesse caso, especialmente se houver intenso envolvimento da face.
	Diagnóstico	É eminentemente clínico, com auxílio da biopsia cutânea. O exame histopatológico mostra alternância na camada córnea de orto e paraceratose, hiperceratose folicular e acantose psoriasiforme. Acantólise é um achado incomum, mas pode estar presente. Dependendo do contexto, é válido solicitar a sorologia anti-HIV.
≠	**Diagnóstico diferencial**	Psoríase, frinoderma, deficiência de vitamina B, lúpus e dermatomiosite. Nas unhas são raras as depressões puntiformes (*pitting*), não é observada mancha de óleo e onicólise, o que auxilia no diagnóstico diferencial com a psoríase.
	Tratamento	As medicações de primeira linha são os retinoides orais, como acitretina (10 a 75 mg), mas também pode ser usada isotretinoína (0,5 a 1,0 mg/kg/dia). Outras opções, mas que são de segunda linha, incluem: metotrexato (2,5 a 30 mg), ciclosporina, azatioprina, PUVA, UVA-1, UVB *narrow-band*. Ultimamente biológicos foram relatados como monoterapia ou associados a retinoides ou metotrexato. Ácido fumárico, fotoférese extracorpórea e apremilaste foram também relatados. Tratamentos tópicos com calcipotriol, ureia e ácido salicílico podem estar associados ao tratamento sistêmico. Medidas de suporte devem ser tomadas no caso de eritrodermia.

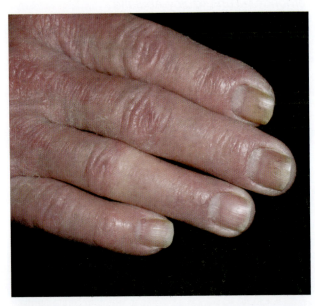

FIGURA 1 Pitiríase rubra pilar. Pápulas foliculares e eritematosas no dorso das mãos, com acometimento ungueal.

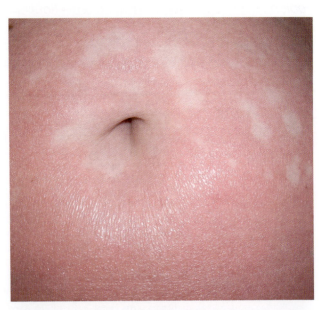

FIGURA 3 Pitiríase rubra pilar. É característica a presença de ilhas de pele sã no interior das placas eritematodescamativas.

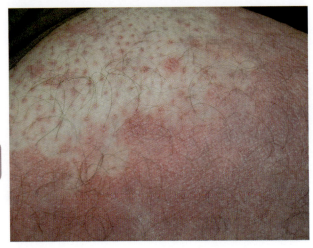

FIGURA 2 Pitiríase rubra pilar. Placa eritematodescamativa e pápulas ceratósicas, foliculares, com eritema perifolicular.

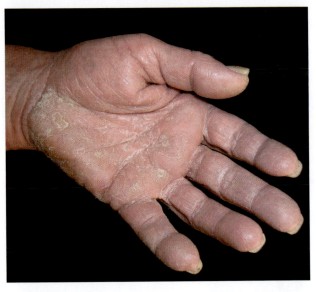

FIGURA 4 Pitiríase rubra pilar. Ceratodermia palmar.

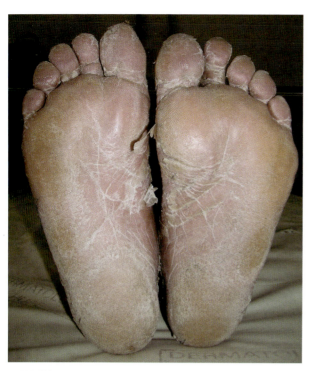

FIGURA 5 **Pitiríase rubra pilar.** Ceratodermia plantar.

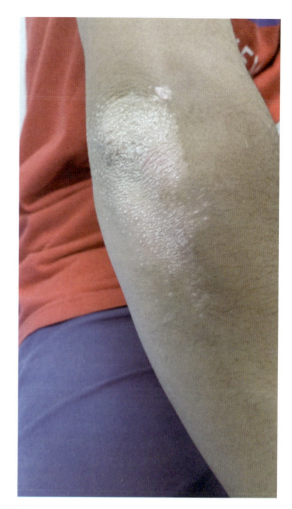

FIGURA 7 **Pitiríase rubra pilar.** Forma circunscrita juvenil. Lesão eritematosa com ceratose folicular nos cotovelos.

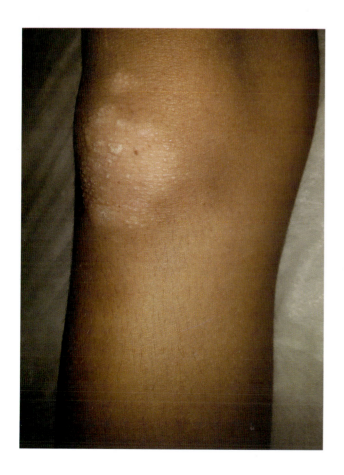

FIGURA 6 **Pitiríase rubra pilar.** Pápulas ceratósicas e circunscritas nos joelhos na forma circunscrita juvenil (tipo IV).

POLICONDRITE RECORRENTE
Sueli Carneiro

Sinonímia — Policondropatia e policondrite recidivante.

Epidemiologia — Doença rara. É mais frequente em caucasianos e a prevalência é de 4,5 casos/1 milhão. Ainda que possa ocorrer em todas as faixas etárias, costuma se iniciar na quinta década de vida. Não há predileção significativa por gênero, com predominância ligeiramente feminina. Embora não seja normalmente observada em neonatos nascidos de mães com a doença, ela pode ser transferida da mãe para o filho e a criança se recuperar completamente da doença, o que sugere, portanto, a presença de autoanticorpos maternos.

Etiologia — Parece haver uma combinação de predisposição genética, fator desencadeante e autoimunidade. Os fatores desencadeantes podem ser agentes químicos, tóxicos e infecciosos ou traumatismo direto (liberação de antígeno criptogênico, reconhecimento da estrutura patogênica e alterações metabólicas geradas pelo traumatismo).

Estudos genéticos identificaram uma relação entre PR e o antígeno leucocitário humano (HLA)-DR4. O envolvimento das estruturas cartilaginosas propõe a ocorrência de imunidade humoral contra este tecido, que é rico em proteoglicanos. Anticorpos contra colágeno tipos II, IX e XI foram encontrados nos pacientes. O aumento no nível sérico da proteína matricial-1 específica da cartilagem pode ser visto na fase ativa da doença. Além disso, a imunidade celular mantém a inflamação da cartilagem, e a ativação das células T leva à produção de células T *helper* 1 (Th$_1$), fator de necrose tumoral alfa, gamainterferona, interleucina-8 e proteína inflamatória 1 de macrófagos. Portanto, um dano aos epítopos dos condrócitos leva a liberação de citocinas, produção de autoanticorpos e inflamação local em um hospedeiro suscetível.

Clínica — O quadro clínico muda com a gravidade e a duração da doença. A característica mais comum é o envolvimento auricular, que está presente em 90% dos pacientes com inflamação restrita ao fragmento cartilaginoso da aurícula, poupando os lóbulos (Figuras 1 e 2). Os ataques são recidivantes e podem levar a deformidades. Pode ocorrer inflamação da orelha interna, ocasionando problemas de audição, com zumbidos e vertigens. A inflamação ocular (episclerite, ceratite, esclerite e uveíte) ocorre em 20 a 60% dos casos. A inflamação da cartilagem nasal se traduz por epistaxe, rinorreia e formação de crostas, podendo levar à destruição da cartilagem (nariz em sela). As manifestações do trato respiratório incluem tosse, rouquidão, afonia, sibilância, obstrução das vias respiratórias e até morte. A traqueostomia ou a implantação de *stents* podem se tornar obrigatórias. Uma oligo ou poliartrite assimétrica aparece em 50 a 75% dos pacientes, acometendo as articulações manubriosternal, esternoclavicular, costocondral, metacarpofalangianas, interfalangianas proximais, joelhos e punhos, que pode durar semanas a meses. Aproximadamente 10% dos pacientes apresentam doença das valvas aórticas ou mitrais. Além disso, pode haver pericardite, bloqueio cardíaco e infarto do miocárdio. A progressão da doença é muitas vezes insidiosa; como resultado, a ecocardiografia deve ser realizada periodicamente. A doença renal surge em uma minoria de casos, incluindo nefropatia por IgA, nefrite tubulointersticial e glomerulonefrite. Além das manifestações audiovestibulares, 3% dos casos apresentam neuropatias cranianas dos segundo, sexto, sétimo e oitavo pares. Ocorrem ainda hemiplegias, convulsões, síndrome cerebral orgânica, demência e disfunção cerebral. Lesões cutâneas inespecíficas são vistas em mais de um terço dos pacientes, como úlceras orais ou cutâneas, pápulas, púrpura e nódulos. Os achados histopatológicos também são inespecíficos, incluindo vasculite leucocitoclásica, trombose de pequenos vasos e paniculite. Aproximadamente um terço dos pacientes apresenta uma doença sistêmica precedente ou concomitante, incluindo vasculite, doença dermatológica, hematológica ou outra doença reumática.

Diagnóstico — A PR não possui características patognomônicas clínicas, radiológicas e histopatológicas. O diagnóstico é estabelecido pelas manifestações clínicas, dados laboratoriais, achados de imagem e histopatológicos. Não existe um teste laboratorial específico, mas a medição dos marcadores de fase aguda pode ser útil (velocidade de hemossedimentação [VHS] e reação da cadeia de polimerase [PCR]). A contagem de leucócitos está elevada e/ou a hemoglobina ou o hematócrito estão diminuídos em mais da metade dos pacientes. Aproximadamente 10% dos pacientes podem ter eosinofilia periférica. Além disso, podem ser necessários estudos de imagem, como TC, RM, ecografia Doppler e testes de função pulmonar. Estudos de imunofluorescência indireta e ELISA têm detectado anticorpos circulantes contra o colágeno do tipo II em 30 a 50% dos pacientes. A PR é caracterizada histopatologicamente por perda da basofilia da cartilagem, com infiltrado inflamatório.

Os critérios de diagnóstico bem conhecidos são os critérios originais de McAdam et al. (1976), que precisam da existência de três dos seis achados clínicos:

- Condrite auricular bilateral
- Poliartrite não erosiva soronegativa
- Condrite nasal
- Inflamação ocular

- Condrite respiratória
- Dano audiovestibular.

Damiani et al. (1979) sugeriram um novo conjunto de critérios, incluindo características histológicas e respostas terapêuticas: três critérios dos seis de McAdam ou um critério e uma confirmação histológica positiva ou dois critérios e uma resposta ao corticosteroide ou dapsona.

 Diagnóstico diferencial — Celulite da orelha ou do nariz e pseudocisto do pavilhão auricular.

 Tratamento — O tratamento médico da PR depende da gravidade e da extensão da doença. Recentemente, um sistema de pontuação de atividade foi desenvolvido para a PR, o RP Disease Activity Index (RPDAI), que pode ser usado para avaliar a atividade na prática clínica de rotina. Corticosteroide sistêmico controla a inflamação aguda, e a maioria dos pacientes pode necessitar de terapia crônica com dose média de prednisona de 25 mg/dia. A terapia imunossupressora com metotrexato, ciclofosfamida, azatioprina, ciclosporina, micofenolato de mofetila pode ser eficaz na doença grave e progressiva. Outros tratamentos utilizados são dapsona, anti-inflamatórios não hormonais e colchicina. Recentemente, têm-se usado os agentes antifator de necrose tumoral (anti-TNF), principalmente infliximabe, mas há relatos de sucesso com anakinra, tocilizumabe, etanercepte, adalimumabe, certolizumabe e abatacepte.

A cirurgia pode ser necessária em pacientes selecionados devido a algumas das manifestações viscerais, como o colapso segmentar das vias respiratórias e insuficiência cardíaca intratável devido à regurgitação valvar e aos aneurismas aórticos.

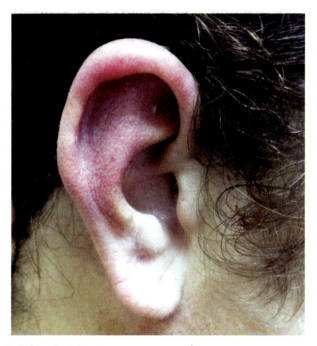

FIGURA 1 Policondrite recorrente. Área eritematoinfiltrada no pavilhão auricular, poupando, caracteristicamente, o lóbulo, que é desprovido de cartilagem.

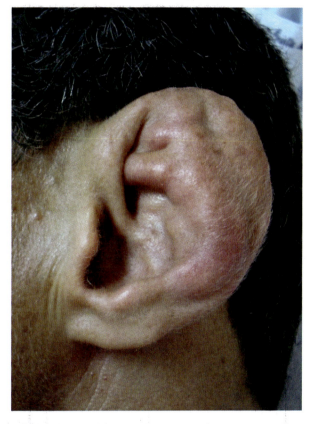

FIGURA 2 Policondrite recorrente. Condrite crônica. Edema e eritema na cartilagem do pavilhão auricular provocando distorção da arquitetura da hélice e anti-hélice. Essa inflamação é dolorosa e leva à destruição progressiva da cartilagem.

PORFIRIAS

Flávia Clarissa Bortolini Bolzani • Thiago Jeunon de Sousa Vargas

Sinonímia O termo refere-se a um grupo de doenças relacionadas a defeitos ou deficiências enzimáticas na via metabólica da formação do heme, gerando acúmulo tecidual de porfirinas e/ou de seus precursores.

Epidemiologia A porfiria cutânea tarda (PCT) é a forma mais comum de porfiria. Estima-se que afete 5 a 10 pessoas a cada 100.000. Está relacionada ao uso de diversas substâncias e medicações, como tabaco, álcool, sobrecarga de ferro (mais de 50% dos pacientes carregam a mutação para hemocromatose), estrógenos, hexaclorobenzeno (inseticida), às infecções por HIV e vírus da hepatite C (dois terços dos pacientes), fatores que aumentam a demanda de heme hepático. Geralmente, se manifesta em adultos do sexo masculino, mas alguns casos foram relatados em crianças, no entanto o uso de contraceptivo oral é uma causa bem estabelecida.

A porfiria aguda intermitente (PAI) afeta caracteristicamente mulheres adultas. Estima-se que nas populações ocidentais a prevalência de mutações seja de 1 a cada 2.000. No entanto, apenas 10% desta população é acometida por crises agudas, refletindo o papel de agentes ambientais como deflagradores (medicações indutoras do citocromo P450, anticoncepcionais orais e privações calóricas importantes).

A incidência da protoporfiria eritropoética (PPE) não é conhecida com exatidão. Costuma aparecer precocemente, na primeira década de vida, incidindo da mesma forma em ambos os sexos. É a porfiria cutânea mais comum depois da PCT. Está relacionada a cálculos biliares e anemia microcítica.

A porfiria *variegata* (PV) é comum na população branca da África do Sul, com incidência que chega a 1:300, devido à transmissão do gene por um imigrante holandês, ancestral de grande parte da população.

A coproporfiria hereditária (CPH) é bastante rara, com predominância no sexo feminino.

A porfiria eritropoética congênita (PEC) também é uma doença incomum.

A porfiria por deficiência de ALA-desidrase é raríssima.

Etiologia Ocorre por alterações na via metabólica de formação do heme, que podem ser genéticas (na maioria) ou adquiridas (em diversos casos de PCT). Esta via é composta por oito enzimas. A primeira e as três últimas são mitocondriais, enquanto as restantes são citoplasmáticas. Inicia-se com a conjugação de uma molécula de glicina com outra de succinil-CoA por meio da ação da enzima ácido aminolevulínico sintetase (ALA-S), formando o ácido aminolevulínico (ALA). A ALA-S apresenta a menor concentração entre as enzimas que compõem a via metabólica, sendo a etapa limitante na produção do heme. A concentração do heme no organismo é um importante fator regulador da atividade de ALA-S, atuando por meio de mecanismos de *feedback* negativo. Nas crises agudas das porfirias hepáticas, a atividade da ALA-S está bastante elevada. Duas moléculas de ALA são conjugadas pela ALA desidrase para formar o porfobilinogênio (PBG), que é um monopirrol. Quatro moléculas de PBG sofrem a ação da PBG-desaminase, sendo conjugadas para formar um tetrapirrol linear, conhecido como hidroximetilbilanina. Esta substância pode assumir conformação circular espontaneamente, convertendo-se em uroporfirinogênio I, ou sofrer a ação da enzima uroporfirinogênio III sintase, gerando o uroporfirinogênio III. O uroporfirinogênio III, que possui 8 carbonos, sofre quatro descarboxilações sequenciais pela ação da uroporfirinogênio III descarboxilase, gerando, ao final, o coproporfirinogênio III, molécula de quatro carbonos. O coproporfirinogênio III sofre a retirada oxidativa sequencial de dois grupamentos carboxil, dando origem ao protoporfirinogênio IX. A transformação de protoporfirinogênio IX em protoporfirina (PROTO) se dá pela ação da enzima protoporfirinogênio IX oxidase. A última etapa é a incorporação de um átomo de ferro ferroso à PROTO, formando finalmente uma molécula de heme, reação esta catalisada pela enzima ferro quelatase. Na via de formação do heme, os compostos intermediários (com exceção da PROTO) são os porfirinogênios. No caso de acúmulo destes compostos no organismo, os mesmos podem sofrer oxidação irreversível, gerando a porfirina correspondente. As porfirinas são substâncias que absorvem espectro luminoso, com o maior pico absortivo na região de 400 nm e outro menor entre 580 e 650 nm, e produzem efeitos fotodinâmicos na pele quando exposta à luz ultravioleta visível e curta (360 a 420 nm) ou a comprimentos de onda infravermelhos (640 a 700), gerando lesões cutâneas, por meio da formação de radicais livres e espécies reativas de oxigênio, que causam dano tecidual direto e indireto por ativação do complemento, degranulação de mastócitos, quimiotaxia de polimorfonucleares e alterações no metabolismo de eicosanoides (prostaglandina E2) e na atividade das metaloproteinases da matriz extracelular.

Cada tipo de porfiria corresponde à diminuição, herdada ou adquirida, da atividade de uma dessas enzimas, que na presença de fatores como dietas com grande restrição calórica, flutuações hormonais, uso de álcool e determinados fármacos estimulantes do citocromo P450 geram acúmulo do substrato-alvo da enzima deficiente e de seus precursores. As porfirias podem ser classificadas como agudas ou crônicas, de acordo com a presença ou não de ataques neuroviscerais. As porfirias agudas incluem a porfiria aguda intermitente (PAI), a coproporfiria hereditária (CPH), a porfiria *variegata* (PV) e a porfiria por deficiência de ALA desidrase. As crônicas são a porfiria cutânea tarda (PCT), a porfiria eritropoética congênita (PEC) e a protoporfiria eritropoética (PPE).

A atividade deficiente da uroporfirinogênio III descarboxilase é observada nos casos de PCT, que é uma doença adquirida, em 80% dos pacientes (tipo I), ou transmitida geneticamente de forma autossômica dominante (1p34) com penetrância variável (tipo II). A PAI é uma doença de herança autossômica dominante (11q23.3), caracterizada pela diminuição da atividade da PBG desaminase em todos os tecidos do organismo. A diminuição de 50% na atividade da protoporfirinogênio IX oxidase, herdada de forma autossômica dominante (1q22), é a causa da PV, enquanto na PPE há superprodução de PROTO na medula óssea. Há duas formas genéticas: diminuição variável na atividade da ferro quelatase, que é transmitida de forma autossômica dominante (18q21.3) ou hiperatividade da delta ALA sintase, ligada ao X. A CPH é uma doença autossômica dominante caracterizada por mutações no gene que codifica a coproporfirinogênio III oxidase (3q13). A PEC é um distúrbio autossômico recessivo (10q25.2-26.3), no qual há diminuição da atividade da uroporfirinogênio III cossintetase, causando o acúmulo de uroporfirinogênio I, pela conversão espontânea da hidroximetilbilanina. A porfiria por deficiência de ALA desidrase é causada por uma alteração genética herdada de forma autossômica recessiva (9q34).

Clínica

Porfiria cutânea tarda. Na PCT, os ataques neuroviscerais agudos não ocorrem. Quase todos os pacientes relatam fragilidade da pele fotoexposta (à luz azul, 410 nm, não ultravioleta, presente principalmente nas lâmpadas internas e focos cirúrgicos), com surgimento de vesículas e bolhas aos traumatismos mínimos, que caracteristicamente surgem no dorso das mãos e dos quirodáctilos e na face extensora dos antebraços (Figuras 1 e 2). Estas evoluem para erosões e posteriormente para crostas, que podem deixar cicatrizes atróficas, *milia* e, frequentemente, hiper ou hipopigmentação ao se desprender. Onicólise fotoinduzida também pode ser observada. Quando há acometimento do couro cabeludo, surgem placas de alopecia cicatricial. Hipertricose é uma queixa bastante comum nas mulheres, caracteristicamente com níveis de androgênios normais. Lesões semelhantes às placas de morfeia e à esclerodermia, com ou sem calcificação, ocorrem nestes pacientes, provavelmente pela ação estimulante da uroporfirina I na síntese de colágeno.

Porfiria aguda intermitente. O quadro clínico da PAI não apresenta qualquer tipo de lesão dermatológica. Caracteriza-se pelo surgimento, após a puberdade, de episódios agudos caracterizados por dor abdominal intensa, sintomas neurológicos e psiquiátricos que podem simular grande variedade de distúrbios. Podem ocorrer vômitos, constipação intestinal, desidratação, hiponatremia, síndrome tipo Guillain-Barré, taquicardia, agitação, alucinações e paralisia muscular esquelética e respiratória, a maior causa de morte. Os exames laboratoriais e o exame clínico abdominal com frequência estão inalterados, mas a tríade convulsão, dor abdominal e hiponatremia em mulher jovem é altamente sugestiva de PAI.

Protoporfiria eritropoética. Caracterizada por acometimento cutâneo com um padrão diferente do observado na PCT. Não há crises agudas.

Há sensibilidade extrema à exposição à luz azul, como na PCT, com sensação de queimação, prurido e dor imediatos, que se seguem de edema e eritema, desde a infância. Nos episódios graves notam-se lesões purpúricas, vesiculosas, crostosas, placas eritematosas e foto-onicólise. Sinais típicos que podem se desenvolver incluem espessamento das articulações metacarpofalangianas e interfalangianas e cicatrizes vermiculares superficiais na face.

Isto ocorre porque a protoporfina, responsável pela fotossensibilidade destes casos, é a menos hidrossolúvel das porfirinas, de forma que não se difunde para o interstício e causa o dano durante a passagem do eritrócito repleto da substância pelos vasos da derme. Anemia hemolítica é rara, mas em 11% dos pacientes nota-se anemia leve de causa desconhecida. Insuficiência hepática terminal é observada em 5% dos casos.

Porfiria eritropoética congênita. O quadro clínico inicia-se no período neonatal, quando o paciente apresenta lesões semelhantes às vistas na PCT, porém com intensidade e hipersensibilidade muito acentuadas à exposição solar. As lesões frequentemente são complicadas por infecção secundária, sendo comum o desenvolvimento de cicatrizes mutilantes, especialmente na face (Figuras 3 e 4) e nos membros, com erosão das falanges distais (Figura 5). Há também alterações oculares (ceratoconjuntivite, catarata, úlceras córneas, ectrópio cicatricial), diminuição de densidade óssea, dentes manchados de castanho e fluorescentes à luz de Wood, anemia hemolítica com hiperesplenismo e, eventualmente, hidropisia fetal.

Porfiria variegata. Os pacientes com a doença apresentam ataques agudos que são, em geral, mais leves e menos frequentes, mas com as mesmas características previamente descritas nos pacientes com PAI. Pode haver lesões cutâneas.

Coproporfiria hereditária. Apresenta-se na puberdade, primordialmente na forma de ataques neuroviscerais agudos, semelhantes aos da PAI, porém, em geral, de menor intensidade. Cerca de 30% dos pacientes desenvolvem lesões cutâneas indistinguíveis da PCT acompanhando os ataques agudos.

Porfiria por deficiência de ALA desidrase. Quadro clínico muito semelhante ao da PAI, com início na infância.

Pseudoporfiria. Doença cutânea com quadro clínico e histológico semelhante ao da PCT (Figura 6), porém sem alteração no perfil das porfirinas, associada ao uso de fármacos como tetraciclina, furosemida, ácido nalidíxico, isotretinoína, naproxeno, ciclosporina, dapsona, fototerapia ou bronzeamento artificial e hemodiálise, entre outros (Figura 7). O tratamento consiste na interrupção do fator causal.

Diagnóstico

O diagnóstico das porfirias se faz pela suspeita clínica, constatação de lesão histológica compatível nos casos das lesões cutâneas e pela dosagem das porfirinas e seus precursores na urina, no plasma, nos eritrócitos e nas fezes.

Histologicamente, as lesões de PCT, PV e PEC são semelhantes, com presença de bolha subepidérmica, infiltração inflamatória mínima e manutenção da arquitetura das papilas dérmicas, dando o aspecto de festonamento. Na PPE ocorrem espessamento e deposição de material eosinofílico na parede dos vasos da derme papilar, de aspecto amorfo, que se cora pelo PAS, com um aspecto bastante semelhante ao observado na lipoidoproteinose.

Nas crises agudas, devem-se excluir outras causas mais óbvias dos sintomas maiores (p. ex., apendicite e envenenamento). Feito isso, analisar história do paciente, história familiar e possíveis fatores precipitantes. Em casos de alto nível de suspeita, testar o PBG urinário, de preferência quantitativamente.

Na PAI, o diagnóstico é estabelecido com a constatação de níveis elevados de ALA e PBG urinários e plasmáticos. A urina exposta à luz na temperatura ambiente torna-se escura por conta da formação de pigmentos similares à uroporfirina. Predominância de uroporfirina e heptacarboxiporfirina no plasma ou urina são característicos de PCT, e com frequência ocorre elevação do ferro sérico e ferritina. Como auxílio diagnóstico na PCT podemos usar a lâmpada de Wood para iluminar a urina do paciente, comparando-a com a urina normal (Figura 8). Na PCT haverá fluorescência; entretanto, certamente este teste não apresenta a sensibilidade dos exames laboratoriais convencionais. A PPE é caracterizada por aumento da PROTO livre de metal e ligada ao zinco, no sangue. A PV é caracterizada pela presença de COPRO e PROTO nas fezes, associadas a concentrações elevadas de ALA, PBG e COPRO na urina. A CPH é caracterizada pela elevação persistente da COPRO nas fezes, com elevação da COPRO, ALA e PBG na urina. Na porfiria por deficiência de ALA desidrase há aumento de ALA e COPRO urinários, com níveis normais de PBG.

O diagnóstico da PEC é realizado pela observação de níveis elevados de uroporfirina I e coproporfirina I nos eritrócitos e na urina. O diagnóstico da PPE baseia-se na elevação da PROTO e eritrócitos, no plasma e nas fezes.

A pseudoporfiria, por definição, não apresenta alterações nos metabólitos intermediários do heme.

O padrão-ouro é a análise da mutação gênica. Ele é recomendado, bem como os testes enzimáticos, para confirmar o tipo de porfiria e identificar familiares em risco.

Diagnóstico diferencial

Nas porfirias agudas, o diagnóstico diferencial das crises se faz com uma grande gama de enfermidades abdominais cirúrgicas e não cirúrgicas, distúrbios neurológicos, musculares, psiquiátricos, infecciosos e metabólicos. Um alto nível de suspeição é necessário para o diagnóstico.

O diagnóstico diferencial suscitado pelo acometimento cutâneo observado em PCT, PV, CPH, PEC e pseudoporfiria se faz entre estas próprias enfermidades, bem como a esclerodermia e a epidermólise bolhosa adquirida e congênita. No caso da PPE, devemos considerar também lúpus eritematoso, erupção polimorfa lumínica, urticária solar e hidroa estival.

Tratamento

O tratamento da PCT baseia-se no uso de fotoprotetores físicos com cor, na eliminação de fatores de risco e nos tratamentos específicos, que visam, primariamente, à depleção hepática de ferro e de porfirinas. Desta forma, podemos dispor de opções como a flebotomia seriada, o uso de antimaláricos em baixas doses, eritropoetina e quelantes orais de ferro. O tratamento da PEC consiste em evitar o sol, utilizando roupas, chapéus e fotoprotetores físicos, mesmo sabendo que até estes têm valor limitado. O tratamento das infecções secundárias é importantíssimo. Para reduzir os níveis de porfirinas está descrita a hipertransfusão, com o objetivo de manter a policitemia e inibir a produção endógena de hemoglobina, e também sua associação com hidroxiureia. Outras possibilidades são o heme intravenoso, a esplenectomia e, nos casos mais graves, o transplante de medula óssea. O tratamento da PPE se faz evitando a luz ao máximo, para que não haja reação aguda. Uma vez desencadeada, pode haver alívio da dor com compressas geladas, anti-histamínicos e analgésicos opioides. Podem-se prevenir as reações com o uso de betacaroteno e afamelanotide. A colestiramina pode proteger o fígado da toxicidade da proto.

O tratamento correto e rápido das crises de porfirias agudas evita danos neurológicos e morte, e é feito com medidas de suporte (hidratação, antieméticos, analgésicos e anticonvulsivantes). Se houver aumento de PBG, recomenda-se a administração imediata de heme intravenoso (Panhematin®) para inibir a atividade de ALA sintetase. Fatores desencadeadores devem ser evitados. Em casos recorrentes com pouca resposta ao heme, indica-se transplante hepático.

Na PV, a flebotomia e os antimaláricos não são eficazes no tratamento do quadro cutâneo.

A terapia genética parece promissora.

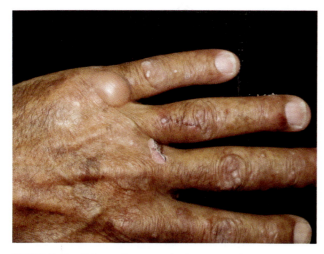

FIGURA 1 Porfiria cutânea tarda. Lesões exulcerocrostosas, com bolha íntegra, em área fotoexposta sujeita a traumatismo.

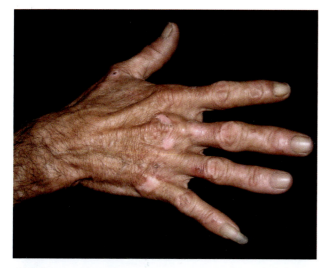

FIGURA 2 Porfiria cutânea tarda. Lesões eritematocrostosas, cicatriciais, no dorso da mão.

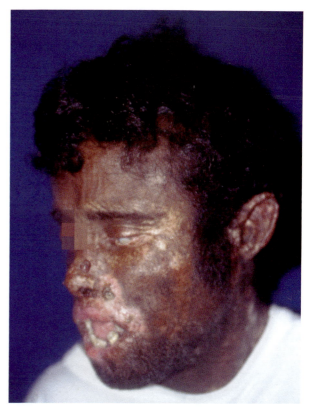

FIGURA 3 Porfiria eritropoética congênita. Lesões cicatriciais, crostosas, hipercrômicas e hipocrômicas na face, simbléfaro e alterações dentárias.

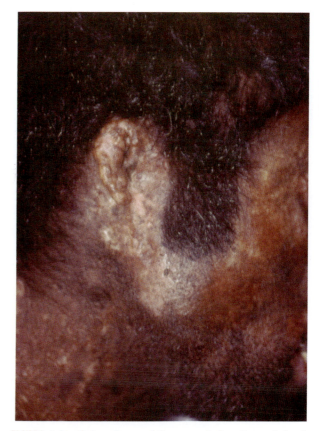

FIGURA 4 Porfiria eritropoética congênita. Destruição da arquitetura do pavilhão auricular direito.

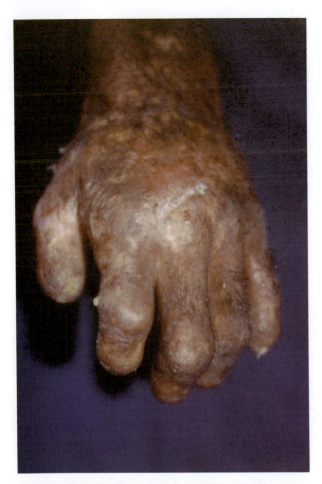

FIGURA 5 Porfiria eritropoética congênita. Mão de aspecto esclerodermiforme, com reabsorção das falanges distais.

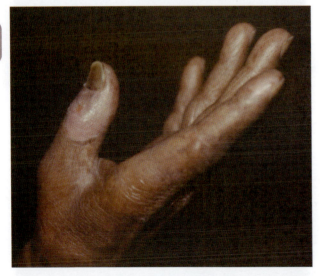

FIGURA 6 Pseudoporfiria. Paciente renal crônico com bolha tensa na borda lateral do 2º quirodáctilo e área de reepitelização no 1º quirodáctilo da mão direita.

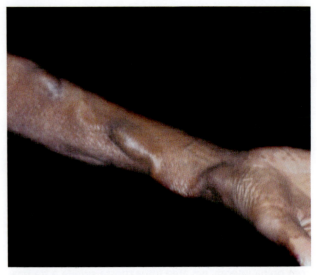

FIGURA 7 Pseudoporfiria. Paciente da Figura 6 exibindo fístula para hemodiálise.

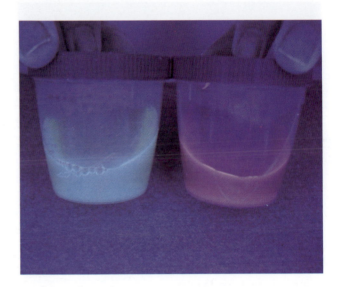

FIGURA 8 Porfiria cutânea tarda. Fluorescência à luz de Wood da urina de paciente com PCT comparada à urina normal.

POROCERATOSES

Deborah Brazuna Soares • Aguinaldo Bonalumi Filho • Rogério Nabor Kondo

	Sinonímia	Não existe outra nomenclatura para qualquer um dos tipos de poroceratose.
	Epidemiologia	Varia de acordo com o tipo de poroceratose em questão, tendo em comum o achado histopatológico da lamela cornoide que corresponde clinicamente ao aspecto de muralha da periferia da lesão. São pelo menos seis tipos atualmente. A poroceratose actínica superficial disseminada (PASD) é relativamente comum, mais em brancos pela sensibilidade ao sol. A poroceratose de Mibelli e a palmoplantar disseminada afetam duas vezes mais homens que mulheres, enquanto a forma actínica superficial disseminada acomete três vezes mais mulheres que homens. A linear é encontrada igualmente entre homens e mulheres. A poroceratose linear e a palmoplantar disseminada surgem em geral na infância ou adolescência, ao passo que a de Mibelli se desenvolve mais precocemente. A poroceratose actínica superficial disseminada aparece na terceira ou quarta década de vida. Outras formas de poroceratose são raras.
	Etiologia	Muitos fatores têm sido identificados para o desenvolvimento das poroceratoses – herança genética, radiação ultravioleta e imunossupressão de qualquer natureza, inclusive neoplásica. As lesões ocorrem por um distúrbio da ceratinização da epiderme. A herança autossômica dominante tem sido descrita em casos familiais de todas as formas de poroceratose. Os *loci* dos cromossomos 12q24 e 15q25-26.1 têm sido relacionados com a poroceratose actínica superficial disseminada.
	Clínica	As poroceratoses compreendem um grupo de doenças hereditárias ou adquiridas, caracterizando-se por lesões de aspecto anular com a formação da chamada *muralha* na periferia da lesão. A maioria das lesões é assintomática. São cinco as variantes de poroceratose mais frequentes. **Poroceratose de Mibelli.** São placas secas anulares normalmente com o centro atrófico, mas que pode ser ceratósico, com bordas finas hipertróficas ou verrucosas e elevadas, tendo altura maior que 1 mm, semelhantes a um muro (Figuras 1 e 2). Frequentemente são poucas lesões. Quando há múltiplas lesões, como já citado, utiliza-se o termo "poroceratose superficial disseminada". Desenvolvem-se, ao longo de anos, de milímetros a vários centímetros de diâmetro. Os locais mais acometidos são os membros. As lesões são anidróticas, sem pelos, e podem apresentar discreto prurido. Pode ocorrer uma forma *poroceratose disseminada de Mibelli* com múltiplas lesões, porém com distribuição regional. **Poroceratose actínica superficial disseminada.** Apresenta múltiplas lesões acastanhadas, anulares e ceratósicas, com o tamanho aproximadamente de 10 mm em áreas fotoexpostas (Figuras 3 e 4). Normalmente são assintomáticas ou apresentam discreto prurido quando expostas ao sol. Essas lesões não são desencadeadas por luzes artificiais. Lesões faciais são encontradas em 15% dos pacientes. A *poroceratose superficial disseminada* é uma variante que acomete áreas fotoprotegidas e fotoexpostas. **Poroceratose linear.** Surgimento de pápulas anulares lineares e unilaterais, normalmente nas extremidades. Em geral, segue um dermátomo (Figura 5). Pode estar associada a outras formas de poroceratose. **Poroceratose *punctata*.** São pápulas múltiplas e assintomáticas com bordas finas nas palmas e plantas. **Poroceratose palmoplantar disseminada.** São pápulas pequenas, superficiais, com centro discretamente atrófico e uniformes, inicialmente localizadas nas palmas e plantas. Podem-se generalizar, ocorrendo inclusive nas mucosas. Frequentemente são assintomáticas. Degeneração maligna (carcinoma espinocelular e basocelular) tem sido descrita em todas as formas de poroceratose, sendo que as de grande dimensão, antigas ou lineares apresentam um risco maior.
	Diagnóstico	Clínico e histopatológico, sendo muito característica a presença de coluna de ceratinócitos paraceratóticos, a denominada lamela cornoide, e ceratinócitos disceratóticos (Figura 6).
	Diagnóstico diferencial	NEVIL (nevo epidérmico verrucoso inflamatório linear) ou outras dermatoses de distribuição linear; ceratoses actínicas (podem exibir lamela cornoide).
	Tratamento	A utilização de fotoprotetores e emolientes deve ser feita em todos os pacientes. O acompanhamento com o dermatologista deve ser periódico, pois pode haver transformação maligna das lesões. Medicamentos tópicos, como 5-fluoruracila, análogos da vitamina D3, tretinoína e imiquimode podem auxiliar no tratamento. Casos mais extensos podem se beneficiar com os retinoides orais. Em alguns casos o tratamento cirúrgico convencional está indicado, bem como criocirurgia, eletrodissecção, dermabrasão, *laser* de CO_2 fracionado. As formas disseminadas ou refratárias podem se beneficiar com o uso de acitretina oral, mas pode haver recorrência da doença após a interrupção do tratamento. Regressão espontânea é rara; geralmente as lesões podem persistir.

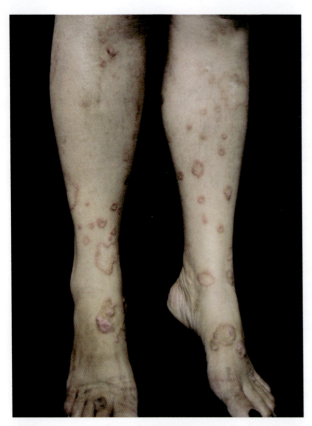

FIGURA 1 Poroceratose de Mibelli. Múltiplas lesões arredondadas, localizadas nos membros inferiores, circundadas por escamas na periferia, lembrando uma muralha.

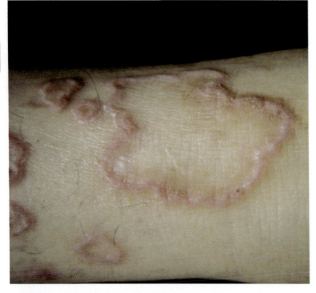

FIGURA 2 Poroceratose de Mibelli. Detalhe do aspecto do limite da lesão, lembrando uma muralha.

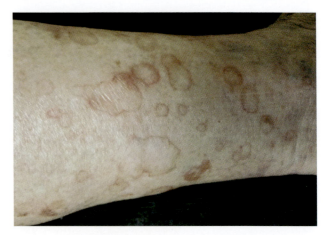

FIGURA 3 Poroceratose actínica superficial disseminada. Nas áreas fotoexpostas, numerosas lesões arredondadas, limitadas por muralha ceratósica, mais discreta nessa forma de poroceratose do que nas demais.

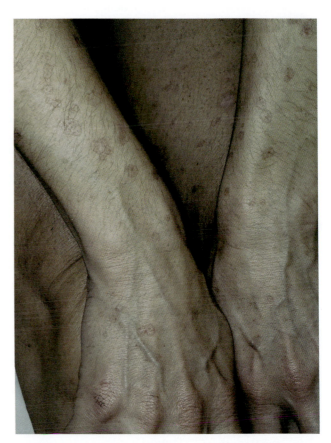

FIGURA 4 Poroceratose actínica superficial disseminada. Lesões limitadas por muralha ceratósica disseminadas nos membros.

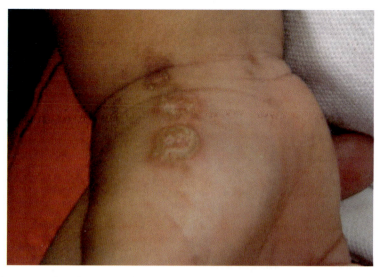

FIGURA 5 Poroceratose linear. Localizada no membro superior de uma criança, assemelhando-se a nevo verrucoso. (Cortesia da Dra. Elisa Fontenelle.)

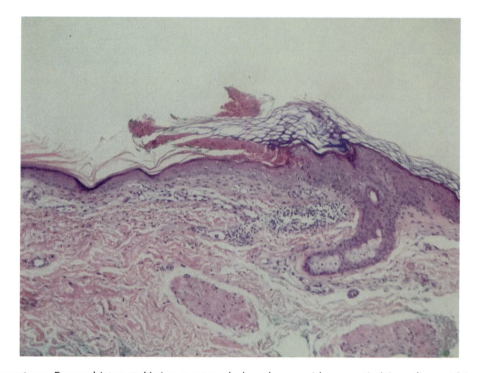

FIGURA 6 Poroceratose. Exame histopatológico mostrando lamela cornoide e ceratinóticos disceratóticos. (Cortesia do Dr. Rodrigo de Almeida Medeiros.)

POROMA

Carla Tamler • Fabiano Roberto Pereira de Carvalho Leal

	Sinonímia	**Poroma écrino.** Acrospiroma (termo que denomina tumores com diferenciação acrossiríngia). **Poroma apócrino.** Adenoma infundibular, adenoma sebócrino e poroma com diferenciação sebácea. Existe atualmente uma tendência a não empregar os termos écrino e apócrino e considerar o diagnóstico como poroma, simplesmente.
	Epidemiologia	Predomínio em adultos. A idade varia de 19 a 76 anos e ambos os sexos são acometidos.
	Etiologia	Tumor de anexo benigno, derivado do epitélio do ducto da glândula sudorípara. De linhagem apócrina (incluindo a diferenciação pilossebácea) ou écrina (mais comumente derivado do acrossiríngio). Estima-se que a proporção entre poroma écrino e apócrino seja de 1:1.
	Clínica	Lesões solitárias que se apresentam como pápulas, placas ou nódulos (Figuras 1 e 2) eritematosos ou "cor da pele", indistinguíveis clinicamente de outros tumores anexiais. As lesões são, geralmente, exofíticas, podendo alcançar 1 a 2 cm de diâmetro, com estroma bem vascularizado, um padrão clínico sugestivo de granuloma piogênico e predomínio nas regiões palmoplantares. Nestas regiões, placas vasculares sésseis circundadas por finas depressões endentadas sugerem fortemente o diagnóstico. Poromas écrinos podem ser pigmentados em até 30% dos casos. Ao desenvolvimento de múltiplos poromas chamamos poromatose. Geralmente, poromas secundários, desenvolvidos a partir de nevos sebáceos, são de natureza apócrina. São tumores benignos que raramente apresentam recorrência. Podem estar associados à displasia ectodérmica hipo-hidrótica, à radiodermite crônica, ao tricoblastoma e à doença de Bowen. É descrita a rara malignização para porocarcinoma (Figuras 3 e 4) nos poromas écrinos de longa duração.
	Diagnóstico	**Dermatoscópico.** Diferenciação de lesões melanocíticas malignas e de carcinoma basocelular. No poroma écrino está caracteristicamente descrito o colarete vermelho-esbranquiçado ao redor da lesão (Figuras 5 e 6). Também são descritas estruturas vasculares de aspecto glomerular, lineares irregulares e "em grampo de cabelo". **Histopatológico.** Proliferação circunscrita de ceratinócitos cuboidais, com núcleo monomórfico pequeno e citoplasma escasso. Os poromas podem estar na epiderme (hidroacantoma simples); podem ocorrer em ampla continuidade com a epiderme (poroma justaepidérmico); ou se desenvolver na derme (poroma intradérmico). Não é incomum observarmos coleções de necrose de ceratinócitos em massa (pequenas coleções de células com necrose de coagulação). A diferenciação ductal pode ser vista na coloração para imunoperoxidase do antígeno carcinoembrionário. O padrão écrino ou apócrino é diferenciado da mesma forma que o hidroadenoma. Tumores do ducto écrino benignos, incluindo hidroacantoma *simplex*, poroma écrino, tumor do ducto dérmico e hidradenoma écrino, são na maioria das vezes distinguidos pelas suas características histopatológicas; porém, pode haver coexistência desses tumores na mesma lesão.
	Diagnóstico diferencial	Porocarcinoma, ceratose seborreica, granuloma piogênico, hidroadenoma, carcinoma basocelular e melanoma.
	Tratamento	Lesões superficiais podem ser tratadas por *shaving* ou eletrocauterização. A excisão cirúrgica completa evita recidivas.

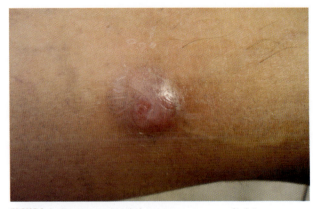

FIGURA 1 Poroma. Nódulo eritematoso, solitário, com superfície friável.

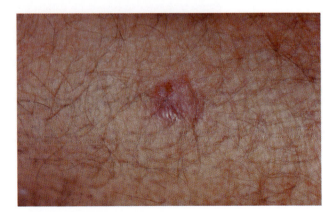

FIGURA 2 Poroma. Lesão solitária, caracterizada clinicamente como nódulo.

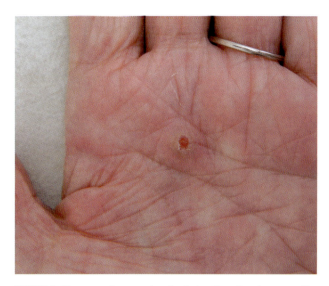

FIGURA 3 Porocarcinoma. Lesão única, localizada na região palmar, de longa duração. A suspeita clínica foi de poroma; porém, o exame histopatológico revelou porocarcinoma. (Cortesia da Dra. Larissa Mitraud.)

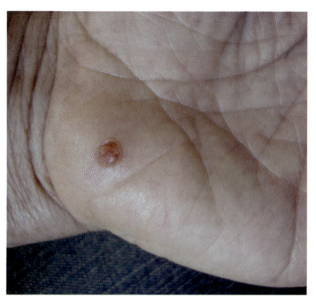

FIGURA 5 Poroma. Lesão solitária, caracterizada clinicamente como nódulo com área exulcerada na região palmar.

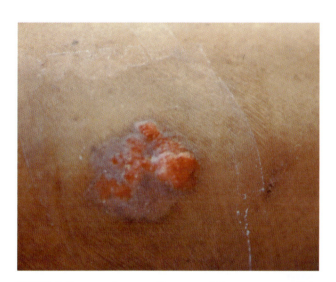

FIGURA 4 Porocarcinoma. Massa exofítica, com superfície eritematosa, brilhante e friável.

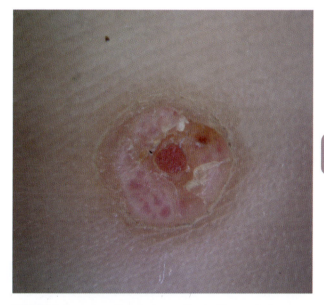

FIGURA 6 Poroma. Dermatoscopia da Figura 5 demonstrando área de hemorragia central, circundada por áreas amorfas, vermelho-esbranquiçadas e, ao redor, o colarete esbranquiçado.

PROTOTECOSE

Thiago Jeunon de Sousa Vargas • Angela Fantin Ribeiro

=	**Sinonímia**	Não tem outra nomenclatura.
	Epidemiologia	Trata-se de uma infecção rara, com um número bastante limitado de casos descritos na literatura. Acredita-se que a *Prototheca* infecte o homem por inoculação traumática ou por contato com fonte contaminante em pele lesionada. O período de incubação não está bem documentado, mas especula-se que varie de semanas a meses. Indivíduos com algum grau de comprometimento imune local ou sistêmico são os mais acometidos. Já foram relatados casos em pacientes em uso de corticosteroides, imunossupressores e biológicos, tais como infliximabe, etarnacepte, rituximabe e ustequinumabe.
	Etiologia	A doença é causada por algas aclorofílicas do gênero *Prototheca*. Cinco espécies são conhecidas; entretanto, somente duas causam infecção em humanos: *P. wickerhamii* e *P. zopfii*, sendo a primeira a mais comum. Estes microrganismos são frequentemente encontrados no meio ambiente, como água, solo, árvores e animais, além de piscinas e em alguns alimentos.
	Clínica	Três formas clínicas de prototecose são conhecidas: a cutânea, que é a mais comum, a articular (bursite olecraneana) e a sistêmica ou disseminada. A forma cutânea pode se apresentar de diversas formas, como placas eritematosas (Figuras 1 e 2), lesões vesicobolhosas ou ulceradas (Figura 3), pústulas, pápulas, nódulos, lesões verrucosas, lesões pioderma-símiles, herpetiformes ou eczematoides. Placas eritematosas com úlceras puntiformes foram a manifestação clínica mais comum em um estudo retrospectivo com 20 pacientes.
	Diagnóstico	Realizado por meio de histopatologia, exame direto e cultura do material. O exame histopatológico apresenta infiltração granulomatosa e supurativa na derme, associada a esporos hialinos esféricos, que medem de 6 a 10 micrômetros de diâmetro. Há, também, esporângios de parede celular evidente, contendo endósporos, que assumem aspecto semelhante a uma mórula (Figura 4). As estruturas coram-se positivamente pelo PAS e ficam impregnadas pelo Grocott. O diagnóstico histopatológico sugestivo de prototecose é confirmado pela cultura em meio de Sabourand, que caracteristicamente exibe colônias brancas, cremosas e leveduriformes. O exame da micromorfologia da colônia mostra múltiplos endósporos com aspectos de mórula, compatível com a alga *Prototheca*.
≠	**Diagnóstico diferencial**	Devido à grande diversidade de apresentações clínicas da prototecose, vários diagnósticos diferenciais devem ser considerados, incluindo piodermites, micoses subcutâneas, micobacterioses e eczemas.
	Tratamento	Ainda não há um consenso sobre o tratamento ideal para prototecose, devido à inconsistência nos relatos de caso e ausência de ensaios clínicos. A maioria dos casos relatados foi tratada com anfotericina B – preferida nos casos de doença disseminada – ou com derivados imidazólicos, mais utilizados para formas localizadas da doença. É relatado o sucesso com voriconazol após falha de outros imidazólicos. Intervenção cirúrgica também pode ser utilizada em lesões pequenas e localizadas. A duração do tratamento varia de dias a semanas.

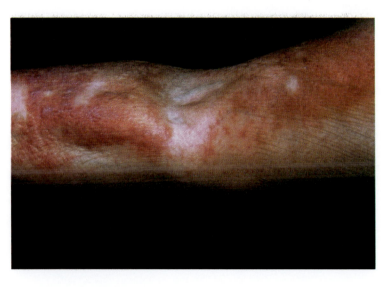

FIGURA 1 Prototecose. Placa eritematosa, acometendo membro superior, causada por *Prototheca wickerhamii*. (Cortesia da Dra. Ivonise Follador – UFBA.)

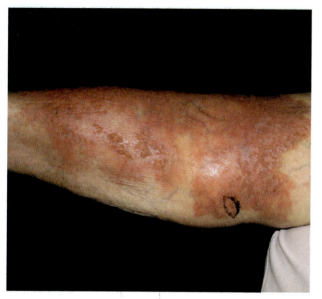

FIGURA 2 Protetocose. Exulcerações superficiais sobre a placa eritematosa, acometendo o membro superior.

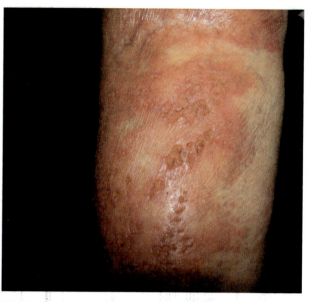

FIGURA 3 Protetocose. Maior detalhe das lesões exulceradas.

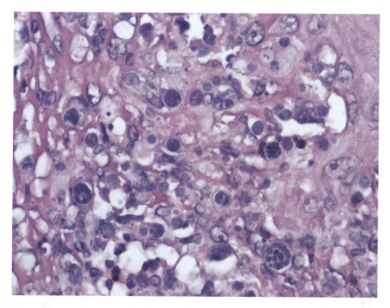

FIGURA 4 Protetocose. Histopatologia mostrando estruturas esféricas em forma de mórula.

PRURIGO NODULAR

Raquel Bissacotti Steglich • Paulo Ricardo Martins Souza

	Sinonímia	Prurigo nodular de Hyde.
	Epidemiologia	A incidência de prurigo nodular (PN) é desconhecida. Pode ser visto em todas as faixas etárias, sendo mais comum em idosos. Ambos os sexos são igualmente afetados. Afrodescendentes com dermatite atópica parecem ter mais lesões de PN do que outros grupos étnicos. Encontrado em 5% dos pacientes com HIV com contagem CD4+ inferior a 200 células/mm^3.
	Etiologia	Desconhecida. Fatores emocionais (depressão e ansiedade), dermatite atópica, traumatismo local, picada de insetos, penfigoide bolhoso e outros distúrbios metabólicos têm sido propostos como fatores importantes em sua gênese. Não se sabe o que aparece primeiro em pacientes com PN, prurido ou escoriação; porém, uma vez estabelecido o ciclo prurido-escoriação-prurido, é difícil interrompê-lo. As lesões do PN representam, portanto, o estágio final das alterações cutâneas do ato repetitivo de escoriação-prurido.
	Clínica	O PN é uma doença crônica altamente pruriginosa (Figuras 1 e 2), clinicamente definida pela existência de nódulos endurecidos, redondos, ceratóticos e escoriados. Placas liquenoides também são um achado frequente. A pele adjacente às lesões, em geral, tem aspecto normal mas também pode ser xerodérmica e liquenificada, e hiperpigmentação pós-inflamatória pode estar presente. O número de lesões pode variar de algumas a centenas. Geralmente simetricamente distribuídas, especialmente na superfície extensora dos membros, podendo também atingir tronco, abdome e região sacral; raramente afeta face e palmas. A doença causa considerável ansiedade, principalmente em decorrência do intenso prurido e constante desejo de coçar as lesões.
	Diagnóstico	O diagnóstico dessa patologia é, sobretudo, clínico.
	Diagnóstico diferencial	Líquen plano hipertrófico, penfigoide bolhoso, variante da epidermólise bolhosa distrófica, ceratoacantoma múltiplo.
	Tratamento	O manejo da PN é um desafio para os pacientes e prestadores de serviços de saúde, uma vez que não existem terapias eficazes, sendo necessário associar tratamentos tópicos e sistêmicos na busca da redução do prurido e da cura das lesões. Seguindo um algoritmo, a primeira linha de tratamento consiste no uso de corticosteroides tópicos (considerar o uso de curativo oclusivo e infiltração em lesões isoladas), fototerapia (PUVA ou UVB-NB) e anti-histamínicos não sedativos. Sequencialmente, utilizam-se inibidores da calcineurina, assim como, caso as anteriores falhem, pode-se considerar a terapia com gabapentina ou pregabalina. A seguir, o uso de capsaicina tópica e de antidepressivos (paroxetina, amitriptilina ou mirtazapina). O quarto degrau, após considerar o perfil de risco-benefício em pacientes com PN grave, o uso de imunossupressores (ciclosporina), antagonistas do receptor μ-opioide (naloxona e naltrexona), antagonistas do receptor da neurocinina-1 (aprepitanto e serlopitanto). A talidomida, apesar de bom controle no prurido e nas lesões de PN, em geral é a última escolha para a maioria dos casos graves devido a seus efeitos colaterais (neurotoxicidade e teratogenicidade). Ainda assim, é uma boa opção para pacientes com AIDS e PN grave.

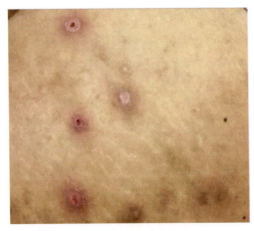

FIGURA 1 Prurigo nodular. Lesões nodulares altamente pruriginosas. (Arquivo da Irmandade da Santa Casa de Misericórdia de Porto Alegre – ISCMPA.)

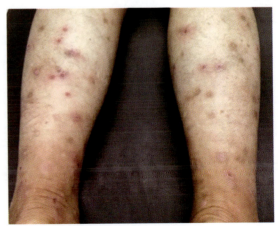

FIGURA 2 Prurigo nodular. Lesões simetricamente distribuídas nas pernas de uma mulher. (Arquivo da Irmandade da Santa Casa de Misericórdia de Porto Alegre – ISCMPA.)

PSEUDOFOLICULITE DA BARBA E DA REGIÃO PUBIANA E INGUINAL

Flávia Wermelinger Perazio • Priscilla Magalhães Parreira de Carvalho • Luna Azulay-Abulafia • Fabiano Roberto Pereira de Carvalho Leal

	Sinonímia	*Pili recurvatti* e *pili incarnati*, sicose crônica da barba, prurido do barbeiro.
	Epidemiologia	A doença pode se manifestar em homens de todas as raças, porém é mais prevalente em negros, principalmente naqueles da África subequatorial. Estudos demonstram prevalência de 45 a 83%. Mulheres também podem ser afetadas, principalmente aquelas que se depilam, sendo mais comum o acometimento da região inguinal.
	Etiologia	Doença crônica relacionada ao ato de barbear (lâmina ou cera). É considerada uma reação do tipo corpo estranho em resposta à penetração de pelos encurvados na epiderme, denominados ulotríquios. Parece haver na patogênese participação do polimorfismo do gene da queratina k6hf da bainha de companhia da haste pilosa. Tal alteração levaria ao enfraquecimento da bainha, prejudicando o citoesqueleto de queratina, o que predispõe à penetração do pelo na epiderme. Ademais, esta mesma alteração expressa na medula dos pelos da barba poderia gerar uma haste com maior fragilidade e pontas irregulares, contribuindo para a doença.
	Clínica	Pápulas foliculares e perifoliculares, eritematosas, eventualmente com surgimento de pústulas, que predominam em pescoço, queixo e bochecha. A área submandibular tende a ser mais afetada pela maior densidade de pelos e crescimento oblíquo destes (Figura 1). Também pode acometer a região inguinal (Figura 2). A doença pode provocar hiperpigmentação e cicatrizes.
	Diagnóstico	Quadro clínico e morfotopográfico.
	Diagnóstico diferencial	Foliculite, tinha, acne, dermatite seborreica, eczema.
	Tratamento	Deve-se orientar o paciente que apresenta fatores de risco, como pelos ulotríquios, sobre a forma correta do ato de barbear e cuidados a serem tomados no pré e pós-procedimento. A primeira etapa consiste em suspender o barbear ou reduzir a frequência (naqueles inaptos à suspensão por motivos diversos), além de evitar métodos traumáticos de epilação e arrancamento de pelos. Cuidados pré-barbear: lavar a face com água morna, aplicar gel ou espuma de barbear, fazer movimentos leves e manter os pelos curtos menores que 1 mm. Tópicos: tretinoína facilita a emersão do pelo ao reduzir a espessura da epiderme; corticosteroides tópicos de moderada potência agem reduzindo a inflamação; antibióticos tópicos e orais, para casos que evoluam com pústulas e abscessos. O tratamento de melhor eficácia é a destruição ou remoção permanente do folículo piloso. Entre as opções de *lasers* existentes, o Nd:YAG e o *laser* diodo são considerados melhores e mais seguros para fotótipos mais altos.

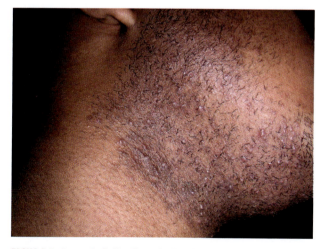

FIGURA 1 Pseudofoliculite da barba. Pápulas eritematosas foliculares na área da barba, por vezes, encimadas por pústulas.

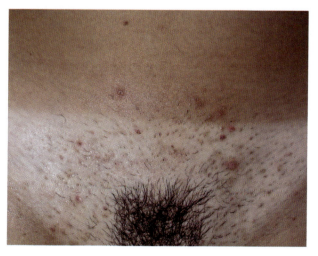

FIGURA 2 Pseudofoliculite da região pubiana e inguinal. Pápulas e pústulas no púbis e na região inguinal.

PSEUDOXANTOMA ELÁSTICO

Leticia Spinelli De Biase Martins

=	**Sinonímia**	Síndrome de Grönblad-Strandberg e elastorrexe sistematizada.
📈	**Epidemiologia**	A maioria dos casos de pseudoxantoma elástico (PXE) parece ser esporádica. A prevalência estimada é de 1:100.000. Nos casos familiais tem sido descrito um padrão de herança tanto recessiva quanto dominante, sendo a primeira aparentemente a mais comum.
❓	**Etiologia**	O PXE é uma doença hereditária, metabólica, genética, autossômica recessiva, bem caracterizada pela mineralização ectópica que acomete as fibras elásticas da pele, dos olhos e dos vasos sanguíneos. Mutações no gene *ABCC6*, no braço curto do cromossomo 16, têm sido implicadas na patogênese da doença. As fibras do tecido elástico sofrem processo de fragmentação progressiva e calcificação na derme, na membrana de Bruch nos olhos e nos vasos sanguíneos. Existem, pelo menos, cinco tipos descritos (dominante I e II, recessivo I, II e III) com sintomatologias variáveis.
👁	**Clínica**	As manifestações clínicas do PXE clássico são decorrentes do acometimento de três importantes órgãos/sistemas do corpo: o sistema cardiovascular, os olhos e a pele. As lesões cutâneas consistem em pápulas amareladas, com disposição linear e agrupadas em placas, afetando as áreas de dobras (Figuras 1 e 2) (pescoço, axilas, fossas antecubital e poplítea). A pele da região afetada apresenta-se flácida, por vezes redundante (Figuras 3 e 4). É comum o aparecimento de nódulos de calcificação. As lesões oculares são representadas por estrias angioides, degeneração maculosa coriorretiniana e hemorragias, levando à diminuição progressiva da visão e até a cegueira. As estrias angioides precedem o aparecimento das lesões cutâneas e podem ser por anos a única alteração presente da doença. As lesões vasculares ocorrem em vasos de grande e pequeno calibres, gerando hemorragia intestinal e cerebral, claudicação intermitente, hipertensão e infarto do miocárdio, entre outras manifestações.
🔍	**Diagnóstico**	A histopatologia é característica, e nela se observam fibras elásticas aglomeradas, degeneradas, fragmentadas e intumescidas na derme intermediária, onde ocorre acúmulo de cálcio. Essa presença causa uma tonalidade arroxeada às fibras elásticas, permitindo o diagnóstico pela hematoxilina-eosina, sem necessidade de coloração especial. As fibras de colágeno também estão anormais. As biopsias devem ser obtidas preferencialmente da pele com lesão visível, apesar de os achados histopatológicos típicos também serem relatados em pele normal.
≠	**Diagnóstico diferencial**	Elastólise dérmica papilar pseudoxantoma-símile, elastose calcificante perfurante e cútis laxa.
💊	**Tratamento**	Ainda não há tratamento específico nem cura disponível para PXE. A presença de estrias angioides ao exame oftalmológico deve ser um alerta, e o paciente encaminhado ao cardiologista e hematologista para avaliação de doença sistêmica subjacente. A detecção precoce do PXE é crucial para reduzir a morbidade e a mortalidade por complicações sistêmicas. Avaliações oftalmológica e vascular cuidadosas e periódicas são importantes na prevenção de complicações. Existem alguns relatos de que os pacientes podem se beneficiar com uma dieta que limite a ingesta de cálcio e fósforo para a necessidade mínima diária.

Seção 2 | Afecções Dermatológicas de A a Z

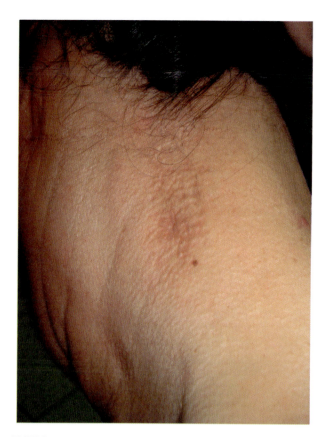

FIGURA 1 Pseudoxantoma elástico. Pápulas amareladas, isoladas, na região cervical.

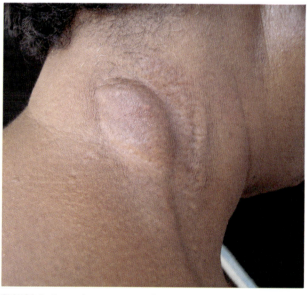

FIGURA 2 Pseudoxantoma elástico. Pápulas amareladas, algumas isoladas, outras coalescendo, formando placa com aspecto de "casca de laranja".

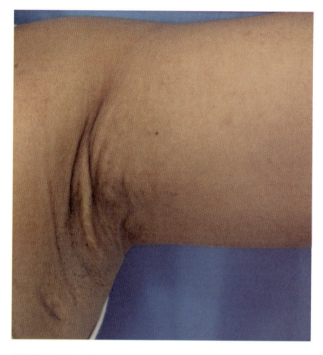

FIGURA 3 Pseudoxantoma elástico. Pele redundante na axila.

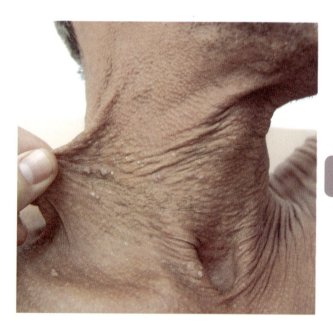

FIGURA 4 Pseudoxantoma elástico. Observar a pele redundante, de coloração amarelo citrino, acompanhada de pápulas na região cervical.

PSICODERMATOSES

Paulo Ricardo Martins Souza • Raquel Bissacotti Steglich

	Sinonímia	Doenças psicocutâneas e distúrbios psiquiátricos primários.
	Epidemiologia	Estima-se que entre 20 e 40% dos pacientes que procuram atendimento por transtornos da pele tenham alguma influência psicológica causando ou complicando os sintomas apresentados.
	Etiologia	Variada.
	Clínica	**Delírio de parasitose, síndrome de Ekbom, doença de Morgellons.** É um transtorno delirante. O termo delírio de parasitose abrange pacientes que têm uma crença fixa e falsa de que estejam infestados por parasitos (síndrome de Ekbom) ou que tenham objetos estranhos inanimados (doença de Morgellons) sendo expelidos de sua pele. As lesões cutâneas variam de escoriações discretas a ulcerações produzidas pela ação do paciente no intuito de "retirar" o parasito/objeto da pele. Pode experimentar sensações de movimento dentro da pele, picadas, ferroadas etc. O paciente costuma pormenorizar detalhes da morfologia, ciclo vital e hábitos desses "seres", assim como, seus passos para se livrar deles. Alguns trazem ao consultório fragmentos de tecido, madeira ou insetos identificando esses fragmentos como tendo sido retirados da pele (sinal da caixa de fósforo e sinal de espécime) ou mostram imagens que gravaram com mídia digital. *Folie a deux* ocorre quando os contatos mais próximos do paciente também acreditam no delírio. Este paciente não deve ser confrontado em relação às suas ilusões, o que o levaria a procurar outros profissionais e retardaria seu tratamento. Transtorno comumente associado a doença psiquiátrica, especialmente depressão, ansiedade e abuso de substâncias (Figuras 1 a 4). **Dermatite factícia ou artefata.** A dermatite artefata é um distúrbio factício em que o paciente, conscientemente, usa uma variedade de métodos para criar suas próprias lesões de pele, sempre negando sua autoria. Seu objetivo é receber atendimento médico e assumir o papel de doente (ganho primário) para, assim, obter os benefícios emocionais que são prestados aos enfermos. Não confundir com fingimento para obtenção de recompensa monetária, alívio de trabalho ou de responsabilidades sociais (ganho secundário). A maioria dos pacientes com dermatite artefata tem histórico de abuso ou negligência durante a infância. Está invariavelmente associada a transtornos como depressão, ajustamento e de personalidade. As lesões se apresentam de diversas formas, dependendo do meio empregado para criá-las. Tendem a ser monomórficas, bizarras, com configuração geométrica (bordas lineares, com ângulos retos), bem definidas e envoltas por pele normal. Os locais mais frequentemente acometidos são a face e a mão não dominante. Geralmente, são lesões extensas, com aspecto grave, ulceradas e necróticas. Paniculite induzida por várias substâncias injetadas no subcutâneo, inclusive excrementos, não é rara. A abertura do quadro pode ser precipitada por um evento real; porém, a evolução da lesão, apesar do tratamento, é atípica, inesperada e arrastada. Apesar de uma evolução desfavorável, os pacientes persistem no seu tratamento, seguindo orientações médicas e tratamentos clínicos ou cirúrgicos, indiscriminadamente. Amputações não são raras e são aceitas com naturalidade pelos pacientes. O comportamento do paciente e sua relação com a doença são a chave para o diagnóstico. Eles classicamente fornecem uma "história vazia", com detalhes vagos e expressando desapontamento com os provedores anteriores. Enquanto os familiares demonstram angústia com as lesões exuberantes do paciente, este geralmente se mostra indiferente, aceitando passivamente a condição e os tratamentos propostos (Figuras 5 a 11). O diagnóstico diferencial inclui escoriação neurótica, fingimento, delírio de parasitose, transtorno obsessivo-compulsivo e doenças primárias da pele (pioderma gangrenoso, paniculites, vasculites, micobacterioses, micoses profundas etc.). *Síndrome de Münchhausen.* O mesmo transtorno da doença factícia (negação de causa, indiferença e peregrinação – no caso de o paciente ser confrontado) com o requinte de histórias mirabolantes relatadas pelos doentes, caracterizando pseudologia ou pseudológica fantástica, com o intuito de receber atendimento médico-hospitalar (investigação, tratamento, cirurgias, atenção) frequente. Esses pacientes costumam peregrinar por hospitais e diferentes serviços de clínica e de cirurgia (Figura 12). Profissionais da saúde e cuidadores de familiares são os mais acometidos. O nome Münchhausen é consagrado na medicina pela associação com o barão homônimo que contava histórias fantásticas e viajava muito (peregrinação). Os autores acreditam que a diferença da dermatite factícia é somente relacionada ao modo com que o paciente relata sua história: mais (Münchhausen) ou menos (factícia) fantasioso. Os pacientes de baixo nível intelectual apresentam uma dificuldade maior de preencher critérios para Münchhausen. *Münchhausen por procuração.* Transtorno bem conhecido pela especialidade pediátrica, geralmente ocorre quando mãe provoca determinado problema no próprio filho. Podem ser lesões por queimadura de cigarro para simular alguma doença, simulação de febre ao aquecer um termômetro, alterações hematológicas ao administrar propositadamente determinado fármaco (o qual já sabe que produz as alterações) etc. Também ocorre em adultos quando estes são as vítimas dos portadores do transtorno.

Transtorno obsessivo-compulsivo e transtornos relacionados, dermatotilexomania, dermatocompulsão, escoriação psicogênica. Este é o maior e mais importante grupo do capítulo de psicodermatoses, tanto em pluralidade de manifestações, quanto na frequência com que estas ocorrem. Dermatoses por descontrole de impulso ou compulsão são produzidas pelo paciente como resultado de movimentos repetidos, resultando dano a pele, cabelos e unhas, sendo provavelmente as manifestações cutâneas mais frequentemente encontradas na dermatologia.

Envolvem dermatoses como: tricotilomania (Figura 13); transtorno de escoriação (*skin-picking*) como acne escoriada (Figura 14), escoriação neurótica (Figuras 15 a 17), ceratose pilar escoriada (Figura 18); transtorno de comportamento repetitivo focado no corpo, como onicofagia, dermatofagia, onicotilomania (Figuras 19 e 20), distrofia mediana traumática da unha (Figura 21), queilite esfoliativa (Figura 22), morder os lábios e bochechas, pseudo-"*knucklepads*"; prurigo nodular, líquen simples crônico ou neurodermite circunscrita, entre outros (Figuras 23 a 25).

Os pacientes não escondem a natureza autoinfligida das lesões, provocadas por suas unhas ou por fricção. Alguns indivíduos referem a manipulação das lesões como algo "automático" que pode ser iniciado espontaneamente (*de novo*) ou por uma alteração cutânea qualquer (acne, crostas, cicatrizes, picada de insetos). Uma parcela considerável dos indivíduos desenvolve mecanismos para combater a ansiedade, seja comer, coçar, roer unhas, friccionar o nariz com o dorso das mãos, por sentirem alguma forma de "alívio" fugaz às suas emoções. Muitos pacientes espontaneamente relatam que produzem as lesões por ansiedade, muitas vezes negando inclusive a presença de prurido na produção das lesões.

Os locais mais frequentemente afetados são as áreas de fácil acesso às mãos, tais como face, couro cabeludo, face extensora dos membros superiores, "V" esternal e pernas.

Em que pesem os diferentes aspectos morfológicos das lesões neste grupo, o aspecto-chave para o diagnóstico é o predomínio do caráter intermitente das manifestações que surgem, sobretudo, em momentos em que os indivíduos não estão envolvidos em quaisquer atividades de lazer ou laborais. Um trabalhador que possui um nível de atividade maior em horário comercial vai apresentar prurido mais frequentemente à noite, já que atividade laboral costuma proteger o indivíduo do sintoma.

Salientamos que não há necessidade de se apresentar uma *doença* obsessivo-compulsiva, bastando um *sintoma* para que ocorram as manifestações. Por exemplo, o hábito de roer unhas não configura um transtorno obsessivo-compulsivo por si só, assim como produzir uma lesão de neurodermite.

Transtorno de percepção, transtorno dismórfico corporal, dismorfofobia, psicose hipocondríaca monossintomática, síndrome da referência olfatória. Transtorno no qual o paciente tem uma crença proeminente de que tenha uma doença de alguma maneira particular, apesar das evidências do contrário. Estas síndromes podem ser a expressão clínica de várias condições patológicas subjacentes, incluindo distúrbios psiquiátricos (delírio, obsessão, paranoia ou estresse pós-traumático), doença cerebral estrutural, doença metabólica, endócrina e estados tóxicos.

Preocupação exagerada com um problema dermatológico (um defeito imaginário ou ligeiro na aparência) que não tem correspondência clínica deve chamar a atenção do observador. Por exemplo, a preocupação incongruente com rugas, acne, discromias, peso e formato corporal etc. Muitos pacientes acreditam que os tratamentos estéticos são a solução para o seu problema.

As queixas também podem estar ligadas com odores axilares, genitais, vulvodinia, "gastrite" etc. (Figura 26). Relacionadas à cavidade oral são frequentes as queixas de saliva espessa; gengivas, língua ou palato espessos ou inchados; halitose, paladar atípico, associados ou não à estomatodinia.

Os pacientes muitas vezes têm ilusões ou ideias de referência, acreditando que outras pessoas olham, riem ou zombam delas, ou percebem seus odores. O grau de sofrimento habitualmente é muito alto: 58% dos pacientes referem ideação suicida. Nesses casos, o pior que o paciente pode ouvir do médico é que ele "não tem nada", que é "coisa da sua cabeça", que é "psicológico". É necessário compreender o sofrimento do paciente e ter uma abordagem de concordância e criatividade para conquistar a confiança do paciente.

	Diagnóstico	Em virtude da alta frequência das psicodermatoses, a atenção aos fatores psicossociais e a comorbidade psiquiátrica devem estar presentes no diagnóstico diferencial das doenças dermatológicas. As psicodermatoses são doenças primariamente psiquiátricas, com manifestações na pele cujo diagnóstico é clínico. Muitas vezes, os exames anatomopatológicos não costumam ajudar, podendo ser eventualmente úteis para excluir um diagnóstico diferencial, bem como em situações nas quais a medicina defensiva pode ser importante (notadamente nos factícios).
	Diagnóstico diferencial	Infestações, infecções cutâneas, doenças autoimunes.
	Tratamento	Uma abordagem direta e empática ajuda a extrair informações psiquiátricas relevantes do paciente, a fim de formular um plano de tratamento. O encaminhamento ao psiquiatra, quando abordado com sensibilidade, pode ser bem-sucedido. Mas quando o paciente for resistente à busca de tratamento psiquiátrico, o dermatologista deve apoiar o paciente, fornecendo a medicação psicotrópica indicada (o dermatologista deve estar familiarizado com os agentes psicotrópicos comumente utilizados e seus efeitos adversos), e encorajando a avaliação com um psiquiatra, como um complemento, e não como um substituto para a relação terapêutica estabelecida. O manejo ideal da doença psicocutânea inclui tanto a farmacoterapia como a psicoterapia.

Delírio de parasitose. O primeiro passo é construir uma forte aliança terapêutica com os pacientes que não precisam de cuidados psiquiátricos (excluir esquizofrenia, depressão maior, mania, abuso substâncias ou medicamentos). O objetivo da visita é melhorar a condição do paciente, não convencê-lo de que é delirante; os médicos não devem desafiar nem confirmar a ilusão. Historicamente, o tratamento de escolha é a pimozida (1 a 10 mg/dia), porém, risperidona (0,5 a 6 mg/dia), olanzapina (2,5 a 20 mg/dia), quetiapina (25 a 600 mg/dia) e aripiprazol (2 a 30 mg/dia) têm sido cada vez mais utilizados.

Dermatite artefata. Um desafio terapêutico. O tratamento mais apropriado inclui a participação da família, por vezes, sendo necessário acompanhamento multidisciplinar, psicológico, dermatológico, cirúrgico, assistente social etc. Os pilares do tratamento são: (1) psicoterapia para a reestruturação da personalidade do paciente, (2) terapia farmacológica para a condição psiquiátrica e (3) tratamento das lesões da pele. Quando os pacientes recusam o encaminhamento para a psiquiatria, o uso de medicações psicotrópicas indicadas pelo dermatologista pode ser útil. Benzodiazepínicos e buspirona ajudam na ansiedade, e os inibidores seletivos da recaptação de serotonina (ISRS), com depressão e comportamento compulsivo autodestrutivo. Medicações antipsicóticas, em doses baixas, como aripiprazol (2 a 5 mg/dia), pimozida (0,5 a 1 mg/dia), risperidona (0,5 a 2 mg/dia) e olanzapina (2,5 a 5 mg/dia), podem ajudar a modular a disfunção dopaminérgica que contribui para o comportamento de automutilação. O uso de emolientes e agentes antibacterianos e antifúngicos, quando indicado, visa reparar a pele. Curativos oclusivos podem ser usados como uma ferramenta diagnóstica, ao evitar a automutilação e ajudar na cicatrização da pele.

Dermatocompulsão. Terapia cognitivo-comportamental e treinamento de reversão de hábitos. Os ISRSs têm eficácia incerta, ainda assim, eles podem ajudar. Pacientes com acne escoriada devem receber tratamento adequado para acne.

Transtornos de percepção. Dependerá do transtorno psiquiátrico associado. Terapia cognitivo-comportamental e ISRS podem trazer benefício nos transtornos obsessivos ou pós-traumáticos. Os transtornos delirantes costumam ser mais bem abordados com antipsicóticos. Transtornos paranoides manifestados na pele são mais bem abordados em conjunto com psiquiatras.

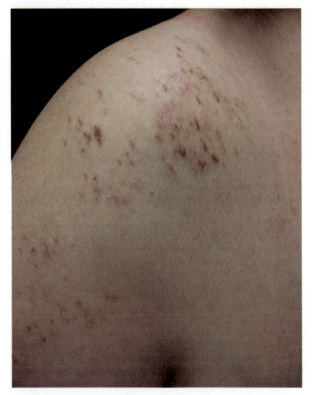

FIGURA 1 Delírio de parasitose. Lesões lineares múltiplas no membro superior de paciente que "extraía insetos" da pele. (Cortesia do Arquivo da ISCMPA.)

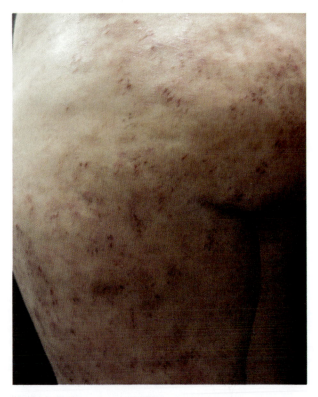

FIGURA 2 Delírio de parasitose. Lesões lineares em paciente que "extraía insetos" da pele com suas unhas. Mesmo paciente da Figura 1. (Cortesia do Arquivo da ISCMPA.)

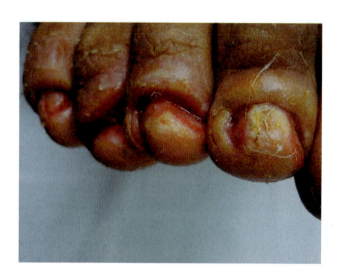

FIGURA 3 Delírio de parasitose. Paciente removia parasitos da região periungueal com alicate de unhas. (Cortesia do Arquivo da ISCMPA.)

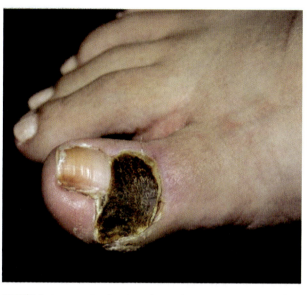

FIGURA 5 Dermatite factícia. Lesão bem delimitada no dorso do hálux. (Cortesia do Arquivo da ISCMPA.)

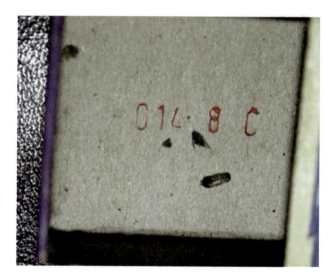

FIGURA 4 Delírio de parasitose. Sinal da caixa de fósforo: o paciente traz ao consultório amostras dos "parasitos" encontrados na pele. (Cortesia do Arquivo da ISCMPA.)

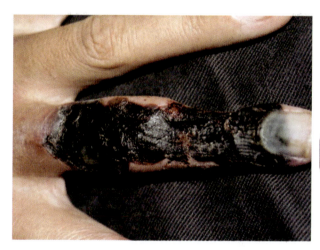

FIGURA 6 Dermatite factícia. Lesões necróticas simulando vasculopatias são frequentes. (Cortesia do Arquivo da ISCMPA.)

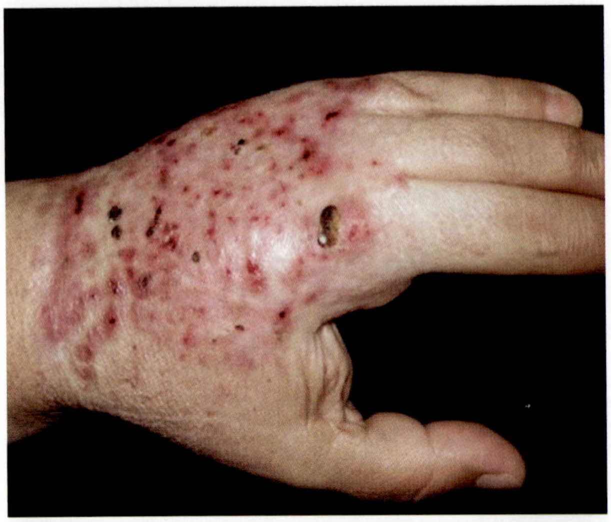

FIGURA 7 Dermatite factícia. Lesões no dorso das mãos são frequentes. Nota-se a linearidade da borda de placa com múltiplas lesões. (Cortesia do Arquivo da ISCMPA.)

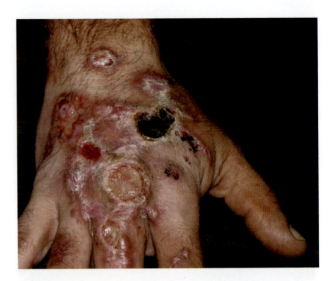

FIGURA 9 Dermatite factícia. Lesões ulceradas e necróticas exuberantes no dorso da mão. (Cortesia do Arquivo da ISCMPA.)

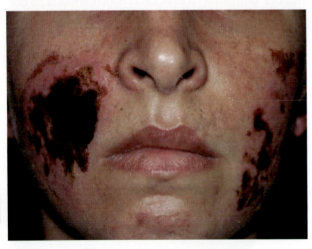

FIGURA 8 Dermatite factícia. Paciente com lesões faciais desfigurantes. (Cortesia do Arquivo da ISCMPA.)

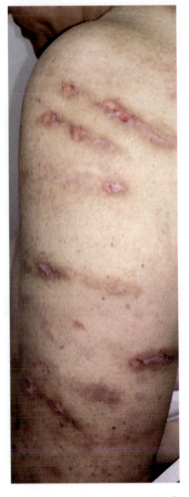

FIGURA 10 Dermatite factícia. Paciente com lesões geométricas no braço. (Cortesia do Arquivo da ISCMPA.)

Seção 2 | Afecções Dermatológicas de A a Z   905

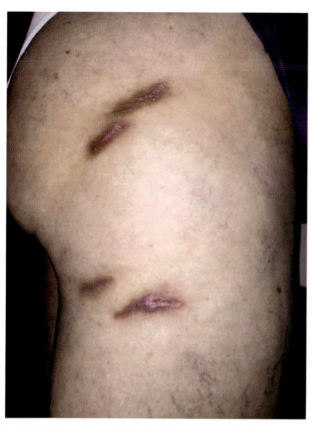

FIGURA 11 Dermatite factícia. Paciente com lesões ulceradas lineares na coxa. (Cortesia do Arquivo da ISCMPA.)

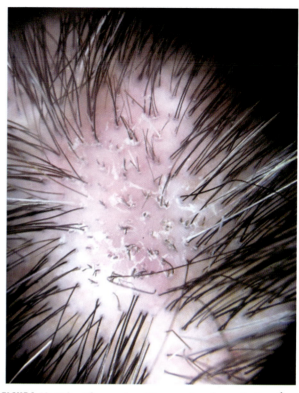

FIGURA 13 Tricotilomania e líquen simples crônico. Área de alopecia no couro cabeludo com liquenificação. A tricoscopia revela hastes fraturadas de diferentes tamanhos, cabelos em ponta de "vassoura" e ausência de pontos de exclamação. (Cortesia da Dra. Giselle Martins Pinto.)

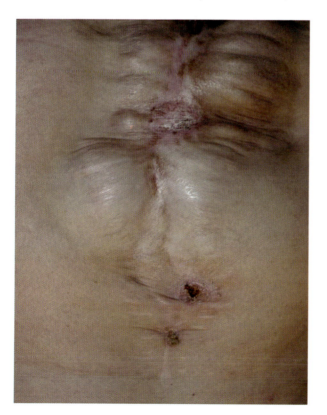

FIGURA 12 Síndrome de Münchhausen. "Abdome em grelha". Paciente submetida a várias laparotomias brancas em diferentes hospitais. (Cortesia do Arquivo da ISCMPA.)

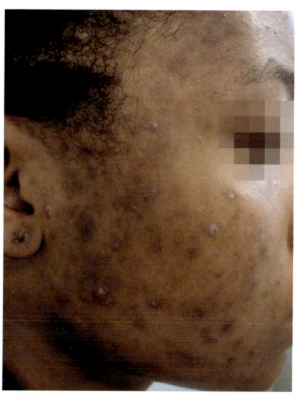

FIGURA 14 Acne escoriada. Lesões hipercrômicas residuais e pápulas escoriadas. (Cortesia do Arquivo da PUC-RS.)

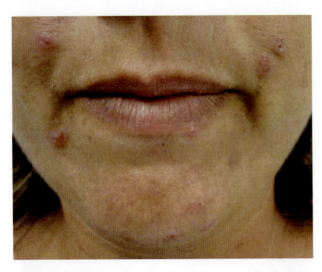

FIGURA 15 Escoriação neurótica. Lesões eritematopapulosas escoriadas na face. (Cortesia do Arquivo da ISCMPA.)

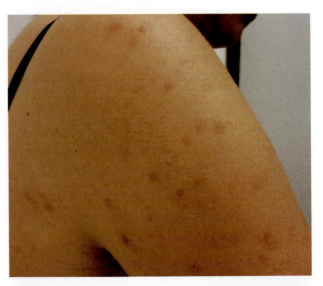

FIGURA 17 Escoriação neurótica. Lesões hipercrômicas residuais e papulosas escoriadas. (Cortesia do Arquivo da ISCMPA.)

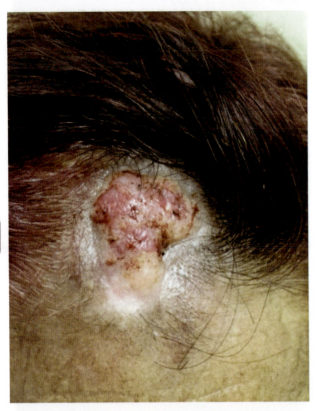

FIGURA 16 Escoriação neurótica. Lesão vegetante em fronte de idosa que levou à realização de várias biopsias para excluir neoplasias ou doenças infecciosas. (Cortesia do Arquivo da ISCMPA.)

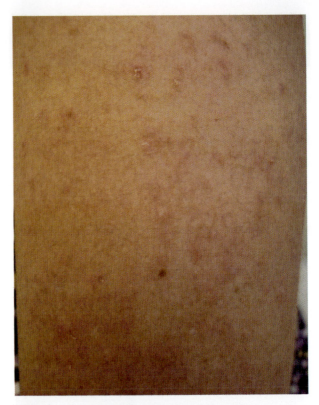

FIGURA 18 Ceratose pilar escoriada. Ceratose pilar escoriada na lateral do braço. (Cortesia do Arquivo da ISCMPA.)

Seção 2 | Afecções Dermatológicas de A a Z   907

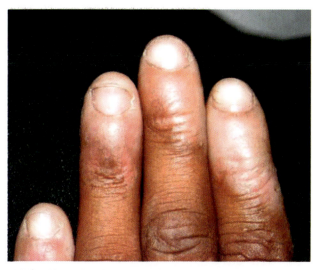

FIGURA 19 Onicotilomania. Onicotilomania em paciente que também tinha o hábito de morder as falanges distais, causando espessamento e hipocromia residual. (Cortesia do Arquivo da ISCMPA.)

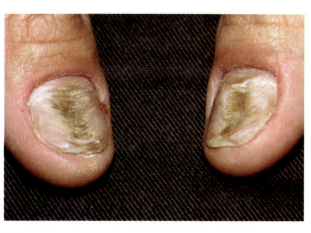

FIGURA 21 Distrofia mediana traumática da unha. Distrofia ungueal por traumatismo repetitivo. (Cortesia do Arquivo da ISCMPA.)

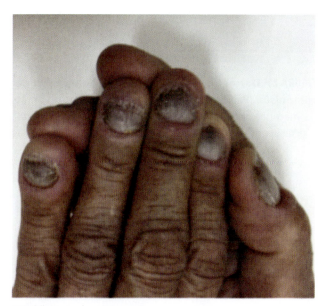

FIGURA 20 Onicotilomania. Idosa relata manipular as unhas e o aparato periungueal desde a infância. (Cortesia do Arquivo da ISCMPA.)

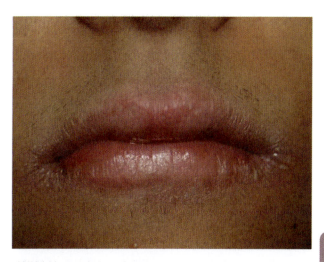

FIGURA 22 Queilite esfoliativa. Eritema e descamação labial causados pelo hábito de lamber os lábios repetidamente. (Cortesia do Arquivo da ISCMPA.)

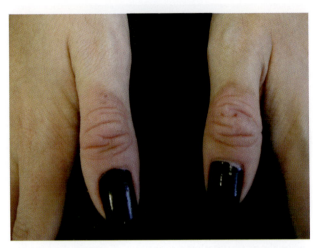

FIGURA 23 Dermatoses por descontrole de impulso ou compulsão. Eritema e espessamento das articulações interfalangianas por manipulação repetitiva. (Cortesia do Arquivo da ISCMPA.)

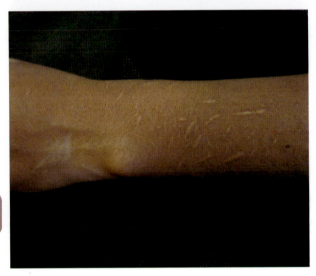

FIGURA 24 Dermatoses por descontrole de impulso ou compulsão. Paciente relatava provocar lesões com cacos de vidro para conter sua ansiedade. (Cortesia do Arquivo da PUC-RS.)

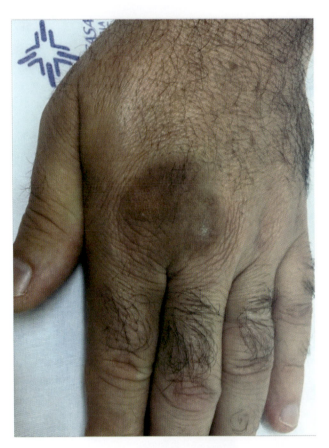

FIGURA 25 Dermatoses por descontrole de impulso ou compulsão. Paciente com placa hiperceratósica no dorso da mão não dominante pelo ato de coçar repetidamente. (Cortesia do Arquivo da ISCMPA.)

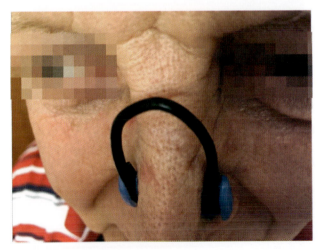

FIGURA 26 Transtornos de percepção. Paciente criou o aparato *grampo respiratório*, pois referia que a respiração ardia, incomodava. (Cortesia do Arquivo da ISCMPA.)

PSORÍASE

Paulo Antonio Oldani Felix • André Vicente Esteves de Carvalho • Aline Lopes Bressan • Luna Azulay-Abulafia

Sinonímia
Psoríase vulgar.

Epidemiologia
Estudos recentes demonstram que pelo menos 2 a 3% da população mundial sofra da doença, acometendo ambos os sexos igualmente, sendo mais frequente em latitudes altas, rara em negros da África ocidental, afro-americanos, japoneses e praticamente não existente nos nativos americanos.

No Brasil, a prevalência é de 1,31%, acometendo igualmente ambos os sexos, com média de idade de 52 anos, com maior prevalência nas regiões Sul e Sudeste do país.

Embora o surgimento da doença possa ocorrer desde a infância até o final da vida, aceita-se que existam dois picos de maior incidência, em indivíduos entre 20 e 30 anos de idade, e de 50 a 60 anos.

Há várias formas de apresentação da doença, sendo a forma leve a mais comum. Não há estudos no Brasil que indiquem as formas mais comuns de psoríase, mas estudos realizados nos EUA e em países da Europa mostram que 20 a 30% dos pacientes apresentam a forma grave da doença.

A artrite psoriásica está associada à psoríase em cerca de 5 a 30% dos pacientes.

Etiologia
A psoríase é uma doença inflamatória, imunomediada, multifatorial, crônica, com acometimento cutâneo, ungueal e articular.

De natureza multifatorial, acomete pessoas geneticamente predispostas, quando expostas a diversos fatores desencadeantes, como infecção, estresse (físico/psíquico) e medicações que possam levar ao surgimento ou agravamento da doença, com grande polimorfismo de expressões clínicas.

A associação genética mais conhecida na psoríase é a do complexo principal de histocompatibilidade (MHC), sendo os genes chamados PSORS (*psoriasis susceptibility locus*) mais estudados, com os *loci* PSORS 1, 2, 3, 4 e 5. Há associação com antígenos de histocompatibilidade classe I, como HLA-Cw6, HLA-B27, B57 e B13.

É uma doença que apresenta acometimento predominantemente cutâneo e articular, porém atualmente, como melhor conhecimento da sua fisiopatogenia, vem sendo considerada uma doença sistêmica, estando associada a outras doenças como diabetes, obesidade, doenças cardiovasculares, síndrome metabólica, depressão e outras, conferindo maior morbimortalidade.

Os estudos de qualidade de vida revelam um impacto negativo nesses pacientes, que pode ser comparado ao observado nos portadores de outras doenças crônicas, como câncer, artrite e doenças cardíacas.

Aceita-se, atualmente, no campo da imunologia, que tanto a imunidade adquirida como a inata representem papel determinante na doença e desempenhem um papel importante no desenvolvimento e na manutenção da doença. Várias citocinas inflamatórias produzidas por leucócitos ativados levam a alterações no crescimento e na diferenciação das células epidérmicas.

Atualmente, aceita-se que a interleucina (IL) 23 e as células Th17 e as citocinas por elas produzidas tenham papel central na imunopatogênese da psoríase.

Como fatores desencadeantes do processo existem as infecções, particularmente as estreptocócicas, o estresse físico e emocional, e os medicamentos, como corticosteroides, antimaláricos, anti-inflamatórios não hormonais, betabloqueadores, lítio e álcool.

Clínica
Psoríase vulgar. Placas eritematosas, descamativas, com escamas brancas, algo prateadas, espessas, bem delimitadas, localizadas preferencialmente em áreas de extensão, como joelhos, cotovelos (Figura 1), região lombossacra (Figuras 2 e 3), em geral, simétricas. O couro cabeludo está envolvido, de maneira assimétrica, na maioria dos pacientes, e representa uma das áreas de difícil tratamento. Sinal de Auspitz e fenômeno de Köebner podem ocorrer.

Psoríase *guttata*. Mais frequente em jovens, ocorrendo em geral após infecção estreptocócica de vias respiratórias superiores. As lesões eritematopapulosas são pequenas e lembram gotas (Figura 4), com escamas finas, disseminadas, principalmente no tronco.

Psoríase invertida. Lesões nas áreas de dobras como axila, regiões inframamária, inguinal (Figura 5) e genital. A presença de eritema e maceração faz perder as características da escama, que se torna fina, ou até mesmo ausente.

Psoríase eritrodérmica. Forma inflamatória com eritema e descamação intensa e generalizada (mais de 80% da superfície corporal) (Figura 6). Quadro grave devido ao metabolismo acelerado, podendo ocorrer desequilíbrio hidreletrolítico, perda proteica e eventualmente descompensações cardiovascular e pulmonar.

Psoríase pustulosa. Caracteriza-se pela presença de pústulas estéreis. Quando localizada, a forma mais comum é a psoríase pustulosa palmoplantar; quando generalizada, recebe o nome de psoríase pustulosa de Von Zumbush (Figura 7), que pode aparecer *de novo* ou surgir a partir da psoríase vulgar em placas ou ainda como resultado da suspensão abrupta de corticoterapia sistêmica (efeito rebote). Quando ocorre na gravidez, é denominada impetigo herpetiforme ou psoríase pustulosa da gestação.

Acometimento ungueal. Podem estar afetados: o leito ungueal – com descolamento, ceratose subungueal (Figura 8) e manchas amarronzadas, mancha de óleo; a matriz ungueal – resulta em *pittings* ou depressões cupuliformes e estrias transversais. Pode acompanhar a psoríase cutânea ou, raramente, ocorrer de modo isolado.

Acometimento articular. A artrite psoriásica (AP) é uma manifestação que pode acometer portadores de psoríase. A incidência da artrite varia muito nos vários estudos, afetando de 6 a 48% dos pacientes. No Brasil, Ranza et al. (2015) demonstraram que 33% dos pacientes com psoríase apresentam AP. A incidência do acometimento articular aumenta com o tempo de doença, e não apresenta relação com a gravidade do acometimento cutâneo. Na maioria dos casos, a manifestação cutânea precede ou é concomitante ao acometimento articular (70%) e em apenas 15% dos casos a artrite é a manifestação inicial.

As formas de artrite são:
- Oligo ou monoartrite assimétrica
- Artrite das interfalangianas distais, podendo também acometer as proximais (Figura 9)
- Artrite reumatoide-símile (Figura 10)
- Artrite mutilante
- Espondilite e sacroileíte.

Diagnóstico

O diagnóstico da psoríase, geralmente, é realizado pelo exame clínico.

O exame histopatológico, quando necessário, demonstra a presença de hiperparaceratose e paraceratose confluente associada a hipogranulose e coleções de neutrófilos na camada córnea (microabscessos de Munro), ou na camada espinhosa (pústulas espongiformes de Kogoj), acantose com alongamento dos cones interpapilares e atrofia da epiderme suprapapilar associada a ectasias vasculares.

Diagnóstico diferencial

Psoríase vulgar em placas. Tinha do corpo, parapsoríase em placas e síndrome de Reiter.

Psoríase *guttata*. Pitiríase rósea de Gibert, sífilis secundária, exantemas virais e erupções medicamentosas.

Psoríase invertida. Dermatite seborreica, dermatite de contato, tinha inguinocrural e eritrasma.

Psoríase eritrodérmica. Outras causas de eritrodermia, como as desencadeadas por fármacos, pitiríase rubra pilar, eczemas de todas as formas, particularmente o eczema atópico, escabiose e linfomas.

Psoríase pustulosa. Pustulose subcórnea, impetigo e ectima, foliculites, outras doenças bolhosas infectadas, eczema disidrosiforme e tinha do pé.

Tratamento

Atualmente, tem sido alvo de muito estudo e interesse da comunidade médica e científica devido ao acelerado desenvolvimento de novos conhecimentos na área. Seguindo diretrizes de tratamento, a psoríase pode ser caracterizada com auxílio de instrumentos próprios para determinação da gravidade de doença (PASI – *Psoriasis Area and Severity Index*; DLQI – *Dermatology Life Quality Index*; e BSA – *Body Surface Area*), em leve, moderada ou grave.

Os pacientes que apresentam a forma leve da psoríase, com pequenas e poucas lesões cutâneas, sem comprometimento das articulações e sem alteração significativa da sua qualidade de vida, geralmente, são tratados com medicações tópicas e orientações sobre os benefícios dos hidratantes e da exposição solar sob orientação médica. Já os pacientes que apresentam as formas moderada ou grave, frequentemente, necessitam de medicamentos sistêmicos. Geralmente, apresentam grandes áreas da pele acometida, e quando presente a forma articular, os processos inflamatórios, que levam a danos articulares, podem ser incapacitantes ou mutilantes. A qualidade de vida desses pacientes encontra-se bastante alterada, e muitas vezes eles necessitam de apoio psicológico. A terapia tópica consiste no emprego de substâncias à base de coaltar, antralina, corticosteroides e, mais recentemente, com ação eficaz, os derivados da vitamina D (calcipotriol e calcitriol), associados ou não aos corticosteroides.

A fototerapia, tanto com UVA (na modalidade de PUVA, associada ao psoraleno oral ou tópico), como UVB de banda estreita, apresenta ótimas respostas. Em casos refratários, a associação com acitretina pode ser uma boa opção.

A terapia sistêmica pode ser dividida em dois grupos: a terapia convencional, representada por metotrexato, acitretina e ciclosporina, e a terapia biológica, dividida em anti-TNF (adalimumabe, etanercepte, infliximabe e, recentemente, certolizumabe pegol) e os anti-interleucinas. Atualmente, estão disponíveis três medicamentos anti-interleucina 17 (ixequizumabe, secuquinumabe e brodalumabe), enquanto somente uma medicação anti-interleucina 12/23, o ustequinumabe. Novas moléculas anti-interleucinas, com foco na interleucina 23 (risanquizumabe, guselcumabe), estão aprovadas. Os biológicos são medicamentos com grande eficácia e segurança quando comparados à terapia tradicional, mas devido ao seu alto custo são indicados para os pacientes que apresentem falha terapêutica, intolerância ou contraindicação à terapia tradicional.

Recentemente, o apremilaste, uma pequena molécula que tem como mecanismo de ação a inibição da fosfodiesterase 4, foi aprovado para uso no Brasil.

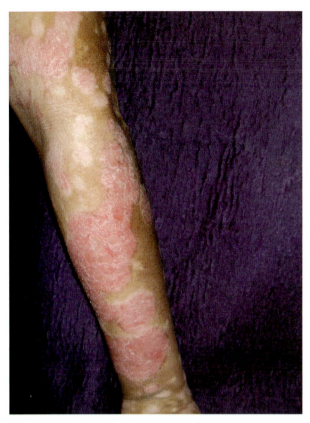

FIGURA 1 Psoríase. Placas eritematodescamativas, na face de extensão do membro superior.

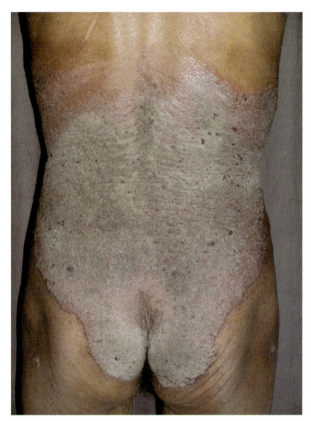

FIGURA 3 Psoríase. Grande placa escamosa, exibindo espessamento e liquenificação, com escamas aderidas e brancacentas, lembrando traje de banho.

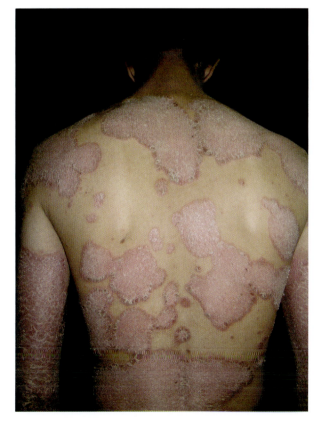

FIGURA 2 Psoríase. Múltiplas placas eritematodescamativas no dorso, com desenhos arciformes bem delimitados.

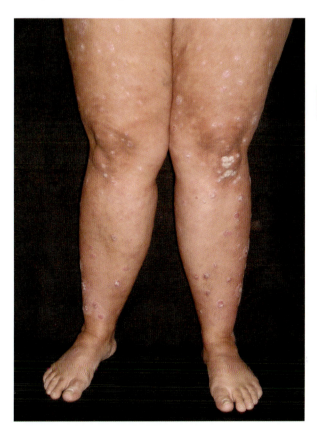

FIGURA 4 Psoríase. Lesões em gota, disseminadas por toda a pele.

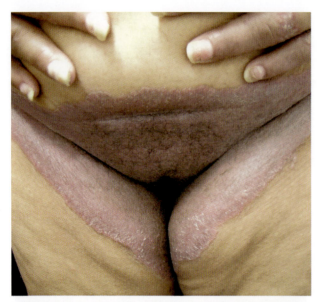

FIGURA 5 Psoríase. Placa psoriásica bem delimitada, na região inguinal e genital (psoríase invertida).

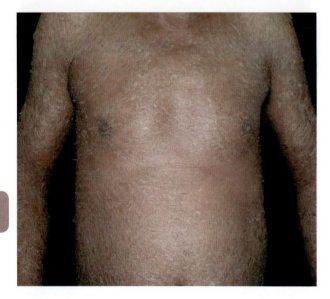

FIGURA 6 Psoríase. Toda a superfície corporal recoberta por eritema e escamação, configurando eritrodermia.

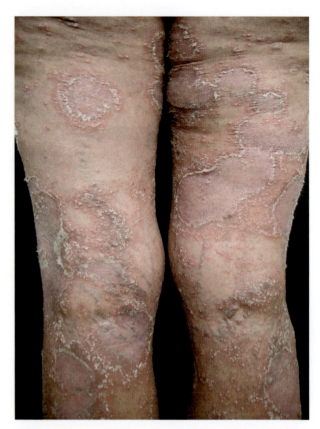

FIGURA 7 Psoríase. Numerosas pústulas estéreis, dispostas nas bordas policíclicas das lesões, algumas coalescendo, formando lagos de pus (psoríase pustulosa).

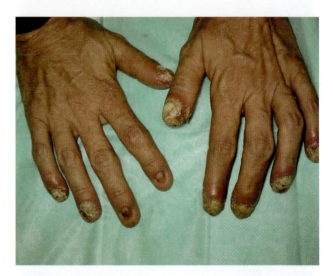

FIGURA 8 Psoríase. Acentuado processo inflamatório na extremidade dos quirodáctilos, com crostas amareladas, ceratose subungueal e anoníquia terminal em dois quirodáctilos.

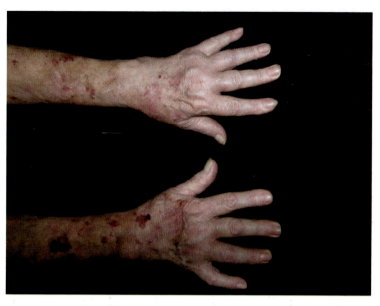

FIGURA 9 Psoríase. Forma artropática com acometimento das articulações interfalangianas proximais e metacarpofalangianas.

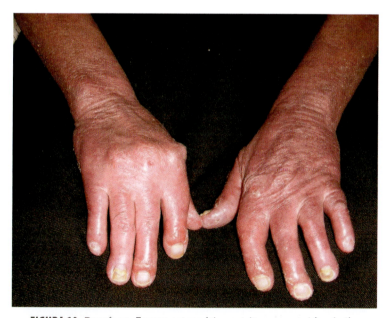

FIGURA 10 Psoríase. Forma artropática artrite reumatoide-símile.

PÚRPURA PIGMENTOSA CRÔNICA

Karin Milleni Araujo • Laís Lopes Almeida Gomes • Luna Azulay-Abulafia

	Sinonímia	Púrpura pigmentosa progressiva, dermatite purpúrica pigmentada persistente, púrpura dermatopática e capilarite.
	Epidemiologia	A prevalência é variável de acordo com a apresentação clínica, sendo comum em adultos jovens, mas podendo ocorrer em todas as idades.
	Etiologia	Desconhecida. Além dos casos idiopáticos, pode ser induzida por inúmeros fatores, como aumento da pressão hidrostática, exercício, fragilidade capilar, insuficiência venosa, doenças sistêmicas, dislipidemia, disfunções tireoidianas, distúrbios hematológicos, porfiria, malignidades, alergênios de contato, infecções (hepatites B e C, piodermites, micoses subcutâneas), fármacos (diuréticos, bloqueadores de canal de cálcio, betabloqueadores, hidralazina, reserpina, sildenafila, anti-histamínicos, anti-inflamatórios não esteroidais, ácido acetilsalicílico e antiagregantes plaquetários, sedativos, antibióticos, inibidores da aromatase, isotretinoína, paracetamol, glipizida, dipiridamol, bezafibrato, tiamina, anti-TNF alfa e 5-fluoruracila tópico), aditivos alimentares e álcool.
	Clínica	Lesões petequiais, telangiectásicas e maculares pigmentadas, que acometem principalmente membros inferiores e apresentam evolução crônica em surtos de exacerbação. Nunca ulcera e não leva à esclerose. Embora várias apresentações já tenham sido descritas (púrpura pruginosa de Lowenthal, púrpura pigmentosa crônica transitória, púrpura pigmentosa crônica linear e variante granulomatosa), é geralmente categorizada em cinco quadros clínicos (Quadro 1). **Púrpura pigmentosa progressiva de Schamberg.** Apresentação clínica mais frequente. Apresenta-se como petéquias acastanhadas, isoladas ou agrupadas (Figura 1), assintomáticas, persistentes e de evolução ascendente. **Púrpura anular telangiectásica de Majocchi.** Telangiectasias e máculas eritematovioláceas, agrupadas, que se estendem perifericamente com clareamento e atrofia central, proporcionando configuração arciforme ou anular (Figura 2). A erupção é assintomática e ascendente a partir das extremidades inferiores. As lesões surgem na ausência de estase venosa. **Púrpura eczematoide de Doucas e Kapetanakis ou angiodermatite pruriginosa disseminada.** Forma semelhante à de Schamberg, diferindo pelo prurido intenso e evolução mais rápida. São lesões extensas, maculares, eritematopurpúricas, eczematosas, que confluem e são mais pronunciadas em locais de fricção (Figura 3). O quadro progride rapidamente (15 a 30 dias) e desaparece independentemente de tratamento dentro de meses a anos. **Púrpura liquenoide de Gougerot e Blum.** Pápulas liquenoides que tendem a fundir-se, formando placas eritematosas (Figura 4). Acomete pernas e, raramente, tronco e coxas. Pode acometer mucosa oral. **Líquen *aureus* ou líquen purpúrico.** É a apresentação mais persistente e intensa. Acometimento bilateral de membros inferiores. Múltiplas pápulas liquenoides purpúricas e máculas eritematovioláceas, acastanhadas ou amarelo-ouro (Figuras 5 e 6), com prurido discreto ou ausente. As lesões tendem a ser crônicas, permanecendo estáveis ou progredindo lentamente.
	Diagnóstico	Clínico e histopatológico. As variantes clínicas são morfologicamente diferentes, mas patologicamente indistinguíveis. A biopsia cutânea é essencial para exclusão de outros diagnósticos diferenciais, mas não obrigatória. Histologicamente, a condição é geralmente caracterizada por infiltrado linfocítico perivascular, extravasamento de hemácias e depósito de hemossiderina. Não há alterações laboratoriais relacionadas e investigações nesse âmbito são realizadas somente com o objetivo de identificar condições que possam estar implicadas na etiologia ou outros diagnósticos diferenciais. À dermatoscopia, pode ser evidenciada rede de coloração acastanhada, vasos lineares, glóbulos e aberturas foliculares (Figura 7).
	Diagnóstico diferencial	Dermatite de estase, acroangiodermatite, púrpura hiperglobulinêmica, púrpura de Henoch-Schönlein, doença de Hodgkin, policitemia, sarcoma de Kaposi, psoríase, reação de hipersensibilidade a fármacos, eczema de contato, trombocitopenia, púrpura senil, doenças virais, micose fungoide, vasculites e escorbuto.
	Tratamento	As lesões são resistentes ao tratamento, curam espontaneamente ou persistem durante anos, fazendo com que o manejo seja desafiador. Não existe um consenso específico a ser seguido e vários regimes são sugeridos, incluindo corticosteroides tópicos e sistêmicos, anti-histamínicos, griseofulvina, ciclosporina, metotrexato, flavonoides, ácido ascórbico, pentoxifilina, tetraciclinas, colchicina, rutosídeo, terapias fotodinâmicas, uso de meias elásticas e/ou elevação dos membros inferiores. Até o momento, nenhuma terapia isolada ou combinada demonstrou-se superior. Os tratamentos dos fatores etiológicos relacionados podem ajudar em alguns casos. Em eventos induzidos por fármacos, por exemplo, a remoção da substância ofensiva é, muitas vezes, suficiente para resolução do quadro.

Quadro 1 Características clínicas e epidemiológicas das púrpuras pigmentosas crônicas.

	Púrpura pigmentosa progressiva de Schamberg	Púrpura anular telangiectásica de Majocchi	Púrpura eczematoide de Doucas e Kapetanakis	Púrpura liquenoide de Gougerot e Blum	Líquen *aureus*
Sexo predominante	Masculino	Feminino	Masculino	Masculino	Ambos
Frequência	Mais comum	Rara	Incomum	Rara	Rara
Pico de incidência	Adolescentes e adultos jovens	Crianças e adultos jovens	Adultos	Adultos	Crianças e adultos jovens
Distribuição	Regiões tibiais bilaterais	Simétrica em membros inferiores, estendendo-se para tronco e membros superiores	Pernas com progressão para coxas, tronco e membros superiores	Pernas	Bilateral em membros inferiores, podendo seguir dermátomos ou linhas de Blaschko
Quadro clínico	Máculas e pápulas acastanhadas (lembram grãos de pimenta-de-caiena)	Máculas e pápulas formando placas eritematoanulares com clareamento e atrofia central	Placas eczematosas eritematopurpúricas; prurido intenso	Pápulas liquenoides eritematovioláceas que tendem a agrupar-se em placas	Máculas e pápulas amarelo-acastanhadas ("*aureus*"); assintomáticas ou pruriginosas
Remissão	Comum	Comum	Recorrente; remissão espontânea possível	Curso crônico; remissão espontânea possível	Persistente

Adaptado de Risikesan et al., 2017.

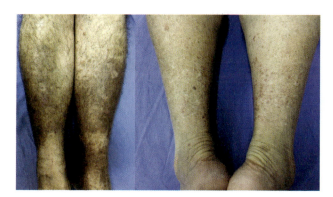

FIGURA 1 Púrpura pigmentosa progressiva de Schamberg. Máculas e pápulas acastanhadas em membros inferiores.

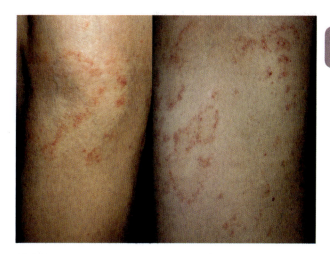

FIGURA 2 Púrpura anular telangiectásica de Majocchi. Máculas e pápulas formando placas eritematoanulares com clareamento e atrofia central nas pernas.

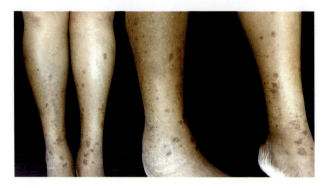

FIGURA 3 Púrpura eczematoide de Doucas e Kapetanakis. Placas eczematosas eritematopurpúricas nas pernas.

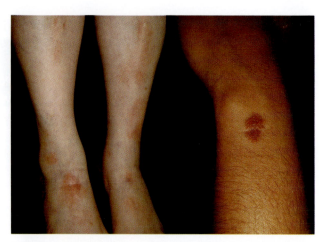

FIGURA 5 Líquen *aureus*. Máculas e pápulas amarelo-acastanhadas nas pernas e no antebraço.

FIGURA 4 Púrpura liquenoide de Gougerot e Blum. Pápulas liquenoides eritematovioláceas que tendem a agrupar-se em placas nas pernas.

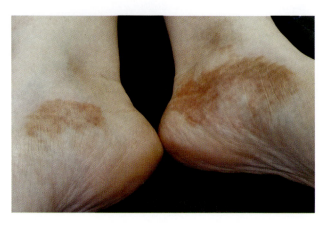

FIGURA 6 Líquen *aureus*. Máculas e pápulas confluentes amarelo-acastanhadas nos pés.

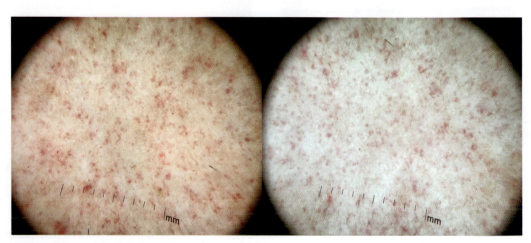

FIGURA 7 Púrpura pigmentosa crônica. Exame dermatoscópico mostrando rede de coloração acastanhada, vasos lineares, glóbulos e aberturas foliculares.

PUSTULOSE EXANTEMÁTICA AGUDA GENERALIZADA

Aline Perdiz de Jesus Bilemjian • Luna Azulay-Abulafia

	Sinonímia	AGEP (do inglês, *acute generalized exanthematic pustulosis*), pustuloderma tóxico, *rash* pustuloso por fármacos e erupção pustulosa.
	Epidemiologia	A maioria dos pacientes nega história de doença cutânea prévia e aproximadamente 17% apresentam diagnóstico de psoríase. Não existem dados na literatura referentes à idade, ao sexo ou à raça mais acometida.
	Etiologia	Na maioria dos casos (mais de 90%) é causada por fármacos, principalmente por antibióticos betalactâmicos (penicilinas, cefalosporinas) e macrolídios. Recentemente foi descrito o uso de daptomicina, um antibiótico com ação similar à vancomicina, e de telavancina, um derivado semissintético da vancomicina, como causadores de AGEP, além de amoxicilina associada ao clavulanato. É rara a associação de ciprofloxacino e de clindamicina levando à AGEP. Segue-se aos antibióticos, os bloqueadores dos canais de cálcio (p. ex., diltiazem), antimaláricos, terbinafina, isoniazida, paracetamol e carbamazepina, entre outros. Há relato na literatura de AGEP seguida de injeção intravítrea de ranibizumabe. Outros fármacos recentemente associados à AGEP são celecoxibe, clopidogrel e alopurinol. Vismodegibe, um fármaco sistêmico usado para carcinoma basocelular inoperável, apresentou *overlap* AGEP e síndrome de Stevens-Johnson/necrólise epidérmica tóxica (SSJ/NET). Vareniclina, fármaco utilizado no tratamento do tabagismo, foi descrita como indutora de AGEP confirmado por *patch test*, bem como gadolínio. Enzalutamida, um antineoplásico, pode ser provável fármaco indutor de AGEP, havendo poucos descritos casos na literatura. Ranolazina, um agente antianginoso e anti-isquêmico, também foi descrita associada a AGEP. Em alguns casos pode ser causada por uma reação de hipersensibilidade ao mercúrio ou associada à infecção viral, particularmente por enterovírus. Há descrito, ainda, AGEP resultando da interação de hipersensibilidade ao fármaco e reativação do parvovírus B19. Mordida de aranha, do gênero *Loxosceles*, também pode levar ao quadro de AGEP.
	Clínica	Febre alta pode anteceder, suceder ou surgir no mesmo dia da erupção pustulosa. Após a administração do fármaco, a erupção cutânea, geralmente, surge entre 1 e 5 dias e dura de 1 a 2 semanas, involuindo com descamação superficial. As lesões iniciam-se na face ou em áreas intertriginosas, principalmente regiões axilar e inguinal e, em algumas horas, disseminam-se pelo tegumento. São pústulas estéreis (Figuras 1 a 4), inicialmente não foliculares, pequenas (1 a 5 mm) e numerosas, que surgem sobre uma base eritematoedematosa. Pode haver queixa de ardência e/ou prurido nas lesões. Edema na face e nas mãos, lesões purpúricas, vesículas, bolhas e lesões tipo eritema multiforme podem estar presentes. O envolvimento da mucosa oral pode ocorrer em 20% dos pacientes. ALEP (pustulose exantemática aguda localizada) é a forma localizada de AGEP, que acomete principalmente face, região cervical e tórax anterior.
	Diagnóstico	Realizado por meio do quadro clínico associado à história de ingestão de fármaco. A dermatoscopia pode auxiliar no diagnóstico em sua fase inicial, demonstrando glóbulos leitosos sobre um fundo avermelhado uniforme, poupando os folículos. Pode também auxiliar no diagnóstico diferencial das erupções exantemáticas (morbiliformes) a fármacos. Teste de contato positivo com o medicamento incriminado pode auxiliar no diagnóstico. Leucocitose com neutrofilia é um achado frequente (90% dos casos), podendo haver também eosinofilia (30% dos casos). Disfunção renal transitória, hipocalcemia e função hepática normal podem ser encontrados. Na histopatologia identificam-se pústulas com neutrófilos. Podem ser observados eosinófilos ao redor de vasos, e, raramente, pode ser encontrada vasculite leucocitoclásica.
	Diagnóstico diferencial	A presença de psoríase prévia dificulta a diferença com a psoríase pustulosa generalizada. Outros diagnósticos a serem considerados são doença de Sneddon-Wilkinson (pustulose subcórnea), vasculite pustulosa e DRESS (*rash* ou reação ao fármaco com eosinofilia e sintomas sistêmicos). Nas formas graves pode assemelhar-se à síndrome estafilocócica da pele escaldada (SSSS).
	Tratamento	Afastar o medicamento envolvido é a principal medida terapêutica, podendo-se associar corticosteroide sistêmico ou tópico. Antitérmicos e medidas de suporte devem ser empregados.

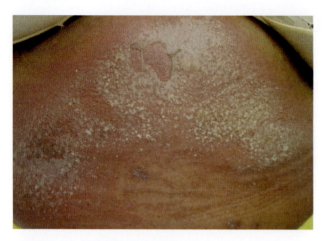

FIGURA 1 Pustulose exantemática aguda generalizada. Pústulas não foliculares estéreis sobre pele eritematosa localizada no abdome, confluindo, formando um lago de pus. Faz diagnóstico diferencial com psoríase pustulosa generalizada.

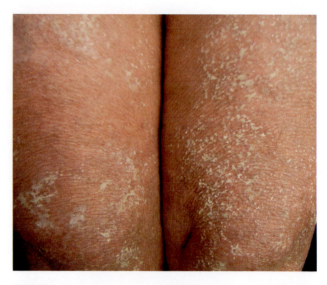

FIGURA 3 Pustulose exantemática aguda generalizada. Superfície cutânea exibindo eritema generalizado, com pústulas pequenas, confluentes nos membros inferiores.

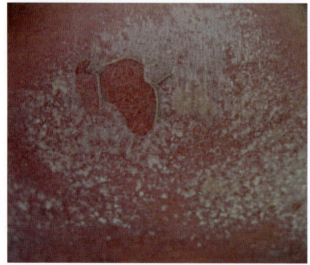

FIGURA 2 Pustulose exantemática aguda generalizada. Pústulas coalescendo e formando lago de pus sobre base eritematosa. Detalhe da Figura 1.

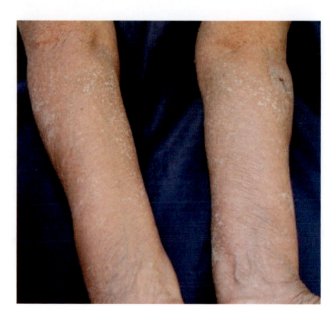

FIGURA 4 Pustulose exantemática aguda generalizada. Pústulas milimétricas sobre a pele exibindo eritema intenso.

BIBLIOGRAFIA

Paniculites

Chowaniec M, Starba A, Wiland P. Erythema nodosum – review of the literature. Reumatologia. 2016; 54(2):79-82.

Eugénio G, Tavares J, Ferreira JF et al. Unusual association between erythema nodosum and autoimmune atrophic gastritis. BMJ Case Rep. 2018; 2018. pii: bcr-2017-223638.

Greenwald E, Christman M, Penn L et al. Cold panniculitis: adverse cutaneous effect of whole-body cryotherapy. JAAD Case Rep. 2018; 4(4):344-5.

Johnson EF, Tolkachjov SN, Gibson LE. Alpha-1 antitrypsin deficiency panniculitis: clinical and pathologic characteristics of 10 cases. Int J Dermatol. 2018; 57(8):952-8.

Llamas Velasco M, Pérez-Gónzalez YC, Kempf W et al. Clues in histopathological diagnosis of panniculitis. Am J Dermatopathol. 2018; 40(3):155-67.

Papilomatose Confluente e Reticulada

Bernardes Filho F, Quaresma MV, Rezende FC et al. Confluent and reticulate papillomatosis of Gougerot-Carteaud and obesity: dermoscopic findings. An Bras Dermatol. 2014; 89(3):507-9.

Cuong Le, Bedocs PM. Confluent and reticulated papillomatosis. Stat Pearls [Internet]. Treasure Island (FL): StatPearls Publishing; 2018.

Davis MD, Weenig RH, Camilleri MJ. Confluent and reticulate papillomatosis (Gougerot-Carteaud syndrome): a minocycline-responsive dermatosis without evidence for yeast in pathogenesis. A study of 39 patients and a proposal of diagnostic criteria. Br J Dermatol. 2006; 154(2):287-93.

Hua-Liang JL, Hong Liang Tey, Wei-Sheng Chong. Confluent and reticulated papillomatosis: diagnostic and treatment challenges. Clin Cosmet Investig Dermatol. 2016; 9: 217-23.

Montemarano AD, Hengge M, Sau P, Welch M. Confluent and reticulated papillomatosis: response to minocycline. J Am Acad Dermatol. 1996; 34(2 Pt 1):253-6.

Pápulas Piezogênicas

Graham BS, Barrett TL. Solitary painful piezogenic pedal papule. J Am Acad Dermatol. 1997; 36:780-1.

Mohammed G, Turkmani MD. Piezogenic pedal papules treated successfully with deoxycholic acid injection. JAAD Case Rep. 2018; 4(6):582-3.

Montgomery F, Fioriti A. Piezogenic pedal papules: Treated by resection and hernial closure. Foot. 1998; 8:171-2.

Rodríguez-Bandera AI, Alfageme Roldán F, Hospital-Gil M et al. Usefulness of high-frequency ultrasound in the diagnosis of piezogenic pedal papules. Actas Dermosifiliogr. 2015; 106(7):591-3.

Shelley WB, Rawnsley HM. Painful feet due to herniation of fat. JAMA. 1968; 205:308-9.

Paquidermoperiostose

Castori M, Sinibaldi L, Mingarelli R et al. Pachydermoeriostosis: an update. Clin Genet. 2005; 68:477-86.

Johnston GA, Graham-Brown RAC, The skin and disorders of the alimentary tract, the hepatobiliary system, kidney, and cardiopulmonary system. In: Wolff K, Goldsmith LA, Katz SI et al. (Eds.). Fitzpatrick's dermatology in general medicine. 7. ed. New York: McGraw Hill; 2008.

Minelli L, Schnitzler R, Piraino R et al. Paquidermoperiostose. An Bras Dermatol. 1973; 48:283-91.

Sampaio SAP, Rivitti EA. Alterações hereditárias mesenquimais e malformações. In: Sampaio SAP, Rivitti EA. Dermatologia. 3. ed. São Paulo: Artes Médicas; 2008. pp. 1095-118.

Sethuraman G, Malhotra AK, Khaitan BK et al. Familial pachydermoperiostosis in association with proteinlosing enteropathy. Clin Exp Dermatol. 2006; 31:531-4.

Paracoccidioidomicose

Almeida FA, Neves FF, Mora DJ et al. Paracoccidioidomycosis in Brazilian patients with and without human immunodeficiency virus infection. Am J Trop Med Hyg. 2017; 96:368.

Menezes VM, Soares BG, Fontes CJ. Drugs for treating paracoccidioidomycosis. Cochrane Database Syst Rev. 2006; CD004967.

Pereira RM, Bucaretchi F, Barison EM et al. Paracoccidioidomycosis in children: clinical presentation, follow-up and outcome. Rev Inst Med Trop Sao Paulo. 2004; 46:127.

Shikanai-Yasuda MA, Mendes RP, Colombo AL et al. Brazilian guidelines for the clinical management of paracoccidioidomycosis. Rev Soc Bras Med Trop. 2017; 50:715.

Theodoro RC, Teixeira MM, Felipe MS et al. Genus paracoccidioides: species recognition and biogeographic aspects. PLoS One. 2012; 7:e37694.

Pediculose de Couro Cabeludo

Burkhart CG, Burkhart CN. Head lice therapies revisited. Dermatol Online J. 2006; 12:3.

Burkhart CN, Burkhart CG. Fomite transmission in head lice. J Am Acad Dermatol. 2007; 56:1044.

Ko CJ, Elston DM. Pediculosis. J Am Acad Dermatol. 2004; 50:1.

Lapeere H, Brochez L, Verhaeghe E et al. Efficacy of products to remove eggs of Pediculus humanus capitis (Phthiraptera: Pediculidae) from the human hair. J Med Entomol. 2014; 51:400.

Lebwohl M, Clark L, Levitt J. Therapy for head lice based on life cycle, resistance, and safety considerations. Pediatrics. 2007; 119:965.

Roberts RJ. Clinical practice. Head lice. N Engl J Med. 2002; 346:1645.

Penfigoide Bolhoso

Bernard P, Antonicelli F. Bullous pemphigoid: a review of its diagnosis, associations and treatment. Am J Clin Dermatol. 2017; 18(4):513-28.

Reis-Filho EG, Silva TA, Aguirre LH et al. Bullous pemphigoid in a 3-month-old infant: case report and literature review of this dermatosis in childhood. An Bras Dermatol. 2013; 88(6):961-5.

Stavropoulos PG, Soura E, Antoniou C. Drug-induced pemphigoid: a review of the literature. J Eur Acad Dermatol Venereol. 2014; 28(9):1133-40.

Penfigoide de Membranas Mucosas

Arduino PG. Oral complications of dermatologic disorders. Atlas Oral Maxillofac Surg Clin North Am. 2017; 25(2):221-8.

Bagan J, Jiménez Y, Murillo J et al. Oral mucous membrane pemphigoid: a clinical study of 100 low-risk cases. Oral Dis. 2018; 24(1-2):132-4.

Holtsche MM, Zillikens D, Schmidt E. Mucous membrane pemphigoid. Hautarzt. 2018; 69(1):67-83.

Ong HS, Setterfield JF, Minassian DC et al. Mucous membrane pemphigoid with ocular involvement: the clinical phenotype and its relationship to direct immunofluorescence findings. Ophthalmology. 2018; 125(4):496-504.

Witte M, Zillikens D, Shimanovich I. Intravenous immunoglobulins for rituximab-resistant mucous membrane pemphigoid. J Eur Acad Dermatol Venereol. 2018; 32(8):e321-4.

Pênfigos

Joly P, Litrowski N. Pemphigus group (vulgaris, vegetans, foliaceus, herpetiformis, brasiliensis). Clin Dermatol. 2011; 29(4):432-6.

Kneisel A, Hertl M. Autoimmune bullous skin diseases. Part 1: Clinical manifestations. J Dtsch Dermatol Ges. 2011; 9(10):844-56.

Kridin K. Pemphigus group: overview, epidemiology, mortality, and comorbidities. Immunol Res. 2018; 66(2):255-70.

Murrell DF, Peña S, Joly P et al. Diagnosis and management of pemphigus: recommendations by an International Panel of Experts. J Am Acad Dermatol. 2018. pii: S0190-9622(18)30207-X.

Pollmann R, Schmidt T, Eming R et al. Pemphigus: a comprehensive review on pathogenesis, clinical presentation and novel therapeutic approaches. Clinic Rev Allerg Immunol. 2018; 54(1):1-25.

Piebaldismo

Grob A, Grekin S. Piebaldism in children. Cutis. 2016; 97:90-2.

Guerra L, Primavera G, Raskovic D et al. Permanent repigmentation of piebaldism by erbium:YAG laser and autologous cultured epidermis. Br J Dermatol. 2004; 150:715-21.

Komen L, Vrijman C, Prinsen CAC et al. Optimising size and depth of punch grafts in autologous transplantation of vitiligo and piebaldism: a randomised controlled trial. J Dermatol Treat. 2016; 28(1):86-91.

Lommerts JE, Meesters AA, Komen L et al. Autologous cell suspension grafting in segmental vitiligo and piebaldism: a randomized controlled trial comparing full surface and fractional CO2 laser recipient-site preparations. Br J Dermatol. 2017; 177(5):1293-8.

Suga Y, Ikejima A, Matsuba S et al. Medical Pearl: DHA application for camouflaging segmental vitiligo and piebald lesions. J Am Acad Dermatol. 2002; 47(3):436-8.

Pilomatricoma

Ayhan E, Ertugay O, Gundogdu R. Three different dermoscopic view of three new cases with pilomatrixoma. Int J Trichol. 2014; 6(1):21-2.

Bozkurt P, Kolsuz ME, Günhan Ö et al. Preauricular pilomatricoma: an uncommon entity in a dental pediatric patient. Int J Surg Case Rep. 2017; 30:62-5.

Lazar AJ, Calonje E, Grayson W et al. Pilomatrix carcinomas contain mutations in CTNNB1, the gene encoding beta-catenin. J Cutan Pathol. 2005; 32:148.

Schwarz Y, Pitaro J, Waissbluth S et al. Review of pediatric head and neck pilomatrixoma. Int J Pediatr Otorhinolaryngol. 2016; 85:148-53.

Pioderma Gangrenoso

Ahn C, Negus D, Huang W. Pyoderma gangrenosum: a review of pathogenesis and treatment. Exp Rev Clin Immunol. 2018; 1-28.

Partridge ACR, Bai JW, Rosen CF et al. Effectiveness of systemic treatments for pyoderma gangrenosum: a systematic review of observational studies & clinical trials. Br J Dermatol. 2018; 1-53.

Sasor SE, Soleimani T, Chu MW et al. Pyoderma gangrenosum demographics, treatments, and outcomes: an analysis of 2,273 cases. J Wound Care. 2018; 54-8.

Seo H II, Lee HJ, Han KH. Hyperbaric oxygen therapy for pyoderma gangrenosum associated with ulcerative colitis. Intest Res. 2018; 16(1):155-7.

Vilches FS, Vera-Kellet C. Review pyoderma gangrenosum: classic and emerging therapies. MedClin (Barc). 2017; 1-5.

Piodermites | Infecções Bacterianas da Pele

Arnáiz-García AM, Arnáiz-García ME, Arnáiz J. Management of furuncle, furunculosis and anthrax. Med Clin (Barc). 2015; 144(8):376-8.

Burnham JP, Kollef MH. Treatment of severe skin and soft tissue infections: a review. Curr Opin Infect Dis. 2018; 31(2):113-9.

Esposito S, Bassetti M, Concia E et al.; Italian Society of Infectious and Tropical Diseases. Diagnosis and management of skin and soft-tissue infections (SSTI). A literature review and consensus statement: an update. J Chemother. 2017; 29(4):197-214.

Gillet Y, Lorrot M, Cohena R et al. Antibiotic treatment of skin and soft tissue infections. Arch Pediatr. 2017; 24(12S):S30-5.

Ibler KS, Kromann CB. Recurrent furunculosis – challenges and management: a review. Clin Cosmet Investig Dermatol. 2014; 7:59-64.

Krasagakis K, Valachis A, Maniatakis P et al. Analysis of epidemiology, clinical features and management of erysipelas. Int J Dermatol. 2010; 49(9):1012-7.

Maxwell-Scott H, Kandil H. Diagnosis and management of cellulitis and erysipelas. Br J Hosp Med (Lond). 2015; 76(8):C114-7.

Ngui LX, Wong LS, Shashi G et al. Facial carbuncle – a new method of conservative surgical management plus irrigation with antibiotic-containing solution. J Laryngol Otol. 2017; 131(9):830-3.

Raff AB, Kroshinsky D. Cellulitis: a review. JAMA. 2016; 316(3):325-37.

Russo A, Concia E, Cristini F et al. Current and future trends in antibiotic therapy of acute bacterial skin and skin-structure infections. Clin Microbiol Infect. 2016; 22(Suppl 2): S27-36.

Stevens DL, Bisno AL, Chambers HF et al. Practice guidelines for the diagnosis and management of skin and soft tissue infections: 2014 update by the Infectious Diseases Society of America. Clin Infect Dis. 2014; 59(2):147-59.

Pioestomatite Vegetante

Bens G, Laharie D, Beylot-Barry M et al. Succesful treatment with infliximab and methotrexate of pyostomatitis vegetans associated with Crohn's disease. Br J Dermatol. 2003; 149:181-4.

Dodd EM, Howard JR, Dulaney ED et al. Pyodermatitis-pyostomatitis vegetans associated with asymptomatic inflammatory bowel disease. Int J Dermatol. 2017; 56(12):1457-9.

Matias FAT, Rosa DJF, Carvalho MTF et al. Piodermatite-pioestomatite vegetante: relato de caso e revisão de literatura. An Bras Dermatol. 2011; 86(4):137-40.

Nigen S, Poulin Y, Rochette L et al. Pyodermatitis-pyostomatitis vegetans: two cases and a review of the literature. J Cutan Med Surg. 2003; 7:250-5.

Yasuda M, Amano H, Nagai Y et al. Pyodermatitis pyostomatitis vegetans associated with ulcerative colitis: successful treatment with total colectomy and topical tacrolimus. Dermatology. 2008; 217:146-8.

Pitiríase Alba

Givler DN, Givler A. Pityriasis, alba. Treasure Island (FL): Stat Pearls Publishing; 2018.

Jadotte YT, Janniger CK. Pityriasis alba revisited: perspectives on an enigmatic disorder of childhood. Cutis. 2011; 87(2):66-72.

Miazek N, Michalek I, Pawlowska-Kisiel M et al. Pityriasis alba – common disease, enigmatic entity: up-to-date review of the literature. Pediatr Dermatol. 2015; 32(6):786-91.

Moreno-Cruz B, Torres-Álvarez B, Hernández-Blanco D et al. Double-blind, placebo-controlled, randomized study comparing 0.0003% calcitriol with 0.1% tacrolimus ointments for the treatment of endemic pityriasis alba. Dermatol Res Pract. 2012; 2012:1-6.

Sharquie KE, Noaimi AA, Salmo HM. Pityriasis alba versus vitiligo. J Saudi Soc Dermatol Dermatol Surg. 2013; 17:51-4.

Pitiríase Amiantácea

Abdel-Hamid IA, Agha AS, Moustafa YM et al. Pityriasis amiantacea: a clinical etiopathologic study of 85 patients. Int J Dermatol. 2003; 42:260-4.

Alibert JL. La porrigine amiantacée. Monogr Derm. 1832; 293-5.

Amorim GM, Fernandes NC. Pityriasis amiantacea: a study of seven cases. An Bras Dermatol. 2016; 91(5):694-6.

Ring DL, Kaplan DS. Pitiryasis amiantacea: a report of three cases. Arch Dermatol. 1993; 129:913-4.

Verardino GC, Macedo PM, Jeunon T et al. Pityriasis amiantacea: clinical-dermatoscopic features and microscopy of hair tufts. An Bras Dermatol. 2012; 87(1):142-5.

Pitiríase Liquenoide

Khachemoune A, Blyumin ML. Pityriasislichenoides: pathophysiology, classification, and treatment. Am J Clin Dermatol. 2007; 8(1):29-36.

Markus JR, Carvalho VO. The relevance of recognizing clinical and morphologic features of pityriasis lichenoides: clinicopathological study of 29 cases. Dermatol Pract Concept. 2013; 3(4):7-10.

Wood GS, Reizner GT. Other papulosquamous disorders. In: Bolognia J, Cerroni L, Schaffer J. Dermatology. 4. ed. Philadelphia: Elsevier; 2018. pp. 163-6.

Wood GS, Strickler JG, Abel EA et al. Immunohistology of pityriasis lichenoides et varioliformis acuta and pityriasis lichenoides chronica. Evidence for their interrelationship with lymphomatoid papulosis. J Am Acad Dermatol. 1987; 16:559-70.

Zang JB, Coates SJ, Huang J et al. Pityriasis lichenoides: long term follow up study. Pediatr Dermatol. 2018; 35(2):213-9.

Pitiríase Rósea

Chuang T, Ilstrup DM, Perry HO et al. Pityriasis rosea in Rochester, Minnesota, 1969 to 1978: a 10 year epidemiologic study. J Am Acad Dermatol. 1982; 7:80-9.

Drago F, Broccolo F, Rebora A. Pityriasis rosea: an update with a critical appraisal of its possible herpesviral etiology. J Am Acad Dermatol. 2009; 61:303-18.

Drago F, Ciccarese G, Rebora A et al. Pityriasis rosea: a comprehensive classification. Dermatology. 2016; 232(4):431-7.

Leenutaphong V, Jiamton S. UVB phototherapy for pityriasis rósea: a bilateral comparison study. J Am Acad Dermatol. 1995; 33:996-9.

Sharma PK, Yadav TP, Gautam PK et al. Erythromycin in pityriasis rosea: a double-blind, placebo-controlled clinical trial. J Am Acad Dermatol. 2000; 42:241-4.

Pitiríase Rotunda

Ataş H, Gönül M, Koyuncu D et al. Pityriasis rotunda: a case from Turkey. Int J Dermatol. 2016; 55(6):e362-4.

Borghi A, Ricci M, Ruina G et al. When the exception proves the rule: pityriasis rotunda of difficult classification. Int J Dermatol. 2016; 55(2):218-9.

Lefkowitz EG, Natow AJ. Pityriasis rotunda: a case report of familial disease in an American-born black patient. Case Rep Dermatol. 2016; 8(1):71-4.

Makino T, Mizawa M, Seki Y et al. Decreased filaggrin-2 expression in the epidermis in a case of pityriasis rotunda. Clin Exp Dermatol. 2016; 41(2):215-7.

Suzuki Y, Aoshima M, Fujiyama T et al. Pityriasis rotunda associated with acute myeloid leukemia. J Dermatol. 2018; 45(1):105-6.

Vaccaro M, Salpietro C, Foti A et al. Pityriasis rotunda with recurrent respiratory infections. G Ital Dermatol Venereol. 2017; 152(2):190-1.

Pitiríase Rubra Pilar

Cohen PR, Prystowsky JH. Pityriasis rubra pilaris: a review of diagnosis and treatment. J Am Acad Dermatol. 1989; 20:801-7.

Finzi AF, Altomare G, Bergamaschini L et al. Pityriasis rubra pilaris and retinol binding protein. Br J Dermatol. 1981; 104:253-6.

Griffiths WAD. Pityriasis rubra pilaris. Clin Exp Dermatol. 1980; 5:105-12.

Guimarães P, Belo J, Branco A et al. Pitiríase rubra pilar: relato de caso com boa resposta à acitretina e revisão da literatura. An Bras Dermatol. 2001; 76:717-21.

Kohn SR. Pityriasis rubra pilaris. Arch Dermatol. 1984; 120:995.

Miralles ES, Núñez M, De Las Heras ME et al. Pityriasis rubra pilaris and human immunodeficiency virus infection. Br J Dermatol. 1995; 133:990-3.

Orlandini V, Cogrel O, Doutre MS et al. Pityriasis rubra pilaris and hypothyroidism: efficacy of thyroid hormone replacement therapy in skin recovery. Br J Dermatol. 2007; 156:606-7.

Policondrite Recorrente

Arnaud L, Mathian A, Haroche J et al. Pathogenesis of relapsing polychondritis: a 2013 update. Autoimmun Rev. 2014; 13(2):90-5.

Cantarini L, Vitale A, Brizi MG et al. Diagnosis and classification of relapsing polychondritis. J Autoimmun. 2014; 48-49:53-9.

Damiani JM, Levine HL. Relapsing polychondritis-report of ten cases. Laryngoscope. 1979; 89:929-46.

Emmungil H, Aydın SZ. Relapsing polychondritis. Eur J Rheumatol. 2015; 2(4):155-9.

McAdam LP, O'Hanlan MA, Bluestone R et al. Relapsing polychondritis: prospective study of 23 patients and a review of the literature. Medicine (Baltimore). 1976; 55:193-215.

Porfirias

Balwani M, Wang B, Anderson KE et al.; Porphyrias Consortium of the Rare Diseases Clinical Research Network. Acute hepatic porphyrias: recommendations for evaluation and long-term management. Hepatology. 2017; 66:1314-22.

Bissell DM, Anderson KE, Bonkovsky HL. Porphyrias. N Engl J Med. 2017; 377:862-72.

Ramanujam VMS, Anderson KM. Porphyria diagnostics – Part 1: A brief overview of the porphyrias. Curr Protoc Hum Genet. 2015; 86:17.20.1-17.20.26.

Schulenburg-Brand D, Katugampola R, Anstey AV et al. The cutaneous porphyrias. Dermatol Clin. 2014; 32(3):369-84.

Stein PE, Badminton MN, Rees DC. Update review of the acute porphyrias. Br J Haematol. 2017; 176(4):527-38.

Poroceratoses

Rouhani P, Fisher M, Meehan S et al. Disseminated superficial actinic porokeratosis. Dermatol Online J. 2012; 18(12):24.

Sertznig P, von Felbert V, Megahed M. Porokeratosis: present concepts. J Eur Acad Dermatol Venereol. 2012; 26:404-12.

Shin EJ, Gwak MG, Jeong KH et al. Disseminated superficial actinic porokeratosis in a vitiligo patient undergoing treatment with long-term narrowband ultraviolet B. Ann Dermatol. 2018; 30(2):249-51.

Torres T, Velho GC, Selores M. Poroceratose superficial disseminada num doente com colangiocarcinoma: manifestação paraneoplásica? An Bras Dermatol. 2010; 85(2):229-31.

Weidner T, Illing T, Miguel D et al. Treatment of porokeratosis: a systematic review. Am J Clin Dermatol. 2017; 18(4):435-49.

Poroma

Bombonato C, Piana S, Moscarella E et al. Pigmented eccrine poroma: dermoscopic and confocal features. Dermatol Pract Concept. 2016; 6(3):59-62.

dos Santos BS. Clinical and dermoscopic features of eccrine poroma. Indian J Dermatol Venereol Leprol. 2015; 81(3):308-9.

Falcão EM, Catharino AR, Zompero CM et al. Poroma: a typical presentation. Dermatol Online J. 2012; 18(11):14.

Kamiya H, Oyama Z, Kitajima Y. "Apocrine" poroma: review of the literature and case report. J Cutan Pathol. 2001; 28(2):101-4.

Sawaya JL, Khachemoune A. Poroma: a review of eccrine, apocrine, and malignant forms. Int J Dermatol. 2014; 53(9):1053-61.

Prototecose

Dalmau J, Pimentel CL, Alegre M et al. Treatment of protothecosis with voriconazole. J Am Acad Dermatol. 2006; 55(5 Suppl):S122-3.

Jenkinson H, Thelin L, McAndrew R et al. Cutaneous protothecosis in a patient on ustekinumab for psoriasis. Int J Dermatol. 2018; 57(10):1246-8.

Jeunon T, Fantin-Ribeiro A, Jeunon-Sousa MA et al. Erythematous plaque and shallow ulcers on right arm and forearm. Int J Dermatol. 2009; 48(11):1171-3.

Tseng HC, Chen CB, Ho JC et al. Clinicopathological features and course of cutaneous protothecosis. J Eur Acad Dermatol Venereol. 2018; 32(9):1575-83.

Yun CH, Jeong JH, Ryu HR et al. Cutaneous protothecosis responds rapidly to voriconazole. Int J Dermatol. 2016; 55(12):1373-7.

Prurigo Nodular

Accioly Filho JW, Nogueira A, Ramos-e-Silva M. Prurigo nodularis of Hyde: an update. J Eur Acad Dermatol Venereol. 2000; 14:75-82.

Gomes PA, Duarte AA, Oliveira J et al. Prurigo nodular de Hyde na infância. An Bras Dermatol. 1994; 69(4):301-3.

Iking A, Grundmann S, Chatzigcorgakidis E et al. Prurigo as a symptom of atopic and non-atopic diseases: a etiological survey in a consecutive cohort of 108 patients. J Eur Acad Dermatol Venereol. 2013; 27:550-7.

Jørgensen KM, Egeberg A, Gislason GH et al. Anxiety, depression and suicide in patients with prurigo nodularis. J Eur Acad Dermatol Venereol. 2017; 31:e61-135.

Zeidler C, Tsianakas A, Pereira M et al. Chronic prurigo of nodular type: a review. Acta Derm Venereol. 2018; 98:173-9.

Pseudofoliculite da Barba e da Região Pubiana e Inguinal

Alexis A, Heath CR, Halder RM. Folliculitis keloidalis nuchae and pseudofolliculitis barbae: are prevention and effective treatment within reach?. Dermatol Clin. 2014; 32(2):183-91.

Bridgeman-Shah S. The medical and surgical therapy of pseudofolliculitis barbae. Dermatol Ther. 2004; 17:158.

Gray J, McMichael AJ. Pseudofolliculitis barbae: understanding the condition and the role of facial grooming. Int J Cosmet Sci. 2016; 38(Suppl 1): 24-7.

Ross EV, Cooke LM, Overstreet KA et al. Treatment of pseudofolliculitis barbae in very dark skin with a long pulse Nd:YAG laser. J Natl Med Assoc. 2002; 94:888.

Winter H, Schissel D, Parry DAD et al. An unusual A1a2Thr polymorphism in the 1A [alpha]-Helical segment of the companion layer-specific keratin K6 hf: evidence for a risk factor in the etiology of the common hair disorder pseudofolliculitis barbae. J Invest Dermatol. 2004; 122:652-7.

Pseudoxantoma Elástico

Faria CS, Li Q, Guo H et al. Clinical phenotypes and ABCC6 gene mutations in Brazilian families with pseudoxanthoma elasticum. Acta Derm Venereol. 2013; 93:739-40.

Georgalas I, Tservakis I, Papaconstaninou D et al. Pseudoxanthoma elasticum, ocular manifestations, complications and treatment. Clin Exp Optom. 2011; 94:2:169-80.

Germain DP. Pseudoxanthoma elasticum. Orphanet J Rare Dis. 2017; 12(1):85.

Orssaud C, Roche O, Dufier JL et al. Visual Impairment in pseudoxanthoma elasticum: a survey of 40 patients. Ophthalmic Genetics. 2015; 36(4):327-32.

Oztas Z, Karadeniz C, Afrashi F et al. Minor trauma resulting in subretinal haemorrhage with choroidal rupture: a case of subtle pseudoxanthoma elasticum in a child. Clin Exp Optom. 2016; 99:84-6.

Psicodermatoses

Alves CJM, Martelli ACC, Fogagnolo L et al. Síndrome de Ekbom secundária a transtorno orgânico: relato de três casos. An Bras Dermatol. 2010; 85(4):541-4.

Basavaraj KH, Navya MA, Rashmi R. Relevance of psychiatry in dermatology: present concepts. Indian J Psychiatry. 2010; 52(3):270-5.

Bishop ER. Monosymptomatic hypochondriacal syndromes in dermatology. J Am Acad Dermatol. 1983; 9(1):152-8.

Foster AA, Hylwa SA, Bury JE et al. Delusional infestation: clinical presentation in 147 patients seen at Mayo Clinic. J Am Acad Dermatol. 2012; 67:673.e1-10.

Grant JE, Stein JS. Body-focused repetitive behavior disorders in ICD-11. Rev Bras Psiquiatr. 2014; 36:S59-64.

Gupta MA, Gupta AK. Psychodermatology: an update. J Am Acad Dermatol. 1996; 34:1030-46.

Kuhn H, Mennella C, Magid M et al. Psychocutaneous disease: Clinical perspectives. J Am Acad Dermatol. 2017; 76:779-91.

Kuhn H, Mennella C, Magid M et al. Psychocutaneous disease: pharmacotherapy and psychotherapy. J Am Acad Dermatol. 2017; 76:795-808.

Lee CS, Accordino R, Howard J et al. Psychopharmacology in dermatology. Dermatol Ther. 2008; 21:69-82.

Sandoz A, Koenig T, Kusnir D et al. Psychocutaneous diseases. In: Wolff K, Goldsmith LA, Katz SI et al. Fitzpatrick's dermatology in general medicine. New York: McGraw-Hill; 2008. pp. 912-21.

Shenefelt PD. Psychodermatological disorders: recognition and treatment. Int J Dermatol. 2011; 50:1309-22.

Psoríase

Christophers E. Psoriasis – epidemiology and clinical spectrum. Clin Exp Dermatol. 2001; 26(4):314-20.

Krueger JG, Brunner PM. Interleukin-17 alters the biology of many cell types involved in the genesis of psoriasis, systemic inflammation and associated comorbidities. Exp Dermatol. 2018; 27(2):115-23.

Miot H, Romiti RAM. Prevalência de psoríase em capitais brasileiras: um inquérito telefônico. Porto Alegre; 2016.

Parisi R, Symmons DP, Griffiths CE et al. Global epidemiology of psoriasis: a systematic review of incidence and prevalence. J Invest Dermatol. 2013; 133:377-85.

Ranza R, Carneiro S, Qureshi A et al. Prevalence of psoriatic arthritis in a large cohort of Brazilian patients with psoriasis. J Rheumatol. 2015; 42(5):829-34.

Romitti R, Arnone M, Menter A et al. Prevalence of psoriasis in Brazil – a geographical survey. Int J Dermatol. 2017; 56:e158-75.

Takahashi MD, Romiti R. Consenso Brasileiro de Psoríase. Guias de Avaliação e Tratamento. 2. ed. Rio de Janeiro: Sociedade Brasileira de Dermatologia; 2012.

Tsoi LC, Spain SL, Knight J et al. Identification of 15 new psoriasis susceptibility loci highlights the role of innate immunity. Nat Genet. 2012; 44(12):1341-8.

van de Kerkhof, Peter C M, Nestlé F. Psoriasis. In: Dermatology. 3. ed. Philadelphia: Elsevier Saunders; 2012.

Yosipovitch G, Tang MBY. Practical management of psoriasis in the elderly: epidemiology, clinical aspects, quality of life, patient education and treatment options. Drugs Aging. 2002; 19(11):847-63.

Púrpura Pigmentosa Crônica

Gönül M, Külcü Çakmak S, Ozcan N et al. Clinical and laboratory findings of pigmented purpuric dermatoses. Ann Dermatol. 2014; 26(5):610-4.

Kaplan R, Meehan SA, Leger M. A case of isotretinoin-induced purpura annularis telangiectodes of Majocchi and review of substance-induced pigmented purpuric dermatosis. JAMA Dermatol. 2014; 150(2):182-4.

Kim DH, Seo SH, Ahn HH et al. Characteristics and clinical manifestations of pigmented purpuric dermatosis. Ann Dermatol. 2015; 27(4):404-10.

Ozkaya DB, Emiroglu N, Su O et al. Dermatoscopic findings of pigmented purpuric dermatosis. An Bras Dermatol. 2016; 91(5):584-7.

Risikesan J, Sommerlund M, Ramsing M et al. Successful topical treatment of pigmented purpuric lichenoid dermatitis of Gougerot-Blum in a young patient: a case report and summary of the most common pigmented purpuric dermatoses. Case Rep Dermatol. 2017; 9(3):169-76.

Pustulose Exantemática Aguda Generalizada

Alberto C, Konstantinou MP, Martinage C et al. Enzalutamide induced acute generalized exnathematous pustulosis. J Dermatol Case Rep. 2016; 10(2):35-8.

Bordel Gómez MT, Martín García C, Meseguer Yebra C et al. First Case Report of acute generalized exnathematous pustulosis (AGEP) caused by gadolinium confirmed by patch testing. Contact Dermatitis. 2018; 78(2):166-8.

Errichetti E, Pegolo E, Stinco G. Dermoscopy as an auxiliary tool in the early differential diagnosis of acute generalized exanthematous pustulosis (AGEP) and exanthematous (morbiliform) drug eruption. J Am Acad Dermatol. 2016; 74(2):e29-31.

Foti C, Romita P, Zanframundo G et al. Ciprofloxacin induced acute generalized exanthematous pustulosis. Indian J Pharmacol. 2017; 49(1):119-20.

Grelck K, Stewart N, Rosen L et al. Acute generalized exanthematous pustulosis associated with ranolazine. Cutis. 2015; 96(4):E18-21.

Kley C, Murer C, Maul JT et al. Rapid involution of pustules during topical steroid treatment of acute generalized exanthematous pustulosis. Case Rep Dermatol. 2017; 9(1):135-9.

Milman LM, Müller GP, Souza PR et al. Acute generalized exnathematous pustulosis associated with spider bite. An Bras Dermatol. 2016; 91(4):524-7.

Moreno-Arrones OM, Carrillo-Gijon R, Sendagorta E et al. Acute generalized exnathematous pustulosis simulating Stevens-Johnson syndrome/toxic epidermal necrolysis associated with the use of vismodegib. JAAD Case Rep. 2018; 4(2):123-5.

Özkaya E, Yazganoğlu KD, Kutlay A et al. Vareniciclina-induced acute generalized exanthematous pustulosis confirmed by pathtesting. Contact Dermatitis. 2018; 78(1):97-9.

Smeets TJ, Jessurun N, Härmark L et al. Clindamycin-induced acute generalized exanthematous pustulosis: five cases and a review of the literature. Neth J Med. 2016; 74(10):421-8.

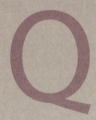

QUEIMADURAS

Allan Bernacchi • Sílvia de Mello • Ivo Pitanguy

	Sinonímia	Não tem outra nomenclatura.
	Epidemiologia	Estima-se que no Brasil ocorram em torno de 1 milhão de acidentes com queimaduras por ano. Destes, 100.000 pacientes procurarão atendimento hospitalar e cerca de 2.500 irão falecer direta ou indiretamente por suas lesões. O sexo masculino é o mais acometido por acidentes com queimaduras, sendo o álcool a principal fonte de acidentes em todas as faixas etárias, exceto em crianças entre 0 e 4 anos. A maioria das queimaduras em crianças acontece no ambiente doméstico e é provocada por líquidos superaquecidos, especialmente água.
	Etiologia	A pele humana pode tolerar sem prejuízo temperaturas de até 44°C; acima deste valor são produzidas diferentes lesões. O grau de lesão está diretamente relacionado à temperatura e ao tempo de exposição. Queimadura é a lesão dos tecidos decorrente de um traumatismo térmico. Pode ser provocada por calor, eletricidade, irradiação, frio, congelamento, substâncias químicas ácidas ou alcalinas.
	Clínica	**Classificação da queimadura quanto à profundidade** *Queimadura de 1º grau.* Atinge a epiderme e parte da derme, sem formação de bolhas e sem alterações hemodinâmicas. Há congestão dos vasos sanguíneos superficiais, causando um eritema que pode ser seguido por descamação (Figura 1). *Queimadura de 2º grau.* Atinge a epiderme e parte da derme. Há duas subdivisões: • Superficial: há transudação dos capilares, levando ao edema dos tecidos superficiais. Vesículas e bolhas são formadas (Figuras 2 e 3). A pele apresenta aspecto rosado e apêndices dérmicos intactos, havendo a reconstituição da pele sem formação de cicatrizes • Profunda: comprometimento da derme reticular, alguns folículos pilosos e glândulas sudoríparas conservadas para regeneração dos tecidos, mas, quando acometidos, há formação de cicatriz. O aspecto da pele é mole e elástico, de coloração branca. *Queimadura de 3º grau.* Atinge epiderme, derme e, em alguns casos, tecido subcutâneo, músculos e ossos. A pele fica esbranquiçada, pálida e rígida devido à redução da elasticidade tecidual (Figuras 4 e 5). Há edema e pouca dor. **Classificação da queimadura quanto ao agente causal** *Queimadura térmica.* Pode ser causada por calor ou frio, ação direta do fogo, líquidos quentes, vapor, objetos superaquecidos e gelo. *Queimadura elétrica.* Causada pela passagem de eletricidade no organismo. Há lesões de entrada e saída do trajeto da corrente elétrica. São lesões graves e mutilantes em função do grau de necrose e destruição tecidual. *Queimadura química.* Os álcalis causam danos maiores que os ácidos, pois penetram mais rápido e profundamente. Há um dano tecidual progressivo, de acordo com a penetração do agente. Os mais comuns são ácido sulfúrico, ácido nítrico e soda cáustica. *Queimadura por irradiação.* Pode ser causada por radiações ionizantes e não ionizantes com extenso comprometimento tecidual, com eventual aparecimento tardio do carcinoma espinocelular no local.
	Diagnóstico	O diagnóstico é clínico, baseado principalmente na profundidade da queimadura e na superfície corporal queimada (SCQ). O cálculo da SCQ pode ser realizado por diferentes métodos, como a "regra dos nove", na qual a cabeça e os braços esquerdo e direito representam cada um 9% da SCQ, enquanto o tronco anterior ou posterior e a perna direita ou esquerda correspondem a 18% cada. Este cálculo deve ser alterado para crianças, uma vez que a cabeça até os 2 anos de idade corresponde a 19% da SCQ, 15% até 7 anos e 13% aos 12 anos de idade. Além disso, é fundamental na avaliação inicial o monitoramento circulatório e de vias aéreas, bem como da diurese, especialmente em casos de hipovolemia ou suspeita de rabdomiólise.

	Diagnóstico diferencial	É feito especialmente pela gravidade e pela extensão das lesões, podendo haver comprometimento sistêmico com alterações cardíaca, renal, hepática e neurológica.
	Tratamento	**Queimadura de 1º grau.** Deve-se lavar a região com banhos e compressas de água fria, que aliviam a dor e o edema. Cremes e loções cicatrizantes são usados para reduzir a inflamação. **Queimadura de 2º grau.** As bolhas podem ser rompidas; porém, mantendo o teto das mesmas para servir de proteção. Vaselina estéril pode ser usada nos curativos, e o cuidado com a infecção secundária deve ser maior. **Queimadura de 3º grau.** Avaliar a extensão da queimadura, bem como o tecido necrótico para um desbridamento cirúrgico e enxertos posteriores. Para as cicatrizes, especialmente as incapacitantes, o *laser* fracionado de CO_2 pode ser usado, seguido da aplicação de triancinolona. O tratamento tópico mais eficaz para o controle da infecção local nas queimaduras superficiais é a sulfadiazina de prata, que deve ser aplicada nas primeiras 48 a 72 h. Se necessário, depois deste período, aplicar debridante químico tópico, como colagenase, até remover todo o tecido necrosado e, após esta fase, aplicar agente tópico que estimule a epitelização.

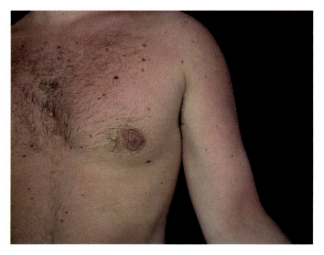

FIGURA 1 Queimadura de 1º grau. Área extensa de eritema após exposição solar.

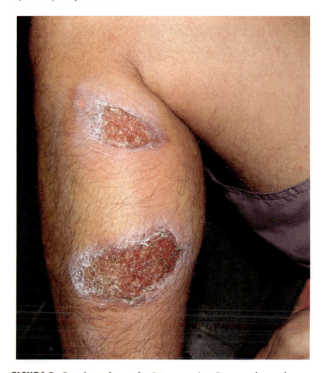

FIGURA 2 Queimadura de 2º grau. Lesões exulceradas na perna.

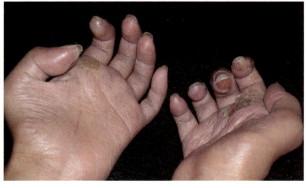

FIGURA 3 Queimadura de 2º grau. Presença de bolhas, algumas exulceradas, nas mãos de paciente com hanseníase.

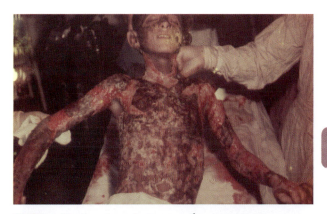

FIGURA 4 Queimadura de 3º grau. Área extensa de necrose.

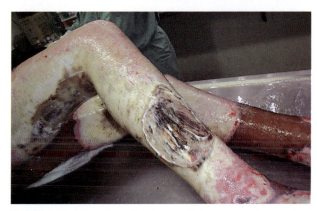

FIGURA 5 Queimadura de 3º grau. Pele seca e esbranquiçada com exposição de tendões.

QUELOIDE

Leticia Spinelli De Biase Martins

=	**Sinonímia**	Não tem outra nomenclatura.
	Epidemiologia	Acomete preferencialmente negros e mestiços. Existe predisposição individual, como também familial. Alguns cromossomos estão sendo estudados, como 1q41 e 3q22.3-q23.
	Etiologia	O queloide é uma proliferação fibrosa da pele e pode ser considerado neoplasia do tecido conjuntivo, uma vez que não regride espontaneamente. Pode ter aparecimento espontâneo ou secundário a traumatismo, infecção e queimadura. Evidências recentes sobre a fisiopatologia sugerem um papel importante da superprodução de fator transformador do crescimento beta (TGF-β), e níveis anormais de interleucina (IL)-6, IL-13 e IL-15.
	Clínica	Inicialmente, as lesões são róseas e moles, e, posteriormente, tornam-se duras, inelásticas e esbranquiçadas, com superfície lisa e brilhante (Figuras 1 a 4). O tamanho é variável, podendo se localizar em qualquer área do corpo, exceto na região palmoplantar. A área mais acometida é a pré-esternal (Figuras 5 e 6). As lesões podem ser dolorosas e/ou pruriginosas. A histopatologia revela grande quantidade de feixes de colágeno dispostos irregularmente, de modo homogêneo, com poucas fibras elásticas e ausência de anexos na derme.
	Diagnóstico	Os quadros clínico e histopatológico são característicos.
≠	**Diagnóstico diferencial**	Cicatriz hipertrófica que fica limitada à área atingida, não ultrapassando os limites da lesão inicial.
	Tratamento	Curativos compressivos, gel à base de silicone, corticosteroide intralesional (triancinolona ou outro corticosteroide), bleomicina intralesional, 5-fluoruracila intralesional, interferona α-2b intralesional, crioterapia intralesional, excisão cirúrgica associada à betaterapia, radioterapia local e *lasers*. Entre os *lasers* mais indicados estão o CO_2 fracionado 10.600 nm e *pulsed dye laser* (PDL) 595 nm. A associação de PDL logo após a aplicação de corticosteroide intralesional pode ser uma excelente opção para lesões refratárias aos tratamentos isolados.

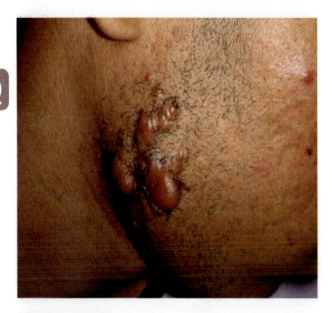

FIGURA 1 Queloide. Paciente jovem apresentando lesões queloideanas na face secundárias à acne cística.

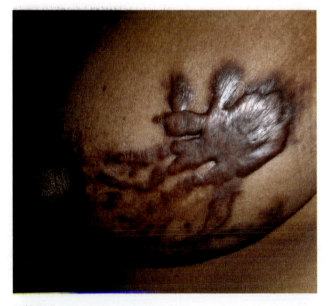

FIGURA 2 Queloide. Paciente afrodescendente com grandes lesões na mama, de surgimento espontâneo.

Seção 2 | Afecções Dermatológicas de A a Z   927

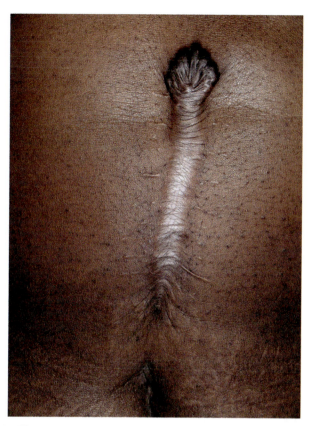

FIGURA 3 **Queloide.** Cicatriz hipertrófica abdominal com formação de queloide no polo superior.

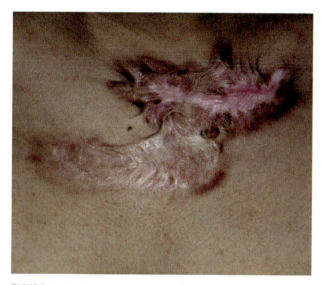

FIGURA 5 **Queloide.** Decorrente de criocirurgia com nitrogênio líquido.

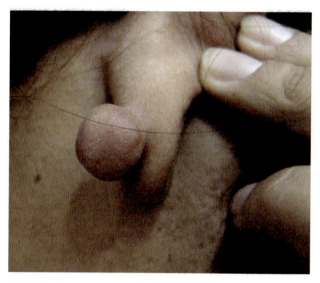

FIGURA 4 **Queloide.** Localização comum devido à perfuração do lobo da orelha para colocação de brinco.

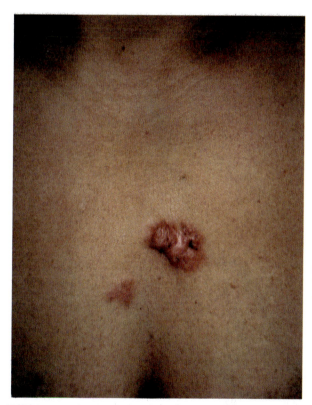

FIGURA 6 **Queloide.** O cisto folicular na região pré-esternal foi submetido à exérese cirúrgica, originando um queloide.

BIBLIOGRAFIA
Queimaduras

Cruz BF, Cordovil PBL, Batista KNM. Perfil epidemiológico de pacientes que sofreram queimaduras no Brasil: revisão de literatura. Rev Bras Queimaduras. 2012; 11(4):246-50.

Gawryszewski VP, Koizumi MS, Mello-Jorge MH. As causas externas no Brasil no ano 2000: comparando a mortalidade e a morbidade. Cad Saúde Pública. 2004; 20(4):995-1003.

Ghosh A, Bharat R. Domestic burns prevention and first aid awareness in and around Jamshedpur, India: strategies and impact. Burns. 2000; 26(7):605-8.

Vale ECS. Primeiro atendimento em queimaduras: a abordagem do dermatologista. An Bras Dermatol. 2005; 80(1):9-19.

Vendrusculo TM, Balieiro CRB, Echevarría-Guanilo ME et al. Queimaduras em ambiente doméstico: características e circunstâncias do acidente. Rev Latino-Am Enfermagem. 2010; 18(3):444-51.

Queloide

Al-Mohamady AA, Attia Ibrahim SM, Muhammad MM. Pulsed dye laser versus long-pulsed Nd:YAG laser in the treatment of hypertrophic scars and keloid: a comparative randomized split-scar trial. J Cosm Laser Ther. 2016; 18(4):208-12.

Chopinaud M, Pham A, Labbé D et al. Intralesional cryosurgery to treat keloid scars: results from a retrospective study. Dermatology. 2014; 229:263-70.

Jaloux C, Bertrand B, Degardin N et al. Les cicatrices chéloïdes (deuxième partie): arsenal et stratégie thérapeutique. Keloid scars (part II): Treatment and prevention. Ann Chir Plast Esth. 2017; 62:87-96.

Martin MS, Collawn SS. Combination treatment of CO_2 fractional laser, pulsed dye laser, and triamcinolone acetonide injection for refractory keloid scars on the upper back. J Cosm Laser Ther. 2013; 15:166-70.

RADIODERMITES

Fabio Francesconi

Sinonímia Radiodermatites.

Epidemiologia Radiodermite é uma complicação determinística, ou seja, está relacionada com a dose irradiada (medida em Gray – Gy). Geralmente ocorre após exposição à radiação ionizante, seja ela acidental, diagnóstica ou terapêutica. Neste caso, estima-se que 95% das pessoas que foram expostas desenvolvem algum grau de radiodermite. São considerados pacientes de maior risco para desenvolver esta complicação: os submetidos ao tratamento para câncer de mama, câncer de cabeça e pescoço, câncer de pulmão e sarcomas, pois são os que recebem a maior dose sobre a pele. São fatores de risco independentes para a manifestação da radiodermite:
- Região anatômica: face, extremidades e tronco são áreas mais sensíveis
- Próteses: aumentam o risco por terem menor capacidade de dissipar o calor
- Quimioterapia: aumenta a sensibilidade do paciente à radiação
- Fatores individuais: como idade, doenças do colágeno, obesidade e tabagismo.

A radiodermite acidental tende a ser mais grave por serem entregues maiores energias sem o fracionamento.

Etiologia Radiação ionizante é caracterizada por deslocar o elétron de sua órbita e assim criar partículas carregadas (ions). São radiações ionizantes: radiação ultravioleta de maiores frequências, partículas alfa, partículas beta, raios X e partículas gama. De forma geral, a radiação ionizante cria átomos instáveis (radionuclídeos) que emitem energia, formando diferentes isótopos até a formação de um elemento estável, processo denominado decaimento radioativo.

A radiação ionizante é capaz de interagir com o DNA, proteínas e lipídios e causar lesão direta. Indiretamente atua por sua ação sobre a água com geração de radicais livres.
- Partículas α: consistem em dois prótons e dois elétrons, possuem alta capacidade ionizante, porém baixa capacidade de penetração. O seu risco teórico seria em casos de inalação ou ingesta. Não ultrapassam roupas ou a pele. Não são utilizadas na medicina, mas potencialmente poderiam ser de uso intratumoral
- Partículas β: são elétrons ou pósitrons de alta velocidade e alta energia, emitidos por alguns núcleos radioativos. Muito menores que as partículas alfa, possuem capacidade de penetração e ionização intermediárias, que podem atingir vários milímetros na pele e chegar ao subcutâneo. Esta técnica foi utilizada no passado para tratamento de algumas condições dermatológicas inflamatórias e ocasionalmente utilizada para o tratamento de cicatrizes hipertróficas e queloides
- Raios gama: são ondas eletromagnéticas puras de frequências extremamente elevadas, sem massa, capazes de penetrar nos tecidos e afetar todos os órgãos
- Raios X: são uma forma de onda eletromagnética gerada por elétrons fora do núcleo. Possuem comprimentos de onda maiores que os raios gama, mas de forma geral possuem as mesmas características, energia em todo o corpo com distribuição peculiar a cada elemento. Utilizados em diagnóstico e na terapêutica.

Clínica Os danos por radiação podem decorrer de acidentes ou como complicação de tratamentos oncológicos. De forma geral, os efeitos colaterais são previsíveis. A classificação mais utilizada é a relacionada à cronologia dos sintomas. As agudas, quando ocorrem de minutos a poucas semanas após o evento; os órgãos mais afetados são os que possuem maior capacidade de replicação – pele, sistema digestório e medula óssea. As complicações crônicas ocorrem de meses a anos após o evento; na maioria das vezes são complicações fibróticas com possibilidade de perda de função. Malignização secundária não pode ser prevista e ocorre em média de 10 a 15 anos após o evento.

Radiodermite. É um dos principais efeitos colaterais da radioterapia e pode acometer 95% dos pacientes. Apesar de não ser uma complicação grave, pode causar impacto significativo na qualidade de vida e influenciar na decisão de manter ou interromper o tratamento. De forma simplificada, a radiação causa dano estrutural imediato, seguido por sinalização inflamatória complexa e um elevado estado de estresse oxidativo. Em conjunto temos destruição tecidual, diminuída capacidade redox, baixa capacidade replicativa da epiderme, diminuída capacidade de regeneração tecidual com alta tendência a fibrose.

Radiodermite aguda. São as manifestações que ocorrem em um período de horas a dias da exposição. O tipo de lesão vai variar com a dose irradiada:
- 3 a 6 Gy: epilação que ocorre de 10 a 20 dias após exposição (Figura 1)
- 10 a 15 Gy: eritema leve (Figura 2)
- 12 a 20 Gy: descamação seca (Figura 3)
- 20 a 25 Gy: descamação úmida (Figura 4)
- > 30 Gy: surgimento de bolhas 2 a 3 semanas após a exposição
- > 50 Gy: necrose com formação de úlceras e possibilidade de acometimento ósseo e muscular.

A gravidade da radiodermite pode ser avaliada utilizando um dos sistemas de gradação existente: *Common Toxicity Criteria Adverse Event* (NCI CTCAE) ou o *Radiation Therapy Oncology Group* (RTOG) *Toxicity Scoring System*.

Radiodermite leve. É considerada se houver eritema leve, com ou sem descamação seca que dure aproximadamente 1 mês. Prurido e epilação são comuns.

Radiodermite moderada. Está associada a eritema intenso, com ou sem descamação úmida. Dor e bolhas superficiais podem ser encontradas.

Radiodermite grave. É manifestada por descamação úmida que não se limita às dobras cutâneas. Necrose, ulceração e dor intensa são encontrados.

Subsíndrome cutânea. É uma complicação grave associada a exposição acidental a altas doses de radiação. Necrose intensa, com descamação úmida, surge em 1 a 2 dias do acidente. É sinal de mau prognóstico e associado a maior mortalidade.

Queimadura por radiação. É complicação rara de exposição a altas doses de raios X, como, por exemplo, complicação de exames de imagem por fluoroscopia. Nestes casos os limites da lesão são menos precisos (Figura 5).

Radiodermite crônica. É a complicação dermatológica que ocorre meses a anos após o evento. A lesão típica é fibrótica (dificuldade de realizar a prega cutânea) com discromia local (áreas de hiper e hipopigmentação). Notam-se, compondo o quadro, áreas depressivas consideradas de atrofia epidérmica e pronunciado aumento da vascularização local manifestado por telangiectasias. A pele apresenta-se poiquilodérmica. Classifica-se a radiodermite crônica em:
- Grau I: atrofia leve, alteração de pigmentação, com alguma perda de pelos (Figura 6)
- Grau II: atrofia moderada, telangiectasia, ausência de pelos (Figura 7)
- Grau III: atrofia intensa e telangiectasias grosseiras (Figura 8)
- Grau IV: ulceração (Figura 9).

Diagnóstico

Clínico e epidemiológico.
A histologia evidencia apoptose de ceratinócitos, vacuolização da camada basal e espongiose. Com o incremento da dose podemos ter intensificação destes achados até necrose importante e ulceração. Nos casos crônicos, notam-se esclerose do colágeno e aumento e espessamento dos vasos.

Diagnóstico diferencial

Na pele:
- Quadro agudo: dermatite de contato, queimaduras em geral
- Quadro crônico: esclerodermias, vitiligo, dermatoesclerose e poiquilodermia.

Na síndrome aguda: intoxicações alimentares, farmacodermias e viroses.

Tratamento

Depende do estágio da lesão.
- Síndrome aguda: internação, cuidados gerais e correção dos distúrbios hidreletrolíticos. Descontaminação, de acordo com o material
- Quadro cutâneo: nas lesões agudas são feitas compressas com antissépticos e curativos cicatrizantes, além de gel de *Aloe vera* 5% para alívio da dor. Nos casos crônicos deve-se fazer a lubrificação e evitar traumatismos.

Seção 2 | Afecções Dermatológicas de A a Z   931

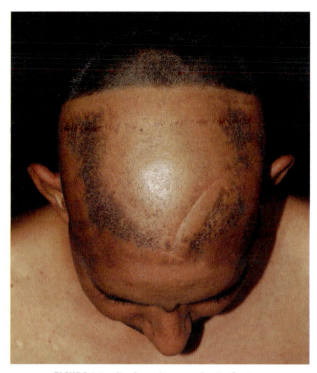

FIGURA 1 Radiodermite aguda. Epilação.

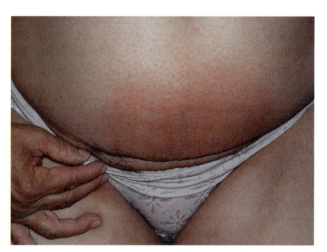

FIGURA 2 Radiodermite aguda. Eritema.

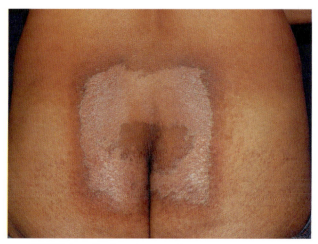

FIGURA 3 Radiodermite aguda. Descamação seca.

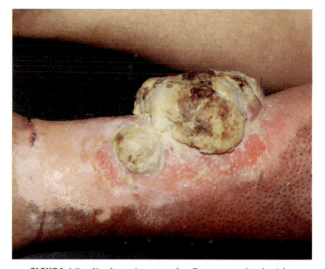

FIGURA 4 Radiodermite aguda. Descamação úmida.

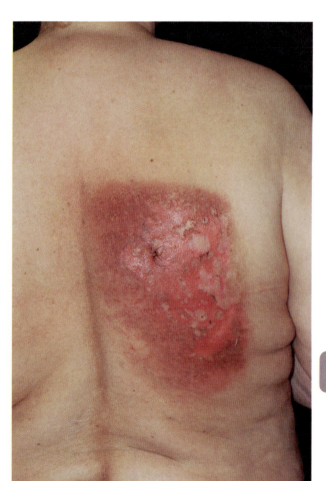

FIGURA 5 Radiodermite. Queimadura por radiação.

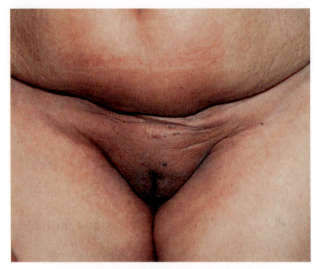

FIGURA 6 Radiodermite crônica. Grau I.

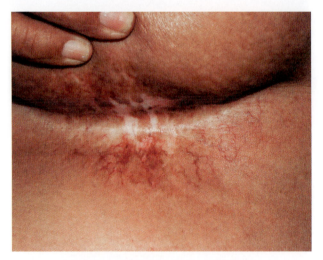

FIGURA 7 Radiodermite crônica. Grau II.

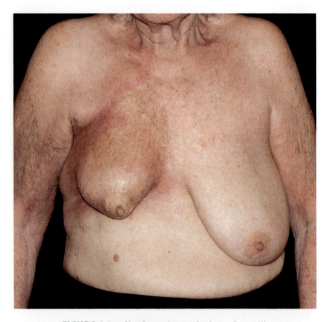

FIGURA 8 Radiodermite crônica. Grau III.

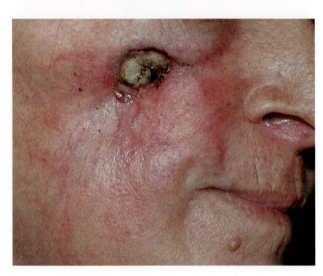

FIGURA 9 Radiodermite crônica. Grau IV.

REAÇÃO A CORPO ESTRANHO

Karla Diniz Pacheco • David Rubem Azulay

	Sinonímia	Não tem outra nomenclatura.
	Epidemiologia	Dados epidemiológicos são escassos sobre todas as causas de reação a corpo estranho. Sobre as reações granulomatosas causadas por preenchimentos, estima-se que sua incidência varie de 0,02 a 2,8%, especialmente com os não biodegradáveis, embora existam raros casos descritos com ácido hialurônico. Todos os locais da aplicação podem ser acometidos, mas a região perioral é a mais frequentemente relatada na literatura. Os pacientes com sinusite ou infecção dentária recorrentes, muito alérgicos, em tratamento com alfainterferona ou omalizumabe e com doenças inflamatórias sistêmicas estão em maior risco de apresentar reação a corpo estranho após preenchimentos.
	Etiologia	Resposta tissular à presença de materiais estranhos (endógenos ou exógenos) na derme ou subcutâneo, com formação de granuloma com célula gigante multinucleada (tipo corpo estranho). Pode ainda representar um componente da síndrome de reconstituição imune nos pacientes HIV-positivos. A queratina de cistos epidérmicos rotos é causa das mais frequentes deste tipo de reação. As substâncias responsáveis por reações do tipo corpo estranho têm alto peso molecular e resistem à degradação mediada pelas células inflamatórias (Quadro 1). São exemplos: • Substâncias injetáveis, tais como: colágeno bovino, ácido hialurônico, polimetilmetacrilato, silicone (Figura 1), pigmentos (tatuagem) (Figuras 2 e 3), corticosteroides de depósito, vitamina K, drogas ilícitas, componentes de vacinas e testes cutâneos • Substâncias penetrantes pós-traumatismo: metal, asfalto, vidro, lascas de madeira, espinhos e unha • Materiais cirúrgicos: fios de sutura, talco e amido • Elementos endógenos: cabelo, queratina, calcificação, cristais de colesterol, fibras elásticas, conteúdo de cisto, sebo, ácido úrico. A reação depende de composição, formato, superfície, local de penetração e quantidade do material. Algumas vezes, ocorre superinfecção bacteriana. Nos granulomas por preenchedores, apesar de a cultura ser negativa, foi proposto que biofilmes desempenhem papel no gatilho para formação de granulomas em alguns casos. Outros fatores associados são: preenchedores não biodegradáveis, injeção de grandes volumes e traumatismo/infecção prévia no sítio de injeção.
	Clínica	Geralmente se manifesta por pápulas, nódulos e placas eritematoacastanhadas ou violáceas (Figuras 4 e 5). Pode apresentar edema, induração, alteração tipo celulite e/ou linfadenopatia local. Materiais injetados podem migrar e a reação ocorrer a distância dos locais injetados.
	Diagnóstico	É clínico, podendo ser necessária a realização de exames complementares de imagem e histopatológico. Na histopatologia, observa-se processo inflamatório agudo com acúmulo de neutrófilos. Com a persistência do material, há ativação de monócitos e macrófagos que fagocitam o material. Macrófagos ativados secretam citocinas que atraem mais macrófagos e monócitos do sangue. Nos tecidos, os macrófagos se tornam maiores (células epitelioides) ou se fundem, formando as células gigantes multinucleadas tipo corpo estranho (núcleos dispostos irregularmente no citoplasma e são maiores do que as células gigantes tipo Langhans). Do infiltrado ainda fazem parte linfócitos T e fibroblastos. Partículas de material podem ser vistas rotineiramente com hematoxilina-eosina (HE) nas células fagocíticas. A coloração com ácido periódico de Schiff (PAS) evidencia farpas, lascas, talco, amido. Por meio da luz negra observa-se material metálico e, pela microscopia polarizada, talco, materiais de sutura e madeira. Após injeção de polimetilmetacrilato ou silicone, ocorre uma reação de corpo estranho subclínica histológica, levando a uma resposta fibroblástica que reveste as partículas em colágeno com 3 a 6 meses.
	Diagnóstico diferencial	Cisto e tumores de anexo.
	Tratamento	A excisão cirúrgica é a principal indicação na maioria dos casos. A decisão quanto a sua realização varia de acordo com tamanho, localização, natureza do processo, se possível. Nos casos de reação de corpo estranho por pigmento de tatuagem, os *lasers Q-switched* rubi, alexandrita ou Nd:YAG são tratamentos de primeira linha. Na presença de atividade inflamatória, podem ser usados medicamentos sintomáticos para a dor e/ou prurido, corticosteroide injetável, antimitóticos intralesionais, como 5-fluoruracila, que pode ser administrada 1 a 3 vezes/semana. Antibióticos sistêmicos podem ser administrados nos casos de inflamação aguda, envolvendo granulomas preexistentes após injeção de preenchedores, por existir uma possível relação com biofilmes. Há relatos de tratamento com alopurinol e *laser* intralesional 808 nm para granulomas por polimetilmetacrilato. *Laser* CO_2, minociclina, etanercepte e imunomoduladores tópicos ou orais foram descritos para granulomas por silicone. O manejo de reações inflamatórias sistêmicas é difícil e requer tratamentos sistêmicos, incluindo corticosteroides, anti-histamínicos e fármacos imunossupressores.

Quadro 1 Corpos estranhos mais comuns e suas características clínicas e histopatológicas.

Corpo estranho	Apresentações clínicas	Padrões de reação histológica	Outras características
Tintas de tatuagem	Eritema, induração, pápulas, nódulos, placas liquenoides, dermatite eczematosa (incluindo reações fotoalérgicas)	Corpo estranho ou (com certos corantes): • Granulomas sarcoídicos • Dermatite liquenoide • Dermatite espongiótica • Pseudolinfoma • Hiperplasia pseudoepiteliomatosa • Inflamação crônica inespecífica	Grânulos de pigmento dispersos pelo infiltrado, extra e intracelularmente (macrófagos)
Parafina	Nódulos firmes, placas induradas, ulceração ou formação de abscessos	Granulomas tipo corpo estranho entre cavidades	Aparência de "queijo suíço" Colorações lipídicas positivas (p. ex., *Oil red O*) Oleoma (parafinoma, lipogranuloma esclerótico): depósito de óleo mineral, gordura, cera. A genitália masculina é o local mais comumente acometido, podendo ainda ser observado em região torácica anterior masculina, região glútea, panturrilhas e extremidades em mulheres
Silicone	Eritema, induração, nódulos, úlceras Frequentemente aparecem depois de anos	Reação granulomatosa difusa tipo corpo estranho entre cavidades com tamanhos variados	Aparência de "queijo suíço" Os histiócitos podem ser espumosos Colorações lipídicas negativas
Talco	Pápulas similares às da sarcoidose, espessamento e eritema em uma cicatriz antiga Acometimento de zonas intertriginosas, locais de injeção IV Cotos umbilicais	Granulomas sarcoídicos ou tipo corpo estranho	Cristais agulhiformes ou redondos de talco, transparentes, azul-esverdeados ou amarelo-amarronzados
Zinco	Furúnculos em local de injeção	Inicial: infiltrado neutrofílico denso Tardio: granulomas e fibrose	Cristais romboides
Colágeno bovino	Induração e eritema Pápulas e nódulos Abscessos Necrose tissular localizada (inicial: devido à ruptura vascular)	Granulomas em paliçada contendo muitas células gigantes tipo corpo estranho Padrão granulomatoso difuso Linfócitos, eosinófilos, plasmócitos e neutrófilos presentes	Agregados de coloração pálida de colágeno implantado É o material injetável mais comumente utilizado. O quadro reacional faz diagnóstico diferencial com granuloma necrobiótico e anular. A incidência de reações é de 1,3%
Ácido hialurônico	Induração e eritema Pápulas e nódulos Abscessos Reação escleromixedematosa Sarcoidose sistêmica	Granulomas tipo corpo estranho Eosinófilos e neutrófilos presentes	Material basofílico amorfo Coloração pelo *Alcian blue* positiva Incidência de reações: 0,15%

Quadro 1 Corpos estranhos mais comuns e suas características clínicas e histopatológicas. *(continuação)*

Corpo estranho	Apresentações clínicas	Padrões de reação histológica	Outras características
Preenchedores contendo partículas sintéticas	Induração e eritema Pápulas e nódulos Abscessos	Granulomas tipo corpo estranho com espaços císticos	Vários tipos de partículas nos espaços císticos: • Redondos e homogêneos em tamanho e forma: polimetilmetacrilato • Pontiagudos irregulares: ácido poliláctico
Amido	Pápulas, nódulos	Granulomas tipo corpo estranho	Grânulos basofílicos ovoides de amido PAS-positivos
Água-viva, coral, espinhos de ouriço-do-mar	Pápulas e placas liquenoides pruriginosas (2 a 3 semanas após a exposição) Padrões lineares, em zigue-zague ou flagelados de eritema/edema (inicial), hiperpigmentação ou pápulas liquenoides (tardio)	Dermatite liquenoide	Cristais de calcita (espinhos de ouriço-do-mar)
Queratina	Pseudofoliculite/acne queloidiana nucal Cistos epidérmicos rotos Doença pilonidal	Granulomas tipo corpo estranho	Outras células inflamatórias
Corticosteroides intralesionais	Pápulas cor de pele a amarelo-claro nos locais de injeção intralesional prévia do corticosteroide Período de incubação de semanas a meses	Granulomas tipo corpo estranho	Material de coloração azul-pálida à hematoxilina-eosina (HE)
Sutura	Ferida operatória inflamada, vermelha, edematosa (ou desenvolvem pápulas ou nódulos), com frequente formação de fístulas	Granuloma tipo corpo estranho	–
Fibra de vidro	–	–	O quadro reacional é observado principalmente em membros superiores, face, pescoço e áreas flexurais
Drogas injetáveis	Abscessos, nódulos, úlceras e lesões necróticas quando injetadas SC ou IM Vasculite leucocitoclástica quando IV ou intra-arterial	–	Os quadros produzidos por heroína podem simular botulismo ou antraz e ainda levar a quadros de candidíase e amiloidose sistêmicas

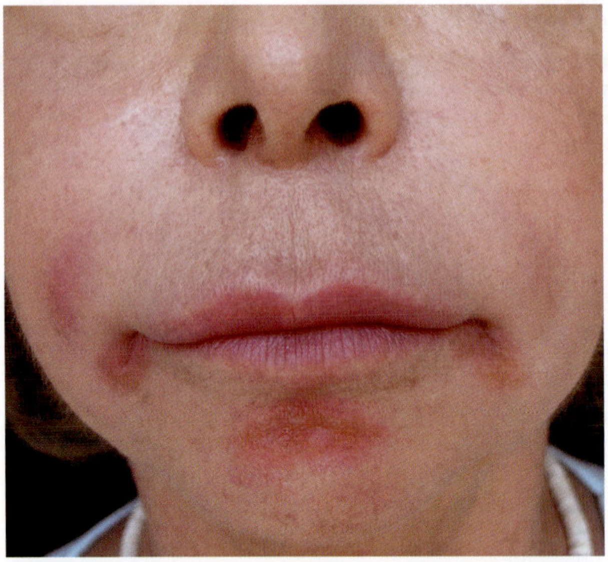

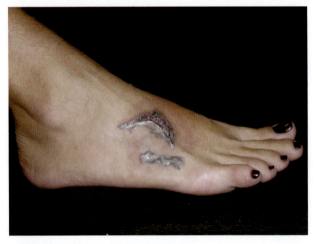

FIGURA 1 Reação a corpo estranho. Placas eritematodescamativas e nódulos endurecidos após preenchimento com silicone.

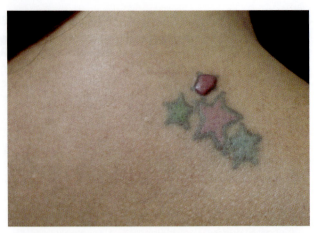

FIGURA 3 Reação a corpo estranho. Ao exame observa-se nódulo na área de pigmento vermelho da tatuagem.

FIGURA 2 Reação a corpo estranho. Diagnóstico histopatológico demonstrou infiltrado sarcoídico, ou seja, com poucos linfócitos.

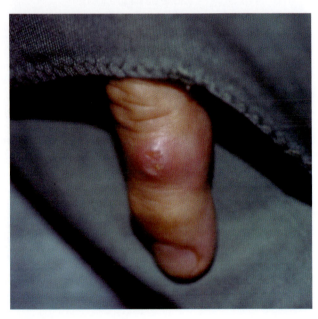

FIGURA 4 Reação a corpo estranho. Lesão nodular, eritematosa, encimada por área exulcerada sobre a falange média.

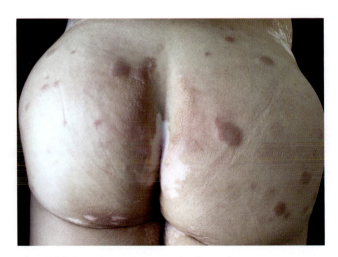

FIGURA 5 Reação a corpo estranho. Nódulos eritematoacastanhados e áreas com aspecto em "casca de laranja" na região glútea após preenchimento com silicone.

ROSÁCEA

Ana Kaminsky • Luna Azulay-Abulafia • Flávia Clarissa Bortolini Bolzani • Larissa Hanauer de Moura

	Sinonímia	Acne rosácea (em desuso, já que a epidemiologia, a etiologia e a patologia da rosácea são diferentes das da acne).
	Epidemiologia	A rosácea é uma afecção relativamente frequente. Constitui 1 a 3% das consultas dermatológicas. Afeta, especialmente, pacientes de fotótipos I e II, e aproximadamente 20% têm história familiar positiva. Começa na 3ª ou 4ª década de vida, com o pico de incidência entre 40 e 50 anos de idade. As mulheres são mais afetadas (3:1), mas o rinofima desenvolve-se mais em homens. Raramente pode ser observada em crianças e adolescentes. Recentemente, um estudo feito na Dinamarca demonstrou que pacientes com rosácea e mais de 60 anos apresentam maior risco de desenvolver doença de Alzheimer e doença de Parkinson; entretanto, a relação causal ainda não está estabelecida.
	Etiologia	Estudos moleculares recentes estão ajudando na compreensão dos diversos fatores envolvidos na patogênese da rosácea, ainda mal compreendida. É uma doença multifatorial; entretanto, os principais mecanismos que levam à inflamação são a desregulação neurovascular e o sistema imune inato alterado. A análise histopatológica das lesões de rosácea demonstra aumento do fator de crescimento endotelial (VEGF), CD31 e do marcador podoplanina, que aumentam a estimulação vascular, levando a eritema, telangiectasias e *flushing*. Além disso, os receptores neurais vaniloides (TRPV) são estimulados, especialmente por fatores como comida apimentada, álcool e calor, o que leva a inflamação neurogênica e consequente vasodilatação, extravasamento de proteínas plasmáticas e recrutamento de células inflamatórias. Este mecanismo seria responsável pelas sensações disestésicas dos pacientes como queimação e pinicação, e contribui para *flushing* e eritema. O sistema imune inato está alterado na rosácea e a via das catelicidinas está desregulada, o que aumenta a produção de calicreína 5 e consequentes angiogênese, quimiotaxia de neutrófilos e inflamação, que são responsáveis especialmente pelas lesões inflamatórias da rosácea. A exposição à radiação UV também parece estar envolvida na patogênese da rosácea. UVB induz a angiogênese e a produção de VEGF. Além disso, ocorre também aumento da produção de radicais livres do oxigênio, o que aumenta as metaloproteinases que levam ao dano vascular e da matriz extracelular. O *Demodex folliculorum*, em maior densidade nos pacientes com rosácea que na pele normal, estimula células mononucleares e inflamação por intermédio das *heat shock proteins*, desregulando o sistema imune inato cutâneo. A presença do *H. pylori* parece induzir a produção de radicais livres e citocinas e está envolvida na patogênese da rosácea. A quebra da barreira cutânea, com maior perda transepidérmica de água, pode contribuir para a rosácea, especialmente nos pacientes com a pele seca e irritada.
	Clínica	É uma doença polimórfica que afeta tipicamente o centro da face, poupando a área periocular. Eventualmente acomete couro cabeludo, pavilhão auricular, tórax e membros superiores (rosácea disseminada). Os sinais cardeais são eritema, telangiectasia, pápulas, pústulas e edema. O eritema centrofacial pode ser transitório ou permanente. A doença apresenta quatro subtipos, descritos a seguir. **Rosácea vascular.** *Flushing* (rubor) episódico e eritema centrofacial persistente com ou sem telangiectasias (Figura 1). **Rosácea papulopustulosa.** Eritema centrofacial persistente com pápulas, pústulas transitórias ou ambas (Figura 2). **Rosácea fimatosa.** Espessamento cutâneo, com superfície irregular que chega a exibir aspecto nodular. Pode aparecer no nariz com ou sem pústulas (rinofima) (Figura 3). O rinofima é a forma mais frequente; entretanto, o processo fimatoso pode ocorrer em mais de uma área (Figura 4 A), como no pavilhão auricular (otofima), na região frontal (metofima) (Figura 4 B), nas pálpebras (blefarofima) e na região mentoniana (gnatofima). **Rosácea ocular.** Sensação de corpo estranho, queimação, secura, prurido, fotossensibilidade, telangiectasias, edema e hordéolos recorrentes (Figura 5). Pode ou não acompanhar sintomas cutâneos de rosácea. Ocorre ainda a variante denominada *rosácea granulomatosa*, caracterizada por pápulas acastanhadas, amareladas ou eritematosas, e nódulos de tamanho uniforme, podendo simular tubercúlides. **Evolução e suas características** • Precoces: o *flushing* é episódico, as telangiectasias são em número moderado e o edema é transitório • Progressivas: pápulas, pústulas e edema persistente • Tardias: enduração e fimas. A progressão entre os subtipos pode ocorrer, mas a rosácea pode se iniciar por qualquer um deles. **Complicações.** As oftalmológicas são comuns (até 50% dos pacientes com rosácea podem apresentar ceratite, conjuntivite, blefarite e irite) e, às vezes, precedem a forma cutânea. O linfedema crônico na parte superior da face (doença de Morbihan) (Figura 6) pode ocorrer na rosácea de longa duração.

	Diagnóstico	É clínico. A biopsia é realizada em casos excepcionais, para excluir outros diagnósticos.
	**Diagnóstico diferencial**	Acne vulgar, dermatite perioral, demodecidose, dermatite seborreica, lúpus eritematoso sistêmico, *lupus miliaris disseminatus faciei*, sarcoidose, tubercúlides, tuberculose cutânea.
	Tratamento	Sugere-se que o manejo do paciente deve ser guiado pela apresentação clínica no momento da consulta, levando em conta a variabilidade e a intensidade dos sintomas, que muitas vezes ultrapassam os limites da classificação em subtipos. Indica-se o uso de higienizadores específicos, filtro solar e cremes hidratantes, no intuito de manter a função de barreira do estrato córneo e evitar a perda de água transepidérmica. Deve-se atentar aos fatores desencadeantes e irritantes cutâneos (calor, raios UV, tabagismo, álcool, condimentos). Os agonistas seletivos de receptores adrenérgicos α1, como a oximetazolina e a brimonidina, aplicados na forma tópica, são usados para reduzir o eritema persistente e o *flushing*, por meio da vasoconstrição periférica. Com o mesmo objetivo, também são usados os betabloqueadores orais (carvedilol, propranolol). Luz intensa pulsada, *pulsed dye laser* e ND:YAG 1064 podem ser benéficos na redução de telangiectasias e eritema persistente. Metronidazol, ácido azelaico, ivermectina tópica e sulfacetamida sódica tópica já foram indicados para esta finalidade; com menores níveis de evidência, inibidores da calcineurina, clindamicina, eritromicina, peróxido de benzoíla com clindamicina, permetrina e retinoides também são indicações. Em caso de lesões papulopustulosas de moderadas a graves, a associação entre agentes tópicos e orais deve ser considerada. É indicado o uso de doxiciclina oral (50 a 100 mg/dia); porém, nos países em que está disponível, a dose subantimicrobiana de 40 mg, por sua ação anti-inflamatória e menor incidência de enxofre e efeitos colaterais, pode ser empregada. Outras tetraciclinas, macrolídios (azitromicina, claritromicina), ampicilina e metronidazol podem ser úteis, porém com menos evidência. Isotretinoína oral em baixas doses (0,3 mg/kg) é uma alternativa para casos refratários aos tratamentos convencionais e pode contribuir nos casos fimatosos recentes. Visto que seus resultados na rosácea não são duradouros como no tratamento da acne, em casos selecionados pode-se manter o tratamento em microdoses de 0,07 mg/kg/dia. A *rosácea fimatosa* pode ser tratada com ácido tricloroacético (ATA) em altas concentrações, dermoabrasão, eletrocirurgia, radiofrequência ablativa, cirurgia ou *laser* ablativo. Na *rosácea ocular*, além da higiene adequada das pálpebras, ciclosporina colírio, ácido fusídico gel, metronidazol gel e tetraciclinas orais podem ser empregados.

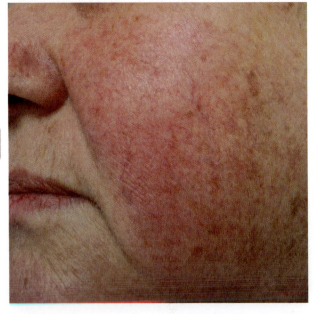

FIGURA 1 Rosácea vascular. Eritema persistente e telangiectasias na região malar, acompanhada por *flushing*.

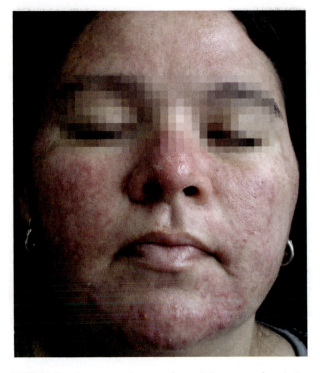

FIGURA 2 Rosácea papulopustulosa. Eritema e telangiectasias em toda a face, com predomínio de pápulas e pústulas periorais.

Seção 2 | Afecções Dermatológicas de A a Z   939

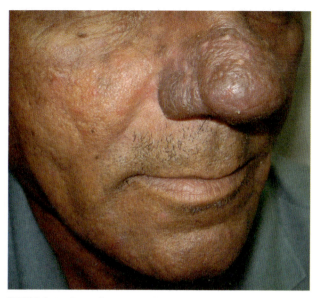

FIGURA 3 Rosácea fimatosa. Rinofima com pústulas no dorso nasal e eritema na região malar, bilateralmente.

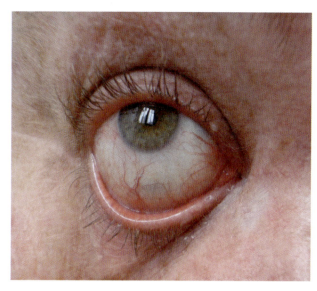

FIGURA 5 Rosácea ocular. Eritema conjuntival e telangiectasias acompanhavam a sensação de corpo estranho, pela alteração do filme lacrimal que ocorre nesses casos.

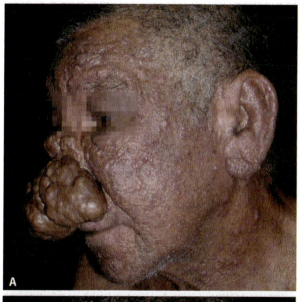

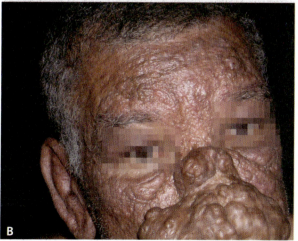

FIGURA 4 Rosácea fimatosa. **A.** Fimas em várias localizações (rino, oto, metofima). **B.** Metofima (fima da região frontal).

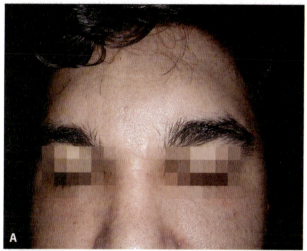

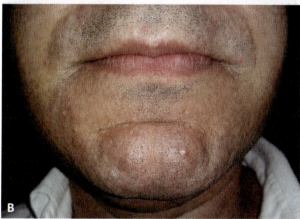

FIGURA 6 Rosácea. **A.** Uma complicação da doença é o edema da face superior, com consistência endurecida, conhecido com doença de Morbihan. **B.** O mesmo paciente apresentava lesões papulopustulosas no mento, evoluindo para gnatofima.

BIBLIOGRAFIA

Radiodermites

Bonalumi Filho A, Campos ECR, Leal FRPC. Oncologia Cutânea. Rio de Janeiro: Elsevier; 2018.

Mak SS, Molassiotis A, Wan WM et al. The effects of hydrocolloid dressing and gentian violet on radiation-induced moist desquamation wound healing. Cancer Nurs. 2000; 23(3):220-9.

National Research Council. Health effects of exposure to low levels of ionizing radiation: Beir V. Washington: NRC;1990.

Ryan JL, Heckler CE, Ling M et al. Curcumin for radiation dermatitis: a randomized, double-blind, placebo-controlled clinical trial of thirty breast cancer patients. Radiat Res. 2013; 180(1):34-43.

Salvo N, Barnes E, van Draanen J et al. Prophylaxis and management of acute radiation-induced skin reactions: a systematic review of the literature. Curr Oncol. 2010; 17(4):94-112.

Reação a Corpo Estranho

Chiang YZ, Pierone G, Al-Niaimi F. Dermal fillers: pathophysiology, prevention and treatment of complications. J Eur Acad Dermatol Venereol. 2017; 31(3):405-13.

Descamps V, Landry J, Frances C et al. Facial cosmetic filler injections as possible target for systemic sarcoidosis in patients treated with interferon for chronic hepatitis C: two cases. Dermatology. 2008; 217:81-4.

Friedmann DP, Kurian A, Fitzpatrick RE. Delayed granulomatous reactions to facial cosmetic injections of polymethylmethacrylate microspheres and liquid injectable silicone: a case series. J Cosm and Laser Ther. 2016; 18(3):1-13.

Kim H, Cho SH, Lee JD et al. Delayed onset filler complication: two cases reports and literature review. Dermato Ther. 2017; 30(5).

Rongioletti F, Cattarini G, Sottofattori E et al. Granulomatous reaction after intradermal injections of hyaluronic acid gel. Arch Dermatol. 2003; 139:815-6.

Terzioli Beretta-Piccoli B, Mainetti C, Peeters MA et al. Cutaneous granulomatosis: a comprehensive review. Clin Rev Allergy Immunol. 2018; 54(1):131-46.

Rosácea

Del Rosso JQ, Thiboutot D, Gallo R et al. Consensus recommendations from the American Acne & Rosacea Society on the management of rosacea, part 1: a status report on the disease state, general measures, and adjunctive skin care. Cutis. 2013; 92:234-40.

Del Rosso JQ, Thiboutot D, Gallo R et al. Consensus recommendations from the American Acne & Rosacea Society on the management of rosacea, part 2: a status report on topical agents. Cutis. 2013; 92:277-84.

Del Rosso JQ, Thiboutot D, Gallo R et al. Consensus recommendations from the American Acne & Rosacea Society on the management of rosacea, part 3: a status report on systemic therapies. Cutis. 2014; 93:18-28.

Schaller M, Almeida LM, Bewley A et al. Rosacea treatment update: recommendations from the global ROSaceaCOnsensus (ROSCO) panel. Br J Dermatol. 2017; 176:465-71.

Tanghetti E, Del Rosso JQ, Thiboutot D et al. Consensus recommendations from the American Acne & Rosacea Society on the management of rosacea, part 4: a status report on physical modalities and devices. Cutis. 2014; 93:71-6.

vanZuuren EJ. Rosacea. N Engl J Med. 2017; 377:1754-64.

vanZuuren EJ, Fedorowicz Z. Interventions for rosacea: abridged updated Cochrane systematic review including GRADE assessments. Br J Dermatol. 2015; 173:651-62.

SARCOIDOSE

Isabella Brasil Succi • Isabel Cristina Brasil Succi

	Sinonímia	Lúpus pérnio de Besnier, doença de Besnier-Boeck-Schaumann, sarcoide de Boeck e linfogranulomatose benigna de Schaumann.
	Epidemiologia	Ocorre em todas as raças, com preferência pelos negros, nos quais costuma ser mais exuberante. As mulheres são mais afetadas que os homens. Ocorre em todas as idades, porém com uma distribuição bimodal, tendo um pico em torno de 25 a 35 anos e o segundo pico entre os 45 e 65 anos.
	Etiologia	Desconhecida. Agentes infecciosos e antígenos inorgânicos (talco e berílio) são questionados. Fatores imunológicos e genéticos podem estar envolvidos.
	Clínica	A sarcoidose é uma doença sistêmica, em geral, de progressão silenciosa. Embora a sarcoidose possa acometer qualquer órgão, a doença apresenta predileção pelo pulmão e pelos linfonodos intratorácicos, que são acometidos em aproximadamente 90% dos casos. Muitos pacientes são assintomáticos e o diagnóstico é suspeitado na radiografia de tórax de rotina. O comprometimento cutâneo na sarcoidose ocorre em cerca de 25% dos pacientes. É mais frequente no início da enfermidade, embora possa ocorrer em qualquer fase ou, inclusive, ser a única manifestação da doença. As principais apresentações cutâneas são descritas a seguir. **Pápulas.** Lesões vermelho-acastanhadas, violáceas ou cor da pele, indolores. Surgem, principalmente, na face e no pescoço, geralmente nos lábios e na região periorbital (Figuras 1 e 2). As lesões papulosas podem assumir aspecto psoriasiforme, agrupar-se e formar placas em outras regiões do tegumento, como tronco e cotovelos. Agrupam-se perifericamente, com clareamento central, podendo apresentar arranjo anular (Figura 3). **Placas.** Lesões infiltradas, difusas, vermelho-acastanhadas na face (Figura 4), nos membros, no dorso e nas nádegas. No couro cabeludo pode causar alopecia cicatricial (Figuras 5 e 6). Quando as placas têm um componente telangiectásico proeminente, são chamadas de angiolupoides. **Lúpus pérnio.** É a manifestação cutânea mais característica da sarcoidose, apesar de não ser a mais frequente. Lesões eritematoedematosas, com cor que varia do vermelho-acastanhado ao violáceo, superfície brilhante, no nariz, nas regiões malares, nos lábios e nas orelhas (Figuras 7 a 9). Frequentemente, ocorre um acometimento concomitante dos pulmões e do trato respiratório superior, podendo causar ulceração nasal, perfuração septal e obstrução. Pode comprometer os dedos das mãos e dos pés, em que está associada a cistos ósseos, distrofias ungueais e lesões ósseas líticas. **Sarcoidose sobre cicatriz.** Cicatrizes antigas podem se tornar infiltradas, eritematosas ou violáceas, mostrando, histologicamente, um granuloma sarcoídico. Podem ser manifestação inicial ou sinalizar uma reativação da sarcoidose (Figura 10). Também é conhecido seu surgimento em tatuagens. Relatos recentes chamam atenção para a associação entre lesões papulonodulares em tatuagens, principalmente pretas, granulomas sarcoídicos e sarcoidose acometendo outros órgãos. **Nódulos subcutâneos.** São lesões específicas, indolores, normocrômicas, geralmente, nas extremidades, particularmente nos braços. **Eritema nodoso.** É a manifestação inespecífica mais comum; ao exame histopatológico não apresenta granuloma sarcoídico. Quando ocorre em associação com adenopatia hilar bilateral, febre, poliartrite migratória e irite constitui a síndrome de Löfgren, que representa uma forma aguda da doença, com bom prognóstico.
	Diagnóstico	Baseia-se no achado histopatológico de acúmulos de células epitelioides, sem halo linfocitário, designados "granulomas nus". As fibras reticulares circundam e permeiam o granuloma, ao contrário da hanseníase tuberculoide, em que ocorre destruição das fibras.

À diascopia das lesões cutâneas frequentemente observamos uma cor semelhante à "geleia de maçã" que é sugestiva mas não específica da sarcoidose. Um estudo recente mostrou que a dermatoscopia pode ajudar na diferenciação do granuloma sarcoídico dos granulomas necrobióticos mesmo depois do tratamento com corticosteroides. Áreas alaranjadas translúcidas, despigmentação do tipo cicatricial e finas escamas brancas podem ser mais sugestivas de sarcoidose, enquanto fundo róseo, não homogêneo, branco e amarelado pode ser mais sugestivo de granuloma necrobiótico.

Na avaliação do comprometimento sistêmico da doença, deve-se solicitar: exame radiográfico de tórax, hemograma completo, velocidade de hemossedimentação (VHS), funções hepática e renal, cálcio sérico e urinário. A enzima conversora da angiotensina (ECA) está aumentada em 60% dos pacientes, mas também está aumentada em outras doenças granulomatosas; portanto, seu valor no diagnóstico é limitado. Outros exames adicionais incluem: eletrocardiograma (ECG), exame oftalmológico com lâmpada de fenda, derivado proteico purificado (PPD), teste de função pulmonar e, eventualmente, cintigrafia com gálio.

Diagnóstico diferencial

Devem-se excluir outras afecções granulomatosas com colorações especiais para micobactérias e fungos, que se revelam negativas, e ausência do comprometimento dos filetes nervosos. Siringoma, tricoepitelioma, granuloma anular, hanseníase tuberculoide, sífilis terciária, lúpus vulgar, rosácea granulomatosa, paracoccidioidomicose sarcoídica e reação granulomatosa tipo corpo estranho.

Tratamento

Depende do tipo de lesão cutânea e do envolvimento interno. Como opções de tratamento tópico: corticosteroides tópicos potentes, corticosteroides oclusivos e intralesionais (triancinolona). No caso de lesões cutâneas desfigurantes, com envolvimento extenso ou refratárias ao tratamento tópico, podem-se utilizar prednisona, hidroxicloroquina, cloroquina, metotrexato, minociclina, doxiciclina, talidomida, e mais recentemente, infliximabe e adalimumabe.

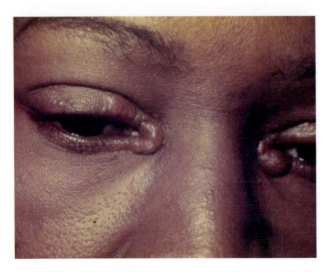

FIGURA 1 Sarcoidose. Pápulas que coalescem, de tonalidade eritemato-acastanhada, acometendo o canto interno dos olhos, localização típica periorificial da sarcoidose.

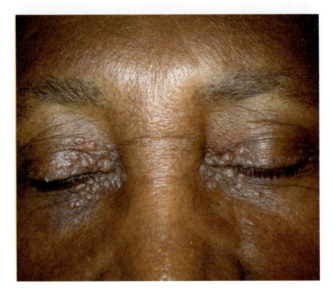

FIGURA 2 Sarcoidose. Pápulas na região periorbitária, características da sarcoidose, fazendo diagnóstico diferencial com siringoma, particularmente pela localização.

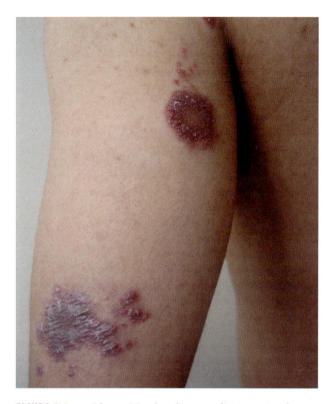

FIGURA 3 Sarcoidose. Pápulas de superfície psoriasiforme, agrupando-se em placas. (Cortesia do Dr. Aguinaldo Bonalumi.)

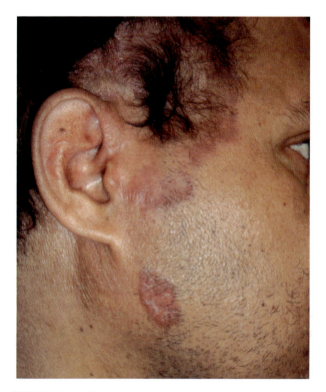

FIGURA 4 Sarcoidose. Lesões eritematopapulosas esboçando arranjo anular na face, cujo diagnóstico diferencial é de hanseníase.

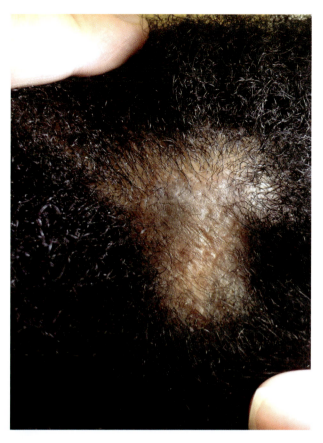

FIGURA 5 Sarcoidose. Placa de alopecia cicatricial com discromia em paciente com sarcoidose pulmonar e cutânea. (Cortesia do Dr. Rodrigo Pirmez.)

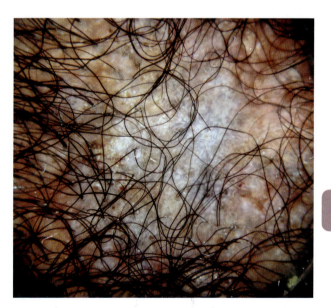

FIGURA 6 Sarcoidose. Tricoscopia com imersão revelando coloração azulada, presença de estrias brancas e leve eritema na placa de alopecia. (Cortesia do Dr. Rodrigo Pirmez.)

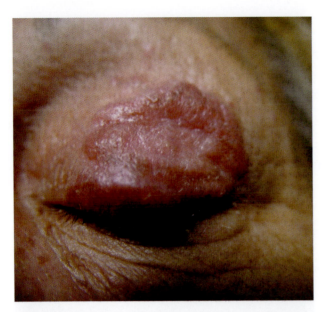

FIGURA 7 Sarcoidose. Placa eritematosa, com tonalidade eritematoacobreada, na pálpebra superior; quando realizada, a vitropressão exibiu coloração de "geleia de maçã".

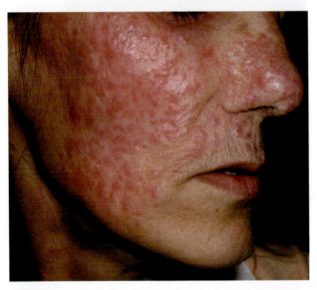

FIGURA 8 Sarcoidose. Lesões papulosas, eritematosas, na face, lembrando lesões de lúpus eritematoso (lúpus pérnio).

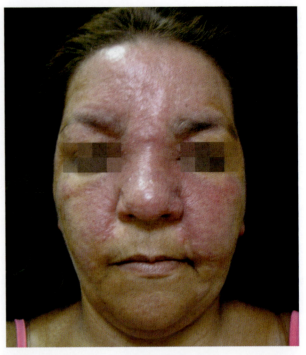

FIGURA 9 Sarcoidose. Distribuição de lesão eritematosa na face, com aumento de volume, lembrando lúpus eritematoso. A sarcoidose, nesta forma clínica, deve ser diferenciada da hanseníase e da paracoccidioidomicose.

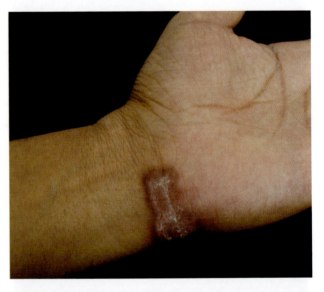

FIGURA 10 Sarcoidose. Lesão de sarcoidose sobre cicatriz de ferimento, tendo sido a chave diagnóstica para quadro pulmonar anteriormente diagnosticado como tuberculose.

SARCOMA DE KAPOSI

João Carlos Regazzi Avelleira

	Sinonímia	Não tem outra nomenclatura.
	Epidemiologia	O sarcoma de Kaposi (SK) apresenta quatro padrões de comportamento epidemiológico, descritos a seguir. **Sarcoma de Kaposi clássico.** Ocorre em indivíduos imunocompetentes, de faixas etárias mais avançadas, nas regiões do leste e centro-europeu e mediterrânea. É mais frequente nos homens. O início é insidioso, em membros inferiores, com evolução crônica. Pode acometer órgãos internos em 10% dos casos. **Sarcoma africano.** É endêmico na região centro-africana e mais agressivo, afetando também mulheres e crianças. Em alguns casos o comprometimento ganglionar é o quadro mais importante com poucas ou sem lesões cutâneas. **Sarcoma de Kaposi associado à AIDS ou epidêmico.** Encontra-se associado, principalmente, à transmissão sexual. Inicialmente, mais comum em homens que fazem sexo com homens (HSH) e em outros grupos com comportamento sexual de risco, mas, atualmente, todos os grupos podem ser acometidos, inclusive crianças, devido à transmissão materno-fetal. A evolução para o acometimento de órgãos internos é mais comum e precoce. Normalmente, os indivíduos afetados apresentam contagem de células T CD4 menor que 500 células/mℓ^3. **Sarcoma de Kaposi iatrogênico.** Incide em pós-transplantados e outros pacientes submetidos a tratamento com fármacos imunossupressores (azatioprina, corticosteroide, ciclosporina, entre outros), com evolução semelhante ao sarcoma de Kaposi associado à AIDS.
	Etiologia	O agente etiológico é o herpes-vírus 8 (HHV-8); entretanto, a presença do vírus parece não ser suficiente para o aparecimento da doença. Fatores de risco desencadeantes são as imunodepressões: vírus HIV, medicações antineoplásicas e imunodepressoras, concomitância com outras neoplasias e a correspondente diminuição fisiológica da proteção imunitária com o aumento da idade.
	Clínica	Clinicamente, as lesões dos quatro tipos de SK não são diferentes. São característicos o pleomorfismo lesional e o aspecto angiomatoso das lesões. Máculas, pápulas (Figuras 1 e 2), tubérculos, nódulos, vegetações de cor eritematoviolácea, confluentes ou isoladas, assintomáticas, que podem evoluir com ulceração e sangramentos. As lesões distribuídas inicialmente de forma simétrica nos membros inferiores (Figura 3) generalizam-se para todas as regiões da pele e mucosas, podendo disseminar-se para os órgãos internos. Edema linfático acompanha as lesões, mais pronunciado nos membros inferiores. Lesões na cavidade oral podem revelar acometimento do tubo gastrintestinal (Figura 4). O crescimento pode ser lento ou mais rápido, relacionando-se com a forma e o grau de depressão imunológica.
	Diagnóstico	A suspeita clínica é confirmada pelo exame histopatológico, que mostra presença de células fusiformes, formando cordões e feixes entre canais vasculares e espaços vasculares bizarros (fendas). Presença de extravasamento de hemácias e infiltrado inflamatório moderado. Células endoteliais protrusas e com pouca atipia nuclear. Na sorologia (imunofluorescência indireta [IFI], ELISA) e por reação da cadeia de polimerase (PCR) poderá ser demonstrada a presença do HHV-8 no soro e no tecido das lesões.
	Diagnóstico diferencial	Angiomatose bacilar, granuloma piogênico, bartonelose (verruga peruana), linfoma cutâneo de células B, angiossarcoma, metástases cutâneas, leucemia e manifestações cutâneas da poliarterite nodosa e do eritema *elevatum diutinum*.
	Tratamento	O tratamento nos casos de lesões cutâneas localizadas pode ser realizado com radioterapia, crioterapia ou aplicações intralesionais de bleomicina. Nas lesões cutâneas generalizadas, bons resultados foram obtidos com talidomida e valganciclovir. Nos casos com pouca resposta ou com comprometimento sistêmico, o fármaco de primeira escolha é a doxorrubicina lipossomal peguilada, podendo ainda ser usados daunorrubicina lipossomal, alcaloides da vinca (vincristina e vimblastina), bleomicina, doxorrubicina e etoposídeo. Antineoplásicos do grupo dos taxanos (paclitaxel e docetaxel), gencitabina e vinorelbina também têm sido usados no tratamento. A melhora da imunodepressão desencadeante determina regressão das lesões em muitos casos do sarcoma associado à AIDS (início do tratamento antirretroviral e melhora das células T CD4+) e do sarcoma iatrogênico (troca da ciclosporina pelo sirolimo nos pós-transplantados). É possível que os inibidores da protease usados no tratamento da AIDS ajam inibindo a atividade carcinogênica de certas metaloproteinases.

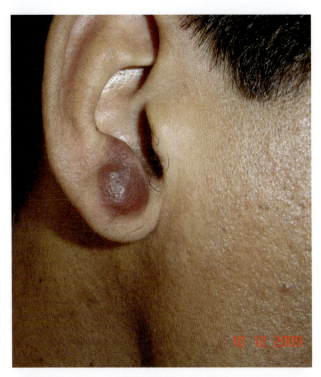

FIGURA 1 Sarcoma de Kaposi. Lesão papulosa no lóbulo da orelha de paciente HIV-positivo.

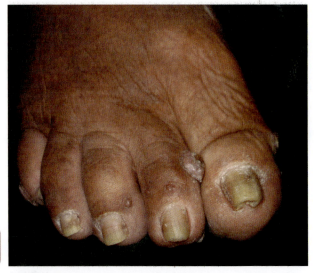

FIGURA 2 Sarcoma de Kaposi. Forma clássica em paciente do sexo feminino, idosa, com lesões papulosas, indolentes, pouco numerosas, nos membros inferiores, sendo indicada a radioterapia.

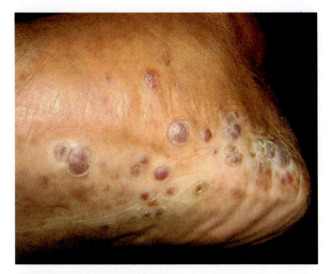

FIGURA 3 Sarcoma de Kaposi. Lesões papulonodulares de aspecto angiomatoide em membro inferior.

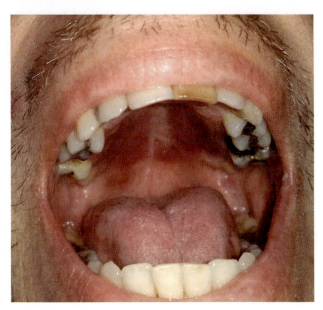

FIGURA 4 Sarcoma de Kaposi. Lesão no palato, indicando necessidade de pesquisar comprometimento do tubo gastrintestinal.

SARCOMA EPITELIOIDE
Ana Flávia Lemos da Cunha Moll

=	Sinonímia	Não tem outra nomenclatura.
	Epidemiologia	Tumor de partes moles, raro, que acomete mais as extremidades, principalmente os membros superiores, mas também pode acometer cabeça, tronco e região perirretal. É mais frequente em adultos jovens entre 20 e 40 anos de idade, e atinge mais homens.
	Etiologia	Apresenta alteração genética de 22q11-12 com mutações no gene supressor tumoral *SMARCB1/INI1*. A perda da expressão INI1 é característica do sarcoma epitelioide.
	Clínica	Inicialmente se apresenta como um nódulo subcutâneo de consistência firme que, com a progressão da doença, pode evoluir com ulceração ou formação de outros nódulos com distribuição ascendente (Figuras 1 e 2). Em muitos casos há histórico de traumatismo local antes do início do quadro.
	Diagnóstico	Clínico e histopatológico. O tumor é composto por proliferação nodular de células epitelioides atípicas, com citoplasma eosinofílico e núcleo polimórfico. A distinção com outros tumores pode ser feita pela imuno-histoquímica, já que as células do sarcoma epitelioide são positivas para citoqueratina e vimentina.
≠	Diagnóstico diferencial	Granulomas benignos, esporotricose, micobacteriose, fasciite nodular, melanoma amelanótico, carcinoma espinocelular.
	Tratamento	Ressecção cirúrgica ampla, com amputação em alguns casos devido à alta taxa de recidiva local. Frequentemente evolui com metástase nodal e pulmonar.

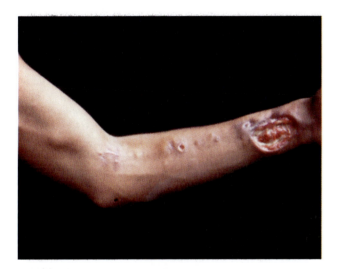

FIGURA 1 Sarcoma epitelioide. Lesão ulcerada seguida por nódulos em trajeto ascendente, no membro superior, lembrando a forma mais comum da esporotricose.

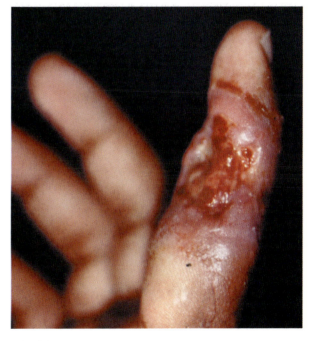

FIGURA 2 Sarcoma epitelioide. Lesão ulcerada, destrutiva, no segundo quirodáctilo, com aproximadamente 2 anos de evolução.

SÍFILIS

Maria Fernanda Reis Gavazzoni Dias • José Augusto da Costa Nery • Leonardo José Lora Barraza • Caroline Graça Cunha

	Sinonímia	*Lues*, peste sexual, doença gálica, sifilose, doença britânica e doença venérea.
	Epidemiologia	A Organização Mundial da Saúde (OMS) estima que ocorram cerca de 357 milhões de casos de infecção sexualmente transmissível (IST) por ano no mundo, das quais 6 milhões são por sífilis. Nessa estimativa não estão incluídos o herpes genital e o HPV. Estudos nacionais estimam uma prevalência de sífilis na gestação de aproximadamente 1%, o que corresponderia a cerca de 30 mil casos por ano. A OMS estima que a taxa de transmissão vertical seja de 25%, o que comprova que a sífilis na gestação é um dos grandes desafios da saúde pública atual. Em gestantes, a prevalência da sífilis é 4 vezes maior do que a prevalência do HIV. Entre 2006 e 2016, houve um progressivo aumento na taxa de sífilis congênita no Brasil, de 2 para 6,8 por 1.000 nascidos vivos. A sífilis congênita é uma doença de notificação compulsória desde 1986, enquanto a sífilis na gestação só passou a ser notificada em 2005, e a sífilis adquirida, em 2010.
	Etiologia	*Treponema pallidum*. A transmissão ocorre por contágio sexual (sífilis adquirida) ou transmissão vertical (sífilis congênita). Nas diferentes fases da doença, varia o grau de transmissibilidade.
	Clínica	A sífilis adquirida divide-se em três fases: primária, secundária e terciária. **Fase primária.** Surge em média 20 a 30 dias após o contágio e caracteriza-se por surgimento da lesão inicial exulcerada ou não (cancro duro ou protossifiloma), indolor, em região genital, oral ou anal, sobre base endurecida, com fundo limpo, liso e brilhante, acompanhada de adenomegalia regional frequentemente bilateral e assintomática. O aumento acentuado de volume do gânglio é chamado de pseudobubão. Nos homens, o cancro duro localiza-se, frequentemente, no sulco balanoprepucial (Figura 1). Nas mulheres, localiza-se nos grandes ou pequenos lábios. Entretanto, quando localizada nas paredes vaginais ou no colo do útero, dificilmente será identificada pela paciente. O cancro duro desaparece espontaneamente, dando lugar ao secundarismo. **Fase secundária.** Surge em média 2 meses após o aparecimento do cancro (6 a 8 semanas após o contágio). Pode apresentar-se em surtos sob a forma de máculas eritematosas, generalizadas e simétricas (roséola sifilítica) (Figura 2), sem prurido, não chamando a atenção para o diagnóstico, podendo ser confundida com *rash* cutâneo de diversas etiologias. Posteriormente, surgem lesões papulosas (sifílides), eritematosas, acobreadas, recobertas por escamas que podem estar mais intensas na periferia (colarete de Biett), sendo características na região palmoplantar (Figura 3). Ocasionalmente, o acometimento plantar pode simular psoríase (Figura 4). As sifílides do secundarismo podem apresentar aspecto liquenoide (Figura 5), psoriasiforme (Figuras 6 e 7), entre outros. Nos pacientes melanodérmicos, as lesões da face podem ser anulares e circinadas (sifílides elegantes) (Figura 8). Na região anogenital e inguinal (áreas de atrito), há pápulas vegetantes e maceradas (condiloma plano) (Figura 9). Na mucosa oral, as lesões são múltiplas, arredondadas e erosadas (placas mucosas ou *sinal da lesma*) (Figura 10). Raramente há, em torno do pescoço, lesões hipocrômicas, que caracterizam o "colar de Vênus". A alopecia do couro cabeludo tem predileção pelas regiões temporoparietal e occipital (alopecia em clareira) (Figuras 11 e 12), e é característica a alopecia na porção distal das sobrancelhas (madarose) (Figura 13). Pode haver micropoliadenomegalia indolor. A sífilis maligna faz parte do quadro do secundarismo e caracteriza-se por lesões destrutivas, papuloulceradas (Figura 14), atualmente mais observadas nos pacientes portadores do HIV. Quando as sifílides são recobertas por crostas espessas, elas são referidas como de aspecto rupioide ou ostráceo (semelhantes à concha de uma ostra). **Fase terciária.** As lesões de pele são localizadas e pouco numerosas, em geral assimétricas e policíclicas, com tendência à cura central (Figuras 15 e 16). Gomas são lesões destrutivas que podem se originar na pele ou em outras estruturas, como septo nasal, palato duro, ossos e músculos. Pode haver comprometimento de outros órgãos, como coração (aortite sifilítica), fígado, sistema nervoso central (SNC) e rins, no período do secundarismo ou terciarismo. Nesta fase, a doença deixa de ser contagiosa, diferentemente das fases anteriores. **Sífilis recente ou tardia.** Outra classificação usada para a sífilis adquirida é a que divide a doença em sífilis recente e tardia. Considera-se recente quando a infecção tem menos de 1 ano de duração (primária, secundária e latente recente), e tardia quando a infecção tem mais de 1 ano de duração (terciária e latente tardia). A sífilis latente é aquela em que o diagnóstico é realizado por exames laboratoriais, não havendo sinais evidentes da doença.
	Diagnóstico	Exame direto (campo escuro) do cancro, de lesões condilomatosas e de exulcerações mucosas raramente realizado. Provas sorológicas treponêmicas (FTA-ABS, TPI, TPHA, MHA-TP, EIA, *Western blotting*) e não treponêmicas (RPR [*rapid plasma reagin*] e VDRL); estas últimas podem apresentar o *efeito prozona*, que consiste em um resultado falso-negativo. PCR para casos de dúvida diagnóstica ou pesquisa.

Diagnóstico diferencial

Sífilis primária. Herpes simples, cancro mole, linfogranuloma venéreo, donovanose e carcinoma espinocelular.

Sífilis secundária. Dermatofitose, eritema anular centrífugo, hanseníase, granuloma anular (Figura 17), reação reversa hansênica, sarcoidose, erupções virais, psoríase, síndrome de Sweet (Figura 18), linfoma cutâneo, ceratodermia palmoplantar, eflúvio telógeno, condiloma acuminado, farmacodermia (Figura 19) e pitiríase rósea de Gibert (Figura 20).

Sífilis terciária. Hanseníase, leishmaniose, micoses subcutâneas e sistêmicas.

 Tratamento

Sífilis primária, secundária e latente precoce. Penicilina benzatina 2.400.000 UI por via intramuscular (IM), dose única – pelo Ministério da Saúde (MS) brasileiro e pelo Centers for Disease Control and Prevention (CDC) dos EUA. Porém, em alguns serviços de dermatologia, ainda se preconizam 4.800.000 UI, IM, em duas doses, com intervalo de 1 semana de 2.400.000 UI.

Sífilis terciária e latente tardia. Penicilina benzatina 7.200.000 UI, IM, em três doses semanais de 2.400.000 UI. Existem opções alternativas, como tetraciclina 500 mg 6/6 h, doxiciclina 100 mg 12/12 h. O tratamento alternativo à penicilina deve ser feito durante 15 dias na sífilis recente e 30 dias na tardia. Tem-se comprovado resistência aos macrolídios.

Os casos de reação à penicilina são, em sua maioria, de natureza benigna, com as reações anafiláticas ocorrendo entre 10 e 40 por 100.000 injeções aplicadas, com dois óbitos por 100.000. Nos casos suspeitos de alergia à penicilina, o teste intradérmico deverá ser feito. Se a alergia for comprovada, procede-se à dessensibilização com a penicilina V oral, conforme recomendações do MS.

A penicilina é o único fármaco considerado eficaz no tratamento de grávidas. Caso outra medicação seja usada, considera-se que o bebê foi inadequadamente tratado, e a investigação completa para neurossífilis é mandatória, além de tratamento adequado instituído de acordo com o resultado dos exames, segundo o MS. Na gestante, o esquema terapêutico com penicilina é o mesmo, conforme o estágio da sífilis. É importante o tratamento simultâneo do parceiro.

Se a fase clínica da doença não puder ser estabelecida, considera-se como sífilis latente tardia, e o tratamento instituído deverá ser o mesmo que para a sífilis terciária.

Quando o tratamento é feito na fase secundária da doença, a possibilidade de ocorrência da reação de Jarisch-Herxheimer é maior, devido a uma liberação maciça de antígenos dos treponemas mortos na circulação. Os sintomas mais comuns são calafrios, febre, dor de cabeça e dores musculares, que, em geral, aparecem 4 a 6 h após a administração da penicilina benzatina. Os sintomas podem ser diminuídos com a administração profilática de antipiréticos, como dipirona, paracetamol ou corticosteroide oral no período de até 72 h dos sintomas iniciais.

Na gestante, tal reação pode levar à morte fetal, indicando a necessidade de acompanhamento rigoroso no tratamento das portadoras de sífilis secundária com títulos altos de VDRL. O tratamento durante o pré-natal pode resultar em falha em até 14% dos casos, e ainda há a possibilidade de reinfecção, caso o parceiro não tenha sido tratado simultaneamente. Por isso, o acompanhamento pós-tratamento deve ser realizado, segundo o MS, com repetição da sorologia em 3, 6, 9, 12 e 18 meses. Considera-se cura quando há queda de 3 a 4 diluições no VDRL em relação à titulação inicial no prazo de 1 ano. A ausência de queda na titulação pode indicar falha terapêutica e requer a realização de punção liquórica. Todos os pacientes com qualquer IST devem ser testados com a sorologia anti-HIV (ver capítulos *Infecções Sexualmente Transmissíveis* e *Infecções Sexualmente Transmissíveis em Pacientes HIV-Positivos*).

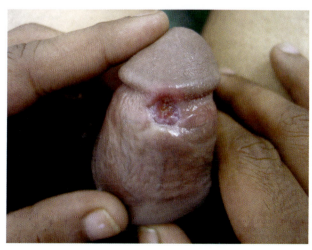

FIGURA 1 Sífilis primária. Cancro duro. Exulceração de fundo limpo e bordas em rampa.

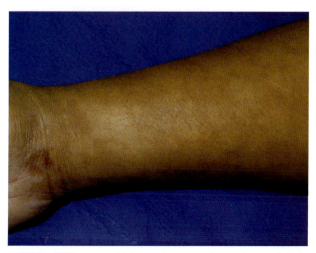

FIGURA 2 Sífilis secundária. Lesões maculosas, de tonalidade rósea, generalizadas no tegumento em paciente com VDRL 1:32.

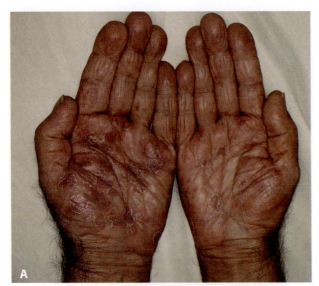

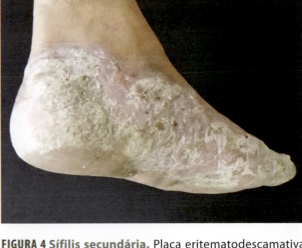

FIGURA 4 Sífilis secundária. Placa eritematodescamativa espessa na região plantar.

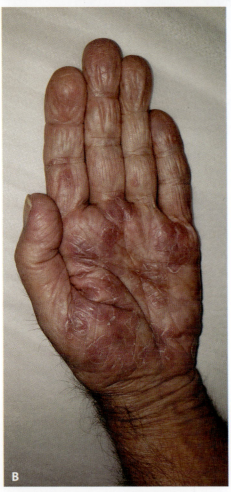

FIGURA 3 Sífilis secundária. A. Colarete de Biett nas palmas de paciente com sífilis. **B.** Detalhe das lesões com o colarete.

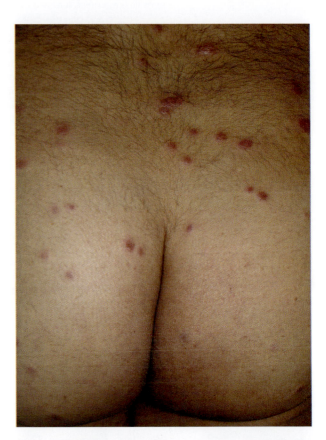

FIGURA 5 Sífilis secundária. Lesões papulosas, liquenoides, com distribuição generalizada, entretanto sem prurido.

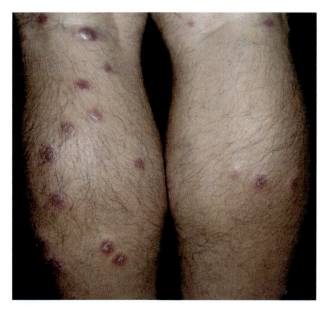

FIGURA 6 Sífilis secundária. Placas eritematodescamativas circulares, disseminadas na face posterior das pernas, simulando psoríase em pequenas placas.

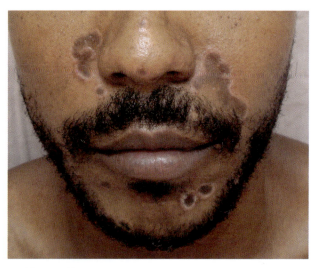

FIGURA 8 Sífilis secundária. Lesões com bordas elevadas, centro hipercrômico e arranjo circinado, localizadas na região perioral (sifílides elegantes). (Cortesia da Dra. Mercedes Prates Pockstaller.)

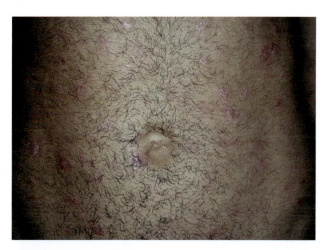

FIGURA 7 Sífilis secundária. Placas eritematosas circulares, com leve descamação no tronco, simulando psoríase.

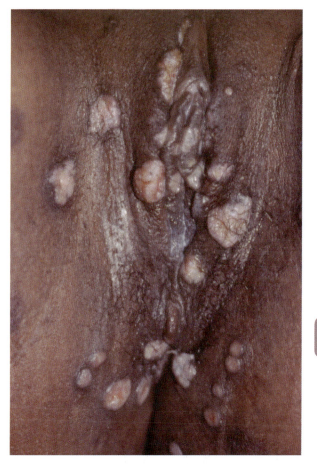

FIGURA 9 Sífilis secundária. Lesões vegetantes condilomatosas na região genital (condiloma plano).

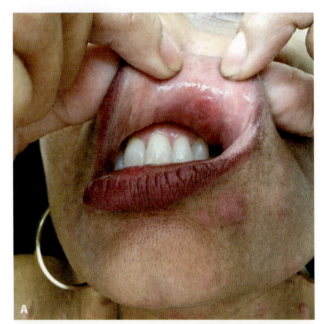

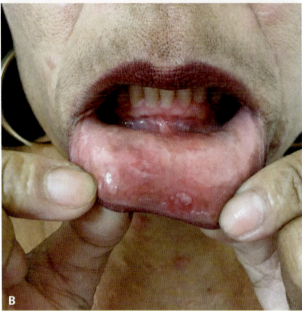

FIGURA 10 Sífilis secundária. A. Lesão na mucosa do lábio superior (placa mucosa ou sinal da lesma), acompanhada de lesões do secundarismo no tegumento. **B.** Mesma paciente com lesão mucosa também no lábio inferior.

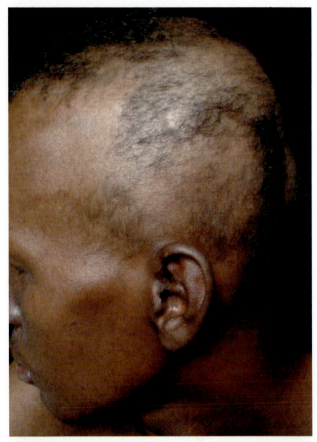

FIGURA 11 Sífilis secundária. Alopecia em clareira nítida, acometendo grande extensão do couro cabeludo.

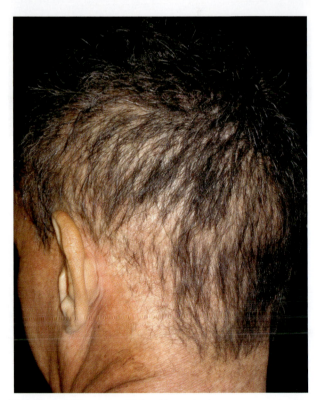

FIGURA 12 Sífilis secundária. Alopecia de aspecto mais difuso, não tão evidentemente no padrão em clareira, fazendo diagnóstico diferencial com eflúvio telógeno.

Seção 2 | Afecções Dermatológicas de A a Z

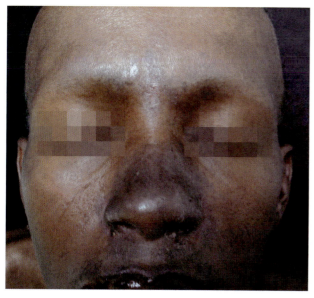

FIGURA 13 Sífilis secundária. Madarose, no mesmo paciente da Figura 11.

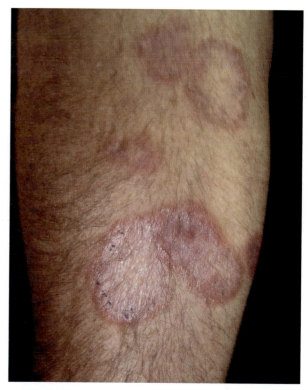

FIGURA 15 Sífilis terciária. Lesões de aspecto anular da sífilis terciária, localizadas na face anterior das pernas. (Cortesia do Dr. João Avelleira.)

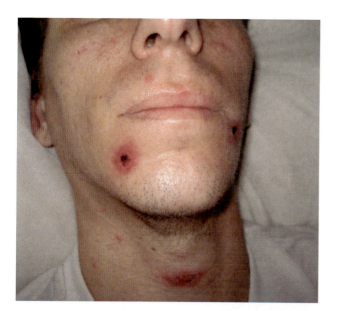

FIGURA 14 Sífilis secundária. Paciente HIV-positivo apresentando lesões eritematovioláceas, com centro necrótico e disseminadas.

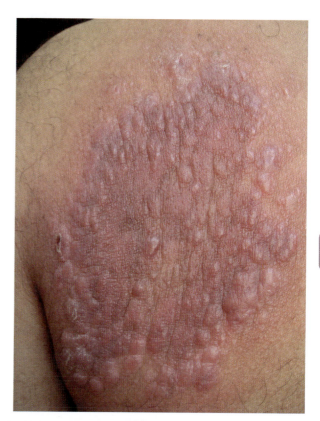

FIGURA 16 Sífilis terciária. Grande placa eritematopapulosa de bordas policíclicas, diagnosticada como sífilis terciária com auxílio do exame anatomopatológico. (Cortesia da Dra. Mercedes Prates Pockstaller.)

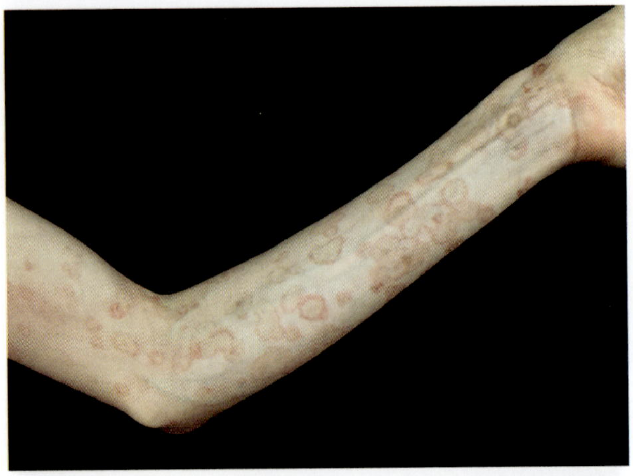

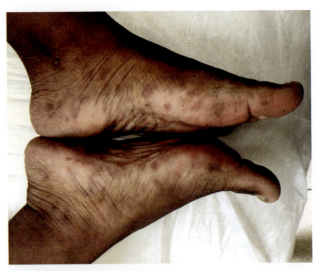

FIGURA 17 Sífilis secundária. Lesões anulares, com bordas elevadas, eritematosas, descamativas e centro normocrômico, fazendo diagnóstico diferencial com dermatofitose, eritema anular centrífugo, hanseníase, granuloma anular. A presença de lesões na região palmar facilitou a hipótese diagnóstica de sífilis.

FIGURA 19 Sífilis secundária. Máculas hipercrômicas arredondadas na região plantar, simétricas, lembrando farmacodermia.

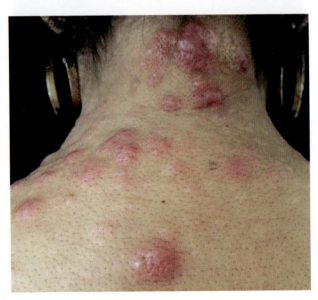

FIGURA 18 Sífilis secundária. Pápulas confluentes eritematovioláceas infiltradas, formando placas na nuca e lembrando síndrome de Sweet.

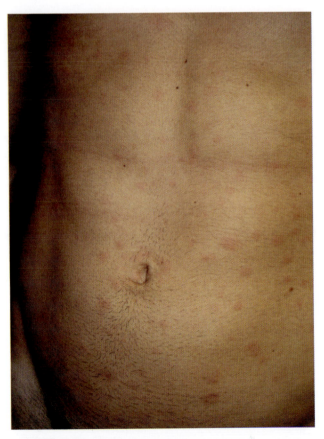

FIGURA 20 Sífilis secundária. Paciente com placas e máculas eritematodescamativas no tronco, simulando pitiríase rósea. Na realidade, tratava-se de sífilis.

SÍNDROME DA PELE ESCALDADA ESTAFILOCÓCICA

Paulo Sergio Emerich Nogueira • Rodrigo Brêtas Emerich Nogueira

	Sinonímia	Doença ou síndrome de Ritter, SSSS (*staphylococcal scalded skin syndrome*) e *pemphigus neonatorum*.
	Epidemiologia	Na população geral, alguns indivíduos são portadores assintomáticos da bactéria *Staphylococcus* nas narinas (20 a 40%, sendo 20% persistentes e 60% ocasionais), axilas (5 a 10%), períneo (20%) e pele de pacientes atópicos (79 a 95%). Essa síndrome incide com maior frequência em recém-nascidos, lactentes e crianças abaixo de 5 anos de idade, igualmente em ambos os sexos. Foram descritos casos em adultos imunossuprimidos ou com insuficiência renal crônica. A taxa de mortalidade é de 3% em crianças, maior que 50% em adultos e de quase 100% em adultos com doenças subjacentes.
	Etiologia	Toxinas epidermolíticas (ET) alfa e beta (A e B, respectivamente) do *Staphylococcus aureus* fago grupo II, tipos 3A, 3C, 71 e 55, mais comumente. ET liga-se diretamente à desmogleína 1, originando quebra desmossômica e consequente clivagem na camada granulosa.
	Clínica	A infecção estafilocócica é uma doença bolhosa espectral, que varia em intensidade, desde o impetigo bolhoso grave e extenso até a síndrome generalizada com bolhas flácidas disseminadas, descolamento cutâneo e posterior descamação. Com frequência, há antecedentes de rinite purulenta, impetigo bolhoso, conjuntivite, nasofaringite e onfalite. Posteriormente, ocorre desenvolvimento de exantema progressivo maculoso ou escarlatiniforme, com formação de bolhas (Figura 1). Há febre (pode cursar afebril), irritabilidade e hiperestesia cutânea. As lesões predominam nas regiões de flexuras. Na sequência das lesões, ocorre eritema difuso e sensível, formação de bolhas efêmeras e estéreis, descolamento das bolhas e esfoliação, evoluindo com descamação laminar. Chama a atenção a presença de fissuras periorais (pseudorrágades), às vezes perioculares e perinasais, ausência de comprometimento mucoso, exceto por eventual conjuntivite purulenta, presença do sinal de Nikolsky e descolamento cutâneo extenso (Figuras 2 a 8). As lesões cutâneas curam sem deixar cicatrizes. A reepitelização ocorre em aproximadamente 14 dias.
	Diagnóstico	É essencialmente clínico. Se possível, ou em caso de dúvida diagnóstica, proceder à bacterioscopia e à cultura de material de narinas, conjuntivas, nasofaringe, vagina, ânus, cicatriz umbilical, hemocultura, pois as bolhas são estéreis. Em alguns casos, o citodiagnóstico pode ser útil, e o exame histopatológico de pele evidencia clivagem na camada granulosa alta. Pode-se proceder à biopsia de congelação em casos de difícil diagnóstico diferencial com necrólise epidérmica tóxica (NET), especialmente em adultos.
	Diagnóstico diferencial	NET (gravidade, comprometimento mucoso acentuado e, como fator etiológico, fármacos), acidemia metilmalônica, epidermólise bolhosa distrófica, bebê colódio e eritrodermia ictiosiforme congênita bolhosa, síndrome do choque tóxico, doença de Kawasaki, síndrome de hipersensibilidade a fármacos (DRESS), púrpura *fulminans*, pênfigos, queimaduras (acidentais ou intencionais) e aplasia cutânea congênita.
	Tratamento	Pesquisar focos de infecção estafilocócica no doente e comunicantes (bacterioscopia e cultura com antibiograma). Nos casos graves, hospitalização e início de antibioticoterapia intravenosa (oxacilina ou cefalotina; vancomicina). Deve-se proceder a analgesia, antissepsia, compressas ou banhos de soro fisiológico ou solução de clorexidina, cuidados oculares com uso de colírios de antibióticos, pomada de vaselina sólida ou de mupirocina nas pseudorrágades periorais, reposição hídrica e controle eletrolítico (UTI neonatal). Nos casos leves, pode-se usar cefadroxila VO ou cefalexina VO.

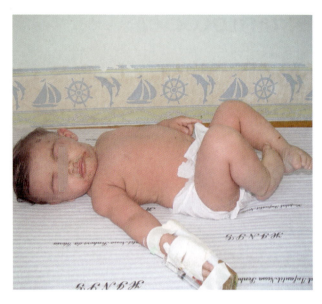

FIGURA 1 Síndrome da pele escaldada estafilocócica. Exantema escarlatiniforme.

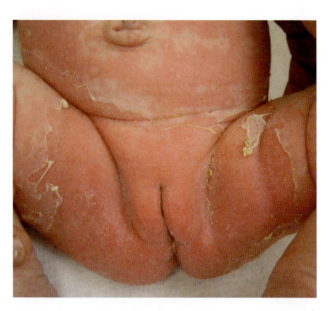

FIGURA 3 Síndrome da pele escaldada estafilocócica. Descolamento cutâneo.

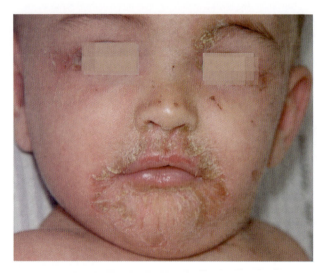

FIGURA 2 Síndrome da pele escaldada estafilocócica. Exantema e pseudorrágades.

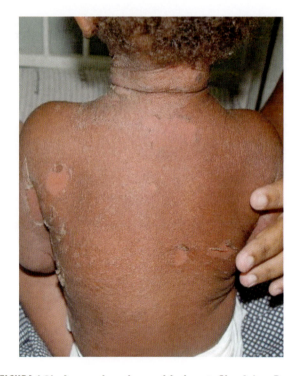

FIGURA 4 Síndrome da pele escaldada estafilocócica. Dorso mostrando eritema e descolamento cutâneo laminar.

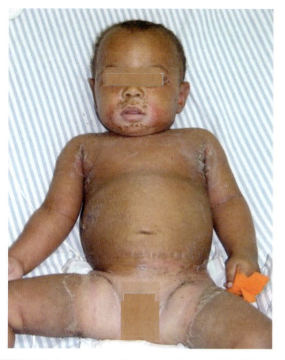

FIGURA 5 Síndrome da pele escaldada estafilocócica. Eritema e descolamento cutâneo laminar em dobras cervical, axilar e inguinal. Pseudorrágades periorais e ausência de acometimento mucoso.

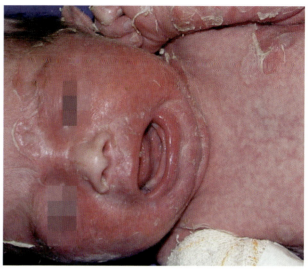

FIGURA 7 Síndrome da pele escaldada estafilocócica. Recém-nascido apresentando comprometimento intenso com descolamento da pele.

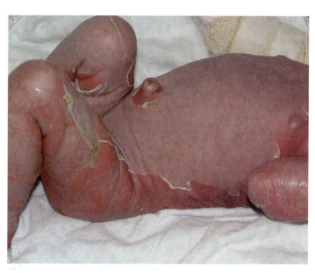

FIGURA 8 Síndrome da pele escaldada estafilocócica. Recém-nascido com acometimento generalizado.

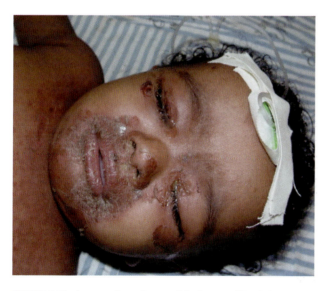

FIGURA 6 Síndrome da pele escaldada estafilocócica. Conjuntivite bilateral purulenta e pseudorrágades típicas.

SÍNDROME DE BART

Sofia Sales Martins • Leonardo Spagnol Abraham • Bernard Kawa Kac

	Sinonímia	Aplasia congênita da pele com características de epidermólise bolhosa – tipo VI.
	Epidemiologia	Acomete somente os primeiros anos de vida, tendo prognóstico favorável com a idade.
	Etiologia	É um distúrbio autossômico dominante, com alteração genética mapeada no cromossomo 3 (gene *COL7A1*). Há uma substituição da glicina por arginina do colágeno tipo VII. Há alguns relatos de casos esporádicos.
	Clínica	A síndrome é caracterizada por ausência congênita, localizada, da pele nas extremidades, predominantemente na região anterior do membro inferior e dorso do pé, seguindo as linhas de Blaschko (Figura 1), por bolhas distribuídas na pele e mucosa e anormalidades ungueais, que podem ser por ausência congênita, distrofias ou perda total. As bolhas deixam úlceras avermelhadas (Figura 2), extensas e bem definidas. Frequentemente, a síndrome é unilateral, mas pode ser bilateral. Pode estar associada a outras enfermidades, como atresia de piloro, estenose ureteral, alterações renais, orelhas rudimentares, nariz achatado, raiz nasal alargada e olhos arregalados.
	Diagnóstico	A histopatologia mostra clivagem subepidérmica sem infiltrado inflamatório.
	Diagnóstico diferencial	Epidermólises bolhosas distróficas, dermólise bolhosa transitória do recém-nascido e outras aplasias congênitas da pele.
	Tratamento	Aconselhamento genético, curativos e medidas paliativas para evitar infecções secundárias das lesões exulceradas, pois estas cicatrizam rapidamente.

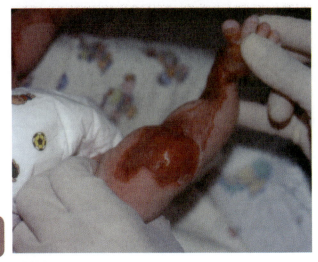

FIGURA 1 Síndrome de Bart. Recém-nascido com lesão exulcerada, linear, seguindo a linha de Blaschko, estendendo-se da coxa ao dorso do pé.

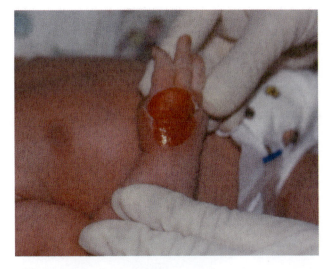

FIGURA 2 Síndrome de Bart. Lesão exulcerada de coloração vermelho-viva com borda bem definida.

SÍNDROME DE BEHÇET

Cassio Dib • Aline Perdiz de Jesus Bilemjian • Raúl Charlín Fernández

=	**Sinonímia**	Doença de Adamantiades–Behçet.
📈	**Epidemiologia**	Mais frequente no Oriente Médio e Japão, bacia do Mediterrâneo e, particularmente, naqueles países ao longo da clássica Rota da Seda, sendo a maior prevalência na Turquia. A incidência ocorre mais no homem do que na mulher nos países onde a doença é mais prevalente, em uma proporção variada, mas que chega a 7:1. Acomete pacientes entre 20 e 35 anos de idade, podendo, raramente, desenvolver-se em crianças. A forma familial, geralmente, compreende 2 a 5% dos casos, exceto no Oriente Médio, onde representa 10 a 15%.
❓	**Etiologia**	Trata-se de doença sistêmica, com achados de vasculite de vasos de todos os tipos e calibres e achados de dermatoses neutrofílicas. Não há uma causa bem estabelecida, embora, em alguns casos, encontrem-se associações genéticas como a presença do HLA-B51, principalmente nos pacientes europeus e asiáticos. Recentemente, vem sendo classificada como uma doença autoinflamatória por alguns autores, embora haja estudos que sugiram autoimunidade, em que a topomiosina e a cinectina agiriam como autoantígenos.
👁	**Clínica**	Doença crônica, recidivante, complexa, multissistêmica e polissintomática, marcada pela presença recorrente de úlceras aftosas orais e genitais, lesões cutâneas papulopustulosas, eritema nodoso e uveíte. Geralmente, o primeiro sintoma a surgir são as ulcerações orais, que podem estar presentes durante o curso da doença ou preceder outras manifestações em muitos anos. Ocorrem em 98% dos casos e são quase mandatórias para o diagnóstico. Iniciam-se como uma área circular eritematosa, que desenvolve uma pseudomembrana amarelada, e forma úlcera dolorosa com borda elevada, com 1 a 3 cm, que cura em 10 dias sem deixar cicatriz. Localizam-se nos lábios, nas regiões genianas e na língua; podem ser únicas ou múltiplas. A ulceração genital acomete principalmente a bolsa escrotal e o pênis (Figura 1), e a vulva (Figura 2). Essas úlceras ocorrem em 65% dos casos, tendendo a ser maiores, mais profundas, com margens irregulares e mais dolorosas que as úlceras orais (Figura 3), podendo deixar cicatriz em 50% dos casos. Outras lesões cutâneas são vesículas, pústulas (Figura 4) e nódulos eritematosos tipo eritema nodoso; estes surgem principalmente em mulheres, nos membros inferiores e nas nádegas, mas também na face e na região cervical. Ocorre patergia (Figura 5). Entre os sintomas oculares, a uveíte posterior é o mais característico, embora possa haver também uveíte anterior, conjuntivite (Figura 6), irite, glaucoma e catarata. O envolvimento ocular pode levar à cegueira, sendo esta a complicação mais temida na doença de Behçet. A artrite acomete 50% dos pacientes, sendo os joelhos, punhos e tornozelos as principais articulações envolvidas. Pode ser mono ou poliarticular, e é não erosiva. Pode haver ainda envolvimento gastrintestinal, neurológico, cardíaco e vascular, este último com episódios de aneurismas, doença arterial oclusiva, trombose venosa profunda ou superficial. Os quadros de piores prognósticos, com meningoencefalite, hemoptise e perfuração intestinal, são observados em indivíduos do sexo masculino, com manifestações sistêmicas precoces. A presença do HLA-B51 e de eritema nodoso recorrente foi associada ao maior risco de amaurose e tromboflebite.
🔍	**Diagnóstico**	Os critérios diagnósticos foram revistos e atualmente prefere-se utilizar os estabelecidos pelo The International Criteria for Behcet's Disease (ICBD). Trata-se de um sistema de pontuação no qual o diagnóstico pode ser feito quando se soma um valor maior ou igual a 4: • Lesões oculares recorrentes = 2 pontos • Aftoses genitais recorrentes = 2 pontos • Aftose oral recorrente = 2 pontos • Lesões cutâneas recorrentes = 1 ponto • Lesões no sistema nervoso central = 1 ponto • Manifestações vasculares = 1 ponto • Teste da patergia positivo = 1 ponto. O teste da patergia não é obrigatório, mas se puder ser conduzido, entrará na pontuação total.
≠	**Diagnóstico diferencial**	As úlceras orais devem ser diferenciadas daquelas vistas em pacientes com ulcerações orais idiopáticas, doença inflamatória intestinal, síndrome de Sweet, pênfigo vulgar, síndrome de Stevens-Johnson, síndrome MAGIC (*mouth and genital ulcers with inflamed cartilage* [úlceras orais e genitais com cartilagem inflamada]), sífilis, neutropenia cíclica e lúpus eritematoso. A artrite reativa (antiga síndrome de Reiter) também é um diagnóstico diferencial importante.

Tratamento Ulcerações são tratadas com corticosteroides tópicos ou intralesionais, tacrolimo tópico ou com gel de ácido hialurônico 0,2%. Colchicina (0,6 mg, 2 a 3 vezes/dia) também pode ser usada para tratar manifestações mucocutâneas, de forma isolada ou associada à dapsona. Diversas outras modalidades de tratamento sistêmicos são descritas e podem ser prescritas de acordo com a localização e a gravidade das lesões: ciclosporina, talidomida, alfainterferona, infliximabe, etanercepte, ciclofosfamida, rituximabe, azapropazona, daclizumabe, rebamipida, prednisona e metilprednisolona.

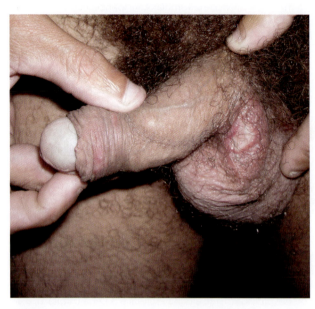

FIGURA 1 Síndrome de Behçet. Úlceras genitais na bolsa escrotal e no pênis de paciente com lesões aftoides na cavidade oral.

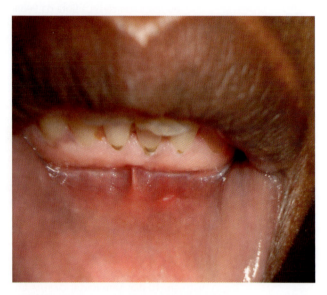

FIGURA 3 Síndrome de Behçet. Lesões aftoides na cavidade oral de paciente com lesões milimétricas, ulceradas, no pênis.

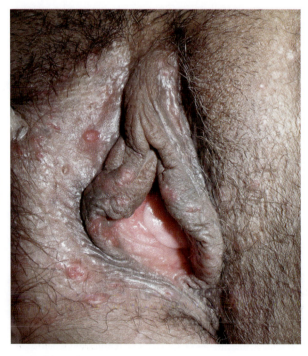

FIGURA 2 Síndrome de Behçet. Lesões ulceradas genitais na vulva de paciente com outros sinais da síndrome.

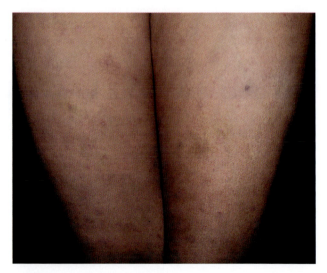

FIGURA 4 Síndrome de Behçet. Pústulas nos membros inferiores de paciente do sexo feminino com lesões genitais, orais e comprometimento ocular.

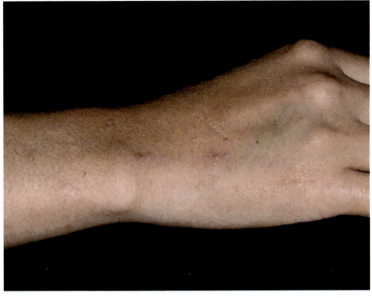

FIGURA 5 Síndrome de Behçet. Sinal da patergia no local de punção para administração de medicamento.

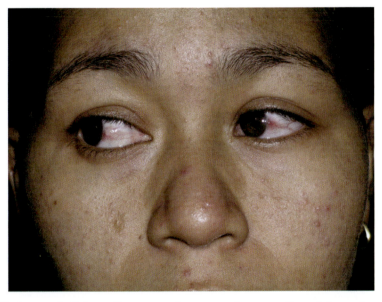

FIGURA 6 Síndrome de Behçet. Comprometimento ocular com eritema intenso da conjuntiva.

SÍNDROME DE BIRT-HOGG-DUBÉ

Aguinaldo Bonalumi Filho • Paola Cristina Vieira da Rosa Passos • Monique Carolina Meira do Rosário de Souza

	Sinonímia	Fibrofoliculoma múltiplo.
	Epidemiologia	Existe o registro de 200 famílias com a mutação em todo o mundo. É provavelmente subdiagnosticada. Não apresenta predileção por sexo ou raça. As manifestações surgem por volta da 3ª e 4ª décadas de vida.
	Etiologia	Genodermatose autossômica dominante rara, descrita em 1977, que predispõe ao desenvolvimento de hamartomas foliculares, cistos pulmonares, pneumotórax e neoplasia renal. O gene responsável pela síndrome foi mapeado no cromossomo 17p11.2. Defeito genético decorrente de mutação no gene supressor tumoral Birt-Hogg-Dubé (BHD; *FLCN*) codifica uma proteína anormal de função ainda desconhecida chamada foliculina, que é expressa amplamente na pele, nos rins e pulmões, além de outros órgãos.
	Clínica	As manifestações clínicas ocorrem normalmente a partir da 2ª década de vida e surgem com a *tríade cutânea* característica da doença: *fibrofoliculomas* (hamartoma de tecido conjuntivo perifolicular) e *tricodiscomas* (hamartoma mesenquimal parafolicular) (Figuras 1 e 2), indistinguíveis clinicamente e expressos como múltiplas pápulas discretas de 2 a 3 mm de diâmetro, da cor da pele a esbranquiçadas, cupuliformes (em forma de domo), comumente na região central da face (nariz e bochechas) e no pescoço, às vezes no tronco superior e orelhas, e *acrocórdons* (papiloma fibroepitelial) (Figura 3) que se apresentam como pápulas filiformes de 1 a 5 mm de tamanho, cor da pele ou castanho-avermelhados, principalmente no pescoço, na porção superior do tronco e axilas. Associada a alta incidência de múltiplos cistos pulmonares (> 80%) (Figura 4), pneumotórax espontâneo (25%) e tumor renal (8 vezes maior do que na população em geral), geralmente múltiplos e bilaterais (tumor cromófogo do rim, oncocitoma e tumor híbrido renal). Menos comumente surgem colagenomas, lipomas, fibromas perivasculares, fibroma mucoso, tumor medular de tireoide, angiolipomas, tumores de células neurais, pólipos e carcinoma intestinal, e ainda adenoma de paratireoide.
	Diagnóstico	Clínico e histopatológico, sendo necessárias múltiplas biopsias com cortes em diversos níveis. O ideal seria a confirmação genética. Critérios diagnósticos da síndrome de Birt-Hogg-Dubé (o paciente deve apresentar um critério maior ou dois critérios menores para o diagnóstico). **Critérios maiores** • Pelo menos cinco fibrofoliculomas ou tricodiscomas, com pelo menos uma confirmação histológica (início em adulto)* • Mutação patogênica do gene *FLCN*. **Critérios menores** • Múltiplos cistos pulmonares: de localização basal e bilateral sem outra causa aparente, com ou sem pneumotórax espontâneo primário • Tumor renal: precoce (< 50 anos) ou multifocal, ou tumor renal de histologia mista (células cromófogas e oncocíticas) • Parente de primeiro grau com BHD.
	Diagnóstico diferencial	Esclerose tuberosa, carcinoma basocelular, tricofoliculoma, tricoepitelioma múltiplo (doença de Brooke), triquilemoma (síndrome de Cowden), adenoma sebáceo senil.
	Tratamento	Limitado, não curativo. *Laser* de CO_2 fracionado, érbio:YAG, *shaving* seguido de eletrocauterização, dermoabrasão. Acompanhamento com especialista e seguimento com tomografia computadorizada (TC) de tórax e abdome. É indicado aconselhamento genético familiar.

*Fibrofoliculoma e tricodiscoma são duas possibilidades de apresentação da mesma lesão. Para o diagnóstico diferencial, angiofibroma na esclerose tuberosa deve ser considerado. Têm início na infância. Fibrofoliculoma ou tricodiscoma familiar sem outras manifestações da síndrome podem indicar uma entidade distinta.

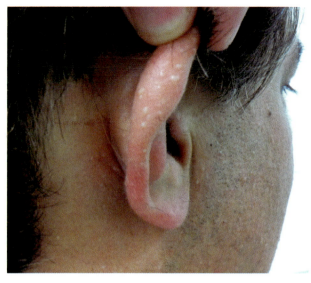

FIGURA 1 Síndrome de Birt-Hogg-Dubé. Tricodiscomas em orelha.

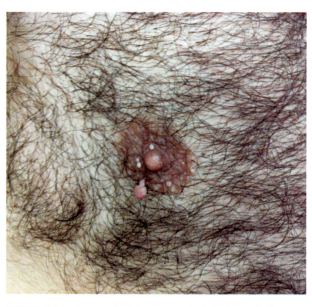

FIGURA 3 Síndrome de Birt-Hogg-Dubé. Acrocórdon em mama.

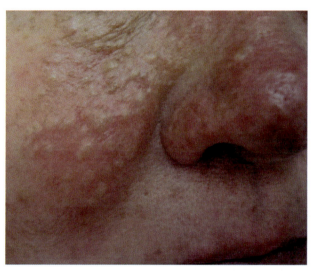

FIGURA 2 Síndrome de Birt-Hogg-Dubé. Presença de múltiplos tricodiscomas na face.

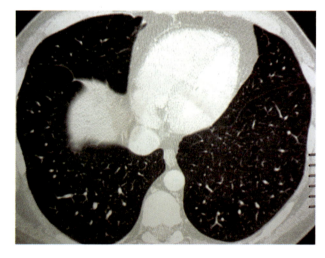

FIGURA 4 Síndrome de Birt-Hogg-Dubé. Imagem de TC revelando a presença de vários cistos pulmonares.

SÍNDROME DE BROOKE-SPIEGLER

Luana Souza de Aguiar Lourenço • Thiago Jeunon de Sousa Vargas • Leonardo Quintella

Sinonímia — Não tem outra nomenclatura.

Epidemiologia — A síndrome de Brooke-Spiegler (SBS) é uma doença hereditária, autossômica dominante, caracterizada pelo desenvolvimento de múltiplas neoplasias cutâneas anexiais, mais prevalente no sexo feminino. O tricoepitelioma familiar múltiplo (TFM) é uma variante fenotípica da doença caracterizada pelo desenvolvimento de numerosos tricoepiteliomas. Podem surgir tumores malignos em cerca de 5 a 10% dos pacientes. As glândulas salivares raramente são acometidas e tal acometimento parece ser exclusivo de pacientes com o fenótipo SBS clássico. A glândula parótida está envolvida na maioria dos casos, ao passo que as glândulas submandibulares raramente são afetadas. O envolvimento da glândula salivar geralmente ocorre após os 40 anos de idade.

Etiologia — O TFM e a cilindromatose familial (CF) foram, primeiramente, descritos como entidades distintas. Brooke (1892) foi quem primeiro descreveu o tricoepitelioma sob a denominação de epitelioma adenoide cístico, ao passo que Spiegler (1899) detalhou as características clínicas e histopatológicas dos cilindromas. Após relatos de pacientes com TFM e CF, descobriu-se que os tumores tinham em comum o gene *CYLD*, localizado no cromossomo 16q12, sugerindo tratar-se de um distúrbio alélico, que leva à superposição de fenótipos distintos, compondo a síndrome que hoje conhecemos como SBS. Ainda que o mecanismo não esteja completamente esclarecido, acredita-se que a enzima deubiquitinase, codificada pelo gene *CYLD* (gene supressor tumoral), atue na modulação, como inibidora do fator nuclear NF-kappaB (NF-κB), que é um fator de transcrição essencial para a correta proliferação dos anexos cutâneos. A perda da função supressora do *CYLD* levaria a uma resistência celular aumentada à apoptose e, com isso, estimularia a proliferação celular com consequente formação neoplásica. As mutações são detectadas em cerca de 80 a 85% dos pacientes com o fenótipo SBS clássico e em cerca de 40 a 50% dos indivíduos com o fenótipo TFM. Não parece haver correlação entre genótipo-fenótipo e gravidade da doença, possibilidade de transformação maligna e o desenvolvimento de lesões extracutâneas.

Clínica — Os tricoepiteliomas têm preferência pela porção central da face (Figura 1) e, às vezes, manifestam uma distribuição do tipo X, com confluência das lesões nas dobras nasolabiais e também entre as sobrancelhas. Tricoepiteliomas são hamartomas pouco diferenciados do folículo piloso e existem três variantes distintas: solitário, múltiplo e desmoplásico. São pápulas normocrômicas, que tendem a coalescer formando placas. Apesar de benignos, existem casos de transformação maligna, especialmente no contexto da SBS. Semelhante a outros tumores, os tricoepiteliomas se desenvolvem na puberdade e aumentam em tamanho e número ao longo dos anos. O aumento rápido pode relacionar-se com uma possível associação com neoplasia maligna, geralmente um carcinoma basocelular (CBC).
A SBS clássica é caracterizada por múltiplos tumores, especialmente tricoepiteliomas, cilindromas e, ocasionalmente, espiradenomas écrinos. Outros tumores anexiais, em sua maioria benignos, podem ser encontrados, tais como tricoblastoma, nevo organoide, adenoma de parótida e CBC. A localização mais comum dos tumores é na cabeça e no pescoço.
Os tumores surgem na infância tardia ou adolescência precoce, sugerindo uma influência hormonal, e existe forte predileção pelas mulheres.
Cilindromas são lesões pequenas e solitárias, localizadas na cabeça e no pescoço. Variantes grandes, coalescentes, múltiplas e localizadas no couro cabeludo são denominadas tumor em turbante (Figuras 2 e 3). Espiradenomas écrinos são, geralmente, solitários e localizam-se, preferencialmente, na cabeça e no pescoço de adultos.
A gravidade do fenótipo na TFM é tão variável quanto na SBS clássica, podendo ocorrer dezenas de neoplasias até centenas de lesões confluentes e desfigurantes. O envolvimento das pálpebras e do ouvido externo pode causar deficiência visual e perda auditiva.

Diagnóstico — O diagnóstico é realizado pela correlação clinicopatológica: clinicamente, pela história de múltiplos tumores com início na infância e adolescência e ocorrência familial; e na histopatologia, pela confirmação dos tipos histológicos dos tumores.
As neoplasias pouco ou nada diferem histologicamente daquelas observadas em casos esporádicos. O tricoepitelioma é composto por células basaloides com paliçada periférica, o que pode confundir seu diagnóstico com carcinoma basocelular. Contudo, os tricoepiteliomas mostram evidente diferenciação folicular (cistos córneos, indução estromal e corpos papilares).
Os cilindromas são tumores dérmicos, compostos por maciços de células basaloides circundados por espessos feixes hialinos e eosinofílicos, positivos ao ácido periódico de Schiff (PAS). Esse material hialino também está presente no interior dos maciços celulares. Ocasionalmente, observa-se a formação de pequenos ductos. A disposição dos maciços celulares em "quebra-cabeça" é característica. Comportamento maligno já foi descrito e manifesta-se pela perda do componente hialino, com consequente expansão dos ninhos.

Seção 2 | Afecções Dermatológicas de A a Z   965

		O espiradenoma écrino é composto por um ou mais nódulos basofílicos dérmicos, mas que podem tocar a epiderme ou estender-se até o subcutâneo. Estruturas semelhantes a ductos podem estar presentes. Eventualmente, há aspectos histopatológicos cilindromatosos em um espiradenoma, ou aspecto de espiradenoma em um cilindroma. Há ainda a possibilidade da coexistência de tipos histológicos diferentes de tumores ("tumor de colisão") (Figura 4).
	Diagnóstico diferencial	Carcinoma basocelular, nevo organoide, neurofibromas e outros tumores anexiais.
	Tratamento	Pacientes portadores de SBS apresentam numerosas lesões que conferem aspecto deformante e causam profundo desconforto físico e emocional. O tratamento tem sempre caráter paliativo e visa à melhoria estética e ao ganho na qualidade de vida do paciente. O método cirúrgico convencional nem sempre é viável, por conta do grande número de lesões. O tratamento das lesões de tricoepiteliomas múltiplos com dermoabrasão mostrou melhora significativa, sem aparecimento de novas lesões em um período de 1 ano de acompanhamento. Outros tratamentos incluem ablação com *laser* de CO_2 combinada com imiquimode 5% e terapia fotodinâmica (TFD) com ácido 5-aminolevulínico. Um estudo recente tratou dois irmãos com múltiplas lesões de tricoepiteliomas e mostrou resultados promissores utilizando *laser* de CO_2 + sirolimo tópico 1% e sirolimo isoladamente. Este medicamento é um imunossupressor e não está disponível para uso tópico no Brasil, apenas na forma oral, com o nome comercial Rapamune®. Casos de transformação maligna foram tratados com sucesso pela radioterapia. Alguns casos de cilindromas podem se beneficiar do uso de inibidores do NF-κB, como o ácido acetilsalicílico e seus derivados, especialmente na prevenção de novas lesões.

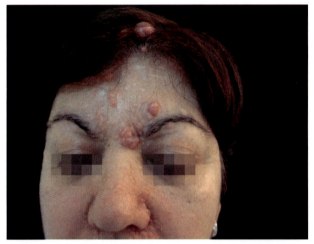

FIGURA 1 Síndrome de Brooke-Spiegler. Tricopepiteliomas. Lesões papulosas nos sulcos nasogenianos, com diagnóstico confirmado histopatologicamente.

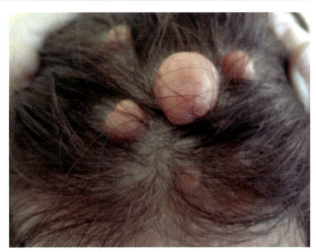

FIGURA 3 Síndrome de Brooke-Spiegler. Cilindromas. A mesma paciente da Figura 2 com numerosas lesões, justificando a denominação do tumor em turbante.

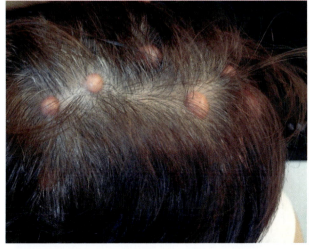

FIGURA 2 Síndrome de Brooke-Spiegler. Cilindromas. Lesões nodulares, eritematosas, múltiplas, no couro cabeludo.

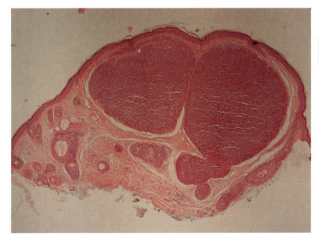

FIGURA 4 Síndrome de Brooke-Spiegler. O exame histopatológico de uma lesão do sulco nasogeniano mostrou tumor de colisão, um espiradenoma écrino e um tricoepitelioma.

SÍNDROME DE CUSHING

Juliana Elmor Mainczyk

	Sinonímia	Hipercortisolismo.
	Epidemiologia	A síndrome de Cushing (SC) é um distúrbio endócrino, caracterizado pelo excesso de cortisol circulante no organismo. É denominada exógena, quando decorrente do uso de doses suprafisiológicas de glicocorticoides por diferentes vias de administração, tais como tópica, inalatória, injetável ou oral (iatrogênica); e endógena, quando resultante da secreção prolongada e inapropriada de quantidades excessivas de cortisol, com perda da contrarregulação normal do eixo hipotálamo-hipófise-suprarrenal e alteração no ritmo circadiano de secreção do cortisol. A SC exógena é uma condição mais frequente e, na maioria das vezes, facilmente suspeitada durante a anamnese; já a SC endógena é um distúrbio raro e seu diagnóstico constitui um grande desafio na prática clínica. A incidência estimada da SC endógena é de 10 casos por 1.000.000 habitantes/ano, com predomínio pelo sexo feminino, principalmente entre 2ª e 3ª décadas de vida.
	Etiologia	Em relação ao seu mecanismo fisiopatológico, a SC endógena pode ser dividida em 2 grandes grupos: hormônio adrenocorticotrófico (ACTH)-dependente, responsável por 80% dos casos, e ACTH-independente. Dentre as causas ACTH-dependentes, podemos destacar o tumor hipofisário produtor de ACTH, conhecido como doença de Cushing (DC), e a secreção ectópica de ACTH (SEA), principalmente por tumores como carcinoide brônquico e carcinoma de pequenas células do pulmão. A DC representa 85 a 90% dos casos de SC endógena, é mais comum em mulheres (8:1) entre 2ª e 3ª décadas de vida e, em 80 a 90% das vezes, causada por microadenomas (menores que 10 mm). A SEA é responsável por 10% dos casos de SC endógena e acomete mais o sexo masculino. Entre as causas ACTH-independentes temos os tumores suprarrenais (adenomas, em 60%, e carcinomas, em 40%) e as hiperplasias nodulares. A prevalência de tumores suprarrenais é maior em crianças (65% dos casos). Entretanto, os carcinomas suprarrenais são mais frequentes em adultos.
	Clínica	Os sinais clássicos de hipercortisolismo são obesidade centrípeta (Figura 1), fácies em lua cheia (Figura 2), giba de búfalo (Figura 3), hirsutismo, acne e pletora facial. O excesso de cortisol também pode progredir com equimoses espontâneas ou aos mínimos traumatismos e estrias violáceas largas (> 1 cm) em abdome, coxas, mamas e braços, decorrentes da redução da síntese de colágeno na derme (Figura 4). No músculo, observamos atrofia das fibras musculares, com consequente miopatia proximal. A hipertensão arterial está presente em 75% dos casos de SC endógena. Intolerância à glicose e diabetes melito ocorrem em 75% e 20%, respectivamente, dos casos e são secundários à diminuição da captação periférica de glicose e ao aumento da gliconeogênese hepática. Hipercolesterolemia e hipertrigliceridemia são frequentemente observadas. A osteoporose é decorrente da ação direta sobre a formação óssea e indiretamente pelo hipogonadismo hipogonadotrófico, acometendo principalmente o osso trabecular (coluna vertebral). O sistema imune também está comprometido e estes pacientes são mais suscetíveis a infecções oportunistas. Alcalose metabólica hipopotassêmica pode ser observada pela ação dos glicocorticoides nos receptores mineralocorticoides. Efeitos oculares incluem glaucoma e catarata, esta última, mais frequente nos casos de SC exógena. Alterações neuropsiquiátricas, como depressão, psicose, insônia e alteração da função cognitiva, não são incomuns e podem persistir após resolução do hipercortisolismo. A hiperpigmentação cutânea é vista apenas nos casos de SC ACTH-dependente, devido ao seu efeito melanotrófico. Em crianças, os estigmas clássicos da SC podem não estar presentes; é importante estar atento à redução na velocidade de crescimento, associado ao ganho ponderal excessivo. Atenção especial também aos pacientes com SEA secundaria à malignidade, pois podem apresentar perda ponderal em vez do quadro típico de obesidade centrípeta.
	Diagnóstico	Antes de iniciar a investigação laboratorial é importante selecionar os pacientes a serem avaliados, uma vez que obesidade, hirsutismo, hipertensão arterial, diabetes e dislipidemia são condições frequentes na população geral. Assim, devem prosseguir na investigação os pacientes com ganho ponderal excessivo que apresentam sintomas múltiplos e progressivos, principalmente pletora facial, fraqueza muscular proximal, estrias largas (> 1 cm) e violáceas e equimoses esporádicas; pacientes jovens com hipertensão arterial grave e osteoporose da coluna lombar; crianças com redução da velocidade de crescimento e ganho ponderal; e pacientes com incidentaloma suprarrenal. É essencial também excluir o uso de glicocorticoide exógeno (oral, inalatório, tópico, intrartricular). O primeiro passo é confirmar o hipercortisolismo. Os testes mais utilizados são o teste de supressão com baixa dose de dexametasona (1 mg administrado às 23 h e coleta de cortisol plasmático às 8 h do dia seguinte, com valor de referência < 1,8 µg/dℓ), dosagem de cortisol plasmático à meia-noite (valor de referência < 7,5 µg/dℓ), dosagem de cortisol salivar à meia-noite (> 2× valor de referência ensaio-dependente, validado por cada laboratório) e dosagem de cortisol livre urinário (2 amostras de urina de 24 h em dias consecutivos, > 3 a 4× valor de referência). São necessários ao menos dois testes diferentes positivos para confirmação do hipercortisolismo. O segundo passo consiste

		na dosagem do ACTH plasmático (duas amostras em dias diferentes) para diferenciação entre causas ACTH-dependente e independente. ACTH suprimido, < 10 pg/mℓ, indica patologia de origem suprarrenal e deve ser solicitada TC de abdome. Se ACTH elevado, > 20 pg/mℓ, devem ser solicitados ressonância magnética (RM) de sela túrcica para pesquisa de tumor hipofisário. Presença de adenoma maior ou igual a 6 mm confirma o diagnóstico de DC. Em caso de exame normal ou adenoma menor que 6 mm, deverá ser solicitado cateterismo de seio petroso (padrão-ouro) para localização do adenoma. Caso o resultado sugira SEA, deve-se prosseguir a investigação com TC de tórax. Valores de ACTH entre 10 e 20 pg/mℓ devem ser repetidos e confirmados (Figura 5).
	Diagnóstico diferencial	Pacientes com depressão, obesos e etilistas crônicos podem apresentar valores de cortisol elevados nos testes iniciais de confirmação do hipercortisolismo e são considerados portadores de pseudo-Cushing.
	Tratamento	O tratamento varia de acordo com a causa. Pacientes que fazem uso de altas doses de glicocorticoides devem ter suas doses reduzidas gradativamente, assim que possível. Na doença de Cushing, a cirurgia transesfenoidal com ressecção do adenoma é o tratamento de escolha. O tratamento medicamentoso com cetoconazol no pré-operatório visa melhorar os distúrbios hidreletrolíticos, os níveis de pressão arterial e a glicemia. Casos refratários podem ser tratados com radioterapia e suprarrenalectomia bilateral. Nos casos de secreção ectópica de ACTH, a escolha é pela cirurgia para excisão do tumor, quando possível. Em casos de SC ACTH-independente, o tratamento de escolha é a suprarrenalectomia uni ou bilateral, de acordo com o caso.

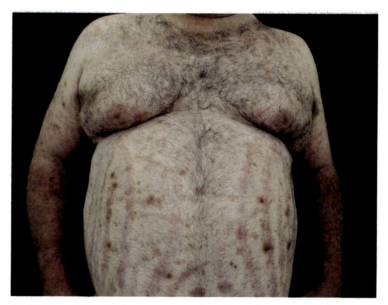

FIGURA 1 Síndrome de Cushing. Obesidade centrípeta, além de estrias, em paciente com síndrome de Cushing.

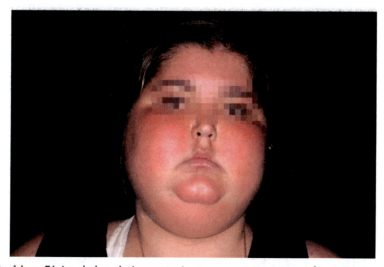

FIGURA 2 Síndrome de Cushing. Fácies de lua cheia em paciente que estava em uso de corticosteroide sistêmico para tratamento de psoríase grave.

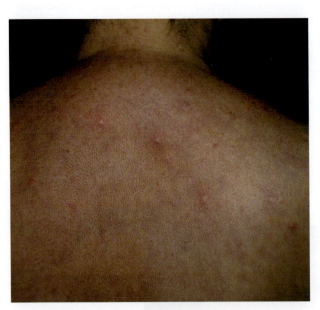

FIGURA 3 Síndrome de Cushing. Acúmulo de gordura na porção superior do dorso, denominado giba.

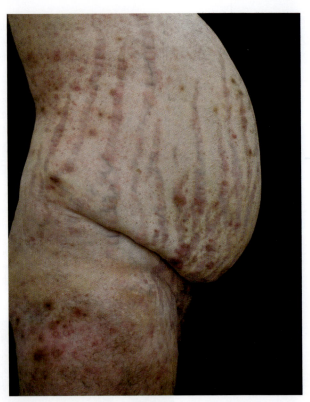

FIGURA 4 Síndrome de Cushing. Presença de estrias violáceas, largas, no tronco, devido ao uso excessivo de corticosteroides sistêmicos para o tratamento de dermatite atópica.

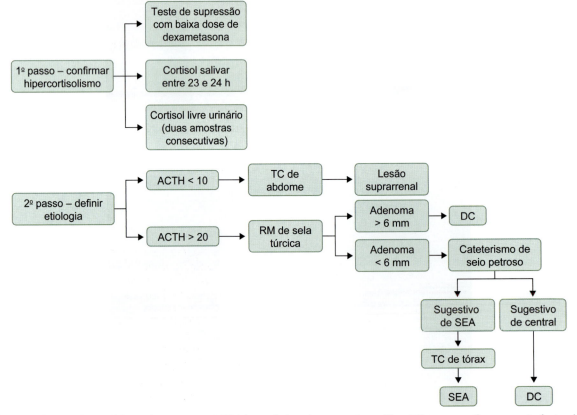

FIGURA 5 Síndrome de Cushing. Fluxograma. ACTH: hormônio adrenocorticotrófico; TC: tomografia computadorizada; RM: ressonância magnética; DC: doença de Cushing; SEA: secreção ectópica de ACTH.

SÍNDROME DE EHLERS-DANLOS

Letícia Spinelli De Biase Martins • Luna Azulay-Abulafia

Sinonímia		Cútis hiperelástica.
Epidemiologia		Os modos de herança podem ser autossômico dominante, autossômico recessivo e recessivo ligado ao X, dependendo do seu tipo. Para todas as formas da doença, a prevalência estimada é de 1 caso para 5.000. Apesar de todas as formas causarem algum grau de morbidade, somente um tipo causa morte prematura, o tipo vascular (tipo IV).
Etiologia		Ocorre devido a um distúrbio nos vários tipos de colágeno. Em 1997, um consenso propôs uma revisão da SED e assim simplificar a classificação. A saber: • Tipo clássico: formas tipo I e II • Tipo hipermobilidade: forma tipo III • Tipo vascular: forma tipo IV • Tipo cifoescoliose: forma tipo VI • Tipo artrocalasia: forma tipo VII, caracterizado pela deficiência de proA1 ou proA2 de cadeias do colágeno tipo I • Tipo dermatoparaxia: forma tipo VII, caracterizada pela deficiência de pró-colágeno N terminal peptidase • Outras: formas tipo V, VIII, IX, X e XI. Os diferentes tipos da SED dependem do tipo de colágeno afetado. No tipo clássico I e II, a alteração é no colágeno V e, raramente, no I. O tipo IV envolve mutações em *COL3A1*, que afeta a síntese e secreção do colágeno tipo III. No tipo VI, ocorre deficiência de lisil-hidroxilase. Acredita-se que o tipo X esteja relacionado a um defeito da fibronectina. Os diversos tipos da SED apresentam clínica e prognósticos distintos.
Clínica		Na prática, os tipos mais observados da SED são os tipo I e tipo II da forma clássica (tipo I – *gravis*; tipo II – *mitis*). As anormalidades na biossíntese do tecido conjuntivo resultam em hiperextensão articular (Figura 1). Algumas manobras devem ser feitas para classificar objetivamente a hiperextensibilidade. A pele é aveludada, macia e hiperelástica (Figuras 2 e 3), retornando imediatamente à sua posição normal quando liberada da tração, o que não ocorre nos casos de cútis laxa. Os pacientes apresentam dificuldade de cicatrização das feridas e cicatrizes em papel de cigarro (Figuras 4 e 5). Nessa forma clássica pode haver comprometimento cardíaco, com prolapso da valva mitral. São comuns herniações de gordura através da derme, particularmente, sobre os joelhos e cotovelos, sendo conhecidas como pseudotumores moluscoides. Também podem ocorrer pápulas piezogênicas pela herniação de tecido adiposo através da fáscia, tanto na porção medial como lateral dos pés (Figura 6). Hérnias umbilicais, hiatais e inguinais são comuns. Luxações, deslocamentos e rupturas de tendão são frequentes, decorrentes das articulações hiperextensíveis, resultando em osteoartrite. Por isso, dor crônica articular é sintoma muito comum. Os pacientes, geralmente, apresentam escleróticas azuladas. As duas complicações mais graves são ruptura de aneurisma ou vaso sanguíneo e perfuração gastrintestinal. A gravidez é sempre arriscada, devendo ser monitorada com atenção. Em alguns subtipos da SED há fragilidade de grandes vasos sanguíneos e vísceras, como intestino.
Diagnóstico		O diagnóstico é clínico. A confirmação dos subtipos requer o auxílio da microscopia eletrônica e imunofluorescência.
Diagnóstico diferencial		Cútis laxa.
Tratamento		Atualmente, ainda não há tratamento médico efetivo que possa prevenir as complicações dos vários tipos de SED. Tratamento multidisciplinar, incluindo apoio psicológico, é importante para esses pacientes. Além disso, os pacientes devem ser alertados para evitar traumatismos, e tentar promover um ambiente seguro ao seu redor. A identificação exata do defeito é importante para orientação genética.

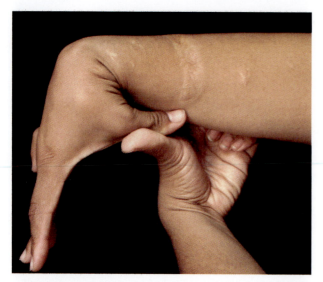

FIGURA 1 Síndrome de Ehlers-Danlos. Articulação hiperextensível do polegar direito.

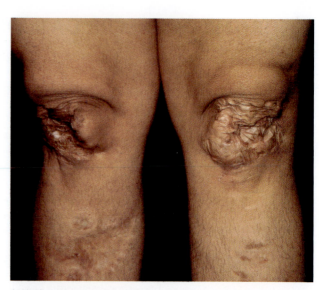

FIGURA 4 Síndrome de Ehlers-Danlos. Cicatrizes em papel de cigarro em ambos os joelhos.

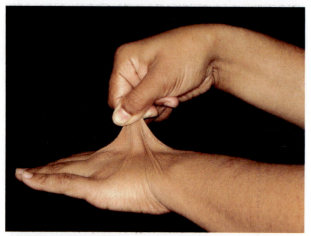

FIGURA 2 Síndrome de Ehlers-Danlos. Pele hiperelástica, retornando rapidamente à posição original.

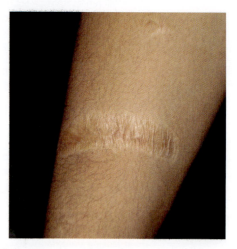

FIGURA 5 Síndrome de Ehlers-Danlos. Cicatriz em papel de cigarro no antebraço.

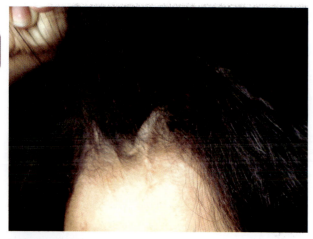

FIGURA 3 Síndrome de Ehlers-Danlos. A paciente observava que, quando puxava os cabelos, a pele também se mostrava fácil de tracionar, voltando em seguida.

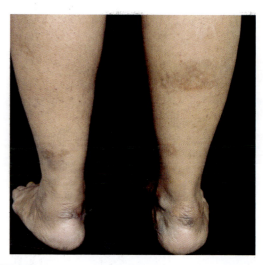

FIGURA 6 Síndrome de Ehlers-Danlos. Pápulas piezogênicas e cicatrizes atróficas em portador da SED clássica.

SÍNDROME DE GARDNER-DIAMOND

Ana Luisa Bittencourt Sampaio Jeunon Vargas • Alexandre Carlos Gripp

	Sinonímia	Síndrome de sensibilização autoeritrocítica; síndrome dos hematomas dolorosos e púrpura psicogênica.
	Epidemiologia	Mais comum em mulheres jovens. Raramente acomete homens.
	Etiologia	Atualmente considerada uma vasculopatia autoimune, com autoanticorpos contra a fosfatidilserina, que é um componente do estroma das hemácias. Outras teorias são de uma alteração do tônus vascular dos capilares cutâneos, alteração do sistema calicreína-quinina e da síntese de fibrina no endotélio, com formação de estruturas defeituosas na parede dos capilares e extravasamento de hemácias. Os gatilhos já descritos são: estresse psíquico, atividade física intensa, cirurgia ou mesmo desenvolvimento espontâneo.
	Clínica	Após pródromos como mal-estar, fadiga e sensação de prurido, queimação ou picada no local, há desenvolvimento espontâneo de lesão endurada após alguns minutos. Localiza-se preferencialmente nos membros, porém pode acometer qualquer local do corpo. Em 4 a 5 h, evolui para placa eritematosa muito dolorosa medindo de 3 a 10 cm, acompanhada de graus variáveis de edema, e depois para lesão equimótica azulada menos dolorosa que é reabsorvida em alguns dias (Figura 1). Há grande associação dos pacientes, geralmente do gênero feminino, com algum transtorno psíquico (labilidade emocional, ansiedade, depressão, histeria, hipocondria, masoquismo e inabilidade de lidar com sentimentos hostis), sem evidência de doença hematológica subjacente. Sintomas associados são: febre, artralgias, mialgia, cefaleia, tontura. Cinquenta por cento dos pacientes relatam sintomas gastrintestinais (dor epigástrica, hemorragia gastrintestinal, náuseas, vômitos, diarreia). Também já descritos hematúria, epistaxe, menorragia, glomerulonefrite, pneumonia intersticial linfoide, linfadenopatia angioimunoblástica e acidente vascular cerebral.
	Diagnóstico	O diagnóstico é basicamente clínico, e pode ser confirmado pela a realização de teste cutâneo intradérmico de sensibilidade com 0,1 mℓ de suspensão de 80% hemácias lavadas autólogas em soro fisiológico, que leva ao aparecimento, em 24 h, de lesões idênticas às descritas anteriormente (Figura 2). Deve-se realizar também o teste de controle com 0,1 mℓ de soro fisiológico puro. A histopatologia é pobre em achados, evidenciando hemácias extravasadas na derme, edema e infiltrado inflamatório linfo-histiocítico ao redor dos vasos sanguíneos. Pode haver macrófagos com depósito de pigmento positivo para as colorações para ferro. Uma avaliação psiquiátrica deve ser considerada.
	Diagnóstico diferencial	Distúrbios de coagulação, doenças plaquetárias, automutilação e síndrome compartimental.
	Tratamento	Não existe tratamento específico. Baseia-se na psicoterapia e no uso de medicações antidepressivas, antipsicóticas ou ansiolíticas. Também já foram tentados antimaláricos, anti-histamínicos, corticosteroides, antibióticos, imunossupressores e dessensibilização com extratos de hemácias, todos com resultados insatisfatórios.

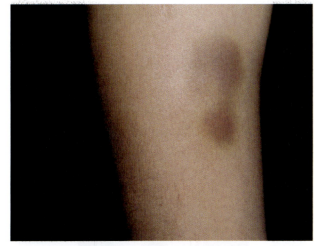

FIGURA 1 Síndrome de Gardner-Diamond. Nódulo irregular, de surgimento espontâneo, de tonalidade purpúrica, com halo amarelado na periferia, indicando a evolução natural de uma lesão equimótica.

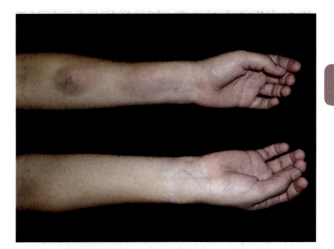

FIGURA 2 Síndrome de Gardner-Diamond. Duas lesões nodulares provocadas pelo teste do sangue autólogo, confirmando o diagnóstico de autossensibilização.

SÍNDROME DE GIANOTTI-CROSTI

Maria Victória Quaresma • David Rubem Azulay

=	**Sinonímia**	Acrodermatite papulosa infantil.
	Epidemiologia	Doença rara de distribuição mundial e que acomete predominantemente crianças entre 2 e 6 anos de idade; no entanto, alguns casos têm sido relatados em adultos, com leve predileção por mulheres. Nas crianças, não há predileção por gênero.
?	**Etiologia**	Um amplo espectro de agentes infecciosos tem sido incriminado como causa da síndrome de Gianotti-Crosti (SGC), figurando o vírus Epstein-Barr como patógeno mais frequente, seguido pelo vírus da hepatite B. Outros vírus também foram implicados como agentes desencadeadores (herpes-vírus humano tipo 6, citomegalovírus, parvovírus B-19, Coxsackie A16, B4, B5, vírus das hepatites A e C, vírus ECHO 7 e 9), assim como bactérias (*Mycoplasma pneumoniae*, estreptococos beta-hemolíticos e *Bartonella henselae*) e após imunizações. É considerada uma resposta cutânea autolimitada a diversas infecções.
	Clínica	Exantema caracterizado por lesões papulosas, normalmente entre 1 e 10 mm, eritematoedematosas, simetricamente distribuídas na face, nas nádegas e nas superfícies extensoras dos membros (Figuras 1 e 2). Em alguns casos, as lesões podem confluir em placas. Frequentemente o tronco é poupado, embora ocasionalmente possa ser acometido. Não há envolvimento das superfícies mucosas. As lesões cutâneas são em geral assintomáticas, sendo excepcionalmente pruriginosas. Por vezes, há sintomas concomitantes inespecíficos como febre baixa, odinofagia, náuseas, vômitos e/ou diarreia que geralmente antecedem o quadro dermatológico. Em adição, outros achados também são descritos como linfonodomegalia, principalmente cervical, hepatoesplenomegalia e/ou quadro de hepatite. O curso clínico da SGC é benigno e autolimitado, com regressão do quadro geralmente ocorrendo entre 14 e 28 dias, podendo durar até 4 meses. Quando associada à hepatite B, ocorre hepatite aguda anictérica, em geral com resolução do quadro em 2 meses; no entanto, alguns pacientes podem evoluir para hepatite crônica.
🔍	**Diagnóstico**	A execução de uma anamnese detalhada associada ao exame físico minucioso com destaque para a morfologia lesional e ao padrão de distribuição é fundamental para direcionar o diagnóstico. As alterações histopatológicas são inespecíficas e incluem hiperparaceratose focal, espongiose, edema da derme papilar com extravasamento de hemácias e infiltrado inflamatório linfo-histiocitário perivascular na derme superficial e média; eventualmente, há dermatite de interface vacuolar focal ou até mesmo dermatite de interface liquenoide. O hemograma pode revelar linfocitose, até mesmo presença de linfócitos atípicos em alguns casos.
≠	**Diagnóstico diferencial**	Prurigo agudo; escabiose e outras ectoparasitoses; granuloma anular, dermatite atópica; líquen plano; erupção liquenoide; líquen estriado; líquen nítido; histiocitose de células de Langerhans, pitiríase liquenoide e varioliforme aguda; pitiríase rósea; eritema multiforme e púrpura de Henoch-Schönlein; entre outras.
	Tratamento	Por ser uma condição benigna e autolimitada, não requer tratamento específico, apenas de suporte. Tratamento sistêmico com anti-histamínicos tem sido útil no alívio do prurido, caso presente. Investigação para hepatite deve ser sempre realizada e, para outros agentes, a pesquisa deve ser direcionada de acordo com a indicação clínica.

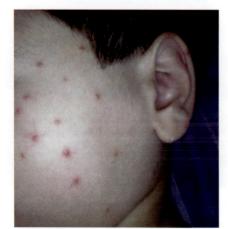

FIGURA 1 Síndrome de Gianotti-Crosti. Pápulas eritematoedematosas distribuídas simetricamente na face de criança.

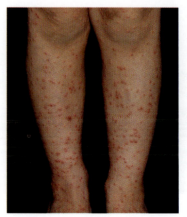

FIGURA 2 Síndrome de Gianotti-Crosti. Pápulas eritematoedematosas simetricamente distribuídas nas superfícies extensoras dos membros inferiores.

SÍNDROME DE GRAHAM-LITTLE

Thaís Reginatto Nietsche • Luna Azulay-Abulafia

=	**Sinonímia**	Síndrome de Graham-Little-Piccardi-Lassueur.
	Epidemiologia	Doença rara, acometendo, principalmente, mulheres caucasianas, na faixa etária entre 30 e 60 anos.
	Etiologia	É desconhecida, com possível participação de mecanismos imunológicos (autoimunidade) e suscetibilidade genética.
	Clínica	Tríade composta por *alopecia cicatricial* multifocal do couro cabeludo (Figura 1), *alopecia não cicatricial* das axilas e região pubiana (Figuras 2 e 3) e pápulas foliculares ceratóticas/liquenoides disseminadas (Figuras 4 e 5). É, em geral, assintomática. Essas características não precisam estar presentes simultaneamente. Raramente, pode haver lesões típicas de líquen plano cutâneo ou mucoso.
	Diagnóstico	Clínico e histopatológico (líquen plano pilar). A dermatoscopia do couro cabeludo pode ser de auxílio (Figura 6).
≠	**Diagnóstico diferencial**	Pitiríase rubra pilar, pseudopelada de Brocq, lúpus eritematoso discoide, sarcoidose, alopecia mucinosa, ceratose folicular espinulosa decalvante e outras causas de alopecia cicatricial do couro cabeludo.
	Tratamento	Inclui tratamentos tópicos e sistêmicos, com resultados variáveis. Geralmente pouco efetivo, exceto quando precoce, no qual pode limitar a progressão da doença. Entre as medicações tópicas, podem ser usados corticosteroides (preferencialmente de alta potência) e imunomoduladores, como o tacrolimo. Sistemicamente, são úteis corticoterapia intralesional ou por via oral, atentando para seus efeitos colaterais, hidroxicloroquina, psoralênicos (PUVA), retinoides, talidomida, metotrexato, micofenolato de mofetila e ciclosporina.

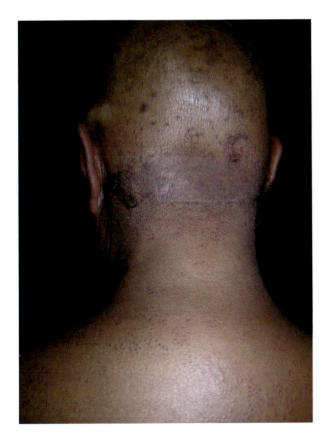

FIGURA 1 Síndrome de Graham-Little. Alopecia de todo o couro cabeludo, com pápulas foliculares liquenoides (a imagem retangular branca deve-se ao adesivo da peruca).

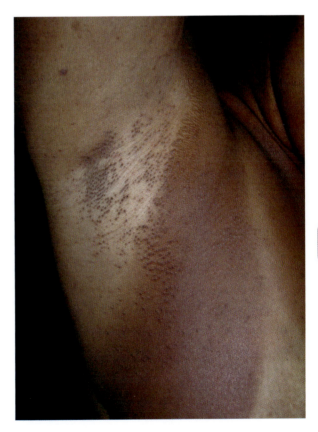

FIGURA 2 Síndrome de Graham-Little. Alopecia da região axilar, com várias pápulas foliculares na mesma região e ao redor.

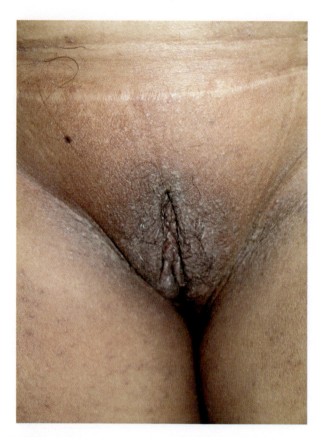

FIGURA 3 Síndrome de Graham-Little. Pápulas localizadas na região pubiana, onde houve perda total dos pelos.

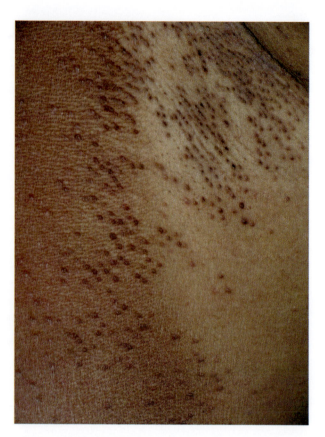

FIGURA 5 Síndrome de Graham-Little. Pápulas foliculares na raiz da coxa direita.

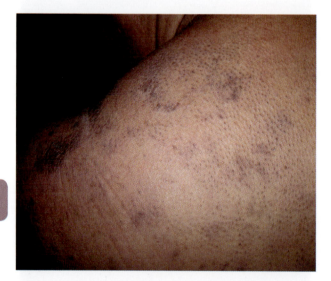

FIGURA 4 Síndrome de Graham-Little. Pápulas foliculares no ombro direito da paciente.

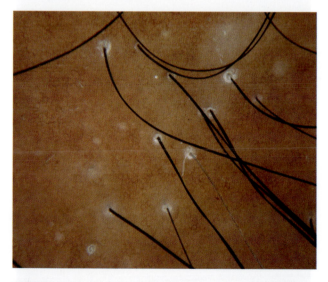

FIGURA 6 Síndrome de Graham-Little. Na dermatoscopia do couro cabeludo estão presentes: descamação perifolicular, pontos brancos e rede pigmentada evidente.

SÍNDROME DE LOUIS-BAR

Salmo Raskin • Mario Geller • Ana Luiza Cotta de Alencar Araripe

	Sinonímia	Ataxia telangiectasia (AT), doença de Mme. Louis-Bar.
	Epidemiologia	Doença sistêmica de herança autossômica recessiva, com distribuição mundial, ocorrendo em todas as etnias e sexos. Frequência estimada: 1:40.000 nos EUA e 1:100.000 no Reino Unido. Expectativa de vida diminuída em 8 anos, com mortes excessivas em decorrência de neoplasia e de cardiopatia isquêmica. Historicamente, a síndrome foi descrita por Denise Louis-Bar em 1941, apesar de o primeiro relato ser atribuído a Syllaba e Henner (1926). A denominação de ataxia-telangiectasia foi dada em 1957 por Boder e Segdwick.
	Etiologia	Causada por mutações de inativação do gene *ATM*. Mutações foram identificadas nas regiões proximal, central e distal do gene *ATM* humano. O gene *ATM* está localizado no braço longo do cromossomo humano número 11, mais especificamente em 11q22-23, e é formado por 66 éxons.
	Clínica	AT é uma doença caracterizada por ataxia progressiva por degeneração ou atrofia de parte do cerebelo, telangiectasias oculocutâneas, instabilidade cromossômica, predisposição à neoplasia e imunodeficiência, o que leva a infecções sinopulmonares de repetição. Os sintomas se iniciam ao final do primeiro ano de vida, com o desenvolvimento progressivo de ataxia (marcha desordenada), apraxia ocular, telangiectasias cutâneas e conjuntivais (Figura 1) e infecções sinopulmonares decorrentes de imunodeficiência humoral e/ou celular e risco aumentado para o desenvolvimento de neoplasias, principalmente linfomas. Caracteriza-se por síndrome de instabilidade cromossômica, com hipersensibilidade à radiação ionizante e a agentes radiomiméticos. Há progressão da ataxia, tremores, disartria, hipotonia, alentecimento dos movimentos, piora dos movimentos involuntários, com necessidade de utilização de cadeira de rodas e auxílio nas atividades cotidianas. As funções cognitivas estão, em geral, preservadas. A segunda característica mais determinante da doença é a presença de telangiectasias. Seu aparecimento ocorre mais tardiamente do que a ataxia, entre 3 e 8 anos de idade, primeiramente na conjuntiva bulbar sobre a esclera (não afetando a visão) e, posteriormente, em orelhas, proeminências malares, ponte nasal, fossas antecubital e poplítea, área pré-esternal, palato duro e mole, e dorso das mãos e dos pés (Figuras 2 e 3). As infecções sinopulmonares de repetição são causadas por bactérias e vírus comuns (infecções oportunistas são mais raras) e têm como complicações: bronquiectasias, fibrose pulmonar e insuficiência respiratória, sendo esta a principal causa de óbito. Além das telangiectasias, são descritas outras manifestações dermatológicas caracterizadas por lesões granulomatosas (< 10% dos casos), atrofia cutânea, ceratoses, envelhecimento cutâneo precoce e áreas de hipo e hiperpigmentação da pele, bem como cabelos grisalhos precoces, eczema numular, dermatite seborreica e dermatite atópica.
	Diagnóstico	A AT é rara e de difícil diagnóstico devido à falta de familiaridade com o conjunto dos sintomas. É complicada a determinação do diagnóstico clínico precocemente, e o aparecimento tardio ou ausência de telangiectasia também podem ser uma barreira para o diagnóstico. O quadro clínico é acompanhado por nível elevado de alfafetoproteína plasmática, após os 2 anos de idade. Níveis elevados de antígeno carcinoembrionário juntamente com a elevação da alfafetoproteína ocorrem em aproximadamente 95% dos casos de AT. Em cerca de 70% dos casos de AT há deficiência de IgA e de IgG_2. Embora os níveis de IgG total possam estar normais, a resposta a antígenos polissacarídeos pode estar comprometida. Linfopenia, redução das funções dos linfócitos CD4+ e CD8+ e redução da resposta de hipersensibilidade cutânea tardia também podem ser observadas. A confirmação diagnóstica atualmente é feita por teste genético, que consiste no sequenciamento do gene ATM em 11q22.3, que detecta duas mutações (herança recessiva) em cerca de 90% dos casos.
	Diagnóstico diferencial	Ataxia de Friedreich, síndrome de Nijmegen, síndrome de Bloom, coreia de Sydenham, coreia de Huntington juvenil e telangiectasia hemorrágica hereditária (doença de Osler-Rendu-Weber).
	Tratamento	Não há terapia efetiva para impedir a progressão da ataxia. A fisioterapia motora está indicada. Antibioticoprofilaxia e infusão de imunoglobulina intravenosa regular, a cada 4 semanas, quando indicadas, podem reduzir a frequência das infecções sinopulmonares. Como a radiação pode precipitar o desenvolvimento de neoplasias, os estudos radiológicos devem ser minimizados. Fisioterapia respiratória, drenagem postural e higiene pulmonar estão indicadas para reduzir as complicações decorrentes das bronquiectasias. Deve haver prevenção contra exposição ao sol e o uso de filtros solares. A abordagem multissistêmica é fundamental, incluindo aporte nutricional e suporte emocional e psicológico da criança e da família. Existem protocolos clínicos para avaliar segurança e eficácia de dose oral diária de betametasona, hormônio de crescimento e transplante de medula.

Os pais dos pacientes (obrigatoriamente heterozigotos) têm risco quatro vezes maior do que a média da população de desenvolvimento de câncer, em especial câncer de mama. Historicamente, indivíduos com AT não resistiram à doença na infância ou na adolescência. No entanto, a expectativa de vida média dos indivíduos com AT melhorou e continua melhorando, com os avanços nos cuidados. Em 2006, a expectativa de vida média era de aproximadamente 25 anos. As duas causas mais comuns de morte são doença pulmonar crônica (cerca de um terço dos casos) e câncer (cerca de um terço dos casos).

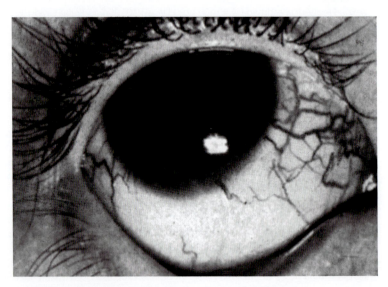

FIGURA 1 Síndrome de Louis-Bar. Ao exame oftalmológico desarmado, observam-se telangiectasias na conjuntiva.

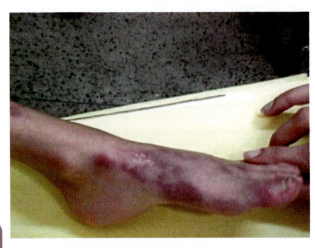

FIGURA 2 Síndrome de Louis-Bar. Lesões eritematovioláceas na região posterior do membro inferior. Observam-se áreas de hipo e hiperpigmentação da pele e de ceratose. (Cortesia do Arquivo do Serviço de Alergia e Imunologia do Instituto Fernandes Figueira – Fiocruz/RJ.)

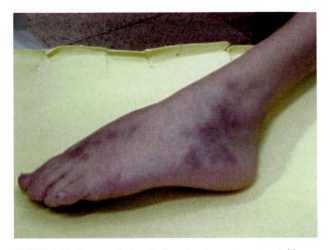

FIGURA 3 Síndrome de Louis-Bar. Lesões eritematovioláceas na região lateral do membro inferior. (Cortesia do Arquivo do Serviço de Alergia e Imunologia do Instituto Fernandes Figueira – Fiocruz/RJ.)

SÍNDROME DE MARFAN
Lygia Maria Costa Soares Rego

Sinonímia Não tem outra nomenclatura.

Epidemiologia A síndrome de Marfan (MIM#154700) é uma doença autossômica dominante do tecido conjuntivo, com prevalência de 1 em 5.000 a 10.000 recém-nascidos, sem predileção por sexo ou raça. Aproximadamente 30% são casos esporádicos e o restante, familiar.

Etiologia Mutações nos genes *FBN1*, *TGFBR1* (9q33-34) e *TGFBR2* (3 p22) estão associadas à doença, sendo a principal mutação a do gene *FBN1*, que codifica a fibrilina 1, localizada no cromossomo 15q21. Essa glicoproteína está distribuída na matriz extracelular e é o principal componente das microfibrilas do tecido elástico e das fibrilas zonulares do cristalino. Essa alteração causa enfraquecimento variável do tecido conjuntivo da pele, assim como do sistema esquelético, ocular e cardiovascular.

Clínica A SM apresenta manifestações clínicas muito variáveis e nem sempre todas as características clínicas estarão presentes. As principais manifestações clínicas da doença encontram-se nos sistemas esquelético, cardíaco e ocular.

Alterações esqueléticas. Alta estatura, com membros excepcionalmente longos (dolicostenomielia), dedos das mãos e dos pés longos e afilados (aracnodactilia) (Figura 1), frouxidão dos ligamentos articulares, provocando hiperextensibilidade, deformidade da coluna (p. ex., cifose e escoliose), deformidade da caixa torácica (p. ex., *pectus carinatum* ou *excavatum*) (Figura 2), palato em ogiva (Figura 3), dentes aglomerados e face longa e estreita.

Alterações cardiovasculares. Prolapso da valva mitral é a alteração mais comum. Podem ocorrer também dilatação do seio de Valsalva e risco grande de aneurisma, insuficiência aórtica e dissecção. A principal complicação potencialmente fatal é a dissecção e ruptura da aorta.

Alterações oculares. Miopia é a alteração mais comum, mas a subluxação do cristalino para cima é a mais característica.

Alterações cutâneas. Hiperextensibilidade da pele (Figura 4), pele delgada, elastose perfurante serpiginosa e estrias atróficas, principalmente na região deltoideana e lombar. A cicatrização se processa normalmente.

Outras alterações. Ectasia dural, bolhas em ápice pulmonar, podendo levar a pneumotórax espontâneo.

Diagnóstico O diagnóstico exige que sejam preenchidos critérios das principais áreas (história familial, achados cardíacos, musculoesqueléticos ou oculares).
Em 2010, a Ghent Nosology foi revisada e os novos critérios de diagnóstico substituíram os acordados anteriormente em 1996. Os sete novos critérios podem levar a um diagnóstico e é necessário atender a apenas um dos critérios:
- Na ausência de uma história familiar:
  - Escore-Z da raiz aórtica ≥ 2 + *ectopia lentis*
  - Escore-Z da raiz aórtica ≥ 2 + mutação *FBN1*
  - Escore-Z da raiz aórtica ≥ 2 + escore sistêmico > 7 pontos
  - *Ectopia lentis* e uma mutação *FBN1* com patologia aórtica conhecida
- Na presença de uma história familiar:
  - *Ectopia lentis*
  - Escore sistêmico ≥ 7
  - Escore-Z da raiz aórtica ≥ 2.

Pontuação sistêmica. A Ghent Nosology revisada inclui o seguinte sistema de pontuação para características sistêmicas:
- Sinal de pulso E sinal de polegar = 3 (sinal de pulso OU de polegar = 1)
- Deformidade *pectus carinatum* = 2 (*pectus excavatum* ou assimetria torácica = 1)
- Deformidade em pé plano = 2 (*pes planus* = 1)
- Ectasia dural = 2
- Protrusão acetabular = 2
- Redução da razão do segmento superior/segmento inferior E aumento braço/altura E escoliose leve = 1
- Escoliose ou cifose toracolombar = 1
- Extensão do cotovelo reduzida = 1
- Características faciais (3/5) = 1 (dolicocefalia, enoftalmo, fendas palpebrais com inclinação inferolateral, hipoplasia malar, retrognatismo) estria da pele = 1
- Miopia > 3 dioptrias = 1
- Prolapso de valva mitral = 0,25
- Um escore sistêmico ≥ 7 indica grande envolvimento sistêmico.

	Diagnóstico diferencial	Ectopia isolada do cristalino, aracnodactilia contratural congênita, homocistinúria, síndrome do prolapso da valva mitral, síndrome de Stickler (biotipo marfanoide, artrite degenerativa de várias articulações, fenda palatina e degeneração de vítreo), síndrome de Klinefelter, adenomatose endócrina múltipla do tipo 2B (feocromocitoma, câncer medular da tireoide, neuromas de mucosas e hábito marfanoide), síndrome de Ehlers-Danlos, síndrome de Loeys-Dietz (LDS), síndrome de Shprintzen-Goldberg (SGS), fenótipo MASS.
	Tratamento	Não existe nenhum tratamento específico para a doença. A terapêutica para a síndrome baseia-se em tentar evitar a progressão de um aneurisma aórtico para uma fase de dissecção (principal causa de morte nesses pacientes). Restrição de exercício físico vigoroso. As gestantes devem ser acompanhadas de perto devido ao risco de complicações cardiovasculares. Utilizar betabloqueador para todos os pacientes que não tiverem contraindicação. A pressão sanguínea deve ser mantida dentro do limite da normalidade. Recentemente, tem sido usada losartana (bloqueadora de receptor de angiotensina II, antagonista de fator transformador do crescimento beta [TGF-β]). Ecocardiografia periódica é excelente para acompanhar o aumento aórtico. O tratamento cirúrgico é indicado quando a dilatação aórtica estiver em torno de 5 cm na criança e 5,5 cm no adulto, com troca valvar e reconstrução aórticas, mas pode ser mais precoce, quando houver progressão detectada desses diâmetros ou história familiar de ruptura. A valva mitral também deve ser submetida à intervenção quando houver insuficiência grave. Avaliação oftalmológica regular.

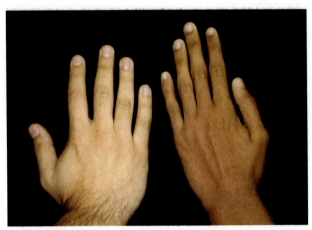

FIGURA 1 Síndrome de Marfan. Aracnodactilia: mão com dedos alongados de paciente com síndrome de Marfan comparada com mão de dimensões normais.

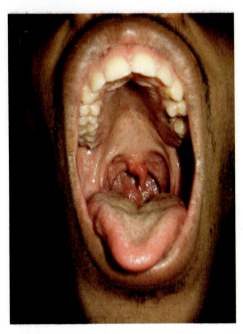

FIGURA 3 Síndrome de Marfan. Palato em ogiva.

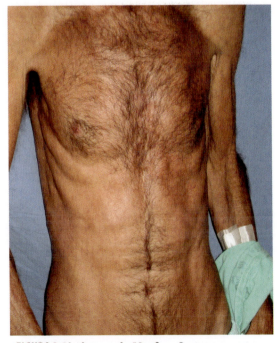

FIGURA 2 Síndrome de Marfan. *Pectus excavatum*.

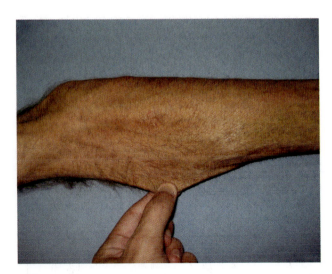

FIGURA 4 Síndrome de Marfan. A pele, ao ser tracionada, mostra discreto sinal de hiperextensibilidade.

SÍNDROME DE MELKERSSON-ROSENTHAL

Ana Carolina Nascimento de Amaral

	Sinonímia	Queilite granulomatosa (parte da síndrome), descrita posteriormente por Miescher, síndrome de Miescher-Melkersson-Rosenthal.
	Epidemiologia	Afeta igualmente ambos os sexos e não há predileção racial. Sua incidência na população é de 0,08%. Ocorre principalmente entre a segunda e a quarta década de vida.
	Etiologia	Desconhecida. Várias teorias propuseram fatores infecciosos, hereditários e alérgicos. A patogênese postulada é um distúrbio vasomotor dos *vasa nervorum* e de pequenas arteríolas do tecido subcutâneo após estímulo inespecífico, produzindo edema facial. Alguns estudos sugerem herança autossômica dominante (alteração localizada no cromossomo 9p11).
	Clínica	A apresentação completa do quadro caracteriza-se pela tríade clínica descrita a seguir. **Edema orofacial.** É a característica principal e mais precoce da síndrome. É a manifestação mais frequente e ocorre em 75 a 100% dos casos. É indolor, não pruriginoso e assimétrico, acometendo com maior frequência o lábio superior (Figura 1), porém, pode afetar o inferior (Figura 2). Outras áreas da face também podem ser afetadas como a região frontal e as pálpebras. Tem caráter recorrente no início, mas pode se tornar persistente. **Paralisia facial recorrente.** Presente em 30% dos casos, com instalação aguda, frequentemente unilateral e ocorre precedendo, acompanhando ou sucedendo o edema labial. Recorrências são comuns. Clinicamente, é indistinguível da paralisia de Bell (Figura 3). **Língua *plicata*.** Está presente em 20 a 40% dos casos e se caracteriza pelo aumento dos sulcos e reentrâncias na superfície dorsal da língua. Esta manifestação se apresenta tardiamente na síndrome (Figura 4). Uma condição inflamatória crônica poderá se desenvolver como resultado de proliferações bacterianas ou fúngicas nos sulcos de maior profundidade. A associação entre macroglossia e língua fissurada não é um achado incomum. Os achados clínicos podem ocorrer juntos ou separados por intervalos de meses ou anos. Há formas incompletas da doença, denominadas mono e oligossintomática. Em alguns casos, crises convulsivas podem acompanhar o quadro. Podem ocorrer sintomas como cefaleia, perda do paladar, discreta alteração visual e febre. A forma monossintomática é composta pelo aumento do volume isolado, recorrente e não inflamatório dos lábios, conhecido como queilite granulomatosa de Miescher. A forma oligossintomática consiste na associação de dois dos três componentes da síndrome.
	Diagnóstico	O critério principal para o diagnóstico é o edema labial recorrente ou persistente. A paralisia facial e a língua *plicata*, apesar de importantes, não são considerados critérios obrigatórios para o diagnóstico. A apresentação completa é pouco frequente, havendo formas oligossintomáticas e monossintomáticas. A confirmação do diagnóstico requer exame histopatológico (geralmente da área de edema labial). Os achados histopatológicos incluem granuloma epitelioide não caseoso, células gigantes multinucleadas, infiltrado mononuclear perivascular, edema e fibrose dérmica. Infiltrado inflamatório inespecífico é encontrado em 33% dos casos.
	Diagnóstico diferencial	Angioedema hereditário, erisipela, doença de Crohn, sarcoidose, obstrução linfática, síndrome de Ascher, linfangioma, hemangioma, rinosporidiose, tuberculose e neurofibroma dos lábios.
	Tratamento	Possíveis agentes desencadeantes, incluindo alergênios ou focos infecciosos oral e odontogênico, devem ser identificados e eliminados. As modalidades terapêuticas apresentam resultados limitados, com benefícios temporários. **Tratamento clínico** • Via oral: corticosteroide (prednisona), hidroxicloroquina, sulfassalazina, dapsona, metronidazol, talidomida, tetraciclina, clofazimina e danazol • Via intravenosa: corticosteroide (metilprednisolona), ciclosporina e infliximabe • Via intralesional: corticosteroide (triancinolona). Pode ser feito isolado ou em associação com a cirurgia (melhores resultados) **Tratamento cirúrgico** • Descompressão do nervo facial: indicada para os casos de paralisia facial persistente • Correção cirúrgica do lábio: a queiloplastia está indicada nos casos desfigurantes ou sem resposta à terapia clínica. A queiloplastia redutora pode ser útil como proposta estética e apresenta resultados satisfatórios quando a doença não está evoluindo. Pode haver recidiva.

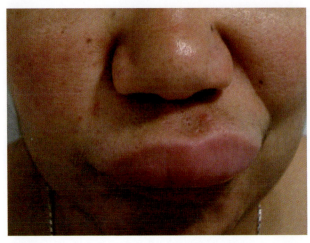

FIGURA 1 Síndrome de Melkersson-Rosenthal. Aumento do volume do lábio superior recorrente. (Cortesia da Dra. Angela Pucci.)

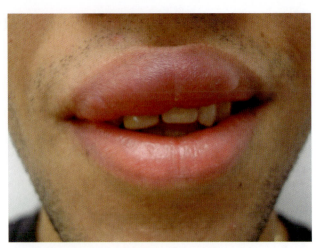

FIGURA 3 Síndrome de Melkersson-Rosenthal. Paralisia facial e aumento de lábio recorrente em adolescente de 17 anos. (Cortesia do Dr. Aguinaldo Bonalumi.)

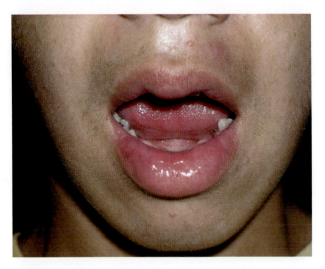

FIGURA 2 Síndrome de Melkersson-Rosenthal. Paciente apresentando nítido aumento do lábio inferior.

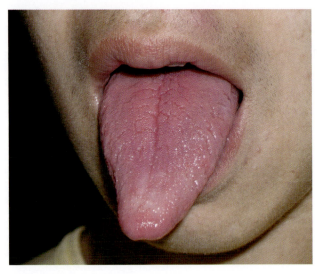

FIGURA 4 Síndrome de Melkersson-Rosenthal. Mesmo paciente da Figura 2, mostrando a língua *plicata*.

SÍNDROME DE PAPILLON-LEFÈVRE
Karina Lima Graff • Cassio Dib

	Sinonímia	Ceratose palmoplantar difusa com periodontopatia, ceratodermia palmoplantar com doença periodontal.
	Epidemiologia	A prevalência estimada está entre 1/250.000 e 1/1.000.000 de indivíduos. A proporção de homem para mulher é de 1:1 e não há predileção por sexo ou raça. Foi descrita por dois médicos franceses, Papillon e Lefèvre, em 1924.
	Etiologia	É um distúrbio genético autossômico recessivo, causado por mutação no gene *CTSC*, localizado no cromossomo 11q14.2, que codifica a catepsina C (dipeptidil peptidase 1). Esta é uma protease lisossomal expressa normalmente em níveis elevados nas células do sistema imunológico e nos epitélios das regiões palmoplantares, joelhos, cotovelos e mucosa gengival. A mutação nesse gene leva a uma alteração na função fagocitária dos polimorfonucleares e reatividade anormal dos linfócitos T e B, predispondo a infecções cutâneas e gengivites de repetição. Entretanto, o mecanismo pelo qual ocorre a ceratodermia ainda não foi estabelecido. Mutação semelhante é observada na síndrome de Haim-Munk, com quadro clínico semelhante, mas acrescido de acrodactilia, acro-osteólise, alterações tróficas ungueais e deformidades radiológicas digitais.
	Clínica	As manifestações cutâneas geralmente iniciam-se nos primeiros anos de vida, com ceratodermia palmoplantar difusa transgressiva, estendendo-se para as superfícies dorsais e tendão de Aquiles (Figura 1). Pode haver bromoidrose. Placas psoriasiformes podem estar presentes, acometendo principalmente joelhos e cotovelos (Figuras 2 e 3). A doença periodontal pode acometer dentição primária ou permanente, sendo mais agressiva na infância. O processo se inicia por placas dentárias visíveis (Figura 4), gengivite seguida de periodontite, podendo evoluir com reabsorção do osso alveolar e perda dos dentes. Outro achado frequente são as infecções cutâneas piogênicas recorrentes. Alterações dos cabelos, geralmente, estão ausentes ou são discretas. Achados menos consistentes, como calcificação da foice cerebral e retardo mental, já foram descritos. Surdez, furunculose de repetição e deformidade terminal de falange foram relatadas. Uma variante chamada de síndrome de Haim-Munk apresenta características adicionais à síndrome de Papillon-Lefèvre, ceratodermia e periondontite associada a aracnodatilia, acro-osteólise e onicogrifose.
	Diagnóstico	O exame histopatológico das lesões é inespecífico, com hiperceratose, paraceratose irregular e moderado infiltrado inflamatório perivascular, sendo o diagnóstico eminentemente clínico. O diagnóstico clínico é realizado pela associação de ceratodermia palmoplantar difusa transgressiva e periodontopatia. A confirmação laboratorial pode ser feita por meio da dosagem da catepsina C.
	Diagnóstico diferencial	Pitiríase rubra pilar, psoríase, eritroceratodermia simétrica progressiva. Outras ceratodermias palmoplantares transgressivas, como mal de Meleda, Greither e Olmsted.
	Tratamento	O tratamento das manifestações cutâneas é em geral feito com ceratolíticos e emolientes (ácido salicílico e ureia) e retinoides sistêmicos, incluindo acitretina e isotretinoína. O mecanismo de ação dos retinoides na síndrome de Papillon-Lefèvre é desconhecido, mas há excelente resposta das lesões cutâneas e da cavidade oral, com diminuição do edema e eritema gengivais. O tratamento deve ser iniciado antes da erupção dos dentes permanentes (aproximadamente aos 5 anos), para que se consiga sua preservação na idade adulta. A dose inicial preconizada para acitretina é 0,5 mg/kg/dia e 1,5 mg/kg/dia para isotretinoína, com posterior redução progressiva concomitante à melhora clínica do paciente. A periodontite apresenta difícil controle e o tratamento envolve extração dos dentes da dentição primária associada a antibióticos sistêmicos e limpeza adequada dos dentes permanentes. O curso de antibióticos é importante no controle da periodontite ativa para preservar os dentes, mas também para prevenir bacteriemias e subsequentes abscessos hepáticos.

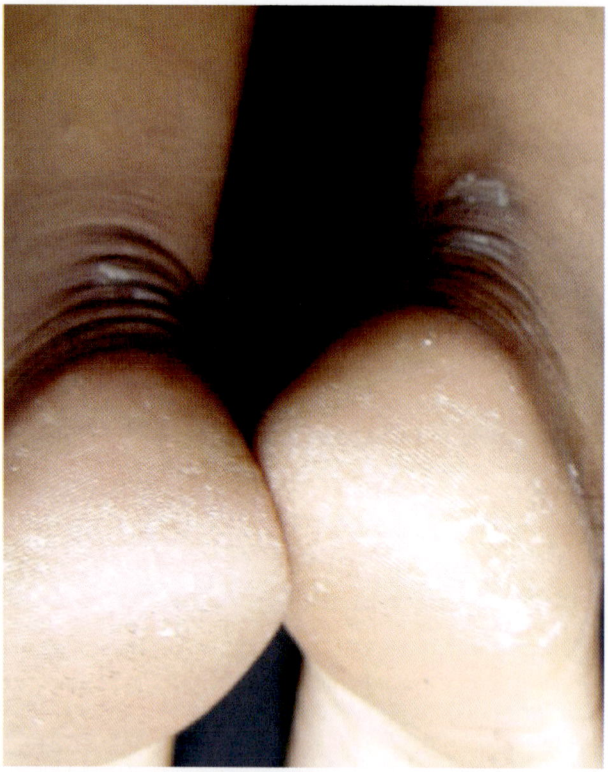

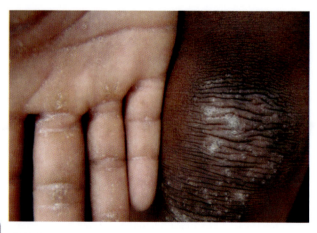

FIGURA 1 Síndrome de Papillon-Lefèvre. Ceratodermia plantar progressiva.

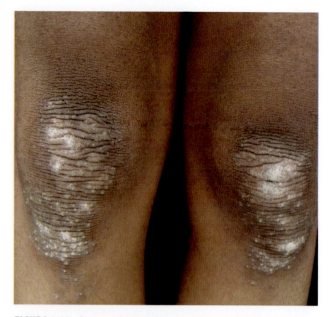

FIGURA 3 Síndrome de Papillon-Lefèvre. Ambos os joelhos com placas psoriasiformes.

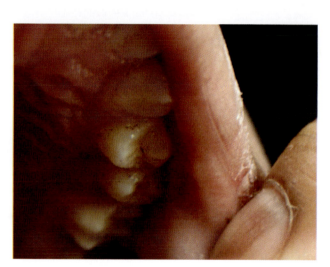

FIGURA 4 Síndrome de Papillon-Lefèvre. Acometimento dos dentes, com placas periodontais e lesões enegrecidas, puntiformes, no esmalte dentário.

FIGURA 2 Síndrome de Papillon-Lefèvre. Ceratodermia palmar e placa psoriasiforme no joelho.

SÍNDROME DE PEUTZ-JEGHERS

Eurico Cleto Ribeiro de Campos • Aguinaldo Bonalumi Filho

 Sinonímia Lentiginose periorificial e polipose intestinal tipo II.

 Epidemiologia A incidência da síndrome de Peutz-Jeghers (SPJ) é rara, variando de 1:50.000 a 1:200.000 nascidos vivos, de acordo com as diferentes populações. Tem sido descrita em todas as etnias e sem predomínio de sexo.

 Etiologia A alteração genética da SPJ foi mapeada no gene 19 p13.3, que codifica a enzima serino-treoninoquinase, denominado *LKB1* ou *STK11*, que é um gene supressor tumoral. O *STK11* é composto de 10 éxons, nove dos quais codificadores. Em 50 a 60% dos indivíduos, a doença é hereditária autossômica dominante; em 40 a 50% dos casos ocorre uma mutação *de novo*, não havendo antecedentes familiais. O gene *STK11* codifica uma serino-treoninoquinase, que, por fosforilação, ativa muitas quinases dependentes de adenosina monofosfato (AMP) a jusante. As consequências funcionais de um gene mutante são anormalidades na regulação do ciclo celular e do metabolismo e sinalização aberrante do fator de transformação de crescimento beta (TGF beta). Isso permite expansão de compartimentos epiteliais e perda da polaridade celular. A ciclo-oxigenase 2 (COX-2), que sofre *up-regulation* (aumento do número de receptores) no início da carcinogênese colorretal, gera prostaglandinas, que promovem a proliferação celular, inibem a apoptose e aumentam a angiogênese. A expressão excessiva da COX-2 foi confirmada em pólipos hamartomatosos e carcinomas em pacientes com SPJ. As consequências clínicas dessas alterações moleculares são promoção de tumorigênese na SPJ.

Clínica A SPJ é caracterizada por pólipos hamartomatosos intestinais em associação com máculas melanocíticas mucocutâneas, e com um risco elevado de desenvolver neoplasias. Os portadores dessa síndrome apresentam um risco 15 vezes maior de desenvolver neoplasias malignas do que a população em geral. Obstrução do intestino delgado manifesta-se em quase metade dos indivíduos. Cerca de 88% dos pacientes com síndrome de Peutz-Jeghers (SPJ) desenvolvem pólipos. Desconforto abdominal e distensão são os sintomas mais comuns. Um terço dos pacientes torna-se sintomático durante a primeira década de vida, e cerca de metade sofre de sintomas e requer cirurgia para obstrução intestinal até os 20 anos de idade. Pólipos podem causar sangramento oculto ou evidente ou anemia ferropriva, e os pacientes podem queixar-se de fadiga.

A pigmentação melanocítica mucocutânea é constituída por máculas, que podem estar presentes ao nascimento ou surgir na primeira infância. São irregulares, planas, ovoides ou circulares, pretas, acastanhadas ou acinzentadas, com bordas mal definidas e com tamanho que varia de 1 a 5 mm. Estão localizadas, preferencialmente, nas bordas dos lábios (ocorrendo em cerca de 94% dos pacientes), mucosa oral, pele da região perinasal, periorbital, palmar e plantar, na superfície dorsal dos quirodáctilos e pododáctilos, especialmente sobre as articulações (Figuras 1 a 4). A pigmentação cutânea pode esmaecer ou mesmo desaparecer na puberdade, mas a pigmentação das mucosas permanece por toda a vida.

Múltiplos pólipos podem ser observados desde o esôfago até o reto, embora sejam encontrados preferencialmente no jejuno e íleo em 95% dos casos, no cólon em 30 a 50% e no estômago e reto em 25%. Pólipos adenomatosos também apresentam maior incidência na SPJ. Apesar da maior incidência de neoplasias malignas em pacientes portadores dessa síndrome, estas estão pouco associadas às lesões digestivas. É mais comum as neoplasias envolverem pacientes do sexo feminino, maiores de 50 anos, principalmente no trato genital, onde podem ocorrer tumores ovarianos (10%). Foram descritos também tumores malignos de intestino delgado, cólon, estômago, testículo, mama, tireoide, pâncreas, pele e mieloma múltiplo. Apesar da natureza benigna dos tumores digestivos, complicações como dor abdominal recorrente, secundária à invaginação intestinal, e anemia por hemorragia recorrente são relativamente frequentes. As oclusões e suboclusões intestinais, por invaginação nos vários segmentos do delgado, ocorrem principalmente onde o pólipo funciona como cabeça da invaginação. Os pólipos hamartomatosos, normalmente, são considerados de baixo potencial de malignidade, mas há muitos relatos de aumento de mudanças adenomatosas e carcinomatosas desses hamartomas.

 Diagnóstico Pólipos hamartomatosos no sistema digestório com, no mínimo, dois dos seguintes achados:
- Polipoeses do intestino delgado
- Pigmentação melanótica mucocutânea
- História familial de SPJ.

O diagnóstico também pode ser alcançado pela análise molecular, inclusive na gestação, durante o pré-natal.

Recomenda-se vigilância do intestino delgado para todos os pacientes que preencherem os critérios fenotípicos.

A vigilância endoscópica de rotina com polipectomia diminui a frequência de laparotomia de emergência decorrente de obstrução intestinal. O diagnóstico e o manejo dos pólipos do intestino delgado são desafiadores. Novos avanços na imagem do intestino delgado incluem: endoscopia por cápsula de vídeo, enterografia por tomografia e enterografia por ressonância magnética. A enteroscopia assistida por balão permite a remoção de pólipos profundos do intestino delgado. Ocasionalmente enteroscopia intraoperatória e enterotomia são necessárias para a remoção de grandes pólipos do intestino delgado distal e, eventualmente, no tratamento da intussuscepção.

A vigilância por endoscopia alta e do intestino delgado deve ser iniciada aos 8 anos ou mais precocemente, a depender da existência de sintomas. A colonoscopia deve ser iniciada aos 8 anos. Importante o exame físico e complementar dos ovários, testículos e mamas.

 Diagnóstico diferencial

Máculas pigmentadas. Complexo de Carney, síndrome LEOPARD (lentigos múltiplos, anomalias de condução no ECG, hipertelorismo ocular, estenose pulmonar, anomalias genitais, atraso de crescimento e surdez neurossensorial), síndrome de Laugier-Hunziker (sem pólipos), síndrome da dissecação arterial com lentiginose e na neurofibromatose.

Poliposes gastrintestinais. Síndrome de Gardner, síndrome de Cronkhite-Canada e síndrome de Proteus (pólipos hamartomatosos associados a mutação do gene *PTEN*).

 Tratamento

O tratamento dos lentigos pode ser feito com *laser*. Quando pólipos gastrintestinais são encontrados em paciente sintomático ou pólipos grandes são detectados em paciente assintomático, a remoção é indicada. Isso é realizado via endoscopia alta ou enteroscopia por balão, dependendo da localização dos pólipos. Recomenda-se que todos os pólipos > 0,5 a 1 cm de diâmetro sejam retirados. Uma abordagem agressiva no diagnóstico e ressecção de todos os pólipos do intestino delgado ("limpeza completa") foi associada a maior intervalo entre cirurgias subsequentes e diminuição no total de operações. Uma série de 34 pacientes com polipose hamartomatosa no intestino delgado revelou que a enteroscopia por balão duplo foi bem-sucedida em mais de 80% dos pacientes e teve margem de segurança aceitável. Se a carga total de pólipos colorretais puder ser facilmente removida durante uma colonoscopia, deve-se fazê-lo. Caso contrário, todos os pólipos de tamanhos médio e grande (*i. e.*, > 0,5 a 1 cm de diâmetro) devem ser retirados, a menos que a carga seja grande demais e uma colectomia deva ser considerada. Fatores que podem favorecer uma colectomia incluem rápida progressão do número ou do tamanho dos pólipos, pólipos numerosos com alto grau de displasia, carga de pólipos resultando em sintomas ou na inabilidade de descartar câncer ou displasia ou numerosos pólipos de tamanho > 10 mm. Inibidores da proteína m-Tor (everolimo) têm sido utilizados de maneira eficaz na quimioprevenção dos pacientes portadores da síndrome.

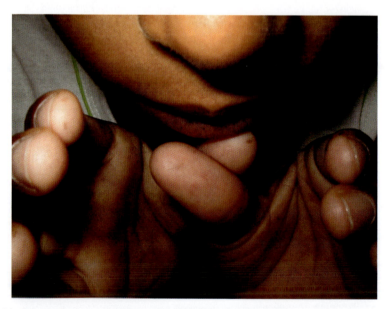

FIGURA 1 Síndrome de Peutz-Jeghers. Máculas hiperpigmentadas nos lábios e quirodáctilos.

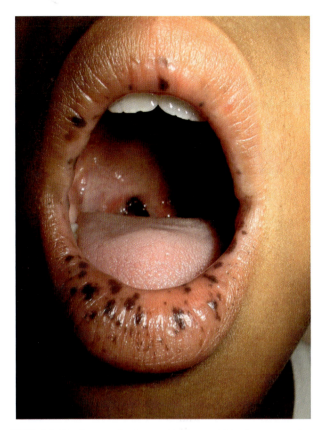

FIGURA 2 Síndrome de Peutz-Jeghers. Máculas castanho-escuras nos lábios inferior e superior, de tamanhos variados.

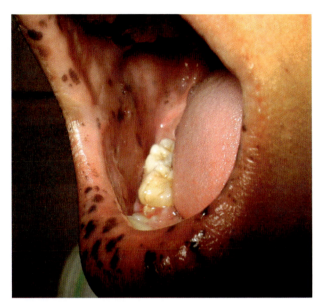

FIGURA 3 Síndrome de Peutz-Jeghers. Detalhe das máculas na mucosa jugal e nos lábios.

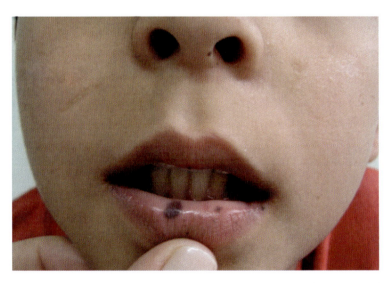

FIGURA 4 Síndrome de Peutz-Jeghers. Paciente apresentando manchas enegrecidas, mais exuberantes no lábio inferior. (Cortesia da Dra. Elisa Fontenelle.)

SÍNDROME DE REITER | ARTRITE REATIVA

Aguinaldo Bonalumi Filho

	Sinonímia	Artrite reativa, síndrome de Fiessinger-Leroy-Reiter e doença de Reiter. O epônimo síndrome de Reiter está em desuso, pois Reiter foi um médico líder dos nazistas alemães na Segunda Guerra Mundial, que autorizou experimentos médicos em prisioneiros nos campos de concentração.
	Epidemiologia	A artrite reativa (AR) é universal, afetando ambos os sexos igualmente. Predomina em adultos jovens, entre 20 e 40 anos, excepcionalmente, crianças podem ser acometidas. Sua incidência parece ter aumentado com a AIDS. Ocorre o desenvolvimento da AR em aproximadamente 75% dos pacientes masculinos HIV-positivos com HLA-B27.
	Etiologia	Doença sistêmica de etiologia desconhecida, porém possivelmente reacional a processos de natureza infecciosa em indivíduos geneticamente predispostos. Em geral, a doença ocorre 2 a 3 semanas após um quadro infeccioso disentérico ou uretral. *Mycoplasma* e *Chlamydia* têm sido encontrados, da mesma maneira que em indivíduos sadios, o que provoca dúvida sobre essa etiologia. Do mesmo modo, as reações sorológicas para *Chlamydia* são idênticas nos doentes e controles. Parece não haver dúvida de que há uma predisposição individual revelada pela frequência elevada de HLA-B27 (70 a 80%).
	Clínica	É uma doença multissistêmica, pois podem ocorrer alterações em vários locais, como inflamação articular, envolvimento da entese, esqueleto axial, pele, mucosa, sistema digestório e olhos. Caracterizada por trissintomatologia: uretrite inespecífica, artrite e conjuntivite. A síndrome completa ocorre em apenas um terço dos pacientes. A *uretrite inespecífica* pode ser apenas mucoide ou purulenta, acompanhada de disúria, e instala-se após uretrite não gonocócica ou após disenteria por *Shigella* e *Salmonella*. A *artrite* atinge cerca de 95% dos pacientes e é, em geral, monoarticular e assimétrica, atingindo as grandes articulações com intensa dor (predominantemente, as dos membros inferiores e a sacroilíaca). Não é supurativa. Por vezes, há periartrite. Em cerca de 25% ocorre evolução para sacroileíte ou espondilite anquilosante. A *conjuntivite* é discreta, bilateral e transitória, porém outras manifestações oculares como uveíte e irite podem estar presentes (Figura 1). Podem ocorrer edema e descargas purulentas nos olhos. O acometimento oftálmico acontece em aproximadamente 50% dos casos. Outras manifestações encontradas são: • Lesões cutâneas psoriasiformes, que podem se desenvolver após algumas semanas da uretrite em 10% dos pacientes. As palmas e plantas são mais comumente acometidas (Figuras 2 e 3), surgindo pápulas ceratósicas, placas e pústulas que lembram psoríase pustulosa. Placas eritematodescamativas indistinguíveis das placas de psoríase são comuns nas localizações habituais daquela doença ou também em áreas flexurais (psoríase invertida). Raramente, podem se tornar disseminadas ou até mesmo evoluir para eritrodermia • Balanite circinada (Figura 4) é característica, sendo definida como uma placa esbranquiçada, circinada, com crescimento centrífugo, que pode cobrir toda a superfície da glande. As lesões rapidamente se tornam ceratósicas. A bolsa escrotal também pode estar acometida. Lesões erosivas das mucosas oral, nasal e laríngea também podem estar presentes. O acometimento das unhas é frequente e intenso. Raramente, podem ser observadas manifestações internas, como nefrite, miocardite, pericardite, epilepsia, neurite periférica, meningoencefalite, adenomegalia e esplenomegalia. Pode se instalar de maneira aguda ou insidiosa, tendo fases de acalmia e exacerbação, e pode persistir até mesmo por décadas, deixando sérias sequelas articulares e oculares. Aproximadamente 60% dos pacientes apresentam remissão em 6 meses. Em cerca de 25% dos casos há complicações com espondilite anquilosante.
	Diagnóstico	Nenhum exame laboratorial ou de imagem é específico para o diagnóstico de síndrome de Reiter. O diagnóstico é baseado nos dados clínicos. Podem ser úteis a imunofluorescência, a cultura da secreção uretral e o aspirado articular. Os exames radiológicos podem mostrar artropatias. Na histopatologia cutânea, o achado mais importante é a pústula espongiforme ao lado de hiperceratose e paracetose. São alterações semelhantes às encontradas na psoríase, porém mais intensas. A presença de células de Pekin (grandes células mononucleares com grãos PAS-positivos) no líquido sinovial tem certo valor diagnóstico. É indicada a solicitação da sorologia para HIV.
	Diagnóstico diferencial	Dermatite atópica, balanite xerótica obliterante, doença de Behçet, lúpus eritematoso, doença de Lyme, psoríase, uretrites diversas, conjuntivites e artrite de outras etiologias.

Tratamento — É sintomático, pois não é curativo. Na fase aguda, recomendam-se repouso e anti-inflamatórios não hormonais. Indica-se fisioterapia passiva e ativa para evitar sequelas, manter a mobilidade e evitar anquiloses. Os cuidados oftalmológicos são fundamentais. O uso de corticosteroide intra-articular está indicado no caso de lesão única e com sintoma incapacitante; nos casos mais intensos, o corticosteroide sistêmico é a escolha, porém é pouco usado. Os fármacos antirreumáticos modificadores de doenças (FMARD) são muito usados na artrite reumatoide e nas espondiloartropatias soronegativas; a sulfassalazina é uma das mais utilizadas e com bons resultados, mas também são utilizados o metotrexato, a leflunomida e a ciclosporina.

O tratamento com antibiótico não muda o curso da doença, mesmo que um microrganismo seja isolado. Nesses casos, os antibióticos são usados para tratamento da infecção. A escolha do antibiótico seguirá os padrões da prática das doenças infecciosas nos locais em que acontecerem.

Os antagonistas de fator de necrose tumoral (TNF) têm se mostrado eficazes no alívio dos sintomas nos pacientes que não obtiveram melhora com outras terapias.

A azatioprina e o PUVA também apresentam indicação nos casos mais difíceis.

É um tratamento multidisciplinar, em que reumatologista, dermatologista, urologista e oftalmologista devem se consultados.

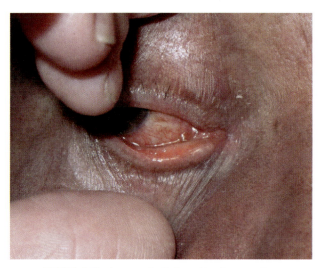

FIGURA 1 Síndrome de Reiter. Uveíte anterior.

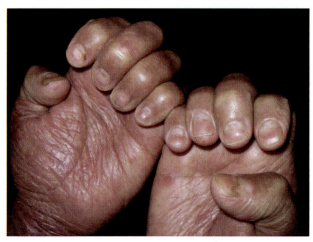

FIGURA 2 Síndrome de Reiter. Descamação e eritema na região palmar, semelhante à psoríase, com algumas alterações ungueais, que, entretanto, não mostram *pitting*.

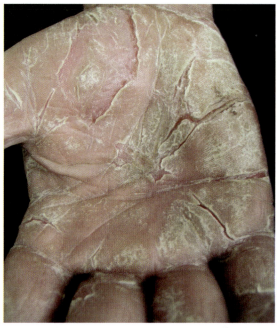

FIGURA 3 Síndrome de Reiter. Detalhe da ceratodermia palmar mostrando escamas amareladas e fissuras, que lembram psoríase.

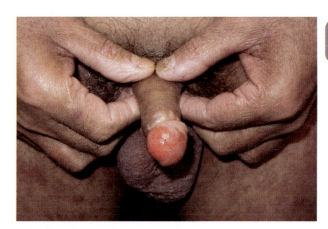

FIGURA 4 Síndrome de Reiter. Balanite circinada. (Cortesia do Dr. Jose Augusto da Costa Neri e da Dra. Maria Fernanda Gavazonni.)

SÍNDROME DE SJÖGREN
Sueli Carneiro

	Sinonímia	Síndrome seca.
	Epidemiologia	A incidência de síndrome de Sjögren primária (SS) é de 7 casos por 100.000 habitantes/ano e a prevalência varia de 0,1 a 4% e as taxas aumentam com a idade. A idade média dos pacientes é de 56 anos. É 9 a 10 vezes mais frequente nas mulheres. Estudos clínicos com grandes amostras revelaram que pacientes com manifestações extraglandulares, incluindo vasculite e neuropatia, têm complicações oculares mais graves e maior risco de mortalidade. Quando secundária à artrite reumatoide (AR), apresenta características sistêmicas próprias e é mais grave que a SS primária.
	Etiologia	Fatores genéticos, imunológicos e hormonais estão envolvidos na etiopatogenia. A hipótese atual é de que uma interação de fatores ambientais (vírus, estresse, hormônios) e as características genéticas do paciente produzam respostas inflamatórias contra os tecidos epiteliais. Modelos animais espontâneos e induzíveis (inúmeras estirpes de roedores com ou sem intervenções) têm sido usados para entender melhor a fisiopatologia da SS.
	Clínica	É uma doença autoimune sistêmica, que se caracteriza por infiltração linfocítica das glândulas exócrinas (principalmente salivares e lacrimais) e pela notável hiperatividade das células B que se manifesta por hipergamaglobulinemia e pela presença de autoanticorpos séricos, como anticorpos antinucleares, fator reumatoide, imunoglobulinas crioprecipitáveis e anticorpos contra dois complexos ribonucleoproteínicos denominados Ro/SSA e La/SSB. A tríade clássica consiste em ceratoconjuntivite seca, xerostomia e artrite. Pode ser primária, quando ocorre na ausência de outras doenças autoimunes, e secundária – a mais frequente – quando se associa a doenças como artrite reumatoide, lúpus eritematoso sistêmico e outras. **Manifestações glandulares.** As manifestações do olho seco, relacionadas ou não à SS, são o segundo motivo mais frequente para visitar um oftalmologista. A secura característica do olho ocorre pela ruptura da barreira da córnea, clinicamente medida pelo aumento da absorção de corantes fluorescentes, como a fluoresceína. À medida que há destruição e atrofia progressivas do epitélio secretor ocorre xeroftalmia, com consequente ceratoconjuntivite seca – eritema e sensação de areia e ardência nos olhos (Figura 1), úlceras de córnea e ceratite filamentosa, xerostomia (Figura 2), com a consequente dificuldade para deglutir sólidos, perda do paladar, maior incidência de cáries dentárias e aumento intermitente ou fixo das parótidas, xerodermia, pelo comprometimento das glândulas sebáceas e sudoríparas, secura vaginal e dispareunia, pelo comprometimento das glândulas vaginais. **Manifestações articulares.** Poliartrite crônica ou recorrente não deformante na forma primária ou quadro articular característico da doença reumatológica, nas formas secundárias. Disfagia e diminuição da secreção gástrica são comuns, e podem ser acompanhadas por disfunção hepática e comprometimento pancreático. Tosse não produtiva, rouquidão, infecções pulmonares de repetição, lesão glomerular, insuficiência renal, polineuropatia periférica sensitiva e/ou motora, neuropatia do trigêmeo e do nervo óptico são descritas. Há maior incidência de doenças linfoproliferativas. **Manifestações cutâneas.** Xerose, que normalmente é acompanhada por prurido (Figuras 3 e 4), *rash*, observado em mais de 10% dos pacientes, sensação de queimação cutânea, em 18%, vasculite de pequenos e médios vasos, em 12%, lesões ulceradas ou eritema violáceo das extremidades (Figura 5), em 5%. Fenômeno de Raynaud (Figura 6) discreto pode ser observado em até 30% dos pacientes.
	Diagnóstico	Existem diversos critérios para a classificação e o diagnóstico da síndrome de Sjögren. Em 2012, a Sjogren's International Collaborative Clinical Alliance (SICCA) publicou o primeiro conjunto de critérios aprovado pelo American College of Rheumatology (ACR). De acordo com esses critérios, a classificação de um indivíduo com SS baseia-se exclusivamente na presença de critérios objetivos, que incluem a detecção de anticorpos séricos anti-Ro/SSA e/ou anti-La/SSB, ou fator reumatoide positivo (RF) e anticorpo antinuclear (ANA); uma biopsia de glândula salivar exibindo sialoadenite linfocítica focal com pontuação focal ≥ 1; ou a presença de ceratoconjuntivite seca. Dois de três desses critérios são necessários para o diagnóstico da doença. São considerados critérios de exclusão: história de radiação de cabeça e pescoço, infecção por hepatite C, síndrome de imunodeficiência adquirida, sarcoidose, amiloidose, doença de enxerto contra hospedeiro, doença IgG4-relacionada. A pesquisa imunológica revela autoanticorpos órgão-específicos, como antitireoglobulina, antimicrossoma tireoidiano, antimitocôndria, antiepitélio de glândula salivar, anticélula parietal gástrica, antimúsculo liso e anti-hemácia e autoanticorpos não específicos como os fatores antinucleares, anti-SSA/Ro e anti-SSB-La. Podem ser realizados teste de Schirmer, para quantificação da secreção lacrimal, e teste de rosa bengala, para definir a presença de ceratoconjuntivite seca, sialometria, sialografia e biopsia das glândulas salivares menores. Há hipergamaglobulinemia e presença de crioglobulinas.

		Histologicamente, há formação de infiltrado celular mononuclear periepitelial, preferencialmente nas glândulas exócrinas: salivares, lacrimais e no pâncreas. Exame de imagem das parótidas é auxiliar para o diagnóstico.
≠	**Diagnóstico diferencial**	Parotidite de qualquer etiologia, síndromes linfocíticas infiltrativas, uso de medicamentos, como a isotretinoína, que produzam secura das mucosas, diabetes melito, sarcoidose, traumatismos, alterações endócrinas e outras doenças reumatológicas autoimunes.
	Tratamento	Sintomático, como o uso de lágrimas artificiais, saliva artificial, ingestão de líquidos com frequência e durante a alimentação, uso de substâncias que estimulem a secreção salivar, evitar os irritantes da mucosa oral, higienização dentária rigorosa, solução salina fisiológica nas narinas, cremes lubrificantes nasais e vaginais, emolientes e umectantes para a pele. Estimulantes muscarínicos, corticosteroides, cloroquina e hidroxicloroquina, metotrexato e ciclosporina-A, infliximabe, rituximabe e abatacepte têm sido propostos. Evitar fumo e substâncias que causem secura da pele e mucosas.

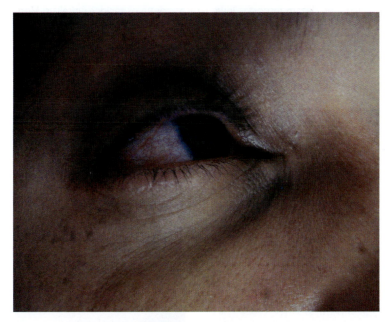

FIGURA 1 Síndrome de Sjögren. Xeroftalmia manifestando-se com eritema na conjuntiva.

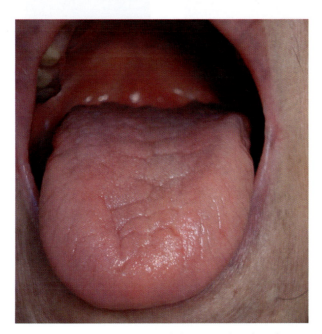

FIGURA 2 Síndrome de Sjögren. Xerostomia com secura da língua, relatada pela paciente na anamnese dirigida.

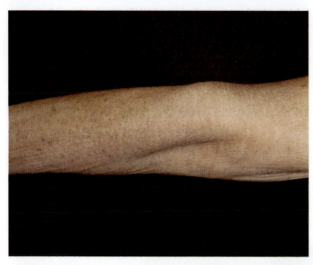

FIGURA 3 Síndrome de Sjögren. Xerodermia com consequentes prurido e sinais de escoriação.

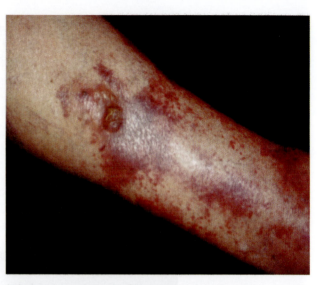

FIGURA 5 Síndrome de Sjögren. Lesões purpúricas nas extremidades com lesão arredondada e ulcerada.

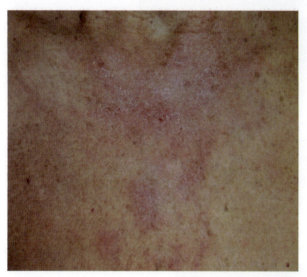

FIGURA 4 Síndrome de Sjögren. Eczema asteatósico pelo ressecamento intenso cutâneo, com as características correspondentes de eritema e prurido.

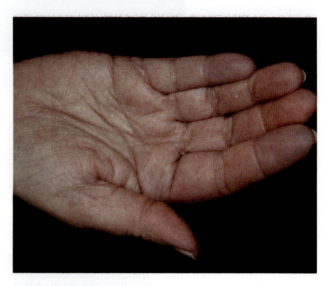

FIGURA 6 Síndrome de Sjögren. Fenômeno de Raynaud exibido durante a consulta.

SÍNDROME DE STEVENS-JOHNSON E NECRÓLISE EPIDÉRMICA TÓXICA

Paulo Ricardo Criado • Roberta Fachini Jardim Criado • Celina Wakisaka Maruta

	Sinonímia	Síndrome de Lyell.
	Epidemiologia	Necrólise epidérmica tóxica (NET) constitui uma reação adversa a fármacos rara. Estima-se que a incidência da síndrome de Stevens-Johnson (SSJ) seja entre 1 e 6 casos por milhão de habitantes ao ano (na Europa ocorre 1/1,3 milhão de habitantes por ano). Nos pacientes com AIDS o risco desta reação é maior, sendo estimado em cerca de um caso para cada 1.000 pacientes por ano. De forma geral, há uma nítida predominância por mulheres (1,5 a 2:1). A ocorrência entre os pacientes com AIDS contribui para equilibrar a taxa de incidência entre os sexos.
	Etiologia	Embora a SSJ seja menos grave, sua etiologia, suscetibilidade genética e fisiopatogenia são as mesmas da NET. Em sua essência, tanto a SSJ como a NET têm sido atribuídas a reações adversas a fármacos. No entanto, infecções, como por vírus e *Mycoplasma pneumoniae*, e, provavelmente, outros fatores de risco, devem estar envolvidos no desencadeamento dessas reações. Apesar da existência de vários algoritmos para a correlação entre um determinado medicamento ao qual o doente tenha sido exposto e a relação com esses tipos de reações, apenas cerca de 75% dos casos podem ser relacionados a um fármaco específico. Em pelo menos 25% dos casos não se pode atribuir essas reações a um fármaco específico. Dados da literatura apontam que mais de 90% dos casos de SSJ ou NET ocorreram nos primeiros 63 dias de uso da medicação. Mais de 100 medicamentos, de várias classes, têm sido associados à SSJ e à NET (Quadro 1). A maioria dos fármacos envolvidos pertence ao grupo das sulfonamidas, especialmente, o sulfametoxazol, os anticonvulsivantes (incluindo carbamazepina, lamotrigina, fenobarbital e fenitoína), os anti-inflamatórios não hormonais (AINH, especialmente os derivados oxicans), o alopurinol e a nevirapina. Nos países em que a dipirona é comercializada, este medicamento parece se correlacionar frequentemente com essas reações. Para a maioria dos fármacos desencadeantes dessas reações, um intervalo que varie entre 4 e 28 dias (em média, 21 dias) entre o início do uso do fármaco e o surgimento dos sintomas e sinais é necessário. O período de maior risco de desenvolvimento da SSJ ou da NET, os fármacos de risco que são utilizados em regime de uso contínuo, é aquele compreendido entre os 2 meses iniciais de tratamento. Em um estudo recente de caso-controle multicêntrico internacional, entre seis países na Europa e Israel, denominado EuroSCAR (*European Severe Cutaneous Adverse Reactions*), o alopurinol foi a causa mais comum de SSJ e NET, particularmente, quando prescrito em doses maiores ou iguais a 200 mg/dia [*odds ratio* (OR) ajustada de 18]. Outros fármacos de risco elevado foram a carbamazepina (OR ajustada de 72), cotrimoxazol, nevirapina e fenobarbital (OR ajustada de 16), fenitoína (OR ajustada de 17) e lamotrigina. Riscos menores foram relacionados aos anti-inflamatórios não hormonais derivados do ácido acético, incluindo o diclofenaco e os antibióticos não sulfamídicos. Estudos farmacogenômicos indicam que a etnia e os tipos de antígeno leucocitário humano (HLA) podem predispor os pacientes a reações adversas a medicamentos. O alelo HLA-B*1502 apresenta uma forte associação com a síndrome de Stevens-Johnson e com a necrólise epidérmica tóxica induzidas por carbamazepina na população Han de chineses; a Food and Drug Administration (FDA) recomenda testar todas as pessoas asiáticas antes de prescrever esse medicamento. Os alelos HLA-A*0206 e HLA-B*4403 são associados a síndrome de Stevens-Johnson relacionada a medicamentos para resfriado e necrólise epidérmica tóxica. O alelo HLA-A*3101 apresenta uma forte associação com as complicações oculares da síndrome de Stevens-Johnson e necrólise epidérmica tóxica, independentemente da etnia. Todos indivíduos portadores do alelo HLA-B*5801 apresentam risco de síndrome de Stevens-Johnson/necrólise epidérmica tóxica induzidas por alopurinol. Presença de alelos HLA-B*1502, HLA-C*0602 ou HLA-C*0801 tem sido associada com síndrome de Stevens-Johnson/necrólise epidérmica tóxica induzido por sulfametoxazol/trimetoprima. A Food and Drug Administration (FDA) dos EUA recomenda que os pacientes sejam rastreados para o alelo HLA-B*5701 antes de iniciar o abacavir para infecção pelo HIV.
	Clínica	Parece ser possível separar os pacientes com *EM major*, daqueles com verdadeira SSJ, com base nos sintomas clínicos e na origem da doença. O *EM major* é constituído por erosões mucosas e lesões cutâneas com padrão característico (alvos típicos, com ou sem bolhas), distribuição simétrica e preferencialmente acral (ver capítulo *Eritema Multiforme*). A SSJ é representada por erosões mucosas (Figuras 1 a 3) e máculas cutâneas purpúricas, disseminadas, frequentemente confluentes, com sinal de Nikolsky positivo e destacamento epidérmico limitado a menos de 10% da superfície corporal. O EM compreende casos recorrentes, pós-infecciosos ou, eventualmente, relacionados à exposição a fármacos, com baixa morbidade e sem letalidade, enquanto a SSJ constitui uma reação adversa ao fármaco grave, com alta morbidade e prognóstico reservado em muitos casos.

Em 1993, Bastuji-Garin et al. propuseram uma classificação clínica do espectro EM-NET, descrita no Quadro 2. Para melhor compreensão desta classificação estão definidas a seguir as características das lesões dermatológicas citadas:

- Máculas: máculas eritematosas ou purpúricas, formas irregulares e confluentes, com ou sem bolhas
- Alvos típicos: constituídos por lesões com menos de 3 cm de diâmetro, em disco, bordas bem definidas, exibindo pelo menos três zonas distintas: dois halos concêntricos em torno de um disco central
- Alvos atípicos planos: lesões sem relevo, redondas ou em disco, com duas zonas e/ou bordas não bem definidas (Figura 4)
- Alvos atípicos elevados: lesões redondas ou em disco, palpáveis ou elevadas, porém sem as duas zonas e/ou bordas bem definidas (Figura 5)
- Descolamento epidérmico: refere-se à perda da epiderme, a qual se faz por vezes em retalhos (Figuras 6 a 8).

Desta forma, como a extensão do descolamento epidérmico constitui um dos principais fatores de prognóstico, tornou-se consenso classificar o espectro da seguinte forma: (a) SSJ, os casos com erosões mucosas e máculas purpúricas disseminadas e descolamento da epiderme abaixo de 10%; (b) sobreposição ou transição SSJ-NET, os casos com descolamento epidérmico entre 10 e 30% da superfície corporal; (c) NET, os casos com máculas purpúricas disseminadas e destacamento epidérmico acima de 30%, ou os casos raros com necrólise disseminada (mais de 10% de destacamento), sem máculas purpúricas ou alvos atípicos.

Na SSJ o envolvimento mucoso ocorre em duas superfícies mucosas distintas e pode preceder ou suceder o envolvimento cutâneo. Inicia-se com enantema e edema, que originam erosões e formações pseudomembranosas em olhos, boca, genitais, faringe e vias respiratórias superiores. Cerca de 10 a 30% dos casos ocorrem concomitantemente a febre, lesões nos sistemas digestório e respiratório. A taxa de mortalidade, geralmente, é inferior a 5%, sendo a sepse a principal causa de morte. O prognóstico parece não ser afetado pelo tipo e dose do fármaco responsável ou pela infecção pelo HIV.

A NET apresenta, como características iniciais, sintomas inespecíficos, tais como febre, dor de garganta, tosse e queimação ocular, considerados manifestações prodrômicas. Após 1 a 3 dias ocorre o acometimento cutaneomucoso. Uma erupção eritematosa surge simetricamente na face e na parte superior do tronco, com extensão craniocaudal, provocando sintomas de queimação ou dolorimento da pele.

As lesões cutâneas individuais são, em sua maioria, caracterizadas por máculas eritematosas, de contorno mal definido, com centro purpúreo. Progressivamente, envolvem o tórax anterior e o dorso. Em alguns casos, de forma menos comum, a erupção inicial pode ser constituída por um exantema escarlatiniforme extenso. Em cerca de 2 a 5 dias, por vezes em questão de horas, ou mais raramente, em cerca de 1 semana, ocorre o estabelecimento completo da extensão do quadro cutâneo. No início, em alguns casos as lesões podem prevalecer nas áreas fotoexpostas da pele. O ápice do processo é constituído pela desnudação da epiderme necrótica característica, a qual é destacada em verdadeiras lamelas ou retalhos, dentro das áreas acometidas pelo eritema de base. A epiderme é elevada pelo conteúdo seroso das bolhas flácidas, que progressivamente confluem e provocam sua ruptura e descolamento, ocasionando o aspecto de grande queimado ao paciente, sangrante, eritematopurpúrico, com contínua eliminação de serosidade, o que contribui para o desequilíbrio hidreletrolítico e acentuada perda proteica. O sinal de Nikolsky torna-se positivo sobre grandes áreas da pele. As áreas da pele submetidas à pressão, como os ombros posteriores, dorso e nádegas, são as primeiras a liberarem os retalhos de epiderme. Em áreas menos sujeitas ao traumatismo, a epiderme necrótica permanece recobrindo a derme, porém adquire cor pálida ou acinzentada e um aspecto enrugado.

Na NET pode haver, virtualmente, acometimento de cerca de 100% da superfície cutânea, sendo excepcional o acometimento do couro cabeludo. Em torno de 85 a 95% dos pacientes há acometimento das membranas mucosas, sendo comum preceder o envolvimento da pele em cerca de 1 ou 2 dias. Em ordem de frequência acomete orofaringe, olhos, genitália e ânus. Erosões extensas e dolorosas determinam crostas labiais, salivação, impedimento da alimentação, fotofobia, micção e evacuação dolorosas. Graves sequelas oculares, com a formação de sinequias entre as pálpebras e a conjuntiva por erosões conjuntivais pseudomembranosas e cegueira podem ocorrer. Ceratite e erosões da córnea têm sido relatadas, bem como síndrome *sicca* secundária. Febre alta ou hipotermia podem ocorrer por desequilíbrio termorregulatório, até a cicatrização completa, mesmo na ausência de infecção concomitante. A queda abrupta da temperatura é mais indicativa de sepse do que a própria febre. Agitação psicomotora e confusão mental não são incomuns e, geralmente, são indicativas de complicações hemodinâmicas e sepse. Muitos órgãos internos são acometidos pelo mesmo processo patológico que envolve a pele, determinando um espectro de manifestações sistêmicas.

Em relação ao comprometimento sistêmico na NET, no sistema digestório há erosões no esôfago, que podem evoluir para constrição esofágica, elevação das transaminases em 50% dos casos, colite pseudomembranosa e pancreatite. No trato respiratório podem ocorrer erosões traqueobrônquicas e edema intersticial pulmonar, secundário ou não à correção da hipovolemia. Podem-se observar, de forma constante, anemia, leucopenia, em até 90% dos pacientes. A neutropenia, quando presente, indica pior prognóstico.

Prognóstico. O prognóstico da SSJ e da NET é variável. A mortalidade na SSJ é, geralmente, em torno de 5%, sendo estimada entre 30 e 50% na fase aguda da NET. As taxas de mortalidade costumam ser maiores entre doentes de maior faixa etária e menores em crianças. A causa mais comum de óbito é por sepse e falência de múltiplos órgãos. Outras causas incluem: embolia pulmonar, síndrome do desconforto respiratório do adulto (ARDS), insuficiência cardíaca e renal. A gravidade da NET é representada pelo escore denominado SCORTEN, o qual foi desenvolvido por Bastuji-Garin et al., em 2000, e pode ser usado para predizer o risco de mortalidade com base em sete fatores de risco independentes (Quadro 3).

Além dos fatores prognósticos do SCORTEN, também são fatores determinantes de mau prognóstico a retirada tardia do fármaco causal e a demora para transferir o doente para unidade de queimados.

Diagnóstico

Pode ser realizado por meio dos pródromos característicos, seguidos pelas extensas áreas de necrose mucocutânea. Não há testes que comprovem a origem medicamentosa envolvida.

Diagnóstico diferencial

O diagnóstico diferencial da SSJ e da NET é amplo e inclui uma variedade extensa de reações cutâneas, como eritema multiforme *major*, eritema polimorfo associado ao herpes simples, queimaduras, erupção fixa medicamentosa generalizada, pustulose exantemática generalizada aguda, erupção fixa medicamentosa, síndrome da pele escaldada estafilocócica, eritrodermia edematosa, penfigoide bolhoso, dermatose por IgA linear, pênfigo paraneoplásico, doença enxerto *versus* hospedeiro, lúpus eritematoso sistêmico com lesões cutâneas agudas tipo NET. O diagnóstico da SSJ e da NET são primariamente clínicos, geralmente aventados por uma história clínica detalhada e o exame físico, incluindo o sinal de Nikolsky positivo. No entanto, o diagnóstico pode ser confirmado pela biopsia, cujo exame histopatológico demonstra necrose de toda espessura da epiderme por apoptose de ceratinócitos e descolamento da epiderme, com clivagem subepidérmica, ao passo que a derme exibe mínimas alterações inflamatórias.

Tratamento

A retirada do fármaco suspeito ou de toda medicação não essencial à vida do doente é a primeira medida. O tratamento da SSJ e da NET é fundamentado em três medidas: retirada do fármaco ofensor, especialmente as medicações conhecidamente como de alto risco; medidas de suporte; e intervenções ativas. A abordagem sempre é multidisciplinar e a internação hospitalar, dependendo do quadro clínico e disponibilidade, no âmbito de unidade de queimados ou unidade de tratamento intensivo.

Retirada do fármaco ofensor. Uma vez que as medicações são a causa mais comum de NET, e mais provável da SSJ, torna-se imperativa uma história clínica detalhada para determinar e descontinuar todas as medicações potencialmente relacionadas. A retirada imediata do fármaco causal está relacionada com a diminuição do risco de óbito, embora resultados imediatos não sejam notados.

Medidas de suporte. Ver Quadro 4. O tratamento dos pacientes com NET é similar ao tratamento dos pacientes com queimaduras extensas, com raras exceções. Todos os pacientes devem ser submetidos à biopsia cutânea para confirmação diagnóstica. O paciente deve ser observado em UTI e isolamento, em ambiente aquecido, evitando-se ao máximo o traumatismo cutâneo. Retirar todos os fármacos possíveis. Um acesso venoso deve ser obtido e a hidratação deve ser iniciada, sendo composta de macromoléculas (1 mℓ/kg/% de superfície corporal acometida pelo descolamento, sob a forma de albumina humana em concentração de 40 g/ℓ em solução isotônica ou coloide proteico como Dextran®) e solução salina isotônica, de acordo com a porcentagem de área corporal acometida (0,7 mℓ/kg/% superfície corporal acometida pelo descolamento epidérmico). O gasto energético do paciente com NET está aumentado, elevando o consumo metabólico basal em 2 vezes, 50% deste destinado à pele. As perdas proteicas atingem 150 a 200 gramas por dia. O paciente deve ser alimentado via sonda nasogástrica, com ingestão calórica de 1.500 kcal nas primeiras horas e posteriormente aumentada em 500 kcal por dia, alcançando até 3.500 a 4.000 kcal ao dia. A antibioticoterapia deverá ser iniciada nos casos em que ocorra diminuição brusca da temperatura, queda do estado geral ou aumento das bactérias cultivadas na pele com predomínio de uma única cepa. Deve-se salientar que nos primeiros dias as infecções mais comuns são pelo *Staphylococcus aureus* e, posteriormente, por gram-negativos (*Pseudomonas aeruginosa*) ou *Candida albicans*.

Outro cuidado é o suporte psicológico do paciente, que deve ser tranquilizado sobre a natureza transitória da doença, e a instituição de terapêutica com tranquilizante, caso a função pulmonar permita. Cuidados oftalmológicos intensivos são necessários para evitar sequelas posteriores, tais como instilação de lágrima artificial e a retirada das pseudomembranas pela equipe de oftalmologia. Aplicação de antissépticos líquidos na pele, como solução de nitrato de prata a 0,5% ou clorexidina a 0,05%. Estas soluções são preferidas à sulfadiazina de prata, pois as sulfas estão muito relacionadas ao desencadeamento da NET. Utilizar heparina profilática e protetores gástricos. Um resumo destas medidas de suporte está descrito a seguir.

Intervenções ativas. Em relação à SSJ e à NET tem-se relatado que, ao contrário das queimaduras, além do dano inicial à epiderme, há uma reação imune em andamento, de forma que seria necessário suprimi-la.

Uma revisão da Cochrane sobre intervenções na NET, em 2002, concluiu que "não havia evidência disponível sobre qual tratamento medicamentoso aplicar aos doentes com NET". Desde então, embora vários estudos tenham sido publicados, a literatura ainda é dominada por estudos não controlados, estudos retrospectivos e relatos ou séries de casos. Recentemente, o grupo europeu publicou os resultados do estudo retrospectivo EuroSCAR no tratamento da SSJ e da NET. Os autores concluíram que nem o uso da imunoglobulina intravenosa, nem o uso dos corticosteroides mostrou qualquer efeito benéfico sobre a mortalidade em comparação apenas com as medidas de suporte.

Corticosteroides sistêmicos. O uso dos corticosteroides no manejo da NET ainda é controverso. O uso dos corticosteroides como agentes anti-inflamatórios deve ser ponderado frente ao maior risco de complicações sépticas neste grupo de doentes. Os dados atualmente disponíveis não recomendam os corticosteroides como tratamento da NET, especialmente se a maior perda epidérmica já tiver ocorrido. Doses altas de corticosteroides, entretanto, têm sido empregadas no início da NET, durante a fase de exantema, antes de a perda epidérmica ter se estabelecido. Clinicamente, muitas vezes, isto se torna inexequível, face à dificuldade de se prever a evolução do exantema para a SSJ ou NET. No entanto, acreditamos que frente aos fármacos causais altamente suspeitos o uso dos corticosteroides pode ser iniciado, porém deveriam ser limitados às primeiras 48 h para se evitarem complicações clínicas relevantes.

Ao contrário da NET, o potencial benéfico dos corticosteroides é menos controverso em relação à SSJ. Uma análise prospectiva de 67 doentes com SSJ tratados com corticosteroides concluiu que o tratamento precoce com os corticosteroides sistêmicos reduziu a morbidade e melhorou o prognóstico dos doentes.

Imunoglobulina intravenosa. Em um artigo divisor de águas publicado pelo grupo de Viard et al., em 1998, foi relatado que as preparações comerciais de imunoglobulina intravenosa (IgIV) continham anticorpos naturais anti-Fas (anti-CD95) que bloqueavam a ligação do Fas ao FasL.

Os pacientes que recebem a IgIV dentro dos primeiros 4 dias a partir do início da reação adversa parecem apresentar um tempo mais curto em relação à parada da progressão da reação e na reepitelização completa, comparados aos que recebem a IgIV posteriormente.

O uso da IgIV em crianças também tem se mostrado favorável. No entanto, a NET na infância apresenta melhor prognóstico espontâneo em relação aos adultos, com reepitelização mais rápida e menor mortalidade.

Agentes antifator de necrose tumoral. No passado, a talidomida foi testada em ensaio duplo-cego, placebo-controlado, fundamentado no efeito anti-TNF-α deste medicamento e na produção desta citocina na NET. O estudo, no entanto, foi interrompido devido a um aumento inesperado na taxa de mortalidade no grupo tratado com talidomida. O aumento na taxa de mortalidade poderia ser atribuído a um aumento paradoxal no TNF-α, uma vez que, pelo menos *in vitro*, a talidomida também pode atuar como um coestimulador de células T citotóxicas $CD8^+$.

O uso de anticorpos monoclonais anti-TNF no tratamento da NET foi descrito inicialmente na Alemanha, em uma mulher de 56 anos com NET devido ao uso de cotrimoxazol. Uma dose de 5 mg/kg de infliximabe foi administrada no quarto dia após o início da NET, resultando em uma parada da progressão da doença após poucas horas da infusão. Posteriormente, outros quatro casos foram relatados por outros autores. Este novo tratamento pode ser promissor na NET e deverá ser avaliado em um grupo maior de pacientes futuramente.

Ciclosporina. A ciclosporina é um imunossupressor com atividade antiapoptótica. Há vários relatos de casos e uma série de 11 pacientes em que se documentou o tratamento da NET com ciclosporina. Todos os doentes tinham NET grave e a ciclosporina foi utilizada na dose de 3 a 5 mg/kg/dia até a reepitelização, exceto na série de casos nos quais ela foi administrada por 4 semanas. Parece ter havido menor tempo na parada da progressão da doença e sem riscos maiores de complicações sépticas.

Um estudo recente mostrou diminuição significativa de mortalidade em pacientes que apresentavam NET tratados com ciclosporina.

Quadro 1 Fármacos frequentemente desencadeadores de síndrome de Stevens-Johnson e necrólise epidérmica tóxica.

Anti-infecciosos
- Aminopenicilinas
- Antifúngicos imidazólicos
- Antimaláricos
- Cefalosporinas
- Macrolídios
- Quinolonas
- Sulfonamidas
- Tetraciclinas

Analgésico
- Dipirona (metimazol)

Anti-inflamatórios não esteroides
- Especialmente os derivados oxicans

Anticonvulsivantes
- Ácido valproico
- Carbamazepina
- Fenitoína
- Fenobarbital
- Lamotrigina

Outros
- Alopurinol
- Nevirapina

Quadro 2 Espectro clínico de eritema multiforme (EM) bolhoso, síndrome de Stevens-Johnson (SSJ), sobreposição SSJ-necrólise epidérmica tóxica (NET), NET com e sem máculas.

Classificação/características	EM bolhoso	SSJ	Sobreposição SSJ-NET	NET com máculas	NET sem máculas
Destacamento epidérmico (% da superfície corporal)	< 10%	< 10%	10 a 30%	> 30%	> 10%
Alvos típicos	Sim	–	–	–	–
Alvos atípicos	Elevado	Plano	Plano	Plano	–
Máculas	–	Sim	Sim	Sim	–

Quadro 3 Fatores prognósticos de risco de morte independentes na necrólise epidérmica tóxica (SCORTEN).

Fatores prognósticos	Parâmetros
Idade	≥ 40 anos
Frequência cardíaca	≥ 120 bpm
Presença de malignidade	
% da área de superfície corporal destacada	> 10%
Ureia nitrogenada sérica	> 10 mmol/ℓ (ou 28 mg/dℓ)
Bicarbonato sérico	< 20 mmol/ℓ
Glicemia	> 14 mmol/ℓ (ou > 252 mg/dℓ)

Atribui-se 1 ponto para a presença de cada um dos parâmetros acima descritos. Quando a somatória é < 2, o risco de óbito é em torno de 3%; quando a somatória é ≥ 4, o risco de óbito é, pelo menos, de 60%.

Quadro 4 Medidas de suporte para pacientes com necrólise epidérmica tóxica e síndrome de Stevens-Johnson extensa.

- Manipular o paciente em ambiente aquecido (30 a 32°C) e em condições estáveis, evitando a manipulação no leito para não provocar traumatismo cutâneo e mucoso
- Obter linha venosa periférica para injeção de soluções de macromoléculas
- Avaliar o estado geral: peso, frequência respiratória, débito urinário e hidratação
- Calcular o descolamento epidérmico com base na "regra dos nove" dos queimados
- Retirar todas as medicações suspeitas e aquelas não essenciais à manutenção da vida do paciente
- Biopsia cutânea e fotografias para o acompanhamento
- Cuidados oftalmológicos
- Acalmar o paciente, ressaltando o caráter transitório do quadro, e administrar tranquilizantes quando a função respiratória permitir
- Transferir o paciente para unidade de tratamento de queimados ou de terapia intensiva, dependendo do quadro clínico e da disponibilidade
- Usar fluidos e aporte calórico necessário nas 24 h iniciais*
- Antibióticos, caso se verifique: presença de bactérias cultivadas da pele com a seleção de uma única cepa, queda rápida da febre ou deterioração do estado geral
- Aplicar antissépticos líquidos à base de nitrato de prata a 0,5% ou clorexidina a 0,05%
- Administrar antiácidos orais e anticoagulação com heparina

*Infusão intravenosa: macromoléculas (1 mℓ/kg/% de superfície corporal acometida pelo descolamento epidérmico) e solução salina isotônica (0,7 mℓ/kg/% de superfície corporal acometida pelo descolamento epidérmico). Alimentação nasogástrica: iniciar com 1.500 calorias em 1.500 mℓ nas primeiras 24 h e aumentar a ingesta em 500 calorias ao dia, até atingir 3.500 a 4.000 calorias/dia. As macromoléculas consistem em albumina humana diluída a 40 g/ℓ, em solução isotônica ou coloide não proteico, como o Dextran®.
Adaptado de Criado et al., 2004.

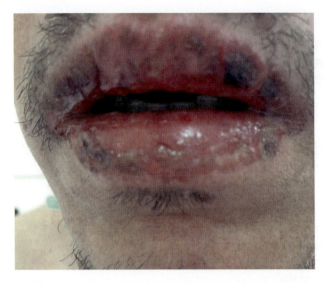

FIGURA 1 Síndrome de Stevens-Johnson. Extenso acometimento mucoso acompanhado por comprometimento cutâneo.

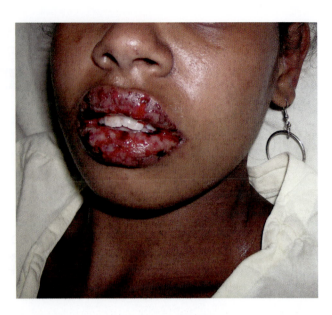

FIGURA 3 Síndrome de Stevens-Johnson. Erosão perioral recoberta por crostas hemorrágicas.

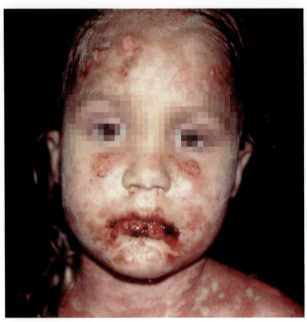

FIGURA 2 Síndrome de Stevens-Johnson. Criança com acometimento da mucosa oral, com crostas hemáticas e lesões cutâneas. Exibia áreas de descolamento em menos de 10% da superfície corporal, apesar da confluência de lesões cutâneas eritematopurpúricas.

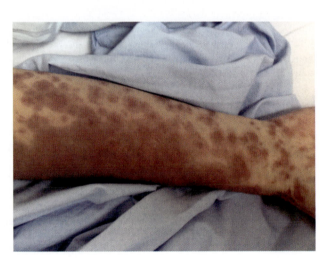

FIGURA 4 Síndrome de Stevens-Johnson. Apresentação com alvos atípicos planos.

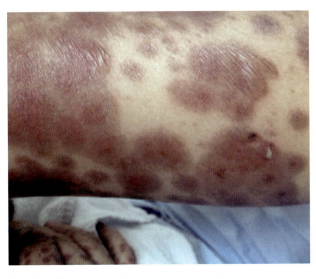

FIGURA 5 Síndrome de Stevens-Johnson. Alvos atípicos com discreta elevação.

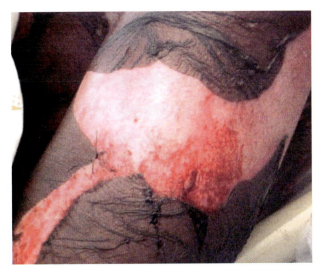

FIGURA 7 Necrólise epidérmica tóxica. Descolamento epidérmico extenso, deixando exposta a derme.

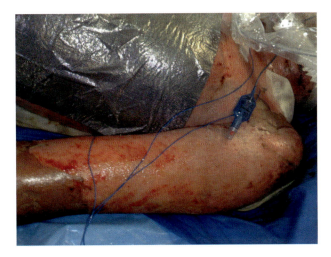

FIGURA 6 Necrólise epidérmica tóxica. Pele apresenta-se erodida, com extenso descolamento epidérmico.

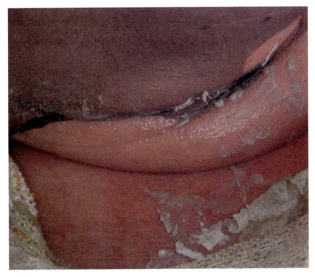

FIGURA 8 Necrólise epidérmica tóxica. Extensas áreas erodidas.

SÍNDROME DE SWEET

Aline Perdiz de Jesus Bilemjian • Bernard Kawa Kac

	Sinonímia	Dermatose neutrofílica febril aguda.
	Epidemiologia	Em nenhuma das três formas há predileção racial. As formas clássica e induzida por medicamento são mais frequentes em pacientes do sexo feminino, entre 30 e 50 anos de idade, enquanto a forma associada à malignidade acomete igualmente ambos os sexos.
	Etiologia	Não está bem estabelecida, porém acredita-se que possa ocorrer devido a uma reação de hipersensibilidade de linfócitos T, que leva à estimulação de uma cascata de citocinas que precipitam ativação e infiltração neutrofílica. É associada a alguma doença de base em 50% dos casos, e há três formas clínicas, apresentadas a seguir. **Clássica ou idiopática.** Associa-se a infecções das vias respiratórias superiores (principalmente por *Streptococcus* sp.) ou do tubo gastrintestinal (principalmente por *Yersinia enterocolitica*), doença inflamatória intestinal ou gravidez. Existe relato de síndrome de Sweet e tuberculose pulmonar ativa. **Paraneoplásica.** Malignidades hematológicas são as mais comuns, especialmente a leucemia mieloide aguda. Entre os tumores sólidos, os carcinomas do trato geniturinário, da mama e do sistema digestório são os mais importantes. **Induzida por medicamento.** Fator estimulador de colônia de granulócitos, minociclina, sulfametoxazol-trimetoprima, carbamazepina, hidralazina, contraceptivos orais e todos os ácidos transretinoicos são os medicamentos mais frequentemente associados. Recentemente, foi descrita a associação com ipilimumabe, anticorpo monoclonal humano utilizado no tratamento do melanoma e outros tipos de câncer. Apesar de raro, a SS pode ser induzida pela ingestão oral de paracetamol e codeína.
	Clínica	Na síndrome de Sweet (SS) as lesões cutâneas características são pápulas ou nódulos, dolorosos, não pruriginosos, eritematosos ou eritematovioláceos, que tendem a coalescer, formando placas de bordas irregulares e abruptas (Figura 1). Tais lesões são comparadas a "relevo em fileira de montanha". O acentuado edema inflamatório leva a uma aparência de vesícula das lesões, porém estas são sólidas, e isso é chamado de pseudovesiculação (Figuras 2 e 3). Em estágios mais tardios podem surgir minúsculas pústulas, bem como clareamento central das lesões, o que leva a um padrão anular ou arciforme (Figura 4). As lesões tendem a aumentar em um período de dias ou semanas. Podem ser únicas ou múltiplas, e caracteristicamente, com disposição assimétrica. Os locais mais comumente acometidos são membros superiores, face e pescoço, mas tronco e membros inferiores também podem estar envolvidos. Embora nem todos os pacientes expressem todo o conjunto de sintomas que podem acompanhar o quadro, a febre é o mais comum, 38°C. No entanto, ela pode estar ausente, principalmente quando associada à malignidade hematológica. Lesões atípicas, como vesículas e bolhas, podem, raramente, acompanhar esse quadro, assim como lesões orais. Um período de febre pode preceder a doença cutânea em alguns dias ou semanas, ou pode estar presente por todo o desenvolvimento da doença. Podem ocorrer, em graus variados, cefaleia, artralgia, mialgia e mal-estar geral. Manifestações oculares, como conjuntivite e episclerite, podem estar presentes, além de poliangiite microscópica com papiledema e uveíte anterior. Manifestações extracutâneas podem afetar sistema nervoso central, sistema digestório, rins, fígado e pulmões. VHS aumentada e leucocitose periférica com neutrofilia são características. Em pacientes com SS associada à malignidade pode não haver neutrofilia, podendo haver leucopenia, anemia e trombocitopenia. Patergia cutânea pode estar presente. As erupções cutâneas da SS geralmente se resolvem espontaneamente entre 5 e 12 semanas, mas pode ser recorrente em mais de 30% dos pacientes. Doença de Behçet, eritema nodoso, sarcoidose, artrite reumatoide e doenças tireoidianas podem estar associados à SS.
	Diagnóstico	É realizado por meio de critérios, e devem estar presentes dois maiores e dois menores. **Critérios maiores** • Início agudo de lesões cutâneas típicas • Achados histopatológicos consistentes com SS. **Critérios menores** • Febre maior que 38°C ou mal-estar • Associação com malignidade, doença inflamatória ou gravidez, ou antecedente de infecção respiratória ou GI • Excelente resposta a corticosteroide sistêmico ou iodeto de potássio. Três ou quatro das seguintes alterações laboratoriais podem estar presentes: VHS maior que 20 mm, contagem de leucócitos maior que 8.000/mm³ e de neutrófilos maior que 70%, proteína C reativa positiva.

Seção 2 | Afecções Dermatológicas de A a Z

 Diagnóstico diferencial Dermatose relacionada a *bypass* intestinal, eritema multiforme, celulite, erisipela, eritema nodoso disseminado, vasculite leucocitoclástica, pioderma gangrenoso, bromoderma e *erithema elevatum diutinum*. Reação medicamentosa, inclusive descrita como síndrome de Sweet-símile, pelo aspecto clínico das lesões, mas que não preencheu os critérios diagnósticos para SS.

 Tratamento A corticoterapia sistêmica é o tratamento de escolha: prednisona na dose de 0,5 a 1,0 mg/kg/dia durante 4 a 6 semanas. Em alguns pacientes, tratamento prolongado – por 2 ou 3 meses – com doses menores pode ser necessário para suprimir as recorrências.
Lesões localizadas também respondem a corticosteroides tópicos de alta potência ou corticosteroides intralesionais, que podem ser usados isolados ou como terapia adjuvante. Iodeto de potássio por via oral também tem boa resposta, assim como colchicina, sendo esta uma alternativa segura e eficaz no tratamento da SS associada a tuberculose pulmonar. Outras opções são clorambucila, clofazimina, ciclofosfamida, ciclosporina, dapsona, indometacina, alfainterferona, naproxeno e sulfapiridina.

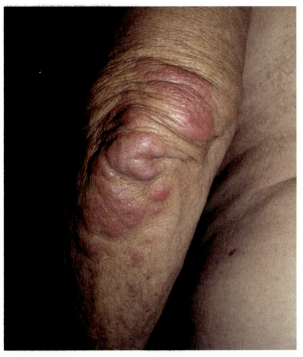

FIGURA 1 Síndrome de Sweet. Pápulas e nódulos eritemato-violáceos que tendem a coalescer, formando placas.

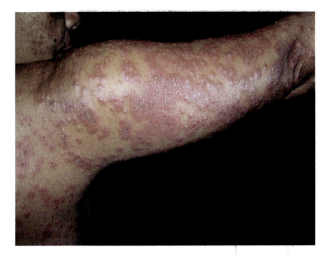

FIGURA 3 Síndrome de Sweet. As lesões são sólidas e muito edematosas, proporcionando o aspecto de vesícula ou bolha coalescendo, formando placas.

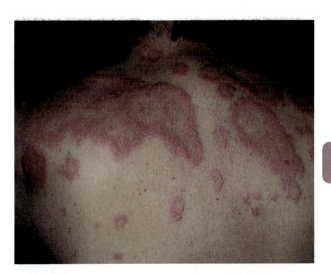

FIGURA 4 Síndrome de Sweet. Pápulas que tendem a coalescer, formando placas de aspecto arciforme. O edema inflamatório acentuado provoca aparência de vesícula nas lesões, mas estas são sólidas. Essa característica é denominada pseudovesiculação.

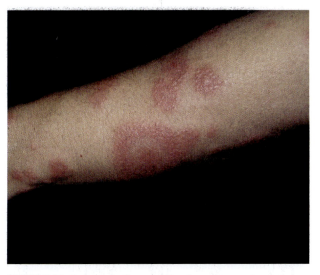

FIGURA 2 Síndrome de Sweet. Pápulas eritematosas coalescentes, com aspecto de pseudovesiculação.

SÍNDROME DE WAARDENBURG

André Ricardo Adriano • David Rubem Azulay

	Sinonímia	Não tem outra nomenclatura.
	Epidemiologia	Afeta aproximadamente 1:42.000 nascidos vivos, sem predileção por raça ou sexo.
	Etiologia	Genodermatose autossômica dominante ou recessiva, com penetrância e expressividade variável e acentuada heterogeneidade genética.
	Clínica	Apresentação heterogênea, havendo defeito de estruturas derivadas da crista neural. Os sinais clínicos *mais frequentes* são: deslocamento lateral dos cantos internos dos olhos (*distopia canthorum*) (Figura 1), hiperplasia da porção medial dos supercílios (*sinofris*), base nasal proeminente e alargada, alterações na pigmentação da íris (heterocromia) e da pele, surdez neurossensorial congênita uni ou bilateral, mecha branca frontal e encanecimento precoce (Figura 2). Manifestações *pouco frequentes*: hipoplasia da asa do nariz, extremidade do nariz arredondada, lábios cheios com nítido "arco de cupido" no lábio superior, fenda labial e palatina, malformação cardíaca (comunicação interventricular), malformações dos membros e aganglionose de Hirschsprung. A síndrome de Waardenburg (SW) é classificada em quatro tipos. **Tipo I.** Distopia cantórica (deslocamento lateral do canto interno do olho) combinada com distopia dos pontos lacrimais e blefarofimose, base nasal proeminente e alargada, hipoplasia dos ossos nasais e maxila encurtada, *sinofris* e alterações cutâneas pigmentares. O defeito localiza-se no gene *PAX3*, no cromossomo 2q35. **Tipo II.** Surdez (77%) e heterocromia de íris (47%), mas não distopia cantórica. Mutações no gene *MITF*, cromossomo 3. **Tipo III (Klein-Waardenburg).** Semelhante ao tipo I, porém com comprometimento neurológico e malformações musculoesqueléticas, principalmente das extremidades. Também relacionado ao gene *PAX3*. **Tipo IV (Shah-Waardenburg ou Waardeenburg-Hirshsprung).** Encontra-se a associação da SW tipo 2 com o megacólon aganglônico congênito e com hipopigmentação mais extensa. Distúrbio no gene *SOX102*.
	Diagnóstico	Geralmente, é estabelecido pela presença de três ou mais características clássicas. A biologia molecular tem facilitado a localização do erro genético responsável por sua origem, ajudando no aconselhamento e no acompanhamento prognóstico dos portadores da doença.
	Diagnóstico diferencial	Síndrome de Woolf (piebaldismo associado à surdez), piebaldismo, albinismo, vitiligo, síndrome de Teitz (hipopigmentação generalizada associada à surdez congênita) e albinismo ocular associado à surdez neurossensorial.
	Tratamento	Não há nenhum que seja efetivamente possível. Como a maioria dos casos desta síndrome é acompanhada de surdez, o diagnóstico precoce auxilia na reabilitação auditiva, melhorando o desenvolvimento da capacidade de comunicação desses indivíduos. Os pacientes também devem receber aconselhamento genético. Pode ocorrer repigmentação espontânea das máculas hipo/acrômicas. Em relação à estética, grande queixa dos pacientes, aconselha-se acompanhamento oftalmológico para avaliar uso de lentes de contato coloridas e também orientações para tingir os cabelos e o uso de maquiagens corretivas.

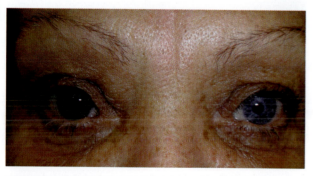

FIGURA 1 Síndrome de Waardenburg. Deslocamento lateral do canto dos olhos (distopia *canthorum*) e heterocromia de íris.

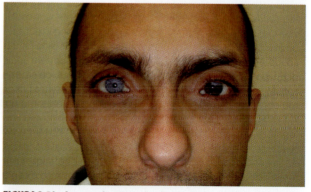

FIGURA 2 Síndrome de Waardenburg. Mácula hipocrômica na região frontal, poliose, *sinofris*, heterocromia de íris, lábio superior em arco do cupido e extremidade do nariz arredondada.

SÍNDROME DE WISKOTT-ALDRICH

Lygia Maria Costa Soares Rego

	Sinonímia	Síndrome de eczema, trombocitopenia, imunodeficiência e síndrome de Wiskott-Aldrich-Huntley.
	Epidemiologia	A síndrome de Wiskott-Aldrich (SWA) é uma doença rara que afeta 1 a 10 em 1 milhão de nascidos vivos, e ocorre em 2 a 8% dos pacientes com imunodeficiência primária. A afecção pode ser sub-relatada, pois os casos leves podem ser diagnosticados erroneamente como trombocitopenia idiopática (TPI).
	Etiologia	A afecção é causada por mutações no gene *WAS*, localizado no cromossomo X (Xp11.23-p11.22). Se a mãe for portadora de uma mutação de síndrome de Wiskott-Aldrich, a chance de transmitir a mutação será de 50% em cada gravidez; homens que herdarem a mutação serão afetados, enquanto as mulheres que herdarem a mutação serão portadoras; todos os homens com a mutação passarão para todas as suas filhas e para nenhum de seus filhos. Aproximadamente 300 mutações únicas já foram relatadas, afetando todos os 12 éxons do gene *WAS*. Todas essas mutações resultam em perda da função por meio de expressão gênica reduzida e/ou expressão reduzida da proteína WAS (WASp) em células hematopoéticas. Em geral, as mutações que resultam em ausência de proteínas causam doença clínica grave, enquanto as mutações que preservam alguma, embora reduzida, expressão de WASp estão associadas à SWA atenuada (trombocitopenia ligada ao cromossomo X). Embora essa divisão seja útil clinicamente, não é absoluta, pois alguns pacientes com proteínas residuais ainda podem desenvolver manifestações graves, presumivelmente relacionadas, em parte, à funcionalidade da proteína residual, mas também em virtude de influências genéticas e fatores ambientais variáveis. A proteína WAS (WASp) é normalmente expressa apenas em células hematopoéticas e, portanto, defeitos na síndrome de Wiskott-Aldrich (SWA) ocorrem apenas em linhagens de células sanguíneas. A WASp desempenha um papel fundamental na transdução de sinais da membrana celular para regular o citoesqueleto de actina. Na ausência de WASp (SWA clássica), o rearranjo citoesquelético é defeituoso e certas estruturas de actina, como corpos fagocitários e contatos para adesão, não são formadas normalmente. Isso prejudica diversas funções leucocitárias, incluindo fagocitose, migração e interações celulares, resultando em imunodeficiência. Embora existam poucos estudos de função celular em pacientes com baixos níveis residuais de WASp (SWA atenuada), esse grupo provavelmente retém função celular imune mais normal. A fisiopatologia da disfunção plaquetária na SWA não é bem compreendida. Parece estar relacionada à depuração esplênica de plaquetas com estrutura anormal aumentada e à função defeituosa de megacariócitos. Diferentemente da imunodeficiência, a trombocitopenia significativa e a tendência ao sangramento são observadas independentemente de a expressão de WASp estar reduzida ou ausente.
	Clínica	Manifesta-se frequentemente nas primeiras semanas ou meses de vida por meio de sangramento, especialmente com diarreia sanguinolenta; petéquias e hematomas também são comuns. A tríade clássica só ocorre em 27% dos pacientes e é composta por hemorragia devido a trombocitopenia, infecções piogênicas recorrentes e dermatite atópica (Figura 1). As manifestações clínicas mais comuns são púrpuras, petéquias e equimoses espontâneas. Epistaxe, hematêmese, melena, hematúria e hemorragia intracraniana também podem ocorrer. Manifestações atópicas são comuns, e a maioria dos pacientes vai apresentar eczema (Figuras 2 a 4) com elevado risco de complicações, como celulite, impetigo, furúnculos e abscessos. As infecções geralmente iniciam-se nos primeiros 6 meses de vida, sendo as mais comuns otite média (78%), pneumonia (45%), sinusite (24%), sepse (24%) e diarreia infecciosa (13%). Infecções graves são frequentes, especialmente pneumonia e meningite por microrganismos encapsulados. As infecções virais também são frequentes: varicela (16%), herpes simples (16%) e molusco contagioso (9%). A pneumonia por *Pneumocystis jirovecii* ocorre em cerca de 10% dos pacientes. A presença de doença autoimune é frequente, podendo estar presente em 26 a 70% dos pacientes. A anemia hemolítica autoimune é a mais comumente relatada, seguida da vasculite, doença renal, púrpura de Henoch-Schönlein-*like* e doença inflamatória intestinal. Tumores malignos podem ocorrer durante a infância mas são mais frequentes em adolescentes e adultos jovens. As neoplasias malignas mais comuns são os linfomas e as leucemias.
	Diagnóstico	Pode ser realizado no pré-natal via amniocentese ou biopsia de vilosidades coriônicas. Ao nascimento, se os sintomas sugerirem a síndrome de Wiskott-Aldrich, o teste com contagem de imunoglobulina no sangue pode ajudar a confirmar o diagnóstico e excluir outros distúrbios que também podem se desenvolver com imunodeficiência. Na síndrome de Wiskott-Aldrich clássica os níveis de IgM estão diminuídos, de IgG, normais, e de IgA e IgE, aumentados. Deve-se avaliar funcionalmente a imunidade (componentes humoral e celular). A avaliação genética pode detectar se o gene defeituoso está presente. No hemograma, podemos encontrar plaquetopenia com plaquetas pequenas e linfopenia.

Existem também os critérios diagnósticos para a síndrome de Wiskott-Aldrich, de acordo com a European Society for Immunodeficiencies (ESID):
- Definitivo: paciente do sexo masculino com trombocitopenia congênita (menos de 70.000 plaquetas/mm³), plaquetas pequenas e pelo menos uma das seguintes alterações:
  - Mutação na proteína WAS (WASp)
  - Ausência de mRNA da WASp em análise *Northern blot* de linfócitos
  - Ausência de proteína WASp em linfócitos
  - Primos maternos, tios ou sobrinhos com plaquetas pequenas e trombocitopenia
- Provável: paciente do sexo masculino com trombocitopenia congênita (menos de 70.000 plaquetas/mm³), plaquetas pequenas e pelo menos uma das seguintes alterações:
  - Eczema
  - Resposta anormal de anticorpos a antígenos polissacarídicos
  - Infecções bacterianas ou virais
  - Doenças autoimunes
  - Linfoma, leucemia ou tumor cerebral
- Possível: paciente do sexo masculino com trombocitopenia (menos de 70.000 plaquetas/mm³) e plaquetas pequenas, ou um paciente do sexo masculino esplenectomizado por trombocitopenia, que tenha pelo menos uma das seguintes alterações:
  - Eczema
  - Resposta anormal de anticorpos a antígenos polissacarídicos
  - Infecções bacterianas ou virais recorrentes
  - Doenças autoimunes
  - Linfoma, leucemia ou tumor no cérebro.

Diagnóstico diferencial

Hipogamaglobulinemia, púrpura trombocitopênica autoimune, síndrome linfoproliferativa ligada ao X, imunodeficiência grave combinada, síndrome de Chédiak-Higashi e malignidades hematológicas.

Tratamento

O tratamento continua sendo um grande desafio e vai depender da apresentação clínica do paciente. O diagnóstico precoce é importante para profilaxia e tratamento adequados.

Antibióticos profiláticos, como sulfametoxazol-trimetoprima, para prevenir a pneumonia por *Pneumocystis jirovecii* em lactentes e crianças com menos de 3 a 4 anos.

Aciclovir profilático em pacientes com infecções recorrentes pelo herpes-vírus simples (HSV).

Vacinas de microrganismos mortos podem ser administradas, porém a resposta pode ser insuficiente e, portanto, deve ser mensurada. Vacinas de vírus vivos não são recomendadas.

Pacientes com trombocitopenia e sangramento podem precisar de imunoglobulina ou corticosteroide intravenoso e hemotransfusão.

Os produtos sanguíneos devem ser irradiados e citomegalovírus-negativos.

Algumas vezes, a esplenectomia é necessária para controlar a plaquetopenia.

As infecções devem ser tratadas com antibióticos específicos. Para o eczema são utilizados emolientes e corticosteroides tópicos.

A única terapia curativa é o transplante de células-tronco hematopoéticas. Vários fatores podem influenciar o sucesso do transplante; isso inclui a idade (melhor para os pacientes menores de 5 anos) e com bom estado geral. A terapia gênica é uma alternativa ao transplante de medula óssea e será usada inicialmente para pacientes com síndrome de Wiskott-Aldrich (SWA) que não tenham doador de medula óssea compatível. Ensaios clínicos estão em andamento.

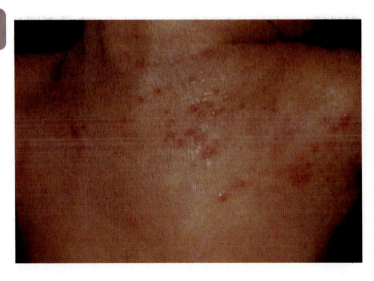

FIGURA 1 Síndrome de Wiskott-Aldrich. Xerodermia. Placas eritematodescamativas, entremeadas por pápulas e pústulas foliculares, no tronco anterior. Na região do pescoço existem algumas escoriações de coçadura e pápulas brilhantes de aspecto cicatricial.

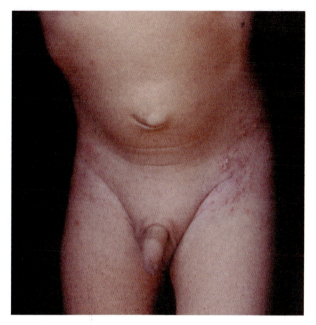

FIGURA 2 Síndrome de Wiskott-Aldrich. Pápulas eritematosas recobertas por pústulas na região inguinocrural.

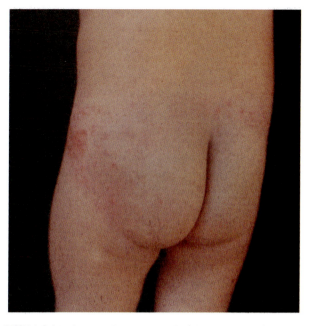

FIGURA 3 Síndrome de Wiskott-Aldrich. Placas hipercrômicas residuais de eczema na região glútea. Pápulas eritematosas recobertas por várias pústulas na região lateral do quadril esquerdo.

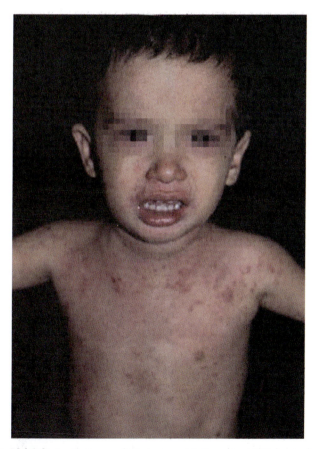

FIGURA 4 Síndrome de Wiskott-Aldrich. Lesões exsudativas e pruriginosas, múltiplas, sobre pele eritematosa no tronco, acompanhadas por prurido.

SÍNDROME DO ANTICORPO ANTIFOSFOLIPÍDIO

João Luiz Pereira Vaz • Yêdda de Fátima Barcelos Chagas • Luna Azulay-Abulafia • Roger Abramino Levy

Sinonímia Síndrome de Hughes.

Epidemiologia A síndrome do anticorpo antifosfolipídio (SAF) caracteriza-se por manifestações clinicolaboratoriais de tromboses recorrentes de qualquer tipo (venosa ou arterial) ou de tamanho de vasos e/ou abortamentos de repetição, associadas à presença de anticorpos antifosfolipídios (aPL). Quando a síndrome ocorre isoladamente, é denominada como primária ou isolada; pode estar associada a outra doença autoimune, reumatológica ou não, mais comumente o lúpus eritematoso sistêmico (LES), sendo denominada secundária. A forma primária vem sendo reconhecida como mais prevalente do que a secundária. Ambas podem ocorrer em todas as idades, sendo mais frequentes em mulheres.

Etiologia Os aPL são anticorpos contra fosfolipídios aniônicos; são detectados na prática diária por três tipos de testes: lúpus anticoagulante (LA), anticardiolipina (aCL) e anticorpos contra o cofator fosfolipídico β2 glicoproteína 1 (anti-β2 glicoproteína 1). São separados em dois grupos, em relação à patogenicidade: (a) reagentes contra fosfolipídios puros (infecciosos) e (b) direcionados contra o complexo de proteínas plasmáticas ligadas aos fosfolipídios (autoimunes). Os anticorpos contra fosfolipídios puros não são patogênicos, pois sua presença não é relacionada a eventos trombóticos ou perdas fetais; costumam ser do tipo IgM, em baixos títulos, podem ser transitórios e ocorrem na vigência de diversas infecções, tais como as infecções pelo vírus da imunodeficiência humana adquirida e da hepatite C. Também podem ocorrer por hemodiálise ou pelo uso de medicamentos (clorpromazina, minociclina) ou drogas ilícitas (cocaína). Os aCL autoimunes são patogênicos, pois sua presença está associada ao desenvolvimento de eventos trombóticos. Podem pertencer a qualquer classe de imunoglobulina (Ig), mas parece que o isótipo IgG está associado à maior atividade clínica da doença. Alguns aPL com atividade de LA mobilizam a protrombina como cofator. Apesar do nome, o LA está associado a eventos tromboembólicos da SAF, e não ao lúpus eritematoso ou a hemorragias.

Clínica A SAF pode apresentar diversas lesões cutâneas, inclusive como primeira manifestação clínica.

Livedo reticular. O livedo reticular (LR) é a manifestação cutânea mais frequente da SAF, e sua incidência é em 1 a cada 4 pacientes (25%), apesar de não fazer parte do critério de classificação. Em pacientes com LES, sua incidência pode chegar a 70%. O LR é uma dermopatia isquêmica, com padrão de rede violácea com palidez central, persistente e não reversível com aquecimento. Pode ser classificado em livedo reticular propriamente dito e em livedo racemoso (LRA). Ainda pode ser subdividido de acordo com a largura da rede do livedo em largo (≥ 10 mm) ou fino (< 10 mm). O LR possui cones regulares e simetricamente distribuídos, que, geralmente, são limitados aos membros, além de serem indolores. O LRA possui cones irregulares e distribuídos de maneira assimétrica. Possui envolvimento difuso, podendo acometer tronco, nádegas e face, sendo por vezes doloroso. O LRA é visto como um marcador de prognóstico, pois pode estar associado ao acidente vascular encefálico isquêmico e à hipertensão arterial, caracterizando a síndrome de Sneddon, na qual cerca de 50% dos pacientes apresentam algum tipo de aPL (ver capítulo *Livedo Reticular e Livedo Racemoso*).

Tromboflebite superficial. Consiste em edema e eritema cutâneo associado a alterações inflamatórias ao longo de uma veia. A perna (região inferior ou panturrilha) e o tornozelo são os locais preferenciais de desenvolvimento (Figura 1).

Vasculopatia livedoide. Tem sido descrita de forma isolada, primária, ou em associação com doenças autoimunes, caracterizando-se por ulcerações e máculas purpúricas na região inferior das pernas e dos pés (Figuras 2 e 3). Evoluem de forma crônica com exacerbação sazonal (inverno/verão) e recorrências. Costuma ser extremamente dolorosa, provavelmente por causa da isquemia da pele e dos nervos. Evolui com úlceras de bordas irregulares, que deixam cicatrizes atróficas esbranquiçadas com aspecto de porcelana (atrofia alba de Milian), em cuja superfície podem ser observadas telangiectasias, depósitos de hemossiderina e hiperpigmentação (fase tardia).

Úlcera cutânea. Também pode ser encontrada na SAF. São dolorosas, recorrentes nos membros inferiores (Figura 4), produzem hiperpigmentação e depósito de hemossiderina, sem atrofia alba ou livedo reticular. A presença do anticorpo LA poderia ser um fator para o desenvolvimento da úlcera venosa.

Necrose cutânea difusa. É rara na SAF, podendo surgir em pacientes com LA e/ou aCL. Parece ser precedida por infecções, não necessariamente cutâneas. O aspecto das lesões é indistinguível de lesões de outras síndromes de oclusão microvascular. Clinicamente, inicia-se como um desconforto na pele e, em poucas horas, surge um *flush* (rubor) evanescente. Segue-se o aparecimento de petéquias que coalescem, formando lesão purpúrica com bordas eritematosas. O surgimento de bolhas hemorrágicas marca a progressão irreversível para a necrose que, geralmente, atinge epiderme, derme e tecido subcutâneo, mas poupa a fáscia e a musculatura (Figuras 5 a 7). Grandes úlceras podem se assemelhar a pioderma gangrenoso.

Gangrena digital. Tem sido descrita na SAF, consequente à oclusão arterial ou arteriolar, envolvendo as mãos e os pés, podendo ser precedida por sintomas isquêmicos. Em vários casos a isquemia é irreversível e a amputação do membro é necessária, sobretudo quando há infecção associada.

Máculas eritematosas ou purpúricas. Têm sido descritas na SAF (Figura 8), assim como nódulos subcutâneos dolorosos semelhantes à vasculite.

Doença de Degos. Também conhecida como papulose atrófica maligna, é uma enfermidade rara, caracterizada por vasculopatia trombótica multissistêmica que afeta principalmente a pele (Figura 9), o SNC e o sistema digestório. É possível que alguns dos casos descritos correspondam à SAF, particularmente em pacientes com LES. A lesão cutânea, geralmente o primeiro sinal da doença, costuma ser um achado constante e patognomônico. Evolui com lesões em diferentes estágios. Inicialmente, surgem pápulas arredondadas de 2 a 5 mm de diâmetro, rosadas ou amarelo-acinzentadas, de consistência firme, no tronco e nos membros, indolores. As regiões palmares, plantares e a face costumam ser poupadas, sendo que o couro cabeludo não é afetado. Essas lesões são, em geral, encontradas no centro da erupção, entre outras lesões mais desenvolvidas. De fato, essas lesões evoluem rapidamente, em poucos dias, para lesões de centro esbranquiçado e deprimido, de bordas circunscritas, podendo ser redondas, ovais, às vezes quadradas ou lineares, que raramente excedem 1 cm^2. Costumam deixar uma cicatriz esbranquiçada com aspecto de porcelana, semelhante à vasculopatia livedoide. O acometimento das mucosas oral e genital é raro. As lesões viscerais costumam causar problemas somente na fase tardia da doença, sendo que a perfuração intestinal é geralmente fatal (ver capítulo *Doença de Degos*).

Hemorragia subungueal. Foi inicialmente descrita em pacientes com endocardite infecciosa subaguda; no entanto, tem sido descrita em casos isolados de SAF. Tem início súbito e pode estar relacionada a outros eventos trombóticos.

Fenômeno de Lúcio. Ocorre em pacientes com hanseníase de Lúcio (Figura 10). Para alguns autores, as lesões cutâneas observadas e sua histopatologia sugerem um substrato trombótico/oclusivo, enquanto, para outros, trata-se de vasculite leucocitoclástica. A semelhança clínica entre as manifestações cutâneas do fenômeno de Lúcio (FL) e da SAF, bem como sua histopatologia, sugere que o FL possa ser considerado uma SAF secundária ou desencadeada pela hanseníase. Foram encontrados aCL e LA em pacientes portadores de FL.

Anetodermia primária. É uma doença rara caracterizada, histopatologicamente, por áreas circunscritas de pele frouxa e perda de fibras elásticas. Desenvolve-se em pele normal ou após um processo inflamatório não específico. Recentemente, tem sido descrita sua associação com anticorpos antifosfolipídios com ou sem a síndrome.

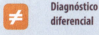

Diagnóstico

O diagnóstico baseia-se na presença de um critério clínico, seja trombose comprovada por eco-Doppler ou biopsia, seja morbidade gestacional, somado à presença de um critério laboratorial representado pelos aPL clássicos. Algumas lesões cutâneas na SAF estão relacionadas a alterações vasoclusivas, representadas no exame histopatológico de biopsias cutâneas. Os achados morfológicos e funcionais na capilaroscopia ungueal são inespecíficos, podendo ser encontradas micro-hemorragias simétricas. Anticorpos contra a protrombina humana e complexo fosfatidilserina-protrombina também estão associados a SAF.

Diagnóstico diferencial

Estados de hipercoagulabilidade, mutação do fator V, mutação da protrombina, anticorpos antiprotrombina, doença vascular aterosclerótica e vasculites necrosantes. A deficiência de antitrombina III e as deficiências de proteína C ou S podem desencadear tromboses venosas desde a infância. A hiper-homocisteinemia e a SAF são as únicas trombofilias responsáveis por trombose arterial. O uso de contraceptivos orais e terapia de reposição hormonal podem ser desencadeadores dos eventos trombóticos na presença da trombofilia.

Tratamento

Em geral, o tratamento das lesões cutâneas causadas por alterações vasoclusivas é a anticoagulação. Manifestações como livedo reticular e vasculopatia livedoide têm sido tratadas de diversas formas, não havendo consenso. No LR, deve-se evitar a exposição ao frio, sendo que a anticoagulação não altera seu curso. Na vasculopatia livedoide, várias tentativas são feitas, especialmente com antiagregantes plaquetários, anticoagulantes e fibrinolíticos. Neste último grupo encontram-se andrógenos atenuados, com ação fibrinolítica, como o danazol e estanozolol. Agentes mais comumente usados são o ácido acetilsalicílico e pentoxifilina. As úlceras cutâneas que ocorrem na SAF têm sido tratadas com sucesso com anticoagulação (heparina e varfarina), vasodilatadores (sildenafila) e fibrinolíticos.

A anticoagulação é o principal tratamento para a necrose cutânea difusa. No entanto, têm-se descrito bons resultados com o uso de corticosteroides, isolados ou em associação com anticoagulantes, fibrinolíticos ou plasmaférese. É importante a realização de tratamento local para reduzir o risco de infecção secundária anaeróbica. Ainda não foi estabelecido um tratamento para a doença de Degos; no entanto, em muitos casos, sobretudo quando há somente lesão cutânea, a anticoagulação oral parece proporcionar bons resultados. Quanto à forma visceral, podem ser usados agentes imunossupressores (azatioprina, ciclosporina, ciclofosfamida), mas nem sempre são eficazes. Os inibidores da trombina (dabigatrana) e os inibidores do fator Xa (rivaroxabana, apixabana) não possuem sua eficácia confirmada na SAF, os estudos ainda são controversos e mostram recorrência de trombose, principalmente, nos primeiros 6 meses do uso destas medicações. A hidroxicloroquina reduz a extensão da trombose e a ativação plaquetária, devido a sua propriedade antitrombótica, mas ainda não está liberada no uso da SAF. O uso de terapia biológica como o rituximabe mostrou-se eficaz em pacientes que apresentam manifestações imunomediadas, como nas manifestações "non-criteria" (anemia hemolítica autoimune, trombocitopenia, coreia e mielite), além da SAF catastrófica. O eculizumabe pode ser eficaz em casos de SAF catastrófica com lesão renal devido à microangiopatia trombótica.

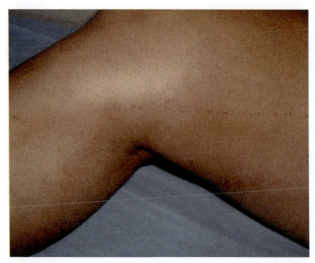

FIGURA 1 Síndrome do anticorpo antifosfolipídio. Tromboflebite superficial em membro inferior direito de paciente mulher aos 38 anos de idade.

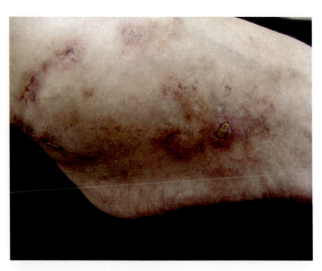

FIGURA 3 Síndrome do anticorpo antifosfolipídio. Vasculopatia livedoide. Inicialmente surgiram máculas purpúricas, dolorosas, na região inferior da perna, que evoluíram para úlceras de bordas irregulares e, posteriormente, cicatrizes atróficas esbranquiçadas com aspecto de porcelana.

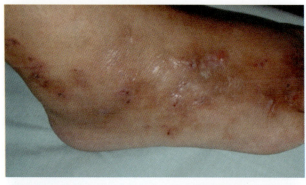

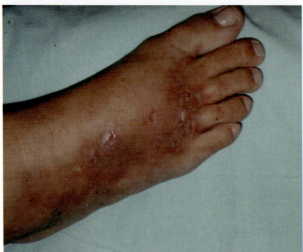

FIGURA 2 Síndrome do anticorpo antifosfolipídio. Vasculopatia livedoide como primeira manifestação de SAF em adolescente feminina aos 15 anos de idade; após iniciar tratamento com cumarínico (Marevan®), não apresentou outras manifestações em 10 anos de evolução.

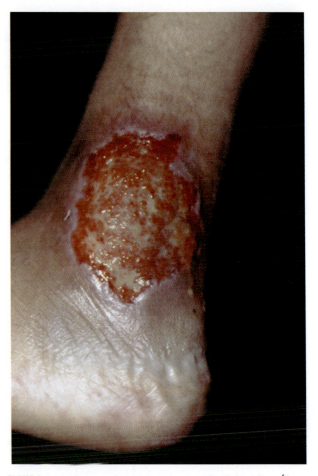

FIGURA 4 Síndrome do anticorpo antifosfolipídio. Úlcera cutânea dolorosa de bordas bem definidas.

Seção 2 | Afecções Dermatológicas de A a Z   1007

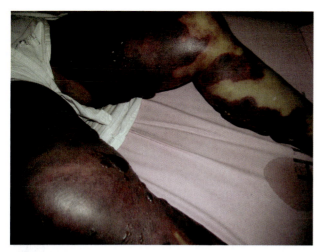

FIGURA 5 Síndrome do anticorpo antifosfolipídio. Necrose cutânea difusa. Iniciada por um desconforto na pele e, em poucas horas, surgimento de rubor evanescente. Seguiu-se o aparecimento de petéquias, que coalesceram e formaram uma lesão purpúrica, com bordas eritematosas. As bolhas hemorrágicas marcam a progressão irreversível para a necrose, como aqui mostrado.

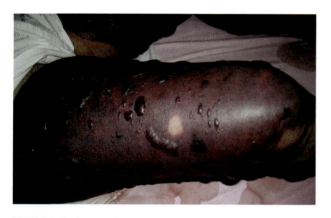

FIGURA 6 Síndrome do anticorpo antifosfolipídio. Múltiplas lesões vesicobolhosas acompanhadas de coloração eritematovinhosa na coxa.

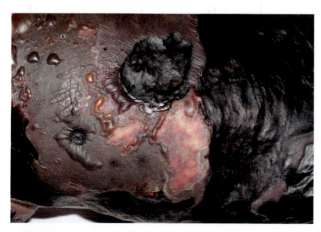

FIGURA 7 Síndrome do anticorpo antifosfolipídio. O mesmo paciente da Figura 4, alguns dias depois, com evolução para extensa necrose cutânea.

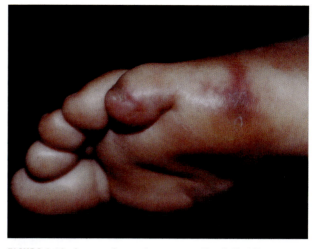

FIGURA 8 Síndrome do anticorpo antifosfolipídio. Lesões purpúricas na extremidade do quinto pododáctilo.

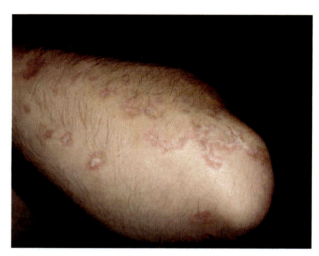

FIGURA 9 Doença de Degos. Lesões atróficas cicatriciais, de coloração marfínica, com halo purpúrico.

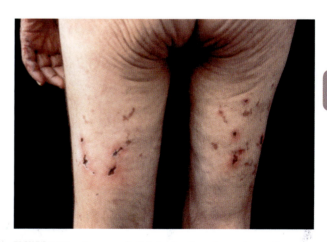

FIGURA 10 Fenômeno de Lúcio. Lesões ulceradas poligonais sobre livedo, em paciente com hanseníase de Lúcio.

SÍNDROME DO NEVO BASOCELULAR

Eurico Cleto Ribeiro de Campos • Aguinaldo Bonalumi Filho • Fabiano Roberto Pereira de Carvalho Leal

=	**Sinonímia**	Síndrome de Gorlin-Goltz e síndrome do carcinoma basocelular nevoide.
	Epidemiologia	A síndrome do nevo basocelular (SNB) acomete igualmente todas as raças, sem predileção por sexo, tendo a prevalência de aproximadamente 1 caso para 40.000 a 60.000 habitantes. Algumas manifestações da SNB estão presentes desde o nascimento, mas os carcinomas basocelulares (CBC) múltiplos costumam surgir a partir da infância ou adolescência.
?	**Etiologia**	Doença autossômica dominante, localizada no cromossomo 9q22.3-q31, com alteração no gene supressor tumoral *PTCH1*, de penetrância completa e expressão variável. O gene *PTCH1* desempenha papel fundamental no controle do crescimento e desenvolvimento dos tecidos normais. O produto do gene é um componente proteico transmembrana (Ptc, de *patched*) que, na presença da proteína Sonic Hedgehog, ativa outro componente proteico transmembrana (Smo, de *smoothened*). A ativação deste último promove a transcrição, em determinadas células, de genes que codificam proteínas sinalizadoras pertencentes às famílias do TGF-beta (*transforming growth factor beta*) e WNT (*wingless-type MMTV integration site*), facilitando processos de crescimento e diferenciação celular. Aproximadamente 50% dos casos são novas mutações. Recentemente, mutações nos genes *SUFU* e *PTCH2* localizados, respectivamente, nos cromossomos 10q e 1p têm sido identificadas nos pacientes portadores da síndrome.
	Clínica	O carcinoma basocelular é a manifestação clínica mais comum, encontrado em aproximadamente 95% dos pacientes com mais de 40 anos. A idade média para o surgimento de CBC é 20 anos. Também estão presentes alterações ósseas, neurológicas e oftalmológicas. Os tumores são múltiplos e mais frequentes nas áreas fotoexpostas, como face (Figura 1), pescoço e tronco superior, mas também são encontrados em áreas não fotoexpostas (Figura 2), tendo início na adolescência. Esses tumores, normalmente, apresentam comportamento não agressivo e raramente causam metástases. Qualquer variante histopatológica de CBC pode ocorrer. Os cistos odontogênicos ocorrem em 78% dos casos e, normalmente, iniciam seu desenvolvimento na primeira década de vida, sendo o mandibular o mais comum. Frequentemente são assintomáticos, mas podem ocasionar perda dos dentes e fraturas patológicas, entre outras manifestações (Figura 3). As depressões puntiformes palmares e/ou plantares são encontradas em aproximadamente 80% dos pacientes, iniciando-se precocemente, antes dos 10 anos de idade (Figura 4). O achado radiológico mais comum é a calcificação lamelar da foice, que ocorre em aproximadamente 85% dos pacientes. Costelas bífidas, hipoplásicas, fusionadas e alargadas podem ocorrer em cerca de 50% dos pacientes, sendo a terceira, quarta e quinta costelas as mais comumente afetadas. A fenda de lábio ou palato ocorre em 3 a 5% dos pacientes. Cerca de 10% dos casos podem apresentar cegueira congênita em função de opacidade da córnea e catarata ou glaucoma.
🔍	**Diagnóstico**	O diagnóstico é realizado na presença de dois critérios maiores ou um maior e dois menores. **Critérios maiores** • Mais de dois CBC ou CBC em um paciente com menos de 20 anos de idade • Ceratocistos odontogênicos mandibulares • Três ou mais depressões puntiformes palmares ou plantares • Calcificação lamelar da foice • Costelas bífidas ou alargadas • Parente de primeiro grau que apresenta a SNB. **Critérios menores** • Macrocefalia • Malformação congênita, como fenda labial ou palatina, bossa frontal, face grosseira e hipertelorismo • Outras anormalidades ósseas, como deformidade de Sprengel, deformidade no *pectus* e sindactilia digital • Anormalidades radiológicas, como alterações da sela túrcica, vertebrais, nos ossos das mãos e pés • Fibroma ovariano ou meduloblastoma. A pesquisa de mutação do gene *PTCH1* deve ser realizada nas seguintes situações: confirmação diagnóstica em pacientes com poucos critérios clínicos, em pacientes com risco elevado pela presença de caso familiar confirmado e em pesquisa pré-natal na presença de caso na família.
≠	**Diagnóstico diferencial**	Pápula fibrótica de face, *milia*, nevo melanocítico e ceratose seborreica, síndrome de Bazex e síndrome de Rombo.

Tratamento Acompanhamento multidisciplinar deve ser realizado constantemente. Dermatologista a cada 3 meses, outros especialistas, como ortopedista, dentista, neurologista, oftalmologista, ginecologista e cardiologista periodicamente. O aconselhamento genético e a fotoproteção com protetor solar e roupas apropriadas são importantes. Teste pré-natal já está disponível. O uso de retinoides orais pode evitar novos CBC. Estes devem ser removidos e, dependendo da localização, da recorrência e do tamanho do tumor, pode-se optar por cirurgia micrográfica de Mohs, excisão cirúrgica, eletrocauterização, curetagem ou criocirurgia. A aplicação combinada, topicamente, de tretinoína e 5-fluoruracila por 30 dias, também é uma opção. É indicado o aconselhamento genético. Atualmente, o vismodegibe é uma medicação oral, aprovada para o tratamento de basocelulares metastáticos ou avançados, que pode ser empregada nesses casos.

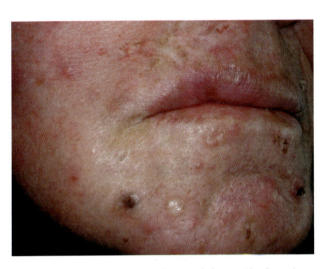

FIGURA 1 Síndrome do nevo basocelular. Múltiplas pápulas com depressão central, aspecto perolado, com telangiectasias, algumas apresentando pigmento acastanhado, outras com crostas hemáticas aderidas, todas variantes de carcinoma basocelular. Presença de cicatrizes resultantes de múltiplas cirurgias.

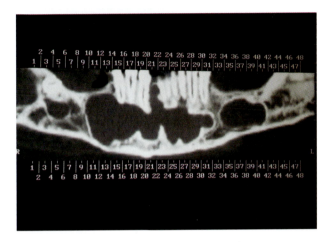

FIGURA 3 Síndrome do nevo basocelular. Cistos odontogênicos mandibulares, requerendo intervenção cirúrgica, um dos critérios maiores da síndrome.

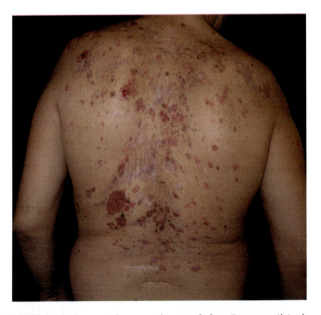

FIGURA 2 Síndrome do nevo basocelular. Dorso exibindo numerosas lesões eritematosas, compatíveis com carcinoma basocelular superficial, algumas exibindo erosões e numerosas cicatrizes. A escoliose acentuada faz parte da síndrome.

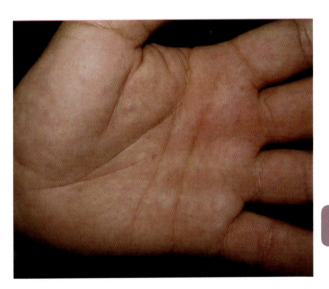

FIGURA 4 Síndrome do nevo basocelular. Depressões puntiformes palmares, em número maior que três, também critério maior para definição da síndrome.

SÍNDROME HIPEREOSINOFÍLICA

Alexandre Carlos Gripp • Ana Luisa Bittencourt Sampaio Jeunon Vargas

	Sinonímia	Não tem outra nomenclatura.
	Epidemiologia	Distúrbio multissistêmico causado pelos efeitos danosos do conteúdo dos grânulos dos eosinófilos quando estes infiltram órgãos como pele, coração, pulmões, trato gastrintestinal, entre outros. Tem prevalência estimada entre 0,36 e 6,3/100.000 habitantes. Atualmente é classificada em 4 tipos: neoplásica, reativa, idiopática e a de significado indeterminado. Acomete indivíduos entre 20 e 50 anos de idade, com predomínio de homens (9:1) na forma mieloproliferativa, enquanto na forma linfocítica ocorre distribuição igual entre os gêneros. Raramente ocorre em crianças.
	Etiologia	Trata-se de um distúrbio idiopático raro, causado pela contínua superprodução de eosinófilos. Caracteriza-se por lesões em múltiplos órgãos, como consequência da infiltração eosinofílica, e por elevada eosinofilia absoluta (> 1.500/µℓ) no sangue periférico em duas medidas com intervalo mínimo entre elas de 4 semanas. A produção dos eosinófilos requer a presença de basicamente três citocinas: interleucina-5 (IL-5), interleucina-3 (IL-3) e o fator de estimulação de colônias de granulócitos-macrófagos (GM-CSF). Assim, no tipo neoplásico há clonalidade de células mieloides que originam os eosinófilos; na reativa a eosinofilia não é clonal, é secundária à produção de interleucina-5 ou outra eosinofilopoetina por reação a fármaco, parasitoses, outras doenças inflamatórias e neoplásicas. Neste, encontra-se o tipo linfocítico, que é uma neoplasia indolente no qual há clone de linfócitos T que produzem as citocinas que levam à eosinofilia. O tipo idiopático compreende mais de 50% dos casos e é considerado quando não se enquadra nem no tipo neoplásico nem no reativo. O tipo de significado indeterminado abriga casos de eosinofilia sem disfunção orgânica e assintomático. O tipo mieloide é considerado uma síndrome mieloproliferativa, acompanhado de anemia, hepatoesplenomegalia e mielofibrose. Há migração dos eosinófilos para os tecidos e inibição da apoptose. Os níveis de imunoglobulina E (IgE) podem estar elevados.
	Clínica	Alterações segundo acometimento de órgãos-alvo. **Cutâneas.** Cerca de 50% dos pacientes desenvolvem lesões cutâneas. São diversos os tipos de lesões descritas: máculas, pápulas e nódulos eritematosos e pruriginosos no tronco e nas extremidades, lesões vesicobolhosas, lesões purpúricas sugestivas de vasculites, necrose digital, eritema anular centrífugo, prurido aquagênico, eritrodermia (Figura 1), urticária, angioedema e dermografismo. As lesões de *mucosas* podem acometer boca, nariz, faringe, pênis, esôfago, estômago e ânus. São úlceras que podem preceder ou surgir simultaneamente com o início da eosinofilia periférica e conferem prognóstico muito pior. Formas benignas da doença são angioedema e eosinofilia (apenas angioedema e urticária com eosinofilia) e a dermatite eosinofílica (eosinofilia sérica, tecidual e cutânea, sem lesão de outros órgãos). Alguns autores não as consideram formas da síndrome hipereosinofílica porque respondem bem ao tratamento e possuem prognóstico melhor. Outra doença incluída neste grupo é a granulomatose eosinofílica com poliangiite ANCA-negativa. **Hematológicas.** Eosinofilia persistente (contagens muito elevadas conferem pior prognóstico), presença de eosinófilos maduros, neutrofilia, trombocitose ou trombocitopenia e anemia. Aspirado de medula óssea com 30 a 60% de eosinófilos maduros. **Cardíacas.** Apresentam três fases evolutivas: • Endomiocardite eosinofílica (geralmente subclínica) • Formação de trombos, disfunção valvular, insuficiência cardíaca • Fibrose levando à cardiomiopatia restritiva. Há relação com HLA-B*44, esplenomegalia, trombocitopenia, níveis elevados de vitamina B_{12} e presença de eosinófilos anormais no sangue periférico. **Neurológicas.** Déficits neurológicos focais, encefalopatia, neuropatia periférica. **Pulmonares.** Infiltrados focais ou difusos, fibrose pulmonar. **Reumatológicas.** Artralgias, mialgias, fenômeno de Raynaud. **Oftalmológicas.** Trombose ou embolia dos vasos retinianos, levando à visão turva. A intensidade da eosinofilia não determina o risco de lesão cardíaca. A presença de úlceras nas mucosas pode ser prenúncio de envolvimento cardíaco, confere pior prognóstico e resistência ao tratamento. A presença de lesão cardíaca também é sinal de mau prognóstico, sendo a maior causa de morbimortalidade na síndrome hipereosinofílica.

Diagnóstico

Os critérios diagnósticos são:
- Eosinofilia periférica (mais de 1.500/mm³) em dois exames com intervalo maior que 1 mês
- Dano ou disfunção de um ou mais órgãos-alvo diretamente pela eosinofilia
- Exclusão de outras causas de disfunção de órgão-alvo.

É necessária a presença dos três critérios para o diagnóstico. A eosinofilia persistente sem evidência de lesão orgânica é classificada como síndrome hipereosinofílica de significado indeterminado, que tem bom prognóstico e por isso não necessita de tratamento, porém os pacientes devem ser frequentemente reavaliados.

A histopatologia pode descrever características semelhantes às dos linfomas T cutâneos, e os linfonodos podem apresentar desenvolvimento de linfomas verdadeiros. Na investigação, devemos solicitar: hemograma completo com esfregaço de sangue periférico; dosagem de IgE, IgM, IgA; imunoeletroforese de proteínas; vitamina B_{12} sérica; fosfatase alcalina; triptase; desidrogenase láctica; biopsia de medula óssea; e imunogenética.

No acompanhamento, deve ser feito exame físico completo, contemplando linfonodos, coração e pulmões. Nos exames complementares devemos acompanhar: IgE sérica, contagem de eosinófilos, medula óssea, proteína eosinofílica catiônica e tomografia por emissão de pósitrons.

Os fatores de pior prognóstico são: pouca ou nenhuma resposta ao corticosteroide, presença de cardiopatia, sexo masculino e intensidade da eosinofilia.

 Diagnóstico diferencial

Síndromes eosinofílicas limitadas a um órgão isolado (gastrenterite ou pneumonia eosinofílica), síndrome de Churg-Strauss, doença de Kimura, síndrome de Wells (Figura 2), fasciite eosinofílica, síndrome mialgia-eosinofilia, foliculite pustular esinofílica (doença de Ofuji), infecções parasitárias, doenças alérgicas/farmacodermias, doenças autoimunes, doenças hematológicas (doença de Hodgkin, linfomas não Hodgkin, leucemias, micose fungoide, síndrome de Sézary), atopias, mastocitoses e isquemias cutâneas.

 Tratamento

Depende do tipo e da mutação existente. Mieloide: imatinibe, corticosteroides; linfocítico: corticosteroides; pele: corticosteroides tópicos ou sistêmicos e imunossupressores (metotrexato, azatioprina, ciclofosfamida); forma idiopática: corticosteroides, hidroxiureia, alfainterferona. Os imunobiológicos estão sendo incluídos em estudos clínicos e podem representar opções futuras de tratamento: rituximabe, alentuzumabe (anti-CD52), omalizumabe, e os anti-interleucina-5 mepoluzimabe e reslizumabe.

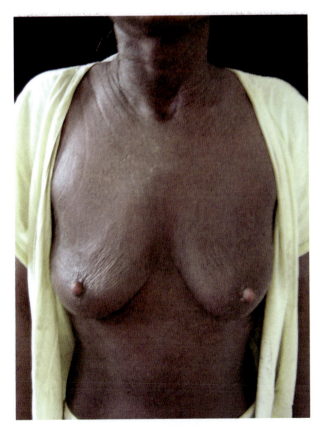

FIGURA 1 Síndrome hipereosinofílica. Paciente apresentando eritrodermia e eosinofilia periférica.

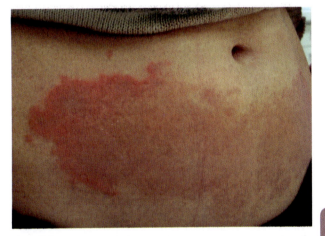

FIGURA 2 Síndrome de Wells. Placa eritematosa, com borda discretamente infiltrada, de evolução recorrente.

SIRINGOCISTOADENOMA PAPILÍFERO

Gustavo Verardino • Joaquim J. T. Mesquita Filho • Maria Auxiliadora Jeunon Sousa

	Sinonímia	Siringoadenoma papilífero.
	Epidemiologia	Pode ser congênito ou surgir durante a primeira infância.
	Etiologia	Tumor de origem anexial (apócrina). Alguns casos foram relacionados à deleção de genes no cromossomo 9 (9q22 e 9p21).
	Clínica	Existem três formas clínicas reconhecidas: em placa (Figura 1), nodular solitária e linear (Figura 2). As lesões são eritematosas ou pardacentas, superfície verrucosa ou crostosa, podendo apresentar aspecto úmido; ocasionalmente, pode ocorrer drenagem de fluido serossanguinolento. Geralmente, na cabeça – couro cabeludo em associação com nevo sebáceo – ou pescoço. Pode também ocorrer na face, no tronco, nos membros e na bolsa escrotal.
	Diagnóstico	O diagnóstico é, principalmente, histopatológico, no qual se observam projeções papilares endofíticas em continuidade com epitélio escamoso. Na porções mais superficiais, as projeções são revestidas por epitélio escamoso, semelhante à epiderme; nas mais profundas de dupla camada, com células basais cuboidais e células luminais colunares. Os centros dessas projeções frequentemente possuem infiltrado denso de linfócitos e plasmócitos.
	Diagnóstico diferencial	Nevo sebáceo, disceratoma verrucoso, carcinoma basocelular.
	Tratamento	Excisão cirúrgica (tratamento de escolha), eletrocauterização, *lasers* de CO_2 e Nd:YAG.

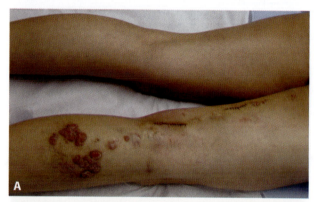

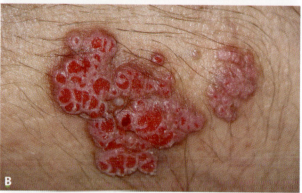

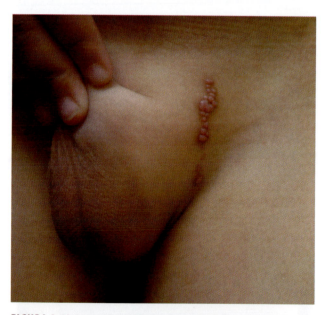

FIGURA 1 Siringocistoadenoma papilífero. A. Pápulas confluentes de superfície exulcerada, formando placas, com distribuição linear localizada no membro inferior (arranjo nevoide). (Cortesia do Dr. Joaquim Mesquita.) **B.** Detalhe da foto anterior, com as pápulas agrupadas e erosadas.

FIGURA 2 Siringocistoadenoma papilífero. Pápulas de distribuição linear, tratadas anteriormente como molusco contagioso. O diagnóstico histopatológico definiu siringocistoadenoma papilífero. (Cortesia do Dr. Aguinaldo Bonalumi.)

SIRINGOMA

Carla Tamler

=	**Sinonímia**	Não tem outra nomenclatura.
	Epidemiologia	Inicia-se na puberdade e predomina no sexo feminino. Acomete aproximadamente 0,6 a 1% da população geral. Maior incidência em populações asiáticas. É descrita a associação com síndrome de Down e diabetes.
	Etiologia	Neoplasia benigna anexial, com diferenciação ductal. *Syrinx* em grego significa "tubo". Historicamente, foi interpretado apenas como neoplasia de linhagem écrina. Entretanto, o termo siringoma é utilizado para neoplasias de linhagens écrina ou apócrina. Tumores denominados de origem écrina estão sendo classificados como apócrinos, pela aplicação da imuno-histoquímica.
	Clínica	Pápulas firmes, cor da pele ou pouco amareladas, de superfície arredondada ou plana, com tamanho de 1 a 3 mm, em geral assintomáticas, porém, ocasionalmente, pode haver prurido e queimação. Em geral, apresentam-se em multiplicidade e com distribuição simétrica. A localização palpebral é característica (Figuras 1 e 2). Outras localizações eventuais são: axilas, umbigo e região púbica, podendo também ocorrer na região acral e na vulva. Em alopecias cicatriciais pode haver achado histopatológico em que se encontra estrutura semelhante a siringoma. Existem outras três variantes: a familial, a linear unilateral e a forma eruptiva (descrita por Darier e Jaquet). Nos dois últimos casos a linhagem é écrina. A apresentação disseminada, denominada siringoma eruptivo, é rara. Surge em surtos sucessivos, como pápulas normocrômicas, alaranjadas ou hiperpigmentadas, localizadas nas faces (Figura 3) anterior e lateral do pescoço (Figura 4), axila, tórax (Figura 5), abdome, extremidades (Figura 6), inclusive palma e planta.
	Diagnóstico	Em geral é clínico. O exame histopatológico mostra patologia confinada à derme superficial, estroma esclerótico. O componente epitelial é composto de células com citoplasma pálido ou rosado, arranjados em ninhos e túbulos. Os ninhos podem assumir uma forma que lembra uma vírgula ou um girino. Nas áreas tubulares, o lúmen central é forrado por uma cutícula eosinofílica compacta. Metade ou mais dos ninhos apresenta diferenciação ductal. Estudos sugerem que o siringoma eruptivo corresponda a um processo reativo hiperplásico no ducto écrino, resultante de um processo inflamatório cutâneo prévio. Variante: siringoma de células claras (próprias de pacientes diabéticos).
≠	**Diagnóstico diferencial**	Formas periorbitárias: xantelasma, *milium*, tricoepitelioma, sarcoidose papulosa. Formas disseminadas: mastocitose, sífilis secundária, esteatocistoma múltiplo.
	Tratamento	Excisão cirúrgica com *punch* ou tesoura de Castroviejo, usando sutura primária ou cicatrização por segunda intenção, eletrocauterização, *laser* de CO_2 isoladamente ou combinado ao ácido tricloroacético, radiofrequência ablativa, QS-Alexandrita ou toxina botulínica A, YAG ablativo, *pulsed dye laser* (PDL), crioterapia, entre outros. Nas lesões disseminadas, a ablação a *laser* tende a apresentar melhores resultados.

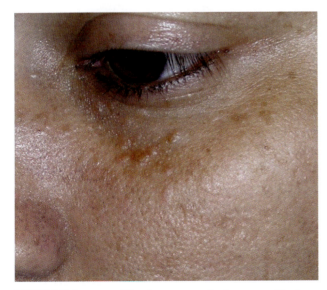

FIGURA 1 Siringoma. Pápulas normocrômicas nas pálpebras inferior e superior; localização típica.

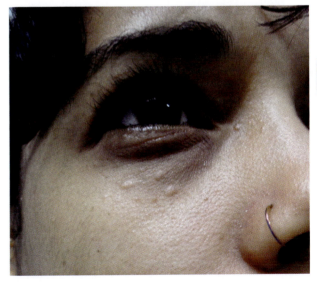

FIGURA 2 Siringoma. Paciente do sexo feminino com lesões papulosas assintomáticas na pálpebra inferior.

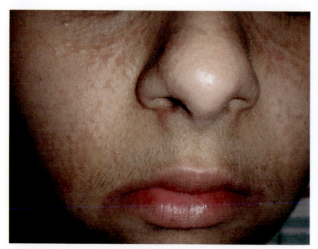

FIGURA 3 Siringoma eruptivo. Paciente com síndrome de Down, associada a múltiplas lesões papulosas na face.

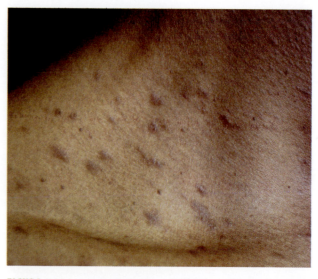

FIGURA 5 Siringoma eruptivo. Múltiplas pápulas hipercômicas, algumas alongadas, no tórax. Cabe o diagnóstico diferencial de mastocitose.

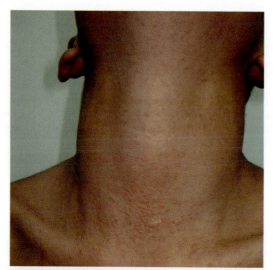

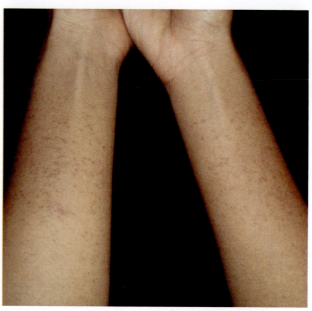

FIGURA 6 Siringoma eruptivo. Pápulas de tonalidade amarelada, de surgimento abrupto, localizadas na face de flexão dos antebraços.

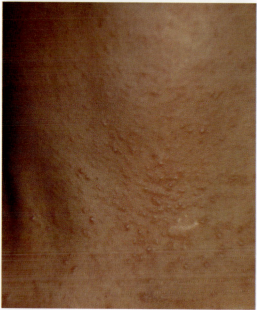

FIGURA 4 Siringoma eruptivo. Pápulas de surgimento abrupto, localizadas na lateral do pescoço, cujo diagnóstico histopatológico foi siringoma, além de algumas lesões de *milium*.

BIBLIOGRAFIA

Sarcoidose

Noe MH, Rosenbach M. Cutaneous sarcoidosis. Curr Opin Pulm Med. 2017; 23(5):482-6.

Ramadan S, Hossam D, Saleh MA. Dermatoscopy could be useful in differentiating sarcoidosis from necrobiotic granulomas even after treatment with systemic steroids. Dermatol Pract Concept. 2016; 6(3):17-22.

Sanchez M, Haimovic A, Prystowsky S. Sarcoidosis. Dermatol Clin. 2015; 33(3):389-416.

Terziroli Beretta-Piccoli B, Mainetti C, Peeters MA et al. Cutaneous granulomatosis: a comprehensive review. Clin Rev Allergy Immunol. 2018; 54(1):131-46.

Wanat KA, Rosenbach M. Cutaneous sarcoidosis. Clin Chest Med. 2015; 36(4):685-702.

Sarcoma de Kaposi

Curtiss P, Strazzulla LC, Friedman-Kien A. An up-date on Kaposi's sarcoma: epidemiology, pathogenesis e treatment. Dermatol Ther (Heidbelb). 2016; 6(4):465-70.

Dittmer DP, Damania B. Kaposi sarcoma-associated herpesvirus: immunobiology, oncogenesis and therapy. J Clin Invest. 2016; 126(9):3165-75.

La Ferla L, Pinzone MR, Pellicanò GF et al. Kaposi's sarcoma in HIV-infected patients: a review of the literature. Infect Dis Trop Med. 2016; 2(1):e239.

Moore OS, Chang Y. Detection of herpesvirus-like DNA sequences in Kaposi's sarcoma in patients with and those without HIV infection. N Engl J Med. 1995; 332:1181-5.

Regnier-Rosencher E, Guillot B, Dupin N. Treatments for classic Kaposi sarcoma: a systematic review of the literature. J Am Acad Dermatol. 2013; 68(2):313-31.

Sarcoma Epitelioide

Castillo RB, Sáenz SR et al. Epithelioid sarcoma: a difficult tumor to diagnose. Actas Dermo-Sif. 2004; 95:183-6.

Nishibaba R, Higashi Y, Goto Y et al. Epithelioid sarcoma with multiple lesions on the left arm: a case report. J Med Case Rep. 2016; 10:295.

Nunes LF, Fiod NJJ et al. Sarcoma epitelioide: aspectos clínicos, fatores prognósticos e sobrevida. Rev Col Bras. 2010; 37(4).

Santos LM, Nogueira L et al. Sarcoma epitelioide tipo proximal – Relato de caso. An Bras Dermatol. 2013; 88(3):444-7.

Sobanko JF, Meijer L, Nigra TP. Epithelioid sarcoma: a review and update. J Clin Aesthet Dermatol. 2009; 2(5):49-54.

Sífilis

Avelleira JCR, Bottino J. Sífilis: diagnóstico, tratamento e controle. An Bras Dermatol. 2006; 81(2):111-26.

Azulay RD. Dermatologia. In: Azulay RD, Azulay DR, Azulay-Abulafia L. 7. ed. Rio de Janeiro: Guanabara Koogan; 2017.

Brasil. Ministério da Saúde. Secretaria de Vigilância em Saúde. Departamento de DST, Aids e Hepatites Virais. Protocolo Clínico e Diretrizes Terapêuticas para Atenção Integral às Pessoas com Infecções Sexualmente Transmissíveis. Brasília: Ministério da Saúde; 2015.

Unemo M, Bradshaw CS, Hocking JS et al. Sexually transmitted infections: challenges ahead. Lancet Infect Dis. 2017; 17(8):e235-79.

Van Hattem JM, Kolader M, De Vries H et al. Haemophilus ducreyi cutaneous ulcer contracted at Seram Island, Indonesia, presented in the Netherlands. PLoS Negl Trop Dis. 2018; 12(4):e0006273.

Wang Z, Liu L, Shen YZ et al. The clinical and laboratory features of neurosyphilis in HIV-infected patients: a retrospective study in 92 patients. Medicine (Baltimore). 2018; 97(9):e0078.

Włodarczyk A, Szarmach J, Jakuszkowiak-Wojten K et al. Neurosyphilis presenting with cognitive deficits – a report of two cases. Psychiatr Danub. 2017; 29(Suppl 3):341-4.

Síndrome da Pele Escaldada Estafilocócica

Amagai M. Desmoglein as a target in autoimmunity and infection. J Am Acad Dermatol. 2003; 48:244-52.

Amagai M, Stanley JR. Desmoglein as a target in skin disease and beyond. J Invest Dermatol. 2012; 132:776-84.

Handler MZ, Schwartz RA. Staphylococcal scalded skin syndrome: Diagnosis and management in children and adults. J Eur Acad Dermatol Venereol. 2014; 28:1418.

Ruocco E, Baroni A, Russo T et al. Staphylococcal scalded skin syndrome. In: Wolf R, Parish LC, Parish JL. Emergency dermatology. 2. ed. 2017. pp. 108-13.

Sturman SW, Malkinson FD. Staphylococcal scalded skin syndrome in an adult and a child. Arch Dermatol. 1976; 112:1275-9.

Síndrome de Bart

Alfayez Y, Alsharif S, Santli A. A case of aplasia cutis congenita type VI: Bart syndrome. Case Rep Dermatol. 2017; 9(2):112-8.

Chen Z, Bu W, Feng S et al. Bart's syndrome in a family affected three consecutive generations with mutation c.6007 G>A in COL7A1. J Dermatol. 2018; 3.

Kim DY, Lim HS, Lim SY. Bart syndrome. Arch Plast Surg. 2015; 42(2):243-5.

Omran A, Elimam D, Mobarak RA et al. Bart syndrome with ear malformation. Sultan Qaboos Univ Med J. 2015; 15(1):e143-5.

Rosmaninho A, Machado S, Selores M. Bart syndrome. Int J Dermatol. 2014; 53(1):e54-5.

Síndrome de Behçet

Hatemi G, Silman A, Bang D et al. Management of Behçet disease: a systematic literature review for the European League Against Rheumatism evidence-based recommendations for the management of Behçet disease. Ann Rheum Dis. 2009; 68:1528-34.

International Team for the Revision of the International Criteria for Behçet's Disease (ITR-ICBD). The International Criteria for Behçet's Disease (ICBD): a collaborative study of 27 countries on the sensitivity and specificity of the new criteria. J Eur Acad Dermatol Venereol. 2013; 28:338-47.

Lee JH, Jung JY, Bang D. The efficacy of topical 0.2% hyaluronic acid gel on recurrent oral ulcers: comparison between recurrent aphthous ulcers and the oral ulcers of Behçet's disease. J Eur Acad Dermatol Venereol. 2008; 22:590-5.

Lu Y, Ye P, Chen SL et al. Identification of kinectin as a novel Behçet's disease autoantigen. Arthritis Res Ther. 2005; 7:R1133-9.

Mahesh SP, Li Z, Buggage R et al. Alpha tropomyosin as a self-antigen in patients with Behçet's disease. Clin Exp Immunol. 2005; 140:368-75.

Síndrome de Birt-Hogg-Dubé

Schmidt LS. Birt-Hogg-Dubé syndrome: from gene discovery to molecularly targeted therapies. Fam Cancer. 2013; 12(3):357-64

Tong Y, Schneider JA, Coda AB et al. Birt-Hogg-Dubé syndrome: a review of dermatological manifestations and other symptoms. Am J Clin Dermatol. 2018; 19(1):87-101.

Ubogy-Rainey Z, James WD, Lupton GP et al. Fibrofolliculomas, trichodiscomas, and acrochordons: the Birt-Hogg-Dubé syndrome. J Am Acad Dermatol. 1987; 16(2 Pt 2):452-7.

Vincent A, Farley M, Chan E et al. Birt-Hogg-Dubé syndrome: a review of the literature and the differential diagnosis of firm facial papules. J Am Acad Dermatol. 2003; 49(4):698-705.

Wei MH, Blake PW, Shevchenko J et al. The folliculin mutation database: an online database of mutations associated with Birt-Hogg-Dubé syndrome. Hum Mutat. 2009; 30(9):E880-90.

Síndrome de Brooke-Spiegler

Bowen S, Gill M, Lee DA et al. Mutations in the CYLD gene in Brooke-Spiegler syndrome, familial cylindromatosis, and multiple familial trichoepithelioma: lack of genotype-phenotype correlation. J Invest Dermatol. 2005; 124:919-20.

Grossmann P, Vanecek T, Steiner P et al. Novel and recurrent germline and somatic mutations in a cohort of 67 patients from 48 families with Brooke-Spiegler syndrome including the phenotypic variant of multiple familial trichoepitheliomas and correlation with the histopathologic findings in 379 biopsy specimens. Am J Dermatopathol. 2013; 35:34.

Kazakov DV. Brooke-Spiegler syndrome and phenotypic variants: an update. Head Neck Pathol. 2016; 10(2):125-30.

Tantcheva-Poór I, Vanecek T, Lurati MC et al. Report of three novel germline CYLD mutations in unrelated patients with Brooke-Spiegler syndrome, including classic phenotype, multiple familial trichoepitheliomas and malignant transformation. Dermatology. 2016; 232(1):30-7.

Tu JH, Teng JM. Use of topical sirolimus in the management of multiple familial trichoepitheliomas. Dermatol Ther. 2017; 30(2).

Síndrome de Cushing

Loriaux DL. Diagnosis and differential diagnosis of Cushing's syndrome. N Engl J Med. 2017; 376(15):1451-9.

Machado MC, Fragoso MC, Moreira AC et al. Recommendations of the Neuroendocrinology Department of the Brazilian Society of Endocrinology and Metabolism for the diagnosis of Cushing's disease in Brazil. Arch Endocrinol Metab. 2016; 60(3):267-86.

Nieman LK, Biller BM, Findling JW et al. The diagnosis of Cushing's syndrome: an Endocrine Society Clinical Practice Guideline. J Clin Endocrinol Metab. 2008; 93(5):1526-40.

Sharma ST; AACE Adrenal Scientific Committee. An individualized approach to the evaluation of Cushing syndrome. Endocr Pract. 2017; 23(6):726-37.

Vilar L, Freitas MC, Faria M et al. Pitfalls in the diagnosis of Cushing's Syndrome. Arq Bras Endocrinol Metab. 2007; 51(8):1207-16.

Síndrome de Ehlers-Danlos

Oderich GS. Current concepts in the diagnosis and management of vascular Ehlers-Danlos syndrome. Perspect Vasc Surg Endovasc Ther. 2006; 18(3):206-14.

Shirley ED, De Maio M, Bodurtha J. Ehlers-Danlos syndrome in orthopaedics: etiology, diagnosis, and treatment implications sports health. Sports Health. 2012; 4(5):394-403.

Síndrome de Gardner-Diamond

Gardner FH, Diamond LK. Autoerythrocyte sensitization: a form of purpura producing painful bruising following autosensitization to redcells in certain women. Blood. 1955; 10:675-90.

Ivanov OL, Lvov AN, Michenko AV et al. Autoerythrocytes ensitization syndrome (Gardner-Diamond syndrome): review of the literature. J Eur Acad Dermatol Venereol. 2009; 23(5):499-504.

Mehta J, Dhurat RS, Jerajani HR et al. Autoerythrocyte sensitization syndrome – a form of painful purpura with positive intracutaneous test. Br J Dermatol. 2004; 150:768.

Sarkar S, Ghosh SK, Bandyopadhyay D et al. Psychogenic purpura. Indian J Psychiatry. 2013; 55(2):192-4.

Yu Ri Woo, Chun HwaIhm, Dae Won Koo et al. Recurrent purpuric patches on the Limbsofan 18-year-old-female: Gardner-Diamond syndrome. Indian J Dermatol. 2016; 61(1):125.

Síndrome de Gianotti-Crosti

Brandt O, Abeck D, Gianotti R et al. Gianotti-Crosti syndrome. J Am Acad Dermatol. 2006; 54:136-5.

Lima DA, Rocha DM, Miranda MFR. Síndrome de Gianotti-Crosti: aspectos clínicos, laboratoriais e perfis sorológicos observados em 10 casos procedentes de Belém-PA (Brasil). An Bras Dermatol. 2004; 79:699-707.

Smith KJ, Skelton H. Histopathologic features seen in Gianotti-Crosti syndrome secondary to Epstein-Barr virus. J Am Acad Dermatol. 2000; 43:1076-9.

Stefanato CM, Goldberg LJ, Andersen WK et al. Gianotti-Crosti syndrome presenting as lichenoid dermatitis. Am J Dermatopathol. 2000; 22:162-5.

Stojkovic-Filipovic J, Skiljevic D, Brasanac D et al. Gianotti-Crosti syndrome associated with Ebstein-Barr virus and Parvovirus B-19 coinfection in a male adult: case report and review of the literature. G Ital Dermatol Venereol. 2016; 151:106-11.

Síndrome de Graham-Little

Bolduc C, Sperling LC, Shapiro J. Primary cicatricial alopecia: lymphocytic primary cicatricial alopecias, including chronic cutaneous lupus erythematosus, lichen planopilaris, frontal fibrosing alopecia, and Graham-Little syndrome. J Am Acad Dermatol. 2016; 75(6):1081-99.

Catalán Griffiths A, Iglesias Sancho M, Iglesias Plaza A. Piccardi-Lassueur-Graham-Little syndrome associated with frontal fibrosing alopecia. An Bras Dermatol. 2017; 92(6):867-9.

Pai VV, Kikkeri NN, Sori T et al. Graham-Little-Piccardi-Lassueur syndrome: an unusual variant of follicular lichen planus. Int J Trichology. 2011; 3:28-30.

Saha A, Seth J, Das A et al. Graham-Little-Piccardi syndrome: a lens through beyond what is known. Int J Trichology. 2016; 8(4):173-5.

Steglich RB, Tonoli RE, Pinto GM et al. Graham-Little Piccardi-Lassueur syndrome: case report. An Bras Dermatol. 2012; 87:775-7.

Síndrome de Louis-Bar

Devaney R, Pasalodos S, Suri M et al. Ataxia telangiectasia: presentation and diagnostic delay. Arch Dis Child. 2017; 102(4):328-30.

Gatti R, Perlman S. Ataxia telangiectasia. In: Adam MP, Ardinger HH, Pagon RA et al. (Eds.). GeneReviews [Internet]. Seattle (WA): University of Washington, Seattle; 1993-2018. Disponível em: www.ncbi.nlm.nih.gov/books/NBK26468.

Genatlas. Ataxia telangiectasia mutated. Disponível em: http://genatlas.medecine.univ-paris5.fr/fiche.php?n=1546.

GenomeNet. Disponível em: www.genome.jp/dbget-bin/get_linkdb?-t+pathway+hsa:472.

Online Mendelian Inheritance in Man (OMIM). Ataxia-telangiectasia. Disponível em: http://omim.org/entry/208900.

Rothblum-Oviatt C, Wright J, Lefton-Greif MA et al. Ataxia telangiectasia: a review. Orphanet J Rare Dis. 2016; 11(1):159.

Schoenaker MHD, Van Os NJH, Van der Flier M et al. Telangiectasias in ataxia telangiectasia: clinical significance, role of ATM deficiency and potential pathophysiological mechanisms. Eur J Med Genet. 2017. pii: S1769-7212(17)30490-1.

van Os NJH, Haaxma CA, van der Flier M et al. Ataxia-telangiectasia: recommendations for multidisciplinary treatment. Dev Med Child Neurol. 2017; 59(7):680-9.

Zaki-Dizaji M, Akrami SM, Abolhassani H et al. Ataxia telangiectasia syndrome: moonlighting ATM. Expert Rev Clin Immunol. 2017; 13(12):1155-72.

Síndrome de Marfan

Ammash N, Sundt T. MFS-diagnosis and management. Curr Probl Cardiol. 2008; 33:7-39.

Dennison AD, Certo C. Exercise for individuals with Marfan syndrome. Cardiopulm Phys Ther J. 2006; 17(3):110-5.

Lacro RV, Dietz HC, Sleeper LA et al. Atenolol versus losartan in children and young adults with Marfan's syndrome. N Engl J Med. 2014; 371:2061.

Loeys BL, Dietz HC, Braverman AC et al. The revised Ghent nosology for the Marfan syndrome. J Med Genet. 2010; 47:476.

Milewicz DM, Dietz HC, Miller DC. Treatment of aortic disease in patients with Marfan syndrome. Circulation 2005; 111:150.

Nishimura RA, Otto CM, Bonow RO et al. 2014 AHA/ACC guideline for the management of patients with valvular heart disease: a report of the American College of Cardiology/American Heart Association Task Force on Practice Guidelines. J Am Coll Cardiol. 2014; 63:57.

Síndrome de Melkersson-Rosenthal

Bakshi SS. Melkersson-Rosenthal Syndrome. J Allergy Clin Immunol Pract. 2017; 5(2):471-2.

Basman A, Gumusok M, Degerli S et al. Melkersson-Rosenthal syndrome: a case report. J Istanb Univ Fac Dent. 2017; 51(1):42-5.

Belda Junior W, Di Chiaccio N, Criado PR. Tratado de dermatologia. São Paulo: Atheneu; 2010.

Camacho F, García-Bravo B, Carrizosa A. Treatment of Miescher's cheilitis granulomatosa in Melkersson-Rosenthal syndrome. J Eur Acad Dermatol Venereol. 2001; 15:546-9.

Gerressen M, Ghassemi A, Stockbrink G et al. Melkersson-Rosenthal syndrome: Case report of a 30-year misdiagnosis. J Oral Maxillofac Surg. 2005; 63:1035-9.

Nossa LMB, Costa Al, Marback RL. Síndrome de Melkersson-Rosenthal: estudo clínico-patológico de um caso. Arq Bras Oftalmol. 2001; 64:573-5.

Zanini M, Martinez MAR, Machado Filho CDS. Síndrome de Melkersson-Rosenthal: relato de dois casos e revisão da literatura. Med Cutan Iber Lat Am. 2005; 33(3):113-7.

Síndrome de Papillon-Lefèvre

Haim S, Munk J. Keratosis palmo-plantaris congenita, with periodontosis, arachnodactyly and a peculiar deformity of the terminal phalanges. Br J Dermatol. 1965; 77:42-54.

Hattab F, Rawashdeh MA, Yassin OM et al. Papillon-Lefèvre syndrome: a review of the literature and report of four cases. J Periodontol. 1995; 66:413-20.

Nazzaro V, Blanchet-Bardon C, Mimoz C. Papillon-Lefèvre syndrome: ultrastructural study and successful treatment with acitretin. Arch Dermatol. 1988; 124:533-9.

Sethuraman G, Malhotra AK, Khaitan BK et al. Effectiveness of isotretinoin in Papillon-Lefevre syndrome. Pediatr Dermatol. 2005; 22:378-9.

Ullbro C, Crossner CG, Nederfors T et al. Dermatologic and oral findings in a cohort of 47 patients with Papillon-Lefèvre syndrome. J Am Acad Dermatol. 2003; 48:345-51.

Síndrome de Peutz-Jeghers

Chen HY, Jin XW, Li BR et al. Cancer risk inpatients with Peutz-Jeghers syndrome: a retrospective cohort study of 336 cases. Tumour Biol. 2017; 39:1010428317705131.

de Brabander J, Eskens FALM, Korsse SE et al. Chemoprevention in patients with Peutz-Jeghers syndrome: lessons learned. Oncologist. 2018; 23(4):399-e33.

de Latour RA, Kilaru SM, Gross SA. Management of small bowel polyps: a literature review. Best Pract Res Clin Gastroenterol. 2017; 31:401-8.

Dhroove G. Peutz-Jeghers syndrome (PJS). Int J Clin Pract. 2017; 71(12).

McGarrity TJ, Amos CI, Baker MJ. Peutz-Jeghers syndrome. In: Adam MP, Ardinger HH, Pagon RA et al. (Eds.). GeneReviews [Internet]. Seattle (WA): University of Washington, Seattle; 1993-2018.

Síndrome de Reiter | Artrite Reativa

Dougados M. Current therapy for seronegative arthritides (spondyloarthritis). Bull NYU Hosp Jt Dis. 2011; 69(3):250-2.

Palazzi C, Padula A, Montaruli M et al. Pharmacological management of undifferentiated spondyloarthropathies. Expert Opin Investig Drugs. 2006; 15(1):39-46.

Rohekar S, Pope J. Epidemiologic approaches to infection and immunity: the case of reactive arthritis. Curr Opin Rheumatol. 2009; 21(4):386-90.

Toussirot E. Current therapeutics for spondyloarthritis. Expert Opin Pharmacother. 2011; 12(16):2469-77.

van der Heijde D, Sieper J, Maksymowych WP et al. Assessment of Spondyloarthritis International Society. 2010 Update of the international ASAS recommendations for the use of anti-TNF agents in patients with axial spondyloarthritis. Ann Rheum Dis. 2011; 70(6):905-8.

Síndrome de Sjögren

Akpek EK, Mathews P, Hahn S et al. Ocular and systemic morbidity in a longitudinal cohort of Sjögren's syndrome. Ophthalmology. 2015; 122:56-61.

Barone F, Campos J, Bowman S et al. The value of histopathological examination of salivary gland biopsies in diagnosis, prognosis and treatment of Sjögren's syndrome. Swiss Med Wkly. 2015; 145:w14168.

de Paiva CS, Rocha EM. Sjögren syndrome: what and where are we looking for? Curr Opin Ophthalmol. 2015; 26(6):517-25.

Horvath IF, Szanto A, Papp G et al. Clinical course, prognosis, and cause of death in primary Sjögren's syndrome. J Immunol Res. 2014; 2014:647507.

Mavragani CP, Moutsopoulos HM. Sjögren syndrome. CMAJ. 2014; 186(15):E579-86.

Shiboski SC, Shiboski CH, Criswell L et al. American College of Rheumatology classification criteria for Sjogren's syndrome: a data-driven, expert consensus approach in the Sjogren's

International Collaborative Clinical Alliance cohort. Arthritis Care Res. 2012; 64(4):475-87.

Síndrome de Stevens-Johnson e Necrólise Epidérmica Tóxica

Bastuji-Garin S, Fouchard N, Bertocchi M et al. SCORTEN: a severity-of-illness score for toxic epidermal necrolysis. J Invest Dermatol. 2000; 115(2):149-53.

Bastuji-Garin S, Rzany B, Stern RS et al. Clinical classification of cases of toxic epidermal necrolysis, Stevens-Johnson syndrome, and erythema multiforme. Arch Dermatol. 1993; 129(1):92-6.

Criado PR, Criado RFJ, Vasconcellos C et al. Reações cutâneas graves adversas a drogas – aspectos relevantes ao diagnóstico e ao tratamento – Pa. I – anafilaxia e reações anafilactoides, eritrodermias e o espectro clínico da síndrome de Stevens-Johnson e necrólise epidérmica tóxica (doença de Lyell). An Bras Dermatol (Rio de Janeiro). 2004; 79(4):471-88.

González-Herrada C, Rodríguez-Martín S, Cachafeiro L et al.; PIEL en Red Therapeutic Management Working Group. Cyclosporine use in epidermal necrolysis is associated with an important mortality reduction: evidence from three different approaches. J Invest Dermatol. 2017; 137(10):2092-100.

Gregory DG. New grading system and treatment guidelines for the acute ocular manifestations of Stevens-Johnson syndrome. Ophthalmology. 2016; 123:1653-8.

Mockenhaupt M. Stevens-Johnson syndrome and toxic epidermal necrolysis: clinical patterns, diagnostic considerations, etiology, and therapeutic management. Semin Cutan Med Surg. 2014; 33:10-6.

Viard I, Wehrli P, Bullani R et al. Inhibition of toxic epidermal necrolysis by blockade of CD95 with human intravenous immunoglobulin. Science. 1998; 282(5388):490-3.

Síndrome de Sweet

Adler NR, Murray WK, Brady B et al. Sweet syndrome associated with ipilimumab in a patient with metastatic melanoma. Clin Exp Dermatol. 2018; 43(4):497-9.

Bradley LM, Higgins SP, Thomas MM et al. Sweet syndrome induced by oral acetaminophen-codeine following repair of a facial fracture. Cutis. 2017; 100(3):E20-3.

Chauhan S. An extremely rare association of Sweet syndrome with active pulmonary tuberculosis. Indian J Tuberc. 2018; 65(1):87-90.

Nelson CA, Noe MH, McMahon CM et al. Sweet syndrome in patients with and without malignancy: a retrospective analysis of 83 patients from a tertiary academic referral center. J Am Acad Dermatol. 2018; 78(2):303-9.

Silva LMD, Boechat RA, Hora IOD et al. Sweet syndrome-like cutaneous drug reaction. An Bras Dermatol. 2017; 92(6):858-60.

Sudhakar P, Tobin S, O Connor W et al. Neuro-ophtalmic presentation of neuro-Sweet disease. Neuroophthalmology. 2017; 41(4):202-6.

Síndrome de Waardenburg

Cambiaghi S, Cavalli R, Legnani C et al. What syndrome is this? Waardenburg syndrome. Pediatr Dermatol. 1998; 15(3):235-7.

da Silva EO. Waardenburg syndrome: a clinical and genetic study of two large Brazilian kindreds, and literature review. Am J Med Genet. 1991; 40(1):65-74.

Denli YG, Yücel A, Günasti S et al. A family with Waardenburg syndrome. J Dermatol. 2004; 31(5):434-6.

Goenaga AM, Ferreira LC, Ferreira RC et al. Síndrome de Waardenburg: relato de dois casos e revisão da literatura. An Bras Dermatol. 1996; 71(5):419-23.

Konno P, Silm H. Waardenburg syndrome. J Eur Acad Dermatol Venereol. 2001; 15(4):330-3.

Martins CHF, Yoshimoto RF, Freitas PZ. Síndrome de Waardenburg: achados audiológicos em 2 irmãos. Rev Bras Otorrinolaringol. 2003; 69(1):117-9.

Omar ED, Oliveira ZNP, Rivitti-Machado MCM. Você conhece esta síndrome? An Bras Dermatol. 2007; 82(2):186-9.

Síndrome de Wiskott-Aldrich

Crestani E, Volpi S, Candotti F et al. Broad spectrum of autoantibodies in patients with Wiskott-Aldrich syndrome and X-linked thrombocytopenia. J Allergy ClinImmunol. 2015; 136:1401.

Hacein-BeyAbina S, Gaspar HB, Blondeau J et al. Outcomes following gene therapy in patients with severe Wiskott-Aldrich syndrome. JAMA. 2015; 313:1550.

Mahlaoui N, Pellier I, Mignot C et al. Characteristics and outcome of early-onset, severe forms of Wiskott-Aldrich syndrome. Blood. 2013; 121:1510.

Medina SS, Siqueira LH, Colella MP et al. Intermittent low platelet counts hampering diagnosis of X-linked thrombocytopenia in children: report of two unrelated cases and a novel mutation in the gene coding for the Wiskott-Aldrich syndrome protein. BMC Pediatr. 2017; 17:151.

Ochs HD, Thrasher AJ. The Wiskott-Aldrich syndrome. J Allergy ClinImmunol 2006; 117:725-38.

Orange JS, Ramesh N, Remold-O'Donnell E et al. Wiskott-Aldrich syndrome protein is required for NK cell cytotoxicity and colocalizes with actin to NK cell-activating immunologic synapses. Proc Natl Acad Sci USA. 2002; 99:11351-6.

Oshima K, Imai K, Albert MH et al. Hematopoietic stem cell transplantation for X-linked thrombocytopenia with mutations in the WAS gene. J Clin Immunol. 2015; 35:15.

Shin CR, Kim MO, Li D et al. Outcomes following hematopoietic cell transplantation for Wiskott-Aldrich syndrome. Bone Marrow Transplant. 2012; 47:1428.

Stewart DM, Candotti F, Nelson DL. The phenomenon of spontaneous genetic reversions in the Wiskott-Aldrich syndrome: a report of the workshop of the ESID Genetics Working Party at the XIIth Meeting of the European Society for Immunodeficiencies (ESID). Budapest, Hungary October 4-7, 2006. J Clin Immunol. 2007; 27:634.

Sullivan KE, Mullen CA, Blaese RM et al. A multiinstitutional survey of the Wiskott-Aldrich syndrome. J Pediatr. 1994; 125:876-85.

Takimoto T, Takada H, Ishimura M et al. Wiskott-Aldrich syndrome in a girl caused by heterozygous WASP mutation and extremely skewed X-chromosome inactivation: a novel association with maternal uniparental isodisomy 6. Neonatology. 2015; 107:185.

Wada T, Itoh M, Maeba H et al. Intermittent X-linked thrombocytopenia with a novel WAS gene mutation. Pediatr Blood Cancer. 2014; 61:746.

Síndrome do Anticorpo Antifosfolipídio

Bertolaccini ML, Sanna G. Recent advances in understanding antiphospholipid syndrome. F1000 Research. 2016, 5:2908.

Gan SP, Ong SG. Antithrombotic effects of hydroxychloroquine in a pregnant patient with antiphospholipid syndrome and recurrent venous thromboembolism. Med J Malaysia. 2017; 72(2):124-5.

Hoi AY, Rossi L, Day J et al. Immunotherapeutic strategies in antiphospholipid syndrome. Int Med J. 2017; 47(3):250-6.

Joshi A, Hong J, Siva C. Recurrent thrombosis in patients with antiphospholipid syndrome receiving newer oral anticoagulants: a case report and review of literature. Clin Med Res. 2017; 15(1-2):41-4.

Risse J, Vieiras M, Beuret F et al. Reversible drug-induced antiphospholipid syndrome. Lupus. 2018; 27:333-5.

Sciascia S, Amigo MC, Roccatello D et al. Diagnosing antiphospholipid syndrome: 'extra-criteria' manifestations and technical advances. Nat Rev Rheumatol. 2017; 13:548-60.

Síndrome do Nevo Basocelular

Akbari M, Chen H, Guo G et al. Basal cell nevus syndrome (Gorlin syndrome): genetic insights, diagnostic challenges, and unmet milestones. Pathophysiology. 2018; 17:30134-7.

Chiang A, Jaju PD, Batra P et al. Genomic stability in syndromic basal cell carcinoma. J Invest Dermatol. 2017; 17:33095-6.

Hanke CW, Mhatre SK, Oliveri D et al. Vismodegib use in clinical practice: analysis of a United States Medical Claims Database. J Drugs Dermatol. 2018; 17:143-8.

Palacios-Álvarez I, González-Sarmiento R, Fernández-López E. Gorlin syndrome. Actas Dermosifiliogr. 2018; 17:30537-9.

Spiker AM, Ramsey ML. Gorlin syndrome (basal cell nevus). 2017. StatPearls [Internet]. Treasure Island (FL): Stat Pearls Publishing; 2018.

Síndrome Hipereosinofílica

Kahn JE, Groh M, Lefèvre G. (A critical appraisal of) Classification of hypereosinophilic disorders. Front Med (Lausanne). 2017; 4:216.

Khoury P, Makiya M, Klion AD. Clinical and biological markers in hypereosinophilic syndromes. Front Med (Lausanne). 2017; 4:240.

Kuang FL, Klion AD. Biologic agents for the treatment of hypereosinophilic syndromes. J Allergy Clin Immunol Pract. 2017; 5(6):1502-9.

Sène D. Eosinophilic fasciitis (Shulman's disease): diagnostic and therapeutic review. Rev Med Interne. 2015; 36(11):738-45.

Smith SM, Kiracofe EA, Clark LN et al. Idiopathic hypereosinophilic syndrome with cutaneous manifestations and flame figures: a spectrum of eosinophilic dermatoses whose features overlap with Wells' Syndrome. Am J Dermatopathol. 2015; 37(12):910-4.

Siringocistoadenoma Papilífero

Chauhan A, Gupta L, Gautam RK et al. Linear syringocystadenoma papilliferum: a case report with review of literature. Indian J Dermatol. 2013; 58(5):409.

Helwig EB, Hackney C. Syringadenoma papilliferum: lesions with or without naevus sebaceus and basal cell carcinoma. AMA Arch Derm. 1955; 71(3):361-72.

Vyas SP, Kothari DC, Goyal VK. Syringocystadenoma papilliferum of scalp: a rare case report. Int J Sci Stud. 2015; 2(12):182-5.

Siringoma

Ciarloni L, Frouin E, Bodin F et al. Syringoma: a clinicopathological study of 244 cases. Ann Dermatol Venereol. 2016; 143(8-9):521-8.

Deen K, Curchin C, Wu J. incidental syringomas of the scalp in a patient with scarring alopecia. Case Rep Dermatol. 2015; 7(2):171-7.

LaRosa C, Chiaravalloti A, Jinna S et al. Laser treatment of medical skin disease in women. Int J Womens Dermatol. 2017; 3(3):131-9.

Lau J, Haber RM. Familial eruptive syringomas: case report and review of the literature. J Cutan Med Surg. 2013; 17(2):84-8.

Williams K, Shinkai K. Evaluation and management of the patient with multiple syringomas: a systematic review of the literature. J Am Acad Dermatol. 2016; 74(6):1234-40.

TATUAGEM

Marcia Cristina Linhares da Silva • Carlota Emilia Cesar de Figueiredo • Larissa Hanauer de Moura

	Sinonímia	Palavra derivada do termo taitiano *tautau*, que significa "o resultado de punção".
	Epidemiologia	Tatuagens existem desde os tempos antigos, e sua popularidade está aumentando. De acordo com uma pesquisa realizada em 2015, 29% dos adultos nos EUA têm, pelo menos, uma tatuagem; um aumento de 8% nos últimos 4 anos. Elas são especialmente populares entre pessoas mais jovens: cerca de metade dos indivíduos nascidos na década de 2000 relatam ter pelo menos uma tatuagem. Por outro lado, 69% das pessoas relatam ter duas ou mais tatuagens. Há cerca de algumas décadas, as tatuagens faciais cosméticas se tornaram populares para fins cosméticos gerais. Angres, em 1984, iniciou esse processo com a blefaropigmentação. Hoje, encontramos também a pigmentação das sobrancelhas, da linha do lábio e das bochechas, para simular a aplicação de maquiagem facial. Portanto, a tatuagem é uma tendência contemporânea e não mais característica de gangues, presidiários e membros das forças armadas, como no passado. O que se deve ter em mente, entretanto, é que o propósito de ter um adorno definitivo como este nem sempre tem a mesma importância na idade adulta ou na senilidade. Estudos mostram que 50%, ou mais, dos indivíduos que realizam uma tatuagem se arrependem, o que é mais relevante quando observamos ser de 18 anos a idade média em que se solicita a tatuagem. Diante de um círculo vicioso que se repete há mais de 2.000 anos, têm sido desenvolvidas cada vez mais técnicas e tentativas de remoção de tatuagens. Este processo abriu espaço ainda para o desenvolvimento de tatuagens temporárias, como as de *henna*. Estas permanecem poucos dias na pele, porém não estão isentas do risco de complicações.
	Etiologia	A tatuagem é uma arte antiga. Historiadores descrevem-na desde o homem primitivo, quando era tida como um sinal de pesar. Como forma de decoração, surgiu de maneira paralela em diferentes partes do mundo, isoladas pela geografia e pela falta de comunicação, o que indica que a tatuagem representa uma resposta ao anseio das pessoas. No intuito de acentuar a beleza e a sexualidade, para expressar afirmações de individualidade ou mesmo na busca de uma identidade, tornou-se, aos poucos, uma prática popular.
	Clínica	As tatuagens podem ser classificadas em grupos, conforme descrito a seguir. **Tatuagens profissionais.** São realizadas por um tatuador usando uma máquina portátil que deposita uniformemente a tinta na derme. As tintas são compostas de corantes organometálicos que muitas vezes são misturados entre si para criarem amplo espectro de cores. Com o tempo, as cores tendem a desaparecer como resultado da migração do pigmento para a derme mais profunda e linfonodos regionais via vasos linfáticos. Consequentemente, tatuagens mais velhas, muitas vezes, aparecem borradas, com bordas indistintas, e tintas pretas descolorem em tons de azul-cinzento (Figura 1). **Tatuagens amadoras.** São produzidas por perfuração repetida com agulha ou qualquer objeto cortante que possa introduzir a tinta. Neste caso, o pigmento é observado nas camadas mais superficiais da pele, o que facilita a atenuação do desenho e da cor ao longo dos anos. Os pigmentos mais utilizados por amadores consistem em partículas de carbono obtidas da madeira, algodão, tinta da Índia, várias tintas de caneta e até papel queimado. **Tatuagens cosméticas.** São muitas vezes realizadas por esteticistas para fornecer maquiagem ou formato permanente em áreas como lábios, sobrancelhas, contorno dos olhos. Os diversos tons de preto, castanho e vermelho frequentemente contêm dióxido de titânio e óxido de ferro; pigmentos que são difíceis de remover por causa da oxidação que escurece a tinta quando irradiados com o *laser* ou luz. **Tatuagens médicas.** São, essencialmente, amadoras, utilizadas pelo profissional da área médica. É aplicada tinta nanquim com uma agulha esterilizada para fazer marcas permanentes em pacientes que se submetem à radioterapia, podendo ser essas tatuagens consideradas parte do registro médico do paciente. **Tatuagens traumáticas.** Ocorrem pela introdução de corpos estranhos pigmentados (sujeira, asfalto, pedras, grafite), devido à ocorrência de laceração, abrasão ou explosão.

Substâncias. São inúmeras as substâncias utilizadas como pigmento de tatuagens. Alguns dos pigmentos utilizados, em geral, são listados a seguir:
- Preto: carbono, óxido de ferro, madeira, *henna*
- Azul: aluminato de cobalto, cloreto de cobalto
- Verde: óxido de cromo, sesquióxido de cromo hidratado, verde-malaquita, cromato de chumbo, cianeto de ferro férrico, verde-curcumim, corantes de ftalocianina (sais de cobre com corantes de alcatrão amarelo)
- Vermelho: sulfeto de mercúrio (*cinnabar*), sulfeto de cádmio, siena (hidrato férrico ocre e sulfato férrico), tintas vegetais
- Amarelo: sulfito de cádmio, ocre, amarelo-curcumim
- Castanho, marrom: óxidos de ferro
- Violeta: violeta de manganês
- Branco: dióxido de titânio, óxido de zinco
- Como aditivo das tatuagens de *henna*, para acelerar a secagem, aumentar definição e escurecer o tom avermelhado, utiliza-se parafenilodiamina, causa frequente de eczema de contato.

Complicações
- Insatisfação com a tatuagem: imediata ou ao longo dos anos
- Necrose cutânea
- Aplicação errada do pigmento, perda de cílios ou entrópio cicatricial na blefaropigmentação
- Inoculação de infecções: piodermite (a mais comum), erisipela, gangrena, sífilis, tuberculose, hepatites, verruga vulgar, HIV, zigomicose, micobacteriose
- Dermatite alérgica ao pigmento: é o tipo de reação mais comum dentre as tatuagens. A reação de hipersensibilidade pode ocorrer ao próprio pigmento como dermatite alérgica de contato (Figura 2) ou a um composto derivado formado no tecido (Figura 3). Pode ocorrer de imediato ou até muitos anos após a realização da tatuagem. Geralmente, trata-se de reação localizada; porém, estão relatados casos de reações generalizadas. O carbono é composto orgânico e, raramente, causa sensibilização. Mercúrio, cádmio e cromo são as substâncias mais envolvidas neste tipo de reação
- Reação fotoalérgica: observada mais comumente com o pigmento amarelo, tem provável relação com as propriedades fotocondutoras do cádmio
- Urticária
- Reação liquenoide
- Reação granulomatosa: tipo corpo estranho ou tipo granuloma sarcoídico (Figuras 4 e 5)
- Localização de doenças sobre tatuagens: sarcoidose, melanoma, sífilis secundária e terciária, carcinoma basocelular, carcinoma espinocelular, lúpus eritematoso, pseudolinfoma, linfoma cutâneo de células B, linfoma não Hodgkin, fenômeno de Köebner na psoríase, líquen plano, vitiligo e verruga vulgar.

Diagnóstico

É realizado pela história e pelo seu aspecto.
A histopatologia revela que biopsias feitas com 24 h, 1 mês, 1 ano e 40 anos após realização de tatuagens possibilitaram o melhor entendimento histológico do processo. A tinta de tatuagem é inerte, sob ponto de vista histológico, embora exista um número enorme de pigmentos que possam estar envolvidos.
Nos estágios iniciais, muitas células estão envolvidas no processo de remoção dos *debris* celulares provocados pelo dano da agulha. Os ceratinócitos desenvolvem a habilidade de fagocitar pigmento, e macrófagos são encontrados na epiderme, diante de uma membrana basal destruída. Após 1 mês, a remoção do pigmento da epiderme ainda está ocorrendo, e partículas de pigmento são vistas dentro de ceratinócitos, macrófagos e células que se assemelham a fibroblastos. Uma vez restabelecidas a membrana basal e a junção dermoepidérmica, previne-se a perda adicional de pigmento por esta via e a concentração do pigmento na epiderme diminui. Na derme, apenas células semelhantes a fibroblastos foram encontradas com pigmento no seu interior. Uma rede proeminente de tecido conjuntivo cresce ao redor dessas células ao longo dos anos, o que, provavelmente, imobiliza o corpo celular e permite a estabilidade do desenho da tatuagem.
Entretanto, ainda não está claro como e por que essas células perduram com as partículas por toda a vida, permitindo, assim, a integridade da tatuagem.
A microanálise com raios X do fragmento biopsiado elucida a composição das partículas do pigmento.
Na suspeita de reação de hipersensibilidade, o *patch-test* pode ajudar, porém a negatividade do teste não exclui o diagnóstico.

Diagnóstico diferencial

O diagnóstico diferencial se dá entre os tipos de complicações possíveis sobre as tatuagens.

Tratamento

Existem várias técnicas de remoção de tatuagem:
- Salabrasão
- Dermabrasão
- Ressecção cirúrgica
- Método francês – aplicação de ácido tânico e nitrato de prata

- Solução de fenol
- Ácido tricloroacético a 95%
- Coagulador infravermelho
- Nitrogênio líquido (a −196°C)
- *Laser* de argônio
- *Laser* de CO_2
- *Laser Q-switched* Rubi (695 nm) – azul, preto e verde
- *Laser Q-switched* Nd:YAG (1.064 nm) – azul e preto (Figura 6)
- *Laser Q-switched* Alexandrita (755 nm) – azul, preto e verde
- Luz intensa pulsada (510 nm) – vermelho, violeta, laranja e amarelo
- *Laser* picossegundos.

A remoção de tatuagem a *laser* é padrão-ouro e se baseia no princípio da fototermólise seletiva. Os *lasers* são absorvidos pelos pigmentos da tatuagem e, uma vez que estes pigmentos podem ter cores variadas, vários comprimentos de onda de *laser* podem ser necessários para remover a tatuagem. A cor, a origem e a localização da tatuagem, assim como o fotótipo do paciente, orientam a seleção do *laser*. As inovações como o tratamento com múltiplas passadas, a associação de tecnologias e *laser* de picossegundos prometem resultados rápidos e seguros, mas a remoção completa de tatuagens profissionais continua sendo um desafio.

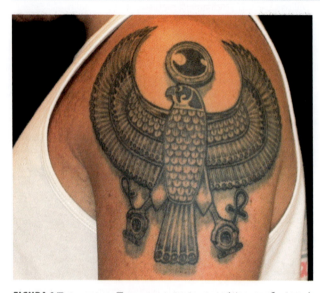

FIGURA 1 Tatuagem. Tatuagem monocromática profissional.

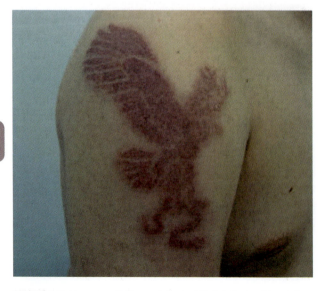

FIGURA 2 Tatuagem. Feita com *henna* (tatuagem não permanente). Ocorreu eczema de contato à substância utilizada. (Cortesia da Dra. Elisa Fontenelle.)

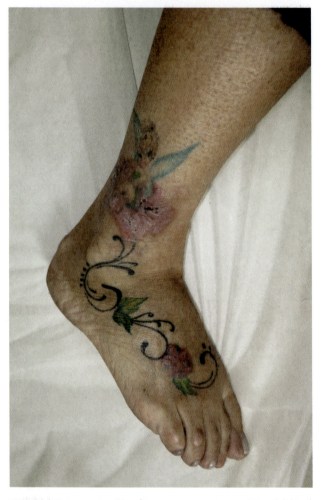

FIGURA 3 Tatuagem. Reação ao pigmento vermelho, história de dermatite de contato a mercúrio na infância.

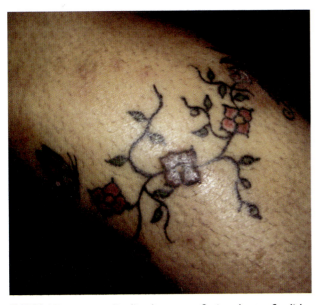

FIGURA 4 Tatuagem. Realizada por profissional, com finalidade decorativa, exibindo reação ao pigmento vermelho, com aumento de volume e prurido.

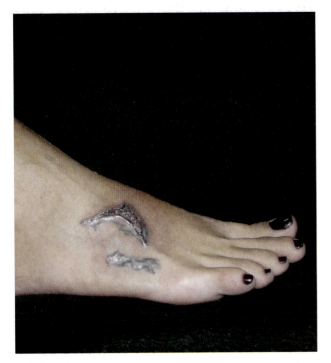

FIGURA 5 Tatuagem. Reação granulomatosa sarcoídica, dificultando o diagnóstico diferencial com sarcoidose propriamente dita.

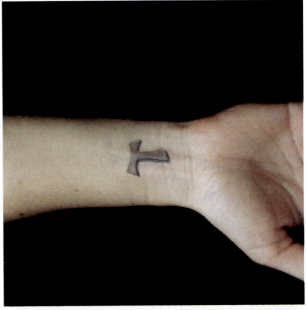

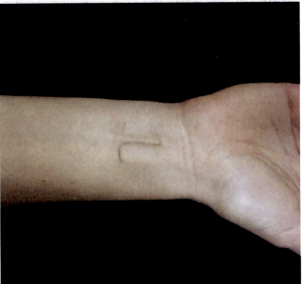

FIGURA 6 Tatuagem. Remoção de tatuagem profissional com 4 sessões de Nd-YAG 1.064 nm (Quanta Plus®).

TÉTRADE DE OCLUSÃO FOLICULAR

Maria Paula Tinoco • Luna Azulay-Abulafia

Em 1956, Pillsbury, Shelley e Kligman descreveram a tríade de oclusão folicular, associação de acne *conglobata* (Figura 1) (ver capítulo *Acne*), hidradenite supurativa e foliculite dissecante do couro cabeludo. Em 1975, o cisto pilonidal foi adicionado ao grupo de lesões que apresentam em comum a hiperceratinização folicular. Retinoides sistêmicos e corticosteroides têm sido utilizados com sucesso no tratamento de todas essas afecções, mas terapias individuais específicas são, geralmente, mais bem-sucedidas.

Hidradenite supurativa

	Sinonímia	Hidradenite supurativa crônica, apocrinite, hidrosadenite, acne inversa, doença de Verneuil, *pioderma fistulans*, *hidradenitis suppurativa*.
	Epidemiologia	Como as glândulas apócrinas começam sua atividade na puberdade, a doença é vista, quase na sua totalidade, em adultos, excetuando-se os casos de crianças com puberdade precoce. O sexo feminino e a raça negra são os mais atingidos. A localização mais frequente é a região axilar.
	Etiologia	Há inflamação do folículo piloso, com consequentes ruptura e migração de queratina e bactérias para a derme circundante. Isto estimula uma resposta inflamatória intensa e a formação de abscessos. Bandas epiteliais são formadas, possivelmente, pela ruptura do epitélio folicular, que forma tratos sinuosos. As glândulas apócrinas não são sensíveis aos andrógenos e a maioria dos pacientes apresenta perfis hormonais normais. Existem relatos da contribuição dos seguintes fatores: defeito na epitelização folicular, predisposição genética, fatores hormonais, hiperidrose, obesidade e uso de vestimentas apertadas.
	Clínica	Nódulos inflamatórios e abscessos estéreis em axilas, virilhas, períneo e região inframamária. A sensibilidade é variável. Há, na maioria das vezes, drenagem crônica de uma secreção purulenta, por vezes, misturada com sangue e exsudato seroso (Figura 2). A lesão pode evoluir com a formação de fístulas, tratos sinuosos e cicatriz hipertrófica, sendo muito desagradável para o paciente.
	Diagnóstico	O diagnóstico é fundamentalmente clínico. Por meio de uma biopsia da área afetada, podem-se observar glândulas apócrinas com ductos dilatados, infiltrado inflamatório na derme, células gigantes tipo corpo estranho presentes em até 25% das amostras e, em fases crônicas, fibrose e destruição do folículo pilossebáceo. O uso de ultrassonografia foi incluído para o exame das áreas afetadas, definindo melhor a extensão da doença.
	Diagnóstico diferencial	Tuberculose, furunculose estafilocócica, actinomicose, tularemia, nocardiose, pioderma gangrenoso, granuloma inguinal, doença de Crohn, linfogranuloma venéreo.
	Tratamento	O tratamento depende da apresentação clínica da doença, mas deve-se levar em conta as seguintes considerações gerais: evitar a depilação da área afetada, evitar a exposição ao calor e à umidade e evitar o uso de vestimentas de tecido sintético e/ou roupas justas (atrito no geral), assim como desodorantes em bastão. Considerar a perda de peso nos casos indicados. Talco absorvente, sabonete antisséptico e cloreto de alumínio tópico. Corticosteroide injetável pode ser opção nas lesões inflamatórias iniciais. A corticoterapia sistêmica é, muitas vezes, benéfica, mas o quadro pode recidivar quando a medicação for descontinuada. Acetato de ciproterona associado ao etinilestradiol também podem ser usados. Se houver sinais de infecção secundária, indica-se a antibioticoterapia sistêmica (p. ex., cefalosporinas e tetraciclinas e sulfametoxazol-trimetoprima, a longo prazo). A isotretinoína oral pode ser empregada, mas os resultados são variáveis. A acitretina (25 mg 2 vezes/dia) e a finasterida (5 mg/dia durante 3 meses) já demonstraram bons resultados. Se a área a ser tratada apresentar abscessos múltiplos, fístulas ou bridas cicatriciais, deve ser submetida à cirurgia. Quanto mais rapidamente se recorrer ao procedimento, melhor. *Laser* de CO_2 com cicatrização por segunda intenção também é uma boa opção; entretanto, a cicatrização é muito demorada. Outros medicamentos também relatados: ciclosporina, inibidores de fator de necrose tumoral alfa (TNF-alfa) e toxina botulínica A (para reduzir sudorese). No Brasil, ainda é *off-label* o uso de inibidores de TNF-alfa (infliximabe e adalimumabe), embora tenham se demonstrado efetivos para pacientes com doença moderada a grave. Outras terapias biológicas (etanercepte, ustequinumabe, anacinra) podem também oferecer uma opção de tratamento para hidradenite supurativa, mas são necessários mais estudos para avaliar a eficácia, a efetividade e a segurança nesta indicação.

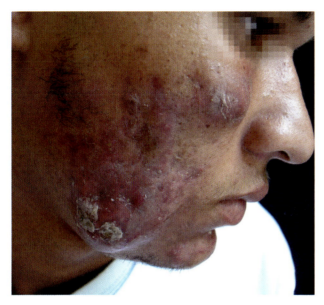

FIGURA 1 Acne *conglobata*. Forma grave de acne, com presença de nódulos inflamatórios que se intercomunicam, formando fístulas.

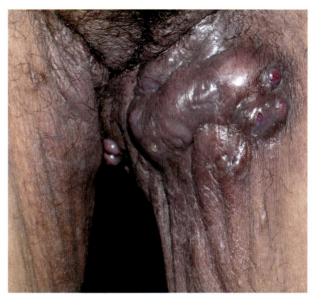

FIGURA 2 Hidradenite supurativa. Processo crônico, com lesões nodulares e fístulas eliminando exsudato seropurulento, localizado na região inguinal.

Foliculite dissecante

=	Sinonímia	*Perifolicullitis capitis abscedens et suffodiens*.
📈	Epidemiologia	Predomina no sexo masculino, em pessoas negras e em pacientes jovens (18 a 40 anos).
❓	Etiologia	Desconhecida. Frequentemente, ocorre superinfecção bacteriana. Atualmente, o estudo da hidradenite supurativa tomou espaço próprio, já que não necessariamente está relacionada às outras dermatoses da tétrade de oclusão folicular.
🧠	Clínica	Múltiplos nódulos dolorosos inflamatórios, firmes ou flutuantes, com presença de abscessos que, frequentemente, intercomunicam-se por fístulas (Figura 3). As lesões firmes logo se tornam amolecidas e, eventualmente, apresentam descarga de material purulento. Apesar da inflamação profunda, pode haver pouca ou nenhuma dor. Acomete principalmente as regiões occipital e vértix. Apresenta curso crônico, com exacerbação e remissão.
🔍	Diagnóstico	É eminentemente clínico. À tricoscopia, observam-se áreas amorfas amarelas, pontos amarelos e hastes distróficas. A histopatologia demonstra infiltrado linfocítico perifolicular moderado a denso que acomete parte inferior da derme, estendendo-se até a hipoderme. No estágio inicial da doença, observam-se inúmeros folículos e glândulas sebáceas intactas, rodeadas pelo infiltrado inflamatório. Na fase mais avançada, quando o processo inflamatório diminui, existe densa fibrose da derme e na hipoderme, além de ausência de folículos.
≠	Diagnóstico diferencial	Acne queloidiana. Dermatofitoses.
💊	Tratamento	Diversas opções terapêuticas foram descritas, embora as recomendações sejam baseadas em relatos de casos, ou série de casos, devido à ausência de ensaios clínicos controlados. Nos casos leves, a primeira linha terapêutica é melhorar a higiene do couro cabeludo, aplicação de antissépticos tópicos, aspiração local, antibióticos tópicos e corticosteroide intralesional. Nos casos mais graves, podem ser utilizados antibióticos orais combinados com rifampicina associados ou não a corticosteroides sistêmicos. O tratamento com isotretinoína oral (0,5 a 1,5 mg/kg/dia) deve ser mantido até 4 meses após o controle clínico ser estabelecido. O tratamento com sulfato de zinco foi descrito em 1985, com remissão completa das lesões. A dose inicial de sulfato de zinco foi de 400 mg (equivalente a 90 mg de zinco) 3 vezes/dia. Após 12 semanas de tratamento houve cura completa das lesões e repilação dos cabelos nas áreas previamente afetadas. O tratamento foi mantido por mais 2 semanas e meia. Efeitos colaterais comuns à reposição com sulfato de zinco, como náuseas, não foram relatados. Outras opções descritas antes da ocorrência da inflamação: *laser* para epilação.

Cisto pilonidal

=	Sinonímia	*Sinus* pilonidal, seio pilonidal, doença do *jeep*.
📈	Epidemiologia	Predomina no sexo masculino, jovens (final da primeira à terceira década) e em caucasianos. Ocorre, mais frequentemente, em indivíduos com hirsutismo e obesos. Tem relação familial.
❓	Etiologia	Poucos acreditam ter origem congênita, representando um cisto dermoide. A maioria destaca uma resposta tipo corpo estranho (pelo "encravado") e o traumatismo local, preferentemente repetido, é um fator reconhecidamente desencadeante. Eventualmente, ocorre superinfecção bacteriana.
👁	Clínica	Lesão cística ou nodular, de 1 a 5 cm, amolecida, inflamatória, geralmente dolorosa. Localiza-se, predominantemente, em região sacrococcígea e início do sulco interglúteo (Figura 4), podendo ainda ocorrer na região umbilical, canal anal e couro cabeludo. Tem curso geralmente autolimitado. Variante: cisto pilonidal interdigital do barbeiro – exposição a fios de cabelo cortantes que podem penetrar nos espaços interdigitais. A inflamação crônica subsequente causa fístulas e cistos.
🔍	Diagnóstico	Clínico. Na histopatologia se encontram cavidades císticas acompanhadas de tecido de granulação e inflamação, cabelos e *debris* de queratina.
≠	Diagnóstico diferencial	Metástase cutânea, hidradenite e fístulas.
💊	Tratamento	A doença que acomete o sacrococcígeo pode ser abordada com excisão cirúrgica, marsupialização, incisão seguida de curetagem. Atualmente, opta-se por uso de retalhos cutâneos que podem ser: oblíquo assimétrico (técnica de Karydakis e técnica de Bascom) e de espessura total (técnica de Limberg *flap*, Z-plastia, retalho fasciocutâneo em V-Y).

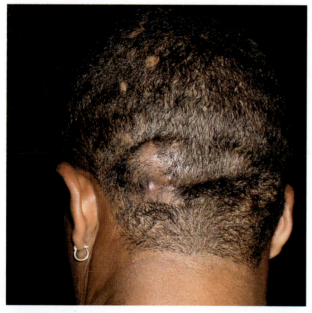

FIGURA 3 Foliculite dissecante. Vários nódulos, alguns se intercomunicando por fístulas, eliminando exsudato pios-sanguinolento.

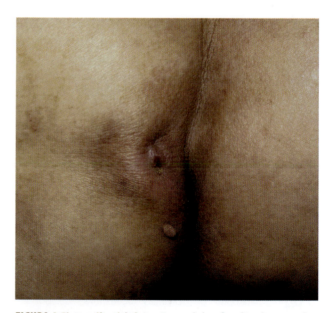

FIGURA 4 Cisto pilonidal. Lesão nodular, fistulizada, no sulco interglúteo.

TRICOEPITELIOMA

Letícia Guedes Branco • Carolina Santos de Oliveira

	Sinonímia	Epitelioma adenoide cístico; epitelioma cístico benigno; adenoma sebáceo tipo Balzer (denominação histórica e inadequada). Tricoblastoma (não é exatamente sinônimo; o tricoepitelioma pode ser considerado uma variante mais superficial do tricoblastoma).
	Epidemiologia	**Tipo solitário.** Caráter não hereditário, adquirido, mais comum, ocorre no adulto. **Tipo múltiplo não hereditário.** Difere do solitário apenas pelo número de lesões; recentemente reconhecido, poucos casos relatados na literatura. **Tipo múltiplo ou tricoepitelioma múltiplo familiar ou hereditário.** Herança autossômica dominante com mutação descrita no cromossomo 9p21. Ocorre igualmente em ambos os sexos, porém tem penetrância diminuída em 2/3 dos casos em homens. Assim, a maioria dos pacientes é composta por mulheres. Geralmente surge no início na puberdade. **Tipo desmoplásico.** Predominância no sexo feminino (85%) e em jovens.
	Etiologia	O tricoepitelioma é um tumor cutâneo raro e benigno do tipo hamartoma, que se origina na unidade pilossebácea, especificamente na matriz germinal do folículo piloso, e se localiza na derme profunda. O termo tricoblastoma é recente e originalmente se referia a neoplasias que mostravam diferenciação quase exclusiva do bulbo folicular. Essas lesões também são denominadas tricoepiteliomas imaturos. O termo tricoblastoma, todavia, evoluiu para uma designação mais abrangente, para proliferações benignas com diferenciação folicular germinativa. Assim, o tricoepitelioma pode ser considerado uma variante do tricoblastoma.
	Clínica	Em geral, os tricoepiteliomas são lesões papulonodulares, assintomáticas, presentes principalmente na face (couro cabeludo, sulcos nasolabiais, fronte, nariz, lábio superior). No entanto, também ocorrem no pescoço e no tronco superior, ou em locais mais incomuns, como na vulva. **Tipo solitário ou clássico.** Lesão papulosa isolada, normocrômica (Figura 1). **Tipo múltiplo.** Pápulas ou nódulos normocrômicos ou levemente eritematosos, frequentemente com teleangiectasias na superfície. Raramente ocorre ulceração. Localiza-se principalmente na face, em especial no sulco nasogeniano e na região periorbitária (Figuras 2 a 4). A lesão, isoladamente, faz diagnóstico diferencial com carcinoma basocelular. **Tipo desmoplásico.** Lesão papulosa anular, endurecida, em muitos casos com depressão central e borda elevada, normocrômica a eritematosa ou amarelada. Geralmente localizada na face e única. À histopatologia, pequenos focos císticos de ceratinização ístmica ou infundibular podem estar presentes na derme superior (grande auxílio diagnóstico para diferenciação com carcinoma basocelular). **Tipo raro.** Tricoepitelioma gigante solitário; lesão única em região lombossacral, coxa, região perianal, não acometendo a face. Síndromes raras associadas aos tricoepiteliomas múltiplos: • Síndrome de Rombo: herança autossômica dominante; caracteriza-se pela presença de atrofoderma vermicular, *milia*, carcinomas basocelulares, tricoepiteliomas, hipotricose e vasodilatação periférica com cianose • Síndrome de Brooke-Spiegler: rara, de herança autossômica dominante, caracterizada pelo desenvolvimento de múltiplos tumores anexiais, como tricoepiteliomas, espiroadenomas, cilindromas e tumores de glândulas salivares. O gene implicado é o *CYLD*, localizado no cromossomo 16q12-q13, e é encontrado em cerca de 80 a 85% dos pacientes com a forma clássica. Muito raramente, tricoepiteliomas podem transformar-se em carcinomas bem diferenciados e tumores mistos (epiteliais e sarcomatosos).
	Diagnóstico	Clínico e histopatológico. À histopatologia, observa-se tumor de localização dérmica, bem delimitado, composto por lóbulos de epitélio folicular com células basaloides dispostas em paliçada na periferia. É característica a presença de cistos córneos devido a fenômenos de ceratinização brusca e completa. Quando predominam cistos córneos, na ausência de elementos basaloides, são chamados tricoadenomas. No estroma peritumoral, pode-se encontrar colágeno abundante, granuloma por corpo estranho e focos de calcificação. Há, geralmente, pouca inflamação. Ocasionalmente, tumores que atingiram alto grau de diferenciação apresentam papila pilosa primitiva ou mesmo folículos pilosos. No tricoepitelioma clássico, o estroma fibrótico é característico e constitui até metade da celularidade da lesão. Em um tricoblastoma, pode haver vasta predominância de células foliculares germinativas, dispostas em nódulos, com escasso estroma esclerótico interposto. O estroma fibrótico, tipicamente, mantém contato aderente com as células foliculares germinativas neoplásicas. Este padrão faz a diferenciação em relação ao carcinoma basocelular, no qual há fendas entre as células basaloides e os elementos do estroma. Se necessário, podem ser utilizados estudos genéticos para estudar o cromossomo 9p21.

	Diagnóstico diferencial	Adenoma sebáceo, cilindroma, angiofibroma, carcinoma basocelular, triquilemoma, tricofoliculoma, hiperplasia sebácea, siringoma. Tipo desmoplásico: granuloma anular e carcinoma basocelular tipo morfeia.
	Tratamento	*Laser* de CO_2, Nd:YAG, eletrocirurgia, exérese cirúrgica (principalmente lesão solitária ou poucas) e dermoabrasão. Mais recentemente foi descrito caso com melhora expressiva, porém apenas parcial das lesões, com o uso de imiquimode 5% e ácido retinoico.

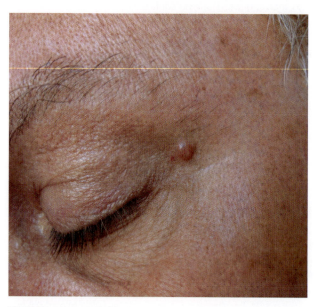

FIGURA 1 Tricoepitelioma solitário. Pápula normocrômica localizada na face, cujo diagnóstico clínico havia sido de basocelular; entretanto, o exame anatomopatológico revelou tricoepitelioma.

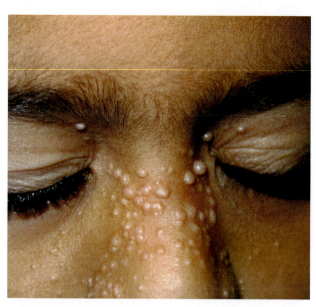

FIGURA 3 Tricoepitelioma múltiplo. Lesões papulosas, observadas na face de adolescente do sexo masculino, cujo irmão apresentava quadro semelhante.

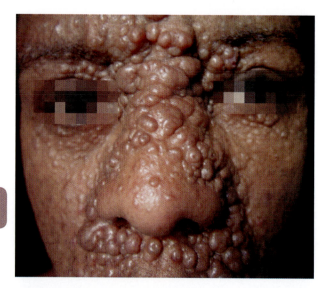

FIGURA 2 Tricoepitelioma múltiplo. Lesões papulonodulares, localizadas na face, concentrando-se principalmente sobre o nariz e os sulcos nasogenianos.

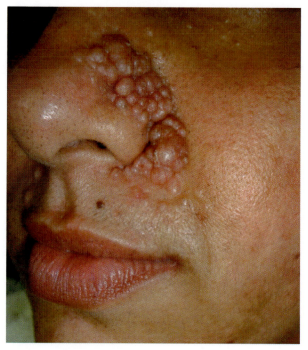

FIGURA 4 Tricoepitelioma múltiplo. Lesões papulosas, na região central da face, em paciente com história familial de lesões similares.

TRICOMICOSE

Regina Casz Schechtman • Miguel Angel Ceccarelli Calle

=	**Sinonímia**	Tricobacterioses, tricomicose axilar, tricomicose palmelina, corinebacteriose palmelina e leptotrix.
📈	**Epidemiologia**	Dermatose infecciosa bacteriana superficial, despercebida na maioria das vezes. Ocorre normalmente em crianças, adolescentes e adultos jovens do sexo masculino. Acredita-se que a pouca higiene e a hiperidrose sejam fatores predisponentes.
❓	**Etiologia**	Várias espécies gram-positivas em forma de bastonete do gênero *Corynebacterium*, sobretudo *C. flavescens* (também chamada *C. tenuis*), além de outras espécies como *C. propinquum* e, mais infrequentemente, *Dermabacter hominis*.
👁	**Clínica**	Dermatose que compromete, mais frequentemente, os pelos axilares. O suor apresenta-se colorido: amarelo (tricomicose flava), e menos frequentemente vermelho (tricomicose rubra) ou preto (tricomicose nigra). Pode também acometer pelos pubianos, escrotais, interglúteos e pelos da barba. Os pelos são envolvidos por pequenas concreções sólidas, como um manto, o qual pode ser observado a olho nu (Figura 1).
🔍	**Diagnóstico**	Clínico. Diagnóstico laboratorial: exame direto do pelo após clarificação com KOH 10% ou coloração pelo Gram. Ao exame direto, observa-se nódulo claro, contínuo, aderido ao longo do pelo, de aspecto homogêneo (Figura 2). À luz de Wood, apresenta fluorescência amarelada no caso do *C. flavescens*. À dermatoscopia, observam-se nódulos esbranquiçados de cor branco-amarelada, com distribuição em "rosário de pedras cristalinas".
≠	**Diagnóstico diferencial**	*Piedras*, pediculose.
🛠	**Tratamento**	Tricotomia da área afetada diariamente durante 2 a 3 semanas, e aplicação tópica de álcool iodado e cremes/géis ou sabões antibacterianos (sabonete de peróxido de benzoíla 5%, e creme/gel de eritromicina 2%, ácido fusídico ou clindamicina 1%). Outras opções terapêuticas são: solução de bicloreto de mercúrio 1:1.000, solução alcoólica de ácido salicílico 3 a 5% e solução alcoólica de cloreto de alumínio 3 a 5%.

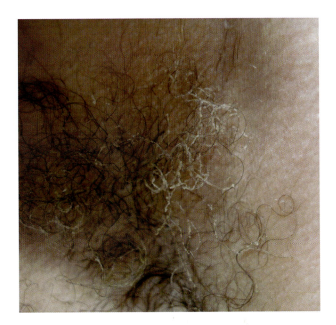

FIGURA 1 Tricomicose. Pelos envoltos por pequenas concreções sólidas, claras, localizadas na axila.

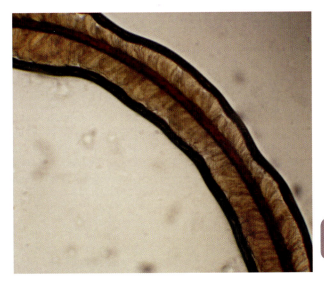

FIGURA 2 Tricomicose. Material claro envolvendo o pelo axilar de forma contínua, de aspecto cilíndrico.

TUBERCULOSE CUTÂNEA

Leninha Valério do Nascimento • Egon Luiz Rodrigues Daxbacher

	Sinonímia	Não tem outra nomenclatura.
	Epidemiologia	Mais prevalente nos países de clima quente e úmido e nos trópicos, onde as condições socioeconômicas são precárias. Na Europa é rara, e nos EUA representa menos de 0,5% dos casos de tuberculose. Nos países do Primeiro Mundo, as formas clínicas mais frequentes são o lúpus vulgar e o escrofuloderma; no Terceiro Mundo, escrofuloderma e tuberculose verrucosa. As infecções por micobactérias aumentaram consideravelmente com o surgimento da AIDS.
	Etiologia	É doença infectocontagiosa causada pelo *Mycobacterium tuberculosis*. O *Mycobacterium bovis* e o *Mycobacterium avium* são causadores da tuberculose animal e, indiretamente, podem transmiti-la ao homem. Na África tropical é causada também pelo *Mycobacterium africanum*. O bacilo Calmette-Guérin (BCG) pode, raramente, causar a doença.
	Clínica	**Cancro tuberculoso ou complexo primário tuberculoso cutâneo.** Nódulo ou tubérculo firme, consistente, doloroso, eritematovioláceo, com cerca de 2 cm de diâmetro, que em alguns dias ulcera. O fundo é granuloso, há exsudação discreta e aderente. Linfangite e adenites satélites são observadas em alguns casos. A localização frequente é a face ou as extremidades dos membros, acometendo mais as crianças.
		Tuberculose coliquativa (escrofuloderma). Inicia-se como nódulo firme, profundo, aderente à pele, eritematovioláceo, que evolui para flutuação, supuração e fistulização (Figura 1). A secreção eliminada é turva, viscosa, espessa, purulenta, às vezes, hemorrágica. A lesão pode ser única ou múltipla (Figura 2), e conflui para massas infiltradas que se intercomunicam por trajetos fistulosos. A involução deixa cicatrizes deprimidas, retráteis, aderentes e hipertróficas. Localização: submandibular, supraclavicular e laterais do pescoço. Atinge todas as idades e é frequente em negros.
		Tuberculose cutânea miliar aguda. Acomete crianças anérgicas; é uma forma clínica rara, grave e, muitas vezes, letal. As lesões são pápulas, tubérculos, pústulas e manchas purpúricas, disseminadas por todo o corpo.
		Tuberculose verrucosa. Forma localizada e progressiva, em geral, por propagação de foco contíguo ou via externa, atingindo indivíduos que cuidam de doentes ou de animais com tuberculose. Localiza-se nas extremidades dos membros (mãos) (Figura 3), menos comumente nos antebraços e região cervical. Inicia-se como um tubérculo que evolui para placa verrucosa, com progressão centrífuga e cicatrização central.
		Tuberculose luposa (lúpus vulgar). As lesões são tuberosas, de crescimento centrífugo, lento e progressivo, localizadas com frequência nas áreas expostas, como face (Figura 4), mãos e antebraços. A parte central da lesão apresenta aspecto atrófico-cicatricial; algumas vezes coexiste adenite cervical (Figura 5). A vitropressão mostra aspecto característico de "geleia de maçã". Pode ocasionar destruição das cartilagens do septo nasal, das orelhas, retração e mutilação dos orifícios naturais. Nas áreas cicatriciais podem ocorrer carcinomas.
		Tuberculose orificial (tuberculose ulcerosa cutânea e mucosa). Ocorre nas mucosas e na pele próxima aos orifícios naturais. É uma forma rara, e os homens são mais atingidos, sendo mais comum nos adultos de meia-idade e idosos. Nódulos amarelados ou avermelhados surgem na mucosa e posteriormente ulceram. As bordas são imprecisas e de consistência amolecida e a superfície é recoberta por material pseudomembranoso. A mucosa é edemaciada, inflamada e dolorosa. As lesões podem ser únicas ou múltiplas.
		Eritema indurado de Bazin ou tuberculose indurativa, ou tubercúlide nodular. Afeta predominantemente mulheres jovens e de meia-idade, sendo a frequência da doença na mulher no mínimo quatro vezes maior. Ocorre por hipersensibilidade tardia desencadeada por antígenos do *Mycobacterium tuberculosis* de um foco atual ou passado de tuberculose. Caracteriza-se por nódulos inflamatórios bem definidos, indolentes, recidivantes, que podem evoluir para ulcerações de bordas azuladas e irregulares, localizadas predominantemente na região posterior dos membros inferiores (Figura 6). As lesões nodulares podem ocorrer também nos membros superiores, tronco e nádegas. Com relação a esta forma de doença, há uma discussão sobre ser classificada como tuberculose ou tubercúlide.
		Tubercúlide liquenoide (líquen escrofuloso). Rara em nosso meio e é própria da infância e da adolescência. Pode coexistir com tuberculose pulmonar, ganglionar e óssea. Caracteriza-se por pápulas planas e foliculares. As planas são francamente liquenoides, poligonais, achatadas, de consistência mole, cobertas, muitas vezes, por pequena escama aderente. As pápulas foliculares são cônicas ou acuminadas e com escamas com espícula filiforme "espinulosa".
		Tubercúlide papuloide necrótica. Afeta indivíduos jovens, adolescentes e até crianças. Resulta da presença de antígenos ou do próprio *Mycobacterium* na pele, a partir de foco tuberculoso interno, por via hematogênica, em pessoa com hipersensibilidade ao bacilo. Manifesta-se por tubérculos pequenos, vermelho-escuros ou arroxeados, localizados em cotovelos, joelhos, face de extensão dos antebraços, pernas, dorso das mãos e nádegas. As lesões em diversos estágios evolutivos caminham para necrose central e cicatrização em saca-bocado.

Tubercúlide ulcerosa. É rara e de localização habitual na região crural. As lesões papuloides são fugazes e evoluem para ulcerações com bordas policíclicas, arroxeadas, contornos nítidos, fundo raso, vermelho e anfractuoso e evolução tórpida.

Vacinação pelo BCG. A inoculação pelo BCG produz, após 2 semanas, pápula infiltrada, que atinge 10 mm de diâmetro. A lesão ulcera e evolui, deixando cicatriz.

Complicações inespecíficas. Queloides, cistos epidérmicos, eczema, *rash* hemorrágico generalizado, eritema nodoso, abscessos, entre outras.

Complicações específicas. Lúpus vulgar, reação tipo fenômeno de Koch com necrose e ulceração (Figura 7), abscesso subcutâneo, linfadenite regional, escrofuloderma, erupções tubercúlides-símiles generalizadas.

Diagnóstico

Pode ser feito baseado na história clínico-epidemiológica: (história pessoal e familiar de tuberculose visceral e cutânea), bacterioscópico direto – pesquisa do bacilo álcool-ácido resistente (BAAR), pelo método de Zihel-Nilsen, cultura, identificação e teste de sensibilidade (preferencialmente pelo Sistema Bactec™), imunológico (PPD) (Figura 8), histopatológico, exames de imagens (radiológico, ultrassonografia, tomografia computadorizada com emissão de pósitrons [PET]), reação da cadeia de polimerase em tempo real (qPCR). Com o advento da técnica de PCR, tem-se demonstrado a presença do DNA de algumas formas de tubercúlides.

Diagnóstico diferencial

Esporotricose, sífilis, actinomicose, doença de Hodgkin, hidrosadenite supurativa, eritema nodoso, vasculite nodular, paracoccidioidomicose, linfocitoma cutâneo, cromomicose, leishmaniose, bromoderma, iododerma, verruga vulgar, líquen plano hipertrófico, micobacteriose atípica, sarcoidose, lúpus eritematoso discoide, hanseníase tuberculoide, líquen nítido, pitiríase liquenoide aguda, vasculites necrosantes.

Tratamento

O *Manual de recomendações para o controle da tuberculose no Brasil* do Ministério da Saúde (2011) recomenda o seguinte esquema terapêutico para gestantes:

- Durante 2 meses:
  - Rifampicina 600 mg/dia
  - Isoniazida 400 mg/dia
  - Pirazinamida 2.000 mg/dia
- Durante 4 meses:
  - Rifampicina 600 mg/dia
  - Isoniazida 400 mg/dia.

Recomenda-se a introdução da piridoxina 50 mg/dia para evitar neuropatia periférica e toxicidade neurológica no recém-nascido. Este esquema terapêutico não induz parto prematuro, abortamento, teratogenicidade e natimortalidade.

As seguintes medicações não são recomendadas em grávidas: estreptomicina, canamicina, amicacina, capreomicina, fluoroquinolonas.

O tratamento tópico com isoniazida a 3,75% em pomada de óxido de zinco, 2 vezes/dia durante 6 meses, foi usado em um caso de eritema indurado, pois o paciente teve efeitos colaterais gastrintestinais graves com o esquema terapêutico clássico e diminuição significativa das plaquetas. A medicação é de uso diário e deverá ser administrada em uma única tomada, em jejum.

No caso do eritema indurado de Bazin, o tratamento deve ser mantido por até 9 meses, acompanhado de anti-inflamatórios não esteroides. A dessensibilização com a proteína tuberculínica em várias diluições é usada como coadjuvante, principalmente para os casos que tenham terminado o tratamento antituberculoso e que as lesões persistiram.

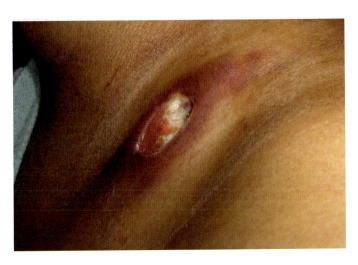

FIGURA 1 Escrofuloderma. Lesão ulcerada resultante da fistulização de nódulo, dando saída a material purulento.

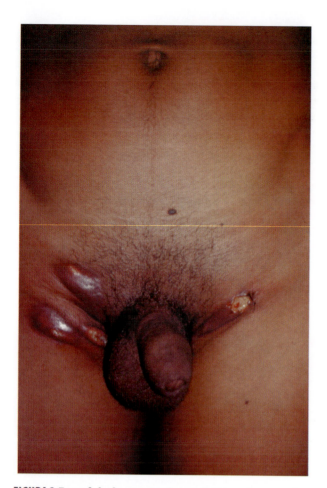

FIGURA 2 Escrofuloderma. Lesões nodulares, algumas ulceradas bilateralmente, na região inguinal.

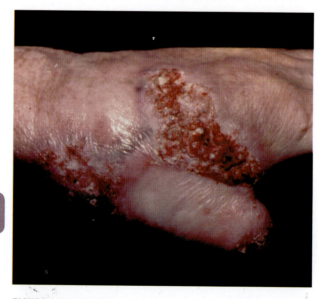

FIGURA 3 Tuberculose verrucosa. Lesão verrucosa extensa, com áreas de cicatrização de permeio do dorso da mão esquerda até o primeiro quirodáctilo, provocando mutilação no mesmo. (Cortesia do Dr. Roberto Maués.)

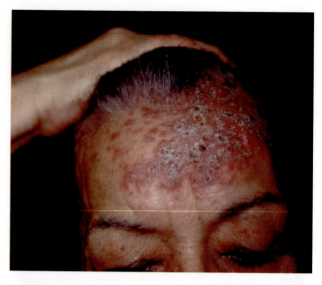

FIGURA 4 Lúpus vulgar. Lesão em placa eritematocrostosa na região frontal, invadindo o couro cabeludo, de evolução arrastada. Podem ser observadas algumas lesões eritematopapulosas isoladas na periferia da placa.

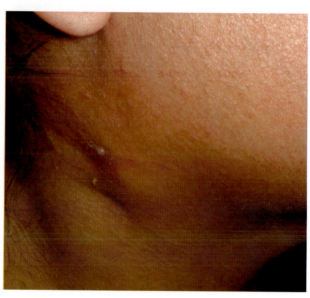

FIGURA 5 Tuberculose ganglionar associada ao lúpus vulgar. Linfonodomegalia na região cervical de paciente com lúpus vulgar na região frontal. Observar início de fistulização.

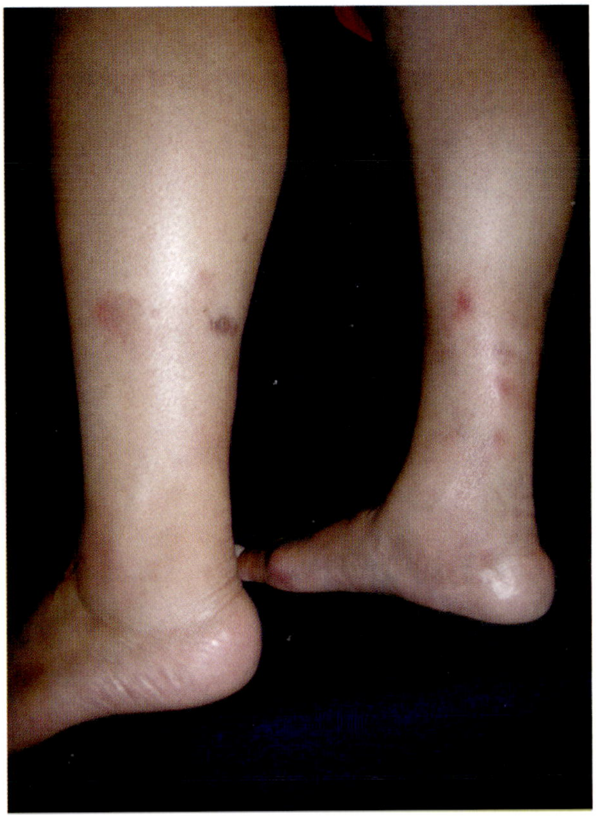

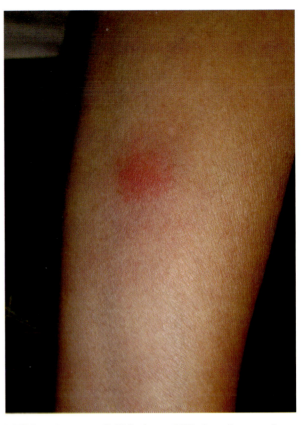

FIGURA 6 Eritema indurado de Bazin. Lesões nodulares nas pernas de paciente do sexo feminino, com cicatriz resultante de ulceração de uma das lesões nodulares.

FIGURA 8 Hipersensibilidade ao PPD. Reação com 8 mm de paciente com tuberculose cutânea tipo escrofuloderma.

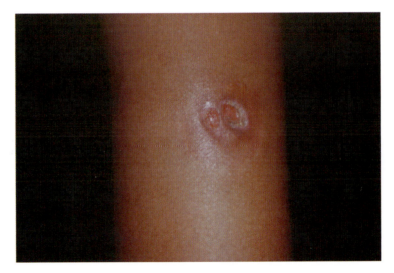

FIGURA 7 Complicação específica da vacinação com BCG. Lesão ulcerada no local da aplicação do BCG, que não teve resolução espontânea. Foi necessário tratamento específico, que resultou na cicatrização da lesão.

TUMOR DE ABRIKOSSOFF

Nanashara Valgas • Luiza Bertolace Marques

=	**Sinonímia**	Tumor de células granulosas, schwannoma de células granulosas, mioblastoma de células granulosas, tumor de células granulosas da bainha nervosa e neuroblastoma de células granulares.
	Epidemiologia	Tumor raro, em geral, benigno, apesar de variantes multicêntricas (10 a 25%) e malignas (1 a 2%) também serem relatadas. Ocorre principalmente em adultos entre a quarta e a sexta década de vida, sendo ligeiramente mais comum em negros e três vezes mais frequente nas mulheres. É na maioria das vezes solitário, afetando em 70% dos casos o segmento cervicofacial (Figura 1), principalmente a língua e o palato. Outras localizações são mamas (5 a 15%) e, mais raramente, extremidades (4 a 6% nos membros inferiores) (Figura 2). Em 10 a 15% dos casos as lesões podem ser múltiplas. Órgãos internos também podem ser afetados.
	Etiologia	Embora a histogênese tenha sido motivo de controvérsia, atualmente se sabe que sua origem é neural, derivando das células de Schwann, fato corroborado pela marcação positiva para S-100 e para a enolase neural específica.
	Clínica	O tumor se apresenta como uma pápula ou nódulo firme, normocrômico ou eritematoacastanhado, medindo entre 0,5 a 3 cm de diâmetro. Sua superfície, frequentemente, é verrucosa, podendo ser lisa ou ulcerada. Geralmente é solitário e assintomático, porém em algumas ocasiões pode ser doloroso ou levemente pruriginoso. Apresenta crescimento lento e curso benigno. Deve-se suspeitar de malignidade quando a lesão for maior do que 4 cm, apresentar crescimento rápido ou recidiva local após exérese. Metástase tem sido descrita em 3% dos casos, principalmente quando o tumor tem origem em um local mais profundo ou em um órgão interno.
	Diagnóstico	É histopatológico. Observa-se, na derme e/ou no tecido celular subcutâneo, um nódulo mal delimitado composto por células grandes, arredondadas ou poligonais com citoplasma claro, contendo grânulos acidófilos, ligeiramente brilhantes. O núcleo é relativamente pequeno e tende a ser vesiculoso. A epiderme suprajacente pode mostrar hiperplasia pseudoepiteliomatosa, o que em biopsias pequenas pode levar ao diagnóstico equivocado de carcinoma espinocelular. Em algumas ocasiões, a epiderme pode estar comprometida pelo tumor e a diferenciação com melanoma pode ser difícil pela histologia convencional. Embora a marcação com proteína S-100 seja positiva para ambos os tumores, outros marcadores melanocíticos como HMB-45 e melan-A são negativos no tumor de células granulosas. Os critérios histológicos para identificar os tumores malignos não estão bem definidos; porém, presença de necrose, aumento do número de mitoses e alongamento das células sugerem um comportamento mais agressivo.
≠	**Diagnóstico diferencial**	Dermatofibroma, tumores de anexo, nevo melanocítico composto, ceratose seborreica, prurigo nodular, cisto dermoide, carcinoma espinocelular e metástase cutânea.
	Tratamento	O tratamento de escolha é cirúrgico. Se incompletamente retirado, este tumor tem uma alta taxa de recorrência local.

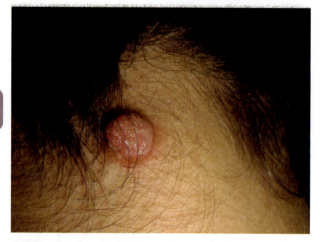

FIGURA 1 Tumor de Abrikossoff. Pápula firme, eritematoacastanhada, com 1,5 cm de diâmetro, com superfície discretamente verrucosa, assintomática, localizada na nuca.

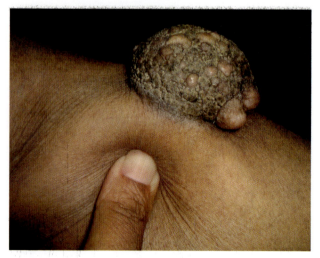

FIGURA 2 Tumor de Abrikossoff. Lesão medindo aproximadamente 6 cm, com superfície verrucosa, localizada no membro inferior; localização pouco frequente.

TUMOR DE PINKUS
Bernard Kawa Kac

=	**Sinonímia**	Fibroepitelioma de Pinkus e tumor fibroepitelial pré-maligno.
📈	**Epidemiologia**	A frequência é desconhecida. Tem evolução arrastada; até o presente momento, não houve nenhum relato de êxito letal. É mais comum em fotótipos claros, com igual distribuição entre os sexos, entre 40 e 60 anos de idade.
❓	**Etiologia**	Mutação ou deleção dos genes *TP53* e *PATCHED*, que são importantes inibidores da proliferação celular, resultando no descontrole mitótico. Considerado uma variante do carcinoma basocelular. Ignora-se a razão do seu padrão histológico peculiar, propondo-se que as alterações iniciais sejam a invasão dos ductos écrinos por células basaloides, com eventual obliteração dos ductos.
👁	**Clínica**	Apresenta-se como placa de crescimento progressivo, de tonalidade rósea (Figura 1) ou acastanhada, podendo ser pedunculada ou séssil sobre base alargada (Figura 2), mais frequentemente no tronco ou nas extremidades.
🔍	**Diagnóstico**	A histopatologia é diagnóstica e mostra prolongamentos anastomosados de cordões de células basaloides embebidas em um estroma frouxo, fibrovascular, muitas vezes conectados à epiderme. A neoplasia é superficial e bem delimitada no limite inferior. Assemelha-se à ceratose seborreica, embora sem os pseudocistos córneos.
≠	**Diagnóstico diferencial**	Ceratose seborreica, fibroma pedunculado, nevo sebáceo de Jadassohn, nevo melanocítico papilomatoso, melanoma amelanótico e neurofibroma.
⚕	**Tratamento**	É cirúrgico e recomenda-se excisão completa ou eletrodissecção seguida de curetagem. Também são alternativas válidas a microcirurgia de Mohs e a criocirurgia.

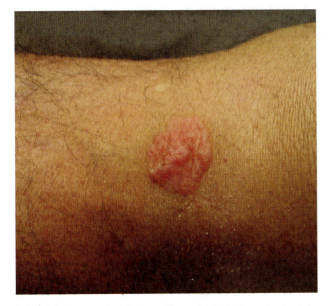

FIGURA 1 Tumor de Pinkus. Placa de cor rósea, bem delimitada, na região tibial anterior, de crescimento lento e progressivo.

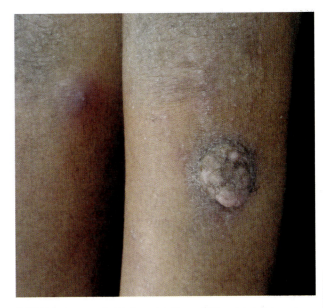

FIGURA 2 Tumor de Pinkus. Lesão exofítica, nodular, na perna de um paciente com síndrome neurológica e infecção por HTLV-1.

TUMOR GLÔMICO

Antonio Macedo D'Acri • Robertha Carvalho de Nakamura

	Sinonímia	Glomangioma (em desuso).
	Epidemiologia	O tumor glômico solitário (TGS) é infrequente, sem ser realmente raro, e mais observado entre 20 e 60 anos, no sexo feminino e na raça branca. A ocupação não se evidencia como fator de risco. O tumor glômico múltiplo (TGM) é incomum, com pouco mais de 100 relatos na literatura, surgindo, em geral, antes dos 21 anos, com eventual ocorrência congênita e ligeiro predomínio em homens.
	Etiologia	O tumor glômico é uma neoplasia benigna, derivada das células glômicas, que são células musculares lisas, modificadas, existentes nos glomos e nos *shunts* arteriovenosos, presentes por todo o tegumento, porém mais numerosos nas falanges distais dos quirodáctilos. Desconhece-se o cromossomo relacionado ao TGS. O TGM está vinculado ao cromossomo 1p21-22, com mutações no gene glomulina, e, em alguns casos, há distribuição familial por intermédio de herança autossômica dominante com penetrância incompleta.
	Clínica	O TGS apresenta-se como pápula ou nódulo, azulado ou violáceo, em qualquer área do tegumento, embora mais frequente nas falanges distais e, mais raramente, em subcutâneo, músculos, ossos, vísceras, nervos e vasos (Figuras 1 a 4). Quando subungueal, observa-se mácula vermelho-azulada ou mesmo não produz alteração visível. A pressão na borda da unha ressalta a alteração de cor, facilitando a observação. O crescimento do TGS pode elevar a lâmina ungueal ou, se próximo à matriz, comprimi-la, formando um sulco longitudinal. A dor quase sempre é o primeiro sintoma, sendo espontânea ou deflagrada por traumatismo ou frio. Costuma ser intensa, lancinante, com paroxismos e irradiação. A tríade de Carroll (sensibilidade local, dor intensa e sensibilidade ao frio) é altamente sugestiva deste diagnóstico. Casos com sintomatologia dolorosa discreta ou ausente são incomuns. O TGM pode ocorrer como máculas, pápulas e nódulos, ou ainda placas confluentes, de cor azulada, vermelha, púrpura ou castanha, quase sempre com até 3 cm de diâmetro. Lesões maiores, tumorais ou em placas telangiectásicas são, eventualmente, encontradas. Seu número se situa, em geral, entre 10 e 90, com eventuais registros de centenas de lesões. Manifestações álgicas são, em geral, discretas, quando existentes. Podem coexistir lesões dolorosas e indolores no mesmo indivíduo e, ainda, em vez de dor, prurido local. A distribuição dos tumores pelo tegumento é aleatória, mas em regra, no tronco e nos membros. Ocorrem também apresentações regionais, restritas a um membro ou segmento cutâneo. O acometimento subungueal não costuma ser detectado no TGM. A doença apresenta comportamento estável, com eventual surgimento de novos tumores após pequenos traumatismos, multiparidade ou de modo espontâneo, e, mais raramente, ocorre regressão parcial das lesões. No TGM, a incomum associação com outras doenças já foi descrita com neurofibromatose, síndrome de Gardner-Diamond (sensibilização autoeritrocitária), síndrome de Kasabach-Merritt (trombocitopenia por sequestro de plaquetas em hemangiomas cavernosos) e doença de Coats (retinopatia exsudativa progressiva crônica).
	Diagnóstico	No exame clínico do TGS, a manipulação delicada com alfinete ou palito (*teste de Love* ou *pin-test*), auxilia a delimitação da lesão. No *teste de Hildreth*, ao se insuflar um esfigmomanômetro acima da pressão sistólica, no membro afetado, ocorre redução ou abolição da sensibilidade dolorosa devido à isquemia temporária. Não apresenta especificidade, mas lesões menos vascularizadas (neuromas, fibromas etc.) não exibem esta resposta. Os métodos de imagem permitem a delimitação do TGS e a localização de lesões dolorosas ocultas. Empregam-se radiografia simples (aumento de partes moles ou erosão óssea), ultrassonografia (detecta lesões maiores do que 3 mm na região subungueal) e ressonância magnética (imagens nítidas, mas com alto custo). No TGM, os métodos supracitados visam à perfeita delimitação tumoral, facilitando a excisão cirúrgica.
	Diagnóstico diferencial	**Tumor glômico solitário.** Tumorações acrais (encondroma, cisto mixoide, osteoma osteoide etc.) e nódulos dolorosos (angiolipoma, hidroadenoma, leiomioma, neuroma etc.). **Tumor glômico múltiplo.** Lesões angiomatosas, em especial o *blue rubber bleb nevus* ou síndrome de Bean (hemangioma cavernoso múltiplo). Destaca-se o acrônimo, em inglês, LEND AN EGG que objetiva lembrar os tumores dolorosos (*L*eiomioma, *E*spiroadenoma écrino, *N*euroma, *D*ermatofibroma, *A*ngiolipoma, *N*eurilemoma, *E*ndometrioma, tumor *G*lômico e tumor de células *G*ranulares
	Tratamento	No TGS, a exérese cirúrgica confirma o diagnóstico e costuma ser curativa. Existem diversas opções para abordagem cirúrgica, a partir da disposição tumoral nas lesões digitais. A recorrência das lesões subungueais, embora rara, é descrita nos estudos de séries de pacientes, parecendo estar relacionada a tumores localizados junto à matriz ungueal ou que não mostram alteração de cor no tegumento. As lesões do TGM podem ser removidas quando dolorosas ou inestéticas, por cirurgia convencional ou por *laser*, agentes esclerosantes, radioterapia por banho de elétrons e coagulação infravermelha.

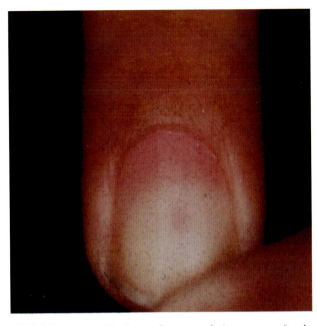

FIGURA 1 Tumor glômico subungueal. A compressão da lâmina ungueal ressalta lesão focal eritematosa. (Cortesia do Dr. Flávio Luz.)

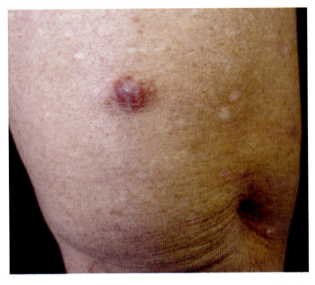

FIGURA 3 Tumor glômico. Lesão nodular azulada, localizada na coxa.

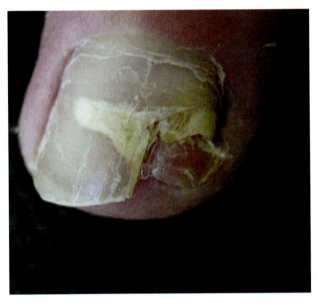

FIGURA 2 Tumor glômico subungueal. Lesão nodular, dolorosa quando exposta ao frio, localizada no quirodáctilo.

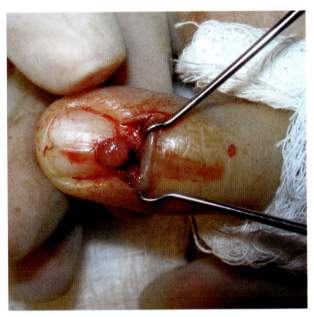

FIGURA 4 Tumor glômico. Lesão nodular, arredondada, no momento da exérese cirúrgica.

TUNGÍASE

Fabio Francesconi • Valeska Albuquerque Francesconi

	Sinonímia	Bicho-de-pé, batata-baroa, dengoso, esporão, matacanha ou bitacaia (Angola e Moçambique), djigan (Guiné-Bissau), nígua (espanhol), pulga-da-areia.
	Epidemiologia	A tungíase é uma doença presumidamente nativa da América do Sul. Atualmente é encontrada nas áreas rurais da América Latina e da África. A infestação é mais prevalente em regiões de solo quente, seco e arenoso, além de chiqueiros e currais contaminados. Populações de baixa renda e indígenas são as mais acometidas. Há ocorrência ocasional em viajantes.
	Etiologia	O bicho-de-pé é causado por uma pulga diminuta (menor pulga conhecida – com até 1 mm) da família dos tungídeos, denominada *Tunga penetrans*. O ciclo de vida da pulga, com duração de 4 a 6 semanas, compreende quatro estágios – ovo, larva, pupa e adulto. A fêmea adulta fecundada penetra na pele do hospedeiro, onde alimenta-se de sangue. Após 2 semanas, os ovos são produzidos e eliminados no solo, ocorrendo a morte da fêmea em seguida. Os suínos e o homem são os principais hospedeiros, porém outros mamíferos podem ser acometidos.
	Clínica	A lesão é muito característica e consiste em pequena pápula esférica, branco-amarelada, com um ponto enegrecido central, que corresponde ao último segmento abdominal da fêmea contendo os ovos (Figura 1). O número de lesões é variável; quando numerosas e agrupadas, assemelham-se a um favo de mel. No ser humano, a infestação acomete principalmente as regiões de pele fina dos pés, como as regiões interdigital e periungueal (Figura 2), e áreas de pressão da região plantar (p. ex., calcâneo). Há prurido, porém com intensidade que varia desde sensação agradável a casos muito intensos, podendo causar ulcerações. Pode haver reação inflamatória local. É doença de curso autolimitado e evolução benigna, na maioria das vezes. Em alguns casos pode cronificar-se devido a episódios repetitivos de autoinoculação ou reinfestação. Dentre as possíveis complicações, a infecção bacteriana secundária é a mais comum. Dificuldade de marcha, deformidades, perda dos dígitos e tétano são complicações mais raras, porém temidas.
	Diagnóstico	O diagnóstico é clínico-epidemiológico. Portadores de áreas endêmicas reconhecem com facilidade esta infestação. Desafio diagnóstico pode ocorrer fora de áreas endêmicas, onde os profissionais de saúde não estão familiarizados com a doença.
	Diagnóstico diferencial	Apesar do aspecto característico da lesão, o diagnóstico diferencial pode ser feito com lesões hiperceratósicas da região plantar, como *clavus*, calosidade e verruga plantar. Em casos extensos, deve-se diferenciar de cromomicose.
	Tratamento	Consiste na completa remoção da pulga, que pode ser realizada por meio de enucleação, curetagem, cauterização e excisão (Figura 3). Os casos de infestações intensas devem ser tratados com tiabendazol, na dose de 25 mg/kg, 2 vezes/dia, durante 3 a 5 dias. Tratar infecção secundária, se houver. A vacinação contra o tétano deve estar em dia. A prevenção consiste em uso de calçados adequados e descontaminação do solo infestado.

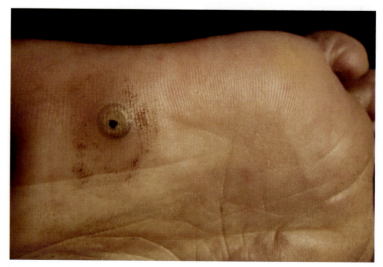

FIGURA 1 Tungíase. Pápula com ponto preto central (porção distal da pulga) circundado por área de coloração amarelada.

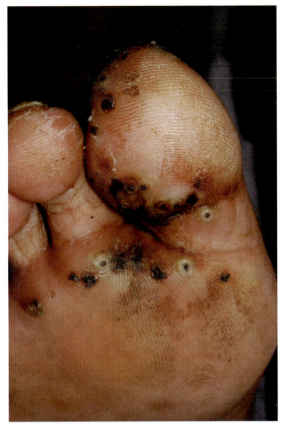

FIGURA 2 Tungíase. Pápulas com ponto enegrecido central e crosta hemática, circundadas por área de hiperceratose, localizadas na região interdigital e na pele plantar dos pododáctilos.

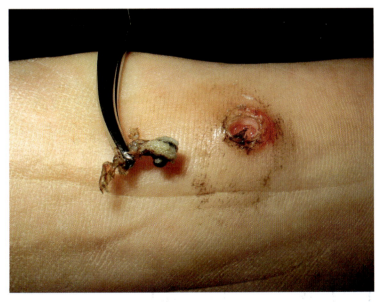

FIGURA 3 Tungíase. Remoção cirúrgica da *Tunga penetrans*.

BIBLIOGRAFIA

Tatuagem

Anderson RR, Parrish JA. Selective photothermolysis: precise microsurgery by selective absorption of pulsed radiation. Science. 1983; 220:524-7.

Armstrong ML, Roberts AE, Koch JR et al. Motivation for contemporary tattoo removal: a shift in identity. Arch Dermatol. 2008; 144:879-84.

Kirby W, Chen CL, Desai A et al. Causes and recommendations for unanticipated ink retention following tattoo removal treatment. J Clin Aesthet Dermatol. 2013; 6:27-31.

Klein A, Rittmann I, Hiller KA et al. An Internetbased survey on characteristics of laser tattoo removal and associated side effects. Lasers Med Sci. 2014; 29(2):729-38.

Shannon-Missal L. Tattoo takeover: three in ten Americans have tattoos, and most don't stop at just one. The Harris Poll. Disponível em: https://theharrispoll.com/tattoos-can-take-any-number-of-forms-from-animals-to-quotes-to-cryptic-symbols-and-appear-in-all-sorts-of-spots-on-our-bodies-some-visible-in-everyday-life-others-not-so-much-but-one-thi.

Luebberding S, Alexiades-Armenakas M. New tattoo approaches in dermatology. Dermatol Clin. 2014; 32:91-6.

Naga LI, Alster TL. Laser removal tattoo: an update, Am J Clin Dermatol. 2017; (18):59-65.

Tétrade de Oclusão Folicular

Andersen RK, Jemec GB. Treatments for hidradenitis suppurativa. Clin Dermatol. 2017; 35(2):218-24.

Berne B, Venge P, Ohman S. Perifolliculitis capitis abscedens et suffodiens (Hoffman). Complete healing associated with oral zinc therapy. Arch Dermatol. 1985; 121(8):1028-30.

Jerome MA, Laub DR. Dissecting cellulitis of the scalp: case discussion, unique considerations, and treatment options. Eplasty. 2014; 14:1 c17.

Koca YS, Yildiz I, Okur SK. Comparison of unilateral fasciocutaneous V-Y flap technique with cleft lift procedure in the treatment of recurrent pilonidal sinus disease: a retrospective clinical study. Med Sci Monit. 2018; 24:711-7.

Lee RA, Eisen DBJ. Treatment of hidradenitis suppurativa with biologic medications. Am Acad Dermatol. 2015; 73:S82-8.

Tricoepitelioma

Guardoli D, Argenziano G, Ponti G et al. A novel CYLD germline mutation in Brooke-Spiegler syndrome. J Eur Acad Dermatol Venereol. 2015; 29(3):457-62.

Kam S, Fich F, Gonzalez S et al. Tricoepitelioma múltiple familiar. Rev Chil Cir. 2017; 69(1):3-4.

Mohammadi AA, Jafari SMS. Trichoepithelioma: a rare but crucial dermatologic issue. World J Plast Surg. 2014; 3(2):142-5.

Sehrawat M, Jairath V, Jain VK. Nonfamilial multiple trichoepithelioma: few and far between. Indian J Dermatol. 2016; 61(1):78-80.

Vanecek T, Halbhuber Z, Kacerovska D et al. Large germline deletions of the CYLD gene in patients with Brooke-Spiegler syndrome and multiple familial trichoepithelioma. Am J Dermatopathol. 2014; 36(11):868-74.

Tricomicose

Almazán-Fernández FM, Fernández-Crehuet Serrano P. Trichomycosis axillaris dermoscopy. Dermatol Online J. 2017; 23(6). pii: 13030/qt5hp5x1kz.

Bonifaz A, Ramírez-Ricarte I, Rodríguez-Leviz A et al. Trichomycosis (trichobacteriosis) capitis in an infant: microbiological, dermoscopic and ultrastructural features. Rev Chil Pediatr. 2017; 88(2):258-62.

Bonifaz A, Váquez-González D, Fierro L et al. Trichomycosis (trichobacteriosis): clinical and microbiological experience with 56 cases. Int J Trichology. 2013; 5(1):12-6.

Gupta V, Sharma VK. Four views of trichomycosis axillaris: clinical, Wood's lamp, dermoscopy and microscopy. Indian J Dermatol Venereol Leprol. 2018; 84(6):748-9.

Tuberculose Cutânea

Hospital das Clínicas da Faculdade da USP. Guia para o diagnóstico, tratamento e prevenção da tuberculose. 2006.

Brasil. Ministério da Saúde. Manual de recomendações para o controle da tuberculose no Brasil. Brasília: Ministério da Saúde; 2011.

Mei X, Zhao J. Successful treatment of erythema induratumwith topical application of antituberculous drugs: a case report. Medicine. 2017; 96(49):e9010.

Nascimento VL. Tuberculose cutânea: eritema indurado de Bazin. [Tese.] Rio de Janeiro: Universidade Federal do Rio de Janeiro; 1982.

Tumor de Abrikossoff

Brandão M, Domenech J, Noya M et al. Tumor de células granulares no pé (tumor de Abrikossoff): localização infrequente de tumor relativamente raro. An Bras Dermatol (Rio de Janeiro). 2001; 76(2):215-22.

Curtis BV, Calcaterra TC, Coulson WF. Multiple granular cell tumor. Head Neck. 1997; 19(7):634-7.

Dell'Horto AG, Pinto JM, Diniz Mdos S. Case for diagnosis. An Bras Dermatol. 2013; 88(3):469-71.

Fragulidis G, Chondrogiannis K, Lykoudis P et al. Subcutaneous granular cell tumour of the lumbar region. J Cutan Aesthet Surg. 2011; 4(2):132-4.

Torrijos-Aguilar A, Alegre-de Miquel V, Pitarch-Bort G et al. Cutaneous granular cell tumor: a clinical and pathologic analysis of 34 cases. Actas Dermosifiliogr. 2009; 100:126-32.

Tumor de Pinkus

Bowen AR, LeBoit PE. Fibroepithelioma of Pinkus is a fenestrated trichoblastoma. Am J Dermatopathol. 2005; 27:149-54.

Pinkus H. Premalignant fibroepithelial tumors of skin. AMA Arch Dermatol Syphilol. 1953; 67:598-615.

Sellheyer K, Nelson P, Kutzner H. Fibroepithelioma of Pinkus is a true basal cell carcinoma developing in association with a newly identified tumour-specific type of epidermal hyperplasia. Br J Dermatol. 2012; 166:88-97.

Tozawa T, Ackerman AB. Basal cell carcinoma with follicular differentiation. Am J Dermatopathol. 1987; 9(6):474-82.

Tumor Glômico

D'Acri AM, Ramos-e-Silva M, Basílio-de-Oliveira C et al. Multiple glomus tumors: recognition and diagnosis. Skinmed. 2002; 1(2):94-8.

Lee T, Jo G, Mun JH. The usefulness of nail plate and intraoperative dermoscopy in subungual glomus tumor. Int J Dermatol. 2018; 57(3):e26-8.

Morey VM, Garg B, Kotwal PP. Glomus tumours of the hand: Review of literature. J Clin Orthop Trauma. 2016; 7(4):286-91.

Vanti AA, Cucé LC, Chiacchio ND. Tumor glômico subungueal: estudo epidemiológico e retrospectivo, no período de 1991 a 2003. An Bras Dermatol. 2007; 82(5):425-31.

Woodward JF, Jones NF. Malignant glomus tumors of the hand. Hand (N Y). 2016; 11(3):287-9.

Tungíase

Bauer J, Forschner A, Garbe C et al. Dermoscopy of tungiasis. Arch Dermatol. 2004; 140(6):761-3.

Girma M, Astatkie A, Asnake S. Prevalence and risk factors of tungiasis among children of Wensho district, southern Ethiopia. BMC Infect Dis. 2018; 18(456):1-7.

Heukelbach J. Tungiasis. Rev Inst Med Trop Sao Paulo. 2005; 47(6):307-13.

Linardi PM, Beaucournu JC, de Avelar DM et al. Notes on the genus Tunga (Siphonaptera: Tungidae) II–neosomes, morphology, classification, and other taxonomic notes. Parasite. 2014; 21(68):1-17.

Miller H, Ocampo J, Ayala A et al. Very severe tungiasis in Amerindians in the Amazon lowland of Colombia: a case series. PLoS Neg Trop Dis. 2019; 13(2):1-19.

Nazzaro G, Genovese G, Veraldi S. Clinical and histopathologic study of 39 patients with imported tungiasis. J Cutan Pathol. 2019; 46(4):251-5.

Nyangacha RM, Odongo D, Oyieke F et al. Spatial distribution, prevalence and potential risk factors of Tungiasis in Vihiga County, Kenya. PLoS Neg Trop Dis. 2019; 13(3):1-14.

Villagrana SMN, Santisteban AGN. Tungiasis: a highly neglected disease among neglected diseases. Case series from Nduta refugee camp (Tanzania). Oxford Med Case Rep. 2019; 6:267-70.

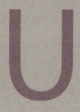

ÚLCERA ANGIODÉRMICA
Orietta Mata Jiménez • Nelson Aguilar Aguilar

	Sinonímia	Úlcera de estase, úlcera varicosa e úlcera venosa da perna.
	Epidemiologia	É a mais frequente das úlceras de perna, mais comum no sexo feminino e em pacientes acima dos 40 anos, sem distinção entre as raças. São fatores predisponentes: trombose das veias profundas, ortostatismo prolongado, gravidez, obesidade, insuficiência valvular venosa constitucional e traumatismo grave na perna.
	Etiologia	Deve-se à insuficiência venosa, que acarreta hipertensão do sistema venoso profundo. Este aumento da pressão se transmite ao sistema venoso superficial pela dilatação das veias perfurantes que se localizam sobre os maléolos. Portanto, as úlceras venosas são mais frequentes na região maleolar interna, assim como a dermatite de estase, que ocorre devido a hemácias que migram para o tecido, o que resulta em reação inflamatória e depósito de hemossiderina. A hipertensão venosa crônica interfere nas trocas metabólicas locais, gerando modificações teciduais no subcutâneo e na pele ao redor do tornozelo. Neste local alterado, após traumatismo, infecção ou espontaneamente, desenvolve-se a úlcera venosa. O exato mecanismo de formação da úlcera espontânea ainda é desconhecido.
	Clínica	A úlcera, geralmente, é única, com contornos ovais ou irregulares, bordas eritematosas ou violáceas em declive suave, que posteriormente se tornam pálidas e endurecidas. A base pode ser recoberta por crosta e/ou exsudato purulento, mas ao se debridar observa-se tecido de granulação vermelho-vivo. Em geral, localiza-se na face interna do terço inferior da perna esquerda (Figura 1); entretanto, pode também ocorrer na região maleolar externa (Figura 2) e progride lentamente, alcançando tamanhos variados. Normalmente não é dolorosa; porém, na presença de infecção a dor pode ocorrer, sendo aliviada pela elevação da perna.
	Diagnóstico	O diagnóstico é baseado na história clínica e no exame físico. O exame Doppler para estudo vascular auxilia no tratamento, incluindo a avaliação das perfurantes.
	Diagnóstico diferencial	Leishmaniose, esporotricose, neoplasias, sífilis, tuberculose, perniose, úlceras traumáticas infectadas, osteomielite, anemia falciforme, úlceras hipertensivas, isquêmicas e de decúbito.
	Tratamento	Repouso no leito com o membro elevado é fundamental para a melhora clínica, assim como ataduras compressivas para eliminar o edema. A bota de Unna pode ser utilizada. A limpeza da úlcera deve ser realizada com soluções antissépticas ou soro fisiológico; antibiótico tópico ou sistêmico pode estar indicado. Outras terapias podem ser necessárias, como: corticosteroides tópicos em áreas eczematizadas, desbridamento do leito ou curativos hidrocoloides para promover a cicatrização. A intervenção cirúrgica pode ser considerada, nos casos recentes ou naqueles casos de longa duração refratários a tratamentos clínicos (Figuras 3 e 4). O tratamento das insuficiências vasculares periféricas se torna uma medida preventiva para o surgimento das úlceras. A taxa de recorrência pode ser em torno de 70%, especialmente nas úlceras com mais de 1 ano de duração.

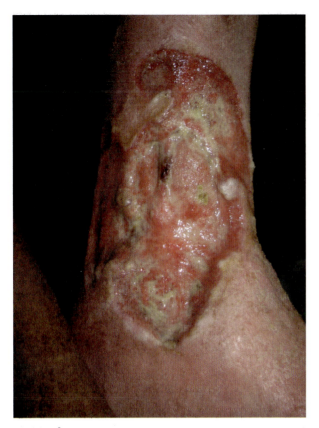

FIGURA 1 Úlcera angiodérmica. Lesão no terço inferior da perna esquerda, localização característica.

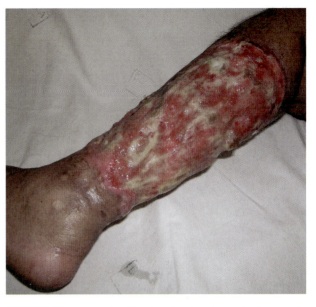

FIGURA 3 Úlcera angiodérmica. Lesão ulcerada de grande extensão, na perna esquerda, em paciente com história de trombose venosa profunda. Como fator agravante, a paciente é obesa.

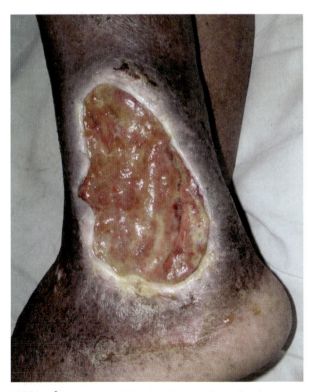

FIGURA 2 Úlcera angiodérmica. Lesão ulcerada, de contornos ovais e bordas brancacentas, circundada por pele de tom acastanhado, devido à presença de hemossiderina. O fundo mostra-se de tonalidade avermelhada.

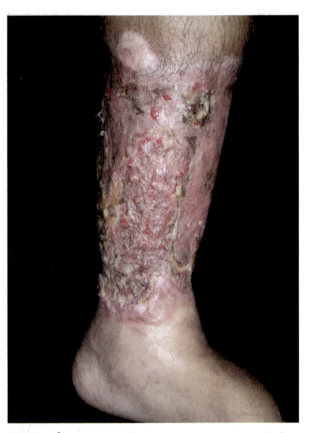

FIGURA 4 Úlcera angiodérmica. Mesma paciente da figura anterior, 2 meses após tratamento clínico com curativos hidrocoloides e minienxertia.

URTICÁRIA E ANGIOEDEMA

Celina Wakisaka Maruta • Roberta Fachini Jardim Criado • Paulo Ricardo Criado

 Sinonímia

Na língua inglesa, urticária = *hives*. Edema angioneurótico (angioedema), urticária vasculite ou vasculite urticariforme, que é a terminologia preferida (considerada aqui apenas como referência, vista no capítulo *Vasculites*).

 Epidemiologia

Estima-se que em torno de 15 a 20% da população experimentem pelo menos um episódio de urticária ao longo da vida. De forma geral, as urticárias acometem cerca de duas mulheres para cada homem. A prevalência da urticária na população varia entre 1 e 4% entre os pacientes que consultam um serviço especializado em dermatologia, enquanto, se somados os atendimentos em clínicas de alergia e dermatologia, estes valores ultrapassam 10%. Cerca de 30 a 55% dos pacientes com urticária e/ou angioedema idiopáticos estarão livres da doença após 1 ano.

 Etiologia

A urticária e o angioedema representam um amplo grupo heterogêneo de doenças/distúrbios/condições que demonstram em comum um padrão de reação cutânea: o desenvolvimento de lesões urticadas. De forma geral, a etiologia pode ser classificada em fatores não imunes e fatores imunes.

Urticárias autorreativas. São aquelas em que uma reação de origem imune mediada por anticorpos e/ou células T determina ativação dos mastócitos.

- Urticária por hipersensibilidade tipo I (IgE-mediada): tem sido por longa data implicada como a principal via imune associada à ativação mastocitária. Contudo, atualmente se considera improvável que a interação da IgE ligada a mastócitos com seus alergênios específicos constitua o principal mecanismo pelo qual a urticária se desenvolva na maioria dos pacientes
- Urticária por hipersensibilidade tipo II (mediada por anticorpos da classe IgG): é aquela que resulta da ligação entre autoanticorpos da classe IgG a IgE ou ao receptor de alta afinidade à IgE na membrana dos mastócitos (FceRIα). Este mecanismo é o responsável pela chamada *urticária autorreativa*, que é responsável por cerca de 30 a 50% das urticárias crônicas anteriormente denominadas "idiopáticas"
- Urticária por hipersensibilidade tipo III (mediada por imunocomplexos): a ativação mastocitária decorre da ligação de imunocomplexos circulantes aos receptores Fc para IgM ou IgG na membrana dos mastócitos
- Urticária por hipersensibilidade tipo IV (mediada por linfócitos T): a ativação dos mastócitos, bem como a liberação da histamina, ocorrem de forma induzida pelos linfócitos T.

Urticárias não imunes. São as que resultam da ativação dos mastócitos mediada por receptores de membrana, envolvidos na *imunidade inata* (natural e inespecífica), tais como o sistema do complemento, os receptores *Toll-like* (TLR), citocinas e quimiocinas, opioides ou por *toxicidade direta de xenobióticos* (haptenos e fármacos). Os mastócitos apresentam receptores de membrana que ativam vias de transdução de sinais via interação com seus ligantes:

- Receptores de neurotransmissores, neuro-hormônios e neuropeptídios, os quais podem explicar as exacerbações da urticária durante episódios de estresse emocional em pacientes com urticária crônica
- Receptores para moléculas do complemento, especialmente anafilotoxinas C3a e C5a
- Receptores *Toll-like* (TLR) capazes de se ligar a microrganismos (neste contexto, bactérias podem interagir com os TLR expressos na membrana dos mastócitos e induzir a ativação mastocitária com produção de citocinas, particularmente o fator de necrose tumoral alfa (TNF-α), com ou sem degranulação mastocitária)
- Receptores de quimiocinas e citocinas.

Há um estímulo das vias intracelulares de ativação dos mastócitos diretamente por várias moléculas, incluindo alimentos e medicamentos, que leva à ativação dos mastócitos sem interação com os receptores de membrana. A vasta maioria das urticárias induzidas por medicamentos e por alimentos é de reações não imunes, por efeito tóxico direto das moléculas do medicamento ou alimento nos mastócitos. São referidas como urticárias *pseudoalérgicas*.

 Clínica

Urticária. Em geral se apresenta com lesões individuais, as urticas, elevações edematosas, róseas, pruriginosas, de duração efêmera, habitualmente de 1 a 24 h, de aspecto ora lenticular, ora numular, e frequentemente assume contornos geográficos, ou mesmo lineares (Figura 1). As lesões variam de puntiformes até vários centímetros de diâmetro. As urticas desaparecem sem manchas residuais. Em geral, grandes lesões urticadas indicam doença mais grave e mais difícil de tratar. A cor das urticas pode propiciar informações úteis. Urticas induzidas predominantemente pela histamina são de cor pálida clara, circundadas por halo de eritema róseo, devido à vasodilatação dérmica (Figuras 2 e 3). Em contraste, urticas vermelho-escuras ou violáceas podem refletir dano vascular e representar a vasculite urticariforme, que não representa uma verdadeira urticária (Figura 4). Virtualmente, a urticária pode surgir simultaneamente em toda a superfície cutânea, como membros, tronco e cabeça e pescoço. Entre as urticárias físicas, a urticária solar tende a prevalecer nas áreas fotoexpostas, e a urticária ao frio pode surgir nas regiões da pele expostas às baixas temperaturas, podendo posteriormente se generalizar.

A urticária de pressão pode se iniciar nas áreas submetidas a compressão pela roupa. Cabe diferenciar a urticária por pressão retardada (provocar pressão estabelecida por 10 a 20 min) do dermografismo (Figura 5).

Outros tipos de urticária que merecem menção são a aquagênica e a colinérgica (exercício ou banho quente).

Angioedema. É comum se manifestar no subcutâneo periorbitário (Figura 6) e periorbicular, no couro cabeludo, nos genitais e nas palmas e plantas. A submucosa oral e genital é frequentemente acometida pelo angioedema.

Diagnóstico

Para a avaliação do paciente com urticária são necessários história detalhada e exame físico criterioso, devido aos seus numerosos subtipos.

Deve-se questionar quando teve início o quadro, quanto tempo dura cada lesão, quais a forma, o tamanho, a distribuição, quais são os sintomas associados (prurido ou dor), a história familiar de urticária, a relação com uso de medicamentos, exercício, fatores psicossomáticos, alteração gastrintestinal, entre outras perguntas na anamnese.

A urticária com duração menor que 6 semanas é denominada aguda, e a maior do que 6 semanas é denominada crônica. A lesão individual desaparece em, aproximadamente, 24 h, mas continuam surgindo novas lesões, representando a evolução da urticária crônica.

O angioedema pode ou não surgir acompanhado por urticária.

Exames laboratoriais raramente são realizados nos casos de urticária aguda, diferentemente da urticária crônica, em que exames complementares dependerão do tipo de urticária do paciente.

Histologicamente, a urticária e o angioedema guardam diferenças. A urticária é constituída pelo edema da derme superficial, efêmero (em geral, com duração entre 1 e 24 h) e determina prurido. Angioedema é o edema da derme profunda ou do subcutâneo e da submucosa, com duração entre 24 e 72 h, produzindo principalmente a sensação de dor local.

Diagnóstico diferencial

Angioedema. Anafilaxia, síndrome de Melkersson-Rosenthal, erisipela, celulite infecciosa, dermatite de contato, fotodermatite, linfedema.

Urticária. Prurigo estrófulo, eritema polimorfo, penfigoide bolhoso, mastocitose, vasculites e poliartrite, lúpus eritematoso e erupções morbiliformes ao fármaco.

Tratamento

A abordagem terapêutica das urticárias agudas e crônicas é fundamentada no uso dos anti-histamínicos de segunda geração (não sedantes) como abordagem-padrão. Em adultos, pode-se iniciar o tratamento com um desses medicamentos: desloratadina 5 mg/dia, loratadina 10 mg/dia, cetirizina 10 mg/dia, fexofenadina 180 mg/dia, ebastina 10 mg/dia, rupatadina 10 mg/dia, levocetirizina 5 mg/dia, epinastina 20 mg/dia ou bilastina 20 mg/dia. Apresentam eficácia similar. Caso a resposta não seja satisfatória com os anti-H1 não sedantes, pode-se introduzir um anti-H1 clássico à noite, em virtude das suas propriedades mais sedativas, sendo preferida pelos autores a hidroxizina 25 mg, antes de dormir. Quando há angioedema associado, opta-se também pelo uso do anti-H1 clássico, particularmente a hidroxizina 25 a 100 mg/dia por via oral (VO), fracionando-se 25 mg a cada 6 ou 8 h. São ainda opções a clemastina e a dexclorfeniramina. Como alternativa à falha terapêutica com anti-histamínicos na urticária crônica espontânea, é aprovado pela autoridade sanitária brasileira o uso de agente biológico, denominado omalizumabe, 2 ampolas de 150 mg, por via subcutânea, a cada 4 semanas, sendo preconizado em bula o uso por 6 meses.

Um tratamento alternativo aos pacientes que não respondam ao uso dos anti-H1 ou nos quais a apresentação da doença aguda seja grave e com angioedema associado é o uso de corticosteroide oral (prednisolona) na dose de 50 mg/dia VO para adultos, e 1 mg/kg/dia para crianças, durante 3 dias. Se houver angioedema com sinais de evolução para anafilaxia (edema de laringe, edema de glote, broncospasmo, náuseas, vômito, hipotensão arterial): epinefrina (primeira medida terapêutica medicamentosa a ser adotada) em solução 1:1.000 (1 mg/mℓ) por via subcutânea ou, preferencialmente, intramuscular na coxa anterolateral (absorção mais rápida e níveis plasmáticos melhores do que os da injeção subcutânea ou intramuscular no braço) de 0,2 a 0,5 mℓ em adultos a cada 5 min, e 0,01 mg/kg (máximo de 0,3 mg de dose total) em crianças.

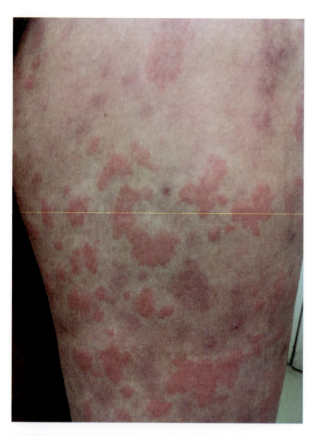

FIGURA 1 Urticária aguda. Lesões eritematoedematosas de contornos geográficos, acompanhadas de prurido. O aspecto morfológico não permite distinguir da urticária crônica.

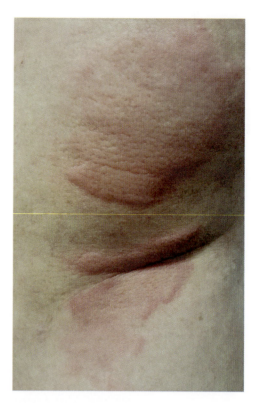

FIGURA 3 Urticária crônica. Lesões extensas, de aspecto variado. Apesar de, individualmente, desaparecerem em aproximadamente 24 h, continuavam surgindo novas lesões havia mais de 6 semanas. Devido à extensão do quadro e à sua duração, a terapêutica torna-se mais difícil.

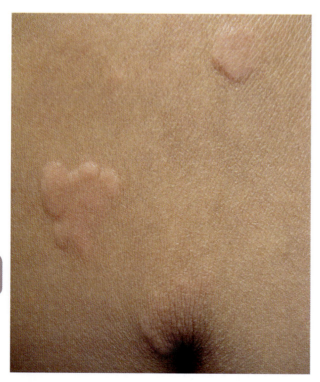

FIGURA 2 Urticária aguda. Em geral, nos adultos, desencadeada por medicamentos. Observar a cor pálida no centro e o halo eritematoso ao redor.

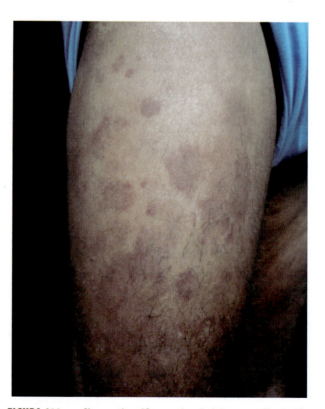

FIGURA 4 Vasculite urticariforme (urticária vasculite). Observar a cor mais escura, tom quase violáceo, no paciente com artrite reumatoide.

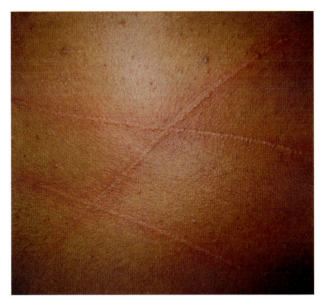

FIGURA 5 Dermografismo. Aspecto linear provocado apenas pela simulação do ato de coçar.

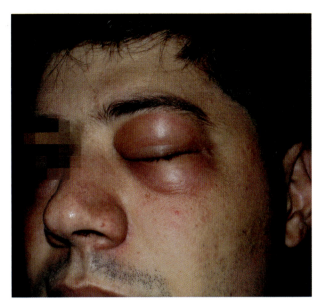

FIGURA 6 Angioedema. Grande edema periocular de evolução aguda, juntamente com urticária, após ingestão de camarão.

BIBLIOGRAFIA

Úlcera Angiodérmica

Azulay RD, Azulay DR. Dermatologia. 7. ed. Rio de Janeiro: Guanabara Koogan; 2017.

Barwell JR, Davies CE, Deacon J et al. Comparison of surgery and compression with compression alone in chronic venous ulceration (ESCHAR study): randomised controlled trial. Lancet. 2004; 363:1854-9.

Beebe-Dimmer JL, Pfeifer JR, Engle JS et al. The epidemiology of chronic venous insufficiency and varicose veins. Ann Epidemiol. 2005; 15:175-84.

Fonder MA, Lazarus GS, Cowan DA et al. Treating the chronic wound: a practical approach to the care of nonhealing wounds and wound care dressings. J Am Acad Dermatol. 2008; 58:185-206.

Mekkes JR, Loots MA, Van Der Wal AC et al. Causes, investigation and treatment of leg ulceration. Br J Dermatol. 2003; 148:388-401.

Urticária e Angioedema

Antia C, Baquerizo K, Korman A et al. Urticaria: a comprehensive review: treatment of chronic urticaria, special populations, and disease outcomes. J Am Acad Dermatol. 2018; 79(4):617-33.

Criado PR, Criado RF, Maruta CW et al. Chronic urticaria in adults: state-of-the-art in the new millennium. An Bras Dermatol. 2015; 90(1):74-89.

Criado PR, Criado RFJ, Maruta CW et al. Urticaria. An Bras Dermatol. 2005; 80(6):613-32.

Criado PR, Maruta CW, Alchorne AOA et al. Consensus on the diagnostic and therapeutic management of chronic spontaneous urticaria in adults – Brazilian Society of Dermatology. An Bras Dermatol. 2019; 94(2 Suppl 1):56-66.

Fricke J, Ávila G, Keller T et al. Prevalence of chronic urticaria in children and adults across the globe: systematic review with meta-analysis. Allergy. 2020; 75(2):423-32.

Haas N, Toppe E, Henz BM. Microscopic morphology of different types of urticaria. Arch Dermatol. 1998; 134(1):41-6.

Martins CF, Morais KL, Figueroa P et al. Histopathological and clinical evaluation of chronic spontaneous urticaria patients with neutrophilic and non-neutrophilic cutaneous infiltrate. Allergol Int. 2018; 67(1):114-8.

Zuberbier T, Aberer W, Asero R et al. The EAACI/GA(2)LEN/EDF/WAO guideline for the definition, classification, diagnosis and management of urticaria. Allergy. 2018; 73(7):1393-414.

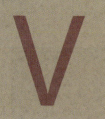

VASCULITES

Ana Luisa Bittencourt Sampaio Jeunon Vargas • Alexandre Carlos Gripp

Grupo heterogêneo de doenças que possuem como característica comum inflamação e dano da parede dos vasos cutâneos e/ou sistêmicos.

De acordo com o último consenso de Chapel Hill (2012), podem ser classificadas da seguinte maneira:

- De acordo com o tamanho do vaso predominantemente afetado (grandes, médios e pequenos vasos)
- Vasculite de vasos variáveis
- Vasculite de um único órgão
- Vasculite associada a doença sistêmica
- Vasculite de etiologia provável.

A apresentação clínica é variada e depende da intensidade da inflamação, da profundidade, da localização e do calibre do vaso afetado. A lesão purpúrica palpável é muito característica da vasculite de pequenos vasos, porém não patognomônica. Ela pode ocorrer como máculas eritematosas, pápulas, pústulas, bolhas hemorrágicas ou não, crosta necrótica, úlcera e lesão ectima-símile e lesões urticariformes (Figuras 1 a 10).

As vasculites de médios e grandes vasos podem também comprometer vasos de menor calibre e ter caracteristicamente os nódulos subcutâneos, o livedo reticular e as úlceras profundas. O contrário não ocorre; uma vez classificada como sendo de pequenos vasos, não há acometimento de vasos maiores.

	Sinonímia	Vascularite e angiite.
	Epidemiologia	Depende do tipo de vasculite. A crioglobulinemia mista essencial acomete mais os indivíduos portadores de hepatite C (Figura 11) e a vasculite por IgA acomete mais crianças, bem como o edema agudo hemorrágico e a doença de Kawasaki (crianças menores de 2 anos e 1 ano de idade, respectivamente, sendo a última, 1,5 vez mais incidente em meninos).
	Etiologia	Pode ser *primária* (idiopática) ou *secundária* a doenças autoimunes, inflamatórias, infecciosas (viral, bacteriana, parasitária, fúngica), neoplasias ou por medicamentos.
	Clínica	**1. Vasculites de pequenos vasos** É a forma mais comum de vasculite, com acometimento principal das vênulas pós-capilares, também podendo envolver arteríolas e capilares. Na histopatologia observa-se processo dinâmico, que tem início com uma vasculite leucocitoclástica, isto é, com a presença de infiltrado inflamatório neutrofílico perivascular, necrose fibrinoide, leucocitoclasia e extravasamento de hemácias. Na sua fase final há infiltrado inflamatório mononuclear. Desta maneira, os achados histopatológicos encontrados dependem da fase da doença quando realizada a biopsia. A expressão clínica é variada, admitindo múltiplos padrões de lesões descritos anteriormente. *1.1 Vasculites associadas ao ANCA* 1.1.1 Granulomatose com poliangiite (GPA) Doença granulomatosa com alteração de pequenos e médios vasos. Compreende a tríade: vasculite sistêmica de pequenos vasos, acometimento de trato respiratório superior e inferior, e glomerulonefrite. Existe associação com doenças das vias respiratórias superiores, como pansinusite, otite média e inflamação com posterior estenose de laringe e faringe. Pode também ocorrer pseudotumor de órbita, estenose do ducto lacrimal e isquemia coronariana. Raramente, há uveíte e doença retiniana. A lesão pulmonar leva à hemorragia alveolar difusa e a nódulos parenquimatosos, que podem evoluir para necrose e formação de cavidade pulmonar. A glomerulopatia, se presente, caracteriza a forma generalizada da doença. O tipo mais comum de lesão é a glomerulonefrite em crescente. Em 50% dos casos há relato de mialgia, artralgia e artrite. As manifestações neurológicas acometem menos de 50% dos pacientes, sendo menos comum que na síndrome de granulomatose eosinofílica com poliangiite, com neuropatia periférica em menos de 20% dos casos.

A GPA pode ter sintomas cutâneos em mais da metade dos pacientes e se manifestar como lesão purpúrica palpável, úlceras semelhantes às do pioderma gangrenoso (Figura 12), úlceras orais e nasais, hiperplasia gengival, paniculite, pápulas, bolhas hemorrágicas ou pequenas úlceras e nódulos subcutâneos.

A histopatologia demonstra vasculite leucocitoclástica e granulomas fora dos vasos.

O ANCA (anticorpo citoplasmático antineutrófilo) deve ser solicitado, sendo o padrão citoplasmático (c-ANCA) verificado na imunofluorescência direta, quando associado ao padrão antiproteinase 3 (anti-PR3) no imunoensaio, o mais específico para GPA. O c-ANCA está positivo em 80 a 90% dos casos, porém pode ser encontrado o padrão perinuclear (p-ANCA) em 10% dos pacientes. Existe GPA ANCA-negativo, e este é mais frequente em caso de doença inicial ou limitada à pele. O c-ANCA tem valor preditivo positivo de 45 a 50% para GPA. Assim, apesar da positividade do padrão do ANCA (citoplasmático) na imunofluorescência, deve-se sempre associá-la ao imunoensaio para verificar se o anticorpo associado à vasculite é o anti-PR3 (sela o diagnóstico).

1.1.2 Granulomatose eosinofílica com poliangiíte (EGPA)

Acomete artérias e veias de pequeno calibre. Assemelha-se à GPA em relação aos órgãos afetados (trato respiratório, rins e pele), porém os pacientes que apresentam este tipo de vasculite têm história prévia de atopia, asma ou rinite alérgica. A eosinofilia (mais de 1.000 eosinófilos/µℓ) é característica tanto da fase atópica, ou seja, de pré-vasculite, quanto na de vasculite. Acomete mais os homens do que mulheres, em uma relação de 2:1.

Os pacientes com EGPA apresentam mais acometimento de sistema nervoso periférico (mononeurite múltipla) do que aqueles com GPA.

Os sinais e sintomas descritos são infiltrados pulmonares e hemorragia pulmonar, cardiomiopatia e arterite coronariana, hipertensão arterial, perfurações nasais, glomerulopatia, isquemia mesentérica e gastrenterite eosinofílica. As alterações cutâneas encontradas são: púrpura (a mais frequente, com conformação de "mapa"), nódulos subcutâneos, urticária e *rash* eritematoso polimórfico (Figura 13).

Na histopatologia, observam-se granulomas extravasculares com infiltrado inflamatório rico em eosinófilos, com ou sem vasculite granulomatosa.

1.1.3 Poliangiíte microscópica

Acomete pequenas e médias artérias subcutâneas, com poucos complexos imunes, positividade para o ANCA e intenso comprometimento pulmonar (hemorragia alveolar) e renal (glomerulonefrite em crescente). Ausência de granulomas. As alterações neurológicas são menos comuns que na poliarterite nodosa (PAN). Na pele, o paciente apresenta lesões purpúricas palpáveis e, raramente, nódulos subcutâneos.

Pode haver sintomas sistêmicos como febre, perda ponderal, artralgias e mialgia, além das alterações pulmonares e renais anteriormente descritas, delineando a síndrome pulmão-rim.

Existe relação com hepatites B e C e também p-ANCA e antimieloperoxidase (MPO) positivos.

Em tempo: existem vasculites ANCA positivas (mais comum anti-MPO que anti-PR3) induzidas por fármacos, que são limitadas a apenas um órgão, como pele, pulmão, sistemas nervoso central e rim). Os fármacos frequentemente envolvidos são propiltiouracila, minociclina, hidralazina e levamisol.

1.2 Vasculite por imunocomplexos

Há depósitos de imunocomplexos (IgA ou IgG/IgM) nas vênulas pós-capilares, geralmente em áreas pendentes (pernas). Podem ser originados, por exemplo, dos autoanticorpos das colagenoses (lúpus eritematoso sistêmico, artrite reumatoide) e das crioglobulinemias.

1.2.1 Antimembrana basal glomerular

Doença de comprometimento renal e pulmonar, não possui apresentação cutânea.

1.2.2 Crioglobulinêmica

Há vasculite leucocitoclástica por depósitos de imunocomplexos formados por crioglobulinas circulantes, em geral dos tipos II e III. Apesar de estar mais associada à vasculopatia trombótica, existem raros relatos de vasculite leucocitoclástica pela crioglobulinemia tipo I.

A crioglobulinemia pode ser sistêmica, com manifestação cutânea ou uma forma limitada à pele. Geralmente associada à infecção pelo vírus da hepatite C.

1.2.3 Vasculite por IgA

Doença mais frequente em crianças (75% dos casos em menores de 10 anos de idade), nas quais 30 a 40% dos casos são precedidos por infecções do trato respiratório superior e têm acometimento renal em até 6 meses do quadro cutâneo. Nos adultos, alguns autores a classificam como uma doença distinta, com menos pródromos infecciosos e menos sintomas gastrintestinais. No adulto, quando limitada à pele, é benigna e recorrente. Se sistêmica, evolui com doença renal em 30% dos casos. Os pacientes com lesões purpúricas acima da cintura, febre e aumento de velocidade de hemossedimentação (VHS) devem ser investigados para doença sistêmica, bem como neoplasias subjacentes (câncer de pulmão é o mais associado) e paraproteinemia por IgA.

Na pele, ocorre púrpura palpável e não palpável (localizada preferencialmente em cotovelos, mãos, joelhos e glúteos) (Figura 14) e lesões urticariformes. Os adultos apresentam mais lesões purpúricas necróticas. As alterações cutâneas podem ser acompanhadas de artrite, sintomas gastrintestinais (melena, dor abdominal, intussuscepção) e glomerulonefrite. Os sintomas viscerais podem preceder os cutâneos.

A fisiopatogenia envolve o depósito de IgA1 em vênulas e arteríolas pós-capilares, como observado na imunofluorescência direta (IFD), com posterior ativação da via alternativa do complemento. Na histopatologia há vasculite leucocitoclástica, e na IFD, depósitos granulares de IgA (predominante), C3 e fibrina nas paredes dos vasos.

O tratamento, geralmente, é de suporte, já que a doença é autolimitada. Existem relatos de uso de corticosteroides e dapsona para o tratamento da púrpura e, em caso de doença renal ou doença cutânea extensa e refratária, corticosteroides em altas doses (ou em pulsoterapia), ciclofosfamida, azatioprina e imunoglobulina intravenosa.

1.2.4 Vasculite urticarial hipocomplementenêmica

Sinonímia: urticária vasculite, vasculite anti-C1q.

Clinicamente, é semelhante à urticária, porém as lesões persistem por mais de 24 h, há sensação de ardência ou queimação locais e, ao regredirem, deixam hiperpigmentação residual, com eventual presença de petéquias. Ao contrário da maioria das vasculites, não há predileção pelas pernas. Alterações sistêmicas relacionadas são: febre, mal-estar, mialgia, linfadenomegalia, hepatoesplenomegalia, entre outras.

Cerca de 50% têm anticorpo anti-C1q precipitina-positivo ou C1 reduzido. Está presente em 32% dos indivíduos com síndrome de Sjögren e em 20% dos com lúpus eritematoso sistêmico. À histopatologia há vasculite leucocitoclástica com edema da derme papilar, sem extravasamento de hemácia nem necrose fibrinoide proeminentes. Há depósitos granulares de imunocomplexos na IFD.

Associação com: pródromo da hepatite B (vasculite, artralgia e artrite antes do início da icterícia), paraneoplasia; lúpus eritematoso sistêmico (pode haver lesão renal, complemento sérico reduzido, anti-Ro e anti-DNA positivos), gamopatias por IgA e farmacodermias.

A vasculite urticariforme normocomplementenêmica geralmente é limitada à pele.

1.3 Vasculite de vasos variáveis

1.3.1 Síndrome de Behçet

Doença neutrofílica, atualmente classificada como autoinflamatória, que tem a tromboflebite como envolvimento vascular mais comum (30% dos pacientes). Pode afetar vasos de qualquer tamanho e tipo, é mais comum em homens e se apresenta como nódulos subcutâneos eritematosos, dispostos de forma linear, confundidos com eritema nodoso. Quando em artérias, provoca a formação de trombose e de aneurismas.

1.3.2 Síndrome de Cogan

Não acomete a pele. Há ceratite intersticial e sintomas vestibuloauditivos, além de arterite orbital e aortite.

1.4 Vasculite de órgão único

A vasculite limitada à pele é um tipo de vasculite de órgão único, bem como a aortite isolada e a vasculite de sistema nervoso central.

1.5 Vasculite associada a doença sistêmica

Secundária a doenças previamente existentes, como lúpus eritematoso sistêmico (LES) e artrite reumatoide. Acomete vasos mais profundos na pele e por isso manifesta-se como nódulos ou úlceras, gangrena digital, infartos da dobra ungueal e de *vasa nervorum*, levando à neuropatia.

Vasculite reumatoide: lesões em paciente com títulos elevados de fator reumatoide, doença de longa data e erosiva. Há depósitos de IgG, IgA e IgM nas vênulas pós-capilares, bem como arterite na junção dermo-hipodérmica. É semelhante à PAN, porém com acometimento de vênulas pós-capilares.

No LES, há vasculite urticariforme e vasculite de pequenos vasos por imunocomplexos.

Na síndrome de Sjögren, a vasculite se manifesta com lesões maculares recorrentes semelhantes à da crioblobulinemia e à da hipergamaglobulinemia.

Na sarcoidose é rara e pode haver vasculite leucocitoclástica na fase aguda (autolimitada, acompanhada de sintomas sistêmicos) e uma forma granulomatosa na doença crônica.

1.6 Vasculite de etiologia provável

Quando a etiologia é identificada; por exemplo, fármaco, infecções (hepatite B e C), sepse, neoplasia.

A vasculite induzida por fármaco é autolimitada e melhora com a descontinuação do medicamento. Pode ser ANCA-positiva, limitada ou não à pele.

A vasculite séptica pode estar associada à presença de anticorpos ANCA do tipo PR3.

1.7 Outras vasculites não incluídas no consenso de Chapel Hill

1.7.1 Edema agudo hemorrágico

Acomete crianças menores de 2 anos de idade e tem etiologia desconhecida. Pode estar relacionado a agente infeccioso, uso de fármacos (geralmente antibióticos) ou vacinas. Alguns autores consideram-no uma variante da vasculite por IgA.

As manifestações clínicas são febre, edema dos membros e exantema polimórfico semelhante ao eritema multiforme, geralmente em alvo, localizado na face e nas extremidades. Não há bolhas nem necrose. Raramente acomete articulações, trato gastrintestinal e rins. A resolução ocorre em dias, e o tratamento é apenas de suporte.

1.7.2 Eritema *elevatum diutinum*

Doença crônica rara, que afeta mais os adultos. É uma dermatose de causa desconhecida. Parece ser desencadeado por depósito de imunocomplexos, estando relacionado a doenças autoimunes (artrite reumatoide, doença inflamatória intestinal, diabetes melito tipo I e doença celíaca), infecciosas (estreptocócicas, sífilis, HIV e hepatite), hematológicas (mieloma múltiplo e mielodisplasia), pioderma gangrenoso e policondrite recidivante.

As lesões podem ser pápulas, placas ou nódulos localizados na superfície extensora de joelhos, cotovelos e articulações das mãos, e, menos frequentemente, em nádegas, membros inferiores e pavilhões auriculares (Figuras 15 e 16). Podem ocorrer ulcerações, vesículas e bolhas no centro das lesões. Artralgia é uma queixa frequente. As lesões podem involuir, mas recidivam no mesmo local, e as que são persistentes tendem à fibrose. Lesões recentes são eritematopurpúricas, e as tardias são róseo-amareladas. Histopatologicamente, mostra-se como vasculite leucocitoclástica e, na forma crônica, observa-se fibrose associada.

No diagnóstico diferencial devem ser consideradas a EGPA e a síndrome de Sweet (lesões recentes). As lesões tardias devem ser diferenciadas dos xantomas e da retículo-histiocitose multicêntrica.

O diagnóstico do eritema *elevatum diutinum* é clínico-histopatológico.

O tratamento baseia-se em corticoterapia tópica ou intralesional, niacinamida e sulfona, sendo esta última a terapia mais eficaz, apesar de ocorrer recidiva frequente entre 12 e 24 h pós-suspensão.

1.7.3 Vasculite pustulosa

Raramente, pústulas podem ser expressão de vasculite. São observadas nas doenças neutrofílicas (síndrome de *bypass* intestinal, síndrome da alça cega, doença de Behçet) que apresentam algum grau de vasculite em associação ao infiltrado inflamatório neutrofílico. Também podem ocorrer na reação hansênica tipo II. As manifestações sistêmicas que as acompanham são: febre, mialgia e poliartrite (principalmente de joelhos e cotovelos).

Tem como diagnóstico diferencial síndrome de Sweet, pioderma gangrenoso e artrite gonocócica.

1.7.4 Vasculite nodular

É uma paniculite lobular associada à vasculite, que produz nódulos dolorosos com tendência à ulceração nas panturrilhas de mulheres de meia-idade.

Faz diagnóstico diferencial com eritema indurado (de Bazin), devendo sempre ser pesquisada a presença de tuberculose.

1.7.5 Vasculite eosinofílica

Trata-se de doença rara, recentemente descrita, de causa desconhecida, que se manifesta sob a forma de pápulas e lesões urticariformes recorrentes, pruriginosas, localizadas preferencialmente na cabeça e no pescoço, acompanhadas de angioedema da face e dos membros. Pode fazer parte do espectro da síndrome hipereosinofílica.

Na histopatologia, observam-se necrose fibrinoide e infiltrado eosinofílico nos pequenos vasos, sem leucocitoclasia.

1.7.6 Doença do soro

Ocorre por depósitos de imunocomplexos circulantes encontrados em pacientes que receberam soro antidiftérico e antipneumocócico. Também causada por medicamentos como penicilina e sulfas. Manifesta-se por artrite, artralgia, febre, glomerulonefrite e vasculite urticariforme.

1.7.7 Vasculite por IgM/IgG

Alguns autores atualmente classificam as vasculites anteriormente chamadas de vasculites cutâneas ("leucocitoclásticas") idiopáticas, com IFD positiva para predomínio de IgG e IM, como vasculite por IgG/IgM.

1.7.8 Vasculite macular hipergamaglobulinêmica

Vasculite associada à macroglobulinemia de Waldenström.

2. Vasculite de médios vasos

Esse tipo de vasculite compromete as artérias viscerais e seus ramos.

2.1 Poliarterite nodosa (PAN)

Caracteriza-se por acometer múltiplos órgãos, como coração, sistema nervoso periférico (mononeurite múltipla) e testículos (orquite), poupando os pulmões e os rins. Pode causar hipertensão arterial e insuficiência renal, esta devido à estenose das artérias pré-glomerulares (não tem glomerulonefrite). Aproximadamente 40 a 50% dos indivíduos com PAN possuem lesões cutâneas, com nódulos subcutâneos isolados ou agrupados ao longo de um vaso sanguíneo. Os locais mais comumente acometidos são joelhos, regiões pré-tibiais e o dorso dos pés. Também são observados livedo reticular, úlceras e gangrena dos dígitos. Podem ser encontrados sintomas constitucionais, como febre, perda ponderal e artralgia. Sessenta por cento dos casos apresentam p-ANCA/antimieloperoxidase positiva.

Existe relação com hepatite viral B e C, lúpus eritematoso sistêmico, febre familial do Mediterrâneo, doenças inflamatórias intestinais e leucemia de células pilosas.

A poliarterite nodosa cutânea (arterite cutânea) é uma variante da PAN clássica, limitada à pele, de curso crônico e recidivante, e geralmente não evolui para a PAN sistêmica. Acomete artérias e arteríolas da hipoderme e da junção derme–hipoderme (não acomete veias). Localiza-se preferencialmente nas extremidades, acompanhada por sintomas musculares e neurológicos leves. Apresenta livedo, máculas e nódulos subcutâneos ou dérmicos que podem ulcerar ou ser acompanhados por gangrena digital. Recentemente, a fisiopatogenia da PAN foi associada à mutação recessiva do gene *CECR1*, que leva à deficiência de adenosina deaminase-2 (ADA2), uma síndrome autoinflamatória monogênica.

2.2 Doença de Kawasaki

Acomete crianças, com pico de incidência no primeiro ano de vida, sendo 1,5 vez mais comum nos meninos. É uma doença de etiologia desconhecida, mais comum no Japão e nos EUA em descendentes de asiáticos. Ver capítulo *Doenças Exantemáticas*.

3. Vasculites de grandes vasos

3.1 Arterite de células gigantes

Também chamada de arterite temporal, é uma vasculite crônica de médios e grandes vasos, que acomete indivíduos com mais de 50 anos de idade. De início insidioso, 90% apresentam cefaleia de intensidade variável. Pode haver endurecimento da artéria temporal ou da occipital, com edema e nódulos no local. Raramente, há necrose da língua ou do couro cabeludo. Outros sintomas são claudicação da musculatura mastigatória, doença vestibular, febre, perda ponderal, fadiga e perda visual. Polimialgia reumática pode estar presente em 50% dos casos.

3.2 Arterite de Takayasu

Arterite granulomatosa crônica, acomete artérias elásticas de grande calibre, como a aorta e seus ramos principais. Não há evidente comprometimento cutâneo; entretanto, podem existir quadros dermatológicos inespecíficos. Eventualmente pode ocorrer vasculite cutânea com necrose.

 Diagnóstico

Anamnese e exame físico completo. Exames laboratoriais devem ser solicitados. Rotina para avaliação do paciente com vasculite:

Exames iniciais. Hemograma, VHS, coagulograma, creatinina sérica, hepatograma, EAS, pesquisa de sangue oculto nas fezes, radiografia de tórax, sorologias para hepatites virais (HbsAg, anti-HBs, anti-HBc, anti-HCV), anti-HIV, fator antinuclear (FAN), anti-DNA dupla-hélice, anti-Ro (SSA) e anti-La (SSB), fator reumatoide, complemento sérico (C3, C4, CH50), crioglobulinas, ANCA, eletroforese de proteínas séricas e biopsia com imunofluorescência direta. A biopsia da pele dispõe de melhores resultados se realizada em uma lesão com aparecimento entre 18 e 24 h. A imunofluorescência é feita dentro de 8 a 24 h a partir do surgimento da lesão (após 48 h, os imunocomplexos podem não ser mais encontrados).

Exames adicionais. Biopsia renal e eletroneuromiografia.

A presença de febre e sintomas constitucionais no decorrer de lesões sugestivas de vasculite sob investigação etiológica pode não significar envolvimento extracutâneo; porém, febre prolongada ou temperatura elevada, artrite e parestesias são indicadores de acometimento sistêmico e de gravidade de doença.

Fatores que agravam a doença são exercício, exposição solar ou a temperaturas extremas, e estase prolongada.

 Diagnóstico diferencial

As vasculites devem ser diferenciadas entre si, de forma que o diagnóstico seja bastante específico. Lesões de vasculopatia trombótica, vasculopatia livedoide e as dermatoses purpúricas pigmentares fazem diagnóstico diferencial com as vasculites.

 Tratamento

Consiste basicamente em prevenção da deposição dos imunocomplexos, redução da resposta inflamatória, modulação dos mecanismos imunológicos e tratamento local. Deve-se, então, suspender o fármaco envolvido ou tratar a doença de base. Em caso de doença limitada, sem sinais de comprometimento sistêmico, podem ser iniciadas medidas gerais, como repouso, elevação dos membros inferiores, analgésicos, anti-histamínicos e anti-inflamatórios não esteroides. Em casos refratários, usar colchicina ou hidroxicloroquina. Dapsona é o fármaco de escolha no eritema *elevatum diutinum*. Não havendo resposta, indícios de comprometimento sistêmico ou doença grave (recorrente, sintomática, nodular, vesicobolhosa ou ulcerada), há indicação de corticosteroides sistêmicos, imunossupressores (azatioprina, micofenolato de mofetila, metotrexato, ciclofosfamida, ciclosporina), imunoglobulina intravenosa ou plasmaférese. As lesões regridem, deixando no local hiperpigmentação (pós-inflamatória ou por depósito de hemossiderina). O acompanhamento deve ser multidisciplinar.

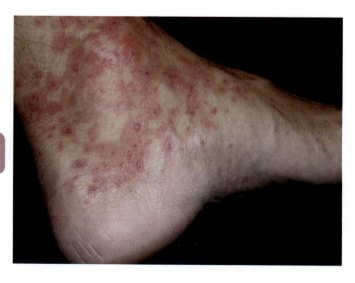

FIGURA 1 Vasculite. Lesões purpúricas e eritematosas perimaleolares, com o esboço de pústulas.

Seção 2 | Afecções Dermatológicas de A a Z   1053

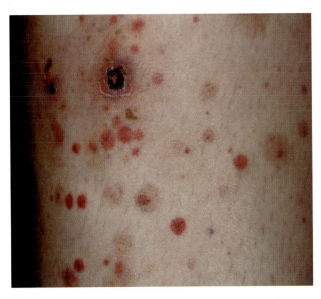

FIGURA 2 Vasculite. Múltiplas lesões purpúricas palpáveis e necrose.

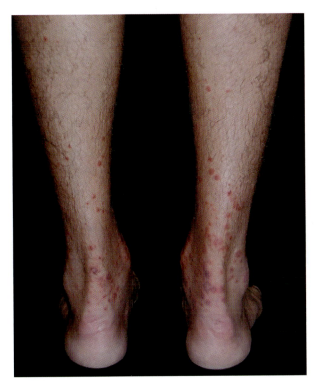

FIGURA 3 Vasculite. Pápulas eritematosas e lesões purpúricas nos membros inferiores, fortemente sugestivas de vasculite de pequenos vasos.

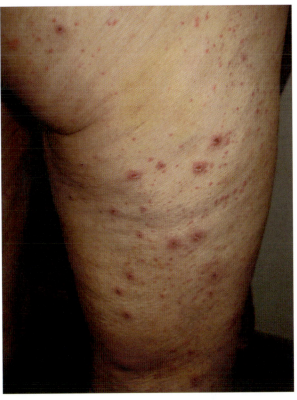

FIGURA 4 Vasculite. Lesões purpúricas, palpáveis, milimétricas, acompanhadas de lesões necróticas, chegando até a região glútea, com hipótese principal de Henoch-Schönlein.

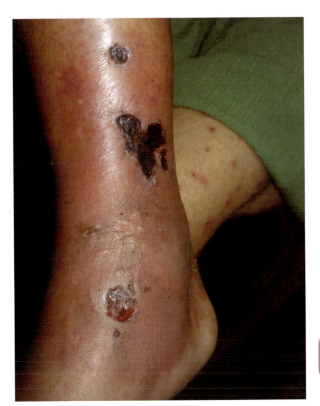

FIGURA 5 Vasculite. Lesoes necroticas na perna e no dorso do pé, com eritema e edema. No outro membro: lesões menores, purpúricas e algumas outras também com necrose.

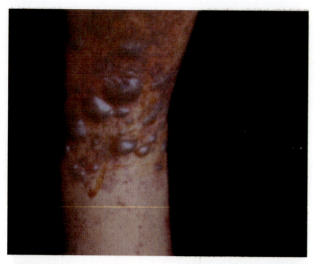

FIGURA 6 Vasculite. Bolhas hemorrágicas circundadas por lesões purpúricas confluentes.

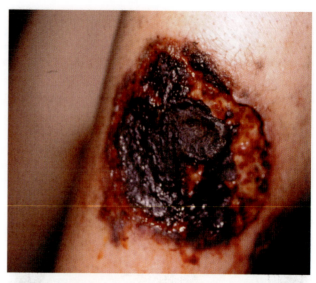

FIGURA 8 Vasculite. Grande lesão ulcerada com crosta necrótica, no membro inferior.

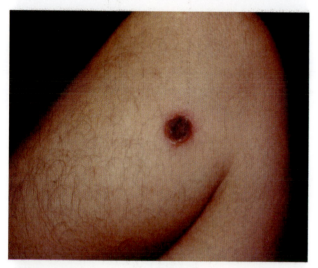

FIGURA 7 Vasculite. Lesão ectima-símile, única, com crosta necrótica, cujo laudo histopatológico foi de vasculite.

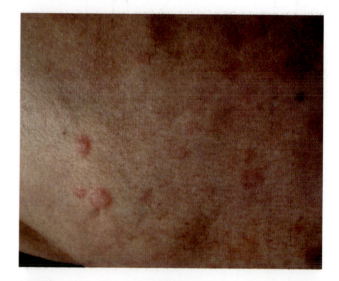

FIGURA 9 Vasculite urticariforme. Lesões ponfoides que, quando regridem, deixam hiperpigmentação. Podem estar associadas a lesões purpúricas, mais características de vasculite.

Seção 2 | Afecções Dermatológicas de A a Z 1055

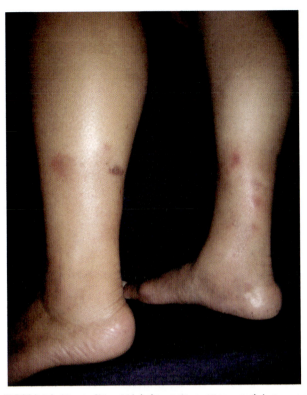

FIGURA 10 Vasculite. Nódulos eritematopurpúricos nas pernas de paciente do sexo feminino.

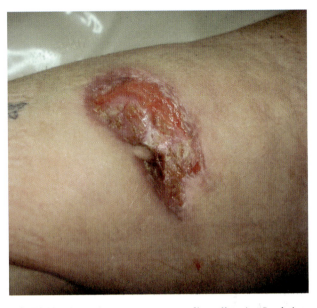

FIGURA 12 Granulomatose com poliangiite. Lesão única, ulcerada, com bordas endurecidas, precedendo quadro pulmonar da doença.

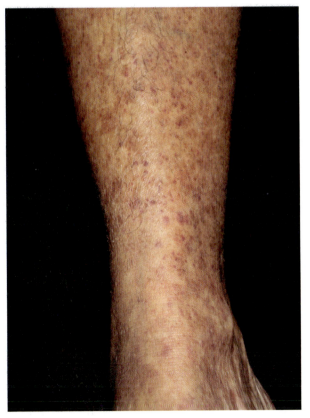

FIGURA 11 Vasculite. Lesões eritematopurpúricas e acastanhadas na perna de paciente com hepatite C e crioglobulinemia.

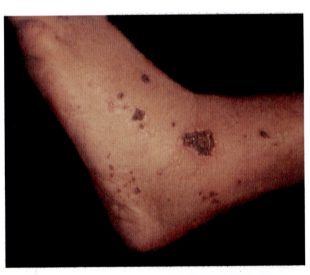

FIGURA 13 Granulomatose eosinofílica com poliangiite. Lesões purpúricas e ulceronecróticas, com bordas anfractuosas.

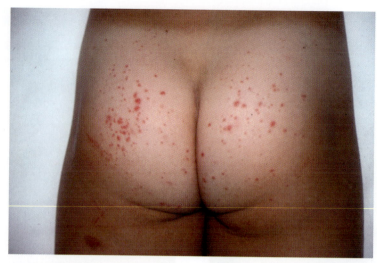

FIGURA 14 Vasculite | Púrpura de Henoch-Schönlein. Lesões purpúricas, palpáveis, com crostas atingindo os membros inferiores e região glútea de criança.

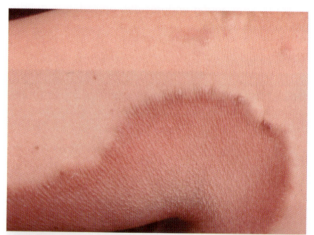

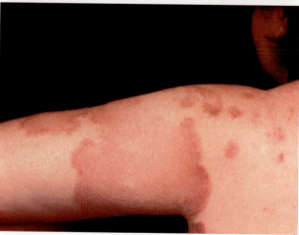

FIGURA 15 Eritema *elevatum diutinum*. Lesões em placas eritematoacastanhadas, acompanhadas por febre e artralgia.

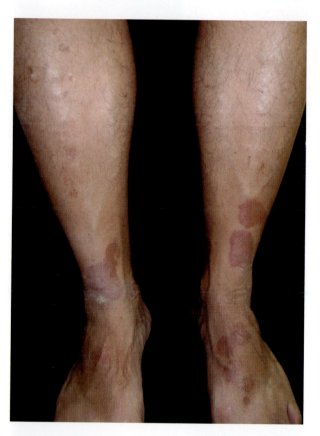

FIGURA 16 Eritema *elevatum diutinum*. Superfície extensora dos membros inferiores apresentando lesões em placa, eritematoacastanhadas, acompanhadas por lesões em dorso das mãos e cotovelos, de evolução arrastada, com diagnóstico histopatológico confirmando a hipótese clínica de EED.

VASCULOPATIA LIVEDOIDE

Paula Figueiredo de Marsillac • Nandara Cristina Paiva • Luna Azulay-Abulafia

	Sinonímia	Atrofia branca de Milian, vasculite hialinizante segmentar e PURPLE (do inglês, *painful purpuric ulcers with reticular pattern of the low extremities*). O termo vasculite livedoide, ainda encontrado em literaturas recentes, deve ser evitado, visto que o mecanismo fisiopatológico causador da doença é uma vasculopatia, por formação de trombos na microcirculação cutânea, e não uma vasculite inflamatória.
	Epidemiologia	Doença rara, com incidência estimada de 1:100.000 casos/ano, com predomínio em mulheres na proporção de 3:1 em relação aos homens. Pode ocorrer em qualquer idade, com o pico de incidência entre 30 e 60 anos. Dos pacientes, 9 a 38% também apresentam insuficiência venosa crônica. Estimativas demonstram que o tempo de duração dos primeiros sintomas para diagnóstico dura cerca de 5 anos em média.
	Etiologia	Desconhecida. A histopatologia sugere uma combinação de mecanismos trombóticos ou distúrbios relacionados à microcirculação, com formação de trombo intraluminal de microvasos dérmicos levando a oclusão e subsequente hipoxia tecidual. A vasculopatia livedoide pode ser primária (idiopática) ou secundária a diversos estados pró-trombóticos. A maioria dos casos é de natureza idiopática, em que o mecanismo trombótico sugere estar restrita a pequenos vasos cutâneos, mais especificamente localizados nos membros inferiores.
	Clínica	A vasculopatia livedoide é caracterizada por um curso crônico e recorrente, com episódios de exacerbações. Literaturas recentes descrevem uma tríade clássica de manifestações composta por livedo racemoso, ulcerações e atrofia branca. A fase inicial descrita com livedo racemoso é caracterizada por estrias eritematosas semelhantes a redes violáceas em consequência da perfusão anormal da microcirculação cutânea. As lesões iniciais são máculas purpúricas, pápulas ou estrias equimóticas (Figura 1) distribuídas simetricamente no dorso de pés, tornozelos e pernas. O segundo estágio é caracterizado por úlceras dolorosas de início agudo que evoluem para úlceras superficiais (Figura 2), pequenas ou grandes, que cicatrizam lentamente ao longo de 3 a 4 meses, deixando cicatrizes atróficas, esbranquiçadas (atrofia branca) e estreladas (de 0,5 a15 cm), cercadas por lesões hiperpigmentadas e numerosas telangiectasias (Figuras 3 a 5).
	Diagnóstico	O exame clínico pode ser complementado pelo exame histopatológico, que revela, nas lesões iniciais, material fibrinoide eosinofílico nas paredes e lumens dos vasos superficiais da derme. O aspecto histopatológico das úlceras assemelha-se ao das úlceras venosas; porém, apresenta necrose epidérmica bem definida e hialinização dos vasos. Não há evidências de vasculite leucocitoclástica. A imunofluorescência é inespecífica e demonstra depósitos de imunoglobulina (IgG e IgM) e complemento (C3) nos vasos da derme. Na microscopia eletrônica, observam-se dilatação e obstrução dos capilares com afinamento do endotélio.
	Diagnóstico diferencial	Poliarterite nodosa, vasculite crioglobulinêmica, vasculite leucocitoclástica, úlcera venosa crônica, papulose atrofiante maligna (doença de Degos), pseudo-Kaposi, cicatrizes e outras vasculites de pequenos vasos.
	Tratamento	Objetivo: aliviar sintomas, evitar recorrência e prevenir cicatrizes. Até o momento não há consenso ideal; em geral envolve uma combinação de intervenções, como manejo da dor, cuidado com as feridas, cessação do tabagismo e terapia farmacológica. Entre as medicações utilizadas documentadas na literatura estão os anticoagulantes. O uso diário de heparina de baixo peso molecular é descrito com bons resultados; entre as alternativas descritas na literatura estão a varfarina sódica e mais recentemente o uso de rivaroxabana (inibidor do fator Xa). Outras terapias utilizadas são esteroides sistêmicos, agentes antiplaquetários, trombolíticos, imunoglobulina intravenosa, PUVA e oxigenoterapia hiperbárica (OHB). Embora a imunoglobulina venosa, a PUVA e a OHB estejam associadas a uma excelente resposta clínica, devido ao alto custo e à dificuldade de adesão do paciente, esses tratamentos acabam sendo priorizados para casos refratários. Pacientes com vasculopatia livedoide apresentam episódios recorrentes da doença, tornando necessário o tratamento contínuo, além da investigação das causas secundárias.

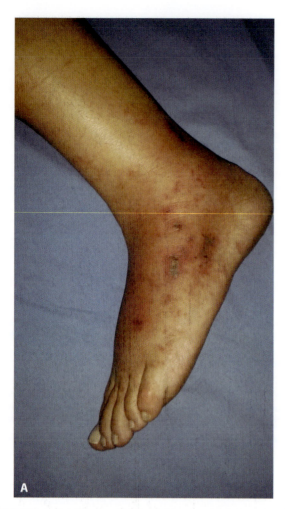
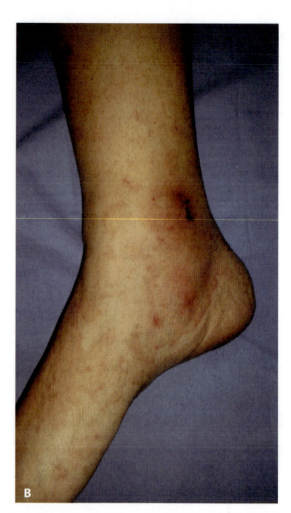

FIGURA 1 Vasculopatia livedoide. A. Livedo racemoso associado a máculas purpúricas e lesões ulceradas de bordas eritematopurpúricas dolorosas no dorso do pé esquerdo. **B.** Úlcera cutânea de fundo necrótico e borda eritematosa localizada na região maleolar direita associada a livedo racemoso.

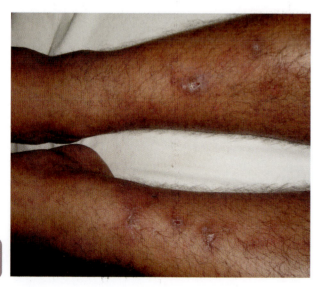

FIGURA 2 Vasculopatia livedoide. Lesões cicatriciais atróficas de cor marfim, com contornos irregulares, acompanhadas de pequena lesão ulcerada com bordas eritematosas dispostas simetricamente na face anterior dos membros inferiores. (Cortesia do Dr. Arles Brotas.)

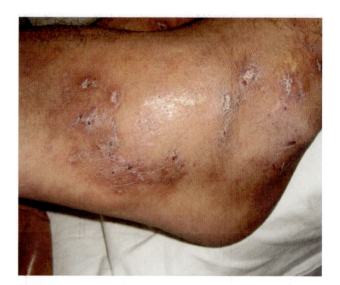

FIGURA 3 Vasculopatia livedoide. Lesões cicatriciais atróficas de cor marfim (atrofia branca), com contornos irregulares e hiperpigmentação na borda na região maleolar. (Cortesia do Dr. Arles Brotas.)

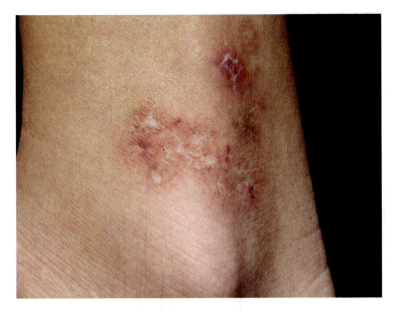

FIGURA 4 Vasculopatia livedoide. Cicatrizes atróficas brancacentas, acompanhadas de lesões purpúricas com bordas angulosas.

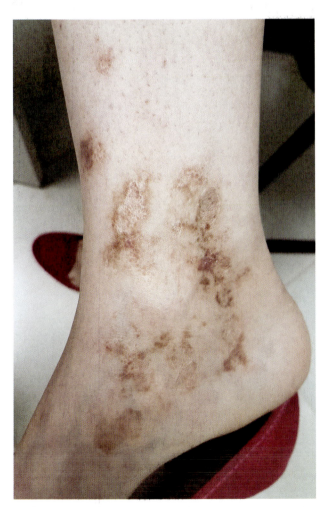
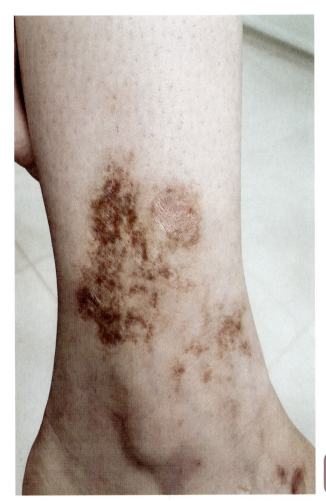

FIGURA 5 Vasculopatia livedoide. Lesões atróficas marfínicas, circundadas por borda hiperpigmentada, após longa evolução da vasculopatia.

VERRUGA

Aguinaldo Bonalumi Filho • Brunno Zeni de Lima • David Rubem Azulay

	Sinonímia	Verruga viral.
	Epidemiologia	A infecção pelo papilomavírus humano (HPV) é muito frequente. Estima-se que 30% da população infantil e que 50% dos adultos apresentarão a infecção ao longo da vida. A infecção do trato genital pelo HPV é mais prevalente quanto maior for o número de parceiros e mais precoce for o início da atividade sexual, embora a vacinação tenha alterado de forma substancial esses números e, inclusive, em relação ao desenvolvimento do câncer da cérvice uterina. A presença da infecção na região anogenital na infância deve gerar preocupação, mas não implica necessariamente abuso sexual. A maioria das infecções pelo HPV tende à cura espontânea em menos de 2 anos.
	Etiologia	Causada pelo HPV, vírus DNA, com mais de 200 tipos já identificados pertencentes aos gêneros α (cutâneo e mucoso; 6, 11, 16, 18 são os mais estudados), β (é considerado comensal e também relacionado à rara epidermodisplasia verruciforme, uma doença autossômica recessiva mas que também pode ser adquirida em pacientes imunodeprimidos), γ (cutâneo) e μ (raríssimo). Em termos práticos, são mais bem classificados como de alto risco oncogênico (16, 18), risco intermediário (31, 33, 35, 39, 45, 51, 52, 54, 56, 58) e baixo risco (6, 11). A inoculação do HPV deve atingir a camada basal da pele ou mucosas e induz à proliferação de células escamosas, levando a lesões clínicas; pode haver formas latentes e subclínicas. A transmissão é por contato direto, sendo facilitada pela presença da quebra da integridade da barreira epitelial. Pode haver autoinoculação ou transmissão indireta por meio de fômites. O tempo de incubação é variável, em torno de 3 meses (de semanas a mais de 1 ano). Nas crianças são identificadas três formas de transmissão: vertical ou perinatal, que pode levar a um quadro denominado *papilomatose respiratória recorrente* (PRR), mais provável quando surgem lesões até os 3 anos de vida; horizontal por auto ou heteroinoculação (contato inocente, não sexual, de cuidadores da criança); e transmissão sexual. A PRR se caracteriza pela presença de lesões nas vias respiratórias com disfonia, estridor e dificuldade respiratória; a sua ocorrência se dá em adultos por meio de sexo orogenital. Preservativos parecem não eliminar por completo a possibilidade de infecção, assim como a via cesárea para o parto de mãe infectada. Tricotomia favorece a disseminação, assim como a de outras dermatoviroses.
	Clínica	Varia de acordo com tipo do HPV, local acometido, idade do paciente e resposta do hospedeiro. Didaticamente podem ser classificadas por suas apresentações clínicas. **Verrugas vulgares.** Os tipos 2 e 4 são os mais comuns, além dos tipos 26, 27, 29, 57. Assumem várias formas clínicas, em qualquer parte do corpo, especialmente nas áreas de traumatismo (inoculação, lembrando o que ocorre nas dermatoses com o fenômeno de Köebner). São pápulas (Figura 1), geralmente até 2 cm, ceratósicas, o que pode conferir uma superfície esbranquiçada e áspera; eventualmente exibem pontos pretos na superfície, que correspondem a capilares trombosados. O aspecto de vegetação verrucosa é característico (Figura 2). Ocasionalmente, podem ser pigmentadas. As localizações mais frequentes são o dorso das mãos, cotovelos e joelhos (Figura 3). As localizações periungueal e subungueal dificultam o tratamento (Figura 4). Um subtipo específico, causado pelo HPV7, é a verruga profissional, chamada do "açougueiro" (Figura 5). **Verruga filiforme.** Acomete mais a face e apresenta tratamento mais resolutivo, sendo considerada uma variante morfológica da vulgar (Figura 6). Em lesões exuberantes ou resistentes ao tratamento, deve-se excluir coinfecção com HIV. **Verrugas planas.** HPV tipos 3, 10, 28. Pápulas achatadas, da cor da pele ou pouco pigmentadas, mais comumente na face (Figura 7) e no dorso das mãos. Podem ser lineares, pelo próprio processo de inoculação, e acometem mais crianças e adolescentes. **Verrugas plantares.** O tipo 1 é o mais comum, bem como o 63. Acometem mais as regiões de apoio/pressão e podem ser dolorosas. Pelo crescimento endofítico, podem ser profundas, denominadas de mirmécia (Figura 8). As verrugas nas plantas dos pés podem se agrupar, assumindo uma forma em mosaico (Figura 9), sendo mais resistentes ao tratamento. **Verruga anogenital | Condiloma acuminado.** Diversos tipos de HPV, com risco oncogênico variável, sendo que os tipos 6, 11, 16 e 18 correspondem a 90% dos casos. Pápulas da cor da pele ou levemente pigmentadas, lesões vegetantes, únicas ou múltiplas, assintomáticas ou com prurido e sangramento. Pode acometer pênis, escroto, meato uretral, vulva e região perianal. Considerar abuso sexual nas crianças com lesões no canal anal ou vaginal (Figura 10). **Condiloma acuminado gigante | Buschke-Loewenstein.** Tipos 6 e 11, 90% dos casos. Massas vegetantes formadas pelo crescimento exuberante das lesões, em torno da glande ou que obstruem a vulva ou o ânus (Figura 11). Pode estar associado à depressão imune ou estimulado pela gravidez. **Papulose bowenoide.** Pápulas eritematosas, rosadas ou castanho-escuras (Figuras 12 e 13), planas, de 4 a 5 mm, mais comuns no sexo masculino (prepúcio e glande). Na histologia, pode haver atipias celulares na epiderme semelhantes à doença de Bowen.

Hiperplasia epitelial focal | Doença de Heck. Tipos 13, 32. Múltiplas pápulas individuais ou formando placas na mucosa bucal. Não é de transmissão sexual. Mais encontrada em ameríndios.

Epidermodisplasia verruciforme | Lutz-Lewandowski. Tipos 5, 8, 20, 47. Causada por alguns tipos de HPV em indivíduos com defeito na imunidade celular (Figura 14). Lesões verrucosas, geralmente, planas, semelhantes à pitiríase versicolor. Nesses casos podem ser observados ceratoses actínicas e carcinoma espinocelular, principalmente nas áreas fotoexpostas.

Diagnóstico

Fundamentalmente clínico. A histopatologia pode confirmar o diagnóstico, caracterizada por hiperceratose, paraceratose, papilomatose, com grânulos de cerato-hialina e acantose de epiderme. Células de tonalidade azulada com citoplasma basofílico e finamente granular com núcleos hipercromáticos, aumentados e irregulares, circundados por um halo claro que constitui os típicos coilócitos de localização preferencial no estrato granuloso ou logo abaixo; o vírus causa efeito citopático. A dermatoscopia permite, devido à amplificação, visualizar melhor as hemorragias no topo das papilas. Pode-se fazer uso de testes que facilitam a identificação das lesões mucosas: aplicação de ácido acético 3 a 5%, teste de Schiller com iodo que cora as lesões de vermelho, e teste de Collins com azul de toluidina que cora de azul. Identificação do DNA viral por hibridização *Southern Blot* é a melhor técnica para identificar o tipo de HPV.

Diagnóstico diferencial

Fibroqueratoma digital adquirido, ceratose actínica, líquen nítido, líquen plano, molusco contagioso, prurigo nodular, ceratose seborreica e carcinoma espinocelular.

Tratamento

A ausência de uma terapêutica antiviral efetiva contra o HPV leva à existência de diversos tratamentos. Podemos dividi-los em métodos destrutivos ou imunológicos. As modalidades existentes focam, sobretudo, destruição ou remoção de lesões visíveis ou introdução de citotóxicos contra células infectadas. A escolha do tratamento deve ser feita de forma lógica, partindo-se sempre do mais simples, barato e com menos efeitos colaterais. Como as verrugas involuem espontaneamente com frequência, fica difícil, muitas vezes, avaliar a eficácia do tratamento proposto. A terapia varia de acordo com tipo de verruga, local anatômico, idade do paciente e competência imunológica do hospedeiro. Nos casos recorrentes deve-se combinar métodos destrutivos com terapia de estimulação imunológica.

Verrugas vulgares. Crioterapia é uma boa opção, com aplicações de 10 a 30 s, com 2 mm de margem, intervalos de 2/2 semanas. Outra boa opção para esse tipo de verruga é o ácido salicílico a 16,5 % com ácido láctico a 14,5% em coloide, nas lesões, protegendo a pele ao redor, por 7 dias (menos face e mucosas). Eletrocoagulação é eficaz, com taxa de cura de 65 a 85%. Imiquimode 5%, em creme, também pode ser usado em uma posologia de 5 vezes/semana, por até 16 semanas. Outras opções são *laser* de CO_2, antígeno de *C. albicans* intralesional e imunoterapia por contato (usar dibutil éster do ácido esquárico [SADBE] ou difenciprona, sensibilização com solução a 2%, após 1%).

Verrugas periungueais. Normalmente, de difícil tratamento. Opção de crioterapia e eletrocoagulação (cuidar para não lesar a matriz ungueal). Uso controverso de cantaridina 0,7% em acetona (curativo fechado sob supervisão médica a cada 2 dias).

Verrugas planas. Ácido retinoico em creme ou gel de 0,025 a 0,1%, à noite, por 4 a 6 semanas. Pode-se realizar tanto eletrocoagulação quanto *laser* de CO_2 superficiais. Crioterapia (com sonda fechada ou cotonete por 4 a 5 s) e 5-fluoruracila 5%, em creme (até irritar, média de 7 dias), são opções.

Verrugas plantares. Ácido nítrico fumegante 66% é o método eletivo, porém é um tratamento demorado e sob supervisão médica. Crioterapia pode ser usada, mas causa uma cicatrização mais demorada. Pode-se tentar também imiquimode, imunoterapia com SADBE e sulfato de bleomicina (aplicações dolorosas com resultados inconstantes). Outra opção é formalina 4%: dissolver 15 mℓ em 100 mℓ de água morna e imergir a região plantar por 20 min, 1 vez/dia, até surgir irritação.

Verrugas genitais. Eletrocoagulação ou *laser* de CO_2, na pele do pênis ou vulva, é o tratamento eletivo. Imiquimode, crioterapia, ácido tricloroacético (ATA) 50 a 70%, 5-fluoruracila 5% e interferona alfa-2 podem ser usados. Podofilina 25% em álcool 95°, aplicada somente na lesão, protegendo a pele circundante, retirada com água após 4 a 6 h, podendo repetir em 1 a 3 dias, dependendo do grau de irritação (não aplicar em crianças, gestantes, vulva e cérvice). Podofilotoxina 0,5%, em creme ou solução alcoólica, 1 ou 2 vezes/dia, por 3 a 4 dias/semana, até 4 semanas (não usar em gestante, vulva e cérvice). Qualquer que seja a modalidade terapêutica empregada, as taxas de recorrência relatadas são altas (25 a 67%) e até o momento não se provou que o tratamento reduza as taxas de transmissão para os novos parceiros sexuais.

Condiloma acuminado gigante. Primeira opção é eletrocoagulação ou *laser*. Segunda opção é o imiquimode. Podofilina, podofilotoxina e interferona intralesional podem ser usados. Acitretina por via oral (VO) pode diminuir lesões muito grandes e possibilitar eletrocoagulação. Na papulose bowenoide, o ideal é a crioterapia. Na doença de Heck, pode-se optar por não tratar ou realizar a eletrocoagulação. Na epidermodisplasia verruciforme pode-se realizar eletrocoagulação, *laser*, crioterapia e acitretina VO. A terapia fotodinâmica vem sendo usada para verrugas plantares, vulvares e planas, porém estudos mais amplos são necessários. Sulfato de zinco (10 mg/kg/dia), cimetidina (20 a 40 mg/kg/dia) e levamisol são fármacos imunomoduladores usados frequentemente, mas ainda com efetividade discutível.

A infecção pelo HPV (12 tipos) está associada aos cânceres do colo do útero (95%), anal (93%), de orofaringe (65%), vaginal (65%), vulvar (50%) e de pênis (35%). No Brasil, há predominância na circulação de quatro subtipos que atingem tanto homens quanto mulheres. O Ministério da Saúde do Brasil adotou a vacina tetravalente, que protege contra o HPV de baixo risco (tipos 6 e 11, que causam verrugas anogenitais) e de alto risco (tipos 16 e 18, que causam 70% do câncer de colo uterino). A população-alvo prioritária da vacina HPV é de meninas na faixa etária de 9 a 14 anos e meninos de 11 a 14 anos, que receberão duas doses (0 e 6 meses) com intervalo de 6 meses, e mulheres vivendo com HIV na faixa etária de 9 a 26 anos, que receberão três doses (0, 2 e 6 meses). Essa vacina é destinada essencialmente à utilização preventiva. Uma nova vacina (Gardasil 9®), nonavalente, incluiria os tipos 31, 33, 45, 52 e 58, o que geraria uma proteção maior, já que esses tipos causam 90% dos casos de câncer de colo uterino.

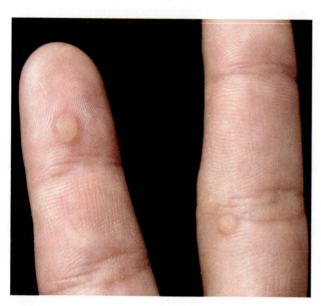

FIGURA 1 Verruga vulgar. Pápulas normocrômicas, nos quirodáctilos, com pontilhado escuro na superfície, correspondendo a vasos trombosados, mais bem identificados com o dermatoscópio.

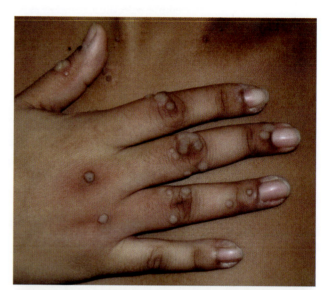

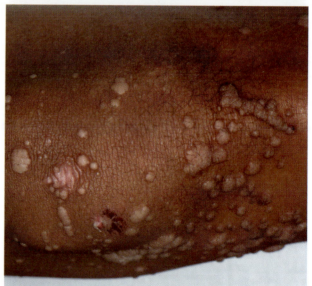

FIGURA 3 Verruga vulgar. Lesões múltiplas nos joelhos e no dorso das mãos, locais de traumatismo frequente.

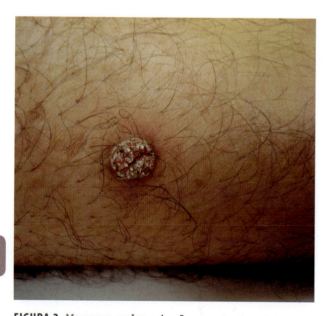

FIGURA 2 Verruga vulgar. Lesão vegetante, verrucosa, característica da infecção pelo HPV, localizada na perna do paciente.

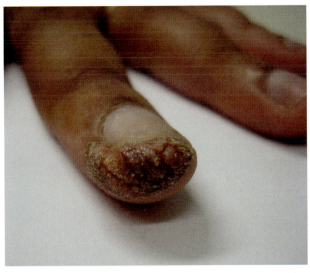

FIGURA 4 Verruga vulgar. Na localização subungueal o tratamento torna-se mais complexo, requerendo diversas formas de abordagem.

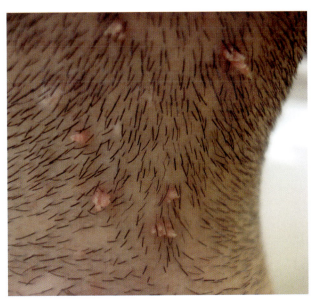

FIGURA 6 Verruga filiforme. Numerosas lesões na face, provavelmente disseminadas pela inoculação quando o paciente fazia a barba.

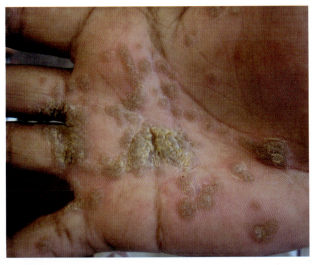

FIGURA 5 Verruga vulgar. Múltiplas lesões nas palmas de paciente açougueiro, configurando o que se costuma chamar de verruga do açougueiro. Nesse caso, o HPV não foi tipado.

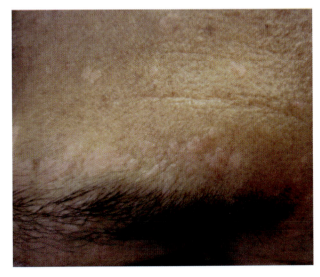

FIGURA 7 Verruga plana. Lesões achatadas, normocrômicas, eventualmente rosadas, em geral, múltiplas, também localizadas na face.

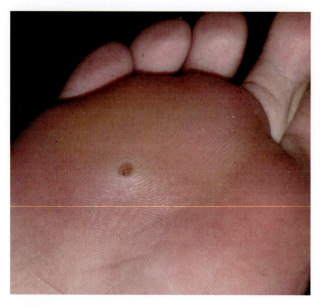

FIGURA 8 Verruga plantar tipo mirmécia. Pápula de superfície verrucosa, na região plantar, exibindo pontos negros na superfície, o que auxilia no diagnóstico diferencial com *clavus*.

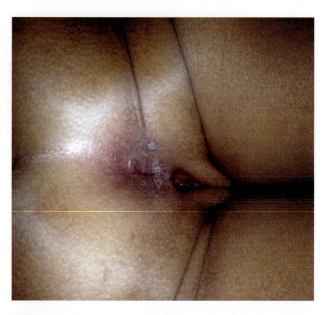

FIGURA 10 Verruga perianal. Criança com lesão de verruga perianal, também tinha lesões na região pubiana, sem suspeita de abuso sexual.

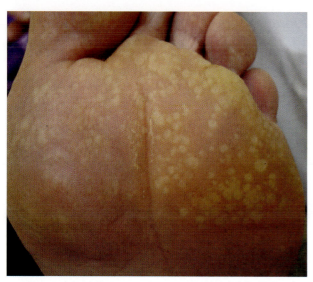

FIGURA 9 Verruga plantar tipo mosaico. Numerosas lesões agrupadas na região plantar, fazendo jus à sua denominação.

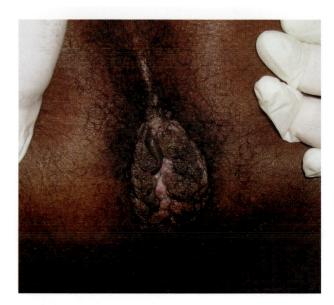

FIGURA 11 Condiloma gigante de Buschke-Loewenstein. Lesão vegetante de grandes dimensões, praticamente ocluindo o canal anal.

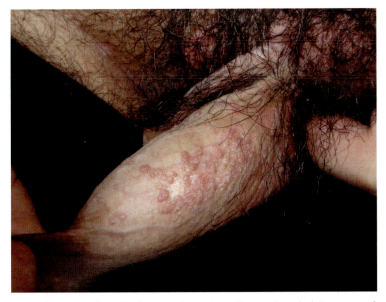

FIGURA 12 Papulose bowenoide. Pápulas rosadas, achatadas, evoluindo há meses sobre o prepúcio.

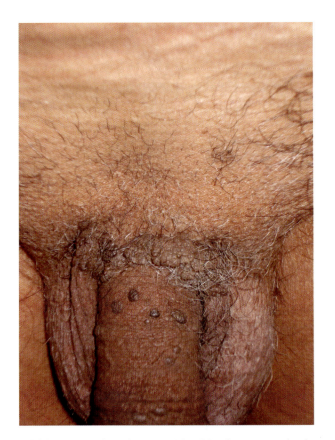

FIGURA 13 Papulose bowenoide. Pápulas acastanhadas evoluindo no corpo do pênis do paciente por meses, sem tratamento específico.

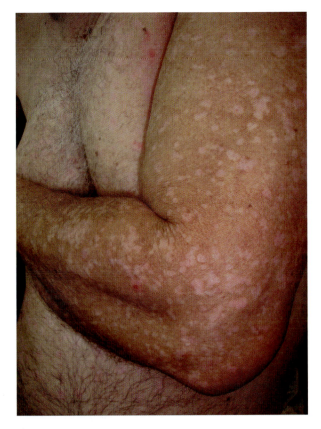

FIGURA 14 Epidermodisplasia verruciforme | Lutz-Lewandowski. Numerosas lesões papulosas, de tonalidade rosada, lembrando pitiríase versicolor.

VERRUGA PERUANA

Denise Durand Buse • Carlos Echevarria Escribens

=	Sinonímia	Verruga peruana, fase eruptiva da enfermidade de Carrión.
	Epidemiologia	O vetor implicado na transmissão da *Bartonella bacilliformis* é a fêmea do mosquito do gênero *Lutzomyia* spp., sendo o principal vetor a *Lutzomyia verrucarum*. A enfermidade de Carrión tem sido descrita nas zonas costeira e serrana de Equador, Colômbia e Peru. Habitualmente, os nichos verrucógenos se localizam 500 a 3.400 metros acima do nível do mar, sendo a transmissão principalmente intradomiciliar e noturna.
	Etiologia	A *Bartonella bacilliformis* é uma bactéria aeróbia gram-negativa intracelular pleomórfica móvel, com especial predileção por hemácias.
	Clínica	Classicamente são descritas duas fases: fase aguda (também chamada febre de Oroya) e fase crônica ou eruptiva (também chamada verruga peruana). A fase aguda dura aproximadamente 4 semanas e os sintomas são diversos, similares a um processo infeccioso geralmente caracterizado por febre, palidez, anemia grave e icterícia. A fase crônica eruptiva, conhecida como verruga peruana, está caracterizada por três tipos de lesões: miliares, mulares e nodulares. Os sintomas são febre, mal-estar geral, prurido e dor articular. Dentre os sinais, destacam-se: • Lesão miliar: pequenas pápulas múltiplas, de cor eritematoviolácea (Figura 1) • Lesão mular: pápulas de cor eritematoviolácea, de maior tamanho, comumente sésseis e erosadas (Figura 2) • Lesão nodular: nódulos profundos eritematosos, sem alteração da superfície cutânea (Figura 3).
	Diagnóstico	Antecedente epidemiológico, biopsia cutânea que evidencia proliferação de células endoteliais. Tintura de Warthin-Starry revela a presença de bactérias (Figura 4).
≠	Diagnóstico diferencial	Granuloma piogênico, angiomatose bacilar, molusco contagioso, sarcoma de Kaposi, angioceratomas.
	Tratamento	O tratamento de primeira linha nos casos eruptivos é azitromicina 10 mg/kg/dia durante 7 dias, podendo-se usar como segunda linha rifampicina, eritromicina ou ciprofloxacino.

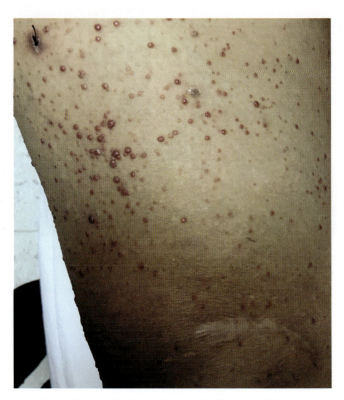

FIGURA 1 Verruga peruana. Lesões miliares: pápulas eritematovioláceas, múltiplas, de aproximadamente 1 a 3 mm.

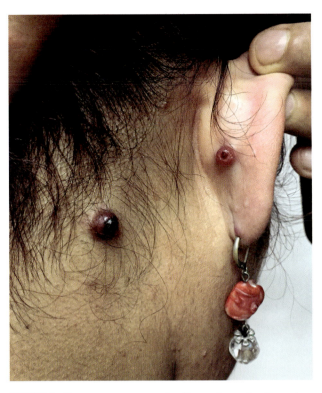

FIGURA 2 Verruga peruana. Lesão mular: pápulas eritematovioláceas de maior tamanho em região retroauricular direita.

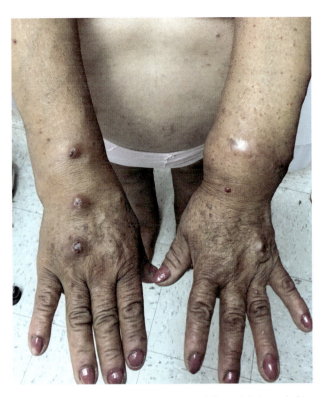

FIGURA 3 Verruga peruana. Lesão nodular: nódulos subdérmicos de superfície eritematosa na região dorsal da mão e do braço direitos.

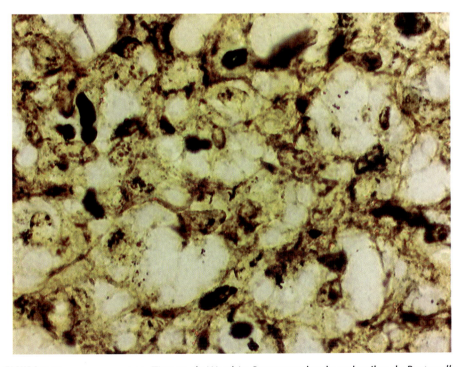

FIGURA 4 Verruga peruana. Tintura de Warthin-Starry revelando os bacilos da *Bartonella*.

VITILIGO

Caio Cesar Silva de Castro • Paulo Luzio Marques Araujo • Luna Azulay-Abulafia

	Sinonímia	Leucoderma *major*.
	Epidemiologia	A prevalência do vitiligo tem sido estimada entre 0,093% na China a 1,13% na Índia. A prevalência no Brasil foi recentemente estimada em 0,57%. Todas as raças e ambos os sexos são acometidos igualmente. Cinquenta por cento dos pacientes desenvolvem a doença antes dos 20 anos, e 95% antes dos 40 anos; no Brasil, a idade média de início foi estimada em 24 anos de idade. A transmissão é poligênica, com penetrância variável (20% dos pacientes apresentam um parente de primeiro grau acometido).
	Etiologia	As três hipóteses mais aceitas, que podem estar associadas, são: • Teoria autoimune: baseia-se na associação do vitiligo com outras doenças autoimunes, na presença de anticorpos contra antígenos dos melanócitos e na resposta à terapia com imunossupressores, como PUVA e glicocorticoides tópicos e orais, e principalmente a confirmada destruição dos melanócitos mediada por linfócitos T citotóxicos • Teoria da autocitotoxicidade: moléculas precursoras da formação da melanina (p. ex., dopacromo) levariam à morte dos melanócitos • Teoria neurogênica: explica a simetria encontrada na maioria dos pacientes. Está também associada ao vitiligo segmentar; fundamenta-se na ligação entre os melanócitos e as terminações nervosas frequentemente encontradas nos pacientes e também na distribuição dermatomal ou *quasi-dermatomal* nos casos de vitiligo segmentar, em que pode estar envolvido também um ataque autoimune contra uma área de mosaico.
	Clínica	Manchas hipo/acrômicas com bordas côncavas. Iniciam-se, geralmente, nas regiões mais sujeitas a traumatismos, como face, axilas, cotovelos, punhos, mãos, genitália, joelhos e pés. As lesões podem apresentar três cores, configurando o denominado vitiligo tricrômico, de ocorrência incomum (Figura 1). A classificação atual divide o vitiligo em três grupos: não segmentar, segmentar e indeterminado. No grupo não segmentar há os seguintes tipos: comum ou generalizado, acrofacial, misto, universal, mucosas, formas raras (*punctata*, *minor* e folicular). No grupo segmentar, apenas o segmentar. No grupo indeterminado, estão os tipos focal e mucoso. **Comum.** Anteriormente classificado como vulgar. Pode acometer qualquer área do corpo (mais comumente face, tronco, mãos, pés, genitália, joelhos e cotovelos), com maior frequência as superfícies extensoras, com distribuição geralmente simétrica, sendo responsável por aproximadamente 70% dos casos. **Universal.** Acomete todo ou quase todo o corpo e pode ser precedido, geralmente, pelo tipo comum. **Acrofacial.** Limitado à face e às extremidades (Figura 2), afeta áreas periorificiais da face, áreas distais dos dedos das mãos e dos pés. Pode comprometer também as áreas periorificiais da região anal e genital. **Focal.** Caracterizado por uma mácula isolada ou poucas máculas dispersas em uma mesma área, limitadas quanto a tamanho, que não apresentam uma distribuição segmentar. Este tipo de vitiligo é considerado como inclassificável, porque pode ser o início de qualquer um dos tipos de vitiligo (Figuras 3 e 4). **Mucoso.** Quando envolve mucosas oral e genital e estas lesões podem fazer parte das áreas afetadas nas formas comum, acrofacial e universal. Quando afeta apenas uma mucosa, é classificado como vitiligo de mucosa, grupo indeterminado. Quando afeta duas ou mais mucosas, é classificado como vitiligo de mucosas, grupo não segmentar. **Segmentar.** Pode ser uni, bi ou multissegmentar, caracterizado por máculas unilaterais em um lado do corpo, geralmente respeitando a linha média corporal (Figura 5). Tem um curso estável, geralmente, com início precoce e, raramente, apresenta fenômeno de Köebner, história familiar e doenças da tireoide e/ou outras doenças associadas ao vitiligo. Existe uma forma rara de vitiligo segmentar bilateral. **Misto.** É o acometimento concomitante de vitiligo segmentar e não segmentar (NS). Na maioria das vezes, a forma segmentar precede a não segmentar. **Formas raras.** *Punctata* (Figura 6), *minor* e folicular. Esses tipos são também considerados como inclassificáveis – na verdade, fazem parte do grupo não segmentar. O fenômeno de Köebner ocorre em 30 a 60% dos pacientes, especialmente durante os períodos de atividade da doença. Considera-se vitiligo estável os casos em que não há lesão nova durante 1 ano. É reconhecida a associação do vitiligo com outras doenças, sendo as mais comuns hiper e hipotireoidismo, anemia perniciosa, doença de Addison, diabetes melito, hipoparatireoidismo, miastenia *gravis*, alopecia areata, morfeia, líquen escleroso, psoríase e nevo halo.

	Diagnóstico	É clínico, não se faz biopsia. Não há critérios bem definidos para a histopatologia do vitiligo. A lâmpada de Wood auxilia a delimitar a verdadeira extensão das lesões (Figuras 7 e 8). A histopatologia é dispensável, mas pode ser usada em caso de dúvida diagnóstica, utilizando a coloração pelo Fontana-Masson. Exames laboratoriais: hemograma completo, glicemia, T4 livre, TSH, anticorpo antitireoglobulina, anticorpo antitireoperoxidase e vitamina B_{12} são realizados principalmente para descartar doenças autoimunes associadas. Dermatoscopia permite avaliar a presença ou não de pelos no interior das manchas e se estão com a cor esperada. Com isso se pode definir a capacidade de repigmentação de cada mancha.
	Diagnóstico diferencial	Nevo acrômico, nevo anêmico, nevo halo (nevo de Sutton, vitiligo perinévico) (Figura 9), hanseníase indeterminada, leucodermia associada ao melanoma, micose fungoide, hipopigmentação pós-inflamatória, pitiríase alba, piebaldismo, hipo/acromia pós-traumática, leucodermia em gota, pitiríase versicolor, lúpus eritematoso, pinta na fase tardia, sarcoidose, esclerodermia, hipomelanose de Ito, esclerose tuberosa, síndrome de Vogt-Koyanagi-Harada e síndrome de Waardenburg.
	Tratamento	Medicamentos tópicos (corticosteroide, imunomoduladores [tacrolimo e pimecrolimo – *off label*], psoralenos), fototerapia (PUVA sol ou PUVA tópico ou sistêmico, UVB *narrow-band*, *excimer laser*). A corticoterapia sistêmica pode ser administrada em diferentes esquemas para os casos em franca atividade. O minipulso oral de prednisona em 2 dias consecutivos por semana, bem como a dexametasona, que também pode ser empregada durante 6 meses. Também existem esquemas de prednisona uso diário. Não havendo melhora após 3 ou 4 meses de tratamento, este deve ser substituído. Existem pesquisas promissoras sobre o uso de *anti-Janus kinase* (JAK) por via oral, como tofacitinibe e ruxolitinibe, para o tratamento do vitiligo. A despigmentação está indicada em vitiligo extenso e estável, podendo ser feita com o monobenzil-éter de hidroquinona a 20% e crioterapia (com nitrogênio líquido). Orientar cautelosamente o paciente quando realizar despigmentação extensa, pois sua pele ficará vulnerável ao sol. A terapêutica cirúrgica é reservada para os casos de vitiligo estável, utilizando-se uma das seguintes técnicas: *micropunch*, bolha por sucção, enxerto de pele parcial, suspensão celular e cultura de células. A maquiagem corretiva e os autobronzeadores são elementos coadjuvantes. A psicoterapia está recomendada nos casos necessários.

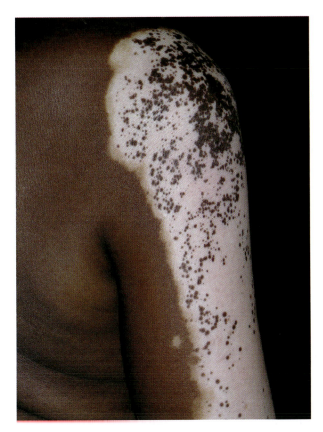

FIGURA 1 Vitiligo tricrômico. Paciente negro, exibindo repigmentação folicular devido à fotoquimioterapia com PUVA.

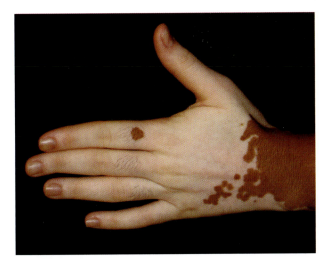

FIGURA 2 Vitiligo acrofacial. Máculas acrômicas nas mãos, de difícil resolução terapêutica.

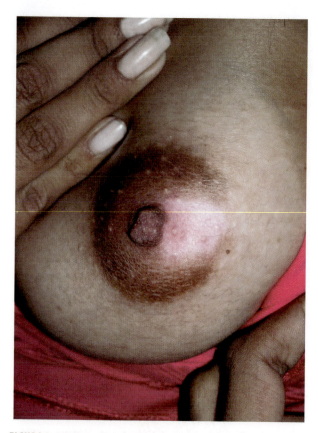

FIGURA 3 Vitiligo focal. Mácula acrômica localizada apenas na mama.

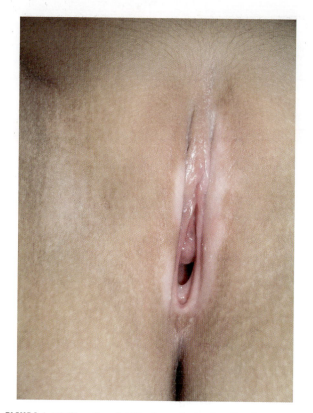

FIGURA 4 Vitiligo focal. Mácula acrômica localizada na genitália, fazendo diagnóstico diferencial com líquen escleroso.

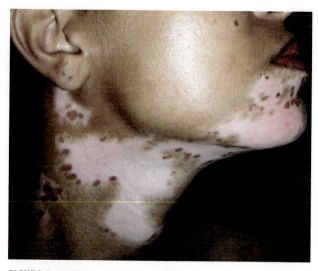

FIGURA 5 Vitiligo segmentar. Mácula acrômica com ilhotas de repigmentação na face e no pescoço.

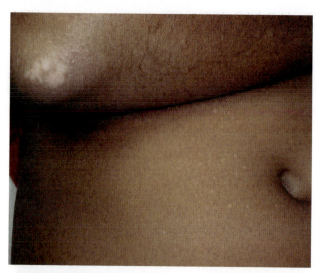

FIGURA 6 Vitiligo *punctata*. Adolescente com lesões puntiformes acrômicas surgidas após processo irritativo no abdome, com a prancha de surfe.

Seção 2 | Afecções Dermatológicas de A a Z 1071

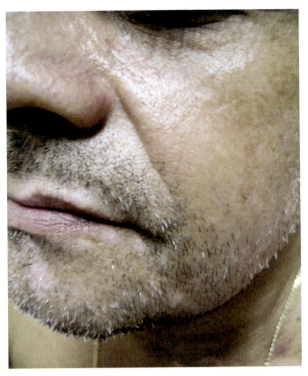

FIGURA 7 **Vitiligo acrofacial.** Máculas acrômicas e pelos brancos na área da barba.

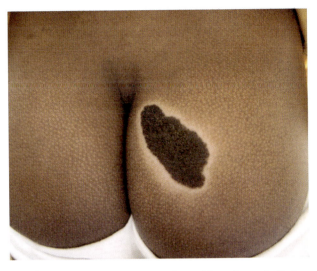

FIGURA 9 **Nevo halo.** Nevo melanocítico circundado por halo de acromia, na região glútea de criança. (Cortesia da Dra. Elisa Fontenelle.)

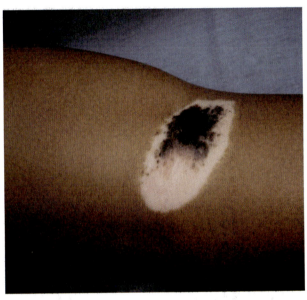

FIGURA 10 **Nevo halo.** Regressão parcial do nevo melanocítico localizado no membro superior de criança. (Cortesia da Dra. Elisa Fontenelle.)

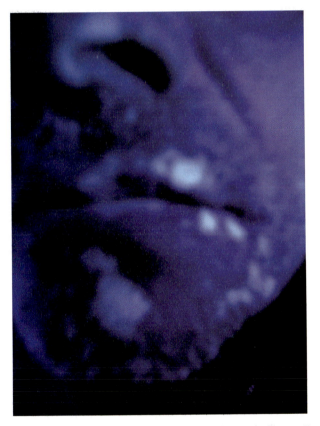

FIGURA 8 **Vitiligo acrofacial.** Mesmo paciente da Figura 7, examinado pela lâmpada de Wood, revelando maior extensão das lesões.

BIBLIOGRAFIA

Vasculites

Basu N, Watts R, Bajema I et al. EULAR points to consider in the development of classification and diagnostic criteria in systemic vasculitis. Ann Rheum Dis. 2010; 69:1744-50.

Bielsa I. Actualizacion en la nomenclatura de las vasculitis. Conferencia de Consenso Internacional de Chapel Hill 2012. Acta Dermo Sifiliog. 2015; 106(8):615-8.

Elkan PN, Pierce SB, Segel R et al. Mutant adenosine deaminase 2 in a polyarteritis nodosa vasculopathy. NEJM. 2014; 370(10):921-31.

Sunderkötter CH, Zelger B, Chen KR et al. Nomenclature of cutaneous vasculitis: dermatologic addendum to the 2012 Revised International Chapel Hill Consensus Conference Nomenclature of Vasculitides. Arthritis Rheumatol. 2018; 70(2):171-84.

Vasculopatia Livedoide

Kerk N, Goerge T. Livedoid vasculopathy: a trombotic disease. Vasa. 2013; 42(5);317-22.

Micieli R, Alavi A. Treatment for livedoid vasculopathy: a systematic review. JAMA Dermatol. 2017; 154(2).

Saoji V, Madke B. Use of low-dose oral warfarin in three cases of livedoid vasculopathy. Indian J Dermatol. 2017; 62(5):508-11.

Vasudevan B, Neema S, Verma R. Livedoid vasculopathy: a review of pathogenesis and principles of management. Indian J Dermatol Venereol Leprol. 2016; 82(5):478-88.

Weishaupt C, Strölin A, Kahle B et al. Anticoagulation with rivaroxaban for livedoid vasculopathy (RILIVA): a multicentre, single-arm, open-label, phase2a, proof-of-concept trial. Lancet Haematol. 2016; 3(2):e72-9.

Verruga

Brianti P, Flammineis E, Mercuri SR. Review of HPV-related diseases and cancers. N Microbiologica. 2017; 40(2):80-5.

Kang HS, De Gagne JC, Son YD et al. Completeness of human papilloma virus vaccination: a systematic review. J Pediatr Nurs. 2018; 39:7-14.

Nunes EM, Taipe-Nunes V, Sichero L. Epidemiology and biology of cutaneous human papillomavirus. Clinics. 2018; 73:e489s.

Pfister H. Chapter 8: Human papillomavirus and skin cancer. J Nat Cancer Inst Monogr. 2003; 31:52-6.

Villiers EM, Fauquet C, Broker TR et al. Classification of papillomaviruses. Virology. 2004; 324(1):17-27.

Verruga Peruana

Huarcaya E, Maguina C, Torres R et al. Bartonelosis (Carrion's Disease) in the pediatric population of Peru: an overview and update. Braz J Infect Dis. 2004; 8(5):331-9.

Maco V, Maguiña C, Tirado A et al. Carrion's Disease (Bartonellosis) in the high forest of Peru: report f the first case confirmed with histopathology. Rev Inst Med Trop S Paulo. 2004; 46(3):171-4.

Minnick M, Anderson BE, Lima A et al. Oroya fever and verruga peruana: Bartonelloses unique to South America. PLoS Negl Trop Dis. 2014; 8(7):e2919.

Vitiligo

Ezzedine K, Eleftheriadou V, Whitton M et al. Vitiligo. Lancet. 2015; 386(9988):74-84.

Ezzedine K, Silverberg N. A practical approach to the diagnosis and treatment of vitiligo in children. Pediatrics. 2016; 138(1). pii: e20154126.

Relke N, Gooderham M. The use of Janus kinase inhibitors in vitiligo: a review of the literature. J Cutan Med Surg. 2019; 23(3):298-306.

Rodrigues M, Ezzedine K, Hamzavi I et al.; Vitiligo Working Group. New discoveries in the pathogenesis and classification of vitiligo. J Am Acad Dermatol. 2017; 77(1):1-13.

Tarlé RG, Nascimento LM, Mira MT et al. Vitiligo – part 1. An Bras Dermatol. 2014; 89(3):461-70.

XANTOGRANULOMA JUVENIL

Cassio Dib • Karina Lima Graff

	Sinonímia	Nevoxantoendotelioma, granuloma de célula gigante juvenil e xantoma múltiplo. (Ver capítulo *Histiocitoses*.)
	Epidemiologia	É a mais comum das histiocitoses não Langerhans. As lesões surgem nos primeiros 2 anos de vida, com 5 a 17% presentes ao nascimento e 40 a 70% surgem durante o primeiro ano. A sua frequência independe da raça, mas é maior no sexo masculino (1,5:1,0). Por sua benignidade e seu caráter transitório, estima-se que seja uma entidade subdiagnosticada e, por isso, de incidência desconhecida.
	Etiologia	Ainda é desconhecida. Alguns autores postulam a existência de uma alteração da resposta macrofágica a um estímulo inespecífico como traumatismo e infecção viral, hipótese que ainda carece de comprovação.
	Clínica	Caracterizada pela presença de pápula ou nódulo que pode ser único (Figura 1) ou múltiplo (Figura 2). As lesões são assintomáticas, bem delimitadas, possuem consistência de borracha, firme, com coloração vermelho-amarelada. A localização mais frequente é na porção superior do corpo, principalmente na face, no pescoço, no couro cabeludo e no tronco superior, evoluindo, normalmente, com regressão espontânea. Acometimento ocular ocorre em mais de 1% dos casos, sendo a alteração extracutânea mais prevalente. Acometimento subcutâneo, mucoso e de órgãos internos, como fígado, baço, pulmões e sistema nervoso central, já foi descrito. A presença de lesões de xantogranuloma juvenil em pacientes com neurofibromatose tipo 1 deve chamar a atenção do médico para o diagnóstico de leucemia mieloide juvenil, cuja frequência encontra-se aumentada 20 vezes nesses pacientes. São conhecidas outras apresentações mais raras, como a forma gigante, com lesões superiores a 2 cm, a forma em agregados e a forma em placa ou liquenoide. Embora as lesões cutâneas de XGJ sejam tipicamente xantomatosas, essa patologia não se associa a alterações do perfil lipídico ou endócrino-metabólicas.
	Diagnóstico	A diagnose é fundamentalmente clínica. E em raros casos, correlacionar os achados clínicos com a histopatológica. (De fato, a denominação xantogranuloma deve-se à aparência histológica, com histiócitos carregados de lipídios, de citoplasma vacuolizado e xantomatoso. A histopatologia mostra achados típicos de histiocitose, com infiltração frequente da derme, presença de células gigantes multinucleadas em número variável e de células inflamatórias nas áreas perilesionais. Em 85% dos casos, é possível observar células gigantes de Touton, resultantes da fusão de macrófagos e caracterizadas por uma coroa de núcleos, com centro citoplasmático eosinofílico homogêneo e xantomatização periférica proeminente).
	Diagnóstico diferencial	Urticária pigmentosa nodular, histiocitose eruptiva generalizada, formas nodulares de histiocitoses de células de Langerhans, xantomas e nevo de Spitz.
	Tratamento	Normalmente, não é necessário, uma vez que as lesões cutâneas regridem espontaneamente no intervalo de 3 a 6 anos. Lesões isoladas podem ser removidas cirurgicamente e *laser* de CO_2 pode ser usado para remoção de lesões múltiplas. Os quadros com acometimento oftalmológico e visceral necessitam de acompanhamento especializado, já tendo sido descrito o uso de inibidores do BRAF (nas lesões com esta mutação), clofarabina, talidomida, cladribina, radioterapia e corticoterapia.

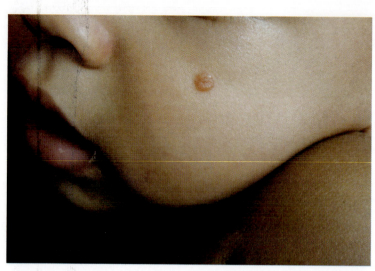

FIGURA 1 Xantogranuloma juvenil. Lesão única, amarelada, na face de criança. (Cortesia da Dra. Mercedes Pockstaller.)

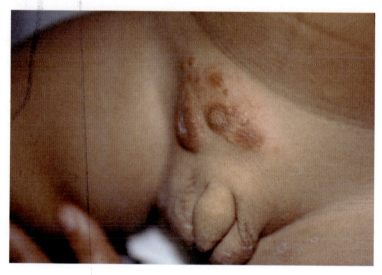

FIGURA 2 Xantogranuloma juvenil. Apesar da localização, o laudo histopatológico foi de xantogranuloma neste caso, com nódulos de coloração amarelada bem delimitados.

XANTOMAS

Karina Lima Graff • Cassio Dib

	Sinonímia	Xantomatose
	Epidemiologia	Acomete primordialmente indivíduos com distúrbios do metabolismo dos triglicerídeos e/ou do colesterol, podendo ser o primeiro sinal a fazer o paciente procurar um médico. Pacientes com diabetes melito, hipotireoidismo, síndrome nefrótica ou em uso de alguns medicamentos podem secundariamente apresentá-los.
	Etiologia	Infiltração e depósito de lipoproteínas em pele, subcutâneo e tendões e consequente acúmulo de lipídios nesses locais. Geralmente, traduzem alterações no metabolismo lipídico.
	Clínica	Há basicamente cinco tipos principais, classificados fundamentalmente pelo aspecto clínico. **Xantoma plano.** Máculas ou placas discretamente elevadas, amareladas, que podem surgir em qualquer região (Figura 1). Pode estar associado, além das hiperlipidemias, a gamopatia monoclonal, colestase e doenças linfoproliferativas. Os xantomas planos incluem xantelasma, xantoma palmar estriado (Figura 2) e xantoma intertriginoso. Quando presente ao longo das rugosidades dermatoglíficas das mãos é relatado como patognomônico de disbetalipoproteinemia familial tipo III. Alguns xantomas planos podem ocorrer também em indivíduos normolipêmicos. **Xantelasma.** É o mais comum dos xantomas planos. Placas planas, amareladas, periorbitárias, bilaterais e simétricas (Figura 3). Mais frequentemente associado a distúrbios que cursam com hipercolesterolemia (tipo II) e disbetalipoproteinemia familial tipo III, mas pode ocorrer em normolipêmicos (50%). **Xantoma tuberoso.** Nódulo ou nódulos arredondados, agrupados, coalescentes, assumindo, muitas vezes, aspecto lobulado, localizado sobre áreas de pressão como cotovelos, joelhos e glúteo (Figuras 4 e 5). Frequentemente associado a quadros de hipercolesterolemia primária ou secundária (hipotireoidismo, doença biliar crônica, gamopatia monoclonal). **Xantoma tendinoso.** Pápulas ou nódulos de 5 a 25 mm, assintomáticos, com pele sobrejacente normal, aderidos aos tendões (Figura 6), ligamentos e até periósteo da face extensora das articulações. Os xantomas podem aparecer de forma combinada; por exemplo, tendinoso e tuberoso (Figura 7). **Xantoma eruptivo.** Pequenas pápulas amareladas, ou róseo-amareladas, distribuídas pelo corpo, principalmente sobre as superfícies extensoras dos membros, região glútea e ombros (Figuras 8 a 10), com início súbito. Normalmente associadas a distúrbios que cursam com hipertrigliceridemia primária ou secundária (diabetes melito, medicamentoso: retinoides e inibidores de protease).
	Diagnóstico	Avaliar história familial de dislipidemias e de doenças cardiovasculares, perfil lipídico sérico e possíveis doenças associadas.
	Diagnóstico diferencial	Varia de acordo com a sua apresentação clínica: tofo gotoso, nódulo reumatoide, sarcoidose, hanseníase virchowiana e granuloma anular eruptivo.
	Tratamento	Controle da doença de base, quando possível, e correção do distúrbio lipêmico por meio de medicações, como estatinas e fibratos, atividades físicas e dietas alimentares. Abordagem individualizada das lesões já formadas para melhoria estética e funcional.

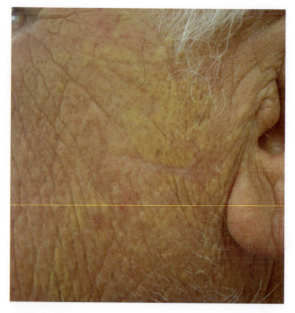

FIGURA 1 Xantoma plano. Lesões amareladas, planas, extensas, distribuídas simetricamente, na face de paciente normolipêmico.

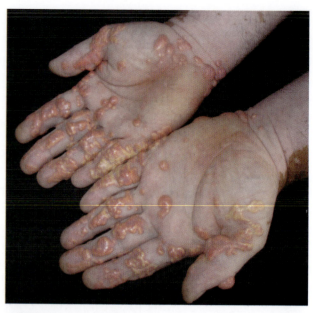

FIGURA 4 Xantoma tuberoso. Lesões exofíticas, amareladas, agrupadas, de distribuição simétrica, nas palmas e no dorso das mãos do mesmo paciente da Figura 5.

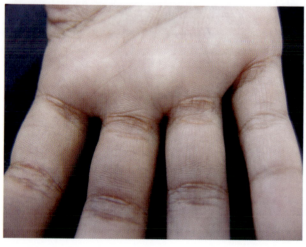

FIGURA 2 Xantoma estriado. Nas palmas das mãos de uma criança com dislipidemia. (Cortesia do Dr. Sérgio Quinete e da Dra. Luciana Goulart da Silveira, arquivo do hospital do Instituto de Assistência dos Servidores do Estado do Rio de Janeiro [Iaserj].)

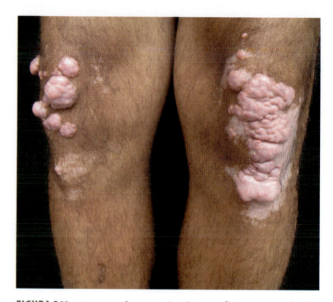

FIGURA 5 Xantoma tuberoso. Lesões exofíticas, amareladas, agrupadas nos joelhos de paciente com dislipidemia e vitiligo.

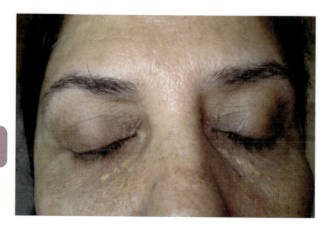

FIGURA 3 Xantelasma. Lesões amareladas, assintomáticas, localizadas nas pálpebras inferiores, bilateralmente, em paciente com dislipidemia.

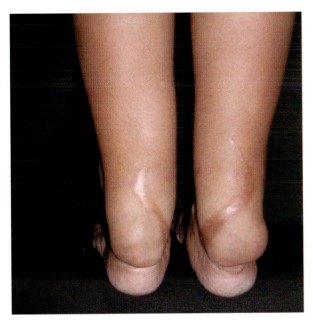

FIGURA 6 Xantoma tendinoso. Nodosidade recoberta por pele aparentemente normal, na região dos tendões de Aquiles, mobilizando-se ao movimentar o tendão. A cicatriz revela tentativa cirúrgica anterior e a recidiva comum nesses casos.

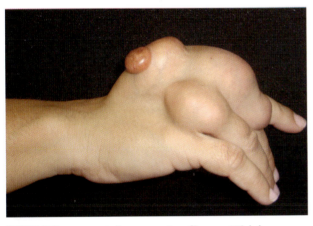

FIGURA 7 Xantoma tuberoso e tendinoso. Nódulo amarelado exofítico correspondendo ao xantoma tuberoso sobre área recoberta por pele normocrômica, de volume aumentado, correspondendo a xantomas tendinosos no dorso da mão de paciente com dislipidemia.

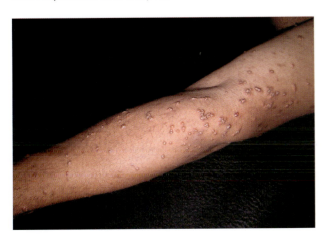

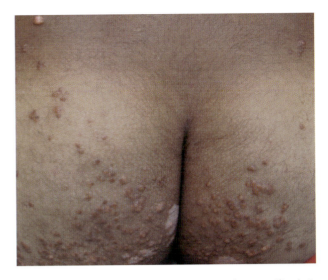

FIGURA 9 Xantoma eruptivo. Lesões papulosas, milimétricas, agrupadas, de tom róseo-amarelado, em paciente com hipertrigliceridemia, localizadas na região glútea, área de atrito.

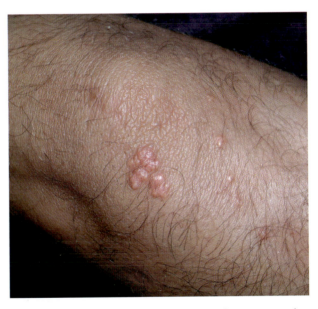

FIGURA 10 Xantoma eruptivo. Lesões papulosas, agrupadas, nos cotovelos de paciente com diabetes melito, além da hiperlipidemia.

FIGURA 8 Xantoma eruptivo. Numerosas lesões papulosas, amareladas, algumas de tom róseo-amarelado, localizadas nos membros superiores, acompanhadas por prurido.

XERODERMA PIGMENTOSO

Aguinaldo Bonalumi Filho • Eurico Cleto Ribeiro de Campos

Sinonímia — Não tem outra nomenclatura.

Epidemiologia — Frequência de casos estimada em 1:1.000.000. Sem predileção por raça ou sexo. A idade média de aparecimento do primeiro câncer de pele é aos 9 anos. Há sete grupos complementares de xeroderma pigmentoso (XP), designados de A a G (o mais observado no mundo é o XP-C), e um grupo variante (este corresponde a um terço dos casos). O XP-A, o XP-C e o variante compreendem 75% dos pacientes. Doença grave, com morte precoce, principalmente, por metástase de melanoma ou carcinoma espinocelular (CEC), com menos de 40% dos pacientes sobrevivendo após os 20 anos. O risco de desenvolver câncer de pele não melanoma é 10.000 vezes superior ao da população geral, e o de desenvolver câncer de pele melanoma é 2.000 vezes superior. Cerca de 25% dos pacientes apresentam degeneração neurológica progressiva.

Etiologia — Genodermatose autossômica recessiva com fotossensibilidade extrema, formação de neoplasias cutâneas, ocasionada por hipersensibilidade celular à radiação ultravioleta. Nos 7 grupos de A a G, os genes mutados codificam proteínas que fazem parte do complexo enzimático de reparação do DNA por excisão nucleotídica (NER). Já na variante de XP está afetada a reparação pós-transcricional do DNA, e não o complexo NER. O XP-A é produzido por mutação do gene *XPA*, no 9q22.3, que codifica a enzima DDB1. O XP-B apresenta mutação no gene *XPB*, em 2q21, que codifica a enzima ERCC3. O XP-C apresenta mutação no gene *XPC*, em 3p25, que codifica uma endonuclease. O XP-D surge por afecção do gene *XPD*, em 19q13.2-13.3, que codifica a enzima ERCC2. O XP-E apresenta mutação no gene *XPE*, em 11p12-p11, que codifica a enzima DDB2. O XP-F deve-se a mutações no gene *XPF*, em 16p13.3-p13.13, que codifica a enzima ERCC4. O XP-G produz mutação no gene *XPG*, em 13q33, que codifica a enzima ERCC5. O variante do XP tem mutação em 6p21.1-p12.

Genética. Os seguintes genes estão alterados: *XPA*, *ERCC3* (*XPB*), *XPC*, *ERCC2* (*XPD*), *DDB* (*XPE*), *ERCC4* (*XPF*), *ERCC5* (*XPG*) e *POLH* (*XPV*). A síndrome é classificada em grupos de acordo com o componente gênico alterado (A a G). As expressões fenotípicas da síndrome são decorrentes da interação de fatores do ambiente, heterogeneidade gênica e risco genético.

Clínica — **Pele.** Os primeiros sintomas aparecem entre 6 meses e 3 anos. Em 90% dos casos as neoplasias de pele estão em locais de exposição solar. Cerca de 50% dos pacientes relatam queimaduras solares agudas em exposição mínima à radiação ultravioleta. As manifestações mucocutâneas seguem, de certa forma, estágios clínicos. No *primeiro estágio* (eritematoso e pigmentado), há eritema, xerose e máculas hiperpigmentadas de surgimento precoce em áreas fotoexpostas (Figuras 1 e 2). Já no *segundo estágio* (atrófico e telangiectásico ou poiquilodérmico), ocorrem telangiectasias, principalmente nas áreas fotoexpostas, mas também nas fotoprotegidas, raramente, em mucosas. Ceratoses actínicas estão presentes, bem como atrofia cutânea. Pode haver despapilação da ponta da língua, com leucoplasia e neoplasia maligna tipo carcinoma espinocelular. O conjunto de eritema, atrofia, discromia e telangiectasia confere o aspecto poiquilodérmico da pele (Figuras 3 e 4). Por fim, o *terceiro estágio*, por volta de 8 a 10 anos, caracteriza-se pelo aumento do risco de tumores cutâneos (risco 1.000 a 2.000 vezes maior que a população normal), principalmente em áreas fotoexpostas (97%). Aos 20 anos, estima-se que 90% dos pacientes já tenham desenvolvido alguma neoplasia cutânea. A neoplasia mais comum é o carcinoma basocelular (CBC), mais frequentemente o nodular pigmentado. Acomete a face e os membros, preferencialmente. O segundo mais comum é o CEC, com crescimento rápido e alto poder de metástase. Os melanomas cutâneos costumam ser múltiplos, com morte precoce por metástase, mas curiosamente são menos agressivos do que na população geral (Figuras 5 e 6). Localizam-se preferencialmente nas extremidades (45% dos casos).

Olho. Afeta 50% dos pacientes. Precocemente causa fotofobia e conjuntivite. Podem ocorrer madarose, ectrópio, pterígio, epiteliomas e melanomas.

Neurológico. Afeta 20 a 30% dos pacientes, geralmente, dos grupos A e D. Podem apresentar retardo mental, retardo do desenvolvimento motor, ataxia, espasticidade, arreflexia/hiporreflexia e surdez neurossensorial. A síndrome de Sanctis-Cacchione compreende XP, nanismo, hipoplasia de gônada e comprometimento neurológico grave e precoce (cerca de 6 meses de vida).

Neoplasias internas. Risco 10 a 20 vezes maior em relação à população geral. Tumores cerebrais, astrocitoma de medula espinal, carcinomas pulmonares, uterinos, mamários, pancreáticos, gástricos, renais, testiculares e leucemia.

Diagnóstico — Clínico: no pré-natal é possível, por meio de análise do DNA via amniocentese ou amostra da vilosidade coriônica.

	Diagnóstico diferencial	• Na infância: protoporfiria eritropoética, porfiria eritropoética congênita, síndrome de Bloom, síndrome de Cockayne, síndrome de Rothmund-Thomsom e doença de Hartnup • Dependendo dos estágios das lesões: erupção polimorfa à luz, fototoxicidade, lúpus eritematoso, hidroa vacciniforme, síndrome de Leopard, disceratose congênita, radiodermite crônica, acrogeria, progeria, síndrome do nevo basocelular e síndrome de Rombo.
	Tratamento	Fotoproteção rigorosa é fundamental. Adequar hábitos de vida, uso de vestimenta adequada e protetores solares físicos e químicos devem fazer parte da rotina desses pacientes. Acompanhamento regular com dermatologista, oftalmologista e neurologista para detectar alterações precocemente. Crioterapia, eletrodissecção e excisão e sutura das neoplasias cutâneas são utilizadas para tratamento dos tumores cutâneos. Há relato na literatura do uso de imunoterapia com medicamento anti-PD1 (nivolumabe), com boa taxa de resposta na terapia da neoplasia de pele não passível de ressecção em xeroderma. O uso de retinoides orais é uma opção para diminuir a incidência de neoplasias cutâneas.

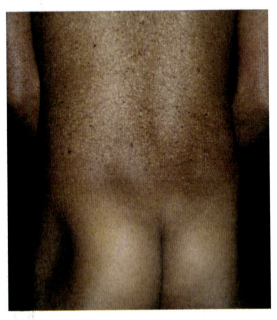

FIGURA 1 Xeroderma pigmentoso. Nítida demarcação entre as lesões pigmentadas no dorso fotoexposto e a região glútea poupada, em criança fototipo III.

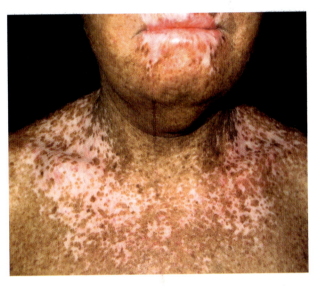

FIGURA 3 Xeroderma pigmentoso. Atrofia acentuada no lábio inferior e lesões hiper e hipopigmentadas sobre área de eritema.

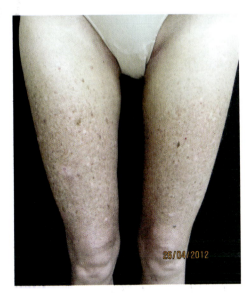

FIGURA 2 Xeroderma pigmentoso. Paciente fototipo II, com diferença marcada entre a área coberta e a fotoexposta nos membros inferiores.

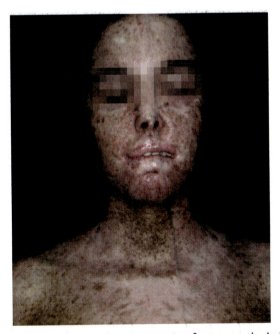

FIGURA 4 Xeroderma pigmentoso. Atrofia acentuada do lábio, com perda do limite, e lesões hiper e hipopigmentadas na face e no colo.

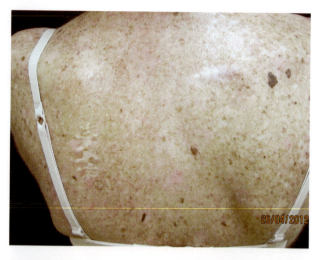

FIGURA 5 Xeroderma pigmentoso. Mesma paciente da Figura 2, exibindo melanomas no dorso. Membro superior amputado e globo ocular enucleado pela presença de melanomas.

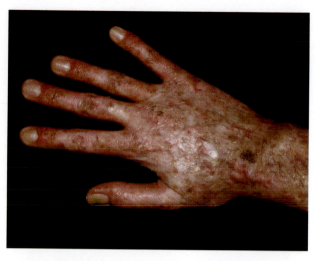

FIGURA 6 Xeroderma pigmentoso. Dorso da mão com ceratoses actínicas, cicatrizes de procedimentos anteriores e lesão pigmentada que resultou ser melanoma.

BIBLIOGRAFIA

Xantogranuloma Juvenil

Chang MW. Update on juvenile xanthogranuloma: unusual cutaneous and systemic variants. Semin Cutan Med Surg. 1999; 18(3):195-205.

Dehner LP. Juvenile xanthogranulomas in the first two decades of life: a clinicopathologic study of 174 cases with cutaneous and extracutaneous manifestations. Am J Surg Pathol. 2003; 27(5):579-93.

Freyer DR, Kennedy R, Bostrom BC et al. Juvenile xanthogranuloma: forms of systemic disease and their clinical implications. J Pediatr. 1996; 129(2):227-37.

Haroche J, Charlotte F, Arnaud L et al. High prevalence of BRAF V600E mutations in Erdheim–Chester disease but not in other non-Langerhans cell histiocytoses. Blood. 2012; 120(13):2700-3.

Stover DG, Alapati S, Regueira O et al. Treatment of juvenile xanthogranuloma. Pediatr Blood Cancer. 2008; 51(1):130-3.

Xantomas

Brewer HB, Zech LA, Gregg RE et al. Type III hyperlipoproteinaemia. Diagnosis, molecular defects, pathology and treatment. Ann Intern Med. 1983; 98:623-40.

Christoffersen M, Frikke-Schmidt R, Schnohr P et al. Xanthelasmata, arcus corneae, and ischaemic vascular disease and death in general population: prospective cohort study. BMJ. 2011; 343:d5497.

Fellin R, Zuliani G, Arca M et al. Clinical and biochemical characterisation of patients with autosomal recessive hypercholesterolaemia (ARH). Nutr Metab Cardiovasc Dis. 2003; 13:278-86.

Kuo PT, Wilson AC, Kostis JB et al. Treatment of type III hyperlipoproteinaemia with gemfibrozil to retard progression of coronary artery disease. Am Heart J. 1988; 116:85-90.

Vega GL, East C, Grundy SM. Lovastatin therapy in familial dysbetalipoproteinaemia: effects on kinetics of apolipoprotein B. Atherosclerosis.1988; 70:131-43.

Xeroderma Pigmentoso

Chambon F, Osdoit S, Bagny K et al. Dramatic response to nivolumab in xeroderma pigmentosum skin tumor. Pediatr Blood Cancer. 2018; 65.

DiGiovanna JJ, Kraemer KH. Shining a light on xeroderma pigmentosum. J Invest Dermatol. 2012; 3:785-96.

Kraemer KH, DiGiovanna JJ. Forty years of research on xeroderma pigmentosum at the US National Institutes of Health. Photochem Photobiol. 2015; 2:452-9.

Lehmann J, Seebode C, Martens MC et al. Xeroderma pigmentosum – Facts and Perspectives. Anticancer Res. 2018; 38:1159-64.

Moriwaki S, Kanda F, Hayashi M et al. Xeroderma pigmentosum clinical practice guidelines revision committee. Xeroderma pigmentosum clinical practice guidelines. J Dermatol. 2017; 44:1087-96.

ZIGOMICOSE | MUCORMICOSE E ENTOMOFTOROMICOSE

John Verrinder Veasey • Clarisse Zaitz • Ligia Rangel Barboza Ruiz • Valéria Maria de Souza Framil

	Sinonímia	As doenças provocadas pelo parasitismo de hifas cenocíticas (sem ou com raros septos) no tecido eram denominadas zigomicoses, visto que os fungos pertenciam à classe Zygomycetes. Devido a análises filogenéticas moleculares, esses fungos foram colocados no novo filo monofilético chamado Glomeromycota, com os subfilos Mucoromycotina e Entomophthoromycotina. Nesse contexto, os nomes "mucormicose" e "entomoftoromicose" devem ser preferidos, e a zigomicose deve ser descartada.
	Epidemiologia	Fungos do subfilo Mucoromycotina apresentam distribuição universal, atingem pacientes de ambos os sexos e qualquer faixa etária, geralmente portadores de imunossupressão, e adquiridos por inoculação em pele e mucosa com solução de continuidade. Fungos do subfilo Entomophthoromycotina são sapróbios do solo, e ocorrem em climas quentes e úmidos. O hospedeiro é, em geral, imunocompetente, e a porta de entrada é por meio de inoculação direta ou inalação.
	Etiologia	**Mucormicose.** Micose sistêmica causada por hifas cenocíticas oportunistas do subfilo Mucoromycotina. **Entomoftoromicose.** Micose subcutânea causada por hifas cenocíticas sapróbias do subfilo Entomophthoromycotina.
	Clínica	**Mucormicose.** Pode ser primária ou secundária: • Primária: inoculação de hifas cenocíticas em grandes feridas cutâneas prévias (queimaduras, acidentes automobilísticos) • Secundária: a porta de entrada é geralmente pela via respiratória, podendo ocorrer por via oral e cutânea. A forma rinocerebral atinge face (celulite e necrose) (Figuras 1 e 2), seios paranasais (cefaleia, febre e dor), palato (necrose e secreção serossanguinolenta), cérebro (abscesso cerebral, trombose do seio cavernoso) e constitui um quadro gravíssimo, que requer tratamento imediato. As formas pulmonar, cutânea e disseminada são menos frequentes. **Entomoftoromicose.** Micose subcutânea que engloba duas entidades histopatologicamente semelhantes, porém clínica e micologicamente distintas: basidiobolomicose (*Basidiobolus* sp.), caracterizada por nódulos subcutâneos firmes e indolores em tronco, membros (Figuras 3 e 4) e região glútea; conidiobolomicose (*Conidiobolus* sp.), caracterizada por edema em nariz, boca e tecidos perinasais, nódulos subcutâneos e infiltração difusa da face (Figuras 5 e 6).
	Diagnóstico	O exame micológico direto, realizado a partir de pus, secreções e fragmento de biopsia, revela hifas hialinas cenocíticas com ângulo de 90°. O aspecto macroscópico da cultura em ágar Sabouraud varia de acordo com o agente etiológico. O exame histopatológico na mucormicose mostra fenômenos de trombose arterial e pequenas áreas de infarto, com hifas cenocíticas no interior dos vasos (Figura 7). Radiografia e tomografia são úteis para o diagnóstico das formas pulmonares e rinocerebrais. Na entomoftoromicose, o exame histopatológico mostra hifas cenocíticas com ângulo de 90° nos tecidos, envoltas por reação eosinofílica (fenômeno de Splendore-Hoeplii).
	Diagnóstico diferencial	**Mucormicose.** Trombose do seio cavernoso, ectima gangrenoso, aspergilose pulmonar ou cerebral, linfomas e granuloma mediofacial. **Entomoftoromicose.** Cistos e infiltrações de qualquer natureza (principalmente neoplásicas).
	Tratamento	Na mucormicose, o tratamento de escolha é a anfotericina B (Figura 8). O desbridamento cirúrgico das áreas necrosadas também deve ser realizado. O índice de mortalidade é alto, atingindo 80 a 95% dos casos, sendo fundamental o tratamento da doença de base. Na entomoftoromicose é preconizada solução saturada de iodeto de potássio por via oral, 3 a 6 g/dia, durante 3 a 4 meses, itraconazol, sulfametoxazol-trimetoprima ou anfotericina B (Figura 9).

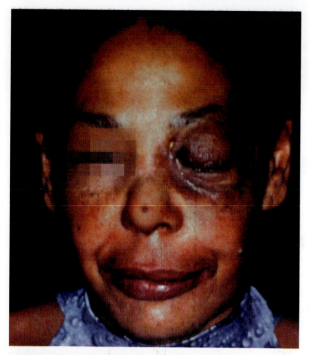

FIGURA 1 Mucormicose. Paciente diabética, com forma facial e orbicular.

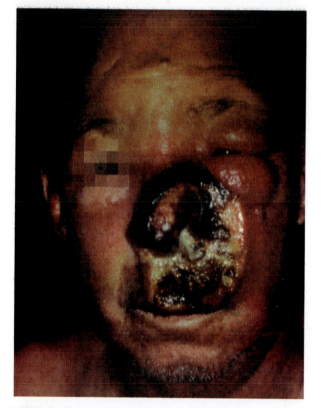

FIGURA 2 Mucormicose rinocerebral. Paciente etilista crônico.

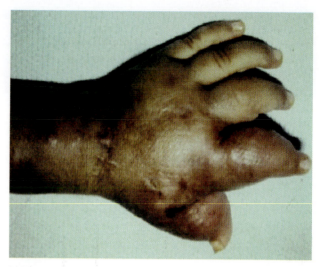

FIGURA 3 Entomoftoromicose (basidiobolomicose). Infiltração da mão devido à infecção pelo *Basidiobolus* sp. (Cortesia do Dr. Jorge Gouveia.)

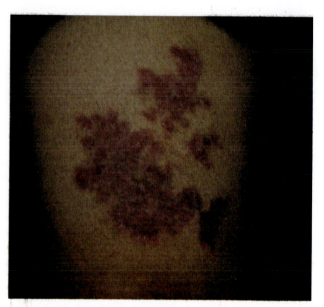

FIGURA 4 Entomoftoromicose (basidiobolomicose). Lesão em placa, violácea, endurada, cujo diagnóstico foi obtido pelos exames anatomopatológico e micológico. (Cortesia do Dr. Manoel Paes.)

Seção 2 | Afecções Dermatológicas de A a Z 1083

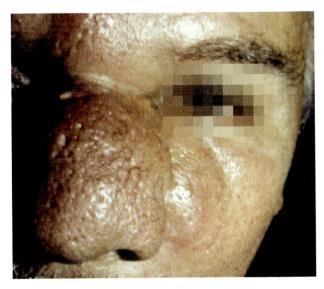

FIGURA 5 Entomoftoromicose (conidiobolomicose). Pré-tratamento. (Cortesia do Dr. Lauro Lourival Lopes Filho.)

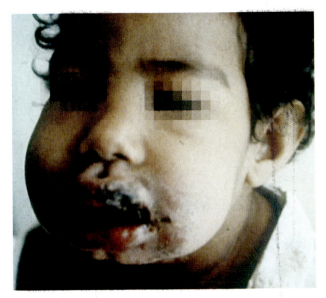

FIGURA 6 Entomoftoromicose (conidiobolomicose). Infiltração difusa da face. (Cortesia do Dr. Jorge Gouveia.)

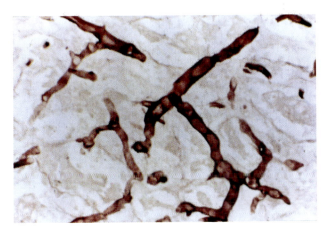

FIGURA 7 Mucormicose. Exame anatomopatológico corado pela prata.

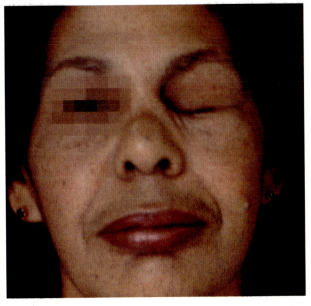

FIGURA 8 Mucormicose. Paciente da Figura 1 após tratamento com anfotericina B e desbridamento cirúrgico.

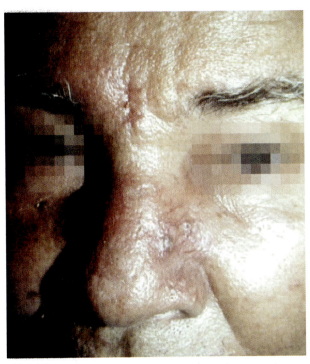

FIGURA 9 Entomoftoromicose (conidiobolomicose). Pós-tratamento do paciente da Figura 5. (Cortesia do Dr. Lauro Lourival Lopes Filho.)

BIBLIOGRAFIA

Zigomicose | Mucormicose e Entomoftoromicose

Castrejon-Perez A, Welsh EC, Miranda I et al. Cutaneous mucormycosis. An Bras Dermatol. 2017; 92(3):304-11.

Prabhu RM, Patel R. Mucormycosis and entomophthoramycosis: a review of the clinical manifestations, diagnosis and treatment. Clin Microbiol Infect 2004; 10(Suppl 1):31-47.

Skiada A, Rigopoulos D, Larios G et al. Global epidemiology of cutaneous zygomycosis. Clin Dermatol. 2012; 30:628-32.

Veasey JV. Zygomycosis. In: Tyring S, Lupi O, Hengge U (Orgs.). Tropical dermatology. 2. ed. Amsterdam: Elsevier; 2017. pp. 216-8.

Zaitz C, Campbell I, Marques SA et al. Compêndio de micologia médica. 2. ed. Rio de Janeiro: Guanabara Koogan; 2010.

Índice Alfabético

A
Abscesso neural, 569
Acanthosis nigricans, 37, 238
Acantoma
- de células
- - claras, 35, 36
- - - de Degos e Civatte, 35
- - pálidas, 35
- de Degos, 35
- *fissuratum*, 562
- por armação dos óculos, 562
Acantose nigricante, 37, 38, 238
Ácaro da coceira, 510
Acidente(s)
- por abelhas e vespas, 255
- por aranha-marrom, 255
- por arraia, 256
- por bagre marinho, 256
- por baratas-d'água, 255
- por besouro, 254
- por caravela, 254
- por formigas-lava-pés, 256
- por lagarta, 255, 256
- por "maria-fedida", 254
- por "piolho-de-cobra", 254
- por serpente, 255
- - *Bothrops*, jararaca, 256
Acne, 39, 41, 43
- *agminata*, 44
- *conglobata*, 39, 41
- cosmética, 42
- do óleo, 477
- escoriada, 42, 901, 905
- exógena ocupacional, 42
- *fulminans*, 39, 41
- hormonal, 41
- inversa, 1024
- medicamentosa/erupção acneiforme, 42
- necrótica, 161
- neonatal, 203
- por óleos pesados do petróleo ou óleos de origem mineral, 477
- queloidiana da nuca, 161
- rosácea, 937
- vermiculata, 294
- vermoulante, 294
- vulgar, 39
Acometimento
- articular, 910
- ungueal, 910
Acroceratodermia
- papulotranslúcida palmoplantar, 45
- siríngea aquagênica, 45
- - palmoplantar adquirida, 45
Acroceratoelastoidose, 46
- de Oswaldo Costa, 47
- liquenoide, 46
Acroceratose
- papulosa inversa, 46
- paraneoplásica, 398

- verruciforme, 48
- - de Hopf, 48
Acrodermatite
- enteropática, 49-51
- papulosa infantil, 972
Acromelalgia, 506
Acromia parasítica, 742
Acropustulose
- da infância, 204
- infantil, 204
Acroqueratodermia siríngea aquagênica, 330
Actinossenescência, 549
Adenocarcinoma polimorfo de baixo grau, 101
Adenoma
- pleomórfico, 102
- sebáceo, 283, 520
- - tipo Balzer, 1027
Adenomegalia, 623
Adiponecrose
- ao frio, 819
- do recém-nascido, 230
- subcutânea neonatal, 813
Adipose dolorosa, 679
Afecções
- associadas à acantose nigricante, 38
- da cavidade oral, 52
- inflamatórias, 247
- vasculares, 103
AGEP (*acute generalized exanthematic pustulosis*), 917
Ainhum, 141
Albinismo, 143
- cutâneo-ocular, 143
- oculocutâneo, 143
Albinismus completus universalis, 143
Albinismus partialis, 143
Alopecia(s), 145
- androgenética, 162
- areata, 164
- - *acisaifo*, 164
- - difusa, 164
- - em placas, 164
- - incógnita, 164
- - ofiásica, 164
- - *totalis*, 164
- - *universalis*, 164
- causada por quimioterapia, 180
- cicatricial(is), 145
- - central centrífuga, 145
- fibrosante
- - em padrão de alopecia androgenética, 154
- - frontal, 147
- mucinosa, 150
- não cicatriciais, 162
- neoplásica, 725
- por imunoterapia, 189
- por quimioterapia, 177
- por tração, 151
- - aguda, 152
- - crônica, 153
Alteração(ões)

- cutânea(s)
- - associadas ao HTLV-1, 173
- - causadas pelas medicações no tratamento de câncer, 177
- - causadas por quimioterapia, 177
- - causadas por terapias-alvo e imunoterapia no tratamento do câncer, 182
- - da doença hepática crônica, 191
- - da gravidez, 194
- - do neonato, 203
- - dos pacientes renais crônicos e dos pacientes transplantados renais, 236
- - locais devido ao extravasamento de quimioterápico, 179
- - no diabetes melito, 238
- - no HIV, 247
- - nos acidentes por animais peçonhentos e venenosos, 253
- - por imunoterapia, 189
- do tecido conjuntivo, 194
- dos pelos, 194
- fisiológicas da gravidez, 194, 195
- glandulares cutâneas, 194
- óssea, 775
- ungueais, 194, 257
- - por quimioterapia, 178
- vasculares, 194
Amiloidose, 276
- AA, 277
- localizada, 276
- maculosa, 276
- nodular, 276
- papulosa, 276
- sistêmica
- - primária AL (*light chains*), 276
- - secundária, 277
Anetodermia, 280
- primária, 1005
Angiite, 1048
Angioblastoma de Nakagawa, 133
Angioceratoma(s), 120
- circunscrito, 121, 122
- de Fabry, 122
- de Fordyce, 121, 122
- de Mibelli, 120
- difuso(s), 121
- - de Fabry, 121
- localizados, 120
- solitário, 120
Angiodermatite pruriginosa disseminada, 914
Angioedema, 1044, 1045
Angioendotelioma
- endovascular papilar, 134
- maligno endovascular, 134
- papilar intralinfático, 134
Angiofibroma, 283, 520
Angiokeratoma corporis diffusum, 121
Angioleiomioma, 643
Angiolipoma, 679
Angioma
- em cereja, 124

- em tufos, 133
- - adquirido, 133
- esclerosante, 381
- puntiforme, 124
- rubi, 124, 125
- - trombosado, 125
- senil, 124
- serpiginoso, 109
Angiomatose
- bacilar, 252
- cutaneomeningospinal, 105
- encefalotrigeminal, 107
Ângio-ósteo-hipertrofia, 118
Angioplasia papular, 583
Angioqueratoma, 120
Angiossarcoma
- cutâneo, 138
- sobre linfedema pós-mastectomia, 139
Anomalia(s)
- do desenvolvimento, 205
- pigmentada reticular das flexuras e *dark dot disease*, 425
- vasculares sem classificação definida, 120
Anoníquia, 258, 259
Anormalidades no cabelo, 183
Antraz, 856
Aplasia
- congênita da pele com características de epidermólise bolhosa tipo VI, 958
- cutânea, 215
- - congênita, 206
- *cutis*, 206
Apocrinite, 1024
Aranha-marrom (*Loxosceles* sp.), 255
Aranhas vasculares, 109, 192
Arboviroses, 285
Arbovírus, 285
Argirose focal, 86
Arsenicismo, 289
Arteriolopatia urêmica calcificante, 309
Arterite
- de células gigantes, 1052
- de Takayasu, 1052
Artrite
- crônica juvenil, 291
- idiopática juvenil, 291
- reativa, 986
- reumatoide, 291
Ascite, 193
Asfixia reticular, 695
Assoalho de boca, 56
Astrocitose maligna, 599
Ataxia-telangiectasia, 109, 975
ATM, 54
Atrofia, 24
- branca de Milian, 1057
- cutânea, 388
- em favo de mel, 294
- maculosa, 280
- síndrome de Parry-Romberg, 24
Atrofoderma *vermiculatum*, 294
Atrofodermia
- de Pasini e Pierini, 293
- vermiculata, 294
Atrophia naevoides in placibus, 293

B

Balanite, 738
- de células plasmáticas, 302
- de Zoon, 302
- - plasmocitária, 302

- xerótica obliterante, 683
Balanitis circumscripta plasmacellularis, 302
Baqueteamento, 257
- digital, 193
Basalioma, 315
Bebê colódio, 303
- de Hallopeau, 303
"Beijo"
- "da cegonha", 106
- "do anjo", 106
Berne, 758
Besouro vesicante (*Paederus*), 254
Bicheira, 758
Bicho
- de praia, 640
- geográfico, 640
Bicho-de-pé, 1038
Bitacaia (Angola e Moçambique), 1038
Blastomicose
- amazônica, 697
- brasileira, 829
- europeia, 353
- queloidiana, 697
- sul-americana, 73, 829
Bolha(s), 18
- diabéticas, 306
- intraepidérmica, 18
- pênfigo vulgar, 19
- penfigoide bolhoso, 19
- subepidérmica, 18
Borreliose de Lyme, 304
Botão de óleo, 477
Braquioníquia, 257, 259
Brida amniótica, 234
Bullosis diabeticorum, 239, 306

C

Calcificação
- cutânea, 311
- distrófica, 311
- iatrogênica, 311
- idiopática, 311
- metastática, 311
Calcifilaxia, 309
Calcinose cutânea, 311
Calcinosis cutis, 311
Cálculo salivar, 99
Calo, 313
- da orelha, 351
Calosidades, 313
Cancro
- mole, 622, 623
- tuberculoso, 1030
Candidíase, 71, 737
- cutânea, 737
- da área das fraldas, 207
- intertriginosa, 738
- mucocutânea, 247, 250
- mucosa, 737
- oral, 738
- orofaríngea, 738
- perineal no recém-nascido, 207
- periungueal, 738
- ungueal, 737, 738
Candidose, 71
Carcinoma
- basocelular, 315
- - esclerodermiforme, 315
- nodular, 315
- - pigmentado, 315
- - plano cicatricial, 315

- - superficial, 315
- - terebrante, 315
- - ulcerado, 315
- basoescamoso, 315
- de células
- - basais, 315
- - de Merkel, 319
- - escamosas, 322
- - - oral, 63-65
- do ducto terminal, 101
- "em couraça", 725
- epidermoide, 64, 322
- - *in situ*, 416
- erisipeloide, 725
- escamocelular *in situ* tipo ceratose actínica, 337
- espinocelular, 15, 64, 322
- - *in situ* da mucosa do pênis, 507
- - *in situ* pigmentado, 322
- lobular, 101
- micronodular, 315
- neuroendócrino primário da pele, 319
- telangiectásico, 725
- trabecular da pele, 319
- tricoblástico, 315
- verrucoso, 322
Catapora, 461
Caudas humanas, 215
Caxumba, 95
Céfalo-hematoma, 208
Celulite, 673, 857
- eosinofílica, 326
- escleroatrófica, 821
- grave, 858
- leve, 858
- moderada, 858
- orbital, 858, 859
- pré-septal, 859
Ceratoacantoma, 322, 327
Ceratodermia(s)
- aquagênica, 45, 330
- - palmar e plantar, 45
- do climatério, 330
- marginada de Ramos e Silva, 330
- palmoplantar(es), 329
- - adquiridas ou secundárias, 330
- - com doença periodontal, 981
- - difusas sindrômicas, 329
- - focais, estriadas e pontuadas, 330
- - hereditárias, 329
- - plurifocal tipo Oswaldo Costa, 46
Ceratofitose(s), 737, 740
- negra, 744
Ceratólise
- plantar sulcada, 335
- sulcada, 335
Ceratoma *plantare sulcatum*, 335
Ceratose(s)
- actínica, 237, 337
- - e carcinoma espinocelular, 237
- folicular, 340, 420
- - penetrante, 431
- líquen plano-símile, 341
- liquenoide, 341
- - benigna, 341
- palmoplantar difusa com periodontopatia, 981
- pilar, 340, 864
- - escoriada, 901, 906
- seborreica(s), 342
- - digitada, 529
- - hiperceratósica, 529

Índice Alfabético

- - múltiplas de aparecimento súbito, 402
- - verrucosa, 529
- senil, 337, 342
- solar, 337
- subungueal, 262, 263
Chikungunya, 285, 286
Chilblain lupus, 700
Chlamydia trachomatis, 628
Cicatriz(es), 25
- atróficas, 25
- hipertrófica, 25
Cilindroma, 343
Cilindromatose, 343
Cimidíase, 345
Circulação colateral, 193
Cisto(s)
- da fenda branquial, 205
- da glândula de Moll, 579
- do ducto tireoglosso, 205
- epidermoide, 349
- foliculares, 349
- istmocatagênico, 349
- mucoso, 348
- pilonidal, 1026
- sudorífero, 579
- triquilemal, 349
Cistoadenoma, 579
Classificação das lesões elementares, 3
Clavus, 313
Cloasma, 721
Clubbing, 257
Cobreiro, 574
"Coceira de jóquei", 753
Coiloníquia, 257
Colestase
- hereditária com linfedema, 112
- intra-hepática da gravidez, 200
Comedonevo, 781
Complexo
- esclerose tuberosa, 520
- primário tuberculoso cutâneo, 1030
Complicações orais
- do tratamento antineoplásico, 81
- não infecciosas da terapia antineoplásica, 81
Condiloma
- acuminado, 14, 251, 1060
- - gigante, 1060, 1061
- de Buschke-Lowenstein, 15, 322
Condrodermatite nodular da hélice, 351
- crônica, 351
- - e da anti-hélice, 351
Consulta dermatológica, 3
Contratura de Dupuytren, 544
Coproporfiria hereditária, 885
Cor (cromoníquia), 264
Corinebacteriose palmelina, 1029
Corno cutâneo, 352
Corrimentos, 622, 623
Coxim interfalangiano, 544
Coxsackiose mão-pé-boca, 450
Craurose vulvar, 683
Criptococose, 353
- no HIV, 247
Cromoblastomicose, 356
Cromofitose, 742
Cromomicose, 15, 28, 356
Cromoníquia, 264, 266
Crosta, 23
- impetigo estreptocócico, 23
- láctea, 212
- pênfigo vulgar, 23
- queimadura, 23

Curuba, 510
Cutis
- *laxa*, 359
- *marmorata*, 30, 209, 695
- - fisiológica, 209
- - telangiectásica congênita, 109, 209
- *trunci*, 588
- vértice *plicata*, 361
- *verticis gyrata*, 26, 361
Cútis hiperelástica, 969

D

Dactilite bolhosa distal, 860
Dactilólise espontânea, 141
Dartro
- furfuráceo volante, 871
- volante, 871
Dedos supranumerários rudimentares, 210
Deficiência
- de ácido ascórbico, 411
- de ácido nicotínico, 412
- de cianocobalamina, 410
- de niacina, 412
- de vitamina B, 410
- de vitamina B$_3$, 412
- de vitamina C, 411
- de zinco hereditária, 49
Delírio de parasitose, 900, 902, 903
Demodecidose, 366
- rosácea-símile, 366
Demodex
- *brevis*, 366
- *folliculorum*, 366
Dendrocitoma dérmico, 381
Dengue, 285, 286, 446
- hemorrágica, 446
Dentes, 56
Depressões
- cutâneas, 215
- pré-auriculares, 205
Dermatite
- alérgica de contato, 372
- amoniacal, 211
- artefata, 901, 902
- atópica, 368
- das fraldas, 211
- de contato, 18, 372
- - fotoalérgica, 372
- - fototóxica, 372
- - irritativa, 372
- de estase, 374
- de fraldas, 738
- factícia, 900, 903, 904
- folicular, 477
- herpetiforme, 28, 375
- - IgA linear, 393
- - - da criança, 393
- infecciosa associada ao HTLV-1, 173
- linear serpenteante, 640
- numular, 475
- perioral, 377
- periorificial, 377
- purpúrica pigmentada persistente, 914
- seborreica, 378
- - do recém-nascido, 212
- - no HIV, 247, 249
Dermatite-mucosite linfoplasmocitária idiopática, 302
Dermatitis pratensis, 546
Dermatocalazia generalizada, 359
Dermatocompulsão, 901, 902

Dermatoeliose, 549
Dermatofagia, 901
Dermatofibroma(s), 381
- eruptivos, 701
Dermatofibrossarcoma, 383
- *protuberans*, 383
Dermatofitose(s), 737, 745
- de pele glabra e unhas, 247
- do corpo, 746
- do couro cabeludo, 748
- inguinocrural, 753
- marginada, 753
- ungueal, 754
Dermatomicose(s), 755
- furfurácea, 742
Dermatomiosite, 384
Dermatopatia bolhosa do diabetes, 306
Dermatoporose, 388
Dermatose(s)
- acantolítica
- - papular benigna, 428
- - persistente, 428
- - transitória, 428
- bolhosa crônica benigna da infância, 393
- liquenoide linear, 687
- neutrofílica febril aguda, 998
- papulosa *nigra*, 392
- paraneoplásicas, 397
- por descontrole de impulso ou compulsão, 908
- por IgA linear, 393
- - da infância, 393
- - do adulto, 393
- por percevejo, 345
- próprias da gravidez, 196
- pustular
- - erosiva, 160
- - transitória neonatal, 227
Dermatotilexomania, 901
Dermopatia diabética, 240
Descamação fisiológica do recém-nascido, 214
Desordem(ns)
- linfoproliferativas cutâneas primárias
- - CD-30, 661
- - de pequenas e médias células T pleomórficas CD4+, 664
Diabetic bulla, 239
DIDMOHS (*drug-induced delayed multiorgan hypersensitivity syndrome*), 464
Dificuldade de cicatrização de feridas, 389
Disceratose folicular, 420
Discromatose universal hereditária, 404
Discromia do crioulo, 588
Disidrose, 473
Dismorfofobia, 901
Displasia(s) ectodérmica(s), 405
- hidrótica, 405
- hipo-hidrótica, 405
Disrafismo, 215, 216
- da coluna vertebral, 215
- espinal oculto, 107
Distrofia
- mediana da unha, 260
- - traumática, 907
- ungueal pseudomicótica, 260
Distúrbios
- orais potencialmente malignos, 63
- psiquiátricos primários, 900
Disvitaminoses, 409
Djigan (Guiné-Bissau), 1038
Doença(s)
- bolhosa

- - crônica da infância, 393
- - do DM, 239
- britânica, 948
- cutâneas e mucocutâneas, 594
- da arranhadura do gato, 414
- de Adamantiades-Behçet, 959
- de Besnier-Boeck-Schaumann, 941
- de Bourneville, 520
- de Bowen, 416
- de Cazenave, 843
- de Cowden, 418
- de Darier, 420
- - acral, 48
- de Darier-White, 420
- de Darling, 601
- de Degos, 423, 1005
- de Dercum, 679
- de Dowling-Degos, 425
- de Duhring-Brocq, 375
- de Erdheim-Chester, 594
- de Fox-Fordyce, 427
- de Gammel, 400
- de Grover, 428
- de Hailey-Hailey, 429
- de Haxthausen, 330, 819
- de Heck, 1061
- de Hennekam, 112
- de IgA linear, 393
- de Jorge Lobo, 697
- de Kaposi-Irgang, 700, 816
- de Kawasaki, 448, 1051
- de Khölmeyer-Degos, 423
- de Kyrle, 431
- de Launois-Bensaude, 681
- de Ledderhose, 544
- de Lutz, 829
- de Lutz-Lewandowski, 482
- de Lyme, 304
- de Madelung, 679, 681
- de Mitchell, 506
- de Mme. Louis-Bar, 975
- de Morgellons, 900
- de Ofuji, 547
- de Paget
- - extramamária, 432
- - mamária, 434
- - no mamilo, 434
- de Peyronie, 544
- de Pringle-Bourneville, 520
- de Ritter, 955
- de Rosai-Dorfman, 598
- de Shulman, 534
- de Still, 291
- de Trousseau, 403
- de Urbach-Wiethe, 677
- de Verneuil, 1024
- de von Recklinghausen, 774
- de Weber-Christian, 816
- do aparelho ungueal, 270
- do beijo, 457
- do enxerto contra hospedeiro, 436
- do *jeep*, 1026
- do picolé (*popsicle disease*), 819
- do soro, 1051
- epidérmica policística, 526
- exantemáticas, 446
- gálica, 948
- granulomatosa crônica da face, 44
- imunologicamente mediada, 100
- infecciosas, 71
- mão-pé-boca, 450
- mista do tecido conjuntivo, 444

- psicocutâneas, 900
- relacionadas às células de Langerhans, 592
- reumatoide, 291
- sexualmente transmissíveis, 628
- venérea, 622, 948
Doloconíquia, 257
Donovanose, 622, 623, 628
DRESS (erupção por droga com eosinofilia e sintomas sistêmicos), 464
DST (doenças sexualmente transmissíveis), 622

E
Ectima, 861
Eczema
- atópico, 368
- da gravidez, 196, 197
- de contato, 372
- de estase, 374
- discoide, 475
- disidrótico, 473
- hipostático, 374
- numular, 27, 475
- seborreico, 378
- varicoso, 374
- vesiculoso das palmas e plantas e *Pompholyx*, 473
Edema
- agudo hemorrágico, 1050
- angioneurótico, 1044
Efélide-símile, 774
Eflúvio
- anágeno, 167
- telógeno, 168
- - agudo, 168
- - crônico, 168
Elaioconiose, 477
- folicular, 477
Elastólise
- da derme papilar, 480
- - tipo pseudoxantoma elástico-símile, 480
- generalizada, 359
Elastorrexe sistematizada, 898
Endometrioma cutâneo, 481
Endometriose cutânea, 481
Entomoftoromicose, 1081
Epidermodisplasia verruciforme, 482, 1061
Epidermólise bolhosa
- *acquisita*, 484
- adquirida, 484
- distrófica, 488
- hereditária, 487
- juncional, 487
- simples, 487
Epiloia (*epilepsia, low intelligence*, adenoma sebáceo), 520
Epitelioma
- adenoide cístico, 1027
- basocelular, 315
- calcificado de Malherbe, 851
- cístico benigno, 1027
- *cuniculatum*, 322
- espinocelular, 322
Epúlide
- fissurada, 77
- por dentadura, 77
Erisipela, 862
Eritema, 7
- *ab igne*, 30, 492
- acral, 178
- anular centrífugo, 493
- contusiforme, 822

- da nuca, 106
- *elevatum diutinum*, 494, 1050
- endurado, 811
- fixo medicamentoso, 498
- giriforme serpenteante, 400
- indurado de Bazin, 1030
- infeccioso, 452
- migratório, 89
- multiforme, 88, 495
- nodoso, 822, 941
- palmar, 192
- pigmentar fixo, 498
- polimorfo, 27, 495
- tóxico
- - do recém-nascido, 217
- - neonatal, 217
Eritermalgia, 506
Eritrasma, 500
Eritroceratodermia, 501, 615
- simétrica progressiva, 615
- *variabilis*, 615
Eritrodermia
- dermatite esfoliativa, 504
- esfoliativa, 504
- ictiosiforme congênita
- - bolhosa de Brocq, 613
- - não bolhosa, 610
Eritrodisestesia palmoplantar, 178
Eritroleucoplasia, 66
Eritromelalgia, 506, 701
Eritroplasia, 66
- de Queyrat, 66, 322, 507
- de Zoon, 302
Eritroqueratodermia
- simétrica progressiva (EQSP), 501
- variável (EQV), 501
Erosão, 20
- escoriação psicogênica, 20
- escoriação traumática, 20
Erupção
- benigna lumínica do verão, 509
- bolhosa do diabetes, 306
- fixa medicamentosa, 498
- juvenil da primavera, 509
- liquenoide, 508
- maculopapulosa causada por imunoterapia, 190
- papular pruriginosa crônica, 427
- papulopustulosa
- - causada por terapia-alvo, 185, 186
- - *rash* acneiforme, 183
- polimorfa da gravidez, 198
- polimórfica lumínica, 509
- pustulosa, 917
- reticular, maculopapulosa e eritematosa causada por imunoterapia, 190
- variceliforme de Kaposi, 573
Erythema
- *gyratum repens*, 400
- *induratum* de Bazin, 811
Escabiose, 218, 510
- neonatal, 218
Escama, 22
- pitiríase versicolor, 22
- psoríase, 22
Escara, 23, 24
- tromboangiite obliterante, 23
Escarlatina, 454
Escleredema, 764
- de Buschke, 241, 764
- *diabeticorum*, 764
Esclerema neonatal, 813

Esclerodermia
- cutânea localizada, 514
- em golpe de sabre, 29
- localizada, morfeia, 514
Esclerose, 16, 28
- esclerodermia em placa, 16
- esclerodermia sistêmica, 16
- lipodermatoesclerose, 16
- sistêmica, 517
- - difusa, 517
- - limitada (CREST), 517
- - progressiva, esclerodermia sistêmica, 517
- tuberosa, 520
- - de Bourneville, 520
Escorbuto, 411
Escoriação
- neurótica, 901, 906
- psicogênica, 901
Escrofuloderma, 1030
Esfoliação lamelar do recém-nascido, 303
Espinalioma, 322
Esporão, 1038
Esporotricose, 29, 523
- no HIV, 247
- verrucosa, 15
Esteatocistoma, 526
- múltiplo, 526
- simples, 526
Estilhas hemorrágicas, 262, 263
Estomatite, 738
Estrias, 527
Estucoceratose, 529
Euconixis, 260, 261
Exame físico
- da cavidade oral, 52
- - geral, 52
- - locorregional
- - - extraoral, 53
- - - intraoral, 55
Exantema
- *criticum*, 456
- súbito, 456
- viajante da língua, 89
Exostoses mandibular e palatina, 62
Extravasamento de quimioterápico, 182
Exulceração, 20, 623
- pênfigo vulgar, 20

F

Face, 53
Facomatose pigmentovascular, 107, 108
Fagedenismo geométrico, 853
Fasciite
- difusa com eosinofilia, 534
- eosinofílica, 534
Febre(s)
- amarela, 285, 286
- da arranhadura do gato, 414
- dos 3 dias, 456
- eruptiva, 456
- escarlate, 454
- ganglionar, 457
- maculosa, 537
- petequial, 537
Fenda(s)
- lamelares, 264
- transversa, 264
- única longitudinal, 264
Fenômeno
- de extravasamento de muco, 97
- de Koebner, 30
- - reverso, 30, 31

- de Lúcio, 1005
- de patergia, 31
- de Raynaud, 701
- de Wolf, 31
- isomórfico, 30
- isotópico, 31
Feo-hifomicose, 540
Ferida brava, 645
Fibroceratoma
- acral digital adquirido, 542
- digital adquirido, 542
Fibroepitelioma de Pinkus, 315, 1035
Fibrofoliculoma múltiplo, 962
Fibrolipomatose noduliforme hernioide dos calcanhares, 826
Fibroma(s)
- cemento-ossificante periférico, 74
- de irritação, 76
- ossificante periférico, 74
- periungueais, 520
- traumático, 76
Fibromatose, 544
- fascial superficial, 544
- musculoaponeurótica profunda, 544
Fissura, 21
- eczema crônico, 21
Fístula(s), 21
- arteriovenosa, 104
- da fenda branquial, 205
- dérmicas, 215
- pré-auriculares, 205
Fitofotodermatite, 546
Fitofotodermatose, 546
Flebectasia generalizada congênita, 109
Fogo de Santo Antônio, 862
Foliculite
- associada a malignidades hematológicas, 547
- bacterianas, 864
- de Ofuji, 547
- decalvante, 157
- dissecante, 159, 1025
- eosinofílica, 547, 864
- - associada à AIDS, 547
- - infantil, 547
- - pustulosa, 547
- - relacionada à AIDS, 547
- herpética, 864
- necrótica, 161
- pitirospórica, 742, 864
- por gram-negativo, 43, 864
- por *Malassezia*, 742
- por óleos pesados do petróleo ou óleos de origem mineral, 477
- por *Pseudomonas*, 864
- profunda, 864
- pruriginosa da gestação, 201
- pustulosa da infância, 547
- queloidiana da nuca, 161
- superficial, 864
- uleritematosa reticulata, 294
Folliculitis et perifolliculitis capitis abscedens et suffodiens, 159
Fotodano, 549
Fotoenvelhecimento, 549
Fotossensibilidade, 178, 553
- a fármacos do tipo fototóxico, 554
- a substâncias ou a produtos químicos, 553
- causada por quimioterapia, 181
Fototoxicidade, 554
Fragilidade cutânea crônica do envelhecimento, 388
Furúnculo, 867

G

Gangrena
- digital, 1005
- seca dos negros, 141
- urêmica, 309
Gengivas, 56
Ginecomastia, 192
Glândulas
- salivares, 54
- sebáceas ectópicas, 57
Glioma óptico, 775
Glomangioma, 1036
Glossite migratória benigna, 89
Gnatostomíase, 557
Goma, 14
- esporotricose cutaneolinfática, 14
Graft-versus-host disease (GVHD), 436
Granuloma
- anular, 242, 559
- - disseminado/generalizado, 559
- - em placa, 559
- - localizado, 559
- - nodular, 559
- - perfurante, 559
- - subcutâneo, 559
- de célula gigante juvenil, 1073
- do coto umbilical, 219
- eosinofílico, 87
- facial, 561
- - eosinofílico, 561
- *fissuratum*, 562
- *gravidarum*, 195
- piogênico, 75, 126, 195, 269
- - causado por terapia-alvo, 187
- telangiectásico, 126
- umbilical, 219
Granulomatose
- com poliangiite (GPA), 1048
- eosinofílica com poliangiite (EGPA), 1049
Grânulos de Fordyce, 57

H

Hanseníase, 564
- de Lúcio com fenômeno de Lúcio, 570
- dimorfa, 568
- - com reação reversa, 569
- histoide, 568
- indeterminada, 567
- tuberculoide, 567, 569
- - na infância, 10
- virchowiana, 569, 570
Hemangiectasia hipertrófica, 118
Hemangioendotelioma
- composto, 135
- de células fusiformes, 132
- em forma de tachão, 134
- epitelioide, 140
- infantil, 135
- kaposiforme, 135
- retiforme, 136
- tipo *hobnail*, 136
Hemangioma(s), 78
- capilar lobular, 75, 126
- congênito, 128
- - não involutivo, 128
- - parcialmente involutivo, 128
- - rapidamente involutivo, 128
- - tipo NICH, 129
- da infância, 130, 131
- de células fusiformes, 132
- em tufos, 133

Índice Alfabético

- epitelioide, 134, 583
- histiocitoide, 583
- progressivo capilar, 133
- sacrais, 215
- senil dos lábios, 638
- tipo morango, 130
- verrucoso, 123

Hemangiossarcoma, 138
Hematoma dissecante da pele, 389
Hemorragia subungueal, 1005
Hérnias adiposas múltiplas dos calcanhares, 826
Herpes
- gestacional, 199
- simples, 248, 571, 622
- - crônico, 250
- - genital, 623
Herpes-vírus, 628
- simples, 72
Herpes-zóster, 18, 29, 248, 574
Hialinose cutaneomucosa, 677
Hialo-hifomicose, 576
- sistêmica, 576
- subcutânea, 576
- superficial, 576
Hidradenite supurativa crônica, 1024
Hidradenitis suppurativa, 1024
Hidroa vaciniforme, 578
- de Bazin, 578
Hidrocistoma, 579
Hidrosadenite, 1024
Higroma cístico, 114
Hiperbilirrubinemia do recém-nascido, 224
Hipercarotenemia, 6
Hiperceratose
- epidermolítica, 613
- folicular e parafolicular em cútis penetrada, 431
Hipercortisolismo, 966
Hipercurvatura transversa, 257
Hiperestrogenismo, 191
Hiper-hidrose, 581
Hiperpigmentação, 178, 194
- causada por quimioterapia, 181, 182
- da linha alba e da genitália externa, 220
- da unha causada por quimioterapia, 180
Hiperplasia
- angiolinfoide com eosinofilia, 134, 583
- das glândulas sebáceas, 221
- epitelial focal, 1061
- fibrosa
- - focal, 76
- - inflamatória, 77
- sebácea, 585
- - adenomatoide, 585
Hipersensibilidade, 179
Hipertricose lanuginosa, 222
Hipertrofia das glândulas mamárias, 223
Hipoandrogenismo, 191
Hipodermite calcificante da insuficiência renal, 309
Hipomelanose
- de Ito, 587
- *guttata* idiopática, 652
- macular
- - do mestiço, 588
- - idiopática múltipla, 588
- - progressiva, 588
- numular confluente, 588
Hipopigmentação
- em mosaico, 587
- nevoide, 587

Hipoplasia dérmica focal, 590
Histiocitocitose benigna cefálica, 595
Histiocitoma
- eruptivo generalizado, 595
- fibroso benigno, 381
Histiocitose(s), 592
- de células
- - de Langerhans, 592
- - dendríticas interdigitantes, 598
- - indeterminadas, 594
- de dendrócitos dérmicos, 595
- esclerosante poliostótica, 594
- malignas, 599
- sinusal com linfadenopatia maciça, 598
- X, 592
Histiossarcoma, 600
Histoplasmose, 601
- no HIV, 247, 249
- pulmonar crônica, 602
HPV, 623

I

Ichtyosis vulgaris, 608
Icterícia, 6, 193
- do recém-nascido, 224, 225
Ictiose(s), 608
- arlequim, 610
- bolhosa, 613
- congênitas autossômicas recessivas, 610
- epidermolítica superficial, 613
- *histrix*, 613
- lamelar, 610
- linear circunflexa, 616
- não sindrômicas, 608
- nigricante, 609
- queratinopática, 613
- recessiva ligada ao X, 609
- simples, 608
- sindrômicas, 616
- universal do varão, 609
- vulgar, 608
Impetigo, 868
- bolhoso, 868
- contagioso, 868
- de Fox, 868
- herpetiforme, 202
- não bolhoso, 868
- profundo, 861
Imunodeficiência, 1001
Imunoterapia, 189
Incontinência pigmentar, 619
- acromiante, 587
- tipo 2, 619
Infecção(ões)
- bacterianas da pele, 856
- fúngicas
- - sistêmicas, 247
- - superficiais no HIV, 247
- pulmonar aguda, 602
- sexualmente transmissíveis, 622
- - em pacientes HIV-positivos, 628
- virais, 248
Infiltração, 25
Infiltrado linfocítico
- de Jessner, 635
- de Jessner-Kanof, 635
Inflamação
- das partes moles periungueais, 268
- de ceratoses actínicas e seborreicas preexistentes, 179
Ingurgitamento mamário, 223

Inibidor(es)
- da quinase de vários receptores celulares, 185
- da serina-treonina quinase, 188
- da via Hedgehog, 188
- das enzimas MEK1 e MEK2, 188
- de multiquinase, 184
- do indutor de angiogênese, 185
- do receptor do fator de crescimento
- - endotelial vascular, 184
- - epidérmico (EGFR), 183
- indutor de apoptose, 188
Intertrigo, 738
Intoxicação por arsênio, 289
Istmo das fauces, 56

K

Keratosis
- *pilaris*, 340
- *spinulosa*, 686
Kerion (Quérion) *celsi*, 748
Knuckle-pads, 544

L

Lábios, 55
Lacaziose, 697
Lago venoso, 638
Lâmina ungueal, 262
Langerhose, 592
Lanugem, 222
Larva *migrans*, 27
- cutânea, 640
- profunda, 557
Leiomioma, 643
- cutâneo, 643
- genital, 643
- superficial, 643
Leishmaniose
- cutânea, 645
- - atípica, 646
- - difusa, 646
- - localizada, 645
- dérmica pós-calazar, 646
- disseminada, 646
- linfática, 646
- mucosa, 646
- recidiva cútis, 646
- tegumentar americana, 645
Leito ungueal, 262
Lentiginose periorificial, 983
Lentigo
- simples, 650
- *simplex*, 650
Lepra, 564
Leptotrix, 1029
Lesão(ões)
- bolhosas, 701
- caducas, 22
- circunscritas de conteúdo líquido, 17
- condilomatosas, 623
- de conteúdo sólido, 8
- dos tecidos mole e vascular, 74
- elementares, 3
- nas unhas, 701
- nodular, 725
- nos cabelos, 701
- pigmentadas da mucosa oral, 79
- por agentes químicos e físicos, 81
- por alteração da cor, 3, 4
- por solução de continuidade, 20
- urticariformes
- - hanseníase dimorfa, 17

- - urticária vasculite, 17
- vasculares, 215
Leucemia
- de células T do adulto (LLTA), 173, 663
- histiocítica, 599
Leucoceratose, 67
Leucoderma *major*, 1068
Leucodermia
- gotada, 652
- *guttata*, 652
Leucoedema, 58
Leuconíquia, 265
- puntiforme, 267
- verdadeira, 266
Leucoplasia, 67
- delgada, 68
- espessa, 68
- granular, 68
- pilosa, 251
- - oral, 248
- verrucosa, 68
Linfadenite subcutânea regional, 414
Linfadenopatia mediastinal, 602
Linfangioma circunscrito, 114
Linfangiossarcoma, 138
Linfedema
- primário, 112
- - tipo Meige, 112
- secundário, 112, 113
Linfoblastose aguda benigna, 457
Linfocitose aguda benigna, 457
Linfogranuloma venéreo, 622, 623, 628
Linfogranulomatose benigna de Schaumann, 941
Linfoma
- anaplásico de grandes células T CD30+ cutâneo primário, *borderline*, 661
- cutâneo
- - de células T, 665
- - primário, 653
- - - acral CD8+, 664
- - - agressivo de células T CD8+ epidermotrópicas, 664
- - - centrofolicular, 666
- - - de células B, 665
- - - de células T, 653
- - - - periféricas, não especificado, 665
- - - de zona marginal, 667
- - - difuso de grandes células B, tipo perna, 668
- de células
- - NK/T extranodal, tipo nasal, 664
- - T do adulto (LLTA), 173, 663
- - T subcutâneo paniculite-símile, 664
- histiocítico, 600
- subcutâneo paniculite-símile com citofagocitose, 814
Linfonodos craniocervicais, 54
Linforreticulose benigna de inoculação, 414
Língua, 56
- escrotal, 59
- fissurada, 59
- geográfica, 89
- pilosa, 60
- - negra, 60
- *plicata*, 59
- saburrosa, 60
Linha(s)
- de Blaschko, 29
- *nigra*, 194
Lipodermatoesclerose, 821
Lipodistrofia, 669
- generalizada, 670

- - adquirida, 669
- - congênita, 669
- ginoide, 673
- induzida por insulina, 670
- localizada, 669, 670
- parcial, 670
- - adquirida, 669
- - familial, 669
Lipogranuloma esclerosante, 815
Lipoidoproteinose, 677
Lipomas, 679
- congênitos, 215
Lipomatose, 679
- simétrica
- - benigna, 681
- - múltipla, 679
Líquen
- amiloidótico, 276
- *aureus*, 914
- escleroatrófico, 683
- escleroso, 683
- escrofuloso, 1030
- espinuloso, 686
- estriado, 687
- mixedematoso, 765
- nítido, 688
- *nuchae*, 693
- plano, 26, 27, 90, 270, 689
- - actínico, 689
- - anular, 689
- - atrófico, 689
- - bolhoso, 689
- - de mucosas, 689
- - folicular, 689
- - genital, 689
- - hipertrófico, 689
- - linear, 689
- - pigmentoso, 689
- - pilar, 153, 154, 689
- - solitário, 341
- - ulcerado, 689
- - ungueal, 270, 689
- - purpúrico, 914
- - queloidiano da nuca, 161
- *ruber*, 689
- - *planus*, 689
- simples crônico, 693, 901, 905
Liquenificação, 15, 16
- eczema de contato crônico, 16
- gigante de Pautrier, 693
- psoríase, 16
Livedo
- anular, 695
- racemoso, 695
- reticular, 30, 695, 701, 1004
- - fisiológico, 209
- - idiopático, 695
Lobomicose, 697
Lues, 948
- congênita, 232
Lúnulas vermelhas, 265
Lúpus
- cutâneo intermitente, 700
- eritematoso, 91, 699
- - atípico, forma urticada de, 700
- - ceratósico, 700
- - crônico discoide, 700
- - cutâneo
- - - agudo, 699
- - - crônico, 700
- - - subagudo, 699
- - discoide, 155, 700

- - fixo, 700
- - hipertrófico, 700
- - profundo, 700
- - somente dérmico, 700
- - verrucoso, 700
- miliar disseminado da face, 44
- pérnio, 700, 941
- - de Besnier, 941
- profundo, 816
- túmido, 700
- vulgar, 1030

M

M. avium-intracellulare, 735
M. chelonae/abscessus, 734
M. fortuitum, 734
M. kansasii, 735
M. marinum, 734
M. ulcerans, 734
Macroníquia, 257
Mácula(s), 3
- acrômicas, 520
- eritematosas, 1005
- hipercrômica, 5
- hiperpigmentadas e hipopigmentadas de distribuição generalizada, 404
- hipocrômicas, 520
- melanótica oral, 79
- pigmentadas, 984
- purpúricas, 1005
Maduromicose, pé de madura, 729
Mal
- de Hansen, 564
- perfurante plantar, 710
Malformação(ões)
- arterial, 104
- arteriovenosa, 105
- capilar(es), 106
- - da linha média, 107
- de grandes vasos, 117
- e tumores, 103
- glomovenosa, 116
- linfática(s), 112
- - comuns (císticas), 114
- - macrocística, 114, 116
- - microcística, 114-116
- - - hemolinfangioma, 115
- vascular(es), 78, 104
- - associadas a outras anomalias, 117
- - combinadas, 117
- - simples, 104
- - venosa(s), 116
- - comum, 116
- - cutaneomucosa familial, 117
Mancha(s), 3
- café com leite, 520, 774
- de Campbell e Morgan, 124
- hipercrômica de tonalidade cinza-azulada, 5
- mongólica, 226
- neurofibromatose, 6
- nevo
- - acrômico, 6
- - de Ota, 5
- - juncional, 5
- - pitiríase alba, 6
- - por depósito, 7
- salmão, 106
- vinho do Porto, 8, 107
Manifestações orais de doenças dermatológicas, 88

Índice Alfabético

Mastigação crônica da bochecha, 83
Mastocitoma, 711
Mastocitose, 711
- cutânea difusa, 711
Matacanha, 1038
Mecanobuloses, 487
Megaeritema epidêmico, 452
Melanocitoma dérmico, 779
Melanocitose
- dérmica congênita, 226
- oculodermal, 783
Melanoma, 714
- amelanótico, 715
- com metástase regional, 716
- lentiginoso acral, 714
- maligno, 714
- metastático a distância, 716
- nodular, 714
- primário, 715
- subungueal, 266
- superficial expansivo, 714
- tipo lentiginoso, 714
Melanoníquia longitudinal, 265
Melanoplaquia, 61
Melanose
- do fumante, 82
- fisiológica, 61
- focal, 79
- induzida pelo tabaco, 82
- pustular transitória neonatal, 227
- pustulosa transitória neonatal, 227
- racial, 61
Melasma, 721
Metástase cutânea, 725
Micetoma, 729
Micobactéria ambiental potencialmente patogênica, 734
Micobacterioses
- atípicas, 734
- não tuberculosas, 734
- oportunistas, 734
Micose(s)
- de Lutz, 73, 829
- fungoide, 653
- superficiais, 737
Microníquia, 257
Mielopatia associada ao HTLV-1, 173
Miíase, 758
Mija-cão, 640
Milia, 229
Miliária, 228
- apócrina, 427
Milium, 229
Mioblastoma de células granulosas, 1034
Miopatias inflamatórias, 384
- idiopáticas, 384
Miosites, 384
Mixedema
- generalizado, 762
- pré-tibial, 763
Moléstia
- de Filatov, 457
- de Lutz-Splendore-Almeida, 829
- de Pfeiffer, 457
Molusco contagioso, 248, 251, 628, 760
Moniliase, 71, 737
Mononucleose infecciosa, 457
Morfeia, 564
- bolhosa, 514
- em gotas, 514
- em placas, 514
- generalizada, 514

- linear, 514
- pan-esclerótica, 514
- profunda, 514
Morfologia, arranjo e fenômenos na Dermatologia, 26
Morsicatio buccarum, 83
MOTT (*mycobacteria other than tuberculosis*), 734
Mucinose, 701
- associadas à disfunção tireoidiana, 762
- cutânea(s)
- - autolimitada, 767
- - focal, 766
- - primárias, 762
- - dérmicas, 762
- eritematosa reticulada, 767
- não associadas à disfunção tireoidiana, 764
- papulonodular associada ao lúpus eritematoso, 768
- papulosa, 765
Mucocele, 97, 348
Mucormicose, 1081
Mucosa
- jugal, 56
- labial, 55
Mucosite(s)
- causada por quimioterapia, 182
- causada por terapia-alvo, 187
- de células plasmáticas, 302
- por imunoterapia, 189
- por quimioterapia, 179
- por terapias-alvo, 183
Múltiplas fendas denteadas, 264
Münchhausen por procuração, 900
Músculos da mastigação, 54
Mycobacterium leprae, 564

N

Naevus
- *flammeus simplex*, 106
- *sebaceus senilis*, 585
- *simplex*, 106
Nariz de tapir, 645
Necrobiose lipoídica, 772
- *diabeticorum*, 243, 772
Necrólise epidérmica tóxica, 991
Necrose
- cutânea difusa, 1004
- gordurosa
- - subcutânea
- - - do recém-nascido, 230, 813
- - - neonatal, 813
- - traumática, 819
Neisseria gonorrhoeae, 628
Neoplasia
- benigna das células adiposas, 679
- intraepitelial
- - peniana, 507
- - queratinocítica, 337
Nervos cranianos, 54
Neuroblastoma de células granulares, 1034
Neurodermite circunscrita, 693, 901
Neurofibroma, 774
- plexiforme, 775
Neurohbromatose, 774
- acústica, 774
- tipo 1 (NF-1), 774
- tipo 2 (NF-2), 774
Neurossífilis, 623
Nevo(s)
- azul, 779

- - celular, 779
- - com satelitose, 779
- - comum, 779
- - de Jadassohn-Tieche, 779
- - eruptivo ou *agminato*, 779
- - maligno, 779
- B-K, 791
- celular, 789
- comedônico, 781
- congênito gigante, 796
- de Clark, 791
- de Ito, 782
- de Ota, 783
- de Unna, 106
- epidérmico, 29
- - linear, 785
- - verrucoso, 28, 785
- - - não epidermolítico, 785
- halo, 1071
- intradérmico cerebriforme, 787
- lentiginoso salpicado, 803
- lipomatoso
- - de Hoffman e Zurhelle, 788
- - superficial, 788
- melanocítico
- - adquirido, 80, 789
- - atípico, 791
- - com distúrbio arquitetural, 791
- - composto, 789
- - congênito, 796
- - displásico, 791
- - intradérmico, 789
- - juncional, 789
- - pigmentado congênito, 796
- nevocelular, 80
- nevocítico, 789
- oftalmomaxilar, 783
- organoide, 801
- pigmentado piloso gigante, 796
- sebáceo, 801
- - de Jadassohn, 801
- sobre nevo, 803
- *spilus*, 803
- verrucoso
- - epidermolítico, 613
- - hipertrófico, 118
Nevoxantoendotelioma, 1073
Nevus
- *araneus*, 109
- *flammeus*, 107
- *fuscoceruleus*, 783
- - *acromiodeltoideus*, 782
NICH (*non-involuting congenital haemangioma*), 128
Nígua, 1038
Nodosidade, 13
- lipoma, 13
- metástase cutânea, 14
- neurofibroma, 13
- xantoma tendinoso, 13
Nódulo(s), 10, 28
- de Bohn, 231
- de Lisch, 775
- dos ordenhadores, 805
- dérmico, 10
- epidérmico, 10, 11
- eritema nodoso
- - hansênico, 12
- - idiopático, 12
- fibroso, 76
- furúnculo, 11
- hansenoma, 12
- hipodérmico, 10

- inflamatórios angiomatosos, 583
- metástase cutânea, 12
- neurofibroma cutâneo, 11
- piezogênicos, 826
- pseudorreumatoide, 559
- subcutâneos, 941
- xantoma tuberoso, 11

O

Ocronose exógena, 809
Oleoma, 815
Olhos, 53
Onicoatrofia, 258
Onicofagia, 901
Onicogrifose, 258, 259
Onicólise
- causada por quimioterapia, 180
- distal, 263
Onicomadese, 262, 263
Onicomicose, 250, 737, 754
- distrófica total, 754
- *endonix*, 754
- por *Candida*, 754
- por fungos
- - dermatófitos e *Candida*, 754
- - filamentosos não dermatófitos, 755
- subungueal
- - lateral e distal, 754
- - proximal, 754
- - superficial branca, 754
Onicorrexe
- primária, 260
- secundária, 260
Onicorrexis, 264
Onicosquizia, 260, 261
Onicotilomania, 901, 907
Osteoartropatia hipertrófica primária, 827
Osteonecrose
- dos maxilares associada ao uso de medicamentos, 84
- por medicamento, 84
Oura, 758

P

Palato
- duro, 56
- mole, 56
Palmas em tripa, 401
Paniculite(s), 811
- citofágica histiocítica, 814
- da esclerodermia, 823
- da estase venosa, 821
- enzimática, 818
- factícia, 814
- lobular, 820
- - com vasculite, 811
- - idiopática, 816
- - sem vasculite, 813
- lúpica, 700, 816
- não supurativa nodular febril recorrente, 816
- pancreática, 818
- pelo frio, 819
- por deficiência
- - de α₁-antitripsina, 820
- - de α₁-proteinase, 820
- pós-corticoterapia, 820
- química, 815
- septal, 820
- - sem vasculite, 822
"Pano branco", 742
Papilomatose

- confluente e reticulada, 824
- de Gougerot-Carteaud, 824
- oral florida, 322
Papilomavírus humano, 628
Pápula(s), 8, 9, 28, 941
- angioceratoma circunscrito, 10
- ceratoses seborreicas, 9
- fibrosa, 283
- hanseníase virchowiana, 9
- líquen plano, 10
- perláceas do pênis, 283
- piezogênicas, 826
- sarcoidose, 9
- verruga plana, 9
- xantoma eruptivo, 9
Papulose
- atrófica maligna, 423
- bowenoide, 1060
- fibroelastolítica do pescoço, 480
- linfomatoide, 661
- *nigra*, 392
Paquidermatoglifia adquirida, 401
Paquidermoperiostose, 827
Paquioníquia, 258, 259
Paracoccidioidomicose, 15, 73, 829
Parafinoma, 815
Paraparesia espástica tropical, 173
Paratuberculose, 734
Paravaccínia, 805
Paroníquia, 268, 269, 738
- por terapias-alvo, 183
Parotidite
- epidêmica, 95
- infecciosa, 95
Pé
- de atleta, 751
- diabético, 244
Pediculose de couro cabeludo, 832
Pedras salivares, 99
Peeling skin syndrome, 614
Pelagra, 412
Pemphigus neonatorum, 955
Pênfigo(s), 839
- crônico benigno familiar, 429
- endêmico, 843
- foliáceo, 843
- - clássico, 843
- - eritematoso, 843
- herpetiforme, 845
- induzido por fármacos, 847
- paraneoplásico, 846
- por IgA, 847
- vegetante, 842
- vulgar, 92, 839
Penfigoide, 834
- benigno
- - cicatricial, 836
- - das membranas mucosas, 94, 836
- bolhoso, 834
- cicatricial, 94, 836
- - das membranas mucosas, 94, 836
- de Lever, 834
- gestacional, 199
- IgA linear, 393
Perifolicullitis capitis abscedens et suffodiens, 1025
Perleche, 738
Pérola de Epstein, 231
Pescoço, 54
Peste sexual, 948
PICH (*partially involuting congenital haemangioma*), 128

Piebaldismo, 849
Piedra, 740
- branca, 740
- negra, 740
Pigmentação(ões)
- exógenas localizadas, 86
- melânica fisiológica, 61
- melânica racial, 61
Pili
- *incarnati*, 897
- *recurvatti*, 897
Piloleiomioma, 643
Pilomatricoma, 851
Pilomatrixoma, 851
Pioderma
- *fistulans*, 1024
- gangrenoso, 853
- ulceroso, 861
Piodermites, 856
Pioestomatite vegetante, 870
Piolho, 832
Pitiríase
- alba, 871
- amiantácea, 873
- *circinata*, 878
- liquenoide, 874
- - aguda, 874
- - crônica, 874
- redonda, 878
- rósea, 876
- - de Gibert, 876
- rotunda, 878
- rubra pilar, 879
- versicolor, 742
Pitting ungueal, 260
Pityriasis
- *folliculorum*, 366
- *sicca faciei*, 871
- *simplex*, 871
- - *faciei*, 871
Placa(s), 9, 13, 941
- de Shagreen, 520
- pilosa, 215
- xantoma, 13
Poliangiite microscópica, 1049
Poliarterite nodosa, 1051
Policondrite
- recidivante, 882
- recorrente, 882
Policondropatia, 882
Polidactilia rudimentar, 210
Polimiosite, 384
Pólipo fibroepitelial, 76
Polipose(s)
- gastrintestinais, 984
- intestinal tipo II, 983
Ponfo, 17
Porfiria, 884
- aguda intermitente, 884, 885
- cutânea tarda, 884, 885
- eritropoética congênita, 885
- por deficiência de ALA desidrase, 885
- *variegata*, 884, 885
Poroceratose
- actínica superficial disseminada, 889
- de Mibelli, 889
- linear, 889
- palmoplantar disseminada, 889
- *punctata*, 889
Poroceratoses, 889
Poroma, 892
- apócrino, 892

- écrino, 892
Primoinfecção herpética, 251
Proliferação vascular intravenosa atípica, 583
Protoporfiria eritropoética, 885
Prototecose, 894
Prurido, 191
- colestático intra-hepático da gravidez, 200
- do barbeiro, 897
Prurigo
- *aestivalis*, 509
- no HIV, 247, 249
- nodular, 896, 901
- - de Hyde, 896
Pruritus gravidarum, 200
Pseudoainhum, 141
Pseudocicatriz estrelar, 389
Pseudocutis verticis gyrata, 787
Pseudofoliculite
- da barba, 864, 897
- da região pubiana e inguinal, 864, 897
Pseudogranuloma piogênico, 583
Pseudo-"*knucklepads*", 901
Pseudopelada de Brocq, 156
Pseudoporfiria, 885
Pseudorrubéola, 456
Pseudotínea amiantácea, 873
Pseudovaríola bovina, 805
Pseudoxantoma elástico, 898
Psicodermatoses, 900
- dismorfofobia, 901
- escoriações psicogênicas, 901
- neurodermite, 901
- prurigo nodular, 901
Psicose hipocondríaca monossintomática, 901
Psoríase, 909
- das unhas, 272
- em gota, 26
- eritrodérmica, 909, 910
- *guttata*, 909, 910
- invertida, 909, 910
- no HIV, 247, 249
- pustulosa, 909, 910
- - da gestação, 202
- ungueal, 272
- vulgar, 909
- - em placas, 910
Pterígio, 262
- ventral, 263
Pterygium inversum unguis, 263
Pulga-da-areia, 1038
PURPLE (*painful purpuric ulcers with reticular pattern of the low extremities*), 1057
Púrpura
- actínica, 389
- anular telangiectásica de Majocchi, 914
- de Bateman, 389
- de Waldeström, 8
- dermatopática e capilarite, 914
- eczematoide de Doucas e Kapetanakis, 914
- liquenoide de Gougerot e Blum, 914
- pigmentosa, 914
- - crônica, 914
- - progressiva de Schamberg, 914
- psicogênica, 971
- senil, 389
Pústula, 19
- foliculite bacteriana, 19
- psoríase pustulosa generalizada, 19
Pustuloderma tóxico, 917
Pustulose exantemática aguda generalizada, 917
Pyodermatittis-pyoestomatitis vegetans, 870

Q
Queilite
- actínica, 69, 70
- esfoliativa, 85, 901, 907
- granulomatosa, 979
- solar, 69
Queilose
- actínica, 69
- solar, 69
Queimadura(s), 924
- de 1º grau, 924, 925
- de 2º grau, 924, 925
- de 3º grau, 924, 925
- elétrica, 924
- por irradiação, 924
- por radiação, 930
- química, 924
- térmica, 924
Queloide, 25, 27, 926
Queratoacantoma, 327
Queratodermias palmoplantares, 329
Queratose
- actínica, 337
- benigna do rebordo alveolar, 693
- folicular, 340
- seborreica, 342
Quinta moléstia, 452

R
Radiodermite, 929, 930
- aguda, 930
- crônica, 930
- grave, 930
- leve, 930
- moderada, 930
Rágade, 21
Rânula, 98
- mergulhante ou cervical, 98
- oral ou superficial, 98
Rash pustuloso por fármacos, 917
Reação(ões)
- a corpo estranho, 933
- adversas a fármacos e fotossensibilidade, 248
- ao escape de muco, 97
Rebordos alveolares, 56
Reticulado, 30
Retículo-histiocitoma solitário, 596
Retículo-histiocitose, 596
- cutânea difusa, 596
- maligna, 599
- multicêntrica, 596
Reticulose maligna, 599
RICH (*rapid involuting congenital haemangioma*), 128
Rosácea, 937
- fimatosa, 937
- ocular, 937
- papulopustulosa, 937
- vascular, 937
Roséola *infantum*, 456
Rubéola, 458
- congênita, 458
Rugas aquagênicas das palmas e plantas, 45

S
"Sapinho", 737
Sarampo, 460
- alemão, 458
- escarlatinoso, 458
Sarcoide de Boeck, 941

Sarcoidose, 941
- sobre cicatriz, 941
Sarcoma(s)
- africano, 945
- de células reticuladas, 600
- de Kaposi, 137, 248, 252, 945
- - associado à AIDS ou epidêmico, 945
- - clássico, 945
- - iatrogênico, 945
- epitelioide, 947
- monocítico, 600
Sarna, 218, 510
Schwannoma de células granulosas, 1034
Scleredema
- *adultorum*, 241
- *diabeticorum*, 241
- *atrophique d'emblée*, 293
Sebocistomatose, 526
Seborreia, 212
Seio pilonidal, 1026
Semiologia dermatológica, 3
Sequelas, 24
Sexta moléstia, 456
Sialodenopatias, 95
Sialolitíase, 99
Sialometaplasia
- necrosante, 96
- necrotizante, 96
Sicose
- crônica da barba, 897
- tricofítica, 745
Sífilis, 628, 948
- congênita, 232
- primária, 622, 949
- secundária, 622, 949
- terciária, 949
Sifilose, 948
Sinal(is)
- de Leser-Trélat, 402
- físicos da unha, 257
Síndrome(s)
- AEC, 405
- CREST, 517
- da banda amniótica, 234
- da insuficiência cutânea crônica, 388
- da pele decídua, 614
- da pele escaldada estafilocócica, 955
- da referência olfatória, 901
- da sulfona, 464
- das unhas amarelas, 265, 267
- de Aagenaes, 112
- de Adams-Oliver, 109
- de Bart, 958
- de Bazex, 398
- de Bean (*blue rubber bleb nevus*), 117
- de Behçet, 959, 1050
- de Birt-Hogg-Dubé, 962
- de Bloch-Sulzberger, 619
- de Bonnet-Dechaume-Blanc, 105
- de Brégeat, 105
- de Brooke-Spiegler, 964
- de Christ-Siemens-Touraine, 405
- de Clouston, 405
- de Cobb, 105
- de Cogan, 1050
- de Conmèl-Netherton, 616
- de Cowden, 418
- de Cushing, 966
- de Dirvy-Van Bogaert, 109
- de displasia ectodérmica com ectrodactilia e fenda palatina, 405, 406
- de eczema, 1001

- de Ehlers-Danlos, 969
- de Ekbom, 900
- de Erdheim Chester, 594
- de Gardner-Diamond, 971
- de Gianotti-Crosti, 972
- de Goltz, 590
- de Gorlin Goltz, 590, 1008
- de Gottron, 501
- de Graham-Little, 973
- de Graham-Little-Piccardi-Lassueur, 973
- de Grönblad-Strandberg, 898
- de Hay-Wells, 405
- de hipersensibilidade a drogas, 464
- de Howel Evans, 330
- de Hughes, 1004
- de Huriez, 329
- de Kawasaki-símile, 464
- de Kindler, 488
- de Klippel-Trenaunay, 118, 119
- de Louis-Bar, 109, 975
- de Lyell, 991
- de Maffucci, 120
- de Marfan, 977
- de Melkersson-Rosenthal, 979
- de Mendes da Costa, 501
- de Mieschermelkersson-Rosenthal, 979
- de Münchhausen, 900, 905
- de Netherton, 616
- de Olmsted, 329
- de Papillon Lefèvre, 329, 981
- de Parkes-Weber, 120
- de Peutz-Jeghers, 983
- de Rapp-Hodgkin, 405
- de Reiter, 986
- de Rendu-Osler-Weber, 109
- de Ritter, 955
- de Rowell, 701
- de sensibilização autoeritrocítica, 971
- de Sézary, 659
- de Sharp, 444
- de Sjögren, 100, 988
- de sobreposição líquen plano-lúpus eritematoso, 689
- de Stevens-Johnson, 991
- de Stewart-Treves, 139
- de Sturge-Weber, 107, 108
- de Sweet, 998
- de Touraine-Solente-Gole, 827
- de Van Lohuizen, 109
- de Vohwinkel, 329
- de Waardenburg, 1000
- de Wells, 326
- de Wiskott-Aldrich, 1001
- de Wiskott-Aldrich-Huntley, 1001
- de Wyburn-Mason, 105
- do *anquiloblefaron filiforme adnatum* com displasia ectodérmica e fenda palatina, 405
- do anticorpo antifosfolipídio, 1004
- do carcinoma basocelular nevoide, 1008
- do hamartoma múltiplo, 418
- do nevo
- - basocelular (Gorlin-Goltz), 315, 1008
- - verrucoso ósteo-hipertrófico, 118
- dos anágenos
- - curtos, 169
- - frouxos, 170
- dos hematomas dolorosos, 971
- EEC, 405, 406
- fibroelastolítica relacionada à idade, 480
- hipereosinofílica, 1010
- inflamatória de reconstituição imunológica, 247

- intestinocutânea letal, 423
- linfedema-distriquíase, 112
- linfonodomucocutânea, 448
- mão-pé, 178
- - - causada por quimioterapia, 181
- mononucleose-símile, 464
- REM, 767
- seca, 988
- *sicca*, 100
Sinus pilonidal, 1026
Siringoadenoma papilífero, 1012
Siringocistoadenoma papilífero, 1012
Siringoma, 1013
SSSS (*staphylococcal scalded skin syndrome*), 955
Staphylococcus aureus, 857
Streptococcus pyogenes, 857
Striae
- *atrophicans*, 527
- *distensae*, 527
- *gravidarum*, 527
Subsíndrome cutânea, 930
Sudâmina, 228
Sulco(s)
- de Beau, 260, 261
- longitudinais, 260
- - por tumor glômico, 261
- transversais, 260
Superfície da unha, 260

T

Tatuagem, 7, 1020
- por amálgama, 86
Tecido periungueal, 268
Telangiectasia, 192
- benigna hereditária, 109
- e síndromes associadas, 109
- essencial generalizada, 109
- hemorrágica hereditária, 109
- *macularis eruptiva perstans*, 711
- nevoide unilateral, 109
Terapias-alvo, 182
- anti-EGFR, 184
Tétrade de oclusão folicular, 1024
Tifo transmitido pelo carrapato, 537
Tinea
- *barbae*, 745
- *capitis*, 748
- *corporis*, 746
- *cruris*, 753
- *facei*, 746
- *pedis*, 751
- *unguium*, 754
- *versicolor*, 742
Tinha
- da barba, 745, 864
- da unha, 754
- do corpo e da face, 746
- do couro cabeludo, 748
- do pé, 28, 751
- em mocassim, 751
- favosa, 748
- flava, 742
- inguinocrural, 753
- microspórica, 748
- negra, 744
- tricofítica, 748
- versicolor, 742
- - invertida, 742
Tolurose europeia, 353
Tórus mandibular e palatino, 62
Toxicidade ocular, 183

Trágus acessório, 205
Transtorno
- de comportamento repetitivo focado no corpo, 901
- de escoriação (*skin-picking*), 901
- de percepção, 901, 902, 908
- dismórfico corporal, 901
- obsessivo-compulsivo, 901
Traquioníquia, 260, 261
Traumatismo por sucção, 8
Tricobacterioses, 1029
Tricoblastoma, 1027
Tricoepitelioma, 1027
Tricomatrixoma, 851
Tricomegalia
- causada por quimioterapia, 180
- por quimioterapia, 177
Tricomicose, 1029
- axilar, 1029
- palmelina, 1029
Tricorrexe *invaginata* (cabelo em bambu), 616
Tricotilomania, 172, 901, 905
Trígono retromolar, 56
Trombocitopenia, 1001
Tromboflebite
- migratória superficial, 403
- segmentar múltipla, 403
- superficial, 1004
Tubercúlide
- liquenoide, 1030
- nodular, 1030
- papuloide necrótica, 1030
- ulcerosa, 1031
Tubérculo, 8
Tuberculose
- coliquativa, 1030
- cutânea, 1030
- - miliar aguda, 1030
- indurativa, 1030
- luposa, 1030
- orificial, 1030
- ulcerosa cutânea e mucosa, 1030
- verrucosa, 1030
Tumor(es), 248, 260
- das glândulas salivares, 101
- de Abrikossoff, 1034
- de células granulosas, 1034
- - bainha nervosa, 1034
- de Dabska, 134
- de Köenen, 520
- de Pinkus, 1035
- de Pringle, 283
- em turbante, 343
- fibroepitelial pré-maligno, 1035
- glômico, 1036
- misto benigno, 102
- superficial benigno do músculo liso, 643
- vasculares, 124
- - benignos, 124
- - localmente agressivos ou *borderline*, 134
- - malignos, 138
Tumoração, 13
Tungíase, 1038

U

Úlcera(s), 21
- anestésica, 710
- angiodérmica, 1042
- cutânea, 1004
- de Bauru, 645
- de estase, 1042

- de Riga-Fede, 87
- ectimatosa, 861
- varicosa, 1042
- venosa, 21
- - da perna, 1042
Ulceração(ões), 20, 21, 623
- eosinofílica, 87
- pós-infecciosa, 21
- traumáticas, 87
Unha(s)
- brancas, 265
- configuração da, 257
- consistência da, 264
- de Terry, 267
- em bico de papagaio, 257
- em garra, 257
- em pinça, 257
- em raquete, 259
- em telha, 257
- em usura, 258
- friáveis, 264
- hipocráticas, 257
- lamelar, 260
- meio a meio, 237
- plicada, 257, 259
- *punctata*, 260
- rugosas, 260
"Unheiro", 737
Uretrite
- gonocócica, 623
- não gonocócica, 622, 623
Urtica, 17
Urticária(s), 1044
- autorreativas, 1044
- de contato, 372
- macular, 711
- não imunes, 1044
- pigmentosa, 711
- por psoraleno, 17
- vasculite, 1044

V

Vacinação pelo BCG, 1031
Vaginite, 738
Varicela, 461
- congênita, 461
- neonatal tardia, 461
Varicosidades, 63
- linguais, 63
- sublinguais, 63
Variz(es), 63
- venosa, 638
Vascularite, 1048
Vasculite, 700, 1048
- antimembrana basal glomerular, 1049
- associada a doença sistêmica, 1050
- associadas ao ANCA, 1048
- crioglobulinêmica, 1049
- de etiologia provável, 1050
- de grandes vasos, 1052
- de médios vasos, 1051
- de órgão único, 1050
- de pequenos vasos, 1048
- de vasos variáveis, 1050
- eosinofílica, 1051
- hialinizante segmentar, 1057
- nodular, 811, 1051
- por IgA, 1049
- por IgM/IgG, 1051
- por imunocomplexos, 1049
- pustulosa, 1051
- urticarial hipocomplementenêmica, 1050
- urticariforme, 1044
Vasculopatia livedoide, 1004, 1057
Vegetação, 14
- carcinoma espinocelular, 15
- condiloma
- - acuminado, 14
- - de Buschke-Lowenstein, 15
- condilomatosa, 14
- cromomicose, 15
- esporotricose verrucosa, 15
- paracoccidioidomicose, 15
- verrucosa, 14
- verruga vulgar, 14
Vernix caseosa, 235
Verniz caseoso, 235
Verruga(s), 1060
- anogenital, 1060
- benigna, 274
- *canthi*, 274
- filiforme, 1060
- genital(is), 628, 1061
- periungueal, 274, 1061
- peruana, 1066
- - fase eruptiva da enfermidade de Carrión, 1066
- planas, 1060, 1061
- plantares, 1060, 1061
- senil, 342
- subungueal, 274
- viral, 1060
- vulgar(es), 14, 274, 1060, 1061
- - e condiloma acuminado, 248
Vesícula(s), 28
- dermatite de contato, 18
- herpes-zóster, 18
Vestíbulo bucal, 55
Vitiligo, 1068
- causado por imunoterapia, 190

X

Xantelasma, 1075
Xantogranuloma
- juvenil, 595, 1073
- necrobiótico, 595
Xantoma, 1075
- *disseminatum*, 595
- eruptivo, 245, 1075
- múltiplo, 1073
- papular, 595
- plano, 1075
- - não dislipidêmico, 595
- tendinoso, 1075
- tuberoso, 1075
- verruciforme, 595
Xantomatose, 1075
Xeroderma pigmentoso, 1078
Xerose
- por quimioterapia, 179
- por terapias-alvo, 183

Z

Zigomicose, 1081
Zika, 285, 286